A Innere Medizin

1	Herz-Kreislauf-System	17
2	Gefäße	87
3	Blut und Blutbildung	133
4	Atmungssystem	169
5	Verdauungssystem	221
6	Endokrines System und Stoffwechsel	305
7	Niere, Wasser- und Elektrolythaushalt	373
8	Immunsystem und rheumatologische Erkrankungen	435
9	Infektionserkrankungen	499
10	Neoplastische Erkrankungen	587

AllEx

Alles fürs Examen

Das Kompendium für die 2. ÄP
Band A

2., überarbeitete und erweiterte Auflage
477 Abbildungen

Georg Thieme Verlag
Stuttgart • New York

*Bibliografische Information
der Deutschen Nationalbibliothek*
Die Deutsche Nationalbibliothek verzeichnet diese Publikation in der Deutschen Nationalbibliografie; detaillierte bibliografische Daten sind im Internet über http://dnb.d-nb.de abrufbar.

Ihre Meinung ist uns wichtig! Bitte schreiben Sie uns unter

www.thieme.de/service/feedback.html

© 2014, 2012 Georg Thieme Verlag KG
Rüdigerstraße 14
D-70469 Stuttgart
Unsere Homepage: http://www.thieme.de

Printed in Germany

Satz: medionet Publishing Services Ltd., Berlin
Layout: designdealer, Stuttgart
Umschlaggestaltung: Thieme Verlagsgruppe
Umschlagfoto: InPixKommunikation - Fotolia.com
Druck: Firmengruppe APPL, aprinta Druck, Wemding

ISBN 978-3-13-146952-6   1 2 3 4 5 6

Auch erhältlich als E-Book:
eISBN (PDF) 978-3-13-175361-8
eISBN (epub) 978-3-13-175371-7

Wichtiger Hinweis: Wie jede andere Wissenschaft ist die Medizin ständigen Entwicklungen unterworfen. Forschung und klinische Erfahrung erweitern unsere Erkenntnisse, insbesondere was Behandlung und medikamentöse Therapie anbelangt. Soweit in diesem Werk eine Dosierung oder eine Applikation erwähnt wird, darf der Leser zwar darauf vertrauen, dass Autoren, Herausgeber und Verlag große Sorgfalt darauf verwandt haben, dass diese Angabe **dem Wissensstand bei Fertigstellung des Werkes** entspricht.

Für Angaben über Dosierungsanweisungen und Applikationsformen kann vom Verlag jedoch keine Gewähr übernommen werden. **Jeder Benutzer ist angehalten,** durch sorgfältige Prüfung der Beipackzettel der verwendeten Präparate und gegebenenfalls nach Konsultation eines Spezialisten festzustellen, ob die dort gegebene Empfehlung für Dosierungen oder die Beachtung von Kontraindikationen gegenüber der Angabe in diesem Buch abweicht. Eine solche Prüfung ist besonders wichtig bei selten verwendeten Präparaten oder solchen, die neu auf den Markt gebracht worden sind. Jede Dosierung oder Applikation erfolgt auf eigene Gefahr des Benutzers. Autoren und Verlag appellieren an jeden Benutzer, ihm etwa auffallende Ungenauigkeiten dem Verlag mitzuteilen.

Geschützte Warennamen (Warenzeichen) werden **nicht** besonders kenntlich gemacht. Aus dem Fehlen eines solchen Hinweises kann also nicht geschlossen werden, dass es sich um einen freien Warennamen handele.

Das Werk, einschließlich aller seiner Teile, ist urheberrechtlich geschützt. Jede Verwertung außerhalb der engen Grenzen des Urheberrechtsgesetzes ist ohne Zustimmung des Verlages unzulässig und strafbar. Das gilt insbesondere für Vervielfältigungen, Übersetzungen, Mikroverfilmungen und die Einspeicherung und Verarbeitung in elektronischen Systemen.

Wir haben uns bemüht, sämtliche Rechteinhaber von Abbildungen zu ermitteln. Sollte dem Verlag gegenüber dennoch der Nachweis der Rechtsinhaberschaft geführt werden, wird das branchenübliche Honorar nachträglich gezahlt.

Vorwort

Zeitdruck, Stress und Unsicherheit – diese Gefühle kennt man als Student kurz vor einer bevorstehenden Prüfung und vor allem vor der 2. ÄP leider nur zu gut. Wie soll man bloß diese riesengroße Stoffmenge bewältigen? Noch dazu in der kurzen Zeit? Und lernt man überhaupt das Wesentliche?

Dafür gibt es AllEx, das **Kompendium der klinischen Medizin** – und zwar jetzt schon in der 2. Auflage!

Wir haben in dieser Auflage die Prüfungsfragen aktualisiert (bis einschließlich Herbst 2013) und die „Kinderkrankheiten" kuriert. An dieser Stelle möchten wir uns ganz herzlich bei unseren aufmerksamen Lesern bedanken, die uns geduldig auf so manchen Mangel der 1. Auflage hingewiesen haben. Nicht zuletzt durch ihre Hilfe kommt AllEx jetzt deutlich korrekter daher als in der Vergangenheit!

Bewährt hat sich unser Konzept, daher haben wir auch weiterhin daran festgehalten:

▶ **Das AllEx-ABC:** AllEx enthält das gesamte Prüfungswissen und besteht aus 3 Bänden, die übersichtlich nach Fächern gegliedert sind:
- **Band A** enthält die Innere Medizin.
- In **Band B** finden Sie die weiteren klinischen Fächer, u.a. Chirurgie, Päd, Gyn, Derma oder Neuro.
- **Band C** leitet Sie vom Symptom zur Diagnose, enthält Grundlagenfächer und Fächer wie Allgemein- oder Rechtsmedizin sowie die Querschnittsbereiche.

Jeder Band ist in einer eigenen Farbe gehalten, „Griffmarken" am Rand ermöglichen die schnelle Orientierung.

▶ **Höchste Prüfungsrelevanz!** AllEx ist einfach und verständlich geschrieben. Ein **intensiver Prüfungsfragencheck** garantiert, dass AllEx die Antworten auf **alle Fragen** enthält, die **seit Herbst 2006** vom IMPP gestellt wurden. Diese prüfungsrelevanten Aussagen sind durch die gelbe Hinterlegung sofort zu erkennen. Dies hilft Ihnen bei der Entscheidung, wie detailliert Sie die verschiedenen Themengebiete lernen sollten, und macht auf IMPP-Eigenheiten aufmerksam.

Inhalte, die unabhängig vom IMPP und v.a. in der Praxis wichtig sind, sind als Merke hervorgehoben, weniger Wichtiges, aber trotzdem Interessantes, steht im Kleindruck. Das integrierte Grundlagenwissen ermöglicht Ihnen, eventuell vergessene Fakten und Zusammenhänge schnell noch mal aufzufrischen.

▶ **Kein unnötiges Doppelt- und Dreifachlernen mehr!** Das Besondere an AllEx ist die **intensive Vernetzung der Kapitel** untereinander und das **integrative Konzept**. Das bedeutet, dass jedes Krankheitsbild vornehmlich nur an einer einzigen Stelle im Buch ausführlich besprochen und dabei gleichzeitig von mehreren Fachrichtungen beleuchtet wird. Speziell die übergreifenden Fächer **Klinische Patho**, **Pharma** und **Radio** sind direkt bei dem jeweiligen Krankheitsbild **integriert** und zusätzlich mit einem bunten Strich am Rand gekennzeichnet (**grün**: Patho, **blau**: Radio, **rot**: Pharma), sodass Sie sie trotzdem auch gezielt ansteuern können, wenn Sie das möchten.

Zahlreiche Verweise verbinden darüber hinaus diejenigen Inhalte, die in anderen Kapiteln oder einem anderen Band aufgehoben sind.

Dadurch lernen Sie **effizient,** sparen Zeit und sind insbesondere auch für die Fallstudien bestens vorbereitet!

▶ **100 Tage Countdown ...** Mit dem **AllEx-Lernplaner** können Sie sich in 100 Lerntagen auf das Examen vorbereiten. Auf www.examenonline.thieme.de haben wir für Sie individuelle Prüfungssitzungen zusammengestellt, die exakt auf unsere Lerntage zugeschnitten sind. So können Sie nach dem Lernen auf examen online die passenden Fragen kreuzen und Ihr Wissen sofort überprüfen.

Im Lernplaner sind alle Fächer der Gegenstandskataloge berücksichtigt. Die Lerntage pro Fach sind nach dem Stoffumfang und der Prüfungsrelevanz berechnet. Daher sind manche Lerntage umfangreicher als andere, die wiederum als Puffer dienen sollen, falls Sie mit dem Stoff vom Vortag noch nicht ganz fertig geworden sind.

▶ **Fehlerteufel:** Alle Texte wurden von ausgewiesenen Fachleuten gegengelesen. Aber: Viele Augen sehen mehr! Sollten Sie über etwas stolpern, das so nicht richtig ist, freuen wir uns über jeden Fehlerhinweis. Schicken Sie die Fehlermeldung bitte an studenten@thieme.de oder folgen Sie dem Link: www.thieme.de/allex. Wir werden dann die Errata sammeln, prüfen und Ihnen die Korrekturen unter www.thieme.de/allex zur Verfügung stellen. Und für den Fall, dass Ihnen AllEx gefällt, dürfen Sie uns das selbstverständlich auch gerne wissen lassen ☺!

Viel Freude mit **AllEx** und viel Erfolg für das bevorstehende Examen!

Ihr **AllEx**-Team

Autoren

Dr. Hanns Ackermann
Goethe Universität Frankfurt
Institut für Biostatistik und
mathematische Modellierung
Theodor-Stern-Kai 7
60596 Frankfurt

Dr. med. Konrad Aden
Institut für Klinische Molekularbiologie
ZMB, UK-SH Campus Kiel
Am Botanischen Garten 11
24118 Kiel

Dr. med. Matthias Aurich
Medizinische Universitätsklinik
Abteilung Innere Medizin III
Kardiologie, Angiologie und
Pneumologie
Im Neuenheimer Feld 410
69120 Heidelberg

Prof. Dr. med. Dipl.-Theol.
Dipl.-Caritaswiss.
Gerhild Becker
MSc Palliative Care
(King's College London)
Universitätsklinikum Freiburg
Klinik für Palliativmedizin
Robert-Koch-Str. 3
79106 Freiburg

Claus-Henning Bley
Kliniken des MTK
Krankenhaus Bad Soden
Klinik für Anästhesiologie,
Intensivmedizin und
Schmerztherapie
Kronberger Str. 36
65812 Bad Soden

Maik Centgraf
Mainzerhofplatz 1
99084 Erfurt

Prof. Dr. med. Markus Dettenkofer
Universitätsklinikum Freiburg
Institut für Umweltmedizin und
Krankenhaushygiene
Breisacher Str. 115b
79106 Freiburg

Simon Dörges
Universitätsklinikum Düsseldorf
Moorenstr. 5
40225 Düsseldorf

Dr. med. Winfried Ebner
Universitätsklinikum Freiburg
Institut für Umweltmedizin und
Krankenhaushygiene
Breisacher Str. 115b
79106 Freiburg

Dr. med. Christine Eichbaum
Universitätsmedizin Mainz
Klinik und Poliklinik für Geburtshilfe
und Frauenkrankheiten
Langenbeckstr. 1
55131 Mainz

Dr. med. Andrea von Figura
Hainholzweg 30
37085 Göttingen

Prof. Dr. med. Uwe Frank
Universitätsklinikum Heidelberg
Department für Infektiologie
Im Neuenheimer Feld 324
69120 Heidelberg

Dr. med. Matti Förster
Städtisches Klinikum
München-Bogenhausen
Klinik für Neurologie und
Neurophysiologie
Englschalkinger Str. 77
81925 München

PD Dr. med. Harald Genzwürker
Neckar-Odenwald-Kliniken gGmbH
Klinik für Anästhesiologie und
Intensivmedizin
Dr.-Konrad-Adenauer-Str. 37
74722 Buchen

Dr. rer. nat. Richard Gminski
Universitätsklinikum Freiburg
Institut für Umweltmedizin und
Krankenhaushygiene
Breisacher Str. 115b
79106 Freiburg

Hanna Graze
Marienhospital Stuttgart
Abteilung Neurologie
Böheimstr. 37
70199 Stuttgart

Dr. rer. nat. Jürgen Hallbach
Städtisches Klinikum München GmbH
Department für Klinische Chemie
Kölner Platz 1
80804 München

Dr. rer. nat. Karin Hauser
Kaindlstr. 13
70569 Stuttgart

Dr. med. Matthias Hepprich
Universitätsspital Basel
Departement Medizin
Petersgraben 4
4031 Basel
Schweiz

Guido Hermanns
HELIOS Spital Überlingen GmbH
Abteilung für Anästhesie, Intensiv- und
Notfallmedizin, Schmerztherapie,
Tauchmedizin
Härlenweg 1
88662 Überlingen

Dr. med. Christian Herren
Medizinisches Zentrum
StädteRegion Aachen GmbH
Klinik für Unfall-, Hand- und
Wiederherstellungschirurgie
Mauerfeldchen 25
52146 Würselen

Prof. Dr. rer. nat. Eva Herrmann
Goethe Universität Frankfurt
Institut für Biostatistik und
mathematische Modellierung
Theodor-Stern-Kai 7
60596 Frankfurt

PD Dr. med. Jochen Hinkelbein
Universitätsklinikum Köln (AöR)
Klinik für Anästhesiologie und
Operative Intensivmedizin
Kerpener Str. 62
50937 Köln

Dr. med. Melanie Hohner
Klinikum Magdeburg
Klinik für Psychiatrie und
Psychotherapie
Birkenallee 34
39130 Magdeburg

Henrike Horn
Große Ulrichstr. 19
06108 Halle

Prof. Dr. Dr. Peter Hucklenbroich
Universität Münster
Institut für Ethik, Geschichte und
Theorie der Medizin
Von-Esmarch-Str. 62
48149 Münster

Prof. Dr. med. Eckart Jacobi
ehem. Forschungsinstitut für
Rehabilitationsmedizin
Moorsanatorium Reischberg
Praxis Prof. Jacobi
Karl-Wilhelm-Heck-Str. 12
88410 Bad Wurzach

Dr. med. Karin Jaroslawski
Universitätsklinikum Freiburg
Klinik für Palliativmedizin
Robert-Koch-Str. 3
79106 Freiburg

Dr. med. Pascal-David Johann
Deutsches Krebsforschungszentrum
Pädiatrische Neuroonkologie
Im Neuenheimer Feld 280
69120 Heidelberg

Dr. med. Jürgen Keil
Krankenhaus der Barmherzigen
Brüder Trier
Klinik für Urologie und Kinderurologie
Nordallee 1
54292 Trier

Eric Klingelhöfer
Mosenstr. 35
01309 Dresden

Jessica Kraatz
Vivantes Auguste-Viktoria-Klinikum
Institut für Radiologie und
interventionelle Therapie
Rubensstr. 125
12157 Berlin

Prof. Dr. med. Gert Krischak
Institut für Rehabilitationsmedizinische
Forschung an der Universität Ulm
Federseeklinik
Wuhrstr. 2/1
88422 Bad Buchau

Prof. Dr. Hans-Peter Kröner
Universität Münster
Institut für Ethik, Geschichte und
Theorie der Medizin
Von-Esmarch-Str. 62
48149 Münster

Philipp Latz
Universitätsklinikum Schleswig-Holstein
Campus Lübeck
Klinik für Urologie
Ratzeburger Allee 160
23562 Lübeck

Dr. med. Heinrich Lautenbacher
Universitätsklinikum Tübingen
Geschäftsbereich
Informationstechnologie
Geissweg 11
72076 Tübingen

Dr. med. Thomas Ledig
Universitätsklinikum Heidelberg
Abteilung Allgemeinmedizin und
Versorgungsforschung
Voßstr. 2, Geb. 37
69115 Heidelberg

PD Dr. med. Michael Marx
Universitätsklinikum Heidelberg
Institut für Public Health
Im Neuenheimer Feld 324
69120 Heidelberg

Dr. med. Michael Merker
Universitätsklinikum Frankfurt
Klinik für Kinder- und Jugendmedizin
Theodor-Stern-Kai 7
60596 Frankfurt

PD Dr. med. Antje Miksch
Universitätsklinikum Heidelberg
Abteilung Allgemeinmedizin und
Versorgungsforschung
Voßstr. 2, Geb. 37
69115 Heidelberg

Prof. Dr. med. Dr. rer. pol.
Konrad Obermann
Mannheimer Institut für Public Health,
Sozial- und Präventivmedizin
Ludolf-Krehl-Str. 7-11
68167 Mannheim

Roland Panea
Im Sauern 2
60437 Frankfurt

Claudia Pfleger
Bürgerspital Solothurn
Schöngrünstrasse 38
4500 Solothurn
Schweiz

Julia Rehme
Paul-Heyse-Str. 34
80336 München

Katrin Rehme
Robert-Schumann-Str. 17
86633 Neuburg

Dr. med. Gabriele Röhrig, MPH
Fachärztin für Innere Medizin –
Hämato-Onkologie-Geriatrie
Lehrstuhl für Geriatrie der
Universität zu Köln
Klinik für Geriatrie am
St. Marien-Hospital
Kerpener Str. 62
50937 Köln

Dr. med. Saskia von Sanden
Waldschloßstr. 3
76530 Baden-Baden

Dr. med. Friederike Schlingloff
Asklepios Klinik St. Georg
Abteilung für Herzchirurgie
Lohmühlenstr. 5
20099 Hamburg

Jessica Schneider
Sommerstr. 9
81543 München

Dr. med. Annika Schnurbus-Duhs
Vivantes Auguste-Viktoria-Klinikum
Klinik für Neurologie
Rubensstr. 125
12157 Berlin

Prof. Dr. med. Bettina Schöne-Seifert
Universität Münster
Institut für Ethik, Geschichte und
Theorie der Medizin
Von-Esmarch-Str. 62
48149 Münster

Juliane Schulze
Klinikum in den Pfeifferschen Stiftungen
Klinik für Geriatrie
Pfeifferstr. 10
39114 Magdeburg

Hubert Seiter
Erster Direktor der
Deutschen Rentenversicherung BW
Adalbert-Stifter-Str. 105
70437 Stuttgart

Hans-Christian Stahl
Universitätsklinikum Heidelberg
Institute of Public Health
Im Neuenheimer Feld 324
69120 Heidelberg

Dr. med. Eva Stangler-Alpers
Rosenau 3
73730 Esslingen

Cajus Wacker
Hauptstr. 34
91227 Leinburg

Carola Xander
Universitätsklinikum Freiburg
Klinik für Palliativmedizin
Robert-Koch-Str. 3
79106 Freiburg

Dr. med. Victoria Ziesenitz
Zentrum für Kinder- und Jugendmedizin
Klinik für Pädiatrische Kardiologie und
Angeborene Herzfehler
Im Neuenheimer Feld 430
69120 Heidelberg

Dr. med. Gisela Zimmer
Universitätsklinikum Ulm
Institut für Rechtsmedizin
Prittwitzstr. 6
89075 Ulm

Dr. med. Anna Maria Zobel
Wigandstr. 21
70439 Stuttgart

Fachbeiräte

Dr. med. Berthold Block
Facharzt für Innere Medizin
Fallersleber-Tor-Wall 5
38100 Braunschweig

Prof. Dr. rer. nat. Heinz Bönisch
ehem. Biomedizinisches Zentrum
Institut für Pharmakologie und
Toxikologie
Sigmund-Freud-Str. 25
53127 Bonn

Dr. med. Stefan Fischli
Luzerner Kantonsspital
Endokrinologie/Diabetologie
Spitalstraße
6000 Luzern 16
Schweiz

Prof. Dr. med. Franz Fobbe
Vivantes Auguste-Viktoria-Klinikum
Institut für Radiologie und
interventionelle Therapie
Rubensstr. 125
12157 Berlin

Dr. med. Annette Gäßler
für den Verband Deutscher Betriebs-
und Werksärzte e.V. (VDBW e.V.)
Friedrich-Eberle-Str. 4a
76227 Karlsruhe

Dr. med. Eray Gökkurt
Hämatologisch-Onkologische
Praxis Eppendorf (HOPE)
Eppendorfer Landstr. 42
20249 Hamburg

Prof. Dr. med. Tiemo Grimm
Biozentrum - Institut für Humangenetik
Abt. für Medizinische Genetik
Am Hubland
97074 Würzburg

Dr. med. Horst Gross
Elisabeth-Klinik
Lützowstr. 24-26
10785 Berlin

Dr. med. Christoph Haller
Universitätsklinikum Tübingen
Klinik für Thorax-, Herz- und
Gefäßchirurgie
Hoppe-Seyler-Str. 3
72076 Tübingen

Prof. Dr. med. Bernhard Hellmich
Kreiskliniken Esslingen gGmbh
Klinik Kirchheim
Klinik für Innere Medizin,
Rheumatologie und Immunologie
Eugenstr. 3
73230 Kirchheim

Dr. med. Silke Hellmich
Internistin und Fachärztin
für Lungenheilkunde
Schelztorstr. 6
73728 Esslingen

Prof. Dr. med. Nikolai Hopf
Klinikum Stuttgart – Katharinenhospital
Neurochirurgische Klinik
Kriegsbergstr. 60
70174 Stuttgart

Prof. Dr. med. Karsten Junge
Universitätsklinikum Aachen
Klinik für Allgemein-, Viszeral-
und Transplantationschirurgie
Pauwelsstr. 30
52074 Aachen

PD Dr. med. Udo Kellner
Johannes Wesling Klinikum Minden
Institut für Pathologie
Hans-Nolte-Str. 1
32429 Minden

Dr. med. Felix Kiecker
Charité - Universitätsmedizin Berlin
Kinik für Dermatologie, Venerologie und
Allergologie
Charitéplatz 1
10117 Berlin

Dr. med. Michael Lafrenz
ehem. Universität Rostock
Klinik und Poliklinik für Innere Medizin
Ernst-Heydemann-Str. 6
18055 Rostock

Dr. med. Stephan Mirisch
Bayerisches Rotes Kreuz
Tagklinik für psychisch Kranke
Lindwurmstr. 12 Rgb.
80337 München

Dr. med. Renate Mürtz-Weiss
Fachärztin für Allgemeinmedizin
69198 Schriesheim

Prof. Dr. med. Hans-Oliver Rennekampff
Universitätsklinikum der RWTH Aachen
Klinik für Plastische Chirurgie, Hand-
und Verbrennungschirurgie
Pauwelsstr. 30
52074 Aachen

Prof. Dr. med. Gerd Rettig-Stürmer
Schlehenweg 18
66424 Homburg

Dr. med. Alexander M. Sattler
Internistische Gemeinschaftspraxis
Obermühlsweg 1
35216 Biedenkopf

Prof. Dr. med. Hartmut H.-J. Schmidt
Universitätsklinikum Münster
Klinik für Transplantationsmedizin
Albert-Schweitzer-Campus 1, Geb. A14
48149 Münster

Ralf Schnurbus
Facharzt für Neurologie und Psychiatrie
Oberhofer Weg 2
12209 Berlin

PD Dr. med. Christoph Scholz
Universitätsklinikum Ulm
Klinik für Frauenheilkunde und
Geburtshilfe
Prittwitzstr. 43
89075 Ulm

Dr. med. Claus Schott
Caritas Krankenhaus Bad Mergentheim
Klinik für Kinder- und Jugendmedizin
Uhlandstr. 7
97980 Bad Mergentheim

Prof. Dr. med. Christian Sittel
Klinik für Hals-, Nasen- und Ohren-
krankheiten, Plastische Operationen
Standort Katharinenhospital:
Allgemeine HNO-Heilkunde
Standort Olgahospital: Pädiatrische
HNO-Heilkunde, Otologie
Kriegsbergstr. 60
70174 Stuttgart

Prof. Dr. med.
Elfriede Stangler-Zuschrott
Praxis für Augenheilkunde und
Optometrie
Hintzerstraße 2/1
1030 Wien
Österreich

Dr. med. Thomas Stolte
Zentrum für Chirurgie und Orthopädie
Praxisklinik Mannheim
Mannheimer Str. 102
68309 Mannheim

Prof. Dr. med. Federico Tatò
Gefäßpraxis im Tal
Tal 13
80331 München

Prof. Dr. med. Martin Wolff
Chefarzt Klinik für Allgemein-
und Viszeralchirurgie
Gemeinschaftsklinikum Koblenz-Mayen
St. Elisabeth Mayen
Siegfriedstr. 20-22
56727 Mayen

Prof. Dr. med. Walter Zidek
Charité - Universitätsmedizin Berlin
CC 13 - Schwerpunkt Nephrologie CBF
Hindenburgdamm 30
12203 Berlin

Dr. med. Veronika Zobel
Fachärztin für Kinder- und
Jugendheilkunde
Amt für Jugend und Familie
Leiterin Ärztlicher Dienst
Keesgasse 6/II
8010 Graz
Österreich

Inhalt

A

1 Herz-Kreislauf-System

1 Grundlagen 18
1.1 Überblick 18
1.2 Diagnostik 18

2 Herzinsuffizienz 25
2.1 Grundlagen 25
2.2 Klinik 26
2.3 Diagnostik 27
2.4 Differenzialdiagnosen 28
2.5 Therapie und Prognose 28

3 Herzrhythmusstörungen 31
3.1 Grundlagen 31
3.2 Bradykarde Herzrhythmusstörungen 33
3.3 Tachykarde Herzrhythmusstörungen 38

4 Koronare Herzerkrankung (KHK) 49
4.1 Grundlagen 49
4.2 Klinik 50
4.3 Diagnostik 51
4.4 Therapie und Prognose 51

5 Akutes Koronarsyndrom (instabile AP und Myokardinfarkt) 54
5.1 Grundlagen 54
5.2 Klinik und Komplikationen 54
5.3 Diagnostik 55
5.4 Differenzialdiagnosen 58
5.5 Therapie und Prognose 58

6 Herzfehler 61
6.1 Angeborene Herzfehler 61
6.2 Erworbene Herzklappenfehler 62

7 Myokarderkrankungen 69
7.1 Kardiomyopathien 69
7.2 Myokarditis 73

8 Perikarderkrankungen 74
8.1 Akute Perikarditis 74
8.2 Chronische Perikarditis 75
8.3 Perikarderguss 75

9 Endokarderkrankungen 76
9.1 Grundlagen 76
9.2 Infektiöse Endokarditis 76
9.3 Endokarditisprophylaxe 79
9.4 Rheumatisches Fieber 79
9.5 Nicht infektiöse Endokarditis 80

10 Herztumoren 81
10.1 Benigne und maligne Herztumoren 81

11 Hyper- und Hypotonie 81
11.1 Arterielle Hypertonie 81
11.2 Arterielle Hypotonie und orthostatische Dysregulation 85

2 Gefäße

1 Arterielles Gefäßsystem 88
1.1 Grundlagen 88
1.2 Atherosklerose 93
1.3 Akuter Arterienverschluss 96
1.4 Chronischer Arterienverschluss 99
1.5 Funktionelle Durchblutungsstörungen (funktionelle Arteriopathien) 104
1.6 Aneurysmen und Dissektionen 106
1.7 Arteriovenöse Fisteln 111

2 Venöses Gefäßsystem 112
2.1 Grundlagen 112
2.2 Varikosis 114
2.3 Thrombophlebitis 117
2.4 Phlebothrombose 118

2.5	Postthrombotisches Syndrom	126
2.6	Chronisch-venöse Insuffizienz (CVI)	127

3 Lymphgefäßsystem — 129
- 3.1 Grundlagen — 129
- 3.2 Lymphangitis und Lymphadenitis — 129
- 3.3 Lymphödem — 130

3 Blut und Blutbildung

1 Grundlagen — 134
- 1.1 Aufgaben des Blutes — 134
- 1.2 Blutzellen — 134
- 1.3 Zytokine — 136
- 1.4 Immunsystem — 137
- 1.5 Diagnostik — 137

2 Veränderungen des roten Blutbildes — 139
- 2.1 Grundlagen — 139
- 2.2 Eisenmangelanämie — 140
- 2.3 Blutungsanämien — 143
- 2.4 Megaloblastäre Anämie — 144
- 2.5 Hämolytische Anämien — 145
- 2.6 Aplastische Anämie — 150
- 2.7 Sekundäre Anämien — 152

3 Veränderungen des weißen Blutbildes — 153
- 3.1 Leukozytosen — 153
- 3.2 Granulozyten — 153
- 3.3 Lymphozyten — 155
- 3.4 Maligne Erkrankungen des Blutzellsystems — 155

4 Störungen der Blutgerinnung — 155
- 4.1 Grundlagen — 155
- 4.2 Thrombozytär bedingte Gerinnungsstörungen — 159
- 4.3 Koagulopathien — 161
- 4.4 Vaskuläre hämorrhagische Diathesen — 166
- 4.5 Störungen des Fibrinolysesystems — 166
- 4.6 Thrombophilie — 166

4 Atmungssystem

1 Grundlagen — 170
- 1.1 Anatomie — 170
- 1.2 Pathophysiologie — 170
- 1.3 Diagnostik — 172

2 Erkrankungen der Atemwege und des Lungenparenchyms — 178
- 2.1 Akutes Lungenversagen (ARDS) — 178
- 2.2 Schlafapnoesyndrom — 179
- 2.3 Hyperventilationssyndrom — 179
- 2.4 Bronchiektasen — 180
- 2.5 Mukoviszidose — 181
- 2.6 Atelektasen — 181
- 2.7 Akute Bronchitis — 182
- 2.8 Asthma bronchiale — 182
- 2.9 Chronische Bronchitis und COPD — 187
- 2.10 Lungenemphysem — 192
- 2.11 Pneumonie — 193
- 2.12 Lungenabszess — 199
- 2.13 Lungentuberkulose — 199
- 2.14 Interstitielle Lungenerkrankungen — 199
- 2.15 Lungentumoren — 205

3 Erkrankungen des Lungenkreislaufs — 206
- 3.1 Lungenödem — 206
- 3.2 Lungenembolie (LE) — 208
- 3.3 Pulmonale Hypertonie und Cor pulmonale — 212

4 Pleuraerkrankungen — 215
- 4.1 Pneumothorax — 215
- 4.2 Pleuritis — 217
- 4.3 Pleuraerguss — 218
- 4.4 Pleuratumoren — 220

5 Erkrankungen von Thoraxwand, Mediastinum und Zwerchfell — 220
- 5.1 Erkrankungen der Thoraxwand — 220
- 5.2 Erkrankungen des Mediastinums — 220
- 5.3 Erkrankungen des Zwerchfells — 220

5 Verdauungssystem

1 Grundlagen — 222
- 1.1 Funktion des Verdauungstraktes — 222
- 1.2 Enterohormone — 223
- 1.3 Bildgebende Diagnostik der Abdominalorgane — 223
- 1.4 Leitsymptome bei gastrointestinalen Erkrankungen — 226

2	**Ösophagus**	*229*
2.1	Grundlagen	*229*
2.2	Motilitätsstörungen	*230*
2.3	Gastroösophageale Refluxkrankheit	*232*
2.4	Ösophagushernien	*236*
2.5	Ösophagusdivertikel	*236*
2.6	Ösophaguskarzinom	*236*

3	**Magen und Duodenum**	*236*
3.1	Grundlagen	*236*
3.2	Gastritis	*237*
3.3	Gastroduodenale Ulkuskrankheit	*240*

4	**Darm**	*245*
4.1	Grundlagen	*245*
4.2	Reizdarmsyndrom	*248*
4.3	Erkrankungen mit Malassimilation	*249*
4.4	Chronisch-entzündliche Darmerkrankungen (CED)	*250*
4.5	Gastroenteritiden und Enterokolitiden	*255*
4.6	Divertikulose und Divertikulitis	*260*
4.7	Durchblutungsstörungen des Darms	*262*

5	**Leber**	*264*
5.1	Grundlagen	*264*
5.2	Hepatitis	*267*
5.3	Fettlebererkrankungen	*273*
5.4	Leberschäden durch Alkohol	*274*
5.5	Medikamenteninduzierte Leberschädigung	*275*
5.6	Stoffwechselerkrankungen der Leber	*275*
5.7	Primär cholestatische Lebererkrankungen	*277*
5.8	Leberzirrhose	*279*
5.9	Komplikationen der Leberzirrhose	*281*
5.10	Akutes Leberversagen	*287*
5.11	Lebertumoren	*288*
5.12	Durchblutungsstörungen der Leber	*288*

6	**Gallenblase und Gallenwege**	*290*
6.1	Grundlagen	*290*
6.2	Fehlbildungen der extrahepatischen Gallenwege	*291*
6.3	Cholelithiasis	*291*
6.4	Cholezystitis	*294*
6.5	Akute Cholangitis	*296*

7	**Pankreas**	*297*
7.1	Grundlagen	*297*
7.2	Akute Pankreatitis	*298*
7.3	Chronische Pankreatitis	*301*
7.4	Pankreastumoren	*303*

6 Endokrines System und Stoffwechsel

1	**Grundlagen des endokrinen Systems**	*306*
1.1	Aufgaben und Syntheseort von Hormonen	*306*
1.2	Steuerung der Hormonsekretion	*306*
1.3	Pathophysiologie	*307*
1.4	Diagnostische Grundlagen	*307*

2	**Hypothalamus und Hypophyse**	*308*
2.1	Grundlagen	*308*
2.2	Erkrankungen des Hypothalamus	*309*
2.3	Erkrankungen des Hypophysenvorderlappens	*309*
2.4	Erkrankungen des Hypophysenhinterlappens	*315*

3	**Erkrankungen der Schilddrüse**	*317*
3.1	Grundlagen	*317*
3.2	Struma	*319*
3.3	Hyperthyreose	*321*
3.4	Hypothyreose	*326*
3.5	Schilddrüsenentzündungen	*327*
3.6	Tumoren der Schilddrüse	*328*

4	**Erkrankungen der Nebenschilddrüse**	*329*
4.1	Grundlagen	*329*
4.2	Primärer Hyperparathyreoidismus (pHPT)	*330*
4.3	Sekundärer und tertiärer Hyperparathyreoidismus	*332*
4.4	Hypoparathyreoidismus	*332*

5	**Erkrankungen der Nebenniere**	*334*
5.1	Grundlagen	*334*
5.2	Erkrankungen der Nebennierenrinde	*335*
5.3	Erkrankungen des Nebennierenmarks	*343*
5.4	Syndrome mit kombinierten endokrinen Erkrankungen	*345*

6	**Erkrankungen der Gonaden**	*346*
6.1	Überblick	*346*

7	**Stoffwechselerkrankungen**	*346*
7.1	Überblick	*346*
7.2	Diabetes mellitus	*346*
7.3	Hypoglykämie	*355*

7.4	Adipositas und metabolisches Syndrom	356
7.5	Störungen des Lipidstoffwechsels	358
7.6	Hyperurikämie und Gicht	363
7.7	Porphyrien, Eisen- und Kupferstoffwechselerkrankungen	364
7.8	α_1-Antitrypsin-Mangel	368
7.9	Amyloidose	369
7.10	Osteoporose	369

8 Hypo- und Hypervitaminosen 370
- 8.1 Vitamine 370
- 8.2 Ausgewählte Hyper- und Hypovitaminosen 370

7 Niere, Wasser- und Elektrolythaushalt

1 Grundlagen 374
- 1.1 Anatomie und Physiologie der Niere 374
- 1.2 Pathophysiologie 376
- 1.3 Leitsymptome und -befunde bei Nierenerkrankungen 378
- 1.4 Diagnostik in der Nephrologie 379
- 1.5 Beteiligung und Schädigung der Niere bei verschiedenen Erkrankungen 381

2 Niereninsuffizienz (NI) 382
- 2.1 Akutes Nierenversagen (ANV) 382
- 2.2 Chronische Niereninsuffizienz 385
- 2.3 Komplikationen der chronischen Niereninsuffizienz 387
- 2.4 Nierenersatzverfahren 389

3 Glomerulopathien 391
- 3.1 Grundlagen 391
- 3.2 Glomerulopathien mit vorwiegend nephritischem Syndrom 394
- 3.3 Glomerulopathien mit vorwiegend nephrotischem Syndrom 396
- 3.4 Glomerulopathien mit diffuser Symptomatik 400

4 Tubulointerstitielle Nephropathien und Tubulusfunktionsstörungen 403
- 4.1 Tubulointerstitielle Nephropathien 403
- 4.2 Akute interstitielle Nephritis 403
- 4.3 Chronische interstitielle Nephritis 404
- 4.4 Tubulusfunktionsstörungen 406

5 Zystische Nierenerkrankungen 408
- 5.1 Grundlagen 408
- 5.2 Einfache Nierenzysten 408
- 5.3 Polyzystische Nierenerkrankungen 408
- 5.4 Markschwammnieren 410
- 5.5 Nephronophtise-Komplex 410

6 Erkrankungen der Nierengefäße 411
- 6.1 Grundlagen 411
- 6.2 Akuter Nierenarterienverschluss (akuter Niereninfarkt) 411
- 6.3 Nierenarterienstenose (NAST) 413
- 6.4 Thrombotische Mikroangiopathien mit Befall der Nierengefäße 414

7 Wasser- und Elektrolythaushalt 416
- 7.1 Physiologie 416
- 7.2 Störungen des Natrium- und Wasserhaushalts 418
- 7.3 Störungen des Kaliumhaushalts 422
- 7.4 Störung des Kalziumhaushalts 426
- 7.5 Störungen des Phosphathaushalts 428
- 7.6 Störungen des Magnesiumhaushalts 429

8 Störungen des Säure-Basen-Haushalts 430
- 8.1 Grundlagen 430
- 8.2 Azidose 431
- 8.3 Alkalose 432

8 Immunsystem und rheumatologische Erkrankungen

1 Grundlagen Immunsystem 436
- 1.1 Aufgaben und Funktion des Immunsystems 436
- 1.2 Immunpathologie 437

2 Immundefekte 439
- 2.1 Grundlagen 439
- 2.2 Primäre Immundefekte 439
- 2.3 Sekundäre Immundefekte 445

3	Allergien	445
3.1	Grundlagen	445
3.2	Klinik und Diagnostik	446
3.3	Therapie	450

4	Autoimmunerkrankungen	451
4.1	Grundlagen	451
4.2	Klinik, Diagnostik und Therapie	452

5	Besondere immunologische Situationen	453
5.1	Transplantationsimmunologie	453
5.2	Transfusionsimmunologie	457

6	Grundlagen rheumatischer Erkrankungen	464
6.1	Allgemeines	464

7	Rheumatoide Arthritis (RA)	466
7.1	Grundlagen	466
7.2	Klinik und Verlauf	467
7.3	Diagnostik	468
7.4	Therapie und Prognose	470

8	Spondyloarthritiden (SPA)	471
8.1	Grundlagen	471
8.2	Ankylosierende Spondylitis (ASP)	471
8.3	Reaktive Arthritis (REA)	474
8.4	Psoriasisarthritis	475
8.5	Enteropathische Arthritis/Sakroiliitis	476
8.6	SAPHO-Syndrom	476

9	Kollagenosen	477
9.1	Grundlagen	477
9.2	Systemischer Lupus erythematodes (SLE)	477
9.3	Progressive systemische Sklerose (PSS)	481
9.4	Polymyositis (PM) und Dermatomyositis (DM)	484
9.5	Sjögren-Syndrom	486
9.6	Mischkollagenose (Sharp-Syndrom)	487

10	Primäre Vaskulitiden	487
10.1	Grundlagen	487
10.2	ANCA-assoziierte Kleingefäßvaskulitiden	488
10.3	Kleingefäßvaskulitiden ohne ANCA-Assoziation	491
10.4	Vaskulitiden mittelgroßer Gefäße	493
10.5	Großgefäßvaskulitiden	494
10.6	Nicht klassifizierte Vaskulitiden	496

9 Infektionserkrankungen

1	Grundlagen	500
1.1	Überblick	500
1.2	Infektionsepidemiologie	500
1.3	Pathogenese und Pathophysiologie	501
1.4	Infektionsverlauf und Symptome	503
1.5	Diagnostik von Infektionserkrankungen	504
1.6	Prävention von Infektionserkrankungen	505
1.7	Sexuell übertragbare Erkrankungen	510

2	Sepsis	511
2.1	Grundlagen	511
2.2	Klinik und Diagnostik	512
2.3	Therapie und Prognose	513

3	Bakterielle Infektionserkrankungen	514
3.1	Aktinomykose	514
3.2	Borreliose	514
3.3	Brucellose	516
3.4	Campylobacter-Enteritis	517
3.5	Chlamydien-Infektionen	518
3.6	Clostridium-difficile-Infektion	519
3.7	Cholera	519
3.8	Diphtherie	520
3.9	E.-coli-Infektionen	520
3.10	Gasbrand	521
3.11	Gonorrhö	522
3.12	Lepra	525
3.13	Leptospirosen	525
3.14	Listeriose	527
3.15	Lues	528
3.16	Salmonelleninfektionen	530
3.17	Milzbrand	532
3.18	Nicht tuberkulöse Mykobakteriose (NTM)	533
3.19	Rickettsiosen	534
3.20	Shigellose	534
3.21	Tetanus	535
3.22	Toxic-Shock-Syndrom (TSS)	537
3.23	Tuberkulose	537
3.24	Yersinien-Infektionen	543

4	Virale Infektionskrankheiten	544
4.1	Hantavirus-Infektionen	544
4.2	Hepatitiden	545
4.3	Herpes labialis und Herpes genitalis	545
4.4	Herpes zoster	547
4.5	HIV-Infektion und AIDS	548
4.6	Infektiöse Mononukleose	553
4.7	Influenza	554
4.8	Papillomaviren-Infektion	556
4.9	Tollwut	558

4.10	Virale Gastroenteritiden	559
4.11	Virale hämorrhagische Fieber	559
4.12	Zytomegalie	562

5 Pilzerkrankungen 563
- 5.1 Aspergillose 563
- 5.2 Kandidose 564
- 5.3 Pneumocystis-jiroveci-Pneumonie 565
- 5.4 Kryptokokkose 567
- 5.5 Histoplasmose 567

6 Parasitäre Erkrankungen 569
- 6.1 Protozoen 569
- 6.2 Helminthosen 578

10 Neoplastische Erkrankungen

1 Grundlagen 588
- 1.1 Überblick 588
- 1.2 Epidemiologie 588
- 1.3 Häufige Symptome und Komplikationen durch Tumoren 588
- 1.4 Grundlagen der Tumordiagnostik 590
- 1.5 Internistische Tumortherapie 592
- 1.6 Operative Tumortherapie 599
- 1.7 Tumornachsorge 599
- 1.8 Prognosefaktoren bei Malignomen 600

2 Herz- und Gefäßtumoren 600
- 2.1 Herztumoren 600
- 2.2 Gefäßtumoren 601

3 Hämatologische Neoplasien 603
- 3.1 Grundlagen 603
- 3.2 Akute Leukämien 604
- 3.3 Myeloproliferative Erkrankungen (MPE) 608
- 3.4 Myelodysplastische Syndrome (MDS) 614
- 3.5 Lymphome 616

4 Tumoren von Lunge und Pleura 629
- 4.1 Bronchialkarzinom 629
- 4.2 Weitere Lungentumoren 634
- 4.3 Pleuramesotheliom 634
- 4.4 Lungen- und Pleurametastasen, pulmonale Lymphangiosis carcinomatosa 635

5 Tumoren des Gastrointestinaltrakts 636
- 5.1 Ösophaguskarzinom 636
- 5.2 Magenkarzinom 638
- 5.3 Andere Magentumoren 641
- 5.4 Dünndarmtumoren 641
- 5.5 Kolonpolypen 642
- 5.6 Kolorektales Karzinom (KRK) 644
- 5.7 Analkanal- und Analrandkarzinom 647

6 Tumoren von Leber und Gallensystem 648
- 6.1 Gutartige Lebertumoren 648
- 6.2 Bösartige Lebertumoren 649
- 6.3 Gallenblasenkarzinom 652
- 6.4 Gallengangkarzinom und Klatskin-Tumor 653

7 Pankreastumoren 654
- 7.1 Grundlagen 654
- 7.2 Pankreaskarzinom 654
- 7.3 Papillenkarzinom 656

8 Neuroendokrine Tumoren des gastroenteropankreatischen Systems (NET) 657
- 8.1 Grundlagen 657
- 8.2 Karzinoid 657
- 8.3 Insulinom 658
- 8.4 Gastrinom (Zollinger-Ellison-Syndrom) 659
- 8.5 VIPom 659
- 8.6 Glukagonom 659
- 8.7 Somatostatinom 660

9 Endokrine Tumoren 660
- 9.1 Benigne endokrine Tumoren 660
- 9.2 Maligne endokrine Tumoren 660
- 9.3 Multiple endokrine Neoplasien (MEN) 663

10 Tumoren der Niere 664
- 10.1 Benigne Nierentumoren 664
- 10.2 Maligne Nierentumoren 664

11 Tumoren in bestimmten Kompartimenten 667
- 11.1 Tumoren des Mediastinums 667
- 11.2 Tumoren des Retroperitoneums 668
- 11.3 Tumoren des Peritoneums 668

Anhang

Abkürzungen 672

Sachverzeichnis 679

Lernplaner 744

A1 Herz-Kreislauf-System

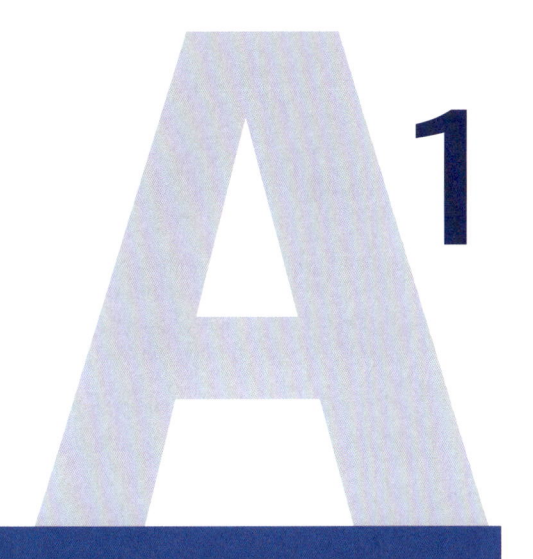

1	Grundlagen	18
2	Herzinsuffizienz	25
3	Herzrhythmusstörungen	31
4	Koronare Herzerkrankung (KHK)	49
5	Akutes Koronarsyndrom (instabile AP und Myokardinfarkt)	54
6	Herzfehler	61
7	Myokarderkrankungen	69
8	Perikarderkrankungen	74
9	Endokarderkrankungen	76
10	Herztumoren	81
11	Hyper- und Hypotonie	81

1 Grundlagen

1.1 Überblick

Erkrankungen des Herz-Kreislauf-Systems sind in den westlichen Industrienationen die häufigste Todesursache. Heutzutage ist jeder zweite Todesfall auf eine Herz-Kreislauf-Erkrankung zurückzuführen. Die Inzidenz von Erkrankungen des Herz-Kreislauf-Systems nimmt mit dem Alter zu und ist eng an das Vorhandensein von Risikofaktoren gekoppelt. Prävention, frühzeitige Diagnosestellung und ein rechtzeitiges therapeutisches Eingreifen sind wesentlich und lassen Prognose und Lebensqualität des Patienten deutlich verbessern.

Dieses Kapitel gibt zunächst einen Überblick über das diagnostische Vorgehen bei Verdacht auf eine kardiovaskuläre Erkrankung. Anschließend werden die verschiedenen Krankheitsbilder genauer besprochen.

1.2 Diagnostik

Eine gute Anamneseerhebung und körperliche Untersuchung tragen entscheidend zur Diagnosestellung bei. Die weitere apparative Diagnostik wird zur definitiven Diagnosesicherung bzw. zum Ausschluss anderer Ursachen eingesetzt.

1.2.1 Anamnese

In der Anamnese sollte besonders geachtet werden auf:
- die akutellen Beschwerden: Einschränkung der körperlichen Leistungsfähigkeit (Atemnot ab welchem Belastungsgrad?), Schwindel, Synkopen, Palpitationen (wahrgenommene Herzschläge) bis hin zum Herzrasen, Ödemneigung (abends dicke Beine?), Nykturie, gastrointestinale Beschwerden, Angina pectoris [S. A50], nächtlicher Husten, unklares Fieber, Gewichtsveränderungen, Atemnot beim Schlafen (Schlafen mit erhöhtem Oberkörper?)
- kardiovaskuläre Risikofaktoren [S. A50]
- Vorerkrankungen in der Eigenanamnese
- Herz-Kreislauf-Erkrankungen in der Familienanamnese
- die Einnahme von Medikamenten oder Drogen.

1.2.2 Körperliche Untersuchung

Inspektion: Im Rahmen der Inspektion gilt es besonders zu achten auf:
- Zyanosezeichen an Lippen und Zunge
- Halsvenenstauung
- hepatojugulären Reflux
- konjunktivale Blutungen
- Xanthome (subepidermale Fetteinlagerungen an den Streckseiten der Extremitäten) und Xanthelasmen (gelbliche subepidermale Fetteinlagerungen an den Lidern)
- Teleangiektasien (Erweiterungen oberflächlicher Hautgefäße, inbesondere an Wangen und Nase, die mit dem Glasspatel wegdrückbar sind. Als sog. Sahli-Gefäßgirlanden auch unter dem Rippenbogen, z. B. bei Lungenemphysem)
- abdominelle Stauungszeichen: Hepatomegalie, Leberdruckschmerz, Gefäßzeichnungen, Aszites, Meteorismus
- Ödeme
- Stauungsdermatose
- Uhrglasnägel und Trommelschlägelfinger.

Palpation: Palpatorisch überprüft werden:
- **Herzspitzenstoß:** Er ist i. d. R. im 5. ICR in der linken Medioklavikularlinie tastbar. Bei Linksherzinsuffizienz bzw. Kardiomegalie verlagert er sich weiter nach lateral.
- **Schwirren:** Tritt bei sehr lautem Herzgeräusch auf (am besten mit aufgelegter flacher Hand zu fühlen).
- **Pulsstatus** von A. carotis, A. radialis, A. femoralis, A. poplitea, A. tibialis posterior und A. dorsalis pedis. Beurteilt werden Rhythmus, Charakter und Frequenz. Für eine Aortenklappenstenose [S. A62] ist z. B. ein **Pulsus parvus et tardus** typisch (Puls mit kleiner Amplitude, der nur langsam ansteigt), für eine Aortenklappeninsuffizienz [S. A64] ein **Pulsus celer et altus** (schneller Puls mit großer Amplitude). Ein **Pulsus paradoxus** (inspiratorischer Blutdruckabfall um > 10 mmHg) weist auf eine Perikarderkrankung hin (Perikardtamponade, Pericarditis constrictiva). Der **Pulsus durus** kann bei Hypertonie getastet werden (harter Puls, der nur schwer unterdrückt werden kann); der **Pulsus mollis** ist weich und leicht unterdrückbar (bei Hypotonie).
- **Ödeme:** Treten typischerweise an der unteren Extremität auf und sind wegdrückbar (→ Dellenbildung nach Fingerdruck).
- **Lebergröße** und **Aszites:** Eine Rechtsherzinsuffizienz führt zu einer stauungsbedingten Hepatomegalie. Bei Aszites tritt typischerweise das sog. Fluktuationswellenphänomen auf (s. Verdauungssystem [S. A284]).

MERKE Das Tasten der peripheren Pulse eignet sich nur bedingt, um die Herzfrequenz zu beurteilen, da bei Tachyarrhythmien oder früh einfallenden Extrasystolen ein sog. **Pulsdefizit** [S. A32] vorliegen kann. Bei Aortenisthmusstenose [S. A61] sind die peripheren Pulse der unteren Extremität vermindert.

Perkussion: Sie dient der Bestimmung der absoluten bzw. relativen Herzgrenzen, der Lebergröße und zum Nachweis eines Aszites (Flankendämpfung).

Auskultation: Tab. 1.1 gibt eine Übersicht über die Auskultationsorte der einzelnen Herzklappen. Über dem

1.2 Diagnostik

Tab. 1.1 Auskultationspunkte der Herzklappen

Herzklappe	Punctum maximum (P.m.)
Aortenklappe	2. ICR rechts parasternal
Pulmonalklappe	2. ICR links parasternal
Mitralklappe	4./5. ICR in der linken Medioklavikularlinie
Trikuspidalklappe	4. ICR rechts parasternal

Erb'schen Punkt (3. ICR parasternal links) sind die meisten Herztöne und Herzgeräusche (s. u.) hörbar. Eine Gegenüberstellung pathologischer Herztöne und Herzgeräusche findet sich auch im Kap. Leitsymptome [S. C59].

Herztöne: Der **1. Herzton** (HT) kennzeichnet den Schluss der Segelklappen und damit das Ende der Diastole. Er entsteht durch die Vibration der Klappensegel und der Ventrikel. Im EKG liegt er etwa kurz nach Beginn des QRS-Komplexes.

Der **2. HT** entsteht durch den Taschenklappenschluss. Er ist kürzer und heller als der 1. HT und im EKG am Ende der T-Welle gelegen. Ein gespaltener 2. HT (→ die Aortenklappe schließt vor der Pulmonalklappe) kann physiologisch bei Inspiration (Spaltung ≤ 0,08 s) vorkommen oder auch pathologisch sein. Der pathologische 2. HT kann entweder atemabhängig verstärkt gespalten sein (bei Rechtsschenkelblock), oder er kann fixiert und damit atemunabhängig sein (bei Pulmonalstenose oder Vorhofseptumdefekt). Eine paradoxe Spaltung des 2. Herztones (→ die Pulmonalklappe schließt vor der Aortenklappe) tritt auf bei schwerer Aortenklappenstenose, Aortenisthmusstenose, Linksschenkelblock oder Schrittmacherstimulation.

Der **3. HT** entspricht der frühdiastolischen Ventrikelfüllung und tritt infolge schneller Kammerfüllung oder verminderter diastolischer Dehnbarkeit auf. Er ist tieffrequent und leise mit Punctum maximum (P.m.) über der Herzspitze. Physiologisch ist er bei Jugendlichen, pathologisch bei erhöhtem Füllungsdruck z. B. bei Herzinsuffizienz oder Mitralinsuffizienz.

Der **4. HT** entsteht durch die spätdiastolische Vorhofkontraktion (bei Sinusrhythmus) mit P.m. über der Trikuspidalklappe. Auch er kann bei Jugendlichen physiologisch sein. Ein pathologischer 4. HT tritt bei erhöhtem ventrikulärem Füllungsdruck auf.

Der sog. **Austreibungston** (ejection click) ist ein frühsystolischer Gefäßdehnungston der Aorta (0,05–0,09 s nach dem 1. HT). Er entsteht durch zusammengewachsene Semilunarklappensegel, durch die die Öffnungsbewegung der Taschenklappen abrupt behindert wird (z. B. bei Aorten- bzw. Pulmonalklappenstenose). Ein **systolischer Klick** ist typisch für einen Mitralklappenprolaps.

Herzgeräusche sind auf Turbulenzen im Blutstrom zurückzuführen. Sie werden nach Lautstärke, Geräuschart, Frequenz, zeitlicher Lage zu den Herztönen und ihrer Fortleitung charakterisiert. Man unterscheidet:
- akzidentelle Geräusche: Sie kommen bei Herzgesunden vor, insbesondere bei Jugendlichen.
- funktionelle Geräusche: Sie entstehen durch Hyperzirkulation z. B. bei Hyperthyreose, Sepsis, Fieber, Anämie oder Schwangerschaft.
- **pathologische Herzgeräusche.**

Die **Lautstärke** wird anhand einer Sechser-Skala (1/6 bis 6/6) mit Punctum maximum über der betreffenden Klappe beschrieben. 1/6 ist nur mit Mühe, 2/6 leise, aber sofort hörbar, 3/6 ist laut, aber noch ohne Schwirren, 4/6 mit Schwirren, 5/6 ist sehr laut, jedoch nur mit aufgelegtem Stethoskop hörbar und 6/6 ist ohne Stethoskop auf Distanz hörbar. Das **Geräusch** kann darüber hinaus decrescendo-, crescendo-, spindel- oder bandförmig sein sowie proto-, meso-, spät- oder holosystolisch/-diastolisch bzw. auch kontinuierlich (sog. systolisch-diastolisches Maschinengeräusch) auftreten. Man unterscheidet hochfrequente von mittel- oder niederfrequenten Geräuschen. Eine **Fortleitung** ist z. B. in die Karotiden (bei Aortenstenose) oder in die Axilla (bei Mitralinsuffizienz) möglich.

Erste Hinweise auf den zugrunde liegenden (Klappen-)Defekt ergeben sich aus dem Auskultationsbefund:
- ein Systolikum, meist rauten-(spindel-)förmig, über den Taschenklappen weist auf deren Stenose
- ein Systolikum, meist frühsystolisch bis bandförmig, über den Segelklappen weist auf deren Insuffizienz
- ein Diastolikum, meist als Decrescendogeräusch, über den Taschenklappen weist auf deren Insuffizienz
- ein Diastolikum, meist bandförmig, evtl. an- und abschwellend, über den Segelklappen weist auf deren Stenose
- ein systolisch-diastolisch gleichbleibendes „Maschinenrumpeln" weist auf eine Shuntverbindung zwischen großem und kleinem Kreislauf (z. B. persistierender Ductus botalli)
- ein bandförmiges Systolikum mit diastolischem Decrescendo weist auf einen Ventrikelseptumdefekt oder eine Fallot'sche Tetralogie hin.

Höherfrequente Töne und Geräusche sind besser mit der Membran, niedrigere Frequenzen (z. B. bei erhöhtem transvalvulärem Blutfluss) besser mit dem locker aufgelegten Trichter zu hören. Eine rasche Volumenbelastung (Anheben der Beine, z. T. auch schon durch Inspiration) verstärkt viele Töne und Geräusche.

1.2.3 Apparative Diagnostik

Blutdruckmessung: Der Blutdruck sollte immer an beiden Armen gemessen werden. Unterschiedliche Blutdruckwerte an beiden Armen finden sich z. B. bei A.-subclavia-Stenose oder auch bei einer Umfangsdifferenz zwischen dem rechten und linken Arm; eine Blutdruckdifferenz zwischen der oberen und unteren Extremität tritt auf bei einer Aortenisthmusstenose distal des Abgangs der A. subclavia sinistra.

Mittels Langzeit-Blutdruckmessung können hormonell bedingte Blutdruckschwankungen (verändertes Tag-Nacht-Profil) nachgewiesen werden.

Elektrokardiogramm (EKG): Das EKG zeichnet elektrische Potenzialschwankungen während der De- und Repolarisationsphase der Herzmuskelzelle auf und gibt damit die

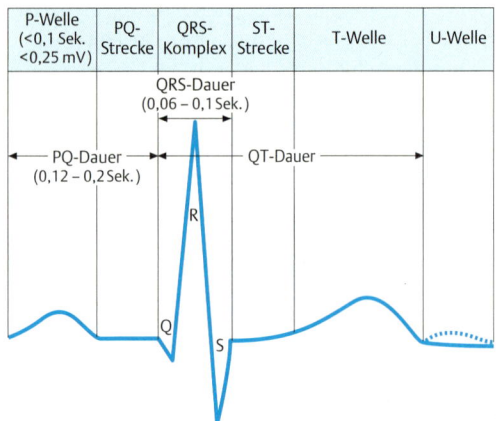

Abb. 1.1 **Normales EKG.** (aus: Baenkler et al., Kurzlehrbuch Innere Medizin, Thieme, 2010)

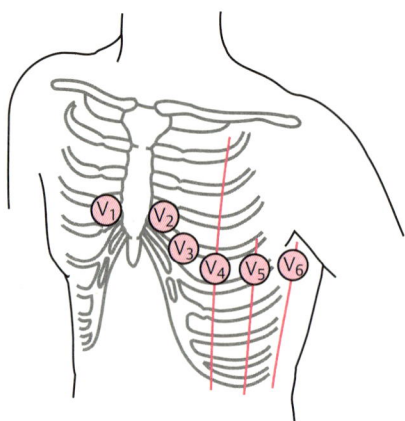

Abb. 1.2 **Lokalisation der Brustwandableitungen.** (aus: Hamm, Willems, Checkliste EKG, Thieme, 2007)

elektrische Aktivität des Myokards wieder. Dabei wird über die ausgeworfene Blutmenge keine Aussage getroffen. Die Potenzialdifferenzen werden an der Körperoberfläche mithilfe verschiedener Ableitungen registriert. Man unterscheidet die Extremitätenableitung nach Einthoven I, II, III (bipolar) und nach Goldberger aVF, aVL, aVR (unipolar) sowie die Thoraxwandableitungen nach Wilson (V_1–V_6 unipolar, **Abb. 1.2**). Ein positiver Ausschlag wird registriert, wenn der elektrische Impuls auf den Ableitungspunkt zufließt, ein negativer, wenn er davon wegfließt.

Die Ausschläge im EKG entsprechen dabei der Erregungsausbreitung der einzelnen Herzstrukturen (**Abb. 1.1**):
- **P-Welle** (< 0,1 s, < 0,25 mV): Erregungsausbreitung in den Vorhöfen (erst rechts, dann links)
- **PQ-Zeit** (0,12–0,2 s): vollständige Vorhof-Erregung und Überleitung der Erregung auf die Kammer (AV-Knoten-Verzögerung)
- **QRS-Komplex** (0,06–0,1 s): Entspricht der Kammererregung. Die Rückbildung der Vorhoferregung fällt mit dem QRS-Komplex zusammen. Dabei ist die **Q-Zacke** als erster negativer Ausschlag definiert und zeigt die Erregungsausbreitung im Septum. Die positive **R-Zacke** repräsentiert die Ventrikeldepolarisation von der Herzbasis zur Herzspitze bzw. von innen (subendokardial) nach außen (subepikardial). Die S-Zacke ist der negative Ausschlag nach der R-Zacke und entspricht der Erregung epikardnaher Anteile.
- **ST-Strecke**: Sie entspricht der vollständigen Erregung der Ventrikel und ist isoelektrisch. Eine pathologische ST-Hebung findet sich z. B. bei transmuraler Ischämie.
- **T-Welle**: Sie repräsentiert die Ventrikelrepolarisation, die in umgekehrter Reihenfolge zur Erregungsausbreitung verläuft, d. h. zuletzt erregte Gebiete werden zuerst repolarisiert. Die Basis des Myokards bleibt damit am längsten depolarisiert.
- **QT-Zeit**: Sie dauert vom Beginn Q bis Ende T und ist stark frequenzabhängig. Die QT-Zeit steht für die Gesamtdauer der elektrischen Aktivierung der Kammern.

Als Faustregel gilt, dass die T-Welle vor der Hälfte der Distanz zwischen 2 R-Zacken beendet sein sollte (Long-QT-Syndrom [S. A47]).

Die sog. **vulnerable Phase** kennzeichnet die relative Refraktärphase, in der ein eintreffender elektrischer Impuls Kammerflimmern induzieren kann. Sie liegt im Auf- und beginnenden Abstrich der T-Welle.

Analyse des EKG: Folgende Parameter werden bestimmt:
- Lagetyp
- Rhythmus
- Frequenz
- Zeitintervalle
- Amplituden
- Form der einzelnen Wellen und Zacken.

Bei einer Schreibgeschwindigkeit von 50 mm/s entsprechen
- 5 mm: 0,1 s
- 6 mm: 0,12 s
- 1 cm: 0,2 s.

Der **Lagetyp** des Herzens (= elektrische Herzachse) ergibt sich aus der Richtung, in die sich die elektrische Erregung hauptsächlich ausbreitet, also aus dem Hauptvektor von QRS. Da vom Lagetyp auf bestimmte Erkrankungen geschlossen werden kann (z. B. überdrehter Linkstyp bei Linksherzhypertrophie), wird er routinemäßig beurteilt. Hierfür vergleicht man das Verhältnis der Amplitude von R mit derjenigen von S. In jeder Ableitung findet sich ein vorwiegend positiver oder negativer Ausschlag (sog. Nettovektor). Dieser Nettovektor bezeichnet die Lage des Hauptvektors. Man sucht sich also praktisch den höchsten R-Ausschlag in den Ableitungen I, II, III, aVL, aVF oder aVR und vergleicht ihn mit dem Cabrera-Kreis (**Abb. 1.3, Tab. 1.2**).

Um die **Herzfrequenz** zu ermitteln, bestimmt man den Abstand zwischen 2 aufeinanderfolgenden R-Zacken. Bei einer Schreibgeschwindigkeit von 50 mm/s entspricht ein RR-Intervall von 5 cm einer Frequenz von 60 Schlägen/min.

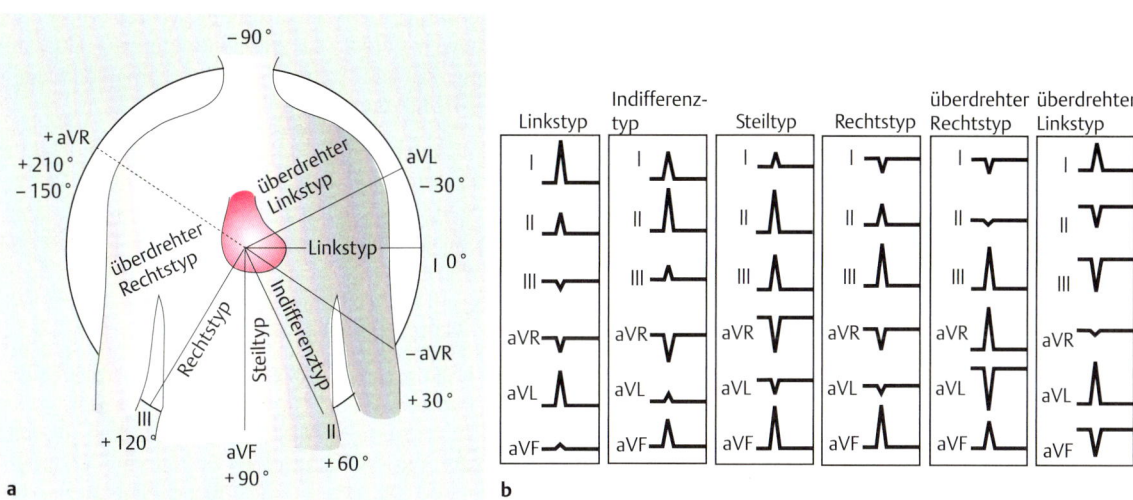

Abb. 1.3 **Bestimmung der elektrischen Herzachse und der Lagetypen. a** Cabrera-Kreis. **b** Lagetypen. (a: aus Schuster, Trappe, EKG-Kurs für Isabel, Thieme, 2009; b: nach Hamm, Willems, Checkliste EKG, Thieme, 2007)

Tab. 1.2 Lagetypen im EKG

Lagetyp	QRS-Komplex	Auftreten
überdrehter Rechtstyp	überwiegend positiver Ausschlag in III, tief negativ in I	bei starker Rechtsherzbelastung
Rechtstyp	hoch positiver Ausschlag in II und III, negativ in I	physiologisch bei Kindern, bei Erwachsenen Zeichen einer Rechtsherzbelastung
Steiltyp	niedrig positiv in I, hoch positiv in II und III (III > I) überwiegend negativ in aVL	physiologisch bei Jugendlichen, bei Erwachsenen Zeichen einer Rechtsherzbelastung
Normtyp (Indifferent- oder Mitteltyp)	hoch positiv in I und II, flach positiv in III (I > III)	physiologisch bei Erwachsenen und Jugendlichen
Linkstyp	höchste R-Amplitude in I, überwiegend positiv auch in II, überwiegend negativ in III	physiologisch bei Erwachsenen, bei Adipositas Zeichen einer Linksherzbelastung (z. B. Aortenstenose, arterielle Hypertonie)
überdrehter Linkstyp	hoch positiv in I, überwiegend negativ in II, tief negativ in III	bei linksanteriorem Hemiblock, Linksherzhypertrophie, VSD
Sagittaltyp	Amplituden von R und S sind in den meisten Ableitungen ausgeglichen	physiologisch oder bei Rechtsherzbelastung

Anhand des QRS-Komplexes lassen sich darüber hinaus **Hypertrophiezeichen** nachweisen (Zunahme der Amplitude von R bzw. S). Hierfür wird häufig der **Sokolow-Lyon-Index** verwendet. Er wird berechnet, indem die Amplitudenhöhen von R und S in den entsprechenden Ableitungen addiert werden. Seine Sensitivität ist allerdings begrenzt. Alternativ kann auch der Lewis-Index eine linksventrikuläre Hypertrophie anzeigen. Ein sicherer Nachweis ist nur in der Echokardiografie (s. u.) möglich.

- **Linksherzhypertrophiezeichen**
  - Sokolow-Lyon-Index: S in $V_{1\ oder\ 2}$ + R in $V_{5\ oder\ 6}$ ≥ 3,5 mV
  - Lewis-Index: $(R_I - S_I) + (S_{III} - R_{III})$ ≥ 1,7 mV.
- **Rechtsherzhypertrophiezeichen**
  - Sokolow-Lyon-Index: R in $V_{1\ oder\ 2}$ + S in $V_{5\ oder\ 6}$ ≥ 1,05 mV.

Die Herzachse neigt sich dabei zur hypertrophen Seite. Auch die Erregungsrückbildung kann beim hypertrophierten Herzen verändert sein (z. B. negative T-Welle in V_5 und V_6 bei Linksherzhypertrophie).

Eine **Vorhof-Hypertrophie** erkennt man am besten in V_1 an der verbreiterten und biphasischen P-Welle, die entsteht, da die beiden Vorhöfe unterschiedlich schnell depolarisiert werden. Ist der linke Vorhof hypertrophiert, erkennt man in den Ableitungen I und II eine zweigipfelige oder leicht eingekerbte P-Welle (**P sinistroatriale**). Bei Hypertrophie des rechten Vorhofs ist die P-Welle in II, III und aVF groß und spitz (**P dextroatriale**).

Normalerweise nimmt die R-Zacke in den Brustwandableitungen V_{2-5} an Höhe zu, während die S-Zacke entsprechend an Tiefe abnimmt. Im Bereich zwischen V_{2-3} oder V_{3-4} wird R größer als S (sog. **R/S-Umschlagzone**). In V_6 fehlt die S-Zacke häufig. Bei verschiedenen Erkrankungen kann es zu einer verzögerten Progression der R-Zacke (z. B. bei Vorderwandinfarkt, Linksherzhypertrophie) oder zu einer Persistenz der S-Zacke kommen (z. B. Rechtsherzbelastung). **Cave:** Falsch angelegte Elektroden können pathologische Befunde vortäuschen.

Merkmale im EKG, die der Erkennung von Rhythmusstörungen, Ischämien und Infarkten dienen, werden in den jeweiligen Abschnitten angesprochen. Für nähere Informationen zum EKG und zu seiner Befundung siehe entsprechende Lehrbücher.

Belastungs-EKG (Belastungsergometrie): Die Belastungsergometrie dient dazu, kardiopulmonale Symptome bzw. EKG-Veränderungen unter Belastung nachzuweisen. Ihre häufigsten Einsatzgebiete sind Diagnose, Schweregradabschätzung sowie Therapiekontrolle bei KHK, Hypertonie oder Rhythmusstörungen. Sie wird auf dem Fahrrad oder Laufband durchgeführt und die bei maximaler Herzfrequenz (220–Lebensalter) oder bei definierten Laktat-/Blutgaswerten erreichte Leistung gemessen (in Watt). W150 entspricht dabei z. B. der Belastung, die bei einer Herzfrequenz von 150/min erreicht wird. Das Soll für 50–60-jährige Männer liegt bei 2,1 W/kg KG. Abbruchkriterien sind u. a. Auftreten gefährdender Herz-Kreislauf-Symptome wie z. B. Angina pectoris, kritischer Blutdruckanstieg und -abfall, Arrhythmien. Ein Defibrillator und Notfallausrüstung müssen bereitliegen. Absolute Kontraindikation für die Belastungsergometrie ist eine instabile Angina pectoris.

Langzeit-EKG: Für 24–48 h wird per tragbarem Rekorder ein EKG aufgezeichnet. Hauptindikation ist der Nachweis von (paroxysmalen) Herzrhythmusstörungen (z. B. bei unklarem Schwindel oder Synkopen). Der Patient sollte dabei gleichzeitig möglichst genau Buch über seine Tätigkeiten, Medikamenteneinnahmen etc. führen.

Event Recorder: Neben dem Langzeit-EKG können seltene, intermittierende Herzrhythmusstörungen auch mit dem sog. Event Recorder (→ Aufzeichnung des Herzrhythmus erst nach Aktivierung, daher nur bei symptomatischen Patienten mit länger dauernden Rhythmusstörungen angezeigt) sowie einem Loop Recorder (entweder extern oder implantiert) aufgezeichnet werden. Vorteil des implantierten Geräts sind die kontinuierliche EKG-Aufzeichnung (bis zu 1 Jahr) sowie das Fehlen von Dauerelektroden und Ableitungskabeln.

Röntgen-Thorax: Die Röntgen-Thorax-Aufnahme (**Abb. 1.4**) wird in 2 Ebenen mit p.–a.- und seitlichem Strahlengang durchgeführt. Die p.–a.-Aufnahme wird bevorzugt, da das Herz dichter an der Detektorplatte anliegt und so weniger größenverzerrt erscheint als in der a.–p.-Aufnahme. Bei der Seitaufnahme sollte die linke Thoraxseite der Platte anliegen.

Herzvergrößerung: Typischerweise findet sich ein **Herz-Thorax-Quotient** > 0,5 (Herzsilhouette ist breiter als die halbe Thoraxbreite) bzw. entsprechend eine **betonte** rechte bzw. linke **Silhouette**. Bei linksatrialer Vergrößerung beträgt der Winkel der Trachealbifurkation > 90° und der linke Hauptbronchus ist angehoben. Bei Rechtsherzhypertrophie imponiert eine angehobene Herzspitze. In der Seitenaufnahme sieht man eine Einengung des Retrosternalraums. Bei Dilatation des linken Ventrikels und/oder des linken Vorhofs ist der Retrokardialraum eingeengt. Eine Vergrößerung der Vorhöfe oder Ventrikel lässt auf entsprechende Vitien [S. A62] schließen. Eine Herzverbreiterung und eine **Aortenelongation** können auch auf eine **Hypertonie** hinweisen.

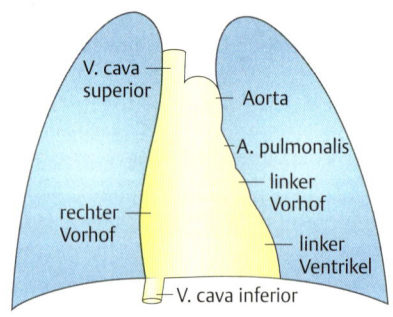

a

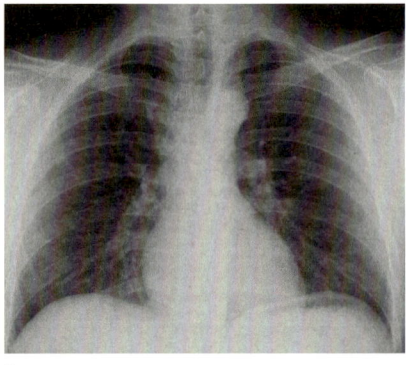

c

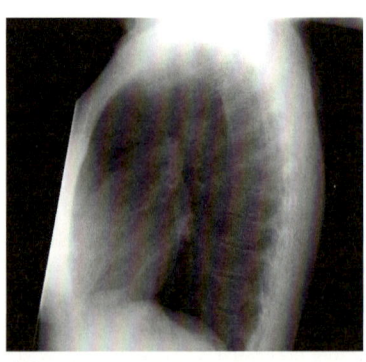

b d

Abb. 1.4 Röntgen-Thorax-Aufnahme. Schematische Darstellung der randbildenden Konturen in p.–a.- (**a**) und seitlicher (**b**) Aufnahme. Normalbefund eines Röntgen-Thorax-Bildes in p.–a.- (**c**) und seitlicher (**d**) Aufnahme. (aus: Reiser, Kuhn, Debus, Duale Reihe Radiologie, Thieme, 2011)

1.2 Diagnostik

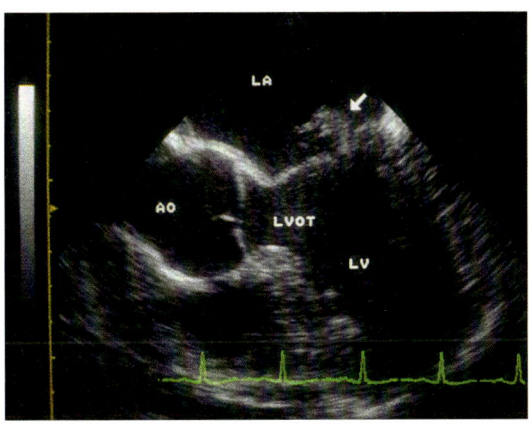 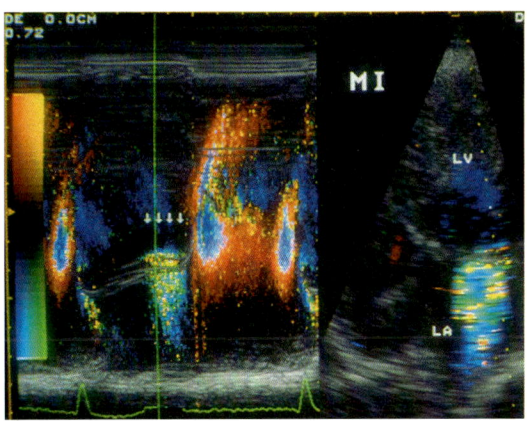

Abb. 1.5 **Doppler-Sonografie. a** In der transösophagealen Echokardiografie erkennt man einen partiellen Abriss des subvalvulären Halteapparats des hinteren Mitralsegels (Pfeil) mit Proplaps in den linken Vorhof. **b** Farbcodierte Doppler-Echokardiografie der Mitralklappe mit Darstellung eines Refluxes in den linken Vorhof während der Systole. (aus: Reiser, Kuhn, Debus, Duale Reihe Radiologie, Thieme, 2011)

Pulmonalvenöse Lungenstauungszeichen:
- verstärkte Gefäßzeichnung
- peribronchiales Cuffing (Wände orthograd angeschnittener Bronchien sind ödematös aufgequollen und dadurch unscharf und verwaschen)
- **Kerley-Linien**: ödematös aufgequollene interstitielle Septen. Man unterscheidet apikale (Kerley A) und zentrale (Kerley C) kurze Linien Richtung Hili von den horizontalen kurzen Kerley-B-Linien in der basalen Lungenperipherie.
- Pleuraergüsse: zeigen sich mit verstrichenen Randwinkeln (Recessus costodiaphragmaticus weder spitzwinklig noch scharf abgegrenzt) und einem Flüssigkeitssaum im Interlobärspalt (evtl. als feine Linie zwischen den Lungenlappen).
- retikuläre oder alveoläre Verschattung: Aufgrund der interstitiellen Flüssigkeitsansammlung entsteht ein strahlendichteres Netz um strahlendurchlässigere Punkte (bei alveolärer Flüssigkeitsansammlung verhält es sich umgekehrt), evtl. auch symmetrisch als Schmetterlingsödem.
- verbreiterte Hili
- positives Bronchopneumogramm: strahlendurchlässigere, luftgefüllte Bronchien befinden sich inmitten diffuser Verschattung (→ vermehrte alveoläre und parenchymatöse Flüssigkeit).
- Kranialisation: fehlende Flüssigkeitsumverteilung beim stehenden Patienten mit ebenfalls betonten apikalen Gefäßen.

Bei Stau vor dem rechten Herzen erscheinen das obere Mediastinum verbreitert und die V. azygos prominent.

Verkalkungen: Verkalkungen von Herzklappen, Aorta- oder anderen Gefäßwänden treten u. a. auf bei Arteriosklerose, nach entzündlichem Umbau oder an Narben.

Echokardiografie: In der Herzdiagnostik ist die Echokardiografie (auch Herzecho) die Methode der Wahl, um Herzhöhlen, -klappen bzw. das Perikard morphologisch zu beurteilen und die Funktion von Myokard und Herzklappen sowohl qualitativ als auch quantitativ zu messen.

Die Untersuchung kann sowohl im sog. **B-Mode** als auch im **M-Mode** durchgeführt werden. Der B-Mode entspricht dem herkömmlichen 2-dimensionalen Sono-Bild, der M-Mode ist eine 1-dimensionale Darstellung von unbewegten (als Linie) und bewegten Strukturen (als Kurve) in Relation zur Zeit (Papiervorschub). Die (farbcodierte) **Doppler-Funktion** (Abb. 1.5) misst die Änderung des Schalls, wenn dieser von bewegten Teilchen (Erythrozyten) reflektiert wird, und eignet sich somit sehr gut zur Blutflussbeurteilung (blau als Bewegung vom Schallkopf weg, rot auf ihn zu). Beim transösophagealen Echokardiogramm (**TEE**) wird der Schallkopf in die Speiseröhre geführt. Hierdurch gelingt eine deutlich bessere Darstellung als von transthorakal, insbesondere der Klappen, des Vorhofs und des interatrialen Septums sowie der Aorta. Indikationen zur TEE sind eine Aortendissektion, Endokarditis, ein offenes Foramen ovale oder auch die unmögliche thorakale Beschallung. Weitere Methoden (z. B. Kontrastecho, 3D-Echo, Stressecho) sind speziellen Fragestellungen vorbehalten.

Computertomografie (Abb. 1.6): Sie ist hervorragend geeignet zur morphologischen Darstellung der Herzhöhlen, -klappen und -gefäße sowie des Perikards. Besonders Ergüsse, Verkalkungen, Hypertrophie und Dilatation lassen sich gut erkennen.

Magnetresonanztomografie: Die MRT eignet sich aufgrund ihrer hohen Auflösung insbesondere zur Darstellung kleiner Strukturen (z. B. Papillarmuskeln) und wird vorwiegend zur Myokarditisdiagnostik eingesetzt. Weitere Möglichkeiten der MRT sind die morphologische Darstellung der Herzhöhlen und großen Gefäße, die Bestimmung der Funktion von Myokard und Herzklappen bzw. Volumen- und Flussverhältnisse, die Darstellung der Myokardperfusion/-vitalität sowie von Gewebsveränderungen. Ebenso gut können die Herzklappen in ihrer Funktion und Infarktnarben dargestellt werden.

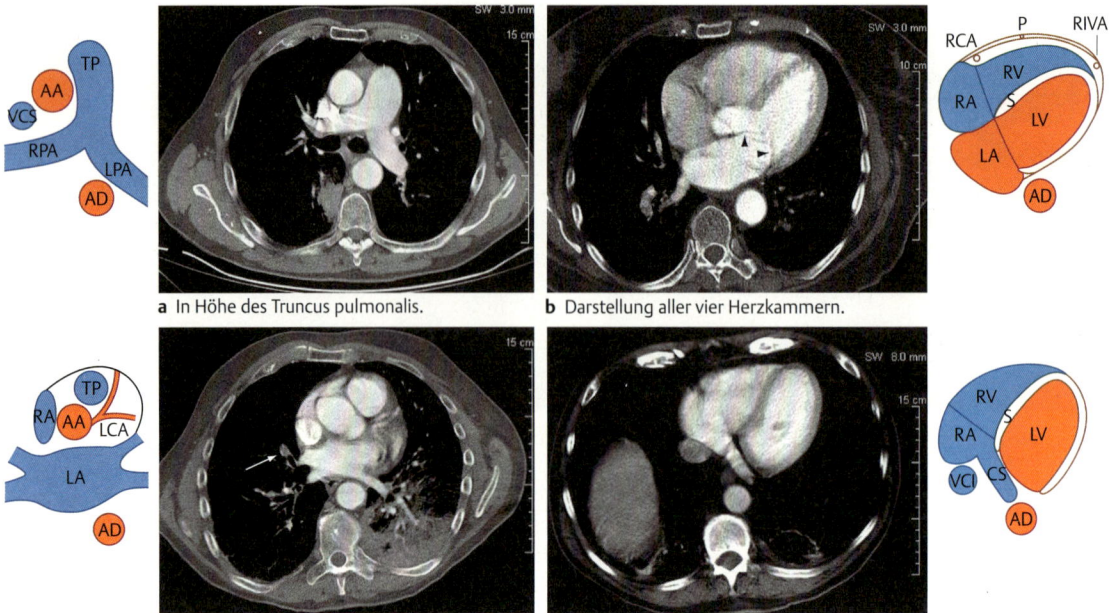

Abb. 1.6 CT-Schnittebenen des Herzens. Abkürzungen: AA = Aorta ascendens, AD = Aorta descendens, CS = Sinus coronarius, LA = linker Vorhof, LCA = linke Koronararterie, LPA = linke Pulmonalarterie, LV = linker Ventrikel, P = Perikard, RA = rechter Vorhof, RCA = rechte Koronararterie, RIVA = Ramus interventricularis anterior, RPA = rechte Pulmonalarterie, RV = rechter Ventrikel, S = Septum interventriculare, TP = Truncus pulmonalis, VCI = V. cava inferior, VCS = V. cava superior. (aus: Reiser, Kuhn, Debus, Duale Reihe Radiologie, Thieme, 2011)

Myokardszintigrafie, SPECT und PET: Diese Methoden sind besonders geeignet zur Bestimmung von Perfusion, Stoffwechsel und Vitalität des Myokards. Mittels Belastungsmyokardszintigrafie – d.h. SPECT-Aufnahme zum Zeitpunkt der Belastung (Ergometer, medikamentös) und in Ruhe – kann zwischen einer Ischämie und Infarktnarbe differenziert werden. In ischämischen Bezirken reichert sich das Radionuklid nur vermindert an, in Infarktnarben überhaupt nicht.

Herzkatheter und Koronarangiografie: Hiermit können intrakardiale Drücke und Volumina gemessen werden. Im rechten Herzen wird ein sog. Einschwemm- oder Swan-Ganz-Katheter verwendet, im linken Herzen ein sog. **Pigtail-Katheter**. Zur Rechtsherzkatheteruntersuchung s. Atmungssystem [S.A177]. Der Pigtail-Katheter wird über die Aortenklappe in den Ventrikel eingeführt. Die **Linksherzkatheteruntersuchung** dient z.B. der Darstellung der linken Herzkammer und der Koronargefäße, der Beurteilung der Pumpfunktion, der invasiven Druckmessung sowie der Stent-Implantation. Besonders Klappenfehler und Shunts können so auch in ihrer funktionellen Bedeutung quantifiziert werden.

Die **Koronarangiografie** ist die Methode der Wahl, um die Morphologie der Koronargefäße darzustellen. Hierfür wird ein Kontrastmittel in die Koronararterien injiziert.

EPU: Die elektrophysiologische Untersuchung (EPU) stellt die Erregungsbildung und -leitung detailliert dar und wird zur Diagnostik und Therapie von Herzrhythmusstörungen eingesetzt. Näheres im Kap. Herzrhythmusstörungen [S.A32].

2 Herzinsuffizienz

2.1 Grundlagen

Synonym: Herzversagen, Herzmuskelschwäche, Pumpversagen

> **DEFINITION** Das Herz ist nicht mehr in der Lage, den Organismus seinen Bedürfnissen entsprechend ausreichend mit Blut bzw. Sauerstoff zu versorgen.

Einteilung: Abhängig vom zeitlichen Verlauf kann eine Herzinsuffizienz **akut** oder **chronisch** auftreten. Darüber hinaus unterscheidet man, ob der Patient nur **bei Belastung** oder aber schon **in Ruhe** über Herzinsuffizienz-typische Beschwerden klagt bzw. ob die Kompensationsmechanismen des Herzens (s. u.) noch (**kompensierte Herzinsuffizienz**) oder nicht mehr (**dekompensierte Herzinsuffizienz**) ausreichen. Ist die Füllung der Ventrikel gestört, spricht man von einer **diastolischen** Funktionsstörung, bei verminderter Auswurfleistung von einer **systolischen** Funktionsstörung (sog. **Low-Output-Herzversagen**). Beim sog. **High-Output-Herzversagen**, also einem Herzversagen trotz hoher Auswurfleistung, kann der gesteigerte periphere Sauerstoffbedarf (z. B. im Rahmen einer Hyperthyreose) auch durch eine Erhöhung des Herzzeitvolumens nicht mehr gedeckt werden.

Nach den vorwiegend betroffenen Herzteilen unterscheidet man zwischen **Rechts-, Links-** und **Globalherzinsuffizienz**. Häufig führt eine initiale Teilinsuffizienz langfristig auch zum Versagen der anderen Herzhälfte.

Epidemiologie: Die Herzinsuffizienz ist mit einer Prävalenz von 2 % der 60-Jährigen und 10 % der über 80-Jährigen eine der häufigsten internistischen Erkrankungen. Inzidenz und Prävalenz nehmen weiterhin zu.

Ätiopathogenese: Eine Herzinsuffizienz kann sich entweder akut (im Laufe von Stunden bis Tagen) oder chronisch (Monate bis Jahre) entwickeln. Die häufigsten Ursachen sind in Tab. 2.1 dargestellt.

Die **Rechtsherzinsuffizienz** entsteht infolge einer erhöhten Druck- oder Volumenbelastung des rechten Herzens: Widerstandserhöhung im Lungenkreislauf (pulmonale Hypertonie und Cor pulmonale s. Atmungssystem [S. A212]), Erkrankungen des rechten Herzens (z. B. Pulmonalklappenstenose), Shunt-Vitien oder als Folge einer Linksherzinsuffizienz.

Häufige Ursache der **Linksherzinsuffizienz** sind Myokarderkrankungen, Erkrankungen des Klappenapparates, Herzrhythmusstörungen sowie eine erhöhte Druckbelastung im großen Kreislauf.

Die häufigste Ursache einer Herzinsuffizienz im Kindesalter sind angeborene Herzfehler (s. Pädiatrie [S. B566]).

Tab. 2.1 Ursachen der akuten und chronischen Herzinsuffizienz

Ursachen	akute Herzinsuffizienz	chronische Herzinsuffizienz
direkte Myokardschädigung	• akute Myokardischämie mit Myokardinfarkt • Myokarditis • toxische Schädigung	• KHK • dilatative Kardiomyopathie • metabolisch-toxische Kardiomyopathie • endokrine Kardiomyopathie • Z. n. Myokarditis
Druckbelastung	• Hochdruckkrise • Lungenembolie	• arterielle Hypertonie (systemisch und pulmonal) • Aortenstenose • Aortenisthmusstenose • Pulmonalklappenstenose
Volumenbelastung	• akute Klappeninsuffizienz • infarktbedingter Septumdefekt oder Papillarmuskelabriss • hoch positive Flüssigkeitsbilanz	• Aorteninsuffizienz • Mitralinsuffizienz • Trikuspidalinsuffizienz • Vorhof- und Ventrikelseptumdefekt • persistierender Ductus arteriosus Botalli
linksventrikuläre Füllungsbehinderung	• Perikardtamponade	• Mitralstenose • Pericarditis constrictiva • restriktive Kardiomyopathie • hypertrophe Kardiomyopathie
Herzrhythmusstörungen	• Tachyarrhythmien • extreme Bradykardien	• Tachyarrhythmien • extreme Bradykardien • Vorhofflimmern

Pathophysiologie und klinische Pathologie: Das Myokard kann auf vermehrte Druck- oder Volumenbelastungen mit verschiedenen **Kompensationsmechanismen** reagieren. Diese Anpassungsvorgänge halten die Herzleistung vorübergehend aufrecht, sind allerdings bei chronischer Mehrbelastung von Nachteil und fördern die Progression der Herzinsuffizienz.

- funktionelle Veränderungen:
  - **Frank-Starling-Mechanismus** → Die Erhöhung der Vorlast (venöser Füllungsdruck) steigert die Kontraktionskraft.
  - **Tachykardie** → Die erhöhte Herzfrequenz steigert die Kontraktilität und steigert das Herzminutenvolumen.
- neurohumorale Veränderungen:
  - Aktivierung der **Plasmakatecholamine**, des Renin-Angiotensin-Aldosteron-Systems (**RAAS**) bzw. Erhöhung von **ADH**. Bei Herzinsuffizienz haben diese Adaptionsmechanismen allerdings eine massive Vor- (Flüssigkeitsretention) und Nachlasterhöhung (peripherer Widerstand ↑) zur Folge. Die gegenregulatorische Erhöhung von ANP (Flüssigkeitsexkretion ↑, Vasodilatation) kann die Wirkungen dieser Hormone nicht ausgleichen. Aldosteron stimuliert zusätzlich Fibroblasten zur verstärkten Kollagensynthese. Bei chronischer Dauerstimulation des RAA-Systems entwickelt sich ein sog. sekundärer Hyperaldosteronismus (**Cave:** hypokaliämiebedingte Rhythmusstörungen).
  - Down-Regulierung der β-Rezeptoren

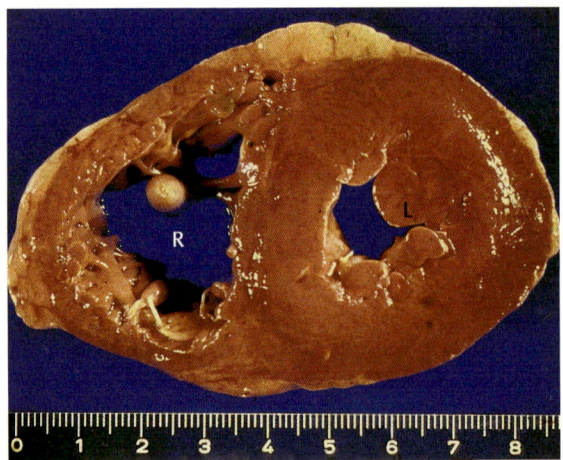

Abb. 2.1 **Herzhypertrophie.** Konzentrische Hypertrophie des linken Ventrikels. (aus: Riede, Werner, Schaefer, Allgemeine und spezielle Pathologie, Thieme, 2004)

- morphologische Veränderungen (**Remodeling** s. u.):
  - Hypertrophie (**Abb. 2.1**): Die erhöhte Druckbelastung führt zur **konzentrischen Hypertrophie** (verdickte Wand, verkleinertes Innenvolumen). Die erhöhte Volumenbelastung führt zur **exzentrischen Hypertrophie**.
  - fibrotischer Umbau (Apoptose).

Versagen die Kompensationsmechanismen, sinkt das Herzminutenvolumen und danach auch die Organperfusion. Reflektorisch werden vermehrt Katecholamine, Renin und ADH ausgeschüttet, was zur Erhöhung des peripheren Widerstandes und damit zur unnötigen Nachlaststeigerung führt. Die erhöhte Nachlast verursacht wiederum eine zusätzliche Minderung der Herzleistung (HMV↓).

Durch die Hypertrophie steigt der O_2-Bedarf der Herzmuskelzellen. Das kritische Herzgewicht liegt bei 500 g. Ab diesem Schwellenwert verschlechtert sich besonders die Perfusion der endokardnahen Muskelschichten, da das Myokard von außen nach innen versorgt wird, die Gefäße aber nicht proportional mit dem Myokard mitwachsen. Die Ischämie bewirkt einen **ATP-Mangel** und damit eine **verminderte Myokardentspannung**. Ischämisch geschädigte Myozyten gehen in die Apoptose über und werden dann fibrotisch ersetzt. Mit zunehmendem Bindegewebsanteil nimmt die Kontraktilität ab. Mikroskopisch beobachtet man also einen gesteigerten Kollagenumbau mit interstitieller Fibrose und vermehrter Apoptose (sog. **Remodeling**). Dadurch wird das hypertrophe Myokard steifer und die Ventrikelfüllung nimmt ab. In dieser Situation gewinnt die Kontraktion der Vorhöfe zusehends an Bedeutung für die Füllung der Herzkammern. Vorhofflimmern wirkt sich dementsprechend nachteilig auf das Herzzeitvolumen aus und verschlechtert die hämodynamische Situation beträchtlich.

Bei der **Rechtsherzinsuffizienz** kommt es zum **Blutrückstau** in **Leber**, **Niere** und **Milz**. Die Organe sind blutreich geschwollen, die Zellen werden druckatrophisch. Reaktive fibrotische Umbauvorgänge mit anschließender **Zirrhose** sind die Folge („Cirrhose cardiaque"). Zudem kommt es zu generalisierten Ödemen (Aszites, Anasarka, Pleuraerguss).

Bei der **Linksherzinsuffizienz** sind die **Lungen** morphologisch **blutgefüllt** und schwer. Es kommt zu interstitiellen Lungenödemen und Pleuraergüssen. Durch Kapillareinrisse dringt Blut in die Alveolen und wird von den Alveolarmakrophagen phagozytiert, sodass diese mit bräunlichem Pigment angereichert sind (sog. **Herzfehlerzellen**). Die Folge ist eine reaktive **Lungenfibrose**. Die Bronchialschleimhäute reagieren mit ödematöser Schwellung und produzieren **mehr Schleim** (Asthma cardiale).

2.2 Klinik

Die Einteilung nach **NYHA** (New York Heart Association, revidiert) unterscheidet 4 Stadien und lässt den Schweregrad einer Herzinsuffizienz abschätzen (**Tab. 2.2**).

Klinisch im Vordergrund stehen:
- **Dyspnoe:** anfangs bei Belastung, später auch in Ruhe. Die Dyspnoe kann auch anfallsweise nachts auftreten (**Asthma cardiale** → Rückresorption der tagsüber in den Beinödemen angestauten Flüssigkeit) und durch Flachlagerung verschlimmert werden (**Orthopnoe**).
- **Ödeme:** treten symmetrisch bevorzugt im Bereich von Tibia, Knöchel und Fußrücken bzw. in den abhängigen Körperpartien (sog. Anasarka) auf. Sie nehmen tagsüber zu und werden nachts ausgeschwemmt (**Nykturie**, nächtliches Wasserlassen). Beim liegenden Patienten sind sakrale Flüssigkeitsansammlungen häufig.
- **Lungenödem:** Einlagerung von Ödemflüssigkeit in die Alveolen mit teilweise schaumig-blutigem Auswurf
- **trockener Husten:** Stauungsbronchitis, v. a. nachts
- Minderung der körperlichen Leistungsfähigkeit, **Müdigkeit**
- zerebrale Symptome (→ Minderperfusion des Gehirns): Verwirrtheit, Angstzustände, Cheyne-Stokes-Atmung, Schwindel oder Synkopen
- **Gastrointestinalstörungen** wie Inappetenz, Völlegefühl, Blähungen, Übelkeit infolge Stauungsgastritis/-enteri-

Tab. 2.2 Klinische Einteilung der Herzinsuffizienz nach NYHA

Grad	Definition
I	Herzerkrankung ohne körperliche Einschränkung. Alltägliche körperliche Belastung verursacht keine inadäquate Erschöpfung, Rhythmusstörungen, Luftnot oder Angina pectoris.
II	Herzerkrankung mit leichter Einschränkung der körperlichen Leistungsfähigkeit. Keine Beschwerden in Ruhe. Alltägliche körperliche Belastung verursacht Erschöpfung, Rhythmusstörungen, Luftnot oder Angina pectoris.
III	Herzerkrankung mit höhergradiger Einschränkung der körperlichen Leistungsfähigkeit bei gewohnter Tätigkeit. Keine Beschwerden in Ruhe. Geringe körperliche Belastung verursacht Erschöpfung, Rhythmusstörungen, Luftnot oder Angina pectoris.
IV	Herzerkrankung mit Beschwerden bei allen körperlichen Aktivitäten und in Ruhe. Bettlägerigkeit.

tis, Hepatomegalie und Leberschmerz durch Blutrückstau in die Leber
- gestaute Halsvenen
- Pleuraergüsse, Aszites
- Stauungsnieren mit Proteinurie
- Änderung des Körpergewichts: Gewichtszunahme durch Wasserretention (Ödeme), Gewichtsabnahme durch Muskelschwund (→ nachlassende körperliche Leistungsfähigkeit).

Schwere Dyspnoe und Lungenödem sind Korrelat einer **akuten Linksherzinsuffizienz**. Die **akute Rechtsherzinsuffizienz** zeigt sich mit stauungsbedingten Dysfunktionen von Leber und Gastrointestinaltrakt. Eine Gegenüberstellung der Beschwerden und Befunde von Rechts- und Linksherzinsuffizienz findet sich auch im Kap. Leitsymptome [S. C58].

Der kardiogene Schock, (s. Notfallmedizin [S. B47]), geht mit Angst, Unruhe, Kaltschweißigkeit und schließlich Kreislaufkollaps einher.

Komplikationen:
- **Kardiogener Schock** mit akutem Vorwärtsversagen (Organminderperfusion) und drohendem Multiorganversagen. Die Letalität liegt bei > 50 %.
- **Lungenödem** mit Hypoxämie
- **Herzrhythmusstörungen** (Vorhofflattern, -flimmern, SA- oder AV-Blöcke): können sowohl Folge als auch Ursache bzw. verstärkender Faktor einer Herzinsuffizienz sein. Etwa ⅓ aller Patienten mit Herzinsuffizienz verstirbt am **plötzlichen Herztod** (ventrikuläre Tachykardie, Kammerflimmern, Asystolie).
- **Thrombembolien** (z. B. Apoplex): entstehen durch erniedrigten Blutfluss, Herzwandbewegungsstörungen, Vorhofflimmern oder die herabgesetzte Mobilität.
- **Akute Dekompensation** einer chronischen Herzinsuffizienz.

2.3 Diagnostik

Anamnese: Eine gründliche Anamnese mit der genauen Erhebung von Risikofaktoren (Bluthochdruck, Rauchen, Übergewicht, Diabetes mellitus) und den vorliegenden Symptomen liefert meist Hinweise auf Ursachen, Schweregrad und Prognose der Herzinsuffizienz.

Körperliche Untersuchung: Durch die Inspektion, Palpation, Auskultation und Perkussion ergeben sich folgende Befunde:
- **Kopf** und **Hals:** Hals- und Zungenvenenstauung, positiver hepatojugulärer Reflux (→ verstärkte Halsvenenfüllung nach Druck auf die Leber beim liegenden Patienten), Zyanose
- **Herz:** palpatorisch hebender/verbreiteter Herzspitzenstoß, perkutorisch Kardiomegalie, Pleuraerguss (Klopfschalldämpfung), auskultatorisch mögliche Tachykardie, Arrhythmie, 3./4.Herzton (Galopprhythmus), Herzgeräusche bei Klappenvitien
- **Lunge:** feuchte Rasselgeräusche besonders basal, rechts betonter Pleuraerguss (abgeschwächtes Atemgeräusch), Giemen, Pfeifen, Brummen und produktiver Husten (Asthma cardiale)
- **Abdomen:** Hepatomegalie, abgerundeter Leberrand, druckempfindliche Leber (durch die gespannte Kapsel), geringgradiger Ikterus, Splenomegalie, Aszites, Anasarka, Meteorismus
- **Extremitäten:** Ödeme, periphere Zyanose, Muskelatrophie, Hämosiderose (→ Hyperpigmentierung meist der Unterschenkel als Stauungsdermatose).

Labor: Laboruntersuchungen sind mit Ausnahme des BNP unspezifisch, aber wichtig bei der Differenzierung möglicher Ursachen bzw. der Bestimmung von Begleiterkrankungen. Sie haben zudem prognostischen Wert.
- Blutzucker (Diabetes mellitus)
- Elektrolyte (Hypokaliämie)
- CK, CK-MB, Troponin I/T (Myokardschädigung)
- Albumin, GPT, GOT, γ-GT, AP, Bilirubin (Leberstauung, -erkrankung)
- Kreatinin, Harnstoff, Urinstatus (Nierenstörung, Proteinurie)
- Cholesterin, Triglyzeride, LDL, HDL (Fettstoffwechselstörung)
- TSH, fT$_4$ (Schilddrüsenerkrankung).

BNP und **NT-proBNP** gelten als **diagnostische Marker** für eine Herzinsuffizienz, da sie fast ausschließlich belastungsabhängig von Myozyten des linken Ventrikels ausgeschüttet werden. Normale Werte (BNP < 100 ng/l, NT-proBNP < 400 ng/l) lassen eine Herzinsuffizienz mit hoher Wahrscheinlichkeit ausschließen. Ein BNP-Wert > 400 ng/l (bzw. NT-proBNP > 2000 ng/l) macht – bei klinischem Verdacht – die Diagnose einer Herzinsuffizienz hingegen wahrscheinlich.

Zur Verlaufskontrolle werden Elektrolyte und Nierenwerte bestimmt.

EKG: Insuffizienzassoziierte Befunde sind Vorhofflimmern oder -flattern, Schenkelblocke, Q-Zacken, atriale/ventrikuläre Hypertrophiezeichen sowie Erregungsrückbildungsstörungen. Eventuell treten auch selbstlimitierende Kammertachykardien oder andere paroxysmale Rhythmusstörungen auf (hierfür eignet sich das Langzeit-EKG).

Echokardiografie: Die Echokardiografie gibt Aufschluss über Morphologie und Funktion des Herzens und ist Methode der Wahl in der Diagnostik von kardialen Dysfunktionen. Typische Befunde sind: dilatierte Herzhöhlen, Hypertrophie, Wandbewegungsstörungen, systolisch und diastolisch eingeschränkte Ventrikelfunktion, Klappenfunktionsstörungen, Perikarderguss sowie eine Dilatation der V. cava inferior.

Röntgen-Thorax: Röntgenaufnahmen eignen sich zum Nachweis von Herzvergrößerung, Klappenverkalkungen, Lungenstauung und zum Ausschluss von pulmonalen Erkrankungen. Ein unauffälliger Befund schließt allerdings eine Herzerkrankung nicht aus.

Zusatzuntersuchungen: Zur weiteren Differenzierung können folgende Zusatzuntersuchungen durchgeführt werden: Koronarangiografie, Belastungs-EKG, Langzeit-EKG, Lungenfunktion, Myokardszintigrafie, PET, CT, MRT (bei Vorhofflimmern und Tachykardien evtl. nur eingeschränkte Befundung möglich), Myokardbiopsie.

2.4 Differenzialdiagnosen

Vom kardialen Ödem abgegrenzt werden müssen Ödeme bei
- Nierenerkrankung: zusätzlich Proteinurie
- Lebererkrankung: Aszites und Ikterus als Begleitsymptome, keine Halsvenenstauung
- Hypoproteinämie (infolge Nieren-, Darm- oder Lebererkrankungen): Ödeme in besonders lockerem Gewebe (periorbital, skrotal). Plasmaproteine (v. a. Albumin) ↓
- venöse Abflussbehinderung (z. B. Varikose oder Thrombose): nicht symmetrische Ödeme.

Näheres zum Leitsymptom Ödem s. Leitsymptome [S. C40].

Das nächtliche Wasserlassen im Rahmen von Erkrankungen der Prostata darf nicht mit der kardialen Nykturie verwechselt werden. Bei Prostataerkrankungen bleibt die Urinmenge nur sehr gering.

2.5 Therapie und Prognose

2.5.1 Therapie der akuten Herzinsuffizienz

Um den Volumenaufstau in der Lunge zu mindern, wird der Patient mit erhöhtem Oberkörper und herabhängenden Beinen gelagert. Zusätzlich wird **100%iger Sauerstoff** verabreicht, ggf. auch assistiert beatmet. Zur weiteren Vor- und auch Nachlastsenkung können **Nitroglycerin** s. l. 0,8 mg alle 10 min (bei Nichtansprechen evtl. Natrium-Nitroprussid) und **Furosemid** 0,5–1 mg/kg gegeben werden. Bei unruhigen Patienten und starken Schmerzen empfiehlt sich die Gabe von **Morphin** oder Diazepam (**Cave:** mögliche Kreislaufdepression durch die additive Wirkung von Nitroglycerin und Morphin!). Bei Hypotonie kann **Dobutamin** 2–20 µg/kg/min, bei Hypertonie **Urapidil** gegeben werden. Bei Tachykardie kann die Gabe eines β-Blockers (z. B. Metroprolol 2–5 mg i. v.) sinnvoll sein. Bei respiratorischer Erschöpfung sollte intubiert werden.

Treten Anzeichen eines kardiogenen Schocks auf, kann **Dopamin** 5–20 µg/kg/min helfen, ggf. ist eine zusätzliche Unterstützung mit **Noradrenalin** 0,1 µg/kg/min und mehr erforderlich. Bei Therapieresistenz kann als Ultima Ratio noch ein Phosphodiesterase-(PDE-)III-Hemmer hinzugefügt werden. Zur weiteren Herzunterstützung kann eine intraaortale Ballonpumpe (**IABP**), bei Bradykardie ein Schrittmacher implantiert werden. Nach Stabilisierung muss die ursächliche Erkrankung therapiert werden.

Dopamin bewirkt in niedriger Dosierung eine Vasodilatation der Nieren- und Splanchnikusgefäße (Stimulation der D_1-Rezeptoren). In mittleren Dosen stimuliert es kardiale $β_1$-Rezeptoren (Kontraktilitätssteigerung), in hohen Dosen $α_1$-Rezeptoren (→ generelle Vasokonstriktion).

2.5.2 Therapie der chronischen Herzinsuffizienz

Die Therapie beinhaltet kausale, allgemeine und pharmakologische Maßnahmen. Erforderlich ist eine Behandlung prinzipiell bei jeder symptomatischen Herzinsuffizienz und bei einer Verminderung der Auswurffraktion auf < 40 %, auch wenn die Patienten symptomarm sind.

Der **kausale Therapieansatz** besteht in der Reduktion der Risikofaktoren (z. B. optimale Einstellung von Blutdruck, Blutzucker und Blutfettwerten) und der Behandlung der Grunderkrankung (z. B. arterielle Hypertonie, KHK, Klappenvitien). Häufig sind dazu interventionelle oder kardiochirurgische Eingriffe erforderlich. Zu den **allgemeinen Maßnahmen** zählen körperliche Schonung, Hochlagerung des Oberkörpers, Gewichtsreduktion, Kochsalz- und Flüssigkeitsbeschränkung sowie Verzicht auf Nikotin und Alkohol.

Die Patienten werden standardmäßig mit einer **Kombinationstherapie** aus einem **ACE-Hemmer** (alternativ auch AT_1-Rezeptor-Antagonisten) und einem **β-Blocker**

Tab. 2.3 Medikamentöse Stufentherapie bei Herzinsuffizienz

	NYHA I	NYHA II	NYHA III	NYHA IV
ACE-Hemmer	+	+	+	+
AT_1-Rezeptor-Antagonisten	+ (bei ACE-Hemmer-Unverträglichkeit)	+ (bei ACE-Hemmer-Unverträglichkeit)	+ (bei ACE-Hemmer-Unverträglichkeit)	+ (bei ACE-Hemmer-Unverträglichkeit)
β-Blocker	nach Herzinfarkt bei Hypertonie	+	+	+
Diuretika				
• Thiazide	bei Hypertonie	bei Ödemen	+ Schleifendiuretika	+ Schleifendiuretika
• Schleifendiuretika	–	bei Ödemen	+	+
• Aldosteron-Antagonisten	–	+	+	+
Herzglykoside	– bei Vorhofflimmern	+[1] bei Vorhofflimmern	+[1] bei Vorhofflimmern	+[1] bei Vorhofflimmern
Ivabradin	–	+[2]	+[2]	+[2]

[1] Digoxin kann bei NYHA II-IV (EF ≤ 40%) trotz optimaler Therapie eingesetzt werden.
[2] bei persistierender NYHA II-IV (EF ≤ 35%) unter Standardtherapie

behandelt. Liegen Stauungssymptome vor, wird dazu noch ein Diuretikum verabreicht. Bei Tachyarrhythmien kommen zusätzlich Herzglykoside, bei persistierender Symptomatik und standardmäßig ab NYHA-Stadium III Aldosteronantagonisten zum Einsatz. Die Behandlung erfolgt nach einem Stufenschema entsprechend den NYHA-Stadien (Tab. 2.3).

Ziel der Therapie ist es, das sympathische und das RAA-System zu blockieren (ACE-Hemmer, β-Blocker), das kardiale Remodeling zu hemmen (ACE-Hemmer, Aldosteronantagonisten), Vor- und Nachlast zu senken (Diuretika, Aldosteronantagonisten, Nitrate, ACE-Hemmer, Phosphodiesterasehemmer) sowie die kardiale Kontraktionskraft zu steigern (Digitalis, Phosphodiesterasehemmer, Katecholamine). Grundsätzlich sollte auch immer eine Normokaliämie angestrebt werden, um Herzrhythmusstörungen vorzubeugen. Für nähere Informationen bzgl. Wirkmechanismus, (Kontra-)Indikationen, Wechsel- und Nebenwirkungen der entsprechenden Medikamente s. Kap. Pharmakologie.

ACE-Hemmer („-pril", z. B. Captopril, Enalapril, Ramipril) sind in **allen NYHA-Stadien** indiziert. Sie **vermindern** die Bildung von **Angiotensin II** und senken dadurch den systemischen Widerstand (→ Nachlastsenkung). ACE-Hemmer reduzieren zudem die fibrotisch-hypertrophen Umbauvorgänge am Myokard und wirken daher zusätzlich kardioprotektiv. Zudem verringern sie die Retention von Na^+ und Wasser (→ Vorlastsenkung) und senken den Sympathikotonus. Ebenso gehemmt wird der lokale Abbau von Bradykinin am Gefäßendothel. Hohe Bradykininspiegel in der Bronchialschleimhaut sind für den unerwünschten Reizhusten (und das angioneurotische Ödem) verantwortlich.

Wegen der drohenden **Hypotoniegefahr** muss die Dosis langsam eingeschlichen werden (Dosisverdopplung alle 1–2 Wochen). Bei Niereninsuffizienz ist aufgrund der vorwiegenden renalen Elimination eine entsprechende Dosisreduktion indiziert. Werden ACE-Hemmer bei **vorgeschädigter Niere** verabreicht, besteht die Gefahr eines Nierenversagens. In diesem Fall ist die vasokonstriktorische Wirkung von Angiotensin II notwendig, um den entsprechenden Filtrationsdruck aufrechtzuerhalten. Bei Niereninsuffizienz oder Kombinationstherapien mit K^+-Sparern bzw. Aldosteronantagonisten ist mit einer **Hyperkaliämie** zu rechnen. Daher müssen Kreatinin, Harnstoff, K^+ und der Blutdruck regelmäßig kontrolliert werden. Eine absolute Kontraindikation stellt die beidseitige Nierenarterienstenose dar. Näheres s. Pharmakologie [S. C370].

AT$_1$-Rezeptor-Antagonisten („-sartan", z. B. Losartan, Valsartan, Candesartan) sind eine nebenwirkungsärmere Alternative zu ACE-Hemmern, da sie den AT$_1$-Rezeptor spezifisch hemmen und mit dem (ACE-katalysierten) Bradykininabbau nicht interferieren. Wirkungen und Kontraindikationen entsprechen denen von ACE-Hemmern. Näheres s. Pharmakologie [S. C371].

β-Blocker („-dilol", „-prolol") sind ab NYHA II **bei stabiler Herzinsuffizienz** indiziert (im Stadium NYHA I bei Hypertonie oder nach Herzinfarkt). Man unterscheidet zwischen β$_1$-selektiven (z. B. Bisoprolol, Metoprolol) und β$_{1+2}$-Blockern (z. B. Carvedilol). Mit steigender Dosis lässt die Rezeptorselektivität nach. Es gibt lipophile und hydrophile β-Blocker, die jeweils verstärkt hepatisch oder renal eliminiert werden. β-Blocker wirken **negativ chrono-, dromo-, ino-** sowie **bathmotrop**. Sie senken damit den O_2-Verbrauch, stabilisieren den Rhythmus und schirmen die Herzzellen vor dem überaktiven Sympathikus ab, sodass diese wieder sensibler gegenüber Katecholaminen werden.

Die Therapie muss einschleichend und in niedriger Dosierung erfolgen (beginnend mit $^1/_{10}$ der Zieldosis und einer Dosisverdopplung alle 2 Wochen), da die **Gefahr einer akuten Linksherzdekompensation** besteht. Eine engmaschige Kontrolle ist zu Therapiebeginn angezeigt. Oft kommt es initial zu einer klinischen Verschlechterung, eine Besserung tritt meist erst nach 2–3 Monaten ein. Nach längerer Gabe müssen β-Blocker **ausgeschlichen** werden. Bei abruptem Therapieende besteht durch die (therapiebedingt) vermehrten und sensibleren β-Rezeptoren akute Reboundgefahr mit Tachykardie, Blutdruckanstieg und Angina-pectoris-Symptomatik. Häufige **Nebenwirkungen** sind Hypotonie, Bradykardie, Bronchokonstriktion und eine Hypoglykämie. **Kontraindikationen** für eine Therapie mit β-Blockern sind Bradykardie, Schock, Asthma bronchiale, akute Herzinsuffizienz sowie ein AV-Block II. und III. Grades. Näheres s. Pharmakologie [S. C360].

Diuretika sind bei **Ödemen immer**, sonst **ab NYHA III** indiziert. Schleifendiuretika (z. B. Furosemid, Torasemid) sind die effektivsten Diuretika und zudem auch noch bei eingeschränkter Nierenfunktion wirksam. Sie werden i. d. R. ab NYHA II–III eingesetzt. Thiaziddiuretika (Hydrochlorothiazid) werden bei NYHA-Stadium II, Ödemen und normaler Nierenfunktion (Kreatinin < 1,1 mg/dl, < 100 µmol/l) angewendet. Zur Prophylaxe einer Hypokaliämie sollte man auf eine kaliumreiche Kost achten oder die Therapie mit **K^+-Sparern** wie Amilorid bzw. Triamteren (bis NYHA II) oder **Aldosteronantagonisten** wie Spironolacton oder Eplerenon (ab NYHA II und nach Infarkt) kombinieren. Bei therapieresistenten Ödemen und bei Wirkungsverlust der Schleifendiuretika (sog. Escape-Phänomen) kann eine Kombination verschiedener Diuretika versucht werden (sequenzielle Nephronblockade). Typische allgemeine Nebenwirkungen sind Exsikkose, Elektrolytverlust (Hyponatriämie, Hypokaliämie), Hyperglykämie (→ hypokaliämiebedingte Hemmung der Insulinfreisetzung) und Hyperurikämie (→ verminderte Harnsäureexkretion mit akuten Gichtanfällen). Näheres s. Pharmakologie [S. C384].

> **MERKE** Im Gegensatz zu den Aldosteronantagonisten, die die Prognose der Herzinsuffizienz verbessern, sind alle anderen Diuretikagruppen lediglich symptomatisch wirksam.

Herzglykoside wie Digoxin und Digitoxin sind bei **Vorhofflimmern** indiziert (2. Wahl nach β-Blocker). Digoxin kann außerdem bei chronischer Herzinsuffizienz (NYHA-Stadien II–IV, EF ≤ 40 %) mit Sinusrhythmus trotz optimaler Medikation mit ACE-Hemmer und Diurektikum angedacht werden. Sie steigern die intrazelluläre Ca^{2+}-Konzentration in den Kardiomyozyten und wirken so **positiv inotrop**. Hierdurch bessern sich Dyspnoe, Diurese und Leistungsfähigkeit. Gleichzeitig werden die allgemeine Erregbarkeit des Myokards gesteigert (**positiv bathmotrop**) sowie Herzfrequenz und Erregungsleitung verlangsamt (**negativ chrono-** und **dromotrop**). Herzglykoside senken die Hospitalisierungsrate, aber nicht die Letalität.

Der große Unterschied zwischen den beiden Substanzen liegt in ihrer Wirkdauer und ihrer Metabolisierung: Digoxin wirkt schneller und kürzer, Digitoxin länger und ist dadurch schlechter steuerbar. Aufgrund seiner teilweise biliären Elimination ist Digitoxin auch bei eingeschränkter Nierenfunktion geeignet (**Cave**: Leberinsuffizienz). Digoxin wird vorwiegend renal ausgeschieden und muss daher bei Niereninsuffizienz in seiner Dosierung angepasst werden. Die therapeutische Breite der Herzglykoside ist sehr gering. Digoxinspiegel von 0,5–0,8 µg/l (entspricht in etwa einer Digoxingabe von 0,125–0,25 mg/d) sollten angestrebt werden. Insbesondere ältere, multimorbide Patienten sind gefährdet, eine **Glykosidintoxikation** bei falscher Dosierung zu erleiden. Diese äußert sich klinisch mit Übelkeit, Farbsehen, AV-Block und Rhythmusstörungen. Die EKG-Veränderungen (u. a. muldenförmige ST-Senkung, abgeflachtes T und eine verkürzte QT-Zeit) können bereits bei therapeutischen Dosen auftreten.

Ivabradin: Wird empfohlen bei persistierender NYHA II–IV mit EF ≤ 35 % und Sinusrhythmus ≥ 75/min unter Standardtherapie (ACE-Hemmer, β-Blocker, Diuretikum, Aldosteronantagonist) bzw. bei β-Blocker-Unverträglichkeit. Wirkung: senkt Herzfrequenz (Hemmung des If-Kanals im Sinusknoten).

Positiv inotrope Substanzen: **Katecholamine** (Adrenalin, Noradrenalin, Dopamin, Dobutamin), **Phosphodiesterasehemmer** und ähnliche Substanzen haben nur temporären Effekt und können notfallmäßig bei schwerer Herzinsuffizienz, kardiogenem Schock oder als Überbrückung zur Transplantation zusätzlich zur Standardtherapie eingesetzt werden. Phosphodiesterasehemmer (z. B. Enoximon, Milrinon) wirken positiv ino- (und auch chrono- und dromo-)trop und peripher vasodilatierend. Sie senken also Vor- und Nachlast, verschlechtern aber bei Langzeitgabe die Herzinsuffizienz.

Kalziumantagonisten (Verapamil, Diltiazem, Nifedipin) sind aufgrund ihrer negativ inotropen Wirkung bzw. ihrer reflektorischen Sympathikusaktivierung kontraindiziert.

Bessern sich die Symptome trotz optimaler medikamentöser Einstellung nicht, können die Implantation eines biventrikulären Schrittmachers und, bei schwerster Herzinsuffizienz, auch eine Herztransplantation erwogen werden.

Apparative Therapie und Herztransplantation: Patienten mit einer Herzinsuffizienz im Stadium NYHA III–IV und eingeschränkter linksventrikulärer Pumpfunktion haben ein deutlich erhöhtes Risiko, ventrikuläre Rhythmusstörungen zu entwickeln bzw. einen plötzlichen Herztod zu erleiden. Nur der implantierbare Kardioverter-Defibrillator kann die ventrikulären Rhythmusstörungen wirksam verhindern und damit die Prognose verbessern. Durch die kardiale Resynchronisation bessert sich die Pumpleistung bei Patienten mit asynchronem Kontraktionsablauf durch Linksschenkelblock. Es gibt folgende Möglichkeiten:

- **implantierbarer Kardioverter-Defibrillator (ICD)**: Die ICD-Therapie ist angezeigt zur Prävention von Herzrhythmusstörungen nach einem Myokardinfarkt (> 4 Wochen) mit einer Ejektionsfraktion, die trotz optimaler medikamentöser Therapie ≤ 35 % bleibt und einer Lebenserwartung > 1 Jahr. Darüber hinaus kann man die Implantation bei Patienten mit einer dilatativen Kardiomyopathie in Erwägung ziehen, wenn die Herzinsuffizienz seit 3 Monaten besteht, die Patienten im NYHA-Stadium II–III sind und oben genannte Kriterien (EF ≤ 35 %, Lebenserwartung > 1 Jahr, optimale medikamentöse Therapie) erfüllt sind.
- **kardiale Resynchronisation (CRT)**: Sie ist indiziert bei schwer symptomatischen Patienten (NYHA III–IV) mit einer Ejektionsfraktion ≤ 35 % und linksventrikulären Dilatation, die einen Sinusrhythmus und Linksschenkelblock (QRS-Komplexe ≥ 120 ms) aufweisen und eine optimale medikamentöse Therapie erhalten. Die CRT erfolgt mittels biventrikulärer Stimulation. Hierzu wird neben der rechtsventrikulären Elektrode eine weitere spezielle Elektrode über den rechten Vorhof und den Koronarsinus in eine linksventrikulär verlaufende Koronarvene vorgeschoben.
- **Kombination** beider Systeme: schwere Symptomatik und Erfüllung aller Kriterien
- **Kunstherz**: indiziert bei schwerer dekompensierter Herzinsuffizienz
- **Herztransplantation**: s. Chirurgie [S. B214]

2.5.3 Prognose

Meist verläuft die chronische Herzinsuffizienz progredient. Als groben Richtwert kann man die 2-Jahres-Letalität in Prozent aus der 10-fachen NYHA-Einteilung errechnen: NYHA III → 2-Jahres-Letalität liegt bei ca. 30 %. Todesursachen sind meist Pumpversagen (kardiogener Schock) und arrhythmisch bedingter plötzlicher Herztod.

3 Herzrhythmusstörungen

3.1 Grundlagen

DEFINITION Oberbegriff für alle Rhythmusänderungen, die vom normalen Herzrhythmus, der vom Sinusknoten ausgeht, abweichen.

Physiologie: Der Sinusknoten übernimmt die primäre **Schrittmacherfunktion** des Herzens, indem seine Zellen spontan langsam diastolisch depolarisieren und dadurch – bei Erreichen einer gewissen Schwelle (Schwellenpotenzial) – ein Aktionspotenzial ausgelöst wird (**Abb. 3.1**). Nach dem Alles-oder-nichts-Gesetz werden die Herzmuskelfasern erregt. Der elektrische Impuls wird vom rechten zum linken Vorhof und schließlich über den AV-Knoten, das His-Bündel und die Tawara-Schenkel zu Purkinje-Fasern und Kammermuskulatur geleitet. Fällt der Sinusknoten in seiner Schrittmacherfunktion aus, sind der AV-Knoten – und kurzfristig auch das Ventrikelmyokard – in der Lage, seine Funktion mit einer langsameren Frequenz zu übernehmen:
- Sinusknotenfrequenz: ca. 60–80/min
- AV-Knoten: ca. 40–60/min
- Ventrikel: ca. 20–40/min.

Entstehung des Aktionspotenzials: Entscheidend für die langsame spontane Depolarisation im **Sinusknoten** ist der Einstrom von Na^+-Ionen in die Zelle. Ab ca. –40 mV (Schwellenpotenzial, das Ruhepotenzial liegt bei –60 mV) öffnen sich spannungsgesteuerte Ca^{2+}-Kanäle und es kommt zum schnellen Ca^{2+}-Einstrom. Dadurch wird der Sinusknoten depolarisiert. Der anschließende K^+-Ausstrom ist für die Repolarisation verantwortlich. Die Erregung des **AV-Knotens** ähnelt im Prinzip der des Sinusknotens. Charakteristisch ist jedoch seine niedrige Leitungsgeschwindigkeit, sodass er die Erregung auf die Kammer verzögert überleiten kann und somit bei höheren Vorhoffrequenzen als Filter dient. Das Ruhepotenzial des **Arbeitsmyokards** wird durch das K^+-Diffusionspotenzial bei etwa –90 mV stabil gehalten. Das Aktionspotenzial beginnt, wenn die K^+-Kanäle geschlossen und spannungsgesteuerte Na^+-Kanäle geöffnet werden. Das Aktionspotenzial steigt initial steil an. Dem schließt sich eine verzögerte Repolarisation (Plateauphase) an, die durch einen vorübergehenden Ca^{2+}-Einstrom gekennzeichnet ist. Danach kommt es durch den Ausstrom von K^+ zur schnellen Repolarisation.

Refraktärzeit: Für das lange Aktionspotenzial des Myokards ist eine absolute bzw. relative Refraktärzeit charakteristisch, die das Herz vor hohen Erregungsfrequenzen und einfallenden Extrasystolen schützt. Sie wird bedingt durch eine potenzialabhängige Inaktivierung der Na^+- und Ca^{2+}-Kanäle. Die **absolute Refraktärzeit** beschreibt eine Phase der völligen Unerregbarkeit, während die **relative Refraktärzeit** durch eine verminderte Erregbarkeit mit Aktionspotenzialen, die kurz dauern und steil ansteigen, gekennzeichnet ist. Herzrhythmusstörungen können durch eine veränderte Refraktärzeit ausgelöst und unterhalten werden. Antiarrhythmika verlängern die Aktionspotenzialdauer über die Refraktärzeit hinaus. Für weitere Einzelheiten s. Lehrbücher der Physiologie.

Einteilung: Herzrhythmusstörungen werden eingeteilt nach:
- Lokalisation: Liegt die Rhythmusstörung supraventrikulär, also oberhalb der Bifurkation des His-Bündels, oder ventrikulär?
- Frequenz: Besteht eine Bradykardie (< 60/min) oder eine Tachykardie (> 100/min)?

Unabhängig davon kann auch die Regelmäßigkeit des Herzrhythmus gestört sein (Arrhythmie). Man differenziert zudem, ob durch die Störung eine hämodynamische Stabilität oder Instabilität herrscht.

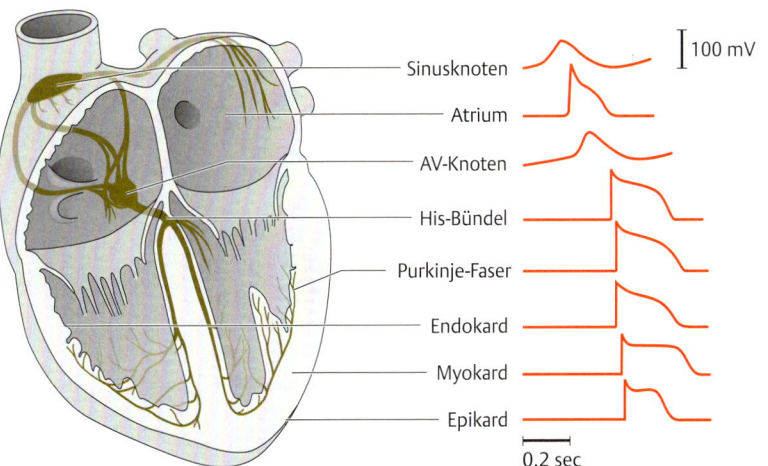

Abb. 3.1 **Erregungsbildungs- und -leitungssystem mit den entsprechenden Aktionspotenzialen.** (aus: Aumüller et al., Duale Reihe Anatomie, Thieme, 2010)

Ätiopathogenese: Die Ursachen für Herzrhythmusstörungen können entweder im Herzen (kardial) oder außerhalb des Herzens (extrakardial) liegen:
- kardiale Ursachen: z. B. KHK, Herzinfarkt, Myokarditis, Kardiomyopathien, chronische Druck- und Volumenbelastungen bei Klappenvitien, genetische Veränderungen
- extrakardiale Ursachen: u. a. endokrine Störungen wie Hyper- bzw. Hypothyreose, Medikamente/Toxine, Elektrolytstörungen, psychische Auslöser, hyperreaktiver Karotissinus.

Pathogenetisch verantwortlich sind Störungen der Erregungsbildung sowie der Erregungsleitung.

Störungen der Erregungsbildung: Spezialisierte Herzmuskelfasern sind in der Lage, spontan, also ohne eingehenden Impuls, zu depolarisieren (sog. Automatie). Diese Automatie kann durch den Einfluss des autonomen Nervensystems beschleunigt werden und wird dann z. B. als Sinustachykardie oder ektope Vorhoftachykardie manifest. Eine **abnorme Automatie** tritt auf, wenn pathologische Umstände (z. B. in Randzonen eines Infarkts) eine rasche Spontandepolarisation von denjenigen Herzmuskelzellen verursachen, die normalerweise kein Schrittmacherpotenzial haben (Arbeitsmyokard). Die „**getriggerte Aktivität**" geht mit einer gestörten Repolarisation einher. Hierbei kommt es, noch bevor – oder kurz nachdem – das Ruhemembranpotenzial erreicht wurde, zu einer erneuten Depolarisation.

Störungen der Erregungsleitung: Der elektrische Impuls kann das nachfolgende Gewebe nicht oder nur sehr verzögert depolarisieren (z. B. SA- oder AV-Block). Das Ausmaß der Leitungsblockade kann unterschiedlich stark sein (leichte Leitungsverzögerung bis keine Leitung).

Eine Kreiserregung (sog. **Reentry**) tritt insbesondere in Bereichen mit unterschiedlichen Leitungsgeschwindigkeiten auf. Leitet ein Myokardabschnitt die Erregung z. B. nur sehr langsam fort, kann diese auf ein Gewebe treffen, das bereits erregt wurde und sich mittlerweile nicht mehr in der Refraktärphase befindet – somit also wieder erregbar ist. Dadurch kann dieses Myokardgewebe vom langsameren Impuls erneut (retrograd) erfasst werden.

> **MERKE** Speziell Kalium spielt für Erregungsbildung, -leitung und -ablauf eine wichtige Rolle. Eine Hypokaliämie zeigt sich durch eine ST-Senkung und Abflachung der T-Welle.

Klinik: Die Ausprägung der Beschwerden ist individuell sehr unterschiedlich. Symptome wie Leistungsschwäche, **Dyspnoe**, retrosternale Schmerzen, **Schwindel**, **Synkopen** oder fokale neurologische Ausfälle sind auf die Minderung der Auswurfleistung zurückzuführen und treten meist plötzlich und unregelmäßig auf. Besonders bei vorbestehenden zentralen oder peripheren Perfusionsstörungen (wie Herzinsuffizienz, kardialen oder zerebralen Gefäßstenosen) können die Beschwerden schon frühzeitig vorhanden sein. Häufig geben die Patienten an, dass sie ihren eigenen Herzschlag als unangenehm stark und unregelmäßig schnell empfinden (**Palpitationen** bis hin zum Herzrasen) und dass er auch gelegentlich aussetzt (Extrasystolen). Dieses „Herzhüpfen" kann die Trachea reizen und einen trockenen Husten auslösen (**Cave:** nicht mit einer ACE-Hemmer-Nebenwirkung verwechseln!).

Als weitere Komplikationen muss immer an **Embolien** durch Abscheren kardialer Thromben gedacht werden.

Diagnostik: In der **Anamnese** wird speziell nach Häufigkeit, Dauer und Begleitumständen der Herzrhythmusstörungen gefragt. Länger andauernde Bradykardien lassen sich z. B. auf eine organische Erkrankung, kurzfristige eher auf eine Medikamenteneinnahme zurückführen. Insbesondere bei chronischen Herzrhythmusstörungen müssen Nebenwirkungen von Medikamenten ausgeschlossen werden (z. B. proarrhythmischer Effekt von Antiarrhythmika, Elektrolytstörungen infolge Diuretika).

Es ist immer eine komplette **körperliche Untersuchung** notwendig. Brady- und Tachykardien können durch das Tasten des Pulses festgestellt werden. Da bei verschiedenen Erkrankungen (z. B. absolute Arrhythmie, ventrikuläre Tachykardie) ein sog. **Pulsdefizit** vorherrschen kann (Differenz zwischen dem an der A. radialis getasteten Puls und auskultiertem Herzschlag), ist die eigentliche Kammerfrequenz nur mittels **Auskultation** des Herzens oder EKG bestimmbar. Um eine Vorhof- von einer Ventrikeltachykardie unterscheiden zu können, kann man sich während der **EKG**-Untersuchung relativ simpel mit **vagalen Manövern** behelfen (Karotisdruckmassage, Valsalva-Manöver): eine supraventrikuläre Tachykardie kann hierdurch beendet werden, eine Kammertachykardie i. d. R. nicht. Zusätzlich verlängert sich die AV-Knoten-Überleitungszeit vorübergehend (Demaskierung der P-Wellen). Außerdem haben plötzlich auftretende Tachykardien mit ebenso plötzlichem Ende bei sonst herzgesunden jüngeren Patienten (< 35 Jahre) meist supraventrikuläre Ursachen, Tachykardien im Rahmen von organischen Herzerkrankungen (z. B. Myokardinfarkt, KHK, Herzinsuffizienz), die mit Synkopen sowie Schenkelblöcken einhergehen, sind dagegen eher ventrikulär bedingt.

Das **EKG** stellt die wichtigste diagnostische Maßnahme dar. Das Langzeit-EKG dient insbesondere dazu, intermittierende Störungen (v. a. Bradykardien) nachzuweisen und im Zusammenhang mit evtl. Belastungssituationen und dem entsprechenden klinischen Erscheinungsbild zu beurteilen. Zur Dokumentation sehr seltener Rhythmusstörungen eignet sich der sog. Event Recorder [S.A22].

Mithilfe der **elektrophysiologischen Untersuchung** (EPU) lassen sich Mechanismus und Ursprungsort einer Arrhythmie feststellen. Sie ist vorwiegend bei Tachykardien indiziert (nur selten bei Bradykardien). Hierbei werden Elektrodenkatheter in das rechte Herz vorgeschoben und die elektrischen Potenziale in Vorhof, Kammer und His-Bündel sowie die Leitungsgeschwindigkeiten der einzelnen Herzabschnitte nach gezielter Stimulation gemessen. Im sog. **His-Bündel-EKG** wird z. B. die Überleitungszeit von Vorhof zum His-Bündel (AH-Zeit) bzw. die Überleitungszeit vom His-Bündel zur Kammer (HV-Zeit) erfasst. Akzessorische Leitungsbahnen können ebenfalls nachgewiesen werden. Um die **Erholungszeit des Sinusknotens** zu messen, wird der Vorhof stimuliert und dann die Stimulation plötzlich beendet. Sie entspricht dem Zeitraum zwischen der letzten stimulierten und der ersten spontanen Vorhofaktion. Arrhythmien können durch gezielte Kammer- und Vorhofstimulationen ausgelöst werden.

Therapie: Wichtigstes Therapieziel ist die Behandlung der Grunderkrankung. Man unterscheidet zwischen einer medikamentösen und einer elektrischen antiarrhythmischen Therapie.

Medikamentöse antiarrhythmische Therapie: Für die Behandlung von chronischen Herzrhythmusstörungen mit Antiarrhythmika gilt eine sehr strenge Indikationsstellung, da diese Substanzen (insbesondere der Klasse I sowie der Klasse III bei fortgeschrittener Herzinsuffizienz) selbst über ein gewisses proarrhythmisches Potenzial verfügen. Näheres zu den einzelnen Pharmaka und den verschiedenen Substanzklassen s. Pharmakologie [S. C372]. Zu den Indikationen zählen

- die akute Dekompensation einer Herzinsuffizienz aufgrund einer Rhythmusstörung
- lebensbedrohliche ventrikuläre Tachykardien
- Konversion von Vorhofflimmern (**Cave:** für Klasse-I-Antiarrhythmika muss eine organische Erkrankung ausgeschlossen sein)
- paroxysmale supraventrikuläre Tachykardien oder
- als begleitende Behandlung bei Patienten mit ICD-Implantation (s. u.).

Die Gesamtprognose effektiv bessern und vor einem plötzlichen Herztod schützen einzig β-Blocker (Klasse II) und Amiodaron (Klasse III).

Patienten, die mit Antiarrhythmika behandelt werden, müssen regelmäßig im EKG kontrolliert werden (**Cave:** QT-Dauer beachten → Dosisreduktion und ggf. Absetzen des Medikaments bei einer QT-Dauer > 120 % der Norm). Antiarrhythmika wirken darüber hinaus auch negativ inotrop (v. a. Disopyramid, Klasse IA und IC, β-Blocker).

Elektrische antiarrhythmische Therapie: Zu den elektrischen Therapieformen zählen die

- **antitachykarde Stimulation:** indiziert v. a. bei Vorhofflattern
- **Katheterablation:** Hierbei werden nach sorgfältiger Herzkatheteruntersuchung zusätzliche ektope Leitungsbahnen oder Foci elektrokoaguliert. Indikationen sind akzessorische Leitungsbahnen, AV-Knoten-Tachykardien, Vorhoftachykardien und spezielle Formen von Kammertachykardien.
- **Implantation eines Kardioverter-Defibrillators** (**ICD**): Hiermit werden Kammertachykardien/-flimmern registriert und der Patient automatisch kardiovertiert bzw. defibrilliert. Indikation sind v. a. maligne Kammertachykardien.
- **elektrische externe Kardioversion:** Sie wird eingesetzt bei medikamentös nicht mehr beherrschbaren supraventrikulären und ventrikulären Tachykardien sowie (hämodynamisch relevantem) Vorhofflimmern. Hierfür ist die EKG-Triggerung des QRS-Komplexes notwendig. Der Schock wird EKG-überwacht in Kurznarkose synchron zur R-Zacke abgegeben (Beginn i. d. R. mit 100 J bei Vorhofflimmern, wenn ein biphasischer Defibrillator verwendet wird).
- **elektrische Defibrillation:** indiziert bei Kammerflimmern. Initial werden i. d. R. 200 J appliziert. Näheres siehe bei Therapie und Prognose von Kammerflimmern [S. A48].
- **Schrittmachertherapie:** Sie ist indiziert bei (symptomatischen) bradykarden Rhythmusstörungen (s. u.) und einer bradykardiebedingten Herzinsuffizienz. Ausführlicheres zu den Grundprinzipien und der Schrittmacherimplantation s. Chirurgie [S. B202]. Nach Schrittmacherimplantation müssen dessen Lage und das intakte Kabel im Röntgen-Thorax verifiziert werden. Es gibt verschiedene Systeme:
  - **Einkammerschrittmacher**: Beim VVI-Schrittmacher wird die rechte Kammer nach Bedarf stimuliert, beim AAI-System der Vorhof. Vorteil von Ersterem ist seine einfache Implantation, nachteilig die fehlende AV-Synchronizität, sodass dadurch Vorhofflimmern und das sog. **Schrittmachersyndrom** begünstigt werden. Letzteres ist durch Synkopen, Palpitationen, Blutdruckabfall und Dyspnoe gekennzeichnet. Ursache ist die Vorhofkontraktion gegen die geschlossenen AV-Klappen (bei erhaltenem Sinusrhythmus), die besonders bei retrograder Vorhoferregung auftritt. Das AAI-System ist bei Sinusknotenstörungen mit normaler AV-Überleitung ohne Synkopen in der Anamnese angezeigt.
  - **Zweikammerschrittmacher** (DDD): Es werden 2 Elektroden angeschlossen, wobei die eine den rechten Vorhof und die andere den rechten Ventrikel in physiologischer Weise stimuliert. Dies ermöglicht dem Patienten eine bessere Belastbarkeit und steigert sein Wohlbefinden. Indiziert ist er bei Patienten mit AV-Block II. und III. Grades und Sinusknotensyndrom.
  - Durch die **Frequenzadaption** (Zusatzbuchstabe R: AAI-R, VVI-R, DDD-R) sind die Schrittmacher in der Lage, biologische Signale aufzunehmen, sodass eine optimale Anpassung an Belastungssituationen ermöglicht wird. Nachteilig ist die aufwendige Programmierung.

3.2 Bradykarde Herzrhythmusstörungen

Bradykarde Rhythmusstörungen entstehen abhängig vom Ort der Schädigung durch **Störungen der Erregungsbildung** (zu niedrige Depolarisationsfrequenz im Sinusknoten, z. B. Sinusbradykardie) oder der **Erregungsleitung** (zu langsame oder fehlende Fortleitung der Erregung). Der Begriff „Sick-Sinus-Syndrom" oder „sinuatrial Disease" umfasst dabei verschiedene Störungen des Sinusknotens wie Sinusbradykardie, Sinusarrest, SA-Block und das Bradykardie-Tachykardie-Syndrom. Leitungsstörungen betreffen Blockierungen des AV-Knotens oder der Tawara-Schenkel.

Klinik: Infolge der verminderten Herzfrequenz ist auch das Herzzeitvolumen reduziert. Der Körper wird demnach unzureichend mit Blut bzw. Sauerstoff versorgt. Besonders empfindlich auf den Sauerstoffmangel reagiert das Gehirn (Schwindel, Synkopen). Weitere Symptome sind Müdigkeit, Atemnot, Konzentrationsstörungen und Palpitationen, die Patienten können allerdings auch völlig beschwerdefrei sein. Bei Asystolie kommt es so lange zum vorübergehenden Herz-Kreislauf-Stillstand, bis dieser durch einen Ersatzrhythmus beendet wird.

Akuttherapie: Eine Behandlung ist nur bei entsprechender Symptomatik notwendig. Alle bradykardisierenden Medikamente sollten nach Möglichkeit reduziert oder abgesetzt werden. Kurzzeitig kann eine bedrohliche Symptomatik durch eine ==Vagolyse mit Atropin== oder alternativ dem Sympathomimetikum Orciprenalin verhindert werden. Bei deutlichen Beschwerden ist in weiterer Folge eine Schrittmacherstimulation zu erwägen, s. auch Notfallmedizin [S. B44].

3.2.1 Sinusbradykardie

> **DEFINITION** Verlangsamung der Herzfrequenz auf < 60 Schläge/min. Der Herzschlag ist zwar langsam, aber regelmäßig. Die Morphologie der P-Wellen ist normal.

Ätiologie: Eine verlangsamte Herzfrequenz kann bei Sportlern, erhöhtem Vagotonus (z. B. im Schlaf), jüngeren oder älteren Menschen physiologisch auftreten und bleibt dann ohne Krankheitswert.

Eine pathologische Sinusbradykardie tritt bei gestörter Sinusknotenfunktion auf. Diese kann kardiale oder extrakardiale Ursachen haben:
- **kardiale Ursachen:** z. B. Hinterwandinfarkt, herzchirurgische Eingriffe, KHK, entzündliche Herzerkrankungen (z. B. Myokarditis). Häufig lässt sich keine auslösende Erkrankung eruieren.
- **extrakardiale Ursachen:** z. B. Hypothyreose, Hypothermie, erhöhter Hirndruck, Medikamenteneinnahme (v. a. β-Blocker, Kalziumantagonisten vom Verapamil-Typ, Digitalis), Hypophyseninsuffizienz, Urämie, Karotissinussyndrom.

Klinik: Die physiologischen Formen bleiben beschwerdefrei, unter Belastung steigt die Herzfrequenz adäquat an. Ansonsten können ggf. Schwindel und Synkopen infolge der zerebralen Minderdurchblutung auftreten.

Diagnostik: Bei pathologischen Formen steigt die Herzfrequenz weder im Belastungs-EKG noch im Atropintest über 80–100/min an. AV-Überleitungsstörungen sind nicht nachweisbar.

Therapie: Behandlung der Grunderkrankung bei symptomatischen Formen. Potenziell auslösende Medikamente müssen abgesetzt werden. Bei akuter Verschlechterung können 0,5–1,5 mg Atropin (oder 0,25–0,5 mg Orciprenalin) injiziert werden, um die Herzfrequenz zu steigern. Bei symptomatischen Patienten (Sick-Sinus-Syndrom) ist eine Schrittmacherimplantation (AAI oder DDD) zu erwägen.

3.2.2 Sick-Sinus-Syndrom

Synonym: Sinusknotensyndrom

> **DEFINITION** Überbegriff für diverse Sinusstörungen (s. u.). Der Übergang zwischen Sinusbradykardie und Sick-Sinus-Syndrom ist fließend.

Einteilung: Das Sick-Sinus-Syndrom umfasst folgende Störungen (Abb. 3.2):
- intermittierende oder permanente (symptomatische) Sinusbradykardie
- Tachykardie-Bradykardie-Syndrom
- SA-Block [S. A35]
- Sinusknotenstillstand (Sinusarrest): plötzliche Pause des Sinusrhythmus (> 2,5 s).

Ätiologie: Zu den Ursachen zählen die (altersbedingte) zunehmende Fibrosierung von Myokardgewebe, eine KHK (Ischämie des Sinusknotens), wiederholte Entzündungen, Kardiomyopathien, Vernarbungen nach iatrogenen Eingriffen sowie eine arterielle Hypertonie.

Klinik: Bei Bradykardie bestehen typischerweise Symptome wie Schwindel und Synkopen (Adams-Stokes-Anfall s. Leitsymptome [S. C60]), bei Tachykardie Palpitationen, retrosternale Schmerzen und Anzeichen einer Herzinsuf-

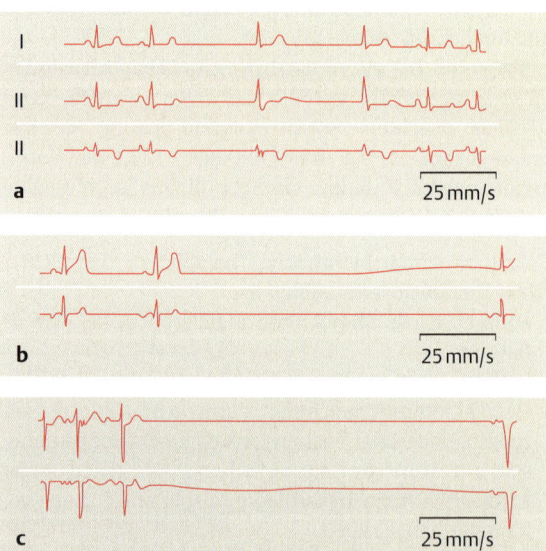

Abb. 3.2 **Sick-Sinus-Syndrom.** a Sinuatrialer Block: Nach dem 3. Sinusschlag fehlt die weitere Erregung, bis der Ersatzrhythmus des AV-Knotens einsetzt. Der QRS-Komplex ist schmal, was eine Blockierung in Nähe des AV-Knotens nahelegt. b Sinusknotenstillstand: P-Wellen und QRS-Komplexe fehlen ab dem 2. Sinusschlag. c Tachykardie-Bradykardie-Syndrom: Anfangs besteht Vorhofflimmern, die Kammerfrequenz ist arrhythmisch. Das Vorhofflimmern sistiert spontan, nach einer Pause setzt der nächste Sinusschlag ein. (aus: Baenkler et al., Duale Reihe Innere Medizin, Thieme, 2009)

fizienz. Vorhofflimmern begünstigt das Auftreten von Embolien.

Diagnostik: Hier helfen Langzeit-EKG oder Event Recorder bei sehr seltenen symptomatischen Episoden. Bei der elektrophysiologischen Untersuchung (EPU [S.A32]) ist die Erholungszeit des Sinusknotens verlängert.

Therapie und Prognose: Medikamente, die den Sinusknoten provozieren, sollten reduziert oder abgesetzt werden. Bei persistierenden Beschwerden empfiehlt sich eine Schrittmacherimplantation, i.d.R. ein DDD-System. Tachyarrhythmien sind medikamentös zu behandeln, ggf. ist eine Katheterablation indiziert. Bei Vorhofflimmern und entsprechendem Embolierisiko muss antikoaguliert werden.

Die Prognose quoad vitam ist relativ gut, limitierender Faktor ist i.d.R. die zugrunde liegende Herzerkrankung und nicht die Arrhythmie selbst.

3.2.3 Karotis-Sinus-Syndrom

Synonym: hypersensitiver Karotissinus

> **DEFINITION** Eine gesteigerte Empfindlichkeit der Barorezeptoren an der Karotisgabel führt bei deren Reizung zur (Prä-)Synkope.

Ätiologie: Ursächlich ist eine Schädigung der Barorezeptoren; diese ist vorwiegend auf atherosklerotische Veränderungen der A. carotis zurückzuführen.

Einteilung: Es gibt 2 Haupttypen, Mischformen sind jedoch häufig:
- Nach Druck auf den Karotissinus kommt es zur Inhibition des Sympathikus, zur Reizung des N. vagus und damit zur Depression des Sinusknotens und Blockade der AV-Überleitung. Die Asystolie dauert > 3 s (**kardioinhibitorischer Typ**).
- Beim **vasodepressorischen Typ** fällt der Blutdruck infolge generalisierter Vasodilatation ab (> 50 mmHg). Die Herzfrequenz wird weniger beeinflusst.

Klinik: Typischerweise kommt es nach Manipulationen im Halsbereich (z.B. enger Hemdkragen, Krawatte binden, spontane Kopfdrehungen, Rasieren) zu plötzlichem Schwindelgefühl und Synkopen. Prodromi bestehen nicht. Die Patienten werden i.d.R. von der Synkope überrascht, Sturzverletzungen sind häufig.

Diagnostik: Die Symptome können im **Karotisdruckversuch** provoziert werden. Hierfür massiert man (keine Kompression!) für rund 5–10 s den Bereich der Karotisgabel. Bei Patienten mit bekannter Karotisstenose, auskultierbarem Strömungsgeräusch oder TIA/Schlaganfall in der Vorgeschichte ist der Karotisdruckversuch kontraindiziert. Da er auch bei gesunden Älteren positiv sein kann, gilt er nur als aussagekräftig, wenn Synkopen auch durch ähnliche Manöver ausgelöst werden (Kopf wenden, Krawatte binden).

Therapie und Prognose: Bei akuter und wiederholt auftretender Symptomatik kann beim kardioinhibitorischen Typ ein Bolus Atropin gegeben werden. Tritt keine Besserung ein, kann eine permanente Schrittmacherimplantation erwogen werden, die immer eine Kammerstimulation enthalten sollte. Beim vasodepressorischen Typ bleibt die Schrittmacherimplantation wirkungslos. Hier lässt sich die Symptomatik mit Stützstrümpfen oder Vasokonstriktoren mindern.

3.2.4 Störungen der Erregungsleitung

Sinuatrialer Block

> **DEFINITION** Verzögerte oder unterbrochene Erregungsleitung vom Sinusknoten zum umgebenden Vorhofmyokard (sog. SA-Block).

Einteilung:
- **SA-Block I. Grades:** Die sinuatriale Leitungszeit ist verzögert, die 1:1-Überleitung bleibt aber erhalten. Ein SA-Block I. Grades lässt sich daher im Oberflächen-EKG nicht erfassen.
- **SA-Block II. Grades:**
  - **Typ 1** Wenckebach: Die Erregungsleitung verzögert sich zunehmend. Die PP-Intervalle werden kürzer, bis eine längere Pause auftritt. Im Unterschied zur Sinusarrhythmie ist die Pause allerdings kürzer als der doppelte Abstand zwischen den 2 vorangegangenen P-Wellen. Die PQ-Zeit bleibt dabei gleich.
  - **Typ 2** Mobitz: Die Vorhofdepolarisation fällt komplett aus. Die Pause ist ebenso lang wie ein Zwei- bis Mehrfaches eines PP-Intervalls. Das folgende PP-Intervall ist gleich lang wie das vorhergehende.
- **SA-Block III. Grades:** Vollständige Unterbrechung der Erregungsleitung mit nachfolgender Asystolie, die bestehen bleibt, bis ein Ersatzrhythmus (Vorhof-, AV- oder Kammerrhythmus) einspringt.

Im normalen EKG lässt sich ein SA-Block III. Grades nicht vom Sinusknotenstillstand (vom Sinusknoten gehen keine Impulse mehr aus) unterscheiden, da die P-Welle die gesamte Vorhofdepolarisation abbildet und nicht die des Sinusknotens. Dies gelingt nur im invasiven EKG, wenn die Sinusaktivität direkt registriert wird.

Klinik: Bei hochgradiger Blockierung treten Schwindel, Synkope und Bewusstlosigkeit auf (Adams-Stokes-Anfall).

Diagnostik und Therapie: Nachweis des SA-Blocks im Langzeit-EKG. Medikamente wie Antiarrhythmika oder Digitalis müssen abgesetzt werden. Notfallmäßig kann Atropin verabreicht werden. Bei Synkopen und Adams-Stokes-Anfällen ist eine Schrittmachertherapie indiziert.

Atrioventrikulärer (AV-)Block

> **DEFINITION** Eine verzögerte oder ausfallende Erregungsleitung zwischen Vorhof und Kammer wird als AV-Block bezeichnet.

3 Herzrhythmusstörungen

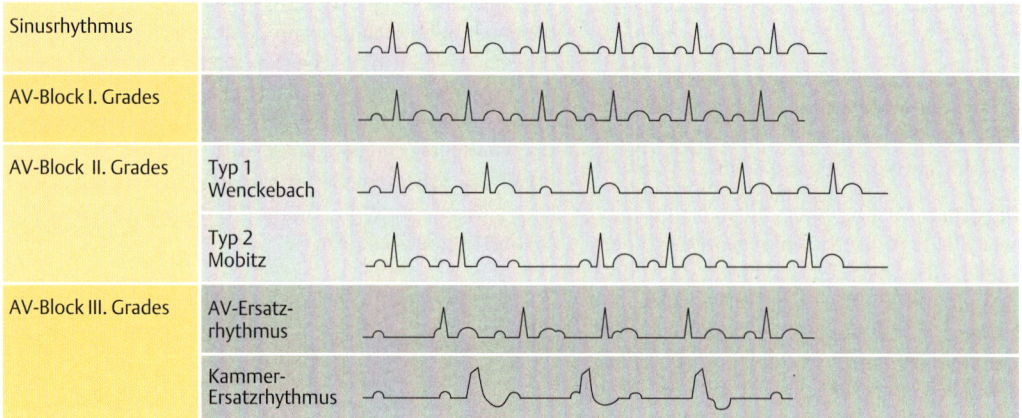

Abb. 3.3 **Übersicht über die AV-Blockierungen.** (aus: Baenkler et al., Kurzlehrbuch Innere Medizin, Thieme, 2010)

Einteilung: Man unterscheidet eine Störung der Erregungsleitung auf Höhe des AV-Knotens mit **schmalen QRS**-Komplexen und im Allgemeinen recht guter Prognose und einer infranodalen Störung distal des His-Bündels mit **breitem QRS** und eher schlechter Prognose.

Nach Form der Leitungsverzögerung unterscheidet man verschiedene Grade der AV-Blockierung (Abb. 3.3):

- **AV-Block I. Grades:** Gleichbleibende Verzögerung der Erregungsleitung. Das PQ-Intervall ist > 0,2 s verlängert, jeder P-Welle folgt ein QRS-Komplex.
- **AV-Block II. Grades:**
  - **Typ 1** Wenckebach: Die PQ-Zeit verlängert sich kontinuierlich, bis die AV-Überleitung schließlich ganz ausfällt. Die Pause ist wiederum kürzer als das doppelte PP-Intervall. Die PQ-Zeit des ersten, nach der Pause wieder übergeleiteten Herzschlags, ist am kürzesten. Die Blockierung liegt oberhalb des His-Bündels (Intranodalblock).
  - **Typ 2** Mobitz: Nicht jede Sinusknotenerregung wird auf die Kammer übergeleitet, d. h., nicht jeder P-Welle folgt auch ein QRS-Komplex. Wird nur jede zweite Vorhofaktion übergeleitet, spricht man vom 2:1-Block, bei jeder dritten vom 3:1-Block etc. Die PQ-Zeit ist dabei nicht verändert. Die Blockierung liegt im oder unterhalb des His-Bündels (Infranodalblock), die Gefahr der Progression zum AV-Block III. Grades ist beträchtlich.
- **AV-Block III. Grades** (Abb. 3.4): Die AV-Überleitung ist komplett unterbrochen, Vorhof und Kammer schlagen völlig unabhängig voneinander (AV-Dissoziation). Nach einer Asystoliephase setzt ein (meist bradykarder) Ersatzrhythmus ein (Frequenz des AV-Knotens: 40–60/min, Frequenz der Kammer: < 40/min). Der QRS-Komplex ist bei intranodaler Blockierung schmal (junktionaler Ersatzrhythmus), bei distaler Lokalisation verbreitert. Bei gleichzeitigem Vorhofflimmern lässt einzig der regelmäßige Ersatzrhythmus einen AV-Block III. Grades vermuten.

Als **höhergradig** gelten AV-Blockierungen II. Grades Typ 2 und III. Grades. Sie treten bevorzugt bei älteren Patienten auf und bedürfen meist therapeutischer Maßnahmen.

AV-Blocks I. Grades und II. Grades Typ 1 sind **niedriggradig** und eher bei jüngeren Patienten und Sportlern nachweisbar.

Ätiologie: AV-Blöcke können durch Medikamente (v. a. Antiarrhythmika, β-Blocker oder Kalziumantagonisten), Myokardinfarkt (ischämische Störung des AV-Knotens), Elektrolytstörungen oder einen erhöhten Vagotonus (AV-Block I. Grades) hervorgerufen werden. Borreliose, Chagas-Infektion, rheumatische, neuromuskuläre oder tumo-

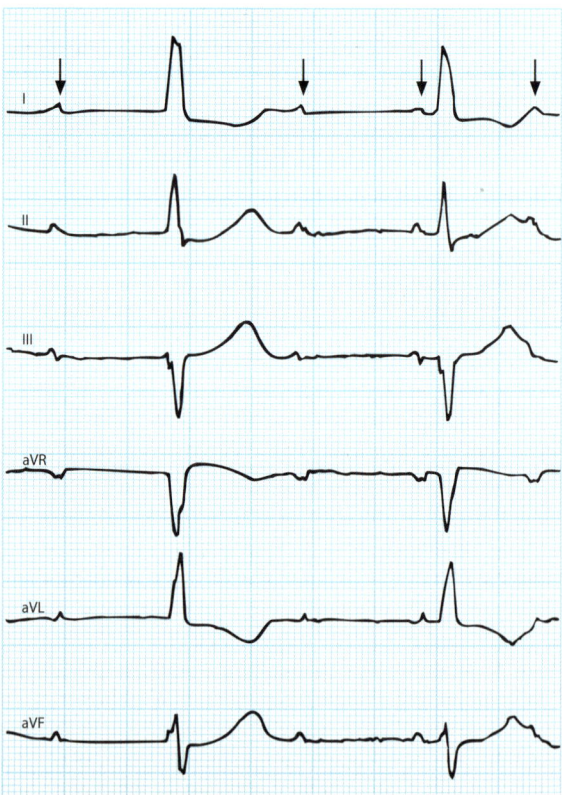

Abb. 3.4 **AV-Block III. Grades.** Komplette AV-Dissoziation mit ventrikulärem Ersatzrhythmus. Schenkelblockartig verbreiterte QRS-Komplexe und negative T-Wellen in I und aVL. Die Pfeile deuten auf die P-Wellen. (aus: Hamm, Willems, Checkliste EKG, Thieme, 2007)

röse Erkrankungen können die Erregungsleitung ebenso beeinflussen.

Klinik: Patienten mit niedriggradiger Blockierung sind meist beschwerdefrei. Bei höhergradiger Blockierung treten **Palpitationen**, Schwindel, verminderte Belastbarkeit und Synkopen bis hin zu lebensbedrohlichen **Adams-Stokes-Anfällen** auf. Eine extreme Bradykardie fördert die Entwicklung einer Herzinsuffizienz.

Diagnostik: Ein Langzeit- und ein Belastungs-EKG können höhergradige AV-Blockierungen aufdecken. Wenn bei einem Patienten bereits in Ruhe ein AV-Block III. Grades vorliegt, ist ein Belastungs-EKG kontraindiziert.

Um die Blockade genau lokalisieren zu können, kann auch ein intrakardiales His-Bündel-EKG durchgeführt werden (→ Unterscheidung zwischen Intranodal- und Infranodal-Block). Blockierungen unterhalb des His-Bündels gehen mit einer verzögerten Leitungsdauer im His-Purkinje-Faser-System einher (HV-Zeit > 70 ms).

Therapie und Prognose: Zur Akuttherapie [S. A34]. Niedriggradige AV-Blöcke bedürfen i. d. R. keiner Therapie. Grundsätzlich sollten alle Medikamente, die die AV-Überleitungszeit beeinflussen (s. o.), abgesetzt werden. Eine **Schrittmacherimplantation** ist indiziert bei bradykardiebedingten Beschwerden sowie allen höhergradigen AV-Blöcken. Bei Patienten mit Synkopen und distalem AV-Block I. Grades mit Verlängerung der HV-Zeit auf > 100 ms sollte ebenfalls ein Schrittmacher eingesetzt werden. Erregungsleitungsstörungen, die direkt im AV-Knoten liegen, haben prinzipiell eine bessere Prognose, da sie oft reversibel sind, seltener zu Adam-Stokes-Anfällen neigen und über einen stabileren Ersatzrhythmus mit höherer Eigenfrequenz verfügen.

Intraventrikuläre Blockierungen

Synonym: Schenkelblock

> **DEFINITION** Verzögerte oder blockierte Erregungsleitung in den Tawara-Schenkeln. Eine Blockade des rechten Tawara-Schenkels bezeichnet man als Rechtsschenkelblock, eine des linken Schenkels als Linksschenkelblock.

Einteilung und Ätiologie: Der **Rechtsschenkelblock** (RSB) ist häufig (ca. 5 % der > 70-Jährigen) und kann Ausdruck einer Rechtsherzbelastung sein, aber auch bei Herzgesunden vorkommen. Man unterscheidet einen kompletten (QRS-Komplex ≥ 0,12 s) von einem inkompletten (QRS-Komplex > 0,10 und < 0,12 s) Schenkelblock.

Auch der **Linksschenkelblock** (LSB) kann komplett oder inkomplett auftreten. Darüber hinaus spricht man vom **linksanterioren Hemiblock** bei Blockade des linksanterioren Faszikels (LAHB) bzw. vom **linksposterioren Hemiblock** (LPHB) bei Blockade des linksposterioren Faszikels. Der LSB gilt als problematischer und prognostisch ungünstiger als der RSB, da er meist mit einer **fortgeschrittenen** strukturellen Herzerkrankung bzw. KHK, Klappenvitien oder einer Hypertonie in Verbindung steht und immer pathologisch ist.

Der häufigste **bifaszikuläre Block** ist der kombinierte RSB und der linksanteriore Hemiblock (LAHB), da beide Faszikel gemeinsam über die linke Koronararterie versorgt werden (→ gleichermaßen beeinträchtigte Versorgung bei z. B. KHK).

Klinik: RSB und LSB haben keine Auswirkungen auf Frequenz oder Rhythmus, evtl. kann die Auswurfleistung vermindert sein.

Diagnostik: Im EKG zeigt sich ein kompletter Block mit einem **verbreiterten QRS**-Komplex (≥ 0,12 s). Typische Befunde sind:
- **kompletter Rechtsschenkelblock:** M-förmig verbreiterter QRS-Komplex in V_1 mit verspätetem oberem Umschlagspunkt (zweiter positiver Ausschlag R', **Abb. 3.5 a**), breites, plumpes S in I und V_6, häufig auch ST-Streckensenkungen und diskordante T-Welle (T-Welle hat andere Ausrichtung als QRS).
- **kompletter Linksschenkelblock:** plump M-förmig verbreiterter QRS-Komplex in I, aVL und V_{5-6}, verspäteter oberer Umschlagspunkt in den linkspräkordialen Ableitungen V_{4-6}, breite und tiefe S-Zacke in V_1 und V_2 mit relativ kleiner R-Zacke, kein Q (→ da das Septum nicht wie normal von links nach rechts erregt wird), ST-Strecke und T-Welle sind den Hauptschwankungen entgegengesetzt (**Abb. 3.5 b**).

Die elektrische Achse ist zur blockierten Seite gedreht, d. h. Rechtstyp bei RSB und überdrehter Linkstyp beim kombinierten RSB und LAHB. Der **inkomplette Block** zeigt die gleichen Charakteristika, der QRS-Komplex beträgt jedoch 0,10–0,11 s.

Der durch die verzögerte Ventrikeldepolarisation verformte QRS-Komplex kann zur Bestimmung einer Hypertrophie (Sokolow-Lyon-, Lewis-Index) oder Ischämie (pathologisches Q, ST-Hebungen) nur noch eingeschränkt verwendet werden. Ein neu aufgetretener LSB wird daher bei entsprechender Klinik bis zum Beweis des Gegenteils wie ein Infarkt behandelt.

Therapie und Prognose: Im Vordergrund steht die Behandlung der Grunderkrankung. Die Indikation zur Schrittmacherimplantation besteht bei symptomatischen Patienten mit bifaszikulärem Block und verlängerter HV-Zeit sowie bei zusätzlichem AV-Block I. Grades.

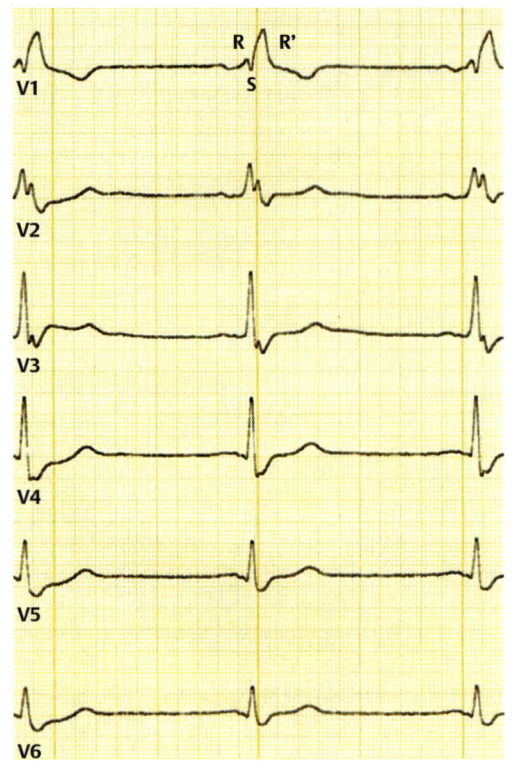
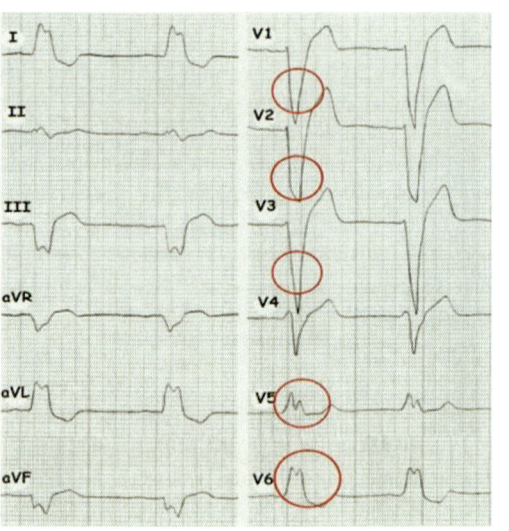

Abb. 3.5 **Intraventrikuläre Blockierungen.** a Rechtsschenkelblock: Man erkennt einen M-förmig verbreiterten QRS-Komplex in V_1 mit einer verspäteten Negativitätsbewegung. b Linksschenkelblock: Der QRS-Komplex ist auf > 0,12 s verbreitert. Die M-förmige Konfiguration findet sich in aVL, V_5 und V_6. Die S-Zacke ist tief in V_{1-3}. (aus: Baenkler et al., Kurzlehrbuch Innere Medizin, Thieme, 2010)

3.3 Tachykarde Herzrhythmusstörungen

Tachykardien entstehen meist auf dem Boden einer gesteigerten bzw. abnormen Automatie oder infolge kreisender Erregungen. Entsprechend ihrem Ursprung unterscheidet man zwischen **supraventrikulären** und **ventrikulären** Tachykardien. Tachykardien können regelmäßig (z. B. Reentry-Tachykardien) oder unregelmäßig auftreten (z. B. Vorhofflimmern).

Klinik: Durch die erhöhte Herzfrequenz ist der Sauerstoffbedarf des Herzens größer. Gleichzeitig verkürzt sich die Diastolendauer, sodass die myokardiale Sauerstoffversorgung und das Herzzeitvolumen sinken. Symptome sind Dyspnoe, Angina pectoris, Schwindel, Bewusstlosigkeit und Hypotension bis hin zum Schock. Die Hauptgefahr tachykarder Herzrhythmusstörungen besteht im möglichen Übergang zum Kammerflimmern oder Kammerflattern [S. A47].

Akuttherapie: Bei Pulslosigkeit sind die primäre kardiopulmonale Reanimation und Defibrillation angezeigt. Ist der Patient hämodynamisch stabil, kann zunächst auch versucht werden, die Tachykardie mithilfe eines vagalen Manövers (Valsalva-Pressversuch, Karotissinusmassage, Eiswasser schlucken, Husten, Trendelenburg-Lagerung in Rückenlage mit erhöhten Beinen) oder medikamentös zu beenden. **Cave:** Vagale Manöver sind bei ventrikulären Tachykardien nicht effektiv, ggf. ist eine Kardioversion [S. A33]) unter Kurzzeitnarkose notwendig (z. B. bei Tachyarrhythmia absoluta). Zur Pharmakotherapie s. entsprechende Herzrhythmusstörung.

3.3.1 Sinustachykardie/Sinustachyarrhythmie

DEFINITION Meist physiologische Beschleunigung des Herzschlags ≥ 100 Schläge pro min.

Ätiologie: Man unterscheidet folgende Formen:
- **physiologische Tachykardie** bei emotionalen und körperlichen Belastungen, Inspiration, Säuglingen und Kleinkindern
- **pathologische Tachykardie:** Sie kann extrakardialer (z. B. Fieber, Hyperthyreose, Anämie, Hypoxämie) oder kardialer Genese (z. B. Herzinsuffizienz, KHK, hyperkinetisches Herzsyndrom ohne fassbare Ursache) sein.
- **pharmakologische Tachykardie:** Ursächlich sind Genussmittel wie Alkohol, Nikotin oder Koffein, β-Sympathomimetika, Atropin.

Klinik: Die Sinustachykardie bleibt häufig asymptomatisch. Manchmal verspüren die Patienten Herzrasen, das klassischerweise langsam beginnt und langsam endet. Andere tachykarde Rhythmusstörungen beginnen und enden i. d. R. plötzlich.

Diagnostik: Der Herzschlag steigt auf > 100/min. Morphologisch sind die P-Wellen und QRS-Komplexe unauffällig. Jeder P-Welle folgt ein QRS-Komplex und vor jedem QRS-Komplex tritt eine P-Welle auf, deren elektrische Achse in der Frontalebene nach unten gerichtet ist (positiver Ausschlag in III und aVF).

Differenzialdiagnosen: Eine Vorhoftachykardie ektopen Ursprungs kann sich ähnlich präsentieren. Das EKG zeigt ebenfalls eine beschleunigte und häufig regelmäßige Frequenz; die QRS-Komplexe sind meist schmal. Die P-Wellen sind jedoch aufgrund des ektopen Fokus in ihrer Morphologie und Polarität verändert. Zusätzlich können AV-Blockierungen [S. A35] auftreten.

Therapie: Im Vordergrund steht die Behandlung der Grunderkrankung, i.d.R. normalisiert sich dann auch der Herzschlag wieder. Bei Beschwerden kann ein Vagusreiz (Karotisdruckmassage, Valsalva-Manöver) Linderung bringen, bei Erfolglosigkeit kann man einen β-Blocker (z.B. Metoprolol 2–5 mg i.v.) geben.

3.3.2 Supraventrikuläre Extrasystolie

> **DEFINITION** Verfrüht einfallende Erregungen, die oberhalb der Bifurkation des His-Bündels entstehen. Man unterscheidet zwischen **atrialen** und **AV-junktionalen Extrasystolen**. Im EKG lässt sich ihr Ursprungsort anhand der Form der P-Welle und Länge der PQ-Strecke differenzieren. Es gibt Extrasystolen, die in konstantem Abstand zur vorangehenden Herzaktion auftreten, und solche, die einen ektopen Rhythmus darstellen (sog. Parasystolie).

Ätiologie: Supraventrikuläre Extrasystolen (SVES) sind häufig bei strukturellen Herzerkrankungen zu finden, treten aber üblicherweise auch bei den meisten Herzgesunden auf (bei bis zu 60 % im Langzeit-EKG). Darüber hinaus können sie mechanisch (durch Dehnung von Myozyten z.B. bei linksatrialer Überlastung), durch vegetative Stimulation (Stress, Übermüdung, Koffein, Nikotin, Alkohol), durch Elektrolytverschiebungen (Hypokaliämie), medikamentös (Antiarrhythmika, Digitalis) und durch O_2-Mangel ausgelöst werden.

Klinik: SVES bleiben häufig asymptomatisch oder werden als aussetzender Herzschlag und Herzstolpern (Palpitationen) beschrieben. Im ungünstigsten Fall kann ein Vorhofflimmern [S. A40] ausgelöst werden.

Diagnostik: Durch die Extrasystole ist die Diastolendauer verkürzt und die Ventrikelfüllung eingeschränkt. Klinisch imponiert dies als **Pulsdefizit**. Sicher zu identifizieren sind SVES nur im EKG anhand der **Morphologie** der **P-Wellen** (meist deformiert) und der zeitlichen Beziehung zur benachbarten P-Welle bzw. den QRS-Komplexen (**Abb. 3.6**). Eine früh einfallende SVES tritt innerhalb der vorhergehenden T-Welle auf (**P- auf T-Phänomen**). Die durch die SVES ausgelösten QRS-Komplexe sind i.d.R. identisch mit denen der regulären Erregung, außer es kommt bei früh einfallenden SVES zu einer aberranten

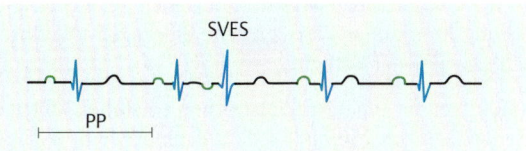

Abb. 3.6 Charakteristika einer supraventrikulären Extrasystole.
(aus: Schuster, Trappe, EKG-Kurs für Isabel, Thieme, 2009)

Leitung in die Kammer (der Kammerkomplex [S. A45] ist dann wie bei einer ventrikulären Extrasystole deformiert).

Geblockte Extrasystole: Wenn der AV-Knoten noch refraktär ist, wird die SVES nicht auf die Kammer übergeleitet. Im EKG sind dann P-Wellen ohne QRS-Komplexe nachweisbar. Ist der Vorhof noch refraktär, fehlt die P-Welle der Extrasystole.

Der Sinusknoten wird i.d.R. versetzt zum Grundrhythmus depolarisiert, sodass eine **nicht kompensatorische Pause** entsteht. Das Intervall zwischen der letzten normalen Herzaktion vor und der ersten Herzaktion nach der Extrasystole ist kleiner als 2 normale RR-Intervalle.

Bei der **AV-Knoten-Extrasystole** können sich Vorhof und Kammer gleichzeitig gegen die geschlossenen AV-Klappen kontrahieren (sog. Pfropfungswelle im Venenpuls). Im EKG erscheinen negative P-Wellen im, vor oder nach dem QRS-Komplex.

Therapie: SVES bedürfen i.d.R. keiner Therapie, symptomatisch können β-Blocker gegeben werden. Wenn möglich, sollte die Ursache behandelt werden.

3.3.3 Vorhofflattern

> **DEFINITION** Kreisende, immer gleich ablaufende Erregungswellen um definierte anatomische oder funktionelle Hindernisse im rechten Vorhof (Flatterfrequenz 250–350/min). Die Überleitung in die Kammern kann regel- oder unregelmäßig sein.

Einteilung: Es kann unterschieden werden zwischen typischem (isthmusabhängigem, Typ I) und atypischem (isthmusunabhängigem, Typ II) Flattern.

Ätiopathogenese: Vorhofflattern tritt häufig idiopathisch auf (keine Grunderkrankung nachweisbar). Zu den bekannten Ursachen zählen Herz- (z.B. KHK, AV-Klappenvitien, chronische Rechtsherzbelastungen, Myokarditis, postoperativ) und Lungenerkrankungen oder eine Hyperthyreose.

Beim **typischen Flattern** kommt es zu einer kreisenden Erregung (Makro-Reentry), die gegen den Uhrzeigersinn (**„counterclockwise"**) im interatrialen Septum nach oben steigt und an der lateralen Wand des rechten Vorhofs wieder nach unten zieht, um dann durch den leitungsverzögernden Isthmus (zwischen der Trikuspidalklappe und der Mündung des Sinus coronarius) wieder zum Septum zu gelangen. Dies kann auch in entgegengesetzter Richtung ablaufen (**„clockwise"**).

Beim **atypischen Flattern** bewegt sich der Reentry-Erregungskreislauf um verschiedene Blockaden wie fibrotische Areale oder Narben.

Klinik: Bei der typischen 2:1-Leitung entstehen Kammerfrequenzen um 150/min, sodass Palpitationen, Dyspnoe, Leistungsabfall und kardiale Dekompensation auftreten können. Höhere Überleitungsverhältnisse (3:1, 4:1) werden von den Patienten i. d. R. gut toleriert.

Komplikationen: Häufigste Komplikation sind die kardiale Dekompensation und Thromboembolien. Beim WPW-Syndrom [S. A43]) sowie bei der Anwendung von Klasse-IC-Antiarrhythmika besteht die Gefahr der 1:1-Überleitung.

Diagnostik: Der **Typ I** (Abb. 3.7 a) zeigt in den inferioren Ableitungen des EKG (II, III, aVF) identische, sägezahnartige negative Flatterwellen. Die kreisende Erregung läuft gegen den Uhrzeigersinn (counterclockwise). Die Vorhoffrequenz liegt zwischen 250 und 350/min, eine isoelektrische Linie ist nicht vorhanden. Bei der selteneren, in umgekehrter Richtung (clockwise) verlaufenden Erregung fehlt das typische Sägezahnmuster, die P-Wellen sind in den Ableitungen II, III und aVF positiv und zwischen den P-Wellen sind isoelektrische Linien erkennbar.

Beim **Typ II** (Abb. 3.7 b) ist die P-Morphologie variabel, die Frequenz höher und häufig unregelmäßig, weshalb auch die Ventrikel arrhythmisch schlagen können. Bei einer 1:1- oder 2:1-Überleitung kann ein Vagusreiz (Karotissinusmassage) einen vorübergehenden AV-Block induzieren und ein mögliches Vorhofflattern demaskieren.

Bei neu aufgetretenem Vorhofflattern sollte eine strukturelle Herzerkrankung echokardiografisch ausgeschlossen werden.

Therapie und Prognose: Vorhofflattern konvertiert häufig spontan, wenn die Ursache behoben und die Atrien nicht zu sehr dilatiert sind. Pharmakotherapeutisch sind der Versuch einer Frequenzreduktion durch Blockade des AV-Knotens (z. B. durch die Gabe von β-Blockern oder Kalziumantagonisten, ggf. in Kombination mit Digitalis) sowie eine Antikoagulation angezeigt. Alternativ kann medikamentös (z. B. mit Amiodaron), mit einer Überstimulation oder einer Kardioversion (50–100 J) versucht werden, das Flattern zu beenden. Beim isthmusabhängigen Typ kann durch Isthmusablation der Reentry-Kreis unterbrochen werden. Diese Maßnahme senkt die Rezidivrate im ersten Jahr auf 15 %. Die medikamentösen Behandlungsversuche entsprechen im Wesentlichen denen des Vorhofflimmerns (s. dort).

3.3.4 Vorhofflimmern

DEFINITION Unkoordinierte elektrische und mechanische Aktivität der Vorhofmuskulatur mit einer Frequenz von 350–600/min, die mit unterschiedlicher Frequenz auf die Kammern übergeleitet wird. Die Kammeraktion ist absolut arrhythmisch (Brady-, normofrequente oder Tachyarrhythmia absoluta).

Epidemiologie: Vorhofflimmern (VHF, atriales Flimmern, AF) ist die häufigste Herzrhythmusstörung: Circa 5 % der Patienten > 65 Jahren und bis 10 % der Patienten > 75 Jahren leiden daran.

Einteilung: Man unterscheidet
- **paroxysmales** Vorhofflimmern, das maximal binnen 7 Tagen spontan endet,
- **persistierendes** Vorhofflimmern, das zwar nicht spontan endet, aber pharmakologisch oder elektrisch in einen Sinusrhythmus überführt werden kann
- **lang anhaltend persistierendes** Vorhofflimmern, das 1 Jahr oder länger dauert bis eine rhythmuserhaltende Behandlung begonnen wird
- **permanentes** Vorhofflimmern, das sich durch keine Maßnahme beenden lässt.

Die unregelmäßige Überleitung des Vorhofflimmerns in die Kammern lässt das pathognomonische Bild einer **absoluten Arrhythmie** entstehen (als Brady-, normofrequente oder Tachyarrhythmia absoluta, Abb. 3.8).

Ätiopathogenese: Vorhofflimmern kommt häufig zusammen mit arterieller Hypertonie und/oder einer **KHK** vor. Es kann durch Belastung getriggert werden. Oft wird VF induziert durch Herzinsuffizienz, Myokardinfarkt oder Klappenvitien (v. a. der Mitralklappe), gelegentlich durch Kardiomyopathien oder Entzündungen am Herzen. **Extrakardiale Ursachen** können eine Hyperthyreose, Lungenembolie, das Schlaf-Apnoe-Syndrom, der verstärkte Genuss von Kaffee, Nikotin bzw. Alkohol („Holiday-Heart-Syndrom") sein. Bei ca. 15 % der Patienten tritt es ohne

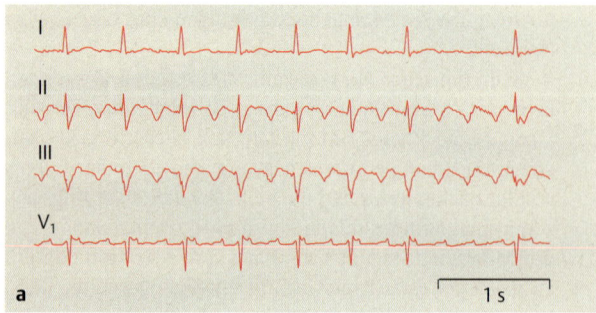
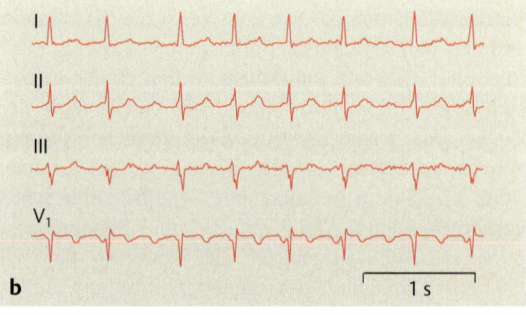

Abb. 3.7 **Vorhofflattern.** a Typ-I-Vorhofflattern. b Typ-II-Vorhofflattern. (aus: Baenkler et al., Duale Reihe Innere Medizin, Thieme, 2009)

3.3 Tachykarde Herzrhythmusstörungen

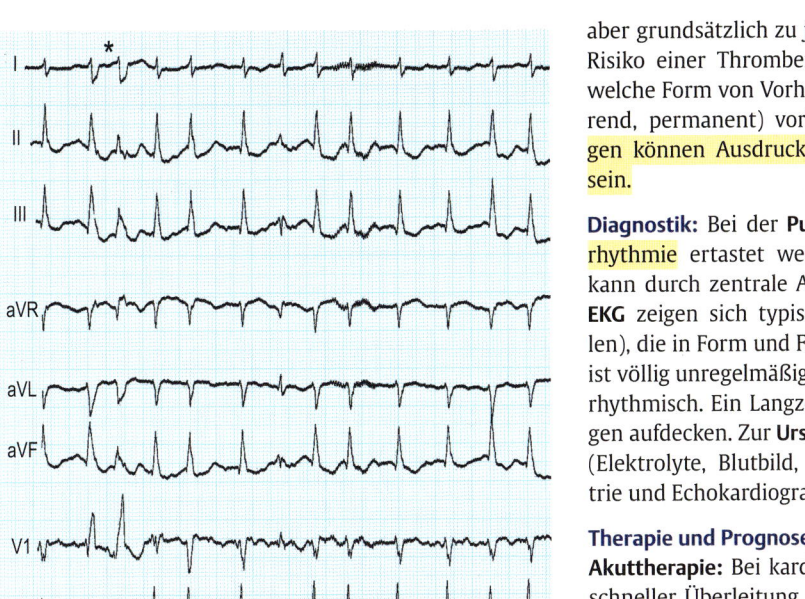

Abb. 3.8 Tachyarrhythmia absoluta bei Vorhofflimmern.
Die Kammerkomplexe sind rechtsschenkelblockartig deformiert (*).
(aus: Baenkler et al., Kurzlehrbuch Innere Medizin, Thieme, 2010)

bestehende Grunderkrankung auf (idiopathisch oder familiär gehäuft).

Vorhofflimmern entsteht vorwiegend im linken Vorhof und wird durch **multiple Reentry-Kreisläufe** unterhalten. Ursächlich sind häufig **ektope Foci** im Bereich der Pulmonalvenenmündungen, gelegentlich auch in der Nähe jener der Vv. cavae oder des Sinus coronarius. Begünstigt werden die Reentry-Kreise durch die unterschiedlichen Leitungsgeschwindigkeiten, die in den verschiedenen Vorhofregionen vorherrschen (→ besonders bei dilatierten Atrien). Anhaltendes Vorhofflimmern bewirkt ein Remodeling der Vorhofmyozyten, welches die Reentry-Mechanismen weiter erleichtert. Die Konversion in einen Sinusrhythmus verschlechtert sich aus eben diesem Grund mit der Dauer des Vorhofflimmerns.

Klinik: Nur ca. 30 % der Attacken werden bemerkt (individuelle Wahrnehmung variiert stark). Die Symptome sind abhängig von der Kammerfrequenz, der Art der Überleitung (permanent, paroxysmal) und der zugrunde liegenden Herzerkrankung: Müdigkeit, Palpitationen, Schwitzen, Übelkeit, Schwindel, Dyspnoe, Schlafstörungen oder Leistungsminderung bis hin zur völligen Arbeitsunfähigkeit.

Komplikationen: Anhaltend schnelle Überleitungen können das Herz auf Dauer überlasten und zu einer Schwäche bis **Insuffizienz** führen (tachykardieinduzierte Kardiomyopathie).

Das teilweise stagnierende Blut kann (bevorzugt im linken Herzohr) thrombosieren und dann als Embolus verschleppt werden und zerebrale, periphere, mesenteriale oder renale Infarkte verursachen. Die **Emboliegefahr** ist besonders am Ende des Vorhofflimmerns erhöht, kann aber grundsätzlich zu jedem Zeitpunkt auftreten. Für das Risiko einer Thrombembolie ist es nicht entscheidend, welche Form von Vorhofflimmern (paroxysmal, persistierend, permanent) vorliegt. Vorübergehende Sehstörungen können Ausdruck einer zerebralen Thrombembolie sein.

Diagnostik: Bei der **Pulspalpation** kann die absolute Arrhythmie ertastet werden. Ein bestehendes Pulsdefizit kann durch zentrale Auskultation verifiziert werden. Im **EKG** zeigen sich typische Flimmerwellen (keine P-Wellen), die in Form und Frequenz variieren. Das RR-Intervall ist völlig unregelmäßig, der Kammerrhythmus absolut arrhythmisch. Ein Langzeit-EKG kann paroxysmale Störungen aufdecken. Zur **Ursachenabklärung** dienen EKG, Labor (Elektrolyte, Blutbild, Schilddrüsenparameter), Ergometrie und Echokardiografie.

Therapie und Prognose:
Akuttherapie: Bei kardialer Dekompensation (z. B. bei zu schneller Überleitung, Hypotension oder Stauungssymptomen) wird die Antikoagulation mit unfraktioniertem Heparin (PTT: 1,5–2-fach) oder – einfacher – mit niedermolekularem Heparin (gewichtsadaptierte Dosis) eingeleitet und dann unter Kurznarkose elektrisch mit 100–360 J kardiovertiert.

Ein neu aufgetretenes Vorhofflimmern konvertiert oft spontan binnen 48 h. Es ist häufig Symptom einer Grunderkrankung (z. B. Hypertonie, Herzinsuffizienz, Hyperthyreose) und kann in der Hälfte der Fälle mit deren Therapie terminiert werden.

Langzeittherapie: Man unterscheidet 2 gleichwertige Therapieansätze:
- Rhythmuskontrolle, d. h. Wiederherstellen und Stabilisieren eines Sinusrhythmus, und
- Frequenzkontrolle, d. h. Verhindern längerfristiger hoher Überleitungsfrequenzen bei Vorhofflimmern.

Daneben sollte eine Thrombembolieprophylaxe betrieben werden.

Eine **Rhythmisierung** erscheint sinnvoller bei ausgeprägter Symptomatik und geringem Rezidivrisiko (AF erst seit Kurzem, Vorhöfe nicht dilatiert, normale linksventrikuläre Funktion). 3–4 Wochen vor der Kardioversion sollte mit der oralen **Antikoagulation** begonnen werden (Ziel-INR: 2,0–3,0). Kann in der transösophagealen Echokardiografie ein Thrombus ausgeschlossen werden, ist nach der Gabe eines Heparinbolus auch eine sofortige Kardioversion möglich. Die orale Antikoagulation muss für mindestens 4 Wochen nach jeder Rhythmisierung aufrechterhalten bleiben (entweder mit Cumarinen und einer Ziel-INR: 2,0–3,0 oder mit einem der neuen oralen Antikoagulanzien [Dabigatran, Rivaroxaban, Apixaban]). Die **elektrische Kardioversion** wird unter Kurznarkose mit einem biphasischen externen Kardioverter und 200 J synchron zur R-Zacke durchgeführt und hat eine primäre Erfolgsrate von 95 %. Ohne medikamentöse antiarrhythmische Prophylaxe bleiben ca. 25 % der Patienten für 12 Monate rezidivfrei.

Durch eine **prophylaktische** bzw. begleitende **antiarrhythmische Therapie** kann versucht werden, den Sinusrhythmus wiederherzustellen bzw. zu erhalten. Generell werden hierfür β-Blocker verwendet, bei herzgesunden Patienten sind darüber hinaus **Flecainid**, **Propafenon**, **Sotalol** und **Dronedarone** geeignet. Bei begleitenden strukturellen Herzerkrankungen können **Amiodaron**, **Dronedarone** (Kontraindikation: permanentes VF und Herzinsuffizienz) oder mit Einschränkung auch **Sotalol** verabreicht werden. Seit Neuestem steht zur pharmakologischen Konversion auch Vernakalant i. v. zur Verfügung.

Eine reine **Frequenzkontrolle** empfiehlt sich bei Patienten mit geringen Beschwerden und einem hohen Rezidivrisiko (AF seit > 6 Monaten, dilatierter Vorhof, schwere Herzinsuffizienz). Kammerfrequenzen in Ruhe von 60–80/min sowie bis 120/min unter mäßiger Belastung werden angestrebt. Frequenzsenkend wirken **β-Blocker** (z. B. Meto-, Bisoprolol) und **Digoxin** sowie **Kalziumantagonisten** (z. B. Diltiazem, Verapamil). **Cave:** Diltiazem, Verapamil und Digoxin sind bei WPW-Syndrom mit AF kontraindiziert, da sie durch Verkürzung der Refraktärzeit des Bündels und das Bremsen des AV-Knotens die unkontrollierte Leitung über das akzessorische Bündel begünstigen. Als Reservemedikament bietet sich **Amiodaron** an (insbesondere bei Patienten mit schwerer kardialer Insuffizienz), allerdings mit großem Nebenwirkungsprofil.

Darüber hinaus ist bei entsprechendem Risiko eine permanente **Antikoagulation** mit **Phenprocoumon** oder **Warfarin** notwendig. Der **INR**-Zielwert liegt bei 2,0–3,0. Seit einiger Zeit können alternativ auch sog. neue orale Antikoagulanzien (**NOACs**) eingesetzt werden wie der direkte Thrombininhibitor **Dabigatran** oder die direkten Faktor-Xa-Inhibitoren **Rivaroxaban** und **Apixaban** (keine Gerinnungskontrollen notwendig).

Das thrombembolische Risiko kann mithilfe des CHADS$_2$-Scores abgeschätzt werden, in den die Faktoren **C**ongestive Heart Failure (Herzinsuffizienz), **H**ypertonie, **A**lter, **D**iabetes und **S**troke einfließen. Der Faktor Stroke bekommt 2 Punkte (S$_2$), die übrigen 1 Punkt. Bei einem Score > 1 sollte in Abwesenheit von Kontraindikationen eine Antikoagulation durchgeführt werden. In den jüngsten Leitlinien wird eine Modifizierung dieses Scores (CHA$_2$DS$_2$-VASc) vorgeschlagen mit stärkerer Berücksichtigung des Alters, des weiblichen Geschlechts und begleitender Gefäßerkrankungen. Vereinfacht gesagt ergibt sich die Schlussfolgerung, dass nur herzgesunde Menschen < 65 Jahren nicht antikoaguliert zu werden brauchen.

Alternativ zur medikamentösen Frequenzkontrolle kann auch durch eine AV-Knotenablation die Überleitung auf die Kammern unterbrochen werden; dies erfordert allerdings eine **Schrittmacherimplantation**. Neuere Therapieansätze zur Wiederherstellung des Sinusrhythmus wie **Maze-OP** (s. Chirurgie [S.B203]) und Katheterablationen mit elektrischer Isolierung der Pulmonalvenen versuchen, durch kontrolliert gesetzte Läsionen die kreisenden Erregungsbahnen zu unterbrechen.

3.3.5 Reentry-Tachykardien

AV-Knoten- und AV-Reentry-Tachykardien werden auch als paroxysmale supraventrikuläre Tachykardien (PSVT) bezeichnet.

AV-Knoten-Reentry-Tachykardie (AVNRT)

DEFINITION Paroxysmale Tachykardie infolge eines Reentrys im AV-Knoten mit Frequenzen von 150–250/min.

Epidemiologie: Sie ist die häufigste Form der paroxysmalen supraventrikulären Tachykardie und betrifft vorwiegend Patienten ohne organische Herzerkrankung. Frauen (30.–50. Lebensjahr) sind doppelt so oft wie Männer betroffen.

Ätiopathogenese: Ursache für die Tachykardie sind kreisende Erregungen im AV-Knoten. Diese entstehen, wenn innerhalb des AV-Knotens Regionen mit unterschiedlichen Leitungsgeschwindigkeiten und Refraktärzeiten vorliegen. Man unterscheidet ein schnell leitendes Areal von mehreren langsam leitenden Bereichen. Bei der **typischen** AV-Reentry-Tachykardie läuft die retrograde Erregung der Vorhöfe über die schnelle Bahn und die antegrade Erregungswelle über die langsame (sog. „Slow-Fast-Typ", > 90 %). Die **atypische** Form ist durch umgekehrte Leitungsverhältnisse charakterisiert („Fast-Slow" oder „Slow-Slow").

Klinik: Palpitationen und Herzjagen treten plötzlich auf und können über Minuten bis Stunden (oder auch länger) anhalten, ehe sich meist spontan wieder ein Sinusrhythmus einstellt. Weitere Symptome sind Schwindel, Dyspnoe, Thoraxschmerz und Synkopen. Bei Patienten mit kardialer Grunderkrankung treten deren Symptome hinzu.

Diagnostik: Im EKG ist der QRS-Komplex schmal, aber normal konfiguriert (**Cave:** Schenkelblock bei aberrierender Leitungsbahn). Die P-Welle ist, abhängig von den Leitungsgeschwindigkeiten, sichtbar oder nicht. Sie ist negativ in den Ableitungen III und aVF. Bei der typischen Form ist sie infolge der schnellen retrograden Überleitung i. d. R. im QRS-Komplex versteckt. Bei der atypischen Form sind die P-Wellen ebenso in den Ableitungen II, III und aVF negativ, sie zeigen sich jedoch zwischen den QRS-Komplexen (PR < RP-Intervall). Differenzialdiagnostisch müssen v. a. retrograd leitende akzessorische Bündel sowie eine ektope atriale Tachykardie [S.A44] ausgeschlossen werden.

Therapie und Prognose: Zur notfallmäßigen **Akuttherapie** bei hämodynamischer Instabilität ist eine sofortige Kardioversion indiziert. Mittels vagaler Manöver kann versucht werden, durch eine vorübergehende Blockade des AV-Knotens die Tachykardie zu terminieren.
Pharmakotherapeutische Maßnahmen sind:
- Adenosin: blockiert kurzfristig den AV-Knoten (Therapie der Wahl)
- Kalziumantagonisten (Diltiazem, Verapamil)
- β-Blocker (z. B. Esmolol oder Metoprolol).

Bei immer wiederkehrenden Beschwerden und entsprechendem Leidensdruck sollte eine Katheterablation in Betracht gezogen werden, um den Erregungskreislauf dauerhaft zu unterbrechen. Die Erfolgsaussichten sind sehr gut (98 %). Patienten ohne organische Herzerkrankung haben eine günstige Prognose. Mögliche Nebenwirkung ist allerdings ein kompletter AV-Block mit Schrittmacherpflicht (< 1 %).

Präexzitationssyndrom und atrioventrikuläre Reentry-Tachykardie (AVRT)

> **DEFINITION** Vorhandensein zusätzlicher (aberrierender) Leitungsbahnen zwischen Vorhof und Kammer, die eine höhere Leitungsgeschwindigkeit und kürzere Refraktärzeit als der AV-Knoten aufweisen und zur vorzeitigen Erregung der Herzkammern führen.

Einteilung:
- **Wolff-Parkinson-White-Syndrom (WPW):** Verbindung des Vorhofs mit dem rechten (Typ 1) oder linken (Typ 2) Ventrikel über das sog. Kent-Bündel. Es kommt zur antegraden Erregungsleitung und Stimulation des Ventrikels (im EKG als δ-Welle sichtbar).
- **Lown-Ganong-Levine-Syndrom (LGL):** Verbindung von Vorhof und distalem AV-Knoten über das sog. James-Bündel. Typisch sind ein kurzes RR-Intervall, normale QRS-Komplexe und paroxysmale supraventrikuläre Tachykardien.
- **Mahaim-Syndrom:** Verbindung des rechten Vorhofs zum rechten Ventrikel über den rechten Tawara-Schenkel (sog. Mahaim-Bündel) mit ausschließlich antegrader Leitung. Es entstehen AV-Reentry-Tachykardien. Der QRS-Komplex ist linksschenkelblockartig konfiguriert.

Ätiopathogenese:

Akzessorische Leitungsbahnen: Sie sind i. d. R. angeborene endo- oder epikardiale Brücken aus Myozyten, die die Entwicklung von Kreiserregungen begünstigen. Ein gehäuftes Auftreten in Verbindung mit einer Ebstein-Anomalie wird beobachtet. Sie besitzen im Gegensatz zum AV-Knoten keine frequenzfilternden und erregungsverzögernden Eigenschaften (**Cave:** gefährlich bei Vorhofflimmern).

Bei Sinusrhythmus wird die elektrische **Erregung** ganz **normal** über den AV-Knoten und über die zusätzliche Leitungsbahn zur Kammer geleitet. Da der Impuls über die akzessorische Leitungsbahn schneller läuft, werden Teile des Myokards vorzeitig depolarisiert. Dies wird im EKG als breiter QRS-Komplex mit **δ-Welle** sichtbar und führt zu einer formalen Verkürzung der PQ-Zeit auf Werte < 0,12 s. Treten Kreiserregungen auf, verschwindet die δ-Welle.

Entstehung von Kreiserregungen bei akzessorischen Leitungsbahnen: Die Erregungswelle kann auf 2 Wegen zur

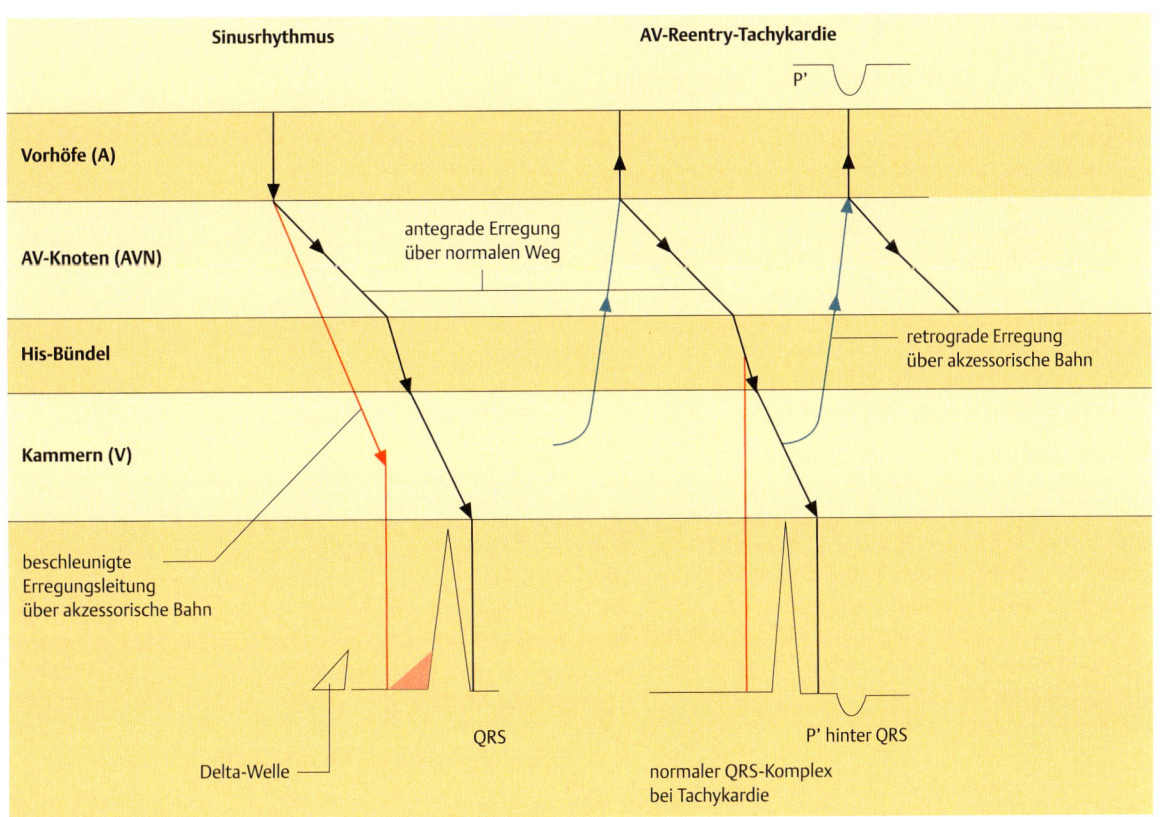

Abb. 3.9 **Akzessorische Leitungsbahn.** Bei vorzeitiger Erregung des Kammermyokards über eine akzessorische Leitungsbahn findet sich bei Sinusrhythmus zu Beginn des QRS-Komplexes eine δ-Welle. Bei AV-Reentry-Tachykardie wird Erregung am häufigsten antegrad über den AV-Knoten geleitet (orthodrome Reentry-Tachykardie); der QRS-Komplex ist normal. Nach der Kammerdepolarisation wird der Vorhof retrograd über die akzessorische Bahn erregt (negative P-Welle). (aus: Greten, Rinninger, Greten, Innere Medizin, Thieme, 2010)

Kammer übergeleitet werden (**Abb. 3.9**). Am häufigsten ist die **orthodrome Reentry-Tachykardie**. Dabei durchläuft die Erregung zuerst den AV-Knoten in gewohnter Weise und wird anschließend retrograd über die akzessorische Bahn zu den Vorhöfen geleitet. Diese werden zumeist von unten nach oben depolarisiert, was als negative P-Welle in den inferioren Ableitungen (II, III, aVF) erkennbar wird. Es kommt nicht zur Präexzitation (keine δ-Welle). Der **QRS-Komplex** ist i. d. R. **schmal** und zeigt die normale Ventrikelerregung.

Bei einer **antidromen Reentry-Tachykardie** werden die Ventrikel antegrad über die akzessorische Bahn und retrograd über den AV-Knoten erregt. Das EKG zeigt einen deformierten, **verbreiterten Kammerkomplex**.

Klinik: Bei normalem Sinusrhythmus zeigen sich keine Beschwerden. Typischerweise beginnt und endet die Tachykardie abrupt, die **Symptome sind abhängig von der Überleitungsfrequenz** und reichen von Palpitationen über Schwindel, Dyspnoe und Angina-pectoris-Beschwerden bis zum plötzlichen Herztod. Vorhofflimmern ist potenziell lebensbedrohlich für Patienten mit WPW-Syndrom, da die Erregung extrem schnell auf die Kammern übergeleitet wird und damit ein Kammerflimmern ausgelöst werden kann.

Diagnostik: Im Ruhe-EKG ist beim **WPW-Syndrom bei Sinusrhythmus** zu Beginn des QRS-Komplexes **eine δ-Welle** (träger R-Anstieg) als Ausdruck der vorzeitigen Ventrikelerregung erkennbar (**Abb. 3.10**). Dadurch verkürzt sich die PQ-Zeit etwas (<0,12 s). ST-Strecken-Veränderungen sind beim manifesten WPW-Syndrom physiologisch. Beim **LGL-Syndrom** wird der AV-Knoten teilweise oder komplett überbrückt; die PQ-Zeit ist verkürzt. Beim **Mahaim-Syndrom** ist die PQ-Zeit normal. Der QRS-Komplex ist durch die verfrühte Erregung des rechten Faszikels linksschenkelblockartig verformt. Aufgrund der veränderten Erregungsausbreitung kann sich auch die Erregungsrückbildung (ST-Stecke) etwas anders darstellen (T-Welle ist gegensätzlich zur δ-Welle gerichtet) und darf nicht als Ischämiezeichen gewertet werden.

Zur genauen Diagnostik und Risikoeinschätzung dient die elektrophysiologische Untersuchung.

Therapie und Prognose: Die orthodrome Form der Reentry-Tachykardie (> 80 %) wird **analog der AVNRT** mit Karotissinusmassage, Adenosin, Kalziumantagonisten (Verapamil, Diltiazem) oder β-Blockern behandelt, da hierdurch die Leitung im AV-Knoten unterbrochen werden kann. Substanzen, die die Leitungsgeschwindigkeit der akzessorischen Bahn verlangsamen, wie z. B. Ajmalin, Flecainid, Propafenon und Amiodaron, sind vorwiegend zur Prophylaxe geeignet.

Cave: Digitalis, Verapamil, Diltiazem und β-Blocker sind nicht zur Prophylaxe geeignet, da sie z. T. die Refraktärzeit des Bündels verkürzen, was insbesondere bei Vorhofflimmern zu bedrohlich hohen Kammerfrequenzen führen kann.

Bei gehäuften Tachykardien, ausgeprägter Symptomatik und Vorhofflimmern ist die **Katheterablation** Therapie der Wahl. Ihre Erfolgsrate ist hoch (98 %).

3.3.6 Fokale atriale Tachykardie

DEFINITION Bei der fokalen atrialen Tachykardie (FAT) sind ein oder mehrere ektope Foci außerhalb des Sinusknotens für die Vorhofdepolarisation verantwortlich.

Einteilung: Man unterscheidet die uni- von der multifokalen atrialen Tachykardie.

Ätiologie: Ursache ist meist eine Dilatation der Vorhöfe, z. B. bei KHK, Herzinsuffizienz, Vitien, Kardiomyopathien oder einer (pulmonal-)arteriellen Hypertonie.

Klinik: Die Symptome richten sich nach der Herzfrequenz, schnelle Tachykardien können Palpitationen und Schwindel und eine kardiale Dekompensation auslösen.

Diagnostik: Im EKG erkennt man mehr oder weniger gleichförmige (unifokal) oder polymorphe P-Wellen mit einer gleichmäßigen bis wechselnden Überleitung und Kammerfrequenzen von 150–200/min. Form und Vektor der P-Wellen lassen auf die Lokalisation des Fokus schließen.

Mithilfe der elektrophysiologischen Untersuchung lassen sich Mechanismus und Lokalisation der Tachykardie genau bestimmen.

Therapie: Zur Akutbehandlung werden β-Blocker, Kalziumantagonisten und Digitalis verabreicht, die die AV-Knoten-Überleitung verlangsamen. Diese Substanzen können zur dauerhaften Frequenzkontrolle verwendet werden. Amiodaron unterdrückt hingegen die ektope Reizbildung.

Alternativ stehen elektrische Kardioversion (mit hoher Rezidivrate) oder die Katheterablation zur Verfügung.

3.3.7 Junktionale ektope Tachykardie

Die junktionale ektope Tachykardie (JET) tritt fast ausschließlich bei Kleinkindern auf und ist mit organischen Herzerkrankungen oder kürzlich vorangegangenen Herzoperationen assoziiert. Der Fokus ist im Bereich des AV-Knotens lokalisiert und verursacht Tachykardiefrequenzen von ≤ 250/min. Soweit möglich ist eine kausale Therapie anzustreben.

3.3.8 Ventrikuläre Extrasystolie

DEFINITION Verfrüht einfallende Erregungen, die unterhalb der Bifurkation des His-Bündels entstehen.

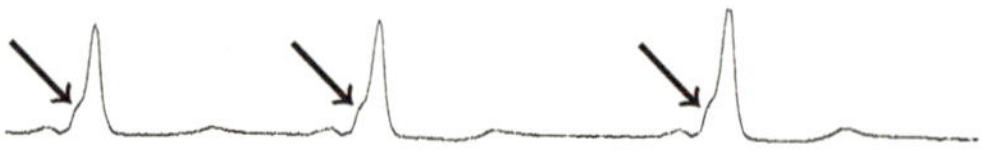

Abb. 3.10 δ-Welle bei WPW-Syndrom. (aus: Baenkler et al., Kurzlehrbuch Innere Medizin, Thieme, 2010)

3.3 Tachykarde Herzrhythmusstörungen

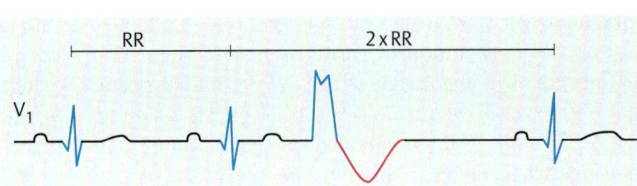

Abb. 3.11 **Schematische Darstellung einer linksventrikulären Extrasystole.** (aus: Schuster, Trappe, EKG-Kurs für Isabel, Thieme, 2009)

Einteilung: Entstammen die ventrikulären Extrasystolen (VES) demselben ektopen Herd, spricht man von monotopen und damit meist **monomorphen** Extrasystolen (gleichgestaltete QRS-Komplexe), bei jeweils verschiedenen Herden von **polymorphen VES**. Eine **2:1-Extrasystolie** bezeichnet die regelmäßige Folge von 2 Normalschlägen und einer Extrasystole. Bei einem **Bigeminus** folgt jedem Normalschlag 1 ES, bei einem Trigeminus folgen einem Normalschlag 2 ES sowie bei einem Quadrigeminus 3 ES. **Couplets** sind paarweise auftretende Extrasystolen, Triplets 3 direkt hintereinander auftretende und **Salven mehr als 3 direkt** hintereinander auftretende Extrasystolen. Als **Parasystolie** bezeichnet man 2 Rhythmen, die simultan unabhängig voneinander schlagen: den Sinusrhythmus und einen ektopen, meist langsameren Rhythmus.

Ätiopathogenese: VES können auch bei herzgesunden Patienten auftreten und gehen dann i. d. R. nicht mit einer erhöhten Mortalität einher. Gefährlich sind v. a. VES, die mit einer organischen Herzerkrankung (v. a. akuter Myokardinfarkt oder fortgeschrittene Herzinsuffizienz) verbunden sind. Diese Patienten haben, insbesondere bei wiederholt vorkommenden VES, ein deutlich erhöhtes Risiko, am plötzlichen Herztod zu sterben.

Der Sinusrhythmus ist meist nicht beeinträchtigt (→ keine retrograde Erregung des Vorhofs). Nach der Extrasystole entsteht eine **kompensatorische Pause**, die vom Patienten wie ein „Herzaussetzer" wahrgenommen wird (→ die reguläre Sinuserregung trifft auf refraktäres Myokard). Der Abstand zwischen den beiden R-Zacken vor und nach der Extrasystole entspricht dem doppelten RR-Intervall von 2 normalen Herzaktionen. Bei Bradykardie kann das Myokard für den nächsten eintreffenden Sinusimpuls schon wieder erregbar sein.

Klinik: Wie SVES bleiben auch VES häufig asymptomatisch. Die Patienten nehmen häufig ein Herzstolpern oder gesteigertes Herzklopfen wahr. Salven verschlechtern meist die hämodynamische Situation und können zu Schwindelanfällen und Synkopen führen (→ mangelhafter Blutauswurf).

Komplikationen: Die wichtigste Komplikation ist das Kammerflimmern. VES mit sog. **R-auf-T-Phänomen**, also Extrasystolen, die besonders frühzeitig in die vulnerable Phase der T-Welle einfallen, gehen mit einem besonders hohen Risiko für ein Kammerflimmern einher (sog. Warnarrhythmien).

Diagnostik: VES sind häufig nur ein Zufallsbefund. Im EKG zeigen sich **verbreiterte QRS-Komplexe ohne vorausgehende P-Welle**. Fällt die nachfolgende regelhafte Erregung in die Refraktärphase des Myokards, kontrahiert dieses nach einer kompensatorischen Pause erst wieder beim darauffolgenden Impuls (**Abb. 3.11**). Das Schlagvolumen ist dann vergrößert. Aus der Form der QRS-Komplexe in der jeweiligen Ableitung kann auf den Entstehungsort der VES geschlossen werden: z. B. kompletter Linksschenkelblock bei VES aus dem rechten Tawara-Schenkel (**Abb. 3.12**).

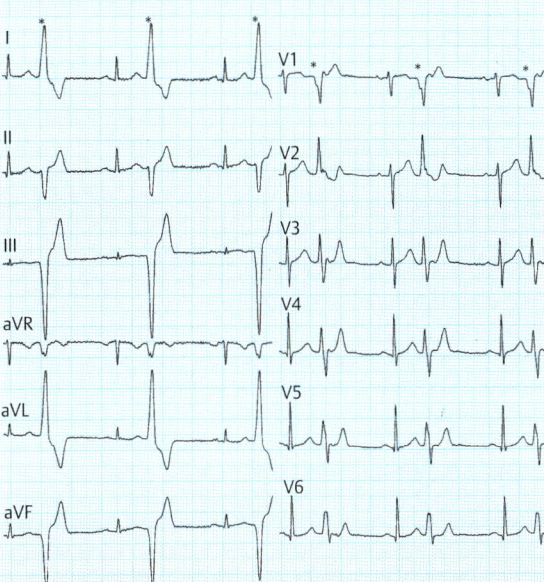

Abb. 3.12 **EKG-Befund mit Bigeminus.** EKG mit Sinusrhythmus und Indifferenztyp. QRS-Dauer der Normalschläge 80 ms. Die Extrasystolen (*) sind monomorph und stammen aus dem rechten Ventrikel (Linksschenkelblock). (aus: Hamm, Willems, Checkliste EKG, Thieme, 2007)

Therapie und Prognose: Beschwerdefreie Patienten bedürfen normalerweise keiner Therapie. Ebenso sind VES bei herzgesunden Patienten meist als harmlos zu erachten. Bei symptomatischen Patienten können β-Blocker, Amiodaron oder Klasse-Ic-Antiarrhythmika (Flecainid, Propafenon) erwogen werden, wobei Letztere allerdings bei kardialer Grunderkrankung kontraindiziert sind. Die Grunderkrankung sollte nach Möglichkeit immer therapiert werden.

3.3.9 Ventrikuläre Tachykardie

DEFINITION Gesteigerte Herzfrequenz > 120/min mit verbreitertem QRS-Komplex (> 0,12 s), deren Ursprung im Kammermyokard liegt und nicht den normalen Weg der Erregungsleitung nimmt.

Einteilung: Morphologisch unterscheidet man eine **mono-** von einer **polymorphen** Form, nach dem zeitlichen Verlauf eine **nicht anhaltende** (< 30 s) von einer **anhaltenden** (≥ 30 s) ventrikulären Tachykardie (VT). VT, die ohne eine strukturelle Herzerkrankung auftreten, sind meist prognostisch günstiger (→ seltener Kammerflimmern).

Ätiopathogenese: Meist besteht eine schwere organische Herzerkrankung. Häufige Ursachen sind der Myokardinfarkt, eine KHK, Kardiomyopathien (seltene Sonderform: ARVC [S. A72]), Vitien oder Intoxikationen (z. B. Überdosierung mit Digitalis oder Antiarrhythmika). VT können insbesondere bei gesunden jüngeren Patienten auch idiopathisch auftreten. Bei jüngeren Patienten muss zudem an das angeborene Brugada-Syndrom (→ Na^+-Kanal-Dysfunktion mit polymorphen VT, speziell in der Ruhephase) und das Long-QT-Syndrom gedacht werden.

Ventrikuläre Tachykardien entstehen in der rechten oder linken Kammer zumeist durch einen Reentry-Mechanismus, seltener durch eine abnorme Automatie. Ein **Reentry-Mechanismus** tritt typischerweise im Bereich von Myokardnarben auf (Narben sind elektrisch nicht erregbar). Die Erregung kreist dann in den Randgebieten der Infarktnarbe um die Narbe herum. Selten ist eine getriggerte Automatie (z. B. bei Digitalisintoxikation).

Klinik: Die VT kann komplett symptomlos bleiben oder sich aber (häufiger) mit Beschwerden wie ==Palpitationen, Herzrasen, Angina pectoris und Dyspnoe== bis hin zum plötzlichen Herztod manifestieren.

Diagnostik: Da die VT in der Kammer entsteht, erkennt man im EKG **breite QRS-Komplexe** (Abb. 3.13), die schenkelblockartig deformiert sind, allerdings keine ganz typische Schenkelblockmorphologie aufweisen (biphasische Deformierung bei VT). Bei der monomorphen VT sind die QRS-Komplexe gleichmäßig gestaltet, bei der polymorphen VT unterschiedlich. Eine nicht anhaltende Tachykardie ist durch > 5 aufeinanderfolgende QRS-Komplexe < 30 s gekennzeichnet. Eine anhaltende VT dauert > 30 s.

Beweisend für eine ventrikuläre Tachykardie ist die **AV-Dissoziation**, d. h. es treten mehr QRS-Komplexe als P-Wellen auf.

Bei langsamerer Frequenz kann eine Erregung aus dem Sinusknoten auf die Kammer übergeleitet werden. Diese ist dann als normaler QRS-Komplex (sog. **Capture-Beat**) oder als Mischbild aus normalem und schenkelblockartig verändertem QRS-Komplex nachweisbar.

Differenzialdiagnosen: Verwechslungen mit **supraventrikulären Tachykardien**, die **mit Schenkelblock** einhergehen, sind häufig. Zur differenzialdiagnostischen Unterscheidung bietet sich hierzu die Beurteilung der Septumdepolarisation im EKG an (besonders gut in den seitlichen Ableitungen V_1 und V_6 darstellbar). Bei echten Schenkelblöcken sind die QRS-Komplexe triphasisch deformiert, bei ventrikulären Tachykardien biphasisch. Weitere Unterscheidungskriterien sind:

- Bei der **VT**, die **mit einem rechtsschenkelblockartig deformiertem QRS-Komplex** einhergeht (also wie ein Rechtsschenkelblock erscheint), ist die S-Zacke in V_6 tief (R/S-Relation < 1). Bei supraventrikulären Ursachen findet man dagegen eine R/S-Relation > 1.
- Bei **VT mit linksschenkelblockartig deformiertem QRS-Komplex** sind die R-Zacke (> 0,03 s) sowie der Abstand Anfang R bis Spitze S (> 0,06 s) verbreitert. Im abfallenden Schenkel von S ist zudem eine Einkerbung („Notch") nachweisbar. Bei supraventrikulärem Ursprung fehlt die Einkerbung. Q-Zacken in V_6 sind häufig bei der VT und selten beim LSB.

> **MERKE** Für eine **VT** spricht: ein Myokardinfarkt in der Vorgeschichte, QRS-Zeiten > 0,160 s (bei scheinbarer LSB-Konfiguration) oder > 0,140 s (scheinbarer RSB) und/oder klare Dissoziation von P-Wellen zum QRS-Komplex.
> Unregelmäßige RR-Abstände legen ein **Vorhofflimmern** mit Schenkelblock oder mit Präexzitation nahe.

Therapie: Ventrikuläre Tachykardien sind akut lebensbedrohlich und erfordern eine unverzügliche Therapie. Zur Akuttherapie bei Dekompensation sofortige Herz-Lungen-Wiederbelebung und schnellstmögliche **Kardioversion** mit R-Zacken-synchronisierten Schocks (200 J [biphasisch] bis 360 J [monophasisch]), ggf. in Kurznarkose. Des Weiteren wird Amiodaron 150–300 mg i. v. verabreicht.

Als Akuttherapie wird bei stabiler Hämodynamik **Ajmalin** oder **Amiodaron** appliziert, Lidocain ist das Mittel der zweiten Wahl.

Amiodaron ist auch zur Langzeittherapie geeignet, allerdings mit beträchtlichen Nebenwirkungen verbunden. Ergänzt oder ersetzt werden kann es evtl. durch β-Blocker. Die Grunderkrankung sollte immer behandelt werden.

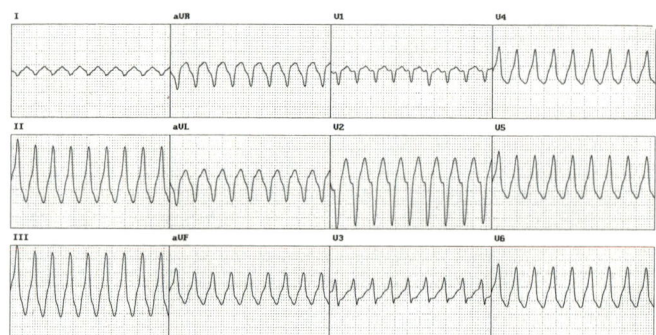

Abb. 3.13 **Idiopathische Kammertachykardie**. Der Ursprung der Tachykardie liegt vermutlich im Bereich des Ausslusstraktes des rechten Ventrikels (→ positive Achse in II, III und aVF sowie negative Achse in V_1). (aus: Siegenthaler, Siegenthalers Differenzialdiagnose, Thieme, 2005)

Therapie der Wahl ist die Implantation eines Kardioverter-Defibrillators. Bei wiederholten Schocks bzw. als primäre Therapie bei Sonderformen (wie z. B. der fokalen, im rechtsventrikulären Ausflusstrakt entstehenden VT) kann eine zusätzliche Katheterablation erwogen werden.

> **MERKE** Vereinfacht gilt bei regelmäßigen Tachykardien: Instabile Tachykardien werden kardiovertiert, bei stabilen wird weiter zwischen supraventrikulären und ventrikulären Tachykardien unterschieden. Erstere werden mit Vagusreiz und anschließendem Adenosin-Bolus, β-Blocker-Gabe oder mit Kalziumantagonisten behandelt. Bei ventrikulären Tachykardien ist zunächst Amiodaron indiziert.

Prognose: Grundsätzlich ist bei anhaltenden VT das Risiko des plötzlichen Herztodes deutlich erhöht, in Abhängigkeit von Kammerfrequenz, Grunderkrankung und Ventrikelfunktion allerdings in unterschiedlicher Ausprägung. Die 2-Jahres-Mortalität kann bis zu 30–50 % betragen.

3.3.10 Torsade-de-pointes-Tachykardie, Kammerflattern und Kammerflimmern

Torsade-de-pointes-Tachykardie (TdP)

> **DEFINITION** Sonderform der ventrikulären Tachykardie mit periodischem An- und Abschwellen der QRS-Komplexe (typisches spindelförmiges EKG-Muster) bei einer Frequenz von 200–250/min.

Ätiologie: Die häufigste Ursache ist eine **Verlängerung der QT-Zeit**. Das genetisch bedingte Long-QT-Syndrom wird weiter unten besprochen. Erworbene Ursachen sind z. B. Elektrolytstörungen (z. B. Hypokaliämie, Hypokalzämie) oder die Einnahme von Medikamenten (z. B. Antiarrhythmika wie Chinidin, Sotalol oder Amiodaron, trizyklische Antidepressiva). Gefördert werden TdP-Tachykardien durch eine Bradykardie.

Klinik: Die Torsade-de-pointes-Tachykardie tritt typischerweise anfallsartig (z. B. durch Stress ausgelöst) und nur kurz auf. Sie ist eine lebensbedrohliche Herzrhythmusstörung und zeigt sich mit Schwindel und Synkopen (selbstlimitierende TdP) oder – bei Übergang in Kammerflimmern – mit plötzlichem Herztod.

Diagnostik: Die Ausschlaghöhe der Kammerkomplexe nimmt wechselnd zu und ab (**Abb. 3.14**). Vor Beginn der TdP-Tachykardie erkennt man eine Verlängerung der absoluten QT-Zeit auf > 550 ms. Der QRS-Komplex ist verbreitert. Als Zeichen der ungleichmäßigen Repolarisation zeigen sich abnorme T- und U-Wellen.

Therapie: Therapie der Wahl zur Unterbrechung der Tachykardie ist die elektrische atriale Stimulation (TdP-Tachykardie wird in der Regel durch bradykarde Herzfrequenzen getriggert). Medikamentös kann Mg^{2+}-Sulfat und/oder Orciprenalin appliziert werden. Eine Hypokaliämie sollte korrigiert werden. Im Vordergrund stehen außerdem die Behandlung der Grunderkrankung und ggf. das Absetzen des auslösenden Medikaments. Bei Kammerflimmern ist die sofortige kardiopulmonale Reanimation angezeigt.

Kammerflattern und Kammerflimmern

> **DEFINITION**
> - **Kammerflattern:** tachykarde Kammeraktionen mit einer Frequenz von 200–350/min, die aber noch relativ geregelt ablaufen.
> - **Kammerflimmern (VF):** völlig ungeregelte Ventrikelkontraktionen mit einer Frequenz von 300–500/min.

Ätiopathogenese: Kammerflimmern wird bei reduzierter Flimmerschwelle durch einen ungünstig einfallenden Impuls ausgelöst und tritt sehr häufig in Bereichen von ischämisch geschädigtem Myokard auf (bei KHK, Myokardinfarkt). Ebenso begünstigend sind Herzerkrankungen wie eine Myokarditis, Kardiomyopathie oder eine schwere Herzinsuffizienz. Andere Auslöser sind Elektrolytstörungen (v. a. Hypokaliämie), Medikamente (z. B. Antiarrhythmika, Digitalis, Antidepressiva, Makrolid-Antibiotika), Elektrounfälle oder primär elektrische Herzerkrankungen (Long-QT-Syndrom, Short-QT-Syndrom, Brugada-Syndrom, s. u.).

Long-QT-Syndrom (LQTS): Pathologische Verlängerung der frequenzkorrigierten QT-Zeit (QTc, s. u.), die angeboren (autosomal-dominantes Romano-Ward-Syndrom bzw. autosomal-rezessives Jervell-Lange-Nielsen-Syndrom mit zusätzlicher Taubheit) oder erworben sein kann (z. B. medikamentös, s. o.). Pharmaka führen hauptsächlich durch Verlängerung der Repolarisationszeit (z. B. Sotalol, Chinidin, Erythromycin), aber auch durch direkte Intoxikationen bzw. Blockade des Enzyms Cytochrom P450 zu einer Verlängerung des QT-Intervalls. Bei der kongenitalen Form kommt es bereits im Kindesalter zu Torsade de pointes, Kammerflimmern und plötzlichem Herztod.

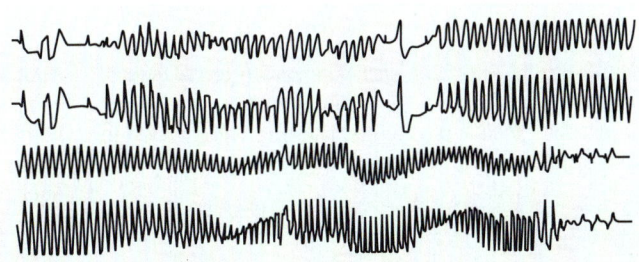

Abb. 3.14 Torsade-de-pointes-Tachykardie. (aus: Schuster, Trappe, EKG-Kurs für Isabel, Thieme, 2009)

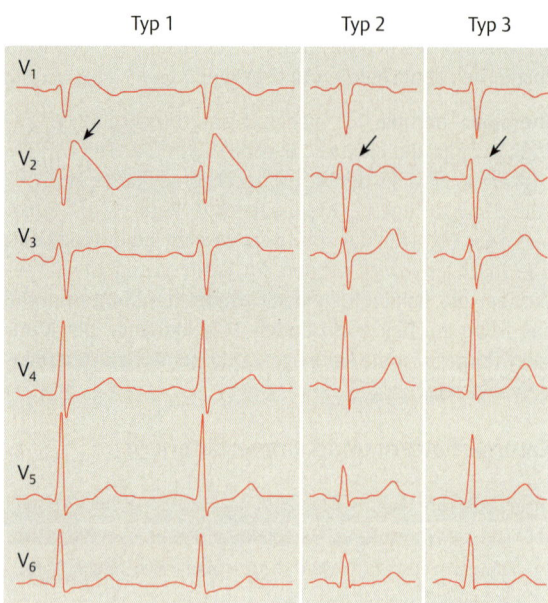

Abb. 3.15 **Brugada-Syndrom.** Die unterschiedlichen Formen unterscheiden sich anhand der Form der ST-Strecke (Pfeil). (aus: Baenkler et al., Duale Reihe Innere Medizin, Thieme, 2009)

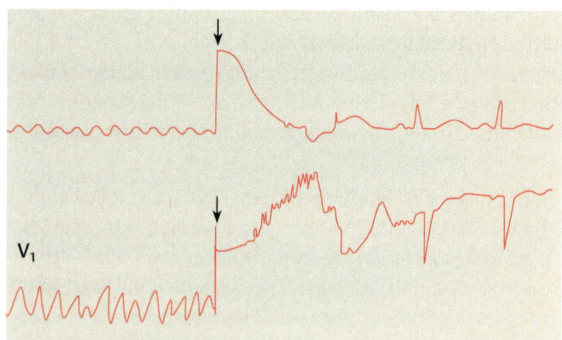

Abb. 3.16 **Kammerflimmern.** Die Kammeraktionen sind hochfrequent und absolut irregulär, sodass es nicht zur Ventrikelkontraktion und somit zu keinem effektiven Blutauswurf kommt. Die QRS-Komplexe sind nicht abgrenzbar. Der Pfeil zeigt die Defibrillation an, durch die wieder ein normaler Rhythmus in Gang gebracht werden konnte. (aus: Baenkler et al., Duale Reihe Innere Medizin, Thieme, 2009)

$$QTc = \frac{QT\,[ms]}{\sqrt{RR\,[ms]}}$$

Short-QT-Syndrom (SQTS): Verkürzung der QTc-Zeit (< 280 ms) infolge kongenitaler Mutationen des Kaliumkanals mit autosomal-dominantem Erbgang, die zu einer beschleunigten Repolarisation führen. Das Risiko, am plötzlichen Herztod zu versterben, ist deutlich erhöht.

Brugada-Syndrom: Kammerflimmern (oder polymorphe VT sehr hoher Frequenz) ohne strukturelle Herzerkrankung (**Abb. 3.15**). In den Ableitungen V_{1-3} sind ST-Streckenhebungen sowie ein Rechtsschenkelblock (komplett oder inkomplett) nachweisbar, die QT-Zeit ist normal. Abhängig von der Morphologie der ST-Veränderung unterscheidet man 3 Formen. Bei einigen Patienten persistieren die EKG-Veränderungen, bei anderen sind sie hingegen nur vorübergehend nachweisbar. Beim verborgenen Brugada-Syndrom lässt sich die charakteristische ST-Streckenhebung mittels Gabe eines Natrium-Kanal-Blockers (z. B. Ajmalin) provozieren bzw. verstärken (sog. Ajmalin-Test) und das Brugada-Syndrom dadurch demaskieren. Ursächlich ist eine autosomal-dominant vererbte Mutation des Natriumkanals, die den plötzlichen Herztod begünstigt.

Klinik: Setzt Kammerflimmern ein, tritt innerhalb weniger Sekunden Bewusstlosigkeit auf (funktioneller Kreislaufstillstand), die eine sofortige Reanimation erfordert. Manchmal bestehen Vorzeichen wie Schwindel, Präsynkopen oder retrosternale Schmerzen.

Diagnostik: Im EKG zeigt sich Kammerflattern als hochfrequente ventrikuläre Tachykardie und Kammerflimmern mit grob- bis feinschlägigen Flimmerwellen (**Abb. 3.16**).

Die QT-Zeit muss in Abhängigkeit von der Herzfrequenz betrachtet werden. Die frequenzkorrigierte QT-Zeit (QTc) wird berechnet aus:

Therapie und Prognose: Bei Kammerflimmern mit Bewusstlosigkeit sind eine sofortige **Reanimation** [S.A49] und schnellstmögliche **Defibrillation mit 200 J (biphasisch)** bis 360 J (monophasisch) erforderlich. Nach der 3. erfolglosen Defibrillation wird 1 mg Adrenalin mit 9 ml NaCl 0,9 % alle 3–5 min verabreicht. Zeigt Adrenalin keine Wirkung, ist die Gabe von **Amiodaron** 300 mg i. v. angezeigt; nach erneuter erfolgloser Defibrillation kann Amiodaron einmalig nachgespritzt werden (z. B. 150 mg). Die K^+- und Mg^{2+}-Bilanzen müssen ausgeglichen werden (→ ansonsten arrhythmiefördernd).

Zur **Langzeitprophylaxe** sollten die Patienten übermäßige körperliche Belastungen meiden. Das LQTS wird zudem mit β-Blockern und Mg^{2+} behandelt. Nach überlebtem Kammerflimmern ist die ICD-Implantation (v. a. bei LQTS, SQTS, Brugada-Syndrom) indiziert. Dadurch kann die Wahrscheinlichkeit, am plötzlichen Herztod zu versterben, auf 1–2 % jährlich reduziert werden.

3.3.11 Herz-Kreislauf-Stillstand, plötzlicher Herztod

DEFINITION Sistieren von Herzfunktion und Blutzirkulation.

Epidemiologie: Die Inzidenz beträgt bei Männern < 40 Jahren 0,04 % und < 80 Jahren 1,4 %. Bei Frauen etwa die Hälfte davon.

Ätiopathogenese: Ursächlich sind in ca. 80 % eine KHK bzw. ein Myokardinfarkt, in ca. 15 % eine Kardiomyopathie (v. a. HCM oder ARVC bei Sportlern und jüngeren Patienten), selten eine Aortenstenose, eine entzündliche oder primär elektrische Herzerkrankung (z. B. LQTS, Brugada-Syndrom). Weitere Auslöser sind eine Hypo-/Hyperkaliämie, Intoxikation mit Drogen oder Medikamenten, Lungenembolie oder Hypoxie (z. B. durch Aspiration, zentrale Atemstörung oder Verlegung der Atemwege).

Man unterscheidet einen **tachysystolischen**, hyperdynamen Herzstillstand (z. B. bei Kammerflimmern, -flattern, ventrikulärer Tachykardie) von einem **asystolischen**, hypodynamen Herzstillstand (Asystolie, pulslose mechanische Entkoppelung). Der tachysystolische Herzstillstand ist weitaus häufiger (80 %).

Diagnostik: Zeichen eines Herz-Kreislauf-Stillstandes sind:
- Bewusstlosigkeit
- Atemstillstand
- fehlender Puls
- blasse und kalte Haut.

Siehe auch Notfallmedizin [S. B30].

Therapie: Eine sofortige **kardiopulmonale Reanimation** ist notwendig. Jede Minute ohne Reanimation verringert die Überlebenschance um ca. 10 % (s. auch Notfallmedizin [S. B30]).

- Bei **Kammerflimmern** und **pulsloser ventrikulärer Tachykardie** wird mit einer Herzdruckmassage gestartet und der Patient schnellstmöglich mit 360 J monophasisch oder 150–200 J biphasisch defibrilliert. Anschließend wird die CPR umgehend für 2 min fortgesetzt. Erst danach prüft man die Position der Elektroden und den Herzrhythmus im EKG. Nach der 3. erfolglosen Defibrillation spritzt man 1 mg Adrenalin i. v. (danach alle 3–5 min i. v.) und 300 mg Amiodaron i. v.
- Ein Patient mit **Asystolie** und **pulsloser elektrischer Aktivität** wird kontinuierlich reanimiert und auch sein EKG-Rhythmus regelmäßig alle 2 min überprüft. Während der CPR erhält der Patient 1 mg Adrenalin alle 3–5 min i. v. Die Gabe von Atropin wird im Rahmen der CPR nicht mehr empfohlen.

> **MERKE** Vorsicht ist bei der Gabe von Adrenalin geboten, da hierdurch der K^+-Einstrom in die Zellen und somit eine Hypokaliämie (→ Verstärkung der Arrhythmie) begünstigt wird.

Prognose: Circa ¾ der Patienten mit Kammertachykardien können erfolgreich reanimiert werden, bei nicht kardialer Ursache (Lungenembolie, Blutungen, Ertrinken etc.) ist ca. ⅓ der Reanimationen, bei Kammerflimmern ca. ¼, bei Asystolie und elektromechanischer Entkoppelung < 10 % erfolgreich.

Die Rezidivrate bei primär Überlebenden liegt in den ersten 2 Jahren bei 50 % und kann durch eine **ICD-Implantation** deutlich minimiert werden. Patienten, die einen Herzstillstand überstanden haben, sollten für 12–14 h auf eine Körperkerntemperatur von 32–34 °C gekühlt werden, da sich hierdurch das Outcome verbessert.

Prognoseverbessernd ist auch Minimierung von kardialen Risikofaktoren [S. A50].

4 Koronare Herzerkrankung (KHK)

4.1 Grundlagen

DEFINITION Die koronare Herzerkrankung bezeichnet die Folgen einer **atherosklerotisch bedingten Stenose der Koronargefäße**, die zu einem Missverhältnis zwischen O_2-Bedarf und -Angebot der Herzmuskulatur führt (Myokardischämie). Sie verläuft lange asymptomatisch und wird meist erst ab einer Lumeneinschränkung von > 70 % klinisch manifest.

Koronargefäße und Versorgungstypen: Verantwortlich für die Durchblutung des Herzmuskels sind die beiden Koronargefäße: A. coronaria dextra (RCA) und A. coronaria sinistra (LCA). Die LCA zweigt sich in den Ramus interventricularis anterior (RIVA) und Ramus circumflexus (RCX) auf.

Abhängig von den jeweiligen Versorgungsgebieten der einzelnen Gefäße unterscheidet man verschiedene Versorgungstypen (Abb. 4.1). Am häufigsten ist der **ausgeglichene Typ**, d. h. die linke Koronararterie versorgt die Vorderwand des linken Ventrikels und einen Großteil des Septums und die rechte Koronararterie den rechten Ventrikel mitsamt einem Streifen der linksventrikulären Hinterwand und dem hinteren Teil des Septums. Wesentlich seltener sind der sog. Links- bzw. Rechtsversorgungstyp (jeweils 15 %).

Durchblutet werden die Koronararterien vorwiegend in der Diastole.

Einteilung: Die Myokardischämie kann asymptomatisch bleiben (sog. **stumme Ischämie**) oder sich äußern als:
- Angina pectoris,
- Myokardinfarkt,
- Herzinsuffizienz oder
- mit Herzrhythmusstörungen bis hin zum plötzlichen Herztod.

Nach der **Anzahl der stenosierten Hauptkoronargefäße** (s. o.) unterteilt man in Ein-, Zwei- oder Drei-Gefäß-Erkrankungen.

Der Begriff „ischämische Herzkrankheit" umfasst sämtliche Krankheitsbilder mit einem Missverhältnis zwischen O_2-Angebot und -Bedarf, also auch Erkrankungen funktionellen oder hämatogenen Ursprungs.

Epidemiologie: Die KHK ist die häufigste Todesursache in der westlichen Welt. Die Langzeitprävalenz beträgt 30 %

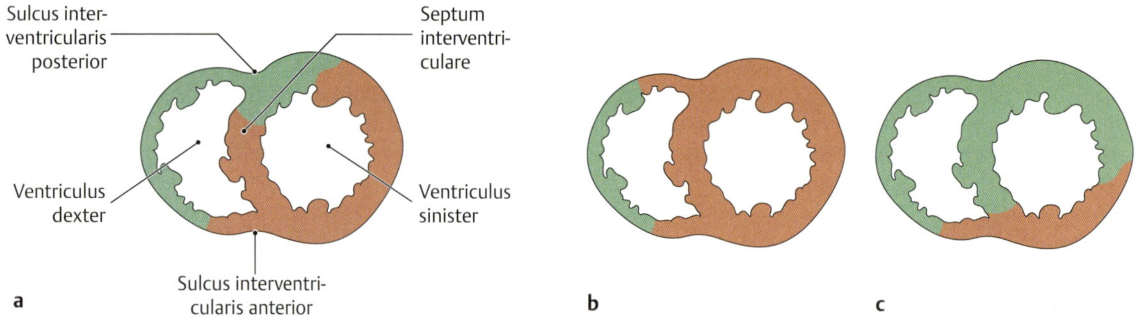

Abb. 4.1 **Versorgungstypen. a** Ausgeglichener Versorgungstyp. **b** Linksversorgungstyp. **c** Rechtsversorgungstyp. rot = A. coronaria sinistra, grün = A. coronaria dextra (aus: Schünke et al., Prometheus, Lernatlas der Anatomie, Thieme, 2009)

für Männer und 15 % für Frauen. Frauen erkranken typischerweise gehäuft ab dem 5. Lebensjahrzehnt (Abnahme der protektiven Östrogenwirkung). Die Trends, Ursachen und Risikofaktoren der koronaren Herzkrankheit werden in einer multizentrischen, internationalen Studie erfasst (MONICA-Studie: „**moni**toring of trends and determinants of **ca**rdiovascular diseases").

Ätiopathogenese: Die Ursache für eine KHK ist die **Atherosklerose**. Näheres s. Gefäße [S. A93]. Mit der zunehmenden Verengung der Koronargefäße verschlechtert sich insbesondere die Durchblutung der endokardnah gelegenen Areale, bis es zur vollständigen **Myokardischämie** kommt. Ist der Durchmesser der Koronargefäße um > 70 % eingeengt, treten anfangs belastungsabhängig, später auch in Ruhe, Ischämiesymptome auf (Angina pectoris [S. A50]). Das Ausmaß der Beschwerden ist zusätzlich von der Anzahl der Kollateralgefäße abhängig („Umgehen" der stenosierten Gefäße). Die **Koronarreserve**, also das Verhältnis der Koronardurchblutung in Ruhe zur maximal möglichen Durchblutung, ist bei atherosklerotisch veränderten Herzkranzgefäßen deutlich reduziert (normal kann die Perfusion durch Vasodilatation auf das 4-Fache ansteigen).

Mikroangiopathien (sog. small vessel disease) betreffen die kleinen Koronargefäße und treten häufig im Rahmen einer arteriellen Hypertonie, eines Diabetes mellitus oder bei Vaskulitiden auf.

Selten tritt eine **Myokardischämie ohne Atherosklerose** auf. Ursächlich sind dann Koronarspasmen, Embolien in den Koronararterien, Anomalien der Koronararterien, arteriovenöse Fisteln oder Vaskulitiden. Darüber hinaus kommt eine O_2-Unterversorgung bei Myokardhypertrophie, Klappenvitien, arterieller Hypertonie oder Herzrhythmusstörungen in Betracht. Extrakardiale Faktoren können den O_2-Bedarf erhöhen (z. B. Fieber, Hyperthyreose) oder das O_2-Angebot vermindern (z. B. Anämie, pulmonale Erkrankungen, CO-Vergiftung, Aufenthalt in großen Höhen) und damit zur Koronarinsuffizienz führen.

Risikofaktoren:
- Zigarettenrauch
- arterielle Hypertonie
- Hyperlipidämie
- Hyper-LDL- und Hypo-HDL-Cholesterinämie
- Diabetes mellitus
- dauerhaft erhöhte inflammatorische Marker (insbesondere CRP)
- erhöhte Gerinnungsbereitschaft (z. B. Thrombophilie, erhöhtes Fibrinogen)
- Adipositas
- Bewegungsmangel
- Stress
- erhöhtes Lebensalter
- männliches Geschlecht
- genetische Prädisposition (KHK oder Herzinfarkte in der Familienanamnese).

4.2 Klinik

Leitsymptom ist die Angina pectoris (s. u.). Man unterscheidet eine **stabile** (belastungsabhängig) von einer **instabilen Angina pectoris** [S. A54]. Die instabile Form wird zusammen mit dem **Herzinfarkt** auch als akutes Koronarsyndrom (**ACS** [S. A54]) bezeichnet.

Man klassifiziert die stabile Angina pectoris in Klasse I (Beschwerden, die ausschließlich bei schwerer körperliche Belastung auftreten) bis Klasse IV (Angina pectoris in Ruhe, Tab. 4.1).

Stabile Angina pectoris: Sie macht sich nach körperlicher oder psychischer Belastung mit einem **retrosternalen Schmerz**, **Druck**- und **Engegefühl** bzw. Brennen bemerk-

Tab. 4.1 Einteilung der stabilen Angina pectoris nach der Canadian Cardiovascular Society (CCS)

CCS-Grad	Definition	Beispiel
I	keine Angina bei normaler Belastung. Angina bei sehr hoher oder andauernder Belastung	Gartenarbeit, Joggen, intensives Radfahren, Ballsportarten
II	geringe Einschränkung bei normalen Tätigkeiten	zu schnelles Treppensteigen, Bergaufgehen, Anstrengungen kurz nach dem Aufstehen
III	deutliche Einschränkungen der Leistungsfähigkeit	Beschwerden beim An- und Ausziehen, leichter Hausarbeit oder langsamem Gehen
IV	Angina bei jeder Art von Belastung und in Ruhe	–

bar. Schweres Essen oder Kälteexposition können die Symptomatik verschlimmern. Der Schmerz strahlt oft in den linken Arm oder Unterkiefer (**Cave:** auch nach rechts), nach epigastral oder dorsal aus. Er ist typischerweise großflächig (→ kann der Patient mit dem Finger auf den Schmerz zeigen, an andere Ursachen denken!) und bessert sich i. d. R. spontan nach ca. 5–10 min. Ganz typisch ist sein schnelles **Ansprechen auf Nitrate**. Atemnot, Übelkeit, Blässe, Schweißausbruch und Angst kommen häufig begleitend hinzu. Schmerzqualität und -intensität sind gleichbleibend. Die Schmerzen können durch körperliche Belastung (z. B. Treppensteigen) reproduziert werden.

Instabile Angina pectoris: Siehe Kap. Akutes Koronarsyndrom [S. A54].

Sonderformen:
- **Prinzmetal-Angina**: Wird durch Vasospasmen ausgelöst und tritt meist in Ruhe auf. Es kommt zu reversiblen ST-Hebungen im EKG, jedoch ohne Enzymanstieg.
- **Ruheangina**: Beschwerden, die in Ruhe oder während des Schlafs auftreten (Angina nocturna).
- **Kälteangina**: kältegetriggerte Beschwerden
- **Postinfarktangina**: Angina pectoris innerhalb 2 Wochen nach Myokardinfarkt (instabile Angina pectoris [S. A54]).
- **atypische Angina**: linksthorakale Schmerzen, die belastungsunabhängig auftreten und spontan sistieren.
- **„Walking-through-Angina"**: Beschwerden sistieren im Verlauf der Belastung.
- **stumme Myokardischämie**: Die typischen Angina-pectoris-Beschwerden können – v. a. bei älteren Patienten und Diabetikern (→ Neuropathie) – auch gänzlich fehlen. Unwohlsein, Verwirrtheit, unklare Synkopen und Lungenödemzeichen stehen dann im Vordergrund.

4.3 Diagnostik

In der **Anamnese** wird nach der Art der Symptome und Zeitpunkt ihres Auftretens (Belastung/Ruhe? Seit wann?), eventuellen Auslösefaktoren, Besserung der Beschwerden auf Nitroglyzerin, früheren kardialen Ereignissen und dem Vorhandensein von Risikofaktoren [S. A50] gefragt. Die **körperliche Untersuchung** kann weitere Hinweise auf vorhandene Risikofaktoren (z. B. arterielle Hypertonie, Xanthelasmen, Übergewicht) oder begleitende Erkrankungen geben (Rechts-, Linksherzinsuffizienz, auskultatorischer Nachweis von Klappenvitien oder einer Lungenvenenstauung).

Laborchemisch steht die **Enzymdiagnostik** im Vordergrund. CK, CK-MB, Troponin T und Troponin I sind Marker für geschädigte Myozyten und wesentlicher Bestandteil der Infarktdiagnostik [S. A57]. **Cave:** Eine Erhöhung dieser Parameter kann z. B. auch bei einer Myokarditis auftreten! Bei der stabilen Angina pectoris kommt es zur Myokardischämie, ohne dass die Myozyten definitiv geschädigt werden. Die Herzenzyme **steigen** also **nicht an**.

Das Ruhe-EKG bleibt bei rund der Hälfte der Patienten mit Myokardischämie normal und ist aus diesem Grund nur bedingt zur initialen Diagnostik geeignet. Im **Belastungs-EKG** [S. A21] zeigen sich **ST-Senkungen** von **> 0,1 mV in den Extremitäten- bzw. > 0,2 mV in den Brustwandableitungen.** Die ST-Senkungen sind typischerweise horizontal oder deszendierend, seltener träge aszendierend. Gemessen wird 0,08 s nach dem J-Punkt (markiert den Beginn der ST-Strecke). Als nicht richtungsweisend gelten hingegen rasch aszendierende ST-Strecken-Senkungen und Senkungen < 0,1 mV.

In der **Echokardiografie** (auch als Stressechokardiografie) können die linksventrikuläre Auswurffraktion (< 50 %) und Wandbewegungsstörungen (Hinweis auf abgelaufene Infarkte) beurteilt werden. Goldstandard ist die **Koronarangiografie**, die eine direkte Darstellung der Herzkranzgefäße erlaubt und den **Stenosegrad** bestimmen lässt.

Relativ neue, nicht invasive Untersuchungsmethoden sind die **Kardio-CT** und **MRT** (Abb. 4.2). Im Kardio-CT können ähnlich wie bei der Koronarangiografie – allerdings nicht invasiv –, die Koronarmorphologie dargestellt und Stenosen lokalisiert werden. Die Kardio-MRT erlaubt die Darstellung von Funktion, Perfusion und Vitalität des Myokards (als Stress-MRT auch unter Belastung). Derzeit sind beide Verfahren der konventionellen Angiografie allerdings in der direkten Darstellung der Koronararterien noch unterlegen. Die PET ist sehr kostenintensiv, kann aber die Vitalität des Myokards darstellen. In der Myokardszintigrafie zeigen sich ischämische Bezirke als reversible und Infarktnarben als irreversible Speicherdefekte.

4.4 Therapie und Prognose

Die Therapie der koronaren Herzerkrankung hat das Ziel, die Lebensqualität der Patienten zu verbessern bzw. die weitere Progression der Erkrankung und damit Komplikationen wie einen Myokardinfarkt zu verhindern. Sie ba-

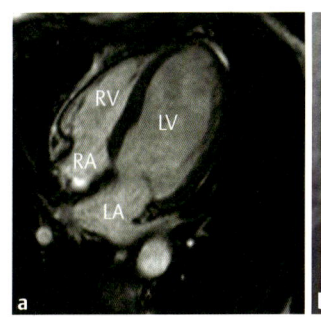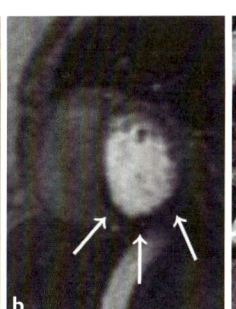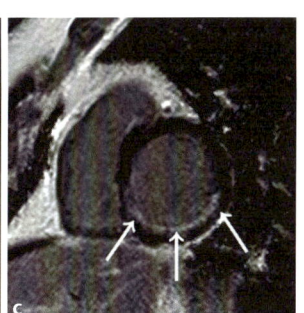

Abb. 4.2 Kardiale MRT. a 4-Kammer-Blick (RV: rechter Ventrikel, RA: rechter Vorhof, LA: linker Vorhof, LV: linker Ventrikel). **b** Die Pfeile weisen auf eine mangelhafte Durchblutung in der unteren Wand des linken Ventrikels. **c** Die Pfeile deuten auf eine subendokardiale Infarktnarbe in der unteren Wand des linken Ventrikels. (aus: Baenkler et al., Duale Reihe Innere Medizin, Thieme, 2009)

siert auf allgemeinen, medikamentösen und chirurgischen Maßnahmen.

4.4.1 Therapie des akuten Anfalls

Im Akutfall helfen **Nitroverbindungen**. Sie wirken vasodilatierend und verbessern damit die Koronardurchblutung bzw. senken die Vor- und in geringerem Ausmaß auch die Nachlast. **Nitroglycerin** ist besonders rasch wirksam und kann entweder i. v. (Wirkdauer ca. 15 min) oder sublingual (s. l.) als Zerbeißkapsel bzw. als Spray (2 Hübe à 0,4 mg, Wirkdauer 10–30 min) verabreicht werden. Isosorbiddinitrat ebenso i. v. oder s. l. (Wirkdauer 30–60 min). Kontraindiziert sind Nitrate in Kombination mit Phosphodiesterase-5-Hemmern wie Sildenafil (Viagra®) oder bei Vorliegen einer hypertrophisch-obstruktiven Kardiomyopathie (HOCM), Hypotonie oder Aortenstenose, da es durch den zusätzlichen Blutdruckabfall zu Synkopen und zerebraler Ischämie kommen kann (s. auch Notfallmedizin [S. B42]). Weiteres s. u.

4.4.2 Langzeittherapie und Prophylaxe

Zur Prognoseverbesserung und Prophylaxe ist es notwendig, bestehende **Risikofaktoren** zu **minimieren**. Dies gelingt mittels
- Nikotinkarenz
- optimaler Einstellung eines Diabetes mellitus (HbA$_{1c}$ < 6,5 %), einer arteriellen Hypertonie (< 130/80 mmHg) sowie des Lipidstoffwechsels (1. Wahl sind Statine, Ziel-LDL: mindestens < 100 mg/dl, besser < 70 mg/dl, bei fehlendem Ansprechen Kombination mit Lipidsenker 2. Wahl wie z. B. Colestyramin)
- regelmäßiger körperlicher Aktivität (Ausdauertraining bei mittelmäßiger Belastung)
- Gewichtsnormalisierung und fettarmer Kost.

Beschwerdearme Patienten sollten ebenfalls therapiert werden, da auch stumme Ischämien das Myokard schädigen und Herzrhythmusstörungen induzieren können.

Pharmakotherapie

β-Blocker senken die Mortalität und verbessern die Prognose bei Patienten mit koronarer Herzerkrankung. Sie senken den **myokardialen O$_2$-Bedarf** (Herzfrequenz, Blutdruck und Herzauswurfleistung ↓) und verlängern die Diastolendauer, was zu einer gesteigerten Koronardurchblutung führt. Bei KHK sollte kardioselektiven β$_1$-Blockern wie Bisoprolol, Metoprolol, Atenolol der Vorzug gegeben werden (**Cave:** Die Kardioselektivität nimmt mit steigender Dosis ab.). Kontraindiziert sind β-Blocker bei akut dekompensierter Herzinsuffizienz und drohendem Schock (→ verhindern die reaktive Tachykardie). Ebenso bei Asthma bronchiale (verstärkte Bronchokonstriktion durch β$_2$-Blockade), bei Prinzmetal-Angina (Verstärkung der Vasospastik) und einer Kombination mit Kalziumantagonisten vom Verapamil- oder Diltiazem-Typ (Bradykardie- und AV-Block-Risiko ↑).

Die Dosierung sollte – beginnend mit $^1/_{10}$ der Zieldosis – langsam gesteigert werden (Verdopplung alle 2 Wochen). Bei längerfristiger Behandlung reagieren die Myokardzellen sensibler auf Katecholamine (vermehrte Expression von β$_1$-Rezeptoren). Um einem Rebound-Effekt mit Tachykardie, Blutdruckanstieg und neuerlicher Angina-pectoris-Symptomatik vorzubeugen, müssen β-Blocker daher langsam **ausgeschlichen** werden.

Kalziumantagonisten bessern die Symptome, aber nicht die Prognose. Sie sind bei **Prinzmetal-Angina** Mittel der Wahl. **Dihydropyridine** wie **Nifedipin** und **Amlodipin** blockieren L-Kalziumkanäle der arteriellen glatten Gefäßmuskulatur und senken so den peripheren Widerstand (Nachlast ↓). Des Weiteren erweitern sie die Herzkranzgefäße, sodass die koronare Perfusion und damit das O$_2$-Angebot im Herzen ansteigen. Nebenwirkungen wie Kopfschmerz, Flush und Beinödeme entstehen durch die Vasodilatation. Im Rahmen einer reflektorischen Tachykardie kann es sogar zum Angina-pectoris-Anfall kommen. Nifedipin (v. a. in unretardierter Form) darf deshalb bei instabiler Angina pectoris und bis zu 4 Wochen nach Infarkt gar nicht, bei stabiler KHK nur in Kombination mit β-Blockern eingenommen werden (eine Amlodipin-Einnahme ist auch ohne β-Blocker möglich). Bei Retardpräparaten beträgt die Wirkdauer 5–10 h. Kalziumantagonisten vom **Verapamil-** oder **Diltiazem-Typ** wirken im Unterschied zu den Dihydropyridinen zusätzlich noch auf Sinus- und AV-Knoten (**negativ chrono-/dromotrop**) bzw. **negativ inotrop** am Myokard. Als Monotherapie können sie β-Blocker bei deren Unverträglichkeit ersetzen, dürfen aber wegen Bradykardie- und AV-Block-Gefahr nicht mit ihnen kombiniert werden. Kombiniert mit Digoxin können sie dessen Spiegel um bis zu 75 % steigern.

Nitroverbindungen mit verzögertem Wirkungseintritt werden bei unzureichender Wirkung von β-Blockern und Kalziumantagonisten erwogen. **Nitroglycerin** kann als Retardprodukt p. o. oder als Pflaster transdermal appliziert werden, **Isosorbiddi-** und **-mononitrat** oral oder i. v. Bei längerer Anwendung kann es zur Toleranzentwicklung kommen. Daher sollte vorzugsweise nachts ein **nitratfreies Intervall** eingehalten werden (besonders bei Pflasterapplikation zu beachten!). Neuere Medikamente sind **PETN** (Pentaerythrityltetranitrat) und **Molsidomin** (NO-Donator), bei denen die Toleranzentwicklung schwächer ausfallen soll. Häufig werden **Kopfschmerzen** aufgrund der Hirngefäßdilatation (→ intrakranialer Druckanstieg) als Nebenwirkung beobachtet, selten Synkopen. Kontraindiziert ist die Gabe bei Kombinationen mit Sildenafil sowie bei gleichzeitiger Aortenstenose oder HOCM. Die Prognose quoad vitam wird durch Langzeitnitrate nicht verbessert.

Weitere: Auch ACE-Hemmer oder AT$_1$-Rezeptor-Antagonisten scheinen generell die Prognose bei KHK zu verbessern, insbesondere bei begleitender Herzinsuffizienz, Hypertonie oder einem Diabetes mellitus.

Des Weiteren wird zur Hemmung der Thrombozytenaggregation die Gabe von Acetylsalicylsäure 75–100 mg/d empfohlen (alternativ bzw. additiv nach Stent oder ACS **Clopidogrel**). Hierdurch kann die Mortalität deutlich reduziert werden (speziell nach Myokardinfarkt). Die Behandlung wird permanent durchgeführt. 5–7 Tage vor einer elektiven Bypass-Operation muss die Einnahme von Clopidogrel beendet werden.

Revaskularisation

Zur revaskularisierenden Intervention stehen mit PTCA und Bypass-Operation grundsätzlich 2 Verfahren zur Verfügung.

PTCA (perkutane transluminale Koronarangioplastie): Die **PTCA** (oder engl. PCI, percutaneous coronary intervention) ist bei signifikanten Stenosen (> 70 %) sowie bei Patienten mit Angina pectoris, die medikamentös nicht beherrschbar ist, indiziert. Der Zugang (Schleuse) erfolgt meist über die rechte A. femoralis, in letzter Zeit auch zunehmend über die A. radialis. Der Katheter, an dessen Spitze sich ein Ballon befindet, wird über einen Draht als Leitschiene in die betreffende Koronararterie vorgeschoben. Danach wird der Ballon mit einem Gemisch aus Kochsalz und Kontrastmittel gefüllt und mit einem Druck von 5 bis max. 20 atm für 20–40 s gedehnt. Da die Restenoserate nach alleiniger Ballondilatation sehr hoch ist, wird im Anschluss häufig ein Stent (aus Metall) implantiert. Durch die Verwendung von speziell **beschichteten Stents** (DES, drug eluting stent) kann die überschießende Bildung von Endothel und damit die Restenoserate zusätzlich gesenkt werden. Aufgrund der höheren Thromboseneigung erfordern beschichtete Stents allerdings eine längere duale Therapie mit **Thrombozytenaggregationshemmern**: ASS plus Clopidogrel (bzw. neuerdings empfohlen Prasugrel und Ticagrelor) für 6–12 Monate, bei elektiver Implantation unbeschichteter Stents hingegen nur für 4 Wochen. Danach wird eine permanente Monotherapie mit ASS weitergeführt. Restenosierungen treten nach Ballondilatation bis zu 40 %, nach Stent-Implantation bis zu 30 % und nach DES bis zu 10 % innerhalb der ersten 6 Monate auf. Als neue Verfahren sind in den letzten Jahren die Dilatation mittels beschichtetem Ballon (DEB) sowie zuletzt die Implantation von resorbierbaren Stents hinzugekommen. Abb. 4.3 zeigt die erfolgreiche PTCA-Intervention einer hochgradigen Stenose im Bereich der linken Herzkranzarterie.

Die **Bypass-Operation** (Abb. 4.4; s. auch Chirurgie [S. B203]) ist indiziert bei:
- linkskoronarer Hauptstammstenose ≥ 50 %
- 3-Gefäß-Erkrankungen
- symptomatischen stammnahen 2-Gefäß-Erkrankungen
- Stenosen (≥ 70 %) des proximalen RIVA
- notfallmäßig bei Patienten, bei denen eine PTCA zu einem akuten Gefäßverschluss geführt hat.

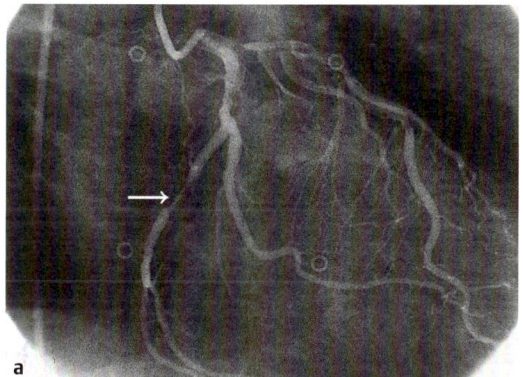
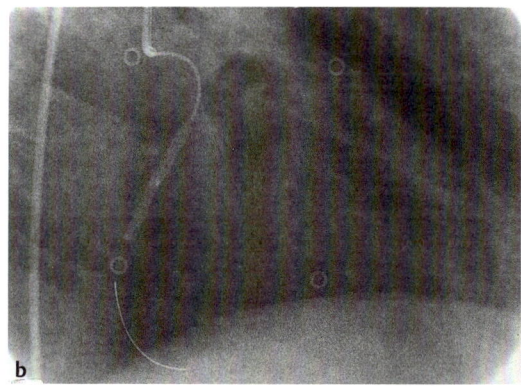
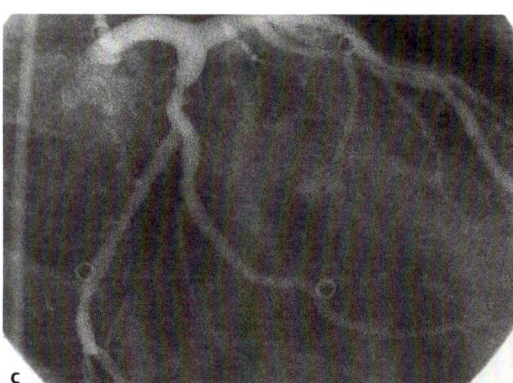

Abb. 4.3 **Schwere Koronarstenose vor und nach PTCA. a** Deutliche Stenose im Ramus circumflexus (Pfeil). **b** Die Stenose wird mittels Ballon aufdilatiert. **c** Nach Dilatation wurde ein Stent implantiert. Die Engstelle ist wieder vollständig eröffnet. (aus: Baenkler et al., Duale Reihe Innere Medizin, Thieme, 2009)

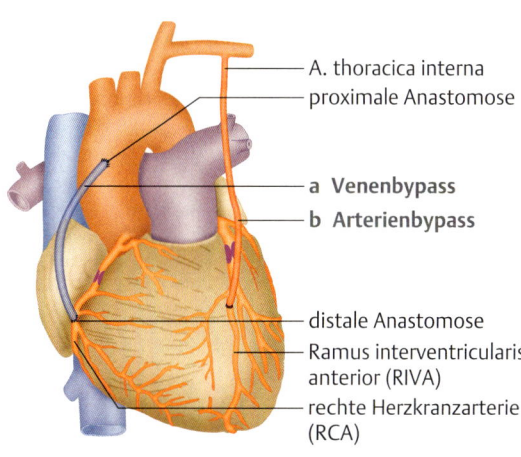

Abb. 4.4 **Koronare Bypass-Chirurgie.** (aus: Hirner, Weise, Chirurgie, Thieme, 2008)

Ziel ist es, die Stenose durch eine direkte Verbindung zwischen Aorta bzw. aortanaher Arterie und dem Koronargefäß zu umgehen. Die Operation wird in moderater Hypothermie durchgeführt und das Herz unter Einsatz der Herz-Lungen-Maschine künstlich stillgelegt. Zugang ist die mediane Sternotomie. Eine alternative Methode (ohne Einsatz der Herz-Lungen-Maschine) ist z. B. der minimalinvasive direkte Koronararterien-Bypass (MIDCAB) am schlagenden Herzen (engere Indikationsstellung, da das Operationsgebiet schlechter erreichbar ist).

Am besten erreichbar sind die Koronararterien der Vorderwand. Bevorzugt werden arterielle Grafts, da sie aufgrund ihrer kräftigen Wand eine längere Lebensdauer aufweisen als venöse Gefäße (nach 10 Jahren sind noch 90 % offen). Am häufigsten wird die linke A. thoracica (mammaria) interna (**LIMA**, left internal mammary artery), die proximal mit der A. subclavia verbunden bleibt, verwendet (prognostisch gut, allerdings längere OP-Dauer). Die rechte IMA oder die A. radialis können ebenso verwendet werden (freie Transplantate). Als venöses Graft kommt die **V. saphena magna** infrage (ACVB, aortokoronarvenöser Bypass), die Verschlussrate liegt allerdings bei 50 % nach 10 Jahren. Eine lebenslange ASS-Medikation verbessert die Bypass-Funktion, entscheidend ist allerdings die konsequente Behandlung der o. g. Risikofaktoren.

4.4.3 Prognose

Die Prognose einer KHK ist grundsätzlich abhängig von Ausmaß und Lokalisation der erkrankten Gefäße (z. B. jährliche Letalität ca. 3 % bei 1-Gefäß-Erkrankungen und > 30 % bei Hauptstammstenose), von Ausmaß und Ausdehnung der Ischämie, von der Funktion des linken Ventrikels und vom Vorhandensein von Risikofaktoren.

Nach Bypass-Operation versterben ca. 3 % der Patienten innerhalb des ersten postoperativen Monats an kardialem Pumpversagen, ischämischem Hirninfarkt oder Mediastinitis. 75 % der operierten Patienten sind nach 2 Jahren noch beschwerdefrei.

5 Akutes Koronarsyndrom (instabile AP und Myokardinfarkt)

5.1 Grundlagen

DEFINITION

- **Instabile Angina pectoris:** Bezeichnung für pektanginöse Beschwerden, die
  - in Ruhe auftreten und länger als 20 min anhalten (innerhalb der letzten Woche),
  - sich innerhalb der letzten 2 Monate deutlich verschlimmert haben (mindestens CCS III) oder
  - kürzlich neu aufgetreten sind (ebenfalls CCS III).
- **Myokardinfarkt:** Verschluss einer Koronararterie mit absoluter Ischämie, konsekutiver Nekrose und Anstieg der Herzenzyme. Kommt es zusätzlich zur ST-Strecken-Hebung, spricht man vom sog. **STEMI** (ST-segment-elevation myocardial infarction), ansonsten vom sog. **NSTEMI** (non ST-segment-elevation myocardial infarction).
- **Akutes Koronarsyndrom (ACS):** Sammelbegriff für die instabile Angina pectoris und den Myokardinfarkt. Laut WHO müssen mindestens 2 der folgenden Kriterien erfüllt sein: infarkttypische Klinik, Anstieg der herzspezifischen Biomarker, infarkttypisches EKG.

Ätiopathogenese: Häufigste Ursache ist die Ruptur einer instabilen atherosklerotischen Plaque. Hierdurch werden Plaqueanteile freigesetzt, die die Thrombozytenaggregation aktivieren und die Thrombusbildung fördern. Nur in ca. 5 % der Fälle ist nicht die Atherosklerose ursächlich, sondern Arteriitiden, Emboli von Herzklappenprothesen, Endokarditiden, paradoxe Embolien (offenes Foramen ovale bei ca. 25 % der Bevölkerung) oder Kokainabusus.

Klinische Pathologie: Vermindert sich der Blutdurchfluss auf < 25 %, treten irreversible Zellschäden auf. Makroskopisch imponiert ein frischer Myokardinfarkt mit lehmgelben Herden. Nach 6–12 h erkennt man im Lichtmikroskop folgende Veränderungen: Die Zellkerne der betroffenen Myozyten verblassen, ihr Sarkoplasma verliert seine Querstreifung und wird homogen, bis es sich schließlich gänzlich auflöst (Myozytolyse) und nur die leeren Zellschläuche zurückbleiben (**Abb. 5.1**). Nach 1–2 Tagen hebt sich das Infarktareal durch seinen hämorrhagischen Randsaum (kapillarreiches Granulationsgewebe) deutlich vom übrigen Myokard. ab, zahlreiche Leukozyten markieren den Rand. Nach 2 Wochen ersetzt weißliches, zellarmes Narbenbindegewebe das nekrotische Areal, später werden auch Fettzellen eingebaut.

5.2 Klinik und Komplikationen

Die Schmerzen beginnen plötzlich, meist ohne vorangegangene körperliche Anstrengung, und werden oft als unerträglich, vernichtend oder kontinuierlich andauernd beschrieben (krampfartiges Engegefühl in der Brust, „wie ein eng zugezogener Gürtel um die Brust", „Brustschmerzen so stark wie noch nie"). Sie dauern länger als die Beschwerden bei der stabilen Angina pectoris (> 15 min) und bessern sich nicht oder nur geringfügig durch Ruhe oder nach Gabe von Nitroglycerin. Typisch ist zudem ein Ausstrahlen der Schmerzen in die linke Schulter, den linken Arm (**Cave:** auch nach rechts) sowie in Hals, Kiefer oder Oberbauch. Begleitend bestehen Dyspnoe, Schwäche, Angst (Vernichtungsgefühl, Todesangst), Schweißausbruch und Übelkeit, Symptome einer Linksherzinsuffi-

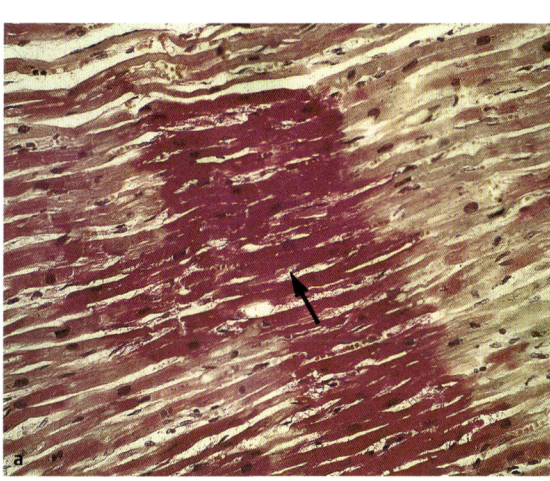 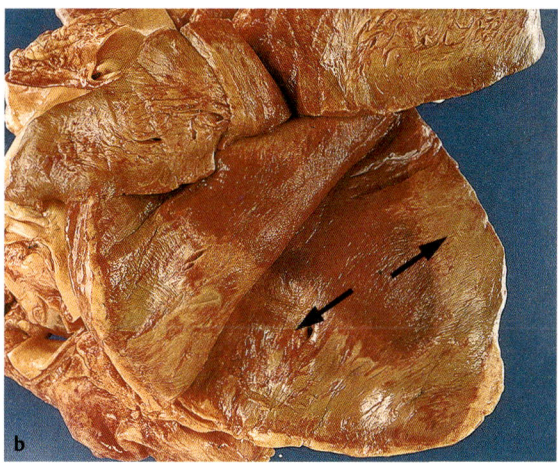

Abb. 5.1 **Pathologie eines frischen Myokardinfarkts.** **a** Umschriebene Nekrose, die Myozyten sind kernlos. **b** Frischer lehmgelber (Pfeile) Myokardinfarkt. (aus: Riede, Werner, Schaefer, Allgemeine und spezielle Pathologie, Thieme, 2004)

zienz [S. A26]) oder Herzrhythmusstörungen (Gefahr Kammerflimmern). Kaltschweißigkeit, Blutdruckabfall, Herzfrequenzanstieg weisen auf einen beginnenden kardiogenen Schock hin. Häufig sind bereits in den letzten Wochen kardiale Prodromi aufgetreten. Nicht selten manifestieren sich Infarkte frühmorgens.

> **MERKE** Insbesondere bei Diabetikern und älteren Patienten verlaufen die Infarkte häufig schmerzfrei („stumme Infarkte").

Komplikationen: Abhängig von Ausmaß und Region der untergegangenen Myozyten ist deren Funktion eingeschränkt (Entwicklung einer **Rechts-** bzw. **Linksherzinsuffizienz**). Schädigungen der Papillarmuskeln führen zur **Segelklappeninsuffizienz** (meist Mitralklappe). Weitere Komplikationen sind **Herzrhythmusstörungen** wie **Extrasystolen**, Tachykardien, Vorhof-/Kammerflimmern oder der **plötzliche Herztod**. Immer droht hier der **kardiogene Schock**. Näheres s. Notfallmedizin [S. B47]. Ein **Herzwandaneurysma** (Abb. 5.2) kann Quelle von Thromboembolien sein und u. U. sogar rupturieren. Innerhalb der ersten 3–7 Tage nach Infarkt besteht die Gefahr der **Myokardruptur** (häufig am Ventrikelseptum). In der Folge kann es zur akuten Volumenüberlastung oder Herzbeuteltamponade kommen. Eine **Perikarditis** [S. A74] kann entweder früh nach Infarkt als Pericarditis epistenocardica oder erst 1–6 Wochen nach dem Ereignis im Rahmen des Postmyokardinfarkt-Syndroms (sog. Dressler-Syndrom) auftreten.

5.3 Diagnostik

Neben der **Anamnese** und der **klinischen Untersuchung** (typische Schmerzsymptomatik, kardiale Dekompensationszeichen, Blutdruckmessung) stehen die Bestimmung der Herzenzyme, das EKG und die bildgebenden Verfahren im Vordergrund. Das praktische diagnostische Vorgehen ist in Abb. 5.6 veranschaulicht.

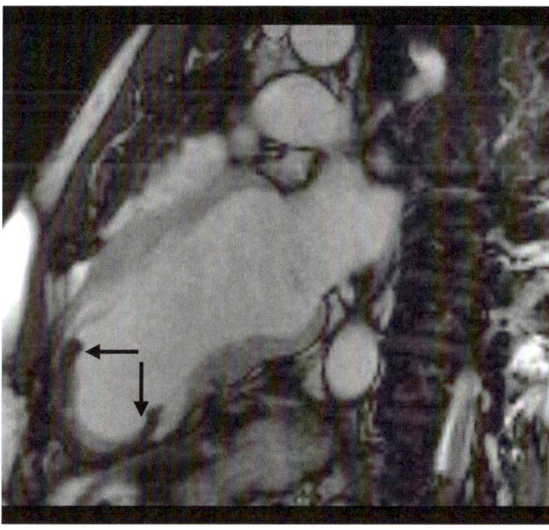

Abb. 5.2 **Aneurysmabildung nach Myokardinfarkt (MRT).** Nach einem Vorderwandinfarkt hat sich im linken Ventrikel an der Vorderwand ein Aneurysma gebildet. Im apikalen Aneurysmabereich erkennt man einen Thrombus (Pfeile), der sich als Kontrastmittelaussparung (dunkel) darstellt. (aus: Claussen et al., Pareto-Reihe Radiologie Herz, Thieme, 2007)

EKG (vordringlichste Maßnahme bei V. a. Herzinfarkt!): Die typische Veränderung beim **STEMI** ist die monophasische ST-Strecken-Hebung (→ mit unmittelbarem Übergang in die T-Welle, Abb. 5.4). QRS-Komplex, ST-Strecke und T-Welle können häufig nicht mehr exakt voneinander abgegrenzt werden. Zudem sind pathologische Q-Zacken als Ausdruck der (transmuralen) myokardialen Nekrose nachweisbar (sog. Pardée-Q). Beim **NSTEMI** kommt es hingegen zu einer vorübergehenden ST-Strecken-Senkung und/oder einer negativen terminalen T-Welle. Pathologische Q-Zacken fehlen.

Der STEMI wurde früher auch als „transmuraler" (also alle Wandschichten betreffend) oder „Q-Zacken"-Infarkt bezeichnet, der NSTEMI entsprechend als „nicht transmuraler" oder „Non-Q-Myokardinfarkt".

5 Akutes Koronarsyndrom (instabile AP und Myokardinfarkt)

Ein Infarkt (STEMI) verläuft klassischerweise in verschiedenen Stadien ab (Abb. 5.3), deren Dauer deutlich variieren kann:

- **Initialstadium** (Stadium 0): kennzeichnet die Zeit der ersten Minuten bis maximal ca. 6 h nach Infarkt. Selten im EKG fassbar, dafür aber äußerst charakteristisch ist das sog. „Erstickungs-T" (spitze Erhöhung der T-Welle).
- **Stadium I** (akuter Infarkt): In den ersten paar Stunden bis Tagen nach Infarkt bildet sich die typische monophasische **ST-Strecken-Hebung** aus.
- **Stadium II** (Zwischenstadium): Die ST-Strecken-Hebung nimmt langsam ab und man erkennt einen sog. **R-Verlust** (→ die R-Zacke nimmt ab oder geht ganz verloren). Die Q-Zacke vergrößert sich als Ausdruck der eingetretenen Myokardnekrose (Pardée-Q ≥ 0,04 s, ≥ ¼ R). Darüber hinaus kommt es zu einer gleichschenkeligen spitzen **Negativierung der T-Welle**.
- **Stadium III** (Endstadium): Nach > 6 Monaten haben sich die ST-Veränderungen meist vollständig zurückgebildet, die Veränderungen des QRS-Komplexes bleiben jedoch bestehen. Auch die T-Welle kann sich wieder normalisieren. Die **pathologische Q-Zacke** (sog. Pardée-Q) bleibt i. d. R. lebenslang vorhanden, kann in ihrer Größe aber stark variieren.

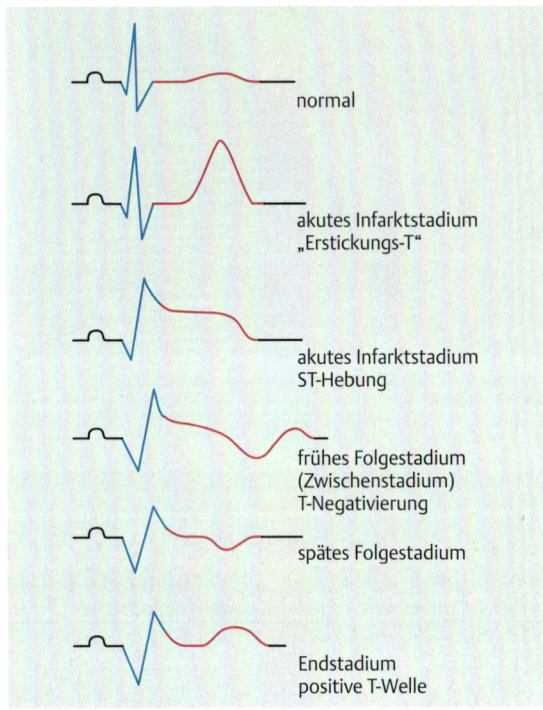

Abb. 5.3 **Stadien des ST-Hebungs-Infarkts.** (aus: Schuster, Trappe, EKG-Kurs für Isabel, Thieme, 2009)

> **MERKE** Da sich Veränderungen manchmal erst nach einiger Zeit zeigen, muss nach 2–6 h ein weiteres EKG geschrieben werden. Bei 15 % der Patienten sind die EKG-Veränderungen nicht typisch, ein NSTEMI kann dann nur durch wiederholt gemessene negative Herzenzyme ausgeschlossen werden.

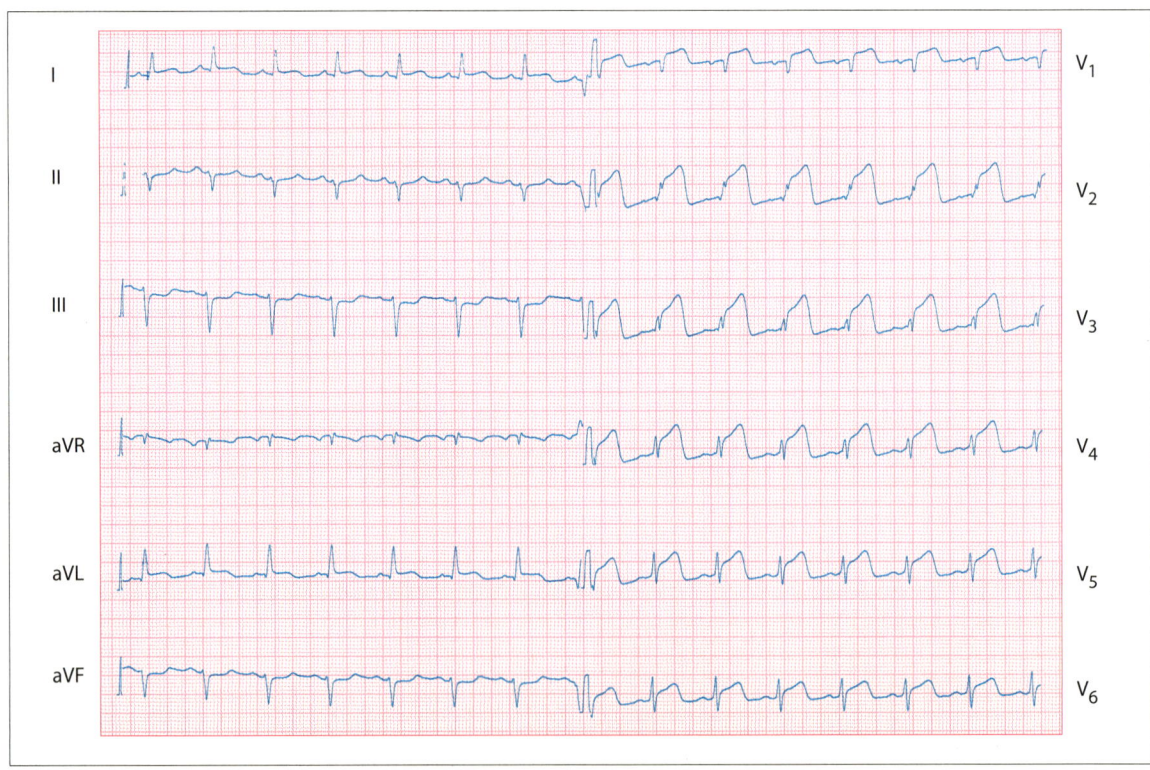

Abb. 5.4 **Akuter Vorderwandinfarkt.** In den Ableitungen V_1–V_6 zeigen sich die charakteristischen ST-Elevationen. (aus: Siegenthaler, Siegenthalers Differenzialdiagnose, Thieme, 2005)

5.3 Diagnostik

Tab. 5.1 Verschiedene Infarktlokalisationen mit den charakteristischen Veränderungen in den entsprechenden Ableitungen

Infarktlokalisation	Ableitungen mit pathologischer Veränderung	betroffene Koronararterie*
Vorderwandinfarkt		
• (supra-)apikal	V_1–V_3	RIVA (distal)
• anteroseptal	V_1–V_4	RIVA (proximal)
• anterior, anterolateral	I, aVL, V_1–V_6	
Hinterwandinfarkt (inferior, diaphragmal)	II, III, aVF	RCA oder RCX
Hinterwandinfarkt (posterior)	V_1, V_2 (indirekt → spiegelbildliche Zeichen)	Ramus posterolateralis dexter, RCX
lateraler Infarkt	I, aVL, V_5–V_6	Ramus diagonalis LCA
• hoch lateral	I, aVL	R. posterolateralis RCX/RCA
• inferolateral	II, III, aVL, aVF, V_5, V_6	RCX oder RCA
rechtsventrikulärer Infarkt	V_3R–V_6R	RCA

* RIVA: Ramus interventricularis anterior, RCA: rechte Koronararterien, RCX: Ramus circumflexus, LCA: linke Koronararterie

Infarktlokalisation: Die Ausdehnung eines Infarkts ist abhängig von der Lokalisation des Gefäßverschlusses (je proximaler, desto größer), vom individuellen Versorgungstyp und vom Vorhandensein von Kollateralgefäßen. Im EKG sind in den unterschiedlichen Ableitungen charakteristische Veränderungen nachweisbar (Tab. 5.1). Aufgrund der diversen o. g. Einflüsse gelingt die genaue Lokalisation jedoch nur mithilfe der Angiografie.

MERKE Bei Infarkt im Bereich der Herzhinterwand finden sich oft atypische Beschwerden wie Übelkeit, Erbrechen und epigastrisches Druckgefühl, die zu Fehldiagnosen (z. B. Gastritis) führen können (→ daher immer 12-Kanal-EKG ableiten!).

Labordiagnostik: Wegweisend für die Diagnosestellung und die weitere Prognose ist die Bestimmung der sog. Biomarker (Abb. 5.5). Sie zeigen das Ausmaß der Myozytenschädigung an. Goldstandard ist die Bestimmung der Troponine T und I, da sie die höchste Spezifität für Myozyten aufweisen. Die Troponine sind 3 h nach dem Ereignis bei 70 %, nach 6 h bei 90 % der Patienten erhöht (obligate Zweitmessung bei initial negativem Befund!). Ein negativer Sofort-Schnelltest ist deshalb mit Vorsicht zu bewerten. Ab dem 3. Tag lässt sich anhand der Troponinkonzentration die Menge der zerstörten Myozyten abschätzen. Die Troponine normalisieren sich wieder nach 1–2 Wochen und können deshalb einen möglichen Re-Infarkt nicht sicher anzeigen (→ daher andere Marker kontrollieren). Positive Werte können sich auch bei Lungenembolie, akuter Herzinsuffizienz, Tachyarrhythmien, Myokarditis, Aortendissektion, hypertensiver Krise und Niereninsuffizienz zeigen (→ zur Beurteilung der Nierenfunktion immer Kreatinin mitbestimmen).

Die Kreatinkinase (CK) sowie ihr Isoenzym CK-MB steigen erst 4 h nach Ischämiebeginn, können also in der Akutphase noch normal sein. CK ist erhöht bei sämtlichen Muskelzellschädigungen und bei Tumoren von ZNS, Prostata und Darm, **CK-MB spezifisch bei Myokardinfarkt**.

Myoglobin gilt als relativ unspezifischer Marker, steigt allerdings schon innerhalb der ersten Stunde nach Herz- und Skelettmuskelzellschädigung (Cave: auch nach starker körperlicher Anstrengung!) und bei Niereninsuffizienz. Es normalisiert sich nach 12–24 h wieder. Nach 4 h liegt die Sensitivität bei 90 %. Nach mehrmaligem negativem Ergebnis kann ein Infarkt fast ausgeschlossen werden.

GOT kommt sowohl im Herz- als auch im Skelettmuskel und in Leberzellen vor und steigt ca. 4 h nach Schmerzbeginn. Zur Differenzierung wird das leberspezifische GPT mitbestimmt. **LDH** steigt erst nach 6–12 h an und ist als Langzeitmarker auch noch 14 Tage nach einem Infarkt erhöht. CRP steigt sehr schnell.

Zu den moderneren Markern zählen GPBB (Glykogenphosphorylase Isoenzym BB), IMA (ischämiemodifiziertes Albumin) und FABP (fatty acid binding protein). GPBB kommt in höheren Konzentrationen nur in Herz und Gehirn vor. Bei Ischämie ist es binnen 1–3 h im Blut messbar. IMA steigt ebenso innerhalb der ersten Stunden an. Es gilt als sehr sensitiv, jedoch ist sein Nachweis aufwendig. FABP ist bereits 30 min nach Auftritt der Infarktsymptome erhöht, allerdings nicht herzspezifisch und dadurch auch bei körperlicher Anstrengung oder Nierenproblemen positiv.

Bildgebende Verfahren: In der **Echokardiografie** zeigen sich Wandbewegungsstörungen sofort nach dem Gefäßverschluss. Sie erlaubt zudem die Beurteilung der verbliebenen rechts- bzw. linksventrikulären Funktion. Akutkomplikationen wie eine Mitralklappeninsuffizienz, eine

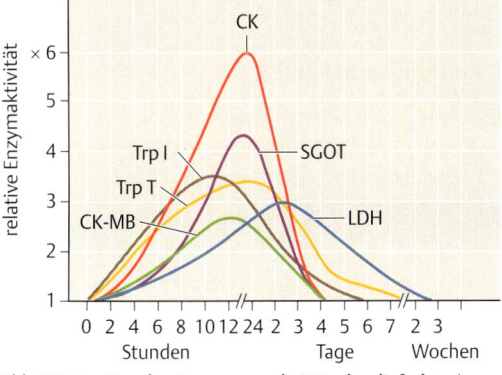

Abb. 5.5 Anstieg der Herzenzyme bei Myokardinfarkt. (aus: Baenkler et al., Duale Reihe Innere Medizin, Thieme, 2009)

Perikardtamponade oder ein Herzwandaneurysma können erkannt werden. Eine diffuse Fibrosierung manifestiert sich mit eingeschränkter Beweglichkeit. Goldstandard zur Diagnostik und Therapie ist die umgehende **Linksherzkatheteruntersuchung** mit unmittelbarer PCTA. Beim STEMI muss diese innerhalb von 90 min nach erstem (Not-)Arztkontakt durchgeführt werden. Beim NSTEMI ist die Untersuchung je nach Risikoprofil innerhalb von 24–72 h sinnvoll. Empfohlen wird darüber hinaus eine **kardiale CT** (Ausschluss relevanter Koronarstenosen).

5.4 Differenzialdiagnosen

ST-Hebungen im EKG können auch andere Ursachen haben und müssen vom Myokardinfarkt abgegrenzt werden (Tab. 5.2).

Tiefe Q-Zacken können z. B. bei einer hypertrophischen Kardiomyopathie, Lungenembolie oder WPW-Syndrom auftreten. Andere Ursachen für die **Thoraxschmerzen** müssen ebenfalls ausgeschlossen werden (Tab. 5.3, s. auch Leitsymptome [S. C168]).

5.5 Therapie und Prognose

Besteht der Verdacht auf ein akutes Koronarsyndrom, muss der Patient umgehend (über den Notarzt) in ein Krankenhaus eingewiesen werden. Die Therapie setzt sich grundsätzlich zusammen aus: notfallmäßiger Initialtherapie (prästationär), Reperfusionstherapie, Prophylaxe einer neuerlichen Stenose und Behandlung der Komplikationen.

5.5.1 Notfalltherapie

Notfallmäßig wird in ständiger Defibrillationsbereitschaft ein 12-Kanal-EKG abgeleitet und der Herzrhythmus überwacht. Frühzeitig ist ein intravenöser Zugang zu legen. Intramuskuläre Injektionen sind kontraindiziert, da sie eine spätere Lysetherapie unmöglich machen und die CK-Werte unspezifisch ansteigen lassen. Zudem wird der kreislaufstabile Patient mit erhöhtem Oberkörper gelagert und bekommt bei Hypoxämie Sauerstoff über eine Nasensonde (mindestens 4 l/min); s. auch Notfallmedizin [S. B43].

Die medikamentöse Therapie besteht aus:
- **Sedierung** und **Analgesie** mit Morphin (2–10 mg langsam i. v., alle 5–30 min) bzw. bei starker Unruhe des Patienten mit Diazepam. Hierdurch wird der kardiale O_2-Bedarf, der stressbedingt stark gesteigert ist, gesenkt.
- **Nitrate** wirken rein symptomatisch, indem sie die Schmerzen mindern und die Koronardurchblutung verbessern. Kontraindikationen sind systolische Blutdruckwerte < 90 mmHg und eine Sildenafil-Einnahme. Nitroglyzerin wird initial s. l. als Zerbeißkapsel (0,8 mg) oder Spray (2–4 Hübe) verabreicht, stationär i. v. mit Perfusor.
- **Heparin**: bei STEMI: 5 000 IE von unfraktioniertem Heparin (UFH) oder 1 mg/kg Enoxaparin (niedermolekulares Heparin, NMH); bei NSTEMI: 2,5 mg Fondaparinux s. c., unter PTCA: UFH-Bolus; wenn kein Fondaparinux

Tab. 5.2 ST-Strecken-Hebung anderer Ursache

Erkrankung	Charakteristika	Ableitung
Perikarditis	• leichte ST-Hebung mit Beginn vom aufsteigenden Schenkel von S • R normal • PQ-Absenkung	über allen Ableitungen außer aVR
Aneurysma nach Infarkt	• R klein • Q groß • über Wochen gleichbleibend	über Aneurysma
Vagotonie	• Anhebung des J-Punktes („early repolarization")	V_2–V_5
Linksherzhypertrophie	• ST-Hebung nicht monophasisch in Ableitung mit tiefer S-Zacke • T positiv	III, V_1, V_2

verfügbar: NMH. **Cave:** Je höher die Nitratdosis, desto niedriger die Wirkung von UFH! UFH werden bei anschließender PTCA bevorzugt, NMH oder Fondaparinux bei Thrombolyse.
- Frühzeitige **duale Thrombozytenaggregationshemmung** bei STEMI und NSTEMI mit **ASS** (250–500 mg), **Ticagrelor** (180 mg; indiziert v. a. beim NSTEMI), **Prasugrel** (60 mg; indiziert v. a. beim STEMI), **Clopidogrel** (300–600 mg) sowie **GP-IIb/IIIa-Antagonisten** (Abciximab, Tirofiban, Eptifibatide). Durch die initiale Gabe von ASS kann die Letalität um knapp 30 % gesenkt werden. Als besonders vorteilhaft hat sich beim STEMI und auch NSTEMI die duale Thrombozytenaggregationshemmung erwiesen, da hierdurch die Komplikationsrate eines anschließenden interventionellen Eingriffs deutlich gesenkt werden kann. Bei instabilen Patienten werden zusätzlich noch GP-IIb/IIIa-Antagonisten verabreicht.
- **β-Blocker**: Sie senken die Letalität um rund 25–50 % und reduzieren das Arrhythmierisiko. Sofern keine Kontraindikationen (z. B. Hypotonie, Bradykardie) bestehen, sollten sie verabreicht werden (keine routinemäßige i. v. Gabe bei STEMI).
- **Flüssigkeitsbilanzierung** und **Elektrolytkontrolle** (K^+-Spiegel sollte nicht unter 4,5 mmol/l liegen).

Als Merkhilfe für die Soforttherapie dient „MONA": M (Morphin), O (Sauerstoffgabe und Oberkörperhochlagerung), N (Nitrate) und A (Antikoagulation und Thrombozytenaggregationshemmung).

5.5.2 Reperfusionstherapie

Sie sollte immer versucht werden mittels
- **Akut-PTCA** [S. A53]: **Therapie der Wahl** → sofortige Durchführung indiziert beim frischen STEMI
- Thrombolyse (konservativ)
- Bypass-Operation [S. A53].

Da rund 6 h nach Beschwerdebeginn bereits ein Großteil der betroffenen Myokardzellen irreversibel geschädigt ist, sollte die Rekanalisation unverzüglich begonnen werden. Die Gabe von GP-IIb/IIIa-Antagonisten verbessert die

5.5 Therapie und Prognose

Tab. 5.3 Ursachen des Brustschmerzes

Ursache	Begleitsymptome und Befunde	Diagnostik
kardiale Ursachen		
Aortenstenose	retrosternaler/linksthorakaler Schmerz, spindelförmiges Systolikum mit P.m. über der Aortenklappe, Fortleitung in die Karotiden	Auskultation, Echokardiografie
Aortendissektion	akuter, schneidender Vernichtungsschmerz, Ausstrahlung in die Schulterblätter, neu aufgetretenes Aorteninsuffizienzgeräusch, ggf. Schmerzen in Nierengegend und Beinen, Schock	Anamnese (Hypertonie!), Echokardiografie (TEE), Röntgen-Thorax, CT
Mitralklappenprolaps	Angina-pectoris-Beschwerden, mesosystolischer Klick, ventrikuläre Arrhythmie	Klinik, Auskultation, Echokardiografie
hypertrophe Kardiomyopathie (HCM, HOCM)	Synkope, Schwindel, Leistungsabfall, bei HOCM: Schmerzen werden stärker nach Nitroglyzerin-Gabe, spätsystolisches Geräusch mit P.m. über Erb, 4. HT	Auskultation (unter Valsalva-Manöver), EKG; Echokardiografie
Myokarditis	vorausgegangener Infekt, neu aufgetretene (supra-)ventrikuläre Arrhythmien	Anamnese, Labor (Entzündungszeichen, CK/CK-MB↑, ggf. Virustiter), EKG, u. U. Myokardbiopsie
Perikarditis	stechender linksthorakaler Schmerz mit Perikardreiben (bei Pericarditis sicca), zunehmender Erguss: Halsvenenstauung, abnehmende Schmerzen, Tachykardie, Dyspnoe, konkavbogige ST-Hebungen	Klinik, EKG, Echokardiografie, Röntgen-Thorax, Perikardpunktion
nicht kardiale Ursachen		
Lungenembolie	plötzliche Dyspnoe, Tachypnoe, Hämoptysen, atemabhängiger Thoraxschmerz, zentrale Zyanose, Rechtsherzbelastung	Klinik, Auskultation (Pleurareiben, Atelektasen, gespaltener 2. HT), CT, Ventilations-Perfusions-Szintigrafie
Pneumothorax	plötzlicher Schmerz mit Dyspnoe, ggf. kurzer Husten, asymmetrische Atemexkursionen	Auskultation (einseitig abgeschwächtes oder fehlendes Atemgeräusch), Röntgen-Thorax (in Exspiration)
Pleuritis sicca	atemabhängiger Thoraxschmerz mit Pleurareiben	Klinik, Röntgen-Thorax
epidemische Pleurodynie (Bornholm-Krankheit)	Infektion mit Coxsackie B, atemabhängige Schmerzen, Fieber, Myalgie	Klinik, Virusnachweis
Mediastinitis	starker Thoraxschmerz, Dyspnoe, akute Symptomatik bei Ösophagusperforation, Fieber	Anamnese, Klinik, Röntgen-Thorax
hypertensive Krise	Kopfschmerzen, Angst, Sehstörungen, Bewusstseinsstörungen	Blutdruck > 210/110 mmHg
Boerhaave-Syndrom	spontane Ösophagusperforation nach massivem Erbrechen, Alkoholabusus, Hautemphysem	Anamnese, Klinik, ÖGD, Röntgen-Thorax
muskuloskelettale Thoraxschmerzen z. B.: • vertebragene Ursachen • funktionelle Thoraxschmerzen (Da-Costa-Syndrom)	Schmerzen sind bewegungs- und atemabhängig Ruheschmerzen mit Besserung bei Belastung, oft umschrieben	Anamnese, Röntgen der HWS und BWS Anamnese, Ausschlussdiagnose
Gallenkolik	Cholelithiasis	Sonografie
peptisches Ulkus	Ruheschmerz und/oder epigastrischer Schmerz unmittelbar (Ulcus ventriculi) oder 1–4 h (Ulcus duodeni) nach Nahrungsaufnahme, Hämatemesis, Teerstuhl	Anamnese (NSAR-Einnahme, Helicobacter-pylori-Infektion), Gastroskopie

Prognose zusätzlich. Das Vorgehen richtet sich nach der Interventionsmöglichkeit (**Abb. 5.7**).

Eine **Thrombolyse** (Fibrinolyse) wird empfohlen, wenn eine PTCA (= Therapie der Wahl) nicht binnen 2 h (bei großem Vorderwandinfarkt < 90 min) durchgeführt werden kann und der Beschwerdebeginn weniger als 12 h zurückliegt. Bei **Blutungsgefahr** (z. B. Magengeschwüre, Operationen in den letzten 2 Wochen, Insulte in den letzten 2 Monaten) ist sie kontraindiziert. Im Vergleich zur PTCA ist die medikamentöse Wiedereröffnung eines Gefäßes weniger effektiv und Re-Infarkte sowie Blutungskomplikationen häufiger (in 1–2 % entstehen relevante intrakraniale Blutungen). Sie ist allerdings überall verfügbar und einfach durchzuführen. Als **Thrombolytika** dienen Tenecteplase, Alteplase (rt-PA, recombined tissue plasminogen activator), Urokinase oder Streptokinase (**Cave:** allergische Reaktionen). Die Erfolgsaussichten sind umso größer, je früher die Lyse durchgeführt wird (möglichst kein Zeitverlust!), liegen jedoch deutlich unter denen einer PTCA. Die Letalität im ersten Monat nach Infarkt kann etwa um die Hälfte gesenkt werden. Zu den Indikationen der präklinischen Fibrinolyse s. Notfallmedizin [S. B43].

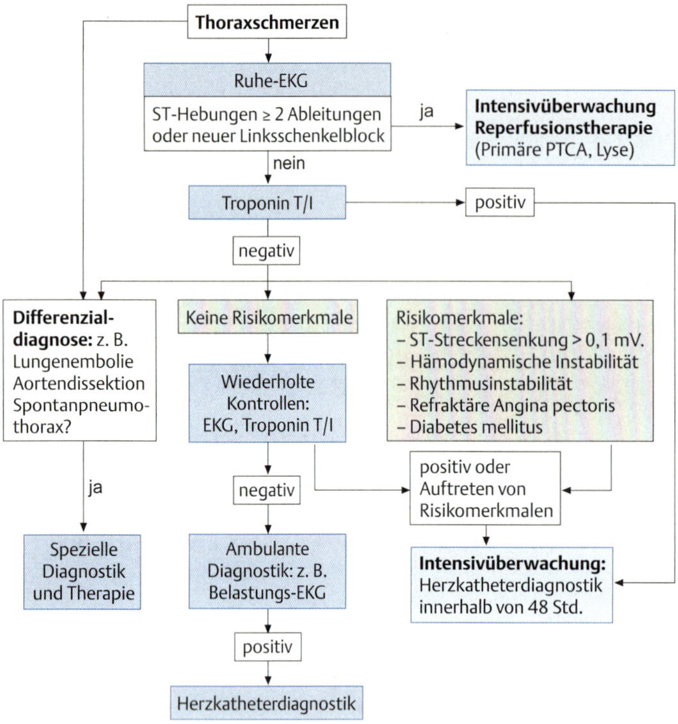

5 Akutes Koronarsyndrom (instabile AP und Myokardinfarkt)

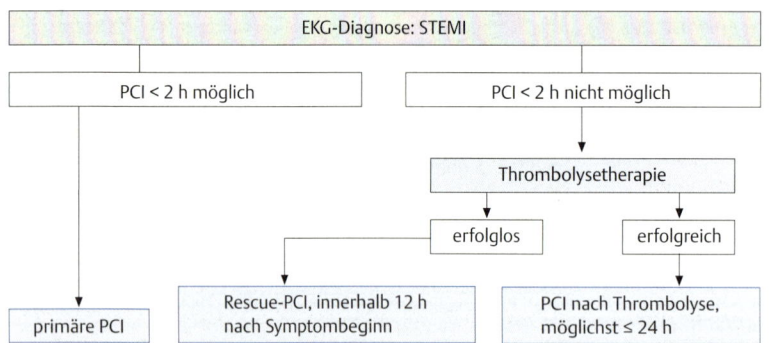

Abb. 5.6 **Diagnostisches Vorgehen bei akutem Koronarsyndrom.** (aus: Hahn, Checkliste Innere Medizin, Thieme, 2010)

Abb. 5.7 **Therapeutische Strategie.** Die primäre PCI (PTCA) sollte so rasch wie möglich und maximal 2 h nach der EKG-Diagnose STEMI in einer Klinik mit durchgehender PCI-Bereitschaft (24/7) erfolgen (bei großem Vorderwandinfarkt beträgt das Zeitfenster 90 min). Ist eine primäre PCI nicht möglich, sollte sofort eine Fibrinolyse eingeleitet werden (präklinisch oder in einer Klinik ohne PCI-Bereitschaft). War die Fibrinolyse erfolglos, sollte innerhalb von 12 h eine Rescue-PCI in einer PCI-Klinik durchgeführt werden. Bei erfolgreicher Lysetherapie sollte trotzdem 3–24 h nach Lysebeginn eine Koronarangiografie in PCI-Bereitschaft erfolgen.

Bei V. a. Blutungskomplikationen (Abfall von Hk, Hb) muss die Blutungsquelle umgehend festgestellt werden (z. B. Sonografie von Pleura und Abdomen).

Die Bestimmung der Parameter Myoglobin, CK-MB und Troponin hilft bei der Beurteilung der koronaren Reperfusion. Ischämisches, aber noch vitales Myokard (reduzierte Kontraktilität, aber keine Fibrose) kann sich, bei rechtzeitig wiederhergestellter Durchblutung, vollständig erholen (sog. „hibernating myocardium", **Myokard im Winterschlaf**). Die Vitaliät kann mittels PET verifiziert werden.

5.5.3 Dauertherapie

In den ersten Tagen nach Infarkt wird die Akuttherapie in reduzierter Form weitergeführt. Die medikamentöse Dauertherapie entspricht der Behandlung einer stabilen Angina pectoris:
- Sekundärprophylaxe mit Reduktion der Risikofaktoren
- ASS (75–100 mg/d) bzw. Ticagrelor (2-mal täglich 90 mg), Prasugrel (10 mg/d), Clopidogrel (75 mg/d): Dauer der dualen Thrombozytenaggregationshemmung 12 Monate
- Rivaroxaban (2-mal täglich 2,5 mg): ist in Kombination mit der Standardtherapie aus Plättchenaggregationshemmung seit 2013 bei Patienten mit stattgehabtem akuten Koronarsyndrom und erhöhten Biomarkern zugelassen
- ACE-Hemmer oder AT_1-Rezeptor-Antagonisten
- β-Blocker
- Statine mit Ziel-LDL < 70 mg/dl.

Behandlung der Komplikationen: Siehe bei den entsprechenden Krankheitsbildern.

5.5.4 Prognose

Die Prognose hängt von der Größe des Infarktareals und dem Ausmaß der dadurch beeinträchtigten Herzfunktion ab. Wichtigster prognostischer Faktor ist die linksventrikuläre Ejektionsfraktion (LVEF): die 1-Jahres-Mortalität liegt < 5 % bei einer LVEF > 40 % und bei ca. 50 % bei einer LVEF < 20 %.

Prognoseverbessernd wirken **ASS** und **β-Blocker** (unbegrenzte Einnahme), **Statine** und **ACE-Hemmer** sowie **Cumarine** (bei Vorhofflimmern, Thrombosen oder Embolien).

6 Herzfehler

6.1 Angeborene Herzfehler

Hier wird die Aortenisthmusstenose des Erwachsenen behandelt. Für deren infantile Form sowie die restlichen angeborenen Herzfehler s. Pädiatrie [S. B566].

6.1.1 Aortenisthmusstenose

Synonym: Coarctatio aortae (CoA)

> **DEFINITION** Pathologische Verengung am Isthmus aortae, die entweder im Kindesalter (infantile Form) oder im Erwachsenenalter manifest wird. Bei der infantilen Form liegt die Stenose vor dem Abgang des Ductus arteriosus (früher: präduktale Form), bei der Erwachsenenform danach (früher: postduktale Form). Näheres zur infantilen Form s. Pädiatrie [S. B575].

Epidemiologie: Die Aortenisthmusstenose macht rund 7 % aller angeborenen Herzfehler aus. Männer sind doppelt so häufig betroffen wie Frauen. Eine Assoziation mit weiteren Anomalien (z. B. bikuspidale Aortenklappe) ist möglich.

Pathogenese: Durch die Stenose entwickelt sich eine Druckdifferenz vor und nach dem eingeengten Gefäßabschnitt: Es kommt – bei einer Stenose nach dem Abgang der linken A. subclavia – zur Hypertonie im Bereich der gesamten oberen Extremität und des Kopfes sowie zur Hypotonie der unteren Extremität (→ Blutdruckdifferenz an den beiden Armen bei Stenose vor dem Abgang der A. subclavia). Die Perfusion der unteren Körperhälfte wird i. d. R. über zahlreiche Kollateralen der Aa. intercostales und thoracicae internae gewährleistet.

Klinik: Die klinischen Beschwerden sind auf den hohen Blutdruck zurückzuführen: Kopfschmerzen, Nasenbluten, Schwindel, Tinnitus, warme Hände durch die Hypertonie der oberen Körperhälfte sowie kalte Füße bzw. Claudicatio-intermittens-Symptome durch die Hypotonie der unteren Körperhälfte.

Komplikationen: Zu den Komplikationen zählen Schlaganfall und Herzinfarkt, Aneurysmarupturen, frühzeitige Arteriosklerose und Linksherzinsuffizienz.

Diagnostik: Im Vordergrund stehen **Blutdruckmessung** und Auskultation. Typischerweise besteht eine **Blutdruckdifferenz von > 20 mmHg** zwischen der oberen und unteren Körperhälfte. Liegt der Abgang der A. subclavia sinistra noch vor der Stenose, ist der Blutdruck der gesamten oberen Extremität erhöht. Liegt er danach, besteht eine Seitendifferenz zwischen dem rechten (Hypertonie) und linken (Hypotonie) Arm (**Cave:** daher Blutdruck immer **beidseits** messen!). Die Pulse der unteren Extremität sind meist schwach bis nicht tastbar, an der oberen Extremität stark. Am Jugulum können ein Schwirren oder verstärkte Pulsationen nachgewiesen werden.

Bei der **Auskultation** hört man einen frühsystolischen Klick und ein mesosystolisches Geräusch mit P.m. über dem 3.–4. ICR links parasternal (**Abb. 6.1**). Das Geräusch ist auch am Rücken zwischen den Schulterblättern hörbar. Entwickelt sich eine Aortenklappeninsuffizienz, tritt nach dem Schluss der Aortenklappe zudem ein diastolisches Decrescendogeräusch auf (meist bei bikuspider Aortenklappe).

Im **EKG** ist eine Linksherzbelastung nachweisbar.

In der **Röntgen-Thorax-Aufnahme** zeigen sich **Rippenusuren** infolge der Kollateralenbildung und eine prominente Aorta ascendens. Die Aorta descendens zeigt Knickbildungen oder Doppelkonturen.

Mittels **Echokardiografie** kann der Aortenisthmus bei Kindern relativ gut dargestellt werden, bei Erwachsenen lässt sich die linksventrikuläre Hypertrophie nachweisen. In der Doppler-Untersuchung zeigt sich der Druckgradient. Zur Darstellung der Stenose eignen sich die MRT, CT, digitale Subtraktionsangiografie sowie Herzkatheteruntersuchung und Aortografie.

Therapie: Eine Operation ist angezeigt bei:
- einem systolischen Spitzendruck-Gradienten zwischen oberer und unterer Körperhälfte von > 20 mmHg
- einem Gradienten < 20 mmHg und morphologisch signifikanter Stenose mit Kollateralen
- einer arteriellen Hypertonie.

Die Aortenisthmusstenose bei Erwachsenen sollte möglichst früh nach Diagnosestellung operiert werden. Die chirurgischen Möglichkeiten umfassen die Resektion mit End-zu-End-Anastomose oder Protheseninterposition, eine Isthmusplastik, die Anlage einer Bypass-Prothese sowie eine Subklaviaplastik.

Die **Ballondilatation** wird selten allein, häufiger in Kombination mit einer Stent-Einlage durchgeführt oder wenn Kontraindikationen für eine Operation bestehen.

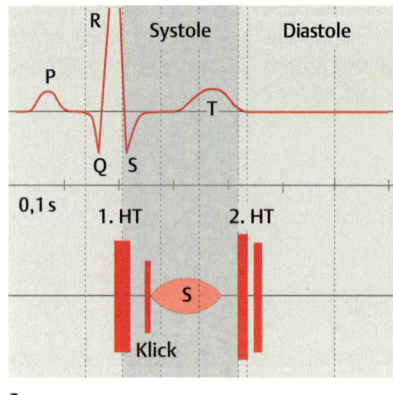
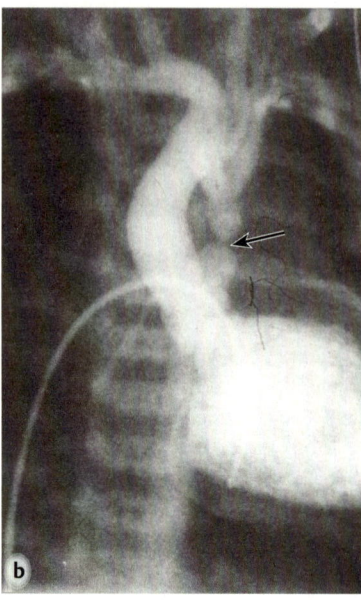

Abb. 6.1 Befunde einer Aortenisthmusstenose. a Auskultationsbefund. b Herzkatheteruntersuchung: Der Pfeil deutet auf die Engstelle. (aus: Baenkler et al., Duale Reihe Innere Medizin, Thieme, 2009)

Prognose: Die 10-Jahres-Überlebensrate liegt nach operativer Korrektur bei ca. 90 %, ohne Operation versterben die Patienten mit einer mittleren Aortenisthmusstenose durchschnittlich zwischen dem 30. und 35. Lebensjahr. Unter Umständen kann die Hypertonie auch nach der Korrektur lebenslang bestehen bleiben (v. a. wenn erst nach dem Kleinkindesalter operiert wird).

6.2 Erworbene Herzklappenfehler

Erworbene Herzklappenfehler können sich als **Stenose** oder als **Insuffizienz** manifestieren (auch kombinierte Klappenvitien sind möglich) und sind größtenteils auf degenerative oder entzündliche Veränderungen am Klappengewebe zurückzuführen. Nach ihrer Lokalisation werden Vitien des rechten (eher selten, an i. v.-Drogenabusus denken) sowie des linken Herzens (häufig → hohe Druckbeanspruchung) unterschieden, die entweder akut oder chronisch verlaufen können. Bei der Insuffizienz wird der betreffende Herzteil durch das Pendelblutvolumen belastet, bei der Stenose durch den erhöhten Druck, gegen den das Blut befördert werden muss. Eine relative Klappeninsuffizienz entsteht sekundär infolge Überdehnung des Klappenansatzringes – z. B. bei erhöhtem pulmonal-arteriellem Druck (Pulmonalisinsuffizienz) oder rechtsventrikulärer Dilatation (Trikuspidalinsuffizienz).

Therapie und Prognose: Therapeutisch wird zunächst immer eine **klappenerhaltende Rekonstruktion** (z. B. Kommissurotomie, Plastiken von Ring, Segel oder Sehnenfäden) versucht, bevor die Klappen künstlich ersetzt werden (bei der Aortenklappe nur selten möglich).

Für den **Klappenersatz** stehen mechanische und biologische Prothesen zur Verfügung. Vorteil der mechanischen Kunststoffprothesen ist ihre sehr lange Haltbarkeit, Nachteil die aufgrund des hohen Thrombemboliersikos lebenslang notwendige Antikoagulation. Sie wird unmittelbar postoperativ mit Heparin begonnen, dann lebenslang mit Kumarinen bei INR-Zielwerten zwischen 2,5 und 3,5 fortgesetzt. Zudem kann es an der Klappe zur mechanischen Hämolyse kommen (LDH↑). **Biologische Klappen** entstammen entweder tierischem (Schweine- bzw. Rinderherz) oder menschlichem Gewebe (verstorbene Organspender, sog. Homografts) und erfordern in den meisten Fällen ab dem 3. postoperativen Monat keine weitere Antikoagulation mehr. Nachteilig ist jedoch ihre nur begrenzte Lebensdauer (10–20 Jahre). Eine Sonderform ist die sog. **Ross-Operation**, bei der die Aortenklappe durch die eigene Pulmonalklappe ersetzt wird. An die Stelle der ursprünglichen Pulmonalklappe wird ein Homograft implantiert (die mechanische Belastung an der Pulmonalklappe ist geringer als an der Aortenklappe).

Endokarditisprophylaxe: Klappenvitien bzw. Klappenprothesen **prädisponieren zur Endokarditis**. Eine **Endokarditisprophylaxe [S. A79]** ist bei Patienten der höchsten Risikogruppe vor bestimmten invasiven Eingriffen notwendig.

6.2.1 Aortenklappenstenose

DEFINITION Verengung der Ausflussbahn des linken Ventrikels mit meist valvulärer, selten subvalvulärer (z. B. Kardiomyopathie) und sehr selten supravalvulärer Lokalisation.

Ätiologie: Die häufigste Ursache der **valvulären Aortenklappenstenose** ist eine altersbedingte **Verkalkung** einer regulär trikuspidal angelegten Aortenklappe (Patienten > 55 Jahre). Der Kalzifikationsvorgang beginnt an den Klappenbasen und arbeitet sich zu den Klappenrändern hin vor. Ebenfalls häufig (insbesondere bei jüngeren Patienten < 55 Jahre) ist die vorzeitige Degeneration einer **angeborenen bikuspiden Aortenklappe**, die durch die verstärkte hämodynamische Belastung schon frühzeitig fibrosiert und verkalkt. Circa 25 % der Aortenstenosen entstehen **postrheumatisch** durch eine Verschmelzung und

Fibrosierung der Klappentaschen (Manifestationsalter 40.–60. Lebensjahr). Diese Form ist heute in den Industrienationen rückläufig.

Subvalvuläre Stenosen sind relativ selten. Ursächlich ist meist eine Verdickung des Septums (bei hypertroph-obstruktiver Kardiomyopathie) oder ein bindegewebiger Ring, der die linksventrikuläre Ausflussbahn behindert. Eine **supravalvuläre Stenose** tritt im Rahmen einer Kalzium-Stoffwechselstörung auf (sog. Williams-Beuren-Syndrom), bei der die Aorta ascendens wie eine Sanduhr eingegeengt ist (→ zusätzlich auch vorzeitige Koronarsklerose durch den erhöhten Druck im linken Ventrikel).

Pathophysiologie: Die Obstruktion führt zur erhöhten Druckbelastung des linken Ventrikels, sodass dieser konzentrisch hypertrophiert. Hierdurch kann zwar die systolische Funktion eine gewisse Zeit lang aufrechterhalten werden, die Anpassungserscheinungen gehen jedoch auf Kosten der diastolischen Füllung (erhöhter enddiastolischer Druck). Bei weiterhin fortbestehender Stenose kommt es zur Dekompensation mit Dilatation des linken Ventrikels. Siehe auch Pathophysiologie der Herzinsuffizienz [S. A25].

Klinik: Insbesondere Patienten mit leichter Aortenstenose sind über lange Zeit beschwerdefrei. Gelegentlich bestehen Palpitationen. Die Leistungsfähigkeit ist eingeschränkt und die Patienten ermüden schnell. Angina-pectoris-artige Beschwerden, Belastungsdyspnoe und Synkopen sind typisch für höhergradige Aortenstenosen. Die Angina pectoris ist dabei häufig auf eine relative Myokardischämie zurückzuführen.

Diagnostik: Bei der körperlichen Untersuchung lässt sich ein Pulsus parvus et tardus feststellen. Der Herzspitzenstoß ist hebend und bei linksventrikulärer Dilatation lateral der Medioklavikularlinie tastbar. Nimmt das Schlagvolumen ab, sind arterieller Blutdruck und Blutdruckamplitude vermindert. Bei der Auskultation (**Abb. 6.2 a**) zeigt sich typischerweise ein spindelförmiges Systolikum mit P. m. über der Aortenklappe, das in die Karotiden fortgeleitet wird. Der Aortenklappenschlusston ist bei signifikanter Stenose abgeschwächt, der 2. HT kann deutlich – evtl. paradox – gespalten erscheinen. Bei höhergradigen Stenosen ist häufig ein 4. HT hörbar (Zeichen des erhöhten Füllungsdrucks).

Im EKG können sich Zeichen der **linksventrikulären Hypertrophie** zeigen (Sokolow-Lyon-Index > 3,5 mV), die bei fortgeschrittener Erkrankung oft von Repolarisationsstörungen („strain") und/oder Vorhofflimmern begleitet werden.

Im Röntgen-Thorax zeigen sich eine vergrößerte Herzsilhouette, evtl. Klappenverkalkungen und eine erweiterte Aorta ascendens als Zeichen einer poststenotischen Dilatation (**Abb. 6.2 b**). Mithilfe der Echokardiografie lassen sich Stenosegrad (s. u.) sowie Vorhof-/Ventrikelfunktion bzw. -größe beurteilen und die Druckverhältnisse im Pulmonalkreislauf abschätzen (**Abb. 6.3**). Man unterscheidet den maximalen vom mittleren und Peak-to-Peak-Gradienten:

- **maximaler Gradient:** größter systolischer Druckgradient zwischen Aorta und linkem Ventrikel, der zum selben Zeitpunkt gemessen wurde.
- **mittlerer Gradient:** mittlere Druckdifferenz, die während des systolischen Auswurfs gemessen wird.
- **Peak-to-Peak-Gradient:** Differenz der maximal gemessenen Druckwerte in der Aorta und dem linken Ventrikel. Die Messung muss dabei nicht zum selben Zeitpunkt erfolgt sein.

In der **Echokardiografie** können zudem andere Ursachen eines Systolikums (Mitralinsuffizienz, HOCM, VSD, Aortenisthmusstenose) abgegrenzt werden. Sie ist der diagnosti-

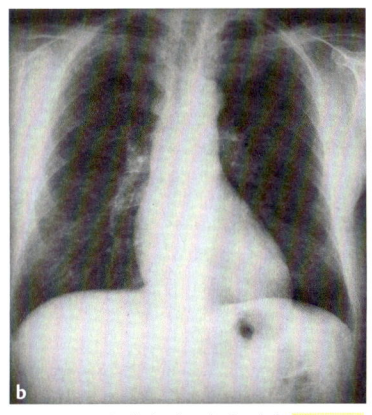

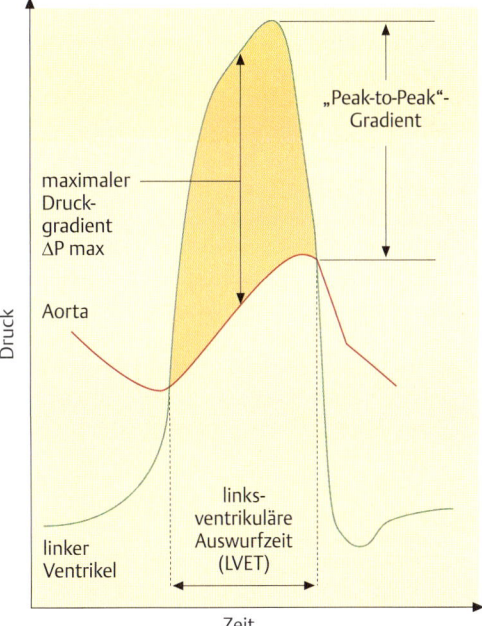

Abb. 6.2 **Aortenklappenstenose. a** Auskultationsbefund. **b** Röntgen-Thorax-Aufnahme: Prominente linke Herzkontur bei dilatierter Aorta ascendens. (a: aus Baenkler et al., Kurzlehrbuch Innere Medizin, Thieme, 2010; b: aus Greten, Rinninger, Greten, Innere Medizin, Thieme, 2010)

Abb. 6.3 **Druckgradient bei Aortenklappenstenose.** Der maximale und der mittlere Druckgradient können in der Herzkatheteruntersuchung und mittels Doppler-Echokardiografie ermittelt werden. Der Peak-to-Peak-Gradient wird mittels Herzkatheteruntersuchung bestimmt. Der mittlere Druckgradient ist klinisch am bedeutendsten. (aus: Greten, Rinninger, Greten, Innere Medizin, Thieme, 2010)

sche Goldstandard. Vor invasiven Eingriffen sollte zum Nachweis bzw. Ausschluss einer begleitenden KHK eine Koronarangiografie erfolgen.

Die Klassifikation der Schweregrade einer Aortenstenose ist in **Tab. 6.1** dargestellt.

> **MERKE** Ist die Pumpfunktion des linken Ventrikels eingeschränkt, schließt ein niedriger transvalvulärer Druckgradient allerdings eine höhergradige Stenose nicht aus. In diesem Fall kann die Klappenöffnungsfläche unter Dobutaminbelastung bestimmt werden (→ deutlicher Anstieg bei geringer Stenose).

Komplikationen: Zu den häufigen Komplikationen zählen eine Linksherzinsuffizienz, Synkopen und Rhythmusstörungen wie Vorhofflimmern (u. U. mit plötzlichem Herztod). Greift der Verkalkungsprozess auf das Reizleitungssystem über, sind AV-Blockierungen möglich. Darüber hinaus können sich an den verkalkten Aortenklappentaschen Mikrothromben bilden, die embolisch verschleppt werden können (v. a. ins Gehirn).

Therapie und Prognose: Die einzig effektive Therapie ist der **Aortenklappenersatz**. Eine hochsymptomatische Aortenstenose geht mit einer 3-Jahres-Überlebensrate von ca. 50 % einher, weshalb die Entscheidung zum Klappenersatz **zügig nach Symptombeginn** fallen sollte (Indikation zum Klappenersatz). Selbst 80-jährige Patienten profitieren hiervon, allerdings steigt deren perioperative Mortalität auf ca. 10 %. Asymptomatische Aortenklappenstenosen haben eine sehr gute Prognose und bedürfen meist noch keiner Therapie, müssen aber regelmäßig echokardiografisch überwacht werden.

Die Behandlung kardiovaskulärer Risikofaktoren bremst zwar das Fortschreiten der Stenose, eine grundlegende Therapie ist hiermit jedoch nicht möglich. Bei fortgeschrittener Aortenstenose dürfen blutdrucksenkende Medikamente jedoch nur mit großer Zurückhaltung eingesetzt werden.

Die perkutane Ballonvalvulotomie geht mit schlechten Langzeitergebnissen einher (hohe Restenosierungsrate) und wird daher i. d. R. zur vorübergehenden Stabilisierung bis zum endgültigen Klappenersatz verwendet. In jüngerer Zeit werden bei Patienten mit einem hohen Risiko bei einer konventionellen OP zunehmend perkutane Klappenersatztechniken angewendet (TAVI: „transcatheter aortic valve implantation"), bei denen eine auf einen Katheter montierte Klappenprothese entweder transfemoral oder transapikal, d. h. über eine direkte Punktion der Spitze des linken Ventrikels, eingebracht wird.

6.2.2 Aortenklappeninsuffizienz

> **DEFINITION** Diastolischer Reflux aus der Aorta in den linken Ventrikel aufgrund einer schlussunfähigen Aortenklappe.

Ätiologie: Die akute Aortenklappeninsuffizienz kann entstehen infolge eines Aneurysmas bzw. einer Dissektion der proximalen Aorta, bei Thoraxtrauma (→ plötzlicher intrathorakaler Druckanstieg) oder auch als Komplikation einer akuten Endokarditis.

Die chronische Form kann entweder primär organische Ursachen haben (bikuspidale Klappe, Veränderungen der Klappenstruktur infolge rheumatischen Fiebers, bakterieller Endokarditis etc.) oder aufgrund einer Dilatation des Aortenklappenrings funktionell bedingt sein (arterielle Hypertonie, Aortenaneurysma, Bindegewebsschwäche, Syphilis etc.).

Pathophysiologie: Bei der **akuten Insuffizienz** bleibt dem linken Ventrikel keine Zeit zur Anpassung an die plötzlich **vermehrte Volumenbelastung**. Der diastolische Druck im Ventrikel steigt massiv an, wodurch die Mitralklappe vorzeitig geschlossen wird. Dadurch steigt der Druck im Pulmonalkreislauf und ein Lungenödem entwickelt sich.

Bei einer **chronischen Aortenklappeninsuffizienz** kann der hypertrophe linke Ventrikel die Volumen-Druck-Belastung über Jahre kompensieren: Das Schlagvolumen erhöht sich, der linke Ventrikel dilatiert und seine Wanddicke nimmt zu (**exzentrische Hypertrophie**). Reicht die Perfusion der Koronararterien nicht mehr aus (→ relative Myokardischämie infolge des verminderten diastolischen Perfusionsdrucks), treten Angina-pectoris-Beschwerden auf. Sinkt die linksventrikuläre Ejektionsfraktion, werden Zeichen der Herzinsuffizienz manifest.

Klinik:
- **akute Aortenklappeninsuffizienz:** rasch eintretende Linksherzinsuffizienz mit Zeichen des Lungenödems (s. Atmungssystem [S. A206]) und des kardiogenen Schocks (s. Notfallmedizin [S. B47]).
- **chronische Aortenklappeninsuffizienz:** kann über Jahre asymptomatisch bleiben. Mit der Dekompensation kommt es zu Angina-pectoris-Symptomatik und **Belastungsdyspnoe**.

Diagnostik: Bei der klinischen Untersuchung ist eine **große Blutdruckamplitude mit isolierter systolischer Hypertonie** charakteristisch (sie entsteht infolge des erhöhten Schlagvolumens und des niedrigen diastolischen Druckes). Der Puls steigt schnell an und fällt dann plötzlich wieder ab (Pulsus celer et altus, sog. „Wasserhammerpuls"). Typisch für die Aorteninsuffizienz sind zudem das **sichtbare Pulsieren der Karotiden**, das pulssynchrone Kopfnicken (de Musset-Zeichen) und der sichtbare Kapillarpuls nach leichtem Druck auf den Fingernagel (Quincke-Zeichen). Die Haut ist blass und die Patienten klagen

Tab. 6.1 Einteilung der Schweregrade einer Aortenstenose

	Aortenklappenöffnungsfläche (cm²)	Flussgeschwindigkeit (m/s)	mittlerer Druckgradient (mmHg)
leichte Stenose	>1,5	<3	<25
mittelgradige Stenose	1–1,5	3–4	25–40
schwere Stenose	<1	>4	>40

häufig über ein pulssynchrones Dröhnen im Kopf. Bei der akuten Aorteninsuffizienz besteht eine Tachykardie.

> **MERKE** Die akute Aorteninsuffizienz wird leicht übersehen, da das erwartete Diastolikum über dem 3. ICR links aufgrund des schnellen Druckanstiegs im linken Ventrikel nicht oder nur schwach auskultierbar sein kann.

Auskultatorisch ist ein gießend-fließendes („hauchendes"), häufig holodiastolisches **Decrescendogeräusch** (unmittelbar im Anschluss an den 2. HT) über dem **Erb'schen Punkt** bzw. der Aortenklappe hörbar. Tipp: Man hört das Geräusch am besten, wenn sich der Patient vornüberbeugt und dabei ausatmet. Ein Systolikum (relative Aortenstenose infolge des gesteigerten Schlagvolumens) bzw. ein rumpelndes, spätdiastolisches Geräusch mit Punctum maximum über der Mitralklappe (refluxbedingte Behinderung des vorderen Mitralsegels, sog. Austin-Flint-Geräusch) können ebenso auftreten (**Abb. 6.4 a**). Meist ist der 2. HT abgeschwächt und ein 3. HT vorhanden. Der Herzspitzenstoß ist nach kaudal und lateral verlagert. Im EKG lassen sich die typischen Zeichen einer **Linksherzhypertrophie** [S. A21] nachweisen (**Tab. 1.2**). Negative T-Wellen sind Folge einer Druckhypertrophie und daher bei Aorteninsuffizienz erst später im Verlauf vorhanden (dafür betonte Q-Zacke als Zeichen der Volumenhypertrophie).

Im **Röntgenbild** ist eine Kardiomegalie („Schuhform des Herzens") erkennbar, ebenfalls können die Aorta ascendens und der Aortenknopf durch das Pendelblut aufgeweitet sein (**Abb. 6.4 b**). Diagnosemethode der Wahl ist die **Echokardiografie** (Darstellung eines vorzeitigen Mitralklappenschlusses, Refluxnachweis, Bestimmung des pulmonalarteriellen Druckes mithilfe Doppler-Effekt, Beurteilung von Ventrikelgröße und -funktion). Alternativ können CT, MRT oder Angiografie angewendet werden. In der Herzkatheteruntersuchung kann das Refluxvolumen auch mittels supravalvulär appliziertem Kontrastmittels bestimmt werden.

Schweregradeinteilung: Die Klassifikation des Schweregrades erfolgt anhand der Regurgitationsfraktion:
- Grad I: < 20 %
- Grad II: 20–40 %
- Grad III: 40–60 %
- Grad IV: > 60 %.

Therapie und Prognose: Der schnelle Klappenersatz ist noch immer die Therapie der Wahl bei:
- akuter oder chronischer symptomatischer Aortenklappeninsuffizienz
- herabgesetzter linksventrikulärer Ejektionsfraktion (< 55 %)
- linksventrikulärer Dilatation (Durchmesser enddiastolisch > 75 mm, endsystolisch > 55 mm).

Medikamentös können die Nachlast senkende Vasodilatatoren (z. B. ACE-Hemmer, Nifedipin, Kalziumantagonisten) eingesetzt werden. Die Notwendigkeit zur Operation bleibt bei symptomatischen Patienten allerdings dennoch bestehen.

6.2.3 Mitralklappenstenose

> **DEFINITION** Verengung der Mitralklappe infolge struktureller Veränderungen, die die Füllung des linken Ventrikels behindert.

Ätiologie: Hauptursache der Mitralklappenstenose ist das rheumatische Fieber [S. A79]. Die Erkrankung kann Jahre zurückliegen und induziert eine Valvulitis insbesondere der Klappenränder, die sich im Laufe von Jahrzehnten verdicken, verkalken und verschmelzen (Endokarditis verrucosa rheumatica). Angeborene Mitralklappenstenosen sind selten.

Pathophysiologie: Die Stenose behindert den Bluteinstrom in den linken Ventrikel, was in der Folge zu einer Druckerhöhung erst im linken Vorhof und den Pulmonalvenen, später auch im rechten Herzen führt (→ Gefahr der Rechtsherzinsuffizienz). Aufgrund der Überdehnung des linken Vorhofes tritt gehäuft Vorhofflimmern auf, darüber hinaus besteht die Gefahr der atrialen Thrombenbildung. Die dabei fehlende Vorhofkontraktion stört die Ventrikelfüllung zusätzlich, sodass das **Herzzeitvolumen** weiter **sinkt**.

Klinik: Ist die Öffnungsfläche der Mitralklappe auf < 2 cm² reduziert (normal: 4–6 cm²), treten klinische Symptome unter Belastung auf; bei < 1,5 cm² auch in Ruhe. Klinisch imponieren ein schleichender Leistungsabfall und Müdigkeit infolge des abnehmenden Herzzeitvolumens. Die Patienten weisen durch die Zyanose und vermehrte Bildung von Teleangiektasien an den Wangen einen charakteristischen Aspekt (**Facies mitralis**) auf. Stauungsbedingt kommt es zu Dyspnoe (Lunge), Appetitlosigkeit und Meteorismus (Leber, Splanchnikusgebiet), Proteinurie (Niere) oder peripheren Ödemen. Eine Dekompensation kann durch erhöhten Volumenbedarf bei z. B. Infektion, Schwangerschaft ausgelöst werden.

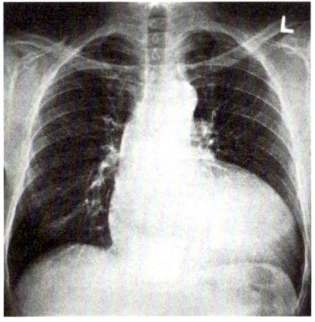

Abb. 6.4 **Aorteninsuffizienz. a** Auskultation. **b** Röntgen-Thorax-Aufnahme: schwere Aorteninsuffizienz mit Dilatation des linken Ventrikels und Lungenstauung. (a: aus Baenkler et al., Kurzlehrbuch Innere Medizin, Thieme, 2010, b: aus Siegenthaler, Siegenthalers Differenzialdiagnose, Thieme, 2005)

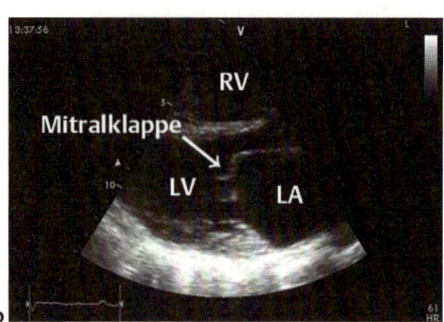
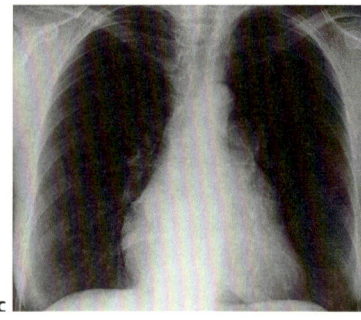

Abb. 6.5 **Mitralstenose. a** Auskultationsbefund. **b** Echokardiografie: Man sieht den linken Ventrikel im Längsschnitt. Der Pfeil deutet auf das verdickte Mitralsegel. **c** Röntgen-Thorax (p.–a.): Der linke Vorhof ist vergrößert, die Herztaille verstrichen und das Pulmonalissegment prominent. (a: aus Baenkler et al., Kurzlehrbuch Innere Medizin, Thieme, 2010, b: aus Baenkler et al., Duale Reihe Innere Medizin, Thieme, 2009; c: aus Reiser, Kuhn, Debus, Duale Reihe Radiologie, Thieme, 2011)

Tab. 6.2 Schweregradeinteilung der Mitralstenose

	leicht	mittel	schwer
Mitralöffnungsfläche (cm²)	> 1,5	1,0–1,5	< 1,0
mittlerer Druckgradient (mmHg)	< 5	5–10	> 10

Die normale Mitralöffnungsfläche liegt bei 4,0–6,0 cm², der normale mittlere Druckgradient bei < 5 mmHg.
Cave: Der mittlere Druckgradient lässt sich nur bei normofrequenten Patienten exakt bestimmen.

Diagnostik: Auskultatorisch finden sich folgende Befunde (Abb. 6.5 a):

- niedrigfrequentes, leicht schnurrendes diastolisches Decrescendogeräusch mit P.m. über der Herzspitze
- paukender 1. HT
- gespaltener 2. HT (mit betontem Schluss der Pulmonalklappe bei pulmonaler Hypertonie)
- Mitralöffnungston
- präsystolisches Crescendogeräusch bei erhaltenem Sinusrhythmus
- Graham-Steell-Geräusch bei Pulmonalinsuffizienz
- ggf. auch bandförmiges, holosystolisches Geräusch bei Trikuspidalinsuffizienz.

Im EKG zeigen sich ein verbreitertes und doppelgipfeliges P sinistroatriale in Ableitung I (Dilatation des linken Vorhofs), Rechtsherzhypertrophiezeichen (Sokolow-Lyon-Index [R in V_1 + S in V_6] > 1,05 mV), ein Rechtstyp sowie ein Rechtsschenkelblock.

Im **Röntgen** sind evtl. ein vergrößerter linker Vorhof, eine Vergrößerung des rechten Herzens (mitrale Konfiguration), pulmonalvenöse Stauungszeichen und eine kalzifizierte Mitralklappe erkennbar (Abb. 6.5 c). Entscheidend für die Diagnosesicherung sowie zur Beurteilung zusätzlich vorliegender Veränderungen ist die **Echokardiografie** (Abb. 6.5 b). Hiermit können die verdickten und verkalkten Mitralsegel, die in ihren Bewegungen stark eingeschränkt sind, gut dargestellt werden. Typisch ist die sog. **Domstellung**, wenn sich das anteriore Mitralsegel in der Diastole in den linken Ventrikel vorwölbt. Das Ausmaß der Stenose (Tab. 6.2) wird durch die Mitralöffnungsfläche und den mittleren Druckgradienten bestimmt (CW-Doppler). Die Diagnostik kann evtl. durch eine Herzkatheteruntersuchung vervollständigt werden.

Therapie und Prognose:
Symptomatisch werden bei Stauungszeichen Diuretika eingesetzt. Bei Vorhofflimmern kann die Herzfrequenz mit β-Blockern, Kalziumantagonisten oder Digoxin gesenkt werden, zudem ist aufgrund des Thrombembolierisikos auch eine Antikoagulation erforderlich.

Bei mittlerer bis schwerer Stenose (MÖF ≤ 1,5 cm²) – und geeigneter Mitralklappenmorphologie – kann die Stenose mittels perkutaner Ballonvalvulotomie (Abb. 6.6) aufgeweitet bzw. gesprengt werden. Ansonsten besteht noch die Möglichkeit der chirurgischen Kommissurotomie oder des Klappenersatzes. Näheres siehe im Kap. Endokarditisprophylaxe [S. A79].

Über die Hälfte der Patienten bleibt asymptomatisch. Bei symptomatischen Patienten verschlechtert sich die

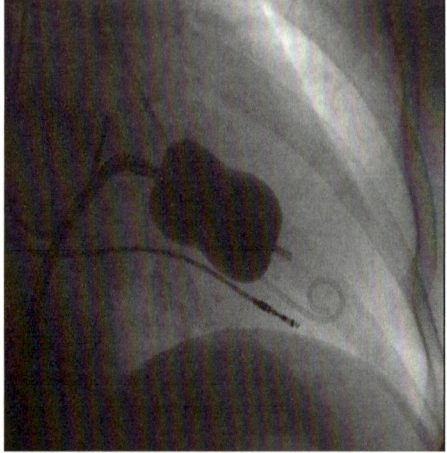

Abb. 6.6 **Mitralklappenvalvuloplastie bei Mitralstenose.** Die Segel der Mitralklappe liegen im Bereich der Taille des Ballons, die Klappe wurde durch mehrfache Insufflation gedehnt. **Technik:** Ein Führungsdraht wird in den linken Vorhof geführt und die Punktionsstelle im Vorhofseptum aufgedehnt, damit im Anschluss der Ballonkatheter über den Führungsdraht durch das Septum in den linken Vorhof geschoben werden kann. Ein sog. Stilett dient als Steuerungshilfe für das weitere Vorschieben in den linken Ventrikel. Danach wird der distale Ballonanteil langsam gedehnt und der Katheter zurück in Richtung Mitralklappenebene geführt. Im Anschluss wird der Ballon komplett gedehnt und so die Klappe geweitet. (aus: Baenkler et al., Duale Reihe Innere Medizin, Thieme, 2009)

Herzfunktion progedient, speziell bei pulmonaler Hypertonie beträgt die 10-Jahres-Überlebensrate 10 %.

6.2.4 Mitralklappeninsuffizienz

DEFINITION Systolischer Reflux in den linken Vorhof aufgrund einer schlussunfähigen Mitralklappe.

Ätiopathogenese: Die Mitralinsuffizienz kann dabei direkt von der Klappe ausgehen (primäre bzw. organische Mitralinsuffizienz), die Klappe kann aber auch anatomisch unauffällig sein und im Rahmen verschiedener Prozesse (z. B. Vergrößerung des linken Ventrikels) sekundär schlussunfähig werden (**relative Mitralinsuffizienz**). Typische Ursachen für eine **akute Mitralinsuffizienz** sind Sehnenfaden- oder Papillarmuskelabrisse bzw. -schädigungen (z. B. nach Thoraxtrauma, Mitralklappenprolaps oder Myokardinfarkt) sowie eine rheumatische oder bakterielle Endokarditis.

Aufgrund des akuten Refluxes vermindert sich die Auswurfmenge, der linke Vorhof dilatiert und das Blut staut sich in die Lunge zurück mit dem Bild eines Lungenödems bis kardiogenen Schocks.

Die **chronische Mitralinsuffizienz** ist nach der Aortenstenose die zweithäufigste erworbene Klappenerkrankung. Sie ist durch ihre langsame Progredienz und das späte Auftreten von Beschwerden (erst im Rahmen der Dekompensation) gekennzeichnet. Ihr liegen chronisch-degenerative Veränderungen am Klappenapparat, Verkalkungen, eine KHK, Kardiomyopathien, Autoimmun- oder Kollagenerkrankungen zugrunde, die die Klappen, Sehnenfäden oder Papillarmuskeln schädigen.

Die Schlussunfähigkeit der Mitralklappe führt dazu, dass ein Teil des Herzzeitvolumens während der Systole retrograd in den linken Vorhof und weiter über die Lungenvenen in die Lunge bzw. das rechte Herz (→ Rechtsherzbelastung und Gefahr der -insuffizienz) gelangt. Durch die vermehrte Volumenbelastung kommt es kompensatorisch zu einer exzentrischen Hypertrophie des linken Ventrikels. Im Verlauf der Erkrankung nimmt die Kontraktionskraft des linken Ventrikels ab, wodurch die initial erhöhte Auswurffraktion (→ gesteigertes Schlagvolumen) abnimmt. Ventrikel und Vorhof dilatieren und die Dekompensation mit Lungenstau tritt ein.

Klinik: Bei der **akuten Mitralinsuffizienz** entwickeln sich sehr rasch Zeichen der akuten Herzinsuffizienz [S.A26]) mit Lungenödem (s. Atmungssystem [S.A206]) und u. U. kardiogenem Schock (s. Notfallmedizin [S.B47]).

Patienten mit **chronischer Mitralinsuffizienz** können über Jahre hinweg beschwerdefrei sein und klagen meist nur gelegentlich über Müdigkeit und Belastungsdyspnoe. Schwerwiegende Symptome zeigen sich erst im Stadium der Dekompensation (Ruhedyspnoe, Orthopnoe, Palpitationen, Rechtsherzinsuffizienz, Vorhofflimmern).

Diagnostik: Es lässt sich ein bandförmiges **Systolikum** mit P.m. über der Herzspitze auskultieren, das regelmäßig in die Axilla fortgeleitet wird (**Abb. 6.7 a**). Der 1. HT ist leise, bei pulmonaler Hypertonie ist der Pulmonalschlusston betont. Eventuell ist auch ein 3. HT hörbar. Bei höhergradiger Insuffizienz kann während der raschen Ventrikelfüllung auch ein kurzes Diastolikum hinzutreten.

Die Befunde im **EKG** sind eher unspezifisch: anfangs doppelgipfliges P sinistroatriale, später auch P dextroatriale, Linkstyp (bei pulmonaler Hypertonie ggf. auch Rechtstyp), Linksherzhypertrophie und Vorhofflimmern.

Im **Röntgen-Thorax-Bild** finden sich pulmonalvenöse Stauungszeichen, durch die chronische Volumenbelastung eine Kardiomegalie. Morphologie und Funktion des Klappenapparats und des linken Vorhofs bzw. Ventrikels können mithilfe der **Echokardiografie** bzw. **TEE** beurteilt werden. Mittels zusätzlicher Farb-Doppler-Funktion kann in der Echokardiografie der Regurgitationsjet dargestellt und quantifiziert werden (**Abb. 1.5 b**). Als invasive diagnostische Maßnahme steht die Linksherz- (ggf. auch Rechtsherz-)Katheteruntersuchung zur Verfügung (zur Abschätzung des Insuffizienzgrades und der Ventrikelfunktion, Verifizierung der Druckverhältnisse etc.).

Therapie: Akut senken Natrium-Nitroprussid die Nachlast und Diuretika die Volumenbelastung. Vasodilatatoren zeigen sich besonders bei dekompensierten Patienten als vorteilhaft. Bei Vorhofflimmern ist eine orale Antikoagulation angezeigt.

Bei symptomatischer Mitralinsuffizienz empfiehlt sich die rechtzeitige Klappenrekonstruktion, bevor der Ventrikel chronisch volumenüberlastet ist. Der Klappenhalteapparat sollte im Zuge der Operation möglichst erhalten bleiben. Ein erweiterter Klappenring, z. B. als Folge von Kardiomyopathien oder einer KHK, wird operativ gerafft, ansonsten wird die Herzinsuffizienz in erster Linie medikamentös behandelt [S.A28]. Näheres zur Endokarditisprophylaxe [S.A79].

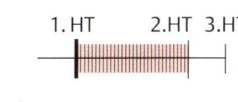
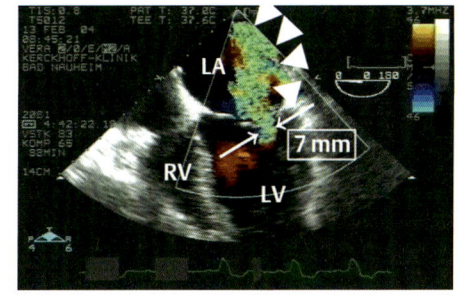

Abb. 6.7 Befunde bei Mitralinsuffizienz. a Auskultationsbefund. **b** Echokardiografie: Die Farb-Doppler-Echokardiografie zeigt einen exzentrischen Insuffizienzjet in den linken Vorhof (Pfeilspitzen). Der Schweregrad der Mitralinsuffizienz kann über die engste Stelle des Jets, die sog. Vena contracta (Pfeile), festgestellt werden. (a: aus Baenkler et al., Kurzlehrbuch Innere Medizin, Thieme, 2010; b: aus Baenkler et al., Duale Reihe Innere Medizin, Thieme, 2009)

Prognose: Die Prognose ist abhängig von der Ursache der Mitralinsuffizienz unterschiedlich. Die Mortalität von Patienten in den NYHA-Klassen III und IV beträgt rund 30 %/Jahr. Eine vorhandene Mitralinsuffizienz verschlechtert die Prognose einer linksventrikulären Dysfunktion dramatisch.

6.2.5 Mitralklappenprolaps

DEFINITION Systolische Vorwölbung > 2 mm von Teilen der Mitralsegel in den linken Vorhof, die häufig asymptomatisch bleibt. Beim Auftreten von Symptomen (Palpitationen, Herzrhythmusstörungen) spricht man vom Mitralklappenprolapssyndrom. Häufig besteht gleichzeitig eine Mitralinsuffizienz unterschiedlichen Schweregrades.

Synonym: Barlow-Syndrom, Klick-Murmur-Syndrom, Floppy-Valve-Syndrom

Epidemiologie: Der Mitralklappenprolaps ist mit einer Prävalenz von ca. 10 % die häufigste Herzklappenanomalie im Erwachsenenalter. Eine familiäre Häufung wird beobachtet. Frauen sind häufiger betroffen als Männer.

Ätiologie: Die genaue Ätiologie ist unklar. Meist liegen dem Prolaps ein Größenmissverhältnis zwischen Klappen, Klappenhalteapparat und linkem Ventrikel (z. B. Vorhofseptumdefekt, hypertrophe Kardiomyopathie, Myokardischämie, dilatative Kardiomyopathie) oder eine Bindegewebsschwäche (z. B. myxomatöse Degeneration, Marfan-Syndrom oder Ehlers-Danlos-Syndrom) zugrunde.

Klinik: Symptome zeigen sich selten (10 % der Fälle) und häufiger bei Frauen. Symptomatische Patienten klagen über Herzrhythmusstörungen, Synkopen, Dyspnoe, Müdigkeit, eingeschränkte Leistungsfähigkeit sowie pektanginöse Beschwerden.

Diagnostik: Auskultatorisch lässt sich ein mittel- bis spätsystolischer Klick mit nachfolgendem Spätsystolikum (→ Mitralinsuffizienz) mit P. m. über der Herzspitze hören. Der **systolische Klick** entsteht durch das Anspannen der meist elongierten Sehnenfäden. Klick und Geräusch sind lageabhängig und im Stehen oder bei Valsalva-Manöver infolge der niedrigeren Vorlast in die frühere Systole verlagert, in der Hocke hingegen spätsystolisch hörbar (Nachlast ↑). Das EKG ist überwiegend unauffällig (gelegentlich Reizleitungsstörungen oder Arrhythmien).

Sicher kann ein Mitralklappenprolaps nur echokardiografisch diagnostiziert werden (**Abb. 6.8**): Während der Systole prolabiert eines oder beide verdickten Mitralsegel in den linken Vorhof (sog. „Hängemattenphänomen").

Therapie und Prognose: Solange der Prolaps symptomlos bleibt, bedarf er keinerlei Therapie. Palpitationen und pektanginöse Beschwerden können ggf. mit niedrig dosierten β-Blockern behandelt werden. Bei Patienten mit höhergradiger Mitralklappeninsuffizienz stehen operative Klappenrekonstruktion und Klappenersatz [S. A67] im Vordergrund. Bei Vorhofflimmern ist eine Antikoagulation erforderlich. Die Prognose ist eher günstig (selten Progression der Klappeninsuffizienz oder Endokarditis).

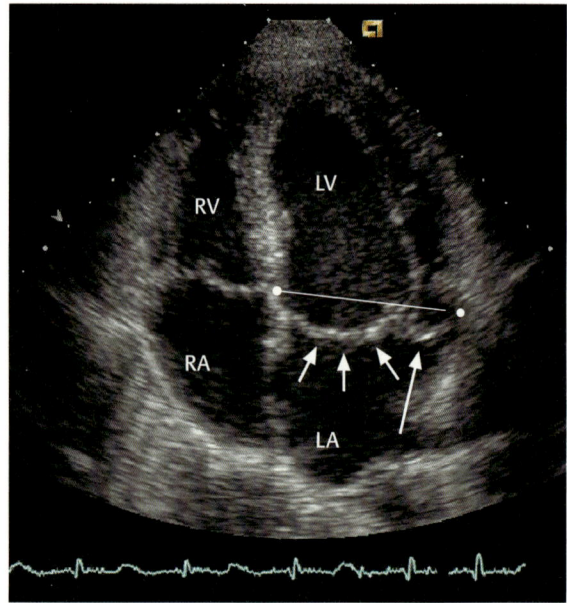

Abb. 6.8 Echokardiografischer Befund bei Mitralklappenprolaps. Prolaps des vorderen (kleine Pfeile) und hinteren (großer Pfeil) Mitralsegels. (aus: Siegenthaler, Siegenthalers Differenzialdiagnose, Thieme, 2005)

6.2.6 Erworbene Klappenvitien des rechten Herzens

Erworbene Klappenvitien des rechten Herzens sind selten. Sie umfassen:
- Trikuspidalstenose
- Trikuspidalinsuffizienz
- Pulmonalstenose
- Pulmonalinsuffizienz.

Am häufigsten finden sich sog. relative Klappeninsuffizienzen infolge einer Überdehnung des Klappenansatzapparates.

Ätiologie: Die **Trikuspidalstenose** ist vergleichsweise selten, praktisch immer ist die rheumatische Valvulitis ursächlich. Sie kommt fast immer zusammen mit einem rheumatischen Mitral- oder Aortenklappenfehler vor. Der **Trikuspidalinsuffizienz** liegt entweder eine veränderte Klappenmorphologie (z. B. infolge Endokarditis bei i. v.-Drogenabusus) oder eine Dilatation des rechten Ventrikels (relative Trikuspidalinsuffizienz) zugrunde. Mögliche Ursachen einer relativen Trikuspidalinsuffizienz sind: Klappenvitien des linken Herzens, Linksherzinsuffizienz, pulmonale Hypertonie oder nach Rechtsherzinfarkt. Die **Pulmonalstenose** kommt fast nur kongenital vor. Die Ursachen der **Pulmonalinsuffizienz** entsprechen denen der Trikuspidalinsuffizienz. Eine relative Pulmonalinsuffizienz ist Folge einer pulmonalen Hypertonie (chronische Überdehnung des Pulmonalklappenansatzrings).

Tab. 6.3 Auskultationsbefunde bei Vitien des rechten Herzens

	Trikuspidalstenose	Trikuspidalinsuffizienz	Pulmonalstenose	Pulmonalinsuffizienz
Diastolikum	P. m. 4. ICR parasternal rechts	–	–	P. m. 2. ICR parasternal links
Systolikum	–	P. m. 4. ICR parasternal rechts	P. m. 2. ICR parasternal links	–
weitere Töne/Geräusche	lauter 1. HT, Trikuspidalöffnungston, begleitend Mitral-/Aortenvitium	betonter 2. HT bes. über Pulmonalklappe	2. HT weit gespalten	–

Pathophysiologie: Das rechte Herz toleriert die Volumen- oder Druckbelastung relativ lange, bei fortgeschrittener Erkrankung und Dekompensation zeigt sich aber eine Rechtsherzinsuffizienz mit venöser Stauung und konsekutiver Hepato- und Splenomegalie, gastrointestinalen Störungen, Müdigkeit, Aszites und Ödemen.

Diagnostik: Die typischen Auskultationsbefunde von Klappenvitien des rechten Herzens sind in **Tab. 6.3** dargestellt.

Im EKG weist bei erhaltenem Sinusrhythmus eine hohe und breite P-Welle auf den vergrößerten rechten Vorhof hin (P dextroatriale). Häufig besteht allerdings Vorhofflimmern.

Im Röntgen-Thorax fallen bei der Trikuspidalstenose ein vergrößerter rechter Vorhof und ein verbreitertes oberes Mediastinum auf. Die anderen Vitien führen zu einer Hypertrophie des rechten Ventrikels. Bei den Pulmonalvitien und bei pulmonaler Hypertonie dilatiert der Pulmonalishauptstamm.

Die Diagnose wird echokardiografisch gesichert.

Therapie und Prognose:
Symptomatisch empfehlen sich eine Volumenreduktion mittels Diuretika und Salzrestriktion sowie eine adäquate Behandlung der Herzinsuffizienz.

Die chirurgische Intervention im Sinne einer Ballonvalvuloplastie (bei Stenosen) sowie die operative Rekonstruktion oder ein Klappenersatz werden erst bei relevanter Verkleinerung der Klappenöffnungsfläche mit entsprechender Symptomatik bzw. bei Anstieg des Druckgradienten über der Klappe in Erwägung gezogen.

7 Myokarderkrankungen

7.1 Kardiomyopathien

7.1.1 Grundlagen

DEFINITION Kardiomyopathien (KMP, CMP, CM) sind primäre oder sekundäre Erkrankungen des Myokards, die die Funktion des Herzens beeinflussen. Sie umfassen alle Myokarderkrankungen, die nicht durch eine Koronarsklerose, angeborene oder erworbene Herzklappenfehler, Erkrankungen des Perikards bzw. durch arterielle (auch pulmonale) Hypertonie verursacht sind.

Kardiomyopathien können nach funktionellen Kriterien oder anhand ihrer Ätiologie eingeteilt werden. Die funktionelle Einteilung hat sich besonders in der Klinik bewährt und orientiert sich an makroskopischen und pathophysiologischen Gesichtspunkten:
- hypertrophische Kardiomyopathie
- dilatative Kardiomyopathie
- restriktive (obliterierende) Kardiomyopathie
- arrhythmogene rechtsventrikuläre Kardiomyopathie
- nicht klassifizierbare Kardiomyopathie

Ätiologisch unterschieden werden **primäre** sog. idiopathische Kardiomyopathien und **sekundäre** Kardiomyopathien, die im Rahmen verschiedener Grunderkrankungen auftreten, wie z. B. die inflammatorische CM, toxische CM (z. B. Chemotherapeutika [z. B. Anthrazyklin-Therapie bei akuter Leukämie]), infiltrative CM (z. B. bei Glykogen- und Lipidspeicherkrankheiten, Hämochromatose), metabolische CM (z. B. bei Thyreotoxikose oder Diabetes mellitus), CM bei Systemerkrankungen (z. B. bei Leukämie, Kawasaki-Syndrom, Sarkoidose oder Kollagenosen) oder die schwangerschafts- bzw. stressinduzierte CM.

Die **Tako-Tsubo-Kardiomyopathie** (Synonym: Stress-Kardiomyopathie oder Broken-Heart-Syndrom) tritt bevorzugt bei Frauen nach außergewöhnlichen Stresssituationen auf, die i. d. R. aber herzgesund sind (z. B. nach Tod naher Angehöriger). Warum sich eine Kardiomyopathie entwickelt, ist nach wie vor ungeklärt. Man vermutet einen gesteigerten Noradrenalin-Spiegel als Ursache. In der Akutphase kann das Krankheitsbild klinisch einem Herzinfarkt ähneln: plötzlicher Thoraxschmerz, akute Herzinsuffizienz bis hin zum kardiogenen Schock (→ differenzialdiagnostisch wegweisend ist die typische Stress-Anamnese!). Im Labor ist nur eine dezente Erhöhung der Herzenzyme nachweisbar, die Erhöhung der Plasma-Katecholamine ist jedoch massiv. Im EKG sind initial ST-Strecken-Hebungen vorhanden, im Verlauf kommt es zur Negativierung der T-Welle und zu einer verlängerten QT-Zeit. In Echo und MRT ist das sog. Apical Ballooning typisch: Die apikalen Anteile des linken Ventrikels sind a- bis dyskinetisch unabhängig von der Koronardurchblutung, die basalen Abschnitte eher hyperkinetisch. Unter Therapie (β-Blocker, ACE-Hemmer, u. U. Diuretika) erholt sich der linke Ventrikel i. d. R. wieder vollständig.

7.1.2 Hypertrophische Kardiomyopathie (HCM)

DEFINITION Genetisch bedingte Hypertrophie des linken Ventrikels mit (hypertrophisch obstruktive Kardiomyopathie, HOCM) und ohne Stenosierung (hypertrophisch nichtobstruktive Kardiomyopathie, HNCM) der linksventrikulären Ausflussbahn.

Epidemiologie: Die Prävalenz beträgt rund 1:500. Sie ist die häufigste Ursache für einen plötzlichen Herztod bei jungen Sportlern.

Ätiopathogenese: Es handelt sich in der Hälfte der Fälle um eine autosomal-dominant vererbte Erkrankung mit unterschiedlicher Penetranz (stets Familienangehörige mituntersuchen!). Es sind zahlreiche Mutationen an verschiedenen Genloci bekannt (u. a. kardiales Troponin T, myosinbindendes Protein C, β-Myosin-Heavy-Chain).

Die hypertrophische Kardiomyopathie (HCM) entwickelt sich bereits in der Fetalzeit (oder kurz nach der Geburt) und schreitet danach unterschiedlich voran. Häufig kommt es zu einer spontanen Progression nach der Pubertät, sodass die Jugendlichen zu dieser Zeit symptomatisch werden. Die Hypertrophie betrifft meist Septum und Vorderwand des linken Ventrikels und ist i. d. R. asymmetrisch. Sie kann aber auch konzentrisch sein oder andere Bereiche (Herzspitze, Seitenwand, rechter Ventrikel) miteinbeziehen. Bei ca. ¼ der Patienten entwickelt sich eine **hypertrophisch obstruktive Kardiomyopathie** (**HOCM**), bei der das wachsende Gewebe den Ausflusstrakt behindert (Subaortenstenose). Im Gegensatz dazu unterscheidet man die **hypertrophisch nicht obstruktive Kardiomyopathie** (**HNCM**).

Pathophysiologie: Aufgrund der zunehmenden Wanddicke wird das **Innenvolumen** des linken Ventrikels kleiner und die diastolische Füllungsmenge nimmt ab. Darüber hinaus ist auch die Myokardrelaxation eingeschränkt (→ Fibrose), wodurch die diastolische Füllung zusätzlich behindert ist. Durch die gesteigerten Druckverhältnisse ist die Koronarperfusion vermindert, sodass der erhöhte O_2-Bedarf der Myozyten nicht mehr adäquat gedeckt werden kann (→ relative Koronarinsuffizienz). In der Spätphase kann der linke Ventrikel dilatieren und zusätzlich eine systolische Insuffizienz bewirken (s. Herzinsuffizienz [S. A25]).

Pathomorphologisch imponiert ein hypertrophes und fibrosiertes Myokard mit z. T. bizarr bis Y-artig verformten Myozyten.

Klinik: Die Patienten sind oft über Jahre beschwerdefrei und die HCM stellt einen Zufallsbefund dar. Symptomatische Patienten leiden an Dyspnoe, Müdigkeit und pektanginösen Beschwerden. Arrhythmiebedingte Palpitationen und Synkopen können ebenfalls auftreten.

Komplikationen:
- ventrikuläre Extrasystolen
- ventrikuläre und supraventrikuläre Tachykardien
- Vorhofflimmern mit Gefahr von thrombembolischen Ereignissen
- **plötzlicher Herztod** (insbesondere bei Jugendlichen und jungen Erwachsenen): Das Risiko ist bei ventrikulären Tachykardien, unklaren Synkopen, schwerer Hypertrophie und familiärer Disposition stark erhöht. Eine ICD-Implantation sollte in diesem Fall erwogen werden.
- Entwicklung von Endokarditis und Herzinsuffizienz.

Diagnostik: Typisch für die HOCM ist ein spindelförmiges, raues Systolikum mit P. m. über dem linken Sternalrand. Das Geräusch wird durch körperliche Belastung bzw. durch das Valsalva-Manöver verstärkt und kann hierdurch von anderen systolischen Geräuschen abgegrenzt werden. Gelegentlich lässt sich ein 3. und/oder ein 4. Herzton auskultieren. Im EKG (Abb. 7.1) sind i. d. R. eher unspezifische Veränderungen erkennbar (Linksherzhypertrophiezeichen, ST- und T-Veränderungen, Q-Zacken in inferioren und Brustwandableitungen, paroxysmale Arrhythmien).

Im Röntgen-Thorax lassen sich ein vergrößertes Herz und evtl. pulmonalvenöse Stauungszeichen nachweisen. Gesichert wird die Diagnose mittels **Echokardiografie** (Abb. 7.2), in der die Hypertrophie (asymmetrisch mit Betonung des Septums, Ventrikelwandstärke bis zu > 20 mm), eine systolische Vorwärtsbewegung des vorderen Mitralsegels (SAM = systolic anterior motion, Venturi-Effekt) mit unterschiedlich ausgeprägter Mitralin-

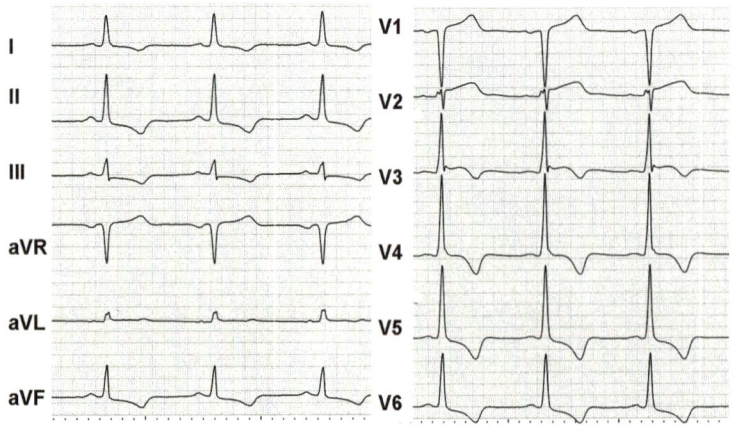

Abb. 7.1 EKG-Befund bei HOCM. Nachweisbar sind Zeichen einer Linksherzhypertrophie, ST-Strecken-Senkungen und eine negative T-Welle in II, III und aVF sowie in den präkordialen Ableitungen. (aus: Greten, Rinninger, Greten, Innere Medizin, Thieme, 2010)

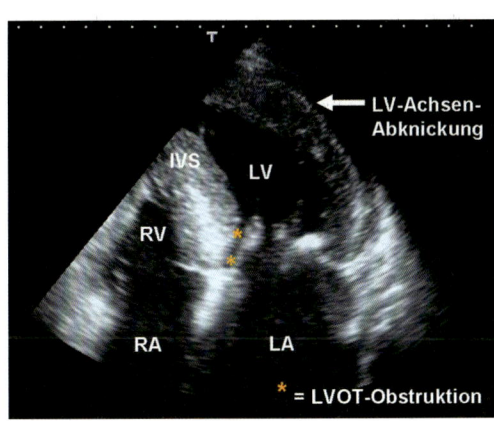

Abb. 7.2 **Echokardiografie bei HOCM.** Deutliche Obstruktion des linksventrikulären Ausflusstrakts (*). (aus: Greten, Rinninger, Greten, Innere Medizin, Thieme, 2010)

suffizienz sowie der systolische Druckgradient direkt darstellbar sind. Ein MRT kann nicht ausreichende Echobefunde vervollständigen.

Differenzialdiagnosen:
- **Sportlerherz:** Durch jahrelanges körperliches Training hypertrophiert das Herz im Unterschied zur HCM homogen. Es kommt zu einer Vergrößerung sowohl des endsystolischen als auch des enddiastolischen Volumens (bei HCM hingegen sind beide Volumina vermindert). Die Funktion ist nicht gestört.
- **Hypertrophie** des linken Ventrikels infolge **Druckbelastung:** z. B. bei arterieller Hypertonie, Aortenstenose
- **Speichererkrankungen:** z. B. Amyloidose, Morbus Fabry
- **membranöse subvalvuläre Aortenstenose.**

Therapie und Prognose: Als allgemeine Maßnahme sollten sich die Patienten mit HCM schonen und schwere körperliche Belastungen meiden, um die Gefahr des plötzlichen Herztodes zu minimieren. Aufgrund der familiären Häufung sollten auch die Angehörigen gescreent werden.

Pharmakotherapeutisch ist die Gabe von β-Blockern oder Kalziumantagonisten (vom Verapamil-Typ) indiziert (**Cave:** niemals kombiniert → AV-Block!). Streng kontraindiziert sind positiv inotrope Substanzen (z. B. Digitalis, Katecholamine) und starke Nachlastsenker (z. B. ACE-Hemmer, Kalziumantagonisten vom Dihydropyridin-Typ), da sie den systolischen Gradienten im linken Ventrikel steigern und so die Stenose zusätzlich verstärken können.

Supraventrikuläre und ventrikuläre Tachykardien können mit Amiodaron behandelt werden, bei ventrikulären Tachykardien oder bei Patienten mit hohem Risiko (insbesondere bei Fällen von plötzlichem Herztod in der näheren Verwandtschaft) ist eine ICD-Implantation indiziert; bei Vorhofflimmern wird oral antikoaguliert.

Operativ stehen die transaortale septale Myektomie (bei HOCM) oder bei schwerwiegendem Verlauf mit symptomatischer und medikamentenresistenter Obstruktion (Dilatation und NYHA III, IV) eine Herztransplantation zur Verfügung. Eine Alternative bietet die interventionelle sog. perkutane transluminale septale Myokardablation. Kathetergesteuert wird lokal Alkohol injiziert und eine septale Myokardnekrose initiiert.

Die Jahresmortalität ohne Therapie beträgt ca. 1 %.

7.1.3 Dilatative Kardiomyopathie (DCM)

DEFINITION Vergrößerung des linken und/oder rechten Ventrikels mit begleitender systolischer Pumpstörung.

Epidemiologie: Die DCM hat eine Prävalenz von 1:400. Männer sind doppelt so oft betroffen wie Frauen.

Ätiologie: Man unterscheidet die **primär idiopathische Form** von der **sekundären DCM**. Hierzu zählen Myokarditiden (v. a. virale), Noxen wie Alkohol (→ besonders mitochondrienschädigend) und kardiotoxische Medikamente (z. B. Doxorubicin, trizyklische Antidepressiva, Lithium, Cyclophosphamid, Katecholamine, Glukokortikoide), Speicher-, autoimmune und entzündliche Systemerkrankungen (Vaskulitiden, Kollagenosen), Muskeldystrophien u. v. a. Bei ca. ⅓ der Fälle werden genetische Ursachen vermutet.

Pathogenese: Das Herz ist vergrößert, wobei eine oder mehrere Herzhöhlen deutlich erweitert ist/sind. Die Herzwand kann verdünnt, normal oder kompensatorisch hypertrophiert sein. Der enddiastolische Druck im linken Ventrikel und der Druck im linken Vorhof sind meist erhöht. Histologisch lassen sich neben atrophen und hypertrophen Myozyten auch schlanke Herzmuskelzellen mit tonnenförmig verdickten Kernen nachweisen.

Klinik und Komplikationen: Eine DCM kann lange unbemerkt bleiben. Später im Verlauf treten Zeichen einer Linksherzinsuffizienz (Dyspnoe bis hin zum Lungenödem), danach auch Rechtsherzinsuffizienz (Ödeme, Aszites, Hepatomegalie) auf. Bei einigen Patienten bestehen aufgrund der verminderten Koronarreserve Angina-pectoris-artige Beschwerden. Herzrhythmusstörungen (Vorhofflimmern, Tachykardie, plötzlicher Herztod) sind ebenso wie Thrombembolien häufig.

Diagnostik: Goldstandard ist die **Echokardiografie**. Sie dient der Quantifizierung der verbleibenden Herzfunktion sowie dem Nachweis intrakardialer Thromben. Im Röntgen-Thorax zeigen sich eine Herzvergrößerung und pulmonal-venöse Stauungszeichen. Im EKG sind wie bei der HCM verschiedene, allerdings recht unspezifische Veränderungen erkennbar. In Einzelfällen können Myokardszintigrafie, MRT oder Herzkatheter zur Unterscheidung gegenüber einer KHK herangezogen werden. Bei V. a. eine sekundäre CM kann eine Myokardbiopsie hilfreich sein.

Therapie und Prognose: Bei den sekundären Formen der DCM gilt es, die bestehende Ursache zu behandeln. Zur Therapie der Herzinsuffizienz [S. A28]. Die DCM ist die häufigste Indikation zur **Herztransplantation** (sehr gute Langzeitergebnisse). Die 5-Jahres-Überlebensrate liegt bei adäquater Therapie bei ca. 80 %.

7.1.4 Restriktive Kardiomyopathien (RCM)

DEFINITION Gruppe von Erkrankungen mit eingeschränkter Dehnbarkeit der Ventrikel bei weitgehend normaler systolischer Funktion.

Epidemiologie und Ätiologie: In Industrieländern sind RCM selten. Hauptursache ist die **Amyloidose**. In tropischen Ländern verursachen Endomyokardfibrosen ca. 20 % aller kardiovaskulären Todesfälle. Weitere, eher seltene Ursachen können die Löffler-Endokarditis (Hypereosinophilie-Syndrom), eine Sarkoidose, Hämochromatose, Speicherkrankheiten, maligne Erkrankungen, Radiatio und auch eine Anthrazyklintherapie sein.

Pathogenese: Durch Infiltration oder Fibrosierung des Myokards relaxiert dieses nicht mehr adäquat, wodurch die diastolische Füllung behindert wird. Aufgrund ihrer geringen Wandstärke dilatieren besonders die Vorhöfe.

Klinik: Typischerweise treten Zeichen der Herzinsuffizienz wie Dyspnoe, Ödeme oder Müdigkeit auf. Die atriale Überdehnung kann supraventrikuläre Rhythmusstörungen wie Vorhofflimmern induzieren. AV-Blöcke oder Kammertachykardien können ebenso vorkommen.

Diagnostik: Bei der körperlichen Untersuchung zeigen sich die klassischen Befunde der Herzinsuffizienz. Bei AV-Klappen-Insuffizienzen ist ein Systolikum auskultierbar. Meist besteht ein 3. und/oder 4. HT.

Im Röntgen zeigen sich eine pulmonalvenöse Stauung und Vorhofvergrößerung, im EKG evtl. eine Niedervoltage. Die Echokardiografie (mit Doppler-Funktion) zeigt charakteristischerweise kleine, evtl. verdickte Kammern und weite Vorhöfe, die systolische Kontraktionsfähigkeit bleibt normal. Mithilfe von Laboruntersuchungen, MRT und Echokardiografie können mögliche ursächliche Erkrankungen erkannt werden. Im Herzkatheter können die pathologischen intrakardialen Drücke quantifiziert werden. Gegebenenfalls kann eine Myokardbiopsie weiteren Aufschluss bringen.

Differenzialdiagnosen: Im Unterschied zur RCM finden sich im Endstadium einer chronischen Perikarditis, der **Pericarditis constrictiva** [S.A75], Perikardverdickungen oder -verkalkungen in CT/MRT und pathologische Septumsbewegungen (bei Inspiration nach links) im Echo – die Hämodynamik ähnelt jedoch jener der RCM. Seltener sind Vorhofvergrößerung oder Vitien sowie Perikardschädigungen in der Vorgeschichte.

Therapie und Prognose:
Nach Möglichkeit wird die Grunderkrankung therapiert. Vorhofflimmern verschlechtert die Ventrikelfüllung weiter und sollte elektrisch bzw. mit Amiodaron terminiert oder symptomatisch mit β-Blockern bzw. Antikoagulation behandelt werden. Bei Amyloidose sollten wegen häufiger Überempfindlichkeit weder Digoxin noch Kalziumantagonisten gegeben werden. Gegebenenfalls wird eine Herzschrittmacherimplantation oder eine Herztransplantation erwogen.

Ohne Herztransplantation ist die Prognose schlecht.

7.1.5 Arrhythmogene rechtsventrikuläre Kardiomyopathie (ARVC)

DEFINITION Degeneration der Herzmuskelzellen des rechten Ventrikels und anschließender Ersatz mit Fett- bzw. fibrösem Gewebe.

Epidemiologie und Ätiologie: Bevorzugt betroffen sind junge Männer unter 40 Jahren. Die Ursache ist unbekannt, autosomale Erbgänge sind nachgewiesen. In der Mehrzahl der Fälle liegt eine familiäre Häufung vor (plötzliche Herztodesfälle in der Familienanamnese).

Pathogenese: Der rechte Ventrikel, insbesondere das Dreieck zwischen rechtsventrikulärem Ein- und Ausflusstrakt, hypertrophiert und dilatiert. Ein Gendefekt wird für den Ersatz der Herzmuskelzellen verantwortlich gemacht.

Klinik und Komplikationen: Arrhythmien wie ventrikuläre Tachykardien, Synkopen und auch der plötzliche Herztod (speziell bei jugendlichen Sportlern!) stehen primär im Vordergrund. Im Verlauf wird dann das rechte Herz insuffizient, wobei die linksventrikuläre Funktion kaum eingeschränkt ist.

Diagnostik: Im EKG sind in den Ableitungen V_{1-3} inverse (negative) T-Wellen nachweisbar, zudem finden sich verbreiterte QRS-Komplexe sowie ein kompletter oder inkompletter Rechtsschenkelblock. Hochspezifisch sind die sog. ε-Wellen (kleine Potenzialschwankungen zum Beginn der ST-Strecke) als Zeichen der **verzögerten Erregung des rechten Ventrikels**. Im Langzeit-EKG treten viele **ventrikuläre Extrasystolen** (> 1000/24 h) oder ventrikuläre Tachykardien mit Linksschenkelblock-Morphologie auf.

In der Echokardiografie zeigen sich eine Hypokinesie und Dilatation des rechten Ventrikels, ggf. auch lokale Aneurysmen. Die fibrolipomatöse Myokarddegeneration kann am besten bioptisch nachgewiesen werden (Sensitivität 66 %).

Differenzialdiagnosen:
- **Morbus Uhl:** Aplasie des rechten Ventrikels mit Manifestation der Herzinsuffizienz im frühen Kindesalter (ungünstige Prognose)
- **andere Kardiomyopathien:** betreffen in erster Linie den linken Ventrikel.

Therapie und Prognose: Eine kausale Therapie gibt es nicht. Treten ventrikuläre Tachykardien gehäuft auf, kann eine Katheterablation versucht werden. Symptomatisch können die Rhythmusstörungen mit Sotalol, alternativ auch mit Amiodaron behandelt werden. Die größte Gefahr stellt der plötzliche Herztod dar. Regelmäßige Kontrolluntersuchungen, körperliche Schonung und eine ICD-Implantation sind indiziert.

7.2 Myokarditis

> **DEFINITION** Entzündliche Erkrankung des Herzmuskels mit akutem oder chronischem Verlauf. Häufig betrifft diese auch das Perikard und wird dann **Perimyokarditis** genannt. Der Begriff inflammatorische Kardiomyopathie bezeichnet die funktionelle Einschränkung des Herzens, die durch eine chronische Myokarditis verursacht wird.

Ätiologie: Man unterscheidet zwischen infektiösen und nicht infektiösen Myokarditiden. Die **virale Myokarditis** ist in Industrienationen am häufigsten. Das ==Coxsackie-B-Virus== ist der typische Erreger. Daneben können auch Infektionen mit anderen Entero- (z. B. Coxsackie A oder Echo-), Adeno- und Influenzaviren sowie EBV, CMV, HCV, HIV zu einer Myokarditis führen.

Weitere potenzielle Erreger sind Strepto- und Staphylokokken, E. coli, Pseudomonas, Candida und Aspergillus. Erkrankungen wie Diphtherie, Borreliose und die Chagas-Krankheit können ebenfalls eine Myokarditis auslösen.

Sehr selten sind nicht infektiöse Myokarditiden, z. B. im Rahmen chronischer Systemerkrankungen (z. B. Kollagenosen, Vaskulitiden), die medikamenteninduzierte sog. Hypersensitivitätsmyokarditis oder die idiopathische Fiedler-Myokarditis (akute interstitielle Myokarditis unklarer Ätiologie).

Klinische Pathologie und Pathophysiologie: Virusinfektionen zeigen i. d. R. einen stadienhaften Verlauf. Initial werden die Myokardzellen durch das Virus direkt geschädigt. Die einsetzende Immunreaktion führt danach entweder zur vollständigen Ausheilung der Erkrankung oder zur Zerstörung der Myozyten. Dabei besteht häufig eine Kreuzreaktivität zwischen viralen und myokardialen Strukturen, durch die es zur Antikörperbildung kommt.

Anfangs bestehen ein seröses Exsudat und eine Hypereosinophilie, im weiteren Verlauf zerfallen die Zellen und lösen sich auf. Zum Teil werden sie auch von T-Lymphozyten und Histiozyten umgeben. Im Endstadium werden die Herzmuskelzellen fibrotisch ersetzt. Klinisch entwickelt sich dann das Bild einer dilatativen Kardiomyopathie.

Bakterielle Myokarditiden imponieren mit granulozyten- und bakterienreichen Mikroabszessen. Hyphen bei Candidabefall lassen sich durch Spezialfärbungen darstellen.

Klinik: Oft verläuft die virale Myokarditis symptomlos oder beginnt unspezifisch im Rahmen eines allgemeinen Infekts (Fieber, Gliederschmerzen, Abgeschlagenheit, Husten, Sinusitis, Pharyngitis). Nach beschwerdefreien Tagen bis Wochen treten Herzinsuffizienzzeichen, Rhythmusstörungen (häufig Extrasystolen), Tachykardie und – bei begleitender Perikarditis – auch Thoraxschmerzen auf. Selten kann die Myokarditis auch fulminant binnen Stunden bis Tagen verlaufen und einem Infarkt ähneln.

Diagnostik: Anamnestisch lässt sich meist ein vorausgegangener Infekt eruieren. In der Auskultation sind evtl. ein 3. oder 4. Herzton und – bei fortgeschrittener Ventrikeldilatation – Insuffizienzzeichen der Segelklappen (Systolikum) zu hören. Ist das Perikard am Entzündungsprozess beteiligt, besteht gleichzeitig auch ein Perikardreiben. Im Labor können die Entzündungsparameter (BSG, CRP, Leukozyten) bzw. Troponin T/I und CK-MB erhöht sein, ggf. sind auch zirkulierende Antikörper nachweisbar. Im EKG sind evtl. Rhythmusstörungen (Tachykardie, Palpitationen, Extrasystolen, Vorhofflimmern, Reizleitungsstörungen) und ST-T-Veränderungen, in der Echokardiografie eine Herzdilatation, Funktionsbeeinträchtigungen, ggf. auch ein Perikarderguss erkennbar. Die ==endgültige Diagnosesicherung erfolgt durch den Virusnachweis in der **Myokardbiopsie**== (**Cave:** an verschiedenen Stellen entnehmen, um Stichprobenfehler zu vermeiden!). Eine Biopsie wird allerdings nur bei schweren Verlaufsformen ohne Besserungstendenz durchgeführt. Der Virennachweis erfolgt molekularbiologisch (z. B. PCR, In-situ-Hybridisierung) und immunhistochemisch (==Nachweis von z. B. antimyolemmalen oder antisarkolemmalen Antikörpern, AMLA==, ASA).

Therapie und Prognose: Die Therapie ist rein symptomatisch: ==körperliche Schonung== in der akuten Phase, Alkoholkarenz, ==Behandlung der chronischen Herzinsuffizienz== [S. A28] und Thrombembolieprophylaxe. Gegebenenfalls Behandlung der Grunderkrankung: z. B. mit Immunsuppressiva bei Kollagenosen oder Antibiotika bei bakteriellen Myokarditiden.

In der Regel heilt eine Myokarditis folgenlos aus. Die Prognose der fulminanten Myokarditis ist mit einer 10-Jahres-Überlebensrate von 90 % deutlich besser als die der akuten, aber leise beginnenden Myokarditis (50 %).

8 Perikarderkrankungen

8.1 Akute Perikarditis

DEFINITION Akute Entzündung des Herzbeutels. Meist ist das Myokard ebenfalls in den Prozess miteinbezogen (= Perimyokarditis).

Einteilung: Man unterscheidet:
- **Pericarditis sicca (fibrinosa):** am Beginn einer akuten Perikarditis
- **Pericarditis exsudativa:** mit serofibrinösem, hämorrhagischem, purulentem oder chylösem Exsudat.

Ätiologie: In vielen Fällen ist die Ätiologie unklar (idiopathisch). Mögliche Ursachen sind:
- **infektiöse Perikarditis:** viral, bakteriell
- **immunologische Perikarditis:** im Rahmen von Systemerkrankungen (Kollagenosen, rheumatische Arthritis, Vaskulitiden), allergisch bedingt, Postmyokardinfarktsyndrom (**Dressler-Syndrom**: Perikarditis und Fieber rund 1–6 Wochen nach Myokardinfarkt oder operativen Eingriffen am Herzen)
- **maligne Perikarditis:** Metastasen von Bronchial- oder Mammakarzinom, Melanom, Lymphom, Leukämien, Karzinoide, auch Sarkome sowie Mesotheliome
- **urämische Perikarditis:** Fibrinausschwitzung infolge hoher Stickstoffwerte und urämischer Toxine
- **Perikarditis nach Myokardinfarkt** (Pericarditis epistenocardica): innerhalb 1 Woche nach Herzinfarkt
- **strahleninduzierte Perikarditis:** nach Strahlentherapie.

Klinische Pathologie: Unter dem Mikroskop erkennt man fibrinreiches Exsudat, je nach Schweregrad auch fibrinös-hämorrhagisch, mit zahlreichen Leukozyten auf der Epikardoberfläche.

Klinik: Die Patienten geben meist einen schneidenden thorakalen **Schmerz** an (insbesondere bei Pericarditis sicca), der bei Inspiration, Husten, Schlucken und im Liegen zunimmt. Aufsitzen bzw. Vornüberbeugen verschafft meist Linderung. Meist, insbesondere bei infektiöser Perikarditis, besteht auch mäßiges Fieber. Erste Anzeichen eines sich entwickelnden **Perikardergusses** [S. A75] sind Tachypnoe, Dyspnoe, Oberbauchbeschwerden (Leberkapselschmerz) und allgemeines Schwächegefühl (→ obere Einflussstauung). Häufig verschwinden dabei die typischen Perikarditisschmerzen. Hypotonie, pralle Jugularvenen und Anzeichen eines kardiogenen Schocks weisen auf eine Perikardtamponade hin.

Diagnostik: Das typische **Perikardreiben** (systolisches oder systolisch-diastolisches, ohrnahes Reibegeräusch, sog. Lokomotivengeräusch) ist besonders gut vornübergebeugt und auch bei Atemstopp auskultierbar (ein pleurales Reibegeräusch fehlt dagegen bei pausierter Atmung). Beim Übergang in eine Pericarditis exsudativa werden die Herztöne leiser und das Reibegeräusch lässt nach bzw. verschwindet ganz. Atmet der Patient tief ein, fehlt der inspiratorische Venenkollaps der Jugularvenen (→ der systolische Druck in den Jugularvenen steigt paradox an, sog. **Kußmaul-Zeichen**). Bei Perikardtamponade findet sich ein **Pulsus paradoxus** (→ Blutdruck fällt während der Inspiration um > 10 mmHg ab).

Im EKG zeigen sich **konkav** nach oben gerichtete **ST-Hebungen** aus der aufsteigenden S-Zacke in nahezu allen Ableitungen (**Abb. 8.1**), sodass diese keinem bestimmten Koronarversorgungsgebiet zugeordnet werden können. Im Vergleich dazu finden sich beim transmuralen Myokardinfarkt (STEMI) konvexe ST-Hebungen aus dem absteigenden Schenkel der R-Zacke; beim nicht transmuralen Infarkt (NSTEMI) hingegen ST-Senkungen in den dem jeweiligen Versorgungsgebiet entsprechenden Ableitungen. Bei einer exsudativen Perikarditis zeigt sich eine Niedervoltage, selten Höhen und Richtungsschwankungen der QRS-Komplexe (sog. elektrischer Alternans).

Im Labor können Entzündungsparameter und Herzenzyme leicht erhöht sein.

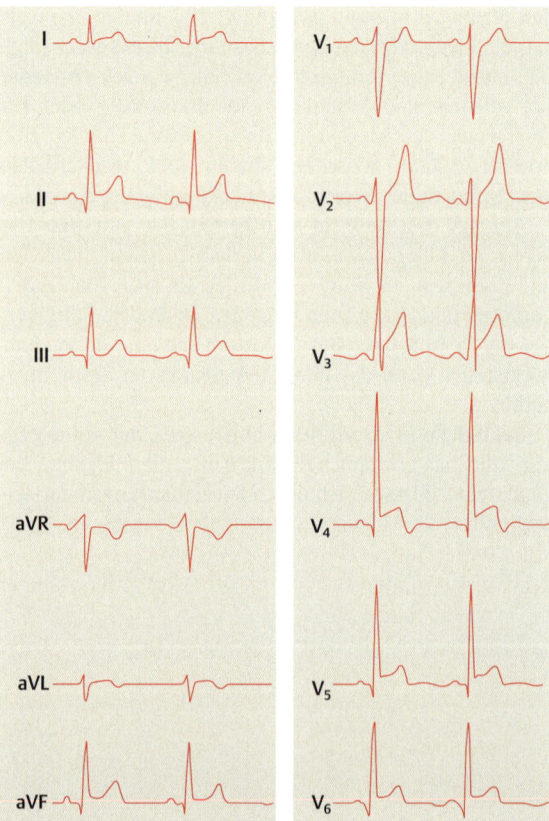

Abb. 8.1 EKG bei akuter Perikarditis. Typische konkave ST-Strecken-Hebungen in allen Ableitungen (bis auf aVR). (aus: Baenkler et al., Duale Reihe Innere Medizin, Thieme, 2009)

Die Röntgen-Thorax-Aufnahme zeigt evtl. einen verbreiterten Herzschatten (ab einer Ergussmenge > 300 ml feststellbar, sog. **Bocksbeutelform**). Gegebenenfalls können auch Hinweise auf ein Bronchialkarzinom gefunden werden. Die Echokardiografie kann sehr gut den begleitenden Erguss darstellen (s. u.).

Komplikationen:
- Rezidiventstehung
- Chronifizierung mit Fibrosierung und Verschmelzung der beiden Perikardblätter → Pericarditis constrictiva (s. u.)
- Übergreifen auf das Myokard (Perimyokarditis) → Globalherzinsuffizienz.

Therapie: Die Behandlung der Ursache steht im Vordergrund. Symptomatisch werden NSAR wie Ibuprofen, evtl. in Kombination mit Colchizin gegeben. Kortikosteroide bei Therapieresistenz (Rezidive). Aufgrund der hohen Hämoperikardgefahr sollte nur bei zwingender Indikation (z. B. Klappenersatz, Vorhofflimmern) eine Antikoagulation durchgeführt werden.

Wenn der Perikarderguss hämodynamisch bedeutsam wird und die Füllung des rechten Ventrikels behindert (sog. Perikardtamponade), muss eine Perikardpunktion zur Entlastung erfolgen.

8.2 Chronische Perikarditis

> **DEFINITION** Zustand einer nicht ausgeheilten akuten Perikarditis mit narbig geschrumpftem Herzbeutel.

Ätiopathogenese: Persistierende (> 3 Monate) Entzündungsprozesse können zur chronischen Herzbeutelentzündung führen (→ typisch bei Tuberkulose). Das Endstadium einer chronischen Perikarditis ist die **Pericarditis constrictiva**, die durch eine Verschmelzung der beiden fibrotischen Perikardblätter und anschließende Verkalkung gekennzeichnet ist. Bei hochgradiger Verkalkung entsteht das sog. **Panzerherz**.

Pathophysiologie und klinische Pathologie: Die Fibrosierung schränkt die Herzbeweglichkeit ein und behindert die diastolische Füllung in allen Herzhöhlen, wodurch das effektiv ausgeworfene Blutvolumen sinkt. In der Folge gleichen sich die diastolischen Drücke beider Herzhälften an (Anstieg im rechten und Absinken im linken Herzen). Mikroskopisch organisiert sich das fibrinöse Exsudat zu Granulationsgewebe mit Kapillaren, kollagenen Fasern und Entzündungszellen.

Klinik: Die auftretenden Symptome sind sowohl durch den Blutrückstau vor dem rechten Herzen (Ödeme, Aszites u. a.) als auch durch das erniedrigte linksventrikuläre Auswurfvolumen bedingt (Low-Output-Herzversagen mit Belastungsdyspnoe und verstärkter Müdigkeit).

Diagnostik: Neben den bei der akuten Perikarditis genannten diagnostischen Methoden (s. o.) können CT und MRT das verdickte Perikard aufzeigen.

> **MERKE** Zeichen einer Rechtsherzinsuffizienz bei normal großem Herzen sollten an eine chronische Perikarditis denken lassen.

Differenzialdiagnosen:
- restriktive Kardiomyopathie [S. A72]
- Perikarderguss (s. u.).

Therapie: Nur die chirurgische Dekortikation oder Perikardektomie scheint Erfolg zu versprechen. Näheres s. Chirurgie [S. B205].

8.3 Perikarderguss

> **DEFINITION** Intraperikardiale Flüssigkeitsansammlung > 50 ml.

Ätiologie: Abhängig vom zeitlichen Verlauf unterscheidet man einen **akuten** von einem **chronischen** Erguss, je nach Qualität und Zusammensetzung der Flüssigkeit zwischen
- **serofibrinösem Erguss** (Exsudat, bei Entzündung oder seltener beim nephrotischen Syndrom oder Hypothyreose),
- **Hydroperikarderguss** (Transsudat, bei Überwässerung durch Herzinsuffizienz oder Schwangerschaft) und
- **Hämoperikarderguss** (Ansammlung von reinem Blut bei Gefäßläsion nach Trauma, bei Neoplasie oder einer Typ-A-Aortendissektion oder bei erhöhter Blutungsneigung).

Blutbeimischungen sind bei allen Ergussformen möglich. Auch Eiter (**Pyoperikard**), Lymphe (**Chyloperikard**) oder Luft (**Pneumoperikard**) können sich im Perikard ansammeln.

Klinik: Symptome zeigen sich erst bei Kompression des Herzens und hängen von der Geschwindigkeit der Ergussentstehung ab. Klassischerweise bestehen Atemnot, Tachykardie und Schwäche, zudem Halsvenenstauung und Brustschmerz. Der kardiogene Schock (s. Notfallmedizin [S. B47]) zeigt sich mit Angst, Unruhe, Kaltschweißigkeit, Blutdruckabfall, leisen Herztönen und schließlich Kreislaufkollaps. Bei langsamer Progression staut das Blut in Leber und Nieren zurück, es kommt zu Aszites und Proteinurie.

Komplikationen:
Herzbeuteltamponade: Durch den Anstieg des intraperikardialen Druckes und der geringen Elastizität der Perikardfibrosa werden das rechte Herz und die Vv. cavae komprimiert. Die verminderte diastolische Füllung führt zu einem verminderten Herzzeitvolumen. Kompensatorisch kommt es zu Tachykardie und peripherer Vasokonstriktion (Anurie durch verminderte Nierendurchblutung). Es besteht die Gefahr eines kardiogenen Schocks. Bei der akuten Tamponade reichen hierfür schon ca. 150 ml Flüssigkeit aus, bei der chronischen Form können sich intraperikardial bis > 1000 ml Flüssigkeit ansammeln.

Diagnostik: Typisch ist ein **Pulsus paradoxus** (Blutdruckabfall > 10 mmHg bei Inspiration). Er entsteht, da der inspiratorisch vergrößerte Bluteinstrom in das rechte Herz das linke Herz in seiner Füllung behindert. Auskultatorisch können die Herztöne dumpf und leise sein.

Im EKG zeigt sich eine **Niedervoltage** mit verminderter Ausschlaghöhe.

Im Röntgen-Thorax ist abhängig von der Ergussmenge ein verbreiterter Herzschatten erkennbar. Echokardiografisch lassen sich **Ergusssäume** (echofreier Raum zwischen Epi- und Perikard), eine inspiratorische Septumverlagerung nach links, Blutrückstau und erweiterte Vv. cavae und ein diastolischer Kollaps des rechten Herzens darstellen. Eine Kompression der Vorhöfe weist auf eine beginnende Perikardtamponade hin (Abb. 8.2).

Ein diastolisch gemessener echofreier Saum von 10–20 mm Breite entspricht etwa einem mittelschweren Perikarderguss von 200–500 ml.

Im CT lassen sich die verschiedenen Ergussformen aufgrund ihrer unterschiedlichen Dichtewerte differenzieren, das MRT zeigt entzündliche Weichteilveränderungen.

Im Rechtsherzkatheter können die atemabhängigen Druckänderungen sowie das verminderte Herzzeitvolumen quantifiziert werden.

Therapie und Prognose: Die Akuttherapie bei Herzbeuteltamponade erfordert die rasche Entlastung mittels Perikardiozentese.

Zur Überbrückung können Volumen und Katecholamine verabreicht werden. Eventuell sind auch eine Analgesie mit Morphin bzw. Sedierung mit Diazepam sowie forcierte Diurese mit Furosemid angezeigt.

Eine Perikarddrainage ist erforderlich, wenn das rechte Herz in der Diastole komprimiert und in seiner Füllung behindert wird. Die perkutane Perikardiozentese wird

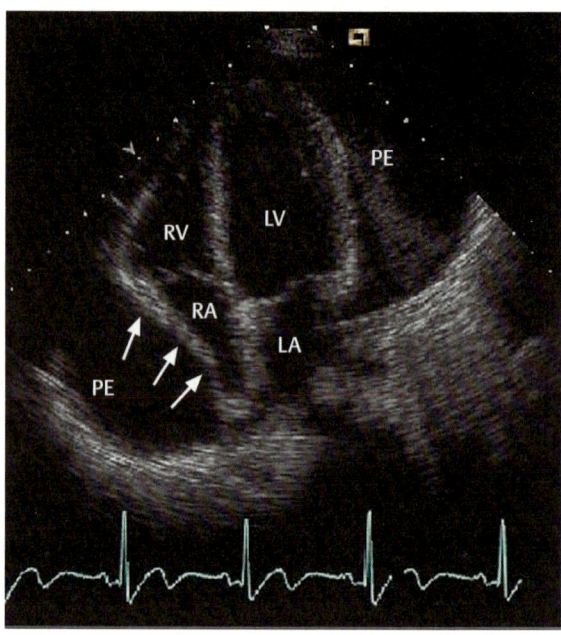

Abb. 8.2 Echokardiografiebefund bei Perikarderguss mit beginnender Herztamponade. Im Vierkammerblick lässt sich ein großer Perikarderguss (PE) erkennen, der zunehmend den rechten Vorhof komprimiert (Pfeile). RA = rechter Vorhof, LA = linker Vorhof, RV = rechter Ventrikel, LV = linker Ventrikel. (aus: Siegenthaler, Siegenthalers Differenzialdiagnose, Thieme, 2005)

echokardiografisch kontrolliert. Sie wird dabei im Regelfall von subxyphoidal in Seldinger-Technik und mit einem Pigtail-Katheter durchgeführt. Das Punktat wird im Labor zur Ursachenabklärung (z. B. Hb, Differenzialblutbild, Rheumafaktor, Antikörper, Mikrobiologie) untersucht. Bei rezidivierenden Ergüssen ist ggf. eine partielle Perikardektomie indiziert, s. auch Chirurgie [S. B205].

9 Endokarderkrankungen

9.1 Grundlagen

Die häufigsten und wichtigsten Erkrankungen des Endokards, der Herzinnenhaut, sind akute oder chronische Entzündungen, die infektiöser oder nicht infektiöser Genese sein können.

Die Endokarditis hat sich in den Industrienationen im Laufe der Zeit gewandelt. Während früher die rheumatische Endokarditis relativ häufig war, spielt heute die infektiöse Form die wichtigste Rolle. Der Altersgipfel hat sich von 40 auf ca. 60 Jahre verschoben. Dank der Antibiotikatherapie konnte auch die Letalität akuter Fälle von annähernd 100 % auf heute ca. 10 % gesenkt werden. Andere Endokarderkrankungen sind unten aufgeführt und eher selten.

9.2 Infektiöse Endokarditis

DEFINITION Bakterielle Entzündung des Endokards, bevorzugt im Bereich der Herzklappen, die zur Zerstörung der Herzklappen führt und einen infektiösen Streuherd darstellt (→ septische Embolien).

Einteilung: Nach dem zeitlichen Verlauf unterscheidet man 2 Formen:
- **Akute Endokarditis:** septisches Krankheitsbild mit dramatischem Verlauf. Häufigste Erreger sind β-hämolysierende Streptokokken, Staphylokokken, Pneumokokken, Gonokokken sowie gramnegative Bakterien. Sie manifestiert sich auch an ursprünglich normalen Herzklappen.

- **Subakute Endokarditis** (**Endocarditis lenta**): schleichender und schubhafter Krankheitsverlauf. Sie wird durch Erreger mit niedrigerer Virulenz (vergrünende, nicht hämolysierende Streptokokken wie Streptococcus viridans) ausgelöst und entsteht vorzugsweise an bereits vorgeschädigten Herzklappen bzw. Klappenprothesen.

Ätiologie: Die wichtigsten Erreger sind:
- **Staphylokokken** (ca. 50 %): Staph. aureus und epidermidis (insbesondere bei Rechtsherzendokarditis, z. B. bei i. v.-Drogenabhängigen und Patienten mit parenteraler Ernährung). Infektionen mit Staphylokokken nehmen zu.
- **Streptokokken** (ca. 30 %): oft aus dem Oropharynx (**Cave:** Zahnfleischentzündungen!)
- **Enterokkokken** (ca. 10 %): aus dem Gastrointestinal- oder Urogenitaltrakt
- seltenere Erreger (jeweils ca. 5 %): gramnegative Bakterien, HACEK (Haemophilus, Actinobacillus, Cardiobacterium, Eikenella, Kingella) und Pilze.

Eine Endokarditis im Kindesalter tritt fast immer bei Kindern mit angeborenen Herzfehlern auf.

Pathogenese: Eine angeborene oder erworbene **Vorschädigung des Herzens** prädisponiert zur Endokarditis (z. B. atherosklerotische Schädigung, myxomatöse Degeneration der Mitralklappe). Eine pathogenetisch besonders wichtige Rolle spielen dabei nicht bakterielle thrombotische Vegetationen, die sich aufgrund eines Endotheldefektes an das gesunde Endokard auflagern und dadurch die Adhäsion von Bakterien begünstigen. Diese Thromben bieten Schlupfwinkel für Keime, die im Rahmen vorübergehender Bakteriämien eingeschwemmt werden. Ursachen für diese Bakteriämien sind z. B. kleinere Eingriffe oder Infektionskrankheiten im Nasen-Rachen-Raum (z. B. Tonsillektomie), dem Zahnfleisch (**Cave:** auch Zahnreinigung), dem Darm, der Haut oder liegende Katheter. Klappenprothesen sind besonders anfällig. Keimlast, Virulenz und Abwehrlage des Patienten bestimmen den Grad der Vegetationsbesiedlung und den klinischen Verlauf.

Im weiteren Verlauf führt die Infektion zur lokalen Destruktion der Klappen sowie zur Schädigung des Myokards. Des Weiteren können sich die infizierten Auflagerungen ablösen und in periphere Gewebe streuen (septische Absiedelungen). Immunkomplexablagerungen sind in der Niere (Glomerulonephritis s. Niere [S. A400]) oder als Osler-Knötchen an den Akren (immunkomplexbedingte Vaskulitis) möglich.

Lokalisation: Die Endokarditis manifestiert sich vorzugsweise an den **mechanisch** am meisten **belasteten Stellen** des Endokards – insbesondere am linken Herzen. Typischerweise betroffen sind die Herzklappen (insbesondere atriale Seite der Mitralklappe und ventrikuläre Seite der Aortenklappen) sowie die Sehnenfäden (v. a. der Mitralklappe). Endokarditiden am rechten Herzen treten v. a. bei Patienten mit venösen Dauerkathetern, parenteraler Ernährung sowie bei i. v.-Drogenabusus auf.

Klinische Pathologie: Die akute Endokarditis zeigt sich mikroskopisch mit **ulzerierten** und leukozyteninfiltrierten Herzklappen, an die sich bakterienreiche Thromben auflagern (Endocarditis ulcerosa). Die Endocarditis lenta ist durch zentimetergroße polypöse Thrombenauflagerungen über den Ulzera gekennzeichnet (Endocarditis ulceropolyposa).

Klinik:

Akute Endokarditis: Häufig auftretende Symptome sind Fieber (39–40 °C), auch mit Schüttelfrost, Schwäche, Appetit- und Gewichtsverlust und Tachykardie. Durch die meist vorbestehenden Klappenvitien ist oft ein Herzgeräusch vorhanden (dieses kann allerdings seinen Charakter ändern → täglich auskultieren!). **Neu aufgetretene Herzgeräusche** bzw. neu aufgetretene (oder zunehmende) Herzinsuffizienzzeichen sind ebenso häufig. An der Haut manifestiert sich die Erkrankung häufig mit schmerzhaften, rötlichen Knötchen an den Akren (sog. **Osler-Knötchen**), nicht schmerzhaften **Janeway-Läsionen** (purpuraähnliche embolische Läsionen palmar und plantar) sowie subungualen streifigen **Splinter-Blutungen** (ebenfalls embolisch). **Neurologische Symptome** sind bei bakterieller Streuung ins Gehirn vorhanden (z. B. Hirnabszess, Schlaganfall, septische Meningitis, embolische Enzephalomalazie). Eine **Augenbeteiligung** äußert sich meist mit retinalen oder konjunktivalen Blutungen (sog. Roth-Flecken). Bei einigen Patienten treten infolge der embolischen Ereignisse (z. B. in den Milz-, Nieren-, Koronar- oder Extremitätengefäßen) zudem **Schmerzen** auf. Bei **Nierenbeteiligung** lassen sich eine Hämaturie und Proteinurie nachweisen (Glomerulonephritis oder septische Embolie).

Die rechtsseitige Endokarditis kann sich auch durch Thrombembolien (Lungenembolie) und Pneumonien zeigen.

Subakute Endokarditis: Sie manifestiert sich meist mit **Anämie, Splenomegalie, Leistungs-, Appetit- und Gewichtsverlust**, Fieber (mit 38–39 °C niedriger als bei der akuten Form), Gelenkschmerzen und Trommelschlägelfingern.

Komplikationen:
- **Embolie** mit Infarktereignissen in Herz, Hirn, Milz, Nieren, Darm, Extremitäten oder Lunge
- **akute Herzinsuffizienz:** infolge Destruktion des Klappenapparats und Sehnenfadenabriss
- Ausbreitung des Entzündungsprozesses: z. B. in den Klappenhalteapparat als perianulärer Abszess (sehr häufig bei künstlichen Klappen) oder in Myo- bzw. Perikard (mit Ergussbildung)
- **Abszess** in anderen Organen: häufig in der Milz
- **mykotische Aneurysmen:** durch Emboli ausgelöste infektiöse Entzündungen der Intima und Gefäßwand, die unterspült und aufgeweitet werden. Die Gefahr der Ruptur besteht noch nach Jahren.
- **Immunkomplexablagerungen:** mit lokalen Entzündungsreaktionen, z. B. als Arthralgien, Osler-Knötchen oder Glomerulonephritis

- **Löhlein-Herdnephritis:** thrombokapilläre segmentale Glomerulonephritis im Rahmen einer Endocarditis lenta, die durch „flohstichartige" subkapsuläre Blutungen gekennzeichnet ist. Klinisch bestehen bei Nierenbeteiligung eine Hämaturie und mäßige Proteinurie.

Diagnostik: Auskultatorisch finden sich neu aufgetretene bzw. sich verändernde Herzgeräusche.

Im Labor sind die typischen Entzündungsparameter wie BSG, CRP, Leukozyten erhöht. Eine normale BSG spricht gegen eine Endokarditis. Erhöhte γ-Globuline, positive Immunkomplexe bzw. ein positiver Rheumafaktor, Protein- und Hämaturie verstärken den Verdacht einer Endokarditis. Auch eine normochrome normozytäre oder mikrozytär hypochrome **Anämie** ist häufig.

Ausschlaggebend für die Sicherung der Diagnose ist der Erregernachweis in der Blutkultur, die immer vor jeder Antibiotikatherapie durchgeführt werden muss (Cave: **immer frische Blutentnahme** mit 3–4 Kulturen!). Unbedingt sollten ebenfalls immer ein Antibiogramm angefertigt und quantitative Resistenzprüfungen durchgeführt werden.

> **MERKE**
> - Keine Antibiotikagabe vor der Blutentnahme!
> - Kein Blut aus liegenden Kathetern verwenden (hohe Verunreinigung)!
> - Vor der Blutabnahme immer gründlich die Haut desinfizieren!
> - Blutkultur bei normaler Raumtemperatur (also ungekühlt) zum Labor transportieren!

EKG-Befunde sind unspezifisch. Ein neu aufgetretener AV-Block kann auf ein perianuläres Geschehen hinweisen.

In der (transösophagealen) Echokardiografie wird nach Vegetationen, Abszessen und einer neu aufgetretenen Klappeninsuffizienz bzw. Dehiszenz bei Kunstklappen gesucht (**Abb. 9.1**). Vegetationen > 5 mm lassen sich i. d. R. gut erfassen (< 2 mm meist nicht), die Unterscheidung zwischen frischen und älteren Läsionen ist allerdings schwierig. Ergänzend kann eine CT-, MRT- oder Herzkatheter-Untersuchung weiteren Aufschluss bringen.

Im Röntgen-Thorax können ein vergrößerter Herzschatten (bei beginnender Herzinsuffizienz) oder Lungeninfiltrate nach septischen Embolien, in der Abdomensonografie Milzvergrößerung oder -abszesse erkannt werden.

Diagnosefindung und -sicherung: Um die klinische Diagnose zu stellen, werden die sog. **DUKE-Kriterien** herangezogen. Diese unterscheiden zwischen Haupt- und Nebenkriterien:

Hauptkriterien:
- positive Blutkulturen von typischen Mikroorganismen in 2 getrennt abgenommenen Proben
- positive Echokardiografie (Vegetationen, Abszesse).

Nebenkriterien:
- Prädisposition (Herzvorschädigung, i. v.-Drogenabusus)
- Fieber > 38 °C
- Gefäßschädigungen (Embolien, Blutungen)
- immunologische Hinweise (Glomerulonephritis, positiver Rheumafaktor, Osler-Knötchen) sowie
- positive Kultur von nicht typischen Erregern sowie serologischer Nachweis einer Infektion mit typischen Erregern.

Eine infektiöse Endokarditis gilt als gesichert, wenn **klinisch**
- 2 Hauptkriterien oder
- 1 Haupt- und 3 Nebenkriterien oder
- 5 Nebenkriterien nach **DUKE** erfüllt sind oder
- folgende **pathologischen** Kriterien vorliegen:
  - kultureller oder histologischer Nachweis von Mikroorganismen in einer Vegetation, einer embolisierten Vegetation oder in einem intrakardialen Abszess oder
  - eine pathologische Läsion: Vegetation oder intrakardialer Abszess mit den histologischen Kriterien einer infektiösen Endokarditis.

Differenzialdiagnosen: Differenzialdiagnostisch sollte der systemische Lupus erythematodes (s. Immunsystem und rheumatologische Erkrankungen [S. A477]) mittels ANA und Anti-dsDNA-Bestimmung ausgeschlossen werden. Eine in den letzten Monaten durchgemachte Scharlach- oder Racheninfektion lässt an ein rheumatisches Fieber [S. A79] denken (→ Anti-Streptolysin-Titer nachweisbar).

Therapie und Prognose:
Inital wird (nach Abnahme der Blutkultur!) eine kalkulierte Antibiotikatherapie durchgeführt, die später dem Antibiogramm angepasst wird. Bei Nativklappenendokarditis wird anfangs eine **kombinierte Antibiose** bestehend aus Ampicillin-Sulbactam und Gentamicin (Serumspiegel regelmäßig bestimmen!) i. v. verabreicht und entsprechend geändert, wenn das Resistenzergebnis vorliegt. Die Gesamtbehandlungsdauer beträgt **4–6 Wochen**. Bei Endokarditis der künstlichen Klappen werden Vancomycin und Rifampicin für 6 Wochen sowie Gentamicin für 2 Wochen gegeben (ggf. Anpassung an das Antibiogramm). Entzündungswerte und Nierenfunktion sollten laufend

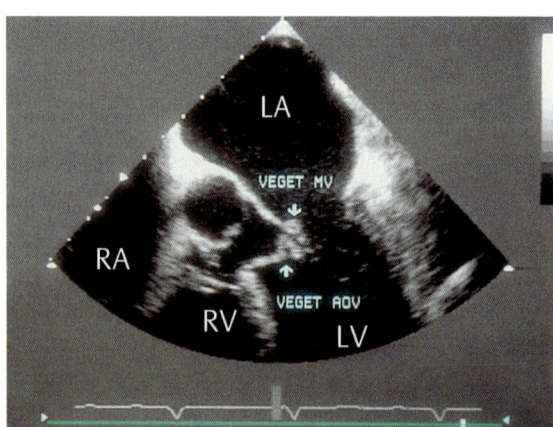

Abb. 9.1 **Bakterielle Endokarditis.** Sowohl an der Aorten- (AOV) als auch an der Mitralklappe (MV) sind Vegetationen nachweisbar. (aus: Baenkler et al., Duale Reihe Innere Medizin, Thieme, 2009)

kontrolliert werden. In der Regel fiebern die Patienten 10–14 Tage nach Therapiebeginn ab. Eine antithrombotische Therapie wird wegen der Gefahr möglicher intrakranialer Blutungen nicht generell empfohlen.

Chirurgie: Eine chirurgische Behandlung (Rekonstruktion oder Ersatz der entzündeten Klappe) ist indiziert bei
- Herzinsuffizienz infolge mechanischer Komplikationen wie Klappendestruktion mit -insuffizienz oder Fisteln,
- nicht beherrschbarer lokaler (Abszesse) oder systemischer Infektion (Sepsis) sowie bei besonders aggressiven (z. B. Staphylococcus aureus bei Prothesenendokarditis) oder multiresistenten Organismen oder Pilzen,
- manifesten oder drohenden embolischen Ereignissen bei großen Vegetationen > 1–1,5 cm.

Endokarditisprophylaxe: Näheres s. u.

Prognose: Die Letalität bei Pilzendokarditiden beträgt ca. 50 %, bei Kunstklappen- ebenso wie bei Staph.-aureus-Endokarditis ca. 30 %, bei Streptococcus-viridans-Endokarditis ca. 5 %.

9.3 Endokarditisprophylaxe

Die **Indikationen** zur Endokarditisprophylaxe wurden gemäß den aktuellen DGK-Leitlinien von 2010 eingeschränkt. Derzeit wird die Prophylaxe **nur bei Patienten mit erhöhtem Endokarditisrisiko vor blutigen zahnärztlichen Eingriffen** (z. B. vor Manipulationen an der Gingiva und der periapikalen Zahnregion wie Zahnsteinentfernungen, bei Perforationen der oralen Mukosa) sowie bei **Eingriffen am Respirationstrakt** (starre Bronchoskopie, HNO-ärztliche Eingriffe an den Rachenmandeln) empfohlen. Wesentlich wichtigere prophylaktische Maßnahmen erscheinen eine gründliche Mundhygiene und regelmäßige zahnärztliche Kontrollen. Als Patienten der **höchsten Risikogruppe** gelten Personen mit künstlichem Klappenersatz, vorausgegangener infektiöser Endokarditis, nicht oder nur unvollständig korrigierten kongenitalen Shunt-Vitien sowie Klappenfehlern im transplantierten Herzen. Darüber hinaus wird in den ersten 6 Monaten nach einer interventionellen oder operativen Behandlung angeborener Herzfehler eine Endokarditisprophylaxe durchgeführt. Die Revision der Endokarditisleitlinien hat dazu geführt, dass deutlich weniger Patienten eine Endokarditisprophylaxe betreiben müssen.

Zur Prophylaxe wird dem Patienten 30–60 min vor einem zahnärztlichen Eingriff eine Einzeldosis von 2 g **Amoxicillin** p. o. verabreicht (bei Penicillinallergie alternativ **Clindamycin** 600 mg p. o.). Eine i. v.-Gabe ist in derselben Dosierung ebenfalls möglich. Die empfohlenen Antibiotika und ihre Dosierungen sind in **Tab. 9.1** dargestellt.

9.4 Rheumatisches Fieber

DEFINITION Systemische Erkrankung, die infolge einer Autoimmunreaktion nach einer Infektion mit β-hämolysierenden Streptokokken der Gruppe A entsteht.

Epidemiologie: Das rheumatische Fieber tritt bevorzugt zwischen dem 5. und 15. Lebensjahr auf. In den Industrienationen ist die Erkrankung allerdings rückläufig. Grund dafür ist die rechtzeitige Antibiotikatherapie bei Streptokokkeninfektionen.

Ätiopathogenese: Das rheumatische Fieber entsteht ca. 2–3 Wochen nach einer Infektion mit **β-hämolysierenden Streptokokken der Gruppe A**. Die eigentliche Infektion findet dabei meist im oropharyngealen Raum statt (z. B. Angina tonsillaris, Pharyngitis). Das rheumatische Fieber stellt demnach eine Zweiterkrankung dar, die auf einer **Kreuzreaktion** zwischen den streptokokkeninduzierten Antikörpern und den Antigenen Myosin und Tropomyosin beruht. Am Myokard, an den Herzklappen sowie Kapillargefäßen lagern sich Immunkomplexe ab (Immunkomplexreaktion Typ III). Bei Patienten mit Chorea-minor-Symptomen lassen sich zudem Antikörper gegen den Ncl. caudatus sowie Ncl. subcaudatus nachweisen.

Klinische Pathologie: Die ausgelöste kreuzreaktive Autoimmunantwort ruft Entzündungen im Endo-, Myo- und Perikard hervor, die sowohl als **Pankarditis** oder in isolierter Form ablaufen können. An den Herzklappen – v. a. an der Mitral- und Aortenklappe (**Abb. 9.2**) – bilden sich Fibrin- und Thrombozytenauflagerungen, die sich warziggranulomatös organisieren und vernarben (**verruköse Endokarditis**). Daraus resultieren Klappeninsuffizienzen

Tab. 9.1 Antibiotikagabe vor zahnärztlichen Eingriffen

Antibiotikum	Erwachsene	Kinder
Amoxicillin oder Ampicillin	2 g p. o. oder i. v.	50 mg/kg KG p. o. oder i. v.
alternativ zu Ampicillin: Cefazolin* oder Ceftriaxon*	1 g i. v.	50 mg/kg KG i. v.
Clindamycin	600 mg p. o. oder i. v.	20 mg/kg KG p. o. oder i. v.

* Cephalosporine sind nicht angezeigt bei Patienten mit früherer Anaphylaxie, Angioödem oder Urtikaria nach Penicillin- oder Ampicillineinnahme.

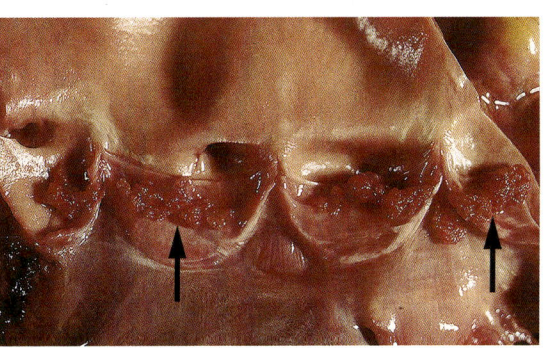

Abb. 9.2 **Endocarditis verrucosa.** An der Aortenklappe finden sich warzige Auflagerungen von Fibrin und Thrombozyten. (aus: Riede, Werner, Schaefer, Allgemeine und spezielle Pathologie, Thieme, 2004)

und -stenosen. Im Myokard sind sog. Aschoff-Knötchen nachweisbar (Ansammlungen von Histiozyten, Plasmazellen und großkernigen Riesenzellen um eine fibrinoide Nekrose).

Klinik: Charakteristischerweise treten rund 2–3 Wochen nach einem Infekt des oberen Respirationstraktes erneut **Fieber** und **Allgemeinsymptome** wie Abgeschlagenheit, Kopfschmerzen und Schwitzen auf. An den großen proximalen Gelenken kommt es zu akut **wandernden Gelenkschmerzen** mit starker Schwellung und Rötung. An der Haut finden sich die typischen **subkutanen Rheumaknötchen** sowie ein stammbetontes Erythema anulare.

Das Herz kann in unterschiedlichem Ausmaß von der Erkrankung betroffen sein (**Pankarditis** oder isolierte Formen), wobei die Symptome sehr uncharakteristisch sind und auch gänzlich fehlen können (z. B. Herzschmerzen bei Perikarditis, u. U. Herzinsuffizienzzeichen bei Myokarditis). Prognostisch wichtig ist die Beteiligung der Herzklappen. Relativ spät treten die zentralnervösen Symptome einer **Chorea minor** in Erscheinung (s. Neurologie [S. B935]).

Diagnostik: In der **klinischen Untersuchung** äußert sich eine Perikarditis meist mit einem systolisch-diastolischen Reibegeräusch oder einem Perikarderguss [S. A75]. Eine Beteiligung des Myokards führt zu Tachykardien, Herzrhythmusstörungen (z. B. Extrasystolen) und/oder Symptomen einer Herzinsuffizienz. Abhängig von der betroffenen Herzklappe sind die entsprechenden Stenose- oder Insuffizienzgeräusche zu hören. Im **Labor** zeigt sich eine deutliche Erhöhung der BSG. Der Streptokokkeninfekt lässt sich mittels positiven Rachenabstrichs (Kultur, Streptokokken-Antigen-Schnelltest) nachweisen sowie mittels Antikörpernachweis (Antistreptolysin-O-Test → Titer pathologisch erhöht oder ansteigend). Im **EKG** zeigen sich wechselnde Veränderungen (z. B. ST-Strecken-Hebungen, Verlängerung der PQ-Zeit). Die Beteiligung der Herzklappen lässt sich am besten mittels **Echokardiografie** darstellen. Bei einer Perikarditis sind Perikardgüsse nachweisbar, bei Myokarditis dilatierte Herzhöhlen. Diagnostisch wegweisend ist das Vorliegen der sog. **Jones-Kriterien**. Man unterscheidet dabei:
- Hauptkriterien: Karditis, Polyarthritis, Chorea minor, subkutane Rheumaknoten, Erythema anulare
- Nebenkriterien: Fieber, Arthralgien, BSG/CRP↑, PQ-Zeit↑, Nachweis β-hämolysierender Streptokokken der Gruppe A im Rachenabstrich, rheumatisches Fieber in der Anamnese.

Ein rheumatisches Fieber ist wahrscheinlich, wenn:
- ein vorausgegangener Streptokokkeninfekt nachgewiesen wurde oder
- 2 Hauptkriterien bzw.
- 1 Haupt- und 2 Nebenkriterien erfüllt sind.

Differenzialdiagnosen: Ausgeschlossen werden müssen:
- Peri- [S. A74]/Myokarditis [S. A73] anderer Ursache
- infektiöse Endokarditis [S. A76]
- Kollagenosen (s. Immunsystem und rheumatische Erkrankungen [S. A477])
- Polyarthritis anderer Ursache (s. Immunsystem und rheumatische Erkrankungen [S. A466]).

Therapie und Prophylaxe: Therapie der Wahl ist **Penicillin** (1,5 Mio. IE/d p. o.) oder Amoxicillin (1,5 g/d p. o.). Bei Penicillinallergie kann auf ein Makrolidantibiotikum (z. B. Azithromycin) ausgewichen werden. Gegen die Entzündung helfen nichtsteroidale Antirheumatika; Kortison ist schweren Verläufen einer Karditis vorbehalten.

Haben sich die Entzündungszeichen wieder normalisiert, ist prophylaktisch eine Sanierung eventueller Streuherde (z. B. Zahnsanierung, ggf. Tonsillektomie) anzuraten. Langfristig wird eine Prophylaxe mit Penicillin (alternativ: Erythromycin) für maximal 10 Jahre (bzw. bis zum 25. Lebensjahr) durchgeführt. Danach gezielt vor operativen Eingriffen.

Prognose: Die Prognose ist abhängig von der Endokarditis.

9.5 Nicht infektiöse Endokarditis

DEFINITION Fibrinöse Endokardentzündungen mit sterilen thrombigen Auflagerungen und ohne Sepsis.

Löffler-Endokarditis: Sie tritt gehäuft in Verbindung mit Erkrankungen auf, die mit einer Erhöhung der eosinophilen Granulozyten (allergische **Hypereosinophilie**) einhergehen (z. B. Asthma bronchiale, Non- und Hodgkin-Lymphome, Bronchialkarzinome oder Parasitosen) und betrifft meist junge Erwachsene. Endo- und Myokard sind vorwiegend mit eosinophilen Granulozyten und Lymphozyten durchsetzt, wodurch es zur Nekrose und zum fibrotischen Gewebeumbau (bis zur Herzinsuffizienz) kommt. Typischerweise finden sich 3 Phasen:
- eosinophile Myokarditis
- unspezifische Myokardverdickung und endokardiale Thrombenbildung (→ teilweise Obliteration des linken Ventrikels)
- Endomyokardfibrose (→ Todesursache).

Klinik und Komplikationen entsprechen denen der infektiösen Endokarditis. Durch die eosinophile Hautinfiltration können Urtikaria, Erytheme und Ödeme hervorgerufen werden. Auch der Gastrointestinaltrakt, Augen und Lungen können betroffen sein. Diagnostisch wegweisend sind das Blutbild (Hypereosinophilie) und die Echokardiografie. Therapeutisch steht die Behandlung der Grunderkrankung im Vordergrund. Symptomatisch helfen Kortikosteroide, bei unzureichendem Ansprechen auch Interferon-α oder Zytostatika. Bei schwerer Herzinsuffizienz bleibt noch die chirurgische Resektion, meist mit Klappenersatz.

Endocarditis thrombotica Libman-Sacks: Manifestationsform des systemischen **Lupus erythematodes** (s. Immunologie und rheumatische Erkrankungen [S. A477]) mit Ablagerung von zirkulierenden Immunkomplexen und Bildung grobwarziger Fibrinthromben an den Herzklappen und Sehnenfäden. Die thrombotischen Auflagerungen können leicht embolisch verschleppt werden.

10 Herztumoren

10.1 Benigne und maligne Herztumoren

Siehe Neoplastische Erkrankungen [S. A600].

11 Hyper- und Hypotonie

11.1 Arterielle Hypertonie

11.1.1 Grundlagen

DEFINITION Andauernde Erhöhung des Blutdrucks auf ≥ 140 mmHg systolisch und/oder > 90 mmHg diastolisch.

Epidemiologie: Die Prävalenz der arteriellen Hypertonie liegt in Europa etwa bei 50 % und steigt mit dem Alter und dem Körpergewicht an.

Einteilung: Eine Übersicht über die Klassifikation des arteriellen Blutdrucks bietet **Tab. 11.1**.

Eine passagere Erhöhung des Blutdrucks, wie sie z. B. bei körperlicher Belastung auftritt, zählt nicht als Hypertonie. Eine **labile Hypertonie** geht mit einem unpassend starken Blutdruckanstieg auf relativ geringe physische und psychische Belastungssituationen einher. Die **maligne Hypertonie** ist potenziell lebensbedrohlich und durch diastolische Druckwerte > 120 mmHg gekennzeichnet, die nachts nicht um mindestens 10 % abfallen.

Ätiopathogenese: Man unterscheidet eine primäre Hypertonie (> 90 %) mit unbekannter Ursache von der sekundären Hypertonie mit bekannten Ursachen (< 10 %). Näheres s. u. und Leitsymptome [S. C63].

Tab. 11.1 Klassifikation des arteriellen Blutdrucks nach WHO

Grad	systolisch (mmHg)	diastolisch (mmHg)
optimal	< 120	< 80
normal	120–129	80–84
hoch-normal	130–139	85–89
Hypertonie		
• milde Hypertonie (Grad 1)	140–159	90–99
• mittelschwere Hypertonie (Grad 2)	160–179	100–109
• schwere Hypertonie (Grad 3)	≥ 180	≥ 110
isolierte systolische Hypertonie	≥ 140	< 90

Prinzipiell ist die arterielle Hypertonie die Folge eines erhöhten Herzzeitvolumens und/oder eines erhöhten peripheren Widerstandes.

Klinik: Zunächst bestehen kaum klinische Symptome. Mit steigendem Blutdruck kann es zu Kopfschmerzen, Ohrensausen, Schwindel und Nasenbluten kommen, ebenso zu unspezifischen Herzbeschwerden, Palpitationen und Belastungsdyspnoe. Bei den sekundären Formen treten die Beschwerden der Grunderkrankung hinzu.

Komplikationen: Der **hypertensive Notfall** (hypertensive emergency, s. auch Notfallmedizin [S. B49]) geht mit einem krisenhaften Blutdruckanstieg auf > 210/110 mmHg und mit u. U. lebensbedrohlichen manifesten oder drohenden Organschäden einher. Die **hypertensive Entgleisung** (hypertensive urgency oder **hypertensive Krise**) bleibt bei gleichen Spitzendruckwerten ohne bedrohliche Organschäden.

Ein dauerhaft erhöhter Blutdruck schädigt die Gefäßwand, es kommt zur Arteriosklerose. Typische Manifestationen sind die KHK, eine Nephrosklerose (mit progredienter Niereninsuffizienz und Entwicklung einer Schrumpfniere), Aortenaneurysma/-dissektion, pAVK, hypertensive Retinopathie sowie ischämische Insulte mit konsekutiver vaskulärer Demenz. Das Risiko einer intrazerebralen Massenblutung (s. Neurologie [S. B956]) ist stark erhöht. Die Hypertonie äußert sich am Herzen mit einer Hypertrophie des linken Ventrikels, mit einer anfangs diastolischen, später auch systolischen Funktionsstörung und mit der Entwicklung einer Herzinsuffizienz. Nicht selten besteht eine begleitende KHK.

MERKE Mit jedem systolischen Blutdruckanstieg von 20 mmHg (bzw. diastolisch 10 mmHg) verdoppelt sich das Risiko kardiovaskulärer Zwischenfälle.

Diagnostik:
Anamnese: Wichtig bei der Abklärung einer Hypertonie sind Familienanamnese (meist erkrankte Verwandte), Fragen nach den vorliegenden Beschwerden (z. B. kardiale, zerebrale oder okuläre Symptome → Hinweis auf hypertonieassoziierte Folgeerkrankungen) sowie nach den

11 Hyper- und Hypotonie

möglichen Ursachen einer sekundären Hypertonie (z. B. Phäochromozytom, Nierenerkrankungen, Nikotin-, Alkoholabusus, Medikamenteneinnahme, Schwangerschaft).

Blutdruckmessung: Der Blutdruck sollte mehrmalig und zu unterschiedlichen Zeiten bzw. Gelegenheiten gemessen werden. Besonders geachtet werden sollte auf eine ruhige Umgebung und die korrekte Manschettenbreite (**Cave:** Bei einer zu schmalen oder zu locker angelegten Manschette misst man zu hohe Werte!). Wichtig ist es auch, den Patienten zu Hause selbst den Blutdruck messen zu lassen und die verschiedenen Werte miteinander zu vergleichen. Hierdurch kann eine sog. Weißkittelhypertonie aufgedeckt werden (erhöht gemessene Werte beim Arzt bei normalen Werten im Rahmen der häuslichen Messung).

Der Blutdruck kann indirekt nach Riva-Rocci oder direkt „blutig" mit intraarteriellem Messwandler gemessen werden. Bei jedem Hypertoniker sollte mindestens eine ambulante 24-h-Blutdruckmessung (ABDM) erfolgen. Hiermit lassen sich die zirkadianen Rhythmen dokumentieren (Blutdruckspitzen vor- und spätnachmittags) und Gelegenheitsmessungen relativieren. Physiologischerweise kommt es infolge der zirkadianen Regulation zu einem nächtlichen Blutdruckabfall von 10–15 %. Bleibt dieser aus oder steigt der Blutdruck sogar an, ist eine weiterführende Diagnostik notwendig.

Körperliche Untersuchung: Sie dient der Abklärung einer sekundären Hypertonie (z. B. Auskultation zum Nachweis einer Nierenarterien- oder Aortenisthmusstenose), von Organkomplikationen (z. B. Anzeichen einer Herz-/Niereninsuffizienz oder pAVK, Fundoskopie zur Beurteilung einer Retinopathie) und Erfassung weiterer Risikofaktoren. Der Puls ist kräftig und schwer zu unterdrücken (Pulsus durus).

Labor: Im Harn werden das Sediment sowie die Zucker- und Eiweißausscheidung, im Serum Kreatinin, Harnstoff, Harnsäure, Lipide, Glukose, HbA$_1$C und TSH bestimmt.

Apparative Diagnostik: Im EKG können Zeichen einer Linksherzhypertrophie [S. A21] erkennbar sein.

Im Röntgen-Thorax kann sich eine Herzverbreiterung bzw. Aortenelongation zeigen, in der Echokardiografie evtl. eine konzentrische linksventrikuläre Hypertrophie.

Therapie: Die Basis einer jeden antihypertensiven Therapie sind **allgemeine Maßnahmen**. Insbesondere leichte Hypertonieformen können hierdurch bereits erfolgreich behandelt werden. Im Vordergrund stehen Gewichtsreduktion bei Übergewichtigen, regelmäßige körperliche Aktivität, eingeschränkter Alkoholgenuss, eine kochsalzarme mediterrane Ernährung (mit viel Obst, Gemüse und Fisch), Nikotinkarenz, regelmäßige Schlafzeiten und Entspannungsübungen.

Einen hohen Kochsalzgehalt weisen z. B. Brot, Backwaren, Gemüse- und Fischkonserven sowie Käse und Wurst auf.

Die medikamentöse Therapie bedeutet meist eine lebenslange **Dauertherapie**, die eine sorgfältige Planung, eine gute Compliance des Patienten und eine regelmäßige ärztliche Überwachung erfordert. Ziel der Therapie ist es, den Blutdruck auf einen entsprechenden Zielwert zu senken, dabei aber für den Patienten störende Nebenwirkungen (z. B. Schwindel, Müdigkeit) nach Möglichkeit zu vermeiden. In Ruhe sollte der Zielblutdruck < 140 mmHg systolisch bzw. < 90 mmHg diastolisch betragen. Bei diabetischen Patienten, bei zusätzlichen vaskulären Erkrankungen oder einer Niereninsuffizienz im Idealfall noch darunter.

Zur medikamentösen Behandlung steht eine Vielzahl an Substanzen zur Auswahl, die entsprechend der verfolgten Strategie entweder als Monotherapie oder in Kombination eingesetzt werden. **Antihypertensiva der 1. Wahl** sind (Tab. 11.2, Abb. 11.1):

- Diuretika (s. Pharmakologie [S. C384])
- β-Blocker (β$_1$-selektive β-Blocker wie Bisoprolol oder Metoprolol; s. Pharmakologie [S. C360])
- ACE-Hemmer (z. B. Ramipril; s. Pharmakologie [S. C370])
- AT$_1$-Rezeptor-Antagonisten (= Angiotensin-II-Antagonisten, z. B. Losartan, Valsartan; s. Pharmakologie [S. C371])
- Kalziumantagonisten (s. Pharmakologie [S. C382]).

Laut herkömmlichen Empfehlungen sollte immer mit einer einzigen Substanz in ihrer niedrigsten Dosierung begonnen werden (**Monotherapie**) und bei schlechter Verträglichkeit oder Ausbleiben eines Therapieerfolges (> 140/90 mmHg) nach 4–6 Wochen (so lange dauert es, bis die vollständige Wirkung eintritt) zuerst die Substanzklasse gewechselt und erst anschließend auf **Mehrfachkombinationen** umgestiegen werden. Maximaldosen soll-

Tab. 11.2 Antihypertensive Therapeutika

Medikamentenklasse	weitere Indikationen	Kontraindikationen
Diuretika	Herzinsuffizienz	Gicht, Diabetes mellitus (relativ)
ACE-Hemmer	Herzinsuffizienz, -infarkt, KHK, Niereninsuffizienz, diabetische Nephropathie, metabol. Syndrom	Schwangerschaft, Hyperkaliämie, Nierenarterienstenose bds.
AT$_1$-Rezeptor-Antagonisten	wie ACE-Hemmer	wie ACE-Hemmer
β-Blocker [1]	KHK, Angina pectoris, Herzinsuffizienz, -infarkt, Vorhofflimmern, Schwangerschaft	Asthma, höhergradige AV-Blöcke, Diabetes mellitus (relativ), pAVK IV
Kalziumantagonisten		
• Dihydropyridine	Angina pectoris, pAVK	Ödeme, (Herzinsuffizienz)
• Diltiazem-, Verapamil-Typ	Angina pectoris, KHK, Vorhofflimmern	höhergradige AV-Blöcke, Herzinsuffizienz

[1] Propranolol ist nicht kardioselektiv und daher am wenigsten geeignet.

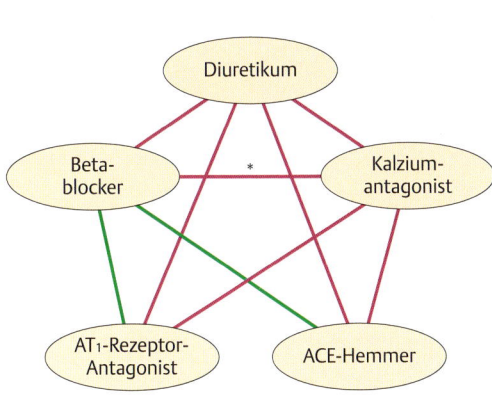

*Kombination nur für Dihydropyridine sinnvoll
— Kombination synergistisch
— Kombination möglich

Abb. 11.1 Antihypertensiva der ersten Wahl. (aus: Baenkler et al., Duale Reihe Innere Medizin, Thieme, 2009)

ten erst bei weiter bestehender Therapieresistenz verordnet werden. In jüngerer Zeit wird jedoch eine primäre Kombinationsbehandlung bevorzugt, insbesondere bei Patienten mit schwerer Hypertonie und zusätzlichen Begleiterkrankungen, die ohnehin eine medikamentöse Therapie erfordern. Grundsätzlich gilt, dass Medikamente, die am selben Wirkort angreifen, nicht gemeinsam verabreicht werden sollten.

Als **2-fach-Kombination** bieten sich Diuretika in Kombination mit einem anderen Antihypertensivum der 1. Wahl an (**Abb. 11.1**). Prinzipiell können (fast) alle Substanzen dieser Medikamentengruppen miteinander kombiniert werden. Ausnahme hiervon ist die gemeinsame Verabreichung von **Kalziumantagonisten** vom Diltiazem- und Verapamil-Typ mit β-Blockern, da so die Entwicklung einer Bradykardie und/oder eines AV-Blocks gefördert wird (Dihydropyridine stellen kein Problem dar, da sie vorrangig an den Gefäßen und nicht am Herzen wirken).

Kann so immer noch keine zufriedenstellende Blutdrucksenkung erzielt werden, steigt man auf eine **3-fach-Kombination** um (z.B. mit einem Diuretikum + Kalziumantagonisten + ACE-Hemmer). Bei weiterhin bestehender Therapieresistenz gilt es in erster Linie, das Einnahmeverhalten (Compliance) des Patienten zu überprüfen. Eine bisher unerkannte sekundäre Hypertonie (auch übermäßiger Lakritzengenuss), ein Schlafapnoe-Syndrom oder eine Interferenz mit anderen Medikamenten (z.B. wirken NSAR und Kontrazeptiva auch blutdrucksteigernd) müssen ebenso ausgeschlossen werden.

Als weitere Therapeutika stehen in einem solchen Fall folgende Substanzen zur Verfügung:
- sog. zentrale Sympatholytika (z.B. Clonidin oder α-Methyldopa)
- α$_1$-Rezeptor-Blocker (z.B. Doxazosin, Prazosin, Urapidil)
- Renin-Antagonisten (z.B. Aliskiren)
- arterioläre Vasodilatatoren (z.B. Dihydralazin, Minoxidil, Diazoxid).

Diese Präparate sind zur Monotherapie nicht geeignet, da sie eine starke Na$^+$- und H$_2$O-Resorption bedingen (Ausnahme Aliskiren) und die zentral wirksamen Sympatholytika darüber hinaus eine sedierende Wirkung haben. Dihydralazin kann eine starke Reflextachykardie auslösen. Ultima Ratio der medikamentösen Therapie ist die Kombination von Minoxidil mit einem Schleifendiuretikum und β-Blocker. Die einzelnen Substanzen werden im Kapitel Pharmakologie ausführlich besprochen.

Für die Behandlung der primär isolierten systolischen Hypertonie gelten dieselben Empfehlungen wie für die Therapie der systolisch-diastolischen Hypertonie. Bei der sekundären Hypertonie ist in erster Linie die Behandlung der Grunderkrankung angezeigt.

MERKE Bei einem akuten Schlaganfall steigt häufig der Blutdruck, damit eine ausreichende zerebrale Perfusion gewährleistet werden kann. In diesem Fall sollte der Blutdruck nur im Rahmen einer hypertensiven Krise und auch dann nur vorsichtig gesenkt werden.

11.1.2 Primäre arterielle Hypertonie

Synonym: essenzielle Hypertonie

DEFINITION Hypertonie ohne bekannte Ursache, deren Diagnose erst nach Ausschluss der sekundären Hochdruckformen gestellt werden darf.

Ätiopathogenese: Die essenzielle Hypertonie ist eine multifaktorielle Erkrankung, die sich durch das Zusammentreffen verschiedener Faktoren entwickelt. Der genaue Entstehungsmechanismus ist noch größtenteils unbekannt. Eine wesentliche Rolle spielt die genetische Prädisposition, das Vererbungsmuster dürfte polygen sein. Weitere wichtige Risikofaktoren sind erhöhter Salzkonsum, Übergewicht und Fehlernährung, körperliche Inaktivität, psychischer Stress und Nikotinabusus.

Klinik, Diagnostik und Therapie: Siehe Kap. Arterielle Hypertonie [S. A81].

Prognose: Die Prognose wird im Wesentlichen durch den kardiovaskulären Status bestimmt. Zu beachten ist, dass ein effektiv behandelter Hypertoniker sein Risiko, eine Herzinsuffizienz auszubilden, um 50 % senkt. Engmaschige Kontrollen sind wesentlich, um auf evtl. Verschlechterungen rechtzeitig reagieren zu können. Die Medikamenteneinnahme ist i. d. R. lebenslang erforderlich.

11.1.3 Sekundäre arterielle Hypertonie

DEFINITION Hypertonie mit bekannter Ursache.

Ätiologie:
Renale Hypertonie: Man unterscheidet 2 Formen:
- Die **renoparenchymatöse Hypertonie** entsteht infolge einer Schädigung des Nierenparenchyms. Beispielsweise können Zystennieren oder Glomerulonephritiden dazu führen. Die renoparenchymatöse Hypertonie

kann angeboren oder erworben sein und entweder eine oder beide Nieren betreffen.
- Die **renovaskuläre Hypertonie** ist auf eine gestörte Durchblutung infolge einer Nierenarterienstenose (s. Niere [S. A413]) zurückzuführen. Ihre Häufigkeit beträgt 1–2%. Bei beiden Formen wird das RAAS stimuliert, wodurch Natrium und Wasser vermehrt rückresorbiert werden (→ Volumenhypertonie). Zugleich kommt es auch zu einer peripheren Vasokonstriktion, wodurch der Blutdruck zusätzlich ansteigt.

Endokrine Hypertonien: Sie entstehen durch Hormonüberproduktion. Die Ursache kann dabei in der Hypophyse (Akromegalie), in der Nebennierenrinde (Conn-Syndrom, Cushing-Syndrom, Akromegalie), im Nebennierenmark (Phäochromozytom), in der Schilddrüse (Hyperthyreose) oder gelegentlich auch in der Nebenschilddrüse (primärer Hyperparathyreoidismus) zu finden sein.

Weitere Ursachen:
- Aortenisthmusstenose
- Aortenklappeninsuffizienz (→ isolierte systolische Hypertonie)
- Schlaf-Apnoe-Syndrom
- Liddle-Syndrom: Genmutation im Natriumkanal, die zur gesteigerten Rückresorption von Na^+ führt.
- Schwangerschaft
- Entzügelungshochdruck bei autonomer Neuropathie
- Medikamenteneinnahme (z. B. Steroide, Erythropoetin, NSAR, Ovulationshemmer)
- Stoffe, die o. g. Hormonsysteme beeinflussen: z. B. Sympathomimetika (Kokain, Amphetamine) oder Lakritze (→ Mineralkortikoidexzess). Ein Lakritzabusus führt zum sog. Pseudohyperaldosteronismus, da durch die Glyzyrrhizinsäure die 11β-Hydroxysteroid-Dehydrogenase gehemmt wird (Na^+-Rückresorption ↑ und Volumenretention).
- Störungen des zentralen Nervensystems (z. B. Apoplex, Hirndruck).

Klinik: Neben den Allgemeinsymptomen der primären Hypertonie [S. A81] zeigen sich die spezifischen Symptome der Grunderkrankung. Die zirkadianen Blutdruckschwankungen sind bei sekundären Hypertonien häufig aufgehoben.

Diagnostik: Zur allgemeinen Diagnostik s. Kap. Arterielle Hypertonie [S. A81].
Bei Verdacht auf eine renovaskuläre Hypertonie kann mittels Captopriltests die Änderung des Reninspiegels vor und nach der Gabe von Captopril gemessen werden. Bei Verdacht auf ein Phäochromozytom werden Katecholamine und deren Metaboliten im 24-h-Sammelurin bestimmt. Die Diagnose wird bestätigt, wenn die Katecholaminkonzentration im Plasma auf Clonidinapplikation nicht absinkt. Im 24-h-Sammelurin kann ein erhöhtes Kalium auf das Conn-Syndrom weisen. Der Verdacht auf ein Conn-Syndrom verstärkt sich bei niedriger Plasma-Renin- und hoher Plasma-Aldosteron-Aktivität. Eine Erniedrigung beider Hormone legt ein Liddle-Syndrom nahe. Bei Verdacht auf ein Cushing-Syndrom werden die Ausscheidung von Kortisol im 24-h-Sammelurin sowie die Konzentration von Kortisol im Plasma vor und nach Suppression mit Dexamethason bestimmt. Die Plasma-ACTH-Aktivität wird bei V. a. ein ACTH-sezernierendes Hypophysenadenom bestimmt.

Zur Beurteilung der Nierenmorphologie und Gefäßverhältnisse ist die Sonografie mit Duplexfunktion geeignet. Ebenso zur Darstellung der abdominellen Aorta und Lymphknoten. Weitere diagnostische Möglichkeiten sind CT, MRT und Szintigrafie der Nieren bzw. Nebennieren.

Therapie: Zu den Allgemeinmaßnahmen und zur symptomatischen Therapie s. Kap. Arterielle Hypertonie [S. A82]. Bezüglich der kausalen Therapie s. entsprechendes Organkapitel.

MERKE Bei Phäochromozytom dürfen β-Blocker nur nach vorheriger α-Blocker-Gabe verabreicht werden, da sonst eine paradoxe Blutdruckerhöhung droht.

11.1.4 Hypertensiver Notfall

Synonym: Hypertensive Emergency

DEFINITION Plötzliche Blutdrucksteigerung (>210/110 mmHg) mit drohender Endorganschädigung und unmittelbaren vital gefährdenden Komplikationen, wie z. B. eine akute Linksherzinsuffizienz, ein akutes Koronarsyndrom, Aortendissektion, akutes Nierenversagen, intrazerebrale Blutungen oder hypertensive Enzephalopathie.

Pathogenese: Die Widerstandserhöhung im peripheren Gefäßsystem beeinträchtigt den linksventrikulären Auswurf, sodass sich dadurch eine Linksherzinsuffizienz mit Vor- (kardiogener Schock) und Rückwärtsversagen (Lungenödem) entwickelt. Wird die Autoregulationsschwelle der Hirndurchblutung überschritten, kommt es durch die (hypertonieinduzierte) zerebrale Mehrdurchblutung zum Hirnödem (sog. Hochdruckenzephalopathie). Für die Symptomatik relevant sind die Geschwindigkeit, mit der der Druck ansteigt, und die Fähigkeit der Gefäße zur Adaptation.

Klinik: Neben den o. g. Symptomen hat der Patient Schmerzen, Angst und häufig eine übervolle Harnblase. Die Hirnödembildung geht mit Sehstörungen, Übelkeit und Erbrechen, Bewusstseinsstörungen und Krampfneigung einher, die bis zum Koma führen können. Bei sehr hohen Blutdruckwerten und/oder vorgeschädigten Gefäßen können diese rupturieren und ins Gehirnparenchym oder in den Subarachnoidalraum einbluten (Massenblutung). Weitere Symptome bzw. Komplikationen sind: Angina pectoris, Myokardinfarkt, Nasenbluten oder die Dissektion eines (Aorten-)Aneurysmas.

Diagnostik: Siehe Notfallmedizin [S. B49].

Therapie: Als Akuttherapie soll der mittlere arterielle Blutdruck um 20–25 % gesenkt werden. Zum Einsatz kommen z. B. Nitroglyzerin, Urapidil, Nifedipin, Clonidin, Dihydralazin und ggf. zusätzlich Furosemid. Näheres zur notärztlichen Behandlung s. Notfallmedizin [S. B49].

> **MERKE** Der Blutdruck darf allerdings nicht zu schnell gesenkt werden, da sonst eine vital gefährdende Hypoperfusion von Hirn, Herz und Nieren droht.

11.2 Arterielle Hypotonie und orthostatische Dysregulation

DEFINITION
- Von einer **arteriellen Hypotonie** spricht man bei einer Verminderung des **systolischen Blutdrucks** auf **< 100 mmHg**, die mit einer entsprechenden klinischen Symptomatik verbunden ist.
- Die **orthostatische Dysregulation** ist durch eine gestörte Blutdrucksteuerung gekennzeichnet und geht mit einem symptomatischen Blutdruckabfall (systolisch > 20 mmHg, diastolisch > 10 mmHg) beim Stehen bzw. Aufstehen einher (→ das Blut versackt in die abhängigen Körperpartien).
- Der **Kollaps** (= plötzliches Zusammensinken) bezeichnet eine akute Kreislaufinsuffizienz infolge verminderten venösen Blutrückstroms zum Herzen. Es kommt zum akuten transienten Blutdruckabfall mit Bewusstseinsstörungen (z. B. Schwarzwerden vor den Augen) oder Bewusstseinsverlust (vaskuläre Synkope).
- Eine **Synkope** (= Ohnmacht, z. B. vasovagale Synkope) ist eine anfallsartige und kurz dauernde Bewusstlosigkeit aufgrund einer Minderdurchblutung des Gehirns (→ Weitstellung der Blutgefäße und Verlangsamung der Herzfrequenz infolge Vagusreizung). Ausführlicheres s. Leitsymptome [S. C60].

Ätiologie: Meistens ist ein niedriger Blutdruck idiopathisch (**essenzielle Hypotonie**), v. a. bei jüngeren Frauen und schlankem Körperbau. Begünstigend wirken Infekte oder eine vorhergehende längere Immobilisierung. Ursächlich für **sekundäre Formen** sind:
- Volumenmangel
- Schock
- vagale Fehlregulation des Gefäßtonus (z. B. Kreislaufschwäche nach längeren Erkrankungen, bei langem Stehen, Aufenthalt in Hitze und Schwüle)
- psychische Einflüsse (z. B. Schreck, plötzliche Schmerzen)
- Herzerkrankungen mit verminderter Auswurfleistung (z. B. Herzinsuffizienz, Aortenstenose, Herzrhythmusstörungen)
- Überdosierung/Neueinnahme bzw. Missbrauch von (blutdrucksenkenden) Medikamenten
- vaskuläre Ursachen (Stenosen der A. carotis oder A. vertebralis)
- neurogene Ursachen (z. B. Vagotonie, Syringomyelie, Tabes dorsalis)
- endokrine Ursachen (z. B. Morbus Addison, adrenogenitales Syndrom, Hypothyreose, Blutzuckerentgleisung).

Eine orthostatische Dysregulation kann z. B. im Rahmen einer arteriellen Hypotonie oder autonomer Neuropathien (z. B. diabetische oder alkoholtoxische Polyneuropathie) auftreten (s. auch Leitsymptome [S. C60]).

Klinik: Typische Akutsymptome sind Schwindelgefühl, Schwarzwerden vor den Augen, Ohrensausen, Stürze und Synkopen (rasch reversibler Bewusstseinsverlust), die mit Verletzungen einhergehen können. Daneben können Müdigkeit, Leistungsschwäche, Kopfschmerzen, Herzklopfen, kalte Akren und leichtes Frieren vorhanden sein. Eventuell treten auch neurologische Symptome auf (z. B. Desorientiertheit), die ebenfalls rasch reversibel sind.

Diagnostik: Organische Ursachen sollten – ebenso wie andere Auslöser einer Synkope (s. Leitsymptome [S. C60]) – diagnostisch ausgeschlossen werden. Im **Schellong-Test** kann die sympathikusgesteuerte Kreislaufregulation bei mäßiger Belastung geprüft werden. Beim gesunden Patienten, der aus dem Liegen aufsteht, sollte der systolische Blutdruck um 5–10 mmHg abfallen, der diastolische nicht absinken und die Herzfrequenz um 15–20 Schläge/min ansteigen. Die orthostatische Dysregulation wird nach Thulesius unterteilt:
- **Typ I (hypertone Reaktion):** Anstieg des systolischen und diastolischen Blutdrucks
- **Typ II (sympathikotone Reaktion):** deutlicher Anstieg der Herzfrequenz, mäßiger Anstieg des diastolischen Blutdrucks und Abfall des systolischen Drucks
- **Typ IIa (asympathikotone Reaktion):** Abfall des diastolischen und systolischen Blutdrucks bei gleichbleibender Herzfrequenz
- **Typ III (vasovagale Reaktion):** Abfall des diastolischen und systolischen Blutdrucks und Abfall der Herzfrequenz.

Therapie: Allgemein ist auf eine ausreichende Flüssigkeits- und Salzzufuhr, Zwischenmahlzeiten und Verzicht auf Alkohol zu achten. Auslösefaktoren wie langes Stehen oder hohe Temperaturen sollten gemieden werden. Im Akutfall helfen Beinhoch- und Kopftieflagerung sowie evtl. eine Volumengabe. Eine medikamentöse Therapie ist i. d. R. nicht erforderlich.

Medikamentös können bei Nichtansprechen der konservativen Maßnahmen **vasokonstriktorische Substanzen** wie Midodrin (α-Sympathomimetika) oder Etilefrin (α$_1$-, β$_1$-, β$_2$-Sympathomimetika) erwogen werden. Gegebenenfalls kann auch Fludrokortison zur gesteigerten Flüssigkeitsretention verabreicht werden.

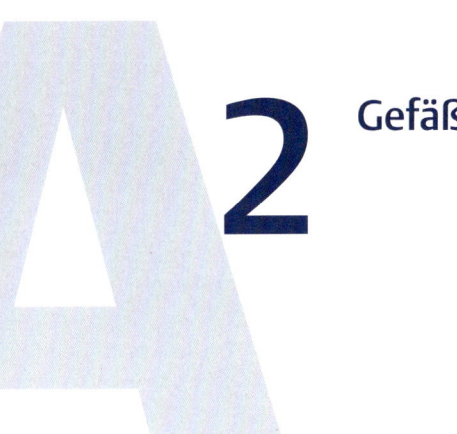

A2 Gefäße

1. Arterielles Gefäßsystem 88
2. Venöses Gefäßsystem 112
3. Lymphgefäßsystem 129

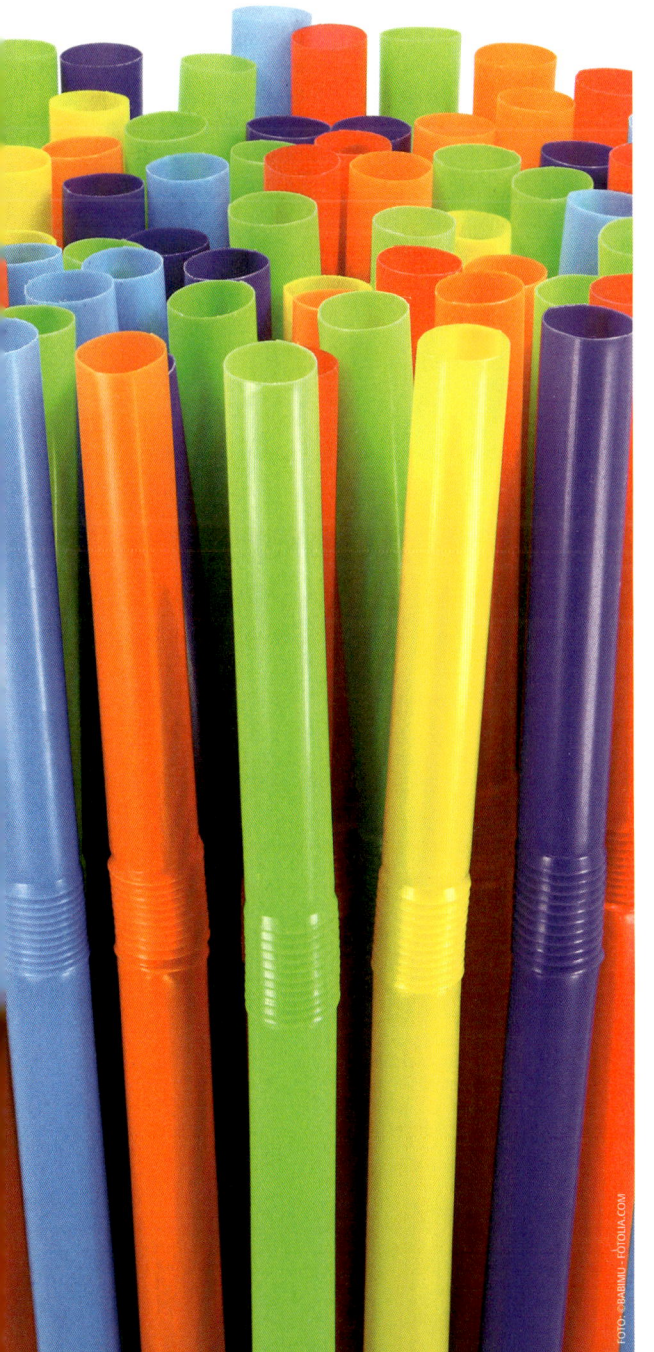

1 Arterielles Gefäßsystem

1.1 Grundlagen

Das Gefäßsystem gehört zu den größten Organsystemen des menschlichen Körpers. **Arterielle Erkrankungen** zählen zu den Krankheiten mit der **höchsten Morbiditäts- und Mortalitätsrate** in den Industriestaaten. Zu den wichtigsten Erkrankungen des arteriellen Gefäßsystems gehören:

- chronische [S. A99] und akute arterielle Verschlusserkrankung [S. A96]
- arterielle Aneurysmen [S. A106]
- arterieller Hypertonus (s. Herz-Kreislauf-System [S. A81])
- entzündliche Gefäßerkrankungen (Vaskulitiden; s. Immunsystem und rheumatische Erkrankungen [S. A487])
- funktionelle Gefäßerkrankungen (Angioneuropathien [S. A104]).

1.1.1 Einteilung arterieller Gefäßerkrankungen

Ätiopathogenese: Das ätiopathogenetische Spektrum arterieller Gefäßerkrankungen ist vielfältig (Tab. 1.1). Dabei gilt: Ein und dieselbe Ursache kann zu unterschiedlichen Gefäßerkrankungen führen.

> **MERKE** Die Atherosklerose ist für etwa 90–95 % der arteriellen Gefäßerkrankungen verantwortlich.

Lokalisation: Gefäßerkrankungen können anhand des betroffenen Gefäßabschnitts in Makro- und Mikroangiopathien eingeteilt werden (Tab. 1.2).

1.1.2 Arterielle Durchblutungsstörung und Ischämie

> **DEFINITION** Unter Ischämie (Blutleere) versteht man eine **verminderte** (relative Ischämie) oder **aufgehobene** (absolute Ischämie) **arterielle Durchblutung**, die meistens mit einer Sauerstoffunterversorgung der betroffenen Gewebe und/oder Organe einhergeht (**ischämische Hypoxie**).

Ursache sind arterielle Gefäßerkrankungen, die akut oder chronisch zum Verschluss des betreffenden Gefäßes füh-

Tab. 1.1 Ätiopathogenese arterieller Gefäßerkrankungen

Pathogenese	Ätiologie
degenerative Gefäßerkrankungen (häufigste Form)	• Atherosklerose der großen und mittleren Arterien (am häufigsten) • Arteriolosklerose der kleinen Arterien • Mediasklerose • Mediadegeneration: vererbte generalisierte Bindegewebserkrankungen (Marfan-Syndrom, Ehlers-Danlos-Syndrom), idiopathische Medianekrose Erdheim-Gsell
entzündliche Gefäßerkrankungen	• primäre (immunologische) Vaskulitiden • sekundäre Vaskulitiden: im Rahmen rheumatisch-entzündlicher Erkrankungen (v. a. Kollagenosen), Infektionserkrankungen (viral, bakteriell, mykotisch), neoplastisch, toxisch-medikamentös (z. B. Zytostatika), physikalisch (ionisierende Strahlen, Stromunfall)
traumatische Gefäßerkrankungen	• äußere Gewalteinwirkung (offene oder stumpfe Gefäßwandverletzungen) • Druck durch perivaskuläre Strukturen (arterielle Kompressionssyndrome durch anatomische Anomalien, Tumoren, perivaskuläre Entzündungen)
funktionelle Gefäßerkrankungen (Vasospasmus)	• primäre Angioneuropathie (Störungen der autonomen Gefäßinnervation) • Medikamenten-induzierte Angioneuropathie
angeborene Gefäßerkrankungen	• zystische Adventitiadegeneration: betrifft Arterien und Venen der Kniekehle; während der Embryogenese wird Synovia in die Adventitia verschleppt, die bei mechanischer Beanspruchung Schleim produziert; die entstehende Zyste stenosiert das Gefäßlumen. • fibromuskuläre Dysplasie: abwechselndes Auftreten stenosierter Gefäßabschnitte (durch Proliferation der glatten Muskulatur und eine vermehrte Produktion von Grundsubstanz) und dünner, dilatierter Gefäßabschnitte; typisches Perlschnurbild.

Tab. 1.2 Einteilung der Gefäßerkrankungen anhand des betroffenen Gefäßabschnitts

Gruppe	Form	Erkrankungen (Beispiele)
Makroangiopathie (Erkrankung der großen und mittleren Gefäße)	• degenerativ (Atherosklerose) (90 %) • entzündlich (10 %)	• periphere arterielle Verschlusskrankheit (pAVK) • koronare Herzerkrankung (KHK) • zerebrale Verschlusskrankheit • Angina abdominalis • Aneurysmen • Großgefäßvaskulitiden
Mikroangiopathie (Erkrankung der Endstrombahn)	• degenerativ (Arteriolosklerose) • entzündlich • funktionell	• diabetische Mikroangiopathie • Raynaud-Syndrom • Kleingefäßvaskulitiden

ren. Das Ausmaß des ischämischen Schadens hängt von folgenden Faktoren ab:
- **Ischämietoleranz** des betroffenen Gewebes bzw. Organs: Als Ischämietoleranz wird diejenige Zeitspanne bezeichnet, in der ein Organ bzw. Gewebe eine Ischämie ohne dauerhaften Schaden toleriert. Sie hängt von der Art und Empfindlichkeit des betroffenen Organs bzw. Gewebes ab (Gehirn: wenige Minuten, Haut: mehrere Stunden).
- **Restperfusion:** Sie hängt vom Grad der Stenosierung, der Blutviskosität, vom Herzminutenvolumen und von der Anwesenheit bzw. Kapazität von Kollateralkreisläufen ab.

MERKE Chronische Verschlussprozesse werden besser toleriert als akute, da der Organismus auf das verminderte Sauerstoffangebot mit der Ausbildung von Kollateralkreisläufen reagieren kann.

Relative (inkomplete oder kompensierte) Ischämie: Die relative Ischämie (Oligämie) ist durch ein Missverhältnis zwischen Sauerstoffangebot und -bedarf gekennzeichnet. Im Gegensatz zur absoluten Ischämie ist die Grundversorgung des Gewebes noch gewährleistet. Die häufigste Ursache der relativen Ischämie ist die mangelnde Blutzufuhr durch einen chronisch-stenosierenden Gefäßprozess.

Relative, temporär akute Ischämie: Unter **Ruhebedingungen** kann der Sauerstoffbedarf im Versorgungsgebiet durch die poststenotische Restperfusion, die Ausbildung von Kollateralkreisläufen und die Ausschöpfung der Durchblutungsreserve noch gedeckt werden. Bei **Belastung** entsteht ein **relatives Sauerstoffdefizit**. Durch die Umstellung der Energiegewinnung auf den anaeroben Stoffwechsel fallen im Gewebe vermehrt saure Stoffwechselprodukte wie Laktat an, die zu einer Reizung der sensiblen Nervenendigungen führen. In Organen mit nozizeptiver Innervation äußert sich die **Belastungsischämie** durch **stechende Schmerzen**. Typische Krankheitsbilder sind:
- stabile Angina pectoris (Koronararterienstenose; s. Herz-Kreislauf-System [S. A50])
- Angina abdominalis (Mesenterialarterienstenose; s. Verdauungssystem [S. A262])
- Claudicatio intermittens (Stenose der Extremitätenarterien [S. A100]).

MERKE Da das Gehirn nicht sensibel innerviert ist, verläuft die transitorische ischämische Attacke (TIA) schmerzlos.

Chronisch-kritische Ischämie: Mit Fortschreiten der Gefäßstenosierung reicht die **Durchblutung** auch unter **Ruhebedingungen nicht mehr aus**, sodass die Ischämie nicht mehr kompensiert ist (chronisch-kritische Ischämie). Als Folge der dauerhaft eingeschränkten Ruhedurchblutung **atrophiert** das betroffene Organ/Gewebe. Histologisch kommt es zu einem selektiven Untergang der Parenchymzellen, da diese gegenüber einem Sauerstoffmangel deutlich empfindlicher sind als die resistenteren Stromazel-

Tab. 1.3 Infarkttypen

Infarktform	Definition	Makroskopie	Vorkommen
anämischer Infarkt	vollständiger Gefäßverschluss einer Endarterie	weißgraues bis lehmgelbes Infarktgebiet mit hämorrhagischem Randsaum	• Hirninfarkt • Myokardinfarkt • Milzinfarkt • Niereninfarkt • Extremitäteninfarkt (Gangrän)
hämorrhagischer Infarkt	Gefäßverschluss in Organen mit doppelter Blutversorgung oder starker Kollateralisierung → Einblutung in das nekrotische Gewebe	dunkelrotes Infarktgebiet	• Lungeninfarkt • Leberinfarkt • Mesenterialinfarkt

len. Von den Stromazellen geht eine reparative Fibrosierung des Interstitiums aus. Die **Folgen** der relativen chronischen Ischämie hängen vom betroffenen Organ ab:
- ischämische Enterokolopathie mit multiplen Ulzera
- ischämischer Ruheschmerz und Gangrän an den Akren
- Nierensubinfarkt (sog. rote Granularatrophie), vaskuläre Schrumpfniere
- Zahn-Infarkt der Leber (s. Verdauungssystem [S. A289])
- kortikaler Grenzlinieninfarkt im Gehirn (s. Neurologie [S. B954])
- fleckförmige Verfettung der Herzmuskelzellen mit gelber Streifung des Myokards (Tigerfellherz), Innenschichtinfarkt mit multiplen kleinen Myokardnarben.

Absolute (komplette) Ischämie: Die absolute Ischämie (oder auch akute kritische Ischämie) entsteht als Folge eines akut auftretenden, **kompletten Gefäßverschlusses** (embolisch oder thrombotisch) mit **vollständigem Durchblutungsstopp** und **insuffizientem Kollateralkreislauf**. Durch die komplett unterbrochene Blutzufuhr geht das Gewebe im Versorgungsgebiet zugrunde (ischämische Gewebsnekrose bzw. ischämischer Infarkt). Abhängig von der Morphologie werden 2 Infarktformen unterschieden (Tab. 1.3).

Vom hämorrhagischen Infarkt muss die **hämorrhagische Infarzierung** abgegrenzt werden, die durch eine Störung des venösen Abflusses bei erhaltenem arteriellem Zufluss entsteht (z. B. Mesenterialvenenthrombose, Sinusvenenthrombose).

1.1.3 Spezielle Diagnostik des arteriellen Gefäßsystems

Allgemeine Diagnostik

- **Anamnese:** Wichtig sind Fragen nach der Schmerzlokalisation, der Gehstrecke und vorhandenen Risikofaktoren wie Rauchen, Diabetes mellitus, arterielle Hypertonie etc.
- **Inspektion:** u. a. Hautfarbe und -temperatur, Anzeichen einer Nekrose oder Gängrän, Veränderungen der Nägel, Turgor

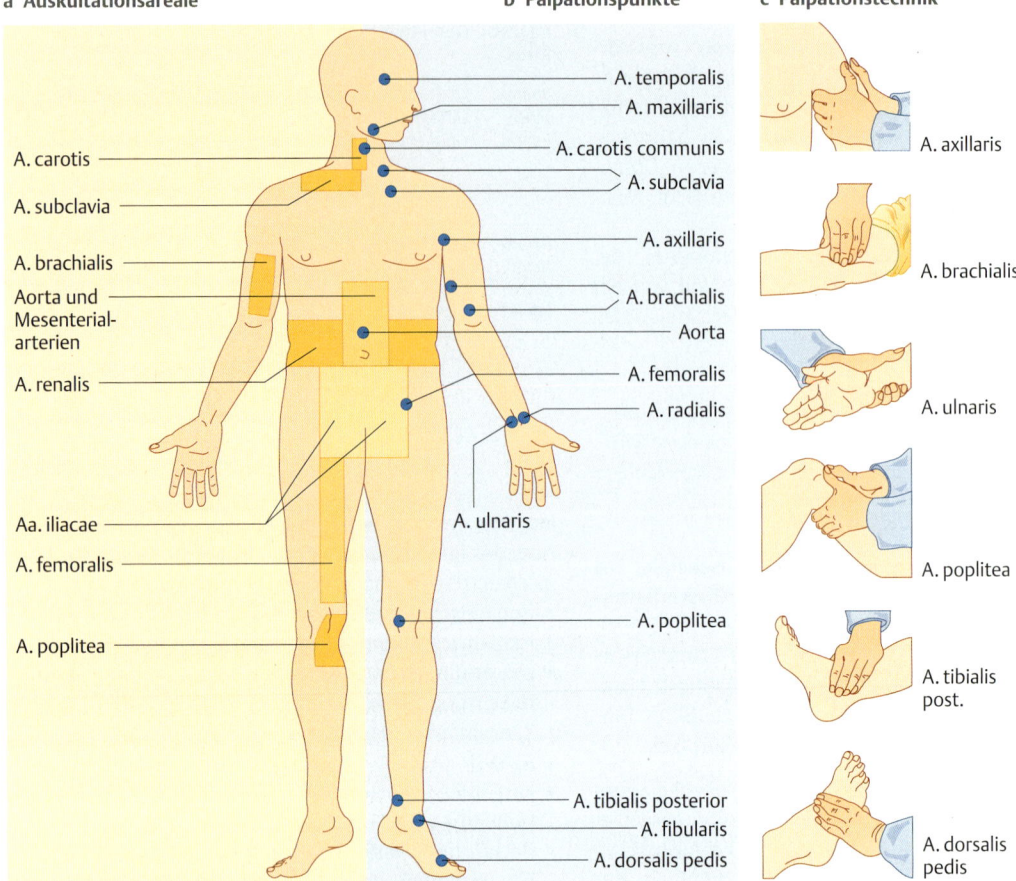

Abb. 1.1 **Periphere Arterienpulse.** Palpation und Auskultation. (aus: Greten, Rinninger, Greten, Innere Medizin, Thieme, 2010)

- **Palpation:** Haut feucht/trocken/schmerzhaft, Pulsstatus (immer im Seitenvergleich! **Abb. 1.1**) und Herzrhythmus
- **Auskultation:** Strömungsgeräusche

Funktionstests

Lagerungsprobe nach Ratschow:
Indikation und Durchführung: Mithilfe der Lagerungsprobe nach Ratschow wird eine arterielle Durchblutungsstörung im Bereich der **unteren Extremität** nachgewiesen. Zunächst hebt der Patient im Liegen die Beine senkrecht an und führt für 1–2 min kreisende Bewegungen mit dem Fuß durch. Anschließend setzt er sich auf und lässt die Beine frei hängen (**Abb. 1.2**).

Auswertung: Bei einer suffizienten arteriellen Durchblutung verspürt der Patient während der kreisenden Bewegungen keine Schmerzen und die Farbe der Fußsohle ändert sich beim Hochhalten kaum. Nach dem Herunterhängen kommt es innerhalb von 5 s durch die Kapillarfüllung zu einer reaktiven Hyperämie und nach weiteren 5 s zu einer prallen venösen Füllung. Typisch für die **arterielle Verschlusskrankheit** sind:
- Schmerzen beim Kreisenlassen der Füße

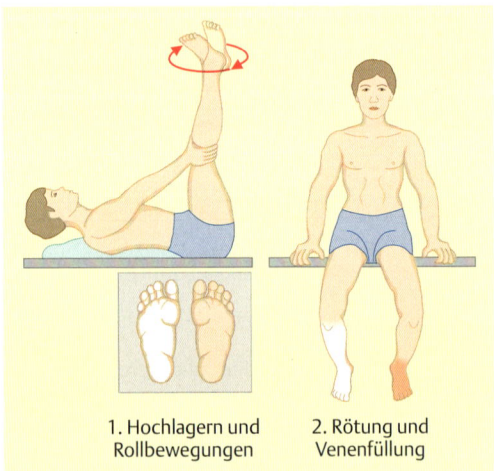

Abb. 1.2 **Lagerungsprobe nach Ratschow.** (aus: Baenkler et al., Kurzlehrbuch Innere Medizin, Thieme, 2010)

- fleckförmiges oder diffuses Abblassen der Fußsohlen beim Hochhalten der Beine
- verzögerte Rötung der Füße (verlangsamte Kapillarfüllung) und verzögerte Venenfüllung nach Absenken der Beine.

Faustschlussprobe:
Indikation und Durchführung: Die Faustschlussprobe kann eine Durchblutungsstörung im Bereich der **oberen Extremität** nachweisen. Der Patient hebt im Sitzen die Arme über den Kopf und führt für 1–2 min Faustschlüsse durch.

Auswertung: Die Auswertung erfolgt analog zur Lagerungsprobe nach Ratschow (s. o.).

Allen-Test:
Indikation und Durchführung: Mithilfe des Allen-Tests kann eine **selektive arterielle** Durchblutungsstörung im Bereich der beiden **Unterarmarterien** (A. radialis und A. ulnaris) nachgewiesen werden. Während der Patient mehrere schnelle Faustschlüsse durchführt, komprimiert der Untersucher die A. radialis und A. ulnaris am Handgelenk. Hierdurch wird die Blutversorgung der Hand unterbrochen und die Hand blasst ab. Anschließend wird die zu untersuchende Arterie freigegeben. Siehe auch Anästhesie [S. B74].

Auswertung: Normalerweise kommt es innerhalb von 5 s nach Freigabe der Arterie zu einer reaktiven Hyperämie. Bei einer hämodynamisch relevanten Stenose der A. radialis bzw. A. ulnaris bleibt die Rotfärbung aus.

> **MERKE** Durch den **anatomischen Kollateralkreislauf** zwischen der A. radialis und A. ulnaris kann die arterielle Durchblutung der Hand bei einer Stenosierung einer der Arterien normalerweise durch die andere Arterie sichergestellt werden. Vor einer **Punktion der A. radialis** ist die Durchführung des Allen-Tests **obligat**, um die Funktion des Kollateralkreislaufs zu überprüfen. Bleibt die reaktive Hyperämie nach Freigabe der A. ulnaris aus, ist eine A.-radialis-Punktion aufgrund der Ischämiegefahr **kontraindiziert**.

Gehtest:
Indikation und Durchführung: Mithilfe des Gehtests kann eine **arterielle** Durchblutungsstörung in der **unteren Extremität** nachgewiesen und die **maximale Gehstrecke** des Patienten bei pAVK im Stadium II objektiviert werden. Der Gehtest wird i. d. R. als standardisierter Belastungstest auf einem Laufbandergometer (mit vorgegebener Laufgeschwindigkeit und Steigung) durchgeführt. Bestimmt werden:
- initiale Claudicatiodistanz (= Gehstrecke in Meter bis zum ersten Auftreten der Schmerzen) und
- absolute Claudicatiodistanz (= Gehstrecke in Meter bis zum Abbruch der Belastung)
- Doppler-Drücke vor und nach Belastung.

Auswertung: Anhand der initialen Claudicatiodistanz erfolgt die **Stadieneinteilung** der pAVK [S. A100]. Die Lokalisation der unter Belastung auftretenden Schmerzen gibt erste Hinweise auf die Lokalisation der arteriellen Stenose. Bei gut kompensierter Durchblutung mit in Ruhe normalen Doppler-Drücken beweist der Druckabfall nach Belastung das Vorliegen einer pAVK. Fallen die Doppler-Drücke unmittelbar nach Belastung bis an die absolute Claudicatiodistanz nicht unter 50 mmHg, sollte eine ischämische Genese des Beinschmerzes angezweifelt werden.

> **MERKE** Die Stenose liegt immer eine Etage oberhalb der schmerzenden Muskulatur.

Bildgebende Diagnostik

Sonografie: Die Sonografie gehört heutzutage zur **primären Standarddiagnostik** arterieller Gefäßerkrankungen. Die wichtigsten Ultraschallverfahren sind die 2-dimensionale **B-Bild-Sonografie**, mit der die Gefäßmorphologie beurteilt werden kann, die **Doppler-Sonografie**, die der funktionellen Beurteilung der Blutströmung dient, und die **farbcodierte Duplexsonografie** als Kombination beider Verfahren.

B-Bild-Sonografie: Die B-Bild-Sonografie wird v. a. für die grobe Beurteilung **morphologischer Veränderungen** der Gefäße und der perivaskulären Umgebung eingesetzt. Besonders gut lassen sich **oberflächennahe Gefäße** (z. B. Hirnarterien und Extremitätenarterien) darstellen. Mit zunehmender Eindringtiefe nimmt die Ortsauflösung ab. Die B-Bild-Sonografie ermöglicht den Nachweis von:
- Gefäßwandveränderungen (z. B. Aneurysmen, Dissektionen und atherosklerotische Plaques)
- intraluminalen Prozessen (z. B. Thromben und Emboli)
- perivaskulären Veränderungen (z. B. Hämatome)
- Verlaufsanomalien.

> **MERKE** Mithilfe der B-Bild-Sonografie kann die **Gefäßwanddicke** (Intima-Media-Dicke) gemessen werden. Die Zunahme der Intima-Media-Dicke gilt als frühzeitiges Zeichen für eine Atherosklerose.

Doppler-Sonografie: In der Diagnostik der pAVK der unteren Extremität sind v. a. folgende Doppler-Verfahren von Bedeutung:
- **Verschluss- bzw. Perfusionsdruckmessung und Bestimmung des Knöchel-Arm-Index** (crurobrachialer Quotient = CBQ, ankle-brachial index = ABI): Für die Bestimmung der Perfusionsdrücke an Knöchel und Oberarm wird eine Blutdruckmanschette am Oberarm und oberhalb der Knöchel angelegt und suprasystolisch aufgeblasen. Während des langsamen Ablassens des Manschettendrucks werden mit der cw-Doppler-Stiftsonde die systolischen Perfusionsdrücke bestimmt. Um den CBQ einer Seite zu berechnen, wird der Perfusionsdruck des Knöchels durch den Perfusionsdruck des Oberarms dividiert. Da der systolische Blutdruck beim Gefäßgesunden mit zunehmender Entfernung von der Aortenklappe ansteigt, liegt der Knöchelperfusionsdruck etwa 5–10 mmHg über dem des Oberarms (**CBQ > 1**). Bei pathologisch erhöhtem CBQ (→ Mediasklerose) sollte der Verschlussdruck im Zehenbereich bestimmt werden, da die akralen Gefäße i. d. R. nicht von einer Mediasklerose betroffen sind.

> **MERKE** Ein CBQ von < 0,9 beweist das Vorliegen einer arteriellen Verschlusskrankheit. Liegt der absolute Knöchelarteriendruck < 50 mmHg, besteht eine kritische Ischämie.

- **Messung der Strömungsgeschwindigkeitspulse:** Distal einer hämodynamisch relevanten Stenose ändert sich das Strömungsmuster des Blutes, es treten typische poststenotische monophasische Strömungspulse mit einem Verlust der frühdiastolischen Rückflusskomponente auf. Anhand der Bestimmung der poststenotischen Strömungspulse über den verschiedenen Etagen der Extremität kann eine Lokalisationsdiagnostik mit Einteilung der pAVK in den Becken-, Oberschenkel- oder Unterschenkeltyp durchgeführt werden.

Duplexsonografie und Farbduplexsonografie: Die Duplexsonografie stellt eine Kombination von bewegtem B-Bild und Doppler-Sonografie dar. Sie ermöglicht es, gezielte Doppler-Untersuchungen in morphologisch auffälligen Gefäßabschnitten vorzunehmen und ist damit Methode der Wahl, um stenosierende oder okkludierende Gefäßerkrankungen nachzuweisen. Bei der Farbduplexsonografie wird den Flussrichtungen des Blutes in den Gefäßen eine farbliche Codierung (rot = auf den Schallkopf gerichtete Strömung, blau = vom Schallkopf weg gerichtete Strömung) zugewiesen.

CT- und MR-Angiografie: Die CT- und MR-Angiografie erlauben eine detailgetreue Darstellung des gesamten Gefäßsystems, inklusive 3-D-Rekonstruktion. Die wichtigsten Indikationen sind diagnostische Unsicherheiten nach der sonografischen Untersuchung und die Festlegung der geeigneten Therapie (z. B. Ballondilatation oder gefäßchirurgische Gefäßrekonstruktion). Nachteile sind die hohen Kosten und die fehlende Möglichkeit zur gleichzeitigen Gefäßintervention.

CT-Angiografie (CTA): Die CT-Angiografie ist aufgrund ihrer kurzen Untersuchungsdauer von wenigen Minuten Methode der Wahl in der Notfalldiagnostik. Ihr Nachteil liegt in der notwendigen Strahlenexposition und Kontrastmittelgabe (Einschränkungen bei Niereninsuffizienz, Kontrastmittelallergie und latenter oder manifester Hyperthyreose).

MR-Angiografie (MRA): Die MR-Angiografie ist aufgrund ihrer ausgezeichneten Ergebnisse, der fehlenden Strahlenbelastung und der geringeren Toxizität der verwendeten Kontrastmittel die Methode der Wahl in der elektiven Diagnostik. Die Anwendung der MRA wird hauptsächlich durch den Patienten selbst limitiert (Klaustrophobie, Implantate im Körper). Wegen der Gefahr der nephrogenen Sklerose ist sie bei schwerer Niereninsuffizienz kontraindiziert. **Abb. 1.3** zeigt eine hochgradige Stenose der rechten A. carotis interna.

Angiografie (DSA): Die Angiografie ist in Bezug auf die Genauigkeit der Gefäßdarstellung nach wie vor der Goldstandard in der Diagnostik arterieller Gefäßerkrankungen. Ihr Stellenwert als einziges Diagnostikum ist aller-

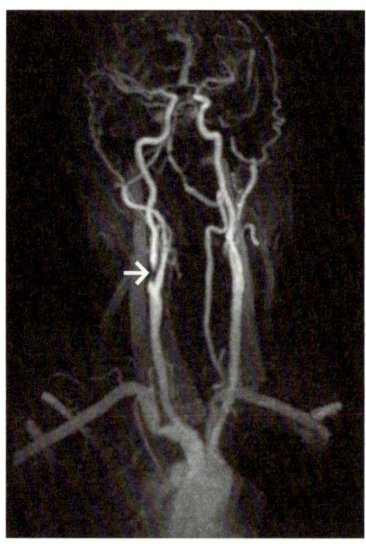

Abb. 1.3 MR-Angiografie der Halsgefäße. Hochgradige Stenose der rechten A. carotis interna (Pfeil). (aus: Reiser, Kuhn, Debus, Duale Reihe Radiologie, Thieme, 2011)

dings aufgrund der heute verfügbaren sehr sensitiven und spezifischen nicht invasiven Verfahren (CTA, MRA, Duplexsonografie) in den Hintergrund getreten.

Indikation: Ihr wichtigstes Einsatzgebiet ist die Diagnostik arterieller Gefäßerkrankungen bei gleichzeitig geplantem interventionellem Eingriff (z. B. Angio- oder Stent-Angioplastie). Heute wird die Angiografie üblicherweise als intraarterielle digitale Subtraktionsangiografie (DSA) durchgeführt (→ geringere Kontrastmittelmenge notwendig als bei der konventionellen Angiografie).

Durchführung: Ein Katheter wird in Seldinger-Technik über die A. femoralis (bei voroperierten Patienten oder spezieller Gefäßpathologie über die A. brachialis oder A. radialis) in das arterielle Gefäßsystem eingebracht und bis zum darzustellenden Gefäßgebiet vorgeschoben. Nach Injektion eines wasserlöslichen, jodhaltigen Kontrastmittels können die Arterien und ihre Abgänge dargestellt werden. Anschließend werden die digital aufgezeichneten Bilder rechnergestützt bearbeitet: Von dem erzeugten Kontrastmittelbild wird ein zuvor erstelltes Nativbild abgezogen (subtrahiert), sodass man eine überlagerungsfreie Darstellung des Gefäßsystems (ohne Weichteil- und Knochenstrukturen) erhält.

Die wichtigsten Nachteile der Angiografie sind:
- notwendige Kontrastmittelapplikation (Nierenversagen, Hyperthyreose, Allergien) und Strahlenexposition
- Komplikationen durch die arterielle Gefäßpunktion und intravasale Kathetermanipulation (Blutung, Dissektion, Embolie).

Der Patient muss 24 h vor der Untersuchung über die möglichen Komplikationen aufgeklärt werden (Ausnahme: lebensbedrohliche Notfallsituationen).

Tab. 1.4 Komplikationen nach diagnostischen und therapeutischen Gefäßeingriffen

Eingriff	Komplikationen
nach Gefäßpunktion (am häufigsten)	• Hämatombildung und Ausbildung eines Aneurysma spurium [S. A111] • arteriovenöse Fistelbildung [S. A111] • Gefäßwanddissektion [S. A106] • Gefäßwandperforation • Blutungen • Nervenläsion • Infektionen • Endothelschädigung mit Thrombenbildung • Ablösung von Auflagerungen oder Bestandteilen der Gefäßwand mit Embolie
nach Ballondilatation	• Gefäßwanddissektion [S. A106] • akute Thrombose • Embolie
nach Shunt-Anlage	• Shunt-Thrombose • Shunt-Infektion • Shunt-Ruptur mit Blutung
nach Stent-Implantation	erneuter Verschluss durch • Stent-Thrombose • distale Embolisationen • Intimahyperplasie
nach Bypass-Anlage	• Nachblutungen • Thrombosen • Infektionen • erneuter Verschluss

1.1.4 Gefäßkomplikationen nach diagnostischen und therapeutischen Eingriffen

Tab. 1.4 gibt eine Übersicht über die möglichen Komplikationen nach diagnostischen bzw. therapeutischen Eingriffen.

1.2 Atherosklerose

DEFINITION Histopathogenetische Veränderungen der Intima und Media großer und mittelgroßer, die mit der Ausbildung herdförmiger Plaques (Atherom) und einer Bindegewebsvermehrung in der Gefäßwand (Sklerose) einhergehen.

Die Begriffe Arteriosklerose und Atherosklerose dürfen nicht synonym verwendet werden. Unter dem Oberbegriff **Arteriosklerose** werden die degenerativen Arterienerkrankungen zusammengefasst, die durch eine Gefäßwandverdickung und -verhärtung gekennzeichnet sind. Hierzu zählen:

Atherosklerose: Die Atherosklerose ist die häufigste Form der Arteriosklerose. Sie betrifft v. a. die großen und mittleren Arterien. Atherosklerose ist ein histologischer Begriff, der beide wesentlichen morphologischen Veränderungen zusammenfasst, die sich an der Gefäßintima und -media abspielen (Atherom und Sklerose).

Mediasklerose: Die auch als Mönckeberg-Sklerose bezeichnete Erkrankung entsteht durch Lipidablagerungen in der Media, die zu einer spangenförmigen Verkalkung der Arterienwand („Gänsegurgel-Arterien") und Degeneration der glatten Muskelzellen führt. Sie betrifft v. a. die Extremitätenarterien und tritt bevorzugt bei Patienten mit Diabetes mellitus, dialysepflichtiger Niereninsuffizienz und Hyperkalzämie auf. Da die Mediasklerose nicht zu einer Gefäßstenosierung führt, bleibt sie i. d. R. klinisch unauffällig. Den entscheidenden Hinweis auf die Mediasklerose gibt die Bestimmung der **Knöchelperfusionsdrücke**: Da sich die betroffenen Arterien durch die Kalkeinlagerungen nicht komprimieren lassen, fallen die Werte pathologisch hoch aus.

Arteriolosklerose: Die Arteriolosklerose tritt i. d. R. bei Patienten mit arterieller Hypertonie oder Diabetes mellitus auf. Durch den erhöhten intravaskulären Druck in den Arteriolen werden verschiedene Plasmabestandteile (= hyalines Material) in die Gefäßwand „gepresst" (**hyaline Arteriolosklerose**). Mit der Zeit durchdringen sie alle Wandschichten und verdrängen die dort ansässigen Myozyten. Am häufigsten sind die Arteriolen von Niere, Milz, Gonaden und Gehirn betroffen, z. B. diabetische Mikroangiopathie, subkortikale arteriosklerotische Enzephalopathie (Morbus Binswanger). Bei Patienten mit maligner Hypertonie kommt es durch die starke Druckschädigung zu einer Nekrose der Myozyten in der Media (**Arteriolonekrose**). Durch die Ablagerung von Nekrosefibrinoid im Gefäßlumen entwickelt sich eine ausgeprägte Gefäßstenosierung. Prädilektionsstellen der Arteriolonekrose sind die kleinen Gefäße in der Niere (maligne Nephrosklerose; s. Niere [S. A411]) und im Gehirn (intrazerebrale Massenblutung; s. Neurologie [S. B956]).

Epidemiologie: Die Atherosklerose ist mit ihren Folgeerkrankungen die häufigste zum Tode führende Erkrankung in den westlichen Industriestaaten. Jeder 3. Deutsche, der zwischen 30 und 65 Jahren stirbt, erliegt einer atherosklerotisch bedingten Folgeerkrankung. In höheren Altersklassen liegt die Mortalitätsrate bei > 50 %. Durch bessere Präventivmaßnahmen, Therapiemöglichkeiten und Rezidivprophylaxen konnte in den letzten Jahren allerdings ein Rückgang der Mortalität erreicht werden.

Pathogenese: Die Atherosklerose entsteht durch einen chronischen Entzündungsprozess, der mehrere Schritte umfasst:

Bildung von Lipidflecken: Ausgangspunkt für die Entstehung der Atherosklerose ist die **endotheliale Dysfunktion**. Die normalen Endothelfunktionen (antithrombotische, antiadhäsive, antiproliferative und vasodilatierende Wirkung, Abdichtung der Gefäßwand) werden v. a. durch das endothelial gebildetete NO vermittelt. Ursache der Dysfunktion ist ein endothelialer NO-Mangel, der durch unterschiedliche Faktoren ausgelöst wird (u. a. strukturelle Gefäßveränderungen, gesteigerte Scherkräfte, arterielle Hypertonie, Nikotin, Hyperlipidämie, Homozysteinämie, zunehmendes Alter). Das Endothel antwortet auf diese Schädigung durch eine Steigerung der Gefäßpermeabilität und die lokale Synthese von Adhäsionsmolekülen, proinflammatorischen Zytokinen und Wachstumsfaktoren. Im Blut zirkulierende Low-Density-Lipoproteine (**LDL**) können durch die durchlässige Endothelschranke in die **Intima** des Gefäßes eindringen. Dort werden sie oxidiert und induzieren eine chronische Entzündungsreaktion. Thrombozyten lagern sich am geschädigten Endothel ab und Monozyten bzw. T-Lymphozyten werden in die Gefäßwand gelockt. Die in die Intima eingewanderten Monozyten wandeln sich in **Makrophagen** um und phagozytieren die oxidierten LDL-Partikel. Hierdurch entstehen die für die Atherosklerose typischen **Schaumzellen**, die in ihrem Zytoplasma feine Fetttröpfchen enthalten. Makroskopisch erkennt man in diesem Stadium streifige, subendotheliale Fettablagerungen (sog. **fatty streaks**).

> **MERKE** Die Bildung der „fatty streaks" (frühe atherosklerotische Läsion) beginnt bereits im Kindesalter und ist potenziell reversibel.

Bezüglich des eigentlichen Ausgangspunkts der Atherosklerogenese gibt es 2 verschiedene Theorien: Anhänger der modifizierten „**Response-to-injury-Hypothese**" sehen in der endothelialen Dysfunktion den primären Ausgangspunkt. Für die Anhänger der „**Lipoprotein-induced-atherosclerosis-Hypothese**" bildet die oxidative Modifizierung des LDL-Cholesterins den eigentlichen Ausgangspunkt für die Entstehung der Atherosklerose.

Bildung der atherosklerotischen Plaque: Durch den Untergang der Schaumzellen werden Lipide (vorwiegend Cholesterin und Cholesterinester) freigesetzt, die gemeinsam mit dem Zelldetritus den zentralen nekrotischen Lipidkern (Atherom) bilden. Das aktivierte Endothel und Entzündungszellen (Makrophagen und T-Lymphozyten) setzen verschiedene Entzündungsmediatoren (v. a. TNFα, IFNγ) und Wachstumsfaktoren (z. B. IL-6, bFGF) frei, die die Einwanderung von glatten Muskelzellen aus der Media in die Intima stimulieren. Die glatten Muskelzellen proliferieren und produzieren extrazelluläre Matrixbestandteile, die sich über den zentralen Lipidnekrosekern legen und ihn gegenüber dem Gefäßlumen abgrenzen. Die atherosklerotische Plaque (**Abb. 1.4**) setzt sich also aus einem **zentralen** nekrotischen Lipidkern und einer bindegewebigen (fibrösen) Deckplatte zusammen. Abhängig von der Plaquezusammensetzung spricht man entweder von einem **Atherom** (mehr Fett), einer **fibrösen Plaque** (mehr Bindegewebe) oder einem **Fibroatherom** (ausgeglichen zusammengesetzt). Vom Plaquerand wachsen häufig feine Gefäße in die Plaque ein (**Mikrovaskularisierung**). Endothelarrosionen (feine Einrisse im Endothel) aktivieren das Gerinnungssystem. Die entstehenden **Mikrothromben** werden in die Gefäßwand integriert (Remodeling). Zu Beginn der Plaquebildung nimmt daher in erster Linie der Außendurchmesser des Gefäßes zu, das Gefäßlumen bleibt lange Zeit durchlässig.

> **MERKE** Zu einer Stenosierung des Gefäßlumens kommt es, wenn die Plaque ca. 40 % der Intima einnimmt.

Komplizierte atherosklerotische Läsion: Mit dem Stadium der komplizierten atherosklerotischen Läsion wird die Atherosklerose symptomatisch.

- **Verkalkung:** Durch **Einlagerungen von Kalzium** in die Plaque verkalkt die Gefäßwand und wird starr.
- **Plaqueruptur:** Aktivierte Makrophagen setzen proteolytische Enzyme (z. B. Metalloproteinasen, Elastasen) frei, sodass die fibröse Bindegewebskapsel über dem zentralen Lipidkern ausgedünnt wird. Reißt sie, kann der Fettkern das geschädigte Endothel durchbrechen und zu einer **Plaqueruptur** führen. Freigesetzte Cholesterinkristalle können verschleppt werden und eine **Cholesterinembolie** (s. Niere [S. A412]) auslösen. Der thrombogene Plaqueinhalt aktiviert das Gerinnungssystem. An der Stelle der Plaqueruptur entwickelt sich ein Abscheidungsthrombus, der das Gefäßlumen akut verschließen (**akute arterielle Thrombose**) oder nach Ablösung zu einem akuten embolischen Gefäßverschluss (**Atheroembolie**) führen kann. Etwa 90 % der akuten Myokardinfarkte und 50 % der akuten peripheren Arterienverschlüsse werden durch eine Plaqueruptur ausgelöst.
- **Einblutung:** Rupturieren die in die Plaques eingewachsenen Gefäße, kann die Einblutung in die Plaque oder Gefäßwand zu einem **akuten arteriellen Gefäßverschluss** führen.
- **Aneurysmabildung:** Langfristig wird die Blutversorgung der Media durch den atherosklerotischen Umbauprozess eingeschränkt. Die Muskelzellen und elastischen Fasern atrophieren, die Gefäßwand wird geschwächt und weitet sich (**Aneurysma verum**). Nach einem Plaqueeinriss oder einer Plaqueruptur kann der Blutstrom die Plaque untergraben und in die Media eindringen. Hierdurch entsteht eine umschriebene Gefäßwanddissektion (**Aneurysma dissecans**).

Lokalisation: Prädilektionsstellen für die Entstehung der Atherosklerose sind Gefäßbezirke, an denen eine **erhöhte mechanische Beanspruchung** (erhöhte Scherkräfte) und **Wirbelbildung** herrschen. Hierzu gehören Gefäßverzweigungen, Gefäßkrümmungen und Gefäßabschnitte mit Querschnittsänderungen. Besonders häufig sind die tho-

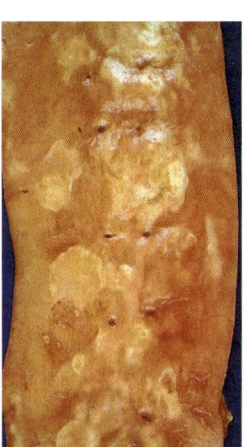
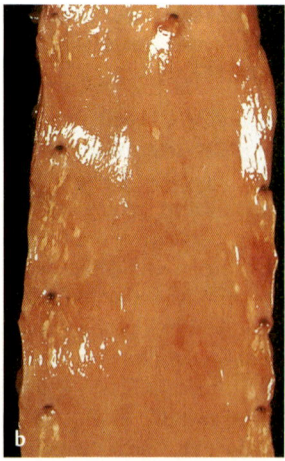

Abb. 1.4 **Atherosklerose der Aorta. a** Stabile Plaque. **b** Normale Aorta im Vergleich. (aus: Riede, Werner, Schaefer, Allgemeine und spezielle Pathologie, Thieme, 2004)

1.2 Atherosklerose

Tab. 1.5 Risikofaktoren der Atherosklerose (kardiovaskuläre Risikofaktoren)

Kategorie	Risikofaktoren
nicht beeinflussbar	männliches Geschlecht, Alter, erbliche Veranlagung
beeinflussbar	**Risikofaktoren 1. Ordnung:** • **Nikotinabusus**: Chronische Raucher erkranken früher und zeigen eine schnellere Progression der Atherosklerose als Nichtraucher. • **arterielle Hypertonie:** erhöhte Endothelbelastung • **Hyper-** und **Dyslipoproteinämie**: Entscheidend für das erhöhte Atherosklerosrisiko ist ein Missverhältnis zwischen der LDL- und HDL-Cholesterinfraktion (Dyslipoproteinämie bzw. „atherogene Konstellation"). Das Atherosklerosrisiko steigt mit zunehmender LDL-Konzentration und sinkt mit hohen HDL-Spiegeln. • **Diabetes mellitus**: Erhöhte Glukosespiegel führen zu einer Autoglykosylierung von Proteinen. Die Folgen sind eine verstärkte Phagozytose, reaktive Fibrose und Endothelschädigung. Ein schlecht eingestellter und über längere Zeit bestehender Diabetes mellitus ist oft mit einer sehr ausgeprägten Mikroangiopathie assoziiert. **Risikofaktoren 2. Ordnung:** androide Adipositas, Bewegungsmangel, Stress, Hyperurikämie, Hypertriglyzeridämie, Hyperfibrinogenämie, Lipoprotein-a-Erhöhung, Hyperhomozysteinämie, Glukosetoleranzstörung, chronische Niereninsuffizienz

rakale und abdominelle Aorta, Aortengabel, Koronararterien, periphere Arterien der unteren Extremität, A. carotis interna, Karotisbifurkation und der Circulus arteriosus cerebri betroffen.

Risikofaktoren: Grundsätzlich wird zwischen nicht beeinflussbaren und beeinflussbaren Risikofaktoren unterschieden. Innerhalb der Gruppe der beeinflussbaren Risikofaktoren unterscheidet man entsprechend der Bedeutung für die Progression der Atherosklerose Risikofaktoren 1. und 2. Ordnung (Tab. 1.5).

> **MERKE** Die Risikofaktoren haben in den einzelnen Gefäßabschnitten unterschiedlich starke Bedeutung:
> - Nikotinabusus: wichtigster Risikofaktor für die Entstehung einer pAVK
> - Hypertonus: wichtigster Risikofaktor für die zerebrovaskuläre Insuffizienz

Folgeerkrankungen: Die Bedeutung der Atherosklerose liegt in ihren Folgeerkrankungen (Tab. 1.6). Atherosklerotische Plaques bilden den Ausgangspunkt für Gefäßstenosen, arterielle Thrombosen, Embolien und Aneurysmen.

Therapie: Die Atherosklerose ist **nicht heilbar**. Entscheidend sind daher prophylaktische Maßnahmen, die die Entstehung oder Progredienz der Erkrankung verhindern (Reduktion der Risikofaktoren), und die Behandlung der atherosklerotischen Folgeerkrankungen.

Allgemeinmaßnahmen: Am wichtigsten sind:
- Gewichtsnormalisierung
- ausreichende Bewegung (geeignet sind Ausdauersportarten wie z. B. Joggen, Fahrradfahren und Schwimmen)
- gesunde Ernährung (energieangepasst und fettmodifiziert)
- Nikotinabstinenz
- Vermeidung von Distress.

Die fettmodifizierte Ernährung ist eine besonders für die Prävention der Atherosklerose geeignete Ernährungsweise (Tab. 1.7).

Medikamentöse Prophylaxe: Bei der medikamentösen Prophylaxe steht die optimale medikamentöse Einstellung einer chronisch-arteriellen Hypertonie, Hypertriglyzeridämie, Dyslipoproteinämie und eines Diabetes mellitus im Vordergrund. Außerdem sollte eine Thrombozytenaggregationshemmung durchgeführt werden.

Tab. 1.6 Folgeerkrankungen der Atherosklerose

Gefäßprozess	Krankheitsbilder
chronische arterielle Verschlusskrankheit	• KHK und Angina pectoris (s. Herz-Kreislauf-System [S. A49]) • zerebrovaskuläre Insuffizienz (s. Neurologie [S. B951]) • pAVK • Subclavian-steal-Syndrom (s. Neurologie [S. B956]) • chronischer Mesenterialarterienverschluss (Angina abdominalis) • Nierenarterienstenose
akuter arterieller Gefäßverschluss	• akuter Mesenterialinfarkt • transitorische ischämische Attacke (TIA) und Apoplex (s. Neurologie [S. B951]) • Niereninfarkt • Milzinfarkt
Aneurysmen	• infrarenales Bauchaortenaneurysma und Iliakalaneurysma • thorakales Aortenaneurysma • Popliteaaneurysma • thorakale Aortendissektion

Tab. 1.7 Energieangepasste, fettmodifizierte Ernährung

Nahrungsbestandteil	Anteil am Energiegehalt (%) bzw. absolute Menge/Tag
Kohlenhydrate	50–60 %
Eiweiß	10–20 %
Fette	25–35 %[1] • gesättigte Fettsäuren: < 7 % • einfach ungesättigte Fettsäuren: 10–15 % • mehrfach ungesättigte Fettsäuren: 7–10 %
Ballaststoffe	30 g/d
Cholesterin	< 200 mg/d
Kochsalz	< 6 g/d

[1] Da eine extrem fettarme Ernährung zu erhöhten LDL- und Triglyzerid-Konzentrationen sowie niedrigeren HDL-Konzentrationen führt, sollte der Fettanteil an der täglichen Energieaufnahme bis zu 35 % betragen.

Behandlung der Folgeerkrankungen: Bei der Behandlung der Folgeerkrankung stehen interventionelle und chirurgische Therapieoptionen im Vordergrund. Hierzu gehören:
- Gefäßdilatation mittels Ballondilatation und/oder Stent
- lokale oder systemische Fibrinolyse
- Entfernung des Plaquematerials mittels Thrombendarteriektomie (TEA)
- Bypass-Operationen.

1.3 Akuter Arterienverschluss

1.3.1 Grundlagen

DEFINITION Der akute Arterienverschluss ist durch eine plötzlich einsetzende Durchblutungsstörung mit vitaler Gefährdung des betroffenen Gewebes bzw. Organs gekennzeichnet.

Ätiopathogenese: Ein akuter Gefäßverschluss wird am häufigsten durch **Embolien** oder **akute lokale Thrombosen** verursacht. Seltenere Ursachen sind der traumatische Gefäßverschluss bei Intimaverletzung (Lumenverlegung durch Intima-Flap), Dissektionen oder entzündliche Gefäßläsionen.

Arterielle Embolie: Die häufigste Emblolieform im arteriellen Gefäßsystem ist die **arterielle Thrombembolie**. Hierunter versteht man einen arteriellen Gefäßverschluss durch hämatogen verschlepptes thrombotisches Material (= Embolus). Andere Embolusarten (z. B. Luft, Fett, Tumorzellen oder Fremdkörper) sind sehr selten.
- In 90 % der Fälle liegt die Emboliequelle im linken Herzen (= **kardiale Embolie**). Die kardiale Thrombenbildung (kardiale Thrombose) wird durch Endokardläsionen bei Klappenveränderungen (Mitralstenose, künstlicher Herzklappenersatz, Endokarditis), Herzrhythmusstörungen (am häufigsten: Vorhofflimmern) oder eine systolische Dysfunktion (Z. n. Myokardinfarkt, dilatative Kardiomyopathie, Herzwandaneurysma) begünstigt.
- In ca. 10 % der Fälle stammt der Embolus aus dem arteriellen Gefäßsystem (= **arterioarterielle Embolie**). Die wichtigsten Quellen sind atherosklerotische Plaques oder Thromben in der Aorta, den Karotiden oder Beckenarterien (Athero- bzw. Cholesterinembolie) oder arteriellen Aneurysmen.
- Sehr selten stammt der Embolus aus dem venösen System und wird über einen Rechts-links-Shunt (meist offenes Foramen ovale) in den Systemkreislauf verschleppt (**paradoxe** bzw. **gekreuzte Embolie**).

Akute arterielle Thrombose: Voraussetzung für die Entstehung einer arteriellen Thrombose ist eine Schädigung der Gefäßintima (Virchow-Trias [S. A118]). Die mit Abstand häufigste Ursache ist die Atherosklerose [S. A93]. Weitere Ursachen sind Aneurysmen (z. B. Poplitealaneurysma), revaskularisierende Eingriffe (Dilatation, Stent oder Bypass), toxische (z. B. akzidentelle intraarterielle Injektionen bei Drogenabhängigen) oder traumatische Gefäßwandschädigungen und eine Hyperkoagulopathie.

Klinische Pathologie: Bei arteriellen und kardialen Thrombosen handelt es sich um eine intravitale Blutgerinnselbildung, die in der arteriellen Strombahn (Arterien, Endokard, Herzhöhle) auftritt. Anders als die venösen Thrombosen [S. A118] sind sie relativ selten. Pathogenetisch und morphologisch handelt es sich um sog. Abscheidungsthromben bzw. gemischte Thromben.

MERKE Der Abscheidungsthrombus ist die typische Thrombusform in der arteriellen Strombahn.

Lokalisation:
Arterielle Embolien: Sie führen **entfernt** von ihrem thrombotischen Ursprungsort zu einem akuten Gefäßverschluss. Sie bleiben meistens im Bereich physiologischer Engstellen oder Verzweigungen des Gefäßsystems „hängen". Besonders häufig sind die Aorten-, Iliakal- und Femoralisbifurkation, A. poplitea sowie Hirn-, Mesenterial- und Nierengefäße betroffen.

Arterielle Thrombosen: Die führen **am Ort** ihrer Entstehung zu einem akuten Gefäßverschluss. Prädilektionsstellen sind die mittel- und kleinkalibrigen Arterien der unteren und (seltener) oberen Extremität, Mesenterialgefäße, A. carotis interna und die Koronarien.

Klinische Folgen: Klinisch führt der akute arterielle Gefäßverschluss zu einer **akuten kritischen Ischämie** mit **vitaler Gefährdung** des betroffenen Gewebes bzw. Organs.

MERKE Generell gilt: Embolische Gefäßverschlüsse führen zu ausgeprägteren und akuteren klinischen Symptomen als thrombotische Gefäßverschlüsse. Da eine Embolie auf ein gesundes Gefäßsystem trifft, fehlt eine Kollateralisierung. Arterielle Thrombosen entwickeln sich langsamer, sodass sich ein suffizienter Kollateralkreislauf ausbilden kann, der eine minimale Restperfusion ermöglicht.

1.3.2 Akuter peripherer Arterienverschluss

DEFINITION Akuter arterieller Gefäßverschluss im Bereich der Extremitätenarterien mit vitaler Gefährdung der betroffenen Extremität.

MERKE Der akute periphere Arterienverschluss ist der häufigste angiologische Notfall und betrifft meist die **untere Extremität**.

Die Organinfarkte sind in den entsprechenden Kapiteln besprochen:
- akuter Mesenterialarterienverschluss (akuter Mesenterialinfarkt): Verdauungssystem [S. A262]
- akuter Nierenarterienverschluss (akuter Niereninfarkt): Niere [S. A411]
- Herzinfarkt: Herz-Kreislauf-System [S. A54]
- Hirninfarkt: Neurologie [S. B951].

1.3 Akuter Arterienverschluss

Ätiologie: 70 % der akuten peripheren Gefäßverschlüsse werden durch eine kardiale oder arterioarterielle Embolie ausgelöst. Bei 20 % handelt es sich um eine akute arterielle Thrombose. Sehr selten treten akute Gefäßverschlüsse nach Traumen, Dissektionen oder im Rahmen entzündlicher Gefäßläsionen auf.

Lokalisation: Prädilektionsstellen für periphere embolische Gefäßverschlüsse sind die physiologischen **Engstellen** oder Verzweigungen des Gefäßsystems:
- Femoralisbifurkation (am häufigsten)
- Iliakalbifurkation
- A. poplitea/Unterschenkeltrifurkation
- Aortenbifurkation (sog. Leriche-Syndrom)
- Karotisgabel
- Abgänge der Mesenterial- und Nierengefäße
- A. brachialis (seltener).

Arterielle Thrombosen entwickeln sich am häufigsten in den mittel- und kleinkalibrigen Arterien der unteren (A. femoralis, A. poplitea, A. tibialis) und oberen Extremität (v. a. A. brachialis).

Pathophysiologie: Der akute periphere Arterienverschluss führt zu einer **akuten kritischen Extremitätenischämie** (acute limb ischemia = ALI) mit vitaler Gefährdung der betroffenen Extremität. Das Ausmaß der Ischämie ist abhängig von der
- Ursache des arteriellen Verschlusses (Embolie vs. akute Thrombose),
- Verschlusslokalisation und -ausdehnung und
- Ischämiedauer.

Wenn die Restdurchblutung über Kollateralen nicht mehr ausreicht und die Ischämietoleranz des Gewebes bzw. des Organs unterschritten wird, geht das Gewebe im Versorgungsgebiet zugrunde (**ischämische Gewebsnekrose**).

Klinik:
Embolischer Extremitätenverschluss: Typisch ist das **komplette Ischämiesyndrom**, das durch die 6 klassischen Symptome nach Pratt (engl. auch „6 Ps" genannt) gekennzeichnet ist:
- Pain (Schmerz): blitzartiger, sehr starker Schmerz
- Paleness (Blässe): blasse, kühle Haut
- Pulslessness (Pulslosigkeit): fehlende Pulse
- Paresthesia (Parästhesien, Hypästhesien): Sensibilitätsstörung, gefühllose Extremität
- Paralysis (Lähmung): Bewegungsunfähigkeit
- Prostration (Erschöpfung): Schocksymptomatik (vorwiegend bei akuten Beckenarterienverschlüssen).

Thrombotischer Extremitätenverschluss: Durch die häufig vorhandene Kollateralisierung entwickelt sich meistens ein **inkomplettes Ischämiesyndrom** mit Schmerzen, fehlenden Pulsen, Blässe und Kälte der Extremität. Die motorischen und sensiblen Ausfallserscheinungen des kompletten Ischämiesyndroms fehlen.

Komplikationen: Wird mit der Therapie zu spät begonnen (> 12 h nach Symptombeginn), kann sich durch die Einschwemmung toxischer Substanzen aus den Gewebsnekrosen und eine akute Nachlasterhöhung (v. a. bei zentralen Verschlüssen im Bereich der Aortengabel) ein **Kreislaufversagen** (Schock) entwickeln. Der irreversible Gewebeuntergang kann darüber hinaus zu einem **Kompartmentsyndrom** (s. Orthopädie [S. B322]) führen. Lebensbedrohlich ist das sog. **Reperfusionstrauma** bzw. **Tourniquet-Syndrom**, das durch ein rasches Wiedereinsetzen der Perfusion nach längerfristiger Ischämie entsteht. Typische Symptome sind Rhabdomyolyse, metabolische Azidose, Hyperkaliämie, Myoglobinurie und akutes Nierenversagen.

Diagnostik: Erste Hinweise für eine Differenzierung zwischen embolischem bzw. thrombotischem Gefäßverschluss ergeben sich bereits häufig aus der typischen Anamnese und klinischen Symptomatik (**Tab. 1.8**). Grundsätzlich muss bei der **klinischen Untersuchung** geachtet werden auf:
- Hautkolorit und Temperatur
- Pulsstatus
- Motorik und Sensibilität.

Die Untersuchung muss immer im **Seitenvergleich** erfolgen. Typisch für den akuten arteriellen Gefäßverschluss ist eine **blasse, kühle Extremität** mit **fehlenden Fußpulsen** distal des Verschlusses. Bei einem kompletten Ischämiesyndrom lassen sich Sensibilitätsstörungen, Muskelschwäche und Lähmungen nachweisen. Ein Vorhofflimmern (→ typische Emboliursache) kann mittels Pulsmessung (arrhythmischer Puls) oder im EKG aufgedeckt werden.

> **MERKE** Ein akuter peripherer Gefäßverschluss ist immer ein gefäßmedizinischer Notfall! Bei einer kompletten Ischämie sollte jede Zeitverzögerung vermieden werden (keine aufwendige Diagnostik, da die Ischämietoleranzzeit der Extremität nur 6 h beträgt).

Tab. 1.8 Anamnestische und klinische Differenzierung zwischen embolischem und thrombotischem Gefäßverschluss

	arterielle Embolie	akute arterielle Thrombose
Gefäßsystem	meistens intakt	chronisch vorgeschädigtes Gefäßsystem (Atherosklerose)
Vorerkrankungen	bekannte Emboliequellen: Herzerkrankungen (v. a. Vorhofflimmern), Aneurysmen	bekannte Atherosklerose: Claudicatio intermittens, Angina abdominalis, Angina pectoris bekanntes Aneurysma Z. n. revaskularisierenden Eingriffen
Beginn der Symptomatik	hochakut-schlagartig	subakut (weniger dramatisch)
Schmerzen	stark	mäßig bis stark
Ischämiesyndrom	häufig komplett → keine Kollateralisierung (motorische und sensible Ausfälle)	häufig inkomplett → Kollateralisierung (Motorik und Sensibilität erhalten)

Methode der Wahl ist die **Doppler-Sonografie**. Typisch für die ALI sind **Verschlussdrücke < 50 mmHg**. In der **Duplexsonografie** können Plaques, Thromben und Stenosierungen direkt nachgewiesen werden (**Abb. 1.5a**). Anschließend sollte möglichst rasch eine Angiografie erfolgen. Ein kurzstreckiger Verschluss mit kuppelförmigem, scharf begrenztem Abbruch und nicht kontrastierten peripheren Gefäßen (keine Ausbildung von Kollateralen) spricht für eine Embolie (**Abb. 1.5b**); ein langstreckiger Verschluss ist typisch für die arterielle Thrombose.

Anhand der klinischen Einschätzung und dopplersonografischen Befunde kann das Ausmaß des Arterienverschlusses beurteilt und das weitere Vorgehen (sofortige Intervention vs. weiterführende Diagnostik) festgelegt werden (Einteilung nach Rutherford **Tab. 1.9**).

Differenzialdiagnosen:
- **Phlegmasia coerulea dolens** [S. A125]: sekundäre arterielle Perfusionsstörung bei fulminant verlaufender tiefer Beinvenenthrombose
- **akuter Vasospasmus** (Raynaud-Syndrom [S. A104]): reversible Symptomatik, bestimmte Auslöser (z. B. Kälte)
- **Phlebothrombose** [S. A118]: geschwollene und überwärmte Extremität, Besserung der Symptome bei Hochlagerung der betroffenen Extremität.

Therapie: Die Auswahl des Therapieverfahrens richtet sich nach der Lokalisation der Verschlusses (supra- oder infrainguinal), der Schwere der Ischämie und der lokalen Verfügbarkeit: chirurgische Thrombektomie, perkutane Aspirationsthrombektomie, kathetergestützte Fibrinolyse.

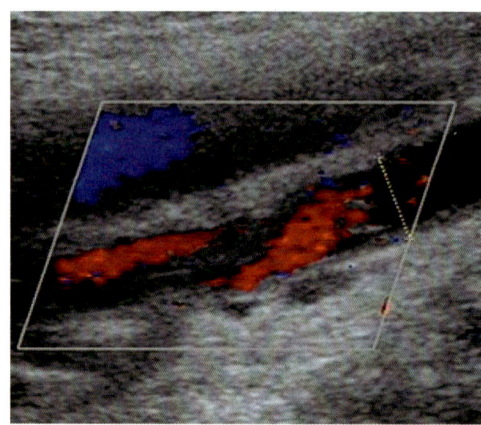
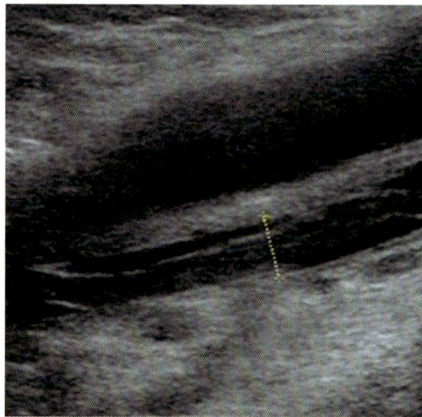
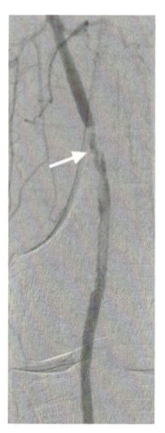

Abb. 1.5 **Akuter Extremitätenarterienverschluss. a** Duplexsonografie mit flottierendem Thrombus in der distalen A. femoralis superficialis. **b** Angiografischer Thrombusnachweis (Pfeil). (aus: Greten, Rinninger, Greten, Innere Medizin, Thieme, 2010)

Tab. 1.9 Stadieneinteilung der akuten kritischen Ischämie (nach Rutherford)

Kategorie	klinischer Befund	Diagnostik	Therapie	Prognose
I	**Pulse:** arterielle und venöse Fußpulse ableitbar **Sensibilität und Motorik:** normal (→ inkomplettes Ischämiesyndrom)	Doppler-Sonografie, Duplexsonografie, Angiografie	lokale Lysetherapie, Aspirationsthrombektomie, chirurgische Thrombektomie, konservative Therapie	keine akute Gefährdung der Extremität, mit Therapie gut
IIa	**Pulse:** arterielle Fußpulse nicht sicher ableitbar, venöse Fußpulse ableitbar **Sensibilität:** im Zehenbereich evtl. leicht vermindert **Motorik:** normal (→ inkomplettes Ischämiesyndrom)	Doppler-Sonografie, Angiografie	lokale Lysetherapie, Aspirationsthrombektomie, chirurgische Thrombektomie	Extremität gefährdet, Ischämie bei rascher Therapie reversibel
IIb	**Pulse:** arterielle Fußpulse nicht sicher ableitbar, venöse Fußpulse ableitbar **Sensibilität:** im Zehenbereich und/oder Unterschenkel fehlend **Motorik:** leichte bis mäßige Muskelschwäche (→ komplettes Ischämiesyndrom)	keine weitere Diagnostik (→ Zeitverzögerung)	sofortige operative Therapie	Extremität akut gefährdet, Ischämie bei sofortiger Therapie reversibel
III	**Pulse:** arterielle und venöse Fußpulse nicht sicher ableitbar **Sensibilität:** ausgedehnte Sensibilitätsverluste **Motorik:** ausgedehnte Muskelschwäche bis Paralyse (→ komplettes Ischämiesyndrom)	keine weitere Diagnostik (→ Zeitverzögerung)	sofortige operative Therapie	irreversible ischämische Schädigung → Amputation unvermeidbar

Sofortmaßnahmen: Extremität **tief lagern** und in Watte packen (keine Wärmeapplikation → Verkürzung der Ischämietoleranzzeit!), ausreichende **Analgesie** (z. B. 5–10 mg Morphin i. v.), sofortige therapeutische **Heparinisierung** (initial 10 000 IE i. v.) zur Vermeidung eines appositionellen Thrombuswachstums und Volumengabe zur **Schockprophylaxe/-bekämpfung**.

Lokale Fibrinolyse: Sie ist bei inkomplettem Ischämiesyndrom (ALI Stadien I und IIa) durch arterielle Thrombosen oder periphere Embolien indiziert. Gegebenenfalls kann sie mit einer Katheterthrombektomie kombiniert werden.

Chirurgische Maßnahmen: Bei einem kompletten Ischämiesyndrom (ALI im Stadium IIb) ist wegen des Zeitfaktors die **operative Rekanalisation** (Thrombektomie, Embolektomie, Thrombendarteriektomie, Bypass) zu bevorzugen. Bei einer ALI im Stadium III oder sehr spätem Behandlungsbeginn mit entsprechendem Gewebeuntergang ist eine **Amputation** meistens unvermeidbar.

Postoperative Antikoagulation: Postoperativ bzw. postinterventionell wird eine Antikoagulation mit Heparin eingeleitet. Patienten mit arterieller Thrombose erhalten längerfristig ASS. Bei Patienten mit embolischem Gefäßverschluss und nicht ausschaltbarer Emboliequelle ist eine orale Antikoagulation mit Vitamin-K-Antagonisten indiziert.

Prognose: Die Prognose hängt ab von:
- der Dauer bis zum Einleiten der revaskularisierenden Therapie
- der atherosklerotischen Grunderkrankung
- dem Nachweis und Ausschalten potenzieller Emboliequellen.

Die Amputationsrate liegt beim akuten Arterienverschluss bei etwa 5 %, die Mortalitätsrate beträgt etwa 25 %. Die Einschränkung der Lebenserwartung (erhöhte Morbidität) ergibt sich aus den vaskulären Begleiterkrankungen.

1.4 Chronischer Arterienverschluss

1.4.1 Grundlagen

DEFINITION Der chronische Arterienverschluss führt durch eine langsam progrediente Gefäßstenosierung zu einer chronischen Durchblutungsstörung (= arterielle Insuffizienz). Der Begriff „chronische arterielle Verschlusskrankheit" wird häufig **synonym** mit der arteriellen Verschlusskrankheit der peripheren Extremitätenarterien verwendet (periphere arterielle Verschlusskrankheit, pAVK). Im eigentlichen Sinne gehören hierzu aber auch die arteriellen Durchblutungsstörungen der Organe (Herz, Darm, Gehirn, Niere).

Pathophysiologie: Der langsam-progrediente Verschlussprozess erlaubt es dem Organismus, die eingeschränkte Perfusion und Sauerstoffversorgung in den poststenotischen Versorgungsgebieten durch verschiedene Mechanismen eine Zeit lang zu kompensieren. Zu den wichtigsten Kompensationsmechanismen zählen:

- **Ausbildung von Kollateralkreisläufen**: Charakteristisch für die chronische arterielle Verschlusskrankheit ist die Ausbildung von Kollateralkreisläufen, die der Organismus als Reaktion auf eine chronische Sauerstoffunterversorgung bildet. Die Arterien bilden untereinander ein System von Anastomosen. Durch den erhöhten prästenotischen Druck werden präformierte kleine – normalerweise kaum genutzte – Seitenäste rekanalisiert (**primäre Kollateralen**). Langfristig werden unter dem Einfluss der chronischen Hypoxie Angiogenesefaktoren freigesetzt, die die Ausbildung neuer Gefäße induzieren (**sekundäre Kollateralen**). Über die Kollateralen kann das Blut aus dem prästenotischen in den poststenotischen Gefäßabschnitt der Ursprungsarterie fließen, die Stenose wird damit umgangen.
- **vermehrte Sauerstoffextraktion** in den vermindert perfundierten Gebieten
- **Umstellung der Energiegewinnung** auf anaeroben Stoffwechsel
- **Senkung des poststenotischen Gefäßwiderstands**: Das gesunde Gefäßsystem reagiert auf einen erhöhten Sauerstoffbedarf bei Belastung mit einer Dilatation präkapillärer Arteriolen. Dieser Mechanismus ist für die sog. **Durchblutungsreserve** (am Herzen: Koronarreserve) verantwortlich, also die Differenz zwischen Durchblutung eines Gewebes bzw. Organs in Ruhe und unter Belastung. An dieser **Autoregulation** sind v. a. das endothelial gebildete NO, das Absinken des Sauerstoffpartialdrucks (O_2 wirkt vasokonstriktorisch) und der Anstieg von AMP und Laktat beteiligt. Ähnlich reagiert das Gefäßsystem auf einen **stenotisch bedingten Sauerstoffmangel**. Um eine ausreichende Durchblutung distal des Strombahnhindernisses zu gewährleisten, sinkt der Tonus in den glatten Gefäßmuskelzellen. Da die terminalen Arteriolen bereits unter Ruhebedingungen maximal geweitet sind, **nimmt die Durchblutungsreserve ab**. Dabei korreliert die Abnahme der Durchblutungsreserve in etwa mit dem Stenosegrad. Bei ausgeschöpfter Durchblutungsreserve hängt die poststenotische Perfusion in erster Linie vom systemarteriellen Blutdruck ab.

MERKE Werden in dieser Situation **Vasodilatatoren** (z. B. Nitrate) eingesetzt, weiten sich ausschließlich die nicht stenosierten Gefäße in der Nachbarschaft, die poststenotischen Gefäßabschnitte und Kollateralen sind bereits maximal dilatiert. Durch den sinkenden Strömungswiderstand in den benachbarten Strombahnen wird das Blut umgelenkt und die Blut- und Sauerstoffversorgung distal des Strömungshindernisses weiter verschlechtert (**Steal-Phänomen**).

Klinische Folgen: Solange der Sauerstoffbedarf der poststenotischen Versorgungsgebiete durch die Kompensationsmechanismen gedeckt werden kann, sind die Patien-

1 Arterielles Gefäßsystem

Tab. 1.10 Einteilung der pAVK nach dem „Etagenprinzip" (Ein-Etagen-Erkrankungen)

Typ	Stenoselokalisation	Symptome	fehlende Pulse	Differenzialdiagnosen
untere Extremität (> 90 %)				
Aorta-abdominalis-Typ (Leriche-Syndrom, ca. 1 %)	Aorta abdominalis im Bereich der Aortenbifurkation	Schmerzen im Gesäß, rasche Ermüdbarkeit und Blässe der Beine unter Belastung, bei Männern Impotentia coeundi	beide Beine (!) ab Leiste	Lumbalsyndrom
Beckentyp (ca. 35 %)	Iliakalgefäße	Schmerzen im Oberschenkel	ab Leiste am betroffenen Bein	Ischialgie, Coxarthrose, Spinalkanalstenose
Oberschenkeltyp (ca. 50 %)	A. femoralis, A. poplitea	Schmerzen in der Wade	ab A. poplitea am betroffenen Bein	Wadenkrampf, Gonarthrose, Phlebothrombose
Unterschenkeltyp (ca. 15 %)	Unterschenkel- und Fußarterien	Schmerzen und Kältegefühl im Fuß	fehlende Fußpulse am betroffenen Bein	Polyneuropathie, Fehlbelastung bei Senk-Spreiz-Fuß
obere Extremität (ca. 10 %)				
Schultertyp (ca. 30 %)	A. subclavia und/oder A. axillaris	rasche Ermüdbarkeit des betroffenen Arms bei Überkopfarbeiten (Dyspraxia intermittens), Blutdruckdifferenz zwischen beiden Armen (> 30 mmHg) Sonderform: Subclavian-steal-Syndrom (s. Neurologie [S. B956])	fehlende Pulse der Armarterien der betroffenen Seite	Zervikalsyndrom
digitaler Typ (ca. 70 %)	Aa. digitales	extrem schmerzhafte und kälteempfindliche Rhagaden und Nekrosen an den Fingerkuppen („Rattenbiss"-Nekrosen), Nagelwachstumsstörungen		Karpaltunnel-Syndrom, Vibrationstraumen, Raynaud-Syndrom

ten asymptomatisch. Mit zunehmender Lumeneinengung entsteht bei Belastung ein relatives Sauerstoffdefizit (= Belastungsinsuffizienz). Das typische Leitsymptom dieser chronisch-kompensierten Ischämie ist der **belastungsabhängige Schmerz**. Reicht die Durchblutung auch unter Ruhebedingungen nicht mehr aus (= Ruheinsuffizienz), entwickelt sich eine chronisch-kritische Ischämie mit **dauerhafter Funktionseinschränkung** und **Atrophie** des betroffenen Gewebes.

MERKE Die chronische Ischämie kann in jedem Stadium durch eine Plaqueruptur oder akute arterielle Thrombose in einen Infarkt übergehen (sog. acute on chronic ischemia).

Die organspezifischen Arterienverschlüsse werden in den jeweiligen Kapiteln besprochen:
- chronische Mesenterialischämie: Verdauungssystem [S. A263]
- Nierenarterienstenose (NAST): Niere [S. A413]
- koronare Herzerkrankung: Herz-Kreislauf-System [S. A54]
- zerebrovaskuläre Insuffizienz: Neurologie [S. B951].

1.4.2 Periphere arterielle Verschlusskrankheit (pAVK)

Synonym: chronische arterielle Verschlusskrankheit der Extremitäten, engl. peripheral artery occlusive disease (PAOD)

DEFINITION Chronisch-progrediente Stenosierung und Okklusion der großen peripheren arteriellen Gefäße, die zu einer unzureichenden Durchblutung der Extremitäten führt.

Epidemiologie: Die pAVK ist die **häufigste arterielle Gefäßkrankheit**. Circa 3 % der über 60-Jährigen leiden an einer symptomatischen pAVK, wobei die Häufigkeit mit zunehmendem Alter ansteigt. Männer sind etwa 4-mal so häufig betroffen wie Frauen.

Ätiologie: Die häufigste Ursache der pAVK ist die **Atherosklerose** (90 %). In 10 % der Fälle liegt der pAVK eine entzündliche Gefäßkrankheit zugrunde (am häufigsten: Thrombangiitis obliterans).

Risikofaktoren: Die Risikofaktoren entsprechen denen der Atherosklerose [S. A95]. Besonders maßgeblich sind ein **chronischer Nikotinabusus** (2–4-fach erhöhtes Risiko) und der **Diabetes mellitus** (2,6-fach erhöhtes Risiko).

Einteilung: Anhand der Lokalisation werden die pAVK der unteren und oberen Extremität unterschieden.

MERKE In über **90 %** der Fälle ist die **untere Extremität** betroffen.

Das „**Etagenprinzip**" teilt die pAVK nach der Lokalisation der Schmerzen ein, die distal der Stenose auftreten. Tab. 1.10 zeigt die typische Einteilung der sog. **Ein-Etagen-Erkrankungen**. Circa 20 % der Patienten leiden an einer sog. **Mehretagenerkrankung**, die durch Stenosen in mehreren Gefäßabschnitten gekennzeichnet ist.

Klinik: Die klinischen Symptome der pAVK hängen vom Stenosegrad (Restperfusion), der Kollateraldurchblutung und der Verschlusslokalisation ab. Der Großteil (75 %) der Fälle verläuft **asymptomatisch**. Das **häufigste Initialsymptom** der pAVK ist der belastungsabhängige Ischämieschmerz (**Claudicatio intermittens**), der die Patienten

1.4 Chronischer Arterienverschluss

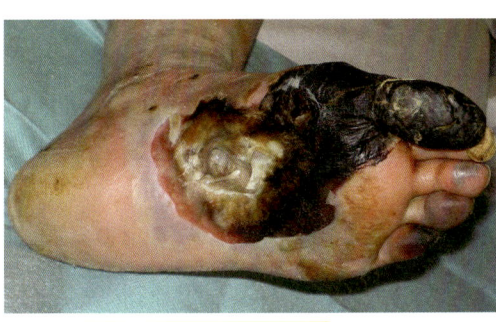

Abb. 1.6 **Befund bei pAVK Stadium IV.** (aus: Schumpelick et al., Chirurgie, Thieme, 2010)

zwingt, nach Belastung stehen zu bleiben, bis die Beschwerden abklingen („**Schaufensterkrankheit**"). Die Schmerzen werden häufig von einem **Kälte- und Schwächegefühl** begleitet. Bei manchen Patienten bessern sich allerdings die Beschwerden trotz weiter andauernder körperlicher Belastung (sog. Walking-through-Phänomen). Etwa 10 % der Patienten entwickeln im Verlauf das Stadium der sog. **kritischen Extremitätenischämie** (critical limb ischemia = **CLI**), die durch einen ischämischen **Ruheschmerz** und **trophische Störungen** gekennzeichnet ist. Die Ruheschmerzen werden vom Patienten v. a. nachts in Horizontallage der Extremität empfunden. Bei Tieflagerung verbessert sich der Perfusionsdruck, die Patienten verspüren Erleichterung. Die Haut der betroffenen Extremität ist marmoriert oder blass und kühl. Die trophischen Störungen (Ulkus, Gangrän) treten v. a. an druckexponierten Stellen wie den Akren und Fersen auf (begünstigend wirkt enges, unbequemes Schuhwerk; Abb. 1.6).

Stadien: Tab. 1.11 zeigt die Stadienteilung der chronischen peripheren arteriellen Verschlusskrankheit nach Fontaine und Rutherford.

Komplikationen:
- Nekrosen und Ulzerationen
- gemischtes venös-arterielles Ulcus cruris
- mykotische und bakterielle Infektionen
- akuter Arterienverschluss bei akuter arterieller Thrombose (acute on chronic ischemia).

Begleiterkrankungen: Patienten mit pAVK leiden häufig zusätzlich an den Folgen einer generalisierten Atherosklerose: Etwa jeder zweite pAVK-Patient hat gleichzeitig eine koronare Herzkrankheit (immer danach fahnden!) und/oder eine arterielle Verschlusskrankheit der Hirnarterien (pAVK als sog. „Markererkrankung").

Diagnostik: Die Diagnostik bei der pAVK umfasst die Basisdiagnostik mit Anamnese und körperlicher Untersuchung und die apparative Diagnostik.

In der **Anamnese** wird v. a. nach dem Schmerzcharakter, der maximalen Gehstrecke und den Risikofaktoren für eine Atherosklerose [S. A95] gefragt. Bei der **körperlichen Untersuchung** stehen im Vordergrund:
- Inspektion (blasse, marmorierte Haut, ggf. trophische Störungen)
- Palpation (abgeschwächte oder fehlende Pulse, kühle Haut)
- Auskultation (Strömungsgeräusche über den stenosierten Gefäßen).

Funktionell lässt sich die verminderte Extremitätendurchblutung im Stadium der Claudicatio intermittens mit der Lagerungsprobe nach Ratschow (untere Extremität) [S. A90], der Faustschlussprobe (obere Extremität) [S. A91] und dem standardisierten Gehtest (Nachweis der beschwerdefreien Gehstrecke) [S. A91] nachweisen.

> **MERKE** Im Stadium der kritischen Extremitätenischämie sind Lagerungsprobe und Gehtraining wegen der unzureichenden hämodynamischen Kompensation kontraindiziert.

Entscheidend für die Diagnosestellung ist die **Bestimmung der absoluten Knöchelperfusionsdrücke** (Verschlussdrücke) und des **Knöchel-Arm-Index (CBQ)** mithilfe der **Doppler-Druckmessung** über den Fußarterien (Arteria dorsalis pedis bzw. Arteria tibialis posterior) [S. A91]. Hiermit lässt sich üblicherweise eine pAVK sicher diagnostizieren bzw. ausschließen. Bei Gesunden liegt der Verschlussdruck der Knöchelarterien deutlich über dem Druck in den Oberarmarterien, sodass der Quotient aus diesen beiden Werten > 1 liegt (**CBQ > 1**). Ist der CBQ bei einem Patienten mit eindeutiger Claudicatio-Anamnese normal, sollte die Untersuchung nach **Belastung** (z. B. Kniebeugen oder Zehenstände) wiederholt werden. Zur Auswertung s. Tab. 1.12.

Tab. 1.11 Stadieneinteilung der pAVK nach Fontaine und Rutherford

klinisches Stadium	Fontaine-Stadium	Beschreibung	Rutherford-Stadium/Kategorie	Beschreibung
asymptomatisch	I	keine Beschwerden	0/0	keine Beschwerden
Claudicatio intermittens („intermittierendes Hinken")	IIa	Gehstrecke > 200 m	I/1	milde Claudicatio intermittens
	IIb	Gehstrecke < 200 m	I/2	mäßige Claudicatio intermittens
			I/3	schwere Claudicatio intermittens
kritische Extremitätenischämie (critical limb ischemia = CLI)	III	ischämischer Ruheschmerz	II/4	ischämischer Ruheschmerz
	IV	Ulzeration oder Gangrän	III/5	geringer Gewebedefekt
			III/6	großer Gewebedefekt

Tab. 1.12 Korrelation zwischen Knöchel-Arm-Index und Schweregrad der pAVK

Knöchel-Arm-Index	Schweregrad der pAVK	Fontaine-Stadium
>1,3	falsch hohe Werte (Verdacht auf Mediasklerose)	–
>0,9	Normalbefund	–
0,75–0,9	leichte pAVK	Fontaine I–II
0,5–0,75	mittelschwere pAVK	Fontaine II–III
<0,5	schwere pAVK (kritische Ischämie → Amputationsgefahr)	Fontaine III–IV

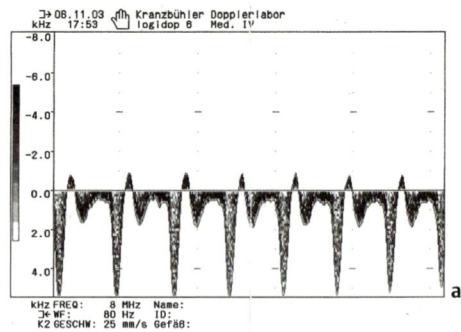

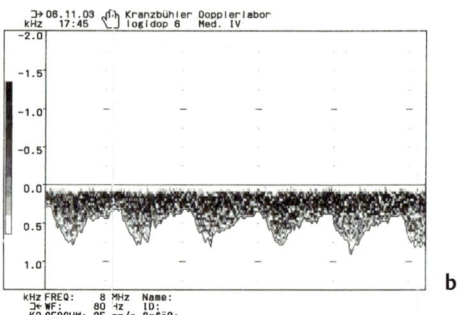

Abb. 1.7 **Strömungsgeschwindigkeitspulse. a** Normales triphasisches Flusssignal mit frühdiastolischem Rückfluss. **b** Monophasisches Flussprofil mit Verlust des frühdiastolischen Rückflusses. (aus: Balletshofer et al., Tübinger Curriculum Herz und Gefäße, Thieme, 2006)

MERKE Beweisend für die pAVK ist ein CBQ (in Ruhe oder nach Belastung) < 0,9. Ab einem CBQ < 0,5 oder einem Knöchelperfusionsdruck < 50 mmHg liegt eine kritische Ischämie mit Amputationsgefahr der betroffenen Extremität vor.

Nicht invasive Lokalisationsdiagnostik der Stenose: Eine erste Orientierung hinsichtlich der Stenoselokalisation kann durch die **etagenweise Erfassung** der **Strömungsgeschwindigkeitspulse** (bidirektionale Doppler-Signalanalyse) mit dem cw-Doppler getroffen werden. Normalerweise lässt sich über Extremitätenarterien in Ruhe (Gefäße mit relativ hohem Widerstand in Ruhe) ein triphasischer Strömungspuls mit schnellem systolischem Fluss, frühdiastolischer Rückflusskomponente und relativ kurzem diastolischem Flussanteil ableiten. Typisch für eine Gefäßstenose ist der **poststenotische monophasische Strömungspuls.** Dieser ist gekennzeichnet durch (Abb. 1.7):
- verminderten systolischen Blutfluss
- Verlust der frühdiastolischen Rückflusskomponente
- relative Zunahme des diastolischen Flussanteils.

Anschließend können Gefäßabschnitte mit auffälliger Strömungsanalyse mithilfe der **farbcodierten Duplexsonografie** untersucht und genaue Aussagen bezüglich der **Blutströmung** (Geschwindigkeit, Richtung) und der **Gefäßmorphologie** (Plaques, Aneurysmen) getroffen werden.

Methode der Wahl zur **präoperativen** Darstellung des Gefäßsystems ist die **MR-** oder **CT-Angiografie**. Ihr großer Vorteil gegenüber der früher regelmäßig eingesetzten DSA ist die fehlende Invasivität. Bei geplanter interventioneller Therapie gilt nach wie vor die **DSA** als Methode der Wahl, da hier eine Intervention in gleicher Sitzung möglich ist (Abb. 1.8). Bei trophischen Störungen wird zum Ausschluss einer knöchernen Beteiligung (z. B. Osteomyelitis) eine Röntgenaufnahme der Region in 2 Ebenen oder eine Knochenszintigrafie durchgeführt.

Im Stadium der kritischen Extremitätenischämie kann das Amputationsrisiko mithilfe der transkutanen Sauerstoffmessung abgeschätzt werden. Typisch für eine kritische Ischämie sind transkutane O_2-Werte < 30 mmHg.

Differenzialdiagnosen: Siehe Tab. 1.10.

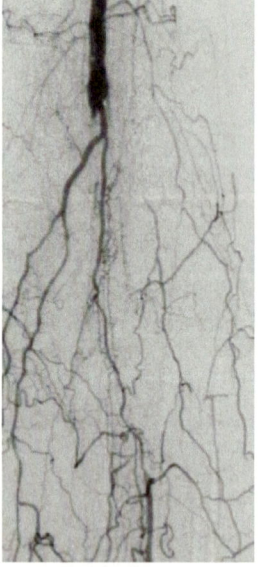

Abb. 1.8 **Befunde bei intraarterieller DSA.** Die distale A. femoralis superficialis ist verschlossen. Die A. fibularis wird unterhalb des Kniegelenks über Kollateralen gespeist. (aus: Balletshofer et al., Tübinger Curriculum Herz und Gefäße, Thieme, 2006)

Therapie:

Kausale Therapie (stadienunabhängig) und allgemeine Maßnahmen: Bei der kausalen Therapie steht die Beseitigung oder Optimierung der kardiovaskulären Risikofaktoren im Vordergrund. Ihr Ziel ist es, die Progression der Atherosklerose aufzuhalten (**sekundäre Prävention**). Die

1.4 Chronischer Arterienverschluss

kausale Therapie ist **stadienunabhängig** bei allen Patienten mit pAVK indiziert und umfasst:
- Nikotinabstinenz
- Blutzuckereinstellung bei Diabetes mellitus
- Gewichtsreduktion
- Behandlung einer Hypercholesterinämie bzw. einer Hypertriglyzeridämie
- Blutdruckeinstellung.

Zusätzlich erhalten alle pAVK-Patienten ASS (100 mg/d) zur Thrombozytenaggregationshemmung. Alternativ oder bei ASS-Unverträglichkeit kann Clopidogrel (75 mg/d) eingesetzt werden. Ziel der Thrombozytenaggregationshemmung ist v. a. die Senkung der kardiovaskulären Morbidität und Mortalität.

Zu den wichtigsten **allgemeinen Zusatzmaßnahmen** gehören:
- Tieflagerung der Extremität (→ Perfusionsdruck ↑)
- Vermeidung trophischer Störungen durch Druckentlastung (geeignetes Schuhwerk) und sorgfältige Fußpflege
- keine lokale Wärmezufuhr.

Symptomatische Therapie (ab Stadium II): Ziel der symptomatischen Therapie ist es, die **Blutversorgung** der Extremität zu **verbessern** bzw. zu **normalisieren**, sodass sich die Gehleistung verbessert und die trophischen Störungen abheilen bzw. gar nicht erst entstehen. Hierfür stehen grundsätzlich konservative und interventionell-operative Maßnahmen zur Verfügung, die stadienadaptiert eingesetzt werden.

Im Stadium II steht das **tägliche Gehtraining** im Vordergrund. Ziel des Gehtrainings ist die **Ausbildung** eines **suffizienten Kollateralkreislaufs**, um die Blutversorgung der Extremität zu verbessern. Revaskularisierende Maßnahmen (z. B. perkutane transluminale Angioplastie mit Stent-Einlage/Ballondilatation) sind nur nach sorgfältiger Nutzen-Risiko-Analyse (hoher Leidensdruck) oder Erfolglosigkeit der konservativen Maßnahmen indiziert.

> **MERKE** In den Stadien III und IV ist das Gehtraining kontraindiziert.

Eine pharmakologische Therapie mit den **vasoaktiven Substanzen** Cilostazol (Phosphodiesterase-Hemmer) und Naftidrofuryl (Thrombozytenaggregationshemmer) kann im Stadium II die Wirkung des Gehtrainings unterstützen. Beide Substanzen verbessern die Fließeigenschaften der Erythrozyten und besitzen einen nachgewiesenen positiven Effekt auf die Gehleistung.

> **MERKE** Vasodilatatoren (α-Blocker oder Kalziumantagonisten) sind unwirksam, da sie zum sog. Steal-Phänomen [S. A99] führen und die Durchblutung und Sauerstoffversorgung in den poststenotischen Gefäßabschnitten weiter verschlechtern.

Stadien III und IV: Im Stadium der kritischen Extremitätenischämie stehen **revaskularisierende Therapiemaßnahmen** zur Erhaltung der Extremität im Vordergrund.
- **interventionelle Therapie:** Sie ist v. a. bei kurzstreckigen bis mittellangen Stenosen und Verschlüssen indiziert. Methode der Wahl ist die **perkutane transluminale Angioplastie** (PTA) ggf. mit **Stent-Implantation** und **lokaler Fibrinolyse**. Alternativ kann das thrombotische Material mithilfe der perkutanen Aspirationsthrombektomie (PAT) oder der perkutanen mechanischen Thrombektomie (PMT) entfernt werden. Nach einer Angioplastie müssen die Patienten lebenslang ASS (100 mg) zur Thrombozytenaggregationshemmung einnehmen. Nach einer Stent-Einlage wird zusätzlich für 4 Wochen Clopidogrel eingesetzt.
- **operative Therapie:** Sie wird eingesetzt, wenn interventionelle Verfahren nicht möglich oder nicht erfolgreich sind. Methode der Wahl ist die **Thrombendarteriektomie** (TEA), die sowohl das thrombotische Material als auch die Plaque entfernt. Alternative Verfahren sind die Embolektomie bzw. die Thrombektomie (TE). Ist eine Rekanalisation nicht möglich, kann die Stenose durch Anlage eines Bypasses umgangen werden. Als Bypass-Material können körpereigene Venen (v. a. V. saphena magna) oder Kunststoffmaterial (z. B. PTFE) verwendet werden. Dabei gilt: körpereigene Venen haben eine deutliche bessere Prognose (längere Offenheitsrate) als Kunststoffbypässe. Nach der Anlage eines Bypasses muss eine Thrombozytenaggregationshemmung oder eine orale Antikoagulation (je nach Lokalisation und Material des Bypasses) eingeleitet werden. Bei fehlender Rekonstruktionsmöglichkeit, ausgeprägten Nekrosen oder Infektionen ist eine **Amputation** indiziert („life before limb").

> **MERKE** Bei einer Amputation im Bereich des Vorfußes („Minoramputation") hat sich das sog. **„IRA-Prinzip"** durchgesetzt:
> - **I**nfektbeherrschung
> - **R**evaskularisation
> - **A**mputation.
>
> Eine Amputation ohne Revaskularisation ist sinnlos, da die Wunde ohne suffiziente Blutversorgung postoperativ nicht heilen kann.

Eine pharmakologische Behandlung der pAVK in den Stadien III und IV ist bei Unmöglichkeit oder Erfolglosigkeit revaskularisierender Maßnahmen indiziert. Eingesetzt werden:
- **Prostanoide** (Prostaglandin-E_1, Prostazyklinanalogon Iloprost): Prostanoide haben vasodilatierende (auch auf Kollateralgefäße) und thrombozytenaggregationshemmende Eigenschaften. Durch ihren Einsatz ist eine leichte Senkung der Amputationsrate möglich.
- **Hämodilution:** Nach dem Aderlass wird Hydroxyethylstärke zum isovolämischen Ausgleich des abgezogenen Blutvolumens infundiert. Da die generelle Wirksamkeit

umstritten ist, ist sie nur bei Patienten mit begleitendem Hyperviskositätssyndrom indiziert.

Zusätzliche Maßnahmen im **Stadium IV** mit **Nekrosen** und **Ulzerationen** umfassen:
- Wunddébridement
- Druckentlastung (Watteverband)
- gezielte Antibiose bei sekundären Infektionen
- Schmerztherapie.

Prognose: Die Lebenserwartung der Patienten wird primär von den kardiovaskulären Begleiterkrankungen und nicht durch die pAVK selbst bestimmt. Generell sinkt die Lebenserwartung eines pAVK-Patienten um durchschnittlich 10 Jahre. 10–15 % der Patienten mit Claudicatio intermittens sterben innerhalb von 5 Jahren (75 % hiervon gehen auf kardiovaskuläre Ursachen zurück).

1.5 Funktionelle Durchblutungsstörungen (funktionelle Arteriopathien)

1.5.1 Raynaud-Syndrom

> **DEFINITION** Das Raynaud-Syndrom ist durch anfallsartige, schmerzhafte Vasospasmen gekennzeichnet, die zu einer reversiblen Ischämie der Akren (Finger und Füße) führen.

> **MERKE** Am häufigsten spielt sich das Raynaud-Syndrom an den **Digitalarterien** mit Durchblutungsstörungen der **Finger** ab.

Ätiopathogenese: Beim Raynaud-Syndrom kommt es durch eine aktive Kontraktion der glatten Gefäßmuskulatur zum **Vasospasmus**. Hierdurch wird das Gefäßlumen eingeengt, sodass längerstreckige Stenosen und sekundäre thrombotische Verschlüsse entstehen können. Abhängig von der Ätiologie werden ein primäres (idiopathisches) und ein sekundäres Raynaud-Syndrom unterschieden:
- **primäres (idiopathisches) Raynaud-Syndrom** (Synonym: Morbus Raynaud, vasospastisches Syndrom): Pathogenetisch liegt dem primären Raynaud-Syndrom ein rein **funktioneller Vasospasmus** zugrunde, der durch Kälteexposition und psychischen Stress ausgelöst wird. Die genaue Ätiologie ist unklar, vermutet werden ein erhöhter Sympathikotonus und eine erhöhte Empfindlichkeit der Gefäßmuskulatur auf sympathische Reize (Angioneuropathie). Meistens sind **junge Frauen** mit vegetativer Labilität betroffen.
- **sekundäres Raynaud-Syndrom:** Das sekundäre Raynaud-Syndrom tritt als Nebenwirkung bestimmter Medikamente oder im Rahmen verschiedener Grunderkrankungen wie Kollagenosen (z. B. progressive Sklerose, SLE, Sharp-Syndrom), arterielle Verschlusskrankheit, Thrombangiitis obliterans, Trauma (anerkannte Berufserkrankung im Rahmen chronischer Vibrationstraumen) sowie neurologischen (z. B. Morbus Sudeck) oder hämatologische (z. B. Kryoglobulinämie) Erkrankungen auf. Anders als beim primären Raynaud-Syndrom wird der Vasospasmus von **organischen Veränderungen** der Digitalarterien begleitet (**Tab. 1.13**).

Klinik: Typisch für das Raynaud-Syndrom ist der anfallsartige Vasospamus, der durch 3 Phasen gekennzeichnet ist (sog. **Tricolore-Phänomen**):
- **Blässe („weiße Finger"):** Der Anfall beginnt mit einem funktionellen Vasospasmus. Die Haut an den Akren wird blass, die Patienten klagen in dieser Phase häufig über Parästhesien und Taubheitsgefühl (**Abb. 1.9**).
- **Akrozyanose („blaue Finger"):** Durch die anschließende kapilläre und venöse Paralyse ist die Sauerstoffausschöpfung gesteigert, die Haut färbt sich blau-zyanotisch.
- **Rötung („rote Finger"):** Sobald sich der Spasmus löst, entwickelt sich eine schmerzhafte reaktive Hyperämie.

Typisch für das **primäre Raynaud-Syndrom** sind der **symmetrische Befall** der **Finger II–V** (der Daumen ist i. d. R. nicht betroffen) und das **Fehlen trophischer Störungen**. Beim **sekundären Raynaud-Syndrom** fehlt der symmetrische Charakter. Die ischämischen Attacken treten **asymmetrisch** auf und betreffen gelegentlich nur einzelne Finger. Anders als beim primären Raynaud-Syndrom leiden die Patienten häufig an persistierenden Ruheschmerzen, Parästhesien und trophischen Störungen (v. a. Fingerkup-

Tab. 1.13 Sekundäres Raynaud-Syndrom

Ursachen	Beispiele
Kollagenosen	v. a. progressive Sklerose, CREST-Syndrom, systemischer Lupus erythematodes
arterielle Verschlusskrankheit	Atherosklerose, embolische Digitalarterienverschlüsse, Thrombangiitis obliterans
traumatisch	Vibrationstraumen, Erfrierungen, Elektrounfälle
neurologische Erkrankungen	Morbus Sudeck, Lähmung der autonomen Gefäßnerven nach Schlaganfall, periphere Nervenschäden
hämatologische Erkrankungen	Kryoglobulinämie, Paraproteinämie, Polyzythämie
medikamentös	Ergotamin, β-Blocker, Zytostatika

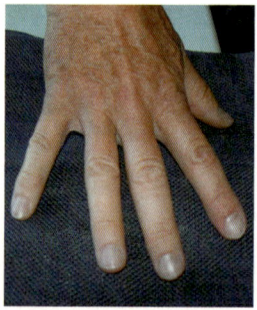 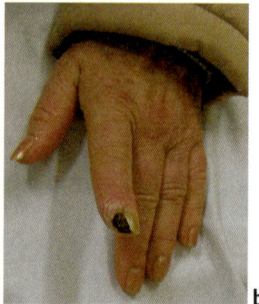

Abb. 1.9 Raynaud-Phänomen. a Abblassung der Digiti III–V. **b** Fingerkuppennekrose bei sekundärem Raynaud-Syndrom. (aus: Baenkler et al., Duale Reihe Innere Medizin, Thieme, 2009)

pennekrosen, **Abb. 1.9**). Insbesondere hier können die Phasen der reaktiven Hyperämie und/oder Akrozyanose auch fehlen (z. B. bei fixierten Stenosen).

Spielt sich das Raynaud-Syndrom nur an einem einzelnen Finger ab, spricht man von einem **Digitus mortuus**.

Differenzialdiagnosen:
- Embolie (Ischämiedauer > 30 min)
- pAVK (Auslösung der ischämischen Schmerzen durch Belastung)
- Akrozyanose (schmerzlose, persistierende Blauverfärbung der Akren).

Diagnostik: Die typischen ischämischen Attacken lassen sich durch verschiedene **Provokationstestungen** auslösen:
- **Faustschlussprobe**: Bei Patienten mit Raynaud-Syndrom kommt es nach wiederholten Faustschlüssen mit erhobener Hand und komprimiertem Handgelenk zum Abblassen einzelner Finger.
- **Kälteprovokationstest:** Auslösung vasospastischer Anfälle beim Eintauchen der Hände für 3 min in Eiswasser.

Die Diagnose des Raynaud-Syndroms kann mithilfe der **akralen Oszillografie** gesichert werden, die während der ischämischen Attacke (Durchführung direkt im Anschluss an einen Provokationstest) **charakteristische Sägezahnkurven** zeigt. Typisch für das primäre Raynaud-Syndrom ist die vollständige Normalisierung der Sägezahnkurven nach Gabe eines Vasodilatators (Nitroglyzerin s. l.) oder lokaler Erwärmung. Der funktionelle Charakter der Erkrankung kann auch mithilfe der **MR-Angiografie** nachgewiesen werden: Im akuten Anfall zeigen sich typische Gefäßverengungen, die sich nach Gabe eines α-Blockers (z. B. Tolazolin) lösen. Lösen sich die Vasospasmen nicht, ist ein sekundäres Raynaud-Syndrom anzunehmen.

Für die Diagnose des sekundären Raynaud-Syndroms sind die **Nagelfalz-Kapillarmikroskopie** (Nachweis struktureller Kapillarveränderungen wie Megakapillaren, avaskuläre Felder und Hämorrhagien) und der **Nachweis** der **auslösenden Grunderkrankung** entscheidend (v. a. labordiagnostisch mit Bestimmung der Entzündungsparameter, Blutbild, Thrombozyten, Eiweiß- und Immunelektrophorese, Kälteagglutinine und Autoantikörper wie z. B. ANA).

> **MERKE** Diagnosekriterien des **primären Raynaud-Syndroms:**
> - symmetrischer Fingerbefall an beiden Händen
> - keine Nekrosen
> - Auslösung durch Kälte oder emotionalen Stress
> - keine über den Anfall hinausgehende Schmerzen
> - Ausschluss eines sekundären Raynaud-Syndroms (Kapillarmikroskopie und Labor normal).

Therapie: Die entscheidende Maßnahme ist der **konsequente Kälteschutz der Akren**. Weitere allgemeine Ansätze sind Sport, Nikotinverbot und das Vermeiden von Stress. Bei Patienten mit sekundärem Raynaud-Syndrom steht die **kausale Behandlung der Grunderkrankung** im Vordergrund.

Beim **primären Raynaud-Syndrom** werden **Vasodilatatoren wie Kalziumantagonisten**, ACE-Hemmer, Nitropräparate, α₁-Rezeptorblocker und Angiotensin-II-Rezeptorenblocker eingesetzt. Bei Patienten mit sekundärem Raynaud-Syndrom und Ruheschmerzen bzw. trophischen Störungen kann die lokale Durchblutung mit einer i. v.-Infusion von Prostaglandin E_1 verbessert werden.

> **MERKE** Die Gabe von Ergotamin, Zytostatika (z. B. Cisplatin) oder β-Blockern ist kontraindiziert, da diese vasospastische Anfälle auslösen können.

Prognose: Die Prognose des primären Raynaud-Syndroms ist gut. Die Prognose des sekundären Raynaud-Syndroms hängt entscheidend von der Grundkrankheit ab.

1.5.2 Akrozyanose

Kennzeichen der Akrozyanose ist eine **persistierende, schmerzlose Blauverfärbung der Akren**, die auf Unterarme und -schenkel übergreifen kann. Die genaue Ätiologie ist unklar. Pathogenetisch liegt der Erkrankung ein **funktioneller Vasospasmus** der Arteriolen mit verminderter arterieller Durchblutung zugrunde. Die Zyanose entsteht durch die erhöhte Sauerstoffextraktion im Rahmen der reaktiven kapillären und venösen Paralyse. Die Erkrankung betrifft überwiegend **Frauen**. Anders als beim Raynaud-Syndrom tritt die akrale Zyanose über einen längeren Zeitraum und **nicht anfallsweise** auf. Kälte kann die Zyanose verschlimmern, aber nicht auslösen. Schmerzen und trophische Störungen werden nicht beobachtet. Eine spezifische Therapie existiert nicht, Kälte sollte vermieden werden. Die Prognose der Akrozyanose ist gut, sie zeigt häufig einen selbstlimitierenden Verlauf.

1.5.3 Erythromelalgie

Die Erythromelalgie ist eine funktionelle Durchblutungsstörung, die durch eine **anfallsweise** auftretende, schmerzhafte, ödematöse **Rotfärbung** der **Akren**, **Füße** und **Hände** nach **Wärmekontakt** (erhöhte Außentemperatur, Wärmflasche) gekennzeichnet ist. Die Erkrankung ist sehr selten und tritt v. a. bei Männern im mittleren Lebensalter auf. Sie kommt idiopathisch oder sekundär im Rahmen verschiedener Grunderkrankungen (z. B. Kryoglobulinämie, myeloproliferative Erkrankungen, arterielle Hypertonie, Polyneuropathie) vor. Die genaue Ätiologie ist unklar. Für die idiopathische Form konnte eine Reihe angeborener Gendefekte identifiziert werden, die zu einer gesteigerten Aktivität eines Natriumkanals führen, der an den Nozizeptoren lokalisiert ist. Therapeutisch stehen die Kühlung der betroffenen Körperteile und der symptomatische Einsatz von NSAR im Vordergrund.

> **MERKE** Die Erythromelalgie ist – anders als das Raynaud-Syndrom und die Akrozyanose – durch eine funktionell ausgelöste schlagartige Zunahme der Durchblutung gekennzeichnet.

1.6 Aneurysmen und Dissektionen

1.6.1 Grundlagen

> **DEFINITION** Als **Aneurysma** bezeichnet man eine segmentale Ausweitung der arteriellen Gefäßwand auf das > 1,5-Fache des normalen Lumens. Unter einer **Dissektion** versteht man eine Aufspaltung der Gefäßwand. Entwickelt sich die Dissektion in einem aneurysmatisch erweiterten Gefäßabschnitt oder führt die Dissektion zu einer Ausweitung der Gefäßwand, spricht man von einem **Aneurysma dissecans**.

Ätiopathogenese: Aneurysmen und Dissektionen liegt eine **angeborene** oder **erworbene Gefäßwandschwäche** zugrunde:
- **Atherosklerose** (häufigste Ursache)
- **Mediadegeneration:** zystische Medianekrose Erdheim-Gsell (idiopathische Mediadegeneration mit Degeneration des Muskel- und Bindegewebes), generalisierte Störungen der Kollagensynthese (Marfan-Syndrom, Ehlers-Danlos-Syndrom)
- **angeborene Fehlbildungen** der Gefäßwandschichten
- **entzündliche Gefäßerkrankungen:** bakterielle Infektionen (mykotisches Aneurysma; luetisches Aneurysma), Vaskulitiden (Riesenzellarteriitis, Takayasu-Arteriitis, Panarteriitis nodosa, Morbus Behçet)
- **Traumen** und **iatrogene Verletzungen** der Gefäße.

Pathogenetisch liegt der Gefäßwandschwäche eine segmentale oder generalisierte Destabilisierung und Zerstörung der elastischen Fasern in der Gefäßmedia zugrunde. Abhängig von der Art der Wandbeteiligung werden 3 verschiedene Aneurysmaformen unterschieden (**Abb. 1.10**):
- **echtes Aneurysma (Aneurysma verum,** ca. 80 %): Ausweitung der gesamten arteriellen Gefäßwand, der 3-schichtige Gefäßwandaufbau (Adventitia, Media, Intima) bleibt erhalten. Abhängig von der Morphologie der Aussackung spricht man von:
  - sackförmigen Aneurysmen (Aneurysma sacculare)
  - spindelförmigen Aneurysmen (Aneurysma fusiforme)
  - keilförmigen Aneurysmen.
- **Aneurysma dissecans** (15–20 %): Das dissezierende Aneurysma entsteht am häufigsten durch einen Einriss in der Intima, durch den sich das Blut in die geschwächte Media wühlt („Entry") und die Gefäßwand in Längsrichtung aufspaltet (klassische Aortendissektion). Hierdurch bildet sich ein zweites falsches Gefäßlumen („Pseudolumen"). Bei einigen dissezierenden Aneurysmen findet das falsche Lumen weiter distal wieder Anschluss an das echte Lumen („Reentry"), sodass das Blut in das wahre Lumen zurückströmen kann. Selten liegt das primäre Ereignis in der Media selbst. Durch Einblutungen aus den Vasa vasorum entsteht in der destabilisierten Media ein intramurales Hämatom, das sich in Längsrichtung ausbreitet. Kommt es zusätzlich zu einer druckbedingten Schädigung der Intima, entsteht eine Verbindung zum wahren Lumen.
- **falsches Aneurysma (Aneurysma spurium):** Das Aneurysma spurium entsteht durch eine traumatische Gefäßverletzung (z. B. Stichwunde, arterielle Punktion), aus der Blut in die Umgebung sickert. Das perivaskuläre Hämatom steht mit dem eigentlichen Gefäßlumen in Verbindung. Im Zuge der Hämatomorganisation bildet sich um das „falsche Aneurysma" eine bindegewebige Wand aus Granulationsgewebe.

Lokalisation:
- Aorta und Iliakalarterien
- periphere Extremitätenarterien (v. a. A. poplitea)
- Viszeralarterien
- Nierenarterien
- zerebrovaskuläre Gefäße.

Komplikationen: Zu den typischen Komplikationen zählen:
- **Durchblutungsstörungen:**
  - **arterioarterielle Embolie:** Durch die verlangsamte und gestörte Blutströmung im Aneurysmabereich wird das Gerinnungssystem aktiviert. In der Gefäßwand lagern sich Abscheidungsthromben ab (parietale Thromben), die sich ablösen und als Embolus zu einem Organ- bzw. Extremitäteninfarkt führen können.
  - **Verschluss** aus dem Aneurysma **abgehender Äste**
  - **(akuter) thrombotischer Verschluss:** insbesondere in kleinen Gefäßen (z. B. Poplitaaneurysma)
  - **Stenosierung des Gefäßlumens** bei Aortendissektion: Findet das falsche Lumen keinen Anschluss an das Ursprungslumen (fehlender Reentry) oder ist der Blutfluss innerhalb des falschen Lumens größer als der Abstrom über den Reentry, bläht sich das falsche Lumen während der Systole sackartig auf und stenosiert das wahre Lumen (dynamische Stenose). Bleibt die Dissektion auf die Media beschränkt (kein Doppellumen), bildet sich ein Hämatom, das auf das betroffene Blutgefäß drückt (statische Stenose).

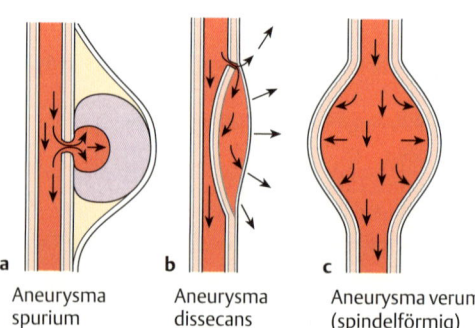

Abb. 1.10 Aneurysmaformen. a Aneurysma spurium. b Aneurysma dissecans. c Aneurysma verum (spindelförmig). (aus: Schumpelick et al., Kurzlehrbuch Chirurgie, Thieme, 2010)

- **Kompression** von und **Penetration** in Nachbarstrukturen/-organe (begleitende Venen, Nerven, benachbarte Hohlorgane)
- **Dissektion**
- **Ruptur** (offen oder gedeckt): Zur traumatischen Aortenruptur s. Orthopädie [S. B208].

> **MERKE** Während proximal lokalisierte Aneurysmen (Aorta) v. a. zur Ruptur neigen, führen distal gelegene Aneurysmen (A. poplitea) in erster Linie zu peripheren Embolien!

1.6.2 Aortenaneurysmen

Im Bereich der Aorta sind Ätiologie, Aneurysmaform und Lokalisation eng miteinander verknüpft (**Tab. 1.14**). Der wichtigste Progressionsfaktor des Aortenaneurysmas und der Aortendissektion ist die **arterielle Hypertonie**. Die destabilisierte Gefäßwand gibt dem erhöhten Blutdruck nach und dilatiert. Durch die Zunahme des Gefäßdurchmessers und die Ausdünnung der Gefäßwand steigt die Wandspannung und das Rupturrisiko nimmt zu (Laplace-Gesetz: Wandspannung ist direkt proportional zum transmuralen Druck und zum Gefäßdurchmesser und umgekehrt proportional zur Wanddicke).

Bauchaortenaneurysma (BAA)

Synonym: abdominelles Aortenaneurysma (AAA)

> **DEFINITION** Bauchaortenaneurysmen sind echte Aneurysmen mit einer Aufweitung des Aortendurchmessers ≥ 3 cm.

Epidemiologie: Etwa 80 % aller Aneurysmen sind im abdominellen Abschnitt der Aorta lokalisiert. Von diesen liegen 95 % unterhalb des Abgangs der A. renalis (**infrarenales BAA**). An einem BAA erkranken v. a. Männer jenseits des 50. Lebensjahres. Frauen sind i. d. R. seltener und später betroffen (> 70 Jahre). Nicht selten findet man bei den Patienten gleichzeitig Aneurysmen der Aorta thoracica und A. poplitea.

Ätiologie: Das BAA entwickelt sich in den meisten Fällen auf dem Boden einer **Atherosklerose**. Der wichtigste Risikofaktor ist die **arterielle Hypertonie** (→ ca. 10 % der Hypertoniker > 65 Jahre leiden an einem BAA). Seltenere Ursachen sind das infektiös-bakterielle Aneurysma (sog. mykotisches Aneurysma) und das inflammatorische Aneurysma (fibrosierende Entzündung der Media, Adventitia und des perivaskulären Gewebes im Bereich der atherosklerotisch veränderten Aortenwand).

Klinik: Das BAA verläuft in den meisten Fällen asymptomatisch und wird zufällig im Rahmen einer Abdomensonografie entdeckt. Mögliche Symptome sind **Schmerzen** in **Rücken** und **Unterbauch**, die in die **Flanken**, **Gesäß** und **Beine ausstrahlen**.

Komplikationen:
Ruptur: Die bedrohlichste Komplikation ist die **freie Aneurysmaruptur**, die zu schlagartig einsetzenden Schmerzen und einem fulminanten hypovolämischen Schock führt. Die meisten Patienten **versterben** vor Erreichen des Krankenhauses an **innerer Verblutung**. Bei einer **gedeckten Ruptur** klagen die Patienten über akut einsetzende, anhaltende, **heftige Rückenschmerzen**, die in die **Flanken** und Beine ausstrahlen. Durch Einblutungen in den Retroperitonealraum kann es zu einem hypovolämischen Schock kommen.

Das **Rupturrisiko** korreliert eng mit dem **Aneurysmadurchmesser**:
- < 5 cm: ca. 3 %
- 5–5,9 cm: ca. 10 %
- 6,0–6,9 cm: ca. 15 %
- ≥ 7 cm: > 60 %.

Auch die **Wachstumstendenz** (< 0,3 cm/Jahr: geringes Rupturrisiko, 0,3–0,5 cm/Jahr: mittleres Rupturrisiko, > 0,5 cm/Jahr: hohes Rupturrisiko), die **Aneurysmaform** (besonders rupturgefährdet sind sakkuläre Aneurysmen), das **Geschlecht** (hohe Rupturgefahr bei Frauen) und **Begleitfaktoren** (schlecht eingestellte Hypertonie, COPD, familiäre Disposition und Nikotinabusus) haben einen Einfluss auf die Rupturrate.

Weitere Komplikationen:
- Verschluss aus dem Aneurysma abgehender Äste (z. B. Verschluss der A. mesenterica inferior beim infrarenalen BAA)
- **Aortendissektion** bei Einriss der Intima [S. A109]
- Penetration in Nachbarorgane: Gastrointestinaltrakt (→ gastrointestinale Blutung), V. cava inferior (→ AV-Fistel mit High-Output-Herzversagen), Urogenitaltrakt (→ ausgeprägte Hämaturie)
- Plaqueembolisation aus dem thrombotischen Aneurysma mit akutem arteriellem Gefäßverschluss
- Hydronephrose durch Ureterkompression.

Diagnostik: Anamnestisch sollte nach einer bekannten **atherosklerotischen Grunderkrankung** (Angina pectoris, Angina abdominalis, pAVK) und ihren Risikofaktoren (v. a. arterielle Hypertonie) gefragt werden. Bei einem großen BAA mit einem Durchmesser > 5 cm lässt sich bei der Abdomenpalpation gelegentlich ein **pulsierender Tumor** im Mittelbauch tasten, über dem sich **Strömungsgeräusche** auskultieren lassen.

Tab. 1.14 Aortenaneurysmen

	echtes Aneurysma (Aneurysma verum)	dissezierendes Aneurysma (Aneurysma dissecans)
Definition	Ausweitung der gesamten Arterienwand (erhaltene Dreischichtung)	Aufspaltung der Gefäßwandschichten in Längsrichtung in einem aneurysmatisch erweiterten Gefäßabschnitt
Häufigkeit	ca. 80 %	15–20 %
Ätiologie	v. a. Atherosklerose	Atherosklerose + Hypertonie, Marfan-Syndrom
Lokalisation	am häufigsten: abdominelle Aorta (v. a. infrarenal), seltener thorakale Aorta	am häufigsten: thorakale Aorta (95 %), selten abdominelle Aorta (5 %)

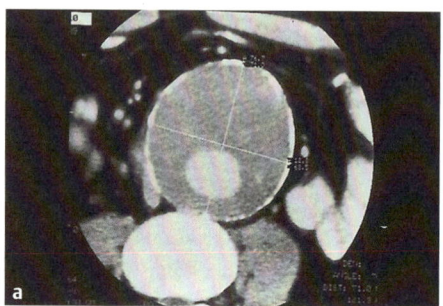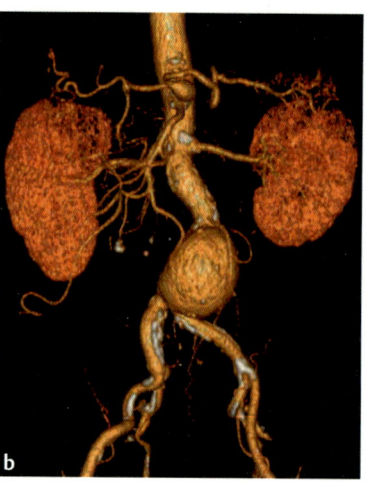

Abb. 1.11 **Infrarenales Bauchaortenaneurysma. a** Die CT-Angiografie zeigt ein teilweise thrombosiertes Aneurysma mit exzentrischem Restlumen. **b** 3-dimensionale Darstellung in der Spiral-CT. (a: aus Schumpelick et al., Kurzlehrbuch Chirurgie, Thieme, 2010; b: aus Greten, Rinninger, Greten, Innere Medizin, Thieme, 2010)

Mit der **Sonografie** lassen sich > 90 % der BAA sicher diagnostizieren. Sie liefert erste Hinweise auf die Größe, Lokalisation und Längsausdehnung. Im Rahmen der Akutdiagnostik kann sie eindeutig eine freie Ruptur (freie Flüssigkeit) nachweisen, bei der gedeckten Ruptur sinkt die Treffsicherheit. Aufgrund der fehlenden Strahlenbelastung und der einfachen Durchführbarkeit ist die abdominelle Sonografie das geeignete Verfahren für das **Screening**, die **Akut-** und **Verlaufsdiagnostik**. Methode der Wahl zur genauen Abklärung (Lokalisation, Morphologie, Größe, Längenausdehnung, Nachbarschaftsbeziehungen) ist die **CT-Angiografie** (Abb. 1.11). Wichtig für die Therapieplanung (→ Stent-Implantation, s. u.) ist das genaue Ausmessen des Aneurysma- und angrenzenden Aortadurchmessers. Die **Angiografie** kann das Aneurysma nur indirekt nachweisen und ist aufgrund der heute verfügbaren CTA i. d. R. nicht erforderlich.

> **MERKE** Bei Rupturverdacht ist, wenn sofort verfügbar, eine CT indiziert. Bei unbekannter Anamnese ist im Notfall die Sonografie zulässig. Bei nicht stabilisierbarem Patienten ist die explorative Laparotomie indiziert.

Differenzialdiagnosen: Bei einer offenen oder gedeckten Aneurysmaruptur müssen alle Ursachen eines akuten Abdomens (s. Leitsymptome [S. C94]) abgeklärt werden. Bei Rückenschmerzen muss differenzialdiagnostisch an Wirbelsäulenerkrankungen, bei Flankenschmerzen an Nieren- oder Ureatererkrankungen, bei Bauchschmerzen an eine ischämische Kolitis oder Angina abdominalis gedacht werden.

Therapie: Das wichtigste therapeutische Ziel ist die Rupturprävention. Die Auswahl des geeigneten Therapieverfahrens hängt von der Aneurysmagröße und der Symptomatik ab.

Konservative Therapie: Asymptomatische BAA mit einem Durchmesser < 5,0–5,5 cm bei Männern bzw. < 4,5 cm bei Frauen werden konservativ behandelt. Entscheidend sind eine **konsequente Einstellung der Risikofaktoren** und eine regelmäßige (halbjährliche) sonografische Kontrolle.

Interventionelle und operative Therapie: Indikationen für eine interventionelle oder operative Therapie sind:
- jedes symptomatische BAA (dringlich innerhalb von 24 h)
- asymptomatische Bauchaortenaneurysmen mit einem Durchmesser von > 5,0–5,5 cm bei Männern bzw. > 4,5 cm bei Frauen oder einer Wachstumstendenz in den Verlaufskontrollen (elektiv)
- freie oder gedeckte Ruptur (Sofort-OP).

Voraussetzung für eine **interventionelle Therapie** (Stent-Implantation) ist ein maximaler Durchmesser der an das Aneurysma angrenzenden Aorta von 3 cm. Bei einem größeren Durchmesser ist keine sichere Verankerung der Prothese möglich. Damit die Aorta am Aneurysmahals sicher abgedichtet werden kann, muss der Abstand zwischen Aneurysmahals und A. renalis mindestens 2 cm betragen. Geeignet für eine interventionelle Therapie sind infrarenale BAA der Typen I–IIb. Kontraindiziert ist die Stent-Implantation bei einem stark geschlängelten Aneurysmahals und BAA der Typen IIc–III (Tab. 1.15). Aufgrund der Entwicklung im Bereich der Stentgrafts (z. B. „gebranchte" Prothesen mit Seitenarmen zu den Nierenarterien oder der A. iliaca interna) lassen sich heute immer mehr Aneurysmen endovaskulär versorgen.

Die **operative Therapie** umfasst die Längseröffnung des Aneurysmas, Ausräumung evtl. vorhandener Thromben und Implantation einer Rohr- oder Y-Prothese inner-

Tab. 1.15 Einteilung des infrarenalen BAA nach der Heidelberger-Klassifikation

Typ	Beschreibung	Therapie
I	BAA der infrarenalen Aorta ohne Einschluss der Bifurkation	interventionell oder operativ
IIa	BAA reicht bis an die Bifurkation	
IIb	BAA mit Einschluss der Bifurkation	
IIc	BAA mit Einschluss der A. iliaca communis	bevorzugt operativ
III	jedes infrarenale BAA ohne „infrarenalen Hals" (keine Abgrenzung zur A. renalis)	

halb des geöffneten Gefäßlumens und Nahtverschluss der Aneurysmawand über der Prothese (sog. Inlay-Technik). Näheres s. Chirurgie [S. B206].

Prognose: Die Prognose des BAA wird wesentlich von der Rupturgefahr bestimmt (s. o.).

Thorakales Aortenaneurysma (TAA)

Von einem thorakalen Aortenaneurysma (echtes Aneurysma) spricht man bei einer **Erweiterung** des thorakalen Aortendurchmessers **≥ 3,5 cm**. Das thorakale Aortenaneurysma ist eine **seltene** Erkrankung (3 % aller echten Aneurysmaformen). Betroffen sind v. a. ältere Patienten > 60 Jahre. Die häufigste Ursache des thorakalen Aortenaneurysmas ist die **Atherosklerose** (v. a. Aorta descendens). Seltenere Ursachen sind die idiopathische Mediadegeneration bei Marfan-Syndrom oder Ehlers-Danlos-Syndrom, die zystische Medianekrose Erdheim-Gsell und das Spätstadium der Lues (v. a. Aorta ascendens und Aortenbogen). Das thorakale Aortenaneurysma verläuft i. d. R. **asymptomatisch** und wird zufällig im Rahmen einer Echokardiografie, CT oder MRT entdeckt. Gelegentlich klagen die Patienten über **retrosternale Schmerzen**. Häufig wird das TAA erst durch seine **Komplikationen** symptomatisch:

- Aortenklappeninsuffizienz
- Kompression von Nachbarstrukturen: Ösophagus (→ Dysphagie), Trachea (→ Stridor), Bronchien (→ Dyspnoe, rezidivierende Pneumonien), N. laryngeus recurrens (→ Heiserkeit), V. cava superior (→ obere Einflussstauung), Halssympathikus (→ Horner-Syndrom)
- Aortendissektion [S. A109]
- freie Ruptur (das Rupturrisiko steigt mit zunehmendem Aneurysmadurchmesser)
- Ruptur ins Mediastinum, Pleura (→ hämorrhagischer Pleuraerguss), Perikard (→ Herzbeuteltamponade), Ösophagus, Bronchien
- Thrombembolie.

Die Röntgen-Thorax-Aufnahme zeigt bei Patienten mit TAA eine Mediastinalverbreiterung. Am sichersten gelingt der Nachweis einer TAA in der **CT-Angiografie** und **Echokardiografie**.

Thorakale Aortenaneurysmen mit einem Aneurysmadurchmesser **> 5,5 cm** werden je nach Lokalisation und Anatomie **operativ** oder **endovaskulär** therapiert. Marfan-Patienten sollten früher (> 4,0–5,0 cm) und bevorzugt operativ behandelt werden. Die betroffenen Gefäßabschnitte werden reseziert, eine Prothese eingesetzt und Gefäßabgänge des betroffenen Bereiches in die Prothese implantiert. Bei Aneurysmen im Bereich der Aorta ascendens wird gleichzeitig die Aortenklappe durch Einsatz einer speziellen klappentragenden Prothese ersetzt. Aneurysmen der Aorta descendens können alternativ mit einer **Stent-Implantation** versorgt werden.

> **MERKE** Entscheidend ist die konsequente Blutdruckeinstellung.

Thorakale Aortendissektion

> **DEFINITION** Aufspaltung der thorakalen Aortenwand durch Einriss der destabilisierten Mediaschicht.

Epidemiologie: Die Inzidenz der thorakalen Aortendissektion beträgt ca. 3/100 000 Einwohner und Jahr. Sie tritt v. a. jenseits des 60. Lebensjahres auf, Männer sind etwa doppelt so häufig betroffen wie Frauen. Eine Ausnahme bilden Patienten mit angeborenen Gefäßwandstörungen (z. B. Marfan-Syndrom). Hier kann die Aortendissektion bereits im frühen Erwachsenenalter auftreten.

Ätiologie: Die wichtigste Ursache der thorakalen Aortendissektion ist die Kombination von **Atherosklerose** und **arterieller Hypertonie** (75 %). Seltenere Ursachen sind **Marfan-Syndrom** (v. a. bei jüngeren Patienten), **zystische Medianekrose Erdheim-Gsell**, Lues, Dezelerationstraumen und Riesenzellarteritis.

Einteilung: Die thorakale Aortendissektion wird anhand der **Dissektionsausbreitung** (Tab. 1.16 und Abb. 1.12) eingeteilt. Der entscheidene Parameter ist die Beteiligung der Aorta ascendens, da sie sich klinisch und therapeutisch vom Befall der Aorta descendens unterscheidet. Man unterscheidet zwischen der **akuten** (Symptome bis zu 2 Wochen nach Dissektion) und **chronischen** Aortendissektion (Symptome ab der 3. Woche, Thrombosierung des falschen Lumens).

Klinik und Komplikationen: Leitsymptom ist der **akute, heftige Thoraxschmerz** (Vernichtungsschmerz). Patienten mit Stanford-A-Dissektion spüren die Schmerzen v. a. retrosternal. Typisch für die Stanford-B-Dissektion sind heftige Thoraxschmerzen, die in den Rücken, das Abdomen und zwischen die Schulterblätter ausstrahlen. Viele Patienten berichten über **wandernde Thoraxschmerzen**, die durch das Fortschreiten der Dissektion nach distal entstehen. Die bedrohlichste Komplikation ist die **Aortenruptur** mit **hypovolämischem Schock** (s. Notfallmedizin [S. B47]). Die übrigen Komplikationen hängen von der Lokalisation der Dissektion ab:

- **Dissektion der Aorta ascendens/des Aortenbogens:** Hämoperikard und Herzbeuteltamponade (Einbruch in das Perikard), Aortenklappeninsuffizienz, Herzinfarkt (Verlegung der Koronarien), Schlaganfall (Verlegung der Aortenbogenarterien)
- **Dissektion der Aorta descendens:** Hämatothorax (Einbruch in die Pleura), Einblutungen in das Abdomen, ab-

Tab. 1.16 Einteilung der thorakalen Aortendissektion nach Stanford und DeBakey

Stanford	DeBakey	Beschreibung
Typ A (ca. 80 %)	I	Dissektion der gesamten thorakalen Aorta mit Entry im Bereich der Aorta ascendens oder des Aortenbogens
	II	nur Aorta ascendens betroffen
Typ B (ca. 20 %)	III	Dissektion der Aorta descendens

Stanford-Klassifikation

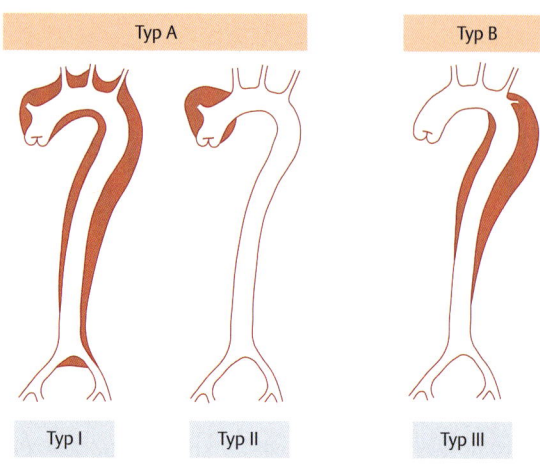

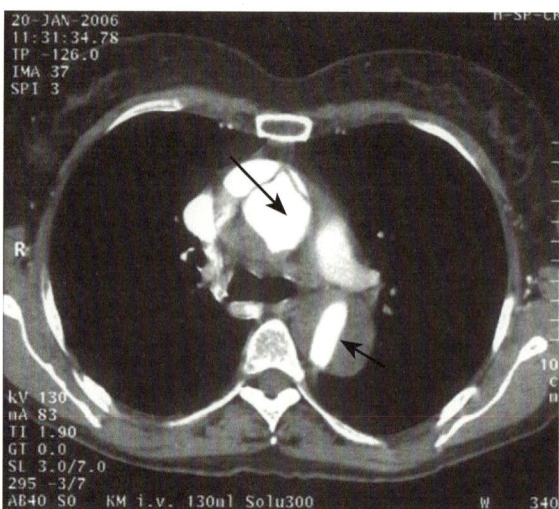

Abb. 1.12 **Einteilung der Aortendissektion nach DeBakey und Stanford.** (aus: Baenkler et al., Duale Reihe Innere Medizin, Thieme, 2013)

Abb. 1.13 **Thorakale Aortendissektion in der Angio-CT.** Das wahre Lumen ist kontrastmittelreicher als das falsche. (aus: Henne-Bruns et al., Duale Reihe Chirurgie, Thieme, 2008)

steigendes Ischämiesyndrom mit Beinischämie (Verlegung der Iliakalgefäße), Mesenterialinfarkt (Verlegung der Mesenterialgefäße), Niereninfarkt und akutes Nierenversagen (Verlegung der Nierengefäße), neuromuskuläre Defizite (Verlegung der Rückenmarkgefäße).

Diagnostik: Ergibt sich aus den anamnestischen Angaben (bekannte Atherosklerose, Hypertonie, Marfan-Syndrom) und der klinischen Untersuchung (Symptomatik, evtl. Puls- und Blutdruckdifferenz der Arme bzw. auskultatorisches Aorteninsuffizienzgeräusch bei Typ-A-Dissektion) der Verdacht auf eine Aortendissektion, muss die Diagnose so rasch wie möglich gesichert werden, um rechtzeitig eine adäquate Therapie einzuleiten.

Die Veränderungen im **Röntgen-Thorax-Bild** sind unspezifisch. Häufig zeigen sich eine Mediastinalverbreiterung und ein Perikard- oder Pleuraerguss. Mithilfe der **transösophagealen Echokardiografie** (TEE) können Veränderungen im Bereich der Aorta ascendens und eine begleitende Aortenklappeninsuffizienz bzw. ein Perikarderguss gut erfasst werden. Die distale Ausdehnung (ab Aortenbogen) lässt sich mithilfe der TEE allerdings nicht bestimmen. Goldstandard bei V. a. thorakale Aortendissektion ist daher die Angio-CT von **Thorax** und **Abdomen** mit 3-D-Rekonstruktion. Mit ihrer Hilfe können die Dissektionsmembran, die Dissektionsausdehnung, der Einbezug abgehender Gefäße und Thromben (randständige hypodense Areale) im Gefäßlumen erfasst werden (**Abb. 1.13**).

Differenzialdiagnosen: Differenzialdiagnostisch kommen alle Ursachen des **akuten Thoraxschmerzes** in Betracht:
- **Myokardinfarkt:** positive EKG-Zeichen und Herzenzyme im Labor
- **Lungenembolie:** anamnestische Hinweise auf prädisponierende Faktoren (lange Immobilisation, Operation, bekannte Thrombophilie, Beinvenenthrombose), positive D-Dimere, Embolusnachweis im Angio-CT
- **Spannungspneumothorax:** fehlende Atemgeräusche, hypersonorer Klopfschall und Zeichen der oberen Einflussstauung in der klinischen Untersuchung, Mediastinalverlagerung und Lungenkollaps im Röntgen-Thorax
- **Ösophagusruptur:** Auftreten häufig nach schwerem Erbrechen, Mediastinalverbreiterung und -emphysem im Röntgen-Thorax, direkter Rupturnachweis in der Ösophagoskopie.

Siehe hierzu auch Kap. Leitsymptome [S.C168].

Therapie:
Sofortmaßnahmen: Die Aortendissektion ist ein absoluter Notfall, der eine sofortige Krankenhauseinweisung erfordert. Kreislaufstabilisierung und Schmerzbekämpfung stehen im Vordergrund.

Konservative Therapie: Indikationen für eine konservative Therapie sind:
- komplikationslose Typ-B-Dissektion (Operationsletalität ist höher ist als das Risiko einer Spontanruptur)
- chronische Aortendissektion.

Die wichtigste Maßnahme ist eine **konsequente Blutdruckeinstellung**. Bei **Komplikationen** ist die **sofortige Operation** indiziert.

Endovaskuläre Therapie: Die komplizierte Typ-B-Dissektion wird verbreitet mittels endovaskulären Stents versorgt (Alternative zur offenen OP).

Operative Therapie: Indikationen für eine operative Therapie sind:
- jede Aortendissektion Typ A
- komplizierte Typ-B-Dissektion.

Der dissezierte Aortenanteil wird reseziert und durch eine Prothese ersetzt. Bei einer Aortenklappeninsuffizienz wird zusätzlich ein offener Aortenklappenersatz durchgeführt. Verlegt die Dissektionsmembran das Gefäßlumen, wird die Aorta eröffnet und die Dissektionsmembran gefenstert (Schaffung eines Reentrys in das echte Lumen).

Prognose: Die Prognose der Typ-A-Dissektion ist schlecht. Ohne Operation verstirbt die Hälfte der Patienten innerhalb der nächsten 48 h und > 90 % innerhalb eines Monats an einer Ruptur. Die Typ-B-Dissektion hat eine deutlich bessere Prognose.

1.6.3 Aneurysmen anderer Lokalisation

Aneurysmen anderer Lokalisationen sind in **Tab. 1.17** dargestellt.

1.6.4 Aneurysma spurium

Das Aneurysma spurium entsteht am häufigsten **iatrogen** nach einem diagnostischen oder interventionellen Gefäßeingriff (arterielle Punktion) in der **Leiste** (seltener im Bereich der oberen Extremität). Klinisch klagen die Patienten über eine postinterventionell auftretende **druckschmerzhafte Schwellung**, über der sich häufig ein spindelförmiges Systolikum auskultieren lässt. Gesichert wird die Diagnose mithilfe der **farbcodierten Duplexsonografie**. Sie zeigt eine durchblutete perivaskuläre Höhle, die über einen Stiel mit dem Ursprungsgefäß verbunden ist. Bei falschen Aneurysmen < 2 cm Durchmesser kann die spontane Thrombosierung abgewartet werden. Größere Aneurysmen werden unter sonografischer Kontrolle **manuell komprimiert** oder durch **Injektion** von **Thrombin** verschlossen. Eine operative Versorgung ist nur selten notwendig.

1.7 Arteriovenöse Fisteln

DEFINITION Pathologische Kurzschlussverbindungen (Shunts) zwischen dem arteriellen und venösen Kreislaufschenkel.

Ätiologie: AV-Fisteln können angeboren oder erworben sein:

Erworbene AV-Fisteln: Sie entstehen am häufigsten **posttraumatisch** (penetrierende Verletzungen) oder **iatrogen** (nach Gefäß- oder Organpunktion). Seltenere Ursachen sind Gefäßarrosionen bei Tumoren, Entzündungen oder arterielle Aneurysmen. Eine **Sonderform** der erworbenen AV-Fistel ist die therapeutisch angelegte arteriovenöse Verbindung zur Dialyse (**Dialyse-Shunt**).

Angeborene AV-Fisteln: Sie entstehen im Rahmen von **Angiodysplasien** (angeborene Gefäßmissbildung: Klippel-Trenaunay-Syndrom, Von-Hippel-Lindau-Syndrom, Osler-Rendu-Syndrom).

Pathophysiologie: Arteriovenöse Fisteln führen zu einer vermehrten **Volumenbelastung**, die Folgen für die lokale (in den betroffenen Gefäßabschnitten) und systemische Hämodynamik hat:

Lokale hämodynamische Veränderungen: In der Fistel ist die Strömungsgeschwindigkeit deutlich erhöht. Nach dem von Bernoulli beschriebenen Gesetz geht eine Zunahme der Strömungsgeschwindigkeit mit einer Abnahme des arteriellen Drucks einher. Der Druck in der Fistel ist also niedriger als in der zuführenden Arterie, aber höher als in der distal der Fistel gelegenen Vene. Diese Druckdifferenz führt zu einer Strömungsumkehr in den beteiligten Arterien und Venen: Auf der arteriellen Seite entsteht in den Gefäßabschnitten distal der Fistel ein Druckgradient in Richtung Fistel, auf der venösen Seite in Richtung Peripherie. Hämodyamisch wirkt die Strömungsumkehr im arteriellen Schenkel wie eine Stenose (→ Ischämie distal der Fistel) und in den Venen wie ein venöses Abflusshindernis (→ venöse Hypertonie). Durch den Druckgradienten bilden sich über der Fistel arterioarterielle und venovenöse Kollateralen, die die Fistel umgehen. Die erhöhte Volumenbelastung in den fistelversorgenden und -drainierenden Gefäßen führt in den Arterien zur Aneurysma- und in den Venen zu Krampfaderbildung.

Tab. 1.17 Übersicht über Aneurysmen außerhalb der Aorta

	Hirnbasisaneurysmen	Popliteaaneurysmen	Aneurysmen der Viszeral- und Nierenarterien
Ätiologie	am häufigsten angeboren	Atherosklerose	angeboren, Atherosklerose, Gefäßentzündungen, fibromuskuläre Dysplasie
Epidemiologie	2–3 % der Bevölkerung	bis zu 12 % aller Aneurysmen	selten
Klinik und Komplikationen	symptomatisch ist die Ruptur (Subarachnoidalblutung s. Neurologie [S. B957])	häufig asymptomatisch, Claudicatio intermittens [S. A100], akuter peripherer Gefäßverschluss [S. A96] bei Thrombembolie, akute Thrombose oder Ruptur	häufig asymptomatisch, Embolien können zu akuten Organinfarkten führen, Kompression von Nachbarstrukturen, Aneurysmaruptur ist selten
Diagnostik	Angio-MRT	Palpation, Doppler- und Duplexsonografie, Angio-CT, DSA	Doppler- und Duplexsonografie, Angio-CT
Therapie	Therapie der Wahl (ab Ø > 0,8 cm): interventionelles Coiling	asymptomatische Aneurysmen (Ø > 2 cm): Aneurysmaausschaltung und Bypass	Therapie ab einem Ø > 2 cm, interventionell (Stentgraft-Implantation), operativ (Aneurysmaresektion, Gefäßinterponat, Bypass)

Systemische hämodynamische Veränderungen: Durch den arteriellen Bluteinstrom in das venöse Gefäßsystem nehmen der Blutrückfluss zum Herzen und das Herzzeitvolumen zu.

Klinik: Die klinische Symptomatik hängt von der Lokalisation der Fistel und der Größe des Shuntvolumens ab: Je zentraler eine Fistel liegt, desto höher ist das Shuntvolumen und desto gravierender sind ihre hämodynamischen Auswirkungen:
- globale myokardiale Dysfunktion (ab einem Shuntvolumen von etwa 1–1,5 l → Herzzeitvolumen 20–30 % ↑)
- periphere Ischämie
- Aneurysmabildung
- venöse Hypertonie mit sekundärer Varikosis und chronisch-venöser Insuffizienz.

Diagnostik: Über der Fistel lässt sich häufig ein systolisch-diastolisches Strömungsgeräusch („Maschinengeräusch") auskultieren und ein Schwirren palpieren. Hilfreich ist der sog. **Nicolodani-Branham-Test**: Die Kompression der Fistel führt durch eine Abnahme des Shuntvolumens zu einem Blutdruckanstieg und Bradykardie.

Direkt kann die Fistel mithilfe der **farbcodierten Duplexsonografie** oder **Angiografie** nachgewiesen werden. Die kardialen Auswirkungen können im Röntgen-Thorax (Herzdilatation) und in der Echokardiografie (Bestimmung des HZV) beurteilt werden.

Therapie: Ziel der Therapie ist die **Fistelausschaltung** unter Erhaltung der beteiligten Arterie und Vene. Eine Therapieindikation besteht bei größeren AV-Fisteln mit mittlerem und großem Shuntvolumen, um eine Herz-Kreislauf-Insuffizienz zu vermeiden. Grundsätzlich stehen **interventionelle** (angiografischer Shuntverschluss) und **operative** Methoden (Umstechungsligatur, Fisteldurchtrennung, Trennung von Arterie und Venen sowie Rekonstruktion) zur Auswahl.

2 Venöses Gefäßsystem

2.1 Grundlagen

Erkrankungen des venösen Gefäßsystems sind sehr häufig und zählen zu den Volkskrankheiten. Sie manifestieren sich meist im Bereich der unteren Extremität. Die häufigste Ursache venöser Erkrankungen sind die gestörte Klappenfunktion und die daraus resultierende venöse Hypertonie. Bis zu 50 % der Bevölkerung in den Industriestaaten leiden an einer primären Varikosis, die bei etwa 0,3 % zu einem floriden Ulcus cruris venosum führt.

2.1.1 Einteilung venöser Erkrankungen

Die venösen Erkrankungen werden anhand ihrer Lokalisation eingeteilt. Grundsätzlich setzt sich das Venensystem der Extremitäten aus einem **oberflächlichen** und **tiefen Venensystem** zusammen, die durch die Fascia superficialis voneinander getrennt sind. Daher wird das oberflächliche Venensystem auch als epi-, supra- und extrafasziales Venensystem und das tiefe Venensystem als subfasziales oder Leitvenensystem bezeichnet. Beide Systeme werden durch Venen, die die Fascia superficialis durchbohren (**Vv. perforantes**, Abb. 2.1) miteinander verbunden (**transfasziales Venensystem**).

Jedes Bein verfügt über etwa 90–150 Vv. perforantes. Die wichtigsten lassen sich in 3 Gruppen gliedern:
- **Cockett-Perforansvenen:** Sie befinden sich 5–20 cm oberhalb der Fußsohle auf der sog. Linton-Linie (gedachte Gerade zwischen Malleolus medialis und Kniekehlenmitte). Sie haben die größte klinische Bedeutung: Bei Insuffizienz kehrt sich die Blutströmung um und das Blut wird aus der Tiefe in das oberflächliche Venensystem gepresst („Blow-out").
- **Boyd-Perforansvenen:** Sie befinden sich handbreit unter dem Kniegelenk und verbinden die V. saphena magna mit den Vv. tibiales.
- **Dodd-Perforansvenen:** Sie befinden sich im Bereich des Adduktorenkanals am Oberschenkel und verbinden die V. saphena magna mit der V. femoralis.

Zu den Erkrankungen des oberflächlichen und transfaszialen Venensystems zählen:
- primäre Varikosis
- Thrombophlebitis.

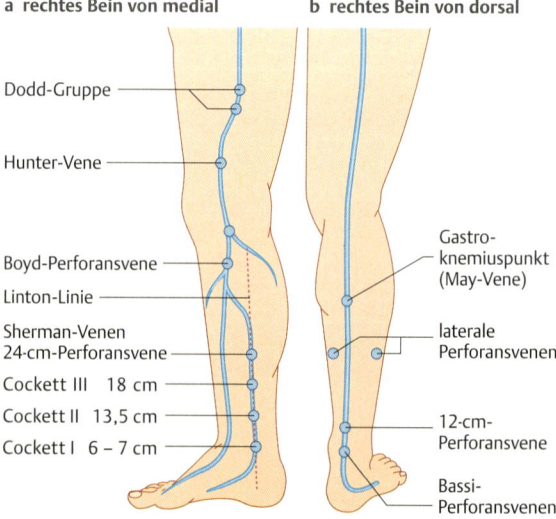

Abb. 2.1 Die wichtigsten Vv. perforantes der unteren Extremität. (aus: Greten, Rinninger, Greten, Innere Medizin, Thieme, 2010)

Zu den Erkrankungen des tiefen Venensystems zählen:
- Phlebothrombose (tiefe Venenthrombose)
- postthrombotisches Syndrom (Spätkomplikation einer tiefen Beinvenenthrombose)
- chronisch-venöse Insuffizienz (CVI).

Die wichtigste Varizenform bei den Organvenen sind die **Ösophagusvarizen**, die sich bei 20–60 % aller Patienten mit Leberzirrhose finden. Da die Ösophagusvarizen sehr dünnwandig sind, können sie bei einer plötzlichen Druckerhöhung im Pfortadersystem (portale Hypertension) leicht einreißen und zu heftigen Blutungen führen.

2.1.2 Pathogenese und Pathophysiologie

Der gemeinsame Ausgangspunkt venöser Erkrankungen ist der gestörte Rücktransport des venösen Blutes zum Herzen (**Strömungsinsuffizienz**). Eine Strömungsinsuffizienz kann auf **strukturellen Venenveränderungen** (Stenosierung, Verschluss und Klappendestruktion) und **funktionellen Störungen** (erhöhte Volumenbelastung, gestörte Muskelpumpe) beruhen (**Tab. 2.1**).

Die wichtigste pathophysiologische Folge der Strömungsinsuffizienz ist die **venöse Hypertonie**, die – unabhängig von der Genese – zum Symptomenkomplex der **chronisch-venösen Insuffizienz** [S.A127] führt. Abhängig von der zugrunde liegenden Ursache wird die Strömungsinsuffizienz in 2 Formen unterteilt:

Retrograde Strömungsinsuffizienz: Sie entsteht durch eine **Störung der Venenklappen** im **tiefen Beinvenensystem**. Normalerweise wird das Blut aus Haut und subkutanem Gewebe von den oberflächlichen Venen gesammelt und über die transfaszialen Venen in das tiefe Venensystem drainiert. Die Extremitätenvenen verfügen über zahlreiche halbmondförmige Klappen, die so ausgerichtet sind, dass ein venöser Transport nur zum Herzen hin erfolgen kann. Die Klappen in den Vv. perforantes garantieren, dass das Blut nur von den oberflächlichen zu den tiefen Venen strömen kann. Bei geschlossener distaler und geöffneter proximaler Venenklappe wird das Blut durch die Muskelkontraktion Richtung Herz gepresst (**Muskelpumpe, Abb. 2.2**). Die geschlossene distale Klappe verhindert, dass das Blut zurückfließen kann. Wenn sich die Muskulatur entspannt, öffnen sich die distalen Klappen und die proximale Klappen schließen sich. So kann das Blut von distal nach proximal nachfließen. Ist die Klap-

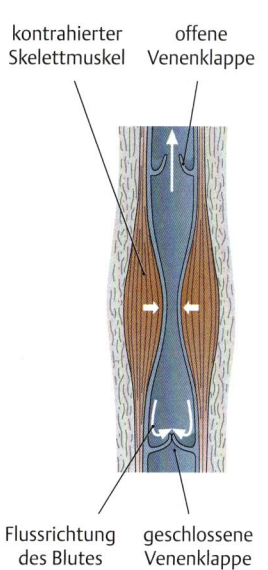

Abb. 2.2 **Muskelpumpe.** (aus: Schünke et al., Prometheus, Lernatlas der Anatomie, Thieme, 2009)

penfunktion in den tiefen Leitvenen **gestört**, kommt es zu einer Umkehrung der Strömungsrichtung (sog. **Leitveneninsuffizienz**). Hierdurch kann auch die Muskelpumpe nicht mehr effizient arbeiten, das Blut staut sich in der Peripherie (sog. **venöses Pooling**) und fließt über das oberflächliche Venensystem ab. Eine retrograde Strömungsinsuffizienz findet sich v. a. bei fehlenden Venenklappen (Avalvulie), dekompensierter primärer Varikosis [S.A114] oder beim postthrombotischen Syndrom mit Rekanalisation, aber defekten Venenklappen [S.A126].

Anterograde Strömungsinsuffizienz: Ursächlich ist eine **strukturelle** („venöser Block" bei Phlebothrombose oder äußerer Kompression) oder **funktionelle Abflussstörung** (insuffiziente Muskelpumpe bei Volumen- oder Drucküberlastung des tiefen Venensystems, z. B. bei schwerer Stammvarikose mit relativer Venenklappeninsuffizienz, AV-Fisteln, Rechtsherzinsuffizienz oder Ausfall der Pumpfunktion, z. B. bei Muskellähmung oder Gelenkversteifung). In beiden Fällen kann das Blut nicht ungehindert über die tiefen Leitvenen zum Herzen fließen. Stattdessen bilden sich kompensatorische Kollateralen, über die das Blut in das oberflächliche Venensystem abfließt (sekundäre Varikosis).

2.1.3 Spezielle Diagnostik des venösen Gefäßsystems

Bildgebende Diagnostik

Sonografie: Die Sonografie ist das **wichtigste diagnostische Verfahren** zur Aufdeckung von Störungen im venösen Gefäßsystem. Bei schwierigen Untersuchungsverhältnissen (Adipositas, Meteorismus) kann ersatzweise eine CT- oder MR-Phlebografie durchgeführt werden. Mit der reinen **B-Bild-Sonografie** können morphologische Aspekte wie Venenwand, Gefäßinhalt und perivasale Strukturen

Tab. 2.1 Pathogenese und Ursachen venöser Erkrankungen

Pathomechanismus	Ursachen
Stenose oder Verschluss im tiefen Venensystem	Phlebothrombose (am häufigsten), Venenkompression durch perivaskuläre Prozesse (Tumoren, Entzündungen, Hämatome)
Klappendysfunktion	erworben: primär (erworbene Venenwandschwäche) oder sekundär (postthrombotisches Syndrom, AV-Fisteln) angeboren: Klappenagenesie/-dysgenesie
venöse Hypervolämie	Rechtsherzinsuffizienz, AV-Fisteln
Ausfall der Extremitätenpumpe	Parese, Immobilisation (z. B. Gipsverband)

beurteilt werden. Die **Kompressionssonografie** ist die Methode der Wahl zum Nachweis einer tiefen Beinvenenthrombose. Die Venen werden im Querschnitt dargestellt und mit dem Schallkopf zusammengedrückt. Lässt sich das Gefäß nicht vollständig komprimieren, liegt eine Thrombose vor. Eine partielle Komprimierbarkeit spricht für eine Thrombusbildung an der Gefäßinnenwand (parietaler Thrombus) oder eine postthrombotische Wandverdickung. Mit der **farbcodierten Duplexsonografie** kann die Hämodynamik überprüft werden. Klappeninsuffizienzen (postthrombotisch oder bei der primären Varikose) lassen sich durch eine Farbumkehr bei zentraler Druckerhöhung (z. B. Valsalva-Manöver) nachweisen. Die farbcodierte Duplexsonografie ist daher das optimale Verfahren zum Nachweis eines postthrombotischen Syndroms oder einer Varikosis.

Phlebografie: Bei der Phlebografie wird das **gesamte Venensystem** (tiefes und oberflächliches Venensystem) durch **Kontrastmittelinjektion** (in eine Fußrückenvene) röntgenologisch dargestellt. Nachteile im Vergleich zur Sonografie entstehen durch das invasive Vorgehen und die Verwendung von Kontrastmitteln. Sie ist v. a. bei unklaren Sonografiebefunden und vor operativen Eingriffen an den Venen indiziert.

Hämodynamische Funktionstests

Mithilfe der hämodynamischen Funktionstests werden die venöse Kapazität (= maximale Aufnahmefähigkeit einer Vene für Blut als indirektes Zeichen für die Venendehnbarkeit) und die venöse Drainage überprüft. Sie werden in erster Linie zur Erfassung und Verlaufsbeobachtung der hämodynamischen Konsequenzen venöser Erkrankungen (Nachweis eines postthrombotischen Syndroms und/oder einer chronisch-venösen Insuffizienz) eingesetzt.

Photoplethysmografie (PPG) und Lichtreflexionsrheografie (LRR): Die PPG erfasst die **venöse Drainage**, indem sie die Änderungen der venösen Füllung unter standardisierter muskulärer Belastung (z. B. Zehenstände) misst. In die Haut wird Infrarotlicht einer bestimmten Wellenlänge gelenkt. Anschließend wird mithilfe eines Photodetektors der vom Füllungszustand der subkutanen Venen abhängige reflektierte Anteil gemessen. Mit der Muskelarbeit entleert sich die Vene, der reflektierte Anteil nimmt ab. Anschließend wird in Ruhe die Wiederauffüllzeit der Venen bestimmt. Eine **verminderte Entleerung** und eine **verkürzte Wiederauffüllzeit** (< 20 s) sprechen für eine Klappenfunktionsstörung mit pathologischem Reflux im tiefen, oberflächlichen und/oder transfaszialen Venensystem oder ein venöses Abflusshindernis.

Venenverschlussplethysmografie (VVP): Mit der VVP werden die **venöse Kapazität** und die **venöse Drainage** gemessen. Die Volumenänderungen werden mithilfe quecksilbergefüllter Dehnungsstreifen erfasst, die bei Dehnung (Volumenzunahme) ihre elektrische Leitfähigkeit ändern. Die registrierte Widerstandsänderung korreliert direkt mit der Umfangs- bzw. Volumenänderung im untersuchten Körperteil. Der Patient liegt auf einer um 45° gekippten Liege, sodass die Unterschenkelvenen entleert sind. An seinem Oberschenkel wird eine Staumanschette angelegt und so weit aufgepumpt (ca. 80 mmHg), dass der venöse Abstrom blockiert, der arterielle Einstrom aber unbehindert ist und sich die Venen maximal füllen. Das in diesem Zustand ermittelte Venenvolumen wird als venöse Kapazität bezeichnet (normal: 2–4 ml/100 ml Gewebe). Eine **erhöhte venöse Kapazität** spricht für eine erhöhte Venendehnbarkeit (z. B. primäre Varikosis), eine **verminderte venöse Kapazität** entsteht durch eine thrombotische Lumeneinengung bzw. einen -verschluss, eine verdickte Gefäßwand (PTS) oder eine perivaskuläre Kompression des Venenlumens. Anschließend wird die Blutdruckmanschette geöffnet und das venöse Blut fließt ab. Ein **schneller Abfluss** spricht für ein durchgängiges Venensystem. Ist die Vene durch einen Thrombus verlegt, ist der Abfluss behindert und der Beinumfang nimmt nur langsam ab.

Phlebodynamometrie (PD): **Invasives** Verfahren zur **direkten Bestimmung** des **Venenruhedrucks** und der **venösen Drainagekapazität**. Nach Punktion einer Fußrückenvene wird der Venendruck im Stehen über eine Kanüle bestimmt (Normalwert: 90–100 mmHg). Anschließend wird der Patient aufgefordert, die Muskelpumpe durch Zehenstände zu aktivieren, sodass der Venendruck abnimmt. Normal ist ein Druckabfall > 50 mmHg. Sobald der Druckabfall ein Plateau erreicht hat, wird die Muskelbelastung gestoppt und die Wiederauffüllung der Venen beobachtet (entspricht der Wiederauffüllungszeit in der PPG). Ein **maximaler Druckabfall < 50 mmHg** und eine **verkürzte Wiederauffüllzeit** sprechen für eine Klappeninsuffizienz im Leitvenensystem oder ein venöses Abflusshindernis.

Die Phlebodynamometrie oder Photoplethysmografie werden häufig eingesetzt, um die **Indikation** für eine **operative Therapie** bei **PTS** oder **CVI** zu überprüfen. Mit ihrer Hilfe lässt sich klären, ob eine Entfernung insuffizienter Stamm- oder Perforansvenen eine Verbesserung der Hämodynamik bewirkt. Hierfür werden die insuffizienten Stamm- und/oder Perforansvenen während der entsprechenden Untersuchung mit einem Stauschlauch komprimiert. Eine verlängerte Wiederauffüllzeit und eine Zunahme des Druckabfalls unter Kompression sprechen dafür, dass eine Entfernung der varikösen veränderten Venen die hämodynamische Situation verbessert!

2.2 Varikosis

Synonym: Krampfadern

> **DEFINITION** Unregelmäßige, sackförmige oder zylindrische Erweiterungen der oberflächlichen Venen mit geschlängeltem Verlauf. Sie kommen in verschiedenen Organen bzw. Körperregionen vor, treten aber am häufigsten an der unteren Extremität auf.

2.2 Varikosis

Epidemiologie: Etwa 30 % der Erwachsenen leiden an einer **Stammvarikosis**, bei etwa 80 % der Bevölkerung finden sich **Besenreiser** und/oder **retikuläre Varizen**. Die Prävalenz der Varikosis nimmt mit dem Alter zu. Frauen sind etwa 3-mal so häufig betroffen wie Männer.

Ätiopathogenese: Abhängig von der Ätiologie werden eine primäre und sekundäre Varikosis unterschieden:

Primäre Varikosis (90 %): Die genaue Ursache der primären (genuinen) Varikosis ist unbekannt. Pathogenetisch liegt ihr eine **angeborene** (Klappenagenesie, -dysgenesie) oder **erworbene** Störung der Klappenfunktion im oberflächlichen Venensystem zugrunde. Die erworbene Klappenfunktionsstörung entsteht auf dem Boden einer anlagebedingten Venenwanddegeneration (positive Familienanamnese), die zu einem chronischen Wandumbau mit Zunahme des Gefäßdurchmessers und Zerstörung der Klappen führt. **Prädisponierend** wirken stehende Tätigkeiten (venöser Druck ↑), Schwangerschaft, weibliches Geschlecht und hormonelle Kontrazeption, Alter und Übergewicht.

Sekundäre Varikosis (10 %): Die sekundäre Varikosis an der unteren Extremität tritt am häufigsten als kompensatorische Bildung von Kollateralgefäßen bei einer **chronischen Abflussstörung** im tiefen Venensystem (Phlebothrombose) auf. Seltener wird sie durch eine Volumenüberlastung (arteriovenöse Fisteln oder Rechtsherzinsuffizienz) ausgelöst.

Krampfadertypen: Abhängig von der Morphologie und Lokalisation werden verschiedene Krampfadertypen unterschieden (**Tab. 2.2**).

Einteilung der Stammvarikosis: Bei der Stammvarikosis werden eine komplette und eine inkomplette Form unterschieden. Die Einteilung richtet sich nach der **Lokalisation** des **proximalen Insuffizienzpunktes** (= Stelle, an der die variköse Erweiterung beginnt).

Komplette Stammvarikosis: Bei der kompletten Stammvarikosis liegt der proximale Insuffizienzpunkt im Bereich der Mündungsklappe (**Mündungsklappeninsuffizienz**). Die **Ausprägung** hängt von der Lage des **distalen Insuffizienzpunktes** (= Stelle, an der die Klappen der Stammvene wieder normal schließen und das Blut in das tiefe Venensystem drainiert wird) ab. Abhängig von der Lage des distalen Insuffizienzpunktes werden 3 (V. saphena parva) bzw. 4 (V. saphena magna) Stadien der kompletten Stammvarikosis unterschieden (**Tab. 2.3** und **Abb. 2.3**).

> **MERKE** Je weiter distal der **distale Insuffizienzpunkt** liegt, desto größer ist das rezirkulierende Blutvolumen und desto ausgeprägter ist die Varikosis.

Inkomplette Stammvarikosis: Bei einer inkompletten Stammvarikosis liegt der proximale Insuffizienzpunkt distal der Mündungsklappen. Das heißt, die Mündungsklappen (Venenkrosse) sind intakt, distal kommt es jedoch zur Insuffizienz der Perforans- oder Seitenastvenen. Unterschieden werden:
- Seitenasttyp
- Perforanstyp
- dorsaler Typ.

Pathophysiologie der Stammvarikosis: Charakteristisch für die Stammvarikosis ist die Ausbildung eines **Rezirkulationskreislaufs**. Normalerweise verhindern suffiziente Klappen das Zurückfließen des Blutes in das oberflächliche Venensystem (Stammvenen). Bei einer **insuffizienten Mündungsklappe** (proximaler Insuffizienzpunkt) strömt ein Teil des Blutes entgegen der normalen Strömungsrichtung aus dem tiefen Venensystem (V. femoralis communis) in die Stammvene. In der Stammvene fließt das Blut retrograd bis zum **distalen Insuffizienzpunkt**. Von dort aus gelangt es über Seitenastvarizen und suffiziente Perforansvenen in die **tiefen Leitvenen** und wird mithilfe der Extremitätenpumpe Richtung Herz geleitet. In der Leistenregion tritt ein Teil des Blutes erneut über insuffiziente Mündungsklappen in den pathologischen Rezirkulationskreislauf ein.
- **kompensierter Rezirkulationskreis:** Ist die Klappenfunktion in den tiefen Leitvenen normal, kann das rezirkulierende Blutvolumen ausreichend nach proximal abgeleitet werden (keine venöse Hypertonie).

Tab. 2.2 Krampfadertypen

Krampfadertyp	Definition	klinische Bedeutung
Stammvarikosis	Varikosis der V. saphena magna (medialer Ober- und Unterschenkel) und/oder V. saphena parva (Unterschenkelrückseite) bei Mündungsklappeninsuffizienz (komplette Stammvarikose) oder Perforansinsuffizienz (inkomplette Stammvarikose)	→ klinisch die wichtigste und folgenschwerste Varizenform
Seitenastvarikosis	Erweiterung der Seitenäste der V. saphena magna oder parva	gering
Perforansvarikosis	Varikosis der Vv. perforantes bei Klappeninsuffizienz der Perforansvenen	→ die größte klinische Bedeutung hat die Cockett-Venenvarikosis oberhalb des Innenknöchels
retikuläre Varikosis	netzartige Erweiterung (Ø 1–3 mm) subkutaner Nebenastvenen (v. a. Kniekehle und Außenseite des Ober- und Unterschenkels)	kosmetische Bedeutung (hämodynamisch irrelevant, da keine Verbindung zum tiefen Venensystem)
Besenreiser	spinnengewebsartige intradermale Mikrovarizen (Ø < 1 mm), v. a. Oberschenkelrückseite	ausschließlich kosmetisch relevant

- **dekompensierter Rezirkulationskreis:** Werden die tiefen Venen durch die chronische **Volumenüberlastung** überdehnt, entwickelt sich eine **Klappeninsuffizienz** in den tiefen Leitvenen. Die Folge ist eine **retrograde Strömungsinsuffizienz** [S. A113], die zu einer venösen Hypertonie und Perforansvarikose führt. Im Spätstadium entwickelt sich eine **chronisch-venöse Insuffizienz** [S. A127].

Klinik: Patienten mit einer Varikosis klagen über **Schmerzen** sowie ein **Schwere-** und **Stauungsgefühl** im betroffenen Bein. Die Beschwerden bessern sich im Liegen sowie bei Bewegung und nehmen bei langem Stehen zu. Typische Begleitsymptome sind **abendliche Knöchelödeme, Juckreiz** und **nächtliche Fuß- und Wadenkrämpfe**. Die klinische Stadieneinteilung ist in **Tab. 2.4** dargestellt.

Komplikationen:
- **chronisch-venöse Insuffizienz** [S. A127]: wichtigste Komplikation einer Stammvarikose
- **Varikophlebitis** [S. A117]: Gefürchtet ist die aszendierende Varikophlebitis mit Gefahr der tiefen Beinvenenthrombose.
- **Varizenruptur:** durch ein mechanisches Trauma → besonders leicht rupturieren Varizenknoten (ausgeprägte Aussackungen).

Diagnostik: Bei stehenden, schlanken Patienten lassen sich die erweiterten, geschlängelten Venen bereits **inspektorisch** erkennen. Bei einer Perforansvarikosis lässt sich über ihrem Abgang aus der Stammvene häufig eine erbsengroße wegdrückbare Hautvorstülpung tasten, die durch die Strömungsumkehr des Blutes entsteht (sog. **Blow-out-Phänomen**). Im fortgeschrittenen Stadium erkennt man während der Inspektion häufig die typischen Hautveränderungen der chronisch-venösen Insuffizienz.

Die früher verwendeten Funktionstests nach Trendelenburg und Perthes spielen in der klinischen Routinediagnostik aufgrund der zuverlässigen nicht invasiven Untersuchungsmöglichkeiten keine Rolle mehr.

Die wesentlichen Ziele der apparativen Diagnostik sind:
- Feststellung des Ausmaßes der Klappeninsuffizienz (Bestimmung des proximalen und distalen Insuffizienzpunktes mit Stadieneinteilung, **Tab. 2.3**)
- Differenzierung zwischen primärer und sekundärer Varikosis
- Überprüfung des tiefen Venensystems (Durchgängigkeit) und
- Festlegung der adäquaten Therapieform.

Die Methode der Wahl ist die **farbcodierte Duplexsonografie**. Mit ihrer Hilfe können Morphologie und Funktion des oberflächlichen und tiefen Venensystems beurteilt werden. Am sichersten gelingt der Nachweis der Klappeninsuffizienz durch den sichtbaren Farbwechsel im Bereich der klappeninsuffizienten Venen während des **Valsalva-Pressmanövers**: Durch die Aktivierung der Bauchpresse kommt es in der klappeninsuffizienten Vene zu einer retrograden Blutströmung.

Die Durchgängigkeit des tiefen Venensystems kann auch mithilfe der **Kompressionssonografie** überprüft werden. Für ein frei durchgängiges tiefes Venensystem

Tab. 2.3 Einteilung der kompletten Stammvarikosis nach dem distalen Insuffizienzpunkt (nach Hach)

Stadium	Vena saphena magna	Vena saphena parva
I	Insuffizienz der Krosse	Insuffizienz der Mündungsklappe in der Kniekehle
II	Reflux bis oberhalb des Kniegelenks	Insuffizienz bis Unterschenkelmitte
III	Reflux bis unterhalb des Kniegelenks (**Abb. 2.4**)	Insuffizienz bis zum Außenknöchel
IV	Reflux bis zum Knöchel	–

Tab. 2.4 Stadieneinteilung der Varikosis nach Marschall

Stadium	klinische Symptome
I	keine Beschwerden, evtl. kosmetisch störend
II	Stauungsgefühl, nächtliche Krämpfe, Parästhesien, beginnende Schwellungsneigung
III	klinische Beschwerden stärker ausgeprägt als im Stadium II Zeichen der beginnenden chronisch-venösen Insuffizienz: Hautinduration, Pigmentierung, Ekzem, Dermatitis, Atrophie, abgeheiltes Ulcus cruris
IV	klinische Beschwerden der Varikosis wie im Stadium III Zeichen der fortgeschrittenen chronisch-venösen Insuffizienz: florides Ulcus cruris venosum

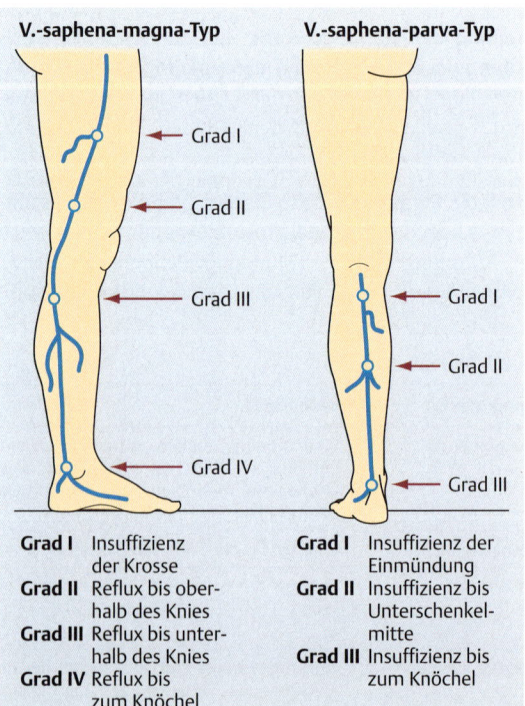

Abb. 2.3 Stadieneinteilung der kompletten Stammvarikosis der V. saphena magna und V. saphena parva (aus: Moll, Duale Reihe Dermatologie, Thieme, 2010)

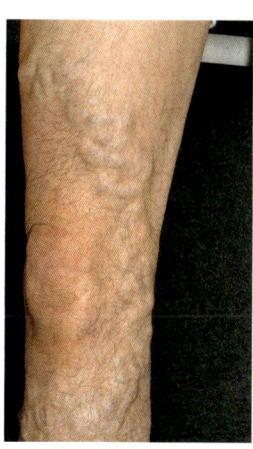

Abb. 2.4 **Stammastvarikosis der V. saphena magna, Seitenastvarikosis sowie Krosseninsuffizienz.** (aus: Hirner, Weise, Chirurgie, Thieme, 2008)

sprechen die vollständige Komprimierbarkeit des Gefäßes und der Nachweis eines atemvariablen Blutabstroms. Eine **Phlebografie** ist nur bei unklaren Sonografiebefunden und vor einer Varizenoperation zur genauen Beurteilung des Venensystems und des Rezirkulationskreislaufes indiziert.

Hämodynamische Verfahren wie die **Photoplethysmografie** und die **Phlebodynamometrie** werden bei V. a. chronisch-venöse Insuffizienz eingesetzt.

Therapie: Alle Therapieansätze der Varikosis verfolgen das Ziel, die chronische venöse Hypertonie durch Ausschaltung der pathologischen Rezirkulationskreisläufe zu beseitigen und die Entwicklung einer chronisch-venösen Insuffizienz zu vermeiden.

Konservative Therapie: Bei den konservativen Behandlungsmaßnahmen steht die **konsequente Kompressionstherapie** (Kompressionsstrümpfe) im Vordergrund. Durch sie werden der venöse Rückstrom und die Rückresorption von Ödemen gefördert. Begleitend sollte die Muskelpumpe durch regelmäßige **Bewegung** und gezieltes Muskeltraining gestärkt werden. Hochlagerung der Extremität, kalte Hydrotherapie (Kneipp-Kuren) und venentonisierende Medikamente (**Tab. 2.12**) können die peripheren Ödeme und subjektive Beschwerden lindern.

> **MERKE** Bei Phlegmasia coerulea dolens und dekompensierter Herzinsuffizienz ist eine Kompressionstherapie kontraindiziert. Bei Patienten mit begleitender schwerer pAVK und arteriellem Ulkus muss sie individuell an die Situation angepasst werden.

Eine **Sklerosierung** ist aus kosmetischen Gründen bei retikulären, Besenreiser- und kleinen Seitenastvarizen indiziert. Durch die Injektion eines Verödungsmittels (z. B. Polidocanol) wird ein lokaler Endothelschaden erzeugt, der zu einer Obliteration und Fibrosierung der Varize führt. Anschließend wird ein Kompressionsverband angelegt und für mehrere Stunden oder Tage belassen. Als Komplikation kann sich in einigen Fällen eine bräunliche Pigmentierung entwickeln.

> **MERKE** Bei versehentlicher intraarterieller Injektion des Verödungsmittels kann sich eine Gangrän entwickeln.

Operative Therapie: Indikationen für eine operative Therapie sind:
- hämodynamische relevante Varizen mit Verbindungen zum tiefen Venensystem (Therapie der 1. Wahl bei Stammvarikosis, ausgeprägter Seitenast- und Perforansvarikosis)
- Varizenkomplikationen (Varizenblutung, Varikophlebitis, Stauungsdermatitis, Ulcus cruris venosum).

Die wichtigste Voraussetzung für eine chirurgische Sanierung ist die nachgewiesene **Durchgängigkeit** und **Funktionalität** des **tiefen Venensystems**.

Die operative Therapie verfolgt das Prinzip, alle insuffizienten Venenanteile eines Rezirkulationskreislaufs zu entfernen. Wichtige Operationsschritte sind die Krossektomie, Venenstripping und Venenexhairese. Näheres dazu s. Chirurgie [S. B212]. Endovaskuläre Verfahren bieten heute eine wenig invasive Alternative zur konventionellen Varizenchirurgie: Radiowellen- und Laserablation, Schaumverödung.

> **MERKE** Suffiziente Venensegmente sollten nicht entfernt werden, damit sie ggf. später noch für Venenbypässe verwendet werden können.

Prognose: Nach einer Sklerosierung kommt es in > 50 % der Fälle zu einem Rezidiv. Bei einer sorgfältig durchgeführten Operation tritt ein Rezidiv in weniger als 5 % der Fälle auf.

2.3 Thrombophlebitis

> **DEFINITION** Bei der Thrombophlebitis kommt es zu einem akuten thrombotischen Verschluss oberflächlicher Venen mit begleitender Entzündung der Venenwand.

Ätiologie: Eine Thrombophlebitis entwickelt sich wie jede Thrombose auf dem Boden der Virchow-Trias [S. A118]. Den Ausgangspunkt bilden i. d. R. kleine Gefäßverletzungen. In 90 % der Fälle entstehen sie im Bereich der unteren Extremität in varikös vorgeschädigten Stammvenen und ihren Seitenästen (**Varikophlebitis**). Begünstigend wirken kleine mechanische Traumen (z. B. Druck durch zu enge Kleidung) und Immobilisation. An der oberen Extremität wird die Thrombophlebitis häufig **iatrogen** durch Manipulation an der Venenwand (Venenverweilkanülen, Injektionen) oder Injektion intimareizender Medikamente (Antibiotika, Prostanoide) ausgelöst. Bei Eindringen von infektiösem Material (z. B. i. v. Drogenabhängigkeit) entwickelt sich eine infektiöse Thrombophlebitis.

Sonderformen:
Thrombophlebitis migrans/Thrombophlebitis saltans: Typisch sind münzgroße Rötungen im Verlauf nicht variköse veränderter Venen, die entweder von einem Venenabschnitt zum nächsten „springen" (Thrombophlebitis saltans) oder sich kontinuierlich entlang oberflächlicher Venen einer Extremität ausbreiten (Thrombophlebitis migrans). Die Thrombophlebitides saltans oder migrans treten häufig als **Frühsymptom** einer **Thrombangiitis obliterans** oder als **paraneoplastisches Syndrom** im Rahmen eines malignen Tumorleidens (v. a. Pankreas-, Bronchial-, Prostata- und Nierenkarzinome) auf.

Morbus Mondor: strangförmige Thrombophlebitis der **seitlichen Thoraxvenen** bei Entzündungen des Brustraums, nach Trauma oder idiopathisch.

> **MERKE** Bei etwa 50 % der Patienten liegt den Thrombophlebitides migrans et saltans ein malignes Tumorleiden zugrunde (Paraneoplasie).

Klinik: Typisch ist der druckschmerzhafte, strangförmig verdickte, thrombosierte Venenstrang. Die Umgebung ist häufig gerötet, überwärmt, schmerzhaft und geschwollen.

> **MERKE** Eine Beinschwellung wird bei der Thrombophlebitis nicht beobachtet, da das Blut über distale Perforansvenen in das tiefe Beinvenensystem abfließen kann.

Komplikationen:
- septische Thrombophlebitis
- transfasziale Varikophlebitis: In etwa 20 % der Fälle kann die Thrombophlebitis über insuffiziente Vv. perforantes oder Mündungsklappen auf die tiefen Beinvenen übergreifen und zu einer tiefen Beinvenenthrombose führen (sog. Kragenknopfphlebitis mit Kragenknopfthrombose).

Diagnostik: Die Thrombophlebitis ist i. d. R. eine **Blickdiagnose**.
Zum Ausschluss einer transfaszialen Varikophlebitis mit Beteiligung tiefer Venen sollte eine Duplexsonografie durchgeführt werden.

Differenzialdiagnosen:
- **Phlebothrombose** [S. A118]: Anders als die Thrombophlebitis geht die Phlebothrombose mit einer Schwellung der Extremität einher.
- **Erysipel** (s. Dermatologie [S. B710]): scharf abgegrenzte Rötung, die häufig mit allgemeinem Krankheitsgefühl und Fieber einhergeht
- **Behçet-Syndrom** (s. Immunsystem und rheumatische Erkrankungen [S. A496]): Charakteristisch ist die Trias Hypopyon-Iritis, Aphthen der Mund- und Genitalschleimhaut sowie Hautknoten an den Unterschenkeln.
- **Thrombangiitis obliterans** (s. Immunsystem und rheumatische Erkrankungen [S. A497]): Abgrenzung durch Angiografie
- **Lymphangitis** [S. A129]: schmerzhafte Rötung entlang einer Lymphbahn.

Therapie: Auslösende Faktoren (z. B. Venenverweilkanülen, Katheter) müssen entfernt werden. Der Patient sollte sich viel bewegen, da Bettruhe das appositionelle Thrombuswachstum bis in das tiefe Venensystem fördert. Bei einer **frischen Thrombophlebitis** kann das thrombotische Material durch eine Stichinzision entfernt und die Extremität anschließend mit einem Kompressionsverband versehen werden. Bei einer **älteren Thrombophlebitis** (> 7 Tage) wird nur ein **Kompressionsverband** angelegt und der Patient **mobilisiert**. Symptomatische Maßnahmen umfassen die Anlage kalter Umschläge, lokale Salbenverbände mit Diclofenac oder Ibuprofen und orale NSAR bei starken Schmerzen.
- **prophylaktische Heparinisierung** (8–14 Tage): bei einer ausgeprägten Thrombophlebitis am Oberschenkel (Mündung der Vena saphena magna), am dorsalen Unterschenkel (Mündung der Vena saphena parva) und bei bettlägrigen Patienten zur Prophylaxe einer sekundären Phlebothrombose
- **therapeutische Heparinisierung** [S. A124]: bei Übergriff der Thrombophlebitis auf das tiefe Venensystem.

Bei Thrombophlebitis in einer Stammvene mit Krossenbeteiligung ist ggf. eine Operation indiziert.

Prognose: Meist ist die Entzündung nach 1–2 Wochen rückläufig, wobei die Vene noch monatelang als derber Strang tastbar ist.

2.4 Phlebothrombose

2.4.1 Grundlagen

Synonym: tiefe Venenthrombose

> **DEFINITION** Bei einer Phlebothrombose handelt es sich um eine intravitale Blutgerinnselbildung im Bereich des tiefen Venensystems, die zu einem partiellen oder kompletten Verschluss des Venenlumens führt.

Lokalisation: Die venöse Thrombose entwickelt sich am häufigsten (> 90 %) im Bereich der **unteren Extremität** (tiefe Bein- und Beckenvenenthrombose [S. A121]). Deutlich seltener entstehen Phlebothrombosen in den **Arm-** und **Schultervenen** (Paget-von-Schroetter-Syndrom [S. A125]), in der **oberen** und **unteren Hohlvene** (V.-cava-inferior-/-superior-Thrombose) und in den **Organvenen** (Organvenenthrombose [S. A126]).

Thrombosen entstehen deutlich häufiger im venösen als im arteriellen Kreislaufschenkel. Dies liegt an der zarten, verletzungsanfälligen Venenwand und der geringen Fließgeschwindigkeit des Blutes.

Ätiopathogenese: Jede Thrombose (arteriell, venös, kardial) entsteht durch eine Verschiebung des hämostatischen Gleichgewichtes zugunsten der gerinnungsfördernden Faktoren. Die erstmals von **Virchow** beschriebene **Trias**

2.4 Phlebothrombose

Tab. 2.5 Pathogenetische Faktoren und Ursachen (Risikofaktoren) der Thrombose (Virchow-Trias)

Faktor	Auslöser
Gefäßwandveränderungen	• Entzündungen der Gefäßwand (Phlebitis) • traumatisch: – offene oder stumpfe Gefäßwandverletzungen – Operationen (v. a. nach großen urologischen oder orthopädischen Operationen) – iatrogen (Anlage von Kathetern, Kanülen) – Druck von außen (z. B. durch perivaskuläre Prozesse) – wiederholte Mikrotraumen durch einseitige körperliche Aktivität („thrombose par effort") • toxische Gefäßwandschädigung (z. B. Infusion gefäßwandreizender Medikamente oder Infusionen, ionisierende Strahlung)
Blutstromveränderungen	• Immobilisation (lange Reisen, Bettlägerigkeit, Lähmung einer Extremität, Gipsverband) • Herzinsuffizienz • lokale Abflussbehinderung (z. B. Tumoren, Thoracic-Inlet-Syndrom, venöse Aneurysmen, Varizen, postthrombotisches Syndrom, chronisch-venöse Insuffizienz)
veränderte Blutzusammensetzung mit gesteigerter Gerinnungsaktivität (Thrombophilie)	• erhöhte Blutviskosität („Hyperviskositätssyndrom"): – Exsikkose (Diuretikaeinnahme, starke Verbrennungen, Durchfallerkrankungen) – Polyglobulie, Thrombozytose, Plasmozytom • erhöhte Freisetzung von Gewebsthrombokinase: posttraumatisch, postoperativ, nach Verbrennungen • Tumorzerfall bei malignen Erkrankungen (→ evtl. Erstsymptom einer unbekannten Neoplasie) • hormonell: Schwangerschaft, postpartal, Östrogen- („Pille") oder Steroideinnahme • angeborene oder erworbene Störungen im Gerinnungssystem (Mangel an Gerinnungsinhibitoren oder verminderte Aktivität des Fibrinolysesystems): – erworben: Antiphospholipidsyndrom, Protein-C-/-S-Mangel (Lebererkrankungen, Therapiebeginn mit Vitamin-K-Antagonisten, Vitamin-K-Mangel), Antithrombin-III-Mangel (Lebererkrankungen, Eiweißverlustsyndrom, DIC), heparininduzierte Thrombozytopenie Typ II, Dysfibrinogenämie – hereditär (in der Reihenfolge der Häufigkeit): APC-Resistenz (Faktor-V-Leiden-Mutation), Hyperhomozysteinämie, Prothrombinmutation, Protein-C-/-S-/Antithrombin-III-Mangel

fasst die 3 **pathogenetischen Grundlagen** der Thromboseentstehung zusammen (Tab. 2.5):

- **Gefäßwandveränderungen mit Endothelalteration:** Das intakte Endothel verhindert die Thrombozytenadhäsion bzw. -aggregation sowie die Thrombinbildung und aktiviert die Fibrinolyse. Bei einem Endothelschaden entfällt die lokale gerinnungshemmende Wirkung. An die raue Endotheloberfläche lagern sich Thrombozyten an. Durch die Freilegung von subendothelialem, „thrombogenem" Gewebe wird die plasmatische Gerinnungskaskade aktiviert.
- **Änderung des Blutstroms:** Eine verlangsamte Blutströmung führt zu einer Verklumpung der Erythrozyten und Aggregation der Thrombozyten (Sludgebildung), die sich leicht am Endothel ablagern können. Stagniert der Blutfluss, wird das Endothel durch die Hypoxie sekundär geschädigt. Bei einer turbulenten und beschleunigten Blutströmung werden die Thrombozyten durch vermehrte Scherkräfte (Wirbelbildung) an die geschädigte Endotheloberfläche „gepresst".
- Veränderungen der Blutzusammensetzung mit **Hyperkoagulabilität**.

> **MERKE** Häufigste Ursachen für:
> - arterielle Thrombose: Endothelläsion
> - venöse Thrombose: Verlangsamung oder Stase des Blutstroms.

Klinische Pathologie: Abhängig von der Pathogenese und Morphologie werden 4 Thrombusformen unterschieden:

Abscheidungsthrombus: Ein Abscheidungsthrombus entsteht über Endothelläsionen, die mit dem strömenden Blut in Kontakt treten. Auf der Endothelläsion lagern sich Thrombozyten ab, die Thrombozytenaggregate (**weißer Plättchenthrombus**) bilden. Die aggregierten Thrombozyten setzen Mediatoren frei, die das plasmatische Gerinnungssystem aktivieren. Auf dem Plättchenthrombus lagert sich ein maschenartiges Fibrinnetz auf, in dem sich Leukozyten und Erythrozyten verfangen. Das wachsende Gerinnsel engt das Gefäßlumen ein. Die über dem Thrombus entstehenden Turbulenzen fördern die weitere Ablagerung von Thrombozyten, Fibrin und roten und weißen Blutkörperchen. Die periodische Schichtung der weißen und roten Thrombusbestandteile zeigt sich morphologisch als geriffelte Gerinnseloberfläche.

Gerinnungsthrombus (roter Thrombus): Ein Gerinnungsthrombus entsteht durch ein intravasales Abflusshindernis mit Stagnation des Blutflusses. Der damit einhergehende Sauerstoffmangel triggert die Freisetzung gerinnungsaktivierender Mediatoren aus Thrombozyten. Die stehende Blutsäule gerinnt zu einem homogenen erythrozytenhaltigen (roten) Thrombus, in dem die Thrombozyten und das Fibrin locker und ungeordnet verstreut liegen. Die Instabilität des Gerinnsels macht den Gerinnungsthrombus zu einer gefährliche Emboliequelle.

Gemischter Thrombus: Den „Kopf" des gemischten Thrombus bildet ein Abscheidungsthrombus, der sekundär zu einer Stagnation des Blutflusses und Anlagerung eines Gerinnungsthrombus führt. Die Schichtung wirkt morphologisch zwiebelschalenartig.

Hyaliner Mikrothrombus: Zerfallene Thrombozyten und Fibrin bilden hyaline, eosinrote kleine Gerinnsel als morphologisches Korrelat einer Verbrauchskoagulopathie.

> **MERKE** Unterscheide:
> - **Abscheidungsthrombus:** typische Thrombusform im arteriellen Gefäßsystem, häufig inkomplette Verlegung des Lumens, feste Struktur, gute Wandhaftung
> - **Gerinnungsthrombus:** typische Thrombusform im venösen Gefäßsystem, häufig komplette Verlegung des Lumens, lockere Struktur und Haftung an der Gefäßwand → hohe Emboliegefahr!

Thrombusschicksal: Mit der Thrombusentstehung setzt die **körpereigene Fibrinolyse** ein, die das Ziel verfolgt, das verschlossene Gefäßlumen zu **rekanalisieren**. Gelingt dies nicht, beginnt der Organismus mit der **Organisation** des Thrombus. Bereits nach **24 h** umhüllen endotheliale Zellen das fibrin- und erythrozytenhaltige Gerinnsel. Nach ca. **72 h** ist der thrombotische Inhalt gleichmäßig eingeschmolzen. Etwa ab dem **4. Tag** dringen Fibroblasten, Makrophagen und Kapillaren in den Thrombus ein: Der Thrombus wird durch kollagene Fasern fest mit der Gefäßwand verbunden, das verbliebene thrombotische Material wird proteolysiert und phagozytiert. Die entstehenden Hohlräume werden endothelialisiert und kapillarisiert. Nicht abgeräumtes thrombotisches Material wird bindegewebig organisiert. Nach Abschluss der Organisationsvorgänge verbleibt häufig ein rekanalisiertes Gefäßlumen mit einer sklerosierten, verdickten Gefäßwand und Narbensträngen, die von einer Gefäßwand zu anderen ziehen (sog. **Strickleiterphänomen**). Durch die Entzündungsvorgänge in der Gefäßwand können während dieses „Reparaturvorgangs" Proteasen und Granulozyten in den Thrombus eindringen und zu einer sekundären Aufweichung (**putride Erweichung**) führen. Lagert sich Kalk in den Thrombenrest ein, entstehen sog. **Phlebolithen**, die verknöchern können.

Pathophysiologie: Distal der Thrombose kommt es durch die partielle oder vollständige Verlegung des Venenlumens zu einem **Blutrückstau** (anterograde Strömungsinsuffizienz [S. A113]) mit Entwicklung einer **venösen Hypertonie**, die – anders als bei der primären Varikose – auch im Liegen persistiert. Durch den steigenden Kapillardruck und die abnehmende Flüssigkeitsresorption bilden sich Ödeme. Die vermehrte Volumenbelastung lässt die Venen dilatieren, sodass die Klappen nicht mehr vollständig schließen können (sekundäre Klappendysfunktion). Sind die Perforansvenen betroffen, fließt das Blut retrograd aus dem gestauten tiefen Venensystem in die oberflächlichen Venen (Kollateralkreislauf). Durch den vermehrten Blutfluss über die Kollateralen werden diese überdehnt und klappeninsuffizient (sekundäre Varikosis).

Komplikationen: Die wichtigste und gefährlichste Frühkomplikation der venösen Thrombose ist die **venöse Thrombembolie**, insbesondere die **Lungenembolie** (s. Atmungssystem [S. A206]). Mehr als 90 % der Emboli stammen aus den tiefen Becken- und Oberschenkelvenen. Seltenere Emboliequellen sind Thrombosen in den tiefen Unterschenkelvenen, paraprostatischen oder parauterinen Venenplexus und Arm- und Halsvenen. Morgendliches Aufstehen, starkes Pressen (z. B. Defäkation) und plötzliche körperliche Anstrengung können die Thrombusablösung fördern. Eine Pfortaderembolie (**Tab. 2.9**) ist selten. Die wichtigste Spätfolge der venösen Beinvenenthrombose ist das **postthrombotische Syndrom** [S. A126].

Thrombophiliediagnostik: Für die Rezidivprophylaxe der venösen Thrombose es wichtig, die Ursache abzuklären. Hierbei stehen insbesondere das Thrombophilie-Screening (sehr kostenintensiv) und die **Tumorsuche** im Vordergrund.

Thrombophiliediagnostik:
- **Indikationen:** idiopathische Thromboembolie bei jungen Patienten (< 50 Jahre), ungeklärte Thromboembolien in der Familie, Thrombembolierezidiv trotz effektiver Antikoagulation, ungewöhnliche Thromboselokalisation (z. B. Sinusvenen- oder Mesenterialvenenthrombose), Hinweise auf ein Antiphospholipidantikörpersyndrom (Frauen mit Aborten in der Anamnese).
- **Voraussetzung:** Damit eine Thrombophiliediagnostik aussagekräftig ist, sollte sie frühestens 3 Monate nach Abklingen der akuten Thrombose durchgeführt werden. Frauen dürfen zu diesem Zeitpunkt keine oralen Antikonzeptiva einnehmen oder schwanger sein.
- **Getestet werden:** APC-Resistenz und genetischer Faktor-V-Leiden-Test, Prothrombin-20 210-Mutation, Protein-C- und -S-Aktivität, AT III, Faktor-VIII-Aktivität, Phosholipidantikörper.

Tumorsuche: Eine paraneoplastische Thrombose sollte v. a. bei Patienten > 50 Jahren ausgeschlossen werden (Abklärung des unteren Gastrointestinaltrakts, Prostata, weibliche Geschlechtsorgane).

Venöse Thrombembolieprophylaxe: Sie ist bei Patienten mit einem persistierenden oder reversiblen erhöhten Risiko für thrombembolische Ereignisse indiziert (z. B. Immobilisation, prädisponierende internistische Erkrankungen, perioperativ). Man unterscheidet folgende Formen:

Primärprophylaxe: Die Primärprophylaxe der venösen Thrombembolie umfasst im Wesentlichen die folgenden Punkte:
- Frühmobilisierung nach operativen Eingriffen
- aktive Bewegungsübungen zur Förderung des venösen Rückstroms (Anspannen und Entspannen der Unterschenkelmuskulatur)
- Kompressionstherapie
- Absetzen thrombosefördernder Medikamente.
- **Antikoagulation:** In der primären Thrombembolieprophylaxe werden heute i. d. R. **niedermolekulare Heparine** (prophylaktische Heparinisierung bzw. „Low-Dose-Heparinisierung") oder das Heparinanalogon **Fondaparinux** eingesetzt.

> **MERKE** Eine prophylaktische Heparinisierung senkt das Risiko einer tiefen Beinvenenthrombose auf etwa ⅓ und das einer Lungenembolie auf etwa die Hälfte.

Tab. 2.6 Dauer der oralen Antikoagulation nach Thrombembolie

Konstellation	Dauer
erste Thrombembolie	
• bei reversiblen Risikofaktoren (z. B. postoperativ, Immobilisation, Antikonzeption)	• 3 Monate
• idiopathische Genese bzw. Thrombophilie	• 6–12 Monate oder unbefristet
• bei kombinierter Thrombophilie oder Antiphospholipid-Antikörper-Syndrom	• 12 Monate oder unbefristet
rezidivierende idiopathische Thrombembolie	Dauertherapie
aktive Krebserkrankung	Dauertherapie

Prophylaxe nach stattgehabter Thrombose: Sie wird als **orale Antikoagulation** mit Vitamin-K-Antagonisten durchgeführt (alternativ: Rivaroxaban). Die Dauer der oralen Antikoagulation richtet sich nach (**Tab. 2.6**):
- **Pathogenese** des thrombembolischen Ereignisses (idiopathisch oder sekundär)
- **Art der Risikofaktoren** (reversibel oder persistierend)
- **Anzahl der Thrombosen** in der Anamnese (erste Thrombose oder Rezidiv).

MERKE Thrombozytenaggregationshemmer wie Acetylsalicylsäure oder Clopidogrel sind im venösen System unwirksam.

2.4.2 Tiefe Beinvenenthrombose (TVT)

DEFINITION Intravitale Blutgerinnselbildung im Bereich der tiefen Becken- und Beinvenen.

Epidemiologie: In der erwachsenen Bevölkerung liegt die jährliche Inzidenz der TVT bei etwa 1–2/1000 Einwohner/Jahr. Sie nimmt mit steigendem Lebensalter zu. Das jährliche Risiko für Menschen < 40 Jahren wird auf 1:10 000 geschätzt, für Menschen > 60 auf 1:100/Jahr. Frauen sind häufiger betroffen als Männer.

Einteilung: Venöse Thrombosen können prinzipiell in allen Etagen der unteren Extremität auftreten. Die Thromben können sich auf die Gefäße einer Etage beschränken (**Ein-Etagen-Thrombose**) oder deszendierend bzw. aszendierend in andere Etagen hineinwachsen (**Mehretagenthrombose**). Die Häufigkeit der Thrombosen nimmt von proximal nach distal zu (Becken ca. 10 %, Oberschenkel 10 %, Fossa poplitea 20 %, Unterschenkel 60 %). Meist entstehen die Thromben in den Venen des Unterschenkels und breiten sich von dort nach proximal aus (**aszendierende Thrombose**). Von einer **transfaszialen Thrombose** spricht man bei Einbruch eines epifaszial wachsenden Thrombus in das tiefe Venensystem (Thrombophlebitis [S.A117]). Wenn die Thrombose in den Beckenvenen beginnt, spricht man von einer **deszendierenden Thrombose**. Diese wird besonders im Rahmen eines May-Thurner-Syndroms und in der Schwangerschaft beobachtet.

MERKE Etwa ⅔ der tiefen Beinvenenthrombosen treten im **linken Bein** auf:
- Bei 20 % der Bevölkerung ist die Einmündung der V. iliaca communis sinistra in die untere Hohlvene durch einen Beckenvenensporn gesäumt (**May-Thurner-Syndrom**).
- Ursache hierfür ist die Überkreuzung der V. iliaca communis sinistra durch die A. iliaca communis dextra („**Überkreuzungsphänomen**").

Ätiopathogenese: Siehe Grundlagen der Phlebothrombose [S.A118].

Risikofaktoren: Grundsätzlich wird zwischen **temporären** und **anhaltenden** Risikofaktoren unterschieden. Häufig wirken sich mehrere Faktoren additiv aus. Zusätzlich zu den Faktoren der Virchow-Trias [S.A118]) gelten als Risikofaktoren:
- Adipositas
- Alter > 60 Jahre
- positive Thromboseanamnese.

Klinik: Die klinische Symptomatik einer Thrombose variiert erheblich. Sie kann **asymptomatisch** bleiben, mehr oder weniger spezifische Beschwerden verursachen oder sich erst durch das Auftreten einer **Lungenembolie** (s. Atmungssystem [S.A208]) bemerkbar machen. Wenn es durch das Thrombuswachstum zu einer kompletten Verlegung des Gefäßlumens kommt, staut sich das venöse Blut bis ins Kapillarbett zurück. Der orthostatische Druck steigt und Flüssigkeit wird ins Gewebe filtriert. Sobald die Transportkapazität der Lymphgefäße überschritten ist, führt die verbleibende interstitielle Flüssigkeit zu einem **Ödem**. Das Bein schwillt an und fühlt sich schwer an, die Haut spannt sich (**Glanzhaut**). Die Patienten berichten oft von „**muskelkaterartigen Schmerzen**" in der Wade. Das gestaute sauerstoffarme Blut kann dabei zur **zyanotischen Verfärbung** und zur **Überwärmung** des Beins führen. Der steigende Gewebedruck und die Reizung der Gefäßwände können **Schmerzen** verursachen, die je nach Lokalisation der Thrombose an unterschiedlichen Stellen auftreten bzw. an typischen Druckpunkten provoziert werden können (**Abb. 2.5**). Die Schmerzen werden stärker, wenn das Bein tief gelagert wird. Durch den Rückstau des Blutes in den Leitvenen kann es zur Strömungsumkehr in die epifaszialen Venen mit Zerstörung der Klappen der Vv. perforantes kommen (**verstärkte Venenzeichnung**). An der Schienbeinkante finden sich häufig sichtbare Kollateralvenen (sog. Pratt-Warnvenen). Nicht selten entwickeln die Patienten **subfebrile Temperaturen**.

Komplikationen:
- **Lungenembolie** (s. Atmungssystem [S.A208]): Die Lungenembolie ist die **wichtigste Frühkomplikation** der tiefen Beinvenenthrombose. Sie entsteht durch eine Verschleppung des Thrombus in das pulmonalarterielle Gefäßsystem, das entweder partiell oder komplett verlegt wird. > 90 % aller in die Lunge verschleppten Emboli stammen von einer TVT aus dem Einzugsbereich der

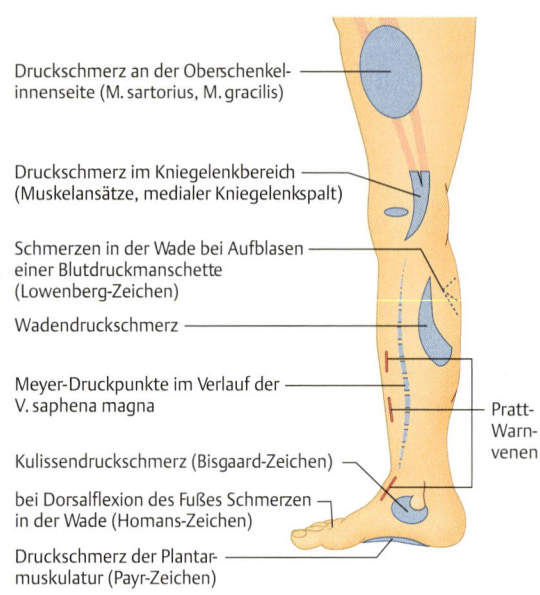

Abb. 2.5 **Schmerzhafte Druckpunkte bei tiefer Beinvenenthrombose.** (aus: Hirner, Weise, Chirurgie, Thieme, 2008)

Tab. 2.7 Vortestwahrscheinlichkeit nach Wells et al. (Wells-Score)

Parameter	Punkte*
aktive Krebserkrankung	1,0
Lähmung oder kürzliche Immobilisation der Beine	1,0
Bettruhe (>3 Tage); große Chirurgie (<12 Wochen)	1,0
Schmerz und/oder Verhärtung entlang der tiefen Venen	1,0
Schwellung des ganzes Beins	1,0
Unterschenkelschwellung >3 cm im Vergleich zur Gegenseite	1,0
eindrückbares Ödem am symptomatischen Bein	1,0
Kollateralvenen	1,0
frühere, dokumentierte TVT	1,0
alternative Diagnose mindestens ebenso wahrscheinlich wie tiefe Venenthrombose	−2,0

* Score 2,0: Wahrscheinlichkeit hoch, Score <2,0: Wahrscheinlichkeit gering

V. cava inferior. Das höchste Lungenembolierisiko haben Patienten mit **Beckenvenenthrombose**. Eine Lungenembolie kann asymptomatisch oder aber schnell letal verlaufen.

MERKE Bei geringstem Verdacht auf eine Lungenembolie muss eine TVT ausgeschlossen bzw. behandelt werden.

- **paradoxe Embolie** mit **Apoplex** bei Vorhofseptumdefekt (sehr selten)
- **postthrombotisches Syndrom** [S. A126]: Etwa ⅓ der Patienten mit TVT entwickeln im **Spätverlauf** ein postthrombotisches Syndrom mit einer chronisch-venösen Insuffizienz [S. A127].
- **Rezidivthrombose**
- **Phlegmasia coerulea dolens** [S. A125]: fulminant verlaufende tiefe Beinvenenthrombose mit sekundärer Behinderung der arteriellen Durchblutung.

Diagnostik: Das Ausmaß der Diagnostik orientiert sich an der klinischen Wahrscheinlichkeit für eine TVT (Vortestwahrscheinlichkeit nach Wells, Wells-Score, **Tab. 2.7**).

Anamnese und **körperliche Untersuchung** allein können eine TVT weder ausschließen noch sicher diagnostizieren. Anamnestisch sollte nach den bekannten Risikofaktoren und Vorerkrankungen gefragt werden. Bei der **körperlichen Untersuchung** sollte auf die äußerlichen Zeichen einer TVT geachtet werden (druckdolente, geschwollene, überwärmte, zyanotische Extremität, Glanzhaut, Schmerzprovokation). Allerdings ist die klassische klinische Trias mit „Schwellung, Schmerz und Zyanose" nur bei 10% der Patienten nachweisbar.

Wegweisend im **Labor** ist der Nachweis **erhöhter D-Dimere**, diese finden sich praktisch bei jeder frischen Thrombose. Daher gilt: D-Dimere im Referenzbereich sprechen mit hoher Wahrscheinlichkeit **gegen** eine **frische Thrombose**.

MERKE D-Dimere sind **nicht spezifisch** für eine **Thrombose**, da sie als Abbauprodukte der Fibrinnetze bei jedem fibrinolytischen Vorgang im Körper freigesetzt werden (z. B. nach Operationen, bei Malignomen und der disseminierten intravasalen Gerinnung).

Die Diagnose einer TVT wird **duplexsonografisch** gesichert. Hiermit lässt sich der Thrombus direkt nachweisen. Thrombosezeichen sind eine verminderte oder fehlende Komprimierbarkeit des Venenlumens (Kompressionssonografie [S. A113], **Abb. 2.6**), eine aufgehobene Atemmodulation der Blutströmung und der fehlende Blutfluss bei komplettem Venenverschluss. Eine **Phlebografie** ist nur bei **unklaren Sonografiebefunden** indiziert. Thrombosen in den Beckenvenen oder der V. cava inferior lassen sich bei unzureichender sonografischer Beurteilbarkeit gut mit der **CT**- oder **MRT-Phlebografie** nachweisen. Dabei zeigt sich im thrombosierten Teil ein erweitertes Lumen. Der Thrombus stellt sich als umflossener Füllungsdefekt dar. Bei einem kompletten Verschluss fehlt jede Kontrastmittelanreicherung, der postthrombotische Abschnitt ist hypodens. Außerdem sind Kollateralgefäße nachweisbar.

Im Anschluss sollte immer auch die Ursache der TVT geklärt werden (Thrombophiliediagnostik und Tumorsuche).

Differenzialdiagnosen: Es kommen alle Erkrankungen in Betracht, die mit ähnlicher Symptomatik (Beinschwellung und Schmerzen) einhergehen (**Tab. 2.8**).

MERKE Für venöse Erkrankungen gilt: Die klinischen Symptome nehmen durch langes Stehen, im Laufe des Tages oder bei warmem Wetter zu. Bewegung und Hochlagerung lindern die Beschwerden (DD: arterielle Durchblutungsstörungen)!

2.4 Phlebothrombose

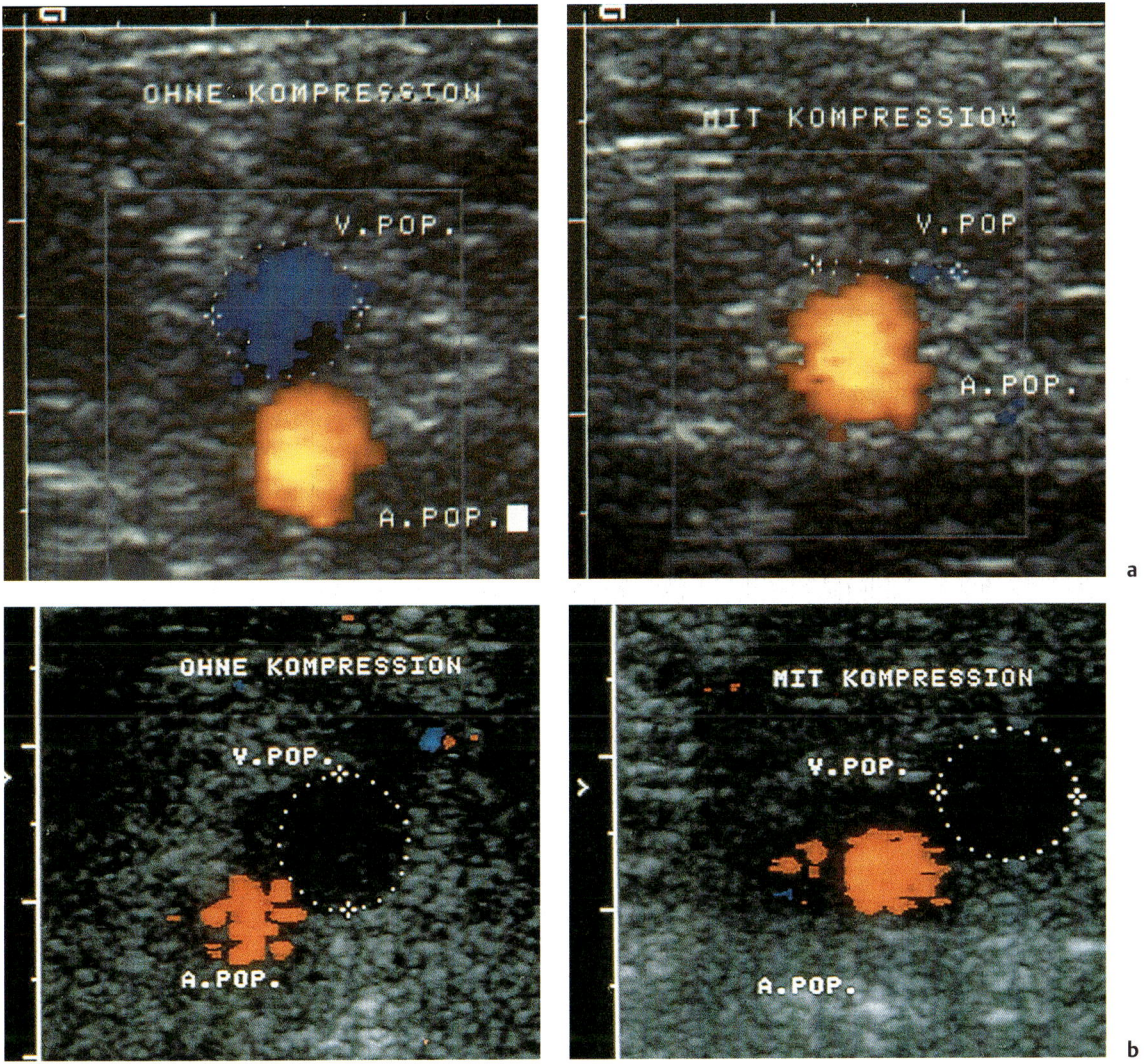

Abb. 2.6 **Kompressionssonografie. a** Beim Gesunden lässt sich die V. poplitea (blau) vollständig komprimieren. **b** Bei Thrombose der V. poplitea fehlt das Flusssignal. Die Vene lässt sich nicht komprimieren. (aus: Siegenthaler, Siegenthalers Differenzialdiagnose, Thieme, 2005)

Therapie: Die Therapie der tiefen Beinvenenthrombose verfolgt die Ziele, eine Thrombusaszension und Lungenembolie zu verhindern und das Gefäßlumen unter Erhalt der Venenklappenfunktion zu rekanalisieren (Prophylaxe eines postthrombotischen Syndroms). Im Anschluss an die Akuttherapie sollte immer die Thrombosegenese abgeklärt werden, um ggf. eine adäquate Rezidivprophylaxe einzuleiten. Die Akuttherapie der tiefen Beinvenenthrombose basiert im Wesentlichen auf folgenden 3 Säulen:
- Kompressionsbehandlung
- Mobilisation
- Antikoagulation.

Die **Kompressionsbehandlung** verbessert die Wandhaftung des Thrombus am Endothel und fördert den venösen und lymphatischen Rückstrom. Das Bein wird mit elastischen Kurz- oder Mittelzugbinden oder Kompressionsstrümpfen versorgt (**Cave:** keine Kompressionsbehandlung bei schwerer pAVK oder Phlegmasia coerulea do-

lens!). Durch eine konsequente Kompressionstherapie werden die **Schmerzen gelindert** und das **Risiko** eines **postthrombotischen Syndroms** um etwa 50% gesenkt. Die **Mobilisation** lindert Schmerzen und Schwellung. Entgegen früherer Auffassung erhöht sie das Lungenembolierisiko nicht. Die Patienten sollten eine **Stuhlregulierung** erhalten, um die Bauchpresse (→ Loslösung des Thrombus und Lungenembolie) auszuschalten. Keine lokale Wärmeanwendung!

> **MERKE** **Bettruhe** ist bei tiefer Beinvenenthrombose **nicht indiziert**, unabhängig von Thrombuslokalisation und -morphologie (frei flottierend bzw. an der Gefäßwand haftend). Die einzige Indikation für Bettruhe ist die **Symptomlinderung** bei **stark schmerzhafter Beinschwellung**.

Tab. 2.8 Differenzialdiagnosen bei Beinschwellung und Beinschmerzen

Diagnose	Kennzeichen
Beinschwellung	
Varikosis und chronisch-venöse Insuffizienz	Ödemneigung v. a. am Abend, Besserung durch Hochhalten, trophische Störungen
Lymphödem	Ausbreitung des Ödems auf die Zehen, Fibrosierung der Haut
Ödeme bei Rechtsherzinsuffizienz oder Niereninsuffizienz	Symptome der Grunderkrankung: • Rechtsherzinsuffizienz: gestaute Hals- und Zungengrundvenen, Pleuraerguss, Stauungsleber (Aszites), Stauungsgastritis, Stauungsnieren (Proteinurie) • Niereninsuffizienz: Fluid Lung, Urämie (Pruritus, urämische Gastroenteritis, Polyneuropathie, Perikarditis, Pleuritis), renale Anämie • beidseitig
Proteinmangel	Symptome der Grunderkrankung: • Leberzirrhose: u. a. Leberhautzeichen, Gerinnungsstörungen, Ikterus • nephrotisches Syndrom: Proteinurie, Hypoproteinämie, hypoalbuminämische Ödeme, Hyperlipoproteinämie • Mangelernährung • beidseitig
Beinschwellung und Schmerzen im Bein	
Bakerzyste	vorbestehende Knieschmerzen/Kniegelenkerguss bei rupturierter Bakerzyste plötzliche, schmerzhafte Wadenschwellung, klinisch von einer TVT kaum zu unterscheiden
Erysipel	starke Rötung und Überwärmung, Fieber, Entzündungszeichen, inguinale Lymphknoten
Stauungsdermatitis	vorbestehende venöse Insuffizienz, Lipodermatosklerose, Hyperpigmentierung
posttraumatische Schwellung	Trauma in der Anamnese
Phlegmasia coerulea dolens [S. A125]	plötzlich auftretende, starke, schmerzhafte Schwellung, Zyanose, kalte Extremität, Ischämie, Venenstauung, Paresen
Complex Regional Pain Syndrome (CRPS)	häufig Trauma in der Anamnese, Schmerzen, Ödeme, Dysästhesie, Paresen, autonome Funktionsstörungen (Schweißsekretionsstörungen, trophische Störung)
Schmerzen im Bein	
Muskelfaserriss	plötzlicher, anhaltender Wadenschmerz, meistens beim Gehen oder nach Muskelkrampf, gelegentlich größere intramuskuläre Hämatome mit Wadenschwellung
akuter Extremitätenarterienverschluss [S. A96]	6 P (pain, pulselessness, paleness, paraesthesia, paralysis, prostration)
pAVK [S. A100]	Belastungsschmerzen, Besserung bei Tieflagerung
Thrombophlebitis [S. A117]	schmerzhafter, oberflächlicher Venenstrang, Rötung, Überwärmung, keine Beinschwellung
Spinalkanalstenose	intermittierende Schmerzen, Besserung im Sitzen, ggf. Paresen und Sensibilitätsstörungen
Wurzelkompressionssyndrom	Schmerzen in der LWS, die in das Bein ausstrahlen und durch Pressen verstärkt werden, ggf. Paresen, Sensibilitätsstörungen, Reflexabschwächung
Polyneuropathie	distal betonte, häufig strumpfförmige Parästhesie, ggf. schlaffe Parese

PHARMA

Antikoagulation:

- **Initialtherapie:** Initial wird die Antikoagulation mit niedermolekularen Heparinen (NMH) in therapeutischer Dosierung oder dem Pentasaccharid Fondaparinux durchgeführt. Beide Substanzen haben eine deutlich längere Halbwertszeit als unfraktionierte Heparine (UFH), sodass eine 1–2-mal tägliche Gabe ausreicht. Bei gleicher Wirksamkeit ist die **Nebenwirkungsrate**, insbesondere das Risiko einer heparininduzierten Thrombozytopenie Typ II, **deutlich niedriger**. Anders als bei den UFH sind **Laborkontrollen** i. d. R. **nicht notwendig**. Ausnahmen sind die Anwendung bei **eingeschränkter Nierenfunktion** (Kumulationsgefahr), Schwangeren und Kindern. In diesen Fällen muss die Therapie mit NMH oder Fondaparinux durch Bestimmung der Anti-Faktor-Xa-Aktivität kontrolliert werden. Bei schwerer Niereninsuffizienz (Kreatinin-Clearance ≤ 30 ml/min) ist die Gabe von UFH i. v. indiziert.

MERKE Bei Patienten mit schwerer Niereninsuffizienz sind NMH und Fondaparinux wegen der ausgeprägten Kumulationsgefahr kontraindiziert. Hier sollte die Therapie mit unfraktioniertem Heparin durchgeführt werden.

- **Erhaltungstherapie:** Die Erhaltungstherapie wird i. d. R. mit **Vitamin-K-Antagonisten** durchgeführt. Sie wird **überlappend** ab dem 1. oder 2. Behandlungstag mit niedermolekularen Heparinen oder Fondaparinux begonnen. Die Einnahme erfolgt p. o. und richtet sich nach der INR (Zielbereich: INR 2,0–3,0). Liegt der **INR-Wert** 2 Tage lang bei **2–3**, kann das **Heparin abgesetzt** werden.

Die orale Antikoagulation sollte für mindestens 3 Monate fortgeführt werden (**Tab. 2.6**).
- **Neue orale Antikoagulanzien:** Der direkte orale Faktor-Xa-Inhibitor **Rivaroxaban** ist seit Ende 2012 zur Therapie der TVT zugelassen (Akutphase: 15 mg 2-mal/d für 21 Tage, danach Erhaltungstherapie mit 20 mg 1-mal/d). Regelmäßige Gerinnungskontrollen sind nicht erforderlich.

Rekanalisationstherapie: Das wichtigste Ziel der Rekanalisationstherapie ist die Verhinderung eines postthrombotischen Syndroms [S. A126]. Zur Verfügung stehen die medikamentöse Lysetherapie und interventionell-operative Therapieverfahren. Beide sind allerdings nur selten indiziert.

Lysetherapie: Eine Lysetherapie mit Streptokinase, Urokinase oder tPA ist nur bei Patienten mit frischer TVT (< 7–10 Tage) erfolgreich. Zu diesem Zeitpunkt ist der Thrombus i. d. R. frei mobilisierbar und Venenklappen und -wand weisen noch keine sekundären Schädigungen auf. Sie sollte v. a. bei jungen Patienten mit langer Lebenserwartung (hohe Wahrscheinlichkeit, im Spätverlauf ein PTS zu entwickeln) und proximalen Thrombosen erwogen werden.

> **MERKE** Da das Risiko einer intrazerebralen Blutung unter Heparin deutlich niedriger ist als unter systemischer Fibrinolyse, gilt die Vollheparinisierung als Mittel der 1. Wahl in der Akuttherapie der TVT. Der Vorteil der Lysetherapie liegt darin, dass sie – anders als Heparin – eine komplette Rekanalisation der betroffenen Vene ermöglicht.

Operative Therapie: Indikationen für eine invasive Thrombektomie sind die Phlegmasia coerulea dolens, Thrombosen der V. cava inferior (**Abb. 2.7**) und Beckenvenenthrombosen vom deszendierenden Typ bei Kontraindikationen für eine Lysetherapie. Bei der proximalen Beinvenenthrombose ist es möglich, einen **Kava-Filter** zu implantieren (Verringerung des Lungenembolierisikos).

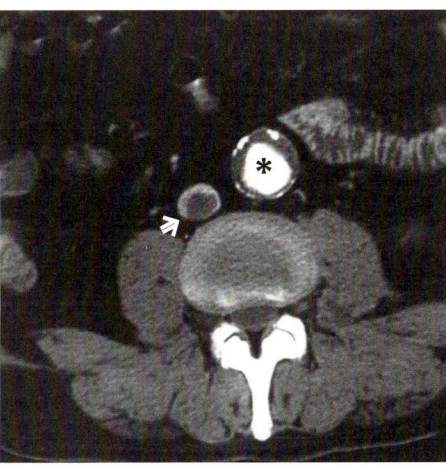

Abb. 2.7 Thrombose der V. cava inferior. In der kontrastmittelgestützten CT erkennt man einen Thrombus in der V. cava inferior (Pfeil). Der Stern kennzeichnet die Aorta abdominalis. (aus: Reiser, Kuhn, Debus, Duale Reihe Radiologie, Thieme, 2011)

Nach Einlage von Kava-Filtern entwickeln sich häufig **Rezidivthrombosen**. Ihr Einsatz ist deshalb nur dann indiziert, wenn ein akutes Lungenembolierisiko besteht und Kontraindikationen für eine Antikoagulation bestehen oder wenn unter adäquater Antikoagulation rezidivierende Lungenembolien auftreten.

Prognose: Besonders gefürchtet ist das postthrombotische Syndrom [S. A126]. Zum letalen Ausgang kann es durch Lungenembolien oder durch ein für die Thrombose ursächliches Tumorleiden kommen.

2.4.3 Paget-von-Schroetter-Syndrom

Synonym: tiefe Armvenenthrombose

Beim Paget-von-Schroetter-Syndrom handelt es sich um eine **Thrombose** der **V. axillaris** oder **V. subclavia** (ca. 2 % aller Thrombosen). Die häufigsten Ursachen sind:
- **Einengung** der Vene **von außen**, z. B. durch einen Tumor oder im Rahmen des Thoracic-Inlet-Syndroms (Sonderform des Thoracic-Outlet-Syndroms mit Beteiligung der V. subclavia, s. Neurologie [S. B985])
- **Schädigung** der Venen durch zu lange liegende zentrale Venenkatheter, Port, Schrittmachersonden, Infusion hyperosmolarer Lösungen oder intimareizender Medikamente und Daueranstrengung („thrombose par effort" nach langem Rucksacktragen, Überkopfarbeiten).

Typisch für das Paget-von-Schroetter-Syndrom ist die Trias **Schwellung**, **Zyanose** und **Schmerzen** in Schulter, Ober- und Unterarm. Durch die Ausbildung von Umgehungskreisläufen zeichnen sich häufig verstärkt Kollateralvenen ab. Die wichtigste Komplikation ist die Lungenembolie (ca. 3 %).

Die **Diagnose** kann i. d. R. mithilfe der farbcodierten Duplexsonografie gesichert werden. Bei unklaren Befunden hilft die Phlebografie. **Differenzialdiagnostisch** kommen v. a. Hämatome, Tumoren und Lymphknotenmetastasen im Bereich des Mediastinums, der Axilla und der Klavikulargrube in Betracht. Die **konservative Therapie** beinhaltet die Kompression des Arms und eine therapeutische Heparinisierung. Anschließend erhalten die Patienten i. d. R. eine 3- bis 6-monatige orale Antikoagulation mit Vitamin-K-Antagonisten. Eine **Fibrinolyse** ist nur bei einer ausgeprägten Armvenenthrombose indiziert. Indikationen für eine **operative Therapie** sind Kontraindikationen für eine Lyse und behandelbare Ursachen für die Kompression (z. B. Resektion der 1. Rippe); s. auch Chirurgie [S. B212]. Die **Prognose** ist meist recht **günstig**.

2.4.4 Phlegmasia coerulea dolens

Bei der Phlegmasia coerulea dolens handelt es sich um eine **fulminant** verlaufende **tiefe Beinvenenthrombose**, bei der es zu einer Thrombosierung sämtlicher Venen einer Extremität kommt. Sie tritt häufig nach Operationen und im Rahmen von Infektions-, Lungen- oder malignen Grunderkrankungen auf. Durch die venöse Abflusstörung kommt es zu einer raschen Ödembildung mit massivem Anstieg des Gewebedrucks. Die arterielle Strombahn wird sekundär komprimiert, sodass der **arterielle Zufluss**

gestört und die betroffene Extremität vital gefährdet sind. Klinisch äußert sich die Phlegmasia coerulea dolens durch heftige **Schmerzen**, ausgeprägte **Schwellung** und eine kühle, **zyanotische Hautverfärbung** im Bereich der betroffenen Extremität (**Abb. 2.8**). Die wichtigsten Komplikationen sind die Verbrauchskoagulopathie, der hypovolämische Schock und die Gangrän der gesamten Extremität. Die **Diagnose** lässt sich i. d. R. anhand der typischen klinischen Symptomatik stellen. Die Thrombose und sekundäre arterielle Verlegung können mit der Duplexsonografie nachgewiesen werden.

> **MERKE** Die Phlebografie ist bei der Phlegmasia coerulea dolens kontraindiziert.

Bei der Phlegmasia coerulea dolens handelt es sich um einen angiologischen **Notfall**, der eine sofortige Therapie erfordert. Die Therapie besteht aus **Thrombektomie, Fasziotomie** (Senkung des erhöhten Gewebedrucks) und **Antikoagulation** mit **Heparin** (Verhinderung einer Lungenembolie). Die Phlegmasia coerulea dolens ist mit einer hohen Letalität (20–50 %) und Amputationsgefahr (10–50 %) verbunden.

2.4.5 Organvenenthrombosen

Tab. 2.9 gibt eine Übersicht über die verschiedenen Manifestationen der Organvenenthrombose.

2.5 Postthrombotisches Syndrom

> **DEFINITION** Das postthrombotische Syndrom (PTS) entwickelt sich als Spätkomplikation einer tiefen Becken- und Beinvenenthrombose.

Epidemiologie: Etwa 30 % der Patienten mit tiefer Becken- und Beinvenenthrombose entwickeln im Spätverlauf ein PTS. Bei Mehretagenthrombose liegt das Risiko bei ≥ 50 %.

Pathogenese und Pathophysiologie: Ein PTS entsteht, wenn der Thrombus **nicht vollständig aufgelöst** wird und/oder die **Venenklappen** im Rahmen der Thrombusorganisation [S. A120] **geschädigt** werden. Häufig entwickeln sich Narbenstränge im Gefäß, die die Venenklappen miteinbeziehen und zu einer **Klappendehiszenz und -insuffizienz** führen. Durch den persistierenden Thrombusverschluss und/oder die Klappeninsuffizienz staut sich das Blut in der betroffenen Extremität, der venöse Druck steigt (**persistierende venöse Hypertonie**) und das Blut wird über die intrafaszialen und oberflächlichen Venen drainiert. Durch die chronische **Volumenüberlastung** des tiefen Beinvenensystems (Leitveneninsuffizienz) kommt es im Laufe der Zeit zu einer Dilatation und Klappeninsuffizienz der Kollateralkreisläufe mit **sekundärer Varikosis**.

Klinik: Die typischen Symptome des PTS sind Schweregefühl, Krämpfe, Schmerzen, Juckreiz und Parästhesien der

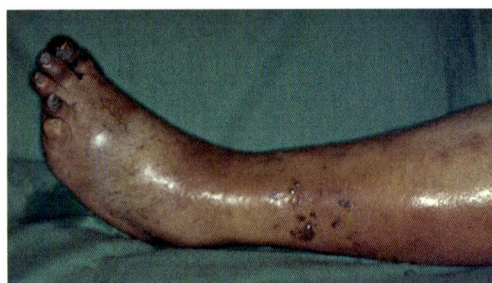

Abb. 2.8 **Phlegmasia coerulea dolens.** (aus: Hirner, Weise, Chirurgie, Thieme, 2008)

Tab. 2.9 Organvenenthrombosen (Übersicht)

Thromboseform	Ätiologie	Klinik	Therapie
Pfortaderthrombose	neoplastische oder entzündliche Erkrankungen der Leber und umgebender Organe, Leberzirrhose, Hyperkoagulopathie	portale Hypertension (s. Verdauungssystem [S. A281])	akut: Heparinisierung langfristig: orale Antikoagulation
Mesenterialvenenthrombose	hämatologische Systemerkrankungen, venöse Abflussstörungen (portale Hypertension, Neoplasien, Briden), entzündliche Prozesse in der Umgebung (z. B. Appendizitis, Pankreatitis), Hyperkoagulopathie	langsam einsetzende Abdominalschmerzen, Übelkeit, Erbrechen, blutige Diarrhö, hämorrhagische Darminfarzierung	akut: Heparinisierung, operative Thrombektomie und Resektion infarzierter Darmabschnitte langfristig: orale Antikoagulation
Milzvenenthrombose	entzündliche und maligne Pankreasprozesse, Hyperkoagulopathie	uncharakteristische abdominelle Beschwerden, Splenomegalie	akut: Heparinisierung langfristig: orale Antikoagulation
Lebervenenthrombose	Gefäßanomalien, Hyperkoagulopathie, Polycythaemia vera	rasche Entwicklung: akutes Leberversagen langsame Entwicklung: portale Hypertension	akut: Heparinisierung langfristig: orale Antikoagulation
Nierenvenenthrombose	Neoplasien (am häufigsten Nierenzellkarzinom), nephrotisches Syndrom, Thrombophilie	Nierenversagen, Proteinurie, Hämaturie, Flankenschmerzen hämorrhagische Niereninfarzierung	frische Thrombose: Thrombolyse später: Heparin
Sinusvenenthrombose	entzündliche Prozesse in Nachbarstrukturen (Mastoiditis, Nasenfurunkel, Meningitis), Hyperkoagulopathie	Kopfschmerzen, Fieber, Hirndrucksymptome, neurologische Ausfälle, Sepsis, zerebrale Blutungen	Heparin und Cumarine septische Sinusvenenthrombose: Herdsanierung (operativ und antibiotisch)

Tab. 2.10 Klinik und Stadieneinteilung des postthrombotischen Syndroms

Stadium	Zeitpunkt	Symptome	Pathophysiologie
I (beginnendes PTS)	ca. 1 Monat nach Thrombose	persistierende Ödeme	gestörter venöser Abfluss in der betroffenen Extremität mit persistierender venöser Hypertonie
II (kompensiertes PTS)	ca. 1 Jahr nach Thrombose	beginnende sekundäre Varikosis, zunehmende Schwellungsneigung	Kompensation der Leitveneninsuffizienz durch Ausbildung funktionstüchtiger Kollateralen über intrafasziale und oberflächliche Venen
III (dekompensiertes PTS)	zwischen 5–20 Jahren nach Thrombose	sekundäre Varikosis und Leitveneninsuffizienz → chronisch-venöse Insuffizienz [S. A127]	Dekompensation des Kollateralkreislaufs durch großes Rezirkulationsvolumen (Dilatation und Klappendysfunktion in den Kollateralen)

betroffenen Extremität, die v. a. im Stehen oder Sitzen auftreten. Im Spätstadium führt das PTS zu einer chronisch-venösen Insuffizienz [S. A127]. **Tab. 2.10** zeigt die Stadieneinteilung des PTS.

Diagnostik: Die Diagnose des postthrombotischen Syndroms ergibt sich in erster Linie aus der **Anamnese** (Zeitpunkt des Thromboseereignisses, evtl. auch asymptomatischer Verlauf) und der **klinischen Symptomatik** der CVI.

Mithilfe **apparativer Untersuchungen** können die morphologischen und hämodynamischen Veränderungen beurteilt und der Schweregrad des PTS festgelegt werden. Mit der **Duplexsonografie** lassen sich die verdickte Venenwand, der retrograde Blutfluss und die Klappendysfunktion in den tiefen Venen nachweisen.

Die **funktionellen Auswirkungen** und damit die **Schweregradeinteilung** (kompensiertes vs. dekompensiertes PTS) lassen sich am besten mit **hämodynamischen Funktionstests** wie der Photoplethysmografie, Venenverschlussplethysmografie und der Phlebodynamometrie nachweisen.

Therapie: Die Behandlung entspricht derjenigen der CVI [S. A128].

Prognose: Das postthrombotische Syndrom lässt sich durch eine **frühzeitige** und **konsequente Behandlung** der Thrombose deutlich verzögern oder teilweise sogar verhindern.

2.6 Chronisch-venöse Insuffizienz (CVI)

Synonym: chronisch-venöses Stauungssyndrom (CVSS), chronische Veneninsuffizienz

> **DEFINITION** Der Begriff „chronisch-venöse Insuffizienz" fasst die klinischen Folgen einer persistierenden venösen Hypertonie zusammen.

Epidemiologie: Etwa 2–5 % der Bevölkerung in westlichen Industrieländern leiden an einer CVI.

Ätiopathogenese: Die CVI ist das gemeinsame **Endstadium** verschiedener venöser Erkrankungen, die durch eine Klappeninsuffizienz in den tiefen Beinvenen zu einer chronisch-persistierenden venösen Hypertonie führen. Am häufigsten entwickelt sich eine CVI bei Patienten mit dekompensierter primärer Varikosis und Leitveneninsuffizienz oder dekompensiertem postthrombotischem Syndrom. Seltenere Ursachen sind arteriovenöse Fisteln und eine angeborene Klappenagenesie oder -dysgenesie.

Die Veränderungen der CVI lassen sich auf eine **Mikrozirkulationsstörung** in der kapillären Endstrombahn zurückführen. Durch den chronisch erhöhten venösen Druck staut sich das Blut in den Kapillaren und die Blutströmung verlangsamt sich (Stase). Der steigende kapilläre Druck und die Permeabilitätssteigerung führen zum Austritt einer eiweißreichen Flüssigkeit. Wird die Kapazität des Lymphgefäßsystems überschritten, bildet sich ein perivaskuläres **Ödem**, das die Mikrozirkulation weiter einschränkt. Das eiweißreiche Ödem fördert die Proliferation von Bindegewebszellen, das Gewebe **fibrosiert**. Die verbreiterte Diffusionsstrecke führt dazu, dass die Sauerstoff- und Nährstoffversorgung der Haut abnimmt und Stoffwechselprodukte nicht mehr ausreichend abtransportiert werden können.

Klinik: Typische Symptome der chronisch-venösen Insuffizienz sind die **Ödemneigung** und **Hautveränderungen** (Tab. 2.11).

> **MERKE** 90 % aller Beinulzera sind venöse Ulzera.

Komplikationen:
- **arthrogenes Stauungssyndrom:** Durch die Verdickung und Verhärtung (Dermatoliposklerose) im Knöchelbereich werden die Beweglichkeit des oberen Sprunggelenks sekundär beeinträchtigt und die Funktion der **Muskel-** und **Gelenkpumpe** weiter eingeschränkt.
- **chronisches Faszienkompressionssyndrom:** Durch die venöse Stauung kann es zu einem narbigen Umbau der Fascia cruris am Unterschenkel kommen. Durch den steigenden orthostatischen Druck entwickelt sich eine arterielle Durchblutungsstörung mit Nekrosen und zirkulären Ulzerationen.
- gehäuftes Auftreten von **Erysipeln**.

Diagnostik: Die Diagnose der CVI ergibt sich in erster Linie aus der **Anamnese** (bekannte Thrombose als Hinweis auf ein PTS, bekannte Varikosis) und der **klinischen Symptomatik** der CVI.

Mithilfe der **farbcodierten Duplexsonografie** werden die morphologischen Veränderungen (z. B. verdickte Venenwand und Narbenstränge bei PTS) und die Klappenfunktion im epifaszialen, transfaszialen und subfaszialen Venensystem (Darstellung von Refluxphänomenen) überprüft. Eine umfassende morphologische Beurteilung gelingt allerdings nur mit der **Phlebografie**.

Die funktionellen Auswirkungen und der Schweregrad lassen sich am besten mit **hämodynamischen Funktionstests** wie der Photoplethysmografie, Venenverschlussplethysmografie und der Phlebodynamometrie nachweisen.

Therapie: Bei vorwiegender Insuffizienz der oberflächlichen Venen (primäre Varikosis) und funktionierenden tiefen Venen führt die operative Sanierung der Varikosis zu einer Rückbildung der venösen Insuffizienz. Eine kausale Therapie der CVI ist nicht möglich, da die Störung der venösen Drainage durch die Klappeninsuffizienz **irreversibel** ist. Das Ziel der Therapie ist es, die **Komplikationen** der chronisch-venösen Insuffizienz (v. a. die Entwicklung eines chronisch-venösen Ulkus) zu **verhindern**.

Basistherapie der CVI ist die konsequente und lebenslange **Kompressionstherapie** (Kompressionsverband mit Kurzzugbinden oder Kompressionsstrumpf) und die Aktivierung der Muskelpumpe durch **regelmäßige aktive Bewegung** der betroffenen Extremität (Fahrradfahren, Spazierengehen). Unterstützend wirken kalte Beinduschen (Kneipp-Güsse).

> **MERKE** Prinzipiell gilt: **L-L-L-S-S-S**: **L**ieber **L**aufen und **L**iegen **s**tatt **S**tehen und **S**itzen. Sauna oder ein direktes Sonnenbad meiden, da Wärme zur unerwünschten Vasodilatation führt, wohingegen Kälte (kaltes Duschen) die erwünschte Venentonisation bewirkt.

Thromboseprophylaxe bei chronisch-venöser Insuffizienz:
- konsequente Thromboseprophylaxe mit Heparin in Risikosituationen (z. B. Operation, Immobilisation, Schwangerschaft oder Langstreckenreisen)
- bei rezidivierenden Thrombosen evtl. dauerhafte orale Antikoagulation.

Venenmittel spielen in der Therapie venöser Erkrankungen nur eine untergeordnete Rolle, da sie den Verlauf der Erkrankung nicht beeinflussen können. Sie zeigen ledig-

Tab. 2.11 Stadieneinteilung der CVI

Stadium	Befunde
I	Ödem: reversible Ödeme (Auftreten über Tag, am stärksten ausgeprägt am Abend, Zunahme durch langes Stehen, Sitzen und Wärme) Hautveränderungen: dunkelblaue Hautveränderungen an den Fußrändern (Corona phlebectatica, Abb. 2.9a), perimalleoläre Kölbchenvenen
II	Ödem: persistierende Ödeme (auch nachts) Hautveränderungen: rotbraune Hyperpigmentierung (Hämosiderose und Purpura), Dermato- und Lipodermatosklerose, schmerzhafte, depigmentierte Hautareale oberhalb des Sprunggelenks (Atrophie blanche, Abb. 2.9b), Stauungsekzeme (Juckreiz!), Zyanose
III	chronisches Ulcus cruris (häufig über insuffizienten Perforansvenen im Bereich des Innen- und Außenknöchels, Abb. 2.9c)

Tab. 2.12 Venenmittel

Präparat	Wirkung
Rosskastanienextrakte (Aescin)	Venentonisierung, Reduktion der Gefäßpermeabilität, Hemmung der Leukozytenaktivierung
Rutoside (Oxerutin) – aus Pflanzen	Reduktion der kapillären Filtration, Verbesserung der mikrovaskulären Perfusion
Diosmin, Hesperidin – v. a. in Zitrusfrüchten	Venentonisierung, verminderte kapilläre Permeabilität, antioxidative Wirkung
Calciumdobesilat	Abnahme der kapillären Permeabilität und Blutviskosität
Heparin-, Heparinoidsalbe	Durch Hemmung der Blutgerinnung nehmen Schmerzen und Schwellungen bei Blutergüssen ab (zur äußerlichen Anwendung bei Thrombophlebitis).

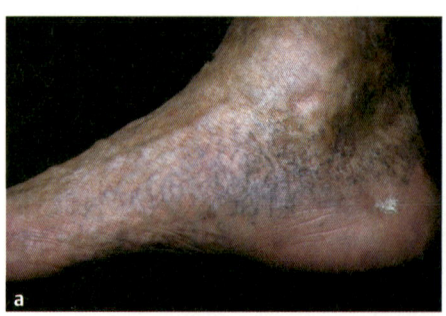
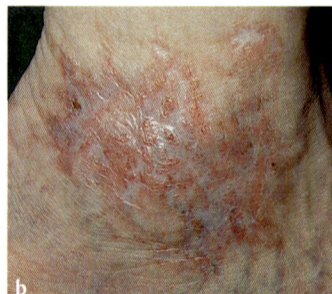
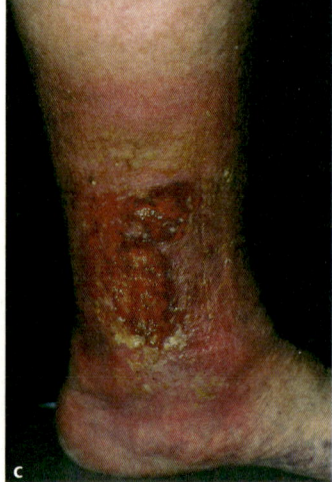

Abb. 2.9 Chronisch-venöse Insuffizienz. a Corona phlebectatica. **b** Atrophie blanche. **c** Chronisches Ulcus cruris. (aus: Moll, Duale Reihe

lich einen **symptomatischen Nutzen** bei Beinbeschwerden (Abnahme des Ödems).

Therapie des Ulcus cruris venosum: Die konservative Therapie umfasst:
- **Wundmanagement:** Entfernung von Nekrosen und Säuberung des Ulkusgrundes.
- **Kompressionstherapie:** ggf. mit Anwendung von Polstermaterial (ohne Kompression keine Heilungschance!)

- **Operation** bei Auftreten **therapieresistenter** chronisch-venöser Ulzera (Nekrosektomie, Hauttransplantation) sowie bei **schwerem arthrogenem Stauungssyndrom** (Fasziotomie oder Fasziektomie).

3 Lymphgefäßsystem

3.1 Grundlagen

3.1.1 Anatomie und Aufgaben des Lymphsystems

Das Lymphgefäßsystem (Lymphe = Körperwasser, griech. lymphe: klares Wasser) setzt sich aus oberflächlichen (epifaszialen) und tiefen (subfaszialen) Lymphgefäßen und lymphatischen Organen zusammen. Seine wichtigste Aufgabe ist der **Rücktransport** von **Gewebeflüssigkeit** und **Plasmaproteinen** in den **Blutkreislauf**. Circa 10% der 20 l Plasma, die täglich das Kapillarsystem verlassen, werden über das Lymphgefäßsystem in den venösen Kreislaufschenkel abtransportiert (90% des filtrierten Volumens gelangen über eine kontinuierliche Reabsorption aus dem Interstitium in das Venensystem). Das oberflächliche Lymphsystem drainiert die Haut und Subkutis, das tiefe Lymphsystem die Muskulatur, Gelenke und Nerven. Die Lymphe gelangt aus dem Interstitium über die Lymphkapillaren und -gefäße zum Lymphknoten, passiert diesen und fließt vorwiegend über den Ductus thoracicus und den linken Venenwinkel (Angulus venosus zwischen V. jugularis interna und V. subclavia) wieder in das Venensystem (rechts als kleinerer Ductus lymphaticus dexter). Der Transport der Lymphe erfolgt sowohl aktiv durch Kontraktion der Lymphangiome (Lymphgefäßabschnitte mit verdickter Wand zwischen 2 Klappen) oder passiv durch die benachbarten arteriellen Pulsationen, den inspiratorischen Sogeffekt und die Muskelpumpe. Darüber hinaus ist es als Bestandteil des Immunsystems an der körpereigenen Immunabwehr beteiligt.

3.1.2 Spezielle Diagnostik im Lymphsystem

Sonografie und CT/MRT: Quantitative und qualitative Beurteilung der Lymphknoten.

Lymphografie: Mithilfe der Lymphografie können **Lymphbahnen** und **Lymphknoten** nach Injektion eines Kontrastmittels im Röntgenbild dargestellt werden. Bei der **direkten Lymphografie** wird ein ölhaltiges Kontrastmittel direkt in ein operativ freigelegtes Lymphgefäß injiziert. Röntgenaufnahmen in verschiedenen Ebenen während der Injektion und bis zu 32 h danach stellen die Lymphgefäße (Lymphangiogramm) und die kontrastierten Lymphknoten (Lymphadenogramm) dar. Bei der **indirek-** **ten Lymphografie** wird ein hochkonzentriertes jodhaltiges Kontrastmittel subkutan injiziert. Durch den Abtransport des Kontrastmittels mit der Gewebelymphe werden die regionalen Lymphbahnen und Lymphknoten im Röntgenbild sichtbar. **Indikationen** für die Lymphografie sind der Nachweis von Lymphomen, Karzinommetastasen, Lymphfisteln und Lymphabflussstörungen.

Lymphszintigrafie: Bei der Lymphszintigrafie wird dem Patienten eine radioaktive Testsubstanz injiziert, die mit dem Lymphstrom abtransportiert wird. Die von der Substanz ausgehende Strahlung kann mithilfe eines Detektors registriert und in anatomische Übersichtsbilder umgewandelt werden. Nachteil ist die relativ schlechte Detailgenauigkeit durch die eingeschränkte örtliche Auflösung, sodass eine qualitative Beurteilung der Lymphknoten nicht möglich ist. Beurteilt werden können die Anzahl der Lymphknoten und der Lymphabtransport. Die Lymphszintigrafie hat eine entscheidende Bedeutung bei der Einschätzung der Tumorausbreitung von Brust- und Peniskarzinomen und der genauen präoperativen Ortung von Lymphknoten.

3.2 Lymphangitis und Lymphadenitis

> **DEFINITION** Akute oder chronische Entzündung der Lymphgefäße und der regionären Lymphknoten.

Epidemiologie: Lymphangitis und Lymphadenitis sind relativ häufige Erkrankungsbilder.

Ätiologie: Die häufigste Ursache der Lymphangitis und -adenitis ist das Eindringen von Erregern (meist Streptokokken, seltener Staphylokokken) über Abszesse, Furunkel oder interdigitale Infektionen in das Abflussgebiet eines Lymphgefäßes bzw. eines Lymphknotens. Auch paravasal infundierte Chemotherapeutika können eine Lymphangitis oder Lymphadenitis auslösen.

Klinische Pathologie: Näheres zu den verschiedenen histologischen Reaktionsmuster der Lymphadenitis s. Neoplastische Erkrankungen [S. A604].

Klinik: Typisch für die **Lymphangitis** ist der rote, schmerzhafte Streifen als Hinweis auf die entzündeten Lymphbahnen. Bei der **Lymphadenitis** kommt es zu einer schmerzhaften, derben regionären Lymphknotenschwellung. Ausgedehnte Entzündungen werden oft von Fieber und Allgemeinsymptomen begleitet.

Komplikationen: Die wichtigste Akutkomplikation ist die **Sepsis,** die durch den Rücktransport der Lymphe in das venöse System entsteht. Lymphangitiden heilen i. d. R. unter Narbenbildung und partieller Obliteration des Gefäßes ab. Wiederkehrende oder chronifizierte Lymphangitiden können zu **Lymphabflussstörungen** mit **Lymphödem** führen.

Diagnostik: Die Lymphangitis ist häufig eine **Blickdiagnose** (streifenförmige, überwärmte und schmerzhafte Rötung, oft Lymphknotenschwellung). In jedem Fall sollte nach einem **peripheren Entzündungsherd** gefahndet werden, der als Eintrittsstelle für die Erreger fungiert. Das **Labor** zeigt bei einer akuten Lymphangitis eine Leukozytose, eine erhöhte Blutsenkung und eine Erhöhung des CRP.

Sonografische Zeichen der **Lymphadenitis** sind **peripher echoarme Lymphknoten** mit **echoreichem Zentrum.** Sie sind schlecht abgrenzbar, selten größer als 2 cm und haben eine ovale Form.

Therapie:
Eine bakterielle Lymphangitis spricht i. d. R. gut auf **Antibiotika** (z. B. Penicillin) und eine **lokale antiseptische Therapie** an.

Die betroffene Extremität sollte ruhiggestellt und gekühlt werden. Eventuell ist die operative Sanierung des Infektionsherdes erforderlich.

Prognose: Die Prognose ist günstig.

3.3 Lymphödem

DEFINITION Sicht- und tastbare Flüssigkeitsansammlung im Interstitium (Ödem) durch eine eingeschränkte Transportkapazität der Lymphgefäße.

MERKE Das Lymphödem kann nicht nur an den Extremitäten, sondern auch im Gesicht, an Hals, Rumpf und den Genitalien auftreten.

Ätiopathogenese: Abhängig von der Ätiologie wird zwischen einem primären (angeborenen) und sekundären (erworbenen) Lymphödem unterschieden:
- **primäres Lymphödem** (Abb. 3.1a): Das primäre Lymphödem entsteht durch eine hereditäre oder sporadische **Fehlbildung** der **Lymphgefäße** (Aplasie, Hyperplasie oder Lymphangiektasie). Das hereditäre Lymphödem kann direkt nach der Geburt (Nonne-Milroy-Syndrom) oder im Laufe der Pubertät auftreten (Meige-Syndrom).
- **sekundäres Lymphödem:** sekundäre Schädigung und Insuffizienz der Lymphgefäße durch Infektionen, Verletzungen, Malignome (Morbus Hodgkin, Leukämien, Mammakarzinom), Bestrahlung, chronisch-venöse Insuffizienz oder selten durch Parasiten (Filiaren, Malaria).

MERKE Bei jeder Stauung (besonders bei einem Armödem oder einem Ödem der unteren Extremität nach Operation eines Mamma- oder Urogenitalkarzinoms) muss ein **tumorbedingter** Verschluss der Lymphgefäße (Lymphangiosis carcinomatosa; s. Neoplastische Erkrankungen [S. A635]) ausgeschlossen werden.

Wird die Transportkapazität des Lymphgefäßsystems überschritten, kann die Lymphe nicht mehr ausreichend abtransportiert werden, es entsteht ein eiweißreiches **Lymphödem.** Im Laufe der Zeit proliferiert das Bindegewebe und die Haut induriert. Bei einer schweren Lymphstauung können sich in der Haut **Lymphfisteln** ausbilden (=dilatierte, gestaute Hautlymphgefäße), aus denen sich beim Platzen Lymphe und Chylus (fetthaltige Lymphe) entleert. Dabei können Bakterien eintreten und als Komplikation ein rezidivierendes Erysipel oder eine Lymphangitis auslösen.

Klinik: Die klinische Stadieneinteilung des Lymphödems ist in **Tab. 3.1** dargestellt.

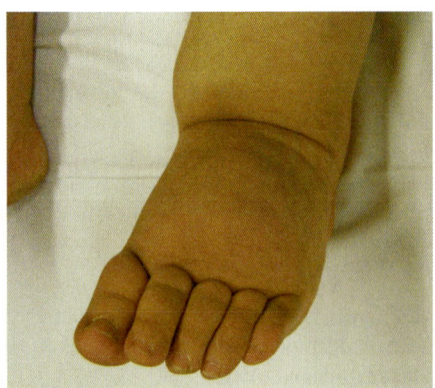 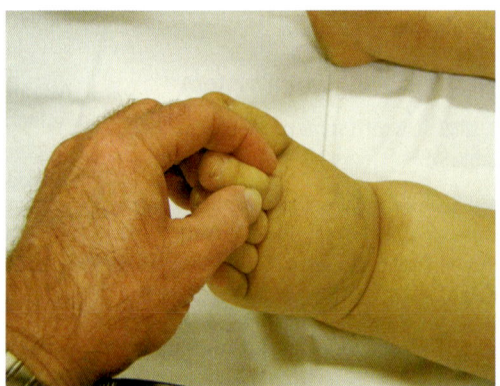

Abb. 3.1 Primäres Lymphödem. a Ödem am Fußrücken mit verdickter Haut über den Zehen. **b** Positives Stemmer-Zeichen. Die Hautfalte an der Dorsalseite der Grundphalanx der 2. Zehe ist nicht abhebbar. (aus: Baenkler et al., Duale Reihe Innere Medizin, Thieme, 2009)

3.3 Lymphödem

Tab. 3.1 Klinische Stadieneinteilung des Lymphödems

Stadium	Symptome
0 (Latenzstadium)	asymptomatisch
1 (reversibles Stadium)	• schmerzloses, teigig-weiches Ödem (mit dem Finger leicht eindrückbar), das bei Hochlagerung und über Nacht verschwindet • Kastenzeichen: anders als beim venösen Ödem sind auch die Zehen ödematös quaderförmig geschwollen • tiefe quere Einschnürfurchen der Haut • positives Stemmer-Zeichen: Über den Zehen lässt sich keine Hautfalte anheben (Abb. 3.1b)
2 (irreversibles Stadium)	• zunehmende Fibrosklerosierung der Haut (Ödem schwer eindrückbar) • persistierendes Ödem, das bis zum Oberschenkel reicht • warzenartige Auswüchse (Papillomatosis cutis carcinoides Gottron)
3 (Elefantiasis)	• ausgedehnte fibrosklerotische Veränderungen und Fettgewebsproliferationen mit schwerer Deformierung des ganzen Beins und Infektionsneigung (Erysipel)

MERKE Das **primäre Lymphödem** betrifft **meistens beide Gliedmaßen** und ist distal am stärksten ausgeprägt (Vorfuß und Zehen mitbetroffen). Bei der **sekundären Form** tritt das Ödem **immer einseitig** auf und ist am stärksten proximal unterhalb der schädigenden Einwirkung ausgeprägt (Vorfuß und Zehen sind meist ausgespart).

Komplikationen: Zu den Komplikationen zählen:
- rezidivierendes Erysipel mit Lymphangitis
- Papillomatosis
- angioplastisches Sarkom (Stewart-Treves-Syndrom)
- Lymphfisteln.

Diagnostik:
Primäres Lymphödem: Die Diagnose kann anhand der **klinischen Symptomatik** gestellt werden.

Lymphografie oder Lymphszintigrafie sind nur selten notwendig. Die Lymphografie zeigt beim Lymphödem eine Rarefizierung der Lymphbahnen, segmentale Abbrüche und Kontrastmittelextravasate.

Sekundäres Lymphödem: Im Vordergrund steht der Nachweis der auslösenden **Grunderkrankung** mittels Anamnese (Tumorleiden, Trauma, Operation), klinischer Untersuchung (v. a. gynäkologische Untersuchung) und apparativer Diagnostik (onkologische Stufendiagnostik mit Labor, Sonografie, Röntgen, CT oder MRT).

Tab. 3.2 Differenzialdiagnosen des Lymphödems

Pathophysiologie	Erkrankungen
erhöhter hydrostatischer Druck im venösen Schenkel	postthrombotisches Syndrom, Varikosis, Rechtsherzinsuffizienz
erniedrigter onkotischer Druck	nephrotisches Syndrom, enterales Eiweißverlustsyndrom, Leberzirrhose, Kwashiokor
erhöhte Kapillarpermeabilität	Allergie oder Entzündung
gestörte Transportkapazität der Lymphgefäße	angeborene oder erworbene Schädigungen der Lymphgefäße

Differenzialdiagnosen: Das Lymphvolumen ist vom Gleichgewicht zwischen dem hydrostatischen Druck in den Kapillaren, dem onkotischen Druck des Plasmas und der Transportkapazität der Lymphgefäße abhängig. Ist dieses Gleichgewicht auf einer oder mehreren Ebenen gestört (**Tab. 3.2**), sammelt sich Flüssigkeit im interstitiellen Raum an.

Therapie und Prognose:
Konservative Therapie: Das Lymphödem wird mithilfe der sog. **komplexen physikalischen Entstauungstherapie** (KPE) behandelt, die sich aus 4 Säulen zusammensetzt:
- Hautpflege (Vermeidung von Einrissen und Verletzungen)
- manuelle Lymphdrainage (Transport der Gewebsflüssigkeit zu den Lymphknoten): Sie ist kontraindiziert bei bakterieller Entzündung (→ Keimverschleppung), Phlebothrombose (→ Emboliegefahr) und bei einem Malignom im Drainagegebiet.
- Kompressionstherapie (mit Kompressionsstrümpfen und -verbänden)
- spezielle Bewegungstherapie.

Zu den wichtigsten **Allgemeinmaßnahmen** zählen:
- Normalisierung des Körpergewichts
- keine einengende Kleidung
- keine große Hitze
- keine Blutabnahmen, Injektionen oder Blutdruckmessungen am betroffenen Arm
- vorsichtige Pediküre am betroffenen Fuß.

Operative Therapie: Sie sollte nur in **schweren Fällen** (Resektion, autologe Lymphgefäßtransplantation) in Erwägung gezogen werden.

A³ Blut und Blutbildung

1	Grundlagen	134
2	Veränderungen des roten Blutbildes	139
3	Veränderungen des weißen Blutbildes	153
4	Störungen der Blutgerinnung	155

1 Grundlagen

1.1 Aufgaben des Blutes

Als flüssiges Organsystem des Körpers hat das Blut verschiedene Aufgaben: Hierzu gehören der Transport von Sauerstoff, Nährstoffen und zellulären Bestandteilen in die entsprechenden Teile des Körpers, die Abwehr von Pathogenen sowie die Beteiligung an der Blutgerinnung. Zu ca. 55 % besteht das Blut aus Plasma, zu 45 % aus Blutzellen. Im Plasma sind Elektrolyte, Spurenelemente, Glukose, Lipide, Proteine, Stoffwechselendprodukte (z. B. Kreatinin, Harnstoff) und Nährstoffe vorhanden.

Weitere wichtige Komponenten des Blutes sind die Puffersysteme. Das quantitativ bedeutsamste unter ihnen ist das Bicarbonat-System (s. Niere [S. A430]).

1.2 Blutzellen

Grundsätzlich werden 3 Blutzellpopulationen unterschieden:
- Erythrozyten (96 %)
- Thrombozyten (3,9 %)
- Leukozyten (0,1 %).

Die Leukozyten lassen sich weiter unterteilen in:
- Granulozyten (neutrophile, eosinophile und basophile Granulozyten)
- Monozyten
- Lymphozyten (B-Lymphozyten, T-Lymphozyten und NK-Zellen).

1.2.1 Hämatopoese

In der frühen Embryonalperiode (bis zum 5. SS-Monat) wird das Blut in Leber und Milz gebildet, danach ausschließlich im Knochenmark. Jede extramedulläre Blutbildung ab diesem Zeitpunkt ist also pathologisch.

Vorgänger aller Blutzellen ist die pluripotente, hämatopoetische **Stammzelle** (HSC). Aus ihr differenzieren sich die myeloische und die lymphatische Stammzelle. Die **myeloische Stammzelle** entspricht der Vorläuferzelle für die Granulo-, Thrombo- und Erythrozyten, die **lymphatische Stammzelle** derjenigen der T- und B-Lymphozyten sowie der NK-Zellen (Abb. 1.1). Das Verhältnis von Vorläuferzellen der Erythrozyten zu Vorläuferzellen der Leukozyten liegt normalerweise bei 1:2 bis 1:3.

Erythropoese

Die Zellen der Erythropoese reifen im Knochenmark und durchlaufen dabei verschiedene Stadien von der Stammzelle über Proerythro- und Normoblasten sowie den nicht mehr kernhaltigen Retikulozyten zu den reifen Erythrozyten. Je nach Entwicklungsgrad sind die erythropoetischen Vorläuferzellen unterschiedlich anfärbbar.

Tab. 1.1 gibt eine Übersicht über deren mikroskopische Charakteristika.

> **MERKE** Die Präsenz von erythropoetischen Vorläuferzellen im peripheren Blut ist – mit Ausnahme der Retikulozyten – immer pathologisch (z. B. bei Knochenmarkkarzinose, myeloproliferativen Erkankungen).

Regulation der Erythropoese: Die essenziellen Kofaktoren der Erythropoese sind Folsäure und Cobalamin (Vitamin B_{12}), da sie die Nukleinsäuresynthese katalysieren. Eisen ist für die Synthese des Hämoglobins unerlässlich.

Erythropoetin (EPO), das vorwiegend von den intertubulären Fibroblasten der Niere sezerniert wird, reguliert die Erythropoese. Es bindet an Rezeptoren der erythropoetischen Vorläuferzellen und stimuliert deren Proliferation und Differenzierung. Verschiedene Erkrankungen oder Umstände können den EPO-Spiegel verändern (s. u.).

Alte Erythrozyten werden vom monozytären Phagozytensystem (retikuloendotheliales System, RES) abgebaut. Aus dem anfallenden Hämoglobin entsteht Bilirubin, das über die Galle ausgeschieden wird. Eisen wird an Transferrin gebunden und reutilisiert.

Veränderungen des Erythropoetinspiegels im Blut:
- **niedrige EPO-Spiegel:** chronische Niereninsuffizienz, Polycythaemia vera
- **hohe EPO-Spiegel:**
  - Hypoxie (Aufenthalt in großer Höhe, Rauchen, chronische Lungenerkrankungen, Herzinsuffizienz)
  - paraneoplastische Produktion (v. a. Nieren- und seltener Leberzellkarzinom)
  - reaktiv als Folge einer Anämie, die nicht durch einen EPO-Mangel bedingt ist (z. B. Störungen der Hämoglobinsythese, myelodysplastisches Syndrom)
  - erhöhter Androgenspiegel.

Wenn die EPO-Spiegel erhöht sind, können vermehrt Erythrozyten gebildet werden. Dadurch steigen auch die Werte von Hämoglobin und der Hämatokrit (**sekundäre Polyzythämie** [S. A140]).

Veränderungen der Erythrozytenmorphologie: Pathologische Formveränderungen von Erythrozyten sind häufig charakteristisch für die zugrunde liegende Erkrankung. Sie liefern wertvolle diagnostische Hinweise (Tab. 1.2).

Granulopoese

Granulozyten und Monozyten entstehen aus der myeloischen Stammzelle. Die direkten Vorläuferzellen der beiden Zellpopulationen sind:
- **Myeloblasten** für Granulozyten: Eosinophile und basophile Granulozyten entwickeln sich analog zu den neu-

1.2 Blutzellen

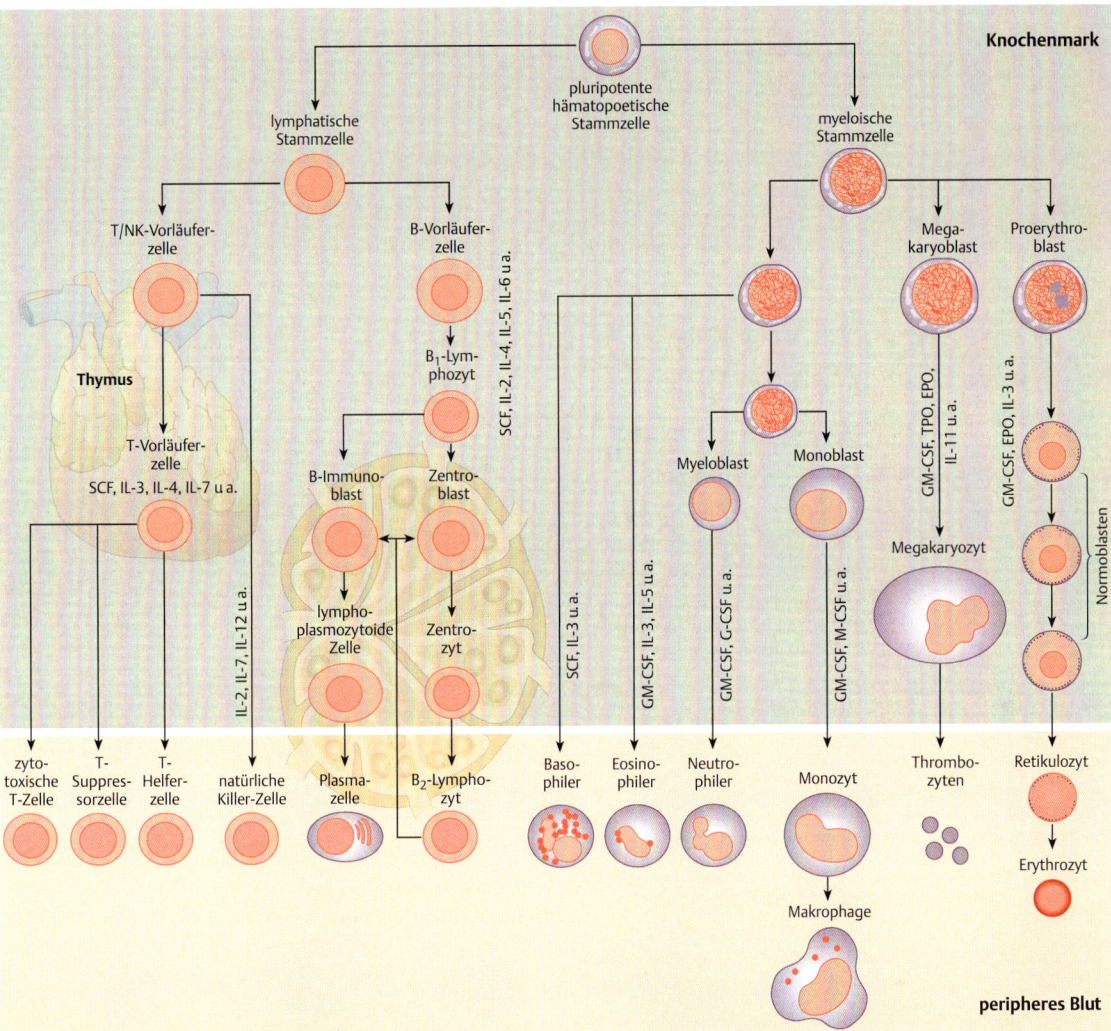

Abb. 1.1 Die verschiedenen Reihen der Blutbildung. SCF = Stammzellfaktor, IL = Interleukin, GM-CSF = Granulozyten-Makrophagen-stimulierender-Faktor, EPO = Erythropoetin, TPO = Thrombopoetin. (aus: Baenkler et al., Duale Reihe Innere Medizin, Thieme, 2009)

Tab. 1.1 Entwicklungsstufen der Erythropoese

Stufe	Bezeichnung	mikroskopische Kennzeichen
1	Proerythroblast	• sehr große Zellen (20 µm) • tiefblauer, sehr großer Kern mit homogenem Zytoplasma
2	basophile Erythroblasten	• etwas geringerer Kerndurchmesser als Proerythroblasten • vergröbertes Kernchromatin
3	polychromatischer Erythroblast	• graublaustichiges Zytoplasma • etwas kleiner als basophile Erythroblasten
4	orthochromatischer Erythroblast	• weitere Zellverkleinerung • Kondensation des Kernes bis zu einem Kügelchen
5	Retikulozyten	• Charakteristikum: körnige oder fädige Innenstruktur bei Brillantkresylblaufärbung (Substantia granulofilamentosa) • Reste von Mitochondrien, Ribosomen und RNA enthalten, aber kein Kern mehr • Ribonukleoprotein der Ribosomen mikroskopisch als z darstellbar
6	reifer Erythrozyt	• kernlose Zellen (Durchmesser ca. 7,5 µm)

trophilen Granulozyten und zweigen spät im Reifungsprozess von diesen ab.
- **Monoblasten** für die Monozyten: Der Reifungsprozess der Monozyten ist bisher nicht mikroskopisch gesichert.

In **Tab. 1.3** sind die Reifungsschritte der Leukozyten dargestellt.

Die Reifung der Granulozyten erfordert die Anwesenheit von **G-CSF** (Granulozyten-Kolonie-stimulierender-Faktor) und **GM-CSF** (Granulozyten-Makrophagen-stimulierender-Faktor). Diese Faktoren können auch therapeutisch eingesetzt werden, z. B. zur Stammzellengewinnung aus dem Knochenmark, zur primären oder sekundären Neutropenieprophylaxe bei Patienten mit Chemotherapie oder bei einer febrilen Neutropenie bei Patienten mit bestehenden Risikofaktoren (Sepsis, invasive Pilzinfektion).

Die klinischen Effekte einer G-CSF- oder GM-CSF-Gabe sind im Akutfall begrenzt: Physiologischerweise ist das Zytokinsystem bei neutropenischen Zuständen bereits sehr stark hochreguliert, sodass durch die exogene Gabe nur ein geringer Effekt erzielt werden kann.

Tab. 1.2 Veränderungen der Erythrozytenmorphologie

Bezeichnung	Beschreibung	Ursache
Akanthozyten	Stechapfelform	• Pyruvatkinasemangel • Glukose-6-phosphat-Dehydrogenase-Mangel
Anisozytose	unterschiedliche Erythrozytengröße im Blutausstrich	• Produktionsstörung • gelegentlich auch physiologisch
Anulozyten	Ringform	• hypochrome Anämien
basophile Tüpfelung	blau gefärbte Punktierung im Zytoplasma	• gestörte Erythropoese (z. B. bei Bleiintoxikation)
Dakryozyten	Tropfenform	• veränderte Knochenmarkarchitektur bei CMPE
Heinz-Innenkörperchen	basophiles, präzipitiertes Hämoglobin im Inneren eines Erythrozyten	• oxidativer Stress der Erythrozyten (z. B. bei Methämoglobinämie)
Howell-Jolly-Körperchen	Kernreste in den Erythrozyten	• Splenektomie • Asplenie
Poikilozytose	Formvariabilität der Erythrozyten	• Produktionsstörung
Schistozyten (= Fragmentozyten)	fragmentierte Erythroztyen	• künstliche Herzklappen • thrombotische Mikroangiopathien (HUS und TTP)
Sichelzellen	Sichelform	• Sichelzellanämie
Sphärozyten	Kugelform	• Kugelzellanämie
Targetzellen	schießscheibenartige Verdichtung von Hämoglobin im Inneren der Erythrozyten bei sonst hypochromen Zellen	• Thalassämien

CMPE: chronisch myeloproliferative Erkrankungen, HUS: hämolytisch-urämisches Syndrom, TTP: thrombotisch-thrombozytopenische Purpura

Tab. 1.3 Schritte der Granulopoese

Stufe	Bezeichnung	mikroskopische Kennzeichen
1	Myeloblasten	sehr große Zellen mit weitem, grießartigem Kern und sehr schmalem Zytoplasmaanteil
2	Promyelozyten	gröbere Chromatinstruktur als Myeloblasten, oftmals mit Aufhellungszone über dem Kern
3	Myelozyten	helleres Zytoplasma als 1 und 2, zahlreiche Granulationen, die diffus im Zytoplasma verteilt sind
4	reife Neutrophile	**stabkernige** Neutrophile: früheste Entwicklungsstufe der reifen Neutrophilen. Bandartiger Kern und helles, weites Zytoplasma. **segmentkernige** Neutrophile: Der Kern ist geteilt und die einzelnen Segmente nur noch über Einschnürungen verbunden.

Thrombopoese

Thrombozyten sind als Initiatoren der Blutgerinnung essenziell. Entsteht eine Läsion am Endothel, verschließen sie den Defekt und bilden den sog. Plättchenthrombus [S. A155].

Sie gehen aus **Megakaryozyten** hervor. Hierbei handelt es sich um Riesenzellen von extremer Hyperploidie (16–24-facher Chromosomensatz). Von ihnen werden die kernlosen Thrombozyten abgeschnürt, die sich im Blutausstrich als kleine Zellen mit sehr hellem Zytoplasma darstellen lassen.

Die Abschnürung neuer Thrombozyten aus Megakaryozyten wird durch Thrombopoetin stimuliert (s. u.).

1.3 Zytokine

Sie spielen eine entscheidende Rolle bei der Neubildung bzw. Reifung von Blutzellen. Zu den Zytokinen zählen:

- **Interferone** (IFNα, IFNβ, IFNγ): Sie wirken antiproliferativ und zytotoxisch, hemmen die Virusreplikation und aktivieren natürliche Killerzellen (NK-Zellen).
- **Interleukine** (IL-1–18): Sie sind an der Kommunikation der verschiedenen Leukozyten beteiligt und für deren regelrechte Aktivierung, Proliferation und Differenzierung verantwortlich. Man unterscheidet zwischen pro- (IL-1) und antiinflammatorischen (IL-4, IL-10) Interleukinen.
- **Wachstumsfaktoren** der Myelopoese (Kolonie-stimulierende Faktoren, CSF): Sie regulieren Wachstum und Differenzierung der entsprechenden Zellen. Hierzu zählen z. B. der Granulozyten-Kolonie-stimulierende-Faktor (G-CSF), der Makrophagen-Kolonie-stimulierende-Faktor (M-CSF), der Granulozyten/Makrophagen-Kolonie-stimulierende-Faktor (GM-CSF), Erythropoetin und Thrombopoetin etc.
- **Tumornekrosefaktoren** (TNF): Sie spielen eine wichtige Rolle in der „Akute-Phase-Reaktion" und fungieren als Botenstoffe oder sind direkt zytotoxisch, indem sie die Apoptose auslösen (z. B. von Tumorzellen).
- **Chemokine:** Sie werden während einer akuten Infektion gebildet. Sie sind wichtig für die Leukozytenmigration, T-Zell-Aktivierung, Degranulation von Leukozyten sowie die Hämatopoese.

1.4 Immunsystem

Neben der Aufgabe des Stofftransports ist das Blut ein wichtiger Träger von Zellen und Molekülen, die zur Immunität beitragen. (s. auch Immunsystem und rheumatologische Erkrankungen [S. A436]).
- **unspezifische Abwehr** (angeboren):
  - chemische Faktoren: Akute-Phase-Proteine, Komplement, Interferone, Lysozym
  - zelluläre Faktoren: Granulozyten, Makrophagen, NK-Zellen
- **spezifische Abwehr** (erworben)
  - humorale Immunität: B-Zellen (→ produzieren Antikörper)
  - zelluläre Immunität: T-Zellen (CD4$^+$: T-Helferzellen, CD8$^+$: zytotoxische T-Zellen) → produzieren Interleukine und Lymphokine

Im Ausstrich imponieren B- und T-Lymphozyten als kleine, weitgehend vom Kern ausgefüllte Zellen mit marginalem Zytoplasmaanteil. B-Lymphozyten lassen sich von T-Lymphozyten im Blutausstrich makroskopisch nicht differenzieren, dazu sind durchflusszytometrische Untersuchungen ihrer unterschiedlichen Oberflächenmoleküle (CD4 und CD8 bei T-Zellen, CD19 und CD20 bei B-Zellen) notwendig.

1.5 Diagnostik

1.5.1 Blutbild

Ein erster Schritt zur Diagnose hämatologischer Erkrankungen ist die Anfertigung eines (kleinen) **Blutbildes** (Tab. 1.4). Dieses gibt Aufschluss über
- **Anzahl** der Erythro-, Leuko- und Thrombozyten
- **Hämoglobinkonzentration (Hb) und Hämatokrit (Hkt)**: Erhöhte Werte findet man z. B. bei Polyglobulie, Sportlern und Dehydratationszuständen, erniedrigte bei Eisenmangelanämie oder Thalassämie.
- **Erythrozytenindizes**:
  - mittleres korpuskuläres Volumen (**MCV**): durchschnittliches Volumen eines Erythrozyten
  - mittlerer korpuskulärer Hämoglobingehalt (**MCH**): mittlerer Hb-Gehalt eines einzelnen Erythrozyten
  - mittlere korpuskuläre Hämoglobinkonzentration (**MCHC**): Hämoglobinkonzentration aller zellulären Blutbestandteile.

Das **Differenzialblutbild** enthält zusätzlich eine Aufschlüsselung der verschiedenen Leukozytenpopulationen und Reifungsstadien der Blutzellen und ist in der Regel bei der Abklärung hämatologischer Erkrankungen unverzichtbar. Man spricht auch vom „großen Blutbild". Zum Blutbild im Kindesalter s. Pädiatrie [S. B563].

Indikationen: Das kleine Blutbild wird **routinemäßig** im Rahmen von Vorsorgeuntersuchungen angefertigt und gehört zu jedem Ausgangsstatus. Weitere Indikationen sind:

Tab. 1.4 Blutbild (Normwerte)

Parameter	Normwert
kleines Blutbild	
Leukozyten	4 000–11 000/µl
Thrombozyten	140 000–345 000/µl
Erythrozyten	• Männer: 4,5–5,9 Mio/µl • Frauen: 4,1–5,1 Mio/µl
Hämoglobin	• Männer: 13,5–17,5 g/dl • Frauen: 11,5–15,5 g/dl
Hämatokrit	• Männer: 41–50 % • Frauen: 37–46 %
Erythrozytenindizes*	• MCV: 77–99 fl • MCH: 28–34 pg • MCHC: 32–36 g/dl
Differenzialblutbild	
neutrophile Granulozyten	• segmentkernige neutrophile Granulozyten: 50–70 % • stabkernige neutrophile Granulozyten: ≤ 5 %
eosinophile Granulozyten	≤ 5 %
basophile Granulozyten	≤ 2 %
Monozyten	2–6 %
Lymphozyten	25–45 %
Retikulozyten	• Männer: 0,8–2,5 % • Frauen: 0,8–4,1 %

* MCV: mittleres korpuskuläres Volumen, MCH: mittlerer korpuskulärer Hämoglobingehalt, MCHC: mittlere korpuskuläre Hämoglobinkonzentration

- V. a. Veränderung einer oder mehrerer Zellreihen (z. B. klinisch durch Anämie, Infektneigung oder Gerinnungsschwäche) und zur Charakterisierung einer Anämie
- Verlaufsdiagnostik bei Entzündungsprozessen (Leukozytenzahlen).

1.5.2 Blutausstrich

Im Blutausstrich lassen sich **qualitative** und **quantitative Veränderungen** der **Blutzellen** mit dem Mikroskop sicher erkennen. Indikationen für einen Blutausstrich sind:
- qualitative Veränderungen von Thrombozyten, Erythrozyten oder Leukozyten (z. B. Neoplasien, Thalassämien, thrombotische Mikroangiopathien)
- Diagnostik parasitärer Entzündungen im Blut (z. B. Malaria, Schistosomiasis)
- Retikulozytenzählung bei V. a. verminderte oder gesteigerte Erythropoese.

MERKE Nicht physiologische Zellen wie leukämische Blasten oder Erythroblasten können meist erst bei der mikroskopischen Zählung erfasst werden. Dazu sollte der Objektträger immer von Rand zu Rand untersucht werden.

1.5.3 Retikulozyten

Retikulozyten sind Vorstufen der Erythrozyten. Sie enthalten zwar keinen Kern mehr, aber im Gegensatz zu reifen Erythrozyten noch RNA und Zellorganellen. Die Retikulozytenzahl kennzeichnet die Aktivität der Erythropoese. Die Zahl wird in Prozent zu den reifen Erythrozyten angegeben. Die Normwerte liegen bei 0,8–2,5 % (Männer) und 0,8–4,1 % (Frauen). Zudem kann man den **Retikulozytenproduktionsindex (RPI)** berechnen, der die Regenerationsfähigkeit der Erythropoese widerspiegelt. Er ist insbesondere in der Anämiebeurteilung aussagekräftig.

$$RPI = \frac{\text{Retikulozyten in \%} \times \text{Ist-Hämatokrit}}{\text{Ret-Shift in Tagen} \times \text{Norm-Hämatokrit (45)}} \times 100$$

Unter der **Retikulozytenshift** versteht man die Verschiebung des Reifungsortes der Retikulozyten vom Knochenmark ins Blut abhängig vom Hämatokrit. Fällt der Hämatokrit z. B. stark ab, treten die Retikulozyten früher ins periphere Blut über und verbleiben dort länger. Der Retikulozytenshift in Tagen bezeichnet somit die Anzahl der Tage, die ein Retikulozyt im peripheren Blut vorhanden ist. Bei einem Hkt von 45 % ist er 1, bei einem Hkt von 25 % 2 und bei einem Hkt von 15 % 2,5.

1.5.4 Knochenmarkuntersuchung

Knochenmark kann entweder durch Knochenmarkaspiration oder -biopsie gewonnen werden.

- Bei der **Knochenmarkaspiration** werden einzelne Knochenmarkzellen entnommen (→ zytologische Untersuchung).
- Bei der **Knochenmarkbiopsie** entnimmt man hingegen eine Gewebeprobe mit Knochenmarkzellen und Matrix (→ histologische Untersuchung).

In der Klinik führt man wegen der deutlich höheren Aussagekraft immer eine Aspiration und Biopsie durch. Oft kann in der Aspiration nämlich kein Knochenmarksblut gewonnen werden, außerdem besteht kaum Mehraufwand durch die Biopsie. Tab. 1.5 zeigt die wichtigsten Indikationen für die Knochenmarkaspiration bzw. -stanze.

Knochenmarkaspiration: Bei der Knochenmarkaspiration werden einzelne Knochenmarkzellen für die **zytologische Untersuchung** gewonnen. Nach Infiltration der Haut, des Gewebes über der Spina iliaca posterior superior und direkt des Periosts mit einem Lokalanästhetikum wird eine Hautinzision gesetzt und eine Punktionsnadel unter gleichmäßigen Drehbewegungen bis zum Knochen eingeführt. Anschließend wird der Mandrin der Nadel entfernt, eine Spritze aufgesetzt und ca. 3 ml flüssiges Knochenmark mit zellulären Bestandteilen aspiriert, was u. U. sehr schmerzhaft sein kann. Das Aspirat wird sofort auf einem Objektträger ausgestrichen und kann für unterschiedliche Untersuchungen aufbereitet werden:

- **Zytologie** nach Papenheim-Färbung
- **Zytochemie** zum Nachweis bestimmter Zellbestandteile (Spezialfärbungen, z. B. PAS [Glykogen], Peroxidase, Berliner Blau [„Eisenfärbung"])

Tab. 1.5 Indikationen für Knochenmarkaspiration und -stanze

Indikation	Knochenmarkaspiration	Knochenmarkstanze
Knochenmarkaplasie	+	+
myelodysplastisches Syndrom [S. A614]	+	+
isolierte Verminderung einer Zellreihe (Anämie, Leukopenie, Thrombozytopenie)	+	–*
chronisch-myeloproliferative Erkrankungen [S. A608]	+	+
akute Leukämien (s. Neoplastische Erkrankungen [S. A604])	+	–
Hodgkin-Lymphom [S. A616]	(+) –	+
Non-Hodgkin-Lymphome [S. A619]	(+)	+
monoklonale Gammopathien [S. A626]	+	+
Knochenmarkmetastasen	(+/–)	+
Osteopathien (z. B. Morbus Paget, renale Osteopathie)	meist –	+

* Wird im Klinikalltag dennoch oft gemacht.

- **Immunphänotypisierung** zum Nachweis von Oberflächenantigenen durch fluoreszenzmarkierte Antikörper und deren Detektion mittels Durchflusszytometrie (FACS)
- **Zytogenetik** zum Nachweis von Chromosomenaberrationen mittels klassischer Karyotypisierung und Fluoreszenz-in-situ-Hybridisierung für bekannte chromosomale Veränderungen (z. B. Philadelphia-Chromosom bei CML)
- **molekularbiologische Untersuchungen** (z. B. PCR) zur Identifizierung von tumorspezifischen Mutationen

> **MERKE** Vorteil: schnelle Durchführbarkeit (Befundung innerhalb von 1–2 h). Sie hat daher einen zentralen Stellenwert in der **Akutdiagnostik**.
> **Nachteil:** Anders als die Stanze ermöglicht sie allerdings keine Aussagen über die histologische Knochenmarkbeschaffenheit.

Knochenmarkstanze (Knochenmarkbiopsie): Bei der Knochenmarkstanze wird eine Gewebeprobe (Knochenmarkzellen und Matrix) für die **histologische Untersuchung** entnommen. Mit ihrer Hilfe können **Umbauprozesse** der Knochenmarkmikroarchitektur erfasst werden. Haut und Gewebe über der Spina iliaca posterior superior werden mit einem Lokalanästhetikum infiltriert und eine Hautinzision gesetzt. Danach führt der Arzt die flache Hohlnadel (Jamshidi-Nadel) bis zum Knochen. Anschließend wird der Mandrin herausgezogen und die Hohlnadel unter Drehbewegungen ca. 2–3 cm in den Knochen eingeführt und ein ca. 1,5 cm langer Knochenzylinder entnommen. Die gewonnene Stanze wird direkt in Formalin überführt.

> **MERKE** Bei starker Blutungsgefahr (z. B. bei Antikoagulation) sollte eine Knochenmarkstanze wenn möglich vermieden werden. Eine Knochenmarkaspiration ist allerdings auch bei einer Thrombopenie möglich.

2 Veränderungen des roten Blutbildes

2.1 Grundlagen

Eine Verminderung des Hämoglobins oder der Erythrozytenzahl führt zu einem eingeschränkten Sauerstoff- und Nährstofftransport und hat damit direkte Konsequenzen für die Versorgung aller peripheren Gewebe. Die **Anämie**, also die Verminderung von Hämoglobin, Hämatokrit und Erythrozytenzahl, ist die häufigste Veränderung im Blutbild. Seltener ist deren Erhöhung (**Polyzythämie** oder **Polyglobulie**).

2.1.1 Anämien

> **DEFINITION** Definitionsgemäß spricht man von einer Anämie, wenn der Hämoglobingehalt (Hb), der Hämatokrit (Hkt) oder die Erythrozytenzahl den alters- und geschlechtsabhängigen Richtwerten gegenüber erniedrigt sind.
> - Hb < 11,5 g/dl (Frau) bzw. Hb < 13,5 g/dl (Mann)
> - Hkt < 37 % (Frau) bzw. Hkt < 41 % (Mann)
> - Erythrozytenzahl: < 4,1 Mio/µl (Frau) bzw. < 4,5 Mio/µl (Mann)

Einteilung: Tab. 2.1 zeigt die Klassifikation von Anämien anhand der charakteristischen Laborparameter und ihrer Ätiopathogenese.

Klinik: Die Symptome einer Anämie resultieren aus der generellen Minderversorgung des Körpers mit Sauerstoff. Typisch sind **generelle Blässe** von Haut und Schleimhäuten (besonders der Konjunktiven), Müdigkeit, Leistungsabfall, Dyspnoe, Tachykardie mit Palpitationen, Kopfschmerzen, Schwindelgefühl sowie Ohrensausen. Nur bei sehr ausgeprägten Anämien kann auch eine zentrale Zyanose mit bläulicher Färbung von Lippen und Akren auftreten.

Diagnostik: Bei klinischem Verdacht sichert das **Blutbild** die Diagnose. Gleichzeitig kann so die Art der Anämie eingegrenzt werden. Erhoben werden die Erythrozytenzahl, Hämoglobin- und Hämatokritwert, MCH, MCV und MCHC.

Weitere wichtige Laborparameter sind:
- Retikulozyten: erhöht bei gesteigerter Hämatopoese
- Serum-Eisen, Serum-Transferrin und Serum-Ferritin: Abklärung einer Eisenmangelanämie.

Mittels **Blutausstrich** und **Knochenmarkpunktion** kann die Erythrozytenmorphologie bzw. die Blutbildung im Knochenmark beurteilt werden. Abb. 2.1 und Abb. 2.2 zeigen das diagnostische Vorgehen bei mikro- bzw. nicht mikrozytärer Anämie.

Im Blutausstrich zeichnen sich Anämien durch eine veränderte Erythrozytenmorphologie (Tab. 1.2) und einen reduzierten Hämoglobingehalt aus. Regelmäßig kommt es zu einer **Poikilozytose** (Formveränderung der Erythrozyten) und einer Anisozytose (ungleiche Größe der Erythrozyten).

Tab. 2.1 Klassifikation von Anämien

Anämietyp	MCH und MCV	pathophysiologische Prinzipien	Erkrankungen	weitere Laborparameter
hypochrome mikrozytäre Anämie	↓	gestörte Hb-Synthese mit Hb-Abfall bei gleichbleibender Erythrozytenzahl	• Eisenmangelanämien • Thalassämien	• bei Eisenmangel: Ferritin ↓ und Transferrin ↑ • bei Thalassämie: Eisen ↑, Retikulozyten ↑
normochrome normozytäre Anämie	normal	Erythrozytenverlust mit angepasster Hämoglobinbildung → unveränderter Hämoglobingehalt pro Zelle	• aplastische Anämien • renale Anämien • Blutungen • hämolytische Anämien	• bei aplastischer/renaler Anämie: Retikulozyten ↓, Haptoglobin normal • bei Blutungen und hämolytischen Anämien: Retikulozyten ↑, Haptoglobin ↓
hyperchrome makrozytäre Anämie	↑	Erythrozytenbildungsstörung → das unveränderte Hämoglobin wird auf eine geringere Anzahl an Erythrozyten verteilt	• Vitamin-B_{12}- oder Folsäuremangel • selten: Lesch-Nyhan-Syndrom und Orotazidurie (Störung des Pyrimidinstoffwechsels)	• Retikulozyten normal oder ↓ • bei Mangelanämie: Folsäure- bzw. Vitamin-B_{12}-Spiegel ↓

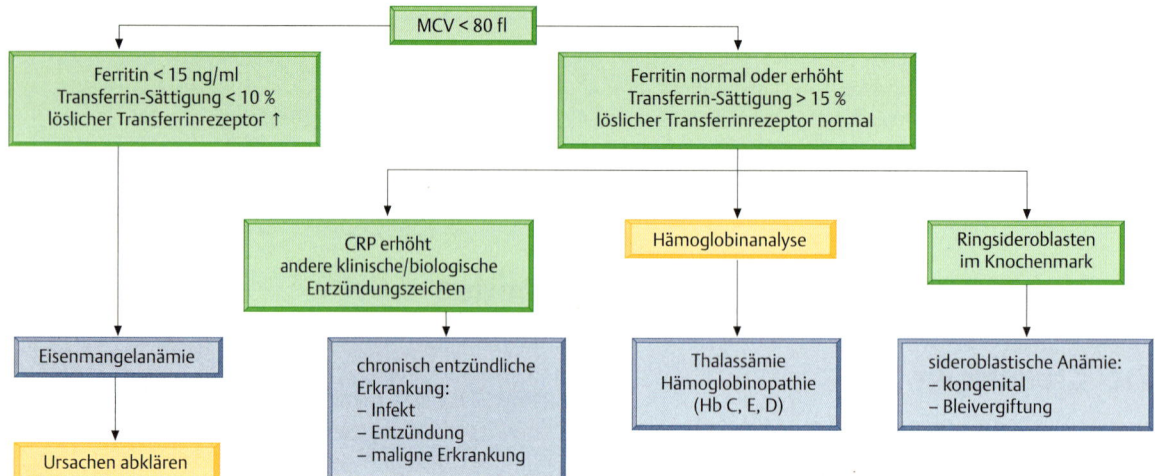

Abb. 2.1 **Diagnostisches Vorgehen bei mikrozytärer Anämie.** (aus: Greten, Rinninger, Greten, Innere Medizin, Thieme, 2010)

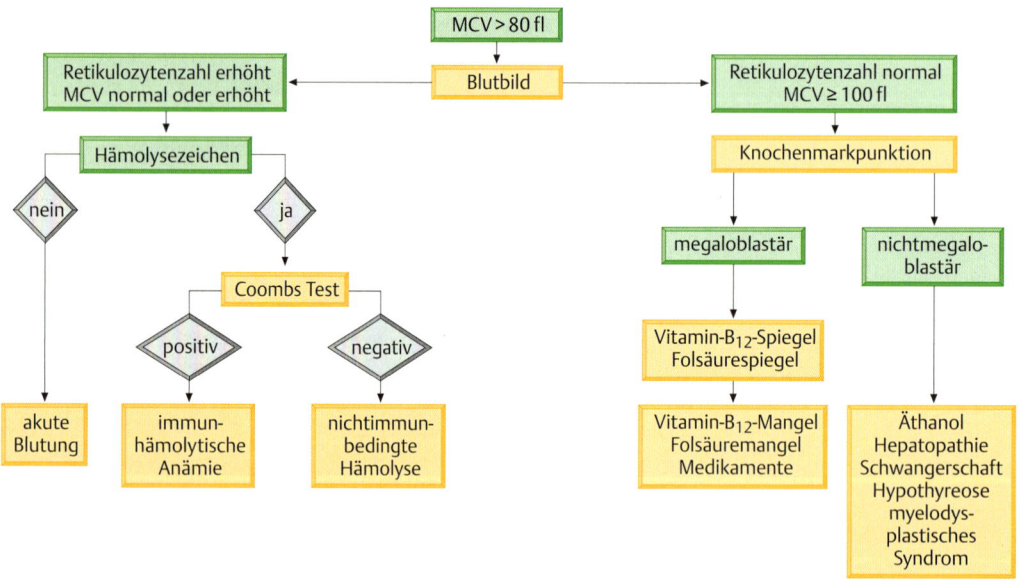

Abb. 2.2 **Diagnostisches Vorgehen bei nicht mikrozytärer Anämie.** (aus: Greten, Rinninger, Greten, Innere Medizin, Thieme, 2010)

2.1.2 Polyzythämie

Synonym: Polyglobulie

Eine Erhöhung von Erythrozytenzahl, Hämatokrit und Hämoglobin (**Polyzythämie**) kann ebenfalls pathologisch sein. Man unterscheidet die **primäre** Polyzythämie, die im Rahmen von myeloproliferativen Erkrankungen auftritt (s. Neoplastische Erkrankungen [S. A608]), von den **sekundären** Formen, die durch eine gesteigerte Erythropoetinsekretion bedingt sind (**Tab. 2.2**), bzw. auch von **relativen** Formen, die bei Volumenmangel auftreten (z. B. starkes Erbrechen) und mit normalen EPO-Spiegeln einhergehen. Die klinische Symptomatik entsteht durch die **Hyperviskosität** des Blutes (erhöhte Thromboseneigung, arterielle Hypertonie, Durchblutungsstörungen mit Kopf-schmerzen, Sehstörungen und Ohrensausen sowie Belastungsdyspnoe).

2.2 Eisenmangelanämie

Synonym: sideropenische Anämie

DEFINITION Anämie aufgrund mangelnder Zufuhr, erhöhtem Verlust bzw. erhöhtem Bedarf an Eisen. Der Hämoglobingehalt eines einzelnen Erythrozyten ist erniedrigt, deren Gesamtzahl jedoch normal.

Physiologie:
Eisenstoffwechsel: Der Eisengesamtgehalt im Körper ist geschlechtsabhängig (im Mittel 3,5 g bei Männern und 2,1 g bei Frauen). Dies entspricht 45–60 mg/kg Körper-

2.2 Eisenmangelanämie

Tab. 2.2 Ursachen der sekundären Polyglobulie

Polyglobulieform	EPO-Spiegel	Auslöser
absolute Polyglobulie	↑	**mit pO_2 ↓:** • kompensatorische Steigerung der Erythropoese bei Hypoxie (z. B. chronische Lungenerkrankungen, Herzvitien mit Rechts-links-Shunt, Aufenthalt in großen Höhen, Kettenraucher) **mit normalem pO_2:** • autonome Erythropoetinproduktion: paraneoplastisch (z. B. nicht kleinzelliges Bronchialkarzinom, Nierenzellkarzinom), verschiedene Nierenerkrankungen (z. B. Zystenniere, Nierenarterienstenose) • kompensatorisch gesteigerte Erythropoetinproduktion bei Hämoglobinstörungen (Methämoglobinämie, CO-Hb bei Rauchern) • hormonelle Stimulation der Erythropoese: z. B. Cushing-Syndrom, Therapie mit Steroiden oder Androgenen • exogene EPO-Zufuhr (Doping)
relative Polyglobulie	normal	Exsikkose (starkes Schwitzen, Diarrhö, Erbrechen, Polyurie) mit normaler absoluter Erythrozytenzahl

gewicht. Der Großteil des Eisens (65–70 %) ist an das Hämoglobin gebunden (Hämoglobin-Eisen) und liegt zusammen mit dem an Myglobin gebundenen Eisen (4 %) und den eisenhaltigen Enzymen (z. B. Cytochrome der Atmungskette) in aktiv verfügbarer Form vor (**Funktionseisen**). Ein Drittel wird als **Speichereisen** in Form von Hämosiderin und Ferritin im retikuloendothelialen System von Milz, Leber und Knochenmark abgelagert. Im Serum wird Eisen an Transferrin gebunden transportiert.

Der **Eisenbedarf** beträgt (ebenso wie der tägliche Eisenverlust) 1–2 mg/d. Bei der menstruierenden Frau sowie in der Schwangerschaft und im Wachstum ist der Eisenbedarf jeweils erhöht. In der Regel werden nur 5–20 % des mit der Nahrung aufgenommenen Eisens auch wirklich im oberen Dünndarm resorbiert. Dieser Anteil kann allerdings bei Zuständen von Eisenmangel auf bis zu 40 % gesteigert werden, da dann die in den Enterozyten gespeicherten Eisenvorräte geleert werden.

In der Nahrung liegt das Eisen in 2- (Fe^{2+}) und 3-wertiger (Fe^{3+}) Form vor. Über das Darmepithel wird fast ausschließlich Fe^{2+} transportiert (nur in sehr geringen Mengen auch Fe^{3+}). Oral aufgenommenes Fe^{3+} wird vorwiegend durch reduzierende Agenzien in Fe^{2+} umgewandelt (z. B. Vitamin C, Ferrireduktase), welches dann apikal von einem Ionentransporter aufgenommen und durch die Zelle transportiert wird. An der basolateralen Seite des Enterozyten wird das Eisen durch Oxidation wieder in seine 3-wertige Form überführt und anschließend im Blut an Transferrin gebunden. Makrophagen setzen ihrerseits Eisen aus den Speichern des retikuloendothelialen Systems frei. Dieses Eisen bindet ebenso an Transferrin und wird – gemeinsam mit dem Nahrungseisen – den erythropoetischen Zellen zur Hämoglobinsynthese zugeführt. Normalerweise ist Transferrin zu 15–40 % mit Eisen gesättigt (**gesättigte Eisenbindungskapazität**). Die intrazelluläre Eisenaufnahme erfolgt über den Transferrinrezeptor (TFR). Bei Eisenmangel wird dieser entsprechend hochreguliert und ist dann im Serum als löslicher Transferrinrezeptor (**sTFR**) erhöht nachweisbar. Die sTfR-Konzentration steigt direkt proportional mit einem Eisenmangel, kann aber auch bei einer hyperproliferativen Erythropoese erhöht sein (Beurteilung immer in Zusammenschau mit Ferritin und Retikulozytenzahl).

Das Hormon **Hepcidin** wird in der Leber gebildet und reguliert die Eisenaufnahme im Duodenum. Bei der Hämochromatose führt die verminderte Bildung von Hepcidin zu einer Eisenüberladung des Körpers (s. Endokrines System und Stoffwechsel [S. A366]).

Epidemiologie: Die Eisenmangelanämie ist mit 80 % die häufigste aller Anämieformen. Durch den erhöhten Eisenverlust und -bedarf während der Menstruation und Gravidität sind v. a. Frauen im gebärfähigen Alter betroffen.

Ätiologie: Tab. 2.3 zeigt die Ursachen des Eisenmangels. Bei Säuglingen im 3. Lebensmonat besteht aufgrund verminderter Eisenreserven eine physiologische Anämie (Trimenonanämie, s. Pädiatrie [S. B563]).

> **MERKE** Die häufigste Ursache eines Eisenmangels ist ein chronischer Blutverlust (z. B. Hypermenorrhö, okkulte Gastrointestinalblutung).

Tab. 2.3 Ätiologie der Eisenmangelanämie

Ursache des Eisenmangels	Beispiele
erhöhter Verlust (Blutung)	• vaginale Blutung: Hypermenorrhö (Myome, Intrauterinpessar) • Gastrointestinalblutung: Divertikel, Karzinom, Ulzera, Varizen, Medikamente (z. B. NSAR) • urethrale Blutung: Nieren- bzw. Blasensteine (-tumoren) • iatrogen: häufige Blutentnahmen, Operationen, Hämodialyse • andere: Blutungsquellen in Lunge, Nasen-Rachen-Raum, nach Traumen, hämorrhagische Diathese
erhöhter Bedarf	• Schwangerschaft • Wachstumsphase (Kleinkinder, Jugendliche)
verminderte Resorption	• chronisch-atrophische Gastritis (Achlorhydrie: Fe-Resorption bei pH < 2 am größten) • Magen-, Darmresektionen • Malabsorptionssyndrome, z. B. bei Zöliakie
verminderte Zufuhr	• streng vegetarische Kost (Fleisch fördert zusätzlich die Fe-Resorption), Fasten, lange gestillte Säuglinge ohne Beikost

2 Veränderungen des roten Blutbildes

Pathogenese: Durch den chronischen Eisenmangel kommt es ab einer totalen Eisenbindungskapazität von unter 15% zu einer Eisenminderversorgung der Erythrozyten und einer gestörten Hämsynthese. Dies äußert sich mit einem erniedrigten Hämoglobingehalt (**hypochrome** Erythrozyten mit erniedrigtem MCH) sowie einem verkleinerten Volumen (**mikrozytäre** Erythrozyten mit vermindertem MCV) der Erythrozyten. Die Erythropoese ist hypoplastisch. Der Eisenmangel führt zusätzlich auch zu einer Verarmung der eisenabhängigen Enzyme, was sich klinisch insbesondere an Haut- und Schleimhaut (Plummer-Vinson-Syndrom [Cave: Präkanzerose für Ösophaguskarzinom!]) sowie am Nervensystem bemerkbar macht (**nicht erythropoetische Effekte des Eisenmangels**).

Bei chronischen Anämien kann es durch die wiederholten Bluttransfusionen zu **Siderosen** mit Eisenablagerung in den Organen und damit verbundenen Organschädigungen kommen. Vorwiegend betroffen sind Herz und Leber. Darüber hinaus reagiert 2-wertiges Eisen mit H_2O_2 unter Bildung eines zellschädigenden Hydroxylradikals.

Klinik: Kann der Verlust bzw. Mehrbedarf an Eisen vom Körper nicht mehr ausgeglichen werden, manifestiert sich der Eisenmangel klinisch. Die Symptomatik ist abhängig vom Schweregrad sehr vielfältig.
- **allgemeine Anämiesymptome:** [S. A139]
- **Haut- und Schleimhautsymptome:** Mundwinkelrhagaden, Atrophie der Mundschleimhaut, Glossitis, Dysphagie (=**Plummer-Vinson-Syndrom**), diffuser Haarausfall, brüchige Haare und Nägel sowie Hohl- und Rillennägel (Abb. 2.3)
- **unspezifische neurologische Symptome:** Kopfschmerzen, Konzentrationsstörungen, u. U. Restless-Legs-Syndrom, abnorme Essgelüste auf Erde bzw. Kalk (Pica-Syndrom).

Diagnostik: Anhand der typischen **Laborparameter** kann die Diagnose gesichert werden: Erniedrigt sind Hb, Serum-Eisen und Serum-Ferritin (<12 µg/l), Serum-Transferrin ist erhöht. Das Speichereisen ist bereits initial erniedrigt. MCV und MCH sind als Zeichen der hypochromen, mikrozytären Anämie ebenfalls vermindert. Im **Blutausstrich** ist die Retikulozytenzahl erniedrigt bis normal. Abb. 2.4 zeigt einen charakteristischen Blutausstrich bei schwerer Eisenmangelanämie. Ist der Eisenmangel

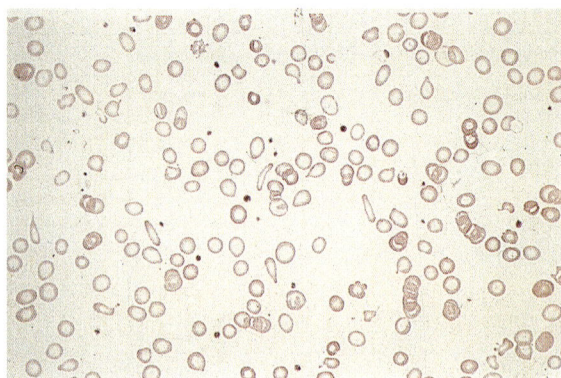

Abb. 2.4 Blutausstrich bei schwerer Eisenmangelanämie. Nachweisbar sind eine ausgeprägte Poikilozytose, Anisozytose und Hypochromie der Erythrozyten. (aus: Baenkler et al., Duale Reihe Innere Medizin, Thieme, 2009)

bestätigt, muss nach seiner Ursache gesucht werden (Ausschluss einer okkulten Blutung, eines Karzinoms etc.).

Stadien des Eisenmangels:
- **prälatentes Stadium:** Speichereisen ↓, Serum-Ferritin ↓
- **latentes Stadium:** funktioneller Eisenmangel (= eisendefizitäre Erythropoese): zusätzlich: Serum-Eisen ↓, Sideroblasten im Knochenmark ↓, erythrozytäres Protoporphyrin ↑, Transferrinsättigung ↓ und Transferrin ↑
- **manifestes Stadium:** Auftreten der Anämiesymptomatik, im Labor zusätzlich: Hb ↓, MCV und MCH ↓, Serum-Ferritin < 12 µg/l.

Differenzialdiagnosen: Differenzialdiagnostisch müssen die anderen hypochromen Anämien bzw. Anämien mit vermindertem Gehalt an Serum-Eisen ausgeschlossen werden (s. auch Tab. 2.4):
- **Thalassämie** [S. A148]: Vorwiegend sind Kinder und Jugendliche betroffen. Im Gegensatz zur Eisenmangelanämie findet sich im Knochenmarkaspirat reichlich Speichereisen. Im Blutausstrich sind Targetzellen charakteristisch. Ferritin und Serum-Eisen sind normal bis erhöht, Transferrin normal bis erniedrigt.
- **Tumor-** oder **Infektanämie** [S. A152]: meist normochrom (75%). Bei einer leicht hypochromen Anämie ist Ferritin erhöht, Serum-Eisen und Transferrin sind erniedrigt.

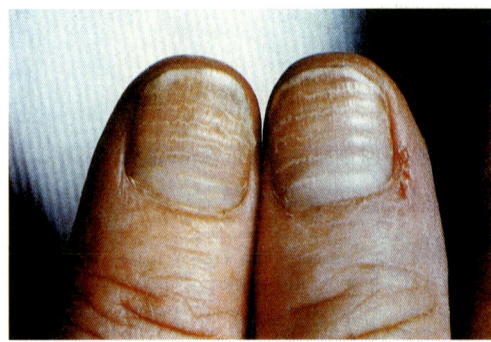

Abb. 2.3 Nagelveränderungen bei Eisenmangelanämie.
(aus: Baenkler et al., Kurzlehrbuch Innere Medizin, Thieme, 2010)

Tab. 2.4 Differenzialdiagnosen der Eisenmangelanämie

	Eisenmangelanämie	Thalassämie	Tumor-, Infektanämie	myelodysplastisches Syndrom
Hb	↓	↓	↓	↓
Serum-Eisen	↓	↑	↓	↑
Serum-Ferritin	↓	↑	↑	↑
Transferrin	↑	n bis ↓	↓	↓
MCV, MCH	↓	↓	n bis ↓	n bis ↓ *

n = normal; * am häufigsten jedoch hyperchrome Anämie, dann ↑

- **Myelodysplastische Syndrome** [S.A614] sind zu 70–75 % mit einer (meist hyperchromen) Anämie vergesellschaftet. Bei hypochromen Formen gelingt die Unterscheidung anhand der charakteristischen Befunde der gestörten Hämatopoese im Knochenmark und des erhöhten Serum-Ferritins.

> **MERKE** Für die Eisenmangelanämie charakteristisch ist der Mangel an Speichereisen (Serum-Ferritin ↓). Bei den übrigen Anämieformen sind die Eisenspeicher normal bis vermehrt! Cave: Da Ferritin ein Akute-Phase-Protein ist, kann eine Eisenmangelanämie bei einem gleichzeitigen akuten Infekt verschleiert werden (Ferritin ist in der Situation erhöht).

Therapie: Die Behandlung der Grundkrankheit ist die wichtigste therapeutische Maßnahme. Zur symptomatischen Therapie kann oral (Methode der Wahl) bzw. parenteral Eisen substituiert werden. In der Schwangerschaft sowie bei Frühgeborenen ist eine prophylaktische Eisengabe notwendig.

Orale Eisensubstitution: Die orale Therapie (Fe^{2+}) erfolgt mit 2-wertigem Eisen. Verabreicht werden 100–200 mg Fe(II)-Sulfat oder -Ascorbinsäure verteilt auf 2–3 Dosen/d. Die Resorption von Fe^{2+} ist nüchtern deutlich besser, daher sollten die Präparate vor den Mahlzeiten eingenommen werden. Nach 1 Woche sollte ein Anstieg der Retikulozyten und des Hämoglobins zu beobachten sein. Ist dies nicht der Fall, kann eine Eisenresorptionsstörung vorliegen.

Die Therapie wird so lange weitergeführt, bis die Serum-Ferritinspiegel im Normbereich liegen (teilweise bis 6 Monate).

Cave: Eine Dosis von 3 g Fe(II)-Sulfat ist bereits letal für Kinder! Eisentabletten sollten daher unzugänglich für Kinder aufbewahrt werden.

Parenterale Eisentherapie: Zur parenteralen Therapie (Fe^{3+}) werden kolloidale Eisenverbindungen oder Eisen-Dextran-Komplexe verwendet. Unbedingt notwendig ist eine **genaue Bilanzierung**, da die Gefahr der Eisenüberladung besteht (→ physiologischerweise keine aktive Fe-Ausscheidung möglich). Die Indikationen zur parenteralen Therapie sind daher beschränkt. Notwendig wird sie bei Malabsorptionssyndromen (z. B. Zöliakie) oder starken Nebenwirkungen der oralen Therapie (z. B. Ulzera).

0,1–0,3 % aller Patienten entwickeln nach parenteraler Eisengabe einen **anaphylaktischen Schock** (vorausgehender Verträglichkeitstest wird empfohlen) bzw. zeigen akute Vergiftungssymptome wie Hitzegefühl, Übelkeit und Erbrechen, Kopfschmerzen etc.

Pro Tag dürfen maximal 100 mg Eisen i. v. (entspricht ca. 1,5 mg/kg) appliziert werden (→ Gefahr der Eisenintoxikation). Die Korrektur des Fe-Defizits muss somit über mehrere Wochen verteilt erfolgen (2–3 Kurzinfusionen pro Woche). Als klinischer Kontrollparameter wird Serum-Ferritin verwendet. Die Therapie sollte fortgeführt werden, bis dieses den Normbereich erreicht (> 50 ng/ml).

2.3 Blutungsanämien

> **DEFINITION** Anämien infolge akuter oder chronischer Blutverluste.

Ätiologie: Die quantitativ bedeutsamsten anatomischen Blutungsquellen sind der **Gastrointestinal**- und der **Urogenitaltrakt** (v. a. bei Frauen).

Klinik:
- **akute Blutungen:** Schockzeichen (Kollaps, Tachykardie, Tachypnoe)
- **chronische Blutungen:** Im Vordergrund stehen Schwäche und ein Leistungsknick. ZNS-Symptome wie Ohrensausen und Kopfschmerzen sind ebenfalls häufig. Chronisch-okkulte Blutungen sind meist mit einer Eisenmangelsymptomatik kombiniert.

Diagnostik: Akute Blutungen werden i. d. R. in der klinischen Untersuchung auffällig (z. B. Hämatemesis, perianale Blutung). Um die Ursache der Blutung zu klären, ist oft die Anamnese hilfreich. Beispielsweise führt ein Alkoholabusus zur Leberzirrhose und in weiterer Folge zur Ausbildung von Ösophagusvarizen (häufige Blutungsquelle). Bei chronischen Anämien sollten immer ein Haemoccult-Test (Blut im Stuhl?) und eine endoskopische Untersuchung (Gastroskopie, Koloskopie) durchgeführt werden. Bei Kindern ist ein Meckel-Divertikel oft Ausgangspunkt unerkannter Blutungen (s. Chirurgie [S. B141]). Nachgewiesen wird es mittels Natriumpertechnetat-Szintigrafie oder Kontrastmittel-CT.

Therapie: Sowohl bei akuten als auch bei chronischen Blutungen ist die Suche nach der Blutungsquelle – sowie die Behandlung der Grunderkrankung – obligat. Bei massiven Blutverlusten muss die Blutung endoskopisch bzw. ggf. chirurgisch gestillt werden.

Um den Volumenverlust zu kompensieren, müssen Elektrolytlösungen und Plasmaexpander gegeben werden. Bei schweren Blutverlusten werden zusätzlich Erythrozytenkonzentrate transfundiert. Ein Erythrozytenkonzentrat steigert den Hämoglobinwert um 1 g/dl. Vor der Transfusion ist immer ein Bedside-Test (s. Immunsystem und rheumatologische Erkrankungen [S.A461]) durchzuführen und dessen Ergebnis zu dokumentieren.

Komplikationen einer Transfusion sind immunologische Reaktionen (s. Immunsystem und rheumatologische Erkrankungen [S.A461]) und die Entwicklung eines Lungenödems (TRALI = transfusionsassoziierte Lungeninsuffizienz).

Bei kardiologisch normalen Befunden besteht die Indikation zur Transfusion bei Hb-Werten < 6 g/dl. Bei kardiovaskulären Risikofaktoren (z. B. KHK) oder Zeichen einer anämischen Hypoxie (z. B. Tachykardie, Hypotonie, Laktazidose), sollte bereits früher transfundiert werden.

2.4 Megaloblastäre Anämie

DEFINITION Mangelzustände an Vitamin B$_{12}$ oder Folsäure, die mit einer gestörten DNA-Synthese und der Bildung von typischen Megaloblasten einhergehen.
Tritt die Vitamin B$_{12}$-Mangelanämie als Folge einer chronisch-atrophen Typ-A-Gastritis auf, spricht man von einer **perniziösen Anämie**.

Physiologie: Vitamin B$_{12}$ (Cobalamin) und Folsäure sind essenzielle Kofaktoren der DNA-Synthese. **Vitamin B$_{12}$** greift in den Metabolismus der Aminosäure Methionin ein: Es ist Kofaktor der Remethylierung von Homocystein zu Methionin. Vitamin B$_{12}$ muss mit der Nahrung (tierische Lebensmittel sind besonders reich an Vitamin B$_{12}$) zugeführt werden, erst im Magen wird es durch Proteolyse aus seiner proteingebundenen Form freigesetzt. Dort wird es an den sog. Intrinsic Factor (ein von den Parietalzellen des Magens produziertes Protein) gebunden und so vor den proteolytischen Pankreasenzymen geschützt. Vitamin B$_{12}$ wird im Komplex mit Intrinsic Factor im terminalen Ileum resorbiert.

Folsäure ist als Überträger von Methylgruppen besonders für die Synthese von Purinen und Pyrimidinen entscheidend. In der Nahrung ist es besonders im Blattgemüse enthalten (lat.: folium = das Blatt). Die empfohlene Zufuhr liegt bei 400 µg/d. Folsäure wird nach Dekonjugation im Jejunum aufgenommen und in der Leber gespeichert. Die Dekonjugation kann durch bestimmte Medikamente (z. B. orale Kontrazeptiva) gestört sein.

Epidemiologie: Die Inzidenz beträgt ca. 9/100 000. Die Vitamin-B$_{12}$-Mangelanämie ist häufiger als der Folsäuremangel.

Ätiopathogenese: Ein Mangel an Cobalamin (Vitamin B$_{12}$) bzw. Folsäure führt zu einer Zellreifungsstörung, die sich besonders in den sich schnell teilenden Geweben (Knochenmark, Mund-, Darmschleimhaut) mit einer gestörten Kernreifung und Zellteilung sowohl der erythropoetischen Zellen als auch der granulo- und thrombozytären Vorläuferzellen bemerkbar macht. Da die Hämoglobinbildung nicht beeinträchtigt ist, ist der Hämoglobingehalt somit in den quantitativ verminderten Erythrozyten erhöht (**Megaloblasten**).

Ein Vitamin-B$_{12}$-Mangel tritt häufiger auf als der Folsäuremangel und hat andere Ursachen als dieser (**Tab. 2.5**).

Klinik:
Vitamin-B$_{12}$-Mangel:
- **hämatologische Symptome: Anämie** (Leistungsknick, Blässe), kutaner Ikterus (durch ineffiziente Erythropoese mit gesteigerter Hämolyse), Hepatosplenomegalie
- **gastrointestinale Symptome: Hunter-Glossitis** (Zungenbrennen und verstrichene Zungenfurchung, **Abb. 2.5**), Appetitlosigkeit, Völlegefühl, Diarrhö.
- **neurologische Symptome** (sog. funikuläre Spinalerkrankung): Sie resultieren aus einer Demyelinisierung der Hinterstränge (spinale Ataxie, Gangunsicherheit, gestörtes Vibrationsempfinden) bzw. der Pyramidenbahnen (Paresen, Pyramidenbahnzeichen). Distal betonte und symmetrische Parästhesien können insbesondere an den Beinen auftreten und sind mit rascher Ermüdbarkeit und Gangunsicherheit verbunden. Psychische Veränderungen sind selten.

MERKE Die neurologischen Störungen bei Vitamin-B$_{12}$-Mangel können auch ohne gleichzeitige Anämie auftreten.

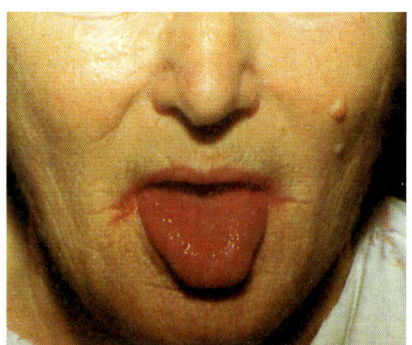

Abb. 2.5 **Hunter Glossitis.** (aus: Masuhr, Neumann, Duale Reihe Neurologie, Thieme, 2007)

Tab. 2.5 Ursachen für einen Vitamin-B$_{12}$- oder Folsäuremangel

Ursache	Vitamin-B$_{12}$-Mangel	Folsäuremangel
ungenügende Zufuhr	• vegetarische Kost	• Malnutrition (z. B. Alkoholiker) • gesteigerter Bedarf: v. a. während Schwangerschaft, Wachstumsperiode
verminderte Resorption	• Magenteilresektion oder Autoimmungastritis → verhindert die Bildung von Intrinsic Factor (= perniziöse Anämie) • Ileumresektion • Morbus Crohn (Ileitis terminalis) • Blind-Loop-Syndrom (Darminhalt von Bakterien überwuchert), Fischbandwurmbefall → Konkurrenz um Resorption	• internistische Erkrankungen mit Malabsorptionssyndrom • Pharmakotherapie mit Phenytoin, Primidon oder oralen Kontrazeptiva → verhindern die Dekonjugation von Folsäure und damit ihre Resorption
Stoffwechselstörungen	• Transcobalamin(II)-Mangel	• Behandlung mit Folsäureantagonisten (z. B. Methotrexat, Trimethoprim)

Folsäuremangel: Der Folsäuremangel führt ebenfalls zur megaloblastären Anämie. In der Schwangerschaft ist das Risiko von Neuralrohrdefekten erhöht.

> **MERKE** Bei Folsäuremangel finden sich keine neurologischen bzw. psychotischen Symptome.

Diagnostik: Wegweisend ist der Nachweis erniedrigter Vitamin-B_{12}- bzw. Folsäurespiegel im Serum bzw. in den Erythrozyten. Typische Befunde sind:
- **Megalozyten** mit erhöhtem Volumen (MCV > 97 fl) und erhöhtem Hämoglobingehalt (MCH > 34 pg) im Blutausstrich.
- Die Zellzahlen der Erythrozyten, Leukozyten sowie Thrombozyten sind vermindert (**Panzytopenie**).
- Die **Knochenmarkpunktion** zeigt eine Reifungsstörung aller 3 Blutzellreihen (ineffektive Bildung von Erythro-, Granulo- sowie Thrombozyten bei intakten Stammzellen). Das Verhältnis von Erythropoese zu Granulopoese ist zugunsten der roten Blutkörperchen verschoben (erythropoetische Hyperplasie). Es finden sich des Weiteren die für diese Anämieform charakteristischen Megaloblasten (große Erythroblasten mit großen Kernen und lockerer Chromatinstruktur, sog. Kern-Plasma-Reifungsdissoziation, Abb. 2.6).
- **Hämolysezeichen**: LDH↑, Haptoglobin↓.

Mithilfe des **Schilling-Tests** lässt sich eine Resorptionsstörung nachweisen, indem man oral radioaktives Cobalamin jeweils mit und ohne Intrinsic Factor verabreicht und anschließend seine Konzentration im 24-h-Urin misst. Hierdurch wird die Differenzierung zwischen einer Typ-A-Gastritis (Intrinsic-Factor-Mangel) und einer Resorptionsstörung im terminalen Ileum ermöglicht. Bei Intrinsic-Factor-Mangel steigt die Resorption von Vitamin B_{12} nach der Gabe von Intrinsic Factor an. Normalisieren sich die Laborwerte hingegen nicht, deutet dies auf eine Resorptionsstörung im terminalen Ileum hin. Bei einer Typ-A-Gastritis (s. Verdauungssystem [S.A238]) lassen sich zusätzlich **Antikörper** gegen Parietalzellen bzw. Intrinsic Factor nachweisen. Antikörper gegen den Intrinsic Factor bei einem Patienten mit Vitamin-B_{12}-Mangel sichern die Diagnose einer perniziösen Anämie auch ohne Schilling-Test.

Therapie: Nach Möglichkeit sollte die erkrankungsauslösende Ursache beseitigt werden: z. B. Antibiotikatherapie bei Blind-Loop-Syndrom (s. Chirurgie [S.B138]) bzw. Fischbandwurmerkrankung, Ernährungsumstellung, Alkoholabstinenz. Der Mangelzustand muss gleichzeitig durch eine entsprechende Substitution behoben werden:

Die **Substitution von Vitamin B_{12}** erfolgt parenteral (i. m., s. c.) und muss lebenslang bestehen bleiben, wenn eine chronische Resorptionsstörung ursächlich ist. Um eine Normalisierung des Blutbildes zu erreichen, sind mehrere Injektionen notwendig (z. B. 1000 µg/Woche i. m. oder s. c. für 3 Wochen). Anschließend ist eine Erhaltungstherapie (z. B. 1000 µg alle 3 Monate i. m. oder s. c.) indiziert. Am 4. bis 5. Tag der Substitutionstherapie steigen die Retikulozytenzahlen rasch an. **Cave:** In dieser Phase besteht ein Mehrbedarf an Eisen und Kalium! Eine passagere Thrombozythämie ist ebenfalls häufig (erhöhtes Thromboserisiko). Gegebenenfalls ist eine Thromboseprophylaxe indiziert.

Ein **Folsäuremangel** wird mit Folsäure 5 mg/d per os behandelt.

> **MERKE** Die alleinige Gabe von Folsäure ist bei Patienten mit Vitamin-B_{12}-Mangel streng kontraindiziert. Folsäure beseitigt zwar die Anämie bzw. Veränderungen im Blutbild, hat aber keinen Einfluss auf die neurologische Symptomatik.

2.5 Hämolytische Anämien

DEFINITION Die hämolytischen Anämien sind durch eine verkürzte Überlebenszeit der Erythrozyten bzw. deren verstärkten intra- oder extravasalen Abbau gekennzeichnet. Sie führen zu einer Verminderung der Erythrozytenzahl.

Ätiopathogenese: Sie werden nach ihrer Ursache eingeteilt. Man unterscheidet zwischen **korpuskulären** (Ursache liegt im Erythrozyten) und **extrakorpuskulären** (durch exogene bzw. endogene Noxen bedingt) Hämolysen (Tab. 2.6).

Pathophysiologie: Ein normaler Erythrozyt wird nach einer Lebensdauer von ungefähr 120 Tagen aus dem Blut entfernt und von den phagozytierenden Zellen in Milz (Hauptabbauort), Leber und Knochenmark abgebaut. Bei den meisten hämolytischen Anämien geschieht der Abbau der Erythrozyten analog zu diesem physiologischen Prozess (**extravaskuläre Hämolyse**): Die formveränderten und beschädigten Erythrozyten können die Milzmarkstränge nicht mehr passieren, bleiben hängen und werden frühzeitig eliminiert. Im Gegensatz hierzu gehen die Erythrozyten bei der **intravaskulären Hämolyse** bereits im Gefäß zugrunde. Hämoglobin wird dadurch freigesetzt und an **Haptoglobin** (Transportprotein der α_2-Fraktion)

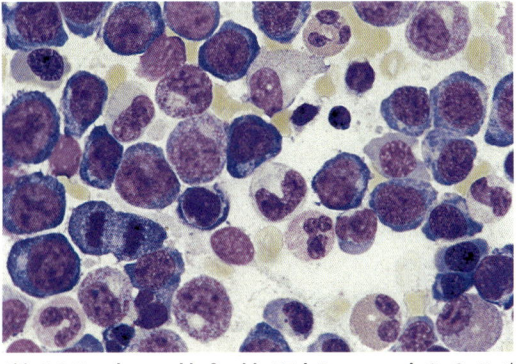

Abb. 2.6 **Knochenmarkbefund bei Folsäuremangel.** Große Erythroblasten mit großen basophilen Zellkernen. (aus: Thiemes Innere Medizin, Thieme, 1999)

gebunden. Freies, nicht an Haptoglobin gebundenes Hämoglobin wird zu Methämoglobin oxidiert, welches an Hämopexin bindet und zum weiteren Abbau in die Leber transportiert wird. Bei starken Hämolysen übersteigt das **freie Hämoglobin** diese Bindungskapazitäten und wird renal ausgeschieden (→ bräunliche Färbung des Urins). Da nicht die gesamte Menge an Hämoglobin renal ausgeschieden werden kann, verbleibt ein Teil als Hämosiderin in Leber und Milz. Bei chronischer Hämolyse kommt es kompensatorisch zu einer gesteigerten Erythropoese, in schweren Fällen sogar zur extramedullären Blutbildung.

> **MERKE** Erniedrigtes Haptoglobin ist ein Zeichen intravaskulärer Hämolyse. Nur bei sehr starken extravaskulären Hämolysen mit Überschreitung jeglicher Abbaukapazitäten kann dieses auch dann vermindert sein.

Klinik: Klinisch manifestiert sich eine chronisch-hämolytische Anämie [S.A139] mit den typischen anämischen Allgemeinsymptomen. Darüber hinaus können Ikterus und eine (Hepato-)Splenomegalie bestehen bzw. vermehrt Pigmentsteine in der Galle auftreten. Fieber, Schüttelfrost, Kollapsneigung, Ikterus sowie eine Hämoglobinurie (bierbrauner Urin) sind Zeichen einer akuten hämolytischen Krise, welche im Rahmen von Transfusionszwischenfällen bzw. als Exazerbation chronischer Hämolysen gelegentlich auftreten kann.

Diagnostik: Diagnostisch wegweisend ist oft die **Anamnese** (Fragen nach Grunderkrankungen, Infektionen bzw. Hämolysen in der Vorgeschichte, gehäuftem familiärem Auftreten, Auslandsaufenthalten, Medikamenteneinnahme). Klinisch sind eine **vergrößerte Milz** bzw. **Lymphknoten** tastbar.

Anhand der klassischen Konstellationen im **Blutbild** wird eine **Anämie** diagnostiziert (Erythrozyten ↓, Hämoglobin ↓ und Hämatokrit ↓). Zusätzlich sind die **spezifischen Hämolysezeichen** vorhanden:

- **erniedrigtes Haptoglobin** v. a. bei intravaskulärer Hämolyse (→ da dann das freie Hämoglobin vermehrt gebunden wird, s. o.),
- **erhöhtes LDH** und LDH-Isoenzym
- **erhöhtes indirektes Bilirubin**
- **Hämoglobinurie** bei intravaskulärer Hämolyse.

MCH und MCV sind normal, die **Überlebenszeit** der Erythrozyten **verkürzt** und die Retikulozytenzahlen durch die kompensatorisch gesteigerte Erythropoese erhöht (**Retikulozytose**). Der Urin ist durch die Hämoglobinurie bräunlich verfärbt. Misst man das **Hämopexin** (s. o.), lässt sich hierdurch das Ausmaß der Erythrozytenzerstörung abschätzen, da Hämopexin erst dann vermindert ist, wenn das Haptoglobin auf nicht mehr messbare Werte abfällt (bei sehr starker intravaskulärer Hämolyse).

Im **Blutausstrich** lassen sich typische Veränderungen der Erythrozytenmorphologie nachweisen (z. B. Targetzellen bei Thalassämien, Fragmentozyten bei mechanischen Hämolysen, Sphärozyten bei Membrandefekten). Zur weiteren differenzialdiagnostischen Abgrenzung von extrakorpuskulären Anämien kann – besonders bei V. a. eine autoimmunhämolytische Ursache – ein direkter oder indirekter **Coombs-Test** durchgeführt werden (Näheres hierzu s. Klinische Chemie [S.C533]).

Therapie: Je nach Möglichkeit gilt es, die Grundkrankheit zu behandeln sowie auslösende Faktoren (z. B. hämolyseinduzierende Medikamente wie Primaquin oder Chinidin, kalte Umgebungstemperaturen etc.) zu meiden. Immunhämolytische Anämien können symptomatisch mit Prednison oder alternativ mit Immunsuppressiva behandelt werden. Bei Unverträglichkeitsreaktionen während einer Transfusion muss diese umgehend abgebrochen werden (s. Immunsystem und rheumatologische Erkrankungen [S.A461]). Durch die gesteigerte Erythropoese besteht zusätzlich ein erhöhter Bedarf an Folsäure, der gedeckt werden muss.

2.5.1 Korpuskuläre hämolytische Anämien

Angeborene Membrandefekte

Kugelzellanämie

Synonym: Sphärozytose

Ätiologie: Die Kugelzellanämie ist der häufigste Grund für eine hereditäre hämolytische Anämie. Es handelt sich dabei um eine Gruppe angeborener Erkrankungen, die durch Defekte verschiedener Proteine in der Erythrozytenmembran gekennzeichnet sind. Durch den Membrandefekt kommt es zu einem osmotisch bedingten Natrium- und Wassereinstrom, wodurch die Erythrozyten ihre typische Kugelform (Sphärozyten) erlangen. Sphärozyten

Tab. 2.6 Einteilung der hämolytischen Anämien nach ihrer Ursache

Ursache	Entstehungsmechanismus und Beispiele
korpuskulär	• angeborene Membrandefekte (z. B. Sphärozytose, Elliptozytose) • angeborene Enzymdefekte (z. B. Glukose-6-phosphat-Dehydrogenase-Mangel, Pyruvatkinasemangel) • Hämoglobinopathien (z. B. Thalassämie, Sichelzellanämie) • erworbene Strukturdefekte (paroxysmale nächtliche Hämoglobinurie)

extrakorpuskulär	• immunhämolytische Anämien
	  – Allo-Antikörper (z. B. Morbus haemolyticus neonatorum, Transfusionszwischenfälle)
	  – immunhämolytische Anämien durch Autoantikörper (z. B. Wärme- bzw. Kälteantikörper)
	• medikamentös-toxische Hämolyse (z. B. Penicillin, Sulfonamide, Chinidin)
	• Stoffwechselstörungen (z. B. Zieve-Syndrom)
	• Hämolyse durch Infektionskrankheiten (z. B. Malaria, Parvovirus B19)
	• angiopathische Hämolyse (hämolytisch-urämisches Syndrom, thrombotisch-thrombozytopenische Purpura)
	• mechanische Hämolyse (z. B. künstliche Herzklappen, Marschhämoglobinurie)
	• chemische und physikalisch Hämolyse (z. B. Verbrennung, Schlangengifte)

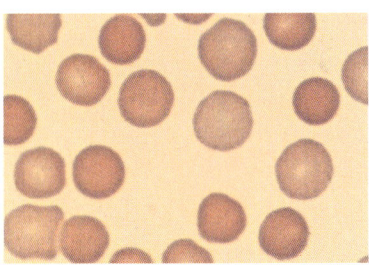

Abb. 2.7 Sphärozyten im Blutausstrich. Die Erythrozyten sind klein, kugelig und stark mit Hämoglobin gefüllt. Die zentrale Aufhellung fehlt dabei fast. (aus: Dörner, Klinische Chemie, Thieme, 2009)

sind äußerst schlecht verformbar und werden daher in der Milz verstärkt hämolytisch abgebaut.

Häufig betroffene Moleküle sind:
- Ankyrin-1 (autosomal-dominant)
- α- (autosomal-rezessiv) und β- (autosomal-dominant) Spektrin
- Band-3-Protein
- Protein 4.2.

Die häufigste Form ist der Ankyrindefekt (ca. 50 %).

Klinik: Klinisch äußert sich die Erkrankung mit einer **Anämie mit begleitendem (Sub-)Ikterus** und einer **Splenomegalie**. Infektepisoden können den Krankheitsverlauf deutlich verschlechtern und sogar zur hämolytischen Krise mit Fieber und Oberbauchschmerzen führen. Typisch ist ebenso ein frühes, oftmals familiär gehäuftes Auftreten von Bilirubin-Gallensteinen.

Diagnostik: Im Labor lässt sich eine normochrome Anämie mit Hämolysezeichen [S. A146] nachweisen, der Blutausstrich zeigt die charakteristischen Sphärozyten (**Abb. 2.7**). Die Mutation kann mit molekulargenetischen Methoden bestimmt werden. Bei Patienten mit Splenektomie sind typischerweise Howell-Jolly-Körperchen (Kernreste in Erythrozyten) nachweisbar. Bei fehlender Milz bleiben diese in den Erythrozyten lebenslang erhalten.

Therapie: Therapeutisch ist – insbesondere bei rezidivierenden hämolytischen Krisen – eine **Splenektomie** indiziert. Vor einer Splenektomie müssen die Patienten prophylaktisch gegen Pneumokokken und Haemophilus influenzae geimpft werden. Außerdem muss szintigrafisch nach akzessorischen Nebenmilzen gefahndet werden. Danach empfiehlt sich aufgrund der passageren Thrombozytose eine Thromboseprophylaxe.

Bei Kindern < 5 Jahren sollte die Milz nicht entfernt werden, da in dieser Phase das Sepsisrisiko deutlich erhöht ist.

Erworbene Membrandefekte

Paroxysmale nächtliche Hämoglobinurie

Sie beruht auf einer sehr seltenen Mutation des GPI-Ankerprotein-Gens, die zu einem erworbenen Membrandefekt der pluripotenten Stammzelle führt (Panzytopenie). Viele Proteine, welche über dieses Protein in der Erythrozytenmembran verankert sind, verlieren ihre Membranadhärenz und werden nicht mehr exprimiert. Hierdurch – und im Speziellen durch den Verlust der Komplement-Inhibitor-Proteine CD55 und CD59, welche ebenfalls zu den GPI-Ankerproteinen zählen – kommt es zu einer komplementvermittelten Hämolyse und Aktivierung von Thrombozyten (Thromboseneigung).

Klinik: Typisch für die Erkankung ist ein dunkler Urin, der durch die nächtliche Hämolyse morgens auftritt („**colafarbener Morgenurin**"). Diese Lysephasen gehen mit Bauch- oder Rückenschmerzen, selten mit einem Ösophagusspasmus einher. Eine erhöhte Thromboseneigung – besonders an uncharakteristischen Stellen (z. B. Lebervenen mit Budd-Chiari-Syndrom, Milzvenen) – ist ebenso charakteristisch. Häufig triggern Infekte den Übergang von einer chronischen Hämolyse in eine akute. Seltener tritt eine Hepatosplenomegalie auf. Die Patienten weisen ein erhöhtes Risiko auf, ein myelodysplastisches Syndrom bzw. eine akute myeloische Leukämie zu entwickeln.

Diagnostik: Im Labor lässt sich eine Panzytopenie variabler Ausprägung nachweisen. Die fehlenden bzw. verminderten Membranproteine können anhand einer Blutprobe mittels Durchflusszytometrie erfasst werden, der Nachweis der Genmutation gelingt mit molekulargenetischen Methoden.

Therapie:
- Einziger kurativer Ansatz ist die **allogene Stammzelltransplantation**: bei jüngeren Patienten mit schweren hämolytischen Krisen, schwerer aplastischer Anämie, rezidivierenden Thrombembolien.
- Antikörpertherapie mit **Eculizumab**: blockiert das Komplementsystem, Indikationen: PNH-bedingte Niereninsuffizienz, Transfusionsbedarf, Thrombembolien und andere schwerwiegende Symptomatik
- **Antikoagulation** mit Cumarinen oder Heparinen bei stattgehabten Thrombembolien
- **Therapie der hämolytischen Krise:**
  - Volumensubstitution
  - evtl. kurzfristiger Einsatz von Kortikosteroiden
  - Transfusion von Erythroyzyten- oder ggf. Thrombozytenkonzentraten
  - Infektionsprophylaxe (Antibiotikagabe).

Angeborene Enzymdefekte

Kongenitale Enzymdefekte, die v. a. die Glykolyse oder den Pentosephosphatweg betreffen (**Tab. 2.7**), können ebenfalls zu einer Hämolyse führen. Physiologischerweise wird ein Teil der intrazellulären Glukose nicht der Glykolyse zugeführt, sondern über den Pentosephosphatweg verstoffwechselt. Dieser dient der Bereitstellung von Redoxäquivalenten (NADPH und H^+). Redoxäquivalente werden benötigt, um antioxidative Moleküle wie z. B. Glutathion in einen reduzierten Zustand zu überführen (Radikalenfänger). Damit werden Erythrozyten vor Oxidationsschäden geschützt.

Tab. 2.7 Pyruvatkinasemangel und Glukose-6-phosphat-Dehydrogenase-(G6PD-)Mangel

	Pyruvatkinasemangel	G6PD-Mangel (Favismus)
Vorkommen	häufigster angeborener Enzymdefekt der Glykolyse	häufig bei Schwarzafrikanern, Asiaten, Bewohnern der Mittelmeerländer
katalysierte Reaktion	Phosphoenolpyruvat → Pyruvat	Glukose-6-phosphat → 6-Phosphoglukonolakton
Erbgang	autosomal-rezessiv	X-chromosomal-rezessiv
Klinik	schwächere Symptomatik	Hämolyse mit Bauchschmerzen, Ikterus und Hämoglobinurie über rund 1 Woche
Diagnostik	verminderte Pyruvatkinaseaktivität in Erythrozyten	• Anamnese: Medikamenteneinnahme (Chinidin, **Primaquin**, Metamizol, Sulfasalazin, Sulfonamide, selten ASS) bzw. Genuss von Saubohnen (Favismus) • verminderte Enzymaktivität in Erythrozyten • während der Hämolyse: Heinz-Innenkörperchen in Erythrozyten nachweisbar (Präzipitate denaturierten Hämoglobins)
Therapie	keine kausale Therapiemöglichkeit, u. U. Splenektomie	keine kausale Therapiemöglichkeit, Vermeiden der Triggersubstanzen

Sind die Enzyme, die an dieser Reaktion beteiligt sind, gestört (**Glukose-6-phosphat-Dehydrogenase-Mangel**), kommt es zur Hämolyse. Bestimmte Medikamente (Metamizol, Chloroquin, **Primaquin**, Sulfonamide u. a.) sowie Nahrungsmittel (z. B. Saubohnen) können den Krankheitsverlauf wesentlich verschlechtern.

Da den Erythrozyten zur Energiegewinnung keine Mitochondrien zur Verfügung stehen, sind sie von einer funktionierenden Glykolyse zur ATP-Bereitstellung abhängig. Bei Enzymdefekten der Glykolyse (**Pyruvatkinasemangel**) kommt es durch den Energiemangel zur Zellschwellung und damit ebenfalls zum hämolytischen Untergang der Zellen.

MERKE Der Glukose-6-phosphat-Dehydrogenase-Mangel ist der häufigste Erythrozyten-Enzymdefekt. Dies ist zu bedenken, wenn es im Rahmen der Pharmakotherapie wiederholt zu hämolytischen Anämien kommt.

Hämoglobinopathien

Beim erwachsenen Menschen liegt das Hämoglobin zu 97 % in Form von HbA ($\alpha\alpha/\beta\beta$) in den Erythrozyten vor (beim Neugeborenen vergleichsweise ca. 80 % HbF, Tab. 2.8). Mutationen in den Globingenen (Chromosom 16 für α-Globin und Chromosom 11 für β-Globin) führen zur Produktion abnormer Globine mit veränderten Sauerstoffbindungseigenschaften.

Heterozygote Träger weisen einen Selektionsvorteil auf: So sind z. B. heterozygote Träger der Sichelzellanämie resistenter gegenüber bestimmten Malariastämmen.

Tab. 2.8 Physiologische Hämoglobinkonstellation

Hämoglobin	Neugeborenes	Erwachsener
HbA ($\alpha\alpha/\beta\beta$)	40 %	96 %
HbA$_2$ ($\alpha\alpha/\delta\delta$)	0,5–1,5 %	< 3,0 %
HbF ($\alpha\alpha/\gamma\gamma$)	60–80 %	< 1,0 %

Thalassämie

DEFINITION Meist autosomal-rezessiv vererbte Hämoglobin-Synthesestörung, die zu dessen quantitativer Verminderung führt, während die Struktur erhalten bleibt.

Pathophysiologie: Durch einen Gendefekt werden Globinketten vermindert synthetisiert. Für das **α-Globin** 2 Genloci liegen (insgesamt also 4 Genkopien) vor. Das **β-Globin** liegt hingegen nur an einem Genlocus (und damit in 2 Kopien) vor.

Die Schwere der klinischen Symptomatik ist abhängig vom Genotyp (homozygot/heterozygot) und richtet sich nach der Anzahl der deletierten Genorte (Tab. 2.9). Es kommt zu einer hypochromen, mikrozytären Anämie, Hämolyse und einer gesteigerten, jedoch ineffektiven Erythropoese mit Bildung anderer Hämoglobintypen und deutlich vermehrten Retikulozyten im Blutbild. Durch die Hämolyse und die gesteigerte Erythropoese kann sich sekundär eine Hämosiderose (s. Endokrines System und Stoffwechsel [S. A366]) entwickeln.

Nach dem betroffenen Globin unterscheidet man eine α- von einer **β-Thalassämie**. Bei Letzterer können sich bereits Deletionen eines Genortes drastisch auswirken. Die möglichen Aberrationen bei Thalassämien sind vielfältig: Insgesamt sind ca. 300 Mutationen der Globingene beschrieben. Hierbei können auch 2 verschiedene Mutationen auf je einem Allel gleichsinnig wirken (= Compound-Heterozygotie).

Klinik:
α-Thalassämie: Die Schwere einer α-Thalassämie hängt von der Anzahl der betroffenen Genkopien ab (Tab. 2.9). In der Regel verläuft sie symptomlos und wird zufällig entdeckt.

Tab. 2.9 Schweregrade der α-Thalassämie

Bezeichnung	verlorene Genkopien	Symptome
Thalassaemia minima	1	meist symptomlos
Thalassaemia minor	2	meist unauffällig, evtl. leichte Anämie und diskrete Splenomegalie
Thalassaemia major	3	kompensatorische Bildung von HbH (Hämoglobin aus 4 β-Globinketten); ausgeprägte hämolytische Anämie mit Hepatosplenomegalie, Folsäuremangel und Gallensteinen.
	4	Bildung von Hb-Bart's (Hämoglobin aus 4 γ-Globinketten); Fetus ist nicht überlebensfähig, Abort durch Hydrops fetalis

β-Thalassämie: Für das β-Globin liegen lediglich ein Allel und damit 2 Genkopien vor. Die klinische Ausprägung einer β-Thalassämie ist demzufolge wesentlich schwerwiegender.

Als **Thalassaemia major** (=Cooley-Anämie) werden im Fall einer β-Thalassämie Homozygote bzw. Heterozygote mit zusätzlicher Mutation (Compound-Heterozygote) bezeichnet. Sie geht bereits im 3. Lebensmonat mit einer **Hepatosplenomegalie** (Hyperspleniesyndrom), einer schweren **hämolytischen Anämie**, Infektanfälligkeit sowie **Wachstumsstörungen** (Minderwuchs und verzögerter Pubertätseintritt) und **Organschädigungen** (Organsiderose) bzw. **Knochendeformitäten** infolge der gesteigerten Erythropoese mit Knochenmarkhyperplasie (z. B. Bürstenschädel, „facies thalassaemica") einher. Globine, deren Synthese nicht gestört ist, werden reaktiv vermehrt synthetisiert, akkumulieren und schädigen die Zellen. Die Verteilung der Hämoglobine verschiebt sich damit hin zu HbA$_2$ ($\alpha_2\delta_2$) und HbF ($\alpha_2\gamma_2$).

Die **Thalassaemia minor** tritt bei heterozygoten Trägern und mit leichteren Symptomen auf, eine Zwischenform stellt die **Thalassaemia intermedia** dar.

Diagnostik:
- Im Blutbild zeigt sich eine **hypochrome, mikrozytäre Anämie**. Ein Eisenmangel muss als Ursache ausgeschlossen werden: normale bzw. erhöhte **Ferritinwerte** sowie ein **Mentzer-Index** (Quotient aus MCV [in fl] und Erythrozyten [in Mio/μl]) < 13 sprechen für eine Thalassämie.
- Da die hypochromen Erythrozyten früher hämolytisch abgebaut werden, sind die **Hämolysezeichen** positiv.
- Der Blutausstrich zeigt aufgrund des geringen Hb-Gehaltes der Erythrozyten **Targetzellen** (Abb. 2.8a).
- Die Elektrophorese gibt Aufschluss über eine kompensatorische **Vermehrung anderer Hb-Spezies**.
- Die ausgedehnte Erythropoese führt zu einer Knochenmarkexpansion und damit zum **Knochenumbau** (z. B. Turmschädel, hoher Gaumen, Bürstenschädel) → Bildgebung des Skelettsystems (Abb. 2.8 b). Im Labor findet sich eine Erhöhung der Retikulozyten und Leukozyten.

Therapie: Die Therapie der Thalassämien richtet sich nach der Ausprägung des Krankheitsbilds:
- Transfusion von Erythrozytenkonzentraten (bei chronischer Anämie)
- Um einer Transfusionssiderose vorzubeugen, ist die Gabe von Chelatbildnern angezeigt (z. B. Deferasirox p. o.)
- Bei schweren Verlaufsformen sollte im Kindesalter eine allogene Stammzelltransplantation erwogen werden.
- Minorformen müssen i. d. R. nicht behandelt werden. Eine humangenetische Beratung wird jedoch empfohlen.

Sichelzellanämie

DEFINITION Autosomal-kodominant vererbte Erkrankung mit Bildung eines abnorm veränderten Hämoglobins (HbS).

Epidemiologie und Ätiopathogenese: Mutationen des β-Globingens (Chromosom 11) führen zur Bildung eines aberranten Sichelzellhämoglobins (HbS, $\alpha_2\beta_2^S$). Der Vererbungsmodus ist formal autosomal-kodominant. Bei homozygoten Merkmalsträgern liegen 80–100% des gesamten Hämoglobins als HbS vor. Bei Heterozygotie sind es 40–50%. Compound-Heterozygotien, bei denen neben der Mutation der β-Globinkette weitere Störungen der Hämoglobinbiosynthese vorliegen, sind häufig. Besonders Menschen aus Afrika, dem östlichen Mittelmeerraum und Vorderasien sind von der Sichelzellanämie betroffen. Eine Heterozygotie gewährt einen partiellen Schutz vor Malaria, was die Verbreitung der Erkrankung vor allem in (ehemaligen) Malariaendemiegebieten erklärt.

HbS fällt bei Hypoxie (z. B. Aufenthalte in großer Höhe) aus und polymerisiert, die Erythrozyten erhalten hierdurch die charakteristische Sichelform. Die entstandenen Sichelzellen sind schlecht verformbar; die Blutviskosität steigt und führt zu einer gestörten Mikrozirkulation mit Organinfarkten.

Klinik:
- am häufigsten: **Ikterus, Blässe, Splenomegalie**
- in **Sichelzellkrisen**: Akute Durchblutungsstörung mit schweren Organschmerzen, von der alle arteriellen Gefäße betroffen sein können. Symptome: Extremitätenschmerzen, akute Thoraxschmerzen mit Tachypnoe und Fieber, abdominelle Schmerzen, Knochennekrosen (Femurkopf), apoplektische ZNS-Symptome (Hemiparesen) und kutane Ulzera.

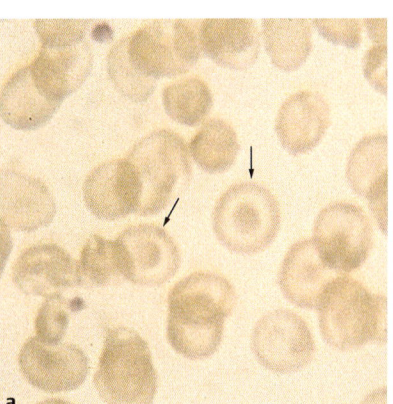 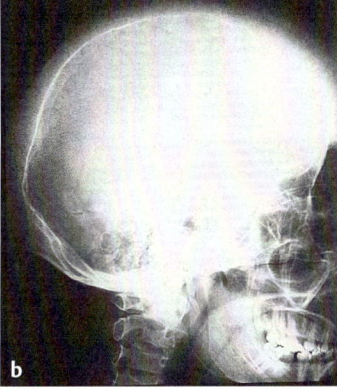

Abb. 2.8 Thalassämie. a Targetzellen (Pfeile). b Bürstenschädel mit radikulären Spiculae und Rarefizierung der Kortikalis. (aus: Baenkler et al., Duale Reihe Innere Medizin, Thieme, 2009)

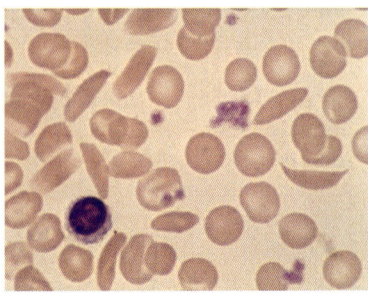

Abb. 2.9 **Sichelzellen während einer hypoxischen Krise.** (aus: Dörner, Klinische Chemie, Thieme, 2009)

- **Autosplenektomie:** Durch multiple Milzinfarkte wird die Milz funktionslos und schrumpft. Dies führt zu einer erheblichen Beeinträchtigung der Immunantwort mit einem lebenslang erhöhten Risiko, eine Sepsis zu entwickeln.

Diagnostik:
- Blutbild: **normochrome Anämie**
- Blutausstrich: Nur in der Sichelzellenkrise liegen die pathognomonischen Sichelzellen durch den Sauerstoffmangel vor (**Abb. 2.9**), ansonsten zeigen sich im Blutausstrich Erythrozyten mit basophiler Tüpfelung (Differenzialdiagnose: Blei-Intoxikation, s. Umweltmedizin [S. C851]), Polychromasie und eine Retikulozytose.
- Eine Hb-Elektrophorese erlaubt die Diagnosestellung durch die Detektion von **HbS**.

Therapie: Als kausale Therapieoption sollte bei schweren Verläufen (homozygot Erkrankte) eine **allogene Stammzelltransplantation** in Betracht gezogen werden. Sauerstoffmangelzustände sollten möglichst gemieden werden. In Sichelzellkrisen sind eine **ausreichende Flüssigkeitszufuhr** und **Analgesierung** essenziell (ggf. auch Morphingabe). Die Inzidenz von Sichelzellkrisen kann durch die zusätzliche Gabe von Hydroxyharnstoff gesenkt werden (fördert die Bildung von HbF anstelle von HbS). Hat die Milz einmal ihre Funktion verloren (Autosplenektomie), ist eine Impfung gegen Pneumokokken, Haemophilus influenzae und Influenza indiziert.

2.5.2 Extrakorpuskuläre hämolytische Anämien

Autoimmunhämolytische Anämie (AIHA)

> **DEFINITION** Durch eine Autoreaktivität von Antikörpern gegen körpereigene Erythrozyten ausgelöste hämolytische Anämie.

Nach dem temperaturabhängigen Fällungsverhalten der auslösenden Antikörper unterscheidet man:
- **Wärmeantikörper**: können den Abstand zwischen 2 Erythrozyten nicht überbrücken und die Hämolyse nicht ohne das Makrophagensystem induzieren („inkomplette" Antikörper, IgG).
- **Kälteantikörper**: überbrücken aufgrund ihrer Größe den Abstand zwischen 2 Erythrozyten und agglutinieren bereits bei Raumtemperatur („komplette" Antikörper, IgM).
- **bispezifische Hämolysine**: IgG-Antikörper gegen das P-Antigen auf Erythrozyten.

Es handelt sich um eine allergische Typ-II-Reaktion (zytotoxischer Typ). Ursachen, Verlauf, Diagnostik und Therapie sind in **Tab. 2.10** dargestellt.

> **MERKE** Diagnostisch entscheidend ist der positive Coombs-Test.

Hämolytische Transfusionsreaktionen

Siehe Immunsystem und rheumatologische Erkrankungen [S. A461].

Morbus haemolyticus neonatorum

Siehe Pädiatrie [S. B491]. Durch eine Übertragung von maternalen, plazentagängigen Antikörpern auf den Fetus kann es zu einer schwerwiegenden Schädigung des ungeborenen Kindes kommen. Das Antigen ist meist der Rhesusfaktor, seltener sind es andere erythrozytäre Blutgruppenkomponenten.

2.6 Aplastische Anämie

> **DEFINITION** Durch Hypoplasie des Knochenmarks bedingte Panzytopenie.
> Zerstörungen des Knochenmarks infolge Zytostatikagabe bzw. nach Bestrahlungen sind von der klassischen aplastischen Anämie abzugrenzen.

Epidemiologie: Die eigentliche aplastische Anämie ist sehr selten (1:250 000–1:350 000). Häufiger sind iatrogene Beeinträchtigungen der Hämatopoese.

Ätiologie:
- idiopathisch (70–80 %)
- Medikamente (<10 %): Antibiotika (Sulfonamid, Chloramphenicol), NSAR (Diclofenac, Indometacin u. a.), Thyreostatika (Carbimazol, Thiamazol), Goldpräparate, Phenytoin, Phenothiazine, Perchlorat, Allopurinol
- Virusinfektionen (z. B. CMV, EBV, HBV, HCV, Parvovirus B19, HIV)
- angeborene Formen (z. B. Fanconi-Anämie, Diamond-Blackfan-Anämie)
- Chemikalien (z. B. Benzol), Insektizide (z. B. DDT), Schwermetalle
- paraneoplastisch bei Thymomen (sehr selten).

Klinik: Die klinischen Symptome erklären sich aus dem Fehlen bzw. der Reduktion der einzelnen Blutzelltypen. Aufgrund der im Vergleich zu den Erythrozyten kürzeren Lebensdauer von Granulo- und Thrombozyten wird deren Verminderung als Erstes klinisch manifest (Infektions- und Blutungsneigung). In der Folge tritt eine Anämie hinzu. Man unterscheidet abhängig von der Granulozy-

2.6 Aplastische Anämie

Tab. 2.10 Gegenüberstellung der Autoantikörper

	Wärmeantikörper	Kälteantikörper	bispezifische Hämolysine
Pathophysiologie	autoreaktive **IgG** und das Komplementprotein C 3b binden an Erythrozyten → die so beladenen Erythrozyten werden verstärkt von Makrophagen abgebaut → verkürzte Überlebensdauer	Antikörper vom Typ **IgM** und das gekoppelte Komplementprotein C 1 binden in kalten Körperregionen (Akren) an Erythrozyten. Erreichen die antikörperbeladenen Erythrozyten wärmere Körperpartien, diffundiert IgM ab und das verbleibende C 1 induziert die Hämolyse.	**IgG**-Antikörper gegen das P-Antigen der Erythrozytenmembran binden mit C 1 bei niedrigen Temperaturen an Erythrozyten; Hämolyse erst bei höheren Temperaturen
Ursachen	• idiopathisch (45 %) • systemischer Lupus erythematodes • Medikamente (z. B. hochdosiertes Penicillin, Cephalosporin) • Lymphome	• idiopathisch (50 %) • Virusinfekt (bei passagerer Hämolyse) • B-Zell-Lymphom (chronischer Verlauf)	• Masern • Mumps • EBV- und CMV-Infektionen • Syphilis
Verlauf	• oftmals inapparent • kann der Erythrozytenverbrauch nicht mehr kompensiert werden → hämolytische Anämie	• bei infektgetriggerten Kälteantikörpern oftmals passagere Hämolyse • bei Lymphomerkrankungen persistierende Hämolyse, Akrozyanose (Raynaud-Symptom) und Agglutination des Blutes bei Raumtemperatur mit konsekutiver Anämie	• selten ausgeprägte Symptomatik
Diagnostik	• Hämolysezeichen positiv (bei Dekompensation) • direkter Coombs-Test positiv • Screening (!) nach Grunderkrankungen • Differenzierung von anderen Autoantikörpern mittels monospezifischer Antiseren	• Hämolysezeichen positiv • direkter Coombs-Test positiv • Bestimmung des Kälteagglutinin-Titers • typische Klinik bei Kälteexposition • hinweisend sind Schwierigkeiten bei der Blutentnahme (Agglutination) • Suche nach auslösenden Grunderkrankungen	• Hämolysezeichen positiv • direkter Coombs-Test positiv
Therapie	• Absetzen potenziell auslösender Medikamente • bei mildem Verlauf: Abwarten sowie Gabe von Folsäure und Vitamin B_{12} (→ gesteigerte Erythropoese) • bei starker Hämolyse: Gabe von Glukokortikoiden und/oder Immunsuppressiva wie Cyclophosphamid, Azathioprin oder Rituximab • in akuten Fällen: Gabe von Immunglobulinen • Behandlung der Grunderkrankung	• Vermeidung von Kälte • in ausgeprägten Fällen Behandlung mit Cyclophosphamid • zur Korrektur der Anämie: Infusion vorgewärmter Erythrozytenkonzentrate • Behandlung der Grunderkrankung	• Vermeidung von Kälte • ggf. Substitution von P-Antigen-negativen Erythrozyten • Behandlung der Grunderkrankung

tenzahl 3 Schweregrade (2 von 3 Befunden müssen vorliegen):
- **mSAA** (moderately severe aplastic anemia): Granulozyten < 1500/µl, Thrombozyten < 50 000/µl, Retikulozyten < 60 000/µl
- **SAA** (severe aplastic anemia): Granulozyten < 500 µl, Thrombozyten < 20 000/µl, Retikulozyten < 20 000/µl
- **vSAA** (very severe aplastic anemia): Granulozyten < 200/µl, Thrombozyten < 20 000/µl, Retikulozyten < 20 000/µl

Diagnostik:
- Das Blutbild zeigt eine **Verminderung** von **2** oder **3 Zellreihen** (häufig geht eine Mono- oder Bizytopenie voraus), die Retikulozytenzahl ist ebenso erniedrigt. Hämolysezeichen gibt es nicht.
- Blutausstrich: leukämische Blasten fehlen.
- Knochenmarkzytologie und -aspiration: **zellarmes** bis **-leeres Knochenmark**.
- Virusserologie.

Differenzialdiagnosen:
- Hypersplenismus: Blutzellen versammeln sich in der vergrößerten Milz (→ Abdomensonografie)
- Infiltration des Knochenmarks bei malignen Erkrankungen (KM-Ausstrich)
- Osteomyelofibrose: Knochenmarkaspiration (häufig kann durch den fibrotischen Umbau kein Knochenmark mehr aspiriert werden → Punctio sicca).
- systemischer Lupus erythematodes (→ Nachweis von ANAs)
- paroxysmale nächtliche Hämoglobinurie (→ LDH ↑)
- Zerstörung des Knochenmarks nach Chemo- oder Radiotherapie (→ Anamnese).

Therapie:
Absetzen aller verzichtbaren Medikamente. Verlegung in hämatologisches Zentrum. Die Therapie wird in Abhängigkeit von einem passenden Stammzellenspender (HLA-identischer Geschwisterspender) gewählt. Die Stammzelltransplantation ist die einzige kurative Therapieoption.
- 1. Wahl: **allogene Stammzelltransplantation** bei passendem Geschwisterspender. Die Stammzelltransplantation erfolgt nach einer Immunmodulation mit Ciclosporin (CSA) und Anti-Thymozytenglobulin (ATG).
- 2. Wahl: **Immunsupression** bei fehlendem Geschwisterspender: meist als Kombinationstherapie mit Steroiden, CSA (Cyclosporin A) und ATG (z. B. Lymphoglobulin).

- 3. Wahl: Stammzelltransplantation mit einem **nicht verwandten Spender**: Übereinstimmung in 10 HLA-Allelen mit dem Empfänger.

Supportiv ist häufig die Substitution von Erythrozyten mit Erythrozytenkonzentraten (leukozytendepletiert) bzw. Thrombozyten mit Thrombozytenkonzentraten indiziert (ausschließlich leukozytendepletierte Präparate, d. h., bestrahlte Präparate zur Prophylaxe einer GvHD (Graft-versus-Host-Reaktion). Außerdem wichtig ist eine suffiziente Infektionsprophylaxe bzw. Infektbehandlung.

2.6.1 Pure Red Cell Aplasia

Eine Sonderform der aplastischen Anämie ist die Pure Red Cell Aplasia (PRCA), bei der es zur **alleinigen Aplasie** der Erythropoese kommt. Sie kommt gehäuft bei Patienten, die Erythropoetin erhalten, oder bei Thalassämie-Kranken mit neuer Parvovirus-B19-Infektion, SLE, Lymphomen u. a. vor. Eine angeborene Form ist die Diamond-Blackfan-Anämie

2.7 Sekundäre Anämien

2.7.1 Renale Anämie

> **DEFINITION** Verminderungen der Erythrozytenzahlen und/oder des Hämoglobins infolge einer chronischen Nierenerkrankung.

Pathogenese: Im Endstadium verschiedener Nierenerkrankungen sind die Nierentubuli und das Interstitium geschädigt. Damit sind auch die erythropoetinproduzierenden Endothelzellen der peritubulären Kapillaren betroffen. Die **Erythropoese** ist folglich **eingeschränkt**. Die im Rahmen einer chronischen Niereninsuffizienz anfallenden **Urämiegifte** schädigen die Erythrozyten zusätzlich und lösen die Hämolyse aus.

Klinik: Die renale Anämie manifestiert sich mit den Zeichen einer klassischen Anämie (Leistungsabfall, Dyspnoe etc.) und den Symptomen der chronischen Niereninsuffizienz (s. Niere [S. A385]). Die anämische Blässe und Ablagerung von Urämietoxinen in der Haut verleiht den Patienten eine Café-au-Lait-ähnliche Hautfarbe.

Diagnostik: Eine chronische Nierenerkrankung in der Anamnese sowie die typische Konstellation im Blutbild (normochrome, normozytäre Anämie bei verminderten Retikulozyten) sichern die Diagnose.

Therapie: Oberstes Therapieprinzip ist der Ausgleich des Erythropoetinmangels. Hierfür stehen das rekombinante humane Erythropoetin (rHuEPO) sowie das EPO-Analogon Darbepoetin (längere Wirkungsdauer) zur Verfügung (s. Pharmakologie [S. C390]). Durch den Hämatokritanstieg werden ein Blutdruckanstieg und ein gesteigertes Thromboserisiko beobachtet.

> **MERKE** Neben der Applikation von EPO ist die gleichzeitige Supplementierung von Eisen [S. A143] wichtig, damit der Eisenhaushalt mit der gesteigerten Proliferation der Erythrozyten Schritt halten kann.

2.7.2 Anämie bei chronischen Erkrankungen

Synonym: Anemia of chronic disease

> **DEFINITION** Anämie im Rahmen von chronisch-konsumierenden malignen bzw. inflammatorischen Erkrankungen.

Pathogenese: Im Rahmen chronischer Erkrankungen werden vom Immunsystem Zytokine (z. B. TNF-α oder IL-6) freigesetzt. Diese induzieren eine vermehrte Sekretion des Proteins Hepcidin, welches die Eisenresorption aus dem Darm und auch die Freisetzung von Speichereisen aus dem RES hemmt. So kommt es zu einer initial normochromen, dann hypochromen Anämie. Zudem gehen die Erythroblasten vermehrt zugrunde (→ Erythropoetin wird gehemmt). Tumorbedingte Blutungen und Verdrängungen des Knochenmarks können – ebenso wie eine Chemo- oder Radiotherapie – die Anämie weiter verstärken.

Klinik: Die Hauptsymptomatik ist meist von der Grunderkrankung geprägt. anämiebedingte Beschwerden [S. A139] treten hinzu.

Diagnostik: Das Blutbild zeigt initial eine normochrome, bei weiterem Fortschreiten eine hypochrome Anämie. Gleichzeitig ist Ferritin erhöht und Transferrin sowie Serumeisen erniedrigt. In der Knochenmarkpunktion findet sich meist eine betonte Granulopoese, während die Erythropoese hypoplastisch ist. Im Blutausstrich ist oft eine „Geldrollenbildung" der Erythrozyten durch Agglutination (bedingt durch Akute-Phase-Proteine") zu sehen.

Therapie: Im Vordergrund steht die Behandlung der Grunderkrankung. Gegebenenfalls können Transfusionen von Erythrozytenkonzentraten bzw. die Gabe von EPO bei niedrigen Serumspiegeln notwendig werden.

3 Veränderungen des weißen Blutbildes

3.1 Leukozytosen

DEFINITION Erhöhung der Leukozyten im peripheren Blut auf > 11 000/µl.

Abhängig von der betroffenen Untergruppe der Leukozytenpopulation unterscheidet man **Granulo-**, **Lympho-** und **Monozytosen** (Tab. 3.1). Neben der autonomen Proliferation von Leukozyten (z. B. im Rahmen von neoplastischen Veränderungen), sind die weißen Blutkörperchen sehr häufig im Rahmen verschiedener Grunderkrankungen reaktiv erhöht.

3.2 Granulozyten

3.2.1 Granulozytopenie

DEFINITION Verminderte Zahl der neutrophilen Granulozyten im Blut (= Neutropenie).

Neutropenien > 1000 Zellen/µl bleiben meist asymptomatisch. Werte von < 500 Neutrophilen/µl können mit ausgedehnten und rezidivierenden Infektionen einhergehen.

Ursächlich können Bildungsstörungen im Knochenmark oder ein gesteigerter peripherer Zellumsatz sein (auch in Kombination). **Bildungsstörungen** beruhen auf:
- **Schädigung des Knochenmarks** durch
  - Medikamente (z. B. Zytostatika, Immunsuppressiva, Phenytoin, Chloramphenicol),
  - Viren (z. B. EBV, Parvovirus B19)
  - Infiltration durch leukämische Blasten oder Metastasen (Knochenmarkkarzinose), fibrotischen Knochenmarkumbau (→ Verdrängung der normalen Granulopoese)
- **Reifungsstörungen** der myeloiden Vorläuferzellen:
  - angeborene Erkrankungen (z. B. Morbus Kostmann)
  - myelodysplastische Syndrome
  - Folsäure- und Vitamin-B_{12}-Mangel.

Zu einem **gesteigerten Zellumsatz** führen
- **Immunneutropathien** durch Autoantikörper (häufig bei malignen Lymphomen, HIV oder idiopathischer Genese) oder Alloantikörper (bei Neugeborenen durch transplazentare Übertragung von mütterlichen IgG-Antikörpern)
- **nicht immunologische Mechanismen** wie Hypersplenismus oder bakterielle Infektionen.

3.2.2 Agranulozytose

DEFINITION Medikamentös induzierte Zerstörung von Granulozyten und granulozytären Vorstufen mit einer Reduktion neutrophiler Granulozyten auf < 500 Zellen/µl.

Ätiopathogenese: Die Schädigung kann durch **immunologische** Reaktionen (dosisunabhängig) oder direkt **toxisch** (dosisabhängig) verursacht werden. Auslösende Medikamente sind u. a.:
- Thyreostatika (Propylthiouracil, Carbimazol, Thiamazol)
- Sulfonamide

Tab. 3.1 Subtypen der Leukozytose

Bezeichnung	Zellzahlen	mögliche Ursachen
Neutrophilie	> 8 000 neutrophile Granulozyten/µl	• physiologisch: Schwangerschaft, bei Neugeborenen, Stress • Entzündungen (infektiös und nicht infektiös) • rheumatische Erkrankungen • metabolische Störungen (z. B. Coma hepaticum, Thyreotoxikose) • Medikamente (z. B. Glukokortikoide) • myeloproliferative Erkrankungen, Karzinome, Leukämien
Eosinophilie	> 450 eosinophile Granulozyten/µl	• abklingende Entzündungen („Morgenröte") • allergische Erkrankungen, Arzneimittelunverträglichkeiten • eosinophile Pneumonien, Churg-Strauss-Syndrom • parasitäre bzw. Wurmerkrankungen • Neoplasien
Basophilie	> 150 basophile Granulozyten/µl	• allergische Reaktionen (Medikamente) • chronisch-myeloproliferative Erkrankungen
Lymphozytose	> 4 000 Lymphozyten/µl	• physiologisch bei Kindern • Virusinfektionen • bakterielle bzw. parasitäre Infektionen (Tuberkulose, Brucellose, Toxoplasmose) • nicht infektiöse Entzündungen (z. B. Morbus Crohn, Vaskulitiden) • endokrine Erkrankungen (z. B. Morbus Basedow) • chronisch-lymphatische Leukämie
Monozytose	> 800 Monozyten/µl	• Infektionen (Tuberkulose, subakute bakterielle Endokarditis) • granulomatöse Erkrankungen (z. B. Sarkoidose) • myeloproliferative Erkrankungen • maligne Lymphome und Metastasen

- Metamizol
- Psychopharmaka (Clozapin und Clomipramin).

Das Medikament wirkt als Hapten. Durch die Bindung an Plasmaprotein wird es zum Vollantigen, gegen das Antikörper gebildet werden. Die Antigen-Antikörper-Komplexe lagern sich auf der Granulozytenoberfläche ab und induzieren deren komplementaktivierte Lyse.

Klinik: Fällt die Granulozytenzahl sehr rasch, äußert sich die Agranulozytose **akut** mit starkem Krankheitsgefühl, Fieber, Schüttelfrost und Gliederschmerzen. Typischerweise kommt es zu **Entzündungen an den Schleimhäuten**: Stomatitis aphthosa, Angina agranulocytotica (häufig nekrotisierend und ulzerierend) und einer Gastroenteritis. Zusätzlich können häufig **Pilzinfektionen** auftreten, die über eine Sepsis den Krankheitsverlauf weiter aggravieren (Letalität > 30 %).

Diagnostik:
- Sorgfältige **Medikamentenanamnese**!
- Das Differenzialblutbild zeigt eine massive Verminderung der neutrophilen Granulozyten auf **< 500/µl**. Es besteht weder eine Anämie noch Thrombozytopenie.
- Der Knochenmarkbefund zeigt entweder ein **zellarmes Knochenmark**, fehlende Vorstufen der granulopoetischen Reihe oder eine **fehlende** weitere **Differenzierung der Promyelozyten** (Abb. 3.1).
- Bei immunologischer Genese können mit Immunfluoreszenzmethoden **Autoantikörper gegen Granulozyten** nachgewiesen werden.
- Obligater Ausschluss zusätzlicher Erkrankungen (z. B. Bestimmung der ANA-Antikörper, Knochenmarkpunktion).

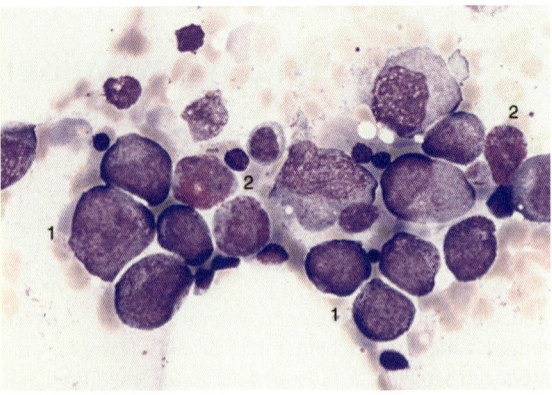

Abb. 3.1 Knochenmarkbefund bei Agranulozytose. Im Knochenmark finden sich praktisch nur Promyelozyten (1). Hier sind zudem auch die eosinophilen Granulozyten vermehrt (2). (aus: Theml, Diem, Haferlach, Taschenatlas der Hämatologie, Thieme, 2002)

Therapie: Wichtigste Maßnahme ist das Absetzen des vermutlich auslösenden Medikaments.

Pharmakotherapeutisch ist die Infektionsprophylaxe oder -behandlung entscheidend. Bei Infektzeichen werden Kombinationen aus Antibiotika und Antimykotika verabreicht. Zur Regeneration der Granulozytenzahlen kann G-CSF verabreicht werden (Mobilisation von Knochenmarkzellen). Transfusion von Granulozytenkonzentraten sind schwerst verlaufenden Fällen vorbehalten.

3.2.3 Störungen der Granulozytenfunktion

Funktionsstörungen der Granulozyten sind selten. Die Mehrheit dieser Erkrankungen ist angeboren und auf Gendefekte zurückzuführen (**Tab. 3.2**).

Tab. 3.2 Angeborene Granulozytenfunktionsdefekte

Bezeichnung	Defekt	Pathophysiologie	Symptome	Therapie
LAD*-1	CD18-Gen	β_2-Untereinheit des leukozytären Integrins wird nicht gebildet. Da CD18 auch Teil des Komplementrezeptors C 3 R ist, liegt auch eine gestörte Phagozytose vor.	• verzögerter Abfall der Nabelschnur • Leukozytose	• Stammzelltransplantation
LAD*-2	Fucose-Transporter-I-Gen	gestörte Bildung fucosylierter Liganden der Selektine aufgrund eines Defektes im Golgi-Apparat	• verzögerter Abfall der Nabelschnur • Oomphalitis • Kleinwuchs • geistige Behinderung	• keine kurative Therapie • symptomatisch: orale Fucosegabe
Hyper-IgE-Syndrom	CD11-/CD18-Defekt (Il-4-Rezeptor)	starke IgE-Erhöhung durch eine gestörte Funktion der Th 1-Helferzellen	• Staphylokokkeninfektionen mit „kalten" Hautabszessen (ohne Entzündungszeichen) und Pneumonien	• keine kurative Therapie • Antibiotikabehandlung der Infektionen
Chediak-Higashi-Syndrom	Defekt des CHS-Gens	Das CHS-Gen codiert für ein Protein, das die Verschmelzung lysosomaler Granula reguliert. Beim Chediak-Higashi-Syndrom bilden sich Riesengranula und defekte Neutrophile.	• okulokutaner Albinismus • rezidivierende Infekte • im Endstadium Hepatosplenomegalie und Hämophagozytose	• einzige kurative Therapie: Stammzelltransplantation
septische Granulomatosen	verschiedene Genmutationen mit Defekten der NADPH-Oxidase	fehlende Superoxid-Anion-Bildung (gestörter „respiratory burst")	• erste Lebensmonate: Pyodermie, Lymphadenitis • rezidivierende Pilzinfektionen (Aspergillen, Nokardien)	• Infektprophylaxe (z. B. mit Cotrimoxazol und Itraconazol) • einzige kurative Therapie: Stammzelltransplantation

* LAD: Leukozytenadhäsionsdefekt

3.3 Lymphozyten

3.3.1 Lymphozytopenie

DEFINITION

- **absolute Lymphozytopenie**: Absinken der Lymphozytenzahlen unter 1000 Zellen/µl
- **relative Lymphozytopenie**: im Verhältnis zu den Gesamtleukozyten relativ verminderter Anteil von Lymphozyten im Differenzialblutbild bei jedoch normaler Lymphozytenzahl (die Lymphozyten sind relativ vermindert, da die Gesamtzahl der Leukozyten erhöht ist, z. B. bei Granulozytose).

Ätiologie:
- Cushing-Syndrom bzw. Therapie mit Glukokortikoiden
- Therapie mit Zytostatika
- Autoimmunerkrankungen (v. a. SLE)
- angeborene Immundefekte
- maligne Erkrankungen (v. a. Leukämien, Lymphome).

Klinik und Therapie: Klinische Folge einer Lymphozytopenie sind Virus- und Pilzinfektionen. Therapeutisch stehen die Behandlung der Grunderkrankung sowie eine Infektionsprophylaxe im Vordergrund.

3.3.2 Störungen der Lymphozytenfunktion

Siehe Immunsystem und rheumatologische Erkrankungen [S. A439].

3.4 Maligne Erkrankungen des Blutzellsystems

Siehe Neoplastische Erkrankungen [S. A603].

4 Störungen der Blutgerinnung

4.1 Grundlagen

DEFINITION

- **hämorrhagische Diathese**: angeborene oder erworbene verstärkte Blutungsneigung. Die Blutungen treten zu stark, zu lang oder ohne entsprechenden Anlass auf.
- **Thrombophilie**: angeborene oder erworbene Erkrankungen, die mit einem erhöhten Thromboserisiko einhergehen.

Hämorrhagische Diathesen basieren vorwiegend (70%) auf **Störungen der Thrombozyten**, also einer verminderten Thrombozytenzahl (Thrombozytopenie) oder seltener einer abnormen Thrombozytenfunktion (Thrombozytopathie). Klinisch manifestieren sich diese Erkrankungen mit Haut- und Schleimhautblutungen in Form von Petechien (flohstichartig), Purpura (fleckförmig) und Ekchymosen (= kleinere bis mittlere Blutungen). **Koagulopathien**, also ein Fehlen bzw. Funktionsverlust plasmatischer Gerinnungsfaktoren, haben weit ausgedehntere und schwerwiegendere Blutungserscheinungen zur Folge: Sugillationen (= flächenhafte Haut- und Schleimhautblutungen) sowie Einblutungen in Gelenk (Hämarthros) und Muskel. Koagulopathien sind zu ca. 20% Ursache hämorrhagischer Diathesen. Pathologische Veränderungen an der Gefäßwand gehen ebenso mit einer erhöhten Blutungsbereitschaft einher (**vaskulär bedingte hämorrhagische Diathesen**). Sie machen ungefähr 10% aller hämorrhagischen Diathesen aus und neigen eher zu petechialem Charakter. Darüber hinaus können **kombinierte** Störungen auftreten, die aus petechialen und großflächigeren Blutungen bestehen (z. B. Verbrauchskoagulopathie).

Hämostase und Fibrinolyse: Der regelrechte Ablauf der Gerinnung schützt den Körper sowohl vor Blutungen als auch vor der Entstehung von Thrombosen. Die Blutstillung (Hämostase) verläuft in 2 aufeinanderfolgenden Phasen: primäre und sekundäre Hämostase. Grundlegend beteiligte Komponenten sind Thrombozyten, Endothelzellen und das plasmatische Gerinnungssystem.
- **Thrombozyten** sezernieren plasmatische Gerinnungsfaktoren und Faktoren zur Quervernetzung der Plättchen.
- **Endothelzellen** exprimieren den Von-Willebrand-Faktor (vWF), Prostazyklin und t-PA.
- Das **plasmatische Gerinnungssystem** besteht aus den Gerinnungsfaktoren und -inhibitoren, dem Fibrinolysesystem und den Plasminogenaktivator-Inhibitoren.

Primäre Hämostase: Die Verletzung der Gefäßwand ist der initiale Reiz für die Blutgerinnung. Der von den Endothelzellen exprimierte Von-Willebrand-Faktor sorgt – durch Bindung an den Glykoprotein(GP)-Ib/IX/V-Komplex der Thrombozyten – für deren Aktivierung und Adhäsion an die verletzte Gefäßwand. Die Thrombozyten aggregieren, ändern ihre Form und setzen Inhaltsstoffe aus ihren Granula frei, die sowohl eine lokale Vasokonstriktion bewirken als auch die weitere Thrombozytenaggregation fördern (Serotonin, Thromboxan A_2, ADP, Fibrinogen, vWF). Durch die Bindung von Fibrinogen zwischen zwei Thrombozyten werden diese untereinander quervernetzt und dadurch ein **instabiler Plättchenthrombus** („weißer Thrombus") gebildet (Abb. 4.1).

Sekundäre Hämostase: Der weiße Abscheidungsthrombus kann größere Läsionen nicht komplett verschließen. Im Verlauf der sekundären Hämostase entsteht durch die

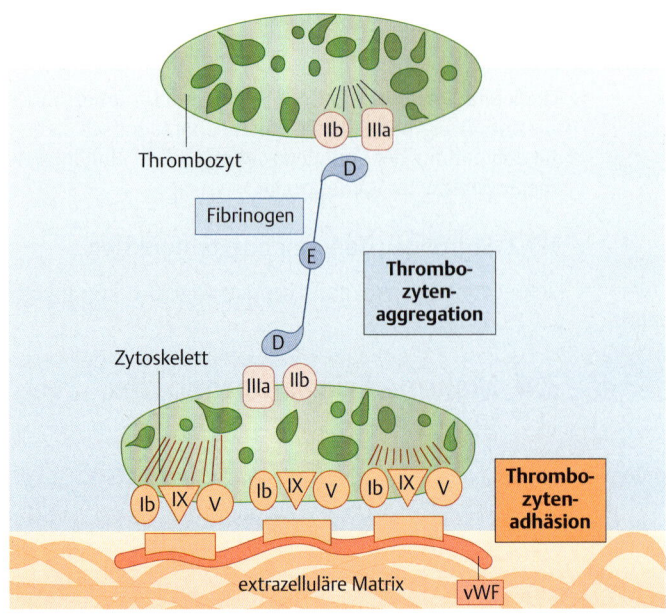

Abb. 4.1 **Primäre Hämostase mit Thrombozytenadhäsion und -aggregation.** Entscheidend für die Thrombozytenadhäsion ist der vWF, der an den GP-Ib/IX/V-Komplex bindet, wodurch die Thrombozyten an den freigelegten subendothelialen Strukturen adhärieren. Bei der Thrombozytenaggregation bindet Fibrinogen an die GPIIb/IIIa-Komplexe von zwei Thrombozyten. (aus: Greten, Rinninger, Greten, Innere Medizin, Thieme, 2010)

kaskadenartige Aktivierung der Gerinnung ein typisches Fibringerinnsel. Fibrin entsteht aus Fibrinogen; hierfür wird wiederum Thrombin benötigt. Thrombin ist das Endprodukt der extrinsischen (Aktivierung über Gewebsthromboplastin) und intrinsischen (Aktivierung über Faktor XIIa) Gerinnungskaskade. Beide Systeme führen zur proteolytischen Spaltung von Prothrombin zum aktiven Thrombin. Dieses spaltet seinerseits Fibrinogen zu Fibrinmonomeren, welche polymerisieren und in Gegenwart von Faktor XIIIa (= fibrinstabilisierender Faktor) zu stabilen Multimeren verknüpft werden (**Abb. 4.2**). Erythro- und Leukozyten bleiben in diesem Maschenwerk aus Fibrin hängen, wodurch ein **stabiler, roter Abscheidungsthrombus** entsteht.

Inhibitoren der Gerinnung: Zu den bedeutsamsten Inhibitoren des Gerinnungssystems zählen Antithrombin III (AT III), Protein C und Protein S. Die Protease **Antithrombin III** wird in der Leber gebildet und inaktiviert vorwiegend die Faktoren IIa (Thrombin) und Xa; die Faktoren IXa, XIa, XIIa und Kallikrein werden hingegen weniger stark gehemmt. Bezüglich der Wirkungsweise von Heparin (Inaktivierung von Thrombin und Faktor Xa) s. Pharmakologie [S. C391].

Protein C und **Protein S** werden Vitamin-K-abhängig in der Leber synthetisiert. Protein S aktiviert Protein C, welches dann wiederum die Faktoren Va und VIIIa inaktiviert.

> **MERKE** Ein Mangel an Antithrombin III, Protein C und Protein S führt zu einer erhöhten Thromboseneigung.

Fibrinolyse: Die Protease Plasmin löst das gebildete Fibrin wieder auf. Die Aktivierung von Plasmin aus dem inaktiven Plasminogen kann endogen (durch Faktor XIIa, hochmolekulares Kininogen und Kallikrein) oder exogen durch Plasminogenaktivatoren (Urokinase [U-PA] und t-PA [Tissue-Plaminogenaktivator]) erfolgen (**Abb. 4.3**). Zur therapeutischen Nutzung von Fibrinolytika s. Pharmakologie [S. C396].

Inhibitoren der Fibrinolyse: Plasminogenaktivator-Inhibitoren (PAI 1 und 2) binden an t-PA und u-PA und verhindern damit die Umwandlung von Plasminogen in Plasmin. Freies Plasmin wird von α_2-Antiplasmin, α_2-Makroglobulin und Antithrombin gebunden und inaktiviert.

Diagnostik:
Klinische Diagnostik:
- Anamnese (Medikamenteneinnahme, Antikoagulation)
- körperliche Untersuchung: Hautblutungen (→ Ausprägung und Lokalisation lassen Hinweise auf die Art der hämorrhagischen Diathese zu). Der **Rumpel-Leede-Test** kann eine Thrombozytenfunktionsstörung bzw. eine erhöhte Kapillarfragilität nachweisen (→ petechiale Hautblutungen am Unterarm nach Aufblasen einer Blutdruckmanschette auf ca. 90 mmHg). Bei reinen Koagulopathien ist er negativ.

Labordiagnostik: Hierzu s. auch Klinische Chemie [S. C557].
- **Thrombozytenzahl:** Normwert: 140 000–345 000/µl.
- **Blutungszeit nach Duke:** Gemessen wird die Zeit zwischen einem Lanzettenstich und dem Stillstand der Blutung (primäre Hämostase). Sie ist verlängert bei Thrombozytopenien, Thrombozytopathien und dem Von-Willebrand-Syndrom. Zusätzlich wird sie durch lokale Gefäßwandfaktoren, den Hämatokrit und schwere Koagulopathien beeinflusst und gilt somit nicht als spezifischer Parameter, um die primäre Hämostase zu erfassen. Normbereich: 4–5 min.
- **Thromboplastinzeit nach Quick** (auch Prothrombinzeit): Geprüft wird das extrinsische System der Blutgerinnung. Zur Blutprobe werden Ca^{2+} und Thromboplastin gegeben. Die Zeit bis zum Auftreten eines Ge-

4.1 Grundlagen

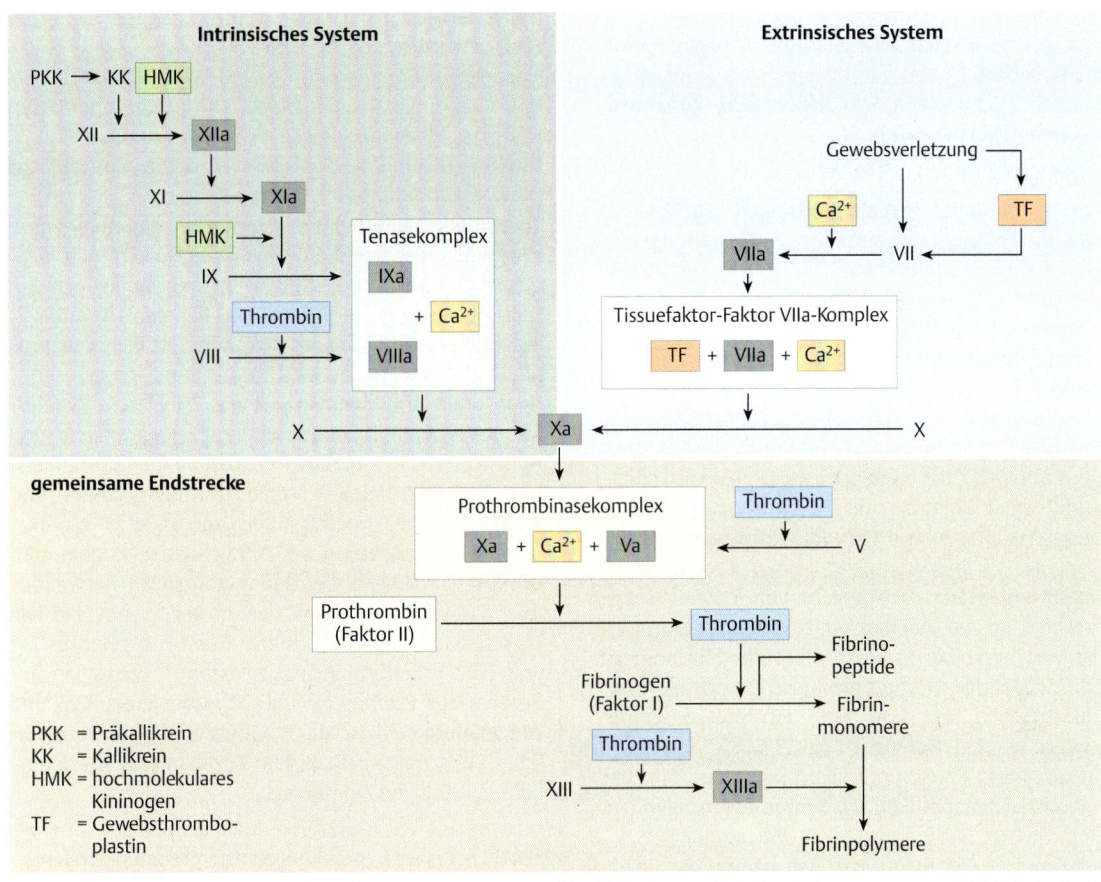

Abb. 4.2 Extrinsisches und intrinsisches Blutgerinnungssystem im Überblick. Das **extrinsische Gerinnungssystem** wird initial durch eine Gefäßverletzung aktiviert. Dadurch wird das in vielen Geweben vorhandene Gewebsthromboplastin (TF) freigesetzt und an Faktor VII gebunden, wodurch Faktor VIIa aktiviert wird (TF-Faktor-VIIa-Komplex). In der Folge wird Faktor X zu Faktor Xa aktiviert und Prothrombin über den Prothrombinasekomplex (Komplex aus FXa, FVa, Ca^{2+} und Phospholipiden) zu Thrombin umgewandelt. Fibrin entsteht aus Fibrinogen unter Einwirkung von Thrombin. Das **intrinsische System** läuft über die Aktivierung von Faktor XIIa ab, wobei Kallikrein und das hochmolekulare Kininogen eine Rolle spielen.
Zu den Gerinnungsfaktoren zählen: Faktor I = Fibrinogen, Faktor II = Prothrombin, Faktor IIa = Thrombin, Faktor III = Gewebsthromboplastin, Faktor IV = Kalzium, Faktor V = Proaccelerin, Faktor VI = aktivierter Faktor V, Faktor VII = Prokonvertin, Faktor VIII = antihämophiles Globulin A, Faktor IX = antihämophiles Globulin B, Faktor X = Stuart-Prower-Faktor, Faktor XI = Rosenthal-Faktor, Faktor XII = Hageman-Faktor, Faktor XIII = fibrinstabilisierender Faktor. (aus: Baenkler et al., Duale Reihe Innere Medizin, Thieme, 2009)

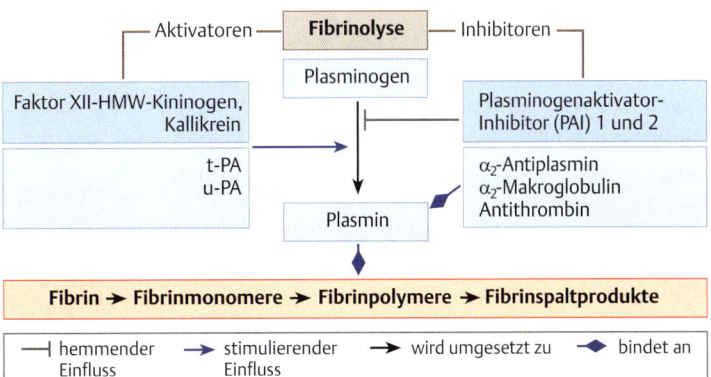

Abb. 4.3 Übersicht über die Fibrinolyse. (aus: Baenkler et al., Duale Reihe Innere Medizin, Thieme, 2009)

rinnsels wird als Thromboplastinzeit bezeichnet. Sie ist stark laborabhängig. Der Quick-Wert wird über eine Referenzkurve aus der Thromboplastinzeit ermittelt und in Prozent der Norm angegeben. Er ist bei einem Fehlen der Faktoren I, II, V, VII und X erniedrigt. Normalwert: 80–120 %.

- **INR** (international normalized ratio): Sie wird nicht zur Diagnostik eingesetzt, sondern dient der Überwachung einer antikoagulatorischen Therapie mit Vitamin-K-Antagonisten (Cumarinen). Die INR wird aus der Prothrombinzeit berechnet und um einen geräteabhängigen Korrekturfaktor (ISI) korrigiert. Sie ist damit unabhängig vom jeweiligen Labor. Normwert: 0,9–1,1. Der therapeutische Bereich für eine orale Antikoagulation liegt z. B. bei tiefer Beinvenenthrombose bei einfachem Risiko bei 2–3, bei höherem Risiko (z. B. künstliche Herzklappen) bei bis zu 4.

$$INR = (Prothrombinzeit_{Patient}/Prothrombinzeit_{Referenzkontrolle})^{ISI}$$

- **Aktivierte (partielle) Thromboplastinzeit** (aPTT): Sie spiegelt die Funktion des intrinsischen Gerinnungssystems bzw. die der gemeinsamen Endstrecke des intrinsischen und extrinsischen Systems wider. Nach Vorinkubation mit dem Oberflächenaktivatoren Kaolin und dem Phospholipid Plättchenfaktor III wird Ca^{2+} hinzugegeben und die Zeit bis zur Gerinnselbildung gemessen. Die aPTT ist verlängert bei einer Verminderung bzw. Anwesenheit eines Inhibitors der Faktoren XII, XI, VIII und IX, bei vorhandenem Lupus-Antikoagulans und einer Therapie mit Heparin bzw. direkten Thrombininhibitoren wie Hirudin. Normbereich: 25–40 s.
- **Plasmathrombinzeit:** Nach Zugabe von Thrombin zur Blutprobe wird die Zeit bis zur Fibrinbildung erfasst. Sie ist verlängert bei Verminderung des Fibrinogens, Dysfibrinogenämie, Hyperfibrinolyse, Heparin- bzw. Hirudintherapie. So kann eine Fibrinolysetherapie überwacht werden. Normwert: 12–21 s.
- **Fibrinogenwert:** Er ist unter Fibrinolysetherapie, bei Verbrauchskoagulopathien und Synthesestörungen der Leber erniedrigt. Normalwert: 180–350 mg/dl.
- **Reptilasezeit:** Das Schlangengift Batroxobin führt in vitro zur Fibrinbildung im Blut. Physiologisch besteht kein Unterschied zur Thrombinzeit. Ist die Reptilasezeit im Vergleich zur Thrombinzeit zu lang, deutet dies auf eine gestörte Fibrinbildung hin (z. B. hereditärer Fibrinmangel).
- **weitere spezifische Tests:** Bestimmung von Fibrin-/Fibrinogenspaltprodukten, der einzelnen Gerinnungsfaktoren sowie der Plättchen- oder Ristocetin-Kofaktor-Aktivität.

Therapie: Abhängig von der zugrunde liegenden Erkrankung (erhöhte Blutungs- bzw. Gerinnungsbereitschaft) stehen folgende Therapieprinzipien zur Verfügung (s. auch Pharmakologie [S. C391]):

Antikoagulation zur Prophylaxe und Akuttherapie thromboembolischer Ereignisse.

- **Heparin** verstärkt die Wirkung von Antithrombin III und verhindert so die weitere Spaltung von Prothrombin zu aktivem Thrombin. Niedrigdosiert wird es zur Thromboseprophylaxe eingesetzt, hochdosiert bei manifesten Thrombosen und thrombembolischen Ereignissen. Man unterscheidet unfraktioniertes von niedermolekularem Heparin.
- **Cumarinderivate** (Vitamin-K-Antagonisten, orale Antikoagulanzien) hemmen die Vitamin-K-abhängigen Gerinnungsfaktoren und werden zur Primär- bzw. Rezidivprophylaxe sowie in der Akuttherapie überlappend mit Heparin angewendet.
- **Heparinanalogon** (Fondaparinux) hemmt ebenfalls ATIII-vermittelt, aber selektiv Faktor X.
- **Heparinoid** (Danaparoid) hemmt Faktor X und Thrombin, v. a. bei heparininduzierter Thrombozytopenie Typ II (HIT; s. Pharmakologie [S. C392]) anwendbar.
- **Direkte Thrombininhibitoren** (Hirudine, Argatroban) sind bei Patienten mit HIT II indiziert.
- **Thrombozytenaggregationshemmer** entfalten ihre Wirkung, indem sie die Cyclooxygenase hemmen (Acetylsalicylsäure), am GP-IIb/IIIa-Rezeptor antagonisieren (z. B. Abciximab) oder die ADP-abhängige Thrombozytenaktivierung inhibieren (Clopidogrel). Sie sind prophylaktisch bei arteriellen Thrombosen indiziert.
- **Neue orale Antikoagulanzien** wie Dabigatran (selektiver, reversibler Thrombininhibitor), Rivaroxaban und Apixaban (beide selektive direkte Faktor-Xa-Inhibitoren) hemmen selektiv einen Gerinnungsfaktor und weisen weniger Interaktionen mit anderen Medikamenten auf als Vitamin-K-Antagonisten. Zudem sind keine regelmäßigen Gerinnungskontrollen notwendig. Alle 3 Medikamente sind derzeit zur Prophylaxe von Thrombembolien nach Knie- bzw. Hüftgelenkersatz und bei Vorhofflimmern zugelassen; Rivaroxaban außerdem zur Prophylaxe und Therapie einer TVT und Lungenembolie bzw. zur Prophylaxe atherothrombotischer Ereignisse nach akutem Koronarsyndrom mit erhöhten kardialen Biomarkern.

MERKE Bei einer **heparininduzierten Thrombozytopenie Typ II** muss die Heparingabe sofort beendet und die Therapie auf Danaparoid oder Argatroban umgestellt werden!

Fibrinolyse: Unter strenger Indikationsstellung (hohe Nebenwirkungsrate) zur Auflösung von Blutgerinnseln geeignet (medikamentöse Rekanalisierung des Blutgefäßes), z. B. bei frischem Herz- bzw. Hirninfarkt, akuter Lungenembolie. Das Wirkungsprinzp der Fibrinolyse besteht in der Spaltung von Plasminogen zu Plasmin, welches den Thrombus aktiv auflöst. Fibrinolytika sind lokal und systemisch (höhere Komplikationsrate durch Blutungen) anwendbar. Folgende Präparate stehen u. a. zur Verfügung: Urokinase, Streptokinase sowie der rekombinante Gewebe-Plasminogen-Aktivator Alteplase (rt-PA).

Hemmung der Fibrinolyse: Sie ist indiziert bei verstärkter Fibrinolyse mit damit einhergehender erhöhter Blutungsneigung, z. B. bei operativen Eingriffen an kinasereichen Organen (z. B. Lunge, Prostata), nach Geburten oder bei DIC. Stoffe wie Tranexamsäure, ε-Aminocapronsäure oder Aprotinin hemmen die Konversion von Plasminogen zu Plasmin und damit die Fibrinolyse.

4.2 Thrombozytär bedingte Gerinnungsstörungen

4.2.1 Thrombozytopenien

DEFINITION Absinken der Thrombozytenzahl < 140 000 Zellen/µl.

Epidemiologie und Ätiologie: Thrombozytopenien sind die häufigste Ursache hämorrhagischer Diathesen. Tab. 4.1 zeigt die wichtigsten Ursachen.

Klinik: Typisches Zeichen der Thrombozytopenien sind **Petechien** (flohstichartige, rötliche Einblutungen). Sie treten bevorzugt an den Schleimhäuten, im Gesicht und an den abhängigen Körperpartien (z. B. Unterschenkel) auf (Abb. 4.4). Bei schweren Thrombozytopenien besteht die Gefahr starker Blutungen. Besonders gefährlich sind zerebrale und gastrointestinale Blutungen.

MERKE Bedrohliche Blutungen treten meist erst bei Thrombozytenzahlen < 10 000/µl auf.

Diagnostik:
- **sorgfältige Anamnese** (im Hinblick auf Medikamente, Transfusionen und rezidivierende Blutungen/Petechien)
- Suche nach **kausalen Erkrankungen**: z. B. Infektionen, Autoimmunerkrankungen, Malignome
- Auto-/Allo-Antikörpersuche
- Knochenmarkpunktion mit Beurteilung der Megakaryopoese. Abhängig von der Ursache ist die Megakaryozytenzahl erhöht (Reifungsstörung oder erhöhter Thrombozytenverbrauch) bzw. erniedrigt (Knochenmarkschädigung).

Differenzialdiagnosen: Von den echten Thrombozytopenien müssen sog. **Pseudothrombozytopenien** ohne Krankheitswert abgegrenzt werden: Aggregation bei fehlerhafter Blutentnahme, Kälteagglutininen oder bei Vorhandensein von Riesenplättchen.

Therapie: Die kausalen Therapiemaßnahmen bestehen in der Behandlung der Grunderkrankung sowie dem Absetzen potenziell toxischer Medikamente (z. B. Umstellung der Antikoagulation auf Argatroban oder Danaparoid bei HIT). Bei schweren Thrombozytopenien mit ausgeprägten Blutungen können als symptomatische Maßnahme vorübergehend auch **Blutplättchen substituiert** werden. Man unterscheidet hierbei zwischen gepoolten Thrombozytenkonzentraten (mehrere Spender) und Einzelkonzentraten. Thrombozytenzahlen < 10 000 (bzw. < 20 000 bei ausgeprägter Petechienbildung) sind Indikationen zur Transfusion. Bei gleichzeitiger Antikoagulation muss mit der Transfusion bereits bei deutlich höheren Werten begonnen werden. Bei chirurgischen Eingriffen wird eine Thrombozytenzahl > 50 000/µl angestrebt.

Tab. 4.1 Einteilung der Thrombozytopenien

Pathophysiologie	Ursache
verminderte Bildung im Knochenmark	• kongenital: z. B. Wiskott-Aldrich-Syndrom, Fanconi-Anämie, TAR (= thrombocytopenia and aplastic radius syndrome), Alport-Syndrom • erworben: – Knochenmarkinfiltrationen bei malignen Erkrankungen – Speichererkrankungen – Knochenmarkschädigung durch Medikamente (z. B. Zytostatika, Phenytoin) – fibrotischer Knochenmarkumbau (Osteomyelosklerose, strahleninduziert) • Reifungsstörungen der Megakaryozyten im Knochenmark (Vitamin-B_{12}- bzw. Folsäuremangel)
verstärkter peripherer Konsum	• Immunthrombozytopenien durch Antikörperbildung – klassische Immunthrombozytopenie (ITP, Morbus Werlhof), häufig nach Infekten – medikamentös induziert (z. B. heparininduzierte Thrombozytopenie Typ 2 [HIT II], Gold, Malariamittel, Cotrimoxazol, Sulfonamide, Chinidin) – sekundär im Rahmen bekannter autoimmuner Grunderkrankungen wie z. B. SLE – Posttransfusionsthrombozytopenie • Hypersplenismus • Infektionen • Thrombolyse bei extrakorporaler Zirkulation (z. B. Herz-Lungen-Maschine) • mechanisch bei künstlichen Herzklappen • Verbrauchskoagulopathien (disseminierte intravasale Gerinnung) • hämolytisch-urämisches Syndrom (HUS)
kombinierte Bildungs- und Abbaustörungen	• alkoholtoxische Leberzirrhose

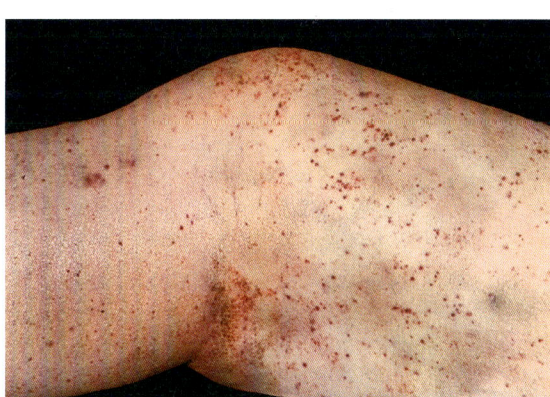

Abb. 4.4 Petechien bei Thrombozytopenie. (aus: Siegenthaler, Siegenthalers Differenzialdiagnose, Thieme, 2005)

MERKE Ein Thrombozytenkonzentrat lässt die Thrombozytenzahl um durchschnittlich 30 000 Zellen/µl steigen.

Thrombotische Mikroangiopathien

Unter dem Sammelbegriff der thrombotischen Mikroangiopathien fasst man das **hämolytisch-urämische Syndrom** (HUS; s. Niere [S. A414]) und die **thrombotisch-**

4 Störungen der Blutgerinnung

thrombozytopenische Purpura (TTP = Morbus Moschkowitz; s. Niere [S. A414]) zusammen.

Beide Erkrankungen manifestieren sich mit einer mikroangiopathischen hämolytischen Anämie (Hb-Abfall, vermehrt Fragmentozyten im Blut), einer Thrombozytopenie und thrombotischen zerebralen Ereignissen (z. B. TIA) und stellen eine Notfallsituation dar.

Idiopathische thrombozytopenische Purpura (ITP)

Synonym: Morbus Werlhof

> **DEFINITION** Autoantikörperbedingte Thrombozytopenie, die zu einer reduzierten Überlebenszeit der Thrombozyten führt.

Einteilung und Ätiopathogenese: Man unterscheidet die akute von einer chronischen Verlaufsform:
- **akute ITP** (< 6 Monate): Von der akuten Form sind hauptsächlich Kinder betroffen. Sie tritt bevorzugt nach respiratorischen oder gastrointestinalen Virusinfekten, seltener nach Medikamenteneinnahme auf. Die Spontanremissionsrate ist hoch.
- **chronische ITP** (> 6 Monate): Eine chronische ITP geht aus einer akuten ITP hervor und definiert sich über den Zeitraum. Frauen sind häufiger betroffen als Männer.

Die AK-markierten Thrombozyten werden in der Milz vorzeitig abgebaut.

Klinik: Klinisch finden sich ab einer Verminderung der Thrombozytenzahlen auf < 30 000/µl u. a. plötzliche **Petechien** am Stamm und den Extremitäten, **Epistaxis, Menorrhagien** und gastrointestinale Blutungen. Manchmal kann durch den gesteigerten Thrombozytenabbau eine – i. d. R. aber nur dezente – Hepatosplenomegalie auftreten. Eine deutliche Milzvergrößerung spricht eher für eine sekundäre Thrombozytopenie infolge einer anderen Grunderkrankung. Gelegentlich werden thrombotische Ereignisse beobachtet, bei starker Ausprägung kann es bis zur Gangrän kommen. Großflächige Hautblutungen sind untypisch und sprechen für Koagulopathien.

Diagnostik: Andere Ursachen einer Thrombozytopenie müssen ausgeschlossen werden (**Tab. 4.1**), um die Diagnose einer ITP endgültig stellen zu können (**Ausschlussdiagnose!**). Die **Knochenmarkpunktion** zeigt eine Hyperplasie der Thrombopoese (gesteigerte Megakaryozytopoese) und eine normale Erythro- und Granulopoese. Im Labor ist weder eine Anämie noch eine Leukopenie nachweisbar. Der Nachweis von IgG-Antikörpern gegen Thrombozyten ist unspezifisch. Die verringerte Überlebenszeit der Thrombozyten und ihr Abbauort können auch szintigrafisch nachgewiesen werden, was jedoch in der klinischen Praxis keine Rolle spielt.

Therapie: Die Behandlung ist abhängig vom vorherrschenden Blutungsrisiko und wird bei manifesten Blutungen bzw. Thrombozytenzahlen < 20 000/µl notwendig. Die **Therapie der Wahl** besteht in der Gabe von Kortikosteroiden in hoher bis mittlerer Dosierung (2 mg pro kg Körpergewicht und Tag) über 14 Tage. Danach wird die Dosis reduziert. Bei Patienten mit hohem Blutungsrisiko bzw. vor operativen Eingriffen ist eine bis zu 5-tägige Gabe von Immunglobulinen indiziert (→ deutlich schnellerer Wirkungseintritt als bei Kortikosteroiden).

Weitere Behandlungsoptionen sind:
- **Eltrombopag:** Steigerung der Thrombozytenproduktion über eine Stimulation des Thrombopoetinrezeptors.
- **Immunsuppressiva** (Azathioprin und Vincristin).

In seltenen Fällen der chronischen ITP wird bei anhaltenden Blutungen eine Splenektomie notwendig.

4.2.2 Thrombozytopathien

> **DEFINITION** Angeborene (selten) und erworbene (häufig) Störungen der Thrombozytenfunktion.

Ätiologie: Tab. 4.2 gibt eine Übersicht über die **angeborenen Thrombozytendefekte**.

Quantitativ bedeutsamer sind jedoch die **erworbenen Funktionsstörungen**. Häufige Ursachen hierfür sind:
- medikamentöse **Therapie mit Thrombozytenaggregationshemmern** (ASS, Clopidogrel, GP-IIb/IIIa-Rezeptor-Blocker)
- **Flüssigkeitssubstitution mit Dextranen** (→ hemmt die Aggregation und mindert die Aktivität von Faktor VIII)
- **Urämietoxine** bei chronischer Niereninsuffizienz (→ stören die Thrombozytenfunktion und hemmen deren Aggregation durch die toxinbedingte ADP-Verminderung)
- **maligne** Erkrankungen (z. B. essenzielle Thrombozythämie).

Tab. 4.2 Übersicht der kongenitalen Thrombozytopathien

Krankheitsbild	Funktionseinschränkung	Defekt
Thrombasthenia Naegeli-Glanzmann	Aggregationsstörung	Defekt des Glykoproteinrezeptors GP IIb/IIIa
ADP-Rezeptordefekt	Aggregationsstörung	fehlende Aktivierung der Thrombozyten durch den ADP-Rezeptordefekt → verminderte Fibrinogenrezeptorexpression
Bernard-Soulier-Syndrom	Defekt der Thrombozytenadhäsion an der Gefäßwand	Defekt des Glykoproteinrezeptors GP IB-IX-V
Storage-Pool-Defekte	Aggregationsstörung	veränderte Zusammensetzung der Granula in Thrombozyten → mangelhafte Produktion von Substanzen in den Speichergranula
Thromboxan-Synthetase-Defekt	verzögerte Bildung des Primärthrombus	Defekt des Eicosanoidstoffwechsels → verminderte Freisetzung von Thromboxan
May-Hegglin-Syndrom	funktionsdefiziente Riesenthrombozyten	Defekt des MYH9-Gens

Tab. 4.3 Häufige Ursachen von Koagulopathien

Einteilung	Ursache	Erkrankungen
Defektkoagulopathien	angeboren	• Von-Willebrand-Jürgens-Syndrom (am häufigsten) • Hämophilie A und B (seltener) • weitere Einzelfaktorenmangel-Syndrome (sehr selten)
	erworben	Mangel an Vitamin-K-abhängigen Faktoren durch: • Vitamin-K-Antagonisten (Cumarine) • verminderte Synthese (bei Leberfunktionsstörungen) • verminderte Zufuhr mit der Nahrung (Vitamin K_1) oder bei Beeinträchtigung der Darmflora (Vitamin K_2)
Immunkoagulopathien	Iso-Antikörperbildung gegen exogen zugeführte Faktoren	• „Hemmkörperhämophilie" (Antikörperbildung gegen den substituierten Faktor [S. A162])
	Autoantikörper gegen Gerinnungsfaktoren	• z. B. beim Anti-Phospholipid-Syndrom im Rahmen eines SLE
	Verbrauchskoagulopathie	• disseminierte intravaskuläre Gerinnung (DIC) mit verstärktem Verbrauch von Thrombozyten und plasmatischen Faktoren sowie Hyperfibrinolyse [S. A166]
Hyperfibrinolyse	lokal	• Operationen an Organen mit hohem Gehalt an Plasminaktivatoren (4 „P": Prostata, Pulmo, Pankreas, Plazenta)
	systemisch	• DIC • reaktive Hyperfibrinolyse

Klinik: Meist treten keine Spontanblutungen auf. Typisch sind hingegen längere Nachblutungen nach operativen Eingriffen bzw. Verletzungen.

Therapie: Bei erworbenen Funktionsstörungen besteht die Therapie in der Behandlung der Grunderkrankung sowie dem Absetzen entsprechender Medikamente. Symptomatisch steht die sorgfältige Blutstillung im Vordergrund. Bei schweren Verlaufsformen können Thrombozyten transfundiert werden.

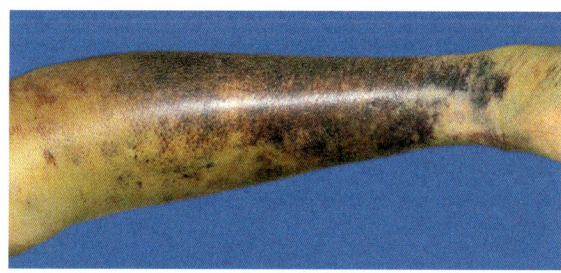

Abb. 4.5 **Plasmatische Gerinnungsstörung.** Großflächiges Hämatom am Unterschenkel. (aus: Siegenthaler, Siegenthalers Differenzialdiagnose, Thieme, 2005)

4.3 Koagulopathien

DEFINITION Angeborene oder erworbene Synthese- bzw. Funktionsstörungen von einem oder mehreren Faktoren des plasmatischen Gerinnungssystems.

Physiologisch aktivieren sich die Einzelfaktoren des plasmatischen Gerinnungssystems [S.A155] gegenseitig, s. u. Erworbene Störungen sind häufig medikamentös oder durch eine Leberfunktionsstörung (mangelnde Syntheseleistung) bedingt.

Häufige Ursachen plasmatisch bedingter Gerinnungsstörungen finden sich in **Tab. 4.3.** Störungen der plasmatischen Gerinnung gehen mit ausgedehnten Blutungen einher (**Abb. 4.5**).

4.3.1 Hämophilie

DEFINITION X-chromosomal-rezessiv vererbter Aktivitätsmangel der Gerinnungsfaktoren VIII (Hämophilie A) und IX (Hämophilie B).

Einteilung und Ätiologie: Abhängig vom betroffenen Gerinnungsfaktor unterscheidet man zwischen Hämophilie A und B (**Tab. 4.4**).

Tab. 4.4 Übersicht über die Hämophilietypen

	Hämophilie A	Hämophilie B
Epidemiologie	8:100 000	2:100 000
Pathophysiologie	Fehlen von Faktor VIII = Hämophilie A– (90 % aller Fälle) Funktionslosigkeit von Faktor VIII = Hämophilie A+ (10 % aller Fälle)	Fehlen oder Inaktivität von Faktor IX
Genetik	50 %: Neumutation, 50 %: X-chromosomal-rezessiv vererbt	X-chromosomal-rezessive Vererbung

Pathogenese: Durch den Mangel der Faktoren VIII oder IX ist der Ablauf der intrinsischen Gerinnung gestört: Es kommt über eine verminderte Aktivierung von Faktor X zu einem Mangel an aktivem Thrombin und damit zu einer verzögert einsetzenden Fibrinbildung.

Faktor VIII ist darüber hinaus an der Kollagenbildung beteiligt, weshalb Hämophilie-A-Patienten zusätzlich auch an Wundheilungsstörungen leiden.

Durch den X-chromosomal bedingten Erbgang sind Töchter betroffener Väter Konduktorinnen und damit phänotypisch gesund. Männer, die das Merkmal im Genotyp tragen, erkranken.

Klinik: Typisch für Koagulopathien sind **großflächige Blutungen**, die bereits nach Bagatellverletzungen oder auch spontan auftreten (keine Petechien wie bei thrombozytären Blutungen). Zudem kommt es zu Einblutungen in Gelenke (Hämarthros) und Muskeln, in schweren Fällen kann dies zu einer destruierenden Arthropathie, Muskelatrophien und Kontrakturen führen. Hämatome im Bereich des M. iliopsoas sind meist schwer zu diagnostizieren und können klinisch eine Appendizitis vortäuschen. Verlängerte und verstärkte Nachblutungen nach operativen Eingriffen sind häufig (verlängerte aPTT bei normaler Blutungszeit), ebenso Nabelschnurblutungen. Bei Blutungen der Mundschleimhaut droht Erstickungsgefahr. Die Einteilung erfolgt entsprechend der Restaktivität von Faktor VIII und Faktor IX (Tab. 4.5).

Hämophile Arthropathie: Durch die rezidivierenden Einblutungen in das Gelenk wird die Ernährung des Knorpelgewebes beeinträchtigt, was zu destruktiven Veränderungen führt. Der Knorpel wird von Bindegewebe überwachsen (Pannusbildung). Durch die subchondralen Einblutungen in den Knochen bilden sich Zysten, die mit der Zeit einbrechen und zu chronischer Deformierung und schmerzhafter Bewegungseinschränkung des Gelenks führen. Am häufigsten ist das Kniegelenk betroffen (Abb. 4.6).

Diagnostik: Richtungweisend sind eine positive Familienanamnese, spontane Hämatome und eine **verlängerte aPTT** (verminderte Aktivität des intrinsischen Systems). Quick-Wert, Thrombin- bzw. Blutungszeit sind dabei normal. Bei Verdacht auf eine Hämophilie bestimmt man die Aktivität von Faktor VIII und Faktor IX sowie die Hämostasefunktion (kompletter Gerinnungs- und Thrombozytenstatus).

Therapie: Die wichtigste Therapiemaßnahme ist die Zuführung von **Faktorenkonzentrat**:
- bei leichter Hämophilie: Bedarfssubstitution
- bei ausgeprägter Symptomatik: regelmäßige prophylaktische Substitution 3-mal/Woche, 20–30 IE/kg KG. Eine IE erhöht die Faktorenaktivität im Plasma um 1 %.
- **Desmopressin** (DDAVP) bewirkt am Endothel die Freisetzung von gespeichertem Faktor VIII und vWF. Bei leichter Hämophilie A kann diese Mobilisierung der Reserve therapeutisch ausreichend sein.

Substitution mit Faktorenkonzentrat: Eine internationale Einheit IE ist definiert als Aktivität von Faktor VIII (oder IX) in 1 ml Plasma. Pro kg KG kann man von 40 ml Plasma ausgehen. Der Bedarf an Gerinnungsfaktoren besteht daher aus: IE = KG (kg) × 40 × gewünschtem Faktorenanstieg. Der therapeutische Zielbereich liegt bei 70 % der Norm.

Hemmkörperhämophilie: In seltenen Fällen wird durch die Substitution von Gerinnungsfaktoren die Bildung von **IgG-Antikörpern gegen Faktor-VIII-Konzentrat** (und seltener Faktor IX) induziert (Hemmkörperhämophilie). Sehr selten tritt eine Hemmkörperhämophilie bei Patienten mit **Autoimmunerkrankungen** (z. B. SLE, rheumatoide Arthritis) oder postpartal auf. Therapeutisch können in diesem Fall aktivierte Prothrombinkomplex-Konzentrate oder im Fall von lebensbedrohlichen Blutungen ein rekombinant aktivierter Faktor VII zum Einsatz kommen. Wiederholte hochdosierte Gaben von Faktor VIII können zur Induktion der Immuntoleranz genutzt werden. Eine Plasmapherese und Immunabsorption sind eine zusätzliche Therapieoption bei Hemmkörperhämophilie.

Früher bestand bei Hämophiliepatienten durch die häufigen Transfusionen die erhöhte Gefahr einer Infektion mit dem Hepatitis-B- und -C- bzw. mit dem HI-Virus. Dieses ist heute durch die strikte Kontrolle der Blutprodukte erheblich minimiert worden (1:1 Million Gaben).

Tab. 4.5 Klinischer Schweregrad von Hämophilien

Schweregrad	Faktorenaktivität in %*	Klinik
Subhämophilie	16–75	meist symptomlos
milde Hämophilie	6–15	Nachblutungen bei Operationen, Hämatome nach größeren Traumen
mittelschwere Hämophilie	5–2	Nachblutungen bei Operationen, Hämatome nach geringen Traumen
schwere Hämophilie	0–1	Spontanblutungen, Hämarthrosen, Muskelblutungen

* Normal ist eine Faktorenaktivität > 75 %.

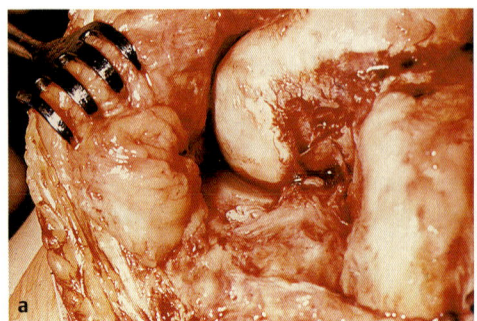
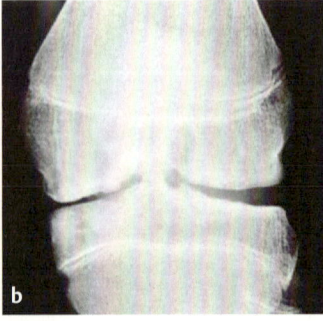

Abb. 4.6 **Hämophile Arthropathie.**
a Operationssitus. **b** Die Röntgenaufnahme zeigt einen deutlich verschmälerten Gelenkspalt und eine destruierte subchondrale Gelenkfläche. (aus: Niethard, Pfeil, Biberthaler, Duale Reihe Orthopädie und Unfallchirurgie, Thieme, 2009)

4.3.2 Von-Willebrand-Jürgens-Syndrom

DEFINITION Meist hereditäre Funktionsminderung des Von-Willebrand-Faktors mit einer kombinierten plasmatischen und thrombozytären Gerinnungsstörung.

Epidemiologie: Das Von-Willebrand-Jürgens-Syndrom (vWS) ist die häufigste angeborene Gerinnungsstörung. Die Prävalenz asymptomatischer Patienten beträgt 1:100, symptomatischer Patienten 1:10 000 und des schweren Typs 3 1:1 000 000.

Pathophysiologie: Der Von-Willebrand-Faktor (vWF) wird von den Megakaryozyten bzw. Endothelzellen gebildet und ist in Plasma, Endothel bzw. Subendothel sowie in den Thrombozyten nachweisbar. Er ist Teil des sog. Faktor-VIII-Komplexes, der aus dem Gerinnungsfaktor VIII und dem vWF besteht. Zu den Aufgaben des vWF gehört – neben der Adhäsionsvermittlung von Thrombozyten an die verletzte Gefäßwand – also auch die Stabilisierung des **Faktor-VIII-Komplexes** im Plasma. Daraus erklärt sich die Tatsache, dass bei einem Mangel bzw. Funktionsdefekt des vWF sowohl die primäre Hämostase (gestörte Thrombozytenadhäsion) als auch die plasmatische Gerinnung (mangelnde Stabilisierung des Faktor-VIII-Komplexes → reduzierte Aktivität von Faktor VIII) beeinträchtigt ist.

Einteilung: Es lassen sich 3 Schweregrade des vWS unterscheiden (**Tab. 4.6**). Der Typ 1 wird autosomal-dominant vererbt und ist mit Abstand am häufigsten. Der Erbgang bei Typ 2 ist ebenfalls autosomal-dominant, bei Typ 3 autosomal-rezessiv.

Klinik: Milde Verläufe sind klinisch symptomlos und äußern sich mit diskreten Blutungen. Besonders beim Typ 1 sind Schleimhautblutungen (Blutungen der Gingiva, Epistaxis, Menorrhagien) typisch. Es kommen Kombinationen von hämophilen [S.A162] und petechialen Blutungstypen vor.

Diagnostik:
- positive Familienanamnese (**Cave:** Bei leichten Formen ist das vWS in der Familie oft nicht bekannt.)
- **verlängerte Blutungszeit** (im Unterschied zur Hämophilie)

Tab. 4.6 Einteilung des vWS

Typ	Kennzeichen
Typ 1	quantitative Verminderung des vWF und von Faktor VIII
Typ 2	qualitativer Defekt des vWF
• 2A	Fehlen von großen und mittleren Multimeren
• 2B	Fehlen von großen Multimeren
• 2M	verminderte Interaktion mit Thrombozyten, die großen Multimere fehlen nicht
• 2N	Funktionsdefekt mit verminderter Affinität des vWF zu Faktor VIII
Typ 3	schweres vWS mit Fehlen von vWF und starker Verminderung von Faktor-VIII-Komplex

- Bei einer verminderten Faktor-VIII-Aktivität ist die aPTT verlängert.
- Die Thrombozytenaggregation bei Ristocetinzugabe ist verzögert (Ristocetin-Kofaktor-Aktivität ↓).
- Eine Multimeranalyse zeigt den genauen Subtyp anhand der Größe der betroffenen Multimere.

Differenzialdiagnosen: Differenzialdiagnostisch müssen eine Hämophilie (normale Blutungszeit, erniedrigte Aktivität der Faktoren VIII bzw. IX, normaler Ristocetin-Kofaktor) sowie ein erworbener Mangel an vWF (anamnestisch eruierbar andere Grunderkrankungen, z. B. maligne Lymphome) ausgeschlossen werden.

Therapie: Bei mildem Verlauf mit leichten Blutungen reicht die Gabe von Desmopressin (**DDAVP**) aus. DDAVP bewirkt eine Freisetzung des vWF/Faktor-VIII-Komplexes aus den Endothelzellen und führt somit zum Anstieg dessen Plasmaaktivität. **Cave:** Beim Typ 2B ist Desmopressin durch die verstärkte Thrombozytenaggregation allerdings kontraindiziert und beim Typ 3 wirkungslos. Bei großflächigeren Blutungen sowie vor operativen Eingriffen muss ein Faktor-VIII-Konzentrat verabreicht werden, das auch vWF enthält.

4.3.3 Verminderung der Faktoren des Prothrombinkomplexes

Fehlen Gerinnungsfaktoren, die an der Bildung des Prothrombinkomplexes (Faktor II, VII, IX, X) beteiligt sind, führt dies ebenfalls zu einer verstärkten hämorrhagischen Diathese. Diese Mangelzustände sind meist **erworben** und durch Leberfunktionsstörungen bedingt (s. u.). Seltener ist eine **hereditäre** Ursache. Angeborene Störungen können praktisch alle Faktoren des intrinsischen und extrinsischen Systems betreffen; sie sind – im Gegensatz zu den Hämophilien – klinisch jedoch nur bei schwerer Ausprägung relevant (ab Restaktivität von > 10 % des jeweiligen Faktors meist Symptomfreiheit). Therapeutisch kann der fehlende Faktor substituiert werden.

Gerinnungsfaktorenmangel durch Leberfunktionsstörungen

Physiologie: Folgende Faktoren werden in der Leber synthetisiert:
- Gerinnungsfaktoren:
  - Vitamin-K-unabhängig: I (Fibrinogen), V, VIII, XI, XII, XIII, Präkallikrein, hochmolekulares Kininogen
  - Vitamin-K-abhängig: II, VII, IX, X (= Prothrombinkomplex)
- Gerinnungsinhibitoren: Antithrombin III (Vitamin-K-unabhängig) sowie Protein C und S (Vitamin-K-abhängig)
- Plasminogen
- Plasmininhibitoren: α_2-Makroglobulin, α_2-Antiplasmin.

Pathophysiologie: Die Leber ist verantwortlich für die Synthese der meisten Gerinnungsfaktoren (s. o.). Für die Bildung der Faktoren II, VII, IX, X sowie von Protein C und

Tab. 4.7 Klinik und Therapie von Mangelzuständen der Faktoren XII, XIII und Fibrinogen

	Faktor-XII-Mangel	Faktor-XIII-Mangel	Afibrinogenämie	Dysfibrinogenämie
Klinik und Diagnostik	typischerweise stark verlängerte aPTT (oft > 100 s) kein erhöhtes Blutungsrisiko keine sonstigen Symptome	sehr selten; meist Blutungen in der Neonatalperiode (bei Zirkumzision oder bei Abfall der Nabelschnur), Wundheilungsstörungen und gehäufte Aborte	seltene, milde Blutungsepisoden, erhöhtes Risiko von Nachblutungen bei Operationen, genetische Anomalien selten nachweisbar	meist autosomal vererbt, aPTT leicht verlängert, selten klinische Symptome
Therapie	keine	Infusion von FFP (Halbwertzeit 14 Tage)	in Risikosituationen (z. B. präoperativ): Fibrinogenzufuhr i. v.	in Risikosituationen (z. B. präoperativ): Fibrinogenzufuhr i. v.

S ist die Anwesenheit von Vitamin K essenziell. Folge eines Vitamin-K-Mangels ist somit eine verstärkte Blutungsneigung. Therapeutisch wird dieses Prinzip bei der Antikoagulation mit Cumarinen genutzt.

Ätiologie: Ursachen für einen **Vitamin-K-Mangel**:
- Vitamin-K-Mangel bei Neugeborenen: s. Pädiatrie [S. B489]
- fehlende Vitamin-K-Zufuhr: z. B. bei parenteraler Ernährung
- mangelnde Resorption aus dem Darm: z. B. bei Malabsorptionssyndrom, Verschlussikterus (→ aufgrund der fehlenden Gallensäuren kann das fettlösliche Vitamin K nicht ausreichend resorbiert werden), bakterieller Besiedelung bzw. veränderter Darmflora nach Antibiotikatherapie
- Arzneimittel mit Vitamin-K-antagonistischer Wirkung: z. B. Antikoagulanzien vom Cumarin-Typ, bestimmte Cephalosporine
- Leberzellschädigung: z. B. Leberzirrhose mit gestörter Vitamin-K-Utilisation und Faktorensynthese.

Klinik: Die Symptomatik ist abhängig vom Ausmaß der betroffenen Faktoren. Es besteht eine generalisierte Blutungsneigung mit großflächigen (häufig spontanen) Blutungen in Haut und Schleimhaut (keine Petechien!).

Diagnostik: Laborchemisch fällt ein **erniedrigter Quick-Wert** auf (Faktoren des extrinsischen Gerinnungssystems sind in erster Linie betroffen). Die einzelnen Gerinnungsfaktoren (II, VII, IX, X) sind vermindert. Bei geringen Leberfunktionsstörungen sind Antithrombin III und Protein C bereits erniedrigt; Faktor XII, Fibrinogen und Plasminogen sinken erst im Verlauf der Lebererkrankung.

Therapie: Vitamin K kann oral und – bei ausgeprägten Mangelzuständen sowie v. a. bei Malabsorption – auch parenteral substituiert werden (**Cave:** Auf langsame Injektion achten, da schwere Intoleranzreaktionen auftreten können). Durch die Vitamin-K-Zufuhr kann ebenso eine therapeutische Antikoagulation aufgehoben werden. Bei starker Blutungsneigung ist die Gabe von gefrorenem Frischplasma (FFP) bzw. Substitution von Faktoren des Prothrombinkomplexes (PPSB) indiziert.

4.3.4 Mangelzustände weiterer Gerinnungsfaktoren bzw. von Fibrinogen

Klinisch relevant sind ferner auch Mangelzustände der Faktoren XII, XIII und Fibrinogen (Tab. 4.7).

4.3.5 Disseminierte intravasale Gerinnung (DIC)

Synonym: Verbrauchskoagulopathie

DEFINITION Überaktivierung des plasmatischen Gerinnungssystems, die zur Bildung von Mikrothromben in der terminalen Strombahn führt. Hierdurch werden Thrombozyten und Gerinnungsfaktoren verbraucht, sodass es sekundär zu einem Mangel an Gerinnungsfaktoren und konsekutiv zur hämorrhagischen Diathese kommt (Verbrauchskoagulopathie).

Ätiologie: Die Auslöser einer DIC sind vielfältig (Tab. 4.8).

Tab. 4.8 Ursachen einer disseminierten intravasalen Gerinnung

Ursache	Beispiele
Einschwemmen von Aktivatoren des Prothrombinkomplexes in die Blutbahn	Komplikationen in der SS (z. B. Abruptio placentae, Infektionen, Fruchtwasserembolie)
	operative Eingriffe an kinasereichen Organen wie Prostata, Pankreas, Lunge, Plazenta
	hämolytische Erkrankungen (Posttransfusionshämolyse, hämolytische Krise)
	Schlangengifte
	Zerfall von Tumoren mit Thrombokinasefreisetzung, akute Promyelozytenleukämie
Aktivierung der Gerinnungsfaktoren durch Toxine	Infektionen mit Bakterien, Viren, Protozoen etc., Sepsis*, Purpura fulminans
Kontaktaktivierung des intrinsischen Gerinnungssystems	körperfremde Oberflächen (Shunt-Operationen, Hämodialyse, Herz-Lungen-Maschine)
	Schock (Störung der Mikrozirkulation)
	Neoplasien (Pankreas-, Kolon-, Prostatakarzinome)
	Organ- und Gewebeschädigung (akutes Leberversagen, Verschlussikterus, Schädel-Hirn-Trauma, Verbrennungen, Frakturen mit Fettembolie und Gewebenekrosen)
	Vaskulitiden, Kasabach-Merritt-Syndrom

* Der häufigste Auslöser einer DIC im Kindesalter ist eine Sepsis durch gramnegative Bakterien (z. B. Waterhouse-Friderichsen-Syndrom).

4.3 Koagulopathien

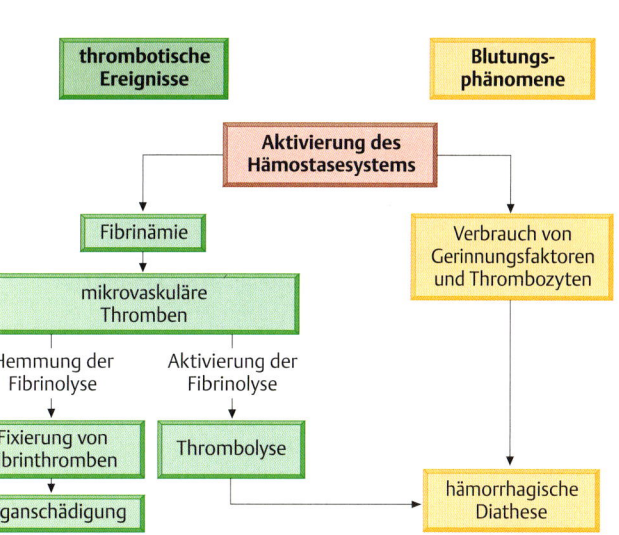

Abb. 4.7 Pathogenese der disseminierten intravasalen Gerinnung. (aus: Greten, Rinninger, Greten, Innere Medizin, Thieme, 2010)

Pathogenese: Verschiedenste Triggerfaktoren können das Gerinnungssystem aktivieren. Dadurch werden die plasmatischen Gerinnungsfaktoren und Inhibitoren unkontrolliert freigesetzt, sodass einerseits multiple Thromben gebildet werden (Störung der Mikrozirkulation) und andererseits Gerinnungsfaktoren und Thrombozyten verbraucht werden (Blutungsneigung↑). Als Reaktion auf die Thrombenbildung steigert der Körper die Fibrinolyse mit dem Ziel, die Fibrinthromben wieder aufzulösen (reaktive Hyperfibrinolyse). Die Pathogenese ist in **Abb. 4.7** dargestellt.

Klinik und Verlauf: Man unterscheidet eine akute und eine chronische Verbrauchskoagulopathie. Die DIC verläuft i. d. R. in 3 Phasen:
- **Stadium I:** noch keine Symptome, das Gerinnungssystem wird aktiviert, aber die Aktivierung noch kompensiert
- **Stadium II:** frühe Verbrauchsphase mit zunehmenden Blutungen und Organfunktionsstörungen
- **Stadium III:** späte Verbrauchsphase und reaktive Fibrinolyse, klinisch **Vollbild der DIC** mit ausgeprägten Blutungen und Organfunktionsstörungen.

Klinisch stehen die Zeichen der **hämorrhagischen Diathese** im Vordergrund: Petechien und Purpura als Korrelat der Thrombozytopenie, großflächigere Einblutungen in Haut und Schleimhaut sowie verlängerte Nachblutungen als Zeichen der Verbrauchskoagulopathie. Aufgrund der Mikrothrombosierungen entstehen **Ischämien** mit Organschädigungen (v. a. der Niere und Lunge), die im schlimmsten Fall in einem Multiorganversagen enden können. Durch den erhöhten Blutverlust sind **Volumenmangelzeichen** typisch (Schock, Azidose, Hypotension). Die DIC ist oft lebensbedrohlich.

Diagnostik: Tab. 4.9 zeigt die klassische Laborkonstellation einer disseminierten intravasalen Gerinnung.

Die **Thrombozytopenie** ist der wichtigste klinische Laborbefund und weist – zusammen mit der **verlängerten aPTT** – auf eine starke intravasale Gerinnung hin. In der Phase der Hyperfibrinolyse sind die **D-Dimere erhöht**.

Tab. 4.9 Laborparameter bei disseminierter intravasaler Gerinnung

Laborparameter	Stadium I	Stadium II	Stadium III
Thrombozyten	noch normal	↓	↓↓↓
aPTT-Zeit	noch normal	↑	↑↑↑
Quick-Wert	noch normal	↓	↓↓↓
Antithrombin-III-Aktivität	leicht ↓	↓↓	↓↓↓
Fibrinogen	noch normal	↓	↓↓↓
D-Dimere	↑	↑↑	↑↑↑
Fibrinmonomere	↑	↑↑	↑↑↑

↓ erniedrigt, ↑ erhöht

Weitere Laborbefunde sind das Absinken von Fibrinogen, aktiviertem Thrombin und der Thrombozytenzahl. Das Ausmaß dieser Veränderungen korreliert darüber hinaus gut mit der Krankheitsaktivität. Beweisend für die intravasale Gerinnung ist der Nachweis von Fibrinmonomeren (bei primärer Fibrinolyse sind diese nicht nachweisbar).

MERKE In der Schwangerschaft sowie bei malignen Erkrankungen und Infektionen ist der Fibrinogenwert physiologisch erhöht. Ein Absinken auf den Normalwert kann bereits pathologisch sein.

MERKE Der Nachweis von Fibrinmonomeren beweist eine intravasale Gerinnung, Fibrinogenspaltprodukte (D-Dimere) treten typischerweise bei einer reaktiven Hyperfibrinolyse auf.

Differenzialdiagnosen:
- primäre Hyperfibrinolyse (Thrombozytenzahl und ATIII-Aktivität normal, Fibrinmonomere ↓)
- Leberzirrhose mit beginnender Verbrauchskoagulopathie (Faktor VIII ↑).

Therapie: Die **Behandlung der Grunderkrankung** steht therapeutisch im Vordergrund. Die symptomatische Therapie orientiert sich am Schweregrad der Verbrauchskoagulopathie:
- Stadium I: niedrig dosiertes Heparin
- Stadium II und III: Gabe von gefrorenem Frischplasma (**FFP**) und **Antithrombin**, bei lebensbedrohlichen Blutungen bzw. Quick-Wert < 20 % **PPSB**, bei Blutungen und Thrombozytenzahlen < 20 000/µl **Thrombozytenkonzentrate**
- bei nachgewiesener **Hyperfibrinolyse**: **Tranexamsäure**.

Allerdings gilt es zu beachten, dass niedrig dosiertes Heparin nur in Anwesenheit von normalen Antithrombin-III-Konzentrationen seine vollständige Wirkung entfalten kann. Bei niedrigen ATIII-Werten muss daher gereinigtes ATIII-Konzentrat substituiert werden.

Prognose: Sie ist abhängig von der Grunderkrankung und von der klinischen Ausprägung der Schocksymptomatik. Ohne Therapie liegt die Letalität bei 50 %.

4.4 Vaskuläre hämorrhagische Diathesen

Neben den Thrombozyten und den plasmatischen Gerinnungsfaktoren spielt eine intakte Gefäßwand für die funktionierende Hämostase eine entscheidende Rolle. Vaskulär bedingte hämorrhagische Diathesen können angeboren oder erworben sein. **Tab. 4.10** gibt einen Überblick über ihre Genese und klinische Manifestation. Sie führen selten zu bedrohlichen Blutungen. Thrombozyten und Gerinnungsfaktoren sind normal. Die Fragilität der Kapillaren kann mittels Rumpel-Leed-Test (Kapillarresistenztest) nachgewiesen werden.

4.5 Störungen des Fibrinolysesystems

Auch die Lyse von gebildetem Fibrin durch Plasminogen kann aus verschiedenen Gründen gestört sein. Man unterscheidet zwischen einer gesteigerten (Hyper-) und verminderten (Hypo-)Fibrinolyse.

4.5.1 Hyperfibrinolyse

Ätiologie:
- Freisetzung von Gewebskinasen nach chirurgischen Eingriffen an Prostata, Pankreas, Plazenta und Lunge
- Überdosierung von Fibrinolytika im Rahmen einer Lysetherapie
- Verbrauchskoagulopathie
- schwere Lebererkrankung, Plasminogenaktivator-Inhibitor-Mangel (vermehrter Abbau von Plasminogen).

Klinik und Diagnostik: Typisch ist die generalisierte Blutungsneigung mit flächenhaften Haut- und Schleimhautblutungen. Zudem ist die Nachblutungszeit aus Punktionsstellen und Wunden verlängert. Im Labor erkennt man eine Verlängerung der Blutungszeit, der aPTT, der Reptilase- und Thrombinzeit sowie einen verminderten Quick-Wert. Das Fibrinogen ist deutlich vermindert, fibrinolytische Spaltprodukte (D-Dimere) erhöht.

Therapie: Es kommen Antifibrinolytika (Aprotinin, Tranexamsäure) zum Einsatz. Bei reaktiver Hyperfibrinolyse im Rahmen der DIC sind sie jedoch nur äußerst beschränkt indiziert.

4.5.2 Hypofibrinolyse

Ätiologie: Ursächlich ist ein vererbter Plasminogenmangel (sehr selten).

Klinik und Therapie: Homozygot betroffene Patienten leiden unter Wundheilungsstörungen, erhöhter Thromboseneigung und Hydrozephalus. Unklar ist, ob die Thromboseinzidenz auch bei Heterozygoten über die Norm hinaus erhöht ist.
Bei starken Blutungen kann ggf. die Gabe von FFP notwendig werden. Patienten mit Thrombosegefahr müssen immer behandelt werden.

4.6 Thrombophilie

> **DEFINITION** Angeborene oder erworbene Erkrankungen, die mit einem hohen Risiko einer Thromboseentwicklung einhergehen.

Zu exogenen Thrombosefaktoren sowie zur klinischen Symptomatik, Prophylaxe und Therapie von Thrombosen s. Gefäße [S. A96].

Tab. 4.10 Einteilung vaskulärer Diathesen

Bezeichnung	Pathogenese und Klinik
hereditäre vaskuläre Diathesen	
Marfan-Syndrom	autosomal-dominant vererbter Defekt im Fibrillin-Gen mit Störungen an Bewegungsapparat, Gefäßen (Aortendissektion, hämorrhagische Diathese), Augenlinse etc.
Kasabach-Meritt-Syndrom	benigne, kavernöse Riesenhämangiome im Gastrointestinaltrakt, Leber oder Gesichtsbereich mit einhergehender Verbrauchskoagulopathie
Ehlers-Danlos-Syndrom	autosomal-dominant vererbte Kollagensynthesestörung mit Spontanblutungen im Schleimhautbereich, Petechien, Hämoptysen
Morbus Osler-Weber-Rendu	autosomal-dominante Störung des Gefäßwandkollagens; klinische Zeichen sind Teleangiektasien, Zahnfleischblutungen und gastrointestinale Blutungen
erworbene vaskuläre Diathesen	
immunologisch z. B. • Polyarteriitis nodosa • systemischer Lupus erythematodes • Morbus Behçet	s. Immunsystem und rheumatologische Erkrankungen
nicht immunologisch z. B. • Diabetes mellitus • Kortisoltherapie	s. Endokrines System und Stoffwechsel

Tab. 4.11 Hereditäre und erworbene Thrombophilien

Erkrankung	Pathogenese	Ätiologie	Diagnostik	Therapie
Faktor-V-Leiden-Mutation (= angeborene APC-Resistenz)	pathologischer Faktor V, der gegen die Spaltung durch aktiviertes Protein C resistent ist	autosomal-dominant	funktionelle Bestimmung der aPTT unter An- und Abwesenheit von Protein C molekulargenetische Sicherung des Verdachts	• Heterozygote (asymptomatisch): keine Antikoagulation • bei Homozygotie oder Thrombosen in der Vorgeschichte: Antikoagulation mit Heparin und Cumarinen
Antithrombin-III-Mangel	verminderte Hemmung von Thrombin und Faktor Xa durch ATIII-Mangel → Hyperkoagulabilität	• autosomal-dominant, Homozygote nicht lebensfähig • erworben (z. B. bei DIC, Sepsis, schweren Nieren- und Lebererkrankungen, nach großen operativen Eingriffen)	• ATIII-Aktivität < 60 % • Ausschluss einer Lebersynthesestörung	orale Antikoagulation obligat
Protein-C-Mangel	insuffiziente Inaktivierung von Faktoren Va und VIIIa durch Protein C	• autosomal-dominant • erworben (z. B. Vitamin-K-Mangel, Cumarintherapie, DIC, Lebererkrankungen)	• Protein-C-Aktivität < 60 % • Ausschluss einer Lebersynthesestörung/eines Vitamin-K-Mangels	• asymptomatische Mutationsträger: Antikoagulation in Risikosituationen • ansonsten permanente orale Antikoagulation
Protein-S-Mangel	Protein S ist Kofaktor von Protein C in der Inaktivierung von Thrombin, Faktor Va und Faktor VIIIa.	• autosomal-dominant • erworben (s. Protein-C-Mangel, passagerer Mangel häufig bei stationären Patienten)	• freie Protein-S-Konzentration im Serum • Funktionstest von Protein S Cave: Bei Einnahme oraler Kontrazeptiva sind Protein-S-Werte physiologisch erniedrigt!	Therapie nur bei klinischer Symptomatik
Antiphospholipid-Antikörper-Syndrom	unklarer Pathomechanismus (möglicherweise über Störung der Endothelfunktion durch Antikörper)	erworben	• Antikörpernachweis • wiederholte Thrombosen oder Schwangerschaftskomplikationen • Suche nach Grunderkrankungen (z. B. SLE) beim sekundären Antiphospholipid-Syndrom	• bei arteriellen und venösen Thrombosen: orale Antikoagulation • während der Schwangerschaft: niedermolekulares Heparin + Low-Dose ASS

Epidemiologie und Ätiologie: Der häufigste angeborene Risikofaktor für eine erhöhte Thromboseneigung (30–40 % aller Thrombophiliepatienten) ist die **Faktor-V-Leiden-Mutation** (sog. APC-Resistenz). Der Antithrombin-III-, Protein-S- bzw. -C-Mangel sind deutlich seltener (jeweils rund 5 % aller Thrombophiliepatienten). Antiphospholipid-Antikörper sind auch in der Normalbevölkerung vorhanden (5–15 %), besonders häufig sind sie aber bei Thrombophiliepatienten (30 %). Eine weitere Ursache für eine erhöhte Thromboseneigung ist eine Mutation von Faktor II (Prothrombin).

Tab. 4.11 gibt einen Überblick über die wichtigsten Ursachen thrombophiler Diathesen.

Klinik und Diagnostik: Bei begründetem klinischem Verdacht (idiopathische bzw. atypisch lokalisierte Thrombosen in jüngerem Lebensalter, positive Familienanamnese) sollten in Ergänzung zur allgemeinen Gerinnungsdiagnostik (Quick-Wert, aPTT etc.) zusätzliche Parameter (z. B. Antithrombin-III-Aktivität, Protein-C- sowie -S-Aktivität/Konzentration, Homocystein, Lupus-Antikoagulans, Antikardiolipin-Antikörper) bestimmt werden. Homozygote Mangelzustände von Protein C und S führen beim Neugeborenen zu einer **Purpura fulminans** mit landkartenartigen Einblutungen in die Haut und nekrotischen Veränderungen. Ursächlich ist eine Bildung von Mikrothromben v. a. in Hautgefäßen. Beim Antiphospholipid-Syndrom ist zusätzlich das Risiko für arterielle Thrombosen deutlich erhöht.

Zur Diagnostik eines **Antiphospholipid-Antikörper-Syndroms** müssen – neben dem wiederholten AK-Nachweis – zusätzlich eine bzw. mehrere Thrombosen (arteriell oder venös) oder folgende Schwangerschaftskomplikationen auftreten:
- Abort nach der 10. Schwangerschaftswoche
- 3 nicht genetisch bedingte Frühaborte vor der 10. SSW
- Frühgeburt infolge Präeklampsie oder Plazentainsuffizienz.

Therapie: Klinisch manifeste Thrombosen werden initial mit Heparin behandelt, überlappend erfolgt der Umstieg auf orale Antikoagulanzien. Der Ziel-INR liegt bei 2,0–3,0 (beim Antiphospholipid-Syndrom ggf. noch höher). Über die Dauer der Antikoagulation muss individuell entschieden werden (u. U. lebenslange Therapie erforderlich, z. B. bei Purpura fulminans bei Protein-C-Mangel).

Beim hereditären Protein-C- und -S-Mangel ist das Risiko einer cumarininduzierten Hautnekrose in den ersten Tagen einer Marcumartherapie erhöht (initital erhöhte Hyperkoagulabilität durch unterschiedliche Halbwertszeit der Vitamin-K-abhängigen Gerinnungsfaktoren).

A4 Atmungssystem

1. Grundlagen 170
2. Erkrankungen der Atemwege und des Lungenparenchyms 178
3. Erkrankungen des Lungenkreislaufs 206
4. Pleuraerkrankungen 215
5. Erkrankungen von Thoraxwand, Mediastinum und Zwerchfell 220

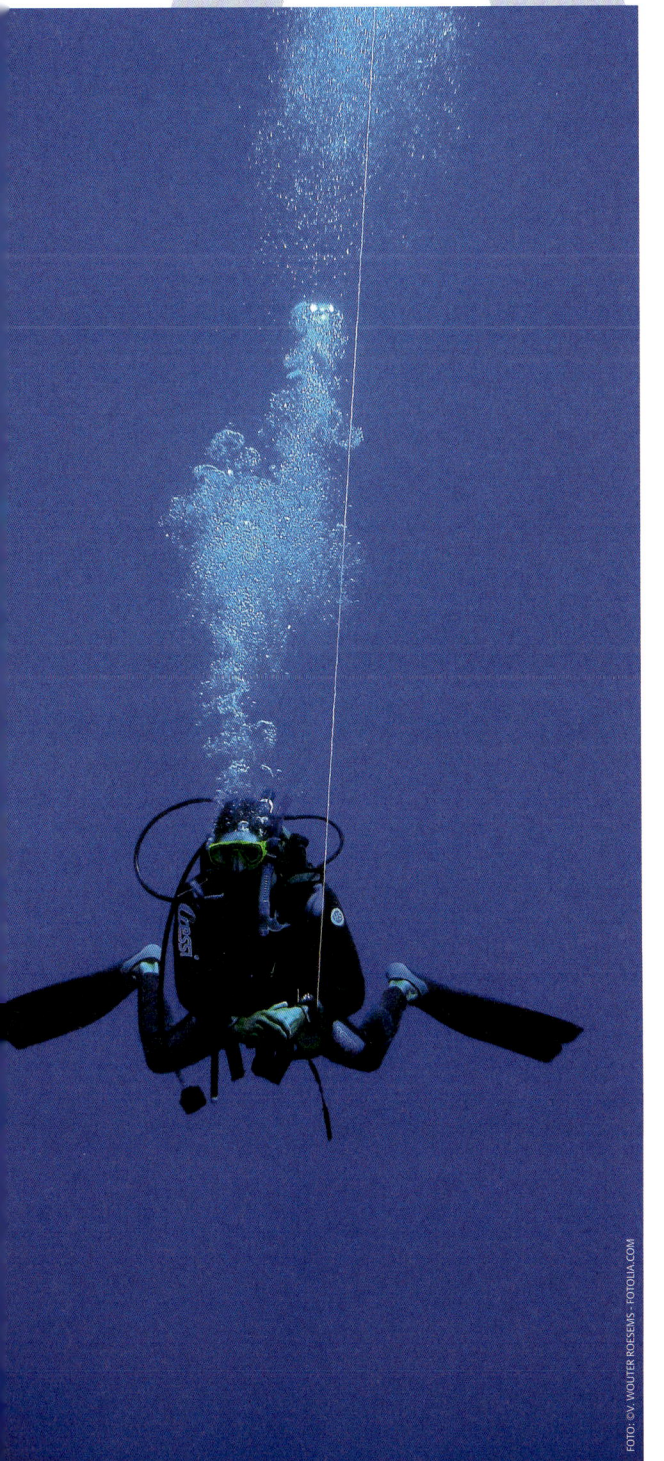

1 Grundlagen

1.1 Anatomie

Atemwege: Die Atemwege können sowohl nach topografischen als auch nach funktionellen Aspekten eingeteilt werden. Topografisch unterscheidet man die **oberen** (Nasenhöhle, Nasennebenhöhlen, Pharynx und Larynx) von den **unteren** Atemwegen (Trachea, Bronchialbaum und Alveolen). Zum funktionellen System zählen die Strukturen, die an der **Luftleitung** beteiligt sind (Nasenhöhle, Nasennebenhöhlen, Pharynx, Larynx, Trachea und Bronchialbaum), und die Alveolen, die für den **Gasaustausch** verantwortlich sind.

Die luftleitenden Abschnitte sind mit Ausnahme von Teilen des Pharynx und Larynx mit **respiratorischem Flimmerepithel** ausgekleidet. Das Flimmerepithel enthält rachenwärts gerichtete Kinozilien und Mikrovili sowie sekretorische Becherzellen, die gemeinsam für die ==Reinigung der Atemwege== verantwortlich sind (**mukoziliäre Clearance**). In der Nase wird die eingeatmete Luft erwärmt und angefeuchtet. Eine besondere Zellpopulation im Epithel der unteren Atemwege sind neuroendokrine Zellen, aus denen sich sowohl der Karzinoidtumor als auch das kleinzellige Bronchialkarzinom ableiten (s. Neoplastische Erkrankungen [S. A629]).

Die Wand besteht von der Trachea bis in die Bronchien aus knorpeligen, muskulären und bindegewebigen Anteilen. Ab den distal gelegenen Bronchiolen fehlen sowohl Knorpel als auch Drüsen.

Lunge: Die linke Lunge besteht aus Ober- und Unterlappen, die rechte aus Ober-, Mittel- und Unterlappen. Ein **Lungenlappen** wird seinerseits in mehrere Segmente unterteilt, die sich wiederum aus vielen Lungenläppchen und den Azini zusammensetzen.

Das viszerale Blatt der **Pleura** bedeckt die Lungenoberfläche und wird durch einen dünnen Flüssigkeitsfilm vom parietalen Pleurablatt, das der Thoraxwand anliegt, getrennt. Beide Blätter gehen im Bereich des Hilums ineinander über, sodass links und rechts jeweils ein geschlossener Raum, die Pleurahöhle, entsteht.

Das bindegewebige Lungenparenchym ist äußerst reich an elastischen Fasern. Eingebettet darin befinden sich der Bronchialbaum mit den Alveolen sowie Blutgefäße, Lymphbahnen und autonome Nerven.

Die **Alveolen** werden ausgekleidet von flachen Typ-1-Pneumozyten, welche den Gasaustausch ermöglichen, und größeren, surfactantproduzierenden Typ-II-Pneumozyten. Die Pneumozyten benachbarter Alveolen bilden gemeinsam ein kapillarreiches Alveolarseptum. Die **Diffusionsstrecke**, über die Sauerstoff und Kohlendioxid ausgetauscht werden, besteht aus Typ-1-Pneumozyten, der Basallamina und dem Endothel der Kapillargefäße. Innerhalb der Alveolen befinden sich Makrophagen, die an pulmonalen Reinigungs- und Abwehrprozessen beteiligt sind.

Gefäß- und Nervenversorgung: Die Lunge verfügt über eine doppelte Gefäßversorgung. Die Lungenarterien (Aa. pulmonales) begleiten die Bronchien, die Lungenvenen (Vv. pulmonales) folgen dem Verlauf der Bindegewebssepten. Zusammen bilden sie die **Vasa publica** des Lungenkreislaufs. Die Gefäße zur Eigenversorgung der Lunge (Rr. bronchiales) werden **Vasa privata** genannt und stellen eine direkte Verbindung zum Körperkreislauf dar. Dieses doppelte Versorgungssystem ist auch der Grund dafür, dass nur wenige Lungenembolien tatsächlich mit einem Lungeninfarkt [S. A208] einhergehen.

Innerviert werden die Blutgefäße vom autonomen Nervensystem. Dieses ist auch am Funktionszustand der glatten Bronchialmuskulatur und dem der Schleimhautdrüsen beteiligt.

1.2 Pathophysiologie

Störungen der Atemfunktion: Die Lunge ist im Wesentlichen an 3 Funktionen beteiligt: Luft muss durch die Atemwege transportiert (**Ventilation**), der Übertritt der Atemgase zwischen Alveolarraum und Kapillarbett ermöglicht (**Diffusion**) und eine regelrechte Blutzirkulation im kleinen Kreislauf gewährleistet werden (**Perfusion**). Diese Funktionen beeinflussen sich gegenseitig und sind eng aufeinander abgestimmt. Entsprechend wird bei Störungen auch immer die gesamte Atemfunktion in Mitleidenschaft gezogen.

Beeinträchtigungen der Ventilation können zum einen auf verengte oder verlegte Atemwege (= **obstruktive Ventilationsstörung**), zum anderen auf eine verminderte Dehnbarkeit der für die Atemmechanik wichtigen Strukturen zurückzuführen sein (= ==**restriktive Ventilationsstörung**==). Um dennoch eine ausreichende Ventilation zu gewährleisten, bedarf es einer gesteigerten Atemarbeit, was vom Patienten als Dyspnoe empfunden werden kann. ==Atemgymnastik und -training kann diese Situation verbessern.==

Von einer **Diffusionsstörung** spricht man, wenn der Austausch von Sauerstoff bzw. Kohlendioxid über die Alveolarmembran hinweg gestört ist. Ursachen sind eine verminderte Gasaustauschfläche (z. B. bei Lungenemphysem oder nach Lungenteilresektion) sowie eine verbreiterte Diffusionsstrecke (z. B. Lungenödem, Lungenfibrose). **Störungen der Perfusion** betreffen die Blutzufuhr über die Lungenarterien, den Blutabfluss über die Lungenvenen sowie das Kapillargeflecht um die Alveolen (Tab. 1.1).

Dem Verhältnis von Ventilation zu Perfusion kommt besondere Bedeutung zu (sog. **Ventilations-Perfusions-Quotient**). Physiologischerweise, d. h. bei einer normalen

1.2 Pathophysiologie

Tab. 1.1 Ursachen der verschiedenen Atemfunktionsstörungen

Atemfunktionsstörung	Ursache
obstruktive Ventilationsstörungen	• **extrapulmonal:** zurückgefallene Zunge, Tumoren (Pharynx, Larynx, Schilddrüse), Glottisödem, Epiglottitis, Schlafapnoesyndrom, Rekurrensparese • **pulmonal:** COPD, Asthma bronchiale, Tumoren, Aspiration, Narben (z. B. durch Einatmung heißer oder giftiger Gase, Verätzung)
restriktive Ventilationsstörungen	• **extrapulmonal:** Adipositas, Pleuraerguss, Formanomalien des knöchernen Thorax (z. B. Skoliose), Funktionsstörung der Atemmuskulatur (neuromuskulär, Zwerchfellhochstand) • **pulmonal:** Lungenresektion, Lungenfibrose
Diffusionsstörungen	• Lungenfibrose, Lungenemphysem, Lungenstauung/-ödem (z. B. bei Linksherzinsuffizienz), Pneumonie, Anämie
Perfusionsstörungen	• arteriell: Lungenarterienembolie • venös: Linksherzinsuffizienz, Mitralstenose • kapillär: destruktive Lungenerkrankungen

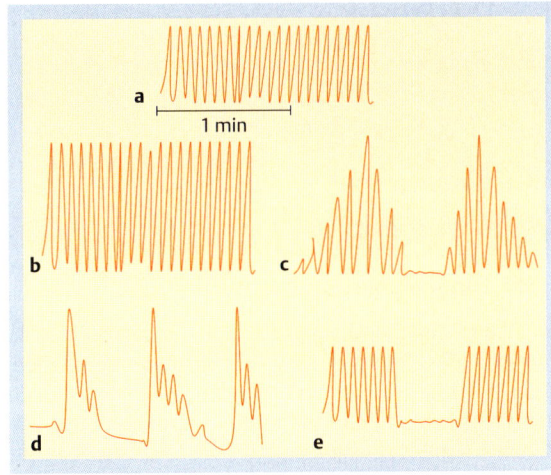

Abb. 1.1 **Spirogramme pathologischer Atmungsformen.** a Normale Atmung. b Kußmaul-Atmung. c Cheyne-Stokes-Atmung. d Seufzer-Atmung. e Biot-Atmung. (aus: Siegenthaler, Klinische Pathophysiologie, Thieme, 2006)

alveolären Ventilation von 4 l/min und einem Blutfluss von 5 l/min, beträgt er 0,8. Bei Abweichungen davon liegt eine **Verteilungsstörung** vor. Werden Lungenareale zwar ventiliert, jedoch nicht ausreichend durchblutet, vergrößert sich der funktionelle Totraum – also der Lungenbereich, der nicht mehr am Gasaustausch teilnimmt (sog. **Totraumventilation**). Das Verhältnis ist dann deutlich in Richtung Ventilation verschoben (> 0,8). Werden andererseits Bereiche der Lunge nicht mehr ventiliert, aber durchblutet, sinkt der Wert im betroffenen Abschnitt gegen 0. Es kommt zum **funktionellen Shunt**, d. h. eine arteriell-venöse Kurzschlussverbindung ohne Oxygenierung des Blutes entsteht. Für eine Minimierung des Shuntflusses sorgt der **Euler-Liljestrand-Reflex**, da er die Durchblutung in den schlecht belüfteten Lungenbezirken über einer verstärkte Vasokonstriktion drosselt. Dies ist jedoch mit einem erhöhten pulmonalarteriellen Blutdruck verbunden.

Mit der Gabe von 100 % Sauerstoff lässt sich ein anatomischer von einem funktionellen Shunt unterscheiden. Da die schlechte Ventilation für den funktionellen Shunt ursächlich ist, kann dieser durch die Gabe von Sauerstoff behoben werden, ein anatomischer jedoch nicht.

Respiratorische Insuffizienz: Sie entwickelt sich entweder infolge Erkrankungen der Lunge (**Gasaustauschstörung**) und/oder aufgrund einer insuffizienten mechanischen Atempumpe (**Atempumpstörung**). Die respiratorische Insuffizienz lässt sich in der Blutgasanalyse [S. A175] mit einem Abfall des arteriellen Sauerstoffpartialdrucks (**Hypoxämie**, $p_aO_2 < 60$ mmHg) nachweisen. Anfangs hyperventilieren die Patienten kompensatorisch, daher liegt der Kohlendioxidpartialdruck (p_aCO_2) noch im Normbereich bzw. ist leicht erniedrigt (**respiratorische Partialinsuffizienz**). Der Sauerstoffpartialdruck kann durch die Hyperventilation allerdings nicht gesteigert werden. Ist die Atempumpe erschöpft, kann auch das Kohlendioxid nicht mehr abgeatmet werden, worauf der p_aCO_2 steigt (**Hyperkapnie**, $p_aCO_2 > 45$ mmHg). Dieser Zustand wird als respiratorische Globalinsuffizienz bezeichnet ($p_aCO_2 \uparrow$ und $p_aO_2 \downarrow$). Zur Pharmakotherapie bei chronisch-respiratorischer Insuffizienz s. Anästhesie [S. B89].

Pathologische Atmungsformen: Unter Ruhebedingungen beträgt das Atemzugvolumen eines Erwachsenen ca. 0,5 l. Bei einer mittleren Frequenz von 14 Atemzügen pro Minute ergibt sich daraus ein Atemzeitvolumen von 7 l/min. Der Atemrhythmus wird zentral über das Atemzentrum im Hirnstamm geregelt und durch Pons und Großhirn an verschiedene Situationen angepasst (z. B. Schmerzen, Sprechen). Chemorezeptoren registrieren die Konzentrationen von O_2, CO_2 und H^+ im Blut, Dehnungsrezeptoren steuern die Atemtiefe. Bestimmte Erkrankungen gehen mit pathologischen Atmungsformen (**Abb. 1.1**) einher:

- **Kußmaul-Atmung:** vertiefte Atmung bei normaler oder erhöhter Atemfrequenz (typisch bei metabolischer Azidose)
- **Cheyne-Stokes-Atmung:** periodische Atmungsform mit Zu- und Abnahme der Atemtiefe sowie regelmäßigen Hypo- und Apnoephasen (bei Störungen des Atemzentrums und schwerer Herzinsuffizienz)
- **Seufzer-Atmung:** wiederholtes Auftreten eines initial tiefen Atemzuges und regelmäßiger Atempausen (bei obstruktivem Schlafapnoesyndrom und Pickwick-Syndrom)
- **Biot-Atmung:** periodische Atmungsform mit gleichbleibender Atemtiefe und Apnoepausen (bei Schädigung des Atemzentrums, erhöhtem Hirndruck, physiologisch bei Frühgeborenen)
- **Schnappatmung:** vereinzelte Atemzüge unterschiedlicher Tiefe (bei Störungen des Atemzentrums).

Veränderungen der Atemfrequenz:
- Tachypnoe: > 25 Atemzüge/min
- Bradypnoe: 4–8 Atemzüge/min.

Siehe hierzu auch Leitsymptome [S. C69].

1 Grundlagen

1.3 Diagnostik

Tab. 1.2 gibt eine Übersicht zu den diagnostischen Verfahren, die bei Verdacht auf Erkrankungen der Atmungsorgane zur Verfügung stehen.

1.3.1 Leitsymptome

Siehe Leitsymptome [S. C66].

1.3.2 Lungenfunktionsdiagnostik

Die Lungenfunktionsdiagnostik stellt keine Diagnosen, sondern erfasst in erster Linie Störungen der Ventilation, die anschließend einer weiteren Abklärung bedürfen. Zu den wichtigsten Methoden zählen die Spirometrie, die Ganzkörperplethysmografie sowie die Messung der Lungencompliance.

Tab. 1.2 Diagnostik bei Erkrankungen der Atmungsorgane

Verfahren	Beispiel
Anamnese	• insbesondere Familien-, Arbeits-, Reiseanamnese, Fragen nach Leitsymptomen, Nikotinkonsum etc.
klinische Untersuchung	• Inspektion (Thoraxform, Atemexkursion und -frequenz, Stridor, morphologische Veränderungen etc.) • Palpation und Perkussion (sonorer, hypersonorer oder gedämpfter Klopfschall) • Auskultation (Atemgeräusche, Nebengeräusche)
Lungenfunktionsdiagnostik	• Spirometrie • Ganzkörperplethysmografie • pharmakologische Provokationstests • Messung des Transferfaktors • Compliance-Messung • Spiroergometrie • Pulsoxymetrie • 6-Minuten-Gehtest • arterielle Blutgasanalyse
Labor	• klinische Chemie (Entzündungswerte, Gesamt-IgE, spezifisches IgE, immunologische Diagnostik, Tumormarker, α1-Proteinase-Inhibitor) • Serologie
Mikrobiologie	• Sputumdiagnostik • bronchioalveoläre Lavage (BAL) • Punktate (Pleuraflüssigkeit, Lungenabszess)
bildgebende Verfahren	• Röntgen (Thoraxaufnahme in 2 Ebenen, Thoraxdurchleuchtung, konventionelle Tomografie) • Computertomografie • Magnetresonanztomografie • Sonografie • Szintigrafie • Positronenemissionstomografie
endoskopische Verfahren	• Bronchoskopie (diagnostisch/interventionell) • Thorakoskopie • Mediastinoskopie
allergologische Diagnostik	• IgE-Nachweis (Gesamt- und spezifisches IgE) • spezifischer inhalativer Provokationstest • Prick-Test, Scratch-Test oder Epikutantest
Rechtsherzkatheteruntersuchung	• Swan-Ganz-Einschwemmkatheter

Spirometrie

Mit ihrer Hilfe können die verschiedenen Lungenvolumina bestimmt und gleichzeitig ebenfalls die maximalen Atemflussgeschwindigkeiten mittels Pneumotachograf wiedergegeben werden. Man unterscheidet statische Volumina (z. B. Vitalkapazität), die unabhängig, und dynamische Volumina (z. B. Einsekundenkapazität), die abhängig vom zeitlichen Verlauf sind. Die Darstellung der Lungenvolumina erfolgt in einem Volumen-Zeit-Diagramm (Abb. 1.2).

Lungenvolumina: Die **Vitalkapazität** (VC) entspricht dem Volumen, das nach maximaler Inspiration maximal ausgeatmet werden kann. Sie ist bei einer restriktiven Ventilationsstörung vermindert. Die **forcierte Vitalkapazität** (FVC) ist das Volumen, das nach einer maximalen Inspiration heftig und schnell wieder ausgeatmet werden kann. Obstruktive Veränderungen können – wenn sie chronisch verlaufen (alveoläre Überblähung) – allerdings auch eine erniedrigte Vitalkapazität zur Folge haben. In diesem Fall liegt eine kombinierte obstruktiv-restriktive Erkrankung vor.

Die **Einsekundenkapazität** (FEV_1) ist das Volumen, das nach tiefstmöglicher Inspiration mit maximaler Anstrengung innerhalb der ersten Sekunde ausgeatmet werden kann. Sie ist der entscheidende Parameter für den Nachweis einer **Obstruktion** ($FEV_1 \downarrow$). Erniedrigte Werte können hingegen auch Folge einer zu geringen VC im Rahmen restriktiver Störungen sein. Die Bestimmung von FEV_1 ist auch vor resezierenden Eingriffen an der Lunge ein wichtiger Parameter, da hierdurch die postoperativ zu erwartende Lungenfunktion annähernd eingeschätzt werden kann. Näheres hierzu s. Chirurgie [S. B102].

Zur Unterscheidung zwischen Obstruktion und Restriktion dient der **Tiffeneau-Index**. Er entspricht der **relativen Einsekundenkapazität** (FEV_1/VC) und sollte bei Lungengesunden > 70 % liegen. Werte darunter deuten auf eine Obstruktion hin, normale bis hochnormale Werte auf eine isolierte restriktive Störung.

Fluss-Volumen-Diagramm: Neben den Lungenvolumina lassen sich zusätzlich verschiedene Flussmaxima bestimmen und in Form eines **Fluss-Volumen-Diagramms** aufzeichnen (Abb. 1.3). Wichtige Kenngrößen sind dabei:

- der **exspiratorische Spitzenfluss** (= PEF, peak exspiratory flow), also die maximal erreichbare Ausatemstromstärke, sowie
- die **maximalen Flüsse** (= MEF, maximal exspiratory flow), die bei 75, 50 und 25 % der forcierten VC gemessen werden.

Der PEF korreliert gut mit dem Schweregrad einer **asthmatischen Erkrankung** (homogene Obstruktion aller Atemwege). Diese stellt sich im Fluss-Volumen-Diagramm als erniedrigte und konkav verlaufende Flusskurve dar. Der abrupte Abfall nach Erreichen des PEF liefert Hinweise auf einen Kollaps der größeren Atemwege beim Emphysem (sog. „**Emphysemknick**"). Bei Rauchern und Emphysematikern finden sich infolge der Obstruktion ty-

1.3 Diagnostik

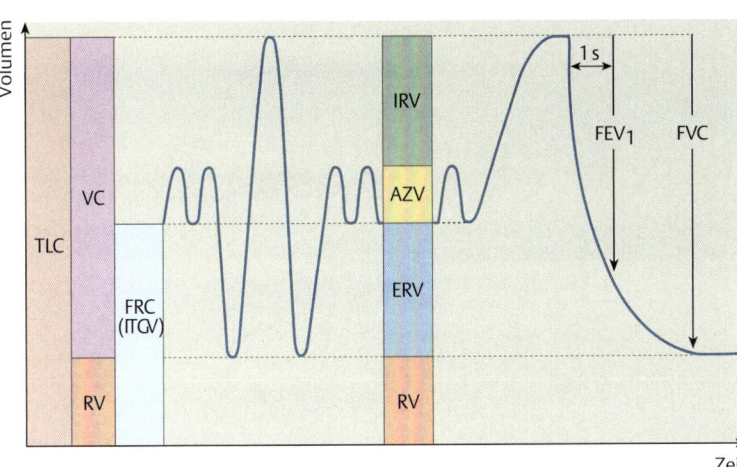

Abb. 1.2 **Übersicht über die verschiedenen Lungenvolumina.** **Atemzugvolumen** (AZV): Atemzugvolumen in Ruhe (ca. 0,5 l). **Inspiratorisches Reservevolumen** (IRV): Volumen, das nach der Ruheatmung noch maximal eingeatmet werden kann (ca. ⅔ der Vitalkapazität). **Vitalkapazität** (VC): Volumen, das nach maximaler Inspiration maximal ausgeatmet werden kann (4,5–5 l). **Forcierte Vitalkapazität (FVC):** Volumen, das nach maximaler Inspiration schnell und heftig wieder ausgeatmet werden kann. **Exspiratorisches Reservevolumen** (ERV): Volumen, das nach normaler Exspiration noch maximal ausgeatmet werden kann (ca. ⅓ der Vitalkapazität). **Residualvolumen** (RV): Volumen, das trotz maximaler Exspiration in der Lunge verbleibt. **Funktionelle Residualkapazität** (FRC): Volumen, das nach normaler Ruheexspiration in der Lunge verbleibt. **Inspiratorische Kapazität** (IC): Volumen, das nach normaler Exspiration eingeatmet werden kann. **Totale Lungenkapazität** (TC): Volumen, das nach maximaler Inspiration in der Lunge vorhanden ist (ca. 6–7 l). **Einsekundenkapazität** (FEV$_1$): Volumen, das innerhalb der ersten Sekunde maximal forciert ausgeatmet werden kann (häufig als relative Einsekundenkapazität im Verhältnis zur VC angegeben). (aus: Baenkler et al., Duale Reihe Innere Medizin, Thieme, 2012)

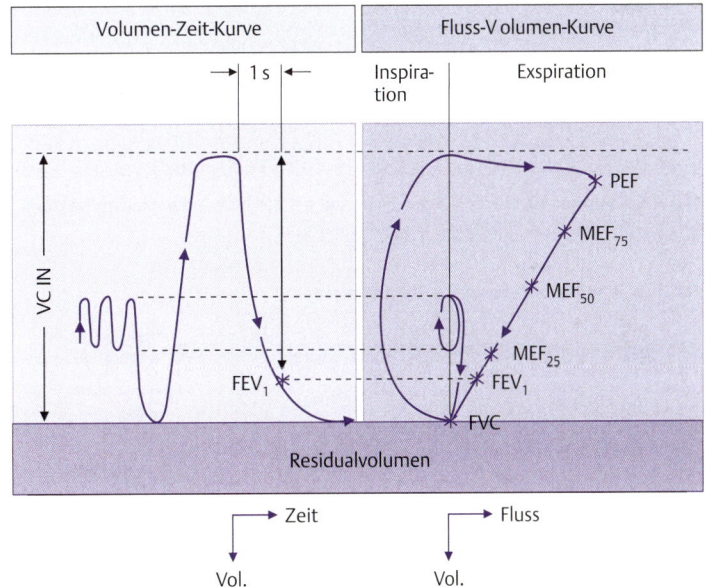

Abb. 1.3 **Gegenüberstellung von Volumen-Zeit- und Fluss-Volumen-Kurve.** PEF: exspiratorischer Spitzenfluss, MEF 75, 50 und 25: maximaler exspiratorischer Fluss bei 75 %, 50 % und 25 % der forcierten Vitalkapazität. Forcierte Vitalkapazität (FVC): Volumen, das nach einer maximalen Inspiration schnell und heftig ausgeatmet werden kann. (aus: Lorenz, Checkliste XXL Pneumologie, Thieme, 2009)

pischerweise Flussverminderungen im Bereich der kleinen Atemwege (MEF$_{25}$). **Restriktive Störungen** sind durch eine „verkleinerte", normal konfigurierte Fluss-Volumen-Kurve gekennzeichnet. In **Abb. 1.4** sind einige typische Befunde der Fluss-Volumen-Kurve gezeigt.

Ganzkörperplethysmografie

Die Untersuchung erfolgt in einer gasdichten Kammer, wobei der Patient über ein Mundstück Luft aus einem separaten Raum atmet, während seine Nase mithilfe einer Klemme verschlossen ist. Die Druckänderungen innerhalb des Bodyplethysmografen verhalten sich entgegengesetzt zu denen im Alveolarraum. Sie können registriert und gegen den gemessenen Atemfluss in einem Diagramm aufgetragen werden. Hieraus entstehen sog. Resistance-Schleifen, die einerseits der Bestimmung des **Atemwegswiderstands** (**Resistance**) dienen, andererseits aufgrund ihrer Form Rückschlüsse auf verschiedene Pathologien zulassen. Erhöhte Atemwegswiderstände finden sich sowohl bei intra- als auch bei extrathorakaler Obstruktion. Eine „Golfschläger"-artige Deformierung beispielsweise spricht für ein Emphysem (**Abb. 1.5**).

Wird der Atemfluss nun mit einer Klappe blockiert, erfolgen frustrane in- und exspiratorische Atemexkursio-

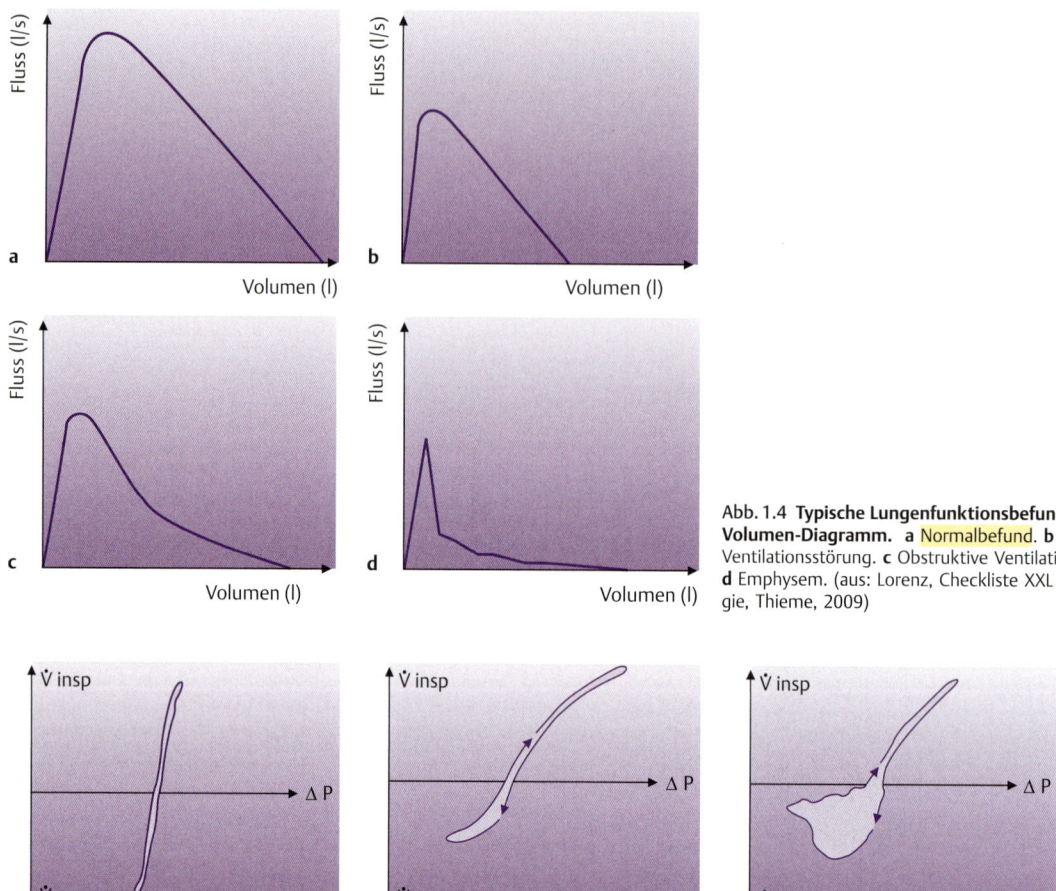

Abb. 1.4 **Typische Lungenfunktionsbefunde im Fluss-Volumen-Diagramm. a** Normalbefund. **b** Restriktive Ventilationsstörung. **c** Obstruktive Ventilationsstörung. **d** Emphysem. (aus: Lorenz, Checkliste XXL Pneumologie, Thieme, 2009)

Abb. 1.5 **Resistance-Schleifen bei normaler und bei pathologischer Lungenfunktion. a** Normalbefund. **b** Asthma bronchiale. **c** Emphysem. (aus: Lorenz, Checkliste XXL Pneumologie, Thieme, 2009)

Tab. 1.3 Befunde der Lungenfunktionsanalyse

	VC	FEV_1	FEV_1/VC	RV, TLC	Compliance	Resistance
obstruktive Ventilationsstörung	normal, (↓)[1]	↓	↓	↑	normal	↑
restriktive Ventilationsstörung	↓	(↓)[2]	normal	↓	↓	normal

[1] bei chronischer alveolärer Überblähung, [2] infolge der erniedrigten VC

nen, die zu Druckschwankungen am Mundstück sowie in der Kammer führen. Trägt man auch diese gegeneinander auf, entsteht eine Verschlussdruckkurve, aus der sich das **thorakale Gasvolumen** (**TGV**) am Ende einer normalen Exspiration, das nicht mobilisierbare **Residualvolumen** (**RV**) sowie die **totale Lungenkapazität** (**TLC**) ermitteln lassen. Das TGV ist u. a. erhöht bei Lungenüberblähungen infolge obstruktiver Prozesse und erniedrigt im Rahmen restriktiver Ventilationsstörungen.

Der große Vorteil des Bodyplethysmografen besteht darin, dass die mit ihm erhobenen Messwerte weitgehend unabhängig von der Mitarbeit des Patienten sind.

Tab. 1.3 zeigt eine zusammenfassende Gegenüberstellung der charakteristischen Befunde bei obstruktiver und restriktiver Ventilationsstörung.

MERKE Bis auf den Atemwegswiderstand sind alle Werte von der Körpergröße und dem Alter des Patienten abhängig. Diese Parameter müssen also miteinbezogen werden, um die individuellen Sollwerte ermitteln zu können.

Pharmakologische Provokationstests

Mithilfe des **Bronchospasmolysetests** lässt sich die Reversibilität einer bronchialen Obstruktion untersuchen. Dabei werden FEV_1 und Resistance vor und 15 min nach Inhalation eines Bronchospasmolytikums (β_2-Mimetikum, z. B. Salbutamol) miteinander verglichen. Normalisieren oder bessern sich die Werte um mindestens 15 % bzw. 200 ml, ist die Reversibilität bewiesen. Bedeutend ist der Bronchospasmolysetest v. a. für die Unterscheidung eines reversiblen Bronchospasmus (z. B. Asthma bronchiale) von einer irreversiblen Atemwegsobstruktion (z. B. Emphysem). Die Reversibilität lässt sich ebenso durch die (mindestens) 14-tägige Gabe oraler Kortikosteroide testen.

Durch die **unspezifische inhalative Provokation** lässt sich eine bronchiale Hyperreagibilität, wie sie u. a. beim Asthma bronchiale zu finden ist, nachweisen. Substanzen wie Acetylcholin, Metacholin, Histamin oder Carbachol werden stufenweise in steigender Konzentration inhaliert. Nach jedem Inhalationsschritt werden die spirometrischen Messungen wiederholt und mit den Ausgangswerten verglichen. Der Test gilt als positiv, wenn es zu einem Abfall der FEV_1 um 20 % und/oder einer Verdopplung der Resistance im Vergleich zum Ausgangswert kommt.

Diffusionskapazität

Die **Einatemzug-CO-Transferfaktormessung** dient zum Nachweis von Gasaustauschstörungen, z. B. im Rahmen interstitieller Lungenparenchymerkrankungen. Unter spirometrischer Kontrolle wird mit einem maximal tiefen Atemzug ein 0,2 %iges Kohlenmonoxid-Gasgemisch inhaliert, die Luft für 8–10 s angehalten und anschließend das exspirierte Gasvolumen aufgefangen. Anhand der Differenz von inspiratorischer und exspiratorischer CO-Konzentration lässt sich der CO-Transfer über die alveolokapilläre Membran und damit die Diffusionskapazität beurteilen.

Lungen-Compliance-Messung

Sie ist die aussagekräftigste, aber praktisch wenig relevante Methode zur **Beurteilung restriktiver Ventilationsstörungen**. Mittels Ballonkatheter im Ösophagus werden die atemsynchronen Druckänderungen im Pleuraspalt gemessen. Die Lungendehnbarkeit ist bei interstitiellen Prozessen wie z. B. der Lungenfibrose oder dem Lungenödem eingeschränkt. Man unterscheidet dabei die statische Compliance bei Atemstillstand (bzw. die quasistatische Compliance bei sehr langsamer Ausatmung) von der dynamischen Compliance bei vorgegebener Atemfrequenz (zusätzliche elastische und viskose Widerstände).

Spiroergometrie

Sie ist eine Erweiterung der reinen Lungenfunktionsdiagnostik und dient dazu, die **Leistungsfähigkeit** Gesunder und Kranker zu objektivieren und zwischen kardialer und pulmonaler Grunderkrankung zu unterscheiden. Hierbei werden unter körperlicher Belastung gleichzeitig spirometrisch bestimmte Parameter (Atemminutenvolumen, Atemzugvolumen, Atemfrequenz, O_2-Extraktion, metabolische CO_2-Produktion) bzw. daraus abgeleitete Messgrößen (respiratorischer Quotient, O_2- und CO_2-Atemäquivalent, Totraumvolumen) und ergometrische Parameter (EKG, Puls, Blutdruck) erfasst. Zusätzlich werden die arteriellen Blutgase kontrolliert (s. u.). Bestimmt werden z. B. die **anaerobe Schwelle**, die **Dauerleistungsgrenze** sowie die **maximale Sauerstoffaufnahme**.

6-Minuten-Gehtest

Hierbei wird diejenige Distanz ermittelt, welche in 6 min bei schnellem Gehen zurückgelegt werden kann. Diese Strecke unterliegt großen interindividuellen Schwankungen. Geeignet ist der Test in erster Linie zur Verlaufsbeurteilung von kardiopulmonalen Erkrankungen oder für die Abschätzung bestimmter Therapieeffekte.

Arterielle Blutgasanalyse

Die Partialdrücke von Sauerstoff und Kohlendioxid werden invasiv im arteriellen Blut bestimmt. Dadurch erhält man zuverlässige Aussagen über die **Globalfunktion der Lungen**. Zu beachten ist, dass die Werte für den O_2-Partialdruck (p_aO_2) stark vom Alter abhängig sind: Sie liegen physiologischerweise im Schnitt zwischen 95 mmHg bei jüngeren und 65 mmHg bei älteren Menschen. Der CO_2-Partialdruck (p_aCO_2) ist vom Alter unabhängig und bewegt sich zwischen 36 und 44 mmHg.

- p_aO_2 < 60 mmHg = **Hypoxämie**
- p_aCO_2 > 45 mmHg = **Hyperkapnie**
- p_aCO_2 < 36 mmHg = **Hypokapnie.**

Parallel zu den Blutgasen werden i. d. R. noch der **pH-Wert**, das **Standardbikarbonat** und der **Basenüberschuss** gemessen. Sie dienen zur Beurteilung des Säure-Basen-Haushalts.

Pulsoxymetrie

Sie ist eine nicht invasive Methode zur **Messung der arteriellen Sauerstoffsättigung** und eignet sich vorwiegend für **Verlaufskontrollen** bei chronischen Erkrankungen der Atmungsorgane oder zum **Monitoring** auf Intensivstationen bzw. während einer Narkose. Hierfür wird – bevorzugt am Finger – ein Clip-Sensor angebracht, der die unterschiedliche Lichtabsorption von mit Sauerstoff gesättigtem Blut registriert. Werte < 90 % bei Atmung von Raumluft sprechen für eine respiratorische Partialinsuffizienz. Zur Diagnostik ist sie wenig geeignet, da keine Angaben über den CO_2-Partialdruck erhoben werden können.

Bei konventionellen Pulsoxymetern (z. B. 2-Wellenlängen-Pulsoxymeter) treten falsch hohe Ergebnisse auf, wenn im Blut Kohlenmonoxidhämoglobin vorliegt (z. B. Inhalationstrauma nach einem Wohnungsbrand). Mit neueren Geräten lässt sich aber auch der mit CO gesättigte Hämoglobinteil bestimmen.

1.3.3 Weitere Untersuchungsmethoden

Labordiagnostik

In **Tab. 1.4** sind einige der gängigen Laborparameter, die für bestimmte Lungenerkrankungen charakteristisch sind, zusammengefasst.

Mikrobiologie

Durch die mikrobiologische Untersuchung von tief abgehustetem, eitrigem **Sputum** können pulmonale Infektio-

Tab. 1.4 Wichtige Laborparameter bei Erkrankungen der Lunge

Parameter		Bestimmung bei Verdacht auf
Entzündungsparameter	BSG	unspezifische Entzündung
	CRP	bakterielle Infektion
Enzyme	Angiotensin converting Enzyme (ACE)	Sarkoidose
	α_1-Antitrypsin	α_1-Antitrypsin-Mangel
Immunglobuline (Ig)	IgE (gesamt und spezifisch)	allergisches Asthma bronchiale
	IgG (allergenspezifisch)	exogen allergische Alveolitis
Autoantikörper	Rheumafaktor (RF)	rheumatoide Arthritis
	antinukleäre Antikörper (ANAs)	systemischer Lupus erythematodes (SLE)
	antizytoplasmatische Antikörper (ANCAs)	Wegner-Granulomatose
	Anti-Basalmembran-Antikörper (ABM-AKs)	Goodpasture-Syndrom
Tumormarker	karzinoembryonales Antigen (CEA)	Bronchialkarzinom
	Tissue-Polypeptide-Antigen (TPA)	thorakale Tumoren
	neuronenspezifische Enolase (NSE)	kleinzelliges Bronchialkarzinom
	Squamous-Cell-Carcinoma-Antigen (SCC)	nicht kleinzelliges Bronchialkarzinom
	Thyroid-Transcription-Factor-1 (TTF-1)	pulmonales Adenokarzinom

Tab. 1.5 Indikationen der verschieden bildgebenden Verfahren

Verfahren	Indikation
Röntgen-Thorax	• Abklärung von: Husten über 8 Wochen, Bluthusten, Dyspnoe, Thoraxschmerz • Verlaufskontrolle bestehender Erkrankungen (z. B. Pneumonie)
Bronchografie	• V. a. bronchiale Fistel
Computertomografie	• Tumordiagnostik • Tumorausbreitungsdiagnostik (Staging) • Abklärung von Rundherden und vergrößerten Lymphknoten • mediastinale Raumforderung • Verdacht auf Gefäßanomalien oder Lungenarterienembolie • als HR-CT, Beurteilung parenchymatöser Lungenveränderungen (z. B. Lungenfibrose) • Planung einer Bestrahlungstherapie
Magnetresonanztomografie	• Ergänzungsverfahren bei Mediastinalprozessen und Thoraxwandinfiltration
Sonografie	• thorakale Sonografie zur Darstellung von Prozessen der Thoraxwand, der Lungen und des thoraxnahen Mediastinums bzw. der Pleura (insbesondere Erguss) sowie Zwerchfellmotilitätsstörung • endobronchiale Sonografie zum Nachweis trachea- bzw. bronchusnah gelegener Prozesse
Perfusions-Ventilations-Szintigrafie	• Lungenembolie • Kontrolle der Lungenfunktion vor resezierenden Eingriffen
Positronenemissionstomografie (plus CT als PET-CT)	• Malignitätsbeurteilung bei Lungenrundherden • Darstellung von Tumormetastasen
Angiografie	• Lungenembolie • Nachweis unklarer pulmonaler Blutungen

nen diagnostiziert werden. Bei schweren Verlaufsformen einer Pneumonie ist zusätzlich die Anlage von Blutkulturen ratsam. Mithilfe einer **bronchoalveolären Lavage** (BAL) kann gezielt Material aus bestimmten Lungenbezirken gewonnen werden (Cave: Kurze Transportzeiten organisieren, sonst falsch positive Befunde möglich!). Wichtiges Qualitätskriterium für die Probe ist dabei das Vorhandensein von Flimmerepithelien und Alveolarmakrophagen. Eine erhöhte Zahl an Plattenepithelien oder der Nachweis von α-hämolysierenden Streptokokken und apathogenen Neisserien deuten auf eine starke Kontaminierung mit Rachensekret hin. Eitrige **Punktate** (Lungenabszess, Pleuraflüssigkeit) sollten immer auf bakterielle Erreger untersucht werden. Infektiöses Material lässt sich von malignen Zellen anhand der BAL und Biopsie unterscheiden.

Bildgebende Verfahren

Tab. 1.5 zeigt die bildgebenden Verfahren in der pneumologischen Diagnostik mit ihren jeweiligen Indikationen.

Typische Befunde in der Röntgen-Thorax-Aufnahme: Die Röntgenuntersuchung des Thorax ist die Basisuntersuchung in der pneumologischen Diagnostik, mit der i. d. R. eine erste Beurteilung mediastinaler, pulmonaler, pleuraler und thorakaler Prozesse gelingt. Die Aufnahme erfolgt normalerweise im Stehen in tiefer Inspirationslage und wird in 2 Ebenen (posterior-anterior, seitlich von rechts nach links) angefertigt. Typische radiologische Lungenveränderungen sind:

- **Verschattung** (Transparenzminderung: Das Areal erscheint auf dem Röntgenbild heller):
  - **strukturiert/nicht homogen:**
    – **Fleckschatten**: Sie können ein unscharf begrenztes azinäres Muster aufweisen und sind häufig auf Lappen- oder Segmentebene zu finden (z. B. bei beginnender Pneumonie) oder sich als scharf begrenzte mikronoduläre (bis 5 mm, z. B. bei Miliartuberkulose) oder makronoduläre (bis 1 cm, z. B. Metastasen, Sarkoidose) Knötchen darstellen.
    – **Netzschatten**: Als interstitiell streifiges (Kerley-A- und -B-Linien) bzw. feinretikuläres Muster (Kerley-C-Linien) z. B. bei interstitiellem Lungenödem oder Lymphangiosis carcinomatosa sowie als interstitiell grobretikuläres Muster („Honigwaben") im Spätstadium der Lungenfibrose.
  - **nicht strukturiert/homogen:** z. B. Pleuraerguss, Atelektase, Tumor
- **Rundherd** (intrapulmonal gelegene, 1–4 cm große Gebilde mit glattem oder unregelmäßigem Rand):
  - **maligne Herde:** z. B. Bronchialkarzinom, Lungenmetastasen, Lymphome, Plasmozytome. Der Verdacht

besteht bei unscharfer Begrenzung, Corona radiata (Rundherd mit strahlenförmigen Ausläufern), Pleurafinger (Rundherd mit fingerförmigem Ausläufer), Rigler-Nabelzeichen (Rundherd mit nabelartiger Einkerbung)
- **nicht maligne Herde:** z. B. Infektgranulom (Tuberkulom, Abszess), andere entzündliche Granulome (Sarkoidose, Autoimmunerkrankungen), benigne Tumoren (Hamartom, Chondrom). Verdacht besteht bei scharfer Begrenzung, solitärem Auftreten, Verkalkungen.
- **andere Ursachen:** z. B. Hämatom, Rundatelektase, Infarkt
- **Ringstruktur** (hohlraumbedingte Aufhellungszone, die von einem scharf begrenzten Rand umgeben ist):
  - **dünnwandig:** z. B. Emphysembulla, kongenitale Zysten
  - **dickwandig:** z. B. Tumor- oder Metastasenzerfall, bronchial drainierter Abszess, Tuberkulosekaverne
- **Verkalkung:** z. B. Tuberkulose, Silikose, Spätstadium eines Hämatoms, benigne oder maligne Tumoren
- **Aufhellung** (Hypertransparenz infolge fehlender Lungenstruktur):
  - **regional:** z. B. Pneumothorax, Emphysembulla, Zyste
  - **global:** z. B. Pneumothorax, einseitig helle Lunge bei Swyer-James-McLeod-Syndrom
- **Zwerchfellanomalien** (Stand, Beweglichkeit, Seitendifferenz):
  - **Tiefstand:** z. B. Spannungspneumothorax, Lungenemphysem
  - **Hochstand:** z. B. Zwerchfelllähmung, Hepato-/Splenomegalie, Aszites, Ileus, Adipositas, Schwangerschaft
- **Mediastinalverschiebung**
  - **zur gesunden Seite:** z. B. Pneumothorax, Pleuraerguss, Tumor
  - **zur kranken Seite:** z. B. Atelektase, Z. n. Pneumektomie oder Lungenresektion.

Die röntgenologischen Spezialtechniken „Durchleuchtung" und „konventionelle Tomografie" sind weitestgehend durch die Computertomografie und Sonografie ersetzt worden. Ein weiteres, früher häufig eingesetztes Verfahren ist die **Bronchografie**. Hierbei kann das Bronchialsystem nach Einbringung von Kontrastmittel auf einem Röntgenschirm dargestellt werden. Heute kommt diese Methode noch bei Verdacht auf bronchiale Fisteln zum Einsatz. Die Diagnose von Bronchiektasen gelingt dagegen zuverlässig auch mit der CT.

Bronchoskopie

Sie ermöglicht die direkte intraluminale Einsicht in Trachea, Hauptbronchien und – je nach Art des Gerätes – in die weiter distal gelegenen Aufzweigungen des Bronchialbaums. Die Bronchoskopie kann entweder **diagnostisch** (bronchioalveoläre Lavage, transbronchiale Biopsie) mit dünneren, flexiblen Endoskopen oder zu **therapeutischen** Zwecken (Sekretabsaugung, Entfernung von Fremdkörpern) mit starren Optiken durchgeführt werden.

Allergologische Diagnostik

Atopische Erkrankungen (u. a. des allergischen Asthma bronchiale) gehen mit erhöhten IgE-Spiegeln einher. Durch immunologische Testverfahren lassen sich entweder die Konzentration des **Gesamt-IgE** (z. B. mittels Radio-Immuno-Sorbent-Test) oder das **allergenspezifische IgE** (z. B. mittels Radio-Allergo-Sorbent-Test) nachweisen (Näheres s. Immunsystem und rheumatologische Erkrankungen [S. A449]). Die spezifische inhalative Provokation ist nur selten indiziert, z. B. zur Verifizierung eines arbeitsplatzbezogenen Asthmas.

Zur Durchführung von Hauttests s. Immunsystem und rheumatologische Erkrankungen [S. A448].

Rechtsherzkatheteruntersuchung

Mithilfe eines **Swan-Ganz-Katheters** (= Pulmonaliskatheter), der über das rechte Herz in die Lungenarterien eingeschwemmt wird, können wichtige hämodynamische Parameter erfasst werden: Druckwerte im kleinen Kreislauf, Herzzeitvolumen und der **pulmonal-kapilläre Verschlussdruck** (pulmonary capillary wedge). Letzterer entspricht i. d. R. dem Druck im linken Vorhof, Ausnahmen sind eine Mitralstenose (pulmonal-kapillärer Verschlussdruck ↑) sowie eine akute Aorteninsuffizienz (pulmonal-kapillärer Verschlussdruck ↓). Ferner kann man durch den pulmonal-kapillären Verschlussdruck ein Linksherzversagen differenzieren und bei pulmonal arterieller Hypertonie die Reversibilität nach Medikamenten prüfen.

Durchführung der Rechtsherzkatheteruntersuchung: Über die V. femoralis wird ein Katheter in die A. pulmonalis eingeschwemmt (sog. Swan-Ganz-Katheter). Der pulmonal-kapilläre Verschlussdruck lässt sich messen, indem man die Katheterspitze so weit in die Pulmonalarterie vorschiebt, bis der Ballon ein kleines Gefäß verschließt.
Das Herzzeitvolumen kann mit 2 verschiedenen Methoden bestimmt werden. Dazu kann man entweder die arterielle und pulmonal-arterielle Sauerstoffsättigung messen (Prinzip nach Fick) oder die Thermodilutionsmethode (10 ml kaltes NaCl in den rechten Vorhof injizieren und die Temperaturänderung in der A. pulmonalis messen) anwenden.

2 Erkrankungen der Atemwege und des Lungenparenchyms

2.1 Akutes Lungenversagen (ARDS)

Synonym: Adult (acute) respiratory Distress Syndrome, akute respiratorische Insuffizienz des Erwachsenen, Schocklungensyndrom

> **DEFINITION** Akute respiratorische Insuffizienz beim zuvor Lungengesunden infolge einer Lungenschädigung unterschiedlicher Ursache. Als ARDS bezeichnet man eine Funktionsstörung der Lungen, bei der folgende Bedingungen erfüllt sein müssen:
> - **akuter Beginn**
>   - mildes ARDS: p_aO_2/F_iO_2: 201–300 mmHg bei einem PEEP ≥ 5 cm H_2O
>   - moderates ARDS: p_aO_2/F_iO_2: 101–200 mmHg bei einem PEEP ≥ 5 cm H_2O
>   - schweres ARDS: p_aO_2/F_iO_2: ≤ 100 mmHg bei einem PEEP ≥ 5 cm H_2O
> - **Verhältnis** von arteriellem O_2-Partialdruck (**p_aO_2**) zu inspiratorischer O_2-Fraktion (**F_iO_2**) ≤ 200
> - **beidseits zentrale Lungeninfiltrate** in der Röntgen-Thorax-Aufnahme (bzw. Infiltrate ≥ 3 Quadranten beim schweren ARDS)
> - **Ausschluss einer kardialen Ursache** (Linksherzinsuffizienz).
>
> Die Bezeichnung ALI (acute lung injury) entfällt (früher: PaO_2/FiO_2 ≤ 300).

Zum Atemnotsyndrom des Frühgeborenen (IRDS, Surfactant-Mangel-Syndrom) s. Pädiatrie [S.B496].

Ätiopathogenese: Man unterscheidet **direkte** und **indirekte Auslöser**. In Tab. 2.1 sind die wesentlichen Faktoren zusammengefasst.

Die o. g. Faktoren führen zu einer Reaktionskette, die immer in gleicher Art und Weise abläuft. Dabei unterscheidet man 3 Phasen, die sich teilweise überlappen:
- **exsudative** (oder Früh-)**Phase:** In der Akutphase steht die funktionelle und strukturelle Schädigung der alveolokapillären Membran im Mittelpunkt, an der v. a. aktivierte Alveolarmakrophagen und neutrophile Granulozyten beteiligt sind. Folge ist eine erhöhte Kapillarpermeabilität („capillary leak"), die zu exsudativer Alveolitis und **interstitiellem Lungenödem** führt.
- **Zwischenphase:** Durch Schädigung der Pneumozyten tritt einerseits Exsudat in die Alveolen über (**alveoläres Ödem** mit Bildung hyaliner Membranen), andererseits kann nicht mehr ausreichend Surfactant produziert werden (Gefahr der Atelektase).
- **proliferative** (oder Spät-)**Phase:** Das Ödem und die hyalinen Membranen bilden sich langsam zurück. Infolge der atelektatisch kollabierten Alveolen kommt es jedoch zu einer Sauerstoffminderversorgung. Lokale Mikrothrombosen verschlechtern die Situation zusätzlich. Im Zuge der Gewebehypoxie wird die Proliferation von Fibroblasten stimuliert und lungenuntypisches kollagenes Bindegewebe gebildet. Verdickte Alveolarsepten und eine verschlechterte Lungenperfusion und Sauerstoffdiffusion sind die Folge. Das Endstadium ist durch die **irreversible Lungenfibrose** gekennzeichnet.

Klinik: Klinisch steht der akute Beginn mit rasch zunehmender **Dyspnoe**, **Tachypnoe** und **Zyanose** im Vordergrund. Husten und pathologische Atemgeräusche fehlen. Die Hypoxie resultiert aus der Kombination von **Verteilungsstörung** (initial erhöhtes Shunt-Volumen, später Minderperfusion) **und Diffusionsstörung** (Ödem). Der Patient versucht, den Sauerstoffmangel durch Hyperventilation auszugleichen. Gelingt ihm dies nicht mehr, entsteht eine **respiratorische Globalinsuffizienz** mit Hypoxie und Hyperkapnie, die letztlich bis zum Atemversagen führen kann.

Diagnostik: In der **Blutgasanalyse** zeigt sich eine arterielle Hypoxämie, die initial aufgrund der Hyperventilation von einer Hypokapnie begleitet werden kann. Bei therapierefraktärem Verlauf und Versagen der Atempumpe tritt zusätzlich eine Hyperkapnie hinzu. Im Rahmen der **Lungenfunktionsprüfung** ergeben sich deutliche Anzeichen einer **restriktiven Ventilationsstörung** mit Verminderung der typischen Lungenvolumina sowie der Compliance. Die **Rechtsherzkatheteruntersuchung** zeigt leicht erhöhte Werte für den pulmonal-arteriellen Mitteldruck (Anstieg um 4–8 mmHg), der pulmonal-kapilläre Verschlussdruck liegt im Normbereich (< 12 mmHg).

In der **Röntgen-Thorax-Aufnahme** lassen sich typischerweise **in beiden Lungen diffuse Infiltrate** nachweisen (Abb. 2.1), welche dem Lungenödem entsprechen. Im weiteren Verlauf gehen die Infiltrate zurück und an ihre Stelle treten **retikuläre Verschattungsmuster** als Zeichen der einsetzenden Lungenfibrose. Ergänzend können mithilfe der **CT** kleinste Atelektasen (lagebedingt insbesondere dorsal) sowie umschriebene Pneumothoraces (als Folge eines beatmungsinduzierten Barotraumas) gefunden werden.

Tab. 2.1 Wichtige Auslöser des ARDS

direkte Auslöser	indirekte (= systemisch-hämatogene) Auslöser
• Aspiration (Magensaft, Wasser → Beinaheertrinken, Lampenöl) • Pneumonie • Inhalation giftiger Gase • Sauerstoffintoxikation • Lungenkontusion • Bestrahlung • Lungenreexpansion	• Sepsis (pulmonale Beteiligung beim Multiorganversagen) • Schock • Polytrauma (u. a. Fettembolie!) • Schädel-Hirn-Trauma • Massentransfusion • Verbrauchskoagulopathie • Pankreatitis • Urämie

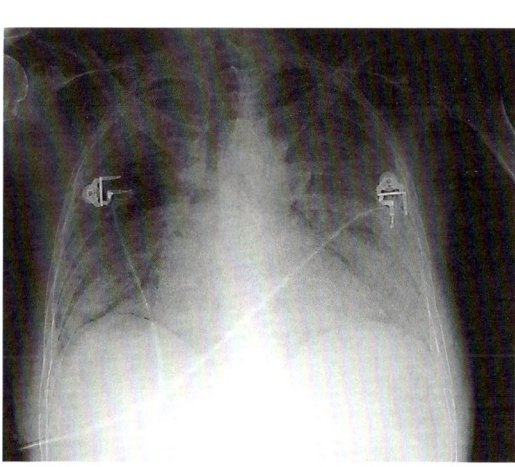

Abb. 2.1 **Röntgen-Thorax-Aufnahme bei ARDS.** Beidseits finden sich diffuse Lungenverschattungen. (aus: Reiser, Kuhn, Debus, Duale Reihe Radiologie, Thieme, 2011)

Differenzialdiagnosen: Differenzialdiagnostisch ausgeschlossen werden müssen:
- Lungenödem bei **Linksherzinsuffizienz** (Echokardiografie)
- schwere **Pneumonie** (im Röntgen-Thorax häufig nur eine Lunge infiltriert)
- **Lungenembolie** (Zeichen der tiefen Venenthrombose)
- Überwässerung infolge Niereninsuffizienz („**fluid lung**"): Laborkontrolle der renalen Retentionsparameter.

Therapie: Grundsätzlich sollte immer ein **kausaler** Therapieversuch angestrebt werden, um die Ursache des ARDS zu beseitigen. Daneben kann die **symptomatische Therapie** zu einer verbesserten Prognose führen. Müssen die Patienten beatmet werden, ist **assistierten Beatmungsformen**, die eine Spontanatmung zulassen, der Vorzug zu geben. Dabei sollten die Atemzugvolumina klein, der inspiratorische Druck möglichst niedrig und der exspiratorische Druck ausreichend hoch gehalten werden (positiver endexspiratorischer Druck, **PEEP**, s. auch Anästhesiologie [S. B90]). Hierdurch wird den Folgen der strukturellen Lungenveränderungen (Atelektasen, Compliance-Minderung) entgegengewirkt und zugleich eine ausreichende Oxygenierung des Blutes gewährleistet. Ein leichter Anstieg des p_aCO_2 kann verantwortet werden (permissive Hyperkapnie).

Als alternatives Verfahren steht die **Hochfrequenzoszillation** (HFO) zur Verfügung. Sie garantiert zwar die effektive O_2-Aufnahme, trägt aber weniger zur CO_2-Eliminierung bei. Die Möglichkeit, das CO_2 zu entfernen, bieten extrakorporale Methoden wie die **ECMO** (extrakorporaler Membranoxygenator) oder die weniger invasive **ECLA** (extracorporeal lung assist). HFO und ECLA können einzeln oder kombiniert angewendet werden.

Die **Volumentherapie** richtet sich in erster Linie nach der Ursache des ARDS. Bei primär nur auf die Lungen beschränkter Erkrankung erfolgt eine neutrale Bilanzierung, um eine weitere Zunahme des Ödems zu stoppen. Bei septischem Geschehen muss hingegen die Volumenzufuhr erhöht werden. In manchen Fällen kann das abwechselnde **Umlagern** vom Rücken auf den Bauch die Beschwerden lindern.

Steroide wirken antifibrotisch und werden daher im proliferativen Spätstadium eingesetzt (z. B. Methylprednisolon). Die hohe Rate an Pneumonien in dieser Phase limitiert allerdings die Steroidgabe. Bakterielle Infektionen der Lunge werden analog der nosokomial erworbenen Pneumonien **antibiotisch** behandelt. Die Gabe von Katecholaminen kann bei eingeschränkter Flüssigkeitszufuhr unterstützend zur hämodynamischen Stabilisierung beitragen.

Zurzeit nur experimentellen Charakter hat die exogene Applikation von Surfactant (im Gegensatz zum IRDS!). Auch die inhalative Gabe vasodilatatorischer Substanzen wie Stickstoffmonoxid (NO) oder Prostazyklin stellt bis heute noch kein etabliertes Verfahren dar.

2.2 Schlafapnoesyndrom

2.2.1 Obstruktives Schlafapnoesyndrom

Siehe HNO [S. B774].

2.2.2 Morbus Pickwick

Synonym: Obesitassyndrom

Das Pickwick-Syndrom besteht aus **Adipositas**, **Schlafapnoephasen** und **Somnolenz**. Die Fettleibigkeit bedingt einen Zwerchfellhochstand, der die Atemmechanik behindert. Dadurch kommt es inbesondere nachts zu Hypoventilationsphasen. Häufig ist damit auch ein obstruktives Syndrom vergesellschaftet. In der Blutgasanalyse zeigt sich eine respiratorische Globalinsuffizienz mit Hypoxie und Hyperkapnie. Die Patienten neigen tagsüber zum Einschlafen. Therapeutisch ist die Gewichtsreduktion angezeigt, nachts wird eine Maskenbeatmung notwendig.

2.3 Hyperventilationssyndrom

DEFINITION Über den Bedarf hinausgehende Erhöhung von Atemtiefe und -frequenz mit daraus resultierendem p_aCO_2-Abfall.

Epidemiologie: Betroffen sind v. a. junge Männer und Frauen in der 2.–3. Lebensdekade. Bei über 60-Jährigen wird das Hyperventilationssyndrom nur noch selten diagnostiziert.

Ätiopathogenese: Psychische Faktoren (z. B. Angst oder Wut) sind häufige Auslöser. Daneben kann eine Hyperventilation auch somatogene Ursachen haben (z. B. Schwangerschaft, Ketoazidose, Herzinsuffizienz, Lungenembolie, Schädel-Hirn-Trauma oder Intoxikationen).

Durch die Hyperventilation sinkt der p_aCO_2 so weit, dass sich eine manifeste **respiratorische Alkalose** einstellt. Um diese zu kompensieren, werden von verschiedenen plasmatischen Proteinen H^+-Ionen freigesetzt. An die entstandenen negativen Ladungen bindet freies Kalzium. Dadurch liegt Kalzium verstärkt in gebundener Form vor (**freies Kalzium** ↓). Die Gesamt-Kalzium-Konzentration ändert sich dabei nicht, allerdings hat nur das freie Kalzium funktionelle Bedeutung (**normokalzämische Tetanie**).

Klinik: Der **akute Hyperventilationsanfall** äußert sich mit den Symptomen einer respiratorischen Alkalose (Parästhesien, Zittern, Pfötchenstellung, Krämpfen u. a.). Die **chronische Hyperventilation** ist häufig schwer zu diagnostizieren, da sie mit vielfältigen und unspezifischen Beschwerden einhergeht:
- respiratorisch: Gähnen, Seufzen, Husten, Luftnot
- neurologisch: Schwindel, Kopfschmerz, Benommenheit
- kardial: retrosternaler Schmerz und Druckgefühl
- gastrointestinal: Meteorismus, Flatulenz, vermehrtes Aufstoßen
- vegetativ und psychisch: Schwitzen, verstärkter Harndrang, Konzentrationsstörungen, Müdigkeit, kalte Hände und Füße.

Diagnostik: Wegweisend ist die eingehende Anamnese (Neigung zu starken Affekten wie Angst oder Wut, depressive Stimmungslage) in Zusammenhang mit den akuten bzw. chronischen Symptomen. Laborchemisch fällt in der Blutgasanalyse eine **Hypokapnie** mit **respiratorischer Alkalose** auf.

Differenzialdiagnosen: Abzugrenzen vom psychogenen Hyperventilationssyndrom ist die **reaktive Hyperventilation** aufgrund somatogener Faktoren. In diesem Zusammenhang spielen v. a. Lungenfunktionsstörungen (Lungenfunktionsdiagnostik) und Herzinsuffizienz (Echokardiografie) eine entscheidende Rolle. Im akuten Anfall muss an **andere Auslöser einer Tetanie** gedacht werden (z. B. Elektrolytstörungen bzw. ein Hypoparathyreoidismus). Die Unterscheidung gelingt einfach anhand der Laborwerte (hypokalzämische Tetanie). Auch diverse **ZNS-Läsionen** (CCT), **Intoxikation** mit Salizylaten (Anamnese) oder Botulismus (Toxinnachweis, Erregeranzucht aus Wunden) können zu typischen Krämpfen führen.

Therapie: Bei einem psychogen ausgelösten akuten Anfall können die Beschwerden i. d. R. durch einfache Beruhigung und Zuspruch gebessert werden. Gleichzeitig sollte der Patient über die Harmlosigkeit der Symptomatik aufgeklärt werden. Der respiratorischen Alkalose kann durch Rückatmung aus einer Tüte entgegengewirkt werden (inspiratorischer p_aCO_2 ↑). **Psychoedukation** und Psychotherapie, atemtherapeutische Maßnahmen (Einsetzen der Zwerchfellatmung) sowie verschiedene **Entspannungsverfahren** (autogenes Training, Yoga) können speziell Patienten mit chronischem Hyperventilationssyndrom helfen, ihre Ängste zu verlieren, und so die Anfallshäufigkeit reduzieren.

2.4 Bronchiektasen

DEFINITION Irreversible sackförmige oder zylindrische Erweiterungen der Bronchien.

Ätiopathogenese: In den meisten Fällen handelt es sich um **erworbene Veränderungen**, die auf chronische Erkrankungen oder rezidivierende Infektionen des Bronchialsystems zurückzuführen sind. **Angeborene Formen** können anatomische (z. B. Tracheobronchiomalazie), funktionelle (z. B. zystische Fibrose) oder immunologische Ursachen haben (z. B. IgA-Mangel).

Durch die verschiedenen erworbenen bzw. angeborenen Veränderungen wird die Bronchialschleimhaut vermehrt von Bakterien und Pilzen besiedelt und damit werden **Infektionen** begünstigt. Der Entzündungsprozess beeinträchtigt die mukoziliäre Clearance und schädigt die komplette Bronchuswand sowie das peribronchiale Bindegewebe. Im Rahmen der Reparationsvorgänge bildet sich ein narbiges Ersatzgewebe, das durch Schrumpfung radiären Zug auf die Bronchien ausübt und zu deren **irreversibler Dilatation** führt.

Am häufigsten finden sich Bronchiektasen beidseitig in den **Lungenunterlappen**. Nach Aspiration und ausgedehnten Infektionen können sie auch **diffus** vorhanden sein. Eher selten treten sie fokal auf (z. B. bei Verlegung der Bronchien durch einen Fremdkörper, Tumor). Bronchiektasen können eine **zylinderartige** Form haben (eher bei Kindern und Jugendlichen) oder **sackförmig** sein. Erstere finden sich vorwiegend in den Unterlappen, sackförmige Bronchiektasen treten meist zentraler auf und sind eher diffus verteilt. Je nach Schweregrad sind Ventilation und/oder Perfusion beeinträchtigt.

Klinik: Die Patienten klagen über chronischen und v. a. morgens produktiven Husten („maulvolle" Expektoration), der eine Folge massiver Sekretansammlungen in den erweiterten Bronchien ist. Das Sputum weist eine typische schaumige und schleimig eitrige Dreischichtung auf. Häufig husten die Patienten auch Blut.

Komplikationen:
- Atelektasen
- chronisch respiratorische Insuffizienz und Cor pulmonale
- Infektionen (z. B. Lungenabszess, Pleuraempyem, Aspergillom)
- septische Embolien mit Hirnabszess (selten).

Diagnostik: Eine positive Familien- und Krankheitsanamnese (schwere bronchiale Infekte, besonders in der Kindheit) liefern in Zusammenhang mit den **klinischen Symptomen** bereits erste Hinweise. Bei der Inspektion können eine zentrale Zyanose sowie Trommelschlegelfinger mit Uhrglasnägeln auffallen. Die Hypoxämie wird in der **Blutgasanalyse** festgestellt. Auskultatorisch finden sich feuchte Rasselgeräusche über den betroffenen Lungenbezirken. In der Lungenfunktionsprüfung zeigt sich eine kombinierte restriktiv-obstruktive Ventilationsstörung, isolierte Bronchiektasen bleiben unauffällig. Weitere Untersuchungsmethoden sind die mikrobielle Untersuchung des Sputums sowie der Schweißtest zum Ausschluss einer zystischen Fibrose.

Im **Röntgen-Thorax-Bild** finden sich u. U. zystisch erweiterte Hohlräume (teilweise mit Flüssigkeitsspiegel).

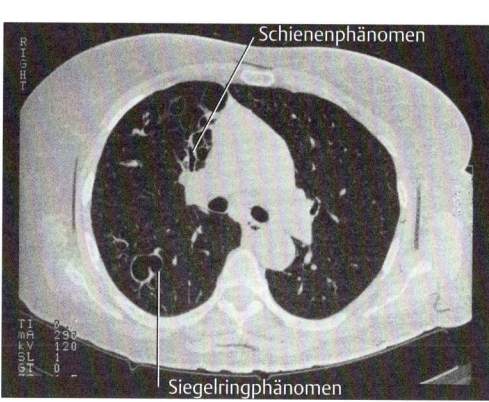

Abb. 2.2 **Bronchiektasen in der thorakalen CT. Schienenphänomen:** Im Längsschnitt imponieren die Bronchiektasen als parallele Strukturen, die den verdickten Bronchialwänden entsprechen (Tram-Linien). **Siegelringphänomen**: Im Querschnitt erscheinen Bronchiektasen als Ringstruktur, wobei ihnen die Pulmonalarterie anliegt. (aus: Baenkler et al., Kurzlehrbuch Innere Medizin, Thieme, 2010)

Die Beteiligung des peribronchialen Bindegewebes kann sich in Form einer streifigen Zeichnungsvermehrung bemerkbar machen (**Railway-** bzw. **Tram-Linien**). Die Standardmethode ist die CT-Untersuchung (**Abb. 2.2**, insbesondere die **HR-CT**). Sie stellt nicht nur direkt den Bronchusbefund dar, sondern erlaubt auch eine genauere Beurteilung der parenchymatösen Veränderungen.

Eine Bronchografie ist heutzutage nur noch bei problematischer CT-Durchführung oder -Auswertung indiziert. Mithilfe der **Bronchoskopie** können Bronchusstenosen nachgewiesen und im gleichen Schritt auch Material für die Erregerdiagnostik gewonnen werden.

Differenzialdiagnosen: Als wichtigste Differenzialdiagnose gelten **zystische Lungenveränderungen**. Im CT-Bild zeigen sie sich (im Unterschied zu Bronchiektasen) keinen Anschluss an das Bronchialsystem.

Therapie:
Die **Antibiotikatherapie** erfolgt gezielt nach Antibiogramm mit Breitspektrum-Betalaktamantibiotika. Darüber hinaus muss auf Besiedelung mit Anaerobiern und Pilzen geachtet werden. Bei positivem Bronchospasmolysetest können zusätzlich **Bronchospasmolytika** angewendet werden. Eine **aktive Immunisierung** gegen Influenza und Pneumokokken gilt als obligat.

Eine konsequente Bronchialtoilette mit Inhalationen und anschließenden Klopfmassagen fördert den Sekretabfluss. Physiotherapeutische **Lagerungsmaßnahmen** dienen ebenfalls der Mobilisation und Drainage von Sekret. Die **chirurgische Intervention** ist dann indiziert, wenn es trotz adäquater Therapie zur Verschlechterung der Beschwerden kommt oder die bronchiektatischen Veränderungen auf einen Lungenflügel beschränkt bleiben.

2.5 Mukoviszidose

Siehe Pädiatrie [S. B581].

2.6 Atelektasen

DEFINITION Bereich der Lunge, der aufgrund eines Kollapses von Alveolen und kleinen Atemwegen nicht ventiliert wird.

Ätiopathogenese: Es werden verschiedenen Formen unterschieden:
- angeboren:
  - **direkte** bzw. **fetale Form**: Surfactantmangel bei Frühgeborenen
- erworben:
  - **Obturations-** bzw. **Resorptionsatelektase**: Verschluss des Bronchus durch Sekret, Fremdkörper oder Tumor mit Resorption der alveolären Gase distal des Verschlusses
  - **Kompressionsatelektase**: Druck von außen z. B. durch Tumoren, Ergüsse, Pneumothorax, vergrößertes Herz, Zwerchfellhochstand.

Beim **akuten Atemnotsyndrom** von Neugeborenen und Erwachsenen treten infolge der vergrößerten Oberflächenspannung diffuse Mikroatelektasen auf. Bei bettlägerigen Patienten oder bei starker Schonatmung kann es vorwiegend basal zur sog. **Hypoventilationsatelektase** kommen.

Klinik: Es bestehen **Dyspnoe** und Anzeichen einer **Zyanose** als Ausdruck der Hypoxämie, die durch das erhöhte Shunt-Volumen und die verminderte Diffusionsfläche zustande kommt.

Diagnostik: Bei der klinischen Untersuchung fallen ein gedämpfter Klopfschall sowie ein abgeschwächtes Atemgeräusch über den betroffenen Lungenbezirken auf.

In der **Röntgen-Thorax-Aufnahme** zeigt sich eine homogene Verschattung mit konkaver Begrenzung zum restlichen Lungengewebe (Abb. 2.3).

Differenzialdiagnosen: Eine **Pneumonie** kann durch ihre Klinik, die Röntgen-Thorax-Aufnahme und die laborchemisch nachweisbaren Entzündungsparameter ausgeschlossen werden.

Therapie: Die verschiedenen Atelektaseformen lassen sich zumeist **kausal** durch Beseitigung der Ursache therapie-

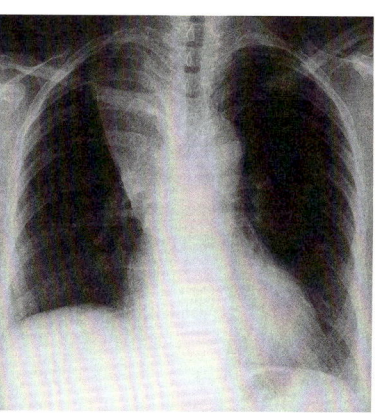

Abb. 2.3 **Atelektase des rechten Oberlappens.** (aus: Reiser, Kuhn, Debus, Duale Reihe Radiologie, Thieme, 2011)

ren (z. B. endoskopische Entfernung eines stenosierenden Hindernisses, Punktion eines Pleuraergusses, Surfactantinstillation).

2.7 Akute Bronchitis

DEFINITION Akute Entzündung der unteren Atemwege, die entweder die Bronchien (**akute Bronchitis**), die Trachea (**akute Tracheitis**) oder beide Etagen betreffen kann (**akute Tracheobronchitis**). Sie fällt ebenso unter den Begriff der Erkältungskrankheiten (engl. common cold).

Die **Bronchiolitis** betrifft hingegen die kleinen Bronchien und Bronchiolen. Sie ist die häufigste Atemwegserkrankung im Säuglingsalter. Näheres s. Pädiatrie [S. B578].

Ätiopathogenese: In über 90 % ist eine **virale Infektion** Ursache der Entzündung. Zu den häufigsten Erregern zählen: RS-, Adeno-, Rhino-, ECHO-, Coxsackie-, Influenza-, Parainfluenza- und Coronaviren. Unter den bakteriellen Primärerregern spielen v. a. Mykoplasmen und Chlamydien eine Rolle. Andere Bakterien wie Haemophilus influenzae, Streptococcus pneumoniae oder Moraxella catarrhalis finden sich überwiegend bei vorbestehender Lungenerkrankung oder als Sekundärerreger bei akuter viraler Bronchitis. Daneben gibt es **nicht infektiöse Ursachen** wie das Einatmen bestimmter Gase oder Stäube.

Sowohl infektiöse als auch nicht infektiöse Ursachen führen zu einer **Schädigung der bronchialen Schleimhaut**. Es kommt zu Läsionen des Flimmerepithels mit Einschränkung der Clearance-Funktion und einer gesteigerten Sekretproduktion der submukösen Drüsen.

Klinik: Bei immunkompetenten Menschen hat die akute Bronchitis meist eine milde Verlaufsform. Sie beginnt innerhalb von Stunden oder Tagen zunächst mit trockenem **Husten**, der später aber zu schleimig-klarem oder gar purulentem Auswurf bei bakterieller (Sekundär-)Infektion führen kann. Oft bestehen **retrosternale Thoraxschmerzen** und nur leichtes Fieber (im Gegensatz zur Influenza). Unspezifisch sind Kopf- und Gliederschmerzen, die von Schnupfen und Pharyngitis begleitet werden können.

Komplikationen: Zu den wesentlichen Komplikationen zählt neben der **bakteriellen Superinfektion** und deren Ausweitung zur **Bronchopneumonie** die Entwicklung einer über Wochen andauernden **Hyperreagibilität** des Bronchialsystems.

Diagnostik: Die Diagnose wird anhand der Anamnese und Klinik gestellt. Bei Verdacht auf eine begleitende Pneumonie ist eine Röntgen-Thorax-Aufnahme indiziert.

Differenzialdiagnosen: Bei akut auftretendem Husten muss diffenzialdiagnostisch an ein beginnendes **Asthma bronchiale** [S. A182], an **Tumoren** der Atemwege bzw. der Lungen (Raucheranamnese, CT) oder eine **Fremdkörperaspiration** (v. a. bei Kindern) gedacht werden. Akute Bronchitiden können auch mit **anderen Infektionskrankheiten** wie Diphtherie, Keuchhusten oder Masern (Erregernachweis bzw. AK-Serologie) einhergehen. Schwierig gestaltet sich die Unterscheidung einer beginnenden **Pneumonie** (fein- bis mittelblasige Rasselgeräusche, Leukozyten > 15 000/μl, CRP > 5 mg/dl, Röntgen-Thorax-Aufnahme [S. A195]). Atypisch verlaufende Pneumonien [S. A194] können durch eine Röntgen-Thorax-Aufnahme nachgewiesen werden.

Therapie: Unkomplizierte Verläufe der akuten Bronchitis bedürfen i. d. R. keiner Therapie. Klagen die Patienten verstärkt über Beschwerden, werden diese symptomatisch behandelt.

Expektoranzien (Mukolytika, Sekretolytika) haben keinen Einfluss auf den Krankheitsverlauf und bessern die Symptome nur unwesentlich. Bei quälendem schmerzhaftem Husten und damit verbundenen Schlafstörungen kann nachts Codein als **Antitussivum** gegeben werden. Wenn nötig, ist auch die Kombination mit einem Schmerzmittel wie Paracetamol möglich.

MERKE Codein darf aufgrund seiner antitussiven Wirkung nicht mit Expektoranzien gleichzeitig angewendet werden.

Die **antibiotische Therapie** ist nur bei Atemwegsvorerkrankten und nachgewiesener bakterieller Infektion oder bei schwerer Verlaufsform indiziert.

2.8 Asthma bronchiale

DEFINITION Asthma bronchiale ist eine chronische Erkrankung der Atemwege, die mit anfallsartig wiederkehrenden, aber reversiblen Atemwegsobstruktionen und bronchialer Hyperreagibilität einhergeht.

Epidemiologie: Asthma bronchiale zählt zu den häufigsten chronischen Erkrankungen. Rund 10 % der Kinder und Jugendlichen sowie rund 5 % der Erwachsenen leiden daran.

Ätiologie: Man unterscheidet im Wesentlichen 2 Formen:
- **extrinsisches (allergisches) Asthma:** Dominierende Variante bei Kindern und Jugendlichen. Mädchen und Jungen sind gleichermaßen betroffen. Häufig in Kombination mit anderen Erkrankungen aus dem atopischen Formenkreis (z. B. Neurodermitis, Allergien) und z. T. genetisch determiniert. Bei Kontakt mit Umweltallergenen (am häufigsten Pollen, Tierepithelien, Hausstaubmilbenkot, Nahrungsmittel- oder Berufsallergene) kommt es zur Produktion von **IgE-Antikörpern**, die nach Bindung an Mastzellen zur Zytokinausschüttung führen (→ Typ-I-Reaktion).
- **intrinsisches (nicht allergisches) Asthma:** Erstmanifestation meist nach dem 40. Lebensjahr (weiblich > männlich). Meist besteht ein Zusammenhang mit (viralen) Atemwegsinfekten. IgE-vermittelte Reaktionen können nicht nachgewiesen werden.

2.8 Asthma bronchiale

Weitere Asthmaformen: Hierbei handelt es sich um Mischvarianten. Wichtige Auslösefaktoren sind:
- **Medikamente:**
  - Acetylsalicylsäure und andere nichtsteroidale Antiphlogistika (→ die medikamentöse Hemmung der Cyclooxygenase führt zur gesteigerten Bildung von Leukotrienen, sog. **Analgetikaasthma**)
  - β-Blocker (→ hemmen die Bronchodilatation).
- **körperliche Anstrengung** (Anstrengungsasthma)
- **psychische Belastung**, Hyperventilation
- **Kälte** (→ Schleimhautirritationen durch die kalte Luft, insbesondere in Kombination mit Anstrengung)
- **inhalative Noxen** (Luftverschmutzung, Berufsallergene)
- **Cough-Variant-Asthma:** milde Form mit Reizhusten
- **gastroösophagealer Reflux**.

Pathogenese:

Extrinsisches Asthma: Die Grundlage des Asthma bronchiale bildet eine fehlregulierte Immunabwehr mit Überwiegen der Th$_2$-Antwort (s. Immunsystem und rheumatologische Erkrankungen [S. A445]). Wenige Minuten nach Allergenexposition kommt es in der Bronchialschleimhaut zu einer **IgE-vermittelten** Degranulation von Mastzellen (**Sofortreaktion** vom Typ I). Dabei werden verschiedene Mediatoren (Histamin, Leukotriene, Prostaglandine) freigesetzt, die einerseits akute Bronchospasmen hervorrufen, andererseits Entzündungszellen anlocken (**Abb. 2.4**). Die **Bronchospasmen** können zu intermittierenden obstruktiven Ventilationsstörungen und zur akuten respiratorischen Insuffizienz führen. Insbesondere den eosinophilen Granulozyten kommt eine besondere Bedeutung zu, da sie u. a. gewebeschädigende Substanzen freisetzen und dadurch eine **bronchiale Hyperreagibilität** auslösen. Dies kann sich nach einigen Stunden im Rahmen der **Spätreaktion** durch erneute Bronchospasmen bemerkbar machen. Das Vollbild der **chronischen Entzündung** ist schließlich geprägt durch ein dauerhaft inflammatorisches Zellinfiltrat und eine bronchiale Obstruktion. Die Verengung der Atemwege beruht auf folgenden Veränderungen:
- ödematöse Schleimhautschwellung
- Hypersekretion von zähem Schleim (Dyskrinie, im Anfall)
- Hyperplasie der glatten Muskulatur
- subepitheliale fibrotische Umbauprozesse und Verdickung der Basalmembran („Remodeling", Abb. 2.4).

Intrinsisches Asthma: Die immunologischen Abläufe ähneln im Prinzip dem extrinsischen Asthma, jedoch fehlt hier die allergische Komponente. Beim intrinsischen Asthma spielen andere pathogenetische Faktoren eine Rolle, die bis heute nicht ausreichend geklärt sind. Infektiöse Agenzien (v. a. Viren) werden als Triggerfaktoren angenommen.

Klinik: Zu den typischen Asthmasymptomen zählen:
- anfallsartige **Atemnot**
- **exspiratorischer Stridor**
- Attacken von trockenem **Husten**
- **Giemen, Brummen, Pfeifen** (v. a. exspiratorisch)
- **thorakales Engegefühl**.

Die Beschwerden treten bevorzugt in der zweiten Nachthälfte (niedriger Sympathiko- und hoher Vagotonus) oder nach Exposition gegenüber Allergenen oder anderen Triggerfaktoren auf. Das klinische Bild des Asthmas kann sehr variabel sein. Es reicht von **intermittierend** auftretenden

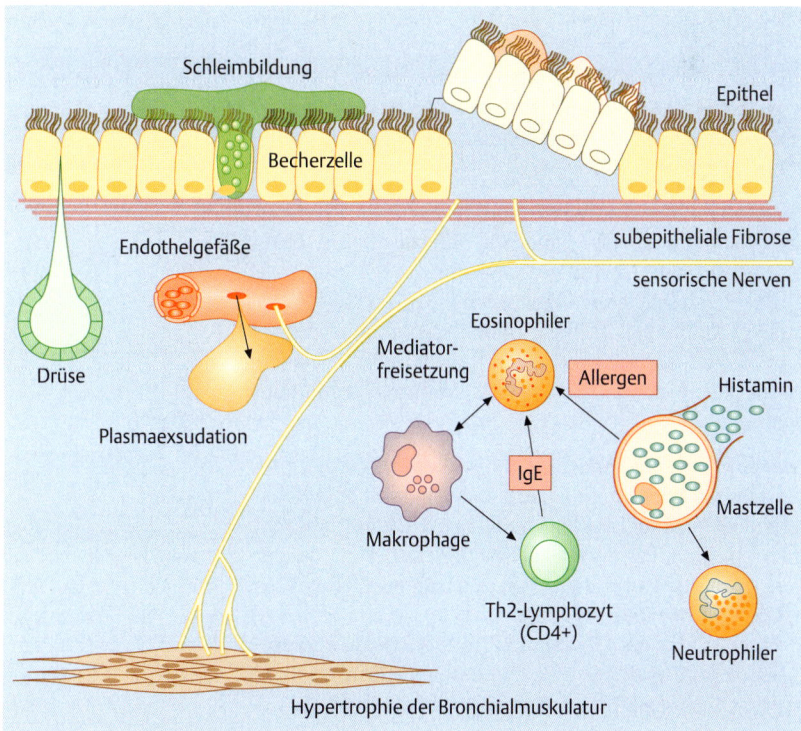

Abb. 2.4 **Pathogenese des allergischen Asthmas.** Ursächlich ist eine fehlregulierte Immunabwehr, wobei die TH$_2$-Immunantwort überwiegt. So wird vermehrt IgE gegenüber Allergenen gebildet. An die Mastzellen gebundenes IgE ist hauptverantwortlich für die allergische Sofortreaktion bei Allergenkontakt. Die dauerhafte allergische Entzündung führt zu einem Umbau der Atemwege mit Hyperplasie der Becherzellen und glatten Muskulatur sowie einer subepithelialen Fibrose (Remodeling). (aus: Siegenthaler, Klinische Pathophysiologie, Thieme, 2006)

Exazerbationen (Asthmaanfälle), die mit Phasen völliger Symptomfreiheit einhergehen, bis zu schweren **persistierenden Verlaufsformen**.

> **MERKE** Liegt keine Dyspnoe, sondern nur ein trockener Reizhusten vor (sog. Cough-Variant-Asthma), wird die Diagnose häufig nicht oder erst spät gestellt (keine typischen Symptome).

Verlauf und Komplikationen: Das Asthma macht sich zunächst nur **episodenhaft** bemerkbar. In der restlichen Zeit sind die Patienten völlig beschwerdefrei. Bleibt die Krankheit jedoch unbehandelt oder wird sie nur unzureichend therapiert, können sich dauerhafte Atemwegsobstruktionen ausbilden. Die Symptomatik besteht dann kontinuierlich und ist nicht, oder nur noch teilweise, reversibel. Ähnlich wie bei der COPD [S.A187] besteht die Gefahr, dass die Patienten eine **chronisch respiratorische Insuffizienz**, ein **obstruktives Lungenemphysem** oder ein **Cor pulmonale** entwickeln. Bei chronischen Verläufen kann sich ein Fassthorax entwickeln.

Eine der gefährlichsten Komplikationen ist der **Status asthmaticus**. Er ist durch einen mehrere Stunden dauernden Anfall gekennzeichnet, der mit Bronchospasmolytika nicht durchbrochen werden kann und deshalb eine vitale Bedrohung darstellt.

Diagnostik:

Anamnese und klinische Untersuchung: Die Anamnese beinhaltet neben der Erfragung der Beschwerden auch eine Abklärung möglicher Risikofaktoren (familiäre Häufung, Neigung zu weiteren atopischen Beschwerden, Beruf). Im Rahmen der körperlichen Untersuchung fallen Anzeichen der bronchialen Obstruktion auf:

- **Dyspnoe** (bei Kindern: thorakale Einziehungen) und **Tachypnoe**
- Einsatz der Atemhilfsmukulatur (**Orthopnoe**)
- **verlängertes Exspirium mit exspiratorischem Stridor**
- **exspiratorische Atemnebengeräusche** (Giemen, Brummen, Pfeifen).

Es bestehen eine Tachypnoe und Tachykardie. Eventuell lässt sich ein Pulsus paradoxus mit inspiratorischem Druckabfall um > 10 mmHg nachweisen.

Bei einem **schweren Anfall** treten die Zwerchfelle tiefer und der Klopfschall ist hypersonor. Die Atemnebengeräusche können auch häufig fehlen („**silent chest**"), da die Lunge akut maximal überbläht ist (Volumen pulmonum auctum).

Lungenfunktionsdiagnostik: Da die klinische Symptomatik stark variieren und der körperliche Befund im anfallsfreien Intervall sogar völlig unauffällig sein kann, benötigt man objektive Parameter zur Diagnosesicherung. In der Lungenfunktionsprüfung zeigen sich folgende Befunde:

- **Obstruktion:** $FEV_1/VK < 70\%$
- **Reversibilität der Obstruktion** im Bronchospasmolysetest: FEV_1-Zunahme > 15 % (mindestens 200 ml)
- bronchiale **Hyperreagibilität:** FEV_1-Abfall um ≥ 20 %.

Bei Nichtansprechen auf Bronchospasmolytika kann die Reversibilitätstestung auch mit inhalativen Glukokortikoiden durchgeführt werden. Nach 4-wöchiger Anwendung sollte es ebenfalls zu einem FEV_1-Anstieg > 15 % gekommen sein. Lassen die genannten Untersuchungen keine obstruktive Ventilationsstörung nachweisen, kann ein unspezifischer Provokationstest mit Methacholin oder Histamin (→ Auslösen einer Bronchokonstriktion) durchgeführt werden.

Die ambulante Messung erfolgt selbstständig mithilfe eines **Peak-Flow-Meters**. Da die bronchiale Hyperreagibilität tageszeitabhängigen Schwankungen unterliegt, werden abends typischerweise deutlich höhere Werte gemessen als morgens (→ Änderungen des PEF von mindestens 20 %).

Allergiediagnostik: Das allergische Asthma stellt insgesamt gesehen die häufigste Form der Erkrankung dar. Deshalb sollte bei einer positiven Anamnese immer auch eine allergologische Diagnostik durchgeführt werden. Diese umfasst:

- gesonderte allergologische Anamnese
- Nachweis der Sensibilisierung:
  - Prick-Test, Scratch-Test, Epikutantest [S.A448]
  - Bestimmung von Gesamt-IgE und spezifischem IgE mittels RAST
  - inhalativer Allergen-Provokationstest: bei V. a. Berufsasthma arbeitsplatzspezifisch.

Differenzialdiagnosen: Viele Krankheiten zeigen asthmaähnliche Symptome. Einige davon sind in **Tab. 2.2** mit den jeweiligen Ausschlussmaßnahmen aufgeführt. Klinisch bedeutend ist die Unterscheidung von der **COPD** (irreversible Bronchokonstriktion), da beide Krankheiten nicht nur ein anderes Therapiekonzept verlangen, sondern auch mit völlig unterschiedlichen Prognosen einhergehen. Ferner muss an eine **Fremdkörperaspiration** oder **tumoröse Prozesse** gedacht werden, die auch mit Obstruktion und damit verbundenen Atemnebengeräuschen

Tab. 2.2 Differenzialdiagnosen des Asthma bronchiale

Differenzialdiagnose	Ausschlussmaßnahmen
COPD	• Bronchospasmolysetest → negativ • Spirometrie und Bodyplethysmografie („Emphysem-Knick" in Fluss-Volumen-Diagramm, „Golfschläger" in der Resistance-Schleife)
Stenose anderer Genese (z. B. Fremdkörper, Tumor)	• Bronchospasmolysetest → negativ • Steroide → kein Ansprechen
Vocal-Cord-Dysfunktion	• direkte Laryngoskopie
dekompensierte Linksherzinsuffizienz	• Röntgen-Thorax-Aufnahme → Zeichen der akuten Stauung • Lungenfunktion → restriktive Ventilationsstörung • kardiale Diagnostik
Lungenarterienembolie	• Anamnese → tiefe Beinvenenthrombose • Perfusions-Ventilations-Szintigrafie • CT

einhergehen können. Nicht selten als therapierefraktäres Asthma fehldiagnostiziert wird die sog. **Vocal-Cord-Dysfunktion**, eine abnorme Funktion der Stimmbänder mit paradoxem Schluss der Stimmritze und Dyspnoe. Auch eine **dekompensierte Linksherzinsuffizienz** („Asthma cardiale") oder **Lungenarterienembolien** können mit akuter Atemnot einhergehen.

Des Weiteren müssen differenzialdiagnostisch ausgeschlossen werden: atypische Pneumonien oder postinfektiöse Störungen, Bronchiektasen, Hyperventilationssyndrom, neuromuskuläre Erkrankungen, primäre Ziliendysfunktion, Sarkoidose, Spontanpneumothorax, Tracheobronchomalazie, Tuberkulose, Mukoviszidose (Schweißtest).

Therapie und Prophylaxe: Die Therapie des Asthmas basiert auf einer akuten Bedarfsmedikation im Anfall und der langfristigen Dauertherapie. Mit allgemeinen supportiven und präventiven Maßnahmen wird versucht, die Therapie zu optimieren und die Lebensqualität des Patienten effektiv zu verbessern.

Das Asthma bronchiale wurde bis vor Kurzem anhand verschiedener Parameter in 4 Schweregrade eingeteilt. Diese Einteilung spielt allerdings nurmehr im Rahmen der Erstbeurteilung eine Rolle. Mittlerweile ist man, v. a. im Hinblick auf die Therapieoptimierung, dazu übergegangen, den **Grad der Kontrolle** des Asthmas als Kriterium zu verwenden. Dieser richtet sich rückblickend auf einen Zeitraum von 4 Wochen und schließt die Symptome, den Grad der Aktivitätseinschränkung, den Bedarf an Medikamenten, die Lungenfunktion sowie die Exazerbationsanzahl ein. Es ergeben sich 3 Grade der Asthmakontrolle: **kontrolliert, teilkontrolliert, unkontrolliert** (Tab. 2.3).

> **MERKE** Ziel aller therapeutischen Maßnahmen sollte es sein, den Grad des kontrollierten Asthmas zu erreichen und/oder aufrechtzuerhalten.

Pharmakotherapeutisch stehen als Bedarfsmedikation rasch wirksame Brochospasmolytika („Reliever") und für die Dauertherapie Entzündungshemmer sowie lang wirksame Bronchospasmolytika („Controller") zur Verfügung:

> **MERKE** Prinzip der Stufentherapie: So viel wie nötig, so wenig wie möglich.

Bedarfsmedikation (sog. Reliever):

- **Inhalative kurz wirksame β_2-Sympathomimetika** (SABA) stimulieren β_2-adrenerge Rezeptoren und führen zur Erschlaffung der Bronchialmuskulatur. Die Wirkung tritt schneller und zielgerichteter ein als nach oraler Applikation, ebenso kann die Dosierung wesentlich niedriger gehalten werden. Bei Daueranwendung kann es allerdings zum Wirkverlust aufgrund der Down-Regulation der Rezeptoren kommen. Typische Substanzen sind Fenoterol, Reproterol, Salbutamol oder Terbutalin.
- Als **Alternativen** gelten inhalative Anticholinergika (evtl. in fixer Kombination mit SABA), ein rasch wirksames Theophyllin und orale β_2-Sympathomimetika. Orale Präparate sind jedoch schlechter wirksam und weisen eine höhere Nebenwirkungsrate auf.

Dauertherapie (sog. Controller):

- **Inhalative Glukokortikoide** (ICS) wirken stark entzündungshemmend und sind gut verträglich. Die Wirkung tritt erst nach 1 Woche ein, daher sind sie im akuten Anfall nicht geeignet. Sie können zu einer Resensibilisierung für β_2-Sympathomimetika führen. Hierzu zählen Substanzen wie Beclomethason, Budesonid, Ciclesonid, Fluticason oder Mometason. Bei Kindern, die eine Dauertherapie mit Glukokortikoiden erhalten, sollte übrigens regelmäßig die Körpergröße kontrolliert werden (NW: Beeinträchtigung des Längenwachstums).
- **Inhalative lang wirksame Bronchospasmolytika** (LABA): Lang wirksame β_2-Sympthaomimetika (z. B. Formoterol, Salmeterol) wirken analog den kurz wirksamen Substanzen bei längerer Wirkdauer. Formoterol ist dabei aufgrund seines schnellen Wirkeintritts auch für die Akuttherapie geeignet. Anticholinergika (z. B. Ipratropiumbromid, Oxitropiumbromid, Tiotropiumbromid) vermindern den intrinsischen Vagotonus.
- **Orale lang wirksame β_2-Sympathomometika** sind eine Alternative zu LABAs, allerdings mit vermehrten Nebenwirkungen verbunden.

Tab. 2.3 Grad der Asthmakontrolle (nach Nationaler Versorgungsleitlinie Asthma, 2011)

Kriterium		kontrolliertes Asthma	teilkontrolliertes Asthma	unkontrolliertes Asthma
Symptome	Erwachsener	≤ 2 ×/Woche nachts nein	> 2 ×/Woche, auch nachts	≥ 3 Kriterien des teilkontrollierten Asthmas/Woche
	Kind/Jugendl.	nein (auch nachts)	irgendein Symptom (auch nachts)	
Aktivitätseinschränkung		nein	ja (irgendeine)	
Bedarfsmedikation	Erwachsener	≤ 2 ×/Woche	> 2 ×/Woche	
	Kind/Jugendl.	nein	irgendein Medikament	
Lungenfunktion		normal	< 80 % des Sollwerts (FEV$_1$) oder des persönlichen Bestwerts (PEF)	
Exazerbation		nein	≥ 1/Jahr	1/Woche

- **Leukotrienrezeptorantagonisten** (z. B. Montelukast) wirken antientzündlich (nicht so stark wie Glukokortikoide) und bronchodilatatorisch.
- **Theophyllin:** schwacher Bronchodilatator mit Steigerung der mukoziliären Clearance und auch des Atemantriebs. Die Anwendung erfolgt oral als Retardpräparat (im Krankenhaus u. U. auch intravenös). Allerdings ist das Nebenwirkungsprofil groß; regelmäßige Kontrollen des Serumspiegels sind erforderlich.
- **Inhalative Cromone** sind schwach antiinflammatorisch und müssen mehrmals täglich verabreicht werden (kurze Wirkdauer). Hierzu zählen u. a. Cromoglycin und Nedocromil.
- **Omalizumab:** rekombinanter, monoklonaler Antikörper gegen IgE, der die Sensibilisierung von Mastzellen im Gewebe verhindert. Die Applikation erfolgt s. c. Indikation ist das therapieresistente allergische Asthma.

Therapie im Kindes- und Jugendalter: Im Grunde gelten dieselben Empfehlungen wie bei den Erwachsenen. Die einzigen Ausnahmen betreffen die Stufen III und IV (s. auch Abb. 2.5). In Stufe III stellt die Kombination von inhalativen Glukokortikoiden mit Montelukast ebenso die Therapie der 1. Wahl dar. In Stufe IV wird die Gabe von Theophyllin p. o. nicht empfohlen.

Abb. 2.5 zeigt den Stufenplan, nach dem die verschiedenen Substanzen zum Einsatz kommen.

Für die **inhalative Applikation** von Arzneimitteln stehen 3 Systeme zur Verfügung:
- **Dosieraerosole** (engl. MDI, „metered dose inhaler") mit Inhalierhilfe (Spacer)
- **Pulverinhalatoren**
- **elektrische Vernebler.**

Im Gegensatz zu den treibgasgetriebenen Dosieraerosolen sind Pulverinhalatoren vom inspiratorischen Fluss des Patienten abhängig und sollten daher nicht im akuten Anfall eingesetzt werden. Elektrische Vernebler kommen v. a. bei der stationären Therapie lebensbedrohlicher Asthmaanfälle zum Einsatz. Gerade bei Kindern und älteren Patienten ist der Einsatz von Spacern sinnvoll, um eine maximale Deposition der Wirkstoffe zu erzielen.

Therapie des Asthmaanfalls: Der Schweregrad einer akuten Exazerbation (= Asthmaanfall) reicht von leichten bis zu lebensbedrohlichen Formen und erfordert deshalb ein entsprechend angepasstes Konzept für die Initialtherapie. In Tab. 2.4 sind die Kriterien und die jeweils einzuleitenden Maßnahmen aufgeführt.

Beim leichten, mittelschweren und schweren Asthmaanfall wird das Ansprechen 30–60 min nach Einleiten der Initialtherapie beurteilt. Hat sich der Zustand normalisiert, kann ambulant weiterbehandelt werden. Bestehen jedoch weiterhin Anfallsanzeichen, erfolgt auch hier die sofortige Krankenhauseinweisung.

Im Krankenhaus sollte bei lebensbedrohlichem oder therapierefraktärem Asthmaanfall (**Cave:** Entwicklung eines **Status asthmaticus**) die Indikation zur **intensivmedizinischen Betreuung** mit Intubation und Beatmung geprüft werden. Die weitere Therapie erfolgt mit:
- Sauerstoff 2–4 l/min
- Prednisolonäquivalent 50–100 mg i. v. alle 4–6 h
- Ipratropiumbromid 0,5 mg mit einem kurz wirksamen β_2-Sympathomimetikum (z. B. Salbutamol 0,25 mg) alle 30–60 min vernebelt
- evtl. parenterale Applikation eines β_2-Sympathomimetikums, Theophyllin oder Magnesiumsulfat
- ausreichende Flüssigkeitsgabe.

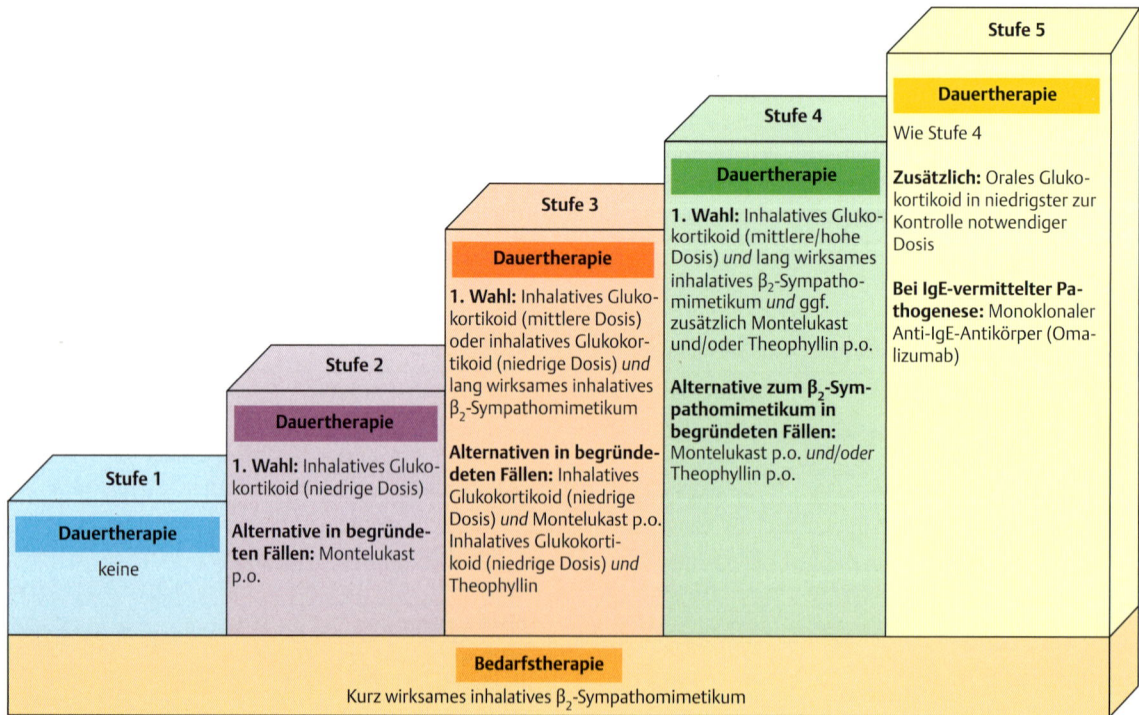

Abb. 2.5 **Pharmakologische Stufentherapie des Asthma bronchiale** (nach Nationaler Versorgungsleitlinie Asthma, 2011). Das Stufenschema wird nach dem aktuellen „Kontrollgrad" entweder so belassen, gesteigert oder reduziert. (aus: Kochen, Duale Reihe Allgemeinmedizin, Thieme, 2012)

Tab. 2.4 Schweregradbezogene Initialtherapie des Asthmaanfalls (nach Nationaler Versorgungsleitlinie, 2010)

Anfallstärke	Symptome	Maßnahme	Therapie
leicht bis mittelschwer	• normales Sprechen • Atemfrequenz < 25/min • Herzfrequenz < 110/min • PEF > 50 % vom Soll- oder Bestwert	Ansprechen auf Initialtherapie abwarten	Initialtherapie: • 2–4 Hübe eines kurz wirksamen β_2-Sympathomimetikums (ggf. nach 10–15 min wiederholen) • 25–50 mg Prednisolonäquivalent oral Selbsthilfetechniken (z. B. Einsatz der Atemhilfsmuskulatur, Lippenbremse)
schwer	• Atemnot beim Sprechen • Atemfrequenz ≥ 25/min • Herzfrequenz ≥ 110/min • PEF < 50 % vom Soll- oder Bestwert	Krankenhauseinweisung in Erwägung ziehen	Initialtherapie: • O_2 2–4 l/min (Ziel SaO_2 > 92 %) • 2–4 Hübe eines kurz wirksamen β_2-Sympathomimetikums (in 10–15-minütlichen Abständen wiederholen) • 50–100 mg Prednisolonäquivalent oral oder i. v. falls vorhanden: • Ipratropiumbromid: 0,5 mg durch Verneblung oder 4 Hübe = 80 µg aus einem Dosieraerosol Selbsthilfetechniken
lebensbedrohlich	• frustrane, flache Atmung (silent chest), Zyanose • Hypotonie/Bradykardie • Erschöpfung, Verwirrung bis Koma • p_aO_2 < 60 mmHg / SaO_2 < 92 % • Normo-/Hyperkapnie • PEF < 33 % vom Soll- oder Bestwert bzw. < 100 l/min	sofortige Krankenhauseinweisung (Intensivstation) in Begleitung eines Notarztes	Initialtherapie: • O_2 2–4 l/min (Ziel SaO_2 > 92 %) • 2–4 Hübe eines kurz wirksamen β_2-Sympathomimetikums (in 10–15-minütlichen Abständen wiederholen) • 50–100 mg Prednisolonäquivalent oral oder i. v. • Theophyllin i. v. (**Cave:** vorausgegangene Theophyllintherapie) falls vorhanden: • Ipratropiumbromid: 0,5 mg durch Verneblung oder 4 Hübe = 80 µg aus einem Dosieraerosol atemerleichternde Körperposition (Sitzen), ggf. Intubation und Beatmung

Cave: Im akuten Anfall sollte verzichtet werden auf:
- Sedativa bzw. Anxiolytika (→ Atemdepression)
- Expektoranzien (→ können den Husten verstärken)
- Zufuhr großer Flüssigkeitsmengen (→ kardiale Belastung)
- Antibiotika (→ nur bei begründetem Verdacht einer bakteriell induzierten Exazerbation).

Ergänzende Therapie: Zu den **supportiven nicht medikamentösen Maßnahmen** zählen Patientenschulungen und Instruktion zum Umgang mit Inhalationssystemen, körperliches Training, Atemphysiotherapie, Tabakentwöhnung, psychosoziale Aspekte sowie die Kontrolle des Körpergewichts. Bei allergischem Asthma kann auch eine **Hyposensibilisierung** (s. Immunsystem und rheumatische Erkrankungen [S. A450]) erwogen werden. Sie ersetzt jedoch nicht die medikamentöse Therapie.

Rehabilitation: Eine pneumologische Rehabilitation ist bei Asthmatikern unter folgenden Bedingungen indiziert:
- andauernde Beschwerden und Lungenfunktionseinschränkungen
- Schulabschluss oder Berufsausbildung sind gefährdet
- bei drohender Berufs-/Erwerbsunfähigkeit, Pflege- oder Hilfsbedürftigkeit
- supportive Therapie ambulant nicht möglich.

Prävention: Als wichtigste Präventivmaßnahme gilt die **Beseitigung** einer Exposition gegenüber **Tabakrauch**. Gemieden werden sollten potenzielle **Allergene** (Beruf, Haustiere, saisonaler Pollenflug), **feuchtes Innenraumklima** sowie asthmaauslösende Medikamente (z. B. Cyclooxygenase-Hemmer). Für Asthmapatienten, insbesondere bei Pollenallergie, ist das Hochgebirgs- oder Meeresklima (Nordseeinseln) geeignet, außerdem kann sich das Klima in Höhlen (Bergwerkstollen) positiv auswirken. Säuglinge sollten in den ersten 4–6 Lebensmonaten ausschließlich gestillt werden (nachweislich niedrigeres Allergierisiko).

2.9 Chronische Bronchitis und COPD

DEFINITION
- Laut WHO liegt eine **chronische Bronchitis** vor, wenn es in 2 aufeinanderfolgenden Jahren zu einem mindestens 3 Monate anhaltenden, produktiven Husten kommt. Bei der chronisch-obstruktiven Bronchitis sind die Beschwerden durch die Obstruktion bedingt.
- **Chronisch-obstruktive Atemwegserkrankung** (engl. „chronic obstructive pulmonary disease", COPD): Sammelbegriff für chronische Krankheiten der Lunge, denen eine progredient verlaufende, nicht vollständig reversible Obstruktion zugrunde liegt. Sie entwickelt sich aus einer chronischen Bronchitis und/oder einem Lungenemphysem, sofern dieses eine obstruktive Komponente aufweist. Die chronisch-obstruktive Bronchitis kann auch zu einer irreversiblen Erweiterung der kleinen Luftwege führen (obstruktives Lungenemphysem).

Epidemiologie: Die Prävalenz nimmt mit dem Alter zu und ist im 7. Lebensjahrzehnt am höchsten. Männer sind doppelt so häufig betroffen wie Frauen. Die COPD ist die häufigste Erkrankung der Atmungsorgane und die vierthäufigste Todesursache weltweit.

2 Erkrankungen der Atemwege und des Lungenparenchyms

Ätiologie und Risikofaktoren: Hauptgrund für die Entwicklung einer COPD (bis zu 90 %) ist der **Zigarettenrauch**. Darüber hinaus gibt es weitere exo- wie auch endogene Risikofaktoren:

- **exogen:**
  - allgemeine Luftverschmutzung (z. B. Nitrosegase, Schwefeloxide, Ozon, Feinstaub)
  - berufsbedingte Schadstoffexposition (verschiedene Dämpfe, Reizstoffe, Stäube)
  - häufige Infektionen der unteren Atemwege in der Kindheit
  - Störungen der Lungenreifung (Schwangerschaftskomplikation) bzw. der Lungenentwicklung (z. B. Infekte)
- **endogen:**
  - genetische Prädisposition (z. B. α_1-Antitrypsinmangel, IgA-Mangel).

Pathophysiologie und klinische Pathologie: Die Entwicklung der COPD ist ein **multifaktoriell** beeinflusster Prozess. Von zentraler Bedeutung sind verschiedene Inhalationsnoxen, v. a. Zigarettenrauch, die auf einen prädisponierten Organismus treffen (Abb. 2.6). Durch das teilweise **jahrzehntelange Einatmen von Schadstoffen** kommt es zu Irritationen und Schädigungen der bronchialen Schleimhaut. Diese reagiert zunächst mit einer Hypertrophie bzw. **Hyperplasie** der Becherzellen und submukösen Drüsen. Folge dieser Veränderungen ist eine vermehrte Produktion von **zähflüssigem Schleim** (Hyper- und Dyskrinie). Zusätzlich ist das Flimmerepithel in seiner Funktion eingeschränkt, sodass der Schleim nicht regelrecht abtransportiert werden kann und so das Bronchiallumen einengt. Darauf basierend werden entzündliche Prozesse getriggert, die schließlich infolge der dauerhaften Schadstoffexposition chronifizieren und sich klinisch als **chronische Bronchitis** äußern. Eingewanderte Monozyten, neutrophile Granulozyten sowie CD8-positive Lymphozyten halten die Entzündung aufrecht und provozieren bronchiale Umbauvorgänge („**Remodeling**"). Die chronische Entzündung und der Narbenzug führen zur dauerhaften und fixierten Lumeneinengung der kleinen Atemwege. Des Weiteren entwickeln sich ein **Schleimhautödem** und eine allgemeine **bronchiale Hyperreagibilität** mit Kontraktion der Bronchusmuskulatur.

Der chronische Entzündungsprozess führt darüber hinaus zu einer verstärkten Freisetzung aggressiver **Proteasen**, die das Bindegewebe zerstören und eine Rarefizierung des Alveolargerüsts hervorrufen (**Lungenemphysem** [S. A192]).

Durch die vermehrte Fibrosierung des Lungengewebes nimmt die Elastizität der Lunge ab und das Residualvolumen zu. Die Patienten müssen sich vermehrt anstrengen, um normal zu atmen, da die kleinen Atemwege verengt sind. In der Folge entwickelt sich eine Hyperkapnie. Die verengten Atemwege (**obstruktive Ventilationsstörung**) und das zerstörte kapillarreiche Alveolargerüst rufen schließlich eine Verteilungsstörung hervor: In hypoxischen Lungenbezirken kommt es zur reaktiven Vasokonstriktion (Euler-Liljestrand-Mechanismus). In weiterer Folge kann der Gesamtquerschnitt der Lungengefäße derart verringert sein, dass sich eine **pulmonale Hypertonie** oder gar ein Cor pulmonale entwickeln.

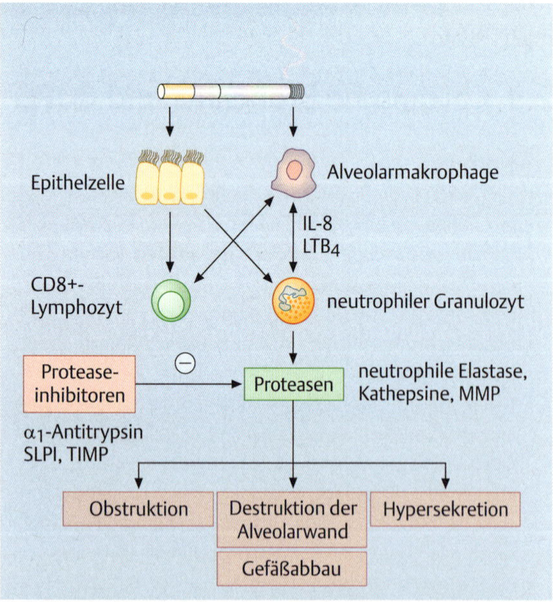

MERKE Ein „reines" Emphysem, d. h. ohne obstruktive Komponente, ist nicht der COPD zuzurechnen.

Klinik: Die typischen Symptome der COPD sind:
- **chronischer Husten**
- **Auswurf** (weißlich flüssiges oder zähes Sekret, am Morgen auch eitrige Beimengungen)
- **Dyspnoe** (zunächst nur unter Belastung, später auch in Ruhe).

Chronische Bronchitis und Lungenemphysem sind häufig miteinander vergesellschaftet und können in unterschiedlichem Maße zum Krankheitsbild der COPD beitragen. Abhängig von der dominierenden Komponente unterschied man den emphysematischen Typ (Pink Puffer; asthenischer Typ, starke Dyspnoe, spät auftretendes Cor pulmonale) vom bronchitischen Typ (Blue Bloater; pyknischer Typ, Zyanose, geringe Dyspnoe, ausgeprägte Ödeme). Diese Unterteilung ist jedoch heutzutage für das weitere therapeutische Vorgehen irrelevant. Wesentlich wichtiger sind die unterschiedlichen **Schweregrade** der COPD, die nach der neuesten GOLD-Leitlinie aus folgenden Parametern bestimmt werden:

Abb. 2.6 Pathomechanismen bei der Entstehung einer COPD. Durch die chronische Einwirkung von Noxen (v. a. Zigarettenrauch) entwickelt sich eine Entzündungsreaktion der tiefen Atemwege mit neutrophilen Granulozyten, Makrophagen und CD8-positiven Lymphozyten. Es kommt zur chronischen Bronchitis mit Hyperplasie der Becherzellen. Im Bereich der Alveolen ist das Gleichgewicht aus Proteasen und Proteaseninhibitoren aufgehoben, sodass die Emphysembildung gefördert wird. (aus: Siegenthaler, Klinische Pathophysiologie, Thieme, 2006)

2.9 Chronische Bronchitis und COPD

Tab. 2.5 **Schweregrade einer COPD** (nach der Deutschen Atemwegsliga 2007)

Schweregrad	Klinik und Befunde
I = leichtgradige COPD	• $FEV_1/VC < 70\%$ • $FEV_1 \geq 80\%$ des Sollwertes
II = mittelgradige COPD	• $FEV_1/VC < 70\%$ • FEV_1 50–79% des Sollwertes
III = schwere COPD	• $FEV_1/VC < 70\%$ • FEV_1 30–49% des Sollwertes
IV = sehr schwere COPD	• $FEV_1/VC < 70\%$ • $FEV_1 < 30\%$ des Sollwertes

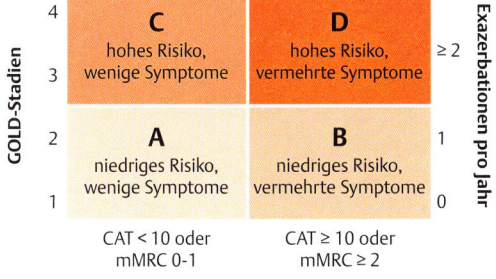

Abb. 2.7 **COPD-Risikogruppen** (nach COPD-Leitlinie der Global Initiative for Chronic Obstructive Lung Disease [GOLD], 2013).

- GOLD-Stadium (Ergebnis der Lungenfunktion, **Tab. 2.5**)
- Exazerbationsrisiko
- subjektive Selbsteinschätzung der Symptome (Fragebögen CAT oder mMRC).

Hieraus ergeben sich 4 Risikogruppen (**Abb. 2.7**).

Komplikationen:

Exazerbation: Virale und/oder bakterielle Infektionen (am häufigsten durch Haemophilus influenzae, Streptococcus pneumoniae, Moraxella catarrhalis, Enterobacter, Pseudomonas aeruginosa sowie Influenza-, RS-, Rhino-, Corona- oder Adenoviren) können das Beschwerdebild akut verschlechtern. Eine feucht-kalte Witterung und erhöhte Feinstaubbelastung der Luft verstärken darüber hinaus die Symptomatik. Die größte Gefahr besteht dabei in der zunehmenden respiratorischen Insuffizienz sowie der Dekompensation eines Cor pulmonale [S. A212], die zu lebensbedrohlichen Zuständen führen können.

Pulmonale Kachexie: Der **Gewichtsverlust** bei COPD-Patienten ist auf die vermehrte Atemarbeit sowie eine Störung der enteralen Resorption infolge der Rechtsherzschwäche (→ Leberstauung, Aszites) zurückzuführen. Der katabole Metabolismus und die Immobilisation führen zudem zu **muskulärer Atrophie** und **Osteoporose** (Cave: Eine systemische Glukokortikoidtherapie verstärkt die Osteoporose!).

Respiratorische Insuffizienz: Die **respiratorische Partialinsuffizienz** (Hypoxämie) äußert sich im chronischen Stadium mit einer Polyglobulie. Bei Erschöpfung der Atemmuskelpumpe entwickelt sich eine **respiratorische Globalinsuffizienz** (Hyperkapnie), die mit Kopfschmerzen sowie Konzentrations- und Vigilanzstörungen einhergehen kann.

Pulmonale Hypertonie und Cor pulmonale: Die pulmonale Hypertonie ist nicht nur Folge der Verteilungsstörung und ihrer Kompensation (Euler-Liljestrand-Reflex), sondern ist auch direkt auf den Gefäßverlust zurückzuführen (v. a. bei Lungenemphysem). Sie äußert sich in funktionellen Einschränkungen am rechten Herzen (Cor pulmonale), die bis zu einer Rechtsherzinsuffizienz mit peripheren Ödemen, Hepatomegalie, Aszites, Pleuraergüssen und Nykturie führen können.

Sonstige: Zu den weiteren Komplikationen zählen rezidivierende Atemwegsinfekte, Bronchiektasen, Schlaf- und psychische Störungen (Depression, Angststörung).

Diagnostik: Die **Anamnese** sowie der klinische Befund liefern erste Hinweise auf das Vorliegen einer COPD. Anamnestisch sollte nach Risikofaktoren – insbesondere den Rauchgewohnheiten (pack years; s. Neoplastische Erkrankungen [S. A629]), anderen Atemwegserkrankungen (z. B. Asthma, Allergien, Infekte), schlafbezogenen Atemstörungen und der Krankheitsschwere (Verlauf, Intensität, alltägliche Beeinträchtigung, Belastbarkeit, Komorbidität) gefragt werden.

Typische Befunde der **körperlichen Untersuchung** sind:
- Inspektion: Zyanose, Fassthorax (bei Emphysem)
- Palpation: verminderter Stimmfremitus
- Perkussion: hypersonorer Klopfschall, tiefstehende Zwerchfelle (bei Emphysem)
- Auskultation: verlängertes Exspirium mit Pfeifen, Giemen, Brummen, ggf. auch feuchte Rasselgeräusche (abhängig von der Sekretionsmenge).

Weitere Symptome stehen insbesondere mit den Komplikationen der COPD in Zusammenhang.

> **MERKE** Der körperliche Untersuchungsbefund kann im Frühstadium oder bei gering ausgeprägter COPD völlig unauffällig sein.

An die klinische Untersuchung schließen sich die routinemäßige Diagnostik sowie ergänzende Methoden an. Sie sind mit ihrer jeweiligen Indikation in **Tab. 2.6** aufgeführt.

Zu den Basismaßnahmen bei der COPD-Diagnostik gehört die **Röntgen-Thorax-Aufnahme** in 2 Ebenen. Mit ihrer Hilfe lassen sich v. a. mittel- und hochgradige emphysematöse Veränderungen darstellen (**Abb. 2.10**; Näheres zum Befund [S. A192]). Des Weiteren dient das Röntgenbild dem Nachweis eines Cor pulmonale sowie dem Ausschluss anderer Erkrankungen (z. B. eines Bronchialkarzinoms). Im Falle einer Exazerbation zeigen sich pneumonische Infiltrate.

Die **HR-CT** wird eher in der weiterführenden Diagnostik eingesetzt. Sie ist das beste Verfahren zur Charakterisierung, Quantifizierung sowie Lokalisierung eines Lungenemphysems (**Abb. 2.11**) und ein wichtiges differen-

2 Erkrankungen der Atemwege und des Lungenparenchyms

Tab. 2.6 Diagnostik bei COPD

Diagnostik		Indikation
Routinediagnostik		
Lungenfunktionsprüfung	Spirometrie/Bodyplethysmografie	Nachweis einer Obstruktion ($FEV_1/VC < 70\%$) Beurteilung von Fluss-Volumen-Diagramm („Emphysemknick", Spitzenflussminderung) und Resistance-Schleife („Golfschläger")
	Bronchospasmolysetest	zur Unterscheidung zwischen COPD und Asthma bronchiale
	Transferfaktormessung	Schweregradbestimmung bei Emphysem
	arterielle Blutgasanalyse	Zeichen einer respiratorischen Partial- oder Globalinsuffizienz
kardiologische Diagnostik	EKG	Zeichen der Rechtsherzbelastung
Labordiagnostik	α_1-Antitrypsin	insbesondere bei jungen, nicht rauchenden Patienten (α_1-Antitrypsin-Mangel?)
	Blutbild	V. a. Polyglobulie
Bildgebung	Röntgen-Thorax	Nachweis eines Emphysems, Cor pulmonale, Ausschluss anderer Erkrankungen (z. B. Bronchialkarzinom)
ergänzende Diagnostik		
Lungenfunktionsprüfung	Spiroergometrie	Nachweis einer Belastungsdyspnoe
	6-Minuten-Gehtest	Verlaufskontrolle
kardiologische Diagnostik	Echokardiografie	Nachweis des Cor pulmonale Unterscheidung von rechts- und linksventrikulärer Funktionseinschränkung
Labordiagnostik	Entzündungsparameter (BSG, CRP)	Exazerbation
Mikrobiologie	Sputumdiagnostik	Exazerbation
Endoskopie	Bronchoskopie	DD bei Hämoptysen und Dyspnoe
Bildgebung	HR-CT	Nachweis eines Emphysems, Bronchiektasen
	Lungenszintigrafie	vor Resektionen zur Abschätzung des Funktionsverlusts

zialdiagnostisches Hilfsmittel zum Ausschluss von Bronchiektasen. Vor einem resezierenden Eingriff kann eine **Lungenszintigrafie** zur Abschätzung des zu erwartenden Funktionsverlusts angefertigt werden.

Differenzialdiagnosen: Wichtige Differenzialdiagnosen der COPD sind mit den jeweiligen Ausschlussmaßnahmen in **Tab. 2.7** aufgeführt.

> **MERKE** Husten, der länger als 4 Wochen bei einem Raucher besteht, sollte immer abgeklärt werden (V. a. Bronchialkarzinom)!

Therapie:

Pharmakotherapie: Die **medikamentöse Langzeittherapie** der stabilen COPD erfolgt anhand eines Stufenplans (**Abb. 2.8**). Besteht trotz optimaler medikamentöser Therapie eine Hypoxämie, ist eine Sauerstofflangzeittherapie indiziert (> 16 h/d). Sie verbessert die Prognose.

Therapie bei akuter Exazerbation: Bei subjektiv leichtgradigen Formen genügt zunächst der Einsatz von **β₂-Sympathomimetika** und/oder **Anticholinergika**. Nehmen die Beschwerden deutlich zu bzw. verschlechtert sich die Lungenfunktion, sind zusätzlich systemische Glukokortikoide sowie **Theophyllin** indiziert. Bei schwerer Exazerbation kann darüber hinaus auf **Sauerstoffgabe** und **nicht invasive Beatmungsformen** zurückgegriffen werden. Bei

Tab. 2.7 Differenzialdiagnosen der COPD und Maßnahmen zu deren Ausschluss

Differenzialdiagnose	Ausschlussmaßnahme
Asthma bronchiale	• Anamnese: Beginn häufig in Kindheit/Jugend, familiäre Häufung • Klink: anfallsartige Atemnot • Lungenfunktion: positiver Bronchospasmolysetest, ausgeprägte bronchiale Hyperreagibilität • gutes Ansprechen auf Kortikosteroide
Bronchiektasen	• schwierig, da gleiche Symptome und Komplikationen (s. u.) • größere Sputummenge • HR-CT (Abb. 2.2)
Tracheal- oder Larynxstenose	• Klinik: in- bzw. exspiratorischer Stridor • Laryngoskopie • Bronchoskopie
Linksherzinsuffizienz	• Anamnese: Orthopnoe, nächtlicher Husten • kardiale Diagnostik
zystische Fibrose	• Schweißtest
Bronchiolitis obliterans	• bronchoskopische transbronchiale Biopsie
Bronchialkarzinom	• Röntgen-Thorax-Aufnahme • CT • Bronchoskopie mit Biopsie

	A	B	C	D
1. Wahl	kurzwirksames Anticholinergikum oder SABA	langwirksames Anticholinergikum oder LABA	ICS und LABA oder langwirksames Anticholinergikum	ICS und LABA oder langwirksames Anticholinergikum
2. Wahl	langwirksames Anticholinergikum oder LABA oder kurzwirksames Anticholinergikum und SABA	langwirksames Anticholinergikum und LABA	langwirksames Anticholinergikum und LABA	ICS und langwirksames Anticholinergikum oder ICS und LABA und langwirksames Anticholinergikum oder ICS und langwirksames Anticholinergikum und PDE-4-Hemmer oder langwirksames Anticholinergikum und LABA oder langwirksames Anticholinergikum und PDE-4-Hemmer
Alternative	Theophyllin	SABA und/oder kurzwirksames Anticholinergikum Theophyllin	PDE-4-Hemmer SABA und/oder kurzwirksames Anticholinergikum Theophyllin	Carbocystein SABA und/oder kurzwirksames Anticholinergikum Theophyllin

Abb. 2.8 **Medikamentöse Stufentherapie der COPD nach den Risikogruppen.** (GOLD-Leitlinie 2013). SABA = kurz wirksames (short acting) β2-Sympathomimetikum, LABA = lang wirksames (long acting) β2-Sympathomimetikum, PDE-4-Hemmer = Phosphodiesterase-4-Hemmer, ICS = inhalative Glukokortikoide.

allen Formen der Exazerbation, die mit purulentem Sputum einhergehen, erfolgt entsprechend dem COPD-Stadium eine **antibiotische Therapie**:
- Stadien I und II: Aminopenicilline, Tetrazykline, orale Cephalosporine, Ketolide
- Stadien III und IV: Aminopenicilline mit Betalaktamaseinhibitor oder Fluorchinolone mit Pneumokokkenwirksamkeit
- bei Verdacht auf eine Pseudomonas-aeruginosa-Beteiligung: Cipro- oder Levofloxacin.

Nicht medikamentöse Maßnahmen nehmen im Rahmen der COPD-Therapie einen hohen Stellenwert ein. **Körperliches Training** erhöht z. B. in allen Stadien der Erkrankung die Belastbarkeit, mindert die Exazerbationsrate und mildert die Dyspnoebeschwerden. Des Weiteren sollen **Patientenschulungen** den häuslichen Umgang mit der Krankheit erleichtern (Erlernen von Inhalationstechnik, Prophylaxe und Management der Exazerbation) und physiotherapeutisch vermittelte Atemtechniken die Atemarbeit ökonomisieren helfen. Nikotinkarenz ist in allen Stufen der Erkrankung angezeigt.

Sind alle medikamentösen und nicht medikamentösen Optionen ausgeschöpft, kommen u. U. noch **operative Interventionsmöglichkeiten** (Bullektomie, Lungenvolumenreduktion, Lungentransplantation als Ultima Ratio) infrage (s. Chirurgie [S. B190]).

Rehabilitation: Ziel von Rehabilitationsmaßnahmen ist es, die Lebensqualität zu verbessern. Sie sind vorwiegend an motivierte Patienten in den Krankheitsstadien II–IV gerichtet und indiziert, wenn die Krankheitsfolgen trotz adäquater Therapie persistieren bzw. eine Teilhabe am privaten oder beruflichen Leben erschweren. Weitere Indikationen sind drohende Pflegebedürftigkeit, Erwerbsunfähigkeit sowie die Anschlussheilbehandlung nach stationärem Aufenthalt. Die Rehabilitation umfasst die Optimierung der medikamentösen und nicht medikamentösen Therapie. Hierzu zählen auch berufsfördernde Maßnahmen, körperliches Training, Ergotherapie, soziale Betreuung und Ernährungsberatung.

Prävention: In allen Stadien der COPD lässt sich durch Prävention das Fortschreiten der Krankheit verlangsamen und eine Prognoseverbesserung erreichen. Oberste Priorität hat dabei die absolute **Nikotinkarenz**. Hierbei spielen intensive ärztliche Beratung, Aufklärung und Unterstützung bei der Raucherentwöhnung eine wesentliche Rolle. Sowohl die Nikotinsubstitution (Pflaster, Kaugummi oder sublinguale Tablette) als auch die ergänzende Anwendung des Antidepressivums Bupropion können die Entwöhnungsrate deutlich steigern. Von prophylaktischer Bedeutung sind des Weiteren die **Elimination anderer Noxen** (insbesondere bei berufsbedingter COPD) sowie **Impfungen** gegen Influenza und Pneumokokken.

Prognose: Die einzige Möglichkeit, die Progredienz der COPD aufzuhalten oder wenigstens zu verlangsamen, besteht in der Ausschaltung der ursächlichen Noxe. Nur dann kann die Lebenserwartung auch im Stadium IV noch mit einer Sauerstofftherapie verlängert werden. Als prognostisch ungünstige Faktoren gelten hohes Lebensalter, Hyperkapnie und schwerwiegende Begleiterkrankungen.

2.10 Lungenemphysem

DEFINITION Als **Lungenemphysem** bezeichnet man destruktive Lungenstrukturveränderungen, die mit Erweiterungen der Atemwege distal der Bronchioli terminales und einer Abnahme der alveolären Gasaustauschfläche einhergehen. Die Kombination mit einer COPD ist häufig.

Ätiopathogenese: Pathogenetisch liegt der Emphysembildung eine Zerstörung der Alveolarsepten zugrunde. Ursächlich ist dabei ein Ungleichgewicht zwischen Proteasen (Elastase, Kollagenase aus Entzündungszellen) und Antiproteasen (z. B. α_1-Antitrypsin) aufgrund von:
- **angeborenen** Ursachen (z. B. α_1-Antitrypsin-Mangel),
- **chronischen Entzündungen** durch verstärkte Proteasenfreisetzung oder
- verschiedenen **Noxen** (z. B. Zigarettenrauch) durch Inaktivierung der Proteaseninhibitoren.

Überwiegen die proteolytischen Enzyme, wird die Zerstörung des Lungengewebes beschleunigt (Abb. 2.6). Die **enzymatischen Abbauprozesse** führen außerdem zur Instabilität der Atemwege (exspiratorischer Kollaps) und begünstigen damit eine Überblähung der Lunge. Eine Lungenfibrose liegt nicht vor.

Einteilung: Die destruktiven Erweiterungen des Lungenparenchyms können sowohl **generalisiert** als auch **lokal** begrenzt auftreten. Beim **generalisierten** Lungenemphysem unterscheidet man 2 Formen (Abb. 2.9):
- **zentrolobulär (zentroazinär):** Nur die proximalen zuführenden Anteile eines Azinus (Bronchioli respiratorii) sind erweitert. Häufigere Emphysemform, die bevorzugt in den Lungenoberlappen auftritt; meist im Zusammenhang mit einer chronischen Bronchitis (→ entzündliche Infiltrate).
- **panlobulär (panazinär):** Die gesamte Azinusstruktur (Bronchioli respiratorii, Ductus alveolares und Alveolen) ist von der dilatativen Destruktion betroffen. Diese Form ist seltener und betrifft bevorzugt den Lungenunterlappen. Häufig in Verbindung mit einem homozygoten α_1-Antitrypsin-Mangel (→ entzündliche Infiltrate fehlen).

Zu den **lokalisierten** emphysematösen Formen zählen:
- **Bullae:** blasige, häufig lokal begrenzte, subpleural liegende Veränderungen von mehreren cm Durchmesser. Sie entstehen idiopathisch durch Alveolarwandeinrisse (v. a. in den Lungenspitzen) oder bei panazinärem Emphysem.
- **angeborene Erweiterungen**
- **erworbene Erweiterungen:** z. B. im Rahmen frühkindlicher Infektionen → Swyer-James-McLeod-Syndrom (= einseitig helle und überblähte Lunge infolge einer in der Kindheit durchgemachten Bronchiolitis obliterans).

Klinik: Im Vordergund steht die **Dyspnoe**, die anfangs v. a. bei Belastung auftritt. Übergänge zur chronisch-obstruktiven Bronchitis sind häufig. Durch Infekte des Respirationstraktes exazerbieren die Beschwerden (z. B. eitriges Sputum, Ruhedyspnoe).

Diagnostik: Im Rahmen der **klinischen Untersuchung** fällt bei ausgeprägten Formen ein sog. **Fassthorax** (Thorax in Inspirationsstellung) mit verbreitertem infrasternalem Winkel auf. Die Interkostalräume sind ebenfalls verbreitert, die Supraklavikulargruben vorgewölbt, die Atemexkursionen nur gering. Bei der Atmung setzen die Patienten die sog. **Lippenbremse** ein, d. h., sie atmen gegen die geschlossenen Lippen aus, um so den exspiratorischen Kollaps der kleinen Atemwege zu verhindern. Bei der Perkussion zeigt sich ein **hypersonorer Klopfschall**, in der Auskultation ist das Atemgeräusch nur leise wahrnehmbar.

Insbesondere jüngere Patienten sollten auf einen α_1-Antitrypsin-Mangel untersucht werden (**Elektrophorese**: Fehlen der α_1-Globulin-Zacke).

In der **Röntgen-Thorax-Aufnahme** zeigen sich eine strahlentransparente Lunge und steil stehendes Herz (Abb. 2.10). Die Zwerchfelle stehen tief und sind wenig beweglich. Die Rippen verlaufen horizontal, die Interkostalräume sind erweitert. Am besten dargestellt werden Emphyseme in der **HR-CT-Aufnahme** (Abb. 2.11).

Die **Lungenfunktionsprüfung** zeigt eine **verminderte Einsekundenkapazität** – speziell bei Vorliegen einer Obstruktion (→ wichtig zur Abschätzung der Progression) – sowie eine Abnahme der Vitalkapazität und ein vergrößertes Residualvolumen.

Therapie: Konservative Therapiemaßnahmen umfassen:
- **Beatmung:**
  - Sauerstofflangzeitbehandlung über 12–16 h/d (Indikationen siehe Tab. 2.8)
  - intermittierende Selbstbeatmung (selten, bei p_aCO_2-Anstieg)

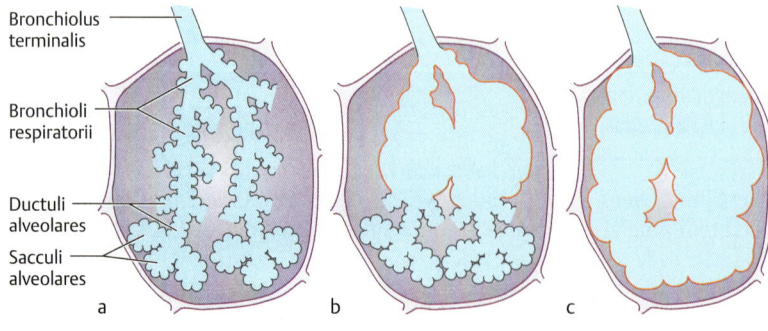

Abb. 2.9 **Emphysemformen. a** Normale Azinusstruktur. **b** Zentroazinäres Emphysem. **c** Panlobuläres Emphysem. (aus: Baenkler et al., Duale Reihe Innere Medizin, Thieme, 2009)

- **medikamentöse Gabe** von:
  - Spasmolytika (bei positivem Bronchospasmolysetest)
  - Kortison (bei Exazerbation oder als Dauertherapie)
  - Bei schwerem α_1-Antitrypsin-Mangel kann der entsprechende Proteaseninhibitor substituiert werden (1-mal wöchentlich).

Näheres zur chirurgischen Behandlung (z. B. Bullektomie, Reduktion von Lungenvolumen) s. Chirurgie [S. B190].

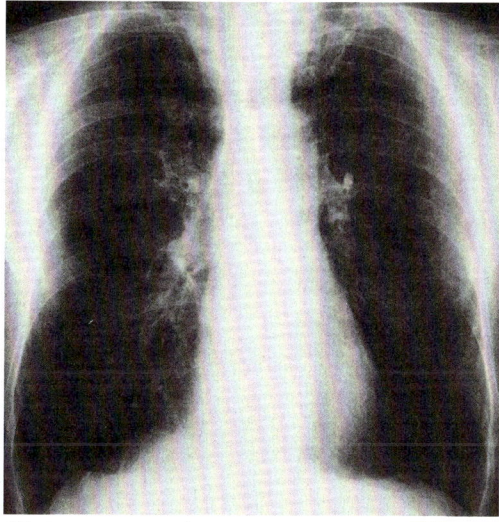

Abb. 2.10 Lungenemphysem im Röntgen-Thorax. Typisches Bild einer Lungenüberblähung (Volumen pulmonis auctum) mit tiefstehenden Zwerchfellen, waagerecht verlaufenden Rippen, steil stehendem Herzen, fehlender Gefäßzeichnung und hoher Strahlentransparenz. (aus: Baenkler et al., Kurzlehrbuch Innere Medizin, Thieme, 2010)

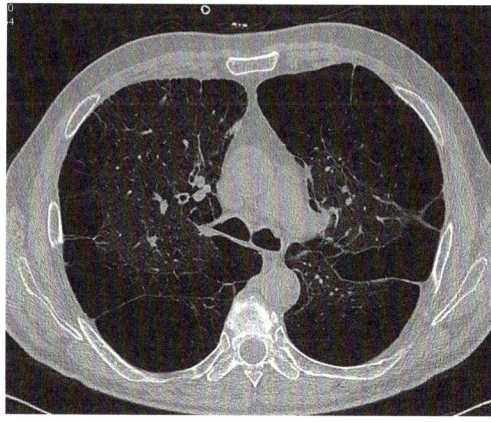

Abb. 2.11 Lungenemphysem (Bulla) in der thorakalen CT. (aus: Greten, Rinninger, Greten, Innere Medizin, Thieme, 2010)

Tab. 2.8 Indikationen zur Sauerstofflangzeittherapie

Indikationen
$p_aO_2 \leq 55$ mmHg
$p_aO_2 < 60$ mmHg und Cor pulmonale oder sekundäre Polyglobulie
belastungsinduzierte Hypoxämie bei $p_aO_2 \geq 55$ mmHg in Ruhe
nächtliche Hypoxämie

2.11 Pneumonie

Synonym: Lungenentzündung

DEFINITION Pneumonien sind akute Entzündungen des Lungenparenchyms, die in erster Linie durch infektiöse Agenzien verursacht werden.

Epidemiologie: Bei der Pneumonie handelt es sich um die weltweit am häufigsten registrierte Infektionskrankheit. In Deutschland treten jährlich etwa 400 000–600 000 ambulant und ca. 200 000 nosokomial (im Krankenhaus) erworbene Krankheitsfälle auf. Die Letalität der ambulanten Pneumonie ist gering, die der nosokomialen hingegen relativ hoch.

Einteilung: Pneumonien können nach unterschiedlichen Kriterien eingeteilt werden:
- Ort der Infektion: **ambulant** und **nosokomial erworbene Pneumonien**. Nosokomial erworbene Pneumonien treten frühestens 48 h nach Krankenhausaufnahme auf.
- Verlaufsform: **typische** (i. d. R. klassische Pneumokokkenpneumonie) und **atypische** Pneumonien (interstitielle Pneumonie, z. B. durch Mykoplasmen, Legionellen oder Chlamydien). Es gibt jedoch zahlreiche Überschneidungen: Pneumokokkenpneumonien können auch atypisch verlaufen und z. B. Mykoplasmenpneumonien typisch.
- bestehende Vorerkrankungen: **primäre** (ohne kardiopulmonale Vorerkrankung) und **sekundäre** Pneumonie (mit kardiopulmonaler Vorerkrankung). Immungeschwächte Patienten infizieren sich vorwiegend mit **opportunistischen** Erregern [S. A197].
- Röntgenbefund: **alveoläre** und **interstitielle** Pneumonien.

Klinisch besonders relevant ist die Unterscheidung zwischen den **ambulant** (engl. community-acquired pneumonia, **CAP**) und **nosokomial** erworbenen Pneumonien (engl. hospital-acquired pneumonia, **HAP**, oder nosocomial pneumonia, NP), da Therapie und Prognose bei beiden Formen unterschiedlich sind.

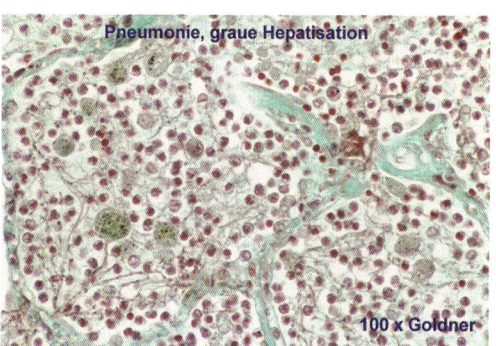

Abb. 2.12 Stadium der grauen Hepatisation bei Lobärpneumonie. Infiltration der Alveolen mit Granulozyten. (aus: Krams, Frahm, Kellner, Mawrin, Kurzlehrbuch Pathologie, Thieme, 2010)

Die Lungentuberkulose wird aufgrund ihrer besonderen Stellung nicht zu den Pneumonien gezählt.

Erregerspektrum: Die häufigsten Erreger **ambulant** erworbener Pneumonien sind **Pneumokokken** (Streptococcus pneumoniae). Das weitere Erregerspektrum umfasst Haemophilus influenzae, Mycoplasma pneumoniae, Legionellen, Staphylococcus aureus, Chlamydophila pneumoniae, E. coli und Klebsiella pneumoniae (Letztere häufig bei älteren Patienten und im Rahmen schwerer Begleiterkrankungen) sowie Viren (z. B. RS-, Adeno-, Influenzaviren). Pneumokokkenpneumonien verlaufen i. d. R. typisch (s. Klinik).

Nosokomiale Pneumonien, die innerhalb der ersten 4 Tage nach stationärer Aufnahme auftreten, werden durch die Erreger ambulanter Infektionen verursacht. Ab dem 5. Tag nach Aufnahme (late onset) finden sich zusätzlich noch **Pseudomonas aeruginosa, Enterobacter**, Proteus vulgaris, Serratia und therapieresistente Krankenhauskeime wie MRSA. Wichtige Ursache nosokomialer Pneumonien sind Aspirationen [S. A198].

Interstitielle Pneumonien werden durch Mykoplasmen, Chlamydien, Legionellen und Viren (z. B. Coronavirus) ausgelöst und gehen meist mit einem atypischen Verlauf einher. **Opportunistische Erreger** treten bei immungeschwächten Patienten [S. A197] auf. Zu den typischen Erregern im Kindesalter s. Pädiatrie [S. B580].

Klinische Pathologie:
- **alveoläre Pneumonien:** Der Entzündungsprozess spielt sich in den Alveolen ab (typische Pneumonie). Sie sind meist bakteriell bedingt und verlaufen in 5 Phasen (Tab. 2.9). Man unterscheidet folgende Formen:
  - **Lobärpneumonie:** Befall der Alveolen und gleichförmige Ausbreitung über sog. Cohn-Poren (kleine Löcher in den Interalveolarsepten) bis auf Lappenebene. Die typischen Erreger sind Pneumokokken.
  - **Herdpneumonie** (auch **lobuläre** oder **Bronchopneumonie**): Befall der Bronchioli und deszendierende Ausbreitung in die Alveolen. Die Entzündung bleibt auf Läppchenebene beschränkt. Meist sind mehrere konfluierende Herde in unterschiedlichen Entzündungsphasen nebeneinander vorhanden.
- **interstitielle Pneumonien:** Befall des alveolären oder peribronchialen Interstitiums, ohne dass ein intraalveoläres Exsudat gebildet wird (atypische Pneumonie, s. u.).

Klinik: Die typische Pneumonie beginnt akut mit hohem Fieber, das häufig von Schüttelfrost, Dyspnoe mit „Nasenflügeln", starkem Husten und reichlich purulentem Sputum begleitet wird. Die Patienten fühlen sich schwer krank. Sie entspricht meist einer durch Pneumokokken ausgelösten Lobärpneumonie. Ist die Pleura mitbetroffen (Pleuritis), kommt es zusätzlich zu atemabhängigen Schmerzen.

Im Gegensatz dazu wird die **atypische Pneumonie** vorwiegend durch Mykoplasmen, Chlamydien und Legionellen hervorgerufen. Sie zeigt einen langsamen Beginn und äußert sich mit deutlich milderen Symptomen wie Kopf- und Gliederschmerzen sowie einem nur mäßig beeinträchtigten Allgemeinbefinden. Auffällig ist zudem die Diskrepanz zwischen dem deutlichen interstitiellen Verschattungsmuster in der Röntgen-Thorax-Aufnahme (s. u.) und der eher leichten klinischen Symptomatik.

Tab. 2.9 Phasen der alveolären Entzündung einer Lobärpneumonie

Phase	Beginn	Charakteristika
Anschoppung	Stunden	seröse Entzündung, Hyperämie in den Kapillaren und eiweißreiches Exsudat in den Alveolen; makroskopisch ist die Lunge blutreich, dunkelrot, weich und schwer; an der Schnittfläche befindet sich eine trübe, dunkelrote und schaumige Flüssigkeit
rote Hepatisation	etwa 2.–3. Tag	hämorrhagische Entzündung mit intraalveolärem Fibrinnetz und extravasalen Erythrozyten; die Lunge zeigt eine feste, leberähnliche Konsistenz mit dunkelroter, körniger (→ Fibrin-Erythrozyten-Pfröpfe) und trockener Schnittfläche
graue Hepatisation (Abb. 2.12)	etwa 4.–6. Tag	fibrinöse Entzündung, Erythrozytenzerfall sowie zunehmende Granulozyteninfiltration; Makroskopie: graue, trockene, brüchige Lunge, graue Körnelung der Schnittfläche
gelbe Hepatisation	etwa 7.–8. Tag	eitrige Entzündung durch Granulozytenzerfall; Makroskopie: gelbliche, trübe Lunge, feuchte Schnittfläche mit trübem, schmierig-eitrigem Abfluss
Lyse	etwa ab 9. Tag	Fibrinolyse Entfernung von Exsudat, Zelltrümmern und Fibrin durch Abhusten bzw. über Lymphbahnen; makroskopisch feuchte Lunge mit gräulichgelbem Abfluss
Restitutio ad integrum	nach Wochen	Wiederherstellung eines normalen Lungenparenchyms

MERKE Auch Erreger der typischen Pneumonie können mit einem atypischen klinischen Verlauf einhergehen. Entsprechendes gilt umgekehrt für die atypischen Krankheitserreger, die ebenso in der Lage sind, eine typische Pneumonie hervorzurufen.

Komplikationen: Eine der häufigsten Komplikationen ist die **Pleuritis**. Hierbei kommt es durch das Aneinanderreiben der entzündlichen Pleurablätter zu atemabhängigen Thoraxschmerzen. Infolge des inflammatorischen Exsudats bildet sich zudem oft ein **parapneumonischer Pleuraerguss**. Nicht selten entwickelt sich im Rahmen einer Pneumokokkenpneumonie auch ein **Pleuraempyem**. Durch die schmerzbedingte flache Atmung und die restriktive Ventilationsstörung kann es außerdem zu einer vorübergehenden **respiratorischen Insuffizienz** kommen. Besonders bei immunsupprimierten Patienten besteht die Gefahr einer pneumogenen Sepsis oder der **Chronifizierung** des Krankheitsprozesses mit einer Karnifizierung des Lungengewebes. Zu den eher seltenen Komplikationen gehören die Hämolyse bei Mykoplasmenpneumonie und der Lungenabszess (heute frühzeitige Antibiotikatherapie).

2.11 Pneumonie

Diagnostik: Die **Anamnese** sollte neben den Beschwerden auch auf vorbestehende Krankheiten (schwere Grundkrankheit, stattgehabte Infektion des Respirationstraktes?), zurückliegende Krankenhausaufenthalte und vor Kurzem gemachte Reisen (Resistenzlage, ungewöhnliche Erreger) eingehen. Bei der **klinischen Untersuchung** lassen sich im Falle der Lobärpneumonie folgende Befunde erheben:
- Inspektion: Tachypnoe, Dyspnoe
- Palpation: verstärkter Stimmfremitus
- Perkussion: gedämpfter Klopfschall
- Auskultation: feinblasige Rasselgeräusche, Bronchialatmen, Bronchophonie, evtl. Pleurareiben.

Bei Bronchopneumonie zeigen sich diese Befunde seltener, bei interstitieller Pneumonie können sie sogar völlig fehlen.

Röntgen-Thorax-Aufnahme: Das pneumonische Infiltrat kann je nach Lokalisation und Ausbreitung ein recht heterogenes Erscheinungsbild aufweisen. Die **Lobärpneumonie** (Abb. 2.13 a) zeigt sich mit flächenhaften homogenen Verschattungen auf Segment- bzw. Lappenebene. Das Bronchopneumogramm ist charakteristischerweise positiv (d. h., die dunklen, luftgefüllten Atemwege heben sich vom hellen, infiltrierten Lungengewebe ab). Eventuell besteht begleitend ein Pleuraerguss. Bei einer **Bronchopneumonie** hingegen (Abb. 2.13 c) finden sich im Röntgen-Thorax multilokuläre Fleckschatten, die zur Konfluenz neigen. Die **interstitielle Pneumonie** (Abb. 2.13 b) weist milchglasartige Infiltrate sowie eine netzartige oder streifige Zeichnungsvermehrung des Lungenparenchyms auf.

Ein der Lobärpneumonie **differenzialdiagnostisch** ähnliches Verschattungsmuster zeigen Atelektasen, Tumoren oder ein Lungeninfarkt. Radiologische Differenzialdiagnosen zur Bronchopneumonie und interstitiellen Pneumonie sind: Herzinsuffizienz, Sarkoidose, Kollagenosen, Tuberkulose, interstitielle Lungenerkrankungen, Eosinophilenpneumonie sowie verschiedene Formen der Alveolitis.

Labor: BSG, CRP, Prokalzitonin (spezifisch für bakterielle Infektionen) und Leukozytenzahl lassen das systemische Ausmaß des Entzündungsprozesses abschätzen.

Erregernachweis: Erste Aufschlüsse können Gram-Färbung und die mikroskopische Beurteilung liefern. Der direkte Keimnachweis erfolgt durch **kulturelle Anzüchtung** aus unterschiedlich gewonnenen Materialien (Sputum, aspiriertem oder bronchoskopisch gewonnenem Tracheobronchialsekret, brochoalveoläre Lavage, Pleurapunktat bzw. Blutkultur bei Fieber). In seltenen Fällen kann eine Lungenbiopsie indiziert sein.

> **MERKE** Bei Sputum und blind aspiriertem Sekret ist immer mit einer potenziellen Kontamination durch die oropharyngeale Flora zu rechnen (z. B. vergrünende Streptokokken, Candida albicans).

Serologische Untersuchungen zur Bestimmung des **Antikörpertiters** kommen u. a. bei Mykoplasmen, Chlamydien, Legionellen, Coxiellen und Viren zum Einsatz. Mittels **PCR**

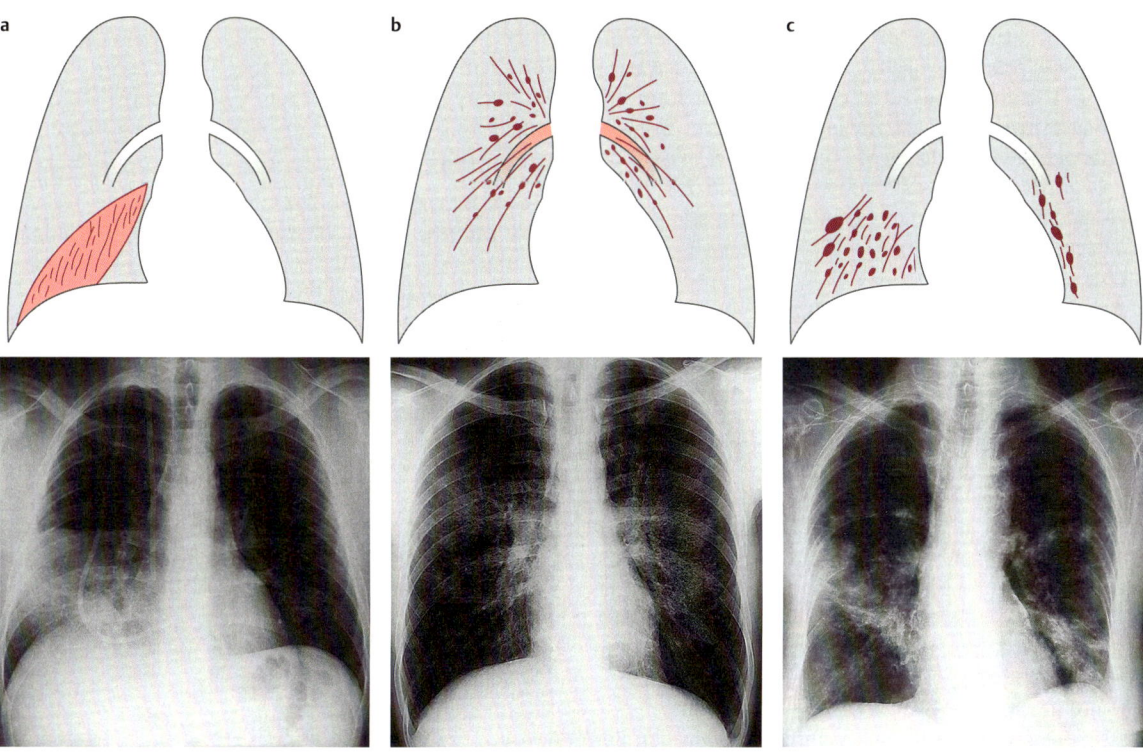

Abb. 2.13 **Röntgenbefund. a** Lobärpneumonie mit einer flächigen alveolären Verschattung im rechten Mittel- und Unterfeld. **b** Interstitielle Pneumonie mit hilifugärer, interstitieller Verschattung. **c** Bronchopneumonie mit konfluierenden Fleckschatten. (aus: Reiser, Kuhn, Debus, Duale Reihe Radiologie, Thieme, 2011)

lässt sich bei diesen Erregern (bis auf Coxiellen) zudem ihre spezifische Nukleinsäure amplifizieren.

Einige Erreger können im Rahmen der Sofortdiagnostik auch durch direkte **Immunfluoreszenz** (z. B. Legionellen, Viren), **Antigendetektion** im Urin (z. B. Pneumokokken, Legionellen) sowie im respiratorischen Material (z. B. Influenzaviren) nachgewiesen werden.

Diagnosekriterien: Eine **ambulant erworbene Pneumonie** (CAP) gilt als wahrscheinlich bei:
- akuter Infektion der unteren Atemwege (mit oder ohne fokalen Auskultationsbefund) sowie
- Infiltratnachweis in der Röntgen-Thorax-Aufnahme.

Von einer **nosokomialen Pneumonie** (HAP) ist auszugehen bei neuen und persistierenden Lungeninfiltraten in der Röntgen-Thorax-Aufnahme (> 48 h nach Krankenhausaufnahme), wenn zusätzlich 2 der folgenden Kriterien erfüllt sind:
- Leukozytose (≥ 12 000/μl) oder Leukopenie (≤ 4 000/μl)
- Fieber > 38,3 °C oder Hypothermie < 36 °C
- purulentes Tracheobronchialsekret.

Besteht der klinische Verdacht auf eine nosokomial erworbene Pneumonie, sollte sich der mikrobiologische Erregernachweis anschließen.

Einteilung in Risikogruppen: Sowohl Patienten mit CAP als auch mit HAP werden auf der Basis verschiedener Einflussfaktoren in bestimmte Risikogruppen eingeteilt. Diese Einteilung bildet die Grundlage der anschließenden Therapie.

Einteilung der CAP: Um den Schweregrad einer Pneumonie zu beurteilen, wurde mit dem **CRB-65** ein Index entwickelt, der primär am Letalitätsrisiko orientiert war. Er ist einfach und schnell zu erheben und basiert nur auf anamnestischen sowie klinischen Parametern. Es wird mittlerweile empfohlen, diesen Index sowohl in der Praxis als auch in der Notaufnahme bei der Entscheidungsfindung für oder gegen eine Hospitalisierung bei CAP einzusetzen. Folgende Kriterien werden berücksichtigt:
- **C**onfusion (Verwirrung)
- **R**espiratory Rate (Atemfrequenz): ≥ 30/min
- **B**lood Pressure (Blutdruck): systolisch < 90 mmHg/diastolysch ≤ 60 mmHg
- Alter ≥ **65** Jahre.

Bei einem CRB von 0 (bzw. bei ≥ 65-Jährigen ohne instabile Begleiterkrankung) besteht die Möglichkeit einer ambulanten Betreuung (leichtgradige oder **ambulante CAP**). Trifft mindestens ein Kriterium zu, sollte eine stationäre Aufnahme erwogen werden (mittelschwere oder **hospitalisierte CAP**). Eine intensivmedizinische Betreuung wird bei Patienten mit einem CRB ≥ 2 bzw. bei Vorliegen von 1 Major- bzw. 2 Minorkriterien notwendig (**schwergradige CAP**).
- Major-Kriterien:
  - Notwendigkeit der Intubation und maschinellen Beatmung
  - Notwendigkeit der Gabe von Vasopressoren > 4 h (septischer Schock).
- Minor-Kriterien:
  - schwere akute respiratorische Insuffizienz (p_aO_2/FiO_2 < 200)
  - multilobuläre Infiltrate in der Röntgen-Thorax-Aufnahme
  - systolischer Blutdruck < 90 mmHg.

Einteilung der HAP: Für die Therapie der HAP ist das Risiko für multiresistente Erreger (MRE) entscheidend:
- Aufenthalt in einer Intensivstation
- strukturelle Lungenerkrankung
- antiinfektive Vorbehandlung
- Late Onset (Erkrankung ab dem 5. Tag im Krankenhaus)
- invasive Beatmung > 4–6 Tage
- Aufnahme aus Langzeitpflege
- Tracheostoma
- chronische Dialyse
- offene Hautwunden
- Malnutrition
- bekannte Kolonisation durch MRE.

Differenzialdiagnosen: Wichtige Differenzialdiagnosen der Pneumonie und die jeweiligen Ausschlussmaßnahmen sind in Tab. 2.10 aufgeführt.

Therapie:
An erster Stelle steht die umgehende Behandlung mit **Antibiotika**, die nicht durch diagnostische Maßnahmen verzögert werden sollte. Dabei wird sowohl bei der CAP als auch der HAP eine kalkulierte Initialtherapie – entsprechend dem wahrscheinlichsten Erregerspektrum – durchgeführt (Tab. 2.11 und Tab. 2.12). Bei der Auswahl des entsprechenden Antibiotikums werden individuelle Risikofaktoren und das ambulante bzw. stationäre Vorgehen berücksichtigt.

Allgemeinmaßnahmen: Die pharmakologische Therapie wird unterstützt von verschiedenen Allgemeinmaßnah-

Tab. 2.10 Differenzialdiagnosen der Pneumonie

Differenzialdiagnose	Ausschlussmaßnahme
Bronchialkarzinom	• Anamnese (Raucher?) • CT • transbronchiale Biopsie
Tuberkulose	• Tuberkulintest • Nachweis der Mykobakterien
Lungeninfarkt nach Lungenarterienembolie	• Anamnese und klinischer Befund (tiefe Beinvenenthrombose?) • EKG, Echokardiografie (Zeichen der Rechtsherzbelastung?) • Ventilations-Perfusions-Szintigrafie • CT
Pneumonie bei eosinophiler Lungeninfiltration	• BAL und Blutbild → Nachweis der Eosinophilie
interstitielle Lungenerkrankungen	• s. Kap. Interstitielle Lungenerkrankungen [S. A199]

Tab. 2.11 Kalkulierte Initialtherapie bei CAP

Pneumonie	Risikofaktoren*	Therapie der Wahl	Alternative
ambulante CAP	ohne Risikofaktor	Aminopenicillin: • Amoxicillin	Makrolid: • Azithromycin • Clarithromycin • Roxithromycin oder Tetrazyklin: • Doxycyclin
	mit Risikofaktor	Betalaktamaseinhibitor: • Amoxicillin/Clavulansäure • Sultamicillin	Fluorchinolon: • Levofloxacin • Moxifloxacin oder Cephalosporin: • Cefuroxim • Cefpodoxim
hospitalisierte CAP		Betalaktamaseinhibitor: • Amoxicillin/Clavulansäure • Ampicillin/Sulbactam • Cefuroxim • Ceftriaxon • Cefotaxim jeweils mit oder ohne Makrolid	Fluorchinolon: • Moxifloxacin • Levofloxacin
schwere CAP	ohne Pseudomonasrisiko	Betalaktamaseinhibitor: • Piperacillin/Tazobactam • Ceftriaxon oder Cefotaxim • Ertapenem jeweils plus Makrolid	Fluorchinolon: • Moxifloxacin • Levofloxacin
	mit Pseudomonasrisiko	pseudomonasaktiver Betalaktamaseinhibitor: • Piperacillin/Tazobactam • Cefepim • Imipenem • Meropenem plus Fluorchinolon: • Levofloxacin • Ciprofloxacin	pseudomonasaktiver Betalaktamaseinhibitor: • Piperacillin/Tazobactam • Cefepim • Imipenem • Meropenem plus Aminoglykosid: • Amikacin • Gentamicin • Tobramicin • und Makrolid

* Als **Risikofaktoren der CAP** gelten: Alter > 65 Jahre, bekannte Vorerkrankungen sowie der Nachweis von Risikosymptomen und Risikolaborwerten (z. B. Fieber, Leukozytose).

men. Hierzu zählen **körperliche Schonung**, evtl. sogar Bettruhe, wobei eine möglichst frühzeitige Mobilisation angestrebt werden sollte. Ansonsten ist auf eine entsprechende **Thromboseprophylaxe** zu achten. Eine **ausreichende Flüssigkeitszufuhr** stellt nicht nur bei Fieber eine wichtige Maßnahme dar, sondern bildet gleichzeitig die Voraussetzung zur Sekretolyse. Diese kann des Weiteren durch den Einsatz von **Mukolytika** gefördert werden. Um die Gefahr der respiratorischen Insuffizienz zu minimieren, kommen atemtherapeutische Methoden zum Einsatz. Anhand der Blutgasanalyse wird die Indikation für eine nasale Sauerstoffzufuhr bzw. im Extremfall zur Maskenbeatmung oder Intubation gestellt.

Prophylaxe: Sinnvoll ist eine **Pneumokokkenimpfung** bei:
- Lebensalter > 60 Jahre
- **Splenektomie**
- allen Patienten > 2 Jahre, die unter einer chronischen Herz-, Lungen-, Leber- oder Nierenerkrankung leiden oder eine hämatologische Erkrankung, einen **Immundefekt** oder HIV aufweisen
- **Knochenmarks- und Organtransplantationsempfängern**
- Patienten mit **Langzeitimmunsuppression** sowie
- Patienten in **Langzeitpflegeeinrichtungen**.

Wiederholungsimpfungen (alle 5 Jahre) sind Personen mit hohem Risiko für eine Pneumokokkensepsis oder -meningitis vorbehalten, z. B. bei angeborenen oder erworbenen Immundefekten oder chronischen Nierenerkrankungen.

2.11.1 Spezielle Pneumonien

Tab. 2.13 gibt einen Überblick über einige wichtige bakterielle Pneumonien.

Pneumonie bei Immungeschwächten: Verschiedene Störungen wie Granulozytopenien, ein Antikörpermangelsyndrom, HIV-Infektionen, Leukämien bzw. auch Behandlungen mit Zytostatika oder Immunsuppressiva können

2 Erkrankungen der Atemwege und des Lungenparenchyms

Tab. 2.12 Kalkulierte Initialtherapie bei HAP

multiresistente Erreger	Antibiotikum	Wirkstoff
kein erhöhtes Risiko	• Aminopencillin/BLI oder	• Ampicillin/Sulbactam • Amoxicillin/Clavulansäure
	• Cephalosporin der 3. Generation oder	• Ceftriaxon • Cefotaxim
	• Carbapenem oder	• Ertapenem
	• Fluorchinolon	• Moxiflocaxin • Levofloxacin
erhöhtes Risiko	• pseudomonaswirksamer BLI plus	• Piperacillin/Tazobactam • Cefepim, Ceftazidim • Imipenem/Cilastatin, Meropenem, Doripenem
	• Fluorchinolon oder	• Ciprofloxacin • Levofloxacin
	• Aminoglykosid	• Gentamicin • Tobramicin • Amikacin
	• bei MRSA-Verdacht	• Glykopepid oder Oxazolidinon • Vancomycin • Linezolid

BLI = Betalaktamaseinhibitor

die körpereigene Abwehr derart schwächen, dass Erreger, die bei normaler Immunkompetenz keine Infektion auslösen, plötzlich pathogen werden (**opportunistische Krankheitserreger**). Hierzu zählen tuberkulöse und nicht tuberkulöse Mykobakterien, Viren (Zytomegalievirus, Herpesviren), Pilze (Pneumocystis jiroveci, Cryptococcus neoformans, Aspergillus, Candida) und Parasiten (Toxoplasma gondii, Strongyloides stercoralis). Der sichere Keimnachweis gelingt i. d. R. nur invasiv.

Aspirationspneumonie: Sie entsteht infolge Einatmens von flüssigem oder festem Material. Besonders groß ist die Gefahr bei Bewusstseins- und Schluckstörungen, neurologischen Erkrankungen oder invasiver Beatmung (häufige Ursache nosokomialer Pneumonien). Das aspirierte Material kann dabei primär mit **Bakterien kontaminiert** sein oder die Schleimhaut direkt schädigen (z. B. **Magensäure**). Häufige Erreger sind Pseudomonas aeruginosa (bei hospitalisierten Patienten), Pneumokokken (bei ambulanten) sowie auch anaerobe Bakterien aus der Mundflora.

Nach der Aspiration kommt es bei erhaltenem Bewusstsein regelmäßig zu starken Hustenanfällen mit anschließendem Bronchospasmus (auch bei getrübtem Bewusstsein). Bakterielle Pneumonien führen zu Fieber und Abgeschlagenheit, häufig bildet sich ein Abszess bzw. ein

Tab. 2.13 Wichtige bakterielle Pneumonien

	Pneumokokken-Pneumonie	Mykoplasmen-Pneumonie	Chlamydien-Pneumonie	Legionellen-Pneumonie	Q-Fieber
Erreger	Streptococcus pneumoniae	M. pneumoniae	Chlamydophila pneumoniae (Ornithose: C. psittaci)	L. pneumophila (in 80 % der Fälle)	Coxiella burnetii
Epidemiologie	CAP: ≤ 40 % HAP: seltener	hospitalisierte CAP: 5 % (v. a. Jugendliche)	hospitalisierte CAP: 2 %	CAP: 2–4 % HAP: selten	CAP: 1 % berufsbedingt epidemisch gehäuft
Ausbreitung	endogen Tröpfchen	Tröpfchen	Tröpfchen Ornithose: Staub (Kontakt mit Vögeln)	Aerosol (Feuchtbiotope [z. B. Whirlpool] als natürlicher Lebensraum)	Staub (Nutztierexkremente, v. a. Rind, Schaf, Ziege)
Inkubation	2–5 Tage	10–20 Tage	1–3 Wochen	2–10 Tage	2–3 Wochen
Klinik	typische Pneumonie	atypische Pneumonie	atypische Pneumonie bei Ornithose: evtl. starke Kopfschmerzen und Nasenbluten	atypische Pneumonie	atypische Pneumonie
Komplikation	Otits media, Ulcus cornea, Meningitis, Sepsis	zu 40 % extrapulmonale Manifestationen (Herz, GI-Trakt, Nervensystem, Haut, Gelenke) Autoimmunhämolyse	selten extrapulmonale Manifestationen	häufig extrapulmonale Manifestationen (GI-Trakt, Nervensystem)	meningeale Reizungen, granulomatöse Hepatitis, Endokarditis
Therapie	Penicillin G (Alternative: Fluorchinolon, Aminopenicillin, Cephalosporin)	Makrolid (Alternative: Tetrazyklin)	Makrolid (Alternative: Tetrazyklin) bei Ornithose: Doxycyclin	Fluorchinolone (Alternative: Makrolide)	Tetrazyklin (Alternative: neue Makrolide wie Azalide, Fluorchinolon; ggf. + Rifampicin)
Verlauf/Prognose	Mortalität 5 %, bei Sepsis 25 %	günstig	Mortalität < 5 %, Ornithose: heute häufig milde Verlaufsform	Mortalität bei zuvor Gesunden 5–10 %, bei Immunschwäche bis 80 %	bei Therapie gewöhnlich komplikationslose Ausheilung
Prophylaxe	aktive Immunisierung	–	–	Wassersysteme sanieren; Wasser auf > 70 °C erhitzen	aktive Immunisierung

Pleuraempyem. Bei einer Aspiration vom Magensaft kann sich innerhalb von Stunden bis Tagen ein toxisches **Lungenödem** (sog. **Mendelson-Syndrom**, chemische Pneumonitis) entwickeln. Schlimmstenfalls entsteht ein akutes Atemnotsyndrom. Insbesondere rezidivierende Aspirationen werden häufig nicht erkannt, da sie meist schleichend verlaufen und nur mit leichtem Husten, Auswurf und Fieber einhergehen.

Die **Diagnose** stützt sich auf die Anamnese, Untersuchung des abgesaugten Materials und die Röntgenbefunde (bakterielle Aspirationspneumonie häufig in abhängigen Lungenpartien, ggf. Nachweis eines Lungenabszesses mit dichten, homogenen Infiltraten, diffuse beidseitige Trübung bei toxischer Genese).

Therapeutisch sollte das aspirierte Material mittels Bronchoskop gezielt **abgesaugt** werden und sich danach eine **Antibiotikatherapie** anschließen und zwar initial empirisch entsprechend dem vermuteten Erreger [S.A196], danach antibiogrammorientiert. Auf eine adäquate Prophylaxe (Magenentleerung durch Nasogastralsonde, Anhebung des pH-Wertes, enterale Ernährung mittels PEG-Sonde etc.) ist zu achten.

Schweres akutes respiratorisches Syndrom (SARS): Interstitielle Pneumonie, die erstmals im Jahr 2002 in China beobachtet wurde und kurz darauf zu einer schweren Epidemie geführt hat. Ausgelöst wird sie durch das SARS-Coronavirus, das vorwiegend über die Luft per Tröpfcheninfektion übertragen wird. Die Erkrankung geht mit plötzlich auftretendem hohem Fieber, Husten, Dyspnoe, allgemeinem Krankheitsgefühl, Schüttelfrost, Verwirrtheit und häufig auch Diarrhö einher. Die erkrankten Personen müssen auf einer Isolierstation behandelt werden (symptomatisch, ggf. intensivmedizinisch). Eine Antibiotikagabe ist nur bei bakterieller Superinfektion indiziert. Das Letalitätsrisiko steigt mit zunehmenden Alter (50 % bei > 65-Jährigen).

2.12 Lungenabszess

> **DEFINITION** Bakterielle Infektion mit eitrigen Einschmelzungen im Lungenparenchym (gekammert oder solitär).

Einteilung: Ein Lungenabszess kann nach folgenden Kriterien eingeteilt werden:
- **akut** (< 4 Wochen) bzw. **chronisch** (> 4 Wochen)
- **primär** (meist postpneumonisch) bzw. **sekundär** (auf dem Boden anderer Erkrankungen)
- nach **Krankheitserregern**.

Ätiopathogenese: Hauptursachen sind eine **Pneumonie** bzw. eitrige Bronchitis. Seltener zu einem Lungenabszess führen die Aspiration von Mageninhalt oder Fremdkörpern, Fistelbildungen (zwischen Ösophagus und Trachea), fortgeleitete entzündliche Prozesse (aus Mediastinum, Pleura, Zwerchfell) oder die ==hämatogene Streuung von Erregern (z. B. Trikuspidalklappenendokarditis bei i. v.-Drogenabhängigen)==.

In den meisten Fällen handelt es sich um eine **Mischinfektion** mit Beteiligung von Staphylo-, Entero- und Pneumokokken. Die Infektion hat Parenchymeinschmelzungen und Höhlenbildungen zur Folge. Im Verlauf kann es entweder zur spontanen Drainage über das Bronchialsystem oder zur Kapselbildung mit Chronifizierung kommen.

Klinik: Das Krankheitsgefühl ist ausgeprägt und geht wie eine schwere Pneumonie mit Fieber, Schüttelfrost, Husten und Dyspnoe einher. Schmerzen treten bei Beteiligung der Pleura auf. Wenn der Abszess Anschluss an das Bronchialsystem erhält (innere Drainage), kommt es zum Auswurf von eitrigem Sputum und Foetor ex ore.

Diagnostik: Die Erreger können entweder im Rahmen einer Bronchoskopie mit Lavage oder im Sputum nachgewiesen werden (therapeutisch wichtig!). Bei Fieber wird eine Blutkultur abgenommen.

In der **Röntgen-Thorax-Aufnahme** zeigt sich der Abszess als solitäre Raumforderung. Bei Anschluss an das Bronchialsystem ist eine typische Spiegelbildung nachweisbar (Flüssigkeit und Luft). Die CT-Untersuchung erlaubt die präzise Beurteilung und die Abgrenzung zu einem Karzinom.

Therapie: Grundlage ist die gezielte antibakterielle Chemotherapie (Erregerbestimmung!) in Verbindung mit Lagerungstherapie und wiederholtem (bronchoskopischem) Absaugen. Bei Therapieversagen (chronischer Abszess) wird die Abszesshöhle CT-gesteuert drainiert. Führt die konservative Therapie zu keinem Erfolg, ist eine (möglichst schonende) Resektion des betroffenen Lungenabschnitts zu erwägen (s. Chirurgie [S. B190]).

2.13 Lungentuberkulose

Näheres s. Infektionserkrankungen [S.A537]. Zur chirurgischen Therapie s. Chirurgie [S.B192].

2.14 Interstitielle Lungenerkrankungen

Synonym: diffuse Lungenparenchymerkrankungen (engl.: diffuse parenchymal lung disease = DPLD, interstitial lung disease = ILD)

> **DEFINITION** Sammelbegriff für eine Vielzahl heterogener Erkrankungen des Lungeninterstitiums. Es handelt sich dabei um chronische, nicht infektiöse Entzündungsprozesse, die häufig zu einer Lungenfibrose führen.

Einteilung: Tab. 2.14 zeigt die Einteilung der interstitiellen Lungenerkrankungen nach ihrer Ätiologie. Man unterscheidet dabei bekannte von unbekannten Ursachen.

Klinische Pathologie und Pathophysiologie: Interstitielle Lungenerkrankungen münden unabhängig von ihrer Ursache fast immer in eine Lungenfibrose. Die genauen pathogenetischen Mechanismen sind jedoch bis heute noch nicht vollständig geklärt. Am Beginn steht vermutlich die **Schädigung der alveolokapillären Membran**. Diese entsteht z. B. durch inhalativ exogene Noxen (Stäube, Gase) oder auf endogenem Wege (Immunkomplexe). Triggerfaktoren initiieren eine **Entzündungsreaktion**, indem sie die alveolären **Makrophagen aktivieren** und die Freisetzung von verschiedenen Mediatoren stimulieren. Daraufhin kommt es zu einer Einwanderung weiterer Entzündungszellen ins Lungengewebe, z. B. von Granulozyten, deren Proteasen und freie Sauerstoffradikale die Lungenschädigung zusätzlich fördern. Lymphozyten halten den Entzündungsprozess aufrecht und tragen bei Nichtbehandlung zur Chronifizierung bei.

Parallel dazu werden **Reparaturvorgänge** eingeleitet: Dabei kommt es einerseits zur Proliferation der Fibroblasten, andererseits zur Epithelregeneration, wobei kubische Typ-2-Pneumozyten die untergegangenen Typ-1-Pneumozyten ersetzen.

Der weitere Verlauf ist abhängig von der Ursache der Erkrankung entweder durch **Granulombildung** oder durch **diffuse interstitielle Fibrosierung** geprägt. Die Lunge imponiert makroskopisch häufig mit sekundär zystisch überblähten Arealen, die im Gegensatz zum narbig umgebauten Restgewebe noch nicht fibrosiert sind (**Honigwabenlunge**, Abb. 2.14). Das Endstadium einer ILD ist die **manifeste Lungenfibrose**.

Infolge der narbigen Umbauprozesse ist die Lungen-Compliance vermindert (**restriktive Ventilationsstörung**). Die verdickten Alveolarsepten bzw. komplett kollabierten Alveolen schränken den Gasaustausch ein und begünstigen die Entwicklung eines pulmonalen Hochdrucks bzw. **Cor pulmonale**.

Klinik: Eine manifeste Lungenfibrose äußert sich klinisch meist mit **unproduktivem Husten** und **Belastungsdyspnoe**, die im weiteren Krankheitsverlauf zunehmend in eine **Ruhedyspnoe mit Tachypnoe** übergeht. In bestimmten Fällen treten **Allgemeinsymptome** wie Fieber, Kopf- und Gliederschmerzen, Abgeschlagenheit oder Gewichtsverlust auf.

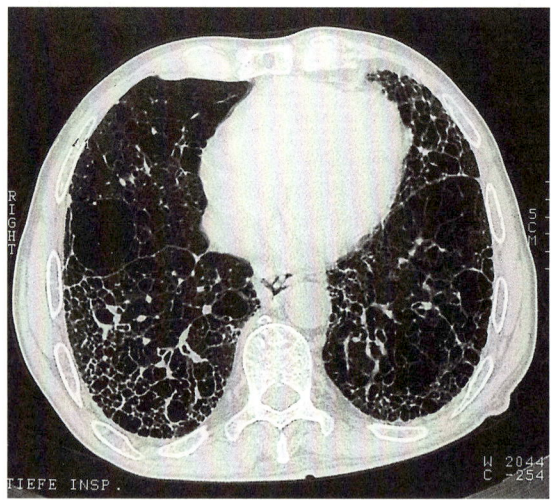

Abb. 2.14 **HR-CT.** Darstellung typischer Honigwaben und verdickter Septen. (aus: Reiser, Kuhn, Debus, Duale Reihe Radiologie, Thieme, 2011)

Bei schwerer Lungenschädigung kann es zur **Zyanose** und zu typischen Anzeichen der dekompensierten **Rechtsherzinsuffizienz** kommen.

Diagnostik: Die Anamnese nimmt aufgrund der vielfältigen Ursachen eine zentrale Rolle bei der Diagnosefindung ein. Folgende Punkte sollten deshalb berücksichtigt werden:
- Symptomatik (v. a. Progression der Dyspnoe)
- Medikamenteneinnahme
- Komorbidität (Kollagenosen, Vaskulitiden, HIV)
- Exposition mit bestimmten Noxen (Rauchen, Arbeitsplatz, Hobbys, Haustiere)
- familiäre Häufung.

Im Rahmen der klinischen Untersuchung lassen sich zunächst basal betonte **trockene Rasselgeräusche** nachweisen. Mit fortschreitender Krankheit fallen eine zunehmende Dyspnoe und im Spätstadium Anzeichen einer Zyanose (Lippen, Akren, gelegentlich Trommelschlegelfinger) sowie der Rechtsherzinsuffizienz auf (**periphere Ödeme**).

Lungenfunktionsprüfung: In der Spirometrie zeigen sich als Zeichen der **restriktiven Ventilationsstörung** erniedrigte Lungenvolumina, bei der Compliance-Messung eine reduzierte Lungendehnbarkeit. Der CO-Transferfaktor ist ebenfalls infolge des Parenchymverlusts und des fibrotisch verdickten Interstitiums vermindert.

In der **Blutgasanalyse** findet sich eine Hypoxämie. Der arterielle CO_2-Partialdruck ist dabei anfangs noch normal oder kompensatorisch leicht erniedrigt (respiratorische Partialinsuffizienz). Ermüdet im Laufe der Zeit jedoch die Atempumpe, entwickelt sich zusätzlich eine Hyperkapnie (respiratorische Globalinsuffizienz).

Tab. 2.14 Ätiologie der interstitiellen Lungenerkrankungen

Ätiologie	Erkrankungen
idiopathische interstitielle Pneumonien (IIP)	• idiopathische Lungenfibrose • andere IIP-Formen
Systemerkrankungen	• Kollagenosen (z. B. Lupus erythematodes) • Vaskulitiden (z. B. Wegner-Granulomatose) • Sarkoidose • Speicherkrankheiten (z. B. Morbus Gaucher, Lungenamyloidose) • Langerhans-Zell-Histiozytose
inhalative Noxen	• Pneumokoniosen (Asbestose, Silikose) • exogen allergische Alveolitis • toxische Gase/Dämpfe (z. B. O_3, SO_2)
nicht inhalative Noxen	• Radiatio • Medikamente (z. B. Amiodaron, Bleomycin) • Herbizide (z. B. Paraquat)
andere Ursachen	• eosinophile Lungenerkrankungen (z. B. Löffler-Syndrom) • Lipidpneumonie • Alveolarproteinose • Lymphangioleiomyomatose

Bildgebung: Typisch für die meisten ILDs sind **bilateral auftretende interstitielle Verschattungsmuster** in der Röntgen-Thorax-Aufnahme. Diese reichen von milchglasartiger Trübung (Korrelat der Alveolitis) über eine nodulär oder retikulär geprägte Zeichnungsvermehrung bis hin zu konfluierenden fleckförmigen Verdichtungen. Eine genauere Beurteilung lässt die **HR-CT** zu, da hiermit sowohl primär entzündliche Prozesse als auch die zystischen Erweiterungen der Honigwabenlunge besser dargestellt werden können (Abb. 2.14).

Bronchoalveoläre Lavage: Mithilfe der BAL lassen sich Infektionen oder maligne Prozesse ausschließen sowie die Diagnose einer bestimmten ILD stellen (zytologische Aufarbeitung und Bestimmung des Anteils der einzelnen Leukozytenpopulationen).

Biopsie: Sie kann entweder offen chirurgisch, minimalinvasiv im Rahmen einer videoassistierten Thorakoskopie (VATS) oder transbronchial erfolgen. Die Biopsie wird in erster Linie zum differenzialdiagnostischen Ausschluss bei unklaren klinischen oder radiologischen Befunden durchgeführt.

Weitere Maßnahmen: Spezielle diagnostische Maßnahmen umfassen u. a. serologische Untersuchungen oder Provokationstests, z. B. bei exogen allergischer Alveolitis [S.A202].

Therapie: Ist die Ätiologie einer ILD bekannt, steht zunächst die **Beseitigung der auslösenden Ursache** im Vordergrund: Expositionsprophylaxe gegenüber inhalativen Noxen sowie Behandlung von Systemerkrankungen.

Bei einer nachweislich entzündlichen Komponente wird möglichst früh antiinflammatorisch mit **Glukokortikoiden** behandelt. Fortgeschrittene Stadien der Lungenfibrose lassen sich jedoch wegen der geringen Entzündungsaktivität häufig nicht mehr durch Steroide beeinflussen. In diesem Fall sind Immunsuppressiva wie **Azathioprin** und **Cyclophosphamid** indiziert.

Symptomatisch werden die Folgen der Rechtsherzinsuffizienz behandelt sowie bei entsprechender Indikation eine Sauerstofflangzeittherapie verordnet. Im Zustand der respiratorischen Globalinsuffizienz kann auch eine intermittierende Maskenbeatmung erforderlich werden. Die Lungentransplantation (auch einseitig) ist die Ultima Ratio.

2.14.1 Pneumokoniosen

Pneumokoniosen sind Lungenerkrankungen, die durch die Inhalation von anorganischen Stäuben ausgelöst werden. Klinisch relevant sind insbesondere die **Asbestose** und die **Silikose**, die beide Berufskrankheiten darstellen.

Ätiologie: Die Silikose wird durch Ablagerung von Quarzstäuben (Kieselsäure, SiO_2), die Asbestose durch Asbestfasern verursacht. Für Näheres zur Pathogenese der beiden Erkrankungen und den vorwiegend betroffenen Berufsgruppen s. Arbeits- und Sozialmedizin [S.C239] für die Silikose und für die Asbesterkrankungen [S.C239].

Klinik: In den Anfangsstadien sind Pneumokoniosen symptomlos, erst später im Verlauf entwickeln sich Beschwerden einer interstitiellen Lungenerkrankung mit trockenem Husten und (anfangs Belastungs-)Dyspnoe. Tritt eine Silikose gemeinsam mit einer chronischen Polyarthritis auf, spricht man vom Caplan-Syndrom.

Die Patienten sind außerdem anfälliger für Infekte und können chronisch-obstruktive Bronchitiden oder ein Cor pulmonale entwickeln. Bei Asbestose besteht ein merklich erhöhtes Risiko für die Entwicklung eines Pleuramothelioms (s. Neoplastische Erkrankungen [S.A634]) oder an einem Bronchialkarzinom zu erkranken.

Diagnostik: Neben der sorgfältigen (Berufs-)Anamnese (z. B. Steinmetz) steht die Bildgebung im Vordergrund.

Die **Röntgen-Thorax-Aufnahme** zeigt bei der Silikose diffuse noduläre oder streifige Verdichtungen in beiden Lungen, die bevorzugt in den Ober- und Mittelfeldern lokalisiert sind. Die sog. Eierschalenhili entstehen, wenn die Hiluslymphknoten silikotisches Material aufnehmen und im Randbereich sichelförmig verkalken. Bei der Asbestose ist die Zeichnungsvermehrung i. d. R. streifig und basal bzw. subpleural betont. Die Befunde lassen sich auch in der HR-CT gut darstellen (keine Routineuntersuchung).

Das Ausmaß der pulmonalen Funktionseinschränkung wird mittels Lungenfunktionstest quantifiziert. Initial zeigt sich dabei eine restriktive, später häufig auch obstruktive Ventilationsstörung. Zur Basisdiagnostik zählt darüber hinaus die Blutgasanalyse, die v. a. der Schweregradbestimmung dient. Besteht bei Asbestose der V. a. ein Malignom, ist eine Biopsie indiziert.

Therapie: Pneumokoniosen müssen unbedingt frühzeitig diagnostiziert werden, da bei einer manifesten interstitiellen Lungenerkrankung keine kausale Behandlung mehr möglich ist. Entscheidend sind die konsequente Expositionsprophylaxe und regelmäßige Vorsorgeuntersuchungen bei gefährdeten Personen. Folgeerscheinungen wie Infekte oder obstruktive Störungen sollten behandelt werden. Nikotinkarenz ist in jedem Fall sinnvoll.

Prognose: Die Prognose von Bronchialkarzinomen und Pleuramesotheliomen ist sehr schlecht. In frühen Stadien erkannte Silikosen haben meist nur einen geringen Einfluss auf die Lebenserwartung.

2.14.2 Idiopathische interstitielle Pneumonien

DEFINITION Erkrankungen des Lungeninterstitiums unklarer Ätiologie, die mit entzündlichen Parenchymschäden und fibrotischem Umbau einhergehen.

Die idiopathischen interstitiellen Pneumonien sind insgesamt eher seltene Erkrankungen. Ihre Ätiologie ist unklar. Anfangs sind die Patienten meist beschwerdefrei, mit zunehmender Lungenfunktionseinschränkung kommt es zur Dyspnoe. Die Diagnose lässt sich nur mittels Biopsie und Aufarbeitung des histologischen Befundes definitiv stellen. Die Röntgenuntersuchung wird

i. d. R. zur Verlaufskontrolle herangezogen. Anhand des histologischen Befundes unterscheidet man folgende Formen:
- idiopathische Lungenfibrose (IPF = idiopathic pulmonary fibrosis, UIP = usual interstitial pneumonia)
- desquamative interstitielle Pneumonie (DIP)
- respiratorische Bronchiolitis mit interstitieller Lungenkrankheit (RBILD = respiratory bronchiolitis interstitial lung disease)
- akute interstitielle Pneumonie (AIP)
- kryptogen organisierende Pneumonie (COP, früher: BOOP = Bronchiolitis obliterans mit organisierender Pneumonie): Die **Bronchiolitis obliterans** ist eine obstruktive Entzündung der kleinsten Atemwege. Sie tritt nach Infektionen (v. a. RS-Virus), verschiedenen Noxen (u. a. Gase und Dämpfe), nach Transplantationen oder im Rahmen von Autoimmunerkrankungen auf. Pathogenetisch liegen gesteigerte Reparaturvorgänge mit Bindegewebsproliferationen zugrunde. Folge sind Obstruktionen und restriktive Ventilationsstörungen, wenn der Prozess wie bei der COP in die Alveolen übergreift. Da die COP nicht immer mit einer Bronchiolitis obliterans einhergeht, wird heute dem Begriff der „kryptogen organisierende Pneumonie" der Vorzug gegeben.
- nicht spezifische interstitielle Pneumonie (NSIP)
- lymphoide interstitielle Pneumonie (LIP).

Idiopathische Lungenfibrose

Synonym: Idiopathic pulmonary Fibrosis (IPF)

Die idiopathische Lungenfibrose ist die häufigste Form der IIP. Sie tritt bevorzugt bei älteren Patienten auf und stellt eine **Ausschlussdiagnose** dar. Ihre Ursache ist nicht bekannt. Klinisch stehen Atemnot und Husten im Vordergrund. Im Krankheitsverlauf imponieren die Patienten mit einer respiratorischen Insuffizienz und einem Cor pulmonale. Auskultatorisch finden sich feinblasige Rasselgeräusche; durch die Lungenfibrose besteht eine restriktive Ventilationsstörung (Einschränkung der Vitalkapazität). In der bronchoalveolären Lavage sind die neutrophilen Granulozyten deutlich erhöht, die eosinophilen i. d. R. weniger deutlich. In der **HR-CT** zeigen sich v. a. in den Unterlappen beidseitige retikuläre Verschattungen mit sog. Honigwabenbildung. Die Diagnose wird histologisch gestellt.

Therapieempfehlungen:
- Pirfenidon (wirkt antifibrotisch) bei milder bis moderater Erkrankung
- Kortisonstoßtherapie im akuten Schub
- Sauerstofftherapie bzw. nicht invasive Beatmung bei respiratorischer Insuffizienz
- frühzeitige Lungentransplantation.
- Kombination aus einem Glukokortikoid, Azathioprin und N-Acetylcystein oder N-Acetylcystein-Monotherapie wird nicht mehr empfohlen (nach Deutscher IPF-Konsensuskonferenz 2013)

2.14.3 Exogen allergische Alveolitis (EAA)

DEFINITION Alveolitis infolge einer Überempfindlichkeitsreaktion der Typen III und IV auf wiederholt inhalierte organische Stäube.

Epidemiologie: Eher seltenes Krankheitsbild mit gehäuftem Auftreten in bestimmten Berufsgruppen.

Ätiologie: Mittlerweile sind über 100 verschiedene Antigene beschrieben worden, die eine EAA auslösen können. Einige der bekanntesten Formen sind in **Tab. 2.15** gemeinsam mit dem zugrunde liegenden Agens aufgeführt.

Pathogenese: Bei bereits sensibilisierten Personen ruft die erneute Antigenexposition zunächst eine **allergische Reaktion vom Typ III** hervor. Es kommt zur Immunkomplexbildung zwischen Antigen und präzipitierenden IgG-Antikörpern. Sekundär werden das Komplementsystem, Makrophagen und neutrophile Granulozyten aktiviert. Die persistierende Antigenstimulation führt zur Einwanderung und Bildung von T-Lymphozyten und löst damit eine zellvermittelte **Typ-IV-Überempfindlichkeitsreaktion** aus. Resultat ist die Schädigung des Lungengewebes. Akute Verlaufsformen der EAA gehen mit der Bildung nicht verkäsender Granulome einher. Wird die Erkrankung chronisch, stehen neben der interstitiellen Fibrose die zystisch-wabigen Strukturveränderungen im Vordergrund.

Klinik: Klinisch manifestiert sich die Erkrankung auf unterschiedliche Art und Weise. Bei der **akuten Verlaufsform** besteht ein direkter zeitlicher Zusammenhang zwischen Antigenexposition und Beschwerdebeginn. 4–12 h nach Allergenkontakt treten **Dyspnoe**, **Husten** und ein allgemeines **Krankheitsgefühl** auf, evtl. bestehen auch An-

Tab. 2.15 Auswahl verschiedener Formen der EAA

Erkrankung	ursächliches Antigen
Vogelhalter - oder Taubenzüchterlunge	Vogelexkremente
Farmerlunge	thermophile Aktinomyzeten aus schimmeligem Heu
Befeuchterlunge	thermophile Aktinomyzeten und Schimmelpilze aus Luftbefeuchtern oder Klimaanlagen
Malzarbeiterlunge	Aspergillus clavatus aus schimmeliger Gerste
Holzarbeiterlunge	verschiedene Holzstäube
Käsewäscherlunge	Penicillium glaucum und Penicillium casei aus schimmeligem Käse
Pilzzüchterlunge	thermophile Aktinomyzeten aus Komposterde
Winzer- oder Weinbauerlunge	Botrytis cinerea aus schimmeligen Trauben
Waschmittellunge	Bacillus-subtilis-Enzyme in Detergenzien
Laborarbeiterlunge	Urinproteine verschiedener Labortiere
Isozyanatlunge	Isozyanat

zeichen einer systemischen Entzündung wie Fieber, Schüttelfrost sowie Kopf- und Gliederschmerzen. Nach Allergenkarenz (bei berufsbedingter Ursache typischerweise am Wochenende oder im Urlaub) klingen die Symptome innerhalb von Stunden oder wenigen Tagen wieder ab.

Chronische Verlaufsformen hingegen machen sich häufig erst nach kontinuierlicher Antigenexposition über einen langen Zeitraum bemerkbar. Die Symptomatik setzt meist **schleichend** und eher unspezifisch ein (zunehmende Dyspnoe, Husten, Gewichtsverlust und Leistungsminderung). Wird die EAA dann zu spät oder gar nicht diagnostiziert, kann sich auf Dauer eine interstitielle Lungenfibrose entwickeln.

Diagnostik: In der Anamnese ist besonders ein Zusammenhang zwischen Antigenexposition und Symptomatik zu erfragen. Im Rahmen der klinischen Untersuchung können je nach Schweregrad Anzeichen einer Zyanose bzw. der Rechtsherzinsuffizienz festgestellt werden. In der **Auskultation** ist ein Knisterrasseln über der Lungenbasis zu hören.

Die **akute Alveolitis** zeigt sich im **Röntgen-Thorax** und in der HR-CT (**Abb. 2.15**) mit Fleckschatten oder diffus verteilten milchglasartigen Infiltraten. Typischer Befund der **chronischen Form** ist eine knotig-streifige Zeichnungsvermehrung insbesondere in den Lungenoberfeldern, ggf. auch mit Anzeichen eines fibrotischen Umbaus.

Im **Labor** findet sich bei der akuten Form eine Leukozytose und erhöhte BSG. Zudem können spezifische präzipitierende IgG-Antikörper nachgewiesen werden. Die **Bronchiallavage** zeigt eine CD8-dominierende Lymphozytose mit entsprechend erniedrigtem CD4/CD8-Quotienten. Die akute Alveolitis ist darüber hinaus durch einen stark erhöhten Granulozytenanteil gekennzeichnet. Gesichert wird die Diagnose im **Provokationstest** durch erneute Exposition mit dem spezifischen Antigen. Aufgrund der möglichen schwerwiegenden Komplikationen ist die Indikationsstellung hierfür allerdings sehr streng. Der bioptische Befund zeigt eine Trias aus Lymphozyteninfiltration, nicht verkäsenden Granulomen und Zeichen einer Bronchiolitis obliterans. Bezüglich der Befunde der Lungenfunktion s. Lungenfunktionsprüfung [S. A200].

Differenzialdiagnosen: Abgegrenzt werden muss die toxische Alveolitis (OTDS, organic toxic dust syndrome, auch Drescherlunge). Dabei handelt es sich um eine Reaktion auf Endotoxine in organischen Stäuben, die z. B. bei der Arbeit mit schimmeligen Getreide (Silos) eingeatmet werden. Klinisch kommt es einige Stunden nach der Exposition zu einem grippeähnlichen Beschwerdebild mit hohem Fieber, Abgeschlagenheit, Husten und Dyspnoe. Der Verlauf ist i. d. R. mild. Antikörperkomplexe fehlen.

Therapie: Die wichtigste Rolle spielt die strikte Allergenkarenz. Unter Umständen können Glukokortikoide die Beschwerden mildern. Die Lungenfibrose bei EAA ist nicht mehr therapeutisch angehbar.

2.14.4 Sarkoidose

Synonym: Morbus Besnier-Boeck-Schaumann

DEFINITION Bei der Sarkoidose handelt es sich um eine granulomatöse Multisystemerkrankung, die in ca. 90 % der Fälle die Lunge sowie pulmonale Hiluslymphknoten befällt.

Epidemiologie: Die Sarkoidose kommt weltweit vor und betrifft vorwiegend Erwachsene im Alter von 20–40 Jahren (Frauen etwas häufiger). In Mitteleuropa beträgt die jährliche Inzidenz 10/100 000 und die Prävalenz 50/100 000. Damit ist die Sarkoidose die häufigste interstitielle Lungenerkrankung.

Ätiopathogenese: Die Ursache ist bis heute unbekannt. Verschiedene Faktoren sprechen aber dafür, dass es sich um eine **multifaktoriell** bedingte Erkrankung handelt, bei der die **genetische Prädisposition** (familiäre Häufung, Assoziation mit bestimmten HLA-Varianten, Mutation verschiedener Gene wie z. B. BTNL 2) bzw. die **umweltbedingte Exposition** (Nachweis bakterieller Nukleinsäuren sowie inhalativer Agenzien z. B. Aluminum, Talk, Baumpollen) eine Rolle zu spielen scheinen. In der Folge kommt es zu Störungen des Immunsystems mit typischen Veränderungen in der Lunge und im peripheren Blut.

Klinische Pathologie: Als pathologisch-morphologisches Korrelat finden sich in der Lunge nicht verkäsende Granulome. Für die Granulomentstehung dürfte eine Subpopulation CD4-positiver T-Zellen ausschlaggebend sein, die nach Antigenpräsentation eine Th 1-geprägte Immunreaktion auslöst. Hierdurch wandern Makrophagen ein und akkumulieren. Unter dem Einfluss der sezernierten Mediatoren wandeln sich diese in Epitheloidzellen um und fusionieren teilweise zu **Langhans-Riesenzellen**. Beide bilden die von einem Wall aus Lymphozyten umgebenen Kerne der Granulome (**Abb. 2.16**). Innerhalb der Riesenzellen fallen gelegentlich muschelartig verkalkte Schollen, sog. **Schaumann-Körper**, oder sternförmige Einschlüsse, sog. **Asteroid Bodies**, auf.

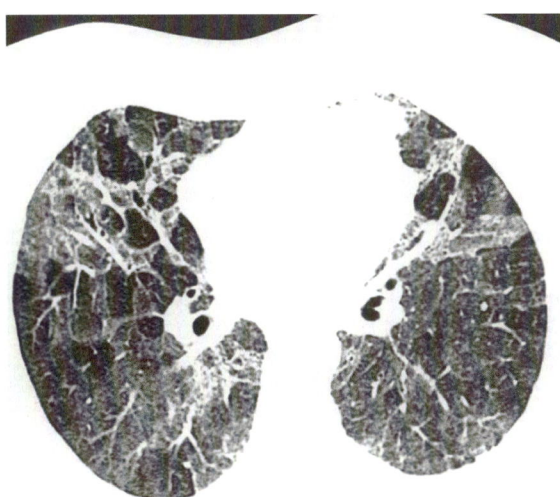

Abb. 2.15 **HR-CT bei exogen allergischer Alveolitis.** Nachweisbar sind die milchglasartigen Verschattungen. (aus: Greten, Rinninger, Greten, Innere Medizin, Thieme, 2010)

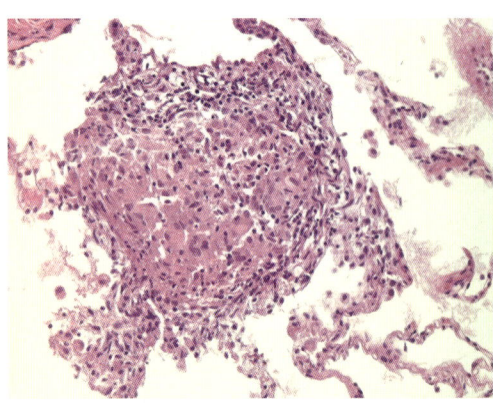

Abb. 2.16 Epitheloidzellgranulom bei Sarkoidose. Nachweis nicht verkäsender epitheloidzelliger Granulome und Riesenzellen. (aus: Krams, Frahm, Kellner, Marwin, Kurzlehrbuch Pathologie, Thieme, 2010)

Klinik: Nach dem klinischen Verlauf unterscheidet man die **akute** von der **chronischen** Sarkoidose. Bei Kindern spricht man von einer Early-Onset-Sarkoidose (EOS). Da es sich um eine Multisystemerkrankung handelt, ist das klinische Erscheinungsbild sehr variabel. Außerdem treten typischerweise **Allgemeinsymptome** wie Müdigkeit, Fieber, ein moderater Gewichtsverlust und Nachtschweiß auf.

Akute Sarkoidose: Bei der akuten Form sind v. a. Haut, Gelenke und Lymphknoten befallen. Das **Löfgren-Syndrom** stellt eine Sonderform dar. Dafür typisch ist die Symptomentrias aus einer bihilären Lymphknotenschwellung, Erythema nodosum und Sprunggelenksarthritis.

Chronische Sarkoidose: Nahezu jedes Organ kann betroffen sein (häufig sind es mehrere), wodurch die Symptomatik stark vom Manifestationsort abhängig ist. Eine chronische Sarkoidose wird meist zufällig entdeckt. Bei **Lungenbeteiligung** treten Dyspnoe, trockener Husten und Thoraxschmerzen auf. Zu den extrapulmonalen Manifestationsorten zählen:

- **Leber** (bis 80 %): häufig asymptomatisch (nur laborchemisch erhöhte Leberwerte), gelegentlich leichte Hepatomegalie
- **Auge** (bis 80 %): Uveitis (am häufigsten), Tränendrüsenvergrößerung, Keratoconjunctivitis sicca, Dacryocystitis, retinale Vaskulitis
- **Bewegungsapparat:** Gelenksschmerzen bzw. -schwellung (bis 40 %), Knochenzysten, selten Beteiligung der Muskulatur
- **lymphatische Organe:** periphere Lymphknotenschwellung (30 %), dezente Milzvergrößerung mit Anämie, Leukopenie, Thrombozytopenie
- **Haut** (25 %): Erythema nodosum, Lupus pernio (chronisch-fibrotische Hautsarkoidose mit starker Narbenbildung). Ausführliches s. Dermatologie [S. B698].

MERKE Chronische Hautläsionen bei Sarkoidose sind weder schmerzhaft noch jucken oder ulzerieren sie.

- **Herz** (25 %): bevorzugt im linken Ventrikel und Septum unter Einbeziehung des Reizleitungssystems. Nur ca. 5 % werden klinisch apparent.
- **Endokrinum** (bis 10 %): **Hyperkalzämie** (→ gesteigerte Vitamin-D-Produktion durch vermehrte Bildung der 1α-Hydroxylase in den Granulomen), Diabetes insipidus, selten: Hypo- oder Hyperthyreoidismus, Hypothermie, Nebennierenrindenunterfunktion
- **Nervensystem** (< 10 %): Hirnnervenbeteiligung (Fazialislähmung), Hypothalamus- und Hypophysenläsion, seltener Beteiligung der peripheren Nerven
- **Parotis** (< 6 %): **Heerfordt-Syndrom** mit Fieber, Parotisschwellung, Fazialislähmung und Uveitis
- Gastrointestinaltrakt (< 1 %)
- Niere: selten
- Reproduktionstrakt: asymptomatische Granulome, am häufigsten im Uterus.

Komplikationen: Mögliche Komplikationen der Sarkoidose ergeben sich aus dem jeweiligen Organbefall. Bei chronischer Lungenmanifestation muss im Rahmen **fibrotischer Veränderungen** mit der Ausbildung eines **pulmonalen Hypertonus** und einem **Cor pulmonale** gerechnet werden. Bei einer Herzbeteiligung kann es zur Entwicklung einer **Kardiomyopathie** und in weiterer Folge zu diversen Herzrhythmusstörungen, eingeschränkter Pumpfunktion bis hin zum plötzlichen Herztod kommen. Die Augenbeteiligung führt nur u. U. zu einer **Katarakt**, einem **Glaukom** oder gar bis zur **Erblindung**. Als Folge der Hyperkalzämie kann es zu einer **Nephrolithiasis** kommen. Selten äußert sich der Leberbefall mit Anzeichen einer **Cholestase**.

Diagnostik:

Diagnosesicherung: Die Diagnose der Sarkoidose stützt sich im Wesentlichen auf folgende 3 Punkte:
- **Klinik**
- **Röntgen-Thorax-Aufnahme**
- **Biopsie** zum Nachweis nicht verkäsender Epitheloidzellgranulome (und gleichzeitigem Ausschluss anderer Granulomursachen wie Fremdkörper, Infektionen [DD Tuberkulose: zentral verkäsende Nekrose] oder Morbus Hodgkin). In den Granulomen finden sich in den meisten Fällen Riesenzellen vom Langhans-Typ (Fusionsprodukte der Epitheloidzellen). Die Biopsie kann auch aus befallenen Hautstellen (z. B. Narbenveränderungen) gemacht werden und ist damit nicht sehr invasiv.

Eine Ausnahme stellt das Löfgren-Syndrom als akute Form der Sarkoidose dar. Hierbei kann bei Vorhandensein der typischen Klinik und röntgenologisch nachgewiesener Lymphadenopathie auf eine Biopsie verzichtet werden.

In der **Röntgen-Thorax-Aufnahme** lassen sich 5 verschiedene Sarkoidosetypen klassifizieren:
- **Typ 0:** kein sichtbarer intrathorakaler Befund (v. a. bei extrapulmonalem Befall)
- **Typ I:** bilaterale Lymphadenopathie mit bihilärer polyzyklischer Verbreiterung, evtl. begleitet von paratrachealer Lymphadenopathie

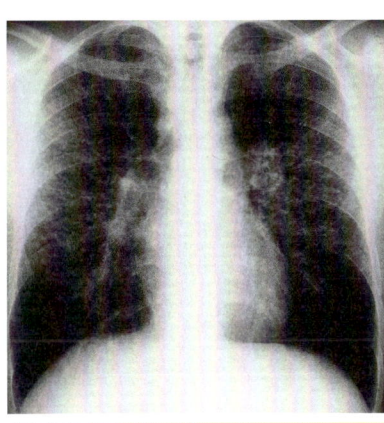

Abb. 2.17 **Sarkoidose Typ II.** Bilaterale Lymphadenopathie mit pulmonalen Infiltraten. (aus: Greten, Rinninger, Greten, Innere Medizin, Thieme, 2010)

- **Typ II:** bilaterale Lymphadenopathie, begleitet von pulmonalen Infiltraten (Abb. 2.17)
- **Typ III:** pulmonale Infiltrate ohne Lymphadenopathie
- **Typ IV:** fortgeschrittene Fibrose.

Ist eine Biopsie nicht durchführbar, kann die **bronchoalveoläre Lavage** hilfreich sein. Hierbei findet sich unter den T-Lymphozyten ein erhöhtes CD4-CD8-Verhältnis von > 5 (insbesondere bei akuter Sarkoidose). Nicht selten zeigen Sarkoidosepatienten auch erhöhte **Angiotensin-converting-Enzyme-(ACE-)Spiegel.**

Der früher häufiger durchgeführte **Kveim-Siltzbach-Test**, bei dem ein von Sarkoidosepatienten gewonnenes Extrakt intrakutan injiziert wurde, ist aus verschiedenen Gründen (fehlende Standardisierung, keine kommerzielle Verfügbarkeit des Antigens) heutzutage nicht mehr gebräuchlich.

Weiterführende Diagnostik: Nach Diagnosesicherung schließen sich verschiedene routinemäßige Untersuchungen an, die auf eine Beteiligung der unterschiedlichen Organsysteme ausgerichtet sind:
- Röntgen-Thorax-Aufnahme: Verlaufsbeurteilung
- Lungenfunktion: Nachweis von restriktiver Ventilationsstörung und eingeschränkter pulmonaler Diffusionskapazität (Verlaufskontrollen)
- Labor: Blutbild, Entzündungsparameter, Leber- und Nierenwerte, Kalziumspiegel
- Urinkontrolle
- EKG
- ophthalmologischer Status
- Tuberkulintest (kann durch Störung der T-Zell-Funktion falsch negativ ausfallen)
- MRT bei V. a. Gelenkbeteiligung.

Eine **thorakale CT** ist zudem indiziert bei atypischen klinischen und/oder konventionell-radiologischen Befunden, pulmonalen Komplikationen (Bronchiektasen, Aspergillom, Fibrose, Traktionsemphysem, parallel aufgetretenen Infektionen oder malignen Prozessen) sowie bei unauffälliger Röntgen-Thorax-Aufnahme in Kombination mit der typischen Klinik. In der CT-Aufnahme finden sich kleine Knoten, die bevorzugt peribronchovaskulär und subpleural verstreut, aber auch als Konglomerat auftreten. Des Weiteren ist die Lungenarchitektur verändert (u. a. verdickte Interlobulärsepten).

Therapie:
Eine pharmakologische Therapie erfolgt nur bei vorhandener Symptomatik oder wenn Organfunktionen gefährdet sind. Im Vordergrund steht dabei die Gabe von **Glukokortikoiden**, jedoch wird auch deren Einsatz immer noch kontrovers diskutiert, da die Spontanremissionsrate hoch ist. Eine **systemische Behandlung** wird bei Herzbeteiligung, Neurosarkoidose und Hyperkalzämie notwendig. Dosis und Therapiedauer sind häufig individuell anzupassen.

Kommt es trotz adäquater Steroidanwendung zu keiner Verbesserung oder gar zur Krankheitsprogression, können Substanzen wie **Azathioprin**, **Methotrexat**, **Cyclophosphamid** oder **Chloroquin** indiziert sein.

Zur symptomatischen Therapie bei Gelenkbeschwerden oder einer Iridozyklitis kann der Einsatz nichtsteroidaler Antiphlogistika (Diclofenac) erwogen werden.

Beim **Löfgren-Syndrom** ist normalerweise der Einsatz von **NSAR** ausreichend. Bei Neurosarkoidose und Lupus pernio scheint die Gabe von **Infliximab** wirkungsvoll zu sein.

Verlauf und Prognose: Bis zu ⅔ der Patienten zeigen 10 Jahre nach Diagnosestellung eine Remission. Bei bis zu ⅓ kommt es zum chronisch-progredienten Krankheitsverlauf. Die Letalität der Sarkoidose liegt bei < 5 % und ist in den meisten Fällen auf pulmonales oder kardiales Versagen sowie auf eine Beteiligung des Nervensystems zurückzuführen.

2.14.5 Eosinophile Lungenerkrankungen

DEFINITION Der Begriff umfasst verschiedene Erkrankungen, denen die pulmonale Infiltration mit eosinophilen Granulozyten gemeinsam ist. Teilweise kann neben der pulmonal-parenchymatösen Manifestation gleichzeitig eine Bluteosinophilie vorliegen.

Einen Überblick zu Krankheiten aus dieser Gruppe vermittelt **Tab. 2.16**.

2.14.6 Weitere Ursachen interstitieller Lungenerkrankungen

In **Tab. 2.17** sind eher seltene Erkrankungen mit Befall des Lungeninterstitiums zusammengefasst.

2.15 Lungentumoren

Siehe Neoplastische Erkrankungen [S. A629].

Tab. 2.16 Eosinophile Lungenerkrankungen

Erkrankung	Ätiologie	Therapie
Löffler-Syndrom (flüchtiges eosinophiles Infiltrat)	pulmonale Larvenpassage bei Wurmerkrankungen (z. B. Ascaris lumbricoides), Medikamente	Mebendazol
tropische Eosinophilie (Weingarten-Syndrom)	hämatogene Streuung von Wuchereria-bancrofti-Filarien	Diethylcarbamazepin
allergisch bronchopulmonale Aspergillose	pulmonale Hypersensitivitätsreaktion auf Besiedlung mit Aspergillus (v. a. bei Asthmatikern)	Prednison (Eradikation mit Antimykotika oft nicht erfolgreich)
medikamenteninduzierte Eosinophilie	nach Einnahme von nichtsteroidalen Antiphlogistika, verschiedenen Antibiotika, Dexamethason u. a.	Medikament absetzen
eosinophile Pneumonie (akut oder chronisch)	idiopathisch, medikamentenassoziiert, parasitär	kausale Therapie und Prednison
hypereosinophiles Syndrom	nicht bekannt	Prednison (bei fehlendem Ansprechen zusätzlich Hydroxyurea)
Churg-Strauss-Syndrom (s. Immunsystem und rheumatologische Erkrankungen [S. A491])	nicht bekannt, Immunpathogenese ist wahrscheinlich	Prednison (bei fehlendem Ansprechen zusätzlich Cyclophosphamid)

Tab. 2.17 Seltene Ursachen einer ILD

Erkrankung	Ätiopathogenese
Lipidpneumonie	Entzündungsreaktion durch Ablagerung endogener (Cholesterin) oder exogener (z. B. Aspiration öliger Nasentropfen) Lipide
Speicherkrankheiten (z. B. lysosomale Speicherkrankheiten, Amyloidose)	pathologische Akkumulation bestimmter körpereigener Stoffe und darauf basierender Organdysfunktion
pulmonale Langerhans-Zell-Histiozytose	monoklonale oder reaktive Proliferation dendritischer Zellen mit Ausbildung von eosinophilenreichen Granulomen
Alveolarproteinose	alveoläre Ablagerung verschiedener Surfactant-Bestandteile aufgrund eines gestörten Synthese-Abbau-Verhältnisses
Lymphangioleiomyomatose	Proliferation veränderter glatter Muskelzellen infolge Mutation im TSC 2-Gen → Verlegung von Lymphgefäßen, Zerstörung der Alveolarsepten

3 Erkrankungen des Lungenkreislaufs

3.1 Lungenödem

DEFINITION Pathologisch erhöhte pulmonale Flüssigkeitsansammlung im Interstitium (interstitielles Lungenödem) oder Alveolarraum (alveoläres Lungenödem).

Ätiopathogenese: Die häufigste Ursache für ein Lungenödem ist die Linksherzinsuffizienz (**kardiales Lungenödem**). Aufgrund der beeinträchtigten Herzfunktion verlangsamt sich der Blutfluss, wodurch es zur kardiogenen Lungenstauung und in den Lungenkapillaren zum Anstieg des hydrostatischen Drucks über Normalwerte von 12 mmHg kommt.
  Wesentlich seltener sind Lungenödeme **nicht kardialer Genese**. Sie treten auf infolge von:
- **erniedrigtem kolloidosmotischem Druck:** z. B. bei Hypalbuminämie infolge Lebererkrankungen, Niereninsuffizienz oder verminderter Eiweißaufnahme
- **erhöhter Kapillarpermeabilität:** endogene und exogene Noxen wie Magensaft, Reizgase, Heroinintoxikation (ARDS [S. A178])
- **erhöhtem hydrostatischem Druck:** z. B. bei massiver Flüssigkeitszufuhr
- **erniedrigtem Alveolardruck:** z. B. Höhenlungenödem (→ durch den zusätzlichen Sauerstoffmangel kommt es zur Vasokonstriktion der pulmonalen Gefäße), Reexpansionsödem nach Pneumothorax (→ zu schnelle Abpunktion)
- **verminderter Lymphdrainage** (selten): Lymphangiosis carcinomatosa, Lungentransplantation, stenosierende Tumoren, Rechtsherzinsuffizienz, fibrosierende Lymphangitis (bei Silikose)
- **anderen** Ursachen:
  - neurogenes Lungenödem (→ Sympathikusaktivierung infolge der akuten intrakranialen Druckerhöhung und damit „Überforderung" des linken Ventrikels durch

die gesteigerte Nachlast): z. B. posttraumatisch, bei Epilepsie, Subarachnoidalblutung
- im Anschluss an Narkosen, Versorgung durch Herz-Lungen-Maschine oder Kardioversion.

Im weiteren Verlauf unterscheidet man 2 Formen des Lungenödems (unabhängig vom Pathomechanismus):
- **interstitielles Lungenödem:** Da das extravasale Transsudat nicht mehr abtransportiert werden kann, kommt es zur Flüssigkeitsakkumulation im spärlichen pulmonalen Bindegewebe. Dadurch ist die Lungen-Compliance eingeschränkt und die Diffusionsstrecke für die Atemgase verbreitert (→ Hypoxämie).
- **alveoläres Lungenödem:** Wird die Kapazität des Interstitiums überschritten, treten Flüssigkeit, Erythrozyten sowie Plasmaproteine in den Alveolarraum über. Hierdurch verringert sich das pulmonale Gasvolumen und die Diffusion wird zusätzlich beeinträchtigt.

Klinik: Beim interstitiellen Lungenödem stehen zunächst **Dyspnoe** und **Husten** („Asthma cardiale" durch die kardiogene Stauung) im Vordergrund. Entwickelt sich hieraus ein alveoläres Lungenödem, kommt es zur massiven Atemnot. Der Husten kann dabei von **schaumigem**, evtl. **blutig tingiertem Auswurf** begleitet sein.

Diagnostik: In der Anamnese sollte an potenzielle Auslöser einer akuten Linksherzinsuffizienz (z. B. akuter Myokardinfarkt, akute Mitralinsuffizienz) und die Möglichkeit direkter bzw. indirekter Lungenschädigungen gedacht werden. Im Rahmen der klinischen Untersuchung können **Tachypnoe**, **Orthopnoe**, **Zyanose** und vermehrtes **Schwitzen** auffallen. Auskultatorisch geht das interstitielle Lungenödem mit einem eher **uncharakteristischen Befund**, das alveoläre mit basal betonten **feuchten Rasselgeräuschen** einher, die häufig bereits ohne Stethoskop wahrnehmbar sind. **Asthmaähnliches Giemen** und **Pfeifen** deutet auf verengte Atemwege infolge der ödematös geschwollenen Bronchialschleimhaut hin.

Röntgen-Thorax-Aufnahme: Bei einer **Lungenstauung** kann – auch wenn noch kein Ödem vorliegt – eine Umverteilung des Blutes nachgewiesen werden (sog. **Kranialisierung**). Dann sind die normalerweise kollabierten apikalen Gefäße durch den erhöhten pulmonalvenösen Druck erweitert und dadurch deutlich darstellbar.

Das **interstitielle Lungenödem** (Abb. 3.1) ist anfänglich durch **unscharfe Gefäßkonturen** gekennzeichnet. Im weiteren Verlauf rufen die prall gefüllten Lymphgefäße eine Verdickung der Interlobärsepten hervor und werden als **Kerley-Linien** sichtbar (v. a. Kerley A und B).

Das **alveoläre Lungenödem** (Abb. 3.2) führt zu grobfleckig-konfluierenden, **milchglasartigen Verschattungen**. Insbesondere bei kardialer Genese nehmen diese ihren Ursprung häufig von den Hili aus („**Schmetterlingsödem**"). Oft treten in diesem Stadium auch **bilaterale Pleuraergüsse** auf. Eine diffus verteilte Flüssigkeitsansammlung kann so ausgeprägt sein, dass das Bild der „weißen Lunge" entsteht.

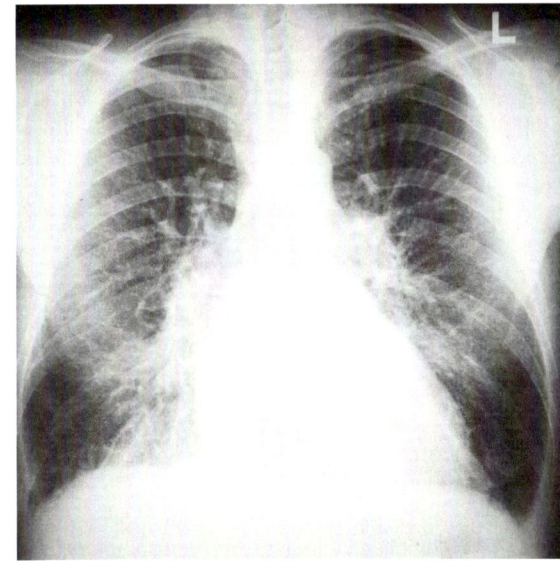

Abb. 3.1 **Interstitielles Lungenödem.** Ursache für das Ödem ist eine schwere Lungenstauung. (aus: Siegenthaler, Siegenthalers Differenzialdiagnose, Thieme, 2005)

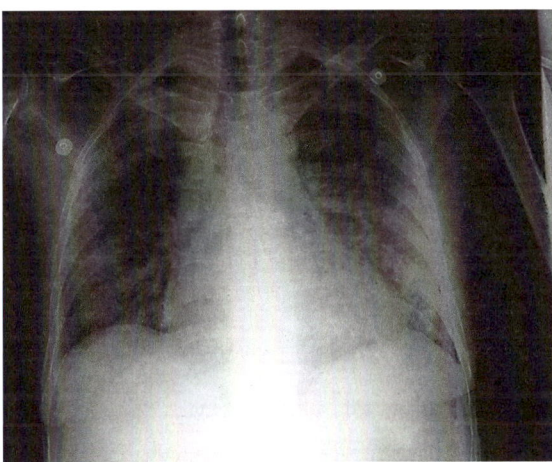

Abb. 3.2 **Alveoläres Lungenödem.** (aus: Reiser, Kuhn, Debus, Duale Reihe Radiologie, Thieme, 2011)

Mittels **EKG** oder **Echokardiografie** kann nach Anzeichen oder Ursachen einer Linksherzinsuffizienz gesucht werden. Treten im Rahmen der **Rechtsherzkatheter-Untersuchung** pulmonalkapilläre Verschlussdrücke < 12 mmHg auf, ist eine kardiale Genese unwahrscheinlich.

Therapie: Unabhängig von der Ursache sollten zunächst folgende Sofortmaßnahmen durchgeführt werden:
- **Oberkörper hoch-** und **Beine tieflagern** (→ am besten sitzende Position)
- **Sauerstoff** mit hoher Flussrate (10 l/min) über eine Sauerstoffmaske
- **Sedierung** (Morphin oder Diazepam, jeweils 5–10 mg i. v.)
- **Vor-** und **Nachlastsenkung** (z. B. Nitroglyzerin)
- **Flüssigkeitsentzug** (Diuretikum, z. B. Furosemid 20–40 mg i. v.).

Die anschließende Therapie richtet sich einerseits nach dem weiteren klinischen Verlauf (z. B. CPAP-Beatmung oder Intubation) und der Grunderkrankung. Bei einer Giftgasintoxikation müssen die Patienten für 24 h klinisch überwacht werden und wiederholt Steroide inhalieren. Bei den Patienten können die initialen Symptome fehlen und nur ein Reizhusten bestehen.

3.2 Lungenembolie (LE)

Synonym: Lungenarterienembolie (LAE), Pulmonalarterienembolie (PAE)

> **DEFINITION** Verlegung einer oder mehrerer Lungenarterien durch thrombotisches Material aus dem venösen System bzw. dem rechten Herzen.

Epidemiologie: Genaue Angaben zur Inzidenz liegen nicht vor, da viele Embolien klinisch stumm verlaufen. Die Inzidenz einer symptomatischen LE beträgt rund 0,5–1/1000 Einwohner pro Jahr. 10 % der symptomatischen Lungenembolien verlaufen bereits innerhalb der ersten 2 h tödlich.

Ätiologie: Ungefähr 90 % aller Lungenembolien sind Folge einer **tiefen Beinvenenthrombose** (Risikofaktoren, s. Gefäße [S.A121]). Am häufigsten sind dabei losgelöste Thromben aus dem proximalen Oberschenkel oder dem Becken. Seltener stammen sie aus Unterschenkelvenen, oberflächlichen Beinvenen, Venen der oberen Extremität oder direkt aus dem rechten Herzen.

Verschiedene Faktoren können den Abgang des thrombotischen Materials begünstigen. Dazu zählen:
- plötzliche Steigerung des Drucks (Bauchpresse, Aufstehen) oder der Strömungsgeschwindigkeit (Betätigung der Wadenpumpe)
- Fibrinolyse (endogen oder iatrogen).

Andere mögliche Ursachen sind Fett-, Luft- oder Fruchtwasserembolien [S.A212].

Klinische Pathologie und Pathophysiologie: Durch die (Teil-)Verlegung der pulmonalen Strombahn steigt akut die Widerstandsbelastung und damit der Druck im kleinen Kreislauf (auf ca. 30–40 mmHg). Es entwickelt sich eine **akute pulmonal-arterielle Hypertonie** mit ebenso akuter Rechtsherzbelastung (**akutes Cor pulmonale**). Zusätzlich werden Mediatoren freigesetzt (z. B. Thromboxan), die vasokonstriktorisch auf die Lungenarteriolen wirken und dadurch den Druck im kleinen Kreislauf weiter erhöhen. In weiterer Folge dilatiert die Kammer und das Septum verlagert sich, sodass die diastolische Füllung des linken Ventrikels erschwert wird.

In den hinter dem Verschluss gelegenen Stromgebieten ist die **Totraumventilation** gesteigert (→ Perfusionsverlust), was zu einer Verteilungsstörung mit arterieller **Hypoxämie** führt. Die Hypoxämie kann auch durch die reaktive Hyperventilation nicht ausgeglichen werden. Gleichzeitig ist das **Herzzeitvolumen** (HZV) erniedrigt, da der Blutrückstrom zum Herzen gering ist und auch der linke Ventrikel nur mehr eingeschränkt Blut auswerfen kann. Zunächst kommt es kompensatorisch zur peripheren Vasokonstriktion. Sinken HZV und der systemische arterielle Druck weiter ab, wird die bereits eingeschränkte myokardiale Blutversorgung noch weiter behindert und ein kardiogener Schock tritt auf (s. Notfallmedizin [S.B47]).

Da sich der pulmonal-arterielle Druck erst ab einer Verlegung von über der Hälfte des Lungenstrombetts merklich erhöht, werden zusätzlich auch **vasoaktive Mediatoren** aus dem Thrombus bzw. dem Endothel für die Widerstandserhöhung verantwortlich gemacht. Besonders der Druckanstieg in nicht embolisierten Arealen lässt sich hierdurch erklären.

Lungeninfarkt: Aufgrund der doppelten Gefäßversorgung der Lunge (pulmonales Stromgebiet aus dem rechten und bronchiales Stromgebiet aus dem linken Ventrikel) lösen nur rund 10 % der Lungenembolien auch wirklich einen Lungeninfarkt aus. Bei einem Verschluss eines Astes der A. pulmonalis muss daher gleichzeitig auch der Blutfluss in den Aa. bronchiales beeinträchtigt sein (Linksherzinsuffizienz), damit sich ein Infarkt entwickeln kann. Ein Lungeninfarkt manifestiert sich nahezu immer **hämorrhagisch**, da aufgrund der vielen Gefäßanastomosen regelmäßig Blut aus den geschädigten Kapillaren in die Alveolen austritt. Meistens bilden sich dabei **keilförmige Läsionen**, die der Blutversorgung des betroffenen Bezirks entsprechen.

Weitere Folgen der Lungenembolie: Im Idealfall führt die intrinsische Fibrinolyse zu einer kompletten Auflösung der Thromben. Bei unvollständiger oder ausbleibender Lyse kann sich, aufgrund des dann dauerhaft erhöhten Drucks im kleinen Kreislauf, eine **chronische pulmonal-arterielle Hypertonie** entwickeln (chronisches Cor pulmonale). Mit der Minderperfusion geht eine gestörte Surfactant-Produktion einher, die zu **atelektatischen Lungenbezirken** führt. Infolge mikrobieller Besiedelung kann sich eine **Infarktpneumonie** entwickeln. Bei einer Beteiligung der Pleura entstehen eine **Pleuritis** oder ein **Pleuraerguss**.

Klinik: Je nach Schweregrad der Lungenembolie (Tab. 3.2) sind die Symptome unterschiedlich stark ausgeprägt. Bei kleinen Embolien können die Patienten gänzlich beschwerdefrei sein. Das häufigste Symptom ist die **akut einsetzende Dys-** bzw. **Tachypnoe**. Im weiteren Verlauf treten **Husten** und bei Pleurabeteiligung atemabhängige **Thoraxschmerzen** auf. Massive (fulminante) Lungenembolien rufen **Kreislaufreaktionen** in Form von Blutdruckabfall, Tachykardie, Synkopen oder Schock hervor. Ihnen gehen häufig leichtere sog. Signalembolien voraus.

Hämoptyse ist ein typisches Symptom des Lungeninfarkts, **Fieber** Zeichen einer sekundären Pneumonie.

Die Symptome einer Phlebothrombose (z. B. Schmerzen und Schwellung des Beins) sind nur bei wenigen Patienten nachweisbar.

Diagnostik: Abb. 3.3 zeigt den diagnostischen Algorithmus bei V. a. Lungenembolie.

Anamnese und klinische Untersuchung: In der Anamnese sollte insbesondere nach der klinischen Symptomatik,

3.2 Lungenembolie (LE)

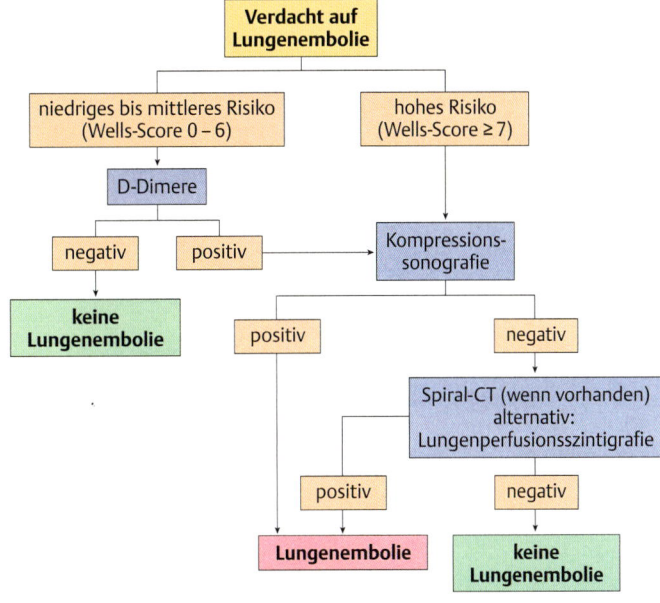

Abb. 3.3 **Diagnostischer Algorithmus bei V. a. Lungenembolie.** (aus: Hellmich, Hellmich, Mündliche Prüfung Innere Medizin, Thieme, 2011)

früheren Thrombosen oder thrombembolischen Ereignissen (auch in der Familienanamnese!) gefragt werden. Im Rahmen der klinischen Untersuchung fallen eine Tachypnoe und evtl. Anzeichen der tiefen Beinvenenthrombose auf (s. Gefäße [S. A121]). Die Auskultation der Lunge ist typischerweise unauffällig. Infolge der akuten Rechtsherzbelastung ist der 2. Herzton manchmal betont oder gespalten. Bei einer Pleuritis kann nach wenigen Tagen Pleurareiben auftreten. Hinweis auf einen Pleuraerguss sind basal abgeschwächte Atemgeräusche und eine Klopfschalldämpfung in der Perkussion.

EKG: EKG-Befunde sind häufig uncharakteristisch. Meist zeigen sich Anzeichen der Rechtsherzbelastung wie ein S_I-Q_{III}-Typ (tiefes S in Ableitung I und tiefes Q in Ableitung III), P-dextroatriale (P-Welle > 0,25 mV in Ableitung II), Rechtsschenkelblock, T-Negativierungen in Ableitung II, V_{1-3}). Zudem kann eine Sinustachykardie auftreten, gelegentlich auch Herzrhythmusstörungen wie Vorhofflimmern.

Labor: In der **Blutgasanalyse** lässt sich eine Hypoxie und oft infolge der Hyperventilation auch eine Hypokapnie nachweisen. Ein sehr sensitiver Parameter (Sensitivität 95 %) zum Ausschluss einer Thrombose bzw. Embolie ist die Bestimmung der **D-Dimer-Konzentration** (bei Werten < 200 μg/ml ist eine Lungenembolie unwahrscheinlich). Umgekehrt muss ein erhöhter D-Dimer-Wert aufgrund seiner geringen Spezifität (Erhöhung auch bei Traumen, postoperativ, Sepsis, Pneumonie, Schwangerschaft etc.) nur im Zusammenhang mit der klinischen Wahrscheinlichkeit (nach Wells, **Tab. 3.1**) beurteilt werden.

Erhöhte Laborwerte von Troponin-I, Troponin-T und Brain-derived natriuretic Peptide (BNP) können bei schweren Lungenembolien erhöht sein und sprechen u. a. für eine Mehrbelastung des Herzens. Sie sind durch ihre

Tab. 3.1 **Wells Score zur Bestimmung der klinischen Wahrscheinlichkeit einer Lungenembolie**

klinische Befunde	Score*
klinische Zeichen einer tiefen Venenthrombose (TVT)	3,0
LE wahrscheinlicher als eine andere Diagnose	3,0
Herzfrequenz > 100/min	1,5
Immobilisation oder OP in den letzten 4 Wochen	1,5
frühere TVT oder Lungenembolie	1,5
Hämoptyse	1,0
Krebserkrankung (aktiv oder in den letzten 6 Monaten)	1,0

* Die Wahrscheinlichkeit für eine LE ist hoch bei einem Score von > 6, mittel bei 2–6 und gering bei < 2.

geringe Spezifität und Sensitivität zwar nicht von diagnostischer Bedeutung, haben jedoch eine gewisse prognostische Relevanz (→ schlechtere Prognose einer Lungenembolie bei erhöhten Werten).

Röntgen-Thorax: In der Akutphase häufig unauffällig. Lediglich prominente Hili, Kalibersprünge in den zentralen Gefäßen oder regionale Perfusionsstörungen können frühe Anzeichen einer Lungenembolie sein. Andere Röntgenveränderungen, wie z. B. ein Lungeninfarkt (**Abb. 3.4 a**), werden dagegen erst später erkennbar.

Lungenszintigrafie (Perfusions-Ventilations-Szintigrafie): Die Perfusionsszintigrafie lässt aufgrund ihrer hohen Sensitivität (98 %) bei unauffälligem Befund eine Lungenembolie praktisch ausschließen. Für eine Embolie sprechen keilförmige Perfusionsausfälle, die dem Versorgungsgebiet der betroffenen Gefäße entsprechen (**Abb. 3.4 b**). Da jedoch auch andere Lungenerkrankungen (z. B. Emphysem) reaktiv über den Euler-Liljestrand-Mechanismus zu Perfusionsdefiziten führen können, besitzt

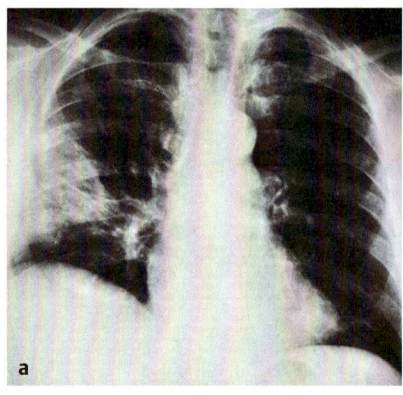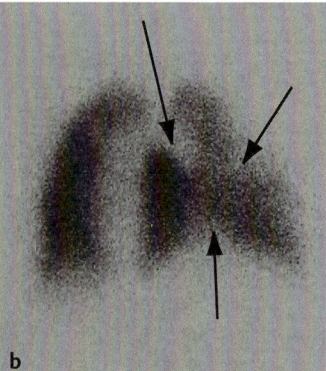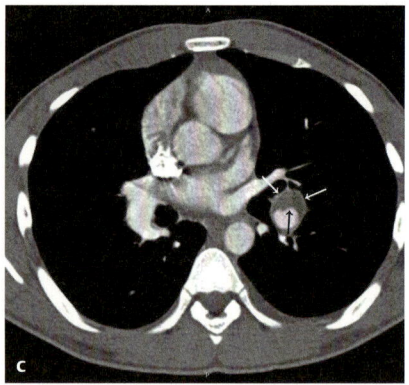

Abb. 3.4 Befunde bei Lungenembolie. a Lungeninfarkt im Röntgen-Thorax: Im Mittel- und Unterfeld der rechten Lunge findet sich eine dreieckförmige Verschattung als Zeichen des Lungeninfarkts. Zusätzlich sind ein kleiner Pleuraerguss und ein Zwerchfellhochstand nachweisbar. **b** Perfusionsszintigramm bei Lungenembolie: Mehrere keilförmige Perfusionsausfälle sind nachweisbar (Pfeile). **c** Thorakale Spiral-CT: Der Embolus ist als Kontrastmittelaussparung in der linken Unterlappenarterie erkennbar (Pfeile). (a: aus Siegenthaler, Siegenthalers Differenzialdiagnose, Thieme, 2005, b: aus Reiser, Kuhn, Debus, Duale Reihe Radiologie, Thieme, 2011, c: aus Baenkler et al., Kurzlehrbuch Innere Medizin, Thieme, 2010)

sie allein nur eine geringe Spezifität (10%). Daher wird bei entsprechendem Verdacht zusätzlich eine Ventilationsszintigrafie durchgeführt. Besteht ein sog. „Mismatch" (also eine fehlende Perfusion bei erhaltener Ventilation), ist die Diagnose sehr wahrscheinlich und eine Behandlung gerechtfertigt.

Computertomografie: Methode der Wahl ist die thorakale Spiral-CT mit Kontrastmittel (Spiral-CTA, **Abb. 3.4 c**). Sie bietet im Vergleich zur Szintigrafie den Vorteil, dass sie schneller durchführbar ist und eine hohe Spezifität aufweist. Die Sensitivität von bis zu 96% sinkt lediglich bei peripheren subsegmentalen Gefäßverschlüssen. Nach Applikation eines Kontrastmittelbolus stellt sich der Thrombus als hypodense Aussparung innerhalb des Gefäßes dar.

Echokardiografie: Die Druckbelastung des rechten Herzens zeigt sich mit einer Dilatation des rechten Ventrikels, eingeschränkter Wand- und abnormer Septumbewegung, Erweiterung der V. cava inferior und Trikuspidalinsuffizienz. Im Rahmen der Notfalldiagnostik oder beispielsweise auch intraoperativ lassen sich hierdurch andere kardiale Erkrankungen ausschließen und die rechtsventrikuläre Dysfunktion nachweisen. Ein normaler Befund schließt eine lebensbedrohliche Embolie aus. Bei beatmeten, adipösen oder emphysematischen Patienten liefert die transösophageale Echokardiografie bessere Ergebnisse als die transthorakale.

Pulmonalisangiografie: Sie gilt zwar als Goldstandard zur Darstellung von Thromben bzw. Embolien, ihr Stellenwert im Rahmen der Lungenemboliediagnostik hat aber stark abgenommen (höheres Risiko, gute Alternative durch moderne CT-Methoden).

Magnetresonanztomografie (MRT) bzw. Magnetresonanzangiografie (MR-Angio): Stellenwert sowie Aussagekraft dieser beiden Methoden können im Moment aufgrund der vergleichsweise geringen Verfügbarkeit und Anwendung nicht beurteilt werden.

Sonografie und Phlebografie der Beinvenen: Bei einem positiven klinischen Befund und entsprechender klinischer Wahrscheinlichkeit für eine Lungenembolie kann die Beinvenensonografie den Diagnoseprozess wesentlich verkürzen. Eine zusätzliche Bildgebung ist dann nicht mehr notwendig. Bei asymptomatischen Patienten und distal gelegenen Unterschenkelthrombosen ist die Sensitivität vergleichsweise geringer (alternativ Phlebografie).

Sind die sono- bzw. phlebografischen Befunde hingegen trotz entsprechendem klinischen Verdacht negativ, sind weitere radiologische Untersuchungen indiziert.

Differenzialdiagnosen:
- differenzialdiagnostische Erkrankungen mit **Dyspnoe** (s. Leitsymptome [S. C66]):
  - Asthma bronchiale (Anamnese, Auskultation: exspiratorisches Giemen)
  - Lungenödem (Auskultation: grobblasige Rasselgeräusche, Röntgen-Thorax)
  - Pneumothorax (Auskultation: fehlendes Atemgeräusch auf der betroffenen Seite, Röntgen-Thorax)
- differenzialdiagnostische Erkrankungen mit **Hämoptysen** (s. Leitsymptome [S. C70]):
  - Bronchialkarzinom (Anamese: Nikotinabusus, Klinik, CT)
  - Good-Pasture-Syndrom (Klinik: Nierenbeteiligung mit Proteinurie und Niereninsuffizienz)
  - Tuberkulose (Röntgen-Thorax)
- differenzialdiagnostische Erkrankungen mit **Thoraxschmerzen** (s. Leitsymptome [S. C168]):
  - stabile Angina pectoris (belastungsabhängige ausstrahlende Schmerzen, die sich nach Nitratgabe bessern)
  - akutes Koronarsyndrom (typische Schmerzen, bei Myokardinfarkt: EKG und Herzenzyme ↑)
  - Pleuritis (atemabhängige Schmerzen).

Therapie: Die Therapie besteht aus allgemeinen und spezifischen Maßnahmen.

3.2 Lungenembolie (LE)

Allgemeine und notfallmedizinische Maßnahmen:
- Oberkörper hochlagern
- O_2-Insufflation über die Nasensonde
- evtl. Analgosedierung mit Opioiden bzw. Benzodiazepinen (**Cave:** Atemdepression!).
- Dobutamin bei Schock.

Zu den notfallmedizinischen Maßnahmen s. auch Notfallmedizin [S. B43].

Spezifische Therapie: Die weitere Therapie richtet sich nach dem Schweregrad der Lungenembolie (**Tab. 3.2**). Es stehen mit der Antikoagulation und den rekanalisierenden Maßnahmen 2 kausale Optionen zur Verfügung. Bei Patienten mit **niedrigem Mortalitätsrisiko** (= hämodynamisch stabil, keine rechtsventrikuläre Dysfunktion und keine Myokardschädigung) werden zur Antikoagulation niedermolekulares Heparin oder Fondaparinux empfohlen, nur bei hohem Blutungsrisiko oder schwerer Niereninsuffizienz sind unfraktionierte Heparine indiziert. Bei **mäßigem Mortalitätsrisiko** (= hämodynamisch stabil, aber rechtsventrikuläre Dysfunktion und Myokardschädigung) entsprechen die Therapieempfehlungen denen bei niedrigem Risiko, evtl. können auch unfraktioniertes Heparin plus eine Lyse erwogen werden. Bei **hohem Mortalitätsrisiko** (Schock, Hypotension, kardiopulmonale Reanimation notwendig) ist eine systemische Lyse notwendig. Bei hämodynamisch instabilen Patienten sind außerdem unfraktionierte Heparine zur Antikoagulation indiziert.

1. Antikoagulation (Therapiebeginn bereits bei Verdacht!):
- unfraktioniertes Heparin initial 5 000–10 000 IE i. v. im Bolus, dann 400 IE/kg KG/d (aPTT-gesteuert) oder
- niedermolekulares Heparin mit präparatabhängiger Dosierung oder
- Pentasaccharid Fondaparinux, je nach Körpergewicht 5–10 mg s. c. 1-mal täglich.

2. Rekanalisation:
- **systemische Fibrinolyse** mit Streptokinase, Urokinase oder rekombinantem Gewebe-Plasminogenaktivator (indiziert bei **massiver LE**)
  - absolute Kontraindikationen: z. B. Insult (hämorrhagisch, ischämisch), Schädel-Hirn-Trauma, hämorrhagische Diathese, Aortendissektion, schweres Trauma innerhalb der letzten 3 Wochen
  - relative Kontraindikationen: z. B. TIA innerhalb der letzten 6 Monate, orale Antikoagulation, Schwangerschaft, aktives gastroinstestinales Ulkus
- Thrombusfragmentation über Katheter, evtl. mit lokaler Lyse (indiziert bei massiver LE)
- operative Embolektomie (hohe Letalität, indiziert bei Versagen anderer Maßnahmen).

Unabhängig davon, welche Maßnahme primär ergriffen wurde, schließt sich eine **Sekundärprophylaxe mit Vitamin-K-Antagonisten** an. Die Einleitung erfolgt unter INR-Kontrolle parallel zur Heparintherapie, bis ein INR-Wert von 2–3 erreicht ist. Nach Absetzen des Heparinpräparats wird die Cumarintherapie als alleinige orale Antikoagulation fortgeführt. Laut aktuellen Empfehlungen orientiert sich die Behandlungsdauer an folgenden Kriterien:
- erste Thrombembolie mit transientem Risikofaktor, z. B. Operation (3 Monate)
- idiopathische TVT (6–12 Monate)
- aktive Krebserkrankung (zeitlich unbegrenzt)
- Rezidivereignis (zeitlich unbegrenzt).

Bei Kontraindikationen für Vitamin-K-Antagonisten, hohem Blutungsrisiko oder schwerwiegenden Komplikationen kann die Sekundärprophylaxe auch mit niedermolekularen Heparinen erfolgen.

Tab. 3.2 Stadieneinteilung der Lungenembolie

	Schweregrad I	Schweregrad II	Schweregrad III	Schweregrad IV
Pathologie	Verschluss peripherer Äste	Verschluss von Segmentarterien	Verschluss eines Pulmonalarterienasts	Verschluss des Pulmonalishauptstamms oder mehrerer Lappenarterien
Klinik	diskrete Symptomatik (evtl. Dyspnoe, retrosternale Schmerzen)	akute Dyspnoe, Tachypnoe, Thoraxschmerz, Angst		Schock, Herz-Kreislauf-Stillstand
pulmonalarterieller Mitteldruck	normal	normal oder leicht erhöht	25–30 mmHg	> 30 mmHg
PaO$_2$	normal	evtl. leicht ↓	< 70 mmHg	< 60 mmHg
Therapie	Antikoagulation • niedriges und mäßiges Risiko: niedermolekulares Heparin (z. B. Enoxaparin s. c. 1 mg/kg alle 12 h) oder Fondaparinux (ca. 5–10 mg s. c.) • hohes Risiko: unfraktioniertes Heparin 5 000–10 000 IE als Bolus, dann 400 IE/kg KG/d • danach Umstieg auf orale Antikoagulation; s. auch Gefäße [S. A124]		symptomatisch: kardiopulmonale Reanimation, Schockbehandlung kausal: systemische Thrombolyse (außer bei absoluter Kontraindikation), Katheterfragmentation, operative Thrombarterienektomie (selten)	

3.2.1 Sonderformen der Lungenembolie

Fettembolie: Sie tritt als Komplikation bei (multiplen) Frakturen langer Röhrenknochen auf oder ist Folge einer Überlastung des venösen Lipoproteine-Emulgator-Systems. Zur Fettembolie kann es z. B. auch beim Einbringen einer Endoprothese kommen, wenn durch den mechanischen Druck fetthaltiges Material aus dem Mark in die Blutbahn kommt. In der BAL können fetthaltige Makrophagen nachgewiesen werden. Zusätzlich zur respiratorischen Insuffizienz können petechiale Hauteinblutungen oder eine zerebrale Funktionsstörung auftreten (da häufig Fettübertritt in den großen Kreislauf).

Luftembolie: Zur Luftembolie kommt es, wenn Luft in das venöse System eintritt, wie z. B. bei Verletzungen großer Venen oder iatrogen bei einer Infusionstherapie. Es bildet sich ein Blutschaum, der dann die pulmonale Endstrombahn verstopft. Die Luft kann in der Sonografie oder im CT nachgewiesen werden. Die Dekompressionskrankheit bei Tauchern stellt eine Sonderform dar.

Fruchtwasserembolie: Sie entsteht, wenn während der Geburt Amnionflüssigkeit ins mütterliche venöse Blut übertritt. Reaktiv wird eine Hyperfibrinolyse mit anschließender Verbrauchskoagulopathie ausgelöst (s. Gynäkologie [S. B427]).

Tab. 3.3 Klassifikation der pulmonalarteriellen Hypertonie (Dana Point, 2008)

Klasse	Beschreibung
Klasse 1	idiopathische und familiäre pulmonale Hypertonie (früher PPH)
	PAH assoziiert mit anderen Grunderkrankungen (Kollagenosen, Vaskulitiden, arteriovenöse Shunts, portale Hypertension, HIV-Infektion), Medikamente und Drogen
	PAH assoziiert mit venösen oder kapillären Lungenerkrankungen (venookklusive Erkrankungen, pulmonalkapilläre Hämangiomatose)
	persistierende PAH des Neugeborenen
Klasse 2	PAH bei Linksherzerkrankungen (Erkrankungen des linken Vorhofs, der linken Kammer oder linksseitige Herzklappenvitien)
Klasse 3	PAH bei Lungenerkrankungen (COPD, interstitielle Lungenerkrankungen) bzw. Hypoxie (Schlafapnoesyndrom, alveoläre Hypoventilation, dauerhafter Aufenthalt in großer Höhe)
Klasse 4	PAH infolge chronisch-thrombotischer/embolischer Erkrankungen (Lungenembolien, Obstruktion der Lungenarterien)
Klasse 5	PAH bei sonstigen Erkrankungen (Sarkoidose, pulmonale Langerhans-Zell-Histiozytose, Lymphangiomatosis, Lungengefäßkompression [z. B. durch Tumor, Lymphknoten], Bilharziose)

3.3 Pulmonale Hypertonie und Cor pulmonale

DEFINITION Erhöhung des pulmonalarteriellen Mitteldrucks auf ≥ 25 mmHg in Ruhe. Die Drucksteigerung kann akut oder chronisch auftreten und führt zum Cor pulmonale.

Ätiologie: Die möglichen Ursachen einer pulmonalen Hypertonie (PAH) sind sehr vielfältig (Tab. 3.3).

Die häufigsten Ursachen der **akuten pulmonalen Hypertonie** sind die Lungenembolie oder ein Asthmaanfall, die der **chronischen pulmonalen Hypertonie** chronische Grunderkrankungen der Lunge (z. B. COPD) oder des linken Herzens (z. B. Mitralklappenvitien). In Entwicklungsländern ist die Schistosomiasis (Bilharziose, s. Infektionserkrankungen [S. A584]) typisch.

Pathophysiologie: Die Entstehung der pulmonalen Hypertonie kann trotz der vielen verschiedenen ursächlichen Erkrankungen auf wenige Pathomechanismen zurückgeführt werden. Ausschlaggebend ist dabei eine Widerstandserhöhung im kleinen Kreislauf, die im Wesentlichen auf 3 Faktoren zurückzuführen ist:
- mechanische **Obstruktion** (Thrombembolie)
- inflammatorische **Obliteration** (z. B. interstitielle Lungenerkrankungen)
- **Vasokonstriktion**
  - hypoxisch-reaktiv = Euler-Liljestrand-Reflex (z. B. bei Atemwegserkrankungen)
  - Imbalance zwischen erniedrigten vasodilatativen (z. B. NO, Prostazyklin) und erhöhten vasokonstriktorischen Substanzen (z. B. Thromboxan A_2, Endothelin-1).

Diese Prozesse führen zum Umbau des Lungengewebes (**Remodeling**) mit überschießender Proliferation von glatten Muskelzellen und Fibroblasten. Dadurch nimmt die Elastizität der Gefäße ab, ihr Lumen verengt sich und der pulmonalarterielle Druck steigt an. Der rechte Ventrikel kann einen akuten Druckanstieg nur begrenzt tolerieren, danach dekompensiert und dilatiert er (**akutes Cor pulmonale**). Auf eine chronische Druckbelastung reagiert das rechte Herz zuerst mit Hypertrophie, bevor es zum **chronischen Cor pulmonale** und zu Rechtsherzinsuffizienz kommt.

Klinik: Bei der akuten pulmonalen Hypertonie steht zunächst die Klinik des zugrunde liegenden Ereignisses (z. B. Lungenembolie, Asthmaanfall) im Vordergrund. Nur bei persistierender Druckerhöhung bzw. chronischen Ursachen machen sich uncharakteristische, meist belastungsinduzierte Symptome bemerkbar. Dazu zählen:
- rasche Erschöpfung/Ermüdung
- Schwächegefühl
- Belastungsdyspnoe
- Synkopen.

Schweregrad: Die Einteilung der pulmonalen Hypertonie nach Schweregrad laut WHO ist in **Tab. 3.4** dargestellt.

Tab. 3.4 Funktionelle WHO-Schweregradeinteilung der pulmonalen Hypertonie (nach Barst et al.)

Klasse	Beschreibung
Klasse I	Patienten mit pulmonaler Hypertonie ohne Beeinträchtigung der alltäglichen körperlichen Aktivität. Gewöhnliche körperliche Aktivität führt nicht zu Dyspnoe, Müdigkeit, Brustschmerz oder Präsynkope.
Klasse II	Patienten mit pulmonaler Hypertonie und leichter Beeinträchtigung der alltäglichen körperlichen Aktivität. Es bestehen keine Beschwerden in Ruhe, jedoch führt normale körperliche Aktivität zu Dyspnoe, Müdigkeit, Brustschmerz oder Präsynkope.
Klasse III	Patienten mit pulmonaler Hypertonie und deutlicher Beeinträchtigung der alltäglichen körperlichen Aktivität. Es bestehen keine Beschwerden in Ruhe, jedoch führt schon weniger als die normale körperliche Aktivität zu Dyspnoe, Müdigkeit, Brustschmerz oder Präsynkope.
Klasse IV	Patienten mit pulmonaler Hypertonie, die bereits in Ruhe unfähig zu jeglicher körperlicher Aktivität sind und Zeichen eines Rechtsherzversagens aufweisen können. Dyspnoe und/oder Müdigkeit können in Ruhe vorhanden sein, wobei sich die Symptome bei nahezu jeder körperlichen Aktivität verstärken.

Diagnostik:

Anamnese und klinische Untersuchung: Entsprechend der uncharakteristischen Symptomatik fällt die Anamnese eher unspezifisch aus. Auch die physikalische Untersuchung der Lungen liefert – außer den möglichen Befunden einer Grunderkrankung – keine richtungsweisenden Ergebnisse. Bei der Auskultation des Herzens können im kompensierten Stadium neben einer **Tachykardie** ein **betonter** oder **gespaltener 2. Herzton** sowie **Insuffizienzgeräusche** der Trikuspidal- bzw. Pulmonalklappe auftreten.

Das Stadium der **dekompensierten Rechtsherzinsuffizienz** manifestiert sich mit peripheren Ödemen, gestauten Halsvenen sowie Hepatomegalie, epigastrischen Schmerzen und Aszites infolge der Leberstauung.

EKG: Im EKG (Abb. 3.5) lassen sich bei fortgeschrittener Erkrankung die typischen Zeichen der **Rechtsherzbelastung** bzw. -hypertrophie nachweisen: rechtsbetonter Lagetyp, P-dextroatriale, Rechtsschenkelblock mit entsprechenden Erregungsrückbildungsstörungen (negative T-Welle) in V_{1-3} (evtl. bis V_6), Sokolow-Lyon-Index $\geq 1{,}05$ mV mit hohem R in V_1 oder V_2 und tiefem S in V_5 oder V_6.

Labor: Entsprechend der Vielzahl an Krankheiten, die zu einer pulmonalen Hypertonie führen, existieren keine spezifischen Laborparameter. Im Basislabor ist v. a. die Untersuchung von Schilddrüsen- und Leberwerten indiziert. Serologische und immunologische Testungen erfolgen bei Verdacht auf Kollagenosen (antinukleäre Antikörper) oder eine Infektion (HIV, Hepatitis). Bei rezidivierenden Thromben empfiehlt sich eine Thrombophiliediagnostik (s. Gefäße [S. A120]). In der Blutgasanalyse weist der arterielle p_aO_2 häufig starke interindividuelle Unterschiede auf, der p_aCO_2 ist aufgrund der alveolären Hyperventilation regelhaft erniedrigt.

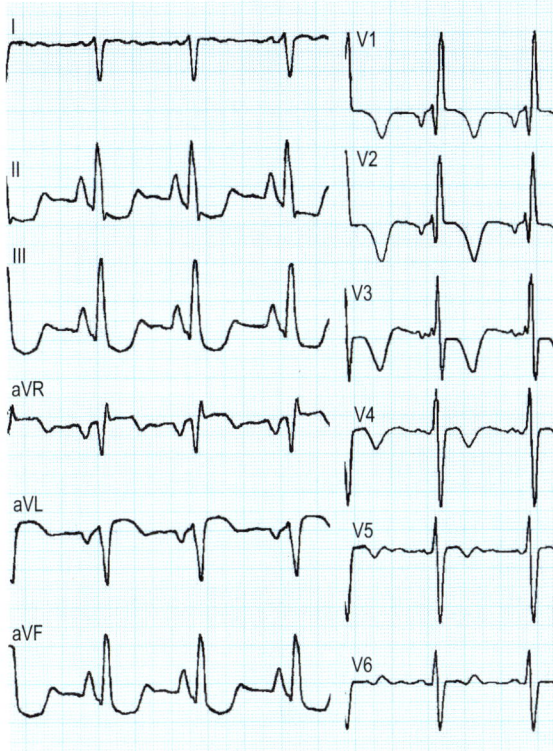

Abb. 3.5 **EKG bei pulmonaler Hypertonie.** (aus: Hamm, Willems, Checkliste EKG, Thieme, 2007)

Lungenfunktion: Es besteht eine leichte restriktive Ventilationsstörung mit geringer peripherer Obstruktion. Zudem finden sich Einschränkungen der Diffusionskapazität und eine unspezifische bronchiale Hyperreagibilität.

Echokardiografie: Sie gilt wegen ihrer hohen Sensitivität und Spezifität als wichtiges Screening-Verfahren. Mit ihrer Hilfe lassen sich sowohl funktionelle (Trikuspidalreflux, paradoxe Septumbewegung) als auch morphologische Veränderungen (Hypertrophie des rechten Ventrikels sowie die Dilatation von Ventrikel, Vorhof und V. cava inferior) nachweisen.

Belastungstests: Mittels Spiroergometrie können neben der Schweregrad- und Verlaufsbeurteilung auch prognostische Aussagen getroffen werden. Der 6-Minuten-Gehtest dient primär zur Einschätzung der allgemeinen Leistungsfähigkeit von Patienten mit pulmonaler Hypertonie.

Bildgebende Verfahren: Eine wesentliche basisdiagnostische Maßnahme stellt die **Röntgen-Thorax-Aufnahme** in 2 Ebenen dar. In der p.–a. Aufnahme fallen das prominente Pulmonalissegment sowie dilatierte zentrale Pulmonalarterien mit Kalibersprüngen am Übergang zu den Segmentarterien auf (= „**amputierter Hilus**", Abb. 3.6), die Herzsilhouette ist aufgrund der kardialen Hypertrophie verbreitert. Der seitliche Strahlengang bestätigt die rechtsventrikuläre Hypertrophie durch eine verlängerte Kontaktfläche zwischen Herzschatten und Sternum. Die Lungenfelder sind meist unauffällig. Unter Umständen weisen sie jedoch eine Hypertransparenz infolge des ver-

3 Erkrankungen des Lungenkreislaufs

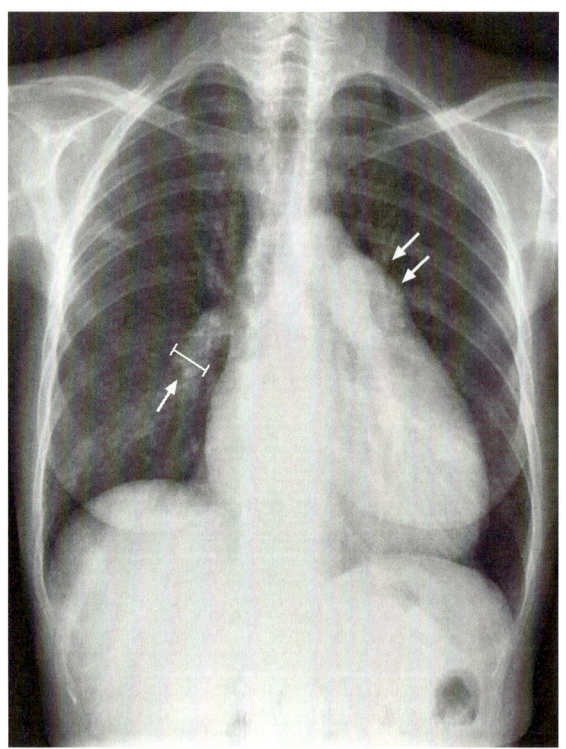

Abb. 3.6 Röntgen-Thorax-Aufnahme bei pulmonaler Hypertonie. Die beiden Pfeile weisen auf das prominente Pulmonalissegment. Die rechte Unterlappenarterie ist dilatiert (einzelner Pfeil). (aus: Siegenthaler, Siegenthalers Differenzialdiagnose, Thieme, 2005)

schmälerten peripheren Gefäßbaums auf oder zeigen Veränderungen, die auf der entsprechenden Grunderkrankung (z. B. COPD, interstitielle Lungenerkrankungen) beruhen.

Die **Perfusions-Ventilations-Szintigrafie** wird v. a. dazu genutzt, eine mögliche Lungenembolie auszuschließen, die **CT**, um interstitielle Ursachen nachzuweisen. Eine Gefäßdarstellung mittels **Pulmonalisangiografie** ist nur noch vor operativen Eingriffen (z. B. Thrombektomie) oder zum Nachweis von arteriovenösen Malformationen indiziert.

Katheteruntersuchungen: Hierbei lassen sich direkt der Druck im rechten Herzen sowie in der A. pulmonalis, der pulmonalarterielle Gefäßwiderstand und das Herzzeitvolumen bestimmen (Rechtsherzkatheteruntersuchung [S. A177]).

Therapie: Die Behandlung der pulmonalen Hypertonie ist komplex. Sie beinhaltet neben allgemeinen Maßnahmen eine unterstützende bzw. spezifische Pharmakotherapie sowie interventionelle und operative Eingriffe. Die **Behandlung der Grunderkrankung** steht dabei immer im Vordergrund. Trotz dieser verschiedenen, i. d. R. kombinierten Ansätze gilt die pulmonale Hypertonie noch immer als eine chronische, nicht heilbare Erkrankung.

Allgemeine Maßnahmen:
- **Körperliche Aktivität** steigert die Leistungsfähigkeit bei Patienten mit pulmonaler Hypertonie. Anstrengungen, die zu einer deutlichen Symptomverschlechterung führen, sollten jedoch vermieden werden.
- Eine **konsequente Kontrazeption** wird Frauen im gebärfähigen Alter angeraten, da eine Schwangerschaft mit einer stark erhöhten Mortalitätsrate (30–50 %) verbunden ist.
- **Sauerstoffgabe** (täglich und kontinuierlich)
- Eine **psychosoziale Unterstützung** ist von großer Bedeutung, da viele Patienten im Verlauf der Erkrankung Angst und Depressionen entwickeln. Auch die Teilnahme an Selbsthilfegruppen spielt in diesem Zusammenhang eine wichtige Rolle.
- **Impfungen** gegen Pneumokokken sowie die jährliche Influenza-Infektionsprophylaxe sind anzuraten.
- **Operationen**, insbesondere aber die Narkose, sind mit einem erhöhten Risiko assoziiert. Elektive Eingriffe sollten deshalb bevorzugt in Lokalanästhesie durchgeführt werden.

Supportive Pharmakotherapie:
- orale Antikoagulation: bei (rezidivierenden) Lungenembolien sowie den verschiedenen Formen der pulmonalarteriellen Hypertonie
- Diuretika: Mittel der Wahl bei Wasserretention infolge von Rechtsherzdekompensation (**Cave:** starker Flüssigkeitsverlust, Hypokaliämiegefahr durch Schleifendiuretika und Thiazide)
- Langzeitsauerstofftherapie bei chronischer Hypoxie
- Digitalispräparate bei Patienten mit gleichzeitiger Linksherzinsuffizienz und Vorhofflimmern (→ verbessern die Auswurfleistung und senken die Herzfrequenz).

Spezifische Pharmakotherapie: In Tab. 3.5 sind die in Deutschland zugelassenen Medikamente zur Behandlung der pulmonalarteriellen Hypertonie aufgelistet. Diese neueren Behandlungsformen gehen z. T. mit hohen Kosten einher.

Tab. 3.5 Medikamente zur spezifischen Pharmakotherapie bei pulmonalarterieller Hypertonie

Substanz	Kommentar
Kalziumantagonisten (Nifedipin, Diltiazem, Verapamil)	Nur in 20 % wirksam, daher vor der Behandlung eine Wirksamkeitstestung im Rahmen der Rechtsherzkatheteruntersuchung empfohlen.
Prostazyklin-Analoga (Iloprost i. v. oder inhalativ)	Wirken selektiv auf die Pulmonalgefäße vasodilatierend und verbessern die Belastbarkeit der Patienten.
Prostanoide (Treprostinil s. c. oder i. v.)	Spielen in Deutschland derzeit praktisch keine Rolle.
selektive Endothelin-(ET-)Rezeptorantagonisten (ET$_{A/B}$: Bosentan, ET$_A$: Ambrisentan)	Verzögern die Krankheitsprogression und bessern die Belastbarkeit. Nachteilig sind die vielfältigen Enzyminteraktionen (u. a. mit Vitamin-K-Antagonisten, oralen Kontrazeptiva, Sildenafil), die Hepatotoxizität, Ödembildung und Teratogenität.
Phosphodiesterase-Typ-5-Inhibitoren (Sildenafil)	Günstige Effekte in Kombination mit Prostanoiden oder Bosentan. Allerdings vasodilatative Nebenwirkungen (Flush, Kopfschmerz, Epistaxis).

Interventionelle und operative Maßnahmen: Bei Nichtansprechen oder Versagen der medikamentösen Therapie kann die sog. **atriale Septostomie** versucht werden. Hierbei platziert man in Kathetertechnik einen Ballon im Vorhofseptum und dehnt ihn so lange auf, bis die systemische Sauerstoffsättigung nachweislich abfällt (maximal um 10%). So wird ein Rechts-links-Shunt erzeugt und die linksventrikuläre Vorlast und Auswurfleistung verbessert. Außerdem kommt es zur Verbesserung der rechtsventrikulären Funktion. Auf Dauer ist jedoch zumeist eine **Lungentransplantation** (einseitig, beidseits oder als kombinierte Herz-Lungen-Transplantation) notwendig.

4 Pleuraerkrankungen

4.1 Pneumothorax

> **DEFINITION** Luftansammlung im Pleuraraum.

Einteilung: Man unterscheidet einen offenen von einem geschlossenen Pneumothorax.
- **geschlossener Pneumothorax:** keine Verbindung zwischen Pleura und Außenwelt
- **offener Pneumothorax** (Abb. 4.1): Verbindung zwischen Pleura und Außenwelt durch
  - Öffnung in der Thoraxwand (äußerer offener Pneumothorax) bzw.
  - Öffnung im Bronchialsystem (innerer offener Pneumothorax).

Ätiologie und Epidemiologie: Ein Pneumothorax kann entweder spontan oder traumatisch entstehen.

Spontanpneumothorax:
- **primär** (idiopathisch): Er tritt ohne erkennbare äußere Einwirkung und ohne bekannte Vorerkrankung der Atmungsorgane auf. Meist ist er auf die Ruptur einer apikalen Emphysemblase mit Verletzung der Pleura visceralis zurückzuführen. Betroffen sind v. a. männliche, leptosome Patienten (m:w = 5:1) im Alter von 20–40 Jahren. Als wichtigster Risikofaktor gilt das Rauchen.
- **sekundär** (symptomatisch): Auftreten ohne erkennbare äußere Einwirkung, aber bei bekannter Vorerkrankung der Atmungsorgane (in über 50% eine COPD, weiterhin u. a. Mukoviszidose, Pneumozystispneumonie, Langerhans-Zell-Histiozytose). Die jährliche Inzidenz beträgt beim männlichen Geschlecht ca. 6 Fälle/100 000 (m:w = 3:1). Es sind bevorzugt Patienten mittleren oder höheren Alters betroffen.

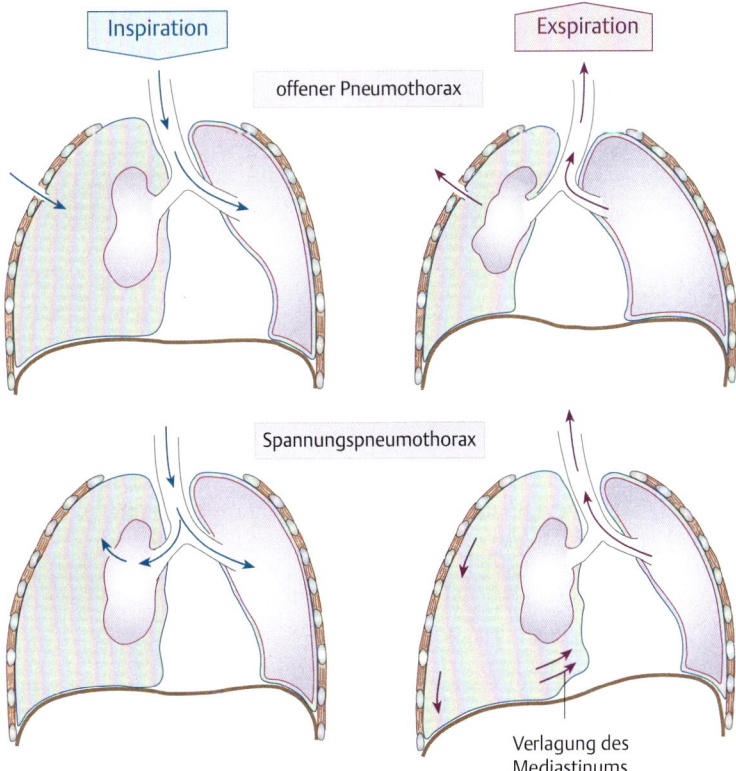

Abb. 4.1 Verschiedene Formen des Pneumothorax. (aus: Baenkler et al., Duale Reihe Innere Medizin, Thieme, 2009)

Traumatischer Pneumothorax: Diese Form tritt entweder nach spitzer (z. B. Messerstichverletzung) oder stumpfer **Gewalteinwirkung** (z. B. Autounfall mit Rippenfraktur) auf und kann sich als offener oder geschlossener Pneumothorax manifestieren. Häufig ist er auch Folge iatrogener Maßnahmen wie Pleurapunktion, Reanimation, Überdruckbeatmung, Anlage von Subklaviakathetern und einer transbronchialen Biopsie. Auch ein Barotrauma oder eine Ösophagusruptur können ursächlich sein.

> **MERKE** Nach jeder Pleurapunktion und Anlage eines Subklaviakatheters muss eine Röntgen-Thorax-Aufnahme angefertigt werden, um einen iatrogenen Pneumothorax sicher auszuschließen.

Sehr selten ist eine **Endometriose** für einen Pneumothorax verantwortlich (sog. katamenialer Spontanpneumothorax). Dabei führen Endometrioseherde in der Lunge oder im Zwerchfell zu einem rezidivierenden, menstruationsabhängigen Pneumothorax.

Pathophysiologie: Tritt Luft in den Pleuraspalt ein, wird der physiologische Unterdruck aufgehoben. Dabei kollabiert die Lunge entweder komplett oder nur teilweise (Mantelpneumothorax, Abb. 4.1). Es kommt zu einer **restriktiven Ventilationsstörung** mit **Hypoxämie** und Abnahme der verschiedenen Lungenvolumina, insbesondere der Vitalkapazität. Darüber hinaus erhöht sich der Widerstand in den pulmonalen Gefäßen, der durch die reflektorische Vasokonstriktion in den hypoventilierten Regionen noch verstärkt wird.

Die größte Gefahr besteht in der Ausbildung eines **Spannungspneumothorax**. Dabei bildet sich ein Ventilmechanismus, sodass zwar Luft in den Pleuraraum eindringen, aber nicht entweichen kann. Durch den zunehmenden Druckanstieg wird das Mediastinum zur Gegenseite gedrängt, wodurch auch die Funktion der gesunden Lunge beeinträchtigt wird. Durch die Kompression der Vv. cavae ist der Blutrückfluss zum rechten Herzen vermindert. Aus dem reduzierten Herzzeitvolumen kann sich eine Schocksymptomatik entwickeln.

Klinik: Die Beschwerden sind in erster Linie von der Größe des Pneumothorax und dem Vorhandensein einer Grunderkrankung abhängig.

Kleine Mantelpneumothoraces bleiben klinisch meist unentdeckt, da sie häufig keine oder nur geringe Symptome verursachen. Beim idiopathischen Spontanpneumothorax kommt es, meist völlig unabhängig von körperlicher Belastung und ohne eindeutige Ursache, zu einem unterschiedlich stark ausgeprägten, stechenden Schmerz auf der betroffenen Seite, Husten oder Schwierigkeiten beim Durchatmen (Dyspnoe). Beim symptomatischen Spontanpneumothorax werden die oft schon vorhandenen **Atemnotsymptome** (z. B. bei COPD) oft dramatisch verschlechtert.

Ein **Spannungspneumothorax** führt zusätzlich zu einer **Mediastinalverschiebung** mit oberer Einflussstauung, Hypotonie, Tachykardie und starker Luftnot. Beim traumatischen offenen Pneumothorax kommt es wegen der weitgehend kollabierten Lunge zur Ateminsuffizienz.

Komplikationen: Der Spannungspneumothorax kann zum Herz-Lungen-Versagen führen und stellt daher einen Notfall dar. Ausgeprägte Dyspnoe, Hypotonie und Tachykardie sind erste Anzeichen.

Diagnostik: Anamnestisch zu erfragen sind neben der Symptomatik (plötzliches Schmerzereignis) auch zurückliegende Traumata, ärztliche Eingriffe im Bereich des Thorax sowie bereits stattgehabte Pneumothoraces (häufig Rezidive!). Bei der klinischen Untersuchung fallen auf der betroffenen Seite fehlende Atemexkursionen, ein aufgehobenes Atemgeräusch, ein aufgehobener Stimmfre-

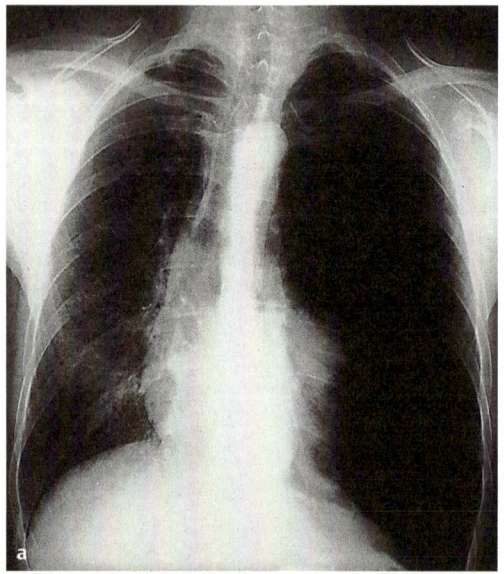 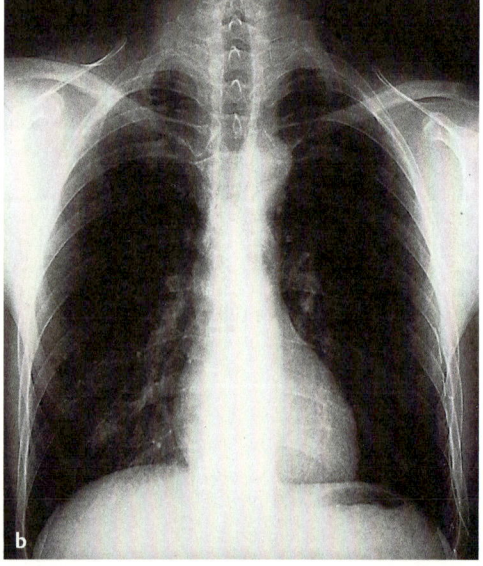

Abb. 4.2 **Spannungspneumothorax. a** Spannungspneumothorax mit erhöhter Strahlentransparenz der linken Lunge, einseitig deutlich tiefstehendem Zwerchfell und Mediastinalverschiebung zur Gegenseite. **b** Röntgen-Thorax-Aufnahme nach Anlage einer Thoraxdrainage. Die linke Lunge ist wieder vollständig belüftet. (aus: Reiser, Kuhn, Debus, Duale Reihe Radiologie, Thieme, 2011)

mitus und ein **hypersonorer Klopfschall** auf. Beim Spannungspneumothorax treten gestaute Halsvenen, Zyanose, Tachykardie und Hypotonie hinzu.

Die **Röntgen-Thorax-Aufnahme** sichert die Verdachtsdiagnose, im ipsilateralen Hemithorax zeigt sich ein großes Areal mit erhöhter Strahlentransparenz aufgrund des Lufteintritts. Hat sich die Pleura visceralis von der Thoraxwand abgehoben, wird sie als feine konvex verlaufende Linie sichtbar. Peripher davon ist die Lungenzeichnung aufgehoben. Gering ausgeprägte Befunde lassen sich am besten **im Stehen** (Luft steigt auf) und – dies ist allerdings umstritten – in der Exspirationsaufnahme erkennen. Eine CT ist nur bei besonderen (morphologischen) Fragestellungen zur genauen Therapieplanung notwendig, sie kann allerdings zur Beurteilung der Rezidivgefahr nach voller Lungenentfaltung nützlich sein.

Bei einem Spannungspneumothorax tritt infolge der Druckerhöhung das Zwerchfell auf der betroffenen Seite tiefer und die Interkostalräume erweitern sich. Die Mediastinalverschiebung ist häufig gut an der verzogenen Trachea zu erkennen (**Abb. 4.2**).

Differenzialdiagnosen: In **Tab. 4.1** sind die wesentlichen Differenzialdiagnosen des Spontanpneumothorax mit den dazugehörigen Ausschlussmaßnahmen wiedergegeben.

Therapie:
Therapie des Spannungspneumothorax: Nach notfallmedizinischer Versorgung (O$_2$-Gabe, Oberkörperhochlagerung) muss ein Spannungspneumothorax sofort, auch ohne radiologische Bestätigung mit einer Thoraxdrainage versorgt werden, um lebensbedrohliche Komplikationen abzuwenden. Dabei punktiert man den Pleuraraum im 2. ICR medioklavikulär mit einer großlumigen Kanüle. Dann wird ein geschlitzter Fingerling oder ein Heimlich-Ventil angeschlossen, sodass Luft entweichen, aber nicht mehr eindringen kann.

Therapie der übrigen Pneumothoraxformen: Die Therapie richtet sich nach der Größe, den Beschwerden und der Ereignishäufigkeit (Erstmanifestation/Rezidiv) des Pneumothorax.

Tab. 4.1 Differenzialdiagnosen des Spontanpneumothorax

Differenzialdiagnose	Ausschlussmaßnahmen
aufgrund der Klinik	
Myokardinfarkt	• Auskultation → beide Lungen ventiliert? • EKG → Ischämiezeichen? • Herzenzyme
Lungenembolie	• Auskultation • EKG → Anzeichen der Rechtsherzbelastung? • Ventilations-Perfusions-Szintigrafie
Pleuritis	• Anamnese → atemabhängiger Schmerz? • Auskultation → Pleurareiben?
aufgrund der Röntgen-Thorax-Aufnahme	
Lungenemphysem	• HR-CT
große Lungenzyste	• konkave Begrenzungslinie

- Beim **ersten idiopathischen Mantelpneumothorax** oder beim **asymptomatischen iatrogenen Pneumothorax < 3 cm** ist zunächst ein **abwartendes Verhalten** angezeigt. Häufig resorbieren sich diese von selbst. Die nasale Sauerstoffgabe wirkt dabei unterstützend. Innerhalb der ersten 2 Tage wird alle 12 h eine röntgenologische Kontrollaufnahme angefertigt.
- Die Indikation zur **Anlage einer Saugdrainage** (z. B. Bülau-Drainage; s. Chirurgie [S. B187]) ergibt sich **bei symptomatischen, rezidivierenden** oder **ausgedehnten Pneumothoraces**. Dabei entfaltet sich die Lunge bereits meist ohne Sog (Cave: Reexpansionsödem bei zu früh oder zu stark eingeschaltetem Sog!). Bei Patienten mit einem primären Spontanpneumothorax wird die Drainagenspitze nahe der parietalen Pleurakuppel platziert, da die Luft im Pleuraspalt zum höchsten Punkt hin aufsteigt. Diese Patienten sind meist mobil (aufrechte Körperposition), sodass die Pleurakuppel den höchsten Punkt darstellt. Kommt es nach Einlage der Drainage nur zu einer inkompletten Lungenexpansion, ist ein chirurgisches Eingreifen gerechtfertigt.
- Für Patienten mit mehr als einem Rezidiv oder schwerer pulmonaler Grunderkrankung ist eine **Pleurodese** in Erwägung zu ziehen. Außerdem können persistierende Defekte der pulmonalen Pleura **operativ** (z. B. offene Thorakotomie, videoassistierte Thorakoskopie) übernäht werden (s. Chirurgie [S. B188]).
- Bei einer persistierenden Lungenfistelung über 5 Tage sowie großen Bullae ist ebenfalls eine Operation angezeigt (videoassistierte Thorakoskopie).

Prognose und Prävention: Bei einem mit einer Drainage versorgten ausgedehnten Spontanpneumothorax ohne weitere Therapie, ist in bis zu 50 % der Fälle ein Rezidiv zu erwarten. Nach videoassistierter Resektion nur noch in etwa 2–14 % der Fälle. Zur Senkung der Rezidivrate kann eine Pleurodese indiziert sein.

4.2 Pleuritis

DEFINITION Entzündung der Pleura.

Ätiologie: Eine Pleuritis kann entweder infektiös, meist durch Übergreifen inflammatorischer Prozesse der Lunge, oder nicht infektiös bedingt sein. Die häufigsten Ursachen sind:
- **infektiös:** Pneumonie, Tuberkulose, Coxsackie-B-Viren (Auslöser der epidemischen Pleurodynie, Bornholm-Krankheit)
- **nicht infektiös:** Urämie, Lungeninfarkt, Kollagenosen, Pleuramesotheliom, Oberbaucherkrankungen.

Klinische Pathologie: Morphologisch und klinisch lassen sich 2 Pleuritisformen unterscheiden. Bei der **Pleuritis sicca** finden sich als Zeichen des entzündlichen Geschehens leukozytäre Infiltrate und **fibrinöse Ausschwitzungen** im Bereich des Rippenfells. Während der Atembewegungen reiben die beiden Pleurablätter aneinander und schieben das Fibrin schichtartig zusammen. Im Rahmen des Heilungsprozesses kann es durch hyperproliferative Myofibroblasten zur Ausbildung von Pleuraschwarten kommen. Häufig ist eine trockene Pleuraentzündung nur die Vorstufe zur feuchten **Pleuritis exsudativa**. Letztere geht immer mit einem Erguss einher, der je nach Ätiologie **serös**, **hämorrhagisch** oder **eitrig** sein kann. Große Ergussmengen komprimieren die Lunge und führen zu einer restriktiven Ventilationsstörung.

Klinik: Das typische Symptom einer Pleuritis sicca ist der **atemabhängige Thoraxschmerz**. Dieser verschwindet, sobald sich ein Erguss gebildet hat. Deshalb bleibt das Beschwerdebild der Pleuritis exsudativa auf die **Dyspnoe** beschränkt. Eventuell bestehen begleitend Symptome der Grundkrankheit wie Fieber bei Pneumonie oder Hämoptysen nach Lungeninfarkt.

Diagnostik: Die **Pleuritis sicca** kann anhand ihrer atemabhängigen Schmerzsymptomatik und dem typischen **Pleurareiben** („Knarren" wie Leder) in der Auskultation diagnostiziert werden. Der **Erguss** lässt sich in der **Röntgen-Thorax-Aufnahme** darstellen. Bei unklarer Ursache sollte in jedem Fall eine weiterführende Diagnostik bezüglich der Primärerkrankung erfolgen.

Therapie: Im Vordergrund steht die Behandlung der jeweiligen Grundkrankheit. Bei Bedarf erfolgen zusätzlich eine Schmerztherapie sowie die Entlastung der Ergüsse durch Punktion.

4.3 Pleuraerguss

> **DEFINITION** Pathologische Flüssigkeitsansammlung im Pleuraspalt, die je nach Art des Ergusses serös (Transsudat oder Exsudat), hämorrhagisch, chylös oder eitrig sein kann.

Ätiologie: In **Tab. 4.2** sind die Ursachen der verschiedenen Ergussarten zusammengefasst.

Klinische Pathologie: Pleuraergüsse, die als Folge einer Lungenentzündung auftreten, werden auch als **parapneumonische Ergüsse** bezeichnet. Man unterscheidet hierbei zunächst **unkomplizierte** Formen, bei denen es lediglich zu einer pleuralen Schrankenstörung mit klarem Exsudat kommt (nicht infiziert), von **komplizierten Ergüssen**, d. h. infizierten Flüssigkeitsansammlungen. Bei hohem Leukozytenanteil liegt makroskopisch ein **Pleuraempyem** vor (= Eitersansammlung zwischen den Pleurablättern). Dementsprechend imponiert das Punktat purulent. Die Pleura wird von fibrinösen Membranen durchzogen.

Klinik: Zumeist dominieren die Beschwerden der Grunderkrankung. Bei massiver Ergussmenge kommt es durch die Lungenkompression zu **Dyspnoe**.

Komplikationen: Pleuraschwarten bzw. **-schwielen** sind häufig Residuen entzündlicher Prozesse des Brustfells. Sie stellen narbig veränderte und verdickte Pleurablätter dar, die durch Myofibroblastenproliferation entstehen und zu Verwachsungen führen. Ein **Pleuraempyem** entwickelt sich bei einer eitrigen Infektion des Ergusses.

Tab. 4.2 Ätiologie des Pleuraergusses

Form	Ursache
Transsudat	erhöhter hydrostatischer Druck: • Herzinsuffizienz • Lungenembolie • Einflussstauung erniedrigter onkotischer Druck: • Leberzirrhose • nephrotisches Syndrom • Hypalbuminämie iatrogen: • Infusionsthorax durch fehlplatzierten zentralvenösen Katheter
Exsudat	• Tumoren: Bronchialkarzinom, Pleuramesotheliom, malignes Lymphom, Metastasen, Ovarialfibrom (Meigs-Syndrom) • Infektionen: Pneumonie, Tuberkulose • Oberbaucherkrankungen: Pankreatitis, maligner Aszites, Z. n. Oberbaucheingriffen, Intraabdominalabszess • Systemerkrankungen: Lupus erythematodes, chronische Polyarthritis, Sarkoidose • weitere Ursachen: Perikarditis, Lungenembolie, Urämie, Endometriose
Hämatothorax	• traumatisch • iatrogen (thorakale Punktionen oder Biopsien) • Ruptur eines Aortenaneurysmas • Pleuramalignome oder -metastasen • Gerinnungsstörungen
Chylothorax	• Eröffnung oder Verlegung des Ductus thoracicus (iatrogen, traumatisch, Tumor)
Pleuraempyem	• Folge eines infizierten Ergusses

Diagnostik: Anamnestisch sollten bekannte Vorerkrankungen und Verletzungen im Bereich des Thorax erfragt werden. Das **Atemgeräusch** über dem Erguss ist **abgeschwächt** oder fehlt überhaupt. Perkutorisch kann ein gedämpfter, evtl. nach lateral ansteigender Klopfschall (= Ellis-Damoiseau'sche Linie) und palpatorisch ein aufgehobener Stimmfremitus nachgewiesen werden. Während der Atemexkursion fällt evtl. ein Nachziehen der betroffenen Thoraxhälfte auf. Über der komprimierten Lunge wird ein Bronchialatmen wahrgenommen („Kompressionsatmen").

Pleurapunktion: Mithilfe des Pleurapunktats gelingt bereits makroskopisch die Einteilung des Ergusses:
- normal: hell, bernsteinfarben
- zellreich: trüb
- hämorrhagisch: blutig
- chylös: milchig-trüb
- eitrig: gelb bis grünlich-trüb.

Das Punktat muss histologisch (maligne Zellen, Leukozyten), laborchemisch (LDH, Eiweiß, Lipase und Amylase bei Pankreatitis und Begleitpleuritis) und mikrobiologisch (Bakterien, Pilze) untersucht werden. Die Bestimmung des pH-Werts hilft, parapneumonische Ergüsse zu unterscheiden:
- unkomplizierter parapneumonischer Erguss: pH-Wert > 7,3

- komplizierter parapneumonischer Erguss: pH-Wert: 7,1–7,2
- Pleuraempyem: pH-Wert ≤ 7,0.

Tab. 4.3 zeigt den Unterschied zwischen Trans- und Exsudat.

Die Einteilung in **Transsudat** (→ eher kardial, Abfall des kolloidosmotischen Drucks, niedriger Eiweißgehalt) und **Exsudat** (→ eher entzündlich, maligne, hoher Eiweißgehalt) erlaubt keine sichere Zuordnung bezüglich der Ergussätiologie (**Tab. 4.3**). Gerade maligne Pleuraergüsse treten häufig nicht als typische Exsudate auf! Besseren Aufschluss kann eine zusätzliche Bestimmung von LDH geben: **LDH-Erguss/LDH-Serum > 0,6** spricht für eine maligne oder entzündliche Ursache.

Bildgebung: Das empfindlichste Verfahren zum Nachweis eines Pleuraergusses ist die **Thoraxsonografie** im Sitzen. Bereits geringe Flüssigkeitsmengen von ca. 50 ml lassen sich als dunkler, echofreier Bereich zwischen Lunge und Thorax darstellen (**Abb. 4.3**). Außerdem können die Pleura sowie der Organisationszustand des Ergusses beurteilt und eine geeignete Stelle für eine häufig erforderliche Punktion gefunden werden.

Die **Röntgen-Thorax-Aufnahme** liefert beim stehenden Patienten und Ergussmengen ab 150 ml anfangs nur im seitlichen Strahlengang positive Befunde, in der p.-a. Aufnahme ab einem Volumen von ca. 200 ml (→ dorsal reichen die kostodiaphragmalen Recessus am weitesten nach kaudal). Liegend und mit der kranken Seite nach unten können kleinere Mengen detektiert werden. Bei größeren Ergussmengen bildet sich basal eine homogene Verschattung, die lateral nach oben meniskusartig spitz ausläuft (= **Ellis-Damoiseau'sche Linie**, **Abb. 4.4**). Weitere röntgenologische Zeichen sind die flächenhafte **Transparenzminderung**, das schlecht abgrenzbare Zwerchfell, eine Verschattung im lateralen Recessus sowie ein verbreiterter Pleurasaum.

Ergüsse können aber auch an atypischer Position lokalisiert sein und damit andere Pathologien vortäuschen, wie z. B. einen Zwerchfellhochstand (subpulmonal), Rundherd (abgekapselt interlobulär) oder Thoraxwandtumoren (abgekapselt im Bereich von pleuralen Verwachsungen).

Therapie: Kausal steht die **Behandlung der Grundkrankheit** im Mittelpunkt. Nach erfolgreicher Therapie bilden sich Transsudate ohne Folgen zurück. Symptomatische Pleuraergüsse, die eine Dyspnoe hervorrufen, werden zur Entlastung zusätzlich **punktiert**. Die Punktionsmenge beschränkt sich auf maximal 1,5 l pro Sitzung, um die Ausbildung eines Reexpansionsödems und zu starke Eiweißverluste zu verhindern. Bei großen Ergüssen bietet sich daher eher die Versorgung mittels **Pleuradrainage** und kontinuierlichem Sog über mehrere Tage an. Die **Pleurodese** durch Tetrazyklin-, Bleomycin- oder Mitoxantroninstillation ist bei rezidivierenden, anders nicht beherrschbaren Ergüssen indiziert. Alternativ kann v. a. bei maligner Genese Talkum als Puder zur iatrogenen Pleuraverklebung verwendet werden.

4.3.1 Spezielle Ergussformen

Hämatothorax

DEFINITION Ansammlung von **Blut** in der Pleurahöhle, wobei der Hämatokritgehalt > 50 % des Hämatokritwerts im Blut beträgt (< 50 %: hämorrhagischer Erguss).

Ursächlich für die Entwicklung eines Hämatothorax sind Verletzungen von Thoraxwand, Pleura oder Lunge (z. B.

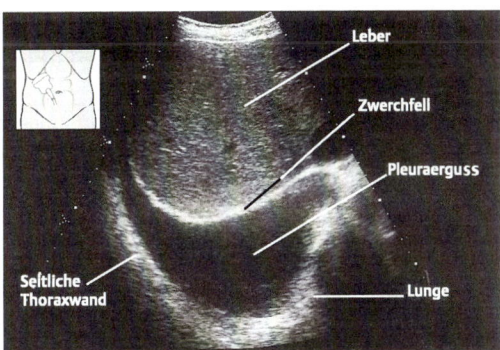

Abb. 4.3 Sonografischer Befund bei Pleuraerguss (rechts).
Der Erguss zeigt sich als sichelförmiger, echofreier Bereich.
(aus: Delorme, Debus, Duale Reihe Sonografie, Thieme, 2005)

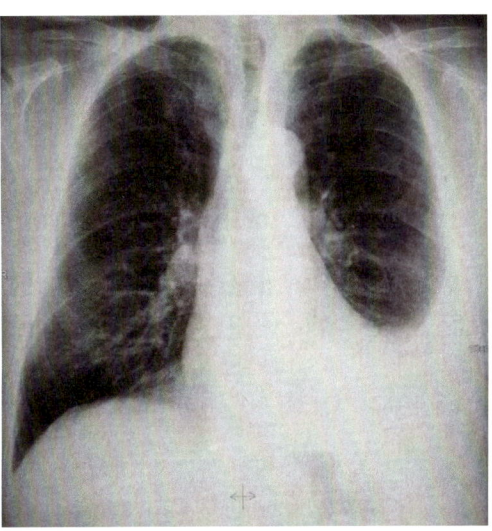

Abb. 4.4 Röntgenologischer Befund bei Pleuraerguss (links).
(aus: Greten, Rinninger, Greten, Innere Medizin, Thieme, 2010)

Tab. 4.3 Kriterien zur Unterscheidung von Transsudat und Exsudat

Parameter	Transsudat	Exsudat
spezifisches Gewicht	< 1,016	> 1,016
Gesamteiweiß	< 3 g/dl	> 3 g/dl
Eiweiß-Quotient: Punktat/Serum	< 0,5	> 0,5
LDH	< 200 U/l	> 200 U/l
LDH-Quotient: Punktat/Serum	< 0,6	> 0,6

Pleurapunktion, ZVK, Verletzungen im Bereich der Atemwege, Rippenfrakturen, Aortenrupturen). Dabei kommt es meist zu Blutungen aus Interkostalarterien, der A. thoracica interna, der Aorta oder aus Lungengefäßen. Selten sind Blutungen aus dem Lungenparenchym. **Klinisch** präsentieren sich die Patienten mit atemabhängigen Schmerzen und Dyspnoe. Der Klopfschall ist gedämpft, das Atemgeräusch aufgehoben. Bei starken Blutungen entwickelt sich ein hämorrhagischer Schock. Auch die Entstehung eines Hämatopneumothorax ist möglich. **Diagnostisch** im Vordergrund stehen Anamnese, Labor (Hb-Abfall), Röntgen-Thorax-Aufnahme, Sonografie und die Pleurapunktion. **Therapeutisch** wird eine **Thoraxdrainage** angelegt. Bei fehlender Entfaltung der Lunge oder bei einem Blutverlust von > 100 ml/h über die Drainage muss das Hämatom thorakoskopisch oder offen ausgeräumt werden.

Chylothorax

> **DEFINITION** Ansammlung von **Lymphe** in der Pleurahöhle, der Triglyzeridgehalt beträgt > 110 mg/dl (< 110 mg/dl: Pseudochylothorax).

Fast immer liegt eine **Verletzung des Ductus thoracicus** oder der Cisterna chyli zugrunde (z. B. posttraumatisch, iatrogene Eingriffe an Aorta, Ösophagus oder der Lunge). Symptomatisch kann ein Chylothorax bei Entzündungen oder Tumoren entstehen. Bei ausgeprägtem Befund bestehen Dyspnoe und Tachykardie (durch die Mediastinalverschiebung), ein gedämpfter Klopfschall und ein abgeschwächtes Atemgeräusch. Die **Punktion** zeigt eine sterile Flüssigkeit mit einem Fettgehalt von 0,4–4 %, einem Eiweißgehalt bis zu 30 % sowie Lymphozyten. Die Szintigrafie ist zur Lokalisation des Defekts angezeigt. Therapeutisch stehen die Anlage einer **Thoraxdrainage** und eine anschließende fettarme Diät im Vordergrund. Persistieren die Beschwerden, ist die thorakoskopische oder offene Ligatur des Ductus thoracicus oberhalb des Zwerchfells notwendig.

Pleuraempyem

> **DEFINITION** Eitriger Erguss in der Pleurahöhle (> 15 000/µl Leukozyten, pH ≤ 7,0, bakterielle Besiedelung).

Mögliche Ursachen sind entzündliche Prozesse im Thorax (z. B. Pneumonie, Pleuritits), eine postoperative Wundinfektion, Thoraxtrauma, abdominelle Abszesse, Sepsis sowie eine Pleurapunktion. Häufig lassen sich Staphylokokken und Anaerobier als Erreger nachweisen.
Das Pleuraempyem verläuft in 3 Stadien:
- **Stadium 1:** exsudative Phase
- **Stadium 2:** fibrinös-purulente Phase mit Septierung der Pleurahöhle
- **Stadium 3:** Vernarbung bzw. Verschwartung mit Abgrenzung durch Granulationsgewebe.

In der klinischen Untersuchung präsentieren sich die Patienten mit atemabhängigen Schmerzen, gedämpftem Klopfschall und aufgehobenem Atemgeräusch. Im Labor sind die Entzündungszeichen erhöht. Weitere diagnostische Maßnahmen sind die Punktion, Röntgenaufnahme und Sonografie. Therapeutisch angezeigt sind eine Antibiose nach Antibiogramm sowie die Saug-Spül-Drainage mit NaCl. Eventuell kann auch eine **intrapleurale Fibrinolyse** mit Streptokinase oder Urokinase durchgeführt werden. Bei nicht beherrschbarem Empyem wird eine Dekortikation (Pleuraentfernung) notwendig (s. Chirurgie [S. B188]).

4.4 Pleuratumoren

Siehe Neoplastische Erkrankungen [S. A629].

5 Erkrankungen von Thoraxwand, Mediastinum und Zwerchfell

5.1 Erkrankungen der Thoraxwand

Siehe Chirurgie [S. B186].

5.2 Erkrankungen des Mediastinums

Siehe Chirurgie [S. B186].

5.3 Erkrankungen des Zwerchfells

Siehe Chirurgie [S. B123].

A5 Verdauungssystem

1	Grundlagen	222
2	Ösophagus	229
3	Magen und Duodenum	236
4	Darm	245
5	Leber	264
6	Gallenblase und Gallenwege	290
7	Pankreas	297

1 Grundlagen

1.1 Funktion des Verdauungstraktes

Die Hauptaufgaben des Verdauungstrakts sind Aufnahme, Speicherung, Weitertransport, Verdauung und Absorption der Nahrung. Jedes Organ übernimmt dabei bestimmte Teilfunktionen.

- **Weitertransport und Durchmischung der Nahrungsbestandteile:** Die Motorik im Verdauungstrakt ist durch eine unwillkürliche Innervation gesteuert. Sie erfolgt teils propulsiv (zum Weitertransport der Nahrung), teils nicht propulsiv (zur Durchmischung der Nahrung).
- **Sekretion:** Speicheldrüsen, Magendrüsen, Pankreas, Leber, Enterozyten und Becherzellen der Darmschleimhaut produzieren zahlreiche verschiedene Sekrete (Verdauungsenzyme, Emulgatoren, Muzine etc.). Während Verdauungsenzyme und Emulgatoren der Aufspaltung der Nahrungbestandteile dienen, bilden Muzine einen schützenden Schleimfilm. Gesteuert wird die Sekretion sowohl nerval als auch humoral durch verschiedene Enterohormone (Tab. 1.1).
- **Flüssigkeitsbilanzierung:** Pro Tag gelangen etwa 10 l Flüssigkeit in den Magen-Darm-Trakt. Etwa **95 %** davon werden bereits **im oberen Dünndarm absorbiert**. Weitere 3 % werden durch die Dickdarmschleimhaut aufgenommen, sodass mit dem Stuhl nur etwa 100 ml Flüssigkeit ausgeschieden werden.
- **Verdauung (Digestion) und Absorption:** Die **Kohlenhydratverdauung** erfolgt v. a. durch die α-Amylase aus Speichel und Pankreas sowie die Oligosaccharidasen aus der Bürstensaummembran der Dünndarmepithe-

Tab. 1.1 Enterohormone

Enterohormon	Bildungsort	Stimulation durch	Wirkung	klinische Bedeutung
Gastrin	G-Zellen (Magenantrum, Duodenum)	Vagusreiz, Magendehnung, Peptide in der Nahrung, Alkohol/Koffein	• Magensäure-, Pepsinogen- und Histaminsekretion ↑ • Magenperistaltik ↑ • trophische Wirkung auf Schleimhaut von Magen und Duodenum	Gastrinom (Zollinger-Ellison-Syndrom, s. Neoplastische Erkrankungen [S. A659]): Hypergastrinämie mit Gefahr der Ulkusentstehung
Histamin	ECL-Zellen und Mastzellen im Magen	Vagusreiz	• Magensäure- und Pepsinogensekretion ↑	H_2-Rezeptor-Blocker: Blockade der Salzsäuresekretion
Sekretin	S-Zellen in der Schleimhaut von Duodenum und Jejunum	saurer pH des Nahrungsbreis	• HCO_3^--Sekretion in Pankreas und Gallengängen ↑ • Magenperistaltik und Magenentleerung ↓ • Magensäuresekretion ↓ • Pepsinogensekretion ↑	Sekretin-Pankreozymin-Test: Überprüfung der exokrinen Pankreasfunktion [S. A297])
Cholezystokinin (CCK, = Pankreozymin)	I-Zellen in der Schleimhaut von Duodenum und Jejunum	freie Fettsäuren, Peptide, Aminosäuren im Duodenum	• Gallensekretausschüttung ↑ (Gallenblasenkontraktion ↑ und Relaxation des Sphincter Oddi) • Darmmotilität ↑ • Magensäuresekretion ↓ • Pepsinogensekretion ↑ • Magenentleerung ↓	
Somatostatin	D-Zellen im Magen, Pankreas, Dünndarm	Fettsäuren, Peptide und Gallensäuren im Dünndarm	• Magensäure-, Pepsinogen- und Pankreassekretion ↓ • Gastrin-, VIP-, Motilin-, CCK-, Sekretin-, Insulin-, Glukagonfreisetzung ↓	Somatostatinom (s. Neoplastische Erkrankungen [S. A660]): Diabetes mellitus, Gallensteine therapeutischer Einsatz bei Ulkuserkrankung, gastrointestinaler Blutung, sezernierenden Pankreasfisteln
VIP (vasoactive intestinal peptide)	Duodenum	Fette im Duodenum	• gastrointestinale Motilität ↓ • Gastrin und Magensäuresekretion ↓ • intestinale Sekretion ↑ • Vasodilatation	VIPom (s. Neoplastische Erkrankungen [S. A659]): wässrige Diarrhö, Hypokaliämie und Achlorhydrie (WDHA-Syndrom)
Serotonin	EC-Zellen der Darmschleimhaut	tryptophan- oder serotoninhaltige Nahrung	• Darmperistaltik ↑	Karzinoidsyndrom (s. Neoplastische Erkrankungen [S. A657]) Serotoninagonisten werden als Prokinetika eingesetzt
GIP (gastric inhibitory peptide)	K-Zellen im Dünndarm	Glukose, Fett, Aminosäuren und ein niedriger pH-Wert im Duodenum	• Insulinfreisetzung ↑ • Magensäuresekretion ↓ • Magenmotorik ↓	noch nicht vollständig geklärt

lien. Bei der Proteinverdauung spielen die Magensäure, das Pepsin, die Pankreasenzyme und die Enteropeptidasen des Bürstensaums eine wichtige Rolle. Voraussetzung für die **Fettverdauung** ist eine Emulgierung der Nahrungsfette durch Gallensäuren, Phospolipide und die Darmmotilität. Die Spaltung erfolgt durch verschiedene Lipasen.

1.2 Enterohormone

Enterohormone (**Tab. 1.1**) sind für die **humorale Steuerung der Motilität und Sekretion** verantwortlich. Sie werden von verschiedenen, im Epithel der Schleimhaut gelegenen Zellen sezerniert. Der Großteil dieser Zellen produziert und speichert v. a. Peptidhormone. Da sie jedoch grundsätzlich in der Lage sind, Aminpräkursoren aufzunehmen und zu Aminen zu decarboxylieren, werden sie auch unter dem Begriff „**APUD-Zellen**" (**a**mine-**p**recursor **u**ptake and **d**ecarboxylation) zusammengefasst.

> **MERKE** Auch Hormone anderer Organe können die Darmmotilität beeinflussen. Die Hyperthyreose kann z. B. zur Diarrhö führen, die Hypothyreose zur Obstipation.

1.3 Bildgebende Diagnostik der Abdominalorgane

1.3.1 Sonografie

Die Sonografie ist die grundlegende bildgebende Untersuchungsmethode für die Beurteilung der Abdominalorgane. Sie ist **nicht invasiv, einfach durchführbar, komplikationslos** (keine Strahlen- oder Kontrastmittelbelastung) und kostengünstig in der Durchführung. Sie liefert erste wichtige Hinweise auf das Vorliegen pathologischer Veränderungen, wobei sie sich insbesondere für die **Beurteilung parenchymatöser Organe** (Leber, Gallenblase, Pankreas, Milz, Nieren, Lymphknoten) und des abdominellen **Gefäßsystems** (Doppler- und Farbduplexsonografie) eignet. Die wesentlichen Nachteile der Sonografie sind eine mögliche Einschränkung der Beurteilbarkeit der untersuchten Strukturen durch Darmgasüberlagerung und die Untersucherabhängigkeit mit begrenzter Reproduzierbarkeit der Ergebnisse. Eine Abdomensonografie sollte am besten **am nüchternen Patienten** vorgenommen werden, da in diesem Zustand die Darmgasüberlagerung auf ein Minimum beschränkt und die Gallenblase zur besseren Darstellung gefüllt ist.

Einsatzgebiete der Sonografie:
- allgemeine Beurteilung von Größe und Form der Organe
- Nachweis diffuser (z. B. Verfettung, Fibrosierung, Sklerosierung) und fokaler (z. B. Abszesse, Metastasen, Tumoren, Zysten) Strukturveränderungen des Parenchyms durch Veränderungen der Echostruktur (echoarm, echoreich) und des Binnenmusters (inhomogen)
- Differenzierung zwischen flüssigkeitsgefüllten Zysten und soliden Tumoren
- Nachweis von Konkrementen (z. B. Chole- oder Urolithiasis) und Verkalkungen (chronische Pankreatitis, Atherosklerose)
- Nachweis erweiterter Gallengänge als Hinweis auf eine Abflussbehinderung in den Gallenwegen; Differenzierung zwischen intra- und extrahepatischer Cholestase
- Nachweis eines aufgestauten Nierenbeckens als Hinweis auf ein Abflusshindernis im Bereich des Harntrakts
- Nachweis von Darmwandveränderungen (Wandverdickung, Kokarde)
- Doppler- und Farbduplexsonografie: Beurteilung von Geschwindigkeit und Richtung des Blutflusses (z. B. Flussumkehr bei portaler Hypertension), Nachweis von Strömungshindernissen (z. B. Thromben), von Kollateralkreisläufen (z. B. bei portaler Hypertension) und von einer verminderten Gefäßkomprimierbarkeit (z. B. bei Thrombose)
- Durchführung sonografiegesteuerter Punktionen.

1.3.2 Endosonografie

Bei der **endokavitären Ultraschalluntersuchung** wird der Schallkopf in ein Hohlorgan (Ösophagus, Magen, Darm) eingeführt und dadurch in die unmittelbare Nähe der zu untersuchenden Organe (z. B. Pankreas) und Strukturen (z. B. Ösophaguswand) gebracht. Durch die Nähe zur untersuchten Struktur und die fehlende Überlagerung durch Darmgase werden **Bilder mit sehr hoher Auflösung** erzielt. Indikationen sind das lokale Staging gastrointestinaler Tumoren (z. B. Ösophagus-, Magen-, Rektum-, Gallengangs- und Pankreaskarzinom), die Tumornachsorge, die Abklärung von Abzessen und Fisteln und die Darstellung des Pankreasgangs und der Gallenwege.

1.3.3 Röntgenuntersuchungen

Abdomenübersichtsaufnahme

Sie dient v. a. dem Nachweis von freier Luft, Flüssigkeitsspiegeln und Verkalkungen sowie der Beurteilung der Psoasrandkontur. Außerdem zeigt sie verschluckte Fremdkörper und Veränderungen in den abgebildeten Skelettanteilen. **Standardaufnahmen** werden **im Stehen** oder **in Linksseitenlage** durchgeführt. Typische Befunde zeigt **Tab. 1.2**.

Computertomografie (CT)

Sie wird i. d. R. ergänzend zur Sonografie durchgeführt, wenn diese keine eindeutigen Ergebnisse liefert. Die CT liefert überlagerungsfreie Schnittbilder, aus denen durch digitale Nachbearbeitung eine 3-D-Rekonstruktion der untersuchten Strukturen angefertigt werden kann. Ihr Vorteil gegenüber der Sonografie liegt in einer ausgesprochen **detaillierten Darstellung der Organe**, einer deutlich besseren **Beurteilbarkeit von Hohlorganen** (Magen, Darm) und des **Retroperitonealraums** (v. a. Lymphknoten,

Tab. 1.2 Radiologische Befunde in der Abdomenübersichtsaufnahme

Befund	Differenzialdiagnose
(freie) Luft	• subdiaphragmal (Aufnahme im Stehen) oder rechts bzw. oberhalb der Leber (Aufnahme in Linksseitenlage): Perforation intraperitonealer Hohlorgane • retroperitoneal (streifige Aufhellung entlang des lateralen Psoasrandes): Perforation retroperitonealer Hohlorgane • in den Gallenwegen (Aerobilie): – Gallensteinperforation in den Darm – Z. n. ERCP oder Papillotomie • in der Darmwand (Pneumatosis intestinalis): Mesenterialinfarkt
Verkalkungen	• verkalkte Konkremente (Gallen- und Nierensteine) • chronische Pankreatitis • Porzellangallenblase • Lymphknotenverkalkungen • Gefäßwandverkalkungen, Aneurysmata, Hämatome
Flüssigkeitsspiegel	• Ileus: Die Flüssigkeitsspiegel zeigen die Lokalisation der Lumenobstruktion an (DD: Dünn- und Dickdarmileus)
unscharfe Psoasrandkontur	• retroperitoneale Abszesse • Tumoren • Hämatome

Pankreas, Aorta) sowie in ihrer **Reproduzierbarkeit** durch die Unabhängigkeit vom Untersucher. Durch Gabe von Kontrastmitteln kann die Aussagekraft weiter erhöht werden. Die beiden großen Nachteile der CT sind die mit ihr verbundene **Strahlenbelastung** und die hohen Kosten.

Die CT gilt als sensitivste Methode zum Nachweis einer Divertikulitis, einer akuten (nekrotisierenden) Pankreatitis und zur ==Abszesssuche== (dichtegeminderte Strukturen, ggf. ==Gaseinschlüsse im Gewebe==). Aufgrund der schnellen Durchführbarkeit (Aufnahme des gesamten Bauchraums in wenigen Sekunden) hat sie einen festen Stellenwert in der Ursachenabklärung des akuten Abdomens. Weitere Einsatzgebiete sind das Staging und die Nachsorge abdomineller Tumoren und die Durchführung CT-gesteuerter Punktionen.

Röntgenuntersuchungen mit Kontrastmittel

Kontrastmitteluntersuchungen können als Einfach- oder Doppelkontrastuntersuchungen durchgeführt werden. In der Regel werden **bariumsulfathaltige Kontrastmittel** verwendet.

> **MERKE Cave:** Bei V. a. Perforation, Peritonitis oder Ileus sowie bei Aspirationsgefahr und in der Abklärung des akuten Abdomens ist die Gabe von Barium kontraindiziert (Gefahr der Bariumperitonitis, Verschlimmerung eines Ileus durch Eindickung des Bariums, Gefahr der Bariumpneumonie).

In diesen Fällen muss ein **wasserlösliches jodhaltiges Kontrastmittel** eingesetzt werden.

- **Einfachkontrastuntersuchung:** Das Kontrastmittel füllt das Lumen aus. Es können Aussagen über die Struktur des Organs gemacht werden, eine Beurteilung der Schleimhaut ist aber nicht möglich. Bei Kombination mit einer Durchleuchtung können auch Aussagen über die Motilität gemacht werden. Durch intravenöse Gabe von Buscopan kann die Beurteilbarkeit durch Hemmung der Peristaltik und Entspannung der Wandmuskulatur verbessert werden (Buscopanhypotonie).
- **Doppelkontrastuntersuchung:** Hierbei wird die Kontrastmittelapplikation mit einer Luft- oder Wasserinsufflation kombiniert, sodass die Schleimhaut von einem feinen Kontrastmittelfilm belegt ist. Hierdurch gelingt eine deutlich bessere Beurteilung der Schleimhaut (z. B. Ulzera und Tumoren). Eine sichere Abgrenzung zwischen benignen und malignen Prozessen ist allerdings nicht möglich.

Tab. 1.3 Röntgenkontrastmitteluntersuchungen in der Abdominaldiagnostik

Verfahren	Beschreibung
Ösophagusbreischluck	• Beurteilung von: Breipassage, Ösophaguslumen, Schleimhautrelief (in Doppelkontrast) und Motilität (unter Durchleuchtung) • Indikationen: Abklärung einer Dysphagie, Nachweis tumoröser Prozesse (wenn ÖGD nicht möglich), Abklärung von Motilitätsstörungen, Divertikelnachweis
Magen-Darm-Passage	• Indikationen: Nachweis einer Magenentleerungsstörung, V. a. Ulkus/Tumoren, wenn Gastroskopie nicht möglich • Hinweis: heute weitgehend verdrängt von der CT und der Endoskopie
Dünndarmuntersuchung nach Sellink	• Durchführung als Doppelkontrastuntersuchung mit Kontrastmittelapplikation über eine nasojejunale Sonde und anschließende Aufdehnung des Dünndarmlumens mit einer Methylzellulose-Wasser-Mischung • Indikationen: V. a. chronisch-entzündliche Darmerkrankungen, Abklärung einer Diarrhö unklarer Genese, Nachweis intestinaler Fisteln, Tumor- und Lymphomsuche • Hinweis: heute weitgehend verdrängt durch das Magnetresonanz-Enteroklysma
Kolonkontrasteinlauf	• Durchführung als Doppelkontrastuntersuchung mit retrograder Darstellung des Dickdarms • Indikationen: Nachweis von Schleimhautläsionen bei Entzündungen, Polypen, Divertikel, V. a. Tumoren • Hinweis: heute weitgehend verdrängt durch die Koloskopie und CT
perkutane transhepatische Cholangiografie (PTC)	• invasive Methode zur Darstellung der Gallenwege nach perkutaner Leberpunktion und Kontrastmittelapplikation • Indikationen: Abklärung einer intra- und extrahepatischen Cholestase; Ersatzmethode, falls ERCP nicht möglich (Z. n. Billroth-Operation; Z. n. Operationen an Gallenblase und -wegen) • Vorteil: Kombination mit therapeutischer Gallenwegsdrainage möglich • Komplikationen: Blutungen, biliovenöse Fistelbildung, gallige Peritonitis, Pneumothorax • Kontraindikationen: Gerinnungsstörungen • MRCP als nicht invasive Alternative
endoskopisch-retrograde Cholangiopankreatikografie (ERCP)	siehe **Tab. 1.4**

1.3 Bildgebende Diagnostik der Abdominalorgane

Tab. 1.4 Endoskopische Verfahren in der Abdominaldiagnostik

Verfahren	Beschreibung
Endosonografie	siehe Kap. Endosonografie [S. A223]
Ösophagogastroduodenoskopie (ÖGD)	• Standarduntersuchung von Ösophagus, Magen und Duodenum • Indikationen: – Abklärung von Dysphagie, Refluxbeschwerden, rezidivierenden Oberbauchbeschwerden, unklarer Anämie – Nachweis und Therapie einer akuten oberen Gastrointestinalblutung (z. B. Ösophagusvarizen, Magenulkusblutung)
Videokapselendoskopie	• Prinzip: nicht invasive Darstellung des Dünndarms jenseits des Treitz-Bandes • Durchführung: Patient schluckt eine etwa 2 x 1 cm große Kapsel, die über eine Miniaturkamera Einzelbilder während der Darmpassage macht. Sehr teuer. • Indikationen: Nachweis okkulter Blutungsherde, V. a. chronisch-entzündliche Darmerkrankung (vorheriger Stenoseausschluss), Sprue, Lymphangiektasien, Tumoren
Doppelballonendoskopie	• Prinzip: schrittweise Untersuchung des Dünndarms mit einem speziellen Endoskop und Übertubus, die an ihren Enden mit einem Ballon versehen sind • Durchführung: Das Endoskop wird mit einem Ballon im Dünndarm fixiert; anschließend wird ein um das Endoskop liegender Schlauch (Übertubus) vorgeschoben und ebenfalls mit einem Ballon fixiert; durch wechselseitiges Aufblasen bzw. Luftablassen des Ballons wird der gesamte Dünndarm quasi „aufgefädelt" und schrittweise untersucht. Abhängig von der vermuteten Lokalisation der Erkrankung wird die Untersuchung von oral oder anal durchgeführt. • Indikationen: s. Videokapselendoskopie
Chromoendoskopie	• Prinzip: endoskopische Untersuchung des Magen-Darm-Traktes mit Auftragen von Farbstoffen auf die Schleimhaut (z. B. bei ÖGD oder Koloskopie) • deutlich bessere Erkennbarkeit veränderter Schleimhautbezirke; Möglichkeit der gezielten Biopsieentnahme • Indikation: Krebsfrüherkennung, z. B. Verlaufsbeobachtung einer Refluxösophagitis (→ Barrett-Ösophagus) oder einer Colitis ulcerosa (→ Kolonkarzinom)
Koloskopie	• Untersuchung des Kolons (i. d. R. einschließlich des terminalen Ileums) mit flexiblem Endoskop (vorher: Darmreinigung!) • Indikationen: Blut im Stuhl, Änderungen der Stuhlgewohnheiten, Tumorsuche, -kontrolle und -nachsorge, unklare abdominelle Beschwerden, V. a. chronisch- entzündliche Darmerkrankung, Vorsorgeuntersuchung zur Krebsfrüherkennung (angeboten für Frauen und Männer ab dem 55. Lebensjahr)
Rekto- und Proktoskopie	• Untersuchung des Rektums und des Analkanals mit starrem Endoskop in Knie-Ellenbogen- oder Linksseitenlage (vorher: Enddarmreinigung) • Indikationen: Blut im Stuhl, Beschwerden im Analbereich, Krebsvorsorge
endoskopische retrograde Cholangiopankreatikografie (ERCP)	• endoskopische Untersuchung des Duodenums und der Papillenregion mit gleichzeitiger radiologischer Kontrastmitteldarstellung der Gallenwege (ERC) und/oder des Pankreasgangs (ERP) • Indikationen: – ERC: Abklärung einer Cholestase unklarer Genese, Nachweis einer Choledocholithiasis, Papillen- oder Gallengangstenose, primär sklerosierende Cholangitis, akute biliäre Pankreatitis, Tumorabklärung, iatrogene Verletzung der Gallenwege (Hämobilie) – ERP: Nachweis einer chronischen Pankreatitis, V. a. Pankreaskarzinom, Missbildungen des Pankreas, präoperativ • Kontraindikationen: Leber- und Niereninsuffizienz, Gerinnungsstörungen • Komplikationen: passagere Amylase- und Lipaseerhöhung (häufig), Pankreatitis, Cholangitis, Blutung, Perforation

1.3.4 Magnetresonanztomografie (MRT)

Die Indikationen der MRT entsprechen weitgehend denjenigen der CT. Durch den besseren Weichteilkontrast gelingt mit der MRT allerdings eine deutlich bessere Beurteilung von **Weichteilprozessen** (unklare Raumforderungen, entzündliche Prozesse). Durch Verwendung von Kontrastmitteln kann die Aussagekraft erhöht werden. Die MRT zeichnet sich gegenüber der CT durch die **fehlende Strahlenbelastung** und die Verwendung **besser verträglicher Kontrastmittel** (i. d. R. Gadolinium) aus. Da sie allerdings sehr teuer ist, wird sie i. d. R. nicht als Methode der ersten Wahl eingesetzt.

Spezielle Techniken in der Abdominaldiagnostik:
- **MR-Cholangiopankreatografie (MRCP):** Sehr sensitive Methode zum Nachweis von Gallenwegs- und Pankreasgangveränderungen (3-dimensionale Darstellung). Die MRCP ist in ihrer Aussagekraft mit der ERCP [S. A225] vergleichbar, bietet aber keine Möglichkeit zur therapeutischen Intervention.
- **MR-Enteroklysma:** Sensitivste Methode zum Nachweis pathologischer Dünndarmveränderungen. Sie wird vorwiegend bei V. a. chronisch-entzündliche Darmerkrankungen eingesetzt, da mit ihrer Hilfe nicht nur das Ausmaß der Entzündung, sondern auch lokale Komplikationen wie Fistelbildung, Stenosierungen oder Abszesse sehr genau dargestellt werden können.

1.3.5 Endoskopische Verfahren

Mithilfe der Endoskopie können Hohlorgane wie der Magen-Darm-Trakt und Ausführungsgänge von Gallenblase und Pankreas direkt eingesehen werden. Die **gute Beurteilbarkeit der Hohlorganstrukturen** und die Möglichkeit einer **gleichzeitigen diagnostischen** (Biopsieentnahme) und **therapeutischen** (z. B. Blutstillung, Stein- und Fremdkörperentfernung, Polypektomie, Drainageeinlage) **Intervention** macht die Endoskopie zu einem unverzichtbaren Bestandteil der abdominalen Diagnostik (Tab. 1.4). Die wichtigsten allgemeinen Komplikationen endoskopischer Verfahren sind die Blutung und die Perforation.

1.3.6 Angiografie

Mithilfe der Angiografie gelingt der direkte Nachweis von Blutungsquellen bei einem Blutverlust von > 1 ml/min. Nachteile sind die hohe Kontrastmittelbelastung und die Gefahr einer Perforation, Dissektion, Embolie oder arteriovenösen Fistelbildung (Alternative: Angio-CT).

1.3.7 Klinische Funktionstests

Die Funktionsuntersuchungen werden in den einzelnen Organkapiteln besprochen.

1.4 Leitsymptome bei gastrointestinalen Erkrankungen

Die Differenzialdiagnostik der typischen abdominellen Leitsymptome wie Diarrhö, Obstipation oder Erbrechen wird im Kapitel Leitsymptome [S. C77] besprochen. An dieser Stelle soll auf 3 wichtige Symptomenkomplexe des GIT eingegangen werden.

1.4.1 Dyspepsie

Viele Erkrankungen des Verdauungstraktes gehen mit unspezifischen Symptomen einher, die häufig in Zusammenhang mit der Nahrungsaufnahme auftreten. Die Patienten klagen über ein unangenehmes **Völlegefühl**, **epigastrische** oder **abdominelle Schmerzen**, **Nahrungsmittelunverträglichkeiten**, **Übelkeit** und **Aufstoßen**. Dieser Symptomenkomplex wird unter dem Oberbegriff der „Dyspepsie" zusammengefasst. Einer Dyspepsie liegt nur in etwa 50 % eine organische Ursache zugrunde. Die übrigen 50 % werden auch als „funktionelle Dyspepsie" (englisch: non-ulcer dyspepsia) oder als Reizmagensyndrom klassifiziert. Ähnlich dem Reizdarmsyndrom ist diese Erkrankung häufig mit einer erhöhten Schmerzempfindlichkeit gegenüber Dehnungsreizen und psychischen Störungen verbunden.

Wichtige Differenzialdiagnosen bei dyspeptischen Beschwerden sind:
- Refluxkrankheit
- Motilitätsstörungen der Speiseröhre
- Ösophaguskarzinom
- Reizmagen
- Magenentleerungsstörungen
- Gastritis und gastroduodenale Ulkuskrankheit
- Magenkarzinom
- Cholelithiasis
- chronische Pankreatitis
- Pankreaskarzinom.

1.4.2 Akutes Abdomen

Unter dem klinischen Begriff des „akuten Abdomens" wird ein Symptomenkomplex verstanden, der durch akut auftretende **heftigste Schmerzen, Abwehrspannung** (Peritonismus) und eine **akute Verschlechterung des Allgemeinzustandes** mit Kreislaufinstabilität oder Schockentwicklung gekennzeichnet ist. Da ihm häufig akut lebensbedrohliche Erkrankungen des Bauchraumes zugrunde liegen, steht eine rasche Ursachenklärung im Vordergrund. Neben den klassischen abdominellen Erkrankungen, die sich unter dem Bild eines akuten Abdomens manifestieren, gibt es auch verschiedene extraabdominelle Erkrankungen, die das Bild eines akuten Abdomens hervorrufen können. Das Krankheitsbild wird im Kap. Chirurgie [S. B116] besprochen. Wichtige Differenzialdiagnosen beim aktuen Abdomen sind hier kurz genannt, für Ausführliches s. auch Leitsymptome [S. C94]:
- Hohlorganperforation
- Appendizitis
- mechanischer Ileus
- Gallen- und Harnleiterkolik, akuter Harnverhalt
- akute Pankreatitis
- gynäkologische Erkrankungen (z. B. Extrauteringravidität mit Tubenruptur, stielgedrehte Ovarialzyste oder Adnexitis)
- rupturiertes Bauchaortenaneurysma
- Mesenterialinfarkt
- toxisches Megakolon
- Lungenembolie
- Hinterwandinfarkt
- Stoffwechselerkrankungen (z. B. akute Porphyrie, diabetische Ketoazidose)
- basale Pneumonie und Pleuritis.

1.4.3 Gastrointestinale Blutung

DEFINITION Blutung in das Lumen von Ösophagus, Magen oder Darm.

Ätiologie und Einteilung: Abhängig von der Lokalisation der Blutungsquelle wird zwischen einer oberen und unteren Gastrointestinalblutung unterschieden.

Bei der **oberen gastrointestinalen Blutung** befindet sich die Blutungsquelle oberhalb der Flexura duodenojejunalis bzw. des Treitz-Bandes (Ösophagus, Magen, Duodenum). Die wichtigsten Ursachen sind:
- **gastroduodenale Ulzera** [S. A240]: 50 %
- gastroduodenale Erosionen (15 %)
- Refluxösophagitis [S. A232]: 15 %
- Ösophagus- und Fundusvarizen [S. A282]
- Mallory-Weiss-Syndrom (5–10 %): Häufigste Ursache ist eine gastroösophageale Druckerhöhung durch heftiges Würgen oder Erbrechen (meist bei Alkoholikern). Es kommt zu longitudinalen Einrissen von Mukosa und Submukosa im Bereich der Kardia. Klinisch zeigen sich Hämatemesis und epigastrische Schmerzen.
- Magenkarzinom, Angiodysplasie (ca. 1 %).

Bei der **unteren Gastrointestinalblutung** liegt die Blutungsquelle unterhalb der Flexura duodenojejunalis bzw. des Treitz-Bandes (Dünndarm, Dickdarm, Anus). Die Ursachen der unteren GI-Blutung unterscheiden sich auch nach der Lokalisation:
- **Dünndarm:** chronisch-entzündliche Darmerkrankungen, Dünndarmtumoren, Meckel-Divertikel
- **Dickdarm:** Je nach Lebensalter stehen verschiedene Ursachen im Vordergrund. Bei Kindern und Jugendlichen stammt die Blutung am häufigsten aus Läsionen chronisch-entzündlicher Darmerkrankungen und Polypen. Bei Erwachsenen < 60 Jahre stehen Blutungen aus Divertikeln, Läsionen chronisch-entzündlicher Darmerkrankungen, Polypen und Karzinome sowie Blutungen im Rahmen infektiöser Kolitiden im Vordergrund. Bei Erwachsenen > 60 Jahre stammen die Blutungen am häufigsten aus Angiodysplasien, Divertikeln, Karzinomen, Polypen und Läsionen einer ischämischen Kolitis.
- **Anus und Rektum:** Hämorrhoiden, Analfissuren, Proktitis, postinterventionell (Z. n. Polyektomie, Biopsie).

MERKE 90 % der lebensbedrohlichen akuten gastrointestinalen Blutungen stammen aus dem oberen Gastrointestinaltrakt.

Klinik und Komplikationen: Klinisch wird zwischen einer akuten und einer chronischen Blutung differenziert. Akute Blutungen können abhängig von ihrer Stärke von einer mäßig ausgeprägten Symptomatik bis hin zum **hypovolämischen Schock** (s. Notfallmedizin [S. B47]) führen.

Chronische Blutungen: Hierbei dominieren **Anämiesymptome** (Blässe, Schwäche, Kopfschmerz etc). Sie können aber auch **klinisch stumm** verlaufen und fallen dann möglicherweise als Zufallsbefund im Blutbild auf (Hb↓). Es handelt sich teils um makroskopisch unsichtbare Blutungen, die diagnostisch durch Teststreifen (Haemoccult) nachgewiesen werden können (okkulte Blutung).

Akute Blutungen: Hier bestehen deutliche Unterschiede zwischen oberer und unterer gastrointestinaler Blutung:
- **akute obere gastrointestinale Blutung:** Sie ist häufig massiv und akut lebensbedrohlich (Letalität 10–20 %). Neben einer Schocksymptomatik treten Teerstuhl (**Melaena**) und Bluterbrechen (**Hämatemesis**) auf. Bei einer massiven Blutung aus oberen Darmabschnitten wird zusätzlich eine frische rote Darmblutung (Hämatochezie) beobachtet.
- **akute untere gastrointestinale Blutung:** Sie ist meist weniger massiv. Eine Schocksymptomatik tritt allenfalls bei protrahierter Blutung auf. Typisch ist die rote Darmblutung (**Hämatochezie**). Abhängig von der Blutungsquelle unterscheidet sich der makroskopische Aspekt: Bei Blutungen aus Rektum und Analkanal finden sich auf dem Stuhl aufgelagerte Streifen hellroten Blutes. Blut aus dem Kolon vermischt sich dagegen mit dem Stuhl; makroskopisch zeigen sich dabei geleeartige, dunkelrote Blutspuren oder eine homogene dunkelrote Blutbeimischung im Stuhl. Bei einer sehr trägen Darmpassage kommt es auch bei einer unteren gastrointestinalen Blutung zum Auftreten von Teerstuhl.

Bluterbrechen (Hämatemesis): Darunter versteht man das Erbrechen von rotem oder „kaffeesatzartigem" Blut. Der kaffeesatzartige Aspekt entsteht durch den Kontakt des Blutes mit dem sauren Magensaft (Hämatinbildung). Die Blutungsquelle kann im oberen Gastrointestinaltrakt (Ösophagus, Magen, Duodenum) oder im Nasen-Rachen-Raum liegen. Hämatemesis ist zwar ein typisches, aber kein obligates Zeichen für eine obere gastrointestinale Blutung.
Teerstuhl (Melaena): Darunter versteht man schwarzen, glänzenden, zähen Stuhl. Teerstuhl entsteht durch den bakteriellen Abbau des Blutes in den unteren Darmabschnitten und wird ca. 6–10 h nach der Blutung abgesetzt. Bei verlangsamter Darmpassage können auch Blutungen aus unteren Darmabschnitten zu Teerstuhl führen.
Rote Darmblutung (Hämatochezie): Sie entsteht durch den peranalen Abgang von frischem Blut. Sie ist das Leitsymptom der unteren Gastrointestinalblutung, kann aber auch bei einer massiven oberen Gastrointestinalblutung auftreten.
Näheres hierzu s. Leitsymptome [S. C77].

Diagnostik:
Chronische gastrointestinale Blutung/chronischer Blutverlust: Hinweis auf eine chronische gastrointestinale Blutung können **Anämiesymptome** (Blässe, Tachykardie, Schwäche, Schwindel, Müdigkeit, Dyspnoe) sein. Bei Verdacht sollten ein Hämoccult-Test (Nachweis einer okkulten Blutung, gilt als positiv, wenn sich mind. eines der 6 Testfelder verfärbt) und eine digitale rektale Untersuchung durchgeführt werden. Ein falsch negatives Hämoccult-Testergebnis kann durch die Aufnahme großer Mengen an Vitamin-C-Präparaten zustande kommen; ein falsch positives bei Verzehr von rohem Fleisch (hämo- und myoglobinhaltig).

Um die Blutung zu lokalisieren, werden eine Koloskopie und eine Gastroskopie durchgeführt. Eine Dünndarmdiagnostik (Doppelballonenteroskopie, Kapselendoskopie oder Arteriografie) ist selten erforderlich. Die Szintigrafie wird nur noch selten zum Blutungsnachweis eingesetzt.

Akute gastrointestinale Blutung: Bei akuter heftiger Gastrointestinalblutung steht an erster Stelle die **klinische Einschätzung** des Patienten. Mithilfe der **Kreislaufparameter** (Puls, Blutdruck, ZVD, Hb) kann die Menge des Blutverlustes abgeschätzt werden. Bei Schocksymptomatik muss vor jeder weiteren diagnostischen Abklärung eine Stabilisierung des Kreislaufes erfolgen (Schocktherapie: s. Notfallmedizin [S. B47]).

MERKE Hb und Hämatokrit lassen bei starken Blutungen im Anfangsstadium noch keine genaue Einschätzung zu, da sie erst im Verlauf durch die Verdünnung des Blutes sinken.

Begleitsymptomatik und anamnestische Angaben können bereits erste Rückschlüsse auf die Ursache und die Lokalisation der Blutung geben (**Abb. 1.1**). Teerstuhl, Hämatemesis und Oberbauchbeschwerden weisen auf eine obere gastrointestinale Blutung hin. Anamnestisch muss nach Risikofaktoren gefragt werden (Leberzirrhose, Medikamenteneinnahme [ASS, Diclophenac etc.], Alkoholkonsum etc.). Bei peranaler Blutung steht die anale Inspektion und die digital-rektale Austastung im Vordergrund. Das

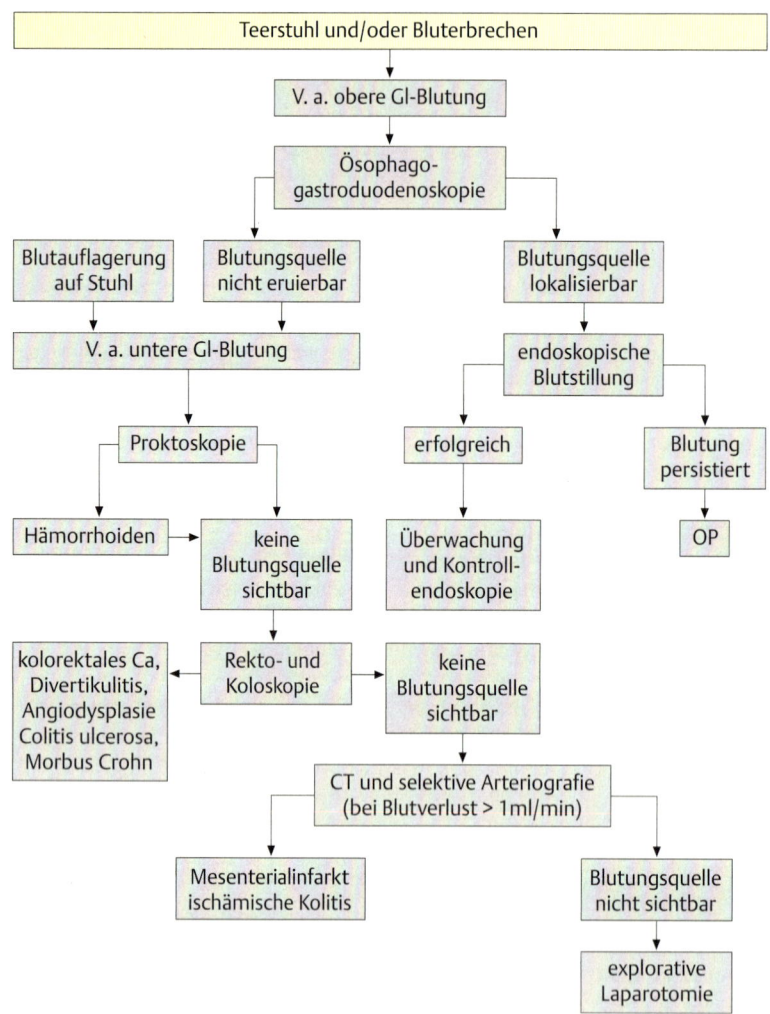

Abb. 1.1 **Diagnostik und Auswahl des Therapieverfahrens bei gastrointestinaler Blutung.** (aus: Largiadèr, Saeger, Trenz, Checkliste Chirurgie, Thieme, 2007)

diagnostische Vorgehen zum Nachweis der Blutungsquelle zeigt **Abb. 1.1**. Je nach Symptomatik wird zunächst eine **Ösophagogastroduodenoskopie** (ÖGD) oder eine **Prokto-**, **Rekto-** und **Koloskopie** durchgeführt. Ultima Ratio sind die Angiografie oder die direkte Untersuchung des Bauchraumes durch eine explorative Laparotomie. ggf. dann mit intraoperativer Panendoskopie.

MERKE Der große Vorteil der endoskopischen Diagnostik liegt in der gleichzeitigen Möglichkeit einer therapeutischen Intervention.

Differenzialdiagnosen:
Chronische Blutung: Schwäche oder Anämie anderer Ursache (s. Blut und Blutbildung [S. A139]).

Akute Blutung: Hier kommen infrage:
- Differenzialdiagnosen des **Volumenmangelschocks** (s. Notfallmedizin [S. B47]).
- Eine Differenzialdiagnose des **Teerstuhls** ist die Schwarzfärbung des Stuhls nach Genuss bestimmter **Lebensmittel** (z. B. Heidelbeeren, Lakritze) oder nach Einnahme bestimmter **Medikamente** (z. B. Eisenpräparate, Wismut und Kohlepräparate).
- **akute obere Blutung:** Eine Differenzialdiagnose der **Hämatemesis** ist das Abhusten von Blut bei Lungenblutung (**Hämoptoe**). Dabei ist das abgehustete Blut hellrot und erscheint schaumig, über der Lunge lassen sich i. d. R. feuchte Rasselgeräusche auskultieren. Als Ursache einer Hämatemesis kann auch starkes Nasenbluten infrage kommen.
- **akute untere Blutung:** Die Stuhlverfärbung nach Genuss roter Rüben kann eine Darmblutung vortäuschen.

Therapie:
Chronische Blutung: Hier steht die kausale Therapie im Vordergrund. Je nach Ursache der Blutung kommt z. B. eine HP-Eradikationstherapie, eine Behandlung mit Protonenpumpeninhibitoren (bei NSAR-Einnahme) oder eine Operation (bei Karzinom, Divertikulitis, Hämorrhoiden oder Fissuren) infrage.

Akute Blutung: Wenn nötig muss zuerst eine Kreislaufstabilisierung durch Ersatz des verlorenen Blutvolumens erfolgen (kristalloide oder kolloidale Volumenersatzmittel, evtl. Einsatz von Erythrozytenkonzentraten). Zusätzlich kann die i. v. Gabe von Protonenpumpenhemmern zum Schutz der Schleimhaut erwogen werden. Anschließend erfolgt die (meist endoskopische) Blutstillung.

Bei massiver akuter Blutung (z.B nach Varizenruptur) kann auch eine sofortige endoskopische oder operative Blutstillung nötig sein.

Endoskopische Blutstillung: Die gezielte Blutstillung bei der Gastrointestinalblutung erfolgt nach dem sog. EURO-Konzept. Näheres zur endoskopischen Therapie von **Ösophagus- bzw. Fundusvarizenblutungen** [S.A282], zur **Ulkusblutung** [S.A244].

> **MERKE** EURO steht für
> - **E**ndoskopieren
> - **U**nterspritzen/Clipping/Laserkoagulation
> - **R**ezidivgefahr abschätzen
> - **O**perieren.

Operative Blutstillung: Indikationen hierfür sind:
- erfolglose endoskopische Blutstillung
- anhaltend hoher Bedarf an Erythrozytenkonzentraten (> 6/24 h)
- hohe Rezidivgefahr und Rezidivblutung
- Blutungen aus großen Hauptarterien (z. B. Ulkusblutung aus der A. gastroduodenalis)
- Blutungen aus Karzinomen oder Divertikeln
- nicht eruierbare Blutungsquelle (explorative Laparotomie).

Die jeweiligen chirurgischen Methoden werden im Kap. Chirurgie [S.B118] beschrieben.

Prognose: Die Prognose einer GI-Blutung hängt stark von der jeweiligen Ursache ab. Vor allem bei der chronischen Blutung ist die Grunderkrankung (benigne vs. maligne) entscheidend.

Bei den akuten GI-Blutungen hat die obere GI-Blutung mit einer Letalität von ca. 10 % die schlechtere Prognose. Etwa 80 % der gastrointestinalen Blutungen sistieren spontan. Bis zu 30 % der Blutungen rezidivieren, häufig innerhalb der ersten 3 Tage nach der Primärblutung.

Die **Gesamtletalität** aller akuten gastrointestinalen Blutungen beträgt im Durchschnitt **5–10 %**. Sie hängt von den vorliegenden Prognosefaktoren ab. Ungünstige Prognosefaktoren sind:
- Alter > 60 Jahre
- schwerer Blutverlust mit initialem Hb-Wert < 6 g/dl und anhaltend hohem Bedarf an Erythrozytenkonzentraten (> 6/24 h)
- schwere Begleiterkrankungen
- Auftreten einer Rezidivblutung.

2 Ösophagus

2.1 Grundlagen

2.1.1 Funktion des Ösophagus

Die Funktion des Ösophagus ist der Weitertransport des Nahrungsbreis in Richtung Magen. Die **tonische Dauerkontraktion** des oberen und unteren Ösophagussphinkters sorgt für den Abschluss zum Rachenraum bzw. Magen. Beim Schluckvorgang kommt es zu einer **reflektorischen Entspannung** der Sphinkteren.

Der **untere Ösophagussphinkter** (UÖS) verhindert durch seinen Ruhetonus (ca. 25 mmHg) einen Reflux vom Magen in den Ösophagus. Der intraabdominale Druck und die Kompression des distalen Ösophagus durch die Zwerchfellschlinge und die Muskelschlingen der Kardia tragen zusätzlich zur Abdichtung bei. Kommt es dennoch zu einem Reflux von Magensaft (physiologisch nach fettreicher Nahrung oder Alkoholkonsum), wird dieser durch die **ösophageale Selbstreinigung** rasch zurück Richtung Magen befördert.

Der Tonus des unteren Ösophagussphinkters wird durch verschiedene Faktoren beeinflusst: Er steigt bei erhöhtem intraabdominellem Druck (s. o.), alkalischem Magen-pH und proteinreicher Nahrung. Fettreiche Ernährung, Schokolade, Pfefferminzöl, Alkohol, Kaffee, Nikotin und verschiedene Medikamente (Anticholinergika, Kalziumantagonisten, Nitrate) senken ihn.

2.1.2 Leitsymptome

Leitsymptome bei Ösophagusfunktionsstörungen bzw. -erkrankungen sind Dysphagie, Regurgitation, Foetor ex ore und Sodbrennen (s. Leitsymptome [S.C77]).

2.1.3 Diagnostik

Endoskopie und bildgebende Diagnostik: Die wichtigste Methode zum Nachweis ösophagealer Erkrankungen ist die **ÖGD** [S.A225] (Tab. 1.4).

Der **Ösophagusbreischluck** (Tab. 1.3) ist v. a. dann indiziert, wenn eine endoskopische Untersuchung durch Stenosierung nicht möglich ist oder zusätzliche Aussagen benötigt werden (z. B. Fistelnachweis, Beurteilung der Peristaltik bei Motilitätsstörungen). Der Stellenwert der **Endosonografie** [S.A223] liegt in der Einschätzung der lokalen Tumorausdehnung bzw. des regionalen Lymphknotenbefalls (lokales Staging) beim Ösophaguskarzinom. Die **CT** [S.A223] wird v. a. zum Tumorstaging eingesetzt.

Funktionsdiagnostik: Tab. 2.1 zeigt die beiden wichtigsten Methoden zur Beurteilung der Ösophagusfunktion.

Tab. 2.1 Funktionsdiagnostik bei Ösophaguserkrankungen

Funktionstest	Beschreibung
Ösophagus-Langzeit-pH-Metrie	• **Prinzip:** kontinuierliche 24-stündige Messung des pH-Wertes im unteren Ösophagus über eine Nasensonde → direkter Refluxnachweis möglich • **Voraussetzung:** Säuresekretionshemmende Medikamente müssen eine Woche vorher abgesetzt werden. • **Indikationen:** Refluxbedingte Beschwerden bei unauffälligem Endoskopiebefund, die unter probatorischer Gabe von Protonenpumpenhemmern persistieren • **Beurteilung:** Für eine Refluxkrankheit spricht ein pH < 4 während > 8 % (tagsüber) bzw. > 3 % (nachts) der Messzeit.
Ösophagusmanometrie	• **Prinzip:** Messung der intraluminalen Druckveränderungen (Ruhedruck, Spontanmotorik, Peristaltik nach einem Schluck Wasser) mithilfe einer Drucksonde • **Durchführung** als – Mehrpunktmanometrie mit Druckmessungen an mehreren Punkten im tubulären Ösophagus zur Beurteilung der Ösophagusmotilität – Durchzugmanometrie mit Druckmessungen während des Rückzugs der Sonde aus dem Magen durch den unteren Ösophagussphinkter zur Beurteilung der Sphinkterfunktion • **Indikationen:** Methode der Wahl zum Nachweis von Motilitätsstörungen, Abklärung einer Dysphagie (vorher: Stenoseausschluss)

2.2 Motilitätsstörungen

DEFINITION Funktionelle Störungen des Schluckvorgangs und/oder gestörte Peristaltik des Ösophagus.

Einteilung: Motilitätsstörungen werden abhängig von ihrer Ätiologie in primäre und sekundäre Motilitätsstörungen eingeteilt:
- **primäre Motilitätsstörungen:** Hierzu gehören die Achalasie (s. u.), der idiopathische diffuse Ösophagusspasmus und der hyperkontraktile Ösophagus [S. A231].
- **sekundäre Motilitätsstörungen:** Hierzu zählen Motilitätsstörungen bei bestimmten Systemerkrankungen (Diabetes mit autonomer Gastroparese, progressive systemische Sklerose, Amyloidose, ZNS-Erkrankungen, Muskeldystrophien, Paraneoplasien).

Differenzialdiagnose: Von den funktionellen Motilitätsstörungen müssen Schluckstörungen infolge einer mechanischen Behinderung abgegrenzt werden (z. B. Ösophaguskarzinom).

2.2.1 Achalasie

DEFINITION Bei der Achalasie handelt es sich um eine funktionelle Obstruktion des Ösophagus, die durch eine verminderte Peristaltik und fehlende schluckreflektorische Erschlaffung des unteren Ösophagussphinkters gekennzeichnet ist.

Epidemiologie: Die Achalasie ist mit einer Inzidenz von unter 1/100 000 Neuerkrankungen pro Jahr eine seltene Erkrankung. Der Erkrankungsgipfel liegt zwischen dem 30. und 50. Lebensjahr. Männer und Frauen sind gleich häufig betroffen.

Ätiopathogenese: Abhängig von der Ätiologie werden eine primäre und sekundäre Achalasie unterschieden:
- **primäre Achalasie:** Ihre Ätiologie ist unbekannt. Pathogenetisch handelt es sich um eine neuromuskuläre Erkrankung, die auf einer Degeneration des ösophagealen Plexus myentericus (Auerbach-Plexus) im unteren Ösophagus beruht. Dabei sind v. a. die inhibitorischen Neurone betroffen, die für die Relaxation des unteren Sphinkters sorgen.
- **sekundäre Achalasie:** Sie kann im Rahmen der Chagas-Krankheit (Infektion mit Trypanosoma cruzi, s. Infektionserkrankungen [S. A576]) oder paraneoplastisch (tumoröse Infiltration des Auerbach-Plexus) entstehen.

Durch die Degeneration des ösophagealen Plexus myentericus kommt es zu einer **Koordinationsstörung der Ösophagusmotilität**: Der Ruhedruck im unteren Ösophagussphinker ist erhöht, die Erschlaffung während des Schluckvorgangs unzureichend und die propulsive (gerichtete) Peristaltik gestört. Die Folge ist eine Retention von Nahrungsbestandteilen in der Speiseröhre mit Entwicklung einer massiven Ösophagusdilatation (**Megaösophagus**).

Klinik: Die klassischen Symptome einer Achalasie sind die Dysphagie (zunächst nur bei fester, später auch bei flüssiger Nahrung) und die Regurgitation unverdauter Nahrungsbestandteile. Zu Beginn der Erkrankung (hypermotile Achalasie) leiden die Patienten häufig unter **retrosternalen krampfartigen Schmerzen**, die mit zunehmender Dauer der Erkrankung abnehmen (hypo- bis amotile Achalasie). Die Patienten entwickeln unterschiedliche Mechanismen, um den Speisebrei weiterzubefördern. Typisch sind Nachtrinken, Strecken des Halses und Durchstrecken des Rückens.

Komplikationen: Nächtliche Aspirationen können zu einer Aspirationspneumonie (s. Atmungssystem [S. A198]) führen. Die retinierten Nahrungsreste verursachen rezidivierende **Ösophagitiden**. Die Schmerzen bei der Nahrungsaufnahme führen nicht selten zu einer langsamen, aber kontinuierlichen **Gewichtsabnahme**. Die wichtigste Spätkomplikation ist die Entwicklung eines **Plattenepithelkarzinoms** des Ösophagus (30-fach erhöhtes Risiko).

Diagnostik: Im **Ösophagusbreischluck** zeigen sich eine gestörte propulsive Peristaltik, eine verzögerte Entleerung in den Magen und eine Dilatation des Ösophagus. Typisch ist die trichterförmig zulaufende Stenose des Ösophagus-

2.2 Motilitätsstörungen

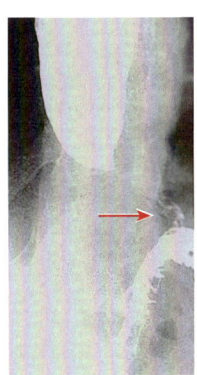

Abb. 2.1 Megaösophagus mit typischer Verengung des ösophagokardialen Übergangs (Pfeil). (aus: Baenkler et al., Duale Reihe Innere Medizin, Thieme, 2009)

ausgangs und der prästenotisch weit gestellte (atonische) Megaösophagus („Sektglasform"; Abb. 2.1).

Obligat ist die Durchführung einer **ÖGD mit Biopsieentnahme** zum Ausschluss eines Ösophaguskarzinoms. Typische endoskopische Befunde bei einer Achalasie sind der weit gestellte tubuläre Ösophagus, Speisereste und ein mit leichtem Widerstand passierbarer unterer Ösophagussphinkter. Aufgrund der erhöhten Karzinomgefahr muss die endoskopische Untersuchung alle 1–2 Jahre wiederholt werden. Der sicherste Nachweis einer Achalasie gelingt mithilfe der **Manometrie**. Mit dieser lassen sich die unzureichende oder fehlende schluckreflektorische Erschlaffung des unteren Ösophagusspinkters, der erhöhte Ruhedruck und die gestörte Peristaltik (zunächst hypermotil, im Verlauf hypo- bis amotil) im tubulären Ösophagus nachweisen.

Schweregradeinteilung: Die Schweregradeinteilung der Achalasie erfolgt anhand der radiologischen und manometrischen Befunde (Tab. 2.2).

Differenzialdiagnosen: Die wichtigste Differenzialdiagnose der Achalasie ist das **Ösophaguskarzinom** (s. Neoplastische Erkrankungen [S. A636]). Beide Erkrankungen zeigen als führendes Symptom die Dysphagie. Für ein Karzinom spricht eine rasche Progredienz der Symptomatik mit gleichzeitiger B-Symptomatik. Eine definitive Abgrenzung gelingt nur anhand der Biopsie und Histologie. Die Abgrenzung seltenerer **primärer Motilitätsstörungen** (idiopathischer diffuser Ösophagusspasmus und hyperkontraktiler Ösophagusspasmus) erfolgt manometrisch.

Tab. 2.2 Schweregradeinteilung der Achalasie

Stadium	Form	Charakteristika
kompensiert (I)	hypermotil	keine Ösophagusdilatation, (kompensatorische) Hypermotilität, unkoordinierte Erschlaffung des unteren Ösophagussphinkters
dekompensiert (II)	hypomotil	deutliche Ösophagusdilatation mit distaler Engstellung und Hypomotilität des tubulären Ösophagus („Sektglasform")
terminal (III)	amotil	massive Ösophagusdilatation (Megaösophagus) und Amotilität des tubulären Ösophagus, fehlende Erschlaffung des unteren Ösophagussphinkters

Zu weiteren Differenzialdiagnosen der Dysphagie s. Leitsymptome [S. C88], zum retrosternalen Druckschmerz s. Leitsymptome [S. C168].

MERKE Die Dysphagie ist die häufigste Erstmanifestation eines Ösophaguskarzinoms. Da eine Dysphagie bei Patienten mit Achalasie bereits besteht, kann die Diagnosestellung des Karzinoms verzögert werden.

Therapie:
Pharmakotherapie: Im Stadium der kompensatorischen Hypermotilität kann ein Therapieversuch mit dem Kalziumantagonisten **Nifedipin** oder mit Isosorbiddinitrat unternommen werden (Einnahme etwa 30 min vor der Mahlzeit). Beide Substanzen senken den Druck im unteren Ösophagussphinkter. Insgesamt sind die Langzeitergebnisse allerdings schlecht.

Interventionelle Therapie:
- **Dilatation:** Therapie der Wahl ist die Dilatation des unteren Ösophagussphinkters mithilfe eines Ballonkatheters (**pneumatische Dilatation**). Sie ist in den Stadien I und II angezeigt. Die primäre Erfolgsquote beträgt etwa 80%, allerdings muss die Behandlung häufiger wiederholt werden. Die wichtigste Komplikation ist die Perforation, die in etwa 1–5% der Fälle auftritt. Aus diesem Grund muss nach jeder Dilatation eine radiologische Kontrolle des Ösophagus mit wasserlöslichem Kontrastmittel erfolgen! Eine weitere Komplikation ist die Induktion einer Kardiainsuffizienz mit nachfolgender Refluxkrankheit durch zu starke Dehnung.
- **Botulinumtoxin-Injektion:** Eine Alternative zur Dilatation ist die endoskopische Injektion von Botulinumtoxin in den unteren Ösophagussphinkter. Durch Hemmung der Acetylcholinfreisetzung kommt es zu einer Senkung des Sphinktertonus. Da der Effekt einer Injektion maximal 1–3 Monate anhält, muss die Behandlung regelmäßig wiederholt werden. Diese Behandlungsmethode ist v. a. bei multimorbiden und alten Patienten indiziert. Sehr teuer!

Operative Therapie: Indikationen hierfür sind:
- erfolglose endoskopische Therapie
- terminales Achalasiestadium (III).

Zur Methode s. Chirurgie [S. B124].

2.2.2 Idiopathischer diffuser Ösophagusspasmus und hyperkontraktiler Ösophagus

DEFINITION
- **idiopathischer diffuser Ösophagusspasmus** (sog. Korkenzieherösophagus): Auftreten repetitiver simultaner (nicht propulsiver) Kontraktionen mit hoher Druckamplitude
- **hyperkontraktiler Ösophagus** (sog. Nussknackerösophagus): deutlich erhöhte Druckamplitude und -dauer der regulären Peristaltik.

Tab. 2.3 Manometrische Befunde

Achalasie	diffuser Ösophagusspasmus	hyperkontraktiler Ösophagus
unterer Ösophagussphinkter		
erhöhter Ruhedruck und mangelnde bis fehlende schluckreflektorische Erschlaffung	Ruhedruck und schluckreflektorische Erschlaffung normal	
Peristaltik		
herabgesetzte bis fehlende propulsive Peristaltik im tubulären Ösophagus	Auftreten hyperaktiver, simultaner (nicht peristaltischer) Kontraktionen („Korkenzieherösophagus")	reguläre Peristaltik mit deutlich erhöhter Druckamplitude und -dauer („Nussknackerösophagus")

Beide Erkrankungen zählen wie die Achalasie zu den **primären Motilitätsstörungen** der Speiseröhre. Ihre Ursache und Pathogenese sind unbekannt. Betroffen sind v. a. ältere Patienten.

Die Symptomatik ist ähnlich der einer Achalasie, allerdings treten die **retrosternalen Schmerzen** auch unabhängig von der Nahrungsaufnahme auf, sind stärker und nehmen im Laufe der Erkrankung nicht ab. Die Diagnose und Abgrenzung zur Achalasie gelingt mithilfe der **Manometrie** (Tab. 2.3): Beim diffusen Ösophagusspasmus zeigen sich neben der normalen propulsiven Peristaltik hyperaktive, spastische, simultane (nicht peristaltische) Kontraktionen. Der Nahrungstransport ist gestört. Beim hyperkontraktilen Ösophagus ist die reguläre Peristaltik erhalten, die Druckamplitude und -dauer im distalen Ösophagus sind allerdings massiv erhöht. Der untere Ösophagussphinkter öffnet sich bei beiden Krankheitsbildern normal.

Therapeutisch steht die Beruhigung des Patienten im Vordergrund. Bei akutem Spasmus können **Kalziumantagonisten** und **Nitropräparate** zu einer Entspannung führen. Auch die orale Gabe von Pfefferminzöl oder die Injektion von Botulinumtoxin in die Ösophaguswand zeigen gute Ergebnisse.

2.3 Gastroösophageale Refluxkrankheit

Synonym: Refluxkrankheit, GERD

> **DEFINITION**
> - **gastroösophagealer Reflux**: Rückfluss von Magen- bzw. Duodenalinhalt in den Ösophagus aufgrund einer Insuffizienz des unteren Ösophagussphinkters
> - **gastroösophageale Refluxkrankheit** (GERD = gastroesophageal reflux disease): Oberbegriff für verschiedene klinische und organische Manifestationen, die durch einen Reflux ausgelöst werden (symptomatischer Reflux mit Sodbrennen, Refluxösophagitis, Barrett-Ösophagus)
> - **Refluxösophagitis** (ERD = erosive esophageal reflux disease; endoskopisch positive Refluxkrankheit): Refluxkrankheit mit makroskopisch bzw. histologisch nachweisbaren erosiven Schleimhautveränderungen
> - **NERD** (non-erosive esophageal reflux disease, endoskopisch negative Refluxkrankheit): symptomatischer Reflux ohne endoskopische bzw. histologische Hinweise auf eine Refluxösophagitis

Epidemiologie: Die Prävalenz der Refluxkrankheit (GERD) liegt zwischen 10 und 20 %. Etwa 10 % der GERD-Patienten leiden unter einer endoskopisch nachweisbaren Refluxösophagitis (ERD), > 90 % haben einen symptomatischen Reflux ohne Hinweis auf eine Ösophagitis (NERD).

Ätiopathogenese: Abhängig von der Ätiologie wird zwischen einer primären und einer sekundären Refluxkrankheit differenziert.
- **primäre Refluxkrankheit** (ca. 80–90 %): Ihr liegt eine primäre Insuffizienz des unteren Ösophagussphinkters oder eine Überproduktion von Magensäure zugrunde.
- **sekundäre Refluxkrankheit** (ca. 10–20 %): Sie entsteht z. B. postoperativ nach Kardiomyotomie, im Rahmen einer Magenausgangsstenose und in Zusammenhang mit Systemerkrankungen wie der Sklerodermie (→ sekundäre Sphinkterinsuffizienz).

Eine Insuffizienz des unteren Ösophagussphinkters beruht entweder auf einer **inadäquaten** – unabhängig vom Schluckakt auftretenden – **Sphinkterentspannung** (am häufigsten!) oder auf einem **verminderten Ruhedruck**. In beiden Fällen kommt es zu einem Verlust der Druckbarriere zwischen dem hohen Druck im Abdominalraum und dem niedrigen Druck im Thoraxraum. Hierdurch wird der Rückfluss von saurem Magensaft in die Speiseröhre gefördert. In der Regel liegt gleichzeitig eine **gestörte ösophageale Clearance** mit längerer Verweildauer des Refluats in der Speiseröhre vor. Die eigentliche Schädigung der Ösophagusschleimhaut wird durch den aggressiven sauren Magensaft verursacht. Selten beruht die Schleimhautschädigung auf einem alkalischen Gallereflux.

Risikofaktoren: Der wichtigste Risikofaktor einer primären Refluxkrankheit ist die **axiale Hiatushernie** (s. Chirurgie [S. B130]). Hierbei geht der Druck des Zwerchfells auf den Sphinkter verloren, die **Antirefluxbarriere** ist **geschwächt**. Weitere Risikofaktoren für eine primäre Refluxkrankheit sind:
- intraabdominale Druckzunahme (Schwangerschaft, Adipositas, Aszites, Obstipation)
- Einnahme von Medikamenten, die den Sphinkterdruck senken (z. B. Kalziumantagonisten, Nitrate, Anticholinergika)
- Aufnahme bestimmter Nahrungsmittel und Genussmittel (Nikotin, Alkohol, fettreiche Nahrung, Gewürze).

2.3 Gastroösophageale Refluxkrankheit

> **MERKE** Circa 90 % der Refluxpatienten haben gleichzeitig eine axiale Hiatushernie, aber nur 10 % der Patienten mit axialer Hiatushernie leiden unter einem gastroösophagealen Reflux.

Klinik: Leitsymptome der Refluxkrankheit sind brennende Schmerzen hinter dem Sternum (**Sodbrennen**), das **Aufstoßen von Luft** und die **Regurgitation** von Nahrungsresten, die einen sauren (Magensaft) oder bitteren (Galle) Nachgeschmack im Mund-Rachen-Raum hinterlassen. Anfallsartige retrosternale Schmerzen können durch einen refluxbedingten **Spasmus der Ösophagusmuskulatur** ausgelöst werden. Zusätzlich klagen viele Patienten über Übelkeit und Erbrechen.

> **MERKE** Refluxbeschwerden treten v. a. **postprandial** und **im Liegen** auf. Sie verstärken sich typischerweise bei Bücken, Pressen und Anstrengung und bessern sich in sitzender Haltung.

Komplikationen:
Ösophageale Komplikationen: Circa 10 % der Patienten mit Refluxösophagitis entwickeln im Rahmen der chronischen Entzündung eine **ulzerative Ösophagitis** mit Ausbildung peptischer **Stenosen und Strikturen** im Bereich des unteren Ösophagus. Klinisch äußert sich diese Komplikation durch eine **zunehmende Dysphagie**.

Der **Barrett-Öscphagus** („Endobrachyösophagus") wurde früher als Komplikationsstadium der GERD gesehen. Allerdings handelt es sich hierbei nach neueren Erkenntnissen um eine eigene Krankheitsentität. Dabei kommt es zum Ersatz des zerstörten Plattenepithels im Bereich des terminalen Ösophagus durch Zylinderepithel vom intestinalen Typ (**Metaplasie**). Da Zylinderepithel gegenüber der Magensäure weniger widerstandsfähig ist als Plattenepithel, tritt häufig ein sog. **Barrett-Ulkus** auf. Der Barrett-Ösophagus ist eine **fakultative Präkanzerose** und kann zur Entwicklung eines Adenokarzinoms führen.

Extraösophageale Komplikationen:
- **Aspirationspneumonie** z. B. durch nächtliche Aspiration von Reflux
- **Refluxbronchitis** mit Reizhusten und Auslösung bzw. Verstärkung eines Asthma bronchiale
- Refluxinduzierte **Laryngitis** mit Heiserkeit
- chronische Erosionen mit **Eisenmangelanämie.**

Diagnostik: Bei leichten Refluxbeschwerden mit gelegentlichem Sodbrennen wird i. d. R. zur Diagnosebestätigung ein probatorischer Therapieversuch mit **Protonenpumpeninhibitoren** unternommen. Der diagnostische Goldstandard zum Nachweis einer Refluxösophagitis (ERD) ist die **Ösophagoskopie**. Sie sollte immer mit einer **Quadrantenbiopsie** kombiniert werden, um einen Barrett-Ösophagus nachzuweisen bzw. auszuschließen.

Die endoskopischen Befunde bei einer Refluxösophagitis werden auf unterschiedliche Weise klassifiziert. Am bekanntesten ist die Klassifikation nach **Savary und Miller** (Tab. 2.4, Abb. 2.2). Die neuere **Los-Angeles-Klassifikation** teilt die endoskopischen Befunde anhand der Größe der Erosionen und des zirkumferenziellen Befallsmusters ein. Bei der **MUSE-Klassifkation** werden nicht nur die ent-

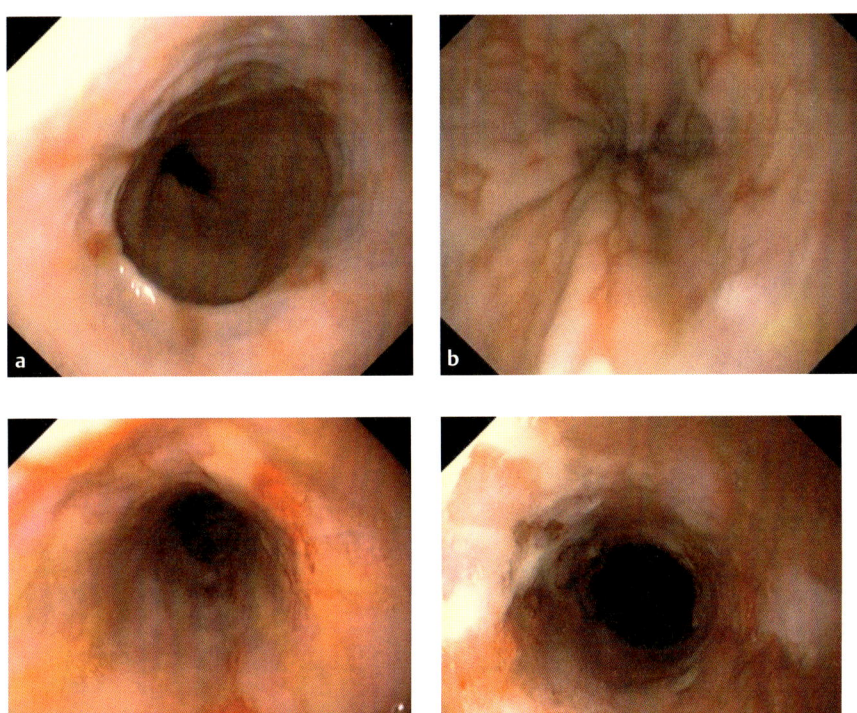

Abb. 2.2 **Stadien der Refluxösophagitis (nach Savary und Miller).** a Grad I: einzelne Läsionen. b Grad II: konfluierende Läsionen. c Grad III: Läsionen über die gesamte Schleimhaut verteilt. d Grad IV: Ulkusbildung. (aus: Block, Schachschal, Schmidt, Der Gastroskopietrainer, Thieme, 2005)

Tab. 2.4 Endoskopische Schweregradeinteilung der Refluxösophagitis (nach Savary/Miller)

Stadium	endoskopischer Befund
0	makroskopisch normale Schleimhaut (nur histologisch nachweisbare Veränderungen)
I	einzelne streifen- oder fleckförmige Läsionen • Ia: oberfläche Erosionen („rote Flecken") • Ib: tiefere Erosionen mit Fibrinauflagerungen („weiße Flecken")
II	longitudinal konfluierende Erosionen • IIa: oberfläche Erosionen („rote Flecken") • IIb: tiefere Erosionen mit Fibrinauflagerungen („weiße Flecken")
III	zirkulär konfluierende Erosionen
IV	Komplikationen: Ulzera, peptische Stenosen, Barrett-Ösophagus

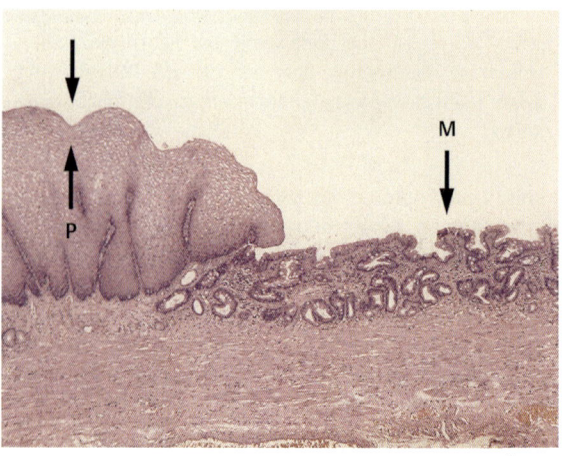

Abb. 2.3 **Intestinale Metaplasie mit Becherzellen bei Barrett-Ösophagus.** M: intestinale Metaplasie, P: Plattenepithel. (aus: Riede, Werner, Schaefer, Allgemeine und spezielle Pathologie, Thieme 2004)

zündlichen Schleimhautläsionen, sondern auch die Komplikationen der Ösophagitis in die Beurteilung miteinbezogen. Bewertet wird das Auftreten von Metaplasien, Ulzerationen, Strikturen und Erosionen.

Endoskopischer Hinweis auf einen Barrett-Ösophagus ist eine nach proximal verlagerte und unregelmäßig begrenzte **Z-Linie** mit flammenartigen Ausläufern. Abhängig von der Länge des veränderten Segments werden der **Short-Segment-Barrett-Ösophagus** (< 3 cm) und der **Long-Segment-Barrett-Ösophagus** (> 3 cm) unterschieden. Die Unterscheidung hat in erster Linie prognostische Bedeutung, da es beim Long-Segment-Barrett-Ösophagus häufiger zu einer Entartung kommt.

Klinische Pathologie: Histologische Zeichen einer Refluxösophagitis sind **Plattenepithelproliferationen, eine leukozytäre Infiltration, Verhornung** und **Ulzerationen**. Im Verlauf der chronisch-erosiven Entzündung kann es zur Ausbildung eines Barrett-Ösophagus kommen. Hierbei wird das Plattenepithel im Bereich des terminalen Ösophagus durch **Zylinderepithel vom intestinalen Typ** mit Becherzellen ersetzt (Zylinderzellmetaplasie; Abb. 2.3). Der Übergang zwischen Platten- und Zylinderepithel ist i. d. R. unscharf, typisch sind Inseln von Zylinderepithel im normalen Plattenepithel. Durch den chronischen Entzündungsreiz entwickeln sich **intraepitheliale Dysplasien**, die den Ausgangspunkt für die Entstehung eines Adenokarzinoms bilden können. Abhängig von der Ausprägung der Dysplasie wird zwischen **Low- und High-Grade-Dysplasie** unterschieden.

Lässt sich histologisch ein Barrett-Ösophagus nachweisen, muss der Befund in regelmäßigen Abständen kontrolliert werden. Liegen keine Dysplasien vor, reichen endoskopische Kontrollen im Abstand von 2–3 Jahren. Methoden der Wahl sind die Video- oder die Chromoendoskopie [S. A225] (**Tab. 1.4**) mit Quadrantenbiopsie.

MERKE Die Refluxösophagitis ist eine endoskopische Diagnose, der Barrett-Ösophagus wird histologisch diagnostiziert.

Spezielle Untersuchungen gehören nicht zur Standarddiagnostik und werden nur bei bestimmten Fragestellungen durchgeführt, z. B.:
- 24-h-pH-Metrie: zum direkten Refluxnachweis bei Persistenz der Beschwerden unter probatorischer PPI-Gabe und unauffälligem endoskopischem Befund
- Manometrie: zur Beurteilung der Sphinkterfunktion und der Motilität sowie präoperativ
- Ösophagusbreischluck: präoperativ.

Differenzialdiagnosen: Differenzialdiagnostisch müssen Ösophagitiden anderer Genese abgegrenzt werden. Sie sind im Vergleich zu der refluxbedingten Ösophagitis selten. Die Diagnose wird i. d. R. endoskopisch gestellt.
- **infektiöse Ösophagitis:** Sie wird am häufigsten durch **Herpesviren** (HSV, CMV) oder **Candida albicans** (Soorösophagitis) ausgelöst und tritt v. a. bei immunsupprimierten Patienten auf. Die Diagnose wird endoskopisch, serologisch und mikroskopisch gestellt. Die **Soorösophagitis** imponiert endoskopisch durch weiße Stippchen bzw. Beläge auf einer hochvulnerablen ösophagealen Schleimhaut. Dieselben Veränderungen finden sich häufig auch im Oropharynx. Die **HSV-Ösophagitis** zeigt multiple, kleine, aber tiefe Ulzerationen, Kennzeichen der **CMV-Ösophagitis** sind wenige große, oberflächliche Ulzerationen. Die Therapie erfolgt symptomatisch mit Protonenpumpenhemmern und kausal durch Gabe von Virostatika bzw. Antimykotika.
- **Ösophagitis durch Ösophagusverätzung** (s. Notfallmedizin [S. B65] und Chirurgie [S. B128]): Die orale Aufnahme von Laugen oder Säuren äußert sich durch starke **anhaltende Brustschmerzen, Dysphagie** und **Salivation**. Gefürchtet ist die Ösophagusperforation, die jedoch selten ist. Die wichtigste therapeutische Erstmaßnahme ist das Trinken von Wasser zur Neutralisierung/ Ausspülung der Säure bzw. Base. In schweren Fällen stehen **Analgesie, Schocktherapie** und **Atemwegssicherung** (ggf. Intubation) im Vordergrund. Diagnose und Schweregradbeurteilung erfolgen innerhalb der ersten 24 h durch eine vorsichtige Endoskopie. Die Gabe von Glukokortikosteroiden dient der Strikturprophylaxe.

Cave: Das Auslösen von Erbrechen ist kontraindiziert! Langzeitkomplikationen: Narbenstrikturen (häufig) und Ösophaguskarzinom (selten).

- **medikamenteninduzierte Ösophagitis:** Ösophagusulzerationen durch „Festkleben" oral aufgenommener Tabletten (z. B. Bisphosphonate, Tetrazykline, Kaliumchlorid, NSAR, Eisenpräparate). Prädilektionsstellen sind die physiologischen **Ösophagusengstellen**. Mithilfe der Endoskopie kann die Diagnose gesichert und die Tablette ggf. entfernt werden. Die wichtigste prophylaktische Maßnahme ist das Trinken von viel Flüssigkeit zur Medikamenteneinnahme.
- **mechanisch-irritative Schleimhautschädigung** durch eine Magensonde: Endoskopisch zeigt sich eine lokale Schleimhautschwellung mit Rötung und Erosionen. Die wichtigste Maßnahme ist die Entfernung der Sonde.
- **radiogene (aktinische) Ösophagitis** als Bestrahlungsfolge
- **eosinophile Ösophagitis:** Die Ätiologie ist unklar. Die Erkrankung tritt v. a. bei Kindern und jungen Erwachsenen auf, Männer sind deutlich häufiger betroffen. Die Beschwerden (Dysphagie) sprechen typischerweise nicht auf Protonenpumpenhemmer an. Endoskopisch zeigen sich weiße Beläge, Strikturen und Ringbildungen. In der Histologie lassen sich eosinophile Infiltrate nachweisen (**Abb. 2.4**). Therapeutisch werden Glukokortikosteroide und Leukotrienantagonisten (Montelukast) eingesetzt.
- **Angina pectoris:** belastungsabhängige retrosternale Druckschmerzen, die sich in Ruhe bessern und im Gegensatz zu Refluxbeschwerden nicht im Liegen zunehmen (s. Herz-Kreislauf-System [S. A50]).

Therapie:
Allgemeinmaßnahmen: Hierzu zählen **Gewichtsreduktion**, Aufteilung der Nahrung auf **mehrere, kleine Mahlzeiten**, **fettarme Ernährung** sowie **Nikotin- und Alkoholkarenz**. Weitere Maßnahmen sind Vermeiden von flachem Liegen unmittelbar nach dem Essen, **Schlafen** mit **hochgestelltem Kopfteil** sowie der **Verzicht auf Medikamente, die den Sphinkterdruck senken** können. Durch diese Allgemeinmaßnahmen lassen sich leichte Refluxbeschwerden häufig lindern.

Pharmakotherapie: Das Prinzip aller zur Therapie der Refluxkrankheit eingesetzten **Medikamente** ist eine Verminderung der Säurebelastung. Die Auswahl der einzelnen Substanzen richtet sich nach dem endoskopischen Befund (Reflux ohne oder mit Ösophagitis):

- Leichte und gelegentliche **Refluxbeschwerden ohne Ösophagitis**: Therapieversuch mit **Antazida**. Bei Erfolglosigkeit kommen **Protonenpumpeninhibitoren** zum Einsatz.
- **Refluxösophagitis** bzw. starke und beeinträchtigende Beschwerden ohne Ösophagitis: Mittel der Wahl sind **Protonenpumpeninhibitoren** (PPI), z. B. Omeprazol oder Esomeprazol. Sie führen über eine **vollständige Säuresuppression** zu einer Ausheilung von ösophagealen Erosionen und Ulzerationen. Nach 2 Wochen sind etwa 90 % der Patienten asymptomatisch. Nach Absetzen der Medikamente kommt es allerdings in > 50 % der Fälle zu einem Rezidiv, sodass eine erneute Therapie begonnen werden muss. Bei häufigen Rezidiven wird eine PPI-Langzeittherapie in halber Standarddosierung empfohlen. Gelegentliche Rezidive erlauben eine PPI-Therapie „on demand" (PPI-Gabe bei Bedarf).

Interventionelle Therapie: Peptische Strikturen können durch eine endoskopische Bougierung behandelt werden.

Operative Therapie: Eine operative Therapie der Refluxösophagitis ist bei Versagen einer adäquat durchgeführten konservativen Behandlung, bei Unverträglichkeit der Protonenpumpenhemmer, Auftreten rezidivierender Aspirationen und bei jungen Patienten, die keine lebenslange medikamentöse Therapie wünschen, indiziert. Methode der Wahl ist die laparoskopische Fundoplicatio (s. Chirurgie [S. B125]).

Vorgehen bei Barrett-Ösophagus: Das Vorgehen bei Barrett-Ösophagus ist abhängig von Vorhandensein und Schweregrad der Dysplasien:

- Die Behandlung eines Barrett-Ösophagus **ohne intraepitheliale Neoplasien (IEN)** erfolgt wie bei der Refluxösophagitis mit **Protonenpumpeninhibitoren**. Kontrollendoskopien im Abstand von 3 Jahren (short Barrett) bzw. 4 Jahren (long Barrett) sind empfehlenswert.
- Bei Nachweis eines Barrett-Ösophagus mit **Low-Grade-Dysplasie** kann unter einer Therapie mit **Protonenpumpenhemmern** zunächst abgewartet werden. Allerdings ist eine **jährliche endoskopische Überwachung** (Video- oder Chromoendoskopie) erforderlich. Eine **Fundoplikation** kann sich günstig auf einen Barrett-Ösophagus auswirken, da sie den auslösenden Faktor (Säurereflux) beseitigt.
- Ein Barrett-Ösophagus mit **High-Grade-Dysplasie** ist Indikation für eine **endoskopische Mukosaresektion**.

Prognose: Die Prognose der GERD ist gut. Häufig wird ein chronisch-rezidivierender Verlauf mit Phasen von Rezidiven und Beschwerdefreiheit beobachtet.

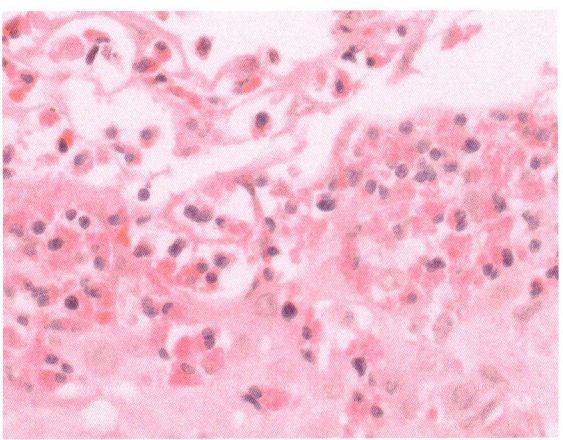

Abb. 2.4 Histologisches Bild einer eosinophilen Ösophagitis. (aus: Riemann et al., Gastroenterologie in Klinik und Praxis, Thieme, 2007)

2.4 Ösophagushernien

Die Hiatushernien werden im Kapitel Chirurgie [S.B129] besprochen.

2.5 Ösophagusdivertikel

Unter einem Ösophagusdivertikel versteht man eine **Ausstülpung der Ösophaguswand**. Am häufigsten sind die sog. falschen Divertikel (**Pseudodivertikel**), bei denen es zu einer Ausstülpung der Mukosa und Submukosa durch eine Muskellücke kommt. **Echte Divertikel** umfassen alle Wandschichten und entstehen durch Zug von außen (z. B. aufgrund entzündlich-schrumpfender Prozesse wie der Tbc-Lymphadenitis). Näheres s. Chirurgie [S.B125].

2.6 Ösophaguskarzinom

Siehe Neoplastische Erkrankungen [S.A636].

3 Magen und Duodenum

3.1 Grundlagen

3.1.1 Funktionen des Magens und des Duodenums

Funktionen des Magens: Die Hauptaufgaben des Magens sind die **Speicherung, Zerkleinerung** und **Homogenisierung** der aufgenommenen Nahrung und die **Sekretion des Magensaftes**. Die Abgabe der Nahrung an das Duodenum erfolgt portioniert. Da der an das Duodenum abgegebene Speisebrei flüssig und gut verdaulich sein soll, ist die Magenentleerung von der Konsistenz, der Osmolarität und dem Energiegehalt des Nahrungsbreis abhängig. Hauptbestandteile des Magensaftes sind Salzsäure, Pepsinogen/Pepsin und Intrinsic Factor. Darüber hinaus wird von den Nebenzellen ein muzin- und bikarbonathaltiger Schleim produziert, der die Schleimhaut vor der Magensäure und vor mechanischen Schäden schützt.

Funktionen des Duodenums: Das Duodenum spielt eine wichtige Rolle bei der Verdauung und Absorption der Nahrungsbestandteile. Durch die Produktion eines bikarbonatreichen Sekrets sorgt es für eine Neutralisierung der Magensäure. Außerdem ist es über eine hormonell vermittelte Rückmeldung an den Magen wesentlich an der Steuerung der Magenentleerung beteiligt (**Tab. 1.1**).

3.1.2 Pathophysiologie

Magenentleerungsstörungen: Verschiedene Faktoren können zu einer pathologisch verzögerten Magenentleerung führen:
- **Störungen der Vagusfunktion** (z. B. postoperativ nach Vagotomie oder im Rahmen einer autonomen Gastroparese bei Diabetes mellitus)
- benigne oder maligne **Stenosierungen** des Magenausgangs
- **Elektrolytstörungen** (z. B. Hypokaliämie, Hypokalzämie, Hypomagnesiämie)
- **neuromuskuläre Erkrankungen** (z. B. Sklerodermie, Polymyositis) oder endokrine Störungen (z. B. Hypothyreose, Hypoparathyreoidismus, Diabetes mellitus).

Klinische Symptome einer Magenentleerungsstörung sind **dyspeptische Beschwerden** [S.A226]), die typischerweise mit **Erbrechen** einhergehen. Rezidivierendes Erbrechen kann durch den ständigen Magensäureverlust zu einer **metabolischen Alkalose** führen. Der Nachweis einer verzögerten Magenentleerung gelingt mithilfe der Magen-Darm-Passage, der Szintigrafie oder der Sonografie. Therapeutisch kommen Prokinetika zum Einsatz. Endoskopisch nachweisbare Obstruktionen können durch Dilatation oder chirurgische Maßnahmen behoben werden.

Störungen der Schleimhauthomöostase und Hyperchlorhydrie: Eine Störung der Schleimhauthomöostase beruht auf einem Ungleichgewicht zwischen aggressiven (schleimhautschädigenden) und protektiven (schleimhautschützenden) Faktoren (**Tab. 3.1**). Eine gestörte Schleimhauthomöostase kann zur Entwicklung einer Gastritis [S.A237] und einer gastroduodenalen Ulkuskrankheit [S.A240] führen. Dabei kommt einer **erhöhten Magensäurekonzentration** (Hyperchlorhydrie) eine besondere Bedeutung zu, da die Magensäure als wichtigster endogener Aggressionsfaktor eine wesentliche Rolle in der Ulkusgenese spielt („ohne Säure kein Ulkus"). Dass die Säure tatsächlich eine obligate Voraussetzung für die Ulkusentstehung ist, zeigt die Tatsache, dass es im Rahmen der achlorhydren Typ-A-Gastritis nicht zu einer Ulkusentwicklung kommt.

Tab. 3.1 Aggressive und protektive Schleimhautfaktoren

Art	Faktoren
aggressive, schleimhautschädigende Faktoren	• Magensäure • Infektion mit Helicobacter pylori • erhöhte Pepsin- oder Gallensäurenkonzentration • Nikotin- und Alkoholabusus • ulzerogene Medikamente wie NSAR (häufigste Ursache des HP-negativen Ulkus) • physischer und psychischer Stress
protektive, schleimhautschützende Faktoren	• Bikarbonatsekretion • Magenschleim • Epithelzellregeneration • Schleimhautdurchblutung

Achlorhydrie: Sie kann als Folge einer Typ-A-Gastritis oder einer medikamentösen Therapie (z. B. mit Protonenpumpeninhibitoren) auftreten. Die Folgen und Symptome der Achlorhydrie sind bei der Typ-A-Gastritis [S. A238] beschrieben.

3.1.3 Diagnostik

Bildgebende Diagnostik: Die Standardmethode zur Abklärung von Erkrankungen im Bereich des Magens und Duodenums ist die **Gastroduodenoskopie**. Die **Endosonografie** wird v. a. zum lokalen Staging bei Magenkarzinom (gute Darstellbarkeit der aufgebrochenen Magenwandschichtung) angewendet. Die Hauptindikation für eine **Abdomenübersichtsaufnahme** ist der V. a. freie Ulkusperforation. Bei speziellen Fragestellungen (v. a. Staging bei Magenkarzinom) können zusätzlich **CT** und/oder **MRT** eingesetzt werden.

Funktionsdiagnostik: Tab. 3.2 zeigt Untersuchungsmethoden, mit denen die Funktion des Magens überprüft werden kann.

Helicobacter-pylori-Diagnostik: Zum Nachweis einer Helicobacterinfektion stehen unterschiedliche Methoden zur Verfügung:
- **Histologie:** Goldstandard ist der mikroskopische Nachweis der Bakterien aus dem Biopsiematerial (sensitiver als Urease-Schnelltest).
- **Urease-Schnelltest:** Hiermit gelingt der Nachweis der bakteriellen Ureaseaktivität in einem bioptisch gewonnenen Gewebestück. Durch die Ammoniakproduktion kommt es 1–2 Stunden nach Einbringen des Gewebes in ein geeignetes Medium zu einer Rotfärbung. Der Urease-Schnelltest ist schnell, billig und sehr sensitiv (Sensitivität ca. 90%).
- **^{13}C-Harnstoff-Atemtest:** Oral aufgenommener ^{13}C-markierter Harnstoff wird nur in Anwesenheit der HP-eigenen Urease gespalten. Der Test misst das abgeatmete $^{13}CO_2$. Das Verfahren ist nicht invasiv und sehr sensitiv (>95%), aber teuer.
- **Nachweis des Helicobacterantigens im Stuhl:** preisgünstige Alternative zum Atemtest.

3.2 Gastritis

Abhängig vom klinischen Verlauf erfolgt eine Einteilung in akute und chronische Gastritiden. Die Diagnose einer Gastritis kann nur histologisch gesichert werden. Die Symptomatik ist häufig unspezifisch und korreliert nicht mit den histologischen Befunden.

3.2.1 Akute Gastritis

> **DEFINITION** Akute Magenschleimhautentzündung, die durch exogene Noxen oder Stress ausgelöst wird und i. d. R. innerhalb weniger Tage abklingt.

Ätiologie und Pathogenese: Die eine akute Gastritis auslösenden Noxen zeigt Tab. 3.3. Eine Sonderform ist die sog. Ätz-Gastritis nach akzidenteller Aufnahme von Säuren und Laugen. Pathogenetisch liegt der akuten Gastritis ein **Zusammenbruch der Schleimhautbarriere** zugrunde, die zu einer Schädigung der Magenwand durch die Magensäure führt („Selbstandauung").

Klinik: Die Beschwerden bei der akuten Gastritis treten i. d. R. akut auf, sind unspezifisch (**Dyspepsie** [S. A226]) und klingen innerhalb weniger Tage ab. Im Rahmen schwerer Erkrankungen findet sich eine hämorrhagisch-erosive Gastritis, die zu Hämatemesis und Melaena führen kann (Stressgastritis).

Komplikationen: Die wichtigsten Komplikationen der Stressgastritis sind obere gastrointestinale Blutungen und die Ausbildung von **Stressulzera**. Bei der Ätz-Gastritis besteht eine erhöhte Perforationsgefahr.

Diagnostik: Bei typischer Anamnese und leichter klinischer Symptomatik ist zunächst eine **Verlaufsbeobachtung** indiziert. Persistieren die Symptome, sollte eine endoskopisch-histologische Diagnosesicherung erfolgen. Abhängig vom Schweregrad zeigen sich in der **Endoskopie**:
- eine gerötete, ödematöse Schleimhaut (leichte nicht erosive Gastritis)
- eine Schleimhauthyperämie mit diffusen hämorrhagischen Defekten (erosive Gastritis)

Tab. 3.2 Funktionsdiagnostik bei Erkrankungen des Magens

Funktionstest	Beschreibung
Magensekretionsanalyse	• Bestimmung der Magensaftsekretion basal und nach Stimulation mit Pentagastrin • Indikation: die Magensekretionsanalyse wird heute nur noch selten eingesetzt; die wichtigste Indikation ist der V. a. Zollinger-Ellison-Syndrom
Magenmotilitätsmessung	• szintigrafisch: nach oraler Aufnahme einer radioaktiv markierten Testmahlzeit wird die zeitliche Aktivitätsverteilung über dem Abdomen bestimmt • sonografisch: nach Einnahme einer Probemahlzeit wird die Magenentleerung sonografisch kontrolliert • Indikation: Magenentleerungsstörung unterschiedlicher Genese
Schilling-Test	• Tab. 4.3

Tab. 3.3 Auslöser einer akuten Gastritis

Noxe	Beispiele
Medikamente	NSAR, Glukokortikosteroide, Kaliumpräparate, Zytostatika
toxische Substanzen	Alkohol, Nikotin, Urämietoxine, bakterielle Toxine (Lebensmittelvergiftung durch Staphylococcus aureus, Bacillus cereus)
physikalische Noxen	Strahlenschäden, Verbrennung
Erreger	Bakterien (z. B. Salmonellen), Viren (z. B. Norovirus)
Stress	Begleitgastritis im Rahmen schwerer Erkrankungen, Schock, Multiorganversagen, Traumata, Verbrennungen, Langzeitintubation, postoperativ

- ausgeprägte Erosionen mit kleinen Ulzerationen und Fibrinauflagerungen (ulzerative Gastritis).

Histologisch imponiert eine Oberflächengastritis mit einem Schleimhautödem und einer oberflächlichen Leukozyteninfiltration der Lamina propria. Eine erosive Gastritis zeigt Schleimhautnekrosen, oberflächliche Epitheldefekte und Erosionen.

Differenzialdiagnosen: Differenzialdiagnostisch kommen alle Erkrankungen in Betracht, die mit einer Dyspepsie [S. A226] einhergehen.

Therapie: Die wichtigste Maßnahme ist – wann immer möglich – das **Weglassen der auslösenden Noxen**. Vorübergehend sollten die Patienten Nahrungskarenz einhalten.

Medikamentös können passager **Protonenpumpenhemmer** eingesetzt werden.

Stressulkusprophylaxe: Das Risiko des Auftretens von Stressulzera kann durch **Anheben des intragastralen pH-Wertes** vermindert werden. Risikopatienten, also Intensivpatienten, postoperative Patienten, Patienten mit positiver Ulkusanamnese, Einnahme von NSAR und Steroiden oder anhaltender Antikoagulanzientherapie (größeres Blutungsrisiko), sollten daher prophylaktisch mit **Protonenpumpenhemmern** behandelt werden. Eine wichtige Nebenwirkung der pH-Anhebung ist die Besiedlung des Magens mit gramnegativen Keimen, die zu einem erhöhten Risiko nosokomialer Pneumonien führt (durch Regurgitation und Mikroaspiration).

Prognose: Eine akute Gastritis heilt nach Abstellen bzw. Weglassen der auslösenden Noxe i. d. R. folgenlos aus. In seltenen Fällen kann es zu einer lebensbedrohlichen gastrointestinalen Blutung kommen.

3.2.2 Chronische Gastritis

DEFINITION Chronisch verlaufende Gastritis mit lymphoplasmazellulärer Infiltration der Magenschleimhaut.

Ätiopathogenese: Die chronische Gastritis wird nach der Ätiologie und dem histologischen Befund eingeteilt (sog. **ABC-Klassifikation**):

Typ-A-Gastritis (Autoimmungastritis): Pathogenetisch handelt es sich bei der Typ-A-Gastritis um eine Autoimmunerkrankung, die häufig mit einer Helicobacter-pylori-Infektion assoziiert ist (80 % der Patienten sind HP-positiv). In 90 % der Fälle finden sich Autoantikörper gegen die Protonenpumpe der Parietalzellen (**Parietalzellantikörper**), etwa 70 % der Patienten weisen zusätzlich **Autoantikörper gegen den Intrinsic Factor** auf. Die Gastritis beschränkt sich auf die Korpusschleimhaut (**Korpusgastritis**). Durch Schwund der Parietalzellen entwickelt sich eine histaminrefraktäre Achlorhydrie. Langfristig werden auch die Hauptzellen zerstört, sodass es zu einer Atrophie der spezifischen Magendrüsen kommt („atrophischer Drüsenkörper"). Infolge der **Achlorhydrie** fällt die säurebedingte Hemmung der enterochromaffinen G-Zellen weg. Die Folge ist eine reaktive **Hypergastrinämie**, die zu einer Hyperplasie der enterochromaffinen Zellen mit Ausbildung von Mikrokarzinoiden führen kann (ca. 5 % der Fälle). Seltener entwickelt sich auf dem Boden der Schleimhautatrophie eine intestinale Metaplasie, aus der sich Dysplasien und Neoplasien entwicklen können. Weitere Folgen der Achlorhydrie sind eine **Eisenmangelanämie** infolge einer gestörten intestinalen Eisenresorption und eine **bakterielle Fehlbesiedlung** des Magens. Das Fehlen des Intrinsic Factors führt wegen der gestörten Vitamin-B_{12}-Absorption zur Entwicklung einer **perniziösen Anämie** und **funikulären Myelose**.

Typ-B-Gastritis (bakterielle Gastritis): Die Typ-B-Gastritis wird durch eine Infektion mit **Helicobacter pylori** (HP) ausgelöst. Die Übertragung erfolgt oral-oral oder fäkaloral. Risikofaktoren für eine HP-Infektion sind ein niedriger sozioökonomischer Status und höheres Alter. HP wirkt durch die Abgabe verschiedener zytotoxischer Produkte (z. B. Proteasen, Toxine) schleimhautschädigend. Zunächst ist ausschließlich die Antrumschleimhaut befallen (**Antrumgastritis**). Im Verlauf kann es zu einer aszendierenden Ausbreitung in Richtung Korpus kommen mit Abnahme der Belegzellen und Hypochlorhydrie (niemals Achlorhydrie): **sekundäre atrophische Gastritis**.

Typ-C-Gastritis (chemische Gastritis): Schleimhautschädigende Noxen wie NSAR, Alkohol oder Gallereflux (Refluxgastritis) führen zu einer chemisch-toxischen chronischen Gastritis, die sich v. a. im Antrum in Nähe des Pylorus abspielt.

Seltene Formen der chronischen Gastritis sind z. B. die Crohn-Gastritis oder die eosinophile Gastritis.

Epidemiologie: Am häufigsten (ca. 80 %) ist die Typ-B-Gastritis. Die Prävalenz einer HP-Besiedlung nimmt mit zunehmendem Lebensalter zu (ca. 1 %/Lebensjahr). Bei über 50-Jährigen findet sich in 50 % der Fälle eine Besiedlung der Magenschleimhaut mit HP. Circa 15 % der chronischen Gastritiden lassen sich auf eine Typ-C-Gastritis, etwa 5 % auf eine Typ-A-Gastritis zurückführen.

Klinik: Eine chronische Gastritis verläuft in den meisten Fällen asymptomatisch. Gelegentlich leiden die Patienten unter uncharakteristischen dyspeptischen Beschwerden [S. A226].

Komplikationen: Die Komplikationen unterscheiden sich bei den einzelnen Formen der chronischen Gastritis.

Typ-A-Gastritis: Eine seltene, aber wichtige Langzeitkomplikation ist die Entwicklung eines **Magenkarzinoms** (s. o.). Häufiger (in ca. 5 % der Fälle) kommt es zur Ausbildung multipler **Mikrokarzinoide**. Weitere Komplikationen können sein eine **perniziöse Anämie** und eine **funikuläre Myelose** (s.o).

Typ-B-Gastritis: Die wichtigste Komplikation der Typ-B-Gastritis ist die **gastroduodenale Ulkuserkrankung**. Über 90 % der Duodenalulzera und etwa 70 % der Magenulzera entstehen auf dem Boden einer Typ-B-Gastritis. Bei Übergriff der Erkrankung auf die Korpusschleimhaut geht die Typ-B-Gastritis in eine **atrophische Gastritis** über. Auch die Typ-B-Gastritis kann zu einer intestinalen Metaplasie und damit zu einem erhöhten Risiko für die Entwicklung eines **Magenkarzinoms** führen (geringer als bei Typ-A-Gastritis). In seltenen Fällen kann es auch zum Auftreten von gastralen **B-Zell-MALT-Lymphomen** kommen. Weitere mögliche Komplikationen sind die chronische Urtikaria und die idiopathische thrombozytopenische Purpura.

Typ-C-Gastritis: Die wichtigste Komplikation der Typ-C-Gastritis ist das Auftreten von **gastroduodenalen Ulzerationen** und **gastrointestinalen Blutungen**.

> **MERKE** Zu den HP-assoziierten Erkrankungen gehören:
> - chronische Typ-B-Gastritis
> - gastroduodenale Ulkuskrankheit
> - Magenkarzinom und Magenlymphome
> - Riesenfaltengastritis.

Diagnostik: Die Diagnose einer chronischen Gastritis kann nur histologisch gestellt werden. Endoskopisch können Rötung, Schwellung und erhöhte Vulnerabilität der Schleimhaut auf eine chronische Gastritis hinweisen. Die Schleimhautfalten wirken plump, ggf. lassen sich Erosionen und kleine Blutungen nachweisen. Typische Befunde bei Atrophie sind eine dünne Schleimhaut mit durchscheinendem Gefäßnetz und ein abgeflachtes Faltenrelief. Intestinale Metaplasien imponieren makroskopisch als weißliche Schleimhautflecken.

Histologie: Typischerweise finden sich **Erosionen**. Dabei handelt es sich um **Schleimhautdefekte**, die – anders als das Ulkus – die Muscularis mucosae nicht überschreiten. Weitere Charakteristika (abhängig vom Typ) sind u. a. lympho- oder granulozytäre Infiltrate, Lymphfollikel, Schleimhautödem, Schleimhautatrophie oder Fibrose. Zudem können **Intestinale Metaplasien** auffallen. Dabei wird das einschichtige schleimbildende Oberflächenepithel des Magens durch Dünndarmepithel mit Bürstensaumenterozyten, Paneth-Körnerzellen und Becherzellen ersetzt. Abhängig von dem Ausmaß der Metaplasie werden 3 Typen unterschieden (**Tab. 3.4**).

Die **Schweregradeinteilung** der Gastritis erfolgt anhand des Ausmaßes der **lymphoplasmazellulären Infiltration** der Lamina propria und der Anwesenheit von Lymphfollikeln. Die **Aktivitätseinschätzung** richtet sich nach der **Granulozytendichte** (geringgradige Aktivität: interstitielle und intraepitheliale Granulozyten; hochgradige Aktivität: dichtes Granulozyteninfiltrat mit Ausbildung intrafoveolärer Mikroabszesse).

> **MERKE** Zum Helicobacternachweis und Ausschluss eines MALT-Lymphoms muss in jedem Fall eine Biopsieentnahme aus Korpus und Antrum mit histologischer Untersuchung [S. A237] erfolgen.

Die **Sydney-Klassifikation** teilt die chronische Gastritis nach den oben beschriebenen Befunden ein (**Tab. 3.5**).

Die Labordiagnostik spielt bei der chronischen Gastritis eine untergeordnete Rolle. Bei der Typ-A-Gastritis finden sich im Serum eine **Hypergastrinämie** und Autoantikörper gegen Parietalzellen und Intrinsic Factor. Der Vitamin-B$_{12}$-Mangel aufgrund des Intrinsic-Factor-Mangels führt zu einer **megaloblastären Anämie**. Zum Nachweis einer gestörten Vitamin-B$_{12}$-Resorption wird der Schilling-Test eingesetzt (**Tab. 4.3**).

Therapie: Die Therapie der chronischen Gastritis erfolgt in erster Linie symptomorientiert durch Gabe von Säuresekretionshemmern (Protonenpumpenhemmern), Antazida oder Prokinetika. Bei Komplikationen (z. B. Blutungen) kann eine endoskopische oder chirurgische Intervention erforderlich werden: endoskopische Elektrokoagulation oder Unterspritzung, bei persistierender Blutung Vagotomie und operative Umstechung bzw. (Hemi-)Gastrektomie.

Typ-A-Gastritis: Bei positivem HP-Nachweis kann eine Eradikationstherapie ggf. zur Ausheilung der Gastritis führen. Besteht im Rahmen einer Typ-A-Gastritis eine perniziöse Anämie, wird Vitamin B$_{12}$ parenteral substituiert.

> **MERKE** Indikationen für eine Eradikationstherapie sind:
> - symptomatische Typ-B-Gastritis
> - Komplikationen der Typ-B-Gastritis (gastroduodenales Ulkus, Magenkarzinom, MALTom)
> - Riesenfaltengastritis
> - Dauertherapie mit NSAR bei HP-positiven Patienten.

Tab. 3.4 Einteilung der intestinalen Metaplasie

Typ	Beschreibung
I	komplette intestinale Metaplasie (wie Darmschleimhaut)
II	inkomplette intestinale Metaplasie mit Nachweis von Becherzellen
III	inkomplette intestinale Metaplasie vom kolischen oder enterokolischen Typ mit Krypten und Becherzellen

Tab. 3.5 Sydney-Klassifikation der chronischen Gastritis

Kriterium	Einteilung
Ätiologie	• Autoimmunerkrankung • Helicobacterinfektion • chemische Noxen
Topographie	• Korpus • Antrum • Pangastritis
Entzündungsmorphologie	• Schweregrad (Grad 1–3; Festlegung anhand der lymphoplasmazellulären Infiltrationsdichte) • Aktivität (Grad 1–3; Festlegung anhand der Granulozytendichte) • Atrophie • intestinale Metaplasie (Typ I–III) • Erregernachweis

Tab. 3.6 HP-Eradikationstherapie

Schema	Arzneimittel	Tagesdosis (p. o.)
Triple-Therapie I (französisches Triple-Schema)	• Protonenpumpenhemmer	2 × SD[1]
	• Clarithromycin	2 × 500 mg
	• Amoxicillin	2 × 1000 mg
Triple-Therapie II (italienisches Triple-Schema)	• Protonenpumpenhemmer	2 × SD[1]
	• Clarithromycin	2 × 250 mg
	• Metronidazol	2 × 400 mg

[1] SD: Standarddosis

HP-Eradikationstherapie: Sie wird als **Triple-Therapie** über 7 Tage durchgeführt. Hierbei wird ein **Protonenpumpenhemmer** in doppelter Standarddosierung mit **2 Antibiotika** kombiniert. Abhängig von den eingesetzten Antibiotika werden 2 verschiedene Therapieschemata unterschieden (**Tab. 3.6**). Mit der Triple-Therapie werden Eradikationsraten von etwa 90 % erzielt. Bei Therapieversagen erfolgt eine Zweitlinientherapie mit anderen Antibiotika, z. B. mit PPI + Amoxicillin + Levofloxacin (oder Rifabutin oder Metronidazol).

Typ-B-Gastritis: Eine Helicobacter-pylori-Infektion an sich stellt keine Indikation für die Durchführung einer Eradikationstherapie dar, da sie bei den meisten Patienten keine Beschwerden verursacht und nur wenige Patienten als Komplikation ein peptisches Ulkus (10 %) oder ein Magenkarzinom (< 0,001 %) entwickeln.

Typ-C-Gastritis: Bei der NSAR- oder alkoholinduzierten Gastritis ist das Weglassen der auslösenden Noxe die wichtigste Voraussetzung für eine Ausheilung. Lässt sich die chronische Gastritis auf einen Gallereflux zurückführen, kann ein Therapieversuch mit Cholestyramin unternommen werden.

> **MERKE** Kann der Patient nicht auf eine längerfristige NSAR-Einnahme verzichten, sollte eine Ulkusprophylaxe mit einem Protonenpumpenhemmer durchgeführt werden.

Prognose: Chronische Gastritiden verlaufen i. d. R. schubförmig. Aufgrund des erhöhten Karzinomrisikos müssen bei Patienten mit Typ-A-Gastritis und Typ-B-Gastritis regelmäßige endoskopisch-bioptische Kontrollen erfolgen.

3.2.3 Riesenfaltengastritis

Synonym: Morbus Ménétrier, Ménétrier-Faltendysplasie des Magens, hypertrophe exsudative Gastropathie

> **DEFINITION** Der Morbus Ménétrier ist durch eine **foveoläre Hyperplasie** der **Magenschleimhaut** mit oder ohne chronische Gastritis gekennzeichnet.

Epidemiologie: Sehr seltene Erkrankung.

Ätiologie: Bei Erwachsenen wird die Erkrankung i. d. R. durch eine Helicobacter-pylori-Infektion ausgelöst. Bei Kindern wurden auch CMV-Infektionen als Auslöser beschrieben.

Klinik und Komplikationen: Typische Symptome sind Übelkeit, Erbrechen, Diarrhö, Anämie und eine exsudative Gastropathie mit Eiweißverlust und hypoproteinämischen Ödemen. Die wichtigste Komplikation ist die maligne Entartung (→ Magenkarzinom).

Diagnostik: Die Diagnose wird endoskopisch-histologisch gestellt. **Makroskopisch** zeigt sich eine hirnwindungsartige Auffaltung der Magenschleimhaut.

In der **Histologie** imponiert die Riesenfaltengastritis durch eine hochgradige foveoläre Hyperplasie mit einer ausgeprägten Verbreiterung des schleimbildenden Epithels. Zusätzlich finden sich lymphozytäre Infiltrate und eine Drüsenatrophie.

Häufig gelingt der Nachweis einer Helicobacter-pylori-Infektion [S. A240].

Differenzialdiagnosen: Die wichtigste histologische Differenzialdiagnose ist die glanduläre Hyperplasie mit Verbreiterung der parietalzelltragenden Korpusanteile im Rahmen eines Gastrinoms. Auch die lymphatische Hyperplasie (z. B. NHL), die Amyloidose des Magens und ein diffus infiltrierend wachsendes Magenkarzinom können mit Ausbildung von Riesenfalten einhergehen.

> **MERKE**
> - **F**oveoläre Hyperplasie → Riesen**f**altengastritis
> - **G**landuläre Hyperplasie → **G**astrinom.

Therapie: Bei Helicobacter-pylori-Infektion ist eine Eradikationstherapie [S. A240] indiziert. Bei Hinweis auf eine maligne Entartung oder bei schwerem Eiweißverlustsyndrom ist die Gastrektomie Therapie der Wahl.

3.3 Gastroduodenale Ulkuskrankheit

> **DEFINITION** Das gastrale/duodenale Ulkus ist ein umschriebener Substanzdefekt (Geschwür) der Magen- bzw. Duodenalschleimhaut, der über die Mukosa hinaus bis in die Muscularis propria hineinreicht. Ulzera im Magen werden als Ulcus ventriculi bezeichnet, Ulzera im Duodenum als Ulcus duodeni.

Epidemiologie: Das Ulcus duodeni ist 4-mal häufiger als das Ulcus ventriculi. Beim Ulcus duodeni sind Männer etwa 4-mal so häufig betroffen wie Frauen, beim Ulcus ventriculi ist das Geschlechterverhältnis ausgeglichen. Die Prävalenz der Ulkuserkrankung nimmt mit zunehmendem Lebensalter zu. Insgesamt zeigt die Ulkuserkrankung eine abnehmende Inzidenz in der westlichen Welt.

Ätiopathogenese: Pathogenetische Grundlage der Ulkusentstehung ist eine Störung der Schleimhauthomöostase, die auf einem Ungleichgewicht zwischen schleimhautschädigenden und schleimhautschützenden Faktoren beruht (Tab. 3.1). Abhängig von der zeitlichen Entwicklung werden chronische und akute Ulzera unterschieden.

Ursachen akuter Ulzera: Akute Ulzera entstehen am häufigsten auf dem Boden einer **erosiven Gastritis** bei Einwirkung **akuter Stressfaktoren** (akutes Stressulkus im Rahmen schwerer Erkrankungen, bei Polytrauma, Verbrennungen, großen Operationen, Schädel-Hirn-Traumen oder Langzeitintubation). Durch eine Störung der Mikrozirkulation kommt es zu einer Ischämie der Schleimhaut mit akutem **Zusammenbruch der Schleimhautbarriere**.

Ursachen chronischer Ulzera: Bei den chronischen Ulzera handelt es sich um die Ulkuskrankheit im eigentlichen Sinn. Ihre Ursachen können sein:
- **Helicobacter-pylori-Infektion** („HP-positives Ulkus"): Am häufigsten entwickelt sich ein gastroduodenales Ulkus auf dem Boden einer chronischen Typ-B-Gastritis [S. A238]. Eine HP-Infektion lässt sich bei über 90 % der duodenalen Ulzera und bei etwa 70 % der Magenulzera nachweisen. Helicobacter pylori führt zu einer Zunahme der schleimhautschädigenden Faktoren (u. a. Förderung der Säuresekretion, Freisetzung von Proteasen und Toxinen). Allerdings entwickeln nur 10 % der Helicobacterträger im Laufe ihres Lebens ein Ulkus, sodass davon auszugehen ist, dass für die Entstehung eines Ulkus weitere Faktoren hinzukommen müssen.
- **NSAR:** „HP-negative Ulzera" werden am häufigsten durch Einnahme von NSAR ausgelöst (Risikoerhöhung um das 4-Fache), da diese die Synthese der protektiven Prostaglandine hemmen. Die gleichzeitige Einnahme von **Glukokortikosteroiden** erhöht das Ulkusrisiko um das 15-Fache. Etwa 10 % der Patienten mit Einnahme von NSAR entwickeln im Verlauf der Therapie ein Magenulkus.
- Seltenere Ursachen sind das Zollinger-Ellison-Syndrom (Gastrinom, s. Neoplastische Erkrankungen [S. A659]) und der primäre Hyperparathyreoidismus (s. Endokrines System und Stoffwechsel [S. A330]).

Ulkusbegünstigende Begleitfaktoren: Hierzu zählen:
- **Genetische Disposition:** Duodenale Ulzera werden gehäuft bei Patienten mit der Blutgruppe 0 beobachtet.
- **Motilitätsstörungen des Magens**, die durch eine verzögerte Magenentleerung zu einer Dehnung der Magenwand mit konsekutiv erhöhter Gastrinsekretion führen.
- **Alkohol- und Nikotinkonsum**.

> **MERKE** Die häufigsten exogenen Ursachen für die Entstehung chronischer Magen- und Duodenalulzera sind eine Infektion mit **Helicobacter pylori** und die Einnahme **nichtsteroidaler Antiphlogistika**. Ohne das Vorliegen von mindestens einem dieser Faktoren ist eine Ulkusentstehung sehr selten. Der **wichtigste endogene Aggressionsfaktor** ist die **Magensäure** („ohne Säure kein Ulkus").

Ulkuslokalisation: Magenulzera sind am häufigsten im Bereich der **kleinen Kurvatur** des Antrums und **präpylorisch** lokalisiert. Entsprechend der Ausbreitung der HP-Besiedlung vom Antrum in Richtung Korpus findet sich bei älteren Patienten zunehmend eine proximale Ulkuslokalisation. Dabei gilt für das Magenulkus: Je proximaler das Ulkus liegt, desto niedriger ist die Säuresekretion. Dies ist darauf zurückzuführen, dass bei Ausbreitung der Gastritis nach proximal ein Umbau der säureproduzierenden Schleimhaut (im proximalen Korpus und Fundus gelegen) mit Minderung der Säureproduktion stattfindet.

Prädilektionsstelle für das Duodenalulkus ist die **Vorderwand des Bulbus duodeni** (95 %). Gelegentlich findet man im Bulbusbereich 2 sich gegenüberliegende Ulzera (sog. „kissing ulcers"). Die typischen Ulkuslokalisationen zeigt **Tab. 3.7**.

> **MERKE** **Atypisch lokalisierte Ulzera** (große Kurvatur, proximaler Magen) sind selten und immer verdächtig auf das Vorliegen eines **Malignoms**. Multiple Ulzerationen in Magen und Duodenum sprechen in erster Linie für eine medikamentös-toxische Genese (NSAR), seltener liegt ihnen ein Zollinger-Ellison-Syndrom zugrunde.

Klinik: Ulzera sind häufig **asymptomatisch**. Treten klinische Symptome auf, sind diese unspezifisch (Dyspepsie [S. A226]). Der epigastrische Schmerz wird von den Patienten typischerweise als bohrend und dumpf empfunden. Patienten mit **Ulcus duodeni** berichten häufig, dass der epigastrische Schmerz v. a. während der **Nüchternzeit** auftritt und sich nach Nahrungsaufnahme bessert. Patienten mit **Ulcus ventriculi** klagen häufig über **Schmerzen direkt nach Nahrungsaufnahme** oder nahrungsunabhängige Schmerzen.

> **MERKE** Typische Symptome werden nur von 50 % aller Patienten berichtet. In 50 % finden sich entweder keine oder nur uncharakteristische Symptome.

Eine seltene Form des Magenulkus ist die **Exulceratio simplex Dieulafoy**. Hierbei handelt es sich um ein solitäres Ulkus, das durch Arrosion einer großlumigen submukösen Arterie (Gefäßanomalie) zu einer ausgeprägten oberen Gastrointestinalblutung führen kann. Endoskopisch sieht man einen aus einem flachen Ulkus herausragenden blutenden Gefäßstumpf.

Tab. 3.7 Einteilung der Ulzera anhand ihrer Lokalisation (nach Johnson)

Typ	Lokalisation	Säurestatus
I	kleine Kurvatur proximal des Angulus (am häufigsten)	hypoazid
II	Kombinationsulkus: Ulcus ventriculi distal des Angulus und Ulcus duodeni	normo- bis hyperazid
III	präpylorisch	hyperazid
IV	Ulcus duodeni (95 % Bulbus duodeni)	hyperazid

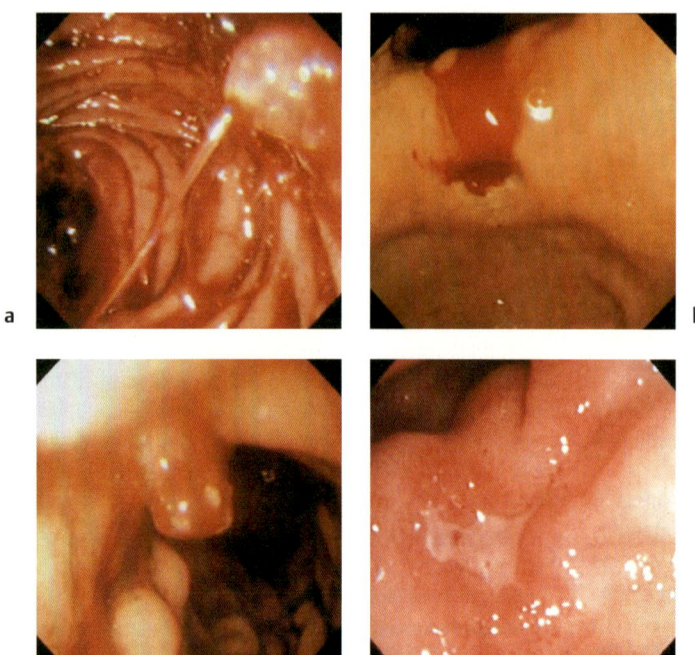

Abb. 3.1 **Endoskopische Befunde bei Ulkusblutungen.** **a** Spritzende Ulkusblutung (Forrest Ia). **b** Sickerblutung (Forrest Ib). **c** Läsion mit sichtbarem Gefäßstumpf (Forrest IIa). **d** Ulkus mit pigmentiertem Fleck (Forrest IIc). (aus: Classen, Tytgat, Lightdale, Gastroenterologische Endoskopie, Thieme, 2004)

Komplikationen: Am wichtigsten sind die Ulkusblutung und die Ulkusperforation:

Ulkusblutung: Sie wird durch die Arrodierung eines Gefäßes am Ulkusgrund ausgelöst. Ulkusblutungen treten bei etwa 10 % aller Ulkuspatienten auf. Besonders gefährdet sind Patienten mit NSAR-Ulkus oder akutem Stressulkus. **Lebensbedrohliche Blutungen** treten bei Arrosion der **A. gastroduodenalis** (U. duodeni im Bereich der Bulbushinterwand) oder der **A. gastrica** (U. ventriculi) auf. Die Blutung aus gastroduodenalen Ulzera ist die **häufigste Ursache** einer **oberen Gastrointestinalblutung** [S. A226]. Die Diagnose wird endoskopisch gestellt (Tab. 3.8; Abb. 3.1). Eine Ulkusblutung sistiert in 80 % der Fälle spontan. Therapie der Wahl ist die **endoskopische Blutstillung** durch mechanisches Clipping bzw. Unterspritzen der Blutungsquelle mit Suprarenin oder Fibrinkleber. Die primäre Erfolgsquote der endoskopischen Blutstillung liegt bei 80–90 %, bei einem Rezidiv bei 50 %. Bei Blutungen mit hoher Rezidivgefahr (Patienten > 60 Jahre, Forrest-Ia- und -IIa-Blutungen) erfolgt eine programmierte endoskopische Nachbehandlung. Indikationen für eine **operative Ulkusversorgung** (Ulkusexzision und Übernähung, s. Chirurgie [S. B133]) sind eine erfolglose endoskopische Blutstillung, Blutungen aus Hauptarterien und ein sehr hoher Verbrauch von Erythrozytenkonzentraten (> 6 EK/24 h). Liegt der Blutung ein Helicobacter-pylori-positives Ulkus zugrunde, erfolgt eine HP-Eradikation [S. A239]. Die Letalität der Ulkusblutung beträgt bei Ia ca. 20 %, bei Ib und IIa ca. 10 %.

MERKE Die Ulkusblutung ist die häufigste Ulkuskomplikation.

Tab. 3.8 Endoskopische Einteilung der Blutungsaktivität nach Forrest

Stadium	Forrest-Typ	Blutungsaktivität
aktive Blutung	Ia	spritzende arterielle Blutung
	Ib	diffuse Sickerblutung
inaktive Blutung	IIa	Läsion mit sichtbarem Gefäßstumpf
	IIb	koagelbedeckte Läsion
	IIc	hämatinbelegte Läsion
potenzielle Blutungsquelle	III	Läsion ohne Zeichen einer stattgehabten Blutung bei positiver Blutungsanamnese

Ulkusperforation: Bei der Perforation kommt es zu einem **Ulkusdurchbruch in die freie Bauchhöhle**, die häufig mit einem Luftaustritt aus dem Magen/Duodenum einhergeht. Eine Ulkusperforation tritt bei etwa 5 % der Ulkuspatienten auf. Besonders gefährdet sind Patienten mit NSAR-bedingtem Ulkus. Klinisch äußert sich die Perforation als **akutes Abdomen** (akut auftretende, heftigste Oberbauchschmerzen, Peritonitis mit Abwehrspannung, Tachykardie, Blässe, Tachypnoe und Schweißausbruch).

Die Diagnose einer Ulkusperforation wird durch die **Abdomenübersichtsaufnahme** im Stehen bzw. in Linksseitenlage gestellt. Hier zeigt sich die freie Luft als subphrenische Luftsichel oder als Luftansammlung über der Leber (Abb. 3.2).

Eine Perforation erfordert eine sofortige operative Versorgung mit Ulkusexzision und Übernähung (s. Chirurgie [S. B133]).

Ulkuspenetration: Bei einer Ulkuspenetration handelt es sich um eine **gedeckte Perforation** in Nachbarorgane.

3.3 Gastroduodenale Ulkuskrankheit

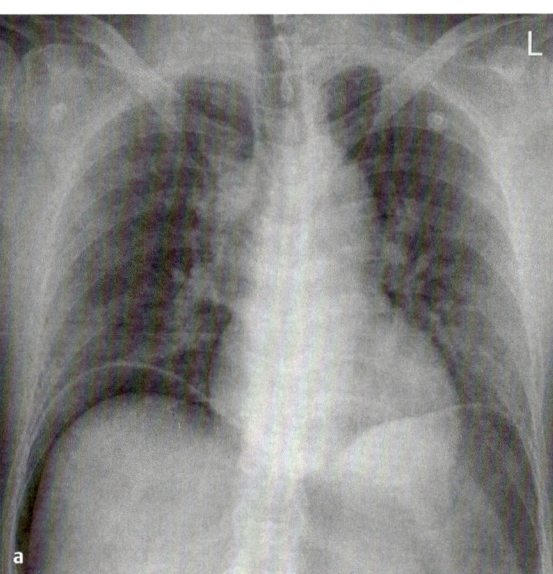

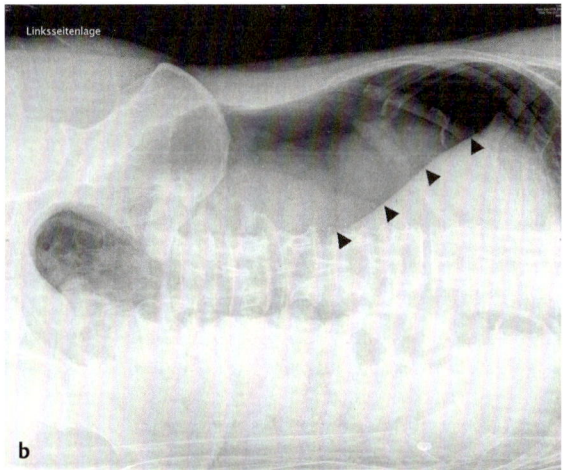

Abb. 3.2 **Freie Luft im Abdomen. a** Subphrenische Luftsicheln beidseits. **b** Freie Luft über der Leber in Linksseitenlage, die Pfeile markieren den rechten Leberrand. (aus: Van Aken et al., Intensivmedizin, Thieme, 2006)

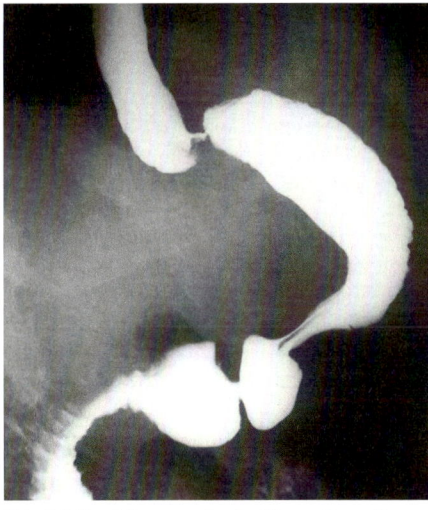

Abb. 3.3 **Sanduhrmagen in der Magen-Darm-Passage.** (aus: Reiser, Kuhn, Debus, Duale Reihe Radiologie, Thieme, 2006)

Freie Luft ist nicht nachweisbar. Am häufigsten ist das Pankreas, seltener sind Kolon, Leber oder Gallenblase betroffen. Klinisch äußert sich die Penetration durch **therapieresistente Schmerzen** und ggf. Zeichen einer Pankreatitis (→ Pankreaspenetration). Bei Einbruch in das Kolon kann sich eine gastrokolische Fistel ausbilden. Durch die Umgehung des Dünndarms kommt es dann zu einem Malassimilationssyndrom [S. A245], zu einer beschleunigten Nahrungspassage und (selten) zu Koterbrechen. Die Diagnose der Ulkuspenetration wird mithilfe einer **Abdomen-CT mit Kontrastmittel** und einer **Gastroskopie** gestellt. Bei Penetration in das Pankreas ist die Amylasekonzentration im Blut erhöht. Die Therapie erfolgt operativ mit Übernähung des Substanzdefektes. Bei einer gastrokolischen Fistel wird der betroffene Dickdarmabschnitt reseziert.

Magenausgangsstenose: Chronisch-rezidivierende Ulzera in der Pylorusregion können zu einer Narbenbildung mit Stenosierung des Magenausgangs, verzögerter Magenentleerung und resultierender Magenektasie (= Magenerweiterung) führen. Diese Komplikation tritt in etwa 5 % bei Ulzera in der Pylorusregion auf. Typische Symptome sind **Übelkeit, Völlegefühl, postprandiales saures Erbrechen im Schwall**, eine **hypochlorämische Alkalose** und **Gewichtsverlust**. Durch die Magenektasie kommt es dehnungsbedingt zu einer Hypergastrinämie mit sekundärer Ulkusbildung und Aspirationsgefahr. Die Diagnose wird **endoskopisch** oder mithilfe der **Magen-Darm-Passage** („Sanduhrmagen", Abb. 3.3) gestellt. Zur Differenzierung zwischen einer benignen und einer malignen Magenausgangsstenose wird eine Histologie durchgeführt. Aufgrund der Magenektasie besteht während der Endoskopie eine erhöhte Aspirationsgefahr! Eine Magenausgangsstenose wird zunächst konservativ therapiert (Magensonde, endoskopische Dilatation). Bleiben diese Methoden erfolglos, wird eine operative Pyloroplastik (s. Chirurgie [S. B134]) durchgeführt.

Diagnostik: Anamnestisch sollte nach den **typischen Risikofaktoren** für die Entwicklung eines Ulkus gefragt werden (ulzerogene Medikamente, Nikotin- bzw. Alkoholgenuss, positive Ulkusanamnese). Die körperliche Untersuchung erbringt i. d. R. keine wegweisenden Befunde. Diagnostischer Goldstandard zum Nachweis gastroduodenaler Ulzera ist die **Gastroduodenoskopie mit Biopsieentnahme**.

Die Biopsien sollten von Korpus und Antrum (→ Helicobacter-pylori-Diagnostik [S. A237]) und von Ulkusrand und -grund (→ Karzinomausschluss) entnommen werden.

MERKE Etwa 5 % aller Magenulzera sind maligne. Daher muss im Rahmen der Ulkusdiagnostik und -nachkontrolle (nach 8 Wochen) immer eine histologische Untersuchung des Gewebes erfolgen!

Ein **akutes Ulkus** zeigt sich in der Endoskopie als meist kreisrunder (gelegentlich auch ovaler oder unregelmäßiger) im Schleimhautniveau gelegener Defekt mit treppenartiger Retraktion der graugelben Ulkusränder. Ein **chronisches Ulkus** imponiert endoskopisch als rundlicher, scharf begrenzter, tief reichender Defekt mit einem derben, wallartigen Rand und radiär darauf zulaufenden Schleimhautfalten.

Histologie: Jede ulkusverdächtige Läsion muss histologisch untersucht werden. Kennzeichen des akuten Ulkus sind eine **fibrinoide Nekrose** des Ulkusgrundes und eine **granulozytäre Demarkierung**. Das chronische Ulkus zeigt eine typische zonale Struktur (vom Ulkusgrund Richtung Ulkusrand):

- Narbenzone mit reaktiver Intimafibrose und Thrombosierung der submukösen Arterienäste
- Granulationsgewebe
- fibrinoide Nekrosezone
- Detrituszone mit nekrotischem Zellmaterial, Fibrinbelägen und Granulozyteninfiltrationen.

Unterscheidung zwischen Erosion und Ulkus:
- **Erosion:** Hierbei handelt es sich um einen reinen Schleimhautdefekt, der die Muscularis mucosae nicht überschreitet. Erosionen heilen ohne Narbenbildung ab.
- **Ulkus:** Hierbei handelt es sich um einen umschriebenen Defekt, der die Schleimhaut komplett durchdringt und bis in die Muscularis propria hineinreicht. Die Abheilung erfolgt unter Bildung von Narbengewebe.

Im **Labor** zeigt sich oft eine Eisenmangelanämie bei chronischen Blutungen. Bei V.a. auf Zollinger-Ellison-Syndrom ist eine Gastrinanalyse indiziert (s. Neoplastische Erkrankungen [S. A659]).

Radiologische Untersuchungen spielen in der Ulkusdiagnostik eine **untergeordnete Rolle**, da ihre Aussagekraft eingeschränkt ist. Viele Ulzera werden in der **Magen-Darm-Passage** nicht erkannt oder lassen sich nicht sicher von einem Karzinom unterscheiden. Die Kriterien zur Abgrenzung eines Ulkus von einem Karzinom zeigt Tab. 3.9.

Aufgrund der **Perforationsgefahr** muss bei der Ulkusdiagnostik **wasserlösliches Kontrastmittel** bei der Magen-Darm-Passage eingesetzt werden.

Differenzialdiagnosen: Aufgrund der unspezifischen Symptomatik müssen alle Erkrankungen abgegrenzt werden, die mit dyspeptischen Beschwerden [S. A226] einhergehen können.

Therapie: Allgemeinmaßnahmen umfassen das **Absetzen ulzerogener Medikamente** und eine **Alkohol- und Nikotinabstinenz**.

HP-positives Ulkus: Bei Nachweis einer HP-Infektion ist eine **HP-Eradikationstherapie** indiziert, die typischerweise als **Triple-Therapie** durchgeführt wird (Tab. 3.6).

HP-negatives Ulkus: Die Therapie erfolgt durch die Gabe eines **Protonenpumpenhemmers** über mindestens 4 Wochen. Bei Kontraindikationen gegen PPIs können auch H_2-Antagonisten oder Antazida eingesetzt werden.

Endoskopische Blutstillung bei Ulkusblutung: Die Therapie der Wahl bei Ulkusblutung ist die **endoskopische Unterspritzung**. Diese erfolgt i.d.R. mit NaCl oder einer verdünnten Adrenalinlösung (→ Vasokonstriktion). Im Anschluss kann zur Senkung der Rezidivrate noch eine Injektion von Fibrinkleber erfolgen. Auch Blutungen, die spontan zum Stillstand gekommen sind (Stadien Forrest IIa/b), sollten unterspritzt werden, da die Rezidivblutungsrate relativ hoch ist. Weitere endoskopische Verfahren sind die thermische Koagulation und das Clipping.

Überprüfung des Therapieerfolgs: 6–8 Wochen nach Beendigung der Therapie sollte der Therapieerfolg überprüft und – bei Magenulkus – ein erneuter Karzinomausschluss durchgeführt werden. Methode der Wahl bei Ulcus ventriculi ist die Endoskopie mit Biopsieentnahme aus Restulkus bzw. Ulkusnarbe (→ Karzinomausschluss) sowie Antrum und Korpus (→ Urease-Schnelltest). Da Duodenalkarzinome sehr selten sind, kann bei einem Ulcus duodeni auf eine Kontrollgastroskopie im Einzelfall verzichtet und der Therapieerfolg durch einen ^{13}C-Atemtest oder die Bestimmung des HP-Antigens im Stuhl überprüft werden.

Bleibt die **Ulkustherapie erfolglos**, sollte an folgende Möglichkeiten gedacht werden:
- medikamentöse Non-Compliance
- fortgeführte Einnahme ulzerogener Medikamente
- Vorliegen eines Magenkarzinoms (5–10% der Magenulzera sind maligne)
- seltene Ulkusursachen (z.B. Morbus Crohn, Zollinger-Ellison-Syndrom, Hyperparathyreoidismus).

Operative Therapie: Indikationen für eine operative Ulkustherapie sind:
- Ulkuskomplikationen (nicht beherrschbare Blutung, Perforation, Penetration)
- therapieresistente Ulzera (keine Besserung nach 6- bis 12-wöchiger intensiver konservativer Therapie)
- anhaltender Karzinomverdacht.

Operative Methoden der Ulkustherapie s. Chirurgie [S. B133].

Tab. 3.9 Radiologische Zeichen eines Ulkus bzw. Karzinoms

Diagnose	radiologische Zeichen
benignes Ulkus	• Ulkuskragen • Ulkusnische • fingerartige, auf die Ulkusnische weisende Einziehungen der großen Kurvatur • gestörtes Schleimhautrelief • narbige Verziehungen von kleiner Kurvatur und präpylorischem Antrum • gestörte Motilität (unter Durchleuchtung)
Magenkarzinom	• Nischen im Schleimhautniveau • Faltenabbrüche • Wandversteifungen • unregelmäßiger Randwall • Verdrängung von Nachbarstrukturen • Magenausgangsstenose

Ulkusrezidivprophylaxe: Bei HP-positivem Ulkus führt die Eradikationstherapie praktisch immer zur Ausheilung der Ulkuskrankheit, sodass sich eine Rezidivprophylaxe erübrigt. Bei einem **HP-negativen Ulkus** wird die Ulkusrezidivprophylaxe mit ==Protonenpumpenhemmern== in halber Standarddosis durchgeführt. Sie ist insbesondere bei Patienten mit NSAR-Ulkus indiziert, die nicht auf eine längerfristige NSAR-Einnahme verzichten können. Als Reservemittel kann bei diesen Patienten das Prostaglandin-E_1-Analogon **Misoprostol** zur Ulkusprophylaxe eingesetzt werden. Misoprostol führt zu einer vermehrten Schleim- und Bicarbonatsekretion und zu einer Steigerung der Schleimhautdurchblutung.

Prognose: Ohne HP-Eradikation rezidivieren 70–80 % aller Ulzera. Seit Einführung der Eradikationstherapie liegt die Rezidivquote bei 1–2 %.

4 Darm

4.1 Grundlagen

4.1.1 Funktionen des Darms

Die wichtigsten Funktionen des **Dünndarms** sind die Durchmischung des Nahrungsbreies mit den Verdauungssäften, der Weitertransport des Darminhaltes, die Aufspaltung der Nahrungsbestandteile, die Fettemulgierung und die Absorption. Darüber hinaus ist er an der Regulation des Flüssigkeitshaushalts [S. A222] beteiligt. Der Dünndarm ist der Hauptort für die Absorption von Wasser, Elektrolyten, Vitaminen, Spurenelementen und Nahrungsbestandteilen. Etwa 90 % der Absorption sind bis zum Ileum abgeschlossen. Im Ileum erfolgt die Aufnahme von Gallensäuren und Vitamin B_{12}.

Die wesentlichen Funktionen des **Dickdarms** sind die Speicherung und Eindickung der Fäzes, der Weitertransport der Fäzes und die Einleitung der Defäkation (über Dehnungsrezeptoren der rektalen Darmwand).

4.1.2 Resorptionsstörungen und Verlustsyndrome des Darms

Malassimilationssyndrom

> **DEFINITION** Störungen der Digestion (Maldigestion) und/oder Absorption (Malabsorption) werden unter dem Begriff des Malassimilationssyndroms zusammengefasst.
> - **Maldigestion:** Störung der Vorverdauung im Magen, der enzymatischen Aufspaltung der Nahrungsbestandteile und/oder der Fettemulgierung.
> - **Malabsorption:** Störung der Aufnahme der Nahrungsspaltprodukte aus dem Darmlumen und/oder des Abtransports der absorbierten Nahrung über die Blut- und Lymphbahn.

Ätiologie: Die wichtigsten Ursachen einer Maldigestion und Malabsorption zeigt **Tab. 4.1**.

Klinik: Die Malassimilation kann die Verdauung und Absorption aller Energieträger (Kohlenhydrate, Proteine und Fette), Vitamine, Spurenelemente (z. B. Zink, Eisen) und Elektrolyte (Kalzium, Magnesium, Kalium) betreffen. Die klinischen Symptome lassen sich darauf zurückführen,

Tab. 4.1 Ätiologie des Malassimilationssyndroms

Störung	Pathomechanismus	Ursachen
Maldigestion	Ausfall der Vorverdauung im Magen	• Z. n. Magenresektion • Z. n. Vagotomie
	verminderte Konzentration/Aktivität von Pankreasenzymen	• exokrine Pankreasinsuffizienz (chronische Pankreatitis, Pankreaskarzinom, Mukoviszidose) • Hypergastrinämie (Gastrinom; Hemmung der Pankreasenzyme durch pH ↓ im Duodenum)
	Mangel an konjugierten Gallensäuren	• Cholestase • bakterielle Fehlbesiedlung der Darmschleimhaut (blind loop syndrome) • enteraler Gallensäureverlust (Ileumresektion, Morbus Crohn)
Malabsorption	Abnahme der Resorptionsfläche	• Z. n. Darmresektion (Kurzdarmsyndrom)
	diffuse Schädigung der Darmschleimhaut	• glutensensitive Enteropathie • Morbus Whipple • Morbus Crohn • chronische Darminfektionen • Amyloidose • Strahlenenteritis • intestinale Lymphome
	Disaccharidasemangel	• am häufigsten Laktasemangel mit Laktoseintoleranz
	gestörte enterale Durchblutung	• Angina intestinalis • Rechtsherzinsuffizienz
	Störung der enteralen Lymphdrainage	• Lymphangiektasie • intestinale Lymphome • Morbus Whipple

dass ein Mangel an denjenigen Nährstoffen entsteht, die nicht absorbiert werden. Zudem kommt es zu einem Anfall unverdauter Nahrungsbestandteile in tieferen Darmabschnitten.

- **Proteine:** Folgen eines Proteinmangels sind Gewichtsabnahme und Muskelschwund. Sinkt die Albuminkonzentration im Serum < 2,5 g/dl, kommen hypoproteinämische Ödeme, Aszites und Pleuraergüsse hinzu.
- **Kohlenhydrate:** Die klinischen Symptome einer Kohlenhydratmalabsorption sind in erster Linie die Folgen eines vermehrten Anfalls unverdauter Kohlenhydrate

im Dickdarm. Unverdaute Kohlenhydrate sind osmotisch wirksam und führen damit zu einer voluminösen (osmotischen) Diarrhö. Durch den bakteriellen Abbau der Kohlenhydrate im Dickdarm (Vergärung) entstehen Darmgase, die zu **Flatulenz** und **Meteorismus** führen (Gärungsstühle).
- **Fette:** Typische Symptome sind das Auftreten von **Fettstühlen** und **Gewichtsverlust** (hochkalorische Nahrungsbestandteile).
- **Fettlösliche Vitamine** (bei gestörter Fettemulgierung/-absorption): Ein **Vitamin-A-Mangel** führt zu Nachtblindheit und Trockenheit von Haut und Schleimhäuten (z. B. Keratoconjunctivitis sicca). Ein **Vitamin-D-Mangel** geht im Säuglings- und Kleinkindalter mit einer Rachitis einher, Erwachsene leiden unter dem Krankheitsbild der Osteomalazie. **Mangel an Vitamin E** führt zu Anämie und neurologischen Symptomen. Typisches Zeichen eines **Vitamin-K-Mangels** ist die erhöhte Blutungsneigung (verminderte Konzentration des Prothrombinkomplexes) mit erniedrigtem Quick- bzw. erhöhtem INR-Wert.
- **Gallensäuren:** Neben der beschriebenen Störung der Fett- und Vitaminabsorption führt die fehlende Gallensäurerückresorption zu einer **chologenen Diarrhö** (laxierende Wirkung der Gallensäuren) und aufgrund des entstehenden biliären Gallensäuremangels zu einer erhöhten **Lithogenität der Galle** mit Ausbildung von Cholesteringallensteinen [S. A291].
- **Eisen:** Ein Eisenmangel manifestiert sich als mikrozytäre, hypochrome Anämie (Eisenmangelanämie), Glossitis und Mundwinkelrhagaden.
- **Vitamin B$_{12}$:** Störungen der Vitamin-B$_{12}$-Absorption (Intrinsic-Factor-Mangel, gestörte Aufnahme bei Ileumerkrankungen) führen zu einer makrozytären (megaloblastären) Anämie und neurologischen Symptomen im Rahmen einer funikulären Myelose.
- **Folsäure:** Auch ein Folsäuremangel führt zu einer makrozytären (megaloblastären) Anämie.
- **Kalzium:** Eine gestörte Kalziumaufnahme führt zu Tetanie, sekundärem Hyperparathyreoidismus und Knochenschmerzen sowie sekundärer Osteoporose. Durch die gesteigerte intraluminale Fettsäureverseifung (Ca^{2+} und Fettsäuren) kommt es zu einer verstärkten Oxalatresorption, da weniger Kalzium zur intraluminalen Bindung und damit zur Absorptionshemmung des Oxalats vorhanden ist. Die Folge ist die Ausbildung von Oxalatsteinen in der Niere.

MERKE Typische **Leitsymptome des Malassimilationssyndroms** sind
- chronische Diarrhö (häufig voluminös, mit erhöhtem Fettgehalt)
- Gewichtsverlust
- Mangelerscheinungen.

Im Rahmen einer reinen Maldigestion ist nur die Fett- und Eiweißverdauung gestört. Die Kohlenhydratverdauung ist dank der extrapankreatischen Amylasen (Speichel) nur wenig beeinträchtigt.

Diagnostik: Erste Hinweise auf ein Malassimilationssyndrom kann die **Stuhluntersuchung** liefern; der Stuhl ist meist hell und übelriechend. Der entscheidende Hinweis auf das Vorliegen einer Maldigestion ist die Steatorrhö, die durch eine **Stuhlfettbestimmung** verifiziert werden kann (Steatorrhö: Ausscheidung von > 7 g Fett/d). Zur weiteren Diagnostik stehen verschiedene Funktionstests zur Verfügung, mit deren Hilfe Digestion und Absorption beurteilt werden können (Tab. 4.3). Eine orientierende Überprüfung der Absorptionsleistung des Dünndarms gelingt mithilfe des Xylose- und Schilling-Tests (Tab. 4.3). Im Labor lassen sich ggf. Mangelerscheinungen sowie deren Folgen nachweisen (z. B. Eisen-, Vitamin-B$_{12}$- oder Albuminmangel, erniedrigter Quick-Wert, Anämie etc.).

Therapie: Die kausale Therapie richtet sich nach der Grunderkrankung (z. B. Enzymsubstitution bei exokriner Pankreasinsuffizienz, operative Resektion von Blindsäcken, glutenfreie Diät bei glutensensitiver Enteropathie oder laktosefreie Diät bei Laktasemangel). Eine symptomatische Therapie erfolgt durch Ersatz der nicht resorbierten Nahrungsbestandteile (fettlösliche Vitamine, Vitamin B$_{12}$, Folsäure, Eisen) und eine fettreduzierte Diät mit Ersatz der langkettigen durch **mittelkettige Fettsäuren** (Aufnahme per diffusionem; keine Emulgierung durch Gallensäuren notwendig).

Gallensäureverlustsyndrom

Synonym: Gallensäuremalabsorption

Ätiologie: Ursachen einer Gallensäuremalabsorption sind:
- **Abnahme der Resorptionsfläche** bei Funktionsausfall des terminalen Ileums (z. B. Morbus Crohn) oder Ileumresektion
- **Resorptionsstörung** durch bakterielle Dekonjugation konjugierter Gallensäuren bei Blindsacksyndrom mit bakterieller Fehlbesiedlung (unkonjugierte Gallensäuren werden nur in sehr geringem Umfang resorbiert).

Klinik, Diagnostik und Therapie: Nicht resorbierte Gallensäuren gelangen in das Kolon und führen dort zu einer **Motilitätssteigerung** und **Hemmung der Flüssigkeits-** und **Elektrolytresorption**. Die Folge ist eine wässrige Diarrhö (chologene Diarrhö). Übersteigt der enterale Gallensäureverlust die hepatische Synthesekapazität (bei Ileumresektion > 100 cm), kommt es durch die gestörte Fettemulgierung und -resorption zu einer **Maldigestion** [S. A245] und zu einer **erhöhten Lithogenität der Galle**. Der Nachweis des enteralen Gallensäureverlusts gelingt mit dem ^{14}C-Glykocholat-Atemtest und dem [75]SeHCAT-Test (Tab. 4.3). Die typischen klinischen Symptome und Komplikationen sowie die Therapie zeigt **Tab. 4.2**.

MERKE Bei einem nicht kompensierten Gallensäureverlust sind Ionenaustauscherharze kontraindiziert!

4.1 Grundlagen

Tab. 4.2 Gallensäureverlustsyndrom

Stadium	Klinik und Komplikationen	symptomatische Therapie
kompensierter Gallensäureverlust (Ileumausfall < 100 cm)	• chologene Diarrhö	• Ionenaustauscherharze (Cholestyramin): durch Bindung der Gallensäuren im Darm wird ihre laxierende Wirkung vermindert
nicht kompensierter Gallensäureverlust (Ileumausfall > 100 cm)	zusätzlich Maldigestion mit: • Steatorrhö • Vitaminmangelerscheinungen • Oxalat- und Cholesterinsteinbildung	• fettreduzierte Diät mit Einsatz mittelkettiger Fettsäuren • Substitution fettlöslicher Vitamine

Da der enterale Gallensäureverlust in diesem Stadium nicht mehr durch eine hepatische Synthesesteigerung ausgeglichen werden kann, führen Ionenaustauscherharze zu einer weiteren Reduzierung der emulgierenden Gallensäuren mit Verstärkung der Steatorrhö.

Enterales Eiweißverlustsyndrom

Synonym: exsudative Enteropathie

DEFINITION Unter diesem Begriff wird eine Gruppe von Erkrankungen zusammengefasst, die mit einem pathologisch erhöhten Verlust aller Eiweißfraktionen über den Magen-Darm-Trakt einhergehen.

Tab. 4.3 Funktionsdiagnostik bei Darmerkrankungen

Funktionstest	Beschreibung
Schilling-Test	• **Prinzip:** Quantifizierung der Resorption von Vitamin B_{12}, das in Anwesenheit des Intrinsic Factors im Ileum resorbiert und anschließend über den Urin ausgeschieden wird. • **Durchführung:** Blutentnahme vor und nach oraler Gabe von 1 mg Vitamin B_{12}; fehlt der Konzentrationsanstieg: erneute Gabe von 1 mg Vitamin B_{12} plus Intrinsic Factor (IF) mit Blutentnahme nach 4 h. • **Indikation:** Abklärung der Ileumfunktion; Differenzierung zwischen Malabsorption bei gestörter Ileumfunktion und Intrinsic-Factor-Mangel bei atrophischer Gastritis. • **Auswertung:** – Anstieg nach Gabe von 1 mg Vitamin B_{12}: nahrungsbedingter Vitamin-B_{12}-Mangel – Anstieg erst nach Gabe von Vitamin B_{12} plus IF: Intrinsic-Factor-Mangel – kein Anstieg: intestinale Resorptionsstörung
D-Xylose-Test	• **Prinzip:** Quantifizierung der Xyloseausscheidung. D-Xylose wird im Duodenum und Jejunum resorbiert und unverändert im Urin ausgeschieden. • **Durchführung:** Nach oraler Gabe von 25 g D-Xylose wird die Xylosekonzentration im Serum (nach 1 und 2 h) oder 5-h-Sammelurin bestimmt. • **Indikation:** V. a. Malabsorption im Jejunum. • **Auswertung:** Referenzbereiche: Serum: > 30 mg/dl, Urin: 22–44 % der verabreichten Menge. Verminderte Xylosewerte sprechen für eine Malabsorption im Jejunum.
Laktose-Toleranztest	• **Prinzip:** Laktose wird durch die Laktase in Glukose und Galaktose gespalten; Messung der Glukoseresorption durch Bestimmung des Blutzuckerspiegels. • **Durchführung:** Messung des Blutzuckerspiegels vor und 30, 60, 90 und 120 min nach Gabe von 50 g Laktose. • **Indikation:** V. a. Laktasemangel. • **Auswertung:** Unzureichender (< 20 mg/dl) bis fehlender Anstieg des Blutzuckerspiegels spricht für Laktasemangel.
H_2-Atemtest	• **Prinzip:** Bei der bakteriellen Verstoffwechslung nicht resorbierter Zucker im Dünndarm/Kolon wird H_2 freigesetzt und über die Atemluft abgeatmet; abhängig vom eingesetzten Zucker (Laktose, Glukose, Laktulose) können unterschiedliche Funktionen überprüft werden. • **Durchführung:** Bestimmung der H_2-Konzentration in der Atemluft nach Gabe von Zucker. • **Indikation:** V. a. intestinale Funktionsstörung. • **Auswertung:** – Laktosegabe: H_2-Anstieg innerhalb von 2 h nach Laktosegabe spricht für Laktasemangel (nicht resorbierte Laktase wird im Kolon bakteriell verstoffwechselt). – Glukosegabe: H_2-Anstieg direkt nach Glukosegabe spricht für eine bakterielle Fehlbesiedlung des Dünndarms (Glukose wird vor der Resorption durch Bakterien im Dünndarm verstoffwechselt). – Laktulosegabe: Die Latenz zwischen oraler Gabe von Laktulose und H_2-Anstieg entspricht der Dünndarmpassagezeit.
^{14}C-Glykocholat-Atemtest	• **Prinzip:** Messung des bei der bakteriellen Gallensäuren-Dekonjugation freigesetzten CO_2 mittels radioaktiver Markierung. • **Durchführung:** Orale Aufnahme radioaktiv markierter Gallensäuren und anschließende Messung von $^{14}CO_2$ in der Atemluft. • **Indikation:** V. a. Gallensäureverlustsyndrom. • **Auswertung:** Bei Gallensäureverlustsyndrom kommt es durch den verstärkten enteralen Gallensäureanfall zu einer vermehrten $^{14}CO_2$-Abatmung.
^{75}SeHCAT-Test	• **Prinzip:** Quantifizierung der Gallensäurenresorption (→ normalerweise werden Gallensäuren zu 95 % im terminalen Ileum resorbiert). • **Durchführung:** Orale Gabe von mit Selen markierten Gallensäuren und anschließende Messung der Gallensäureaufnahme mittels Ganzkörperzähler. • **Indikation:** Abklärung der Ileumfunktion (alternativ zum Schilling-Test; sensitiver, aber Strahlenbelastung). • **Auswertung:** Verminderte Aktivität spricht für eine gestörte Ileumfunktion.
α_1-Antitrypsin-Clearance	• **Durchführung:** Bestimmung der α_1-Antitrypsin-Konzentration in Stuhl und Serum; Berechnung der α_1-Antitrypsin-Clearance. • **Indikation:** Nachweis eines enteralen Eiweißverlustes. • **Auswertung:** Erhöhte α_1-Antitrypsin-Konzentration im Stuhl (> 3 mg/g Stuhl) weist auf einen enteralen Eiweißverlust hin.

Ätiologie: Gründe für einen erhöhten Eiweißverlust sind:
- **Lymphstau** mit Austritt der eiweißreichen Lymphflüssigkeit (z. B. durch mechanische Obstruktion bei Morbus Whipple oder Lymphangiektasie)
- **erhöhter Lymphgefäßinnendruck** (z. B. bei konstriktiver Perikarditis)
- **Schädigung der Magen- oder Darmschleimhaut** mit verstärktem Eiweißaustritt (z. B. Strahlenenteritis, familiäre Polyposis, chronisch-entzündliche Darmerkrankungen, Riesenfaltengastritis).

Klinik: Die klinischen Symptome ähneln i. d. R. denen eines Malassimilationssyndroms [S. A245], da beiden Syndromen häufig dieselben Ursachen zugrunde liegen. Spezifische Symptome des Eiweißmangels treten auf, wenn der enterale Eiweißverlust nicht mehr durch eine Synthesesteigerung in der Leber kompensiert werden kann (Serumalbumin < 2,5 g). Es kommt dann zur Entwicklung von **hypoproteinämischen Ödemen**, **Aszites** und **Pleuraergüssen**.

Diagnostik und Therapie: Der enterale Eiweißverlust kann durch die Bestimmung von α_1-Antitrypsin im Stuhl nachgewiesen werden (pathologisch: > 3 mg/g; **Tab. 4.3**). Zusätzlich finden sich eine erniedrigte Albumin- und Gesamteiweißkonzentration im Serum. Zur Ursachenklärung sind weitere diagnostische Maßnahmen wie Endoskopie oder radiologische Untersuchungen nötig. Therapeutisch wird neben der Behandlung der Grunderkrankung eine proteinreiche Nahrung verordnet. Gegebenenfalls muss die Therapie eines gleichzeitig bestehenden Malabsorptionssyndroms [S. A245] erfolgen.

4.1.3 Diagnostik

Bildgebende Diagnostik: Die wichtigsten bildgebenden Standardmethoden zum Nachweis von Erkrankungen im Bereich des Dünndarms sind die **Videokapsel-** oder **Doppelballonendoskopie** und das **MR-Enteroklysma**. Das früher vor allem in der Diagnostik des Morbus Crohn eingesetzte Sellink-Enteroklysma hat seit der Einführung des MR-Enteroklysmas an Bedeutung verloren.

Kolonerkrankungen werden durch die **Koloskopie** und den **Kolon-Kontrasteinlauf** diagnostiziert. Der Nachweis freier Luft bei V. a. Darmperforation gelingt mithilfe der **Abdomenübersicht**. Bei vielen Erkrankungen im Bereich des Darmtraktes ist die zusätzliche Durchführung einer **CT** indiziert, da mit ihrer Hilfe eine besonders detaillierte Darstellung der Wandverhältnisse (Ausbreitung des Prozesses, Ausmaß der Wandverdickung) und lokaler Komplikationen (Abszess- oder Fistelbildung, Darmstenosierung) gelingt. Sie wird außerdem in der Notfalldiagnostik des akuten Abdomens eingesetzt.

Funktionsdiagnostik

Tab. 4.3 zeigt typische Methoden zur Abklärung von Funktionsstörungen des Darmtraktes.

4.1.4 Leitsymptome

Wichtige Leitsymptome bei Erkrankungen des Darms sind Diarrhö und Obstipation (s. Leitsymptome [S. C77]).

4.2 Reizdarmsyndrom

Synonym: Colon irritabile, irritables Kolon, spastisches Kolon, „irritable bowel syndrome" (IBS)

> **DEFINITION** Funktionelle Beschwerden im Bereich des Kolons, die mit intermittierenden Bauchschmerzen und Stuhlunregelmäßigkeiten einhergehen. Eine organische Ursache lässt sich nicht feststellen.

Epidemiologie: Das Reizdarmsyndrom ist sehr häufig. Etwa 20 % der Gesamtbevölkerung sind betroffen. Frauen leiden etwa doppelt so häufig wie Männer an dieser funktionellen Darmstörung. Der Altersgipfel liegt um das 30. Lebensjahr.

> **MERKE** 50 % aller Patienten mit gastrointestinalen Beschwerden leiden an einem Reizdarmsyndrom.

Ätiologie und Pathogenese: Die häufigsten Auslöser für die Entwicklung eines Reizdarmsyndroms sind **psychosozialer Stress** und eine **psychovegetative Übererregbarkeit**. Pathogenetisch liegen dem Reizdarmsyndrom Störungen der enteralen Motilität mit inadäquaten, segmentalen Kontraktionsabläufen und eine viszerale Hypersensitivität mit erniedrigter Schmerzschwelle für Dehnungsreize zugrunde.

Klinik: Praktisch alle Patienten leiden unter intermittierenden, häufig **krampfartigen** oder **stechenden Schmerzen**, die sich typischerweise nach Defäkation bessern. Allerdings bleibt oft das Gefühl der **unvollständigen Darmentleerung**. Die Schmerzlokalisation und die Schmerzstärke wechseln häufig. Weitere Symptome sind ein unangenehmes **Druck- und Völlegefühl** im Unterbauch, Blähungen, Meteorismus, eine druckdolente Walze im linken Unterbauch (kontrahiertes Sigma) und hörbare Darmgeräusche (**Borborygmi**). Typisch ist das Auftreten von Stuhlunregelmäßigkeiten, die sowohl Stuhlfrequenz als auch Stuhlkonsistenz betreffen. Die Patienten klagen über **Obstipation** oder **Diarrhö**, häufig im Wechsel. Der Stuhl wirkt oft „schafskotartig", wässrig und ist von **Schleimabgang** begleitet. Zusätzlich werden bei vielen Patienten depressive Symptome, Angstzustände (z. B. Karzinophobie), eine vermehrte Müdigkeit und Schlafstörungen beobachtet. Viele Patienten leiden zusätzlich an einem Reizmagensyndrom mit dyspeptischen Beschwerden [S. A226].

> **MERKE** Typisch für das Reizdarmsyndrom ist ein **nächtliches Sistieren der Beschwerden**.

Diagnostik: Am wichtigsten ist die Abgrenzung zu organischen Darmerkrankungen, die mit einer ähnlichen Symptomatik einhergehen. Die Diagnose ergibt sich aus der typischen Anamnese (chronische, jahrelange Beschwerden) und dem **Ausschluss organischer Ursachen**. Klinische Untersuchung, Labordiagnostik (CRP, BSG, Leber- und Pankreasenzyme, Haemoccult-Test, Stuhluntersuchung auf pathogene Keime oder Wurmeier), Abdomensonografie und Sigmoido- bzw. Koloskopie sind unauffällig.

Für die Diagnose Reizdarmsyndrom wird das Vorliegen folgender Kriterien gefordert (**ROM-Kriterien**):

- chronische, rezidivierende abdominelle Beschwerden in den letzten 12 Monaten, die wenigstens 12 Wochen lang bestanden haben (nicht unbedingt aufeinanderfolgend) und mindestens 2 der folgenden Merkmale aufweisen
  - Besserung nach Defäkation
  - Änderung der Stuhlfrequenz (Obstipation/Diarrhö)
  - Änderung der Stuhlkonsistenz (schafskotartig, wässrig, Schleimauflagerungen)
- Ausschluss einer organischen Ursache.

> **MERKE** Das Reizdarmsyndrom ist eine **Ausschlussdiagnose**! **Akut auftretende starke Schmerzen**, Blut im Stuhl, B-Symptomatik, nächtliche Diarrhö, Fieber und erhöhte Entzündungsparameter (CRP, BSG) sprechen gegen ein Reizdarmsyndrom!

Differenzialdiagnosen: Wichtige Differenzialdiagnosen, die mit einer ähnlichen Symptomatik einhergehen können, sind das kolorektale Karzinom, chronisch-entzündliche Darmerkrankungen, bakterielle oder parasitäre Darmerkrankungen, Divertikulitis, Sprue, mikroskopische Kolitis und Laktoseintoleranz.

Therapie: Eine wirksame Therapie gibt es nicht. Wichtig ist die **ärztliche Aufklärung** über den harmlosen Charakter der Beschwerden. Viele Patienten profitieren von **sportlicher Aktivität** und **Entspannungsverfahren** wie dem autogenen Training. Am wirksamsten ist eine Änderung der Nahrungsgewohnheiten (diätetische Maßnahmen). Lassen sich beschwerdeverstärkende Nahrungsmittel identifizieren, sollten diese gemieden werden (z. B. blähende Nahrungsmittel wie Bohnen, Kohl, Zwiebel etc.). Hilfreich sind eine Nahrungsumstellung auf kleine, häufige Mahlzeiten und eine faserreiche Nahrung mit ausreichender Flüssigkeitszufuhr. Bei Blähungen und Völlegefühl kann Fencheltee mit Zusätzen von Carminativa (Kümmel, Anis, Pfefferminze) hilfreich sein.

Eine **medikamentöse Therapie** wird nur temporär im Hinblick auf die vorherrschende Symptomatik durchgeführt. Sie zeigt allerdings insgesamt nur mäßigen Erfolg. Krampfartige Bauchschmerzen können kurzfristig mit **Spasmolytika** (z. B. Butylscopolamin, Mebeverin) behandelt werden. Lässt sich die Obstipation durch diätetische Maßnahmen (faserreiche Ernährung, viel Flüssigkeit) nicht bessern, können temporär **milde Laxanzien** eingesetzt werden. Steht die Diarrhö im Vordergrund, kann **Loperamid** vorübergehend indiziert sein.

> **MERKE** 30–50 % der Patienten sprechen auch auf eine Plazebobehandlung an.

Prognose: Die Prognose bezüglich der Beschwerden ist ungünstig, eine Besserung tritt nur bei etwa 30 % der behandelten Patienten ein. In der Regel verläuft die Erkrankung chronisch mit erheblichem Leidensdruck für den Patienten. Die Lebenserwartung ist normal.

4.3 Erkrankungen mit Malassimilation

4.3.1 Glutensensitive Enteropathie (Sprue)

Synonym: einheimische Sprue, Zöliakie

Die glutensensitive Enteropathie wird bei Erwachsenen als Sprue, bei Kindern als Zöliakie (s. Pädiatrie [S. B587]) bezeichnet. Sie hat eine Prävalenz von etwa 1/250 und tritt v. a. in Nordeuropa auf. Frauen sind häufiger betroffen als Männer. Der glutensensitiven Enteropathie liegt eine **Unverträglichkeitsreaktion** gegen die **Gliadinfraktion des Glutens** zugrunde, die sich bei genetisch prädisponierten Patienten entwickelt. Neben den Symptomen des Malassimilationssyndroms [S. A245] leiden die Patienten häufig an einem **sekundären Laktasemangel**. Die glutensensitive Enteropathie ist gelegentlich mit anderen Autoimmunerkrankungen und der Dermatitis herpetiformis (s. Dermatologie [S. B746]) assoziiert. Als Spätkomplikation kann sich ein enteropathieassoziiertes T-Zell-Lymphom des Dünndarms entwickeln. Die Diagnose wird durch den **Nachweis von Autoantikörpern** (am spezifischsten: IgA-anti-Transglutaminase-Antikörper), den typischen Befund der Dünndarmbiopsie (Zottenatrophie, Kryptenhyperplasie, lymphoplasmazelluläre Infiltration der Lamina propria) und das Ansprechen auf glutenfreie Diät gestellt. Therapeutisch stehen eine **gluten- und ggf. laktosefreie Diät** sowie die Substitution der fehlenden Vitamine und Mineralstoffe im Vordergrund. Genaueres zum Krankheitsbild s. Pädiatrie [S. B587].

4.3.2 Tropische Sprue

Bei der tropischen Sprue handelt es sich um eine Krankheit aus den Tropen; in Deutschland tritt sie deshalb als Reisekrankheit auf. Ätiologisch liegt der Erkrankung vermutlich eine **Infektion des Dünndarms** mit enteropathogenen Keimen zugrunde. Klinisch steht das **Malassimilationssyndrom** [S. A245] im Vordergrund. Gelegentlich beginnt die Erkrankung mit einer **akut fieberhaften Diarrhö**. Diagnostisch muss v. a. das Vorliegen einer glutensensitiven Sprue ausgeschlossen werden. In der Dünndarmbiopsie zeigen sich im Vergleich zur glutensensitiven Sprue nur diskrete Veränderungen des Zottenreliefs. Therapie der Wahl ist die Gabe von **Doxycyclin** sowie die Substitution der fehlenden Vitamine und Mineralstoffe.

4.3.3 Morbus Whipple

Der Morbus Whipple ist eine seltene Erkrankung, die v. a. Männer zwischen dem 30. und 60. Lebensjahr betrifft. Ihr liegt eine systemische Infektion mit dem Bakterium **Tropheryma whipplei** zugrunde. Die klinische Symptomatik ist vielgestaltig. Neben einem **Malassimilationssyndrom** [S. A245] kann es u. a. zu einer **enteropathischen Arthritis** und **Sakroileitis** (häufigstes Erstsymptom, s. Immunsystem und rheumatologische Erkrankungen [S. A476]) sowie zu **Polyserositis, Lymphadenopathie, Fieber**, einer **Herzbeteiligung** (Endokarditis, Myokarditis) und **ZNS-Störungen** (Krampfanfälle, Myoklonien, Ataxie) kommen. Die Diagnose wird durch den typischen Befund der Duodenalbiopsie gestellt. Hier zeigen sich eine Infiltration der Duodenalschleimhaut mit Makrophagen, die PAS-positive Plasmaeinschlüsse enthalten, und ein verbreitertes Zottenrelief. Elektronenmikroskopisch gelingt der Nachweis stäbchenförmiger Bakterien. Im Labor findet sich eine Erhöhung der Entzündungsparameter. Therapeutisch werden **Doxycyclin** und **Hydroxychloroquin** für mindestens 12–18 Monate eingesetzt. Bei ZNS-Symptomen ist die zusätzliche Gabe von Sulfamethoxazol indiziert.

4.4 Chronisch-entzündliche Darmerkrankungen (CED)

> **DEFINITION** Meist schubweise verlaufende Entzündungen der Darmwand. Zu den chronisch-entzündlichen Darmerkrankungen gehören der Morbus Crohn (MC) und die Colitis ulcerosa (CU).

Bei den CED handelt es sich um **chronisch-rezidivierende** Erkrankungen, die meist schon im **jungen Erwachsenenalter** beginnen. Die Ätiologie ist noch weitgehend ungeklärt. Genetische Faktoren spielen jedoch eine Rolle. Darüber hinaus scheint eine gestörte Interaktion von Darmflora und intestinalem Immunsystem pathogenetisch bedeutsam zu sein. Während der Morbus Crohn den gesamten Gastrointestinaltrakt vom Mund bis zum After befallen kann, ist die Colitis ulcerosa auf Kolon und Rektum beschränkt. Gemeinsame Symptome beider Erkrankungen sind **Diarrhö, Übelkeit, Appetitlosigkeit, Gewichtsabnahme** und **(sub-)febrile Temperaturen** im akuten Schub.

Diagnostisch stehen **Endoskopie** und **Histologie** im Vordergrund. Eine Differenzierung zwischen Morbus Crohn und Colitis ulcerosa ist dadurch meist (ca. 90 % der Fälle) möglich. Tab. 4.4 stellt typische Befunde bei Morbus Crohn und Colitis ulcerosa gegenüber. In der Therapie kommen konservative, interventionelle und operative Methoden zur Anwendung.

4.4.1 Morbus Crohn

Synonym: Enteritis regionalis Crohn, Ileitis terminalis

> **DEFINITION** Segmental auftretende, diskontinuierliche, auch die tiefen Wandschichten erfassende chronische Entzündung des gesamten Magen-Darm-Trakts, am häufigsten im terminalen Ileum und im proximalen Kolon lokalisiert.

Epidemiologie: Die Inzidenz des Morbus Crohn beträgt ca. 5/100 000 Einwohner/Jahr. Der Häufigkeitsgipfel der Erstmanifestation liegt zwischen dem 20. und 40. Lebensjahr. Weiße Bevölkerungsgruppen sind bevorzugt betroffen. Raucher haben ein 2-fach erhöhtes Risiko, an einem Morbus Crohn zu erkranken.

Ätiologie: Die Ätiologie ist bislang nicht geklärt. Diskutiert werden eine Störung der Immunregulation aufgrund genetischer Disposition, eine autoimmune Genese oder Infektionserkrankungen als Auslöser.

Es wird eine familiäre Häufung beobachtet, die u. a. auf einer Mutation des **NOD2-Gens** (= CARD15-Gen) bei 50 % der Betroffenen beruht. Auch bei Menschen mit einer DLG 5- oder OCTN1-Genmutation ist das CED-Risiko erhöht.

Das NOD2-Gen codiert für einen Rezeptor, der bakterielle Bestandteile erkennt und einen Einfluss auf die Aktivierung des Immunsystems hat. Bei Patienten mit NOD2-Gendefekt wurde eine verminderte Defensinbildung im Darm beschrieben.

Tab. 4.4 Makroskopische und histologische Befunde bei Morbus Crohn und Colitis ulcerosa

	Morbus Crohn	Colitis ulcerosa
Ausbreitung	segmentale, diskontinuierliche Ausbreitung („skip lesions")	kontinuierliche Ausbreitung von distal nach proximal
makroskopische Aspekte (Ileokoloskopie)	• Nebeneinander von ödematösen, aphthösen und ulzerösen Veränderungen („Pflastersteinrelief") • lineare, scharf begrenzte Ulzera („Schneckenspuren") • kleine Einblutungen in der Schleimhaut (pin-point lesions) • Fisteln • im Spätstadium: segmentale Stenosen durch Verdickung der betroffenen Darmabschnitte	• unscharf begrenzte Ulzerationen • hyperämische Schleimhaut, bei Kontakt leicht blutend • Ausbildung von Pseudopolypen
histologische Befunde (Biopsie)	• transmurale Entzündung; die Mukosa ist meist weniger dicht infiltriert als tiefere Wandschichten (disproportionierte Entzündung) • Epitheloidzellgranulome und mehrkernige Riesenzellen (40 %) • hyperplastische Lymphknoten mit Lymphangiektasie (70 %)	• Entzündung betrifft nur die Schleimhaut • Kryptenabszesse • Becherzellverlust • im Spätstadium Schleimhautatrophie und Epitheldysplasie (erhöhtes Karzinomrisiko!)

Lokalisation: Der gesamte Verdauungstrakt vom Mund bis zum Anus kann betroffen sein, es überwiegt aber der Befall von Ileum und Kolon: Isolierter Ileumbefall 30 %, isolierter Kolonbefall 25 %, Befall von Ileum und Kolon 45 %.

Klinik: Die Klinik des Morbus Crohn kann **sehr unspezifisch** sein. Häufig haben die Patienten daher bei Diagnosestellung schon eine lange Krankheitsvorgeschichte. 90 % der Patienten leiden unter **rechtsseitigen** und **periumbilikalen Bauchschmerzen**. Zudem ist im Unterbauch oft eine **druckschmerzhafte Resistenz** tastbar und die Patienten haben häufig **erhöhte Temperaturen** (häufige Fehldiagnose: chronische Appendizitis). 90 % der Patienten leiden an Durchfällen, die jedoch im Gegensatz zur Colitis ulcerosa selten blutig sind und mit geringerer Frequenz auftreten. Weitere typische Symptome sind Flatulenz und Unwohlsein. Bei ca. 30 % der Patienten liegt zusätzlich eine Laktoseintoleranz vor.

Verlauf: Der Morbus Crohn verläuft i. d. R. schubweise. Seltener ist ein chronisch-kontinuierlicher, progressiver Verlauf. Hiervon wird gesprochen, wenn die Krankheitszeichen ≥ 6 Monate persistieren.

Komplikationen:
Intestinale Komplikationen: Zu den häufigsten Komplikationen gehören **anorektale Fisteln, Abszesse** und **Darmstenosen** mit Subileus- oder Ileussymptomatik. Seltener sind **Darmperforationen** oder -blutungen. Bei ausgedehntem Ileumbefall besteht häufig ein Malabsorptionssyndrom, sodass sich die Erkrankung durch Gewichtsverlust und Vitaminmangelsymptome äußern kann. Kinder mit Morbus Crohn fallen vor allem durch Wachstumsstörungen auf.

In seltenen Fällen kann es v. a. bei starkem Kolonbefall und langjährigem Bestehen von Fisteln zum Auftreten eines **kolorektalen Karzinoms** kommen (seltener als bei der Colitis ulcerosa). Auch das Risiko für die Entwicklung eines Dünndarmkarzinoms (insgesamt sehr selten) ist erhöht. Eine weitere Spätkomplikation ist die **Amyloidose**.

> **MERKE** Bei Analfisteln muss unbedingt ein Morbus Crohn ausgeschlossen werden, da sie in 40 % der Fälle das erste Symptom dieser Erkrankung sind!

Extraintestinale Komplikationen: Sie treten beim Morbus Crohn deutlich häufiger (10–20 % der Fälle) auf als bei der Colitis ulcerosa.
- **Haut** (ca. 30 %): Erythema nodosum, Pyoderma gangraenosum, Zinkmangeldermatosen (Akrodermatitis enteropathica), Aphthen
- **Gelenke** (ca. 20 %): Arthritis, ankylosierende Spondylitis (meist HLA-B27-positiv)
- **Augen** (7 %): Iridozyklitis, Konjunktivitis, Uveitis, Episkleritis, Keratitis
- **Leber und Gallenwege** (ca. 5 % bei der CU, beim MC seltener): primär-sklerosierende Cholangitis.

Seltener treten Störungen an Lunge oder Urogenitaltrakt auf.

Diagnostik: Neben Anamnese und Klinik ist zur endgültigen Diagnosestellung eine **Ileokoloskopie** mit Entnahme **multipler Biopsien** (ggf. auch aus Fisteln) obligat.

> **MERKE** Nach Bestätigung der Diagnose Morbus Crohn muss im gesamten Gastrointestinaltrakt (angefangen bei der Mundhöhle) nach weiteren Manifestationen gesucht werden. Dazu sind eine ÖGD, eine Abdomensonografie und eine erweiterte Dünndarmdiagnostik (z. B. MR-Enteroklysma, Doppelkontrastuntersuchung, Doppelballonendoskopie) notwendig.

Endoskopie: Typisch ist der diskontinuierliche Befall der Schleimhaut mit einem Nebeneinander von unauffälligen und pathologisch veränderten Arealen (Pflastersteinrelief; Abb. 4.1). Es finden sich Aphthen und scharf begrenzte landkartenartige Ulzerationen. Feine Einblutungen in die Schleimhaut imponieren als sog. **Pin-Point Lesions**. Auch Fisteln und Stenosen (die eine vollständige Koloskopie unmöglich machen können) sind häufig.

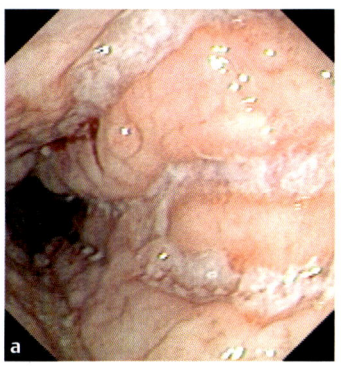 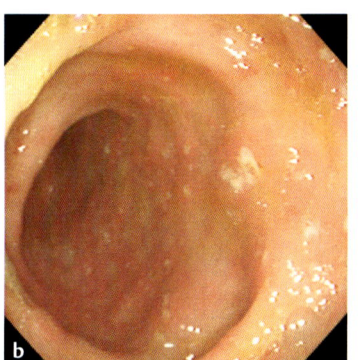 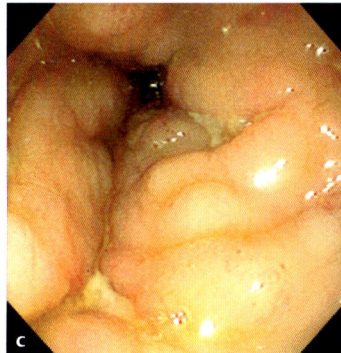

Abb. 4.1 Endoskopische Befunde bei Morbus Crohn. a Schneckenspurulzera. **b** Multiple aphthöse Läsionen. **c** Pflastersteinrelief. (a: aus Hoffmann, Kroesen, Klump, Chronisch entzündliche Darmerkrankungen, Thieme 2004; b und c: aus Classen, Tytgat, Lightdale, Gastroenterologische Endoskopie, Thieme 2004)

4 Darm

Klinische Pathologie: Im Gegensatz zur Colitis ulcerosa befällt der Morbus Crohn die gesamte Darmwand (transmurale Entzündung). Es zeigen sich Epitheloidzellgranulome mit mehrkernigen Riesenzellen und hyperplastische Lymphknoten mit Lymphangiektasien.

Bildgebende Diagnostik:
- abdominale und transrektale Sonografie (Screening!): Nachweis segmentaler Darmwandverdickungen. Pathologisch ist eine Verbreiterung der Kolonwand über 4 mm und der Dünndarmwand über 2 mm. Eventuell zeigen sich ein Kokardenzeichen (konzentrische Hautläsionen) und Abszesse oder Fisteln in der Perianalregion.
- Hydro-MRT des Dünndarms: Methode der 1. Wahl zur Darstellung des Dünndarms beim Morbus Crohn. Die verdickte Dünndarmwand, vergrößerte Lymphknoten und perianale Fisteln lassen sich sehr gut darstellen.
- Enteroklysma nach Sellink: Röntgendarstellung des Dünndarms. Zeigt beim Morbus Crohn u. a. fadenförmige Stenosen (string sign; Abb. 4.2a), ein Pflastersteinrelief (Abb. 4.2b) und bogige Wandkonturen gegenüber dem Mesenterialansatz. **Cave:** Bei Verdacht auf Perforation oder Stenosen sowie bei Analfisteln (Abb. 4.2c) dürfen nur wasserlösliche Kontrastmittel verwendet werden.
- MRT des Beckens: Fistel- und Abszessnachweis.

Labor: In Abhängigkeit von der entzündlichen Aktivität der Erkrankung sind die Entzündungsparameter (Leukozyten, CRP und BSG) erhöht. Außerdem besteht häufig eine Anämie (Ursachen: Eisenmangel durch Blutverluste über den Darm, Vitamin-B_{12}- und Folsäuremangel bei Malabsorptionssyndrom, chronische Entzündung, azathioprininduzierte Myelosuppression).
Bei etwa der Hälfte der Patienten können Anti-Saccharomyces-cervisiae-AK (ASCA) nachgewiesen werden.
Es sollte immer eine bakteriologische Stuhldiagnostik zum Ausschluss einer infektiösen Darmerkrankung durchgeführt werden.

Bestimmung der Krankheitsaktivität: Bei Morbus Crohn findet der „Crohn's disease activity index" (CDAI, Aktivitätsindex nach Best) Anwendung.

Differenzialdiagnosen: In Betracht kommen alle Formen der Kolitis und einige weitere Darmerkrankungen (z. B. Sprue, Reizdarmsyndrom). Wichtige Differenzialdiagnosen sind die Darmtuberkulose und die Yersiniose.

Therapie:
Supportive Therapie: Unterstützend sollten folgende Punkte beachtet werden:
- **Diät:** Generell sollten Patienten nur diejenigen Lebensmittel zu sich nehmen, die sie gut vertragen.
- **Substitution** von Eiweißen, Kalorien, Elektrolyten, Vitamin B_{12}, fettlöslichen Vitaminen (A, D, E und K), Kalzium und anderen Bedarfsstoffen. Bei Eisenmangelanämie sollte Eisen substituiert und evtl. zusätzlich Erythropoetin gegeben werden. Bei ausgeprägter Anämie sind Erythrozytenkonzentrate indiziert.
- Zur **Osteoporoseprophylaxe** werden Vitamin D (1000 IE/d) und Kalzium (1000 mg/d) verabreicht.
- Die Patienten sollten zur **Nikotinkarenz** angehalten werden, da Rauchen das Rezidivrisiko erhöht.

MERKE Im akuten Schub sollte ballaststofffreie Kost (evtl. Trinknahrung) gegeben werden. Bei hochakuten Verläufen sollte der Patient kurzfristig parenteral ernährt werden.

Pharmakotherapie: Folgende Medikamente werden zur Behandlung des Morbus Crohn eingesetzt:
- Steroide
- Immunsuppressiva (Azathioprin, 6-Mercaptopurin, Ciclosporin, Tacrolimus)
- Biologicals (TNFα-Blocker, z. B. Infliximab).

Wichtig: Vor Therapiebeginn muss eine Tbc ausgeschlossen werden.

Remissionsinduktion: Zur Remissionsinduktion s. Tab. 4.5. Bei Besserung werden die Medikamente über Wochen stufenweise reduziert und ausgeschlichen.

Remissionserhaltung: Bei Patienten mit steroidabhängigem oder chronisch-aktivem Verlauf sollte eine remissionserhaltende Therapie mit Azathioprin eingeleitet werden. Hiermit wird bei bis zu 66 % der Patienten eine dauerhafte Remission erzielt. Die immunsuppressive The-

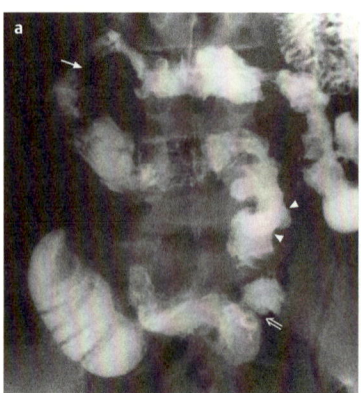
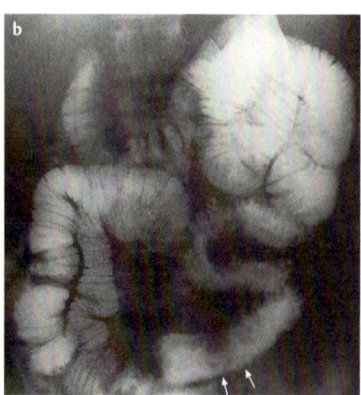
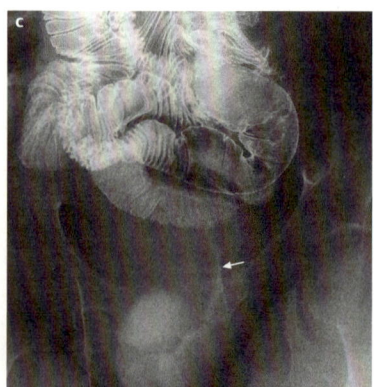

Abb. 4.2 Radiologische Befunde bei Morbus Crohn. a Stenosen des Dünndarms (Pfeil: skip lesion; Pfeilspitzen: skip areas; offener Pfeil: string sign). **b** Pflastersteinstruktur (Pfeil). **c** Fistelgang (Pfeil). (aus: Reiser, Kuhn, Debus, Duale Reihe Radiologie, Thieme, 2006)

Tab. 4.5 Remissionsinduktion bei Morbus Crohn

Verlauf	Therapie
leichter bis mäßiger Schub	topische Steroide bei Befall des Kolons und terminalen Ileums (als Kapseln oder Klysma)
schwerer Schub/ extraintestinale Manifestationen	systemische Steroide, bei Befall der distalen Darmabschnitte in Kombination mit topischen Steroiden (Budesonid p. o. und/oder Klysma)
steroidrefraktärer und/oder chronischer Verlauf	Immunsuppressiva (Azathioprin/6-Mercaptopurin) Hinweis: Azathioprin kann die Schubfrequenz deutlich senken und erlaubt die Reduktion der Steroiddosis. Ein Wirkeintritt ist erst nach 6–8 Wochen zu erwarten. bei Erfolglosigkeit: TNFα-Blocker (z. B. Infliximab)

rapie muss für mindestens 4 Jahre weitergeführt werden. Bei unkompliziertem Krankheitsverlauf ist keine remissionserhaltende Therapie indiziert.

Fisteltherapie: Zur konservativen Therapie von Fisteln werden eingesetzt:
- akut: Metronidazol (3 × 500 mg/d p. o.)
- chronisch: Azathioprin oder 6-MP
- bei Therapieresistenz: Infliximab.

Interventionelle Therapie: Bei stenosierten Darmabschnitten kann eine Ballondilatation versucht werden. Fisteln können mit Clip- oder Loop-Technik verschlossen oder drainiert werden.

Chirurgische Therapie: Indikationen sind Fisteln, Abszesse, Stenosen (mit Ileussymptomatik), Strikturen und Perforationen.

Die chirurgische Therapie hat beim Morbus Crohn ausschließlich symptomatischen Charakter. Die **Indikation zur Resektion** befallener Darmabschnitte sollte **sehr streng** gestellt werden. Bei unumgänglichen Operationen wird die sog. „minimal surgery" (bevorzugt durch laparoskopische Verfahren) angewandt, d. h. es werden jeweils möglichst kleine Darmabschnitte reseziert. Grund für die Zurückhaltung bei der operativen Therapie des Morbus Crohn ist eine Reihe von möglichen Komplikationen. Zum einen kann es bei häufigen Operationen zum sog. **Kurzdarmsyndrom** (s. Chirurgie [S. B142]) kommen, das ein großes therapeutisches Problem darstellt und die Lebensqualität der Patienten stark einschränkt. Zum anderen treten häufig **postoperative Komplikationen** auf, wie Fistelbildung, Obstruktionen durch Verbacken der Darmschlingen und Verwachsungen im Bauchraum, die eine möglicherweise nötige Reoperation stark erschweren können.

> **MERKE** Eine Heilung des Morbus Crohn ist auch durch Chirurgie nicht möglich, da im Gegensatz zur Colitis ulcerosa der gesamte Magen-Darm-Trakt befallen sein kann.

Prognose: Hohe Rezidivrate. Bei den meisten Patienten muss früher oder später aufgrund von Komplikationen operiert werden. Die Wahrscheinlichkeit hierfür ist 70 % innerhalb von 15 Jahren. Die Lebenserwartung ist bei optimaler Therapie normal.

4.4.2 Colitis ulcerosa

DEFINITION Chronische Entzündung der Dickdarmschleimhaut mit kontinuierlicher Ausbreitung von distal nach proximal.

Epidemiologie: Wie beim Morbus Crohn liegt die Inzidenz bei ca. 5/100 000 Einwohner/Jahr, mit einem Häufigkeitsgipfel zwischen 20. und 40. Lebensjahr. Es besteht eine familiäre Disposition. In weißen Bevölkerungsgruppen ist das Risiko, an einer Colitis ulcerosa zu erkranken, 4-mal so groß wie in farbigen. Raucher erkranken seltener an Colitis ulcerosa als Nichtraucher.

Ätiologie: Die Ätiologie ist bislang nicht geklärt. Eine Störung der Immunregulation sowie eine genetische Disposition scheinen jedoch eine wichtige Rolle zu spielen.

Lokalisation: Die Erkrankung beginnt i. d. R. im distalen Rektum und breitet sich nach proximal aus. Befall des Rektosigmoids 50 %, zusätzlicher Befall des linken Kolons 25 %, Pankolitis 25 %.

> **MERKE** Die Colitis ulcerosa beschränkt sich auf Rektum und Kolon. Das Rektum ist immer befallen.

Klinik: Leitsymptom sind **blutig-schleimige Durchfälle** mit einer Frequenz von bis zu 20 Stuhlgängen/d. Sie werden häufig von **krampfartigen Bauchschmerzen** (Tenesmen) begleitet.

Verlauf: Wie der Morbus Crohn verläuft auch die Colitis ulcerosa i. d. R. schubweise. Auch ein chronisch-kontinuierlicher, progredienter Verlauf (Krankheitszeichen ≥ 6 Monate) ist möglich. In 5 % der Fälle kommt es zu einem akut-fulminanten Verlauf mit plötzlichem Krankheitsbeginn, choleraähnlichen Durchfällen, septischen Temperaturen und Schock.

Komplikationen: Es wird zwischen intestinalen und extraintestinalen Komplikationen unterschieden.

Intestinale Komplikationen: Wichtigste Komplikation ist die Entwicklung eines **toxischen Megakolons**, das durch eine maximale Kolondilatation mit Gefahr der Perforation, septische Temperaturen und Peritonitis gekennzeichnet ist. Die Letalität beträgt 30 %. Auch bei der Colitis ulcerosa können sich **Darmstenosen** mit Gefahr eines Ileus, **Darmblutungen** und als Spätkomplikation eine **Amyloidose** entwickeln. Das **Entartungsrisiko** ist abhängig von Lokalisation, Dauer und Schweregrad: Das kumulative Entartungsrisiko steigt bei ausgedehnter Kolitis nach 10-jährigem Krankheitsverlauf auf 2 %, nach 20-jährigem Krankheitsverlauf auf 9 % und nach 30-jährigem Krankheitsverlauf auf 30 %!

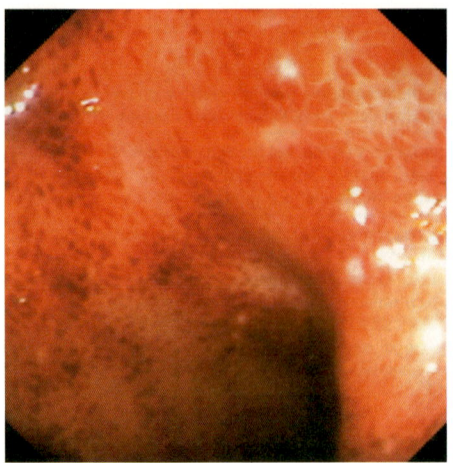

Abb. 4.3 **Endoskopische Befunde bei Colitis ulcerosa. a** Großer Pseudopolyp in vernarbter Schleimhaut. **b** Erythem der Mukosa mit Verlust des normalen Gefäßmusters. (aus: Classen, Tytgat, Lightdale, Gastroenterologische Endoskopie, Thieme, 2004)

Extraintestinale Komplikationen: Bei der Colitis ulcerosa, mit Ausnahme der PSC, deutlich seltener als beim Morbus Crohn.

Differenzialdiagnose: Differenzialdiagnostisch kommen zahlreiche Erkrankungen in Betracht, die mit Bauchschmerzen und Durchfall einhergehen (s. Leitsymptome [S. C79]).

Diagnostik: Neben Anamnese und Klinik benötigt man zur Diagnosestellung eine Koloileoskopie mit Entnahme multipler Biopsien.

Koloskopie: Typische Befunde sind **unscharf begrenzte Ulzera**, sog. **Pseudopolypen** und eine **hyperämische, leicht blutende Schleimhaut** (Abb. 4.3). Es sollte immer auch das terminale Ileum untersucht werden, da es bei Befall des proximalen Kolons zu einer sog. **Backwash-Ileitis** kommen kann.

Klinische Pathologie: Die Entzündung betrifft ausschließlich die Schleimhaut von Kolon und Rektum (und selten Ileum, s. o.). Typisch sind sog. Kryptenabszesse (Ansammlung von Zelldetritus und Granulozyten in der Kryptenlichtung). Daneben finden sich ein Becherzellverlust und in späteren Stadien eine Schleimhautatrophie mit Epitheldysplasien.

Bildgebende Diagnostik: Von den bildgebenden Verfahren eignet sich besonders die abdominale und transrektale Sonografie. Dabei zeigen sich kontinuierliche Darmwandverdickungen. Die Darmwand erscheint echoarm. Pathologisch ist eine Verbreiterung der Kolonwand über 4 mm.

In der Kolonkontrastaufnahme zeigt sich im Spätstadium das Bild eines „Fahrradschlauch-Kolons" mit Verlust der Haustrierung (Abb. 4.4).

Labor: Je nach entzündlicher Aktivität sind die **Entzündungsparameter** (Leukozyten, CRP und BSG) erhöht. Häufig besteht eine Anämie. Die Bestimmung von **Autoantikörpern** (pANCA) ist hilfreich, aber nicht obligat; ein positives Ergebnis kann auf eine CU hinweisen, ein negatives

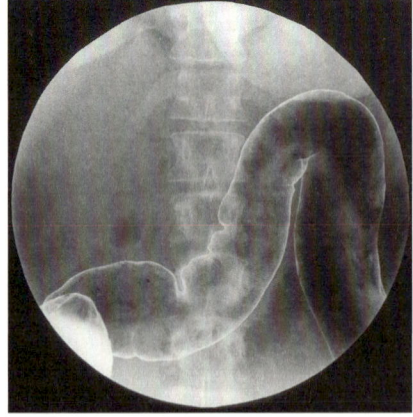

Abb. 4.4 **Fahrradschlauch-Kolon bei Colitis ulcerosa.** (aus: Reiser, Kuhn, Debus, Duale Reihe Radiologie, Thieme, 2006)

schließt sie jedoch nicht aus. Immer sollte eine **bakteriologische Stuhldiagnostik** zum Ausschluss einer infektiösen Darmerkrankung durchgeführt werden.

Bestimmung der Krankheitsaktivität: Auch für die Colitis ulcerosa gibt es Aktivitätsindizes (z. B. CAI), mit deren Hilfe anhand klinischer, laborchemischer und endoskopischer Parameter die Aktivität der Erkrankung ermittelt werden kann.

Therapie: Neben der medikamentösen und/oder chirurgischen Therapie sind unterstützende allgemeine Maßnahmen sinnvoll.

Supportive Therapie: Die unterstützenden Maßnahmen entsprechen weitestgehend denen bei Morbus Crohn:
- **Ernährung:** ausgewogene Ernährung. Bei Unterernährung evtl. zusätzliche Trinknahrung. Im Schub ballaststofffreie Flüssig-/Sondennahrung oder vorübergehende parenterale Ernährung.
- **Substitution:** Mangelzustände müssen ausgeglichen werden (Vitamine, Eisen etc.).

Pharmakotherapie: Folgende Medikamente werden zur Behandlung der Colitis ulcerosa eingesetzt:
- Steroide
- 5-Aminosalicylsäure (Mesalazin)
- Immunsuppressiva (Azathioprin, 6-Mercaptopurin, Ciclosporin, Tacrolimus)
- Biologicals (TNFα-Blocker, z. B. Infliximab).
  Wichtig: Vor Therapiebeginn muss eine Tbc ausgeschlossen werden.

Remissionsinduktion: Zur Therapie im Schub stehen verschiedene Maßnahmen zur Verfügung. Wichtig sind Unterschiede bei der Therapie der distalen und der ausgedehnten Colitis ulcerosa (**Tab. 4.6**).

Remissionserhaltung: Standardtherapie zur Remissionserhaltung ist die Gabe von **5-ASA** p. o. Bei rein distaler Colitis ulcerosa empfiehlt sich eine lokale Applikation (Klysmen). Bei Unverträglichkeit kann der **E.-coli-Stamm Nissle** gegeben werden. Indikation für die Gabe von **Azathioprin** zur Remissionserhaltung sind häufige Rezidive und eine Steroidabhängigkeit. Ebenso wird Azathioprin zur Remissionserhaltung nach fulminantem Verlauf eingesetzt (nachdem durch Ciclosporin oder Tacrolimus eine Remission erreicht wurde).

Chirurgische Therapie: Indikationen sind Perforation, Ileus und konservativ nicht beherrschbare Blutungen sowie toxisches Megakolon und Kolonkarzinom. Die Colitis ulcerosa kann durch eine Pankolektomie definitiv geheilt werden (s. Chirurgie [S. B146]).

Prognose: Definitive Heilung durch Pankolektomie. Hohes Karzinomrisiko bei ausgedehnter und langjähriger Colitis ulcerosa.

4.5 Gastroenteritiden und Enterokolitiden

DEFINITION Entzündliche Erkrankungen des Magens, des Dünn- und/oder des Dickdarms unterschiedlicher Genese.

Der Begriff „Gastroenteritis" beschreibt eine Entzündung von Magen und Dünndarm und der Begriff Enterokolitis eine Entzündung von Dünn- und Dickdarm. Zahlreiche Krankheitsbilder lassen sich jedoch nicht eindeutig zuordnen, weshalb hier auf eine strenge Trennung verzichtet wird.

Gastroenteritiden und Enterokolitiden werden anhand ihrer **Pathogenese** eingeteilt (**Tab. 4.7**).

4.5.1 Grundlagen infektiöser Gastroenteritiden

DEFINITION Die **infektiöse Gastroenteritis** ist eine durch Bakterien, Viren oder Parasiten verursachte Schleimhautentzündung von Magen (Gastritis) und Dünndarm (Enteritis), die je nach Erreger auch den Dickdarm (Kolitis) miteinbeziehen kann. Leitsymptom der infektiösen Gastroenteritis ist die Diarrhö (s. Leitsymptome [S. C79]).

Epidemiologie: Neben akuten respiratorischen Infekten sind **Durchfallepisoden** die häufigsten Ursachen für Morbidität und Mortalität weltweit. In Deutschland und den USA treten jährlich 1–1,5 Durchfallepisoden pro Einwohner auf. Vor allem bei Kleinkindern und älteren Patienten sind diese Erkrankungen mit einer erheblichen Letalität belastet.

Übertragung: Infektiöse Enteritiden werden i. d. R. **fäkal-oral** übertragen. Die direkte Übertragung von Mensch zu Mensch ist die Ausnahme (z. B. bei Kindern). Kontaminiert sind meist Lebensmittel tierischen Ursprungs (v. a. Eiprodukte, Wurst, Geflügel) oder das Trinkwasser (in Ländern mit niedrigem Hygienestandard).

Tab. 4.6 Remissionsinduktion bei Colitis ulcerosa

Ausbreitung	leichter bis mäßiger Schub	schwerer und fulminanter Schub	chronisch-aktiver Verlauf
distal	5-ASA lokal, evtl. zusätzlich oral; bei Erfolglosigkeit zusätzlich Budesonid als Klysma; bei erneuter Wirkungslosigkeit: systemische Steroide (Prednisolon p. o.)	5-ASA lokal (evtl. zusätzlich oral) in Kombination mit topischen Steroiden (Budesonid als Klysma) und systemischen Steroiden (Prednisolon p. o.)	
ausgedehnt	5-ASA p. o.	systemische Steroide (Prednisolon p. o.), evtl. in Kombination mit 5-ASA p. o.	
		bei Wirkungslosigkeit zusätzlich Ciclosporin A oder Tacrolimus	bei Wirkungslosigkeit zusätzlich Azathioprin

Tab. 4.7 Pathogenese der Gastroenteritiden und Enterokolitiden

Pathogenese	Erkrankungen
infektiös	• bakteriell: z. B. Campylobacterenteritis [S. A517], Cholera [S. A519], Salmonellenenteritis [S. A530], Shigellose [S. A534], Typhus [S. A531], Yersiniose [S. A543] • viral [S. A544]: z. B. Rota-, Noroviren • Protozoen: z. B. Amöbenruhr [S. A569], Lambliasis [S. A570]
idiopathisch	• chronisch-entzündliche Darmerkrankungen [S. A250] • mikroskopische Kolitis [S. A259]
radiogen	• Strahlenenterokolitis [S. A260]
ischämisch	• ischämische Kolitis [S. A257]
medikamentös	• Antibiotika (pseudomembranöse Kolitis [S. A255]), NSAR, Ciclosporin, Zytostatika
allergisch	• Nahrungsmittelallergie
postoperativ	• Pouchitis, Diversionskolitis (s. Chirurgie [S. B148])
toxisch	• Lebensmittelvergiftungen [S. A257]

Reisediarrhö: Die häufigsten Erreger der Reisediarrhö sind **enterotoxinbildende E. coli** (ETEC). Seltener wird sie durch Shigellen, Salmonellen, Campylobacter, Viren oder Protozoen wie Entamoeba histolytica oder Giardia lamblia hervorgerufen. Die Übertragung erfolgt über verunreinigtes Trinkwasser oder kontaminierte Lebensmittel.

> **MERKE** Die meisten intestinalen Infektionen sind nach dem neuen Infektionsschutzgesetz meldepflichtig.

Pathogenese: Die Pathogenese infektiöser Gastroenteritiden ist von den erregertypischen Schädigungsmechanismen abhängig (**Tab. 4.8**). Bei vielen Erregern liegen Kombinationen verschiedener pathogenetischer Faktoren vor. Für Erkrankung und Verlauf sind zudem die Keimdosis, die Virulenz des Erregers und die Abwehrlage des Wirtes (v. a. Magensäurebarriere, intestinale Flora und mukosale Immunabwehr) von Bedeutung. Die Erkrankungen, die durch die verschiedenen Erreger ausgelöst werden, werden im Kapitel Infektionserkrankungen [S. A499] besprochen.

Klinik: Die wichtigsten Symptome infektiöser Gastroenteritiden sind:
- **nicht entzündliche Enteritis**: wässrige, voluminöse Diarrhö, Übelkeit, Erbrechen, selten Fieber
- **entzündliche Enteritis**: Dysenterie mit kolikartigen Bauchschmerzen, Tenesmen, nicht voluminöse Diarrhö mit Blut-, Schleim- und Eiterbeimengung, Fieber, fäkale Leukozyten.

Komplikationen: Es können auftreten:
- Flüssigkeitsverluste mit Exsikkose, Hypotonie bis hin zum Kreislaufversagen, Oligurie, Bewusstseinstrübung
- Elektrolytentgleisungen (v. a. Hypokaliämie mit Herzrhythmusstörungen)
- Sepsis
- postinfektiöse Folgeerkrankungen (z. B. reaktive Arthritis, Guillain-Barré-Syndrom)
- bei entzündlicher Enteritis: Darmperforation mit Peritonitis, Darmblutungen.

Diagnostik: Die akute unkomplizierte Diarrhö dauert i. d. R. 2–4 Tage und ist selbstlimitierend. Eine besondere Diagnostik ist daher oft nicht nötig und eine supportive Therapie ausreichend. Hilfreich ist die **A-und-O-Regel** (**A**limentär? **A**usland? **A**ntibiotika? **A**IDS? **A**larmzeichen wie Fieber oder blutige Diarrhö? **O**der andere erkennbare Faktoren?), mit der eine erste Differenzierung der Durchfallerkrankung möglich ist. Das weitere Prozedere richtet sich nach dem Patientenstatus, der Schwere der Klinik und Warnsignalen, die eine intensivere Diagnostik erfordern.
- **Stuhldiagnostik**: Fäkale Leukozyten sprechen für eine entzündliche (schleimhautinvasive) Enteritis, ggf. mikroskopisch Erregernachweis im Nativpräparat.
- **Stuhlkultur** auf Bakterien: Goldstandard, bei schweren Enteritiden immer erforderlich.
- **Blutuntersuchungen**: Hämatokritanstieg (→ Exsikkose), Elektrolytabfall, Leukozytose (außer bei Typhus/Paratyphus) mit Linksverschiebung, BSG- und CRP-Erhöhung.
- **Serologie**: bei V. a. Amöben (Reaktion nur bei invasiver Amöbiasis) und virale Gastroenteritis. Die meisten Erkrankungen hinterlassen nur eine passagere Immunität.

Therapie: Infektiöse Gastroenteritiden verlaufen häufig selbstlimitierend, die Flüssigkeits- und Elektrolytverluste können aber erheblich sein. Die Prinzipien der Therapie der Diarrhö umfassen:
- **Flüssigkeits- und Elektrolysubstitution** durch orale Zufuhr einer **Glukose-Salz-Lösung** (WHO-Lösung: 3,5 g NaCl, 2,5 g $NaHCO_3$, 1,5 g KCl und 20 g Glukose auf 1 l Trinkwasser). Das Wirkprinzip besteht darin, dass Glukose und Natrium am besten in einem stöchiometrischen Verhältnis von 1:2 resorbiert werden. In leichten Fällen genügen salzige Flüssigkeiten (Suppen) und Obst (Kalium) in Kombination mit Kohlenhydraten und entsprechender Trinkmenge. Bei Risikopatienten und schweren Verläufen kann eine parenterale Flüssigkeitsgabe indiziert sein.

Rezept für Rehydratationslösung: In 1 Liter Wasser werden gelöst:
- ½ Teelöffel Kochsalz,
- 1 Tasse Orangensaft,
- 1 Teelöffel Backpulver und
- 2 Esslöffel Glukose oder 4 Esslöffel Rohrzucker.

Tab. 4.8 Pathomechanismen bei Gastroenteritiden und typische Erreger

Typ	Pathomechanismus	Erreger (Auswahl)
Sekretionstyp	gesteigerte Darmmotilität und Sekretion von Elektrolyten und Wasser in das Darmlumen durch direkte Epithelzellschädigung oder Enterotoxinbildung (→ **sekretorische Diarrhö**)	• enterotoxische E. coli (ETEC) • Vibrio cholerae • Erreger von Lebensmittelvergiftungen (S. aureus, B. cereus, C. perfringens)
Invasionstyp	Invasion der Darmschleimhaut, Zerstörung der Epithelzellen (direkt oder durch Zytotoxinbildung) und Induktion einer eitrigen Entzündungsreaktion (→ **entzündlich-exsudative Diarrhö**)	• enterohämorrhagische und enteroinvasive E. coli (EHEC und EIEC) • Shigellen • C. difficile • E. histolytica • enteritische Salmonellen • Campylobacter jejuni
Penetrationstyp	Penetration der Darmschleimhaut (mit/ohne Epithelzellschädigung), Translokation mit Makrophagen in lymphatische Organe (Peyer-Plaques), Vermehrung, anschließend lymphogene und hämatogene Streuung	• Salmonella typhi • Yersinia enterocolitica und pseudotuberculosis

- **antimikrobielle Chemotherapie:** Indikationen für eine antibiotische Therapie mit **Flurochinolonen** (Mittel der 1. Wahl: Ciprofloxacin) sind schwere bakterielle Darminfektionen mit hohem Fieber > 39 °C und blutiger Diarrhö oder Enteritiden bei abwehrgeschwächten Patienten.
- **Antidiarrhoika:** Bei unkomplizierten Reisediarrhöen kann **kurzfristig symptomatisch** mit dem Opioid **Loperamid** (kein Suchtpotenzial!) behandelt werden. Bei schweren bakteriellen Darminfektionen mit hohem Fieber und blutiger Diarrhö sind diese Präparate kontraindiziert, da sie die propulsive Magen-Darm-Peristaltik hemmen und die Passagezeit des Darminhalts und damit die Keimausscheidung verlangsamen.

Carbo medicinalis spielt in der Behandlung der Diarrhö nur noch eine untergeordnete Rolle und wird v. a. bei Intoxikationen eingesetzt. Durch seine große molekulare Oberfläche können eine Reihe von Substanzen (z. B. Toxine) gebunden werden. Da die Bindung nicht spezifisch für Toxine ist, werden auch Bestandteile der Nahrung oder gleichzeitig oral verabreichte Medikamente adsorbiert, was zu unerwünscht niedrigen Wirkspiegeln führen kann.

Der **Therapieerfolg** wird an der Besserung der Symptomatik gemessen (Fieber- und Durchfallrückgang, Abnahme der abdominellen Beschwerden/Erbrechen). Eine Kontrolle erübrigt sich in den meisten Fällen. Bei **Therapieversagen** unter symptomatischer Therapie sollten ein Erregernachweis angestrebt und eine empirische Antibiotikatherapie eingeleitet werden. Unter Umständen ist eine erneute Diagnostik erforderlich.

Prophylaxe: Zu den wirksamsten Schutzmaßnahmen zählen:
- Trinkwasser- und Nahrungsmittelhygiene
- Desinfektionsmaßnahmen (z. B. Hände, Fäkalienaufbereitung)
- Impfungen: derzeit für Salmonella typhi (attenuierter Lebend- oder Totimpfstoff: 60%iger Schutz) und Vibrio cholerae (abgetötete Vibrionen: 50%iger Schutz, hält etwa 6 Monate) möglich.
- Für die Prophylaxe der Reisediarrhö gilt: „**Cook it, peel it, boil it or forget it!**" (Wasser abgekocht, nur Getränke aus original verschlossenen Trinkflaschen konsumieren, Gerichte immer frisch zubereiten, gut durchkochen bzw. durchbraten; auf Eis bzw. Eiswürfel, Salate, Meeresfrüchte, Mayonnaise und nicht selbst geschältes Obst verzichten).

Maßnahmen bei epidemieartigem Ausbruch akuter Gastroenteritiden:
- Meldung an das Gesundheitsamt
- Sicherstellung von Lebensmittelproben
- Abkochgebot für Trinkwasser der betroffenen Einrichtung, Kantine, etc., ggf. auch vorübergehende Schließung zur Grunddesinfektion
- evtl. Riegelungsimpfung (= postexpositionelle Prophylaxe): nur sinnvoll bei bekanntem Erreger.

Maßnahmen bei einer Norovirusinfektion im Krankenhaus:
- Mit Norovirus infizierte Patienten müssen isoliert in einem Zimmer mit eigener Toilette untergebracht werden, evtl. auch „Kohortenisolierung", also gemeinsame Unterbringung mehrerer Erkrankter
- Personal, das an Noroviren erkrankt ist, sollte sofort nachhause geschickt werden.

4.5.2 Lebensmittelvergiftungen (toxinvermittelte Enteritiden)

DEFINITION Eine Lebensmittelvergiftung wird durch **präformierte Toxine** ausgelöst, die von den Erregern in der bakteriell kontaminierten Nahrung gebildet werden (DD: Lebensmittelinfektion = mit Lebensmitteln übertragene Erreger).

MERKE Die beiden wichtigsten Erreger toxinvermittelter Enteritiden sind **Staphylococcus aureus** (s. Mikrobiologie [S. C608]) und **Clostridium botulinum** (Botulismus, s. Mikrobiologie [S. C628]) (Tab. 4.9). Seltene Auslöser sind z. B. Clostridium perfringens, Bacillus cereus oder EHEC.

4.5.3 Pseudomembranöse Kolitis

Die pseudomembranöse Kolitis entsteht infolge einer Schädigung der physiologischen Darmflora im Rahmen einer **Antibiotikatherapie** (am häufigsten: Clindamycin, Lincosamin, Ureidopenicilline, Tetrazykline, Aminoglykoside, Cephalosporine). Durch die Unterdrückung der normalen Darmflora wird das Wachstum antibiotikaresistenter Keime gefördert. Der pseudomembranösen Kolitis liegt eine Überwucherung der Darmschleimhaut mit **Clostridium difficile** zugrunde, dessen Toxin zu einer Entzündungsreaktion der Darmschleimhaut führt. Durch eine Exsudation von Fibrin kommt es typischerweise zu Fibrinauflagerungen auf der Darmschleimhaut, die endoskopisch als abstreifbare **Pseudomembranen** (Abb. 4.5) imponieren (**Cave:** bei Koloskopie erhöhte Perforationsgefahr). Die klinische Symptomatik reicht von einer wässrigen, selbstlimitierenden Diarrhö bis hin zu profusen, schleimig-blutigen Durchfällen mit hohem Fieber und Abdominalkoliken. Die Diagnose wird durch den **Toxinnachweis** in der Stuhlkultur gesichert. Therapie der Wahl ist das Absetzen des auslösenden Antibiotikums. Medikamentös können **Metronidazol** oder **Vancomycin** eingesetzt werden.

4.5.4 Ischämische Kolitis

Die ischämische Kolitis gehört in die Gruppe der ischämischen Darmerkrankungen. Betroffen sind v. a. ältere Patienten jenseits des 60. Lebensjahres. Die Erkrankung entwickelt sich i. d. R. auf dem Boden einer **generalisierten Atherosklerose**, die zu einer Lumeneinengung der Mesenterialgefäße führt. Häufig ist die **linke Kolonflexur** betroffen, da hier das Grenzgebiet zwischen dem Versorgungsgebiet der Aa. mesentericae superior und inferior

Tab. 4.9 Toxinvermittelte Enteritiden durch Staphylococcus aureus und Clostridium botulinum

Merkmal	Staphylocoocus aureus	Clostridium botulinum
Epidemiologie und Formen	• häufig (hohe Dunkelziffer) • Typisch ist das gleichzeitige Auftreten bei mehreren Menschen, die zuvor dasselbe gegessen haben.	• selten (< 10 Fälle/Jahr) • Nahrungsbotulismus (am häufigsten) • Wundbotulismus • Säuglingsbotulismus
Inkubationszeit	• 1–12 h	• Nahrungsmittelbotulismus: 6 h bis wenige Tage • Wundbotulismus: ca. 10 Tage
Toxin	• hitzestabiles Enterotoxin (A–I), das auch durch 30 min Erhitzen bei 100 °C nicht zerstört wird • S. aureus kann Histidin (→ in der Fischmuskulatur reichlich enthalten) zu Histamin umsetzen → flushartige Symptome	• hitzelabiles Neurotoxin, das irreversibel die Acetylcholinfreisetzung an der motorischen Endplatte hemmt • 10-minütiges Kochen oder 30-minütiges Erhitzen der Lebensmittel auf 80 °C zerstört Keime und Toxine
Übertragung	• v. a. Ei- und Milchprodukte (z. B. gekochter Sahnepudding) • Kartoffel-, Nudelsalat, Fleisch	• v. a. anaerob konservierte Nahrungsmittel in Konservendosen oder Weckgläsern (**Cave:** kein Verzehr von Nahrungsmitteln aus vorgewölbten Konservendosen!)
Klinik	• heftiges Erbrechen mit Übelkeit, Diarrhö und evtl. abdominelle Krämpfe, ggf. Fieber	• Beginn mit Bauchschmerzen und akutem Brechdurchfall, der bei Fortschreiten in Obstipation übergehen kann • im Verlauf: allgemeine Muskelschwäche, periphere Nervenlähmungen, die typischerweise an den Hirnnerven beginnen (Doppelbilder, Ophthalmoplegia interna et externa, Akkomodationsschwäche, Ptosis, Dysphagie, Xerostomie, Dysarthrie) • typisch ist das Fehlen von Sensibilitätsstörungen und Fieber
Komplikationen	• Elektrolyt- und Wasserverluste • orthostatische Kreislaufdysregulation mit Kollaps	• absteigende Lähmungen mit Obstipation, Harnverhalt und Atemstillstand
Diagnostik	• Klinik und Anamnese einer akuten Gastroenteritis, die mehrere Personen betrifft, die gemeinsam in den letzten Stunden Nahrung verzehrt haben.	• Nachweis von Toxin in Nahrungsmitteln, Serum oder Stuhl • parallele Erregeranzucht
Therapie	• symptomatisch (Antiemetika)	• intensivmedizinische Betreuung (ggf. Intubation) • Entfernung von nicht resorbiertem Toxin • frühzeitige Gabe eines trivalenten Botulismusantitoxins (ggf. monovalent nach Typenbestimmung); kein Antitoxin bei Säuglingsbotulismus • zusätzliche Wundrevision bei Wundbotulismus
Prognose	• gut, selbstlimitierender Verlauf innerhalb von 2–12 h	• Letalität des Nahrungsmittelbotulismus unbehandelt bis zu 70 % (unter intensivmedizinischer Therapie < 10 %)
Prophylaxe	• Lebensmittelhygiene (Kühllagerung < 8 °C, 2-malige Erhitzung von Fleischkonserven) • kein Honig an Kinder < 1. LJ • Beachtung von Verfallsdaten	
Meldepflicht	• keine	• Verdacht, Erkrankung und Tod

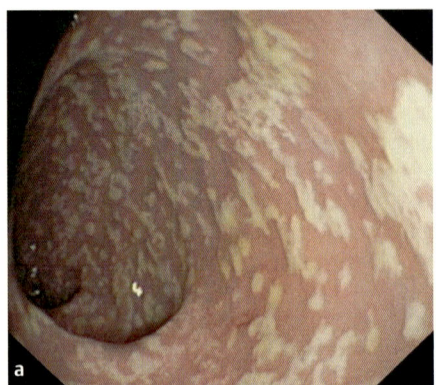 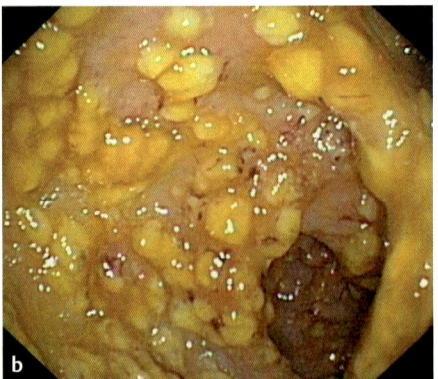

Abb. 4.5 **Pseudomembranöse Kolitis. a** Feine Pseudomembranen. **b** Massive Plaquebildung. (aus: Greten, Rinninger, Greten, Innere Medizin, Thieme, 2010)

liegt. Die sog. Riolan-Anastomose ist besonders anfällig für atherosklerotische Veränderungen der Gefäßwände, sodass die **Kollateraldurchblutung insuffizient** ist. Eine Reduktion des Herzzeitvolumens (z. B. bei Herzinfarkt, schweren Herzrhythmusstörungen, Herzinsuffizienz, Schock, Glykosideinnahme oder Langzeittherapie mit vasokonstriktorischen Substanzen) kann durch die atherosklerotische Vorschädigung zu einer **ischämisch bedingten**

entzündlichen Schädigung der Darmschleimhaut und -wand führen. Klinisch werden ein akuter und ein chronischer Verlauf unterschieden:
- **chronischer Verlauf:** Im Vordergrund stehen Abdominalschmerzen und eine blutige Diarrhö.
- **akuter Verlauf:** Typisch sind akut auftretende, kolikartige Schmerzen, Übelkeit, Erbrechen, blutige Diarrhö und Fieber.

Zur frühzeitigen Diagnose einer Durchwanderungsperitonitis sollte bei betroffenen Patienten eine tägliche abdominale Palpation erfolgen (Abwehrspannung bei Peritonitis). Im Spätstadium kann sich eine Darmstriktur entwickeln. Diagnostische Methode der Wahl ist die **Koloskopie** (vorsichtig!). Hierbei zeigt sich im Frühstadium eine ödematös verdickte Schleimhaut mit Einblutungen, im späteren Verlauf fallen dunkel verfärbte Mukosaabschnitte, Ulzerationen und Stenosierungen auf.

In der **Abdomensonografie** zeigt sich eine massiv verbreiterte Darmwand. Im **Kolonkontrasteinlauf** imponieren ca. ab dem 3. Tag submuköse Ödeme als polypöse Kontrastmittelaussparungen, die wie Fingerabdrücke („thumb prints", Abb. 4.6) wirken. Die **Angiografie** zeigt ggf. Kaliberschwankungen und Gefäßverengungen. Da bei der ischämischen Kolitis aber i.d.R. kleinere Gefäßabschnitte betroffen sind, ist der angiografische Befund meist unauffällig.

Häufig heilt die Kolitis unter konservativer Therapie im Verlauf einiger Wochen aus. Im akuten Stadium sollten die Patienten initial **parenteral ernährt** werden. Je nach Blutungsrisiko und Ätiologie (Gefäßsklerose) kann die Gabe von ASS oder anderen Antikoagulanzien in Erwägung gezogen werden. Bei persistierender Blutung oder ischämischer Darmgangrän muss der entsprechende **Darmabschnitt reseziert** werden.

4.5.5 Mikroskopische Kolitis

Es werden die **kollagene** und die **lymphozytäre Kolitis** unterschieden. Gemeinsames Kennzeichen ist eine **makroskopisch unauffällige Darmschleimhaut**.

Die mikroskopische Kolitis ist eine seltene Erkrankung, die v.a. Frauen im mittleren Alter betrifft. Die genaue Ätiopathogenese ist unklar. Medikamente (z.B. NSAR) könnten pathogenetisch eine Rolle spielen.

Das typische Leitsymptom sind **breiige und wässrige Durchfälle**, i.d.R. ohne Blutbeimischung. Weitere Symptome sind **Gewichtsverlust**, **Abdominalschmerzen**, **nächtliche Diarrhö**, **Übelkeit** und **Meteorismus**. Die Diagnose einer mikroskopischen Kolitis kann nur mithilfe einer Biopsie mit histologischer Untersuchung gestellt werden. Da der Befall diskontinuierlich ist, müssen mehrere Biopsien von unterschiedlichen Stellen entnommen werden.

Histologie:
- **kollagene Kolitis:** Typisch ist eine **segmentale Verdickung** des **subepithelialen Kollagenbandes** (verminderter Kollagenabbau) und eine lymphoplasmazelluläre Infiltration der Lamina propria (Abb. 4.7a).

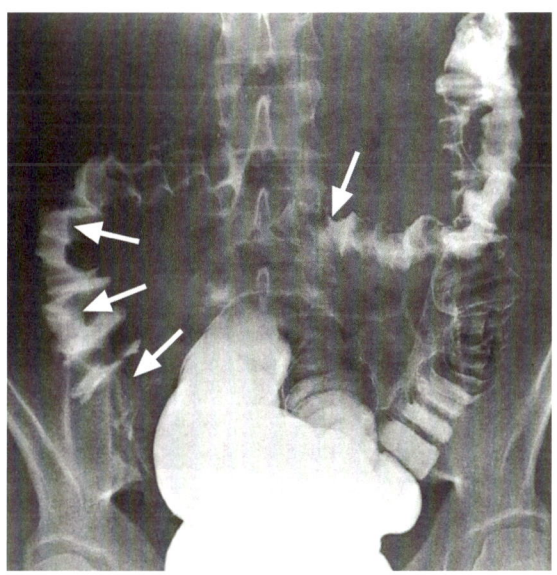

Abb. 4.6 **Typische „thumb prints" des Kolons (Pfeile).** (aus: Henne-Bruns et al., Duale Reihe Chirurgie, Thieme, 2008)

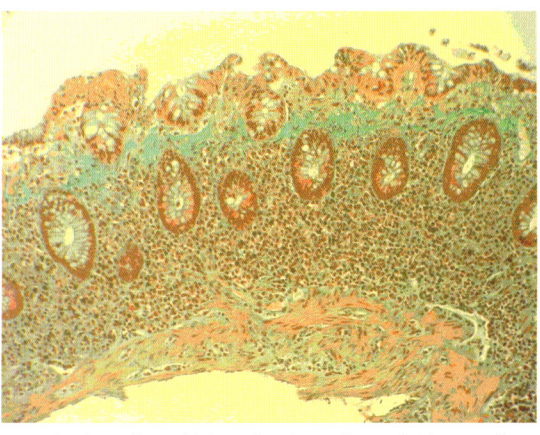
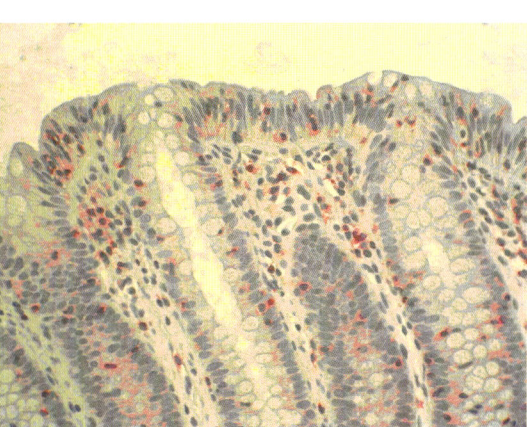

Abb. 4.7 **Histologisches Bild der mikroskopischen Kolitiden. a** Kollagene Kolitis. **b** Lymphozytäre Kolitis. (aus: Riemann et al., Gastroenterologie in Klinik und Praxis, Thieme, 2007)

- **Lymphozytäre Kolitis:** Typisch ist eine **intraepitheliale Lymphozytose** in der Dickdarmschleimhaut, das Epithel ist abgeflacht und verschmälert (**Abb. 4.7b**).

Die Behandlung der mikroskopischen Kolitis erfolgt mit **Aminosalizylaten** und **Budesonid**. Die Diarrhö wird symptomatisch mit Loperamid therapiert. **NSARs** sollten **abgesetzt** werden, da sie die Entstehung einer mikroskopischen Kolitis begünstigen können. Nach Absetzen wurden spontane Remissionen beobachtet. Die Erkrankung verläuft i. d. R. **chronisch-rezidivierend** mit langen symptomlosen Intervallen.

4.5.6 Strahlenenterokolitis

Das Darmepithel ist aufgrund seiner hohen Zellteilungsrate sehr strahlenempfindlich. Etwa 50–75 % der Patienten entwickeln nach einer Bestrahlung des Abdominal- und Beckenbereichs eine akute Enterokolitis, 5–20 % der Patienten eine chronische Enterokolitis. Klinisch unterscheidet man:
- **akute Strahlenenterokolitis:** Innerhalb der ersten Wochen nach Bestrahlung treten Übelkeit, Erbrechen, Diarrhö (auch blutig) und Bauchschmerzen auf. Charakteristisch ist ein spontanes Sistieren der Beschwerden innerhalb von Monaten.
- **chronische Strahlenenterokolitis:** Wochen bis Jahre nach der Bestrahlung treten wässrige und/oder blutige Diarrhö, Bauchschmerzen und ein Malabsorptionssyndrom [S. A245] auf. In frühen Stadien ist die Schleimhaut ödematös und kann Erosionen und Ulzerationen zeigen. Im weiteren Verlauf entwickelt sich eine Schleimhautatrophie mit Fibrosierung, Stenosierung und Fistelbildung.

Therapeutisch werden **5-Aminosalicylsäure** und **Glukokortikosteroide** eingesetzt. Eine symptomatische Behandlung der Diarrhö erfolgt durch Gabe von Loperamid. Stenosierte Darmabschnitte und Fisteln müssen operativ reseziert werden.

4.6 Divertikulose und Divertikulitis

> **DEFINITION** Als Divertikulose wird das Auftreten multipler Darmwandausstülpungen (Divertikel) bezeichnet. Kommt es im Bereich dieser Divertikel zu einer Entzündung, spricht man von einer Divertikulitis.

Epidemiologie: Bei der Divertikulose handelt es sich um eine Zilivisationserkrankung, die durch die Ernährungsgewohnheiten in der westlichen Welt unterhalten wird. Die Divertikelbildung im Darm nimmt im Laufe des Lebens zu. Bei ca. 60 % der über 70-Jährigen findet sich eine Divertikulose. 20 % der Patienten mit asymptomatischer Divertikulose entwickeln im Verlauf eine symptomatische Divertikulitis.

Ätiopathogenese: Bei den meisten Kolondivertikeln handelt es sich um sog. **Pseudodivertikel**, die durch einen Prolaps von Mukosa und Submukosa durch **Lücken in der Tunica muscularis** (Gefäßdurchtritte) entstehen. Dabei bilden **komplette Pseudodivertikel eine deutliche Ausbuchtung der Darmwand**, inkomplette Pseudodivertikel bleiben innerhalb der Darmwand und sind von außen nicht sichtbar. Am häufigsten ist das **Sigma** (80–90 %) betroffen. **Echte Divertikel** mit einer Ausstülpung aller Wandschichten sind deutlich seltener und finden sich meist im Bereich des **Zäkums** und des **Colon ascendens**.

Die Divertikulose ensteht durch eine **intraluminale Druckerhöhung** oder durch die altersbedingte Abnahme der Darmwandelastizität im Rahmen einer **generellen Bindegewebsschwäche**. Die häufigste Ursache für eine intraluminale Druckerhöhung ist die habituelle **chronische Obstipation** durch falsche (faserarme) Ernährung. Durch Stuhlaufstau im Bereich des Divertikelhalses können sich im Divertikel Bakterien vermehren und zu einer Entzündung führen (Divertikulitis). Bei Übergriff der Entzündung auf das umgebende Gewebe wird von einer Peridivertikulitis gesprochen.

Klinik: Klinische Symptome finden sich in erster Linie bei der Divertikulitis.
- **Divertikulose:** Sie ist i. d. R. asymptomatisch. Gelegentlich leiden die Patienten unter unspezifischen Symptomen, die denen eines Reizdarmsyndroms [S. A248] ähneln.
- **Divertikulitis:** Eine Sigmadivertikulitis manifestiert sich durch **appendizitisähnliche Symptome mit Schmerzen, Tenesmen** und **umschriebenem Peritonismus** im linken Unterbauch („**Linksappendizitis**"). Zusätzlich treten **Stuhlunregelmäßigkeiten** (Diarrhö, Obstipation), Flatulenz, Übelkeit, Erbrechen und **erhöhte Temperaturen** auf. Eine **Zäkumdivertikulitis** geht mit **appendizitisähnlichen Schmerzen** im rechten Unter- und Mittelbauch einher („Appendizitis trotz Appendektomie").

Komplikationen: Die wichtigsten Komplikationen der **Divertikulose** sind die Divertikulitis (ca. 20 % der Fälle) und die Divertikelblutung (in ca. 5 % der Fälle).

Weitere wichtige Komplikationen der **Divertikulitis** sind:
- **gedeckte Perforation** mit Abszessbildung im parakolischen Raum und im Douglas-Raum (starke Schmerzen, septische Temperaturen, druckschmerzhafte Resistenz)
- **freie Perforation** mit generalisierter Peritonitis
- **Divertikelblutungen** können mit **massivem Blutverlust** einhergehen, der ggf. durch Volumensubstitution und Erythrozytenkonzentrat ausgeglichen werden muss.
- **Darmstenosierung**, die zur Entwicklung eines Dickdarmileus führen kann.
- **Fistelbildung**, mit 65 % am häufigsten kolovesikale Fisteln (Pneumaturie, Fäkalurie und rezidivierende Harnwegsinfektionen), zu 25 % kolovaginale Fisteln.

4.6 Divertikulose und Divertikulitis

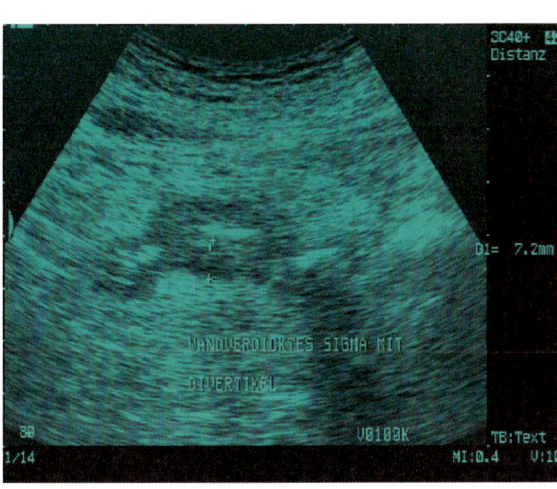

Abb. 4.8 **Sonografischer Befund bei Divertikulitis.** Massive Wandverdickung des Sigmas und Darstellung eines ebenfalls wandverdickten Divertikels. (aus: Riemann et al., Gastroenterologie in Klinik und Praxis, Thieme, 2007)

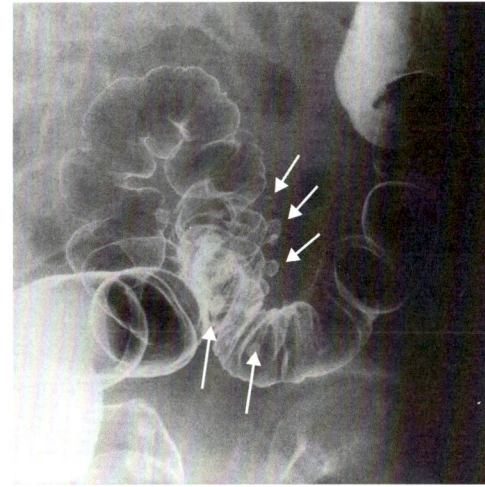

Abb. 4.9 **Kolonkontrastdarstellung multipler Sigmadivertikel (Pfeile).** (aus: Reiser, Kuhn, Debus, Duale Reihe Radiologie, Thieme, 2011)

Diagnostik:
- **Divertikulose:** Sie ist ein häufiger Zufallsbefund bei der Koloskopie (Abb. 4.9).
- **Divertikulitis:** Hier findet sich in der klinischen Untersuchung häufig eine **lokalisierte Abwehrspannung** im linken Unterbauch. Gelegentlich lässt sich in diesem Bereich eine **druckschmerzhafte Walze** palpieren. Die rektale Palpation des Douglas-Raums wird häufig als schmerzhaft empfunden. Labordiagnostisch lassen sich **erhöhte Entzündungsparameter** nachweisen.

Die Diagnose der akuten Divertikulitis wird durch die Kombination aus klinischer Symptomatik (s. o.), Labordiagnostik (erhöhte Entzündungsparameter), Sonografie und CT gestellt.
Diagnostische Methode der Wahl bei V. a. Divertikulitis ist die **CT**. Mit ihr gelingt der sichere Nachweis entzündlicher Darmwandveränderungen und akuter Komplikationen wie Abszessbildungen und Perforation (freie Luft im Abdomen). Die **Sonografie** zeigt bei Divertikulitis eine **ödematös verdickte Darmwand** (Abb. 4.8) mit schießscheibenähnlichem Querschnitt (**Target-Zeichen**). Sie eignet sich gut zum Nachweis von lokalen Abszessen bei gedeckter Perforation. Mithilfe der **Abdomenübersichtsaufnahme** lassen sich eine Perforation (freie Luft) und ein Ileus (Spiegelbildung) nachweisen. Im **entzündungsfreien Intervall** sollten immer eine **Koloskopie** zum Karzinomausschluss, ggf. mit Biopsieentnahme bei suspekten Befunden, und evtl. ein **Kolonkontrasteinlauf** mit wasserlöslichem Kontrastmittel (Abb. 4.9) zum Nachweis von Stenosen und Fisteln durchgeführt werden.

MERKE Die Koloskopie und der Kolonkontrasteinlauf sind bei einer akuten Divertikulitis aufgrund der erhöhten Perforationsgefahr kontraindiziert!

Tab. 4.10 Stadieneinteilung der Divertikulitis nach Hansen und Stock

Stadium	Symptomatik
0	asymptomatische Divertikulose (am häufigsten)
I	akute unkomplizierte Divertikulitis
II	akute komplizierte Divertikulitis • IIa: Peridivertikulitis • IIb: gedeckte Perforation, parakolischer Abszess, Fistelbildung • IIc: freie Perforation
III	chronisch-rezidivierende Divertikulitis

Stadieneinteilung: Die Divertikulitis wird anhand der klinischen Symptomatik und der CT-Befunde in 3 Stadien eingeteilt (**Tab. 4.10**).

Differenzialdiagnosen: Die wichtigste Differenzialdiagnose ist das Kolonkarzinom. Im Hinblick auf die Fistelbildung muss auch an einen Morbus Crohn gedacht werden. Weitere Differenzialdiagnosen sind das Reizdarmsyndrom, die Appendizitis und die ischämische Kolitis.

Therapie: Zur Behandlung der Divertikulose wird eine **Änderung der Lebensgewohnheiten** empfohlen. Die wichtigsten Maßnahmen sind eine Ernährungsumstellung auf faserreiche Kost mit reichlicher Flüssigkeitszufuhr und ausreichende Bewegung. Die Therapie der akuten Divertikulitis umfasst **Nahrungskarenz, parenterale Ernährung, Kühlung** (Eisblase) und die **Gabe von Breitbandantibiotika** (nach Abnahme der Blutkulturen zur Erregerdiagnostik). Leichte Verläufe können evtl. ambulant durch ballaststoffarme Ernährung, orale Antibiose und Spasmolyse therapiert werden.
Die **antibiotische Therapie** sollte Anaerobier und gramnegative Bakterien erfassen. Wirksam ist z. B. die Kombination von **Metronidazol** und **Fluorchinolonen** wie Ciprofloxacin. Alternativ zu Ciprofloxacin können auch

Tab. 4.11 Indikationen und Zeitpunkt der operativen Therapie einer Divertikulitis

OP-Zeitpunkt	Indikationen
notfallmäßig	freie Perforation, Ileus, starke, konservativ nicht zu beherrschende Darmblutungen
dringlich	gedeckte Perforation, Fisteln, Stenosen und perkutan nicht zu drainierende Abszesse
elektiv	rezidivierende Divertikulitiden

Cephalosporine der 2. oder 3. Generation (z. B. Cefotiam) eingesetzt werden. Bei krampfartigen Schmerzen ist der Einsatz von Spasmolytika und bei starker Schmerzsymptomatik die Gabe von Pethidin (Meperidine) indiziert.

Interventionelle Therapie: Abszesse werden durch Sonografie- oder CT-gesteuerte perkutane Abszessdrainage entlastet.

Operative Therapie: Indikationen und Zeitpunkt zeigt Tab. 4.11. Näheres s. Chirurgie [S. B148].

4.7 Durchblutungsstörungen des Darms

4.7.1 Akuter Mesenterialarterienverschluss (akuter Mesenterialinfarkt)

DEFINITION Akuter Verschluss einer Mesenterialarterie mit Darmischämie und Gangrän des betroffenen Darmsegments (Mesenterialinfarkt).

Ätiopathogenese: Ursächlich für einen akuten Mesenterialinfarkt sind **akute arterielle Thrombosen** auf dem Boden eines atherosklerotisch vorgeschädigten Gefäßes (ca. 70 %) oder **kardiale Embolien** (ca. 30 %). Sehr seltene Ursachen sind Aortenaneurysmen oder -dissektionen oder entzündliche Gefäßveränderungen (z. B. Takayasu-Arteriitis oder Panarteriitis nodosa, s. Immunsystem [S. A496] und rheumatologische Erkrankungen [S. A490].

Am häufigsten (> 90 %) wird der akute Mesenterialinfarkt durch einen Verschluss der A. mesenterica superior ausgelöst, die den größten Anteil des Darms (von der Flexura duodenojejunalis bis zur linken Kolonflexur) mit Blut versorgt. Dies liegt einerseits daran, dass der spitze Abhang der A. mesenterica superior aus der Aorta eine Prädilektionsstelle für Embolien und arterielle Thrombosen darstellt. Andererseits ist die A. mesenterica superior – anders als der Truncus coeliacus und die A. mesenterica inferior – eine funktionelle Endarterie, sodass ein akuter Hauptstammverschluss nicht kompensiert werden kann und praktisch immer zum Darminfarkt führt. Akute Verschlüsse der A. mesenterica inferior (versorgt das distale Kolon und Rektum) werden gut kompensiert, da sie über die **Riolan-Anastomose** mit dem Stromgebiet der A. mesenterica superior verbunden ist.

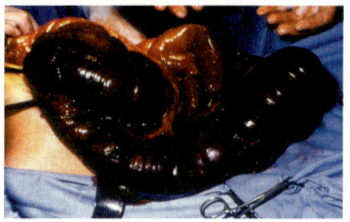

Abb. 4.10 **Darminfarkt.** (aus: Hirner, Weise, Chirurgie, Thieme, 2008)

Tab. 4.12 Klinischer Verlauf des akuten Mesenterialinfarkts

Stadium	Pathogenese	klinische Symptome
Initialstadium	Infarzierung (0–6 h nach Gefäßverschluss)	Leitsymptom: akut einsetzende, heftige, diffuse Bauchschmerzen, weiche Bauchdecke (keine Abwehrspannung) Begleitsymptome: Übelkeit, Erbrechen, Durchfall, Unruhe, Schweißausbrüche, Tachykardie, Hyperperistaltik
Intervallstadium	Darmwandnekrose (7–12 h nach Gefäßverschluss)	Rückgang der Schmerzen („Stadium des faulen Friedens"), Verschlechterung des Allgemeinzustands, Entwicklung eines paralytischen Ileus mit Hypo- bis Aperistaltik
Endstadium	diffuse Peritonitis (12–48 h nach Gefäßverschluss)	akutes Abdomen mit Abwehrspannung, blutiger Stuhlgang, Melaena, Erbrechen, paralytischer Ileus, progredientes Kreislauf- und Multiorganversagen

Klinische Pathologie: Der akute Mesenterialarterienverschluss führt aufgrund der ausgeprägten kollateralen Blutversorgung des Darms zu einem **hämorrhagischen Infarkt**. Makroskopisch imponieren die betroffenen Darmabschnitte gebläht, dunkelrot und brüchig (Abb. 4.10).

Klinik: Klinisch verläuft der akute Mesenterialinfarkt häufig in 3 Phasen (Tab. 4.12).

Bei Verschluss kleinerer Gefäße kommt es häufig zur lokal begrenzten ischämischen Kolitis [S. A257].

Diagnostik: Anamnestisch sollte nach prädisponierenden Grunderkrankungen gefragt werden. Für eine akute Mesenterialarterienthrombose spricht eine Angina abdominalis in der Vorgeschichte. Viele Patienten mit embolischem Mesenterialverschluss leiden vorberichtlich an Herzerkrankungen (z. B. Vorhofflimmern). Bei der **rektalen Untersuchung** findet man häufig **Blut** am **Fingerling**. Auskultatorisch hört man bei der akuten Mesenterialarterienthrombose evtl. ein **pulssynchrones Strömungsgeräusch** im Oberbauch, bei Patienten mit embolischem Mesenterialverschluss lässt sich evtl. ein unregelmäßiger Puls als Hinweis auf ein Vorhofflimmern tasten. Zur Sicherung sollte ein EKG geschrieben werden. Der wegweisende Befund in der **Labordiagnostik** ist ein **erhöhter Serumlaktatwert** (> 4 mmol/l). Zusätzlich lassen sich häufig ein LDH-Anstieg, eine metabolische Azidose, Leukozytose und ein erhöhter Hämatokrit (→ Flüssigkeitssequestration bei paralytischem Ileus) nachweisen.

4.7 Durchblutungsstörungen des Darms

> **MERKE** Die Kombination aus **akutem Abdomen** und **absoluter Arrhythmie** muss an einen Mesenterialinfarkt denken lassen! Ein Serumlaktatspiegel von **>20 µg/ml** ist bei Verdacht auf Mesenterialinfarkt ebenfalls wegweisend.

Methode der Wahl ist die **CT-Angiografie**. Sie sollte unverzüglich bei V. a. akuten Mesenterialinfarkt durchgeführt werden, um irreversible Darmschädigungen möglichst zu verhindern. Bestätigt sich der Verdacht, muss der Patient **sofort operiert** werden. Alternativ ist auch eine Angiografie (Zöliakografie) möglich – mit ihr kann der Verschluss in >90 % der Fälle nachgewiesen werden und sie bietet zudem die Möglichkeit einer interventionellen Therapie.

In der Sonografie sind im Spätstadium stehende, verdickte Darmschlingen und freie Flüssigkeit nachweisbar. Die **Röntgen-Abdomenübersicht** zeigt zu diesem Zeitpunkt Luftspiegel und erweiterte Dünndarmschlingen als Hinweis auf einen Ileus (s. Chirurgie [S. B139]).

Als Ultima Ratio muss eine **diagnostische Laparoskopie** durchgeführt werden.

> **MERKE** Bei V. a. akuten Mesenterialinfarkt muss aus Zeitgründen auf eine **weiterführende Diagnostik verzichtet** werden, da die **Ischämietoleranzzeit** des Darms nur etwa **6 h** beträgt. Wird innerhalb dieser Zeitspanne keine revaskularisierende Therapie eingeleitet, ist der betroffene Darmabschnitt irreversibel geschädigt.

Differenzialdiagnosen: Differenzialdiagnostisch muss an alle Ursachen des **akuten Abdomens** (s. Leitsymptome [S. C96]) gedacht werden. Bei der angiologischen Differenzialdiagnose stehen folgende Krankheitsbilder im Vordergrund:

- **Mesenterialvenenthrombose** [S. A264]: Die Mesenterialvenenthrombose verläuft weniger dramatisch als der arterielle Infarkt. Die Symptome setzen langsam ein. Im Vordergrund stehen Bauchschmerzen, Übelkeit, Erbrechen und blutiger Durchfall. Pathologisch handelt es sich um eine hämorrhagische Darminfarzierung mit livider Verfärbung der infarzierten Darmabschnitte und ausgeprägten Einblutungen.
- **Non-okklusive Mesenterialischämie** (NOMI): Der NOMI liegt eine Abnahme der mesenterialen Perfusion durch Reduktion des Herzzeitvolumens oder lokale Gefäßspasmen zugrunde. Prädisponierend wirken Herzinsuffizienz, Herzinfarkt, Herzglykosidtherapie (Vasospasmus im Splanchnikusgebiet) oder langfristige Gabe adrenerger Substanzen. Klinisch kommt es zum Bild der **ischämischen Enterokolitis** [S. A257].

Therapie:
Sofortmaßnahmen: Parallel zur Diagnostik muss eine **Antikoagulation** mit **Heparin** begonnen werden. Außerdem sollte ein ZVK zur Flüssigkeitsbilanzierung angelegt werden. Außerdem müssen eine Schockprophylaxe/-therapie durch Flüssigkeits- und Elektrolytsubstitution, eine **intravenöse Antibiose**, die sich gegen gramnegative und -positive Keime richtet (z. B. Piperacillin und Tazobactam) und eine suffiziente **Analgesie** eingeleitet werden.

Operative Therapie: Entscheidend ist die sofortige operative Embolektomie oder Thrombektomie zur Wiederherstellung der viszeralen Durchblutung (innerhalb der ersten 6 h). Die Rekonstruktion nach Thrombektomie erfolgt mit einer Patch-Plastik oder einem intestinalen Bypass. Bereits infarzierte Darmsegmente müssen reseziert werden.

Eine angiografische Thrombolyse ist nur selten möglich.

Postoperative Therapie: Vollheparinisierung, bei Einsatz von Kunststoffprothesen und weiter bestehender Emboliequelle Umstellung auf **orale Antikoagulation** (Vitamin-K-Antagonisten).

Prognose: Die Letalität des akuten Mesenterialinfarkts beträgt 80 %.

4.7.2 Chronische Mesenterialischämie

Synonym: Ortner-Syndrom

> **DEFINITION** Chronische Verschlusskrankheit der Mesenterialgefäße mit ischämischer Schädigung des Darms.

Ätiologie: Die häufigste Ursache des chronischen Mesenterialarterienverschlusses ist die **Atherosklerose** der darmversorgenden Arterien. Typischerweise erkranken Patienten höheren Alters.

Pathophysiologie: Durch die vielen physiologischen Anastomosen zwischen den 3 großen Darmarterien (Truncus coeliacus, A. mesenterica superior, A. mesenterica inferior) bleiben chronische Verschlüsse einer Arterie i. d. R. asymptomatisch. Im Rahmen des chronischen Verschlussprozesses entwickeln sich aus den Anastomosen kräftige Kollateralen, die die mangelnde Durchblutung kompensieren können. **Symptomatisch** wird die viszerale Verschlusskrankheit erst, wenn **2** der **3 Mesenterialgefäße hochgradig stenosiert** sind.

Klinik: Die viszerale Verschlusskrankheit lässt sich in 4 Stadien einteilen (Tab. 4.13). Ihr **Leitsymptom** ist die **Angina abdominalis** (postprandiale Bauchschmerzen). Mit der Nahrungsaufnahme übersteigt der Durchblutungsbedarf des Darms die poststenotische Perfusionskapazität, es entsteht ein relatives Sauerstoffdefizit mit ischämiebedingten Schmerzen (Stadium der chronisch-kompensierten Ischämie). Im weiteren Verlauf entwickelt sich durch die zunehmende Darmischämie ein **Malabsorptionssyndrom** mit Gewichtsverlust, Fettstühlen, Meteorismus und Mangelerscheinungen und/oder eine **ischämische Kolitis** mit blutiger Diarrhö, Übelkeit und Fieber (Stadium der chronisch-kritischen Ischämie). Schreitet der Stenosierungsprozess bis zum vollständigen Verschluss der Mesenterialarterie fort, entwickelt sich das klinische Bild des Mesenterialinfarktes [S. A262].

Tab. 4.13 Klinische Stadien der viszeralen Verschlusskrankheit

Stadium	Symptome
I	asymptomatisch (Zufallsbefund in der Sonografie oder Arteriografie)
II	Angina abdominalis (postprandiale, ischämische Abdominalschmerzen)
III	abdomineller Dauerschmerz, Malabsorptionssyndrom, ggf. ischämische Kolitis [S. A257]
IV	Mesenterialinfarkt [S. A262]

MERKE Die Kombination aus postprandialen Schmerzen, Malabsorption und abdominellem Gefäßgeräusch wird **Ortner-Trias** genannt.

Diagnostik: **Anamnestisch** sollte nach postprandialen Bauchschmerzen und Risikofaktoren für eine Atherosklerose gefragt werden. Bei der **körperlichen Untersuchung** lassen sich häufig pulssynchrone Strömungsgeräusche über dem Abdomen auskultieren.

Gesichert wird die Diagnose mithilfe der Bildgebung. Erste Hinweise bietet die **Duplexsonografie**, mit der sich eine poststenotische Zunahme der Flussgeschwindigkeit nachweisen lässt (>200 cm/s sind pathognomonisch für eine relevante Stenose). Einschränkungen bestehen bei adipösen und nicht nüchternen Patienten. Alternativ lässt sich die Viszeralarterienstenose mit der **CT-** oder **MRT-Angiografie** nachweisen. Methode der Wahl ist nach wie vor die **Angiografie** (Zöliakografie). Nur mit ihrer Hilfe können das Ausmaß der Stenosierung erfasst und die korrekte Therapie geplant werden.

Therapie: Kurzstreckige Stenosen können **interventionell** mit der perkutanen transluminalen Angioplastie (PTA) und evtl. Stent-Implantation versorgt werden. Ist eine interventionelle Behandlung nicht möglich, kann eine **operative Revaskularisation** mit der Thrombendarteriektomie (TEA) oder der Anlage eines aortoarteriellen Bypasses erfolgen. Ischämische Darmabschnitte müssen reseziert werden.

Prognose: Sie wird durch die Progression der zugrunde liegenden Atherosklerose bestimmt.

4.7.3 Mesenterialvenenthrombose

Venöse Thrombosen machen ca. 15 % der abdominellen Gefäßverschlüsse aus. Sie treten gehäuft bei Patienten mit Pfortaderthrombose, Thrombophlebitis migrans, entzündlichen Prozessen im Abdominalbereich (z. B. Appendizitis) oder Thrombophilie auf. Auch bei Kompression von Gefäßen durch Tumoren oder paraneoplastisch kann es zu Mesenterialvenenthrombosen kommen.

Die Patienten berichten über langsam einsetzende abdominelle Schmerzen, Übelkeit und Erbrechen sowie Hämatemesis und blutige Diarrhö oder Teerstuhl. Häufig tritt ein hämorrhagischer Aszites auf, der in der Sonografie diagnostiziert und durch Punktion abgeklärt werden kann. In der (CT-)Angiografie fehlt die Darstellung des venösen Systems.

Therapeutisch muss je nach Zustand des Patienten zwischen fibrinolytischer Therapie und operativer Thrombektomie mit Resektion infarzierter Darmabschnitte und begleitender Antikoagulation gewählt werden. Bei Darmgangrän mit Durchwanderungsperitonitis ist eine Laparotomie mit Darmresektion unumgänglich. Der betroffene Darmabschnitt ist aufgrund der hämorrhagischen Infarzierung dunkelrot verfärbt.

Zur langfristigen Behandlung sollte eine orale Antikoagulation eingeleitet werden. Angaben zur Letalität der akuten Mesenterialvenenthrombose schwanken stark (40–90 %). Als Komplikation ist besonders das Kurzdarmsyndrom bei Resektion großer Dünndarmabschnitte gefürchtet.

5 Leber

5.1 Grundlagen

5.1.1 Aufgaben der Leber

Die Leber ist das **zentrale Stoffwechselorgan** des menschlichen Körpers. Über die Pfortader wird ihr das nährstoffreiche Blut aus dem Magen-Darm-Trakt zugeführt. Die Nährstoffe werden von den Hepatozyten aufgenommen und verwertet bzw. abgebaut und wieder an das Blut abgegeben. Auf diese Weise versorgt die Leber den Organismus mit lebenswichtigen Kohlenhydraten, Proteinen und Fetten. Als **größte exokrine Drüse** des Körpers ist sie über die **Synthese** und **Sekretion der Galle** an der Verdauung von Fetten und fettlöslichen Vitaminen beteiligt. Außerdem hat sie eine wichtige **Entgiftungs-** und **Ausscheidungsfunktion** und dient vielen Substanzen als **Speicherort**. Tab. 5.1 fasst die wichtigsten physiologischen Funktionen der Leber zusammen.

5.1.2 Pathophysiologie

Die Leber reagiert auf die unterschiedlichsten Schädigungen, z. B. Infektionen, toxische Substanzen (Alkohol, Medikamente) oder Sauerstoffmangel, mit relativ einheitlichen und unspezifischen Reaktionsmustern. Zu den typischen Reaktionen des Lebergewebes gehören **Entzündungen des Leberparenchyms** (Hepatitis [S. A267]), eine **Leberverfettung** (Fettlebererkrankungen [S. A273]) und

Tab. 5.1 Aufgaben der Leber

physiologische Funktion	Erläuterung
Kohlenhydratstoffwechsel	Aufrechterhaltung eines konstanten Blutzuckerspiegels durch: • Speicherung überschüssiger Glukose in Form von Glykogen (Glykogensynthese) • bei Überschreiten der Kohlenhydratspeicherkapazität Umwandlung der Kohlenhydrate in Triglyzeride (Lipogenese) • Freisetzung der Glukose aus den Glykogenspeichern (Glykogenolyse) oder Neusynthese aus Aminosäuren, Laktat, Pyruvat und Glyzerin (Gluconeogenese) bei sinkendem Blutzuckerspiegel oder erhöhtem Energiebedarf • Umwandlung von „Austauschzuckern" wie Galaktose und Fruktose in Glukose
Proteinstoffwechsel	Synthese körpereigener Proteine aus den in der Leber und im Darm zu Aminosäuren und Ammoniak abgebauten Nahrungseiweißen, z. B.: • Albumin • Transportproteine wie Coeruloplasmin und Transferrin • Akute-Phase-Proteine • Gerinnungs- und Komplementfaktoren • Cholinesterase • Apolipoproteine • α_1-Antitrypsin
Fettstoffwechsel	Abhängig vom Nahrungsfettangebot erfolgen in der Leber: • Neubildung von Triglyzeriden aus Kohlenhydraten und Aminosäuren (Lipogenese) oder ein Abbau der Fettreserven (Lipolyse) • Speicherung der synthetisierten Triglyzeride • Einbau der Triglyzeride in VLDL und Abgabe in das Blut • Synthese von Cholesterin und Gallensäuren
Sekretion	• Synthese und Sezernierung von etwa 700 ml Gallenflüssigkeit pro Tag • Bildung (Somatomedine), Aktivierung (Vitamin D, Schilddrüsenhormone) und Abbau (Sexualhormone) von Hormonen
Speicherfunktion	• Speicherung von Vitaminen und Spurenelementen und bedarfsgerechte Abgabe an den Körper
Abbau, Entgiftung und Ausscheidung	• Abbau endogener (z. B. Sexualhormone) und exogener (z. B. Medikamente) Substanzen • Entgiftung und Ausscheidung nutzloser oder schädlicher Stoffwechselprodukte (z. B. Ammoniak, Bilirubin) oder Fremdstoffe (Arzneimittel) durch Biotransformation • Einschleusung des beim Proteinabbau entstehenden neurotoxischen Ammoniaks in den Harnstoffzyklus und Umwandlung zu ungiftigem, harngängigem Harnstoff

die **intrahepatische Cholestase** [S. A265]. Das Endstadium chronischer Lebererkrankungen ist, unabhängig von der Ursache, die **Leberzirrhose** [S. A279], die zu einer portalen Hypertension [S. A281] und ihren typischen Folgen führt.

Metabolische Leberinsuffizienz: Die wichtigste klinische Folge der o. g. Veränderungen ist die Entwicklung einer metabolischen Leberinsuffizienz. Pathogenetisch liegt der Leberinsuffizienz ein Untergang von funktionstüchtigem Lebergewebe zugrunde. Die häufigsten **Ursachen für ein akutes Leberversagen** sind fulminant verlaufende Hepatitiden und Vergiftungen. Eine chronische Leberinsuffizienz entsteht im Rahmen von Alkoholismus, chronisch-persistierenden Hepatitiden, Medikamentenschädigungen, Stoffwechselerkrankungen und einer länger bestehenden intra- oder posthepatischen Cholestase.

Die **klinischen Symptome** einer akuten und chronischen Leberschädigung werden unter dem Oberbegriff der Leberinsuffizienz zusammengefasst. Sie sind Ausdruck der verminderten Syntheseleistung und Entgiftungsfunktion der Leber. Zu ihnen zählen:

- Ikterus (Störung der Bilirubinkonjugation und -elimination)
- erhöhte Blutungsneigung (Gerinnungsfaktormangel)
- Ödem- und Aszitesbildung (Hypoalbuminämie)
- hepatische Enzephalopathie (Ammoniakanstieg)
- Malabsorption und Kachexie (verminderte Proteinsynthese).

5.1.3 Leitsymptome

- **Ikterus:** s. Leitsymptome [S. C36].
- **Aszites:** s. Leitsymptome [S. C97].
- **Hepatomegalie:** s. Leitsymptome [S. C98].

Cholestase

DEFINITION Störung der Gallesekretion oder des Galleabflusses mit Rückstau von gallenpflichtigen Substanzen ins Blut und Erhöhung der Cholestaseparameter.

Cholestaseformen und Ätiologie: Abhängig von der Lokalisation der Galleabflussstörung werden 2 Formen unterschieden:

- **intrahepatische Cholestase** (obstruktiv/nicht obstruktiv): Störung der hepatozytären Gallesekretion oder des intrahepatischen Galletransports
- **extrahepatische Cholestase** (obstruktiv): bei Obstruktion der extrahepatischen Gallengänge durch intraluminalen Verschluss oder Kompression von außen.

Darüber hinaus kann man primär cholestatische Erkrankungen [S. A277] von sekundär cholestatischen Erkrankungen (z. B. Cholestase bei Choledocholithiasis) unterscheiden.

Mögliche Ursachen einer Cholestase zeigt **Tab. 5.2**.

Klinik: Die Klinik der Cholestase ist abhängig von ihrer Ursache und der Dauer ihres Bestehens. Mögliche Symptome sind **Ikterus** und quälender **Juckreiz** (Pruritus). Der Juckreiz entsteht durch Ablagerung von Gallensäuren in der Haut. Durch eine Störung der Fettverdauung und -absorption kann es zu einem **Malassimilationssyndrom** mit Steatorrhö, Meteorismus, Gewichtsverlust und Vitaminmangelerscheinungen kommen. Die verminderte Ausscheidung von Cholesterin kann zu Cholesterineinlagerungen in der Haut führen, die klinisch als **Xanthelasmen** imponieren (häufig im Bereich des inneren Augenwinkels).

Tab. 5.2 Ursachen der intra- und extrahepatischen Cholestase

Cholestaseform	Ätiologie
intrahepatisch	**obstruktiv** (= intrahepatische Gallenabflussstörung): • intrahepatische Tumoren • intrahepatische Gallensteine **nicht obstruktiv** (= Gallenbildungs- und sekretionsstörung): • infektiöse oder toxische Schädigung der Leberzellen (z. B. Virushepatitis, Alkohol) oder der Gallengänge (Cholangitis), Arzneimittel (**Tab. 5.10**) oder Toxine • Stoffwechselerkrankungen der Leber • Mukoviszidose, familiäre Syndrome (z. B. Dubin-Johnson- und Rotor-Syndrom) • Destruktion der Gallengänge (z. B. bei primär-biliärer Zirrhose, bei primär-sklerosierender Cholangitis oder nach Lebertransplantation [„vanishing bile duct syndrome"]) • Schwangerschaftscholestase • vaskuläre Erkrankungen (z. B. Budd-Chiari-Syndrom)
extrahepatisch	• intraluminaler Verschluss: Steine, Papillenstenose, Entzündungen, Strikturen und Parasiten (z. B. Askariden, Bilharziose) • Kompression von außen: Entzündungen der Umgebung (z. B. Pericholezystitis, Pankreatitis, Leberabszess), Pankreaspseudozysten, Pankreas- oder Gallengangkarzinom, Mirizzi-Syndrom

Komplikationen: Spätfolge einer chronischen Cholestase ist die Entwicklung einer **biliären Zirrhose**.

Diagnostik: Im Labor findet sich ein **Anstieg der klassischen Cholestaseparameter:** AP, γ-GT und Bilirubin. Typisch ist auch eine **Bilirubinurie** mit **Braunfärbung des Urins**. Aufgrund der fehlenden biliären Galleexkretion ist der Stuhl durch die fehlenden Stuhlfarbstoffe hell. Eine Differenzierung zwischen intra- und extrahepatischer Cholestase gelingt mithilfe der **Sonografie**. Bei autoimmuner Genese kann die serologische Untersuchung Hinweise geben, z. B. IgM-Erhöhung, mitochondriale AK (AMA, ANCA). Die Ätiologie einer intrahepatischen Cholestase lässt sich nur histologisch sicher klären.

Bei intrahepatisch bedingter Cholestase können die Stuhlentfärbung und der Juckreiz fehlen, wenn der Galleabfluss nicht komplett verlegt ist.

Im nicht gestauten Zustand lassen sich die intrahepatischen Gallengänge sonografisch nicht darstellen. Bei mechanischer Behinderung zeigt sich proximal des Verschlusses eine Aufweitung der Gallengänge, manchmal gelingt auch der Nachweis des Abflusshindernisses (z. B. Konkremente). Typisch für die obstruktive intrahepatische Cholestase ist das sog. **Doppelflintenphänomen**, das durch die parallel verlaufenden Lumina der geweiteten intrahepatischen Gallengänge und Lebervenen entsteht. Als weitere diagnostische Maßnahmen werden bei extrahepatischer Cholestase die **ERCP** oder die **MRCP** eingesetzt.

Therapie: Therapie der Wahl bei obstruktiver Cholestase ist die **endoskopische Beseitigung des Abflusshindernisses** (z. B. Steinentfernung, Stent-Einlage) zur Wiederherstellung der Drainage. Bei der intrahepatischen Cholestase steht – soweit möglich – die Behandlung der Grunderkrankung im Vordergrund.

5.1.4 Diagnostik

Anamnese: Hierbei sollte nach Art und Dauer der Beschwerden sowie vorliegenden Risikofaktoren für eine Lebererkrankung (z. B. Alkoholabusus) gefragt werden.

Körperliche Untersuchung: Im Spätstadium chronischer Lebererkrankungen kommt es zu typischen, an der Haut sichtbaren **Leberhautzeichen** (Abb. 5.1):
- Spider naevi (Gefäßspinnen), v. a. im Bereich des Thorax und Gesichts
- Palmar- und Plantarerythem
- Lacklippen und Lackzunge
- Mundwinkelrhagaden
- Kratzspuren durch chronischen Juckreiz
- Hautatrophie mit Teleangiektasien
- Weißnägel
- Ikterus
- Dupuytren-Kontraktur.

Darüber hinaus können weitere typische Symptome, wie Bauchglatze, Caput medusae oder Hodenatrophie auftreten.

Labordiagnostik bei Lebererkrankungen:
Indikatoren einer Leberzellschädigung:
- **zytoplasmatische Enzyme:** Glutamat-Pyruvat-Transaminase (GPT) und Laktatdehydrogenase (LDH)
- **mitochondriale Enzyme:** Glutamat-Oxalacetat-Transaminase (GOT; etwa ⅓ auch im Zytoplasma) und Glutamat-Dehydrogenase (GLDH).

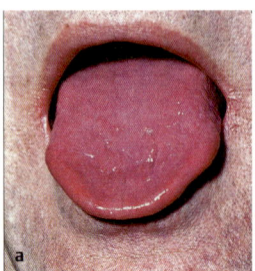 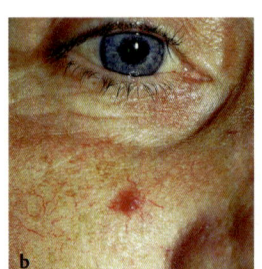 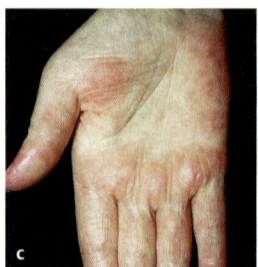 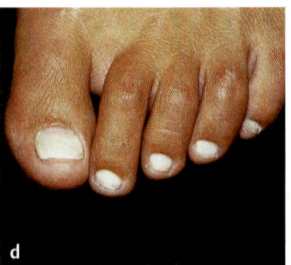

Abb. 5.1 Leberhautzeichen. a Lackzunge. **b** Spider naevi. **c** Palmarerythem. **d** Weißnägel. (aus: Baenkler et al., Duale Reihe Innere Medizin, Thieme, 2009)

Diese Enzyme werden bei Leberzellschädigung vermehrt freigesetzt und steigen somit im Blut an.

Die unterschiedliche Lokalisation der Leberenzyme macht man sich bei der Abschätzung des Leberschadens zunutze:
- Bei einer **leichten Leberschädigung** mit Störung der Funktion der Zellmembran, aber ohne Zelluntergang kommt es zu einem Anstieg der zytoplasmatischen Enzyme (GPT, LDH, teilweise GOT).
- Bei einer **schweren Leberschädigung** mit Zelluntergang können auch die mitochondrialen Enzyme (GOT und GLDH) in das Blut übertreten.

> **MERKE** In der Routinediagnostik werden zur Überprüfung der Leberzellintegrität häufig nur die beiden Transaminasen bestimmt. Wegen der unterschiedlichen Lokalisation von GOT und GPT in den Hepatozyten bietet der GOT-GPT-Quotient (**De-Ritis-Quotient**) einen ersten Anhalt zur Abschätzung des Ausmaßes der Leberschädigung:
> - De-Ritis-Quotient < 1: leichte Leberschädigung
> - De-Ritis-Quotient > 1: schwere Leberschädigung.

Cholestaseparameter: Bei einer Cholestase kommt es zu einem Anstieg von Enzymen, die in den Gallengangepithelien gebildet und mit der Galle ausgeschieden werden. Zu diesen Enzymen zählen die γ-Glutamyl-Transferase (γ-GT), die **alkalische Phosphatase** (AP) und die Leucin-Aminopeptidase (LAP). Zudem kann das in der Leber **konjugierte Bilirubin** nicht mehr ausgeschieden werden und steigt deshalb im Serum an.

> **MERKE** Bei einer Cholestase kommt es zum Anstieg der klassischen Cholestaseparameter:
> - γ-Glutamyl-Transferase (γ-GT)
> - alkalische Phosphatase (AP)
> - direktes Bilirubin.

Indikatoren für eine Leberinsuffizienz: Die wichtigsten laborchemischen Indikatoren für eine **verminderte Syntheseleistung** der Leber sind:
- Konzentrationsabnahme der Cholinesterase (CHE)
- Abnahme der Albuminkonzentration
- Erniedrigung des Quick-Wertes (verminderte Synthese von Gerinnungsfaktoren).

Indikatoren für eine **verminderte Entgiftungs-** und **Ausscheidungsfunktion** sind erhöhte Serumkonzentrationen von Ammoniak und Bilirubin.

Bildgebende Diagnostik: Das bildgebende Verfahren der ersten Wahl bei V. a. eine Lebererkrankung ist die **Sonografie**. Mit ihrer Hilfe lassen sich Veränderungen der Organkontur, -größe und -struktur nachweisen. Darüber hinaus können Raumforderungen diagnostiziert und z. T. auch differenziert werden (z. B. Tumor vs. Zyste). Verdächtige Areale können sonografiegesteuert punktiert und histologisch untersucht werden. Aszites kann nachgewiesen und ggf. sonografiegesteuert abpunktiert werden. Die **Farbduplexsonografie** ist bei der portalen Hypertension zur Beurteilung der Flussverhältnisse indiziert. Bei unklaren sonografischen Befunden oder dem Staging maligner Leberprozesse kommen die **MRT** oder die **kontrastmittelverstärkte CT** zum Einsatz.

5.2 Hepatitis

5.2.1 Grundlagen

> **DEFINITION** Als Hepatitis wird eine entzündliche Schädigung des Lebergewebes unterschiedlicher Ätiologie bezeichnet.

Terminologie: Von einer akuten Hepatitis spricht man, wenn es nach weniger als 6 Monaten zu einer Ausheilung kommt; eine chronische Hepatitis liegt bei fehlender Ausheilung nach 6 Monaten vor.

Ätiologie: Akute und chronische Hepatitiden haben unterschiedliche Ursachen.

Akute Hepatitis: Sie entsteht am häufigsten durch eine **Virusinfektion** (Hepatitisviren, Coxsackieviren, EBV, CMV, Gelbfieber) oder **alkoholbedingt** (alkoholische Fettleberhepatitis [S. A273]. Weitere Ursachen sind bakterielle Infektionen (z. B. Leptospiren, Salmonellen, Rickettsien), Begleithepatitiden bei Entzündungen der Umgebung (z. B. Cholangitis, pyogene Abszesse), Medikamente, hereditäre Stoffwechselerkrankungen mit Leberbeteiligung oder eine akute Organabstoßung bzw. Graft-versus-Host-Reaktion.

Chronische Hepatitis: Sie ist meist die Folge einer Infektion mit dem **Hepatitis-B-, -C- oder -D-Virus** [S. A269]. Weitere Ursachen sind:
- andere Viren (CMV, EBV, HSV)
- Autoimmunhepatitis
- hepatotoxische Noxen, z. B. Alkohol und Medikamente
- primär biliäre Zirrhose (PBC), primär sklerosierende Cholangitis (PSC)
- hereditäre Stoffwechselerkrankungen mit Leberbeteiligung (z. B. Hämochromatose, Morbus Wilson)
- Stauungshepatitis
- bakterielle (z. B. Leptospirose, Tuberkulose, Brucellose), parasitäre (z. B. Schistosoma, Amöben) oder mykotische Infektionen
- primär nicht hepatische Erkrankungen, z. B. chronisch-entzündliche Darmerkrankungen, Kollagenosen
- chronische Organabstoßung.

Klinik:

Akute Hepatitis: Bei viralen Hepatitiden findet sich häufig ein sog. **Prodromalstadium** mit grippeähnlichen Symptomen (Abgeschlagenheit, Müdigkeit, Myalgien), Übelkeit und Erbrechen sowie Arthralgien. Generell können **Ikterus, Cholestase** und **Hepatomegalie mit Kapseldehnungsschmerzen** auftreten. Die Ausprägung der Symptome ist dabei sehr variabel, akute Virushepatitiden können – wie chronische Virushepatitiden – auch asymptomatisch verlaufen.

Chronische Hepatitis: Die Symptome sind häufig unspezifisch. Bei geringer entzündlicher Aktivität sind die Patienten oft beschwerdefrei. Bei hoher entzündlicher Akivität treten v. a. **Müdigkeit, Abgeschlagenheit** und **Appetitlosigkeit** auf. Darüber hinaus kann es zu Druckgefühl im Oberbauch kommen. Die Leber ist häufig vergrößert tastbar. Auch Arthralgien, Myalgien und Juckreiz bereiten den Patienten Beschwerden. Im Spätstadium können die typischen Symptome der Leberzirrhose [S. A279] auftreten.

Komplikationen: Als wichtige Komplikation kann es bei einer **akuten Hepatitis** (bei viraler Genese in etwa 5 % der Fälle) zu einer intrahepatischen Abflussstörung der Gallenflüssigkeit mit den typischen Cholestasesymptomen kommen (cholestatische Hepatitis > [S. A265]). Insbesondere bei viraler Genese sind auch Rezidive der akuten Hepatitis möglich. In seltenen Fällen kann die akute Hepatitis zu einem rasch fortschreitenden Leberversagen führen (fulminante Hepatitis [S. A287]).

Die wichtigste Komplikation der **chronischen Hepatitis** ist die Leberzirrhose [S. A279] mit der Spätkomplikation des hepatozellulären Karzinoms (s. Neoplastische Erkrankungen [S. A649]).

Diagnostik: Anamnestisch sollten die verschiedenen Risikofaktoren abgefragt werden:
- Vorerkrankungen, z. B. Autoimmunerkrankungen, Stoffwechselerkrankungen etc.
- Abklärung möglicher Noxen: Medikamentenanamnese, Alkoholanamnese
- Risikofaktoren für infektiöse Hepatitiden: Urlaubsreisen, Bluttransfusionen (v. a. vor 1990), Drogenabusus, häufig wechselnde Sexualpartner, Dialyse etc.

Labor: Typisch für eine **akute Hepatitis** ist eine **Erhöhung der Transaminasen** auf das bis zu 30-Fache der Norm (Maximalwert nach 1–2 Tagen). Bilirubin und die Glutamat-Dehydrogenase steigen verzögert an (Maximalwerte nach ca. 1 Woche) und bleiben länger erhöht. Beim komplikationsfreien Verlauf kehren alle Enzymwerte spätestens nach 4 Wochen in den Referenzbereich zurück. GOT (ASAT) fällt aufgrund der kürzeren Halbwertszeit rascher ab als GPT (ALAT). Der De-Ritis-Quotient (GOT/GPT) kann bei der Differenzierung zwischen viraler und alkoholtoxischer Hepatitis hilfreich sein: Er ist bei der akuten Virushepatitis i. d. R. < 1, bei alkoholtoxischer Genese dagegen > 1. Ikterische Verläufe zeigen sich labordiagnostisch durch eine **Hyperbilirubinämie, Urobilinogenurie** und **Bilirubinurie** (bräunlich verfärbter Urin). Außerdem lässt sich häufig ein **Anstieg des Serumeisens** (Freisetzung aus Hepatozyten), eine Erhöhung der **Entzündungsparameter** (CRP, BSG), eine **Lymphozytose** und ein **Anstieg der Gammaglobuline** in der Serumelektrophorese nachweisen. Bei einem fulminanten Verlauf finden sich die Indikatoren einer verminderten Synthese- und Entgiftungsleistung der Leber.

Bei der **chronisch-aktiven Hepatitis** findet sich häufig eine **dauerhafte Transaminasenerhöhung**. Diese ist jedoch deutlich geringer ausgeprägt als bei der akuten Hepatits (meist < 300 U/l). Auch bei der chronischen Hepatitis ist der De-Ritis-Quotient meist < 1. Mit Entwicklung einer Leberzirrhose dreht sich das Verhältnis zwischen GOT und GPT jedoch (De-Ritis-Quotient meist > 1). Im Rahmen entzündlicher Schübe steigen die Bilirubin- und Cholestaseparameter an. Im Spätverlauf kommt es zu den typischen Zeichen der Leberzirrhose mit **verminderter Synthese-** und **Entgiftungsleistung**.

Zum Nachweis einer viralen Genese der Hepatitis dienen Serologie und PCR [S. A270].

Sonografie: Bei der akuten Hepatitis kann die Leber ödematös vergrößert sein (Echogenität normal oder vermindert), bei der chronischen Hepatitis zeigt sich ggf. eine verdichtete Leberstruktur bei normaler oder verminderter Lebergröße. Die Sonografie dient in erster Linie dem Nachweis typischer Komplikationen der chronischen Hepatitis (Leberzirrhose, hepatozelluläres Karzinom).

Histologie: Die Leberbiopsie mit histologischer Untersuchung ist v. a. zur Beurteilung der entzündlichen Aktivität (Grading) und des Fibrosierungsausmaßes (Staging) bei **chronischer Hepatitis** wichtig (Tab. 5.3). Klassische histologische Zeichen der chronischen Hepatitis sind die **periportale Fibrose, Milchglashepatozyten** (HBV-haltige Hepatozyten), eine **lymphomonozytäre Infiltration, Mottenfraß-** bzw. **Brückennekrosen** und eine Bindegewebsvermehrung mit Septenbildung.

Bei der unkomplizierten akuten Hepatitis zeigen sich histologisch Einzelzellnekrosen (sog. **Councilman-Körperchen**), eine Proliferation der Kupffer-Zellen, ballonierte Hepatozyten und eine entzündliche Mitreaktion der Periportalfelder. Typisch für die fulminante Hepatitis ist das Auftreten von **Brückennekrosen**, die von einer Zone in die andere reichen und zu einer venovenösen, venoportalen oder portoportalen Brückenbildung der Nekroseareale führen.

Therapie: Die Therapie der unkomplizierten akuten Hepatitis erfolgt häufig rein symptomatisch. Je nach Ursache sind darüber hinaus ggf. spezifische Maßnahmen zu ergreifen (z. B. Absetzen auslösender Medikamente, spezifische antiinfektiöse Therapie). Bei den chronischen He-

Tab. 5.3 Histologische Klassifikation der chronischen Hepatitis

Parameter	Stadieneinteilung
Grad der entzündlichen Aktivität (Grading)	• minimal: geringe portale Infiltration • geringgradig: portale Infiltration mit einzelnen Mottenfraßnekrosen und geringer entzündlicher Aktivität im Leberläppchen • mittelgradig: zahlreiche Mottenfraßnekrosen, deutliche entzündliche Aktivität, einzelne Gruppennekrosen im Leberläppchen • hochgradig: ausgeprägte Mottenfraß- und Brückennekrosen im Leberläppchen
Ausmaß der Fibrose (Staging)	• minimal: leichte portale Faservermehrung • geringgradig: leichte portale Faservermehrung mit leichter bindegewebiger Ausziehung • mittelgradig: deutliche portale Faservermehrung mit Ausbildung inkompletter und kompletter Septen • hochgradig: Ausbildung zahlreicher bindegewebiger Septen; Übergang in Zirrhose

patitiden stehen die Behandlung der Grunderkrankung sowie die Therapie der Komplikationen im Vordergrund.

5.2.2 Virushepatitis

DEFINITION Entzündung des Lebergewebes durch die Hepatitisviren A, B, C, D und E (seltener durch CMV, EBV oder HSV).

Epidemiologie: Die **Hepatits A** ist v. a. in Ländern mit niedrigem Hygienestand endemisch. In Deutschland betrifft sie v. a. Urlaubsrückkehrer. Die Inzidenz beträgt ca. 30/100 000. Die **Hepatitis B** ist v. a. in China und Zentralafrika endemisch. In Deutschland beträgt die Prävalenz der Virusträger ca. 0,5 %. Betroffen sind v. a. Risikogruppen (s. u.). Die **Hepatitis C** zeigt in Deutschland eine Prävalenz von ca. 1 %. **Hepatitis D** und **E** sind selten.

Grundlagen: Tab. 5.4 gibt einen Überblick über die typischen Hepatitisviren.

Pathogenese: Hepatitisviren besitzen **keine direkt zytotoxische Wirkung**. Die hepatische Zellschädigung erfolgt sekundär im Rahmen der immunologischen Viruselimination. **Zytotoxische T-Lymphozyten** erkennen das Virusantigen auf der Zelloberfläche der Hepatozyten. Hierdurch kommt es entweder zu einer direkten Zelllyse oder zu einer Viruseliminierung durch Freisetzung immunmodulatorischer Zytokine (TNFα, IFNγ). Die Folge ist in beiden Fällen eine **entzündliche Gewebereaktion**. Immunkomplexvermittelte Entzündungsreaktionen scheinen bei den extrahepatischen Symptomen der Virushepatitis eine Rolle zu spielen.

Klinik:
Akute Hepatitis: Etwa 70 % der akuten Virushepatitiden verlaufen asymptomatisch. Die symptomatische Virushepatitis beginnt typischerweise mit einem **Prodromalstadium**, in dem die Patienten unter grippalen Symptomen, gastrointestinalen Beschwerden, Arthralgien und Myalgien leiden. Die Dauer beträgt wenige Tage bis einige Wochen. Im Anschluss an das Prodromalstadium entwickelt sich das Stadium der **hepatischen Organmanifestation**. Hier werden ein anikterischer (ca. 70 %) und ein ikterischer Verlauf (30 %) mit Gelbfärbung von Haut, Schleimhaut und Skleren sowie Juckreiz unterschieden. Durch die Cholestase kann sich der Urin bräunlich verfärben, während sich der Stuhl entfärbt. Mit Beginn des Ikterus geht es den Patienten i. d. R. besser. Aufgrund einer Hepatomegalie können **Kapseldehnungsschmerzen** auftreten. Etwa 20 % der Patienten entwickeln zusätzlich eine Splenomegalie und Lymphknotenvergrößerung.

MERKE Im Rahmen einer Hepatitis B und C kommt es durch eine Immunkomplexbildung zum Auftreten **extrahepatischer Symptome**: Exantheme, Polyarthritis, Sjögren-Syndrom, Panarteriitis nodosa, Glomerulonephritiden, Kryoglobulinämie. Sie sind von der Viruslast und Immunreaktion abhängig.

Chronische Hepatitis: Eine Viruspersistenz mit Entwicklung einer chronischen Hepatitis wird bei der Hepatitis B, der Hepatitis C und der Hepatitis D beobachtet. Die klinische Symptomatik hängt von der entzündlichen Aktivität ab.
- **geringe entzündliche Aktivität:** Die Patienten sind i. d. R. beschwerdefrei, gelegentlich treten Müdigkeit, Leistungsminderung und uncharakteristische Oberbauchbeschwerden auf.
- **mäßige bis starke Aktivität:** Häufigstes Symptom ist die Müdigkeit. Zusätzlich treten Leberdruckschmerz (durch Hepatomegalie), Appetitlosigkeit und Arthralgien auf. Im entzündlichen Schub kann es zu einem Ikterus kommen. Typisch ist das Auftreten von Leberhautzeichen [S. A266] und hormonellen Störungen wie Hodenatrophie, Potenzstörungen, Verlust der Sekundärbehaarung („Bauchglatze"), Gynäkomastie und sekundäre Amenorrhö.

Abhängig von der Viruslast kann es – wie bei der akuten Hepatitis – zum Auftreten **extrahepatischer Manifestationen** (s. o.) kommen.

Tab. 5.4 Übersicht über die Hepatitisviren (A, B, C, D und E)

	Hepatitis A	Hepatitis B	Hepatitis C	Hepatitis D	Hepatitis E
Erreger	HAV (Picornaviridae)	HBV (Hepadnaviridae)	HCV (Flaviviridae)	HDV (Viroid, Infektion mit HBV notwendig)	HEV (Hepeviridae)
Übertragungsweg	fäkal-oral	parenteral, sexuell, perinatal	parenteral, selten sexuell oder perinatal, 25 % unklar	parenteral, sexuell, perinatal (nur bei HBV-Trägern)	fäkal-oral
Inkubationszeit	2–6 Wochen	1–6 Monate	2–26 Wochen	3–4 Monate	2–8 Wochen
fulminanter Verlauf	0,2 %	1 %	< 1 %	2–10 % (bei Superinfektion)	20 % bei Schwangeren, sonst selten
chronischer Verlauf	nein	5–10 % (perinatal > 90 %)	chronisch aktiv: ca. 75 %	> 90 % bei Superinfektion 5 % bei Koinfektion	nein
Prophylaxe	aktive und passive Impfung	aktive und passive Impfung	keine Impfung Vermeidung von Blutkontakten	aktive und passive Impfung gegen HBV	keine Impfung Hygienemaßnahmen

Erregertypische Verlaufsformen: Je nach Erreger unterscheiden sich die Verläufe der Hepatitisvirusinfektionen:

Hepatitis A: Eine akute HAV-Hepatitis verläuft in ca. 75 % der Fälle **symptomatisch** und **heilt immer aus**. Eine Chronifizierung tritt nicht ein. Eine fulminante Verlaufsform ist mit < 0,2 % sehr selten.

Hepatitis B: Hier kann zwischen einer akuten und einer chronischen Form unterschieden werden:
- **akute Hepatitis B:** Eine Infektion verläuft in ca. 90 % der Fälle akut, ca. 70 % davon wiederum asymptomatisch mit vollständiger Ausheilung. 30 % der Patienten leiden an einer unkomplizierten symptomatischen Hepatitis, die in etwa 99 % der Fälle vollständig ausheilt. 1 % der Patienten entwickelt eine fulminante Hepatitis, die in 50 % der Fälle letal endet.
- **chronische Hepatitis B:** Eine Viruspersistenz findet sich bei etwa 5–10 % der infizierten Patienten. Prädisponierend für eine Viruspersistenz sind Immunsuppression, Drogenabhängigkeit, Dialyse, perinatale Übertragung und Infektion im Säuglings- und Kleinkindalter. **70–90 %** der chronischen HBV-Träger sind **klinisch gesund** (chronisch-inaktive Hepatitis, Status des gesunden HBs-Antigen-Trägers). 10–30 % entwickeln eine chronisch-aktive Hepatitis. Bei etwa 15–20 % dieser Patienten mündet die Erkrankung innerhalb der nächsten 10 Jahre in eine Leberzirrhose, etwa 15 % der Zirrhosepatienten erkranken innerhalb von 5 Jahren an einem hepatozellulären Karzinom. Dabei gilt: je höher die Viruslast, desto höher die Wahrscheinlichkeit einer Zirrhose- bzw. Karzinomentwicklung.

Hepatitis C: Auch hier kann es zu akuten und zu chronischen Verläufen kommen:
- **akute Hepatitis C:** Die akute HCV-Infektion verläuft in den meisten Fällen asymptomatisch (85 %), neigt allerdings zur Chronifizierung. Die symptomatische akute HCV-Infektion (ca. 15 %) heilt i. d. R. aus.
- **chronische Hepatitis C:** Etwa 75 % der HCV-Infektionen verlaufen chronisch. 20–30 % dieser Patienten entwickeln nach etwa 20 Jahren eine Leberzirrhose. 1–2 % der Zirrhosepatienten erkranken an einem hepatozellulären Karzinom.

Hepatitis D: Das Hepatitis-D-Virus ist ein inkomplettes RNA-Virus (Viroid), das für seine Replikation die Hülle des HBV benötigt. Eine HDV-Infektion kann deshalb **nur bei Hepatitis-B-Trägern** auftreten. Abhängig von dem zeitlichen Zusammenhang zwischen der HBV- und HDV-Infektion werden 2 Infektionsformen unterschieden:
- **Simultaninfektion:** Dabei kommt es zu einer gleichzeitigen Infektion mit HBV und HDV. Die Hepatitis verläuft i. d. R. schwer, heilt aber in 95 % vollständig aus.
- **Superinfektion:** Ein HBs-Ag-Träger infiziert sich nachträglich mit HDV. Klinisch werden gehäuft fulminante Verläufe beobachtet. In der Regel kommt es zu einer Chronifizierung der Hepatitis mit Übergang in eine Zirrhose.

Hepatitis E: Eine HEV-Infektion verläuft i. d. R. als milde Hepatitis, eine Chronifizierung wird nicht beobachtet. **Fulminante Verläufe** sind selten, treten aber **gehäuft bei schwangeren Frauen** (20 %) auf.

Komplikationen:
Akute Hepatitis: Die wichtigsten Komplikationen sind:
- cholestatische Hepatitis, fulminante Hepatitis
- Viruspersistenz und Übergang in eine chronische Hepatitis
- rezidivierende Hepatitis bei ca. 20 %.

Chronische Hepatitis: Die wichtigsten Komplikationen einer chronischen Hepatitis sind die Entwicklung einer **Leberzirrhose** und eines **hepatozellulären Karzinoms**.

Diagnostik: Die Diagnose einer akuten Virushepatitis wird durch veränderte Laborparameter und den Nachweis virusspezifischer serologischer Marker gestellt. Zum Nachweis einer chronischen Virushepatitis und ihrer Komplikationen kommen zusätzlich sonografische und histologische Untersuchungen zum Einsatz.

Labor:
- **akute Hepatitis:** Der De-Ritis-Quotient liegt typischerweise < 1.
- **chronische Hepatitis:** Bei der chronischen Hepatitis C lassen sich in etwa 20 % der Fälle Anti-LKM1-Autoantikörper nachweisen (wichtig für die Differenzialdiagnose zur Autoimmunhepatitis [S. A272]).

Serologie und PCR: Die Aufdeckung der viralen Genese gelingt durch den Nachweis spezifischer Antikörper (Serologie) und der viralen DNA bzw. RNA (PCR). Der große Vorteil der PCR liegt in der Frühdiagnostik, DNA und RNA können häufig bereits lange vor Auftreten der Antikörper nachgewiesen werden. Sie sind immer ein Marker für Infektiosität und Aktivität (Tab. 5.5).

> **MERKE** Wichtige Virusmarker zur Beurteilung des HBV-Status:
> - **HBs-Antigen:** Diagnose einer akuten oder chronischen HBV-Infektion; wahrscheinlich vorhandene Infektiosität (→ Bestimmung von HBe-Antigen und HBV-DNA).
> - **HBe-Antigen:** Freigesetzt während der Virusreplikation; Marker für Infektiosität; sein Verschwinden weist auf eine ausheilende akute oder inaktive chronische Hepatitis B hin.
> - **Anti-HBe:** Hinweis auf geringe oder fehlende Infektiosität.
> - **Anti-HBc:** Bester Marker für eine abgelaufene bzw. persistierende HBV-Infektion (lebenslange Persistenz).
> - **Anti-HBs:** Immunität nach stattgehabter Infektion oder Impfung, keine Infektiosität.

Therapie: Zu den **Allgemeinmaßnahmen** zählen körperliche Schonung, bei schwerem Verlauf evtl. Bettruhe und Weglassen aller potenziell hepatotoxischen Noxen.

5.2 Hepatitis

Tab. 5.5 Hepatitisdiagnostik

Virus	Infektionstyp	serologische Parameter
HAV	frische Infektion	• Anti-HAV-IgM
	stattgehabte Infektion/Impfung	• Anti-HAV-IgG (lebenslange Persistenz)
HBV	frische Infektion	• Anti-HBc-IgM • HBs-Antigen • HBe-Antigen • HBV-DNA
		diagnostische Lücke: Wenn HBs-Antigen bereits negativ und Anti-HBs noch nicht nachweisbar ist, ist Anti-HBc-IgM der einzige Hinweis auf eine frische HBV-Infektion.
	Infektiosität	• HBe-Antigen (Marker für Virusreplikation) • HBV-DNA
	chronische Infektion (HBs-Ag-Persistenz > 6 Monate)	
	• chronisch-inaktive Hepatitis (gesunder HBs-Antigen-Träger)	• positiv: HBs-Antigen, Anti-Hbe, Anti-HBc-IgG • negativ: HBe-Antigen, Anti-HBs (Serokonversion von HBe-Antigen zu Anti-HBe ist erfolgt)
		Bei manchen Patienten lassen sich wenige HBV-DNA-Kopien nachweisen.
	• chronisch-aktive Hepatitis	• positiv: HBs-Antigen, HBe-Antigen, HBV-DNA, Anti-HBc-IgG • negativ: Anti-HBe, Anti-HBs (fehlende Serokonversion)
	stattgehabte Infektion mit Ausheilung	• Anti-HBs (Marker für Ausheilung) • Anti-HBc-IgG (lebenslange Persistenz, „Seronarbe")
	Impfung	• positiv: Anti-HBs • negativ: Anti-HBV-IgG
HCV	frische Infektion/Infektiosität	• HCV-RNA
	chronische Infektion	• HCV-RNA, Anti-HCV (Auftreten nach 1–5 Monaten)
Hepatitis D	frische Superinfektion (Koinfektion)	• positiv: Anti-HDV-IgM, HDV-RNA, HBs-Antigen • negativ: Anti-HBc-IgM
	frische Simultaninfektion (Koinfektion)	• Anti-HDV-IgM, HDV-RNA, HBs-Antigen, Anti-HBc-IgM
HEV	frische Infektion	• Anti-HEV-IgM

Akute Hepatitis: Die Therapie der akuten Virushepatitis erfolgt überwiegend **symptomatisch**. Eine kausale antivirale Therapie wird im akuten Stadium nur bei der Hepatitis C angewandt. Durch frühzeitige Gabe von Interferon α über 24–48 Wochen kann in > 95 % eine chronische Verlaufsform verhindert werden.

Chronische Hepatitis: Bei der chronischen Hepatitis kann der pharmakotherapeutische Versuch einer Viruseliminierung unternommen werden. Hierfür kommen **Immunmodulatoren** wie Interferone und **antivirale Substanzen** zum Einsatz. Die Therapie ist dabei abhängig vom auslösenden Virus.

- **chronische Hepatitis B:** Behandlungsbedürftig ist die hoch replikative chronische Hepatitis B. Therapieziel ist das Erreichen des gesunden HBs-Träger-Status mit Verschwinden der HBV-DNA und Serokonversion von HBe-Antigen zu Anti-HBe. Therapie der Wahl ist die Gabe von **Interferon α** für 1 Jahr. Die Ansprechrate liegt bei etwa 40 %. Bei Kontraindikationen, Nebenwirkungen oder Erfolglosigkeit der Interferon-α-Therapie (HBe-Antigen-Persistenz ≥ 8 Wochen unter IFNα) kommen die Nukleosidanaloga **Lamivudin**, **Entecavir** oder **Tenofovir** (bei Lamivudinresistenz) zum Einsatz (Ansprechraten bis zu 70 %).

MERKE Bei Patienten mit niedrig replikativer chronischer Hepatitis B (gesunder HBs-Antigen-Träger) ist keine medikamentöse Therapie erforderlich!

- **chronische Hepatitis C:** Therapieziel ist ein Verschwinden der HCV-RNA und Normalisierung der Transaminasen. Therapie der Wahl ist die kombinierte Gabe von pegyliertem **Interferon α** (durch Pegylierung nur 1-mal wöchentliche Gabe notwendig) und **Ribavirin** für 24–48 Wochen. Die kürzlich eingeführte Triple-Therapie ist Standard zur Behandlung der chronischen Hepatitis C beim Genotyp 1. Sie besteht aus Proteaseinhibitoren (Boceprevir, Telaprevir) zusammen mit pegyliertem Interferon α und Ribavirin.
- **chronische Hepatitis D:** Eine Therapie mit Interferon α oder den klassischen Nukleotidanaloga Lamivudin und Ribavarin ist nur in seltenen Fällen erfolgreich. Derzeit wird die Kombination von pegyliertem Interferon α mit einem neueren Nukleotidanalogon (Adefovir) versucht.

Operative Therapie: Bei fortscheitendem Leberversagen ist die Lebertransplantation die effektivste Behandlung (s. Chirurgie [S. B215]).

Prophylaxe: Prophylaktische Maßnahmen zur Vermeidung einer HAV- und HEV-Infektion umfassen die **Nahrungsmittel- und Trinkwasserhygiene** sowie die gründliche Händedesinfektion. Zu den wichtigsten Maßnahmen zur Prophylaxe einer HCV-, HBV- und HDV-Infektion gehören die **Vermeidung von Blutkontakten**, das Blutspende-Screening, die Verwendung von Kondomen, die Vermeidung eines promiskuitiven Verhaltens, der Verzicht auf „needle sharing" bei Drogenabhängigen und das Schwangeren-Screening. Für die Hepatitis A und B existiert die Möglichkeit einer aktiven und passiven Immunisierung.

Hepatitis-A-Impfung:
- **aktive Impfung** (Totimpfstoff): indiziert bei gefährdetem Personal (z. B. Gesundheitsberufe, Kindergärtner, Kanalarbeiter) und Reisende in Hepatitis-A-Endemiegebiete
- **passive Impfung** (Standard-Immunglobulin): als Postexpositionsprophylaxe nach Kontakt mit an Hepatitis A Erkrankten.

Hepatitis-B-Impfung: Eine **aktive Impfung** (gentechnologisch hergestellter Totimpfstoff) ist indiziert bei Kindern und Jugendlichen (STIKO-Empfehlung, s. Infektionskrankheiten [S.A507]), Reisenden in Hepatitis-B-Endemiegebiete und bestimmten Risikogruppen. Zu diesen zählen Patienten mit chronischen Erkrankungen, Drogenabhängige, Homo- und Heterosexuelle mit promiskuitivem Verhalten, Menschen mit beruflichem Kontakt zu HBs-Antigen-Trägern (z. B. medizinisches Personal, Mitarbeiter von Kinderheimen oder Gefängnissen), Empfänger von Blut bzw. Blutprodukten (z. B. Hämophiliepatienten) und Dialysepatienten. Die Risikogruppen werden vor der Impfung auf ihren Anti-HBc-Status (Infektion in der Vergangenheit?) untersucht. Eine Impfung ist bei negativem Anti-HBc-Status oder Nachweis von Anti-HBc, aber unzureichendem Immunschutz (Anti-HBs-Titer < 100 IU/l) indiziert. Bei bestimmten Risikogruppen, wie z. B. medizinischem Personal, muss der Impferfolg durch eine Nachkontrolle ca. 2 Monate nach der 3. Impfung der Grundimmunisierung überprüft werden. Liegt der Anti-HBs-Titer dabei < 100 IU/l liegt ein sog. Non- oder Low-Responder-Status vor. Um einen Schutz zu erreichen, müssen dann weitere Impfungen folgen.

Indikationen für eine **Postexpositionsprophylaxe** (kombinierte Aktiv-passiv-Immunisierung) sind:
- Z. n. Nadelstichverletzung (bei nicht ausreichendem Titer)
- Schleimhautkontakt mit HBs-Antigen-positivem Material
- Neugeborene HBs-Antigen-positiver Mütter.

> **MERKE** Eine Impfung gegen das Hepatitis-B-Virus schützt auch vor einer Hepatitis-D-Infektion.

Prognose: Die Heilungschancen bei akuten und chronischen Virushepatitiden zeigt **Tab. 5.6**. Die Letalität bei fulminanter Hepatitis liegt bei 60–80 %. Die Prognose der therapierefraktären chronischen Hepatitis wird durch die Entwicklung einer **Leberzirrhose** und eines **hepatozellulären Karzinoms** bestimmt.

Tab. 5.6 Heilungschancen bei Virushepatitis

Hepatitis	Heilungschancen
Hepatitis A	• definitive Ausheilung in praktisch 100 % der Fälle
Hepatitis B	• akute Hepatitis B: Ausheilung in ca. 95 % der Fälle • chronische Hepatitis B: Durch Gabe von pegyliertem IFNα lässt sich in 40 % eine Ausheilung erzielen. Antivirale Substanzen führen zu einer Ausheilungsquote von bis zu 70 %.
Hepatitis C	• akute Hepatitis C: Durch eine Therapie mit IFNα können > 95 % der Fälle geheilt werden. • chronische Hepatitis C: Durch die kombinierte Gabe von pegyliertem IFNα und Ribavarin kommt es in etwa 50 % der Fälle zu einer Ausheilung.
Hepatitis D	• Simultaninfektion: Ausheilung in ca. 95 % der Fälle (s. HBV) • Superinfektion: geringe Heilungschancen
Hepatitis E	• definitive Ausheilung in 98 %; sehr selten chronischer Verlauf • Ausnahme: bei Schwangeren beträgt die Letalität 20 %

> **MERKE** Die chronische Hepatitis ist der wichtigste Risikofaktor für die Entwicklung eines hepatozellulären Karzinoms. Die chronische Hepatitis B ist für 50 %, die chronische Hepatitis C für 25 % aller HCC-Fälle verantwortlich.

5.2.3 Autoimmunhepatitis (AIH)

Bei der Autoimmunhepatitis handelt es sich um eine chronisch-aktive Hepatitis, die in etwa 80 % der Fälle Frauen betrifft. Der Altersgipfel liegt um das 30. Lebensjahr. Die Assoziation mit bestimmten HLA-Merkmalen (HLA-B8, -DR3 und -DR4) weist auf eine **genetische Prädisposition** hin. Die Patienten leiden unter **Müdigkeit, uncharakteristischen Oberbauchbeschwerden** und **Appetitlosigkeit**. Häufig liegt bereits bei Diagnosestellung eine Leberzirrhose mit nachlassender Leberfunktion vor (**Ikterus, Gewichtsabnahme**, Amenorrhö). Die Autoimmunhepatitis ist typischerweise **mit anderen Autoimmunerkrankungen assoziiert** (z. B. Autoimmunthyreoiditis, rheumatoide Arthritis, Sjögren-Syndrom, chronisch-entzündliche Darmerkrankungen, hämolytische Anämie). Typische diagnostische Kennzeichen der Autoimmunhepatitis sind
- **Hypergammaglobulinämie** durch Erhöhung der IgG-Fraktion
- Nachweis von **Autoantikörpern**
- typischer Histologiebefund mit plasmazellulärem Infiltrat
- negative Virusserologie.

Im Labor lassen sich frühzeitig die Indikatoren für eine **nachlassende Lebersyntheseleistung** [S.A267] sowie eine **Erhöhung von Transaminasen** und **BSG** nachweisen. Abhängig von den nachweisbaren Autoantikörpern werden verschiedene Typen der Autoimmunhepatitis unterschieden (**Tab. 5.7**).

Tab. 5.7 Formen der Autoimmunhepatitis

Typ	Autoantikörper	Epidemiologie
I	• ANA • Anti-SMA (smooth muscle antigen)	häufigste Form (80 %)
II	• Anti-LKM-1 (liver kidney microsome antigen)	v. a. Kinder (häufig Therapieversagen)

In einigen Fällen werden Überlappungssyndrome mit anderen autoimmunen Lebererkrankungen beobachtet, z. B. mit der primär biliären Zirrhose [S. A277] oder der primär sklerosierenden Cholangitis [S. A278]. Die wichtigste Differenzialdiagnose ist die LKM-1-positive Hepatitis C. Die Therapie erfolgt durch Gabe von **Glukokortikosteroiden** und **Azathioprin**. Bei Nichtansprechen kann ein Therapieversuch mit Ciclosporin A unternommen werden. In den meisten Fällen ist eine **lebenslange Immunsuppression** notwendig. Bei Versagen der Therapie kommt als Ultima Ratio eine Lebertransplantation in Betracht. Allerdings kommt es in 40 % der Fälle zu einem Wiederauftreten der AIH in der transplantierten Leber. Unter immunsuppressiver Therapie liegt die 10-Jahres-Überlebenswahrscheinlichkeit bei über 90 %. In 40 % der Fälle kommt es trotz Therapie zur Entwicklung einer Zirrhose.

> **MERKE** Bei der Autoimmunhepatitis handelt es sich um eine **Ausschlussdiagnose**. Erst das Ansprechen auf die immunsuppressive Therapie sichert letztlich die Diagnose.

5.3 Fettlebererkrankungen

> **DEFINITION Fettlebererkrankungen** sind Erkrankungen unterschiedlicher Genese, die mit einer histologisch nachweisbaren Leberzellverfettung einhergehen. Lassen sich gleichzeitig entzündliche Infiltrate nachweisen, spricht man von einer **Fettleberhepatitis**.

Ätiologie: Es werden die **alkoholische** Fettlebererkrankung (AFLD), verursacht durch chronischen Alkoholabusus, und die **nicht alkoholische** Fettlebererkrankung (NAFLD) unterschieden. Die häufigsten Ursachen der nicht alkoholischen Fettlebererkrankung sind das **metabolische Syndrom** und **toxische Medikamentenwirkungen** (z. B. Steroide, Amiodaron, Tamoxifen). Seltenere Ursachen sind längerfristige parenterale Ernährung mit zu hoher Glukosezufuhr, ausgeprägter Eiweißmangel (Kwashiorkor) und **Schwangerschaft** (Schwangerschaftsfettleber, s. Gynäkologie [S. B408]).

Epidemiologie: Von einer alkoholischen Fettlebererkrankung sind 5–10 % der Bevölkerung Westeuropas betroffen. Eine nicht alkoholische Fettlebererkrankung findet sich bei ca. 20 % der Bevölkerung Westeuropas.

Pathogenese: Pathogenetisch liegt der Fettleber ein Ungleichgewicht zwischen dem Anfall und dem hepatischen Abbau bzw. Abtransport der Fette zugrunde. Zu einem erhöhten Fettgehalt der Leber führen:
- erhöhte exogene (alimentäre) Fett- bzw. Kohlenhydratzufuhr (Umwandlung von Kohlenhydraten zu Triglyzeriden)
- vermehrte endogene Fettsäure- und Triglyzeridsynthese
- verminderte hepatische Fettsäureoxidation
- verminderte hepatische VLDL-Synthese mit Störung der Fettausschleusung aus der Leber.

Alkoholische Leberschädigung: Alkohol ist sehr kalorienreich. Wird er in größeren Mengen aufgenommen, wird die hepatische Speicherkapazität für Kohlenhydrate überschritten. Die überschüssigen Kohlenhydrate werden in **Triglyzeride** umgewandelt und in der Leber gespeichert. Beim Abbau von Alkohol fällt vermehrt **NADPH** an, das die Fettsäureoxidation hemmt und die **Fettsäuresynthese** fördert. Zudem wirkt das beim Abbau entstehende Acetaldehyd **direkt lebertoxisch**. Bei chronischem Alkoholkonsum kommt es zur Induktion des Cytochrom-P450-abhängigen mikrosomalen ethanoloxidierenden Systems (MEOS). Dies führt zu einem deutlich gesteigerten Sauerstoffverbrauch mit läppchenzentraler Hypoxie und entzündlicher Schädigung des Lebergewebes mit allmählichem Übergang in eine Leberfibrose/-zirrhose.

Nichtalkoholische Fettlebererkrankung: Die NAFLD tritt als hepatische Manifestation des metabolischen Syndroms auf. Neben der **erhöhten Kalorienzufuhr** spielt die **Insulinresistenz** des Fettgewebes (gesteigerte Lipolyse) und der Skelettmuskulatur (verminderte Glukoseaufnahme mit Hyperglykämie) eine entscheidende pathogenetische Rolle. Die Folge ist ein vermehrter Anfall freier Fettsäuren in den Hepatozyten, die dort in Triglyzeride eingebaut werden (Lipogenese). Da die Hyperinsulinämie zu einer Hemmung der hepatischen VLDL-Synthese führt, können die synthetisierten Triglyzeride nicht aus der Leber ausgeschleust werden. Erhöhte Triglyzeridsynthese und verminderter hepatischer Abtransport führen schließlich zur Entwicklung der Fettleber.

Klinische Pathologie: In der Histologie fallen **Leberzellverfettung** und **Proliferation des glatten endoplasmatischen Retikulums** (Ort der Fettsynthese) auf. Streng genommen spricht man erst von einer Fettleber, wenn mehr als 50 % der Hepatozyten verfettet sind, bei geringerer Verfettung spricht man von Leberverfettung (Tab. 5.8). Da freie Fettsäuren in der Leber die Lipidperoxidation, die Bildung freier Radikale und die Freisetzung proinflammatorischer Zytokine stimulieren, kommt es

Tab. 5.8 Stadieneinteilung der Fettleber

Stadium	Einteilung
Leberverfettung (< 50 % der Hepatozyten betroffen)	• leicht: 5–10 % • mäßig: > 10–25 % • stark: > 25–50 %
Fettleber (> 50 % der Hepatozyten betroffen)	• I: ohne Bindegewebsvermehrung • II: mit Bindegewebsvermehrung • III: Zirrhose

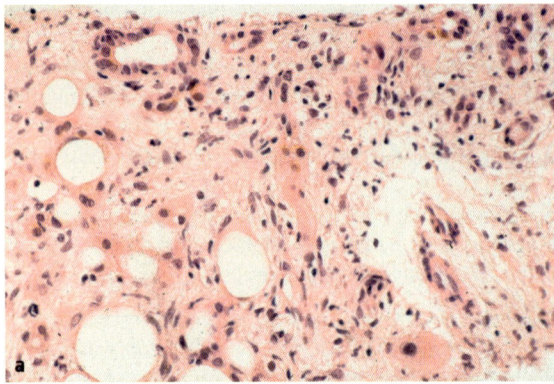 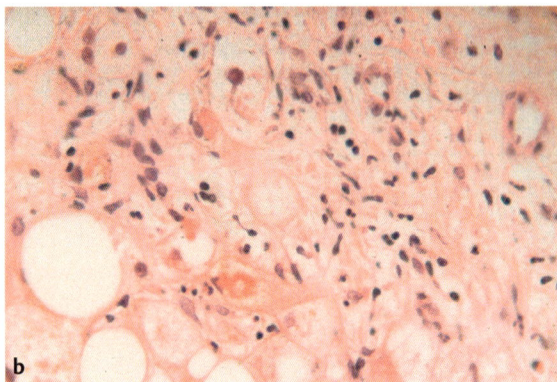

Abb. 5.2 **Histologisches Bild der Steatohepatitis. a** Ausgeprägte Fibrose mit ballonierten Hepatozyten. **b** Mallory-Körperchen, Fibrose und Ballonierung. (aus: Riemann et al., Gastroenterologie in Klinik und Praxis, Thieme 2007)

Tab. 5.9 Klinische und diagnostische Befunde bei Fettleber und Fettleberhepatitis

Stadium	Befunde
Fettleber (Steatosis hepatis)	• **Klinik:** uncharakteristische Oberbauchbeschwerden, druckdolente und vergrößerte Leber (Diskrepanz zwischen starker Lebervergrößerung und geringer Symptomatik!) • **Labor:** γ-GT ↑, Transaminasen unverändert oder leicht ↑; bei AFLD zusätzlich CDT ↑ und megaloblastäre Anämie durch Folsäuremangel • **Sonografie:** vergrößerte, echoverdichtete Leber

Fettleberhepatitis (Steatohepatitis)	• **Klinik:** Hepatomegalie, Splenomegalie, Appetitlosigkeit, Übelkeit, Gewichtsverlust, Schmerzen im rechten Oberbauch, Ikterus, Fieber, Leberhautzeichen [S. A266]
	• **Labor:**
	  – AFLD: γ-GT ↑, Transaminasen ↑ (De-Ritis-Quotient > 1), Zeichen der Leberinsuffizienz [S. A266], Hypergammaglobulinämie (IgA ↑), megaloblastäre Anämie durch Folsäuremangel, CDT ↑, Leukozytose
	  – NAFLD: γ-GT ↑, Transaminasen ↑ (De-Ritis-Quotient < 1)
	• **Sonografie:** vergrößerte, echoverdichtete Leber

Fettzirrhose	• häufig mikronoduläre Zirrhose [S. A279]

zum Auftreten ==entzündlicher Zellinfiltrate== (Steatohepatitis) und zu einer zunehmenden ==Fibrosierung== und ==Sklerosierung== (bei alkoholischer Fettleberhepatitis v. a. ==zentrolobulär==). Die Hepatozyten wirken balloniert und wabig (**Abb. 5.2a**). Typisch für die alkoholische Fettleber ist das Auftreten intrazellulär gelegener ==Mallory-Körperchen== (hyaline Ablagerungen; **Abb. 5.2b**).

Klinik und Diagnostik: Die klinische Symptomatik und die diagnostischen Befunde sind stadienabhängig (**Tab. 5.9**).

Komplikationen: Neben der Entwicklung einer **Leberzirrhose** [S. A279] mit ihren Komplikationen kann – v. a. nach protrahierten Alkoholexzessen – das **Zieve-Syndrom** auftreten. Es ist durch die Trias **Ikterus, Hyperlipoproteinämie** und **hämolytische Anämie** gekennzeichnet. Der Ikterus entsteht im Rahmen einer passageren intrahepatischen Cholestase. Im Labor zeigen sich eine Erhöhung des direkten Bilirubins und der γ-GT, eine Hyperlipidämie, eine Retikulozytose und ein LDH-Anstieg. In der Knochenmarkpunktion zeigen sich Schaumzellen (→ DD: andere hämolytische Anämien). Histologisch imponieren eine **massive Leberzellverfettung** und intrahepatische Cholestase. Unter strikter Alkoholkarenz bessern sich die Symptome und die Laborparameter normalisieren sich.

Differenzialdiagnose: Von der alkoholischen bzw. nicht alkoholischen Fettleberhepatitis müssen v. a. Hepatitiden anderer Genese [S. A267] abgegrenzt werden.

Therapie: Die wichtigste Maßnahme bei der AFLD ist die strikte Alkoholkarenz, bei der NAFLD eine Gewichtsnormalisierung und ggf. eine optimale Diabeteseinstellung. In beiden Fällen sollte die Einnahme potenziell hepatotoxischer Arzneimittel unbedingt vermieden werden.

Prognose: Fettleber und Steatohepatitis sind unter Alkoholkarenz und Gewichtsnormalisierung bzw. Diabeteseinstellung potenziell reversibel! Bei fortgesetztem Alkoholkonsum und unzureichender Therapie des metabolischen Syndroms droht die Entwicklung einer Fettzirrhose mit den typischen Folgen einer Leberinsuffizienz und eines hepatozellulären Karzinoms.

5.4 Leberschäden durch Alkohol

Der chronische Alkoholkonsum ist in den westlichen Ländern die häufigste Ursache für eine Leberschädigung. Zu den alkoholbedingten Lebererkrankungen zählen:
- alkoholische Fettleber
- alkoholische Fettleberhepatitis
- alkoholische Leberzirrhose.

Alle 3 Krankheitsbilder stellen dabei unterschiedlich fortgeschrittene Stadien derselben Erkrankung dar und werden ausführlicher im jeweiligen Kapitel besprochen.

Die toxische Alkoholgrenze ist interindividuell sehr verschieden. Sie wird unter anderem von Geschlecht, Begleiterkrankungen, Einnahme potenziell leberschädigenden Medikamenten und Ernährung beeinflusst. ==Bei Männern liegt die **toxische Alkoholgrenze** bei ca. **40 g/d**==, bei Frauen beträgt sie etwa **20 g/d**. Individuell gibt es große Schwankungen. Ein täglicher Alkoholkonsum von > 60 g/d erhöht das Zirrhoserisiko beim Mann um den Faktor 15, bei der Frau um den Faktor 500!

Laborparameter bei Alkoholismus: Typisch sind eine makrozytäre Anämie (Folsäuremangel), eine Erhöhung von Transaminasen, γ-GT und GLDH sowie eine Erhöhung des **CDT** (Carbohydrate-deficient-Transferrin) und/oder des Ethylglucuronids.

5.5 Medikamenteninduzierte Leberschädigung

Eine klinisch relevante Hepatotoxizität durch Medikamente ist mit einer Häufigkeit von 1:1000 bis 1:100 000 selten. Sie wird während der Zulassungsstudien häufig nicht entdeckt, sondern zeigt sich erst bei breiter Verwendung der Arzneistoffe nach ihrer Zulassung. Hepatotoxische Nebenwirkungen sind der häufigste Grund für eine Rücknahme eines Medikamentes vom Markt. Man unterscheidet obligate und fakultative Hepatotoxine:

- **obligate Hepatotoxine:** Sie führen dosisabhängig, vorhersehbar und reproduzierbar bei jedem Menschen nach nur kurzer Latenz zu einer Leberschädigung. Pathogenetisch lässt sich die Leberschädigung auf einen direkt zytotoxischen Effekt der Substanzen zurückführen.
- **fakultative Hepatotoxine:** Sie führen dosisunabhängig bei einem kleinen Teil der exponierten Personen zu einer Leberschädigung (nicht vorhersehbar und nicht reproduzierbar). Die Latenz zwischen Einnahme und Leberschädigung variiert stark. Pathogenetisch handelt es sich entweder um eine **metabolische** (genetische Varianten der Biotransformationsenzyme, z. B. Langsam- und Schnell-Acetylierer) oder um eine **immunologische Überempfindlichkeit** (Hypersensitivitätsreaktion nach Bindung des Medikamentes an Zelloberflächenproteine mit Bildung eines „Neoantigens").

Das Risiko einer hepatotoxischen Medikamentennebenwirkung wird durch zusätzliche Lebernoxen wie Alkohol und Fehlernährung erhöht. Klinisch werden 4 verschiedene Schädigungsmuster unterschieden, die mit typischen Symptomen und diagnostischen Befunden einhergehen (Tab. 5.10).

MERKE Für die Diagnosefindung ist die Medikamentenanamnese entscheidend!

Wichtig ist, dass bei unklaren Beschwerden auch an eine medikamenteninduzierte Leberschädigung gedacht wird. Andere Lebererkrankungen müssen – häufig durch Biopsie und Histologie – ausgeschlossen werden. Die wichtigste therapeutische Maßnahme ist das Absetzen der auslösenden Medikamente. Eine spezifische Therapie existiert nicht (Ausnahme: Acetylcystein als Antidot bei paracetamolinduzierter Leberschädigung).

5.6 Stoffwechselerkrankungen der Leber

5.6.1 Angeborene Stoffwechselerkrankungen mit Leberbeteiligung

Die Leber ist ein häufiges Manifestationsorgan bei verschiedenen angeborenen Stoffwechselerkrankungen (Tab. 5.11).

5.6.2 Familiäre Hyperbilirubinämie-Syndrome

DEFINITION Bei den familiären Hyperbilirubinämie-Syndromen handelt es sich um Störungen des intrahepatischen Bilirubinstoffwechsels.

Pathogenese: Die Störung des intrahepatischen Bilirubinstoffwechsels kann die **Aufnahme des indirekten Bilirubins** in die Hepatozyten, die **Konjugierung** und die **Exkretion des direkten Bilirubins** in die Gallenkanälchen betreffen.

Abhängig von der Lokalisation der Störungen findet sich im Serum eine erhöhte Konzentration von indirektem Bilirubin (→ Störung liegt vor der Glukuronidierung) oder direktem Bilirubin (→ Störung liegt hinter der Glukuronidierung).

Konjugationsstörungen

Morbus Gilbert-Meulengracht: Der **autosomal-rezessiv** vererbte Morbus Gilbert-Meulengracht ist das häufigste familiäre Hyperbilirubinämie-Syndrom und betrifft v. a.

Tab. 5.10 Schädigungsmuster bei medikamenteninduzierter Leberschädigung

Schädigungsmuster	Charakteristika	auslösende Medikamente (Beispiele)
zytotoxisch (hepatozellulär)	• **Labor:** Transaminasen ↑ • **Klinik:** akute oder chronische Hepatitis [S. A267]	Ketokonazol, INH, Rifampicin, Pyrazinamid, Tetrazykline, antiretrovirale Substanzen, NSAR, Paracetamol, MTX, Valproinsäure, Amiodaron, Halothan, Baclofen, Statine, Omeprazol, Losartan, Allopurinol
cholestatisch	• **Labor:** Cholestaseparameter ↑ • **Klinik:** intrahepatische Cholestase [S. A265]	Amoxicillin-Clavulansäure, anabole Steroide, Chlorpromazin, Erythromycin, Clopidogrel, orale Kontrazeptiva, Phenothiazine, trizyklische Antidepressiva
gemischt (hepatozellulär und cholestatisch)	• **Labor:** Transaminasen und Cholestaseparameter ↑ • **Klinik:** Mischbild aus Hepatitis und Cholestase	Amitryptilin, Azathioprin, Captopril, Enalapril, Carbamazepin, Clindamycin, Nitrofurantoin, Phenytoin, Sulfonamide, Cotrimoxazol, Verapamil
Tumorbildung	• **Klinik:** klinische Symptome treten häufig erst bei Komplikationen (z. B. Blutung) auf	orale Kontrazeptiva (Adenome und fokal noduläre Hyperplasie), Anabolika (HCC), Vinylchlorid, Arsen, Thorotrast (Angiosarkom)

Tab. 5.11 Stoffwechselerkrankungen mit hepatischer Beteiligung

Erkrankung	Ätiopathogenese	hepatische Manifestationen	extrahepatische Manifestationen
Mukoviszidose (s. Pädiatrie [S. B581])	autosomal-rezessiv vererbter Defekt des CFTR-Gens, Bildung zähen Schleims in exokrinen Drüsen aufgrund defekter Chloridkanäle	• in ca. 10 % der Fälle Entwicklung einer biliären Zirrhose	• Darm: Mekoniumileus und distales intestinales Obstruktionssyndrom (DIOS) • Atemwege: chronische bronchopulmonale Infektionen, pulmonale Hypertonie, respiratorische Insuffizienz • Pankreas: exokrine Insuffizienz, Diabetes mellitus • Gallenwege: Cholelithiasis • weitere: Gedeihstörungen, Infertilität
Hämochromatose (s. Endokrines System und Stoffwechsel [S. A366])	Eisenüberladung des Organismus durch eine autosomal-rezessiv vererbte Störung der Eisenaufnahme	• Hepatomegalie (90 %) • Leberzirrhose (75 %) • hepatozelluläres Karzinom	• Pankreas: Diabetes mellitus • Haut: dunkle Pigmentierung • Herz: sekundäre Kardiomyopathie • Hypophyse: hypophysärer Hypogonadismus, Impotenz • Gelenke: Arthropathie
Morbus Wilson (s. Endokrines System und Stoffwechsel [S. A367])	autosomal-rezessive Kupferspeicherkrankheit durch Coeruloplasmin-Mangel (biliäre Kupferelimination ↓) und pathologische Kupferablagerung im Gewebe	Die Leber ist praktisch immer betroffen: • Fettleber • fulminante Hepatitis • Leberzirrhose (Endstadium)	• neurologisch-psychiatrisch: Parkinsonoid, Psychose, Depression • Augen: Kayser-Fleischer-Kornealring, Katarakt • Blut: hämolytische Anämie • Herz: Kardiomyopathie
α₁-Antitrypsin-Mangel (AAT-Mangel, s. Endokrines System und Stoffwechsel [S. A368])	autosomal-rezessiv vererbter AAT-Mangel	• prolongierter Neugeborenenikterus • chronische Hepatitis • Leberzirrhose • hepatozelluläres Karzinom	• Lungenemphysem
chronische hepatische Porphyrie (s. Endokrines System und Stoffwechsel [S. A365])	hereditäre Störung der Hämbiosynthese (Uroporphyrinogen-Decarboxylase ↓) mit Anhäufung und Einlagerung von Porphyrinen	Die Leber ist praktisch immer betroffen: • Fettleber • Hepatomegalie • Leberzirrhose	• Haut: Photodermatose • Niere: Ausscheidung eines dunklen Urins

Männer (m:w = 4:1). Pathogenetisch liegen der Erkrankung eine Konjugationsstörung durch **verminderte Aktivität der UDP-Glukuronyltransferase** und eine verminderte Bilirubinaufnahme in die Leberzelle zugrunde. Die klinische Symptomatik ist uncharakteristisch. Die Patienten klagen über Kopfschmerzen, Müdigkeit und depressive Verstimmungen. Fasten, Hunger, Stress und Infektionen können ikterische Krisen auslösen. Das Manifestationsalter liegt um das 20. Lebensjahr. Im Serum findet sich eine **Erhöhung des indirekten Bilirubins** (1–5 mg/dl). Nach Fasten oder Nikotinsäuregabe steigt der Bilirubinspiegel (Fasten-/Nikotinsäuretest). In der Leberbiopsie lässt sich die verminderte UDP-Glukuronyltransferase-Aktivität nachweisen. Die **Prognose** ist **gut**, eine Therapie ist nicht erforderlich.

Crigler-Najjar-Syndrom: Das Crigler-Najjar-Syndrom ist **sehr selten** (< 1/1 000 000). Ihm liegt eine Konjugationsstörung mit erhöhten Serumkonzentrationen des indirekten Bilirubins zugrunde (5–20 mg/dl). Abhängig vom Ausmaß der Konjugationsstörung werden 2 Typen unterschieden:

- **Typ I:** Beim autosomal-rezessiven Typ I fehlt die UDP-Glukuronyltransferase. Klinisch tritt direkt postpartal ein schwerer Ikterus auf. Durch Phototherapie kann der Bilirubinabbau beschleunigt werden. **Ohne Lebertransplantation** verläuft die Erkrankung i. d. R. **letal**.
- **Typ II:** Beim autosomal-dominanten Typ II ist die Aktivität der UDP-Glukuronyltransferase vermindert (< 10 %). Der Ikterus tritt während des 1. Lebensjahrs auf. Eine Therapie ist i. d. R. nicht erforderlich, ggf. kann der Bilirubinspiegel durch Gabe von Phenobarbital gesenkt werden. Die **Prognose** ist **gut**.

Beim Crigler-Najjar-Syndrom und dem Morbus Meulengracht ist dasselbe Gen betroffen. Allerdings liegen unterschiedliche Mutationen vor.

Sekretionsstörungen

Dubin-Johnson-Syndrom: Beim **autosomal-rezessiv** vererbten Dubin-Johnson-Syndrom handelt es sich um eine Bilirubinsekretionsstörung. Die Erkrankung ist selten, Frauen sind häufiger betroffen als Männer. Der Ikterus manifestiert sich häufig im Anschluss an eine Schwangerschaft oder nach Einnahme oraler Kontrazeptiva. Diagnostische Hinweise sind eine Erhöhung des direkten Bilirubins im Serum (2–5 mg/dl) und eine erhöhte Urinkonzentration von Koproporphyrin I. Typisch ist der histologische Nachweis von zentroazinär gelegenem braunschwarzem Pigment (Abb. 5.3). Die **Prognose** ist **gut**, eine Therapie ist nicht erforderlich.

Rotor-Syndrom: Auch beim **autosomal-rezessiv** vererbten Rotor-Syndrom handelt es sich um eine Bilirubinsekretionsstörung. Die Erkrankung ist selten. Sie verläuft i. d. R. asymptomatisch. Die Laborbefunde entsprechen denjenigen beim Dubin-Johnson-Syndrom (s. o.). In der Histologie lassen sich allerdings keine Pigmentablagerungen

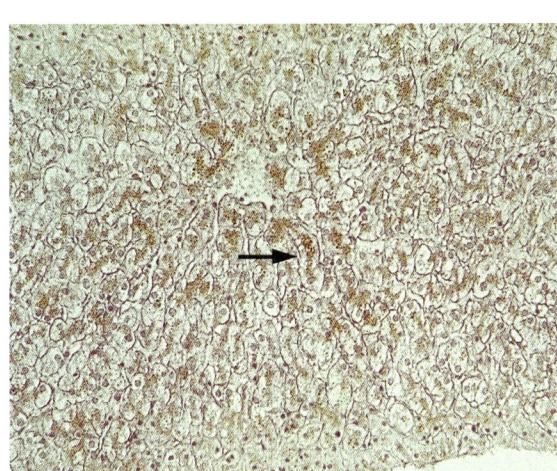

Abb. 5.3 **Dubin-Johnson-Syndrom.** Pigmentablagerungen in den Hepatozyten (Pfeil), Färbung: Berliner-Blau (Vergr. 1:100). (aus: Riede, Werner, Schaefer, Allgemeine und spezielle Pathologie, Thieme, 2004)

nachweisen. Die **Prognose** ist **gut**, eine Therapie ist nicht erforderlich.

5.7 Primär cholestatische Lebererkrankungen

Bei den hier besprochenen Erkrankungen handelt es sich um primäre Erkrankungen des Gallengangsystems, die sich v. a. an der Leber manifestieren.

5.7.1 Primär biliäre Zirrhose (PBC)

DEFINITION Bei der primär biliären Zirrhose handelt es sich um die Spätkomplikation einer chronisch-destruierenden Zerstörung der intrahepatischen Gallengänge.

Epidemiologie: Die primär biliäre Cholangitis verursacht etwa 1 % aller Leberzirrhosefälle. Die Inzidenz liegt bei 5:100 000. In etwa 90 % der Fälle sind Frauen im mittleren Lebensalter betroffen.

Ätiopathogenese: Die genaue Ätiopathogenese ist unbekannt. Es wird vermutet, dass es sich um eine Autoimmunerkrankung handelt, die möglicherweise durch Infektionen ausgelöst wird. Typisch ist eine Assoziation mit anderen Autoimmunerkrankungen (Sjögren-Syndrom, rheumatoide Arthritis, Autoimmunthyreoiditis, progressive systemische Sklerose, Polymyositis, SLE).

Klinik: Im Frühstadium ist die Erkrankung i. d. R. asymptomatisch und wird evtl. zufällig durch erhöhte γ-GT-Werte im Labor entdeckt. Das häufigste Frühsymptom ist ein **chronischer, quälender Juckreiz**, der häufig Jahre vor Auftreten des **cholestatischen Ikterus** auftritt. Im weiteren Verlauf kommen **Müdigkeit, Abgeschlagenheit, Hepatomegalie** und die typischen Symptome einer intrahepatischen Cholestase mit Ikterus und Maldigestion (Steatorrhö und Mangel an fettlöslichen Vitaminen: intestinale Osteopathie) hinzu. Durch die verminderte Cholesterinausscheidung kommt es zu Xanthelasmen im Bereich der Augenlider, Ellenbogen, Handlinien/-innenflächen und der Achillessehne. Häufig werden Melaninablagerungen in der Haut beobachtet, die zu einer dunklen Pigmentierung führen.

Komplikationen: Im Spätstadium entwickelt sich eine Leberzirrhose mit ihren typischen Komplikationen (portale Hypertonie, Varizenblutung, Aszites, hepatozelluläres Karzinom).

Diagnostik: Im Labor finden sich eine Erhöhung der Cholestaseparameter [S. A266] und eine Hypercholesterinämie. In über 95 % der Fälle lassen sich antimitochondriale Autoantikörper (**AMA**) nachweisen. Spezifisch für die primär biliäre Zirrhose ist das Auftreten des AMA-Subtyps Anti-M2. Zielantigen ist die Acetyltransferase an der inneren Mitochondrienmembran. Typisch ist auch eine **Hypergammaglobulinämie** durch Erhöhung der IgM-Fraktion.

Mithilfe der **Sonografie** kann eine extrahepatische Cholestase (intrahepatisch aufgeweitete Gallengänge und Doppelflintenphänomen [S. A291]) ausgeschlossen werden.

Die **Diagnosesicherung** erfolgt im Zweifelsfall durch eine **histologische Untersuchung** des Lebergewebes. Abhängig vom Ausmaß der Leberschädigung werden 4 Stadien unterschieden (**Tab. 5.12**).

Differenzialdiagnosen: siehe Cholestase [S. A265].

Therapie: Eine kausale Therapie ist nicht bekannt. Der einzig kurative Behandlungsansatz ist die Lebertransplan-

Tab. 5.12 Histologische Stadieneinteilung der primär biliären Zirrhose

Stadium	histologischer Befund
I	lymphomonozytäre Infiltration der Portalfelder, epitheloidartige Granulome, Zerstörung des Gallengangepithels (Abb. 5.4)
II	Gallengangsproliferation mit Ausbildung von Pseudogallengängen
III	Verödung und Vernarbung der Portalfelder, Mottenfraßnekrosen, Untergang kleiner Gallengänge (Duktopenie)
IV	Zirrhose (makroskopisch erscheint die Leber grünlich)

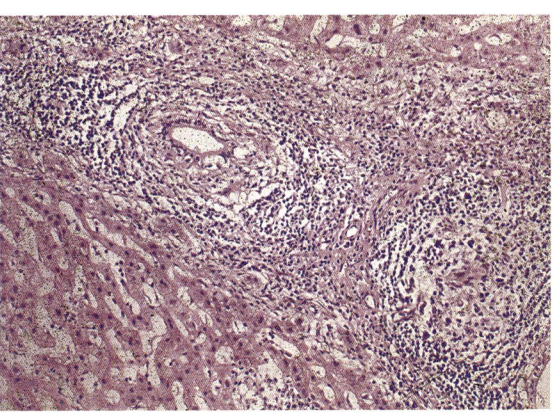

Abb. 5.4 **Primär biliäre Zirrhose, Stadium I.** Lymphozytäre Infiltration eines Portalfeldes. (aus: Riede, Werner, Schaefer, Allgemeine und spezielle Pathologie, Thieme, 2004)

tation, die im zirrhotischen Spätstadium Therapie der Wahl ist.

Symptomatisch erfolgt eine medikamentöse Therapie mit **Ursodeoxycholsäure** (UDCA). UDCA vermindert die endogene Synthese lebertoxischer Gallensäuren, verbessert die biliäre Ausscheidung der Gallensäuren und kann die Fibrosierungstendenz aufhalten. Wichtig ist ein möglichst frühzeitiger Therapiebeginn! **Cholestyramin** mindert den Juckreiz und senkt den Cholesterinspiegel, indem es enteral Gallensäuren bindet und dadurch ihre Ausscheidung steigert. Die Maldigestion kann durch Substitution fettlöslicher Vitamine und Ersatz langkettiger Fettsäuren durch mittelkettige behandelt werden (mittelkettige Fettsäuren können aufgrund ihres hydrophilen Charakters gallensäureunabhängig durch Diffusion in die Enterozyten aufgenommen werden).

Prognose: Der wichtigste prognostische Parameter ist der **Serumbilirubinspiegel**:
- normale Bilirubinspiegel: Die mittlere Überlebenszeit beträgt 12 Jahre.
- Bilirubinwerte zwischen 1–6 mg/dl: Die mittlere Überlebenszeit beträgt 6 Jahre.
- Bilirubinwerte > 6 mg/dl: Die mittlere Überlebenszeit beträgt 2 Jahre.

Durch frühzeitigen Einsatz von Ursodeoxycholsäure kann die Prognose verbessert werden. Nach Lebertransplantation beträgt die 10-Jahres-Überlebenszeit zwischen 70 und 90 %. Allerdings kommt es in etwa 20 % der Fälle zu einem Wiederauftreten der Erkrankung in der Transplantatleber.

5.7.2 Primär sklerosierende Cholangitis (PSC)

> **DEFINITION** Bei der primär sklerosierenden Cholangitis handelt es sich um eine **chronisch progrediente, sklerosierende Destruktion** der extra- und intrahepatischen Gallenwege, die im Spätstadium zu einer biliären Zirrhose führt.

Epidemiologie: Die Inzidenz beträgt etwa 1/100 000 Neuerkrankungen/Jahr. Männer sind etwa doppelt so häufig betroffen wie Frauen. Der Erkrankungsgipfel liegt zwischen dem 30. und 50. Lebensjahr.

Ätiopathogenese: Die genaue Ätiopathogenese ist unbekannt. Eine Assoziation mit den HLA-Merkmalen B8 und DR3 weist auf eine genetische Prädisposition hin. Die starke Assoziation mit der Colitis ulcerosa und das Auftreten von Autoantikörpern deuten auf eine autoimmune Genese hin.

> **MERKE** 80 % aller Patienten mit PSC leiden zusätzlich an einer Colitis ulcerosa, aber nur etwa 5 % der Patienten mit Colitis ulcerosa leiden zusätzlich an einer PSC!

Klinik: Zu Beginn ist die Erkrankung häufig asymptomatisch und wird zufällig im Labor entdeckt (γ-GT↑). Im weiteren Verlauf kommt es zum Auftreten uncharakteristischer Oberbauchbeschwerden, Müdigkeit, Ikterus, Juckreiz und Maldigestion mit Vitaminmangelerscheinungen, Gewichtsverlust und Steatorrhö.

Komplikationen: Eine häufige Komplikation ist das Auftreten rezidivierender bakterieller Cholangitiden. Im Spätstadium kommt es aufgrund von vollständigen Gallenwegsverschlüssen zur Entwicklung einer biliären Zirrhose. Etwa 8 % der Patienten entwickeln ein cholangiozelluläres Karzinom (CCC). Auch das Risiko für kolorektale Karzinome ist erhöht.

> **MERKE** Bei gleichzeitigem Auftreten einer PSC und Colitis ulcerosa ist das Risiko für ein kolorektales Karzinom im Vergleich zu einer isolierten Colitis ulcerosa um den Faktor 5 erhöht.

Diagnostik: Im Labor zeigt sich ein **Anstieg der Cholestaseparameter** [S. A266]. In etwa 80 % der Fälle lassen sich antizytoplasmatische Antikörper mit perinukleärem Fluoreszenzmuster (**pANCA**) nachweisen.

Goldstandard zum Nachweis einer PSC ist die **ERC** oder **MRC**. Sie zeigt das charakteristische Bild mit **perlschnurartigen Gangunregelmäßigkeiten**, die durch das Nebeneinander von Strikturen und Gangaussackungen entstehen (Abb. 5.5).

In der **Leberbiopsie** imponiert die PSC durch eine **periduktale Fibrose** mit einer **zwiebelschalenartigen Ummauerung** der intrahepatischen Gallengänge und einer Lumeneinengung (progredient; Abb. 5.6). Außerdem lassen sich entzündliche Infiltrate und Gallengangsproliferationen nachweisen.

Therapie: Die Therapie erfolgt rein symptomatisch, eine Heilung ist nicht möglich.

Die **medikamentöse Therapie** entspricht derjenigen der primär biliären Zirrhose [S. A277]. Zum Einsatz kommen **Ursodeoxycholsäure** und **Cholestyramin**. Rezidivierende Cholangitiden werden **antibiotisch** behandelt.

Gallengangsstenosen können durch **endokopische Bougierung** und **Stenteinlage** interventionell therapiert

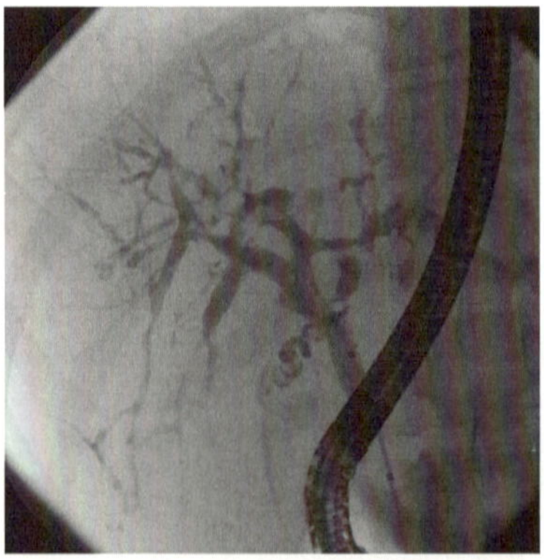

Abb. 5.5 Primär sklerosierende Cholangitis. Unregelmäßige Strikturen und Dilatationen der Gallengänge (ERC). (aus: Riemann et al., Gastroenterologie in Klinik und Praxis, Thieme, 2007)

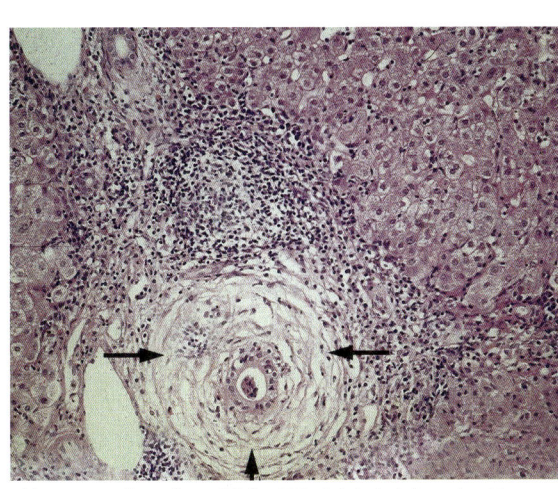

Abb. 5.6 Histologisches Bild der PSC. Zwiebelschalenartige Ummauerung der Gallengänge. (aus: Riede, Werner, Schaefer, Allgemeine und spezielle Pathologie, Thieme, 2004)

werden. Im Endstadium ist die Lebertransplantation die Ultima Ratio.

Prognose: Die mittlere Überlebenszeit ohne Lebertransplantation liegt zwischen 10 und 20 Jahren. Durch frühzeitigen Einsatz von Ursodeoxycholsäure kann der Verlauf verlangsamt werden.

5.8 Leberzirrhose

DEFINITION Irreversibles Endstadium chronischer Leberschädigung. Die Leberzirrhose ist durch eine Kombination aus Zellnekrose, entzündlicher Infiltration und gestörter Regeneration des Lebergewebes gekennzeichnet.

Epidemiologie: Die Inzidenz der Leberzirrhose liegt in den Industrieländern bei etwa 250/100 000 Einwohner pro Jahr. Männer sind doppelt so haufig betroffen wie Frauen.

Ätiologie: 95 % der Zirrhosefälle in den Industrieländern werden durch **chronischen Alkoholabusus** (etwa 50 %) und **chronische Virushepatitiden** (etwa 45 %) ausgelöst. Alle weiteren Ursachen machen zusammen etwa 5 % der Zirrhosefälle aus. Hierzu gehören:
- Autoimmunhepatitis
- medikamenteninduzierte und toxische Leberschäden
- primär biliäre Zirrhose und primär sklerosierende Cholangitis
- Stoffwechselerkrankungen mit hepatischer Manifestation (Morbus Wilson, Hämochromatose, Mukoviszidose, α_1-Antitrypsin-Mangel, hereditäre Fruktoseintoleranz, klassische Galaktosämie, Tyrosinämie Typ I)
- vaskuläre Erkrankungen (Budd-Chiari-Syndrom)
- Stauungszirrhose bei Rechtsherzinsuffizienz und konstriktiver Perikarditis
- Tropenerkrankungen (Bilharziose, Leberegel).

Pathogenese: Am Anfang der Zirrhosegenese steht die **Zellnekrose**. Sie führt zu einer Aktivierung des Gerinnungssystems mit **Thrombenbildung** und **Einwanderung verschiedener Entzündungszellen**. Die Freisetzung proinflammatorischer Zytokine führt gemeinsam mit den Zelltrümmern zu einer Aktivierung der Kupffer-Zellen und Umwandlung der ITO-Zellen in Myofibroblasten. Die Folge ist eine **vermehrte Produktion extrazellulärer Matrixbestandteile** wie Kollagen und Proteoglykane. Diese lagern sich entlang der Sinusoide im Disse-Raum zwischen den Portalfeldern bzw. zwischen Portalfeld und Zentralvene ab. Die **Ausbildung von Bindegewebssepten** führt durch die Entstehung von sog. Regeneratknoten zu einer Veränderung der normalen hepatischen Läppchenstruktur. Die Folge sind ein gestörter Stoffaustausch und ein Anstieg des Strömungswiderstands (portale Hypertension [S. A281]).

Klinik: Im kompensierten Stadium klagen die meisten Patienten über **diskrete Symptome** wie Müdigkeit, Abgeschlagenheit und uncharakteristische Oberbauchbeschwerden mit Völlegefühl, Meteorismus und Gewichtsabnahme. An der Haut zeigen sich die typischen **Leberhautzeichen** [S. A266]. Hormonelle Störungen (Östrogen↑/Testosteron↓) führen beim Mann zu einer Hodenatrophie, Potenzstörungen, einem Verlust der Sekundärbehaarung („Bauchglatze") und einer Gynäkomastie. Frauen leiden unter Menstruationsstörungen mit sekundärer Amenorrhö. Darüber hinaus besteht aufgrund der verminderten hepatischen Synthese von Gerinnungsfaktoren und der Thrombozytopenie bei Hyperspleniesyndrom eine erhöhte Blutungsneigung.

Komplikationen: Mit Auftreten der Komplikationen kommt es zu einer klinischen Dekompensation, die mit den typischen Zeichen der metabolischen Leberinsuffizienz [S. A266] einhergeht. Zu den Komplikationen der Leberzirrhose zählen:
- portale Hypertension mit Ausbildung von Fundus- und Ösophagusvarizen [S. A281]
- Aszites mit Gefahr der spontan-bakteriellen Peritonitis [S. A284]
- hepatische Enzephalopathie [S. A286]
- hepatorenales [S. A285] und -pulmonales Syndrom [S. A285]
- hepatozelluläres Karzinom (s. Neoplastische Erkrankungen [S. A649]).

Aufgrund ihrer großen klinischen Bedeutung werden die Komplikationen im Anschluss an dieses Kapitel gesondert besprochen.

Diagnostik: Inspektorisch fallen die typischen **Leberhautzeichen** [S. A266] auf. Bei der klinischen Untersuchung lässt sich stadienabhängig eine **vergrößerte oder verkleinerte Leber** palpieren, die **Leberoberfläche** ist **verhärtet und höckrig**. Bei über 70 % der Patienten ist die Milz vergrößert und es finden sich klinische oder sonografische Hinweise auf Aszites [S. A284]. Im Labor zeigen sich die typischen Indikatoren für eine **verminderte Syntheseleistung** der Leber [S. A267]. In etwa 80 % der Fälle lässt sich im Serum eine unspezifische **Hypergammaglobulinämie**

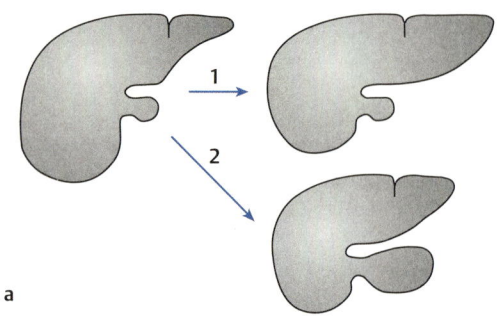

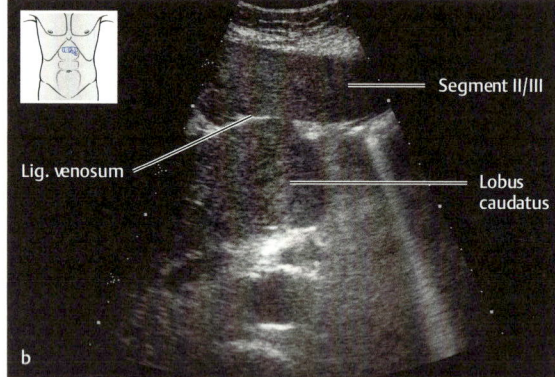

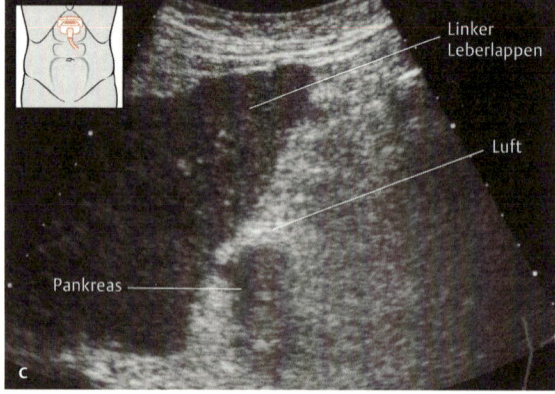

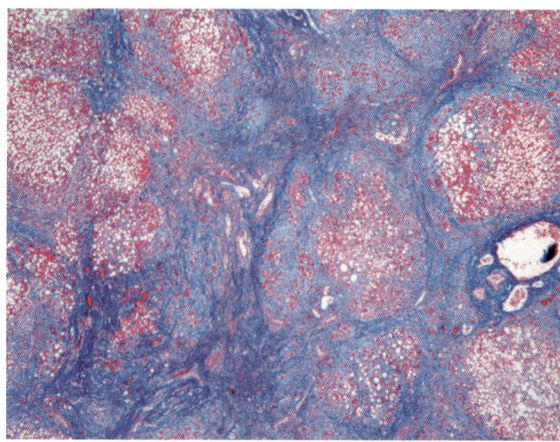

Abb. 5.8 **Histologisches Bild der Leberzirrhose.** Azanfärbung. Einzelne Leberläppchen (rötlich), umgeben von stark vermehrtem Bindegewebe (blau). (aus: Krams et al., Kurzlehrbuch Pathologie, Thieme, 2010)

Abb. 5.7 **Sonografiebefund bei Leberzirrhose. a** Die kompensatorische Hypertrophie des Lobus caudatus (2) oder des linken Leberlappens (1) ist Folge der Schrumpfung des rechten Leberlappens. **b** Sonografische Darstellung des Lobus caudatus bei einem Patienten mit Leberzirrhose. **c** Inhomogenes Parenchymmuster und knotige Leberoberfläche (Patient mit Hämochromatose). (aus: Delorme, Debus, Duale Reihe Sonografie, Thieme, 2005)

durch Erhöhung der IgM-Fraktion nachweisen. Bei Hypersplenismus finden sich eine Thrombozytopenie und Anämie. Im Rahmen akuter entzündlicher Schübe kommt es zu einer Erhöhung der Leberenzyme (De-Ritis-Quotient > 1) und des Bilirubins. Eine Erhöhung der Cholestaseparameter weist auf einen akuten cholestatischen Schub oder die primär zugrunde liegende Lebererkrankung hin (PBC, PSC).

Sonografisch und **computertomografisch** lassen sich bei der Leberzirrhose eine unregelmäßige Leberoberfläche, ein **abgerundeter Leberrand**, ein **hypertrophierter Lobus caudatus** (Abb. 5.7a, b) und ein vergrößertes und **inhomogenes Parenchymmuster** (Abb. 5.7c) nachweisen.

Weitere Befunde sind rarefizierte Lebervenen mit gewundenem Verlauf und Kaliberunregelmäßigkeiten, eine **Portalvenenamputation** und eine Lumenvergrößerung der Leberarterien. Die Sonografie eignet sich zudem gut, um Zirrhosekomplikationen wie die portale Hypertension und den Aszites nachzuweisen.

In der Zusammenschau von klinischem Bild, Sonografiebefund, evtl. Fibro-Scan (Elastizitätsmessung der Leber) und Labor kann die Diagnose in den meisten Fällen gestellt werden. Bei unklaren Fällen kann die Diagnose durch die **histologische Untersuchung** einer durch Laparoskopie gewonnenen Gewebeprobe gesichert werden. Die histologische Trias der Leberzirrhose besteht aus **Zellnekrose, Regeneration** und **Bindegewebsvermehrung** (Abb. 5.8)! Abhängig von der Größe der Regeneratknoten lassen sich 3 Formen der Leberzirrhose unterscheiden:

- **mikronoduläre Zirrhose:** Regeneratknötchen bis 3 mm Durchschnitt
- **makronoduläre Zirrhose:** Regeneratknötchen mit einem Durchschnitt von 3 mm bis 3 cm
- **gemischtknotige Zirrhose:** Mischbild.

Die Morphologie der Regeneratknoten ist häufig mit bestimmten auslösenden Erkrankungen assoziiert (z. B. mikronoduläre Zirrhose bei Alkoholismus und makronoduläre Zirrhose bei chronischer Virushepatitis). Ein sicherer Rückschluss von der Knotenmorphologie auf die Ätiologie ist allerdings nicht möglich.

Schweregradeinteilung: Die Schweregradeinteilung der Leberzirrhose erfolgt anhand der **Child-Pugh-Kriterien** (Tab. 5.13).

Therapie: Zu den wichtigsten **Allgemeinmaßnahmen** gehören die Abstinenz von allen hepatotoxischen Noxen (Alkohol, bestimmte Medikamente) und eine **ausreichende Kalorien-** und **Eiweißzufuhr** (Ausnahme: Eiweißrestriktion bei Auftreten einer hepatischen Enzephalopathie [S.A286]). Liegt der Leberzirrhose eine alkoholtoxische Genese zugrunde, müssen **Vitamin B$_1$** und **Folsäure** substituiert werden. Bei primär cholestatischer Genese muss die Maldigestion durch Substitution **fettlöslicher Vitami-**

Tab. 5.13 Schweregradeinteilung der Leberzirrhose nach Child-Pugh*

Parameter	1 Punkt	2 Punkte	3 Punkte
Albumin (Serum)	> 3,5 g/dl	2,8–3,5 g/dl	< 2,8 g/dl
Bilirubin (Serum)	< 2 mg/dl	2–3 mg/dl	> 3 mg/dl
INR (Quick)	< 1,7 (> 70 %)	1,7–2,3 (40–70 %)	> 2,3 (< 40 %)
Aszites	nein	gering (nur sonografisch nachweisbar)	ausgeprägt (klinisch nachweisbar)
Enzephalopathie [S. A286]	keine	leicht (Stadien I–II)	Präkoma, Koma (Stadien III–IV)

* Child A: 5–6 Punkte; Child B: 7–9 Punkte; Child C: 10–15 Punkte

Tab. 5.14 Ätiologie der portalen Hypertension

Blockform	Ursachen
prähepatisch	• Pfortaderthrombose • septische Thrombose bei Nabelschnurinfektion des Neugeborenen • Pfortaderkompression durch Tumoren etc. • Traumen
intrahepatisch (am häufigsten)	• präsinusoidal: primär biliäre Zirrhose, Morbus Wilson, myeloproliferative Erkrankungen, Schistosomiasis (häufigste Ursache in den Tropen) • sinusoidal: chronische Hepatitis, Leberzirrhose, Peliosis hepatis [S. A289] • postsinusoidal (häufigster intrahepatischer Block): Leberzirrhose (am häufigsten), Venenverschlusssyndrom [S. A289]
posthepatisch	• Rechtsherzinsuffizienz (am häufigsten) • konstriktive Perikarditis • Kavathrombose • Budd-Chiari-Syndrom [S. A289]

ne und Einsatz **mittelkettiger Fettsäuren** behandelt werden.

Entscheidend ist auch die Therapie der **Grunderkrankung**, z. B. eine Eiseneliminierung bei Hämochromatose (Aderlässe), eine Kupferelimination bei Morbus Wilson (D-Penicillamin), der Versuch einer Viruselimination bei chronischer Virushepatitis und die immunsuppressive Therapie bei Autoimmunhepatitis. Rechtzeitig sollte die Indikation für eine Lebertransplantation (s. Chirurgie [S. B215]) geprüft werden. Die Behandlung der Komplikationen wird in den jeweiligen Kapiteln besprochen.

Prognose: Die Letalität ist abhängig vom Child-Pugh-Stadium:
- Child A: gering
- Child B: 20–40 % nach einem Jahr
- Child C: 40–60 % nach einem Jahr.

Die häufigsten Todesursachen sind die Leberinsuffizienz, die Varizenblutung und das hepatozelluläre Karzinom (→ regelmäßige Kontrollen von α_1-Fetoprotein und sonografischem Leberbefund).

5.9 Komplikationen der Leberzirrhose

MERKE Die Leberzirrhose zeichnet sich durch verschiedene, sich z. T. verstärkende Komplikationen aus. Dabei nimmt die **portale Hypertension** eine Sonderstellung ein, da sie wesentlich an der Entwicklung aller weiteren Komplikationen beteiligt ist.

5.9.1 Portale Hypertension

DEFINITION Erhöhung des Pfortaderdrucks (Normbereich < 3–6 mmHg). Gastroösophageale Varizen treten in der Regel ab ca. 12 mmHg auf.

Pathogenese: Der portalen Hypertension liegt eine Reduzierung des prä-, intra- oder posthepatischen Gesamtgefäßquerschnitts zugrunde. Die Folge ist eine **Widerstandserhöhung** in der Pfortader (Back-Flow-Theorie). Zudem kommt es bei der Leberzirrhose durch eine vermehrte Freisetzung von Vasodilatatoren (z. B. NO) in den Arteriolen des Splanchnikusgebiets zu einer **hyperdynamen Zirkulation** im Bereich der Splanchnikusgefäße (Forward-Flow-Theorie). Die Kombination aus Widerstandserhöhung und verstärktem Blutfluss in der Pfortader führt zu einem Pfortaderhochdruck.

Ätiologie und Einteilung: Die Widerstandserhöhung kann sowohl in den portalen Gefäßabschnitten vor der Leber (**prähepatisch**), in der Leber selbst (**intrahepatisch**) oder hinter der Leber (**posthepatisch**) liegen (Tab. 5.14). Eine sichere Abgrenzung ist nicht immer möglich.

MERKE Die Leberzirrhose ist in der westlichen Welt die häufigste Ursache der portalen Hypertension.

Folgen der portalen Hypertension: Die portale Hypertension hat zahlreiche klinisch relevante Folgen:

Ausbildung von Kollateralkreisläufen: Bei der klinisch wichtigsten Konsequenz der portalen Hypertension bilden sich Umgehungskreisläufe zwischen portalem und kavalem Venensystem. Der vermehrte Blutfluss in normalerweise hämodynamisch nicht beanspruchten Anastomosen führt zu einer ausgeprägten Gefäßerweiterung (**Varizenbildung**).
- **Ösophagus- und Fundusvarizen:** Der wichtigste Kollateralkreislauf verläuft über submuköse Venengeflechte im Magenfundus und distalen Ösophagus. Ösophagus- und Fundusvarizen können leicht rupturieren und zu einer oberen gastrointestinalen Blutung [S. A226] führen.
- **Rektumvarizen:** Sie entstehen durch vermehrten Blutfluss in submukösen Venen im Bereich des Rektums (Plexus haemorrhoidalis). Die wichtigste Differenzialdiagnose sind Hämorrhoiden. Im Gegensatz zum venösen Blut in den Rektumvarizen werden Hämorrhoiden immer von arteriellem Blut gespeist.

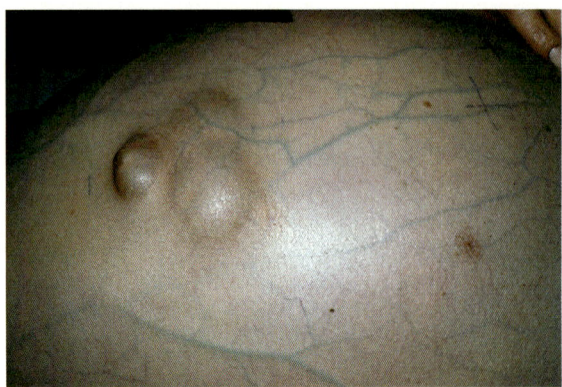

Abb. 5.9 **Caput medusae externum.** (aus: Schumpelick et al., Kurzlehrbuch Chirurgie, Thieme, 2006)

- **Bauchwandvarizen** (Caput medusae): Die Wiedereröffnung der obliterierten umbilikalen Venen im Lig. teres hepatis führt zur Ausbildung von Kollateralen im Bereich der Bauchwand. Am häufigsten befinden sich diese Kollateralen an der Innenseite der vorderen Bauchwand und sind nur im Farbduplex sichtbar (Caput medusae internum). Seltener kommt es zu direkt sichtbaren Kollateralen an der vorderen Bauchwand (Caput medusae externum, Abb. 5.9).

Beeinflussung des systemischen Kreislaufs: Im Rahmen der portalen Hypertension kommt es zu einer verstärkten Freisetzung vasodilatierender Substanzen (z. B. NO) in den Arteriolen des Splanchnikusgebiets. Das venöse Pooling im Splanchnikusgebiet führt zu einer relativen **Hypovolämie** und **Hypotonie im arteriellen Kreislauf**. Die gegenregulatorische **Aktivierung des Renin-Angiotensin-Aldosteron-Systems** und des Sympathikus ist an der Entwicklung des portalen Aszites [S. A284], des hepatorenalen und des hepatopulmonalen Syndroms [S. A285] beteiligt.

Ausbildung eines portosystemischen Shuntflusses: Durch die Umgehungskreisläufe wird das Blut an der Leber vorbeigeleitet. Dadurch wird der hepatische First-Pass-Metabolismus umgangen. Die Folge ist eine verminderte hepatische Entgiftung toxischer Substanzen mit Entwicklung einer hepatischen Enzephalopathie [S. A286].

Funktionsstörung vorgeschalteter Organe: Durch den erhöhten Druck in der Pfortader kommt es zur Entwicklung von:
- Stauungsgastritis
- Stauungsenteropathie mit Malabsorption und Eiweißverlust
- Splenomegalie mit verstärkter Zellsequestration (Hyperspleniesyndrom mit Anämie, Thrombozytopenie und Leukopenie).

Diagnostik:
- Die **Farbduplexsonografie** ist die einfachste Methode zum indirekten Nachweis eines erhöhten Pfortaderdrucks. Mit ihr gelingt der Nachweis einer erweiterten Pfortader, einer verminderten Flussgeschwindigkeit im portalen Hauptstamm und einer Umkehr des Blutflusses.
- Genauer gelingt die Beurteilung des Pfortaderdrucks durch eine invasive Druckmessung entweder transjugulär (transjuguläre **Lebervenenverschlussdruck-Messung**) oder direkt intraoperativ.
- Ösophagus- und Fundusvarizen sowie die Gastropathie werden **endoskopisch** nachgewiesen.

5.9.2 Ösophagus- und Fundusvarizenblutung

DEFINITION Akute obere Gastrointestinalblutung aus rupturierten Ösophagus- oder Fundusvarizen.

Pathogenese und Epidemiologie: Steigt der Druck in der Pfortader deutlich an (> 12 mmHg), besteht eine Rupturgefahr der varikös erweiterten Venengeflechte. Folge einer Ruptur ist eine obere gastrointestinale Blutung [S. A226]. Diese Komplikation tritt bei etwa ⅓ der Patienten mit Leberzirrhose auf.

Klinik: siehe Kap. Gastrointestinale Blutung [S. A227].

Risikofaktoren: Hinweise auf ein erhöhtes Blutungsrisiko sind eine vorausgegangene Varizenblutung, ein Varizendurchmesser > 5 mm, das Red-Color-Sign (Tab. 5.15) und persistierender Alkoholabusus.

Diagnostik: Ösophagus- und Fundusvarizen werden **endoskopisch** nachgewiesen (Abb. 5.10). Bei den Ösophagusvarizen werden endoskopisch 4 Stadien unterschieden (Tab. 5.15). Fundusvarizen werden in Abhängigkeit von ihrer Lokalisation in Varizen vom Typ I (von der kleinen Kurvatur über die Kardia ziehend) und vom Typ II (von der großen Kurvatur über die Kardia ziehend) unterteilt.

Therapie: Methode der Wahl ist die endoskopische Blutstillung durch Anlage einer **Gummibandligatur**, da sie weniger schwerwiegende Komplikationen (Schleimhautnekrosen, Ulzera, Perforation, Narben- und Stenosenbildung) hat als die **Varizensklerosierung**. Persistiert die Blutung nach versuchter endoskopischer Blutstillung, wird eine Sondentamponade durchgeführt: Bei Ösophagusvarizenblutung erfolgt eine **Ballonkompression** mithilfe der **Sengstaken-Blakemore-Sonde**, bei blutenden Fundusvarizen kommt die **Linton-Nachlas-Sonde** zum Einsatz. Um

Tab. 5.15 Endoskopische Einteilung der Ösophagusvarizen

Stadium	Endoskopiebefund
I	• Venenektasie, die nach Luftinsufflation (in den Ösophagus) verstreicht
II	• in das Lumen ragende Varizen, die nach Luftinsufflation verbleiben
III	• starke Einengung des Lumens durch vorgewölbte Varizen • Red-Color-Sign": rötliche Flecken auf den Varizen durch erhöhten intravariköser Druck und Ausdünnung des Epithels
IV	• Verlegung des Lumens durch vorgewölbte Varizen • Red-Color-Sign und z. T. Erosionen

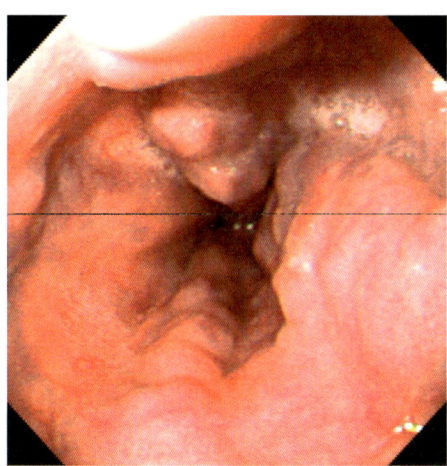 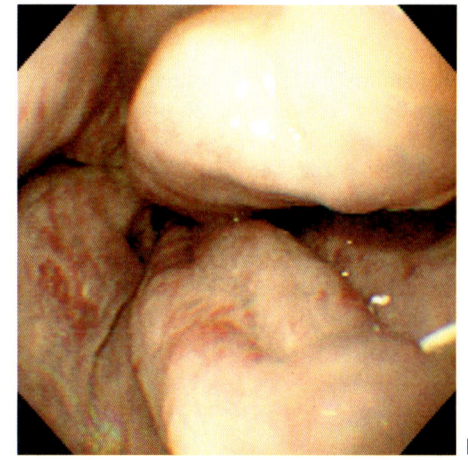

Abb. 5.10 **Ösophagusvarizen Grad III. a** Ohne und **b** mit Red-Color-Sign. (aus: Classen, Tytgat, Lightdale, Gastroenterologische Endoskopie, Thieme, 2004)

Drucknekrosen zu verhindern, sollte der Ösophagusballon alle 4–6 h für 5 min entblockt werden.

Zusätzlich zur endoskopischen Blutstillung kann ein **medikamentöser Therapieversuch** mit Terlipressin oder **Somatostatinanaloga** unternommen werden. Beide Substanzen senken den Druck in der Pfortader und reduzieren den Blutzufluss in die Varizen.

Zur Kreislaufstabilisierung sollten als Sofortmaßnahme außerdem 2 großlumige Verweilkanülen gelegt und Volumen substituiert werden.

Lässt sich die Blutung endoskopisch nicht beherrschen oder kommt es zu Rezidivblutungen, wird der Pfortaderdruck durch **interventionelle** (TIPS) oder **chirurgische Methoden** (portosystemische Shunt-Verfahren s. Chirurgie [S. B165]) gesenkt.

TIPS: Beim transjugulären intrahepatischen portosystemischen Stent-Shunt (TIPS) handelt es sich um ein interventionelles Stent-Verfahren (**Abb. 5.11**), bei dem unter radiologischer Kontrolle über die V. jugularis die rechte Lebervene aufgesucht wird. Von dort punktiert man durch das Parenchym der Leber hindurch den rechten Pfortaderast. Diese neu geschaffene Verbindung wird anschließend durch einen Ballonkatheter dilatiert und mittels Stent offen gehalten. Indiziert ist die TIPS-Anlage zur akuten Blutstillung bei endoskopisch oder medikamentös nicht mehr beherrschbarer Blutung sowie zur Vermeidung von Rezidivblutungen, insbesondere zur Überbrückung der Zeit bis zur Lebertransplantation.

Vorteil ist die starke Senkung des portalen Drucks und die damit verbundene Blutstillung. Als Komplikation kann sich eine hepatische Enzephalopathie entwickeln. Eine schwere Einschränkung der Leberfunktion (Child-Pugh-Score > 12) stellt deshalb eine Kontraindikation für den Eingriff dar. Die TIPS-Stents stenosieren häufig innerhalb einiger Monate, was dann eine Redilatation erfordert. Die Letalität innerhalb der ersten 30 Tage nach einem akuten Notfalleingriff beträgt etwa 30–40 %. In Notfallsituationen ist der TIPS operativen Maßnahmen in der Regel überlegen.

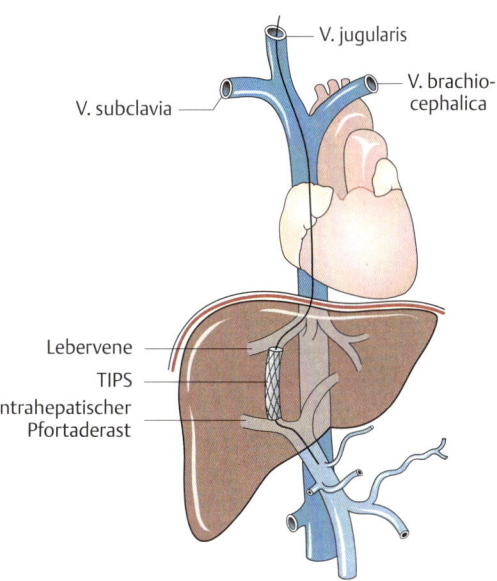

Abb. 5.11 **Transjugulärer intrahepatischer portosystemischer Stent-Shunt (TIPS).** (aus: Henne-Bruns et al., Duale Reihe Chirurgie, Thieme, 2008)

Prophylaxe: Bei der Prophylaxe der Varizenblutung werden Primär- und Sekundärprophylaxe unterschieden.

Primärprophylaxe der Varizenblutung: Sie sollte bei Varizen mit erhöhtem Blutungsrisiko (Varizen > 5 mm, Red-Color-Sign, Child-C) durchgeführt werden. Mittel der Wahl sind **nicht selektive β-Blocker** (z. B. Propranolol), die zu einer Vasokonstriktion im Splanchnikusgebiet führen. Hierdurch kann das Blutungsrisiko um 50 % gesenkt werden.

Sekundärprophylaxe der Varizenblutung: Rezidivblutungen sind sowohl nach Sklerosierung (30–40 %) als auch nach Gummibandligatur (20–30 %) häufig, eine Sekundärprophylaxe ist daher obligat. Methode der Wahl ist die Gummibandligatur der Varizen in mehreren Sitzungen.

Zusätzlich erhalten die Patienten einen nicht selektiven β-Blocker.

Prophylaxe des Leberkomas: Durch den erhöhten Eiweißanfall im Darm stellt die gastrointestinale Blutung einen Risikofaktor für die Entwicklung eines Leberkomas bei chronischer Leberschädigung dar. Um den Eiweißanfall im Darm zu begrenzen, sollte das **Blut** über eine Magensonde **abgesaugt** und eine **diätetische Eiweißrestriktion** durchgeführt werden. Zur Durchführung der Darmreinigung und -dekontamination [S. A286].

5.9.3 Aszites und spontane bakterielle Peritonitis

> **DEFINITION** Als Aszites wird die Ansammlung von freier Flüssigkeit in der Bauchhöhle bezeichnet.

Pathogenese: Ursächlich für die Aszitesbildung ist eine Kombination aus:
- **Hypalbuminämie** mit Erniedrigung des kolloidosmotischen Drucks (durch verminderte Syntheseleistung der Leber und Proteinverlust bei stauungsbedingter exsudativer Enteropathie)
- **portaler Hypertension** mit **Hypervolämie im Splanchnikusgebiet** [S. A281]
- **Hyperaldosteronismus:** Die relative systemische Hypovolämie aufgrund der Vasodilatation im Splanchnikusgebiet führt zu einer Aktivierung von Sympathikus und Renin-Angiotensin-Aldosteron-System. Zusätzlich ist die Aldosteroninaktivierung aufgrund der eingeschränkten Stoffwechselleistung der Leber vermindert. Dadurch kommt es zur vermehrten Natrium- und Wasserrückresorption in der Niere.
- vermehrtem **Austritt von Lymphflüssigkeit** (Überforderung der Kapazität des Lymphsystems durch den erhöhten Flüssigkeitsaustritt aus den Gefäßen).

Klinik: Typische klinische Symptome bei Aszites sind eine Zunahme des Bauchumfangs und eine Gewichtszunahme (die Extremitäten erscheinen dagegen meist kachektisch). Weitere Hinweise auf einen Aszites sind ausladende Flanken im Liegen und ein verstrichener Bauchnabel.

Komplikation: Die Aszitekomplikationen lassen sich auf die Erhöhung des intraabdominellen Drucks zurückführen. Typische Symptome sind **Refluxösophagitis**, **Dyspnoe** (durch den Zwerchfellhochstand), Ausbildung von **Bauchwandhernien** und Entwicklung eines (meist rechtsseitigen) **Hydrothorax** durch Übertritt von intraperitonealer Flüssigkeit durch Zwerchfelllücken. Etwa 15 % aller Patienten mit portalem Aszites entwickeln eine **spontane bakterielle Peritonitis** (SBP). Diese entsteht durch Penetration der Darmbakterien (v. a. E. coli, Proteus, Klebsiellen und Anaerobier) durch die Darmwand. Die spontane bakterielle Peritonitis verläuft i. d. R. zunächst asymptomatisch. Mögliche klinische Symptome sind Fieber und Abdominalschmerzen.

Diagnostik: In der klinischen Untersuchung lässt sich Aszites ab einer Menge von ca. 500 ml nachweisen. Typische Zeichen sind Fluktuationswellen bei Beklopfen der lateralen Bauchwand, eine Flankendämpfung mit Wechsel bei Lageänderung und die ventrale Dämpfung bei Perkussion in Knie-Ellenbogen-Lage.

Die sensitivste Nachweismethode eines Aszites ist die **Sonografie**. Hiermit können bereits kleine Mengen von etwa 50 ml nachgewiesen werden.

Die Herkunft eines Aszites klärt man am besten, indem man die Aszitesflüssigkeit auf ihren Eiweißgehalt untersucht. Näheres zu den Differenzialdiagnosen eines Aszites s. Leitsymptome [S. C97]. Beim Aszites infolge portaler Hypertension handelt es sich um ein Transsudat (Gesamteiweiß < 30 g/l). Wichtig ist eine bakteriologische und zytologische Untersuchung des Punktats, um eine spontane bakterielle Peritonitis nachweisen/ausschließen zu können. Beweisend für eine SBP ist eine Granulozytenzahl von > 250/µl. Der Erregernachweis (aerobe und anaerobe Asziteskultur) gelingt nur selten.

Therapie: Die Therapie des Aszites erfolgt nach einem **Stufenschema**.
- **Stufe I:** Kochsalz- und Flüssigkeitsrestriktion (< 3 g NaCl/d und 1–1,5 l/d), regelmäßige Bilanzierung und Elektrolytkontrolle
- **Stufe II:** zusätzliche Gabe von **Aldosteronantagonisten (Spironolacton)** in einer initialen Dosis von 100 mg/d. Kommt es nicht innerhalb von 3 Tagen zu einer Besserung, kann die Dosis langsam in 50-mg-Schritten erhöht werden. **Cave:** Auslösung eines hepatorenalen Syndroms [S. A285] und Verschlechterung einer hepatischen Enzephalopathie [S. A286]. Bei Bedarf kann zusätzlich **Furosemid** eingesetzt werden.
- **Stufe III:** Bei diuretikarefraktärem Aszites kann zunächst eine sonografiegesteuerte **therapeutische Aszitespunktion** (Parazentese) im Unterbauch durchgeführt werden. Um eine Hypovolämie zu vermeiden, sollten pro Liter abpunktiertem Aszites 6–8 g Albumin substituiert werden. Die zusätzliche Gabe eines Vasokonstriktors wie Terlipressin kann, insbesondere im Zusammenhang mit einem hepatorenalen Syndrom, sehr hilfreich sein. Ultima Ratio ist die Anlage eines transjugulären intrahepatischen portosystemischen Shunts (TIPS) bzw. die Lebertransplantation.

> **MERKE** Die Aszitesausschwemmung sollte unbedingt schonend erfolgen (tägliche Gewichtsabnahme nicht > 500 g), um das Auftreten eines hepatorenalen Syndroms zu verhindern.

Die Therapie der **spontanen bakteriellen Peritonitis** erfolgt mit **Cephalosporinen** der 3. Generation (z. B. Cefotaxim) in Kombination mit **Metronidazol** (Anaerobier). Da die Rezidivrate bei 80 % liegt, sollte eine **Dauerprophylaxe** mit einem **Gyrasehemmer** durchgeführt werden.

Prognose: Die Letalität der rezidivierenden spontanen bakteriellen Peritonitis beträgt etwa 50 % binnen eines

Jahres. Deshalb bedarf ein Aszites der diagnostischen Punktion zum Ausschluss einer Infektion!

5.9.4 Hepatorenales Syndrom

DEFINITION Beim hepatorenalen Syndrom handelt es sich um ein funktionelles Nierenversagen im Rahmen einer fortgeschrittenen Leberparenchymschädigung.

MERKE Die Niere selbst weist beim hepatorenalen Syndrom keine histologischen Veränderungen auf. Nach erfolgreicher Therapie des Leberversagens normalisiert sich auch die Nierenfunktion.

Pathogenese: Pathogenetisch beruht das hepatorenale Syndrom auf einer Minderdurchblutung der Niere, die zu einer bedrohlichen **Einschränkung der glomerulären Filtrationsrate** (GFR) führt. Aszites, Ödeme und venöses Pooling im Rahmen der portalen Hypertension führen zu einer **relativen Hypovolämie**, die gegenregulatorisch eine Aktivierung des Sympathikus und des Renin-Angiotensin-Systems bewirkt. Beide Systeme führen zu einer Vasokonstriktion der glomerulären Arteriolen. Verstärkt wird die **renale Vasokonstriktion** durch die verminderte hepatische Inaktivierung vasokonstriktorischer Mediatoren (z. B. Leukotriene).

MERKE Pathogenese des hepatorenalen Syndroms: Hypovolämie und renale Vasokonstriktion.

Auslösende Faktoren sind
- forcierte Diuretikatherapie oder Parazentese ohne Plasmavolumenexpansion bei portalem Aszites
- gastrointestinale Blutung
- Einnahme nephrotoxischer Medikamente (z. B. NSAR)
- Sepsis und spontane bakterielle Peritonitis.

Klinik: Es werden 2 Verlaufsformen unterschieden:
- **Typ I (akute Form):** rasch progrediente Verschlechterung der Nierenfunktion mit Oligurie und Verdopplung des Serumkreatinins auf > 2,5 mg/dl innerhalb weniger Tage
- **Typ II (chronische Form):** langsam progrediente Verschlechterung der Nierenfunktion.

Diagnostik: Diagnostische Kriterien für das Vorliegen eines hepatorenalen Syndroms sind:
- das Vorliegen einer **fortgeschrittenen Hepatopathie**
- ein **Abfall der GFR** (Kreatinin > 1,5 mg/dl oder Kreatinin-Clearance < 40 ml/min)
- das Fehlen von Schocksymptomen, kein Hinweis auf bakterielle Infektion oder Flüssigkeitsverlust, keine Vorbehandlung mit nephrotoxischen Substanzen
- keine Besserung der Nierenfunktion nach Absetzen von Diuretika und Volumengabe
- eine Proteinurie < 500 mg/d
- ein unauffälliger Sonografiebefund der Nieren.

Typisch sind zudem eine **Verdünnungshyponatriämie** mit einer Natriumausscheidung < 10 mmol/l und eine Urinosmolalität, die über der Osmolalität des Plasmas liegt.

Therapie: Die wichtigsten primären Maßnahmen sind das **Absetzen von Diuretika** und nephrotoxischen Substanzen. Eine spezifische Therapie existiert nicht. Die effektivste Therapie ist die Lebertransplantation.

Vasopressinanaloga führen zu einer Zunahme des peripheren Widerstands ohne die renale Vasokonstriktion zu verstärken. Durch die zusätzliche Gabe von **Albumin** wird das intravasale Volumen angehoben. Beide Mechanismen gemeinsam bewirken eine Steigerung der Diurese.

Prognose: Die Prognose der Nierenfunktion ist von der Prognose der zugrunde liegenden Hepatopathie abhängig. Mit Besserung der Leberfunktion normalisiert sich auch die Nierenfunktion. Ohne Lebertransplantation beträgt die Letalität des hepatorenalen Syndroms Typ I > 95 %.

5.9.5 Hepatopulmonales Syndrom

DEFINITION Das hepatopulmonale Syndrom ist durch die Trias **pulmonale Gasaustauschstörung** und **Verminderung des pulmonalen Gefäßwiderstandes**, Vorliegen einer **fortgeschrittenen Hepatopathie** und Ausschluss einer kardiopulmonalen Grunderkrankung definiert.

Der genaue Pathomechanismus ist unklar. Die pulmonale Vasodilatation entsteht vermutlich durch den vermehrten Anfall vasodilatierender Substanzen im Rahmen der portalen Hypertension sowie möglicherweise durch ihre verminderte Inaktivierung in der Leber. Der erhöhte Blutfluss in der Lungenstrombahn führt zu einem gestörten Ventilations-Perfusions-Verhältnis: Durch **Ausbildung intrapulmonaler Shunts** kommt es zu einer verminderten Oxygenierung des arteriellen Blutes. Zudem ist die Sauerstoffdiffusion gestört, was die Hypoxämie verstärkt.

Charakteristisch für das hepatopulmonale Syndrom ist eine **im Stehen auftretende Dyspnoe**, die sich typischerweise im Liegen bessert (→ DD kardiale Dyspnoe: Besserung im Sitzen, Verschlechterung im Liegen). Objektivierbar ist diese durch eine **BGA**, die eine **arterielle Hypoxämie im Stehen** (PaO_2 < 70 mmHg) mit Besserung nach Hinlegen zeigt. Grund dafür ist vermutlich die im Stehen erhöhte Durchblutung von dilatierten basalen Lungenbereichen und intrapulmonalen Shunts. Der intrapulmonale Shuntfluss kann mithilfe der **transösophagealen Echokardiografie** oder der **Lungenperfusionsszintigrafie** nachgewiesen werden (Partikel, die normalerweise aufgrund ihrer Größe in der Lungenstrombahn hängen bleiben, gelangen durch die Shunts in den systemischen Kreislauf).

Die einzige wirksame Therapie ist die Lebertransplantation. Eine medikamentöse Therapie existiert nicht. Die Dyspnoe kann durch **kontinuierliche Sauerstoffgabe** gebessert werden.

5.9.6 Hepatische Enzephalopathie

Synonym: portosystemische Enzephalopathie (PSE)

> **DEFINITION** Bei der hepatischen Enzephalopathie handelt es sich um ein neuropsychiatrisches Syndrom, das durch einen verstärkten Anfall neurotoxischer Substanzen im Gehirn bei fortgeschrittener Leberschädigung ausgelöst wird.

Pathogenese: Die Pathogenese der hepatischen Enzephalopathie beruht auf einem **erhöhten Anfall neurotoxischer Substanzen** (v. a. Ammoniak, aber auch γ-Aminobuttersäure [GABA], Fettsäuren, Mercaptan usw.) im Gehirn. Eine Schädigung des Leberparenchyms führt zu einer verminderten hepatischen Entgiftungsleistung. Im Rahmen der portalen Hypertension werden die neurotoxischen Substanzen durch Ausbildung portosystemischer Shunts an der Leber vorbeigeleitet. Die neurotoxische Wirkung von Ammoniak beruht u. a. darauf, dass es in den Gliazellen unter Verbrauch von Glutamat zu Glutamin verstoffwechselt wird. Dieses reichert sich in den Gliazellen an. Hierdurch kommt es zu einer langsam progredienten **Zellschwellung**. Eine Erhöhung des Hirndrucks kann – anders als bei der raschen Zellschwellung beim akuten Leberversagen [S. A287] – über Kompensationsmechanismen lange Zeit weitgehend vermieden werden.

Auslöser für eine **akute Verschlechterung** der hepatischen Enzephalopathie sind
- vermehrte Ammoniakbildung im Darm durch einen erhöhten Proteinanfall bei gastrointestinaler Blutung, proteinreicher Nahrung, Obstipation und exsudativer Enteropathie (Abbau der Proteine durch Bakterien im Kolon)
- verstärkte Ammoniakdiffusion ins Gehirn bei Alkalose (NH_3 diffundiert leichter durch die Zellmembran als NH_4^+)
- verstärkter Proteinkatabolismus bei fieberhaften Infektionen (spontane bakterielle Peritonitis)
- Therapie mit GABA-Agonisten (Benzodiazepine, Barbiturate)
- Elektrolytentgleisungen (z. B. Hypokaliämie und Hyponatriämie).

Klinik: Die typischen (stadienabhängigen) Symptome der hepatischen Enzephalopathie zeigt **Tab. 5.16**. Ein Hirnödem ist bei ca. ⅔ der Patienten nachweisbar.

Zudem entwickeln ca. 50 % der Patienten eine Verbrauchskoagulopathie. Ebenfalls etwa die Hälfte der Patienten leidet unter gastrointestinalen Blutungen.

Diagnostik: An erster Stelle steht eine gründliche **klinisch-neurologische Untersuchung** mit Zahlenverbindungstest, Rechentest und Schriftprobe. Typische Zeichen einer hepatischen Enzephalopathie sind eine **konstruktive Apraxie** und das Auftreten eines grobschlägigen Tremors („**flapping tremor**"). Im Labor findet sich in > 90 % der Fälle eine **Hyperammoniämie**. Zusätzlich lassen sich erhöhte Transaminasen und verminderte Lebersyntheseparameter [S. A266] nachweisen. Die BGA zeigt eine gemischte metabolisch-respiratorische Alkalose. Der **EEG-Befund** weist auf eine diffuse Hirnleistungsstörung hin.

Therapie: Ziel ist es, auslösende Faktoren zu beseitigen und die Entwicklung eines Leberausfallkomas zu verhindern.

Beseitigung auslösender Faktoren: Hierzu gehören die Therapie der gastrointestinalen Blutung [S. A226], die Behandlung von Infektionen (spontan bakterielle Peritonitis [S. A284]), das Absetzen von Diuretika und Sedativa (ggf. kurzfristige Gabe des Benzodiazepinantagonisten Flumazenil) und der Ausgleich von Elektrolytstörungen.

Prophylaxe eines Leberkomas: Entscheidend ist die Senkung der Konzentration neurotoxischer Eiweißabbauprodukte:
- **diätetische Maßnahmen:** Wichtig sind eine ausreichende Kalorienzufuhr in Form von Kohlenhydraten (→ Verminderung des Eiweißkatabolismus) und eine **diätetische Eiweißrestriktion**.
- **Darmreinigung:** Mittel der Wahl ist die Gabe von **Laktulose**, eines nicht resorbierbaren Disaccharides mit **laxierender Wirkung**. Laktulose wird im Kolon von Bakterien unter Laktatbildung zu Galaktose und Fruktose gespalten. Durch den sinkenden pH-Wert im Darmlumen wird das leicht resorbierbare NH_3 verstärkt in das schwer resorbierbare NH_4^+ umgewandelt. Durch die Verschiebung des intraluminalen pH-Wertes hat Laktulose auch eine direkt **hemmende Wirkung auf die bakterielle Urease** (verminderte Ammoniakbildung).
- **Darmsterilisation:** Durch Gabe nicht resorbierbarer Antibiotika wie Neomycin oder Vancomycin wird die ammoniakbildende Darmflora reduziert.
- **Senkung des Ammoniakspiegels:** L-Ornithin-Aspartat fördert den hepatischen Ammoniakabbau durch Stimu-

Tab. 5.16 Stadieneinteilung der hepatischen Enzephalopathie

Stadium	klinische Zeichen	diagnostische Hinweise
I	Prodromalstadium: • Schläfrigkeit, Konzentrationsschwäche • verwaschene Sprache • Schlafstörungen • konstruktive Apraxie	• konstruktive Apraxie
II	drohendes Koma: • zunehmende Schläfrigkeit, Apathie • grobschlägiger „flapping tremor" (Asterixis) • Hyperreflexie	• pathologische Schriftprobe • „flapping tremor" • pathologisches EEG
III	Stupor: • Patient schläft fast immer, ist aber erweckbar • inkohärente Sprache • Hyperreflexie	• „flapping tremor" (falls Patient wach) • leichter Foetor hepaticus • pathologisches EEG
IV	Leberausfallkoma: • Patient nicht erweckbar • IVa: Reaktion auf Schmerzreize • IVb: keine Reaktion auf Schmerzreize	• „flapping tremor" fehlt • ausgeprägter Foetor hepaticus • pathologisches EEG

lation der Harnstoff- und Glutaminsynthese. Verzweigtkettige Aminosäuren können den Ammoniakanfall durch Hemmung des Proteinabbaus senken.
- ggf. **Osmodiuretika:** zur Behandlung eines Hirnödems.

Als Ultima Ratio kommt eine Lebertransplantation in Betracht.

5.10 Akutes Leberversagen

DEFINITION Akuter Ausfall der Leberfunktion bei vorher lebergesunden Patienten.

Epidemiologie: Das akute Leberversagen ist sehr selten. Schätzungsweise treten in Deutschland ca. 150 Fälle pro Jahr auf.

Ätiopathogenese: Das akute Leberversagen wird in fast 95 % der Fälle durch eine **Virushepatitis** (ca. 65 %, v. a. Hepatitis D und Hepatitis E bei Schwangeren) und **Aufnahme hepatotoxischer Substanzen** (30 %, z. B. Paracetamol, Halothan, INH, Knollenblätterpilz, Ecstasy, Tetrachlorkohlenwasserstoff) ausgelöst. Seltenere Ursachen (zusammen 5 %) sind die alkoholische Fettleberhepatitis, die akute Schwangerschaftsfettleber, das HELLP-Syndrom, die Schockleber, der Morbus Wilson und das Budd-Chiari-Syndrom. Aufgrund der unterschiedlichen Auslöser ist die Pathogenese des akuten Leberversagens uneinheitlich (z. B. Leberschädigung durch Entzündungen, Toxine, massive feintropfige Leberverfettung). Gemeinsames Endstadium ist ein rascher **Untergang des Lebergewebes**, der zu einer kritischen Einschränkung oder einem kompletten Ausfall der Leberfunktion führt.

Einteilung: Abhängig von der zeitlichen Latenz zwischen Leberschädigung und Auftreten der Symptome einer hepatischen Enzephalopathie werden 3 Verlaufsvarianten unterschieden:
- fulminantes Leberversagen (< 7 Tage)
- akutes Leberversagen (8–28 Tage)
- subakutes Leberversagen (> 29 Tage).

Klinik: Klinische Manifestationen des akuten Leberversagens sind die hepatische Enzephalopathie mit „flapping tremor", der Ikterus, der Foetor hepaticus, Gerinnungsstörungen, eine ammoniakinduzierte Hyperventilation und eine arterielle Hypotonie infolge massiver peripherer Vasodilatation.

> **MERKE** Die typische klinische Trias des akuten Leberversagens besteht aus **Ikterus, hämorrhagischer Diathese** und **Bewusstseinsstörung.**

Komplikationen: Die wichtigste Komplikation ist die Entwicklung eines **Hirnödems** mit Kompression lebenswichtiger Hirnstrukturen. Das Hirnödem entsteht durch einen raschen und massiven Anstieg der Ammoniakkonzentration im Gehirn mit Einlagerung des Glutamins in den Gliazellen (**zytotoxisches Hirnödem**). Anders als bei der chronischen Leberschädigung kann die rasche osmotische Zellschwellung nicht kompensiert werden. Sekundär tritt durch Störungen der Blut-Hirn-Schranke auch ein **vasogenes Hirnödem** hinzu. Unterschreitet die Differenz zwischen Hirndruck und mittlerem arteriellem Druck 30–40 mmHg, besteht die Gefahr einer zerebralen Ischämie. Klinische Symptome eines erhöhten Hirndrucks sind **Hypertonie, Bradykardie, gesteigerter Muskeltonus, Papillenödem, Mydriasis** und **Atemstörungen** bis hin zur Apnoe.

Weitere Komplikationen sind:
- gastrointestinale Blutung (> 50 %) durch Ausfall der hepatischen Synthese von Gerinnungsfaktoren, stressbedingte Ulzerationen der Magenschleimhaut und portale Hypertension
- respiratorische Insuffizienz (hepatopulmonales Syndrom [S. A285])
- akutes Nierenversagen (hepatorenales Syndrom [S. A285]
- Hypoglykämie durch Ausfall der hepatischen Glukoneogenese
- rezidivierende Infektionen durch eine gestörte Funktion des Monozyten-Makrophagen-Systems der Leber (Kupffer-Zellen) und eine verminderte hepatische Komplementfaktorsynthese.

Diagnostik: Im Labor findet sich ein Anstieg der Transaminasen und des Bilirubins, eine Hyperammoniämie, ein verminderter Quick-Wert (häufig < 20 %), eine Hypoglykämie und eine gemischte metabolisch-respiratorische Alkalose. Zur Überwachung des Hirndrucks sollte eine Hirndrucksonde gelegt werden.

Die Höhe der Transaminasen gibt einen Hinweis auf die Schwere der Leberschädigung. Ein Transaminasensturz tritt auf, wenn große Teile des Leberparenchyms bereits zerstört sind.

Differenzialdiagnosen: Die wichtigste Differenzialdiagnose ist eine rasche Verschlechterung der Leberfunktion bei vorbestehender Hepatopathie. Bei Vorliegen einer Bewusstseinsstörung muss eine intrakraniale Blutung ausgeschlossen werden (CCT).

> **MERKE** Begriffserläuterung:
> - **Leberausfallkoma:** Komaentwicklung bei chronischer Hepatopathie (hepatische Enzephalopathie)
> - **Leberzerfallskoma:** Komaentwicklung bei akutem, massivem Leberzelluntergang.

Therapie: Patienten mit akutem Leberversagen müssen **intensivmedizinisch** überwacht und therapiert werden. Im Vordergrund stehen:
- Therapie der hepatischen Enzephalopathie und Prophylaxe eines Leberkomas [S. A283]
- Therapie des Hirnödems (z. B. Osmodiuretika)
- Vermeidung bzw. Therapie von Infektionen (prophylaktische Gabe von Breitspektrumantibiotika und -antimykotika)
- Ausgleich einer Hypoglykämie
- Therapie von Gerinnungsstörungen

Tab. 5.17 Kriterien zur notfallmäßigen Lebertransplantation

	Anwendung	Kriterien
Clichy-Kriterien	v. a. bei virealem akutem Leberversagen	• hepatische Enzephalopathien II–IV und • bei Patienten > 30 Jahre: Faktor V < 30 % • bei Patienten < 30 Jahre: Faktor V < 20 %
King's-College-Kriterien	bei paracetamolinduziertem akutem Leberversagen	• arterieller pH < 7,3 unabhängig vom Grad der Enzephalopathie oder (alle 3 gefordert) • INR > 6,5 • Kreatinin > 3,4 mg/dl • hepatische Enzephalopathien Grad II–IV
	bei Nicht-Paracetamol-induziertem akutem Leberversagen	• INR > 6,5 oder (3 aus 5 gefordert) • Alter < 10 Jahre oder > 40 Jahre • Ätiologie: Non-Virus-Hepatitis, Halothan, Idiosynkrasie • Auftreten der Enzephalopathie > 7 Tage nach Beginn des Ikterus • INR > 3,5 • Bilirubin > 17,4 mg/dl

- Prophylaxe bzw. Therapie eines akuten Nierenversagens (ausreichende Flüssigkeitszufuhr, Nierenersatztherapie)
- Therapie einer respiratorischen Insuffizienz (Sauerstoffgabe, ggf. Intubation und Beatmung).

Zur Ulkusprophylaxe sollte der H_2-Rezeptor-Antagonist **Ranitidin** eingesetzt werden, da dieser auch den Hirndruck senkt.

Wann immer möglich sollte eine **kausale Therapie** erfolgen. Hierzu gehören z. B. die Beendigung einer Schwangerschaft bei schwangerschaftsassoziiertem Leberversagen, Entgiftungsmaßnahmen und Antidotgabe bei Aufnahme von Hepatotoxinen (z. B. Acetylcystein bei Paracetamolintoxikation oder Silibenin bei Knollenblätterpilzvergiftung) und der Versuch einer antiviralen Therapie bei fulminanter Hepatitis.

In jedem Fall sollte so früh wie möglich die Indikation zur **Lebertransplantation** geprüft werden (**Tab. 5.17**) und die Patienten sollten ggf. in ein Transplantationszentrum verlegt werden.

Prognose: Unter konservativer Therapie liegt die Mortalität bei 80 %. Etwa die Hälfte der Patienten benötigt eine Lebertransplantation. Die häufigsten Todesursachen sind Hirnödem und Infektionen.

5.11 Lebertumoren

Siehe Neoplastische Erkrankungen [S. A648].

5.12 Durchblutungsstörungen der Leber

Durchblutungsstörungen der Leber können bedingt sein durch eine Beeinträchtigung
- der systemischen und portalen Blutzufuhr,
- des intrahepatischen Blutdurchflusses oder
- des venösen Blutabstroms.

5.12.1 Störungen der Blutzufuhr

Anämischer Leberinfarkt: Er entsteht durch einen **thrombotischen Verschluss** in der **A. hepatica**. Da das sauerstoffarme Pfortaderblut nicht zur Versorgung der Leber ausreicht, kommt es im Versorgungsgebiet der Arterie zu einem umschriebenen Untergang des Leberparenchyms. Makroskopisch findet sich ein umschriebenes **subkapsulär gelegenes hellgelbes Infarktareal**, das von einem breiten hämorrhagischen Randsaum umgeben ist (**Abb. 5.12**).

Schockleber: Die Schockleber entsteht auf dem Boden einer gestörten hepatischen Blutversorgung bei anhaltendem Kreislaufschock. Nach dem Prinzip der letzten Wiese gehen zunächst die läppchenzentralen Parenchymabschnitte zugrunde.

Prähepatische Pfortaderthrombose: Eine Pfortaderthrombose kann sich im Rahmen **entzündlicher Erkrankungen** (z. B. Pankreatitis, Nabelvenenentzündung, Thrombophlebitis migrans, Cholangitis), bei **raumfor-

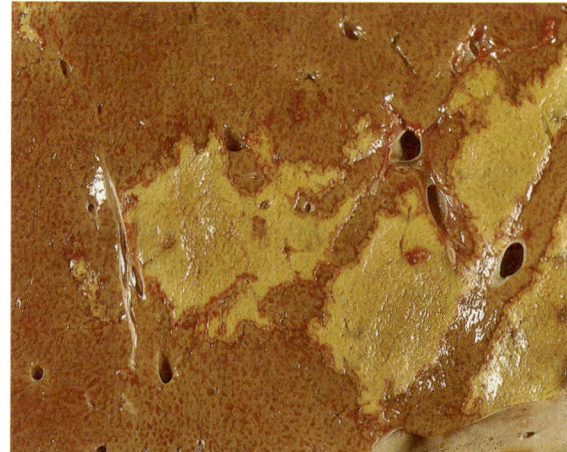

Abb. 5.12 **Anämischer Leberinfarkt mit lehmgelber Infarktzone und hämorrhagischem Randsaum.** (aus: Riede, Werner, Schaefer, Allgemeine und spezielle Pathologie, Thieme, 2004)

dernden Prozessen** der Umgebung (z. B. Pankreastumor, Lebertumor) oder bei Vorliegen einer **Thrombophilie** entwickeln. Entwickelt sich der Pfortaderverschluss langsam, kann die Erkrankung lange Zeit symptomlos verlaufen. Durch Ausbildung von Kollateralkreisläufen kommt es im Verlauf zur Entwicklung von Ösophagusvarizen, Rektumvarizen und einem Caput medusae. Ein akuter Pfortaderverschluss führt rasch zu portaler Hypertension, Splenomegalie und hämorrhagischer Dünndarminfarzierung. Die ausreichende Durchblutung der Leber selbst wird durch Pfortaderthrombosen meist nicht gefährdet.

5.12.2 Störung des intrahepatischen Blutflusses

Intrahepatische Pfortaderthrombose (Zahninfarkt): Ein isolierter intrahepatischer Pfortaderastverschluss hat keine Auswirkungen auf die Durchblutung der Leber. Erst wenn der intrahepatische Pfortaderastverschluss mit einem verminderten arteriellen Blutzufluss (z. B. bei Kreislaufinsuffizienz) einhergeht, entwickelt sich ein hämorrhagischer Leberinfarkt. Aufgrund des verminderten arteriellen Blutflusses ist die Parenchymdurchströmung verlangsamt und es kommt zu einem Rückstau des Blutes mit Atrophie der Leberzellen. Es entsteht ein sog. **Zahninfarkt** (Pseudoinfarkt, Abb. 5.13). Makroskopisch imponiert der Zahninfarkt durch einen **keilförmigen dunkelroten Herd** im Leberparenchym, dessen Spitze auf den verschlossenen Pfortaderast zeigt. Histologisch zeigt sich eine hochgradige passive Hyperämie mit Dilatation der Sinusoide und Atrophie der Leberzellbalken. Parenchymnekrosen sind selten.

Peliosis hepatis: Dabei finden sich **blutgefüllte Zysten im Leberparenchym**, die mit den Sinusoiden in Verbindung stehen. Die Zysten entstehen entweder durch einen Untergang von Parenchymgewebe (parenchymatöser Typ ohne Endothelauskleidung der Zyste) oder durch eine Aussackung der Zentralvenen (phlebektatischer Typ mit Endothelauskleidung der Zyste). Eine Peliosis hepatis entwickelt sich typischerweise im Rahmen einer Therapie mit **oralen Kontrazeptiva** und **anabolen Steroiden** oder durch eine Infektion mit **Bartonella henselae** (Erreger der Katzenkratzkrankheit).

Venookklusive Erkrankung (Venenverschlusskrankheit): Dabei handelt es sich um eine Durchblutungsstörung der Leber durch einen progredienten Verschluss kleiner und mittelgroßer intrahepatischer Venen. Pathogenetisch liegt den Gefäßverschlüssen eine **entzündliche Schädigung der Endothelzellen** zugrunde, die mit einer Fibrin- oder Thrombenbildung einhergeht. Im weiteren Verlauf kommt es zu einer **stenosierenden Intimafibrose**, die zu einer vollständigen Gefäßobliteration führen kann. In den Industrieländern wird die venookklusive Erkrankung v. a. durch eine **Strahlentherapie** oder **immunsuppressive** bzw. **zytostatische Behandlung** ausgelöst. Endemisch kommt die venookklusive Erkrankung im Mittleren Osten vor, wo sie nach Genuss von Pyrrolizidinalkaloiden auftritt.

5.12.3 Störungen des Blutabflusses (Stauungsleber)

Unter einer Stauungsleber versteht man eine passive venöse Hyperämie der Leber durch Blutrückstau bei **Rechtsherzinsuffizienz** oder **konstriktiver Perikarditis**. Eine weitere Ursache ist die postsinusoidale Abflussstörung im Rahmen eines **Budd-Chiari-Syndroms**. Abhängig vom zeitlichen Verlauf werden eine akute, subakute und chronische Stauungsleber unterschieden. Während die sichtbaren Veränderungen der akuten Stauungsleber auf der ausgeprägten Blutstauung in der Leber beruhen, kommen bei der subakuten und chronischen Stauungsleber Veränderungen durch Hypoxie in den läppchenzentralen Regionen („**Prinzip der letzten Wiese**") hinzu.

Die makroskopischen und histologischen Befunde bei Stauungsleber zeigt **Tab. 5.18**.

Budd-Chiari-Syndrom: Das Budd-Chiari-Syndrom entsteht durch einen inkompletten oder kompletten **Verschluss der großen Lebervenen**. Die Erkrankung ist sehr selten und tritt v. a. zwischen dem 20. und 30. Lebensjahr auf. Am häufigsten entsteht das Budd-Chiari-Syndrom auf dem Boden eines **thrombotischen Lebervenenverschlusses** im Rahmen unterschiedlicher Grunderkrankungen:
- hämatologische Erkrankungen (z. B. myeloproliferatives Syndrom, Sichelzellanämie)
- neoplastische Erkrankungen (z. B. Leberzellkarzinom, Lebermetastasen, Nierenzellkarzinom mit Cavathrombose)
- entzündliche Erkrankungen (z. B. Leberabszess, Kollagenosen)
- traumatische Leberschädigung.

Auch hormonelle Veränderungen (Einnahme **oraler Kontrazeptiva** oder **anaboler Steroide** bzw. Schwangerschaft) oder die **Radiotherapie** können zu einem Budd-Chiari-

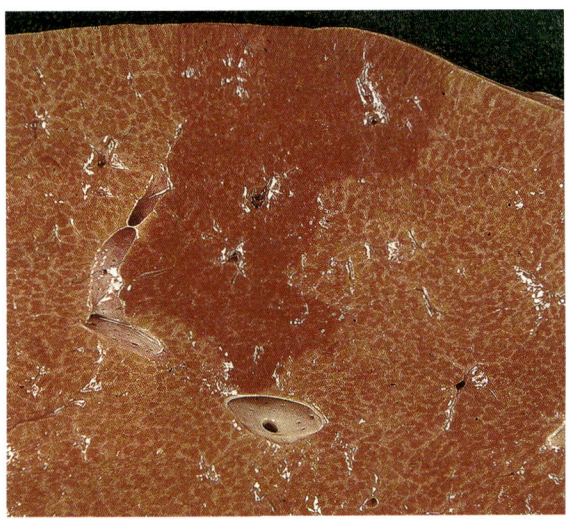

Abb. 5.13 Zahninfarkt der Leber. (aus: Riede, Werner, Schaefer, Allgemeine und spezielle Pathologie, Thieme, 2004)

Tab. 5.18 Makroskopische und histologische Befunde bei Stauungsleber

Typ	makroskopische Befunde	histologische Befunde
akute Stauungsleber	• vergrößerte, dunkelrote Leber mit abgerundeten Leberrändern • Schnittfläche: rote, punktförmige Bereiche, die durch die blutgefüllten Zentralvenen und erweiterten Sinusoide entstehen	• geweitete Zentralvenen und blutgefüllte Sinusoide • druckbedingte Verschmälerung der Hepatozytenbälkchen
subakute Stauungsleber	• vergrößerte, dunkelrote Leber mit abgerundeten Leberrändern • Schnittfläche: Die dunkelroten Stauungsstraßen und eine gelbbraune Verfettung des angrenzenden Leberparenchyms verleihen der Leber den typischen Aspekt der **„Herbstlaubleber"**.	• zusätzlich hypoxische Verfettung mit beginnender Nekrotisierung des läppchenzentralen Leberparenchyms
chronische Stauungsleber	• dunkelrot, geschrumpfte Leber mit deutlich verhärteter Konsistenz und verdickter Kapsel • Schnittfläche: Die dunklen rotblauen Stauungsstraßen verleihen der Leber den typischen Aspekt der **„Muskatnussleber"** (Abb. 5.14).	• **Stauungsinduration** durch zunehmende Fibrosierung im Bereich der zentral- und sublobulären Venen und Sinusoide • **Cirrhose cardiaque:** Im Spätstadium kommt es durch Ausbildung venovenöser bzw. portoportaler Bindegewebssepten zum klassischen Bild der Leberzirrhose.

Syndrom führen. Klinisch stehen die Symptome der **portalen Hypertension** mit Abdominalschmerzen, Hepatosplenomegalie und Stauungszeichen (Ösophagusvarizenblutung, Aszites) im Vordergrund.

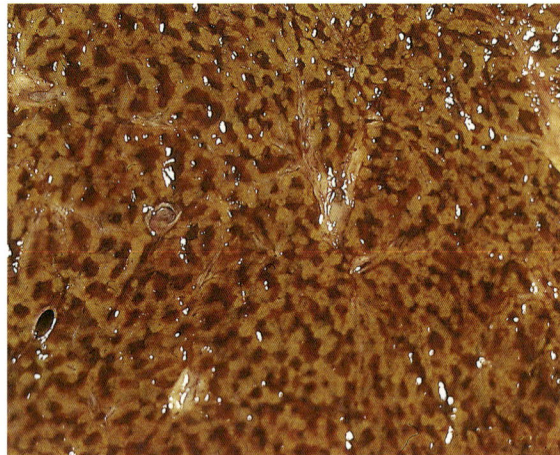

Abb. 5.14 **Typisches Bild einer Muskatnussleber.** (aus: Riede, Werner, Schaefer, Allgemeine und spezielle Pathologie, Thieme, 2004)

6 Gallenblase und Gallenwege

6.1 Grundlagen

6.1.1 Aufgaben der Gallenblase und der Gallenflüssigkeit

Die Gallenblase ist für die **Speicherung, Eindickung** und die **bedarfsgerechte Sezernierung der Gallenflüssigkeit** in den Darm verantwortlich. Die in den Darm sezernierte Gallenflüssigkeit nimmt eine wichtige Funktion bei der **Verdauung** und **Absorption der Nahrungsfette** ein. Gallensäuren **emulgieren die Fette** und machen sie so für die fettspaltenden Enzyme aus dem Pankreas (Lipasen) zugänglich. Die lipophilen Abbauprodukte werden anschließend unter Beteiligung von Gallensäuren in **Mizellen** eingebaut und können in dieser Form von der Darmschleimhaut absorbiert werden.

6.1.2 Diagnostik

Klinische Zeichen: Bei bestimmten Erkrankungen der Gallenblase und der Gallenwege lassen sich in der klinischen Untersuchung 2 charakteristische klinische Zeichen nachweisen.

Murphy-Zeichen: Während der Patient tief einatmet, wird die Gallenblase unterhalb des rechten Rippenbogens mit mehreren Fingern palpiert. Ein plötzliches **Stoppen der Einatmung** spricht für eine **Cholezystitis** [S. A294]; der Druck der entzündeten Gallenblase gegen die palpierenden Finger wird vom Patienten als sehr schmerzhaft empfunden. Seltener wird das Murphy-Zeichen bei Cholezystolithiasis beobachtet.

Courvoisier-Zeichen: Als Courvoisier-Zeichen wird die Kombination aus einer **tastbaren prallelastischen, nicht schmerzhaften Gallenblase** und einem **Verschlussikterus** bezeichnet. Ein positives Courvoisier-Zeichen findet sich typischerweise bei einem Verschluss des Ductus choledochus durch ein **Pankreaskopfkarzinom im Bereich der Papille**. Seltenere Ursachen sind ein Gallengangskarzinom, Metastasen bzw. Lymphome im Lig. hepatoduodenale oder eine Pankreaspseudozyste.

Bildgebende Diagnostik: Erkrankungen der Gallenblase und Gallenwege werden v. a. durch bildgebende Methoden diagnostiziert. Die Standarduntersuchung zum Nachweis von Erkrankungen der Gallenblase ist die **Sonografie**. Mit ihr können Störungen des Galleabflusses (Steine, Tumoren), Entzündungen der Gallenblase und ihre Komplikationen (Cholezystitis, Gallenblasenhydrops, Gallenblasenempyem) nachgewiesen werden. Die Darstellung der intrahepatischen Gallenwege, die parallel zu den Pfortaderästen verlaufen, gelingt i. d. R. nur, wenn sie aufgrund einer Abflussstörung erweitert sind. Man spricht dann vom sog. **Doppelflintenphänomen** (Pfortaderast und Gallenweg nebeneinander).

Veränderungen des Ductus choledochus lassen sich gut mit der **Endosonografie** darstellen. Sie ist Mittel der Wahl zum lokalen Staging von Gallengangskarzinomen.

Eine sehr sensitive Methode zum Nachweis von Gallengangserkrankungen ist die **endoskopische retrograde Cholangiografie** (ERC). Ihr Vorteil liegt in der direkten therapeutischen Interventionsmöglichkeit (z. B. Papillotomie und Steinextraktion, Einlage biliärer Drainagen und Stents). Ist die Durchführung einer ERC nicht möglich (Z. n. Billroth-II-Operation), kann alternativ die perkutane transhepatische Cholangiografie (PTC) eingesetzt werden.

Die präziseste Diagnostik von Erkrankungen der Gallenwege gelingt mithilfe der **MR-Cholangiopankreatografie** (MRCP). Sie ist immer dann indiziert, wenn der V. a. eine Abflussbehinderung in den Gallenwegen oder im Pankreasgang besteht, aber primär keine Therapie mittels ERCP beabsichtigt wird.

6.2 Fehlbildungen der extrahepatischen Gallenwege

Hierzu zählen folgende Erkrankungen:

Gallengangsatresie: Entweder als komplette Atresie oder als Hypoplasie der extra- oder intrahepatischen Gallenwege (s. Pädiatrie [S. B510]). Typischerweise kommt es kurz nach der Geburt zum progredienten Ikterus. Die Gallengangsatresie ist die häufigste Ursache einer neonatalen Cholestase. Histologisch erkennt man eine ausgeprägte periportale Duktulusproliferation. Anstelle der Gallengänge lassen sich nur mehr Bindegewebsstränge oder Gallengangsüberreste nachweisen. Ohne Lebertransplantation ist die Prognose ungünstig.

Gallengangszysten: Die Inzidenz beträgt etwa 1:15 000. Am häufigsten sind der **Ductus choledochus** und der Ductus hepaticus betroffen. Gallengangszysten äußern sich meist schon im frühen Säuglingsalter mit Ikterus, acholischen Stühlen und schmerzhaftem Oberbauch. Meist bestehen gleichzeitig auch Missbildungen des Ductus pancreaticus. Die Diagnose wird mittels Sonografie (echoleer), MRC/ERC bzw. intraoperative Cholangiografie gestellt. Therapie der Wahl ist die chirurgische Rekonstruktion.

Caroli-Syndrom: Diese angeborene, fokale Erweiterung der intrahepatischen Gallenwege ist oft mit Fehlbildungen auch anderer Organe (z. B. Nieren- oder extrahepatischen Gallengangszysten) assoziiert. Es kann zur Ausbildung von Gallensteinen mit rezidivierenden Entzündungen und Koliken kommen.

Alagille-Syndrom: Hypoplasie der intrahepatischen interlobulären Gallengänge und weitere assoziierte Fehlbildungen (z. B. Skelett, Gesicht). Sehr selten, autosomal-dominanter Erbgang.

6.3 Cholelithiasis

DEFINITION Konkremente in der Gallenblase (Cholezystolithiasis) oder im Gallengangssystem (Choledocholithiasis).

Epidemiologie: Frauen sind etwa doppelt so häufig betroffen wie Männer (Prävalenz bei Frauen: ca. 15 %, bei Männern ca. 7,5 %). Die Häufigkeit nimmt mit dem Alter zu. Mit 75 Jahren haben etwa 35 % der Frauen und 20 % der Männer ein Gallensteinleiden. In 15–30 % liegen die Steine sowohl in der Gallenblase als auch in den Gallengängen.

Ätiologie: Pathogenetische Grundlage der Cholelithiasis ist eine **Ausfällung wasserunlöslicher Gallenbestandteile**. Hauptort der Steinbildung ist die Gallenblase. Steine in den Gallengängen sind i. d. R. die Folge einer Steinwanderung aus der Gallenblase. Eine De-novo-Steinbildung in den Gallengängen ist selten. Die häufigste Steinart sind Cholesterinsteine (50 %). Seltener sind Bilirubinsteine (Pigmentsteine, 20 %) und gemischte Cholesterin-Pigment-Steine.

Pathophysiologie der Steinbildung:
Cholesterinsteine: Das unlösliche Cholesterin der Gallenflüssigkeit kann nur in Anwesenheit konjugierter Gallensäuren und Phospholipide durch Mizellenbildung in Lösung gehalten werden. Das physiologische Konzentrationsverhältnis von Cholesterin, Phospholipiden und Gallensäuren beträgt 5:25:70. Verschiebt sich dieses Konzentrationsverhältnis zugunsten des Cholesterins, ist die Galle mit **Cholesterin übersättigt** und das Cholesterin fällt aus. Lithogene Galle ist die Folge einer **erhöhten Cholesterinkonzentration** (gesteigerte hepatische Cholesterinsynthese bzw. verminderter Cholesterinabbau) oder einer **verminderten Konzentration der Lösungsvermittler** (Gallensäureverlustsyndrom [S. A246] in der Blasengalle).

Pigmentsteine: Sie bestehen hauptsächlich aus unkonjugiertem Bilirubin. Abhängig von ihrer Farbe und Konsistenz werden schwarze, harte Pigmentsteine und braune, weich-bröcklige Pigmentsteine unterschieden:

- **schwarze Bilirubinsteine:** Sie sind Folge einer erhöhten Konzentration des **unkonjugierten Bilirubins** in der Blasengalle. Ursächlich ist in den meisten Fällen eine chronische Hämolyse, seltener eine Leberzirrhose mit verminderter Kapazität zur Bilirubinkonjugierung.
- **braune Pigmentsteine:** Sie entstehen durch bakterielle Dekonjugation des **konjugierten Bilirubins**. Voraussetzung für die Bildung brauner Pigmentsteine ist demnach eine bakterielle Besiedlung der Gallenflüssigkeit (unsterile Galle). Als Grunderkrankung liegt praktisch immer eine Gallengangsstriktur vor.

In etwa 20 % der Fälle kommt es durch entzündliche Prozesse zu einer Steinverkalkung.

Steindifferenzierung: Cholesterin- und Pigmentsteine sind in der **Röntgenaufnahme** nicht schattengebend (Ausnahme: Verkalkung). Kalkhaltige Steine lassen sich in ca. 60 % der Fälle aufgrund der Schattengebung nachweisen. Eine **sonografische** oder **computertomografische Differenzierung** gelingt durch eine Lokalisation der Steine: Während Cholesterinsteine in der Gallenblase schweben, sedimentieren Pigmentsteine auf den Gallenblasenboden.

Risikofaktoren: Prädisponierende Faktoren für die Cholelithiasis sind weibliches Geschlecht, Schwangerschaft, Adipositas mit cholesterinreicher, ballaststoffarmer Ernährung, höheres Alter und hereditäre Faktoren (sog. Gallensteinfamilien).

> **MERKE** „6-F": **f**emale, **f**ertile, **f**at, **f**orty, **f**amiliy, **f**air.

Weitere Risikofaktoren sind das **Gallensäureverlustsyndrom** [S. A246] und die **Einnahme clofibrathaltiger Arzneimittel**. Begünstigt wird die Gallensteinbildung durch eine **Hypomotilität der Gallenblase**, die zu einer längeren Verweildauer der Galle in der Gallenblase und zu einer unvollständigen Gallenblasenentleerung führt.

Klinik:
Cholezystolithiasis: 75 % der Gallenblasensteinträger bleiben **symptomlos** (stumme Gallensteine). Bei etwa 25 % der Steinträger kommt es im Verlauf der Steinerkrankung zu Symptomen (symptomatische Gallensteine). Häufig leiden die Patienten an **unspezifischen dyspeptischen Beschwerden** mit Druck- und Völlegefühl, Meteorismus und Nahrungsmittelunverträglichkeiten. Leitsymptom des Gallensteinleidens ist die **Gallenkolik**. Sie wird durch eine Steinpassage oder Steineinklemmung im Bereich des Ductus cysticus ausgelöst. Typisch für die Gallenkolik sind krampfartige Schmerzen im Bereich des rechten Oberbauchs, die in den Rücken oder die rechte Schulter ausstrahlen. Der häufigste Auslöser sind **fettreiche Mahlzeiten**. Die Schmerzen dauern typischerweise länger als 15 min und können über mehrere Stunden anhalten.

Häufig leiden die Patienten unter vegetativen Begleitsymptomen wie **Übelkeit** und **Erbrechen**.

Choledocholithiasis: Choledochussteine verlegen häufig die Papilla Vateri und werden dann mit **Gallenkoliken** und **intermittierendem Stauungsikterus** symptomatisch.

Komplikationen: Die typischen Komplikationen des Gallensteinleidens zeigt **Tab. 6.1**.

Diagnostik: Anamnestisch sollte nach **bekannten Risikofaktoren** (s. o.) und **Symptomen einer Cholelithiasis in der Vergangenheit** (Gallenkolik, Ikterus, uncharakteristische Oberbauchbeschwerden mit Nahrungsmittelunverträglichkeiten) gefragt werden.

Bei der klinischen Untersuchung zeigt sich die **Cholezystolithiasis** u. U. durch eine Druckdolenz unterhalb des rechten Rippenbogens und ein **positives Murphy-Zeichen** [S. A290]. Die unkomplizierte Cholezystolithiasis geht ohne pathologische Laborbefunde einher. Bei der **Choledocholithiasis** lässt sich i. d. R. ein **Anstieg der Cholestaseparameter** [S. A266] nachweisen. Erhöhte Entzün-

Tab. 6.1 Komplikationen der Cholelithiasis

Komplikation	Auslöser, Symptome und Komplikationen
akute Cholezystitis	• Auslöser: Steineinklemmung (häufig Gallenblasenhals, Ductus cysticus) mit mechanisch-irritativer Schleimhautschädigung und sekundärer bakterieller Besiedlung • Symptome: Fieber, Schmerzen im rechten Oberbauch mit Abwehrspannung, erhöhte Entzündungsparameter
Gallenblasenhydrops	• Auslöser: Zystikusverschluss • Symptome: prall gefüllte Gallenblase, die mit unspezifischen Symptomen (Druckgefühl im rechten Oberbauch) einhergeht • Komplikation: Entwicklung einer akuten Cholezystitis
chronisch-rezidivierende Cholezystitis	• Folgezustand rezidivierender Cholezystitiden • Symptome: häufig asymptomatisch, ggf. dyspeptische Beschwerden • Komplikation: Entwicklung einer Porzellangallenblase und eines Gallenblasenkarzinoms
Steinperforation	• Perforation in den Darmtrakt: Gallensteinileus • Perforation in die freie Bauchhöhle: Peritonitis • gedeckte Perforation: subhepatische Abszessbildung
Mirizzi-Syndrom	• Auslöser: Kompression des Ductus hepaticus communis durch einen großen Gallenblasenhalsstein • Symptome: Verschlussikterus • wichtige Differenzialdiagnose: Pankreaskopfkarzinom
Choledocholithiasis	Auslöser: Steinabgang in den Ductus choledochus bei Cholezystolithiasis (seltener De-novo-Bildung) Komplikationen: • Verschlussikterus: Ikterus und Anstieg der Cholestaseparameter durch Verschluss des Gallengangs mit Abflussstörung • akute Cholangitis: Charcot-Trias (hohes Fieber, rechtsseitige Oberbauchschmerzen, Ikterus) • biliäre Pankreatitis: Auslöser ist eine Steineinklemmung an der Papilla Vateri; Leitsymptome sind akute heftigste Schmerzen im mittleren Oberbauch mit gürtelförmiger Ausstrahlung und ein Anstieg der Pankreasenzyme • sekundäre biliäre Zirrhose: Endstadium einer rezidivierenden Cholangitis

6.3 Cholelithiasis

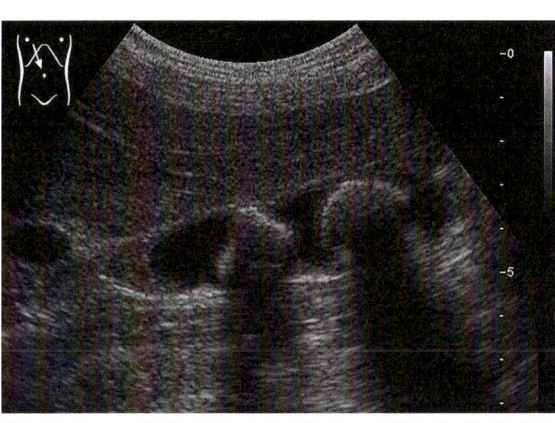

Abb. 6.1 **Sonografische Befunde bei Cholezystolithiasis.** Große Gallensteine mit deutlichem Schallschatten. (aus: Seitz, Schuler, Rettenmaier, Klinische Sonographie und sonographische Differenzialdiagnose, Thieme, 2007)

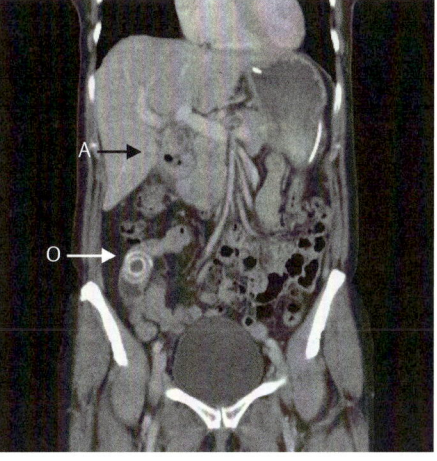

Abb. 6.2 **Aerobilie (A) und Ileus (O) nach Durchbruch eines Gallenblasensteins in das Duodenum.** (aus: Henne-Bruns et al., Duale Reihe Chirurgie, Thieme, 2007)

dungsparameter sprechen für das Vorliegen einer **akuten Cholezystitis** [S. A294], ein Anstieg der Lipase spricht für eine **biliäre Pankreatitis**.

Die sicherste Methode zum Nachweis einer **Cholezystolithiasis** ist die Sonografie (Trefferquote > 95 %). Typisches Zeichen ist ein echoreicher, bogenförmiger Reflex im Gallenblasenlumen mit dorsalem Schallschatten (Abb. 6.1). Auch bei **Choledocholithiasis** liegt die Trefferquote immerhin zwischen 60 und 70 %. Klassische Zeichen sind eine Erweiterung des Ductus choledochus (> 7 mm bzw. > 10 mm nach Cholezystektomie) und der intrahepatischen Gallenwege (indirekter Steinnachweis). Ein direkter Steinnachweis gelingt häufig, aber nicht regelmäßig.

Bei **Choledocholithiasis** erzielt man mit der **Endosonografie** bessere Ergebnisse. Aufgrund der fehlenden Darmgasüberlagerung lassen sich Steine nachweisen und gut gegenüber anderen Verschlussursachen (z. B. Tumoren) abgrenzen.

Methode der Wahl zum Nachweis einer Choledocholithiasis ist jedoch die endoskopische retrograde Cholangiografie (ERC, Abb. 6.3). Falls eine ERC technisch nicht durchführbar ist (Stenosen der ableitenden Gallenwege, Z. n. Billroth-II-Operation), kann alternativ eine perkutane transhepatische Cholangiografie (PTC) durchgeführt werden. In letzter Zeit gewinnt die **MRCP** mit 3-dimensionaler Gangdarstellung an Bedeutung.

> **MERKE** Der Vorteil der ERC liegt in der Möglichkeit der direkten therapeutischen Intervention durch Papillotomie und Steinextraktion.

In der **Adomenübersichtsaufnahme** zeigen sich ausschließlich verkalkte Gallensteine (ca. 20 %). Sie ist allerdings die geeignete Methode zum Nachweis einer **Steinperforation**. Perforiert der Stein in den Darm, zeigt sich Luft in den Gallenwegen (Aerobilie) und ggf. ein Dünndarmileus (Gallensteinileus) (Abb. 6.2). Eine freie Perforation imponiert durch eine subphrenische Luftsichel.

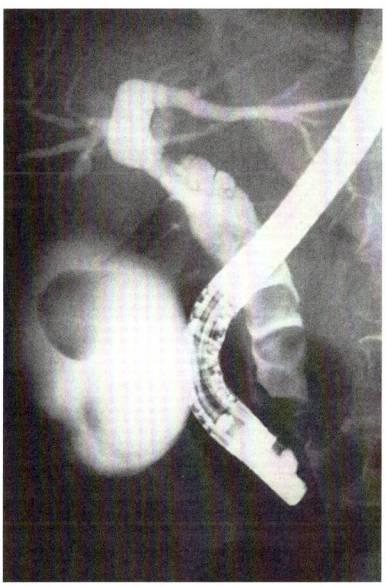

Abb. 6.3 **ERCP bei Choledocholithiasis.** Erweiterter Ductus choledochus mit großen Konkrementen. (aus: Greten, Rinninger, Greten, Innere Medizin, Thieme, 2010)

Differenzialdiagnosen:
- **Cholezystolithiasis:** Bei unspezifischen Oberbauchbeschwerden müssen andere Ursachen einer Dyspepsie [S. A226] ausgeschlossen werden. Eine Gallenkolik imponiert häufig als akutes Abdomen. Wichtige Differenzialdiagnosen des Kolikschmerzes sind insbesondere die Nieren- oder Harnleiterkolik und der mechanische Ileus.
- **Choledocholithiasis:** Hier müssen alle Ursachen eines cholestatischen Verschlussikterus [S. A265] bedacht werden.

Therapie: Therapieindikationen sind:
- symptomatische Cholezystolithiasis

- Komplikationen der Cholezystolithiasis (Cholezystitis, Gallenblasenempyem, Perforation, maligne Entartung, Gallensteinileus)
- Choledocholithiasis.

> **MERKE** Während die asymptomatische Cholezystolithiasis nicht therapiebedürftig ist, sollte eine Choledocholithiasis immer behandelt werden. Die Komplikationsrate der unbehandelten Choledocholithiasis ist sehr hoch.

Therapie der Gallenkolik: Bei akuter Gallenkolik sollte eine 24-stündige Nahrungskarenz eingehalten werden. Die medikamentöse Therapie der Gallenkolik erfolgt durch Gabe von **Spasmolytika** und **Analgetika**. Für die Spasmolyse eignet sich die Gabe des peripheren Parasympatholytikums Butylscopolamin (Buscopan), das initial in einer Dosis von 20 mg langsam intravenös als Bolus verabreicht werden sollte. Anschließend ist entweder eine Infusion mit Butylscopolamin oder die sublinguale Gabe von Nitroglycerin indiziert. Zur Schmerztherapie wird zunächst Metamizol, bei zu geringer Wirkung Pethidin verabreicht.

> **MERKE** Morphin ist bei der Gallenkolik **kontraindiziert**, da es zu einem Spasmus des Sphincter Oddi führt.

Therapie der Cholezystolithiasis: Die Standardtherapie der symptomatischen Cholezystolithiasis ist die elektive laparoskopische Cholezystektomie (s. Chirurgie [S. B168]). Eine konventionelle Operation ist nur selten erforderlich (z. B. nach mehrfachen Oberbauchoperationen [Verwachsungsbauch], nach Gallenblasenperforation oder bei schweren kardiopulmonalen Vorerkrankungen). Vor Durchführung einer Cholezystektomie sollten gleichzeitig vorliegende Steine in den Gallenwegen mittels ERC ausgeschlossen bzw. nachgewiesen und entfernt werden.

Eine konservative Behandlung von Gallenblasensteinen durch **orale Litholyse** oder **extrakorporale Stoßwellenlithotripsie** (ESWL) ist nur selten indiziert (Kontraindikationen für eine operative Steinentfernung, ausdrücklicher Patientenwunsch). Die Rezidivquote ist nach beiden Methoden sehr hoch. Voraussetzungen für eine orale Lyse oder ESWL sind:
- Vorliegen weniger (1–3) unverkalkter komplikationsloser Cholesterinsteine mit einem Durchmesser < 30 mm
- frei durchgängiger Ductus cysticus (Nachweis mittels ERCP)
- kontraktionsfähige Gallenblase (sonografischer Kontraktionsnachweis vor und 1 h nach Einnahme einer Reizmahlzeit).

Für die **orale Litholyse** werden Ursodeoxycholsäure und Chenodeoxycholsäure eingesetzt. Sie führen zu einer verminderten Cholesterinsättigung der Galle und können kleine Cholesterinsteine auflösen. Nach erfolgreicher Lyse sollte die Therapie noch weitere 3 Monate fortgesetzt werden (Senkung der Lithogenität der Galle). Die maximale Therapiedauer beträgt 18 Monate.

Bei der **extrakorporalen Stoßwellenlithotripsie** (ESWL) werden die Steine zertrümmert. Anschließend wird der Spontanabgang abgewartet (**Cave:** Auslösung von Koliken). Die ESWL sollte immer mit einer **oralen Litholyse kombiniert** werden.

Therapie der Choledocholithiasis: Die Choledocholithiasis wird interventionell therapiert. Goldstandard ist die **endoskopische retrograde Cholangiografie** (ERC) mit Papillotomie und retrograder endoskopischer Steinextraktion. Im beschwerdefreien Intervall schließt sich eine Cholezystektomie an. Bei großen nicht extrahierbaren Steinen kann vor der ERC eine Steinzertrümmerung mittels **perkutaner Stoßwellenlithotripsie** durchgeführt werden. Die kleinen Konkremente können anschließend durch endoskopische Steinextraktion entfernt werden. Ist eine endoskopische Steinentfernung nicht möglich, kann eine perkutane transhepatische Steinextraktion durchgeführt werden.

Prognose: Die Cholezystolithiasis kann durch eine Cholezystektomie geheilt werden. In seltenen Fällen (ca. 10 %) kann es im Anschluss an die operative Therapie zu einem „Postcholezystektomiesyndrom" mit Persistenz bzw. Wiederauftreten der Beschwerden kommen (s. Chirurgie [S. B168]). Die wichtigste Rezidivprophylaxe nach interventioneller Therapie einer Choledocholithiasis ist die operative Cholezystektomie, da hiermit der Steinbildungsort entfernt wird.

6.4 Cholezystitis

> **DEFINITION** Akute bzw. chronische Entzündung der Gallenblase unterschiedlicher Ätiologie.

Epidemiologie: Die Häufigkeit der Cholezystitis korreliert mit der Prävalenz der Cholezystolithiasis [S. A292]. Insgesamt liegt die Inzidenz bei ca. 250/100 000.

Ätiologie und Pathogenese: Der akuten Cholezystitis liegt in über 90 % eine Cholezystolithiasis zugrunde (kalkulöse Cholezystitis), die durch eine **mechanische Irritation** der Gallenblasenschleimhaut zu einer **primär abakteriellen Entzündung** der Gallenblase führt. Drucknekrosen und Ischämie schädigen die Schleimhaut. Die **Keimbesiedlung** erfolgt **sekundär** durch Keimaszension aus dem Duodenum oder hämatogene bzw. lymphogene Ausbreitung. Eine akute Cholezystitis ohne Steine (akalkulöse Cholezystitis) ist selten. Sie entsteht i. d. R. auf dem Boden einer Stase in den Gallenwegen (z. B. postoperativ, Polytrauma, Verbrennung, Massentransfusion, Sepsis). Eine Sonderform ist die Cholezystitis bei **Salmonellendauerausscheidern**. Eine chronische Cholezystitis entwickelt sich als Folgezustand rezidivierender Cholezystitiden.

Klinik: Eine akute Cholezystitis äußert sich klinisch durch kolikartige **Schmerzen** und **Abwehrspannung im rechten Oberbauch** sowie **Fieber**. Die Gallenblase ist äußerst druckdolent. Wie bei der Cholezystolithiasis strahlen die **Schmerzen** typischerweise **zwischen die Schulterblätter aus**. Typische Begleitsymptome sind Übelkeit und Erbrechen. Die chronische Cholezystitis verläuft i. d. R. asymptomatisch. Gelegentlich leiden die Patienten unter uncharakteristischen dyspeptischen Beschwerden und besonders nach Genuss fetter Speisen unter Oberbauchbeschwerden (Übelkeit, Völlegefühl, Aufstoßen, Erbrechen).

Komplikationen: Die wichtigsten Komplikationen der akuten Cholezystitis sind das Gallenblasenempyem und die Gallenblasengangrän mit Steinperforation.
- **Gallenblasenempyem:** Ein Gallenblasenempyem entsteht auf dem Boden eines Zystikusverschlusses mit Gallenblasenhydrops. Klinische Symptome sind die Oberbauchperitonitis mit Abwehrspannung, eine palpaple Resistenz und hohes Fieber mit Schüttelfrost. Es besteht die Gefahr eines septischen Schocks (s. Infektionserkrankungen [S. A511]).
- **gangränöse Cholezystitis und Gallenblasenperforation:** Durch Überdehnung der Gallenblasenwand kommt es zu einer Ischämie mit nekrotischem Gewebeuntergang. Die wichtigsten Folgen der Gallenblasengangrän sind das Übergreifen der Entzündung auf die Umgebung (**Pericholezystitis**) und die Gallenblasenperforation. Am häufigsten ist die **gedeckte Perforation mit Abszessbildung** oder die Perforation in das Duodenum, die bei Steineinklemmung zu einem **Gallensteinileus** führen kann. Bei Perforation in die freie Bauchhöhle entwickelt sich eine gallige Peritonitis mit hoher Letalität.

Eine chronische Cholezystitis kann zur Entwicklung einer **Porzellangallenblase** führen. Durch den chronischen Entzündungsprozess kommt es zu Kalkablagerungen in der Gallenblasenwand (gut sichtbar in der Abdomenübersichtsaufnahme). Die wichtigste Spätkomplikation der Porzellangallenblase ist die maligne Entartung zum **Gallenblasenkarzinom**.

Diagnose: Die **akute Cholezystitis** kann sich bei der klinischen Untersuchung durch eine tastbare, druckdolente Resistenz unter dem rechten Rippenbogen zeigen. Typisch sind eine **lokale Abwehrspannung** und ein positives **Murphy-Zeichen** [S. A290]. Im Labor findet sich **eine Erhöhung von γ-GT und AP** und **Entzündungsparametern** (CRP, BSG, Leukozytose). **Cave:** Bei älteren Patienten kann die Leukozytose fehlen. Auch eine **chronische Cholezystitis** kann palpatorisch durch eine Druckdolenz und ein positives Murphy-Zeichen auffallen. Die Entzündungsparameter sind i. d. R. kaum erhöht.

Die Methode der Wahl zum Nachweis einer Cholezystitis und ihrer Komplikationen ist die **Sonografie**. Bei einer **akuten Cholezystitis** zeigt sich typischerweise eine durch das Ödem verdickte (> 4 mm), **3-schichtige Gallenblasenwand** (Abb. 6.4a). Zusätzlich kann sich ein percholezystisches Ödem zeigen. Meistens lassen sich in der ent-

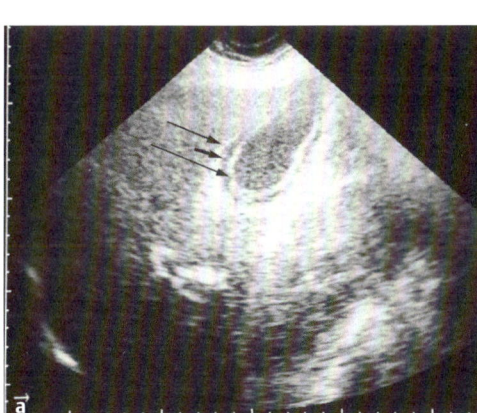
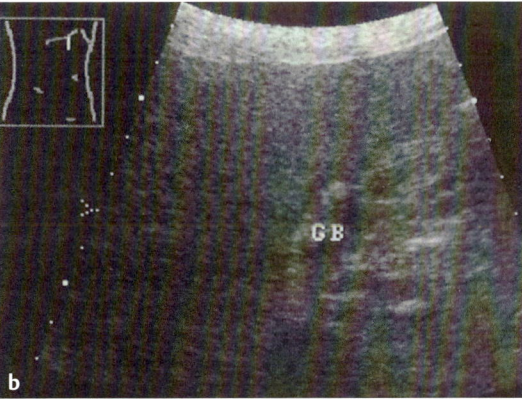
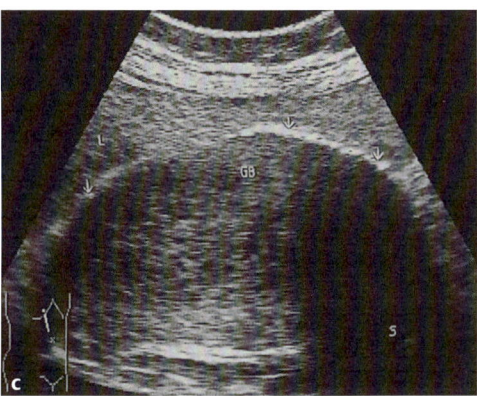

Abb. 6.4 **Sonografie bei Cholezystitis. a** Akute Cholezystitis mit typischer Dreischichtung der verdickten Gallenblasenwand. **b** Schrumpfgallenblase. **c** Porzellangallenblase mit Wandkalk (Pfeile) und Schallschatten (S). (a: aus Reiser, Kuhn, Debus, Duale Reihe Sonographie, Thieme 2006; b: aus Schmidt, Görg, Kursbuch Ultraschall, Thieme, 2008)

zündeten Gallenblase auch Konkremente nachweisen. Bei einem **Gallenblasenempyem** ist die Gallenblase vergrößert und mit einem echoreichen, grobkörnigen Material (Eiter) ausgefüllt. Bei einer **gedeckten Steinperforation** lässt sich die Abszessbildung durch eine echoarme, unscharf begrenzte Raumforderung im Leberbett nachweisen. Eine Aerobilie bei Steinperforation in den Darm mit Gallensteinileus zeigt sich sonografisch durch helle Reflexe mit Schallschatten in den Gallenwegen und in der Leber. Eine **chronische Cholezystitis** imponiert in der Sonografie durch eine deutlich verkleinerte, narbig geschrumpfte Gallenblase ohne Lumen (**Schrumpfgallenblase**, Abb. 6.4b). Im Stadium der **Porzellangallenblase** lassen sich die Kalkeinlagerungen in der Gallenblasenwand durch einen großen, bogigen ventral gelegenen Reflex mit breitem homogenem Schallschatten nachweisen (Abb. 6.4c).

In diagnostisch unklaren Fällen sollte eine **CT** durchgeführt werden. Sie ist die sensitivste Nachweismethode einer entzündlichen Gallenblasenveränderung. Zudem können hiermit Abszesse und Perforationen nachgewiesen und das Vorliegen eines Tumors ausgeschlossen werden.

Eine **Abdomenübersichtsaufnahme** kann zum Nachweis von Komplikationen, wie Steinperforation in das Duodenum (→ Aerobilie) oder in die freie Bauchhöhle (→ subphrenische Luftsichel), eingesetzt werden.

Differenzialdiagnosen: Die akute Cholezystitis gehört zu den wichtigen Differenzialdiagnosen des akuten Abdomens [S. A226]. Bei einer chronischen Cholezystitis muss v. a. das Vorliegen eines Gallenblasenkarzinoms (s. Neoplastische Erkrankungen [S. A652]) ausgeschlossen werden.

Therapie: Therapie der Wahl bei akuter Cholezystitis ist die frühzeitige **operative Cholezystektomie**, die innerhalb von 24 Stunden nach stationärer Aufnahme des Patienten durchgeführt werden sollte. In dieser Zeit sollten die Patienten durch Volumen- und Elektrolytausgleich klinisch stabilisiert werden. Wichtig ist eine **konsequente Nahrungskarenz**, um die Gallenblase zu entlasten. Komplikationen der Cholezystitis (Empyem, Perforation, Gangrän, Sepsis) verlangen eine sofortige **Notfall-Cholezystektomie**. Auch die chronische Cholezystitis wird primär operativ therapiert.

Zur **Schmerztherapie** werden nicht spasmogene Analgetika eingesetzt. Sofort nach Abnahme der Blutkulturen sollte eine **systemische Antibiose** mit gallengängigen Antibiotika (z. B. Ceftriaxon, Fluorchinolone) eingeleitet werden.

Eine **interventionelle Therapie** ist nur bei Patienten mit hohem Operationsrisiko indiziert. Methode der Wahl ist die Cholezystostomie mit perkutaner Drainage der Gallenblase mithilfe eines Pigtail-Katheters.

Prognose: Nach Cholezystektomie sind die Patienten geheilt.

6.5 Akute Cholangitis

DEFINITION Akute Entzündung der Gallenwege unterschiedlicher Genese.

Ätiologie und Pathogenese: Die Cholangitis entwickelt sich am häufigsten auf dem Boden einer **Choledocholithiasis mit bakterieller Besiedlung der Gallenwege** im Rahmen einer hämatogenen oder lymphogenen Ausbreitung. Anders als bei der Cholezystitis handelt es sich bei der Cholangitis um eine **primär bakterielle Entzündung**. Seltenere Ursachen sind benigne Gallengangsstrikturen (häufig iatrogen nach ERC oder biliodigestiver Anastomose), die primär sklerosierende Cholangitis, das Gallengangskarzinom oder die Papillenstenose (entzündlich, maligne, posttraumatisch, hypertroph).

Klinik: Die typischen Symptome der akuten Cholangitis bildet die **Charcot-Trias**: hohes Fieber (> 38 °C) mit Schüttelfrost, rechtsseitige Oberbauchschmerzen und intermittierender Ikterus.

Komplikationen: Die wichtigsten Komplikationen der akuten Cholangitis sind die Cholangiosepsis (Notfall!) und der Leberabszess. Bei chronischem Gallengangsverschluss kann sich eine sekundäre biliäre Zirrhose entwickeln.

Diagnose: Bei der klinischen Untersuchung zeigt sich die Cholangitis häufig durch eine **schmerzhaft vergrößerte, tastbare Gallenblase** und eine **Hepatomegalie**. Im Blut lässt sich eine Erhöhung der Entzündungs- und Cholestaseparameter nachweisen. Die Transaminasen sind nur mäßig erhöht.

In der (Endo-)**Sonografie** zeigen sich **erweiterte** intra- und extrahepatische **Gallenwege** mit intraluminalem echoreichem Material (Eiter). Eventuell gelingt der Nachweis von Gallengangskonkrementen. Insbesondere die Endosonografie hilft bei der Abgrenzung gegenüber tumorösen Prozessen (Gallengangs- oder Pankreaskarzinom). Ein **Leberabszess** imponiert durch eine **echoarme, unscharf begrenzte Raumforderung** im Leberbett.

Der präziseste Nachweis von Erkrankungen der Gallenwege gelingt mithilfe der **MR-Cholangiopankreatografie** (MRCP). Sie ist allerdings nur dann indiziert, wenn primär keine Therapie mittels ERCP beabsichtigt wird.

Diagnostische Methode der Wahl zum Nachweis einer Cholangitis und der zugrunde liegenden Choledocholithiasis ist die **ERCP**. Ist diese technisch nicht möglich, kann alternativ eine PTC durchgeführt werden.

Differenzialdiagnosen: Wichtige Differenzialdiagnosen sind die **akute Cholezystitis, Hepatitis** und **Pankreatitis**. Primär nicht eitrige chronische Gallenwegserkrankungen können durch typische Laborbefunde (antimitochondriale Autoantikörper bei primär biliärer Zirrhose) oder typische Befunde in der ERCP („Perlschnurbild" bei primär sklerosierender Cholangitis) abgegrenzt werden.

Therapie: Therapie der Wahl ist die sofortige Beseitigung des Abflusshindernisses durch eine **notfallmäßige Papillotomie** und **Steinextraktion mittels ERCP**. Liegt der Cholangitis eine Gallengangsstenose zugrunde, kann versucht werden, den Gallengang durch Stent-Einlage offen zu halten.

Pharmakotherapeutisch wird die akute Cholangitis mit **Analgetika** und **Spasmolytika** behandelt (s. Therapie der akuten Cholezystitis [S. A296]). In jedem Fall muss sofort nach Abnahme der Blutkulturen eine antibiotische Therapie mit gallengängigen **Antibiotika** (z. B. Ceftriaxon, Fluorchinolone) begonnen werden.

Prognose: Bei rascher Beseitigung des Abflusshindernisses ist die Prognose gut. Die Cholangiosepsis hat eine hohe Letalität.

7 Pankreas

7.1 Grundlagen

7.1.1 Aufgaben des Pankreas

Endokrine Funktion: Die wichtigste endokrine Aufgabe des Pankreas ist die **Aufrechterhaltung der Glukosehomöostase** durch Sezernierung von Glukagon (Erhöhung des Glukosespiegels im Blut), Insulin (Senkung des Glukosespiegels im Blut) bzw. Somatostatin (Hemmung der Insulin- und Glukagonsekretion). Das pankreatische Polypeptid hemmt die gastrointestinale Motilität, den Galleabfluss und die exokrine Pankreassekretion.

Exokrine Funktion: Das Pankreas sezerniert täglich etwa 2 l **alkalisches Pankreassekret**, dessen Hauptbestandteile Wasser, Bikarbonat und Verdauungsenzyme sind. Folgende Verdauungsenzyme werden vom Pankreas sezerniert: Die α-Amylase (Stärkespaltung), die Lipase (Triglyceridspaltung), die an der Proteinspaltung beteiligten Exopeptidasen (Aminopeptidase, Carboxypeptidasen A und B) und Endopeptidasen (Trypsin, Chymotrypsin, Elastase-1, Kallikrein) sowie die Phospholipase A (Phospholipidspaltung).

> **MERKE** Symptome einer exokrinen Pankreasinsuffizienz treten erst auf, wenn der Großteil des Pankreasgewebes zerstört ist!

7.1.2 Diagnostik

Apparative Diagnostik: Die wichtigsten bildgebenden Methoden zur Beurteilung des Pankreas sind die **Sonografie**, die **Endosonografie**, die **endoskopische retrograde Pankreatikografie** (ERP) und die **MR-Cholangiopankreatikografie** (MRCP). Bei eingeschränkter sonografischer Beurteilbarkeit (Meteorismus, Adipositas), unklaren sonografischen Befunden und zum Staging bei Pankreaskarzinom ist die **CT** indiziert. Bei V. a. infizierte Pankreasnekrosen oder -pseudozysten sowie bei Malignitätsverdacht (Ausnahme: V. a. kurativ resektables Karzinom) ist eine endosonografisch oder CT-gezielte **Feinnadelpunktion** mit Keimnachweis und Zytologie indiziert.

Labordiagnostik: Die Enzyme **α-Amylase** und **Lipase** werden bei einer Schädigung der Azinuszellen des Pankreas freigesetzt und erscheinen dann im Blut. Nur die **Lipase** ist **pankreasspezifisch**. Da die Enzymaktivitäten großen Schwankungen unterliegen, geben sie nur einen groben Hinweis auf den Schweregrad der Pankreasschädigung (Tab. 7.1).

Trypsin, Elastase-1 und Phospholipase A sind z. T. sensitiver und spezifischer als die Amylase und Lipase, werden aber nicht routinemäßig untersucht.

Funktionsdiagnostik: Die wichtigste Indikation für Funktionstests sind Symptome der fortgeschrittenen chronischen Pankreatitis wie Gewichtsabnahme, Fettstuhl und Diarrhö.

Endokrine Funktionsdiagnostik: Durchführung eines Glukosetoleranztests und eines Blutzuckertagesprofils.

Exokrine Funktionsdiagnostik: Die wichtigsten exokrinen Funktionstestungen zeigt Tab. 7.2.

Früher gängige Funktionstestungen wie die **Chymotrypsinbestimmung** im Stuhl (Interferenz mit therapeu-

Tab. 7.1 Ursachen einer α-Amylase- bzw. Lipaseerhöhung bzw. -erniedrigung

Ursachen	α-Amylase (nicht pankreasspezifisch)	Lipase (pankreasspezifisch)
akute Pankreatitis/ Schub einer chronischen Pankreatitis	>4-fache Erhöhung*	bis 80-fache Erhöhung*
post-ERCP	bis 3-fache Erhöhung*	bis 15-fache Erhöhung*
Pankreaspseudozyste	Wiederanstieg bzw. fehlender Abfall (normalerweise fällt die α-Amylase nach 2–5 Tagen ab)	Wiederanstieg bzw. fehlender Abfall (normalerweise fällt die Lipase nach 1–6 Wochen ab)
falsch positive Werte	bis 3-fache Erhöhung (z. B. bei akutem Abdomen, Ketoazidose), Makroamylase	bis 3-fache Erhöhung (Niereninsuffizienz, bestimmte Medikamente, akutes Abdomen, Ketoazidose)
fortgeschrittene chronische Pankreatitis/Totalnekrose bei akuter Pankreatitis	Erniedrigung	Erniedrigung

* Werte können erheblich variieren

Tab. 7.2 Funktionstestungen der exokrinen Pankreasfunktion

Test	Funktionstest
direkte (invasive) Funktionsprüfung	
Sekretin-Pankreozymin-Test	• **Prinzip:** Sekretin stimuliert die Pankreassaftsekretion; Pankreozymin stimuliert die Sekretion der Verdauungsenzyme • **Durchführung:** Nach intravenöser Gabe von Sekretin und Pankreozymin wird das Pankreassekret per Duodenalsonde entnommen und auf seinen Gehalt an Wasser, Elektrolyten und Verdauungsenzymen untersucht. • **Vorteil:** sehr sensitiv und spezifisch, auch in der Frühphase aussagekräftig • **Nachteil:** teuer, invasiv und zeitaufwendig • **Indikation:** nur bei diagnostischer Unsicherheit
indirekte (nicht invasive) Funktionsprüfung	
Bestimmung der Elastase-1 im Stuhl	• **Prinzip:** Da die Elastase-1 nicht durch Darmenzyme gespalten wird, ist ihre Konzentration im Stuhl ein indirektes Maß für die exokrine Kapazität des Pankreas. • **Vorteil:** einfach durchführbar, keine Veränderung durch Pankreasenzymsubstitution, daher gut geeignet zur Verlaufskontrolle unter Therapie • **Nachteil:** falsch positive Ergebnisse bei Diarrhö, in der Frühphase nicht aussagekräftig • **Indikation:** Screening-Methode zum Nachweis einer exokrinen Pankreasinsuffizienz, Verlaufskontrolle • **Auswertung:** Elastase-1-Konzentration < 100 µg/g Stuhl spricht für eine exokrine Pankreasinsuffizienz (Normwert: > 200 µg/g Stuhl)
Stuhlfettbestimmung	• **Prinzip:** Eine erniedrigte Lipasekonzentration führt zu einer verminderten Fettresorption und erhöhten Fettausscheidung mit dem Stuhl. • **Vorteil:** einfach durchführbar; die Bestimmung des Stuhlfettgehalts gibt einen guten Anhalt für die Funktion des exokrinen Pankreas • **Nachteil:** in der Frühphase nicht aussagekräftig • **Indikation:** v. a. exokrine Pankreasinsuffizienz • **Auswertung:** ein Stuhlfettgehalt > 7 g/d (Steatorrhö) spricht für eine exokrine Pankreasinsuffizienz

tisch substituierten Pankreasenzymen → Absetzen vor der Testung) oder der **Pankreolauryl-Test** sind in ihrer Durchführung umständlicher und nicht aussagekräftiger als die Bestimmung der Elastase-1-Konzentration im Stuhl. Sie werden daher in der Klinik nicht mehr angewandt.

7.2 Akute Pankreatitis

DEFINITION Akute Entzündung der Bauchspeicheldrüse, die durch eine Selbstandauung des Organs bei vorzeitiger Aktivierung der Pankreasenzyme (Autolyse) entsteht.

Epidemiologie: In Mitteleuropa erkranken etwa 15–20/100 000 Einwohner pro Jahr.

Ätiologie: Die mit Abstand häufigsten Ursachen einer akuten Pankreatitis sind die **Choledocholithiasis** (ca. 55 %) mit Steineinklemmung im Bereich der Papilla Vateri (akute biliäre Pankreatitis) und der **chronische Alkoholmissbrauch** (ca. 30 %). In fast ¼ der Fälle bleibt die Ursache unbekannt. Seltenere Ursachen sind das Pankreas divisum (s. Chirurgie [S. B170]), Traumen, die **ERCP**, **Medikamente** (z. B. Tetrazykline, L-Asparaginase, Amiodaron, Steroide, Azathioprin, Furosemid und Thiazide), Infektionen (Mumps, Hepatitis, HIV), der primäre **Hyperparathyreoidismus**, eine **Hypertriglyzeridämie**, die zystische Fibrose und die hereditäre Pankreatitis. **Klassische Auslöser** für eine akute Pankreatitis sind **Alkoholexzesse** und **voluminöse, fettreiche Speisen**.

Pathogenese: Die akute Pankreatitis beginnt mit einer **ödematösen Schwellung** des Pankreasgewebes durch Einwirkung unterschiedlicher Noxen (Stadium der interstitiell-ödematösen akuten Pankreatitis). Zellschäden führen zur unkontrollierten Freisetzung von Pankreasenzymen, die durch frühzeitige intrapankreatische Aktivierung eine Selbstandauung des Organs (**Autodigestion** bzw. Autolyse) verursachen. Die Mechanismen der Zellschädigung sind sehr unterschiedlich:
- Sekretstau im Pankreasgang
- Pankreasödem mit Mikrozirkulationsstörungen und lokaler Azidose
- Änderungen der Sekretzusammensetzung, die zu einer Schädigung der Zellen führen (z. B. bei Alkohol, eiweiß- und fettreicher Ernährung, Hyperparathyreoidismus)
- primäre Azinusschädigung (Medikamente, ERCP, Infektionen).

Eine Schlüsselfunktion nimmt Trypsinogen bzw. **Trypsin** ein, da es wesentlich an der Aktivierung weiterer Enzyme (z. B. Phospholipase A, Elastase, Kallikrein) beteiligt ist. Sistiert die Schädigung im interstitiell-ödematösen Stadium, verläuft die Erkrankung milde und heilt i. d. R. folgenlos aus. Greift der Entzündungsprozess dagegen auf das umgebende Fettgewebe über, kommt es zur **Einschmelzung des Fettgewebes** mit Ausbildung von **Kolliquationsnekrosen**. Kalzium bindet an die freigesetzten Fettsäuren (**Verseifung**) und lagert sich als Kalkspritzer im Gewebe ab. Die Nekrosen können sich ausweiten und zu sog. Nekrosestraßen im Retroperitonealraum führen (Stadium der akut nekrotisierenden Pankreatitis). In ausgeprägten Fällen kann es zu einer hämorrhagischen Einblutung in die Nekrosen kommen (Stadium der hämorrhagisch-nekrotisierenden Pankreatitis).

Klinik: Leitsymptom der akuten Pankreatitis ist der plötzlich auftretende, **heftigste Schmerz** im mittleren **Oberbauch** (90–100 %), der häufig **gürtelförmig** in die **Flanken und den Rücken** ausstrahlt (50 %). Häufige Begleitsymptome sind Übelkeit und Erbrechen (85 %), Fieber (50 %) und eine Gesichtsrötung (20 %). Typisch ist eine elastische Bauchdeckenspannung („**Gummibauch**", ca. 50 %), die durch eine mäßige Abwehrspannung in Kombination mit Meteorismus (75 %) entsteht. Spärliche bis fehlende Darmgeräusche weisen auf einen paralytischen (Sub-)Ileus hin (75 %). Durch eine Reizung des Peritoneums und der Pleura entwickeln sich **Reizergüsse** (Aszites 75 %, Pleuraerguss 20 %). Bei etwa der Hälfte der Patienten wird eine **Hypotonie** beobachtet. Sie entsteht durch Flüssigkeitsverluste (Blutungen, Erbrechen), Flüssigkeitsverschiebungen in die Bauchhöhle (Aszites) oder den Darm (Ileus) und Freisetzung vasoaktiver Substanzen. Bei Gal-

Tab. 7.3 Komplikationen der akuten Pankreatitis

Art	Komplikationen
lokal	• **bakterielle Infektionen** von Nekrosen mit Gefahr der Sepsis • Entwicklung von **Strikturen** im Pankreasgang oder Gallengang mit rezidivierenden Pankreatitiden • **Abszessbildung** im Pankreas • Ausbildung von **Pseudozysten** (Tab. 7.4) • Übergang in eine **chronische Pankreatitis** [S. A301]
systemisch	• **Kreislaufschock** durch Volumenmangel (Blutungen aus arrodierten Gefäßen, Flüssigkeitssequestration in den Retroperitonealraum, Aszites, Erbrechen, Ileus) und Freisetzung vasoaktiver Substanzen • **septischer Schock** durch Übertritt von Darmkeimen ins Blut (durch Nekrosen oder bei paralytischem Ileus) • **Verbrauchskoagulopathie** und Gefahr des Multiorganversagens (akutes Nieren- und Leberversagen, ARDS) • **Gefäßarrosion** mit akuter Blutung in die Bauchhöhle • **Pfortader- und Milzvenenthrombose** • paralytischer **Ileus** (Folge der peritonitischen Reizung) • **Stoffwechselentgleisung** mit Hypokalzämie, Hypokaliämie (**Cave**: Herzrhythmusstörungen) und Hyperglykämie • **Fistelbildung** durch Arrosion von Dünn- und Dickdarm • **endokrine Pankreasinsuffizienz** mit Entwicklung eines Insulinmangeldiabetes

lengangskompression durch den ödematös vergrößerten Pankreaskopf oder Verlegung des Gallengangs durch Steine entwickelt sich ein **Ikterus** (20 %). In 30 % der Fälle lassen sich EKG-Veränderungen nachweisen, die einem Hinterwandinfarkt ähneln. Bläuliche Flecken im Bereich des Nabels (**Cullen-Zeichen**) oder der Flanken (**Grey-Turner-Zeichen**) weisen auf eine hämorrhagische Einblutung in die Nekrosezonen hin und sind mit einer schlechten Prognose assoziiert.

Komplikationen: Bei der akuten Pankreatitis werden lokale und systemische Komplikationen unterschieden (Tab. 7.3).

MERKE Die Flüssigkeitssequestration in den Retroperitonealraum kann bei der akut nekrotisierenden Pankreatitis bis zu 10 l/d betragen.

Diagnostik: Die Kombination aus **typischer Anamnese** (chronischer Alkoholismus, ggf. bekanntes Gallengangsteinleiden), Auslösern (Alkoholexzess und fettreiche Nahrung) und Klinik mit **Oberbauchschmerzen, Übelkeit** und **Erbrechen** liefert die ersten Hinweise. In der klinischen Untersuchung lassen sich der typische „Gummibauch" und spärliche bis fehlende Darmgeräusche nachweisen. Die Diagnose der akuten Pankreatitis wird mithilfe der Labordiagnostik und der Bildgebung gesichert. Im **Labor** zeigen sich typischerweise folgende Veränderungen:

- **Pankreasenzyme:** starker Anstieg der Lipase und α-Amylase. Ein Anstieg der Enzyme unter dem 3-Fachen der Norm ist **nicht** pankreatitisverdächtig. Bei fulminantem Verlauf können die Lipase und die α-Amylase jedoch im Verlauf wieder normal sein (Zellen bereits zerstört → keine Enzymsynthese/-freisetzung mehr).
- **Blutbild:** Leukozytose (**Cave:** Leukozytensturz bei Sepsis), Thrombozytopenie bei beginnender Sepsis, Anstieg des Hämoglobins und Hämatokrits durch Plasmaverluste
- Anstieg der Retentionsparameter (Harnstoff und Kreatinin) als Hinweis auf ein akutes Nierenversagen
- erhöhte Cholestaseparameter bei biliärer Genese
- Blutgasanalyse mit metabolischer Azidose bei respiratorischer Insuffizienz
- **Gerinnungsparameter:** Quick, Thrombozyten, Antithrombin III, Fibrinogen ↓, Auftreten von Fibrinogenspaltprodukten (→ DIC).

MERKE Hinweise auf einen **schweren (häufig nekrotisierenden) Verlauf** liefern ein ausgeprägter **CRP-Anstieg** (>120 mg/l), eine **Hypokalzämie** (<2 mmol/l), eine **LDH-Erhöhung**, eine **Hyperglykämie** und ein **Laktatanstieg**. Die Höhe der Lipase und der α-Amylase korrelieren dagegen nicht mit dem Schweregrad der Pankreatitis.

Mithilfe der Sonografie, Endosonografie und CT lassen sich das Ausmaß der Organschädigung und lokale Komplikationen nachweisen.

Die **Sonografie** eignet sich v. a. zum Nachweis bzw. Ausschluss verursachender Gallensteine und zur täglichen Verlaufskontrolle. Die Beurteilung des Pankreas ist allerdings häufig aufgrund schlechter Schallbedingungen durch den begleitenden Meteorismus erschwert (→ besser: **Endosonografie**).

Der typische Befund bei akuter Pankreatitis ist ein **vergrößertes Pankreas mit aufgelockerter Struktur** und **unscharfer Begrenzung**. Echoarme Areale weisen auf das Vorliegen von Nekrosen hin (Abb. 7.1a). Häufig sind **peripankreatische Flüssigkeit**, Aszites, Pleuraergüsse, Abszesse, Pseudozysten und erweiterte Gallengänge bei Choledocholithiasis.

Die kontrastmittelverstärkte **CT** ist v. a. bei unklaren sonografischen Befunden und zur Verlaufskontrolle bei schwerer Pankreatitis indiziert. Typische Befunde sind eine **unregelmäßige Organbegrenzung** und eine **inhomogene Gewebestruktur** (Abb. 7.1b). Nicht perfundierte Areale entsprechen Nekrosezonen. Fettgewebsnekrosen imponieren durch eine Verwischung der Organgrenzen, eine **Gasbildung im Gewebe** weist auf das Vorliegen einer **bakteriellen Superinfektion** hin.

MERKE Die kontrastmittelverstärkte CT ist die sicherste und sensitivste Methode zum Nachweis einer nekrotisierenden Pankreatitis.

Im **Röntgen-Thorax** zeigen sich begleitende Pleuraergüsse, eine basale Pneumonie, Plattenatelektasen und ein linksseitiger Zwerchfellhochstand. Bei schwerem Verlauf und Entwicklung eines ARDS findet sich u. U. eine bilaterale diffuse Verschattung. Bei akutem Schub einer chronischen Pankreatitis können in der **Abdomenübersichtsaufnahme** im Stehen evtl. ein (Sub-)Ileus mit Spiegelbildung und Verkalkungen des Pankreas nachgewiesen werden.

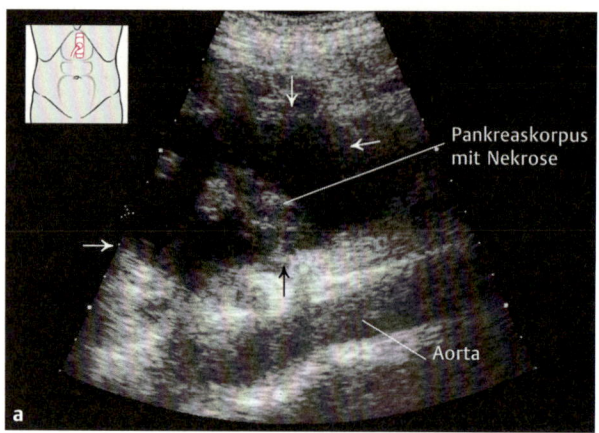 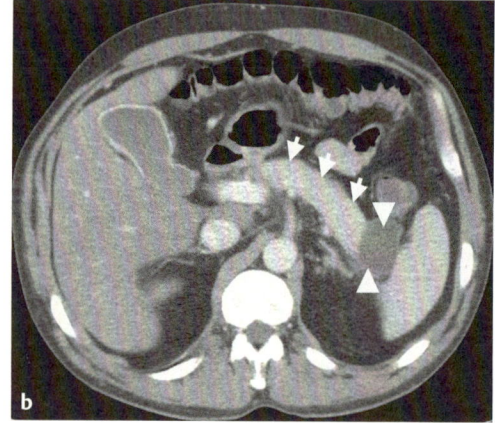

Abb. 7.1 **Akute Pankreatitis. a** Sonografie. Die Pfeile kennzeichnen das Entzündungsausmaß. **b** CT-Befund bei akuter Pankreatitis. Ödematöse Schwellung von Pankreaskorpus und -schwanz (Pfeile). Zusätzlich ist eine große Pseudozyste im Bereich des Pankreasschwanzes zu sehen (Pfeilspitzen). (aus: Baenkler et al., Duale Reihe Innere Medizin, Thieme, 2009)

Über eine CT- oder ultraschallgesteuerte **Feinnadelpunktion** verdächtiger Areale kann Pankreasgewebe zur bakeriologischen und zytologischen Diagnostik bei V. a. infizierte Nekrosen gewonnen werden. Eine **ERCP** ist bei V. a. eine biliäre Pankreatitis indiziert. Hier kann in der gleichen Sitzung eine Papillotomie zur Beseitigung eines Papillensteins durchgeführt werden (s. u.).

Einteilung (Atlanta-Klassifikation): Die Einteilung der akuten Pankreatitis erfolgt anhand klinischer, laborchemischer und bildgebender (CT-Scoring) Parameter.

- Eine leichte Pankreatitis geht mit **geringen** bis mäßigen **Schmerzen** und **geringer abdomineller Symptomatik** einher. Im Labor findet sich ein Enzymanstieg, das CRP steigt nicht über 100 mg/l an. Die Sonografie und CT zeigen ein Pankreasödem ohne oder mit nur **leichter Parenchymschädigung**.
- Die schwere Pankreatitis manifestiert sich durch **starke Schmerzen** und das Auftreten lokaler und systemischer **Komplikationen** (Tab. 7.3). Im Labor finden sich Hinweise auf einen schweren Verlauf (ausgeprägter **CRP-Anstieg > 120 mg/l, Hypokalzämie < 2 mmol/l**, LDH- und Laktatanstieg, Hyperglykämie). Sonografisch oder computertomografisch lassen sich Nekrosen (ggf. mit Einblutung) nachweisen.

Differenzialdiagnosen: Differenzialdiagnostisch kommen andere Ursachen des akuten Abdomens [S. A226] in Betracht.

Therapie:
Allgemeinmaßnahmen: Patienten mit schwerer Pankreatitis müssen intensivmedizinisch betreut werden. Wichtig ist eine **kontinuierliche Überwachung** von:
- Kreislaufparametern (Blutdruck, Puls und ZVD)
- Laborparametern, die für den Verlauf der Pankreatitis relevant sind (CRP, Lipase, Kalzium, Glukose, Blutbild, BGA, Kreatinin und Gerinnungsparameter)
- Flüssigkeitsbilanzierung (**hoher Flüssigkeitsbedarf!**)

Initial sollte eine orale Nahrungs- und Flüssigkeitskarenz eingehalten werden, um das Pankreas zu entlasten. Sobald Schmerzfreiheit eintritt, wird mit der Wiederaufnahme der enteralen Ernährung (ohne Fette) begonnen. Eine zu **lange Nahrungskarenz** führt zu einer **Schleimhautatrophie** im Dünndarm, die mit einer Translokation von Darmbakterien in das nekrotische peripankreatische Gewebe mit Auslösung schwerer Infektionen einhergehen kann. Ist nach 48 h eine orale Nahrungsaufnahme nicht möglich, sollten die Patienten über eine **Duodenalsonde** enteral ernährt werden. Bei rezidivierendem Erbrechen und (Sub-)Ileus sollte eine Magensonde gelegt werden, um das Magen- und Duodenalsekret kontinuierlich absaugen zu können. Wichtig ist eine **ausreichende** ZVD-gesteuerte **Flüssigkeits-** und **Elektrolytsubstitution** (insbesondere K^+ und Ca^{2+}). Der tägliche Flüssigkeitsbedarf liegt bei mindestens 4 l, häufig deutlich höher. Bei Hypoglykämie muss Glukose substituiert werden. Eine metabolische Azidose sollte unbedingt ausgeglichen werden.

Pharmakotherapie: Bei allen Patienten sollte eine **Stressulkusprophylaxe** mit einem Protonenpumpenhemmer durchgeführt werden. Mittel der Wahl zur **Schmerztherapie** ist Metamizol. Bei Wirkungslosigkeit kann Pethidin verabreicht werden, bei anhaltenden Schmerzen ist die Anlage eines Periduralkatheters indiziert. Bei infizierten Nekrosen, Sepsis, Abszessbildung und biliärer Pankreatitis muss nach Abnahme der Blutkulturen bzw. Gewebepunktion unverzüglich mit einer **systemischen Antibiose** begonnen werden. Bei infizierten Nekrosen, Sepsis und Abszessen sind Imipenem oder Ciprofloxacin in Kombination mit Metronidazol indiziert. Eine biliäre Pankreatitis erfordert den Einsatz gallengängiger Antibiotika (z. B. Ceftriaxon, Fluorchinolone).

Vermeidung und Therapie systemischer Komplikationen:
- **Prophylaxe eines akuten Nierenversagens:** Reicht die Flüssigkeitssubstitution nicht aus, sollte die Diurese durch Schleifendiuretika gesteigert werden. Bei Versagen dieser Maßnahmen muss eine Hämofiltration oder Hämodialyse durchgeführt werden.

- **Therapie der respiratorischen Insuffizienz:** O$_2$-Gabe, nötigenfalls endotracheale Intubation und maschinelle Beatmung
- **Prophylaxe einer DIC und Thrombose:** s. Blut [S.A164] und Blutbildung [S.A158].
- **Schocktherapie:** s. Notfallmedizin [S.B46].

Interventionelle Therapie:
- **biliäre Pankreatitis:** Ergeben sich in der Sonografie (erweiterte Gallenwege) oder laborchemisch (Erhöhung der Cholestaseparameter) Hinweise auf das Vorliegen einer biliären Pankreatitis, ist eine sofortige **ERCP** mit Papillotomie und Steinentfernung indiziert!
- **Pankreaspseudozysten:** Die Hälfte der Pseudozysten bei akuter Pankreatitis bildet sich spontan zurück. Behandlungsindikationen sind eine Wachstumsprogredienz und symptomatische Zysten (Therapie s. **Tab. 7.4**).
- **Pankreasabszess:** Punktionsdrainage und Spülung.

Operative Therapie: Indikationen für eine operative Therapie sind das Auftreten von Komplikationen unter adäquater intensivmedizinischer Therapie (Gefahr des Multiorganversagens), infizierte Nekrosen bzw. Pseudozysten.

Prognose: Die biliäre und die alkoholtoxische Pankreatitis haben nach erfolgreicher Sanierung der Gallenwege bzw. Alkoholkarenz eine gute Prognose. Die Letalität hängt wesentlich vom Schweregrad der Erkrankung ab (ödematöse Pankreatitis ca. 1 %, hämorrhagische nekrotisierende Pankreatitis > 30 %).

7.3 Chronische Pankreatitis

DEFINITION Chronisch-progrediente oder chronisch-rezidivierende Entzündung der Bauchspeicheldrüse, die durch eine irreversible Schädigung des Organs zu einer exokrinen und endokrinen Pankreasinsuffizienz führen kann.

Epidemiologie: Die Inzidenz beträgt pro Jahr etwa 8/100 000. Betroffen sind v. a. Männer zwischen dem 30. und 50. Lebensjahr.

Ätiopathogenese: Die häufigste Ursache einer chronischen Pankreatitis ist der **chronische Alkoholabusus** (80–90 %). Bei ca. 15 % lässt sich keine Ursache eruieren (idiopathische chronische Pankreatitis). Seltener ist eine **obstruktive Pankreatitis** durch Verlegung des Pankreasgangs (z. B. Pankreasgangsteine, Eiweißpräzipitate, Strikturen, Vernarbung, Tumoren) oder der Papille (Papillenstenose). Sehr seltene Ursachen sind die hereditäre oder autoimmune Pankreatitis, Medikamente [S.A298], Mukoviszidose, Hämochromatose, primärer Hyperparathyreoidismus, Hyperlipidämie und chronische Eiweißmangelernährung (Kwashiokor).

Die alkoholtoxische chronische Pankreatitis beruht auf der **direkten toxischen Wirkung des Alkohols** und seiner Abbauprodukte und einer **veränderten Zusammensetzung des Pankreassekrets** (u. a. erhöhter Eiweißgehalt) mit erhöhter Viskosität. Hierdurch wird die Ausbildung von Proteinplaques in den Pankreasgängen gefördert, die verkalken und die Pankreasausführungsgänge einengen können. Die Folge ist ein Sekretstau im Pankreasgangsystem.

Einteilung: Die Einteilung der chronischen Pankreatitis erfolgt anhand der **morphologischen Veränderungen** des Pankreasparenchyms. Pathologische Kennzeichen sind fokale Nekrosen mit segmentaler oder diffuser Fibrosierung. In den Pankreasausführungsgängen finden sich Eiweißpräzipitate und Kalziumoxalatsteine. Unterschieden werden:
- chronische Pankreatitis mit fokaler Nekrose
- chronische Pankreatitis mit segmentaler oder diffuser Fibrose
- chronisch kalzifizierende Pankreatitis.

Klinik: In etwa 10 % der Fälle verläuft eine chronische Pankreatitis asymptomatisch. Ansonsten findet sich als Leitsymptom der **rezidivierende** oder (seltener) **persistierende Schmerz**, der in der Tiefe des **Oberbauches** empfunden wird und **gürtelförmig in den Rücken** ausstrahlen kann. Die Schmerzen dauern i. d. R. Stunden bis Tage und werden durch Nahrungsaufnahme ausgelöst. Die Angst

Tab. 7.4 Pankreaspseudozysten

	Erläuterung
Definition	Solitäre oder multiple intra- oder peripankreatische Höhlenbildung, die mit dem Pankreasgang in Verbindung steht
Ätiologie	Sie entstehen durch einen trypsininduzierten Gewebezerfall und/oder Sekretaustritt aus eröffneten Pankreasgängen, meist als Folge einer chronischen oder akuten nekrotisierenden Pankreatitis. Die Zystenflüssigkeit enthält Pankreasenzyme in hoher Konzentration. Eine spontane Rückbildung ist häufig.
Klinik	Oberbauchschmerzen, Übelkeit, Erbrechen und Gewichtsverlust
Komplikationen	• Gallengangskompression: Ikterus, Schmerzen • Kompression des Duodenums: Duodenalstenose mit Übelkeit, Erbrechen, Völlegefühl und Appetitlosigkeit • Penetration in den Magen-Darm-Trakt: retroperitoneale Fistelbildung • Perforation in die Bauchhöhle: pankreatogener Aszites • Milzvenenthrombose: portale Hypertension • Arrosionsblutungen aus der A. lienalis und A. gastroduodenalis: hypovolämischer Schock • Einblutungen in die Zyste • Abszessbildung: hohes Fieber, Sepsis
DD zur echten Zyste	Im Gegensatz zu echten Zysten besitzen Pseudozysten **keine** Endothelauskleidung. Im Pankreas gelegene Zysten werden von einer Wand aus fibrosiertem Pankreasgewebe umgeben. Bei den extrapankreatischen Zysten wird die Wand durch die Pankreasoberfläche, Magenhinterwand oder andere Organe gebildet.
Therapie	• Indikation: symptomatische Pankreaspseudozysten • Verfahren (abhängig von Lage/Komplikationen): – endoskopische zystogastrische Drainage mit Doppel-J-Katheter – sonografiegesteuerte Drainage – operative Drainage (Zystojejunostomie) – Pankreasteilresektion des zystentragenden Abschnittes

vor den Schmerzen führt bei vielen Patienten zu einem **Nahrungsverzicht mit progredientem Gewichtsverlust**. Typische Symptome sind auch eine **Nahrungsintoleranz** (v. a. gegenüber fettreicher Nahrung), die mit Dyspepsie und Erbrechen einhergeht. Alkoholexzesse oder andere schädigende Substanzen können zu einem akuten Schub führen, der in seiner Symptomatik der akuten Pankreatitis [S. A298] gleicht.

Die Schmerzen nehmen im Verlauf der Erkrankung kontinuierlich ab, im Spätstadium („ausgebranntes Pankreas") verschwinden sie vollständig. Typisch für das Spätstadium (Parenchymverlust von > 90 %) ist die Entwicklung einer **irreversiblen exokrinen und endokrinen Pankreasinsuffizienz**. Die Symptome der exokrinen Pankreasinsuffizienz sind auf die Maldigestion zurückzuführen: Gewichtsabnahme, Steatorrhö, Meteorismus, Diarrhö und Vitaminmangelerscheinungen [S. A245]. Die endokrine Pankreasinsuffizienz ist durch die Entwicklung eines Insulinmangeldiabetes (**pankreopriver Diabetes mellitus**) gekennzeichnet.

Komplikationen: Zu den typischen Komplikationen einer chronischen Pankreatitis zählen:
- Entwicklung chronischer **therapieresistenter Schmerzen**, die zu einem Analgetikaabusus und einer Opiatabhängigkeit führen können.
- Ausbildung von **Pankreaspseudozysten** (Tab. 7.4)
- Abszess- und Fistelbildung
- **Pfortader- und Milzvenenthrombose** (Entwicklung einer portalen Hypertension [S. A281] mit ihren Komplikationen)
- als Spätkomplikation die **maligne Entartung** zum Pankreaskarzinom.

Diagnostik: Anamnestisch sollte nach einem chronischen Alkoholmissbrauch gefragt werden. In der klinischen Untersuchung finden sich häufig Zeichen des chronischen Alkoholismus wie Kachexie oder Leberhautzeichen [S. A266]. Gelegentlich empfinden die Patienten die **Palpation** des mittleren und linken Oberbauchs als **schmerzhaft**. Pankreaspseudozysten imponieren als **tastbare Resistenz**. Bei Milzvenen- und Pfortaderthrombose finden sich eine Splenomegalie und ggf. sichtbare Zeichen der portalen Hypertension (z. B. Caput medusae externum).

> **MERKE** Die ätiologische Klärung ist wichtig, um therapierbare Ursachen nicht zu übersehen. Bei Patienten < 20 Jahren sollte immer eine hereditäre Pankreatitis ausgeschlossen werden.

Meist besteht eine mäßige Erhöhung der Amylase- und Lipasewerte, im akuten Schub können sie deutlich erhöht sein. In späteren Stadien mit weitgehendem fibrotischem Umbau des Pankreas kann ein Enzymanstieg im akuten Schub fehlen. Bei Kompression des Ductus choledochus mit Galleabflussstörung (Pankreaspseudozysten, entzündliche Pankreaskopfschwellung) findet sich ein Anstieg der Cholestaseparameter. Eine **endokrine Pankreasinsuffizienz** lässt sich durch einen **pathologischen Glukosetoleranztest** nachweisen. Funktionstestungen zum Nachweis einer **exokrinen Pankreasinsuffizienz** zeigt Tab. 7.2.

> **MERKE** Als Screening für die exokrine Pankreasinsuffizienz wird die Konzentration der Elastase-1 im Stuhl bestimmt, die bei exokriner Pankreaseinsuffizienz vermindert ist.

Bildgebende Diagnostik: Veränderungen des Pankreasparenchyms lassen sich mithilfe der **(Endo-)Sonografie**, der **CT** und der **ERCP/MRCP** nachweisen. Im Frühstadium und während eines akuten Schubs zeigt sich eine Organvergrößerung. Im weiteren Verlauf kommt es zu einer zunehmenden Schrumpfung des Pankreas. Durch die Fibrosierung ist die Organkontur unregelmäßig, die Struktur wird inhomogen. Pathognomonisch für die chronische Pankreatitis ist der Nachweis von **Verkalkungen** (Abb. 7.2b). Der Pankreasgang ist geweitet (> 3 mm) und unregelmäßig. Eventuell können Pseudozysten nachgewiesen werden.

Die Pankreasverkalkungen zeigen sich auch auf der **Abdomenübersichtsaufnahme** (Abb. 7.2a). Der Vorteil der CT gegenüber der Sonografie liegt in einer besseren Beurteilbarkeit des Retroperitoneums (Flüssigkeit, Hinweise

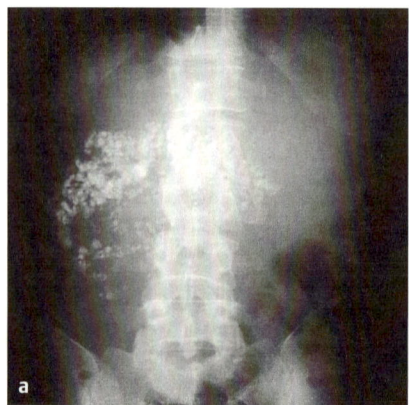
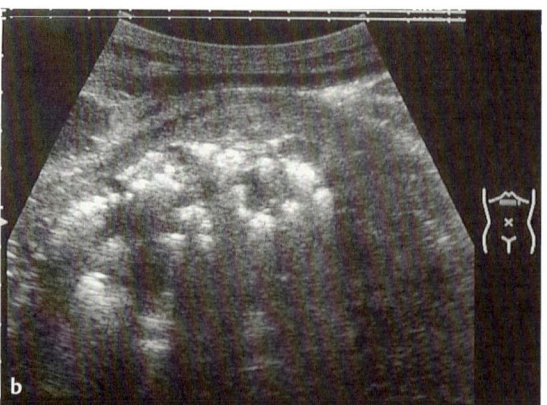

Abb. 7.2 Befunde bei chronisch-kalzifizierender Pankreatitis. a Ausgedehnte Verkalkungen in der Abdomenübersichtsaufnahme. **b** Vergrößertes Pankreas mit diffusen Verkalkungen und Schallschatten in der Sonografie. (aus: Baenkler et al., Duale Reihe Innere Medizin, Thieme, 2009)

auf ein Pankreaskarzinom) und darin, dass sie nicht so störanfällig ist (Beurteilbarkeit des Pankreas trotz Darmgasüberlagerung).

Die **ERCP** und die **MRCP** sind die sensitivsten Methoden zum Nachweis einer chronischen Pankreatitis. Mit ihnen gelingt der Nachweis von Veränderungen im Bereich der Pankreas- und Gallengänge. Typische Zeichen einer chronischen Pankreatitis sind **Gangunregelmäßigkeiten** (Stenosierungen, Verplumpung) und **intraluminale Konkremente**. Eine ERCP wird v. a. zur Diagnosebestätigung in unklaren Fällen (kein Kalknachweis in der Sonografie) und vor einem operativen Eingriff durchgeführt. Bei Nachweis von Gangobstruktionen kann gleichzeitig therapeutisch interveniert werden (s. u.). Die Abgrenzung einer chronischen Pankreatitis von einem Pankreaskarzinom kann schwierig sein. Im Zweifelsfall wird eine endosonografisch gesteuerte **Feinnadelpunktion** mit histologischer Untersuchung des Gewebes durchgeführt (kontraindiziert bei V. a. ein kurativ resektables Pankreaskopfkarzinom!).

Differenzialdiagnosen:
- Oberbauchschmerzen anderer Genese (Dyspepsie [S. A226])
- akute Pankreatitis [S. A298]
- Pankreaskarzinom (s. Neoplastische Erkrankungen [S. A654]).

Therapie:
Kausale Therapie: Die wichtigsten kausalen Maßnahmen sind die **Alkoholkarenz** bei alkoholtoxischer Pankreatitis und die endoskopische **Beseitigung einer Gangobstruktion** bei obstruktiver Pankreatitis. Hierdurch kann die Pankreatitis zum Stillstand kommen und die Schmerzen können gebessert werden.

Symptomatische Therapie:
- Therapie des akuten Schubs [S. A300]:
- **Schmerztherapie:** Bei der obstruktiven Pankreatitis werden die Schmerzen häufig durch den prästenotischen Sekretstau mitbedingt. Auch Pankreaspseudozysten können durch eine Dehnung der Pankreaskapsel oder Druck auf Nachbarorgane zu Schmerzen führen. Eine **Beseitigung der Obstruktion** oder der **Zysten** führt in 50 % der Fälle zu einer Besserung der Schmerzen. Die medikamentöse Schmerztherapie erfolgt nach dem Stufenschema der WHO (s. Anästhesie [S. B94]). Allerdings sollten ggf. Maßnahmen zur Senkung des Abhängigkeitsrisikos ergriffen werden. Bei Schmerzpersistenz und fehlender kausaler Therapiemöglichkeit bzw. zur Senkung des Analgetikabedarfs empfiehlt sich eine CT-gesteuerte **Blockade des Plexus coeliacus**. Therapieresistente Schmerzen stellen eine OP-Indikation dar.
- **Therapie der exokrinen Pankreasinsuffizienz:**
  - **Enzymsubstitution:** Durch Substitution der Pankreasenzyme soll das Organ „ruhiggestellt" werden. Die Dosis der Lipase muss dabei an die Nahrungsmenge angepasst werden. Ziele der Substitutionstherapie sind eine Gewichtszunahme, eine Reduktion des Stuhlgewichts < 350 g/d und eine Senkung der Steatorrhö auf < 15 g/d.
  - **Diät:** Umstellung der Nahrung auf eine kohlenhydratreiche, fettarme Kost, die auf viele kleine Mahlzeiten verteilt wird. Einsatz mittelkettiger Triglyzeride, die lipaseunabhängig absorbiert werden können.
  - parenterale Substitution fettlöslicher Vitamine.
- **Therapie der endokrinen Pankreasinsuffizienz:**
  - Diabetesdiät (s. Endokrines System und Stoffwechsel [S. A352])
  - **Insulinsubstitution** (s. Endokrines System und Stoffwechsel [S. A352]): Aufgrund der **Hypoglykämieneigung** (verminderte gegenregulatorische Glukagonsekretion), unregelmäßiger Mahlzeiten (Inappetenz, Alkoholabusus) und einer schwankenden Nahrungsabsorption (exokrine Pankreasinsuffizienz) sind häufig kleine, aber viele Gaben eines kurz wirksamen Insulins erforderlich.

Operative Therapie: Indikationen sind therapieresistente chronische Schmerzen, lokale Komplikationen (z. B. große symptomatische Pseudozysten nach erfolgloser Drainage), karzinomverdächtige Befunde und operable Tumoren.

Prognose: Die Prognose ist wesentlich vom Fortbestehen des Alkoholabusus abhängig. Bei anhaltendem Alkoholkonsum kommt es i. d. R. zu einem vollständigen „Ausbrennen der Drüse" mit Entwicklung einer globalen Pankreasinsuffizienz. Die Letalität beträgt 30–40 % innerhalb von 10 Jahren.

7.4 Pankreastumoren

Siehe Neoplastische Erkrankungen [S. A654].

A6 Endokrines System und Stoffwechsel

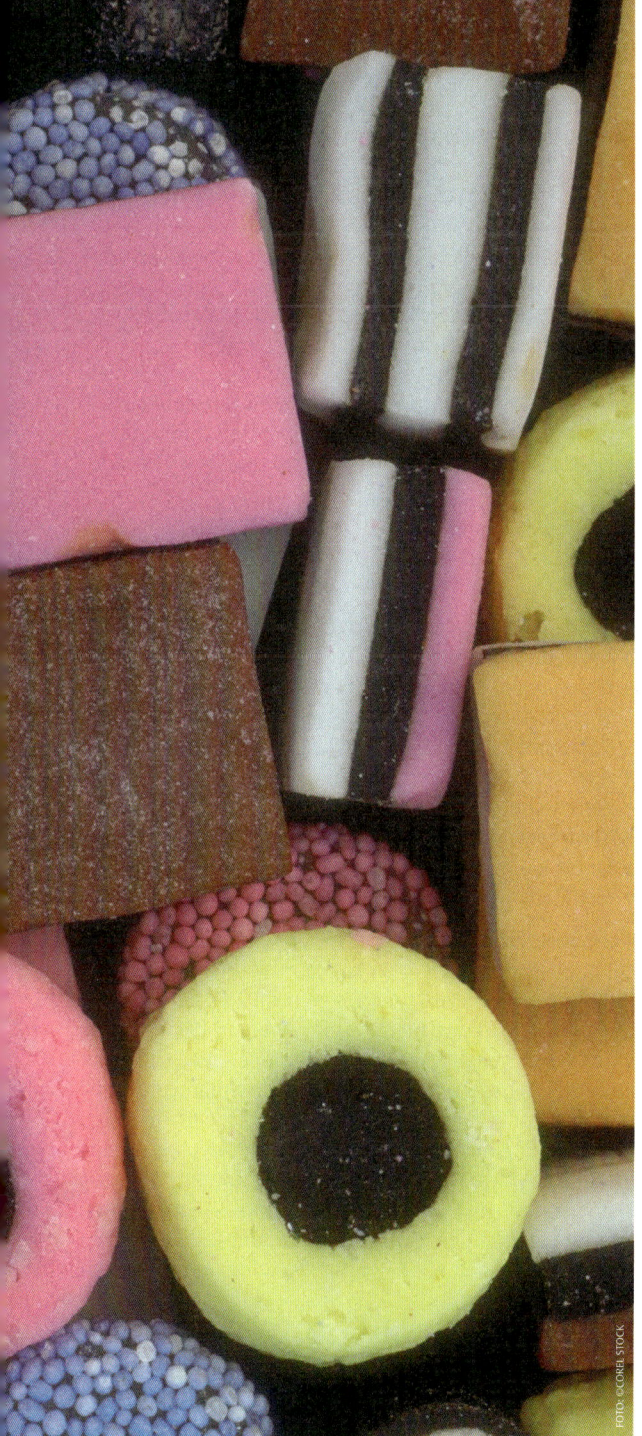

1	Grundlagen des endokrinen Systems	306
2	Hypothalamus und Hypophyse	308
3	Erkrankungen der Schilddrüse	317
4	Erkrankungen der Nebenschilddrüse	329
5	Erkrankungen der Nebenniere	334
6	Erkrankungen der Gonaden	346
7	Stoffwechselerkrankungen	346
8	Hypo- und Hypervitaminosen	370

1 Grundlagen des endokrinen Systems

1.1 Aufgaben und Syntheseort von Hormonen

Hormone sind körpereigene Wirkstoffe, die die Homöostase unterschiedlicher Bereiche regulieren. Dafür sind verschiedene Mechanismen verantwortlich:
- endokrine Sekretion (→ das Hormon wird in das Blut sezerniert und wirkt rezeptorvermittelt)
- parakrine Sekretion (→ das sezernierte Hormon wirkt auf unmittelbar benachbarte Zellen)
- autokrine Sekretion (→ das Hormon wirkt auf die eigene Zelle zurück)
- Neurosekretion (→ das Hormon wird vom Axon freigesetzt, z. B. ADH der Neurohypophyse).

Tab. 1.1 zeigt die klassischen endokrinen Organe mit ihren Hormonprodukten, die in diesem Kapitel besprochen werden. Daneben existiert noch eine Reihe anderer endokrin aktiver Gewebe (z. B. Niere, Gastrointestinaltrakt). Auch Mediatoren wie Histamin oder Serotonin können systemische Effekte erzielen.

1.2 Steuerung der Hormonsekretion

Negative Rückkoppelung: Hormone wirken bereits bei sehr niedrigen Plasmakonzentrationen und müssen daher exakt reguliert werden. Der wichtigste Mechanismus ist dabei die **negative Rückkoppelung**.

Ausschlaggebend für die Hormonsynthese und -ausschüttung ist die periphere Hormonkonzentration. Sinkt diese unter den Sollwert ab, wird vermehrt Hormon ausgeschüttet – ist der Sollwert erreicht, wird die Produktion entsprechend verringert. Beispiele für diese Art der Regulation sind die Nebenschilddrüsen oder die β-Zellen des Pankreas. Analog dazu unterliegen auch die peripheren Rezeptoren diesem Mechanismus und können über Hoch- bzw. Herabregulierung für längere Zeit an die Hormonkonzentration angepasst werden.

Ein anderer Mechanismus, der ebenfalls über negative Rückkoppelung funktioniert, ist die Freisetzung von Hormonen nach Stimulation durch übergeordnete Drüsen bzw. deren Hormone (sog. **zentraler Feedback-Mechanismus**). Beispiel hierfür ist die Regulation über den Hypothalamus bzw. die Hypophyse [S. A309]. Sinkt die periphere Hormonkonzentration ab, wird zentral das entsprechende Releasing-Hormon ausgeschüttet und dadurch die an dieses System gekoppelten Drüsen (Hypophyse → periphere Drüse) zur Hormonproduktion anregt (→ Anstieg der peripheren Hormonkonzentration).

Die Hormone des Nebennierenmarks werden nach neuronaler Innervation ausgeschüttet.

Das hormonelle System kann aufgrund verschiedener **Einflüsse** gestört sein:
- gestörte Hormonbiosynthese (z. B. Enzymdefekt)
- gestörte Hormonsekretion
- veränderte Konzentration von Hormonbindungsproteinen (i. d. R. keine Änderung der freien Hormonkonzentration, daher auch keine Über- bzw. Unterfunktion)
- fehlende oder herabgesetzte Expression von Hormonrezeptoren
- Störung der Signaltransduktion (Postrezeptordefekt)
- verzögerte oder beschleunigte Ausscheidung bzw. Abbau von Hormonen.

Die Hormonkonzentration ist darüber hinaus auch abhängig von folgenden Faktoren:
- **biologischer Rhythmus:** stündliche (z. B. FSH, LH), tageszeitabhängige (z. B. Kortisol) oder monatliche Schwankungen (z. B. Östradiol bei der Frau)
- **Alter** und **Geschlecht**
- **genetische Faktoren**
- **Körperposition** (Orthostase)
- **Stress**
- **Medikamenteneinnahme**.

Hormonrezeptoren: Damit Hormone an ihren Zielzellen entsprechend wirken können, müssen diese mit funktionstüchtigen spezifischen Rezeptoren ausgestattet sein. Die Hormonwirkung bleibt also aus, wenn der Rezeptor durch einen genetischen **Defekt** verändert ist (z. B. testikuläre Feminisierung bei komplettem Angrogenrezeptordefekt) oder überhaupt fehlt (z. B. Diabetes insipidus renalis). Bei einer **Hormonresistenz** sprechen die Rezeptoren trotz normaler Hormonkonzentration nur ungenügend an (z. B. Insulinresistenz beim Typ-2-Diabetes, Androgenresistenz bei testikulärer Feminisierung). Autoantikörper können auch Rezeptoren stimulieren und da-

Tab. 1.1 Hormone und ihr Syntheseort

Organ	Hormon
Hypothalamus	Releasing-(Freisetzungs-) und Inhibiting-(Hemmungs-)Hormone (GnRH, GHRH, CRH, TRH, Somatostatin) antidiuretisches Hormon (ADH), Oxytozin
Hypophyse	LH, FSH, ACTH, TSH, GH (= STH), Prolaktin
Schilddrüse	Thyroxin (T_4), Triiodthyronin (T_3), Kalzitonin
Nebenschilddrüse	Parathormon
Nebennierenrinde (NNR)	Mineralkortikoide, Glukokortikoide, Androgene
Nebennierenmark (NNM)	Adrenalin, Noradrenalin
Pankreas	Insulin (β-Zellen), Glukagon, Somatostatin
Ovar (s. Gynäkologie [S. B333])	Östrogen, Progesteron, Testosteron
Hoden (s. Urologie [S. B621])	Testosteron

mit eine hormonähnliche Wirkung hervorrufen, die keiner endokrinen Kontrolle unterliegt (z. B. Schilddrüsenrezeptor-Autoantikörper bei Morbus Basedow).

1.3 Pathophysiologie

Dieser hormonelle Kreislauf kann auf verschiedensten Ebenen gestört sein und **Über-** oder **Unterfunktionszustände** eines oder mehrerer Hormone hervorrufen. Zu einer Überfunktion führt eine vermehrte Hormonproduktion. Dabei kann die gesteigerte Produktion entweder in der betroffenen Drüse selbst (z. B. Adenom, gesteigerte Stimulation) oder ektop (z. B. bei paraneoplastischem Syndrom) gelegen sein. Auch eine erhöhte periphere Umwandlung von Hormonen bzw. deren Vorstufen kann für die Überproduktion verantwortlich sein (z. B. gesteigerte Umwandlung von Androgenen zu Östrogenen im Fettgewebe). Unterfunktionszustände werden hingegen durch eine Minderproduktion an Hormonen verursacht (z. B. infolge Zerstörung des hormonproduzierenden Gewebes, lokaler Verdrängung etc.).

Abhängig von der Lokalisation der Störung unterscheidet man zwischen:
- **primärer Funktionsstörung:** Ursache liegt im peripheren Gewebe
- **sekundärer Funktionsstörung:** Ursache liegt in der Hypophyse und
- **tertiärer Funktionsstörung:** Ursache liegt im Hypothalamus.

1.4 Diagnostische Grundlagen

Neben detaillierter Anamnese und klinischer Untersuchung stehen v. a. laborchemische Untersuchungsmethoden im Vordergrund. Idealerweise gelingt die Diagnosesicherung bereits durch die Hormonanalyse (bei entsprechender Klinik). Bildgebende Verfahren werden ggf. anschließend zur Planung der weiteren therapeutischen Schritte (z. B. Operation) genutzt.

Labor:
Bestimmung der Basalwerte: Der erste Schritt ist die Bestimmung der Basalwerte. Der Ort der Störung (zentral/peripher) lässt sich am einfachsten lokalisieren, indem man die Serumspiegel des übergeordneten Hormons und seines Zielhormons misst und miteinander vergleicht („diagnostisches Paar"). Beispielsweise sind bei einer Insuffizienz der peripheren Drüsen die Konzentrationen der peripheren Hormone erniedrigt und diejenigen der hypophysären Hormone aufgrund des fehlenden negativen Rückkoppelungsmechanismus erhöht (**primäre Funktionsstörung**). Im Gegensatz dazu sind bei einer Hypophyseninsuffizienz die hypophysär gebildeten Hormone und in weiterer Folge auch die peripheren Hormonkonzentrationen erniedrigt, während die hypothalamischen Werte erhöht sind (**sekundäre Funktionsstörung**). Liegt die Insuffizienz im Hypothalamus selbst, sind auch alle anderen Werte erniedrigt (**tertiäre Funktionsstörung**).

Funktionstests dienen dazu, die endokrine Funktion des hypothalamisch-hypophysären Systems nachzuweisen. Einzelhormonbestimmungen reichen hierfür nicht aus, da die Hormonsekretion physiologischen Schwankungen unterliegt: z. B. werden Wachstumshormon und Prolaktin abhängig vom Schlaf-wach-Rhythmus freigesetzt, Gonadotropine pulsatil und Kortisol abhängig von der Tageszeit.

Man unterscheidet Stimulations- von Suppressionstests:
- **Stimulationstests** decken **Unterfunktionszustände** auf. Die Applikation eines stimulierenden Hormons (CRH, ACTH, GnRH, GHRH, TRH) sollte physiologischerweise zu einer Erhöhung des nachgeschalteten Hormons führen (**Releasing-Hormon-Test**). Bei einer Unterfunktion bleibt die Erhöhung aus. Ein weiteres Beispiel ist der **Insulin-Hypoglykämie-Test**. Kommt es hierbei nach i. v. Gabe von Insulin zwar zum Blutzuckerabfall, fehlt allerdings der gleichzeitige Anstieg der Hypophysen- bzw. nachgeschalteten Hormone (Wachstumshormon oder ACTH bzw. Kortisol), ist eine partielle oder komplette HVL-Insuffizienz nachgewiesen.
- **Suppressionstests** werden zur Diagnose einer **Hormonüberproduktion** eingesetzt. Eine autonome Hormonproduktion (z. B. ACTH-produzierendes Adenom) kann durch exogen zugeführte Hormone oder Substanzen nicht genügend supprimiert werden. Beispiele sind der Dexamethason-Hemmtest beim Cushing-Syndrom oder der Glukosesuppressionstest bei Akromegalie.

Bildgebung: Primär zerebrale Prozesse lassen sich gut in der nativen **MRT** abbilden. Sie gilt als Methode der Wahl bei hypothalamischen und hypophysären Erkrankungen. **Kontrastmitteluntersuchungen** bieten sich besonders bei der gut durchbluteten Hypophyse an. Raumforderungen lassen sich durch Kontrastmittelaussparungen detektieren. **Sonografie** und **CT** werden bevorzugt zur Abklärung der peripheren Organe (Schilddrüse, Nebennieren, Ovar) eingesetzt.

2 Hypothalamus und Hypophyse

2.1 Grundlagen

2.1.1 Anatomie

Der **Hypothalamus** befindet sich am Boden des 3. Ventrikels und ist über den Hypophysenstiel mit der **Hypophyse** verbunden. Diese liegt in der knöchernen Sella turcica der Schädelbasis in enger Beziehung zu Chiasma opticum, Sinus cavernosus, A. carotis interna sowie den Hirnnerven III, IV, V1, V2 und VI. Sie gliedert sich in Adenohypophyse (Hypophysenvorderlappen, HVL) und Neurohypophyse (Hypophysenhinterlappen, HHL), die jeweils unterschiedliche Hormone sezernieren (**Abb. 2.1**).

Embryologisch entwickelt sich der **Hypophysenvorderlappen** aus der Rathke-Tasche. Genau genommen ist er also kein Anteil des Gehirns (enthält daher auch keine Nervenzellen), sondern eine dem ZNS angelagerte, zellreiche endokrine Drüse. Über einen speziellen Pfortaderkreislauf gelangen die hypothalamisch gebildeten Releasing- und Inhibiting-Hormone in den Hypophysenvorderlappen.

Im **Hypophysenhinterlappen** enden die Axone aus den hypothalamischen Nuclei supraopticus et paraventricularis. Die dort gebildeten Hormone ADH und Oxytozin werden in den Hypophysenhinterlappen transportiert und bei Bedarf in den Körperkreislauf abgegeben. Die Neuro-

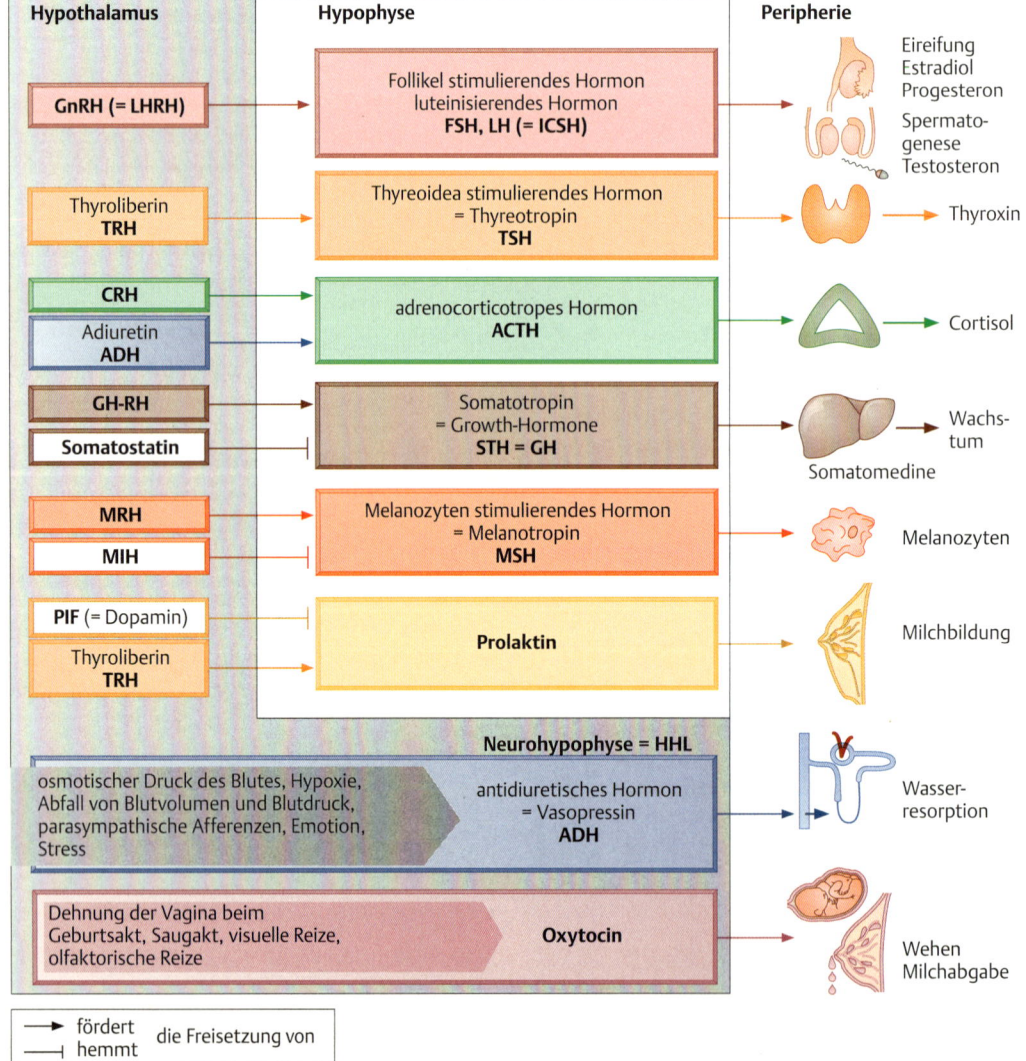

Abb. 2.1 **Hypothalamus-Hypophysen-System.** GnRH: Gonadotropin-Releasing-Hormon, TRH: Thyreotropin-Releasing-Hormon (Thyreoliberin), CRH: Corticotropin-Releasing-Hormon, ADH: antidiuretisches Hormon (Vasopressin, Adiuretin), GHRH: Growth-Hormone-Releasing-Hormon, MRH: Melanotropin-Releasing-Hormon, MIH: Melanotropin-Inhibiting-Hormon, PIF: Prolaktin-Release-Inhibiting-Faktor (Dopamin). (aus: Greten, Rinninger, Greten, Innere Medizin, Thieme, 2010)

hypophyse enthält somit keine eigenen hormonproduzierenden Zellen.

2.1.2 Physiologie

Hypophyse und Hypothalamus sind eine funktionelle Einheit und regulieren als zentrale „**Steuerzentren**" die Bildung der Hormone in Schilddrüse, Nebennieren sowie den Gonaden, indem sie verschiedene Releasing- (also Freisetzungs-) und Inhibiting- (also Hemm-)Faktoren bilden. Neben den glandotropen Hormonen werden auch Hormone gebildet, deren Zielgewebe in Leber, Knochen-, Knorpel und Muskelgewebe (GH), im Uterus (Oxytozin) oder der Niere bzw. den Gefäßen (ADH) liegen.

Der Hypothalamus produziert Releasing-Hormone (GHRH, CRH, TRH, GnRH) und stimuliert dadurch die Bildung der entsprechenden Hormone in der Hypophyse (GH, ACTH, TSH, FSH und LH). Über ein **Fühler-Regler-Prinzip** werden die peripheren Hormonkonzentrationen zentral registriert und deren Produktion über positive oder negative Rückkoppelung dem aktuellen Bedarf angepasst.

Die im Hypothalamus gebildeten Hormone sind allerdings nicht ausschließlich für einen Zelltyp spezifisch, sondern wirken an verschiedenen Organsystemen. TRH stimuliert z. B. neben der Bildung von TSH auch Prolaktin und GH. Somatostatin hemmt nicht nur die Sekretion von GH, sondern auch die Produktion von ACTH, Prolaktin und TSH. Zusätzlich zu den jeweiligen Releasing- und Inhibiting-Hormonen werden die Hypophysenhormone darüber hinaus auch durch bestimmte Neuropeptide (z. B. Opioide) oder Neurotransmitter (z. B. Dopamin) beeinflusst. Dopamin fördert die GH-Ausschüttung (beim Gesunden) und hemmt Prolaktin.

Die basale Prolaktinsekretion ist hoch, sodass Prolaktin in erster Linie durch den hemmenden Einfluss von Dopamin konstant gehalten wird. Dopaminagonisten werden also als Mittel der Wahl bei prolaktinproduzierenden Tumoren (Prolaktinomen) verwendet. Dopaminantagonisten (z. B. Metoclopramid) führen im Gegensatz dazu zu einer Erhöhung der Prolaktinkonzentration.

2.2 Erkrankungen des Hypothalamus

Erkrankungen des Hypothalamus sind selten und werden meist durch Tumoren (v. a. Adenome) oder Aneurysmen (in der Nähe des Hypophysenstiels) verursacht. Seltener sind Durchblutungsstörungen infolge Verletzungen, Operationen oder Entzündungen ursächlich. Klinisch imponieren endokrine und nicht endokrine Funktionsstörungen:

- Minderfunktion des HVL [S. A309]
- Diabetes insipidus [S. A315]
- Hyperprolaktinämie durch Wegfall des hemmenden Dopamins
- evtl. mentale und psychische Störungen
- Beeinträchtigung vegetativer Funktionen (wie Störungen des Schlaf-wach-Rhythmus, des Ess- und Trinkverhaltens oder der Körpertemperaturregulation).

2.3 Erkrankungen des Hypophysenvorderlappens

Die Erkrankungen des HVL gehen mit einer gesteigerten oder verminderten Produktion an Hypophysenhormonen einher. Die häufigste Ursache sind Tumoren. Diese können entweder **Hormone produzieren** und dadurch klinisch zu **Überfunktionssyndromen** führen oder aber das „normale" Hypophysengewebe durch ihr Wachstum **verdrängen** und damit hormonelle **Unterfunktionszustände** hervorrufen. Seltenere Ursachen sind Entzündungen, Infektionen, Blutungen oder die iatrogene Schädigung bei neurochirurgischen Eingriffen an der Schädelbasis.

2.3.1 Hypophysenvorderlappeninsuffizienz

Synonym: Hypopituitarismus

> **DEFINITION** Erkrankungen der Hypophyse mit partiellem oder totalem (Morbus Simmonds) Funktionsverlust des Hypophysenvorderlappens.

Ätiologie: Man unterscheidet eine **primäre** Hypophyseninsuffizienz, wenn die Zellen des HVL direkt betroffen sind, von einer **sekundären** Insuffizienz bei Störungen des Hypothalamus oder des Hypophysenstiels. Mögliche Ursachen sind:

- **neoplastisch** (am häufigsten): Druckkompression durch raumfordernde hypophysäre oder hypothalamische Tumoren (meist endokrin inaktiv), Meningeome, Kraniopharyngeom
- **traumatisch:** Schädel-Hirn-Trauma, andere Verletzungen
- **iatrogen:** Operationen, Strahlentherapie
- **vaskulär:** Sinus-cavernosus-Thrombose, Aneurysma der A. carotis, Sheehan-Syndrom
- **entzündlich-infiltrativ:** systemisch-granulomatöse Entzündungen, Hämochromatose, autoimmune Hypophysitis (in der Schwangerschaft)
- **angeboren:** Kallmann-Syndrom (isolierter Gonadotropinmangel, s. Pädiatrie [S. B547]).

Das **Sheehan-Syndrom** entsteht durch eine ischämische Nekrose im HVL im Rahmen größerer Blutverluste unter der Geburt. Die klinischen Symptome sind durch die Hypophyseninsuffizienz bedingt (u. a. Agalaktie, sekundäre Amenorrhö, fehlende sekundäre Körperbehaarung). Das Syndrom ist sehr selten und kann erst Jahre nach der primären Schädigung auftreten.

Klinik: Hormonmangelsymptome treten erst ab einem Verlust von **> 80 %** des Hypophysengewebes auf. Sie sind abhängig vom jeweils betroffenen Hormon und vom zeitlichen Auftreten der Erkrankung (vor/nach der Pubertät) (Tab. 2.1). Klassischerweise schreitet der Hormonverlust jedoch in derselben **Reihenfolge** fort: Gonadotropine und Wachstumshormone fallen früher aus, TSH und ACTH i. d. R. später (GH > LH > FSH > TSH > ACTH). Störungen der Prolaktinsekretion sind selten (Ausnahme: Sheehan-Syndrom). Symptome des Prolaktinmangels treten bei Defekten der Hypophyse auf. Bei hypothalamischen Störungen kann es durch den Wegfall des hemmenden Einflusses

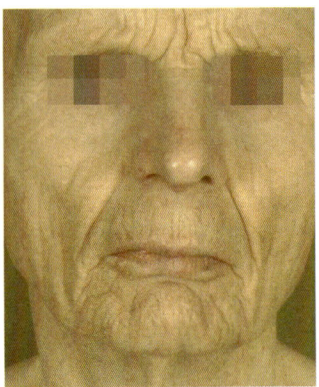

Abb. 2.2 **Klinik bei Panhypopituitarismus.** Charakteristisch sind die blasse, pigmentlose Haut und die fehlenden lateralen Augenbrauen. (aus: Baenkler et al., Kurzlehrbuch Innere Medizin, Thieme, 2010)

von Dopamin auch zur sog. **Entzügelungshyperprolaktinämie** kommen. Sehr selten ist ein isolierter Ausfall einer Hormonachse.

Kopfschmerzen, Gesichtsfeldausfälle und **Sehstörungen** sind Anzeichen der intrakranialen Raumforderung. Abb. 2.2 zeigt einen Patienten mit **typischem Aspekt**: die Haut ist blass, alabasterartig, pigmentlos und wächsern, die lateralen Augenbrauen fehlen (sog. Hertoghe-Zeichen).

Komplikationen: In Stresssituationen (z. B. bei Infektionen, Traumen, Operationen) besteht durch den TSH- und ACTH-Mangel die Gefahr eines akuten **hypophysären Komas**. Dieses äußert sich mit folgenden Symptomen: Die Patienten sind schläfrig-stuporös und weisen Zeichen einer akuten Nebennierenrindeninsuffizienz [S. A338] bzw. eines Myxödemkomas [S. A327] auf. Es bestehen Bradykardie und Hypoventilation.

Diagnostik: Die Diagnose kann aufgrund der charakteristischen Symptomatik (Tab. 2.1) häufig **klinisch** gestellt werden. Endgültig gesichert wird sie durch die Bestimmung der entsprechenden Laborparameter (erniedrigte basale Serumkonzentrationen von TSH, fT_3, fT_4, ACTH, Kortisol, GH, IGF-1, LH, FSH, Prolaktin und mangelnde Reaktion auf Stimulationstests). Die **Laborparameter** sind in Tab. 2.2 zusammengefasst.

MERKE Bei allen **sekundären** Unterfunktionen liegen die hypophysären Hormone im Referenzbereich. Das entspricht jedoch in diesem Fall nicht dem „Normalzustand", da auch die peripheren Hormone erniedrigt sind. Obwohl die Hypophysenhormone also im Referenzbereich liegen, sind sie eigentlich zu niedrig.

Tab. 2.1 Typische Laborkonstellationen und Klinik bei Hypophyseninsuffizienz

Erkrankung	Labor	Klinik
sekundärer Hypogonadismus	LH und FSH ↓ Östradiol ↓ Testosteron ↓	• Libidoverlust, sekundäre Amenorrhö, Verlust der sekundären Körperbehaarung, Fehlen der lateralen Augenbrauen, Bartwuchsminderung und Impotenz bei Männern • bei angeborener Form: Mikropenis und beidseitiger Hodenhochstand
sekundäre Hypothyreose	TSH ↓ fT_4 ↓	• Adynamie, Bradykardie, Kälteintoleranz, trockene und kühle Haut, Ödeme, Hyperlipidämie
sekundäre Nebennierenrindeninsuffizienz	ACTH ↓ Kortisol ↓	• **ACTH- und MSH-Mangel:** alabasterfarbene Haut • **Glukokortikoidmangel:** Müdigkeit, Abgeschlagenheit, Hyponatriämie mit arterieller Hypotonie, Schwäche, Muskel- und Gelenkschmerzen, diffuse Abdominalschmerzen und Übelkeit, Gewichtsabnahme • **adrenaler Androgenmangel:** Libidoverlust, Verlust der sekundären Geschlechtsbehaarung (bei Frauen)
Wachstumshormonmangel	GH ↓ IGF-1 ↓	• **bei Kindern:** hypophysärer Minderwuchs (mit normaler Intelligenz und normalen Körperproportionen), Puppengesicht, Neigung zu Hypoglykämien • **bei Erwachsenen:** abdominelle Fettablagerungen, Muskelmasse ↓, Osteoporoserisiko ↑, Atheroskleroserisiko ↑, Adynamie
Prolaktinsekretionsstörung	PRL ↑ oder ↓	• **Entzügelungshyperprolaktinämie:** Galaktorrhö, Amenorrhö • **Prolaktinmangel:** Fehlen der postpartalen Laktation (Agalaktie)

Tab. 2.2 Laborparameter bei HVL-Insuffizienz

Ausfall von	Laborparameter[1]	Stimulationstest
gonadotrope Achse	LH und FSH ↓, Testosteron/Östradiol ↓	GnRH-Test
somatotrope Achse	IGF-1 ↓, GH ↓	GHRH-Test, Insulinhypoglykämie-Test, L-Arginin-Test, Belastungstest (körperliche Belastung)
kortikotrope Achse	ACTH ↓ Kortisol ↓	ACTH-Test, Insulinhypoglykämie-Test
thyreotrope Achse	TSH ↓, fT_4 ↓	i. d. R. kein Test nötig
laktotrope Achse	Prolaktin ↓[2]	i. d. R. kein Test nötig

[1] Die Laborparameter sind basal erniedrigt und steigen auch nach Stimulation nicht adäquat an.
[2] ↓ bei Panhypopituitarismus; bei hypothalamischen Prozessen hingegen eher ↑ (→ Dopaminausfall)

Bildgebende Verfahren (kraniale MRT und CT) dienen der Lokalisationsdiagnostik und können Aufschluss über die Ätiologie der HVL-Insuffizienz geben.

Differenzialdiagnosen:
- **polyendokrine Autoimmunsyndrome** [S. A345]
- **periphere Ursache** der Hormonunterfunktion: primärer Hypogonadismus (Labor; Klinik abhängig vom Manifestationszeitpunkt → gänzlich kindlicher Aspekt bei präpubertärem Manifestionsbeginn s. Pädiatrie [S. B547]), primäre Hypothyreose (Labor), primäre Nebennierenrindeninsuffizienz (braune Hautpigmentierung)
- **schwere Allgemeinerkrankungen** mit endokrinen Störungen infolge einer Nieren- und Leberinsuffizienz (Labor und Anamnese)
- **Anorexia nervosa** (s. Psychiatrie [S. B1061])
- andere Ursachen für einen **Minderwuchs** (z. B. Turner-Syndrom) bzw. konstitutionelle Entwicklungsverzögerung (Verlauf, Bestimmung des Knochenalters, ggf. MRT)
- funktionelle Störungen nach längerer **Medikamenteneinnahme** (z. B. Ovulationshemmer, chronische Einnahme von Schilddrüsenhormonen oder Glukokortoiden).

Therapie: Bei Tumoren steht die kausale Therapie im Vordergrund (z. B. operative Entfernung des Adenoms).

Ohne adäquate **Substitutionstherapie** ist eine komplette HVL-Insuffizienz mit dem Leben nicht vereinbar. Die Patienten müssen aus diesem Grund genau aufgeklärt werden und erhalten einen Notfallausweis. Die Dosierung der Substitutionstherapie richtet sich nach dem klinischen Erscheinungsbild und den peripheren Hormonkonzentrationen. In besonderen **Belastungssituationen** (Stress, Infektionen etc.) muss die Glukokortikoidgabe auf das 2–5-Fache erhöht werden, um krisenhaften Verschlechterungen vorzubeugen:
- **L-Thyroxin** (75–125 µg/d)
- **Kortison** (morgens 15 mg, abends 10 mg Hydrocortison)
- **Testosteron** als Depot i. m. oder Gel bei Männern
- **kombinierte Östrogen-Gestagen-Präparate** bei Frauen
- **Wachstumshormone**:
  - bei Kindern, um eine normale Endgröße zu erreichen (**Cave:** bei gleichzeitiger Gabe von Sexualhormonen vorzeitiger Epiphysenfugenschluss mit Minderwuchs!)
  - bei Erwachsenen sehr strenge Indikationsstellung: Syndrom des STH-Mangels mit eingeschränkter Lebensqualität trotz ausreichender Substitution der restlichen Hormone.

> **MERKE** Wichtig ist die entsprechende **Anpassung der Glukokortikoidsubstitution in Belastungssituationen** (→ Gefahr des hypophysären Komas).

Das **hypophysäre Koma** kann durch rasche **Hydrocortison-Gabe** (Bolus: 100 mg, dann 100–200 mg/24 h) behandelt werden. Zusätzlich sind ein Ausgleich des Flüssigkeitshaushaltes und die Behandlung der respiratorischen Insuffizienz (Intubation, Beatmung) und Hypoglykämie notwendig. Am ersten Tag ist bei Hypothyreose die Gabe von 500 µg L-Thyroxin i. v. angezeigt, danach die Gabe von 100 µg/d. **Cave:** L-Thyroxin darf erst nach Applikation der Glukokortikoide verabreicht werden, da ansonsten die Glukokortikoidmangelsymptomatik verstärkt wird.

2.3.2 Hypophysentumoren

Hypophysentumoren sind selten (3–4/100 000/Jahr) und meist gutartig, metastasieren selten bis nie und können endokrine Über- oder Unterfunktionszustände hervorrufen. Sie werden daher an dieser Stelle besprochen.

Einteilung und Ätiologie: Hypophysentumoren können **endokrin aktiv** (60 %) **oder inaktiv** (40 %) sein. Gemeinsames Merkmal der endokrin aktiven Tumoren ist die autonome Ausschüttung von Hormonen, da sie keinem Regulationsmechanismus unterliegen. Je nach Tumorgröße unterscheidet man **Mikroadenome** (< 1 cm Durchmesser, intrasellär und selten invasiv) von **Makroadenomen** (> 1 cm Durchmesser, häufig invasiv, Gefahr der Chiasmakompression).

Endokrin inaktive Tumoren:
- Kraniopharyngeome
- endokrin inaktive Adenome
- (Epi-)Dermoidzysten
- Teratome
- Metastasen.

Endokrin aktive Tumoren:
- Prolaktinom [S. A312].
- GH-produzierende Adenome: Akromegalie [S. A313].
- ACTH-produzierende Adenome: Morbus Cushing [S. A335].
- TSH- bzw. gonadotropinproduzierende Adenome.

Klinik: Endokrin aktive Tumoren werden i. d. R. relativ früh durch die überschießende Hormonproduktion klinisch manifest. Tumoren, die keine Hormone produzieren, fallen hingegen erst später durch Zeichen der intrakranialen Raumforderung auf. Je größer die Tumoren sind, desto früher kommt es zur Verdrängung und Kompression umliegender Strukturen und damit zu klinischen Symptomen wie Kopfschmerzen, Gesichtsfeldausfällen (charakteristischerweise **bitemporale Hemianopsie**), eingeschränkter Augenmotorik mit Doppelbildern sowie den Zeichen einer HVL-Insuffizienz (s. o.).

Diagnostik:
- **Anamnese:** meist langsame Progredienz (alte Fotos, Fremdanamnese!)
- **klinische Untersuchung:** Auffälligkeiten durch die Hormonüberproduktion, typische Gesichtsfeldausfälle, Doppelbilder
- **Labor:** Hormonstatus (Prolaktin, GH, ACTH, TSH, LH/FSH), Suppressionstests (→ fehlende Supprimierbarkeit).
- **immunhistologischer** Hormonnachweis in den sekretorischen Granula.

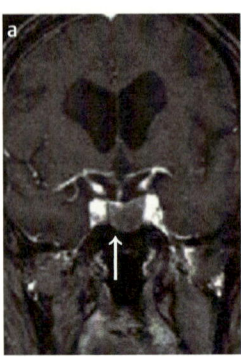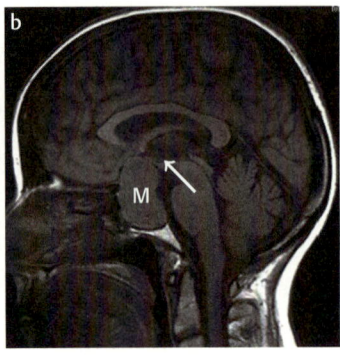

Abb. 2.3 **Hypophysenadenom. a** Die koronare MRT-Aufnahme nach Kontrastmittelgabe zeigt einen Tumor der Sella turcica (Pfeil). **b** In der Sagittalaufnahme erkennt man die Kompression des Chiasma opticum (Pfeil) durch ein Makroadenom (M). (aus: Reiser, Kuhn, Debus, Duale Reihe Radiologie, Thieme, 2011)

- **bildgebende Verfahren:** MRT und CT (ggf. mit Kontrastmittel) sind der Goldstandard. Läsionen ab 3 mm können nachgewiesen werden (Abb. 2.3).

Differenzialdiagnosen:
Empty-Sella-Syndrom: Durch einen angeborenen Defekt des Diaphragma sellae ist die Sella nicht vollständig vom Liquorraum getrennt, sodass sie sich langsam mit Liquor füllt und die Hypophyse verdrängt. Gelegentlich kann sich eine Hyperprolaktinämie, selten eine HVL-Insuffizienz zeigen. In der Regel handelt es sich um einen Zufallsbefund.

Endokrin inaktive Hypophysentumoren

Hierzu zählen endokrin inaktive Adenome bzw. nicht vom Hypophysengewebe ausgehende Tumoren wie Metastasen, Kraniopharyngeome oder (Epi-)Dermoidzysten. Die Diagnose wird radiologisch mittels MRT gestellt. Darüber hinaus muss eine Über- bzw. Unterproduktion der Hypophysenhormone ausgeschlossen werden.

Das Therapieziel ist die (möglichst komplette) operative Entfernung des Tumors (transsphenoidal) bei Erhalt der Hypophysenfunktion. Zusätzlich Strahlentherapie; bei HVL-Insuffizienz ist eine entsprechende Hormonsubstitution indiziert.

Kraniopharyngeom

Das Kraniopharyngeom ist ein gutartiger, dysontogenetischer Tumor, der sich aus der Rathke-Tasche ableitet. Es tritt am häufigsten bei Kindern zwischen dem 8. und 15. Lebensjahr auf.

Klinik: Typische Synptome sind:
- Zeichen der **HVL-Insuffizienz** [S. A309]
- **Diabetes insipidus centralis** (Polyurie, Polydipsie)
- **Gesichtsfeldausfälle** (bitemporale Hemianopsie)
- **Kopfschmerzen**
- **Wachstumsstörungen** und verzögerte Pubertätsentwicklung
- evtl. Schlafstörungen, gestörte Temperaturregulation.

Diagnostik: Diagnostische Methode der Wahl ist die **MRT** (Abb. 2.4). Im seitlichen Schädelröntgen lassen sich supra- und intraselläre Verkalkungen und destruktive Veränderungen der Sella nachweisen.

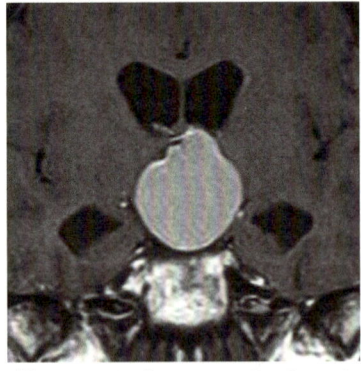

Abb. 2.4 **Kraniopharyngeom.** Der Tumor ist zystisch mit hyperintensem Inhalt und zeigt eine randständige Kontrastmittelaufnahme. Die Temporalhörner der Seitenventrikel sind erweitert (Liquorzirkulationsstörung). (aus: Sartor, Hähnel, Kress, Pareto-Reihe Radiologie, Gehirn, Thieme, 2006)

Therapie: Chirurgische Tumorentfernung, Radiotherapie bei Inoperabilität oder fortschreitendem Wachstum, ggf. Hormonsubstitution.

Prolaktinom

DEFINITION Prolaktinproduzierendes Hypophysenadenom, das zur Hyperprolaktinämie führt.

Physiologie: Prolaktin wird in der Adenohypophyse produziert und wirkt primär auf die weibliche Brustdrüse (Vorbereitung auf die Laktation). Es steht hauptsächlich unter dem hemmenden Einfluss des hypothalamisch gebildeten Dopamins, da es mit einer hohen Basalrate sezerniert wird. TRH fördert die Sekretion von Prolaktin. Daneben hemmt Prolaktin die GnRH- und Gonadotropinausschüttung und unterdrückt so die Menstruation während der Stillzeit.

Epidemiologie und Ätiologie: Das Prolaktinom ist der häufigste endokrin aktive Tumor (40%). Die Erstmanifestation liegt meist in der 3.–4. Lebensdekade, Frauen erkranken wesentlich häufiger als Männer (5:1).

Man unterscheidet reine Prolaktinome oder Mischtumoren (z. B. GH- und prolaktinproduzierende Tumoren). Ein Prolaktinom kann darüber hinaus im Rahmen eines MEN-1-Syndroms auftreten.

Einteilung:
- **Mikroprolaktinom:** Größe ≤ 1 cm, Prolaktin im Serum meist < 200 ng/ml
- **Makroprolaktinom:** Größe > 1 cm, Prolaktin im Serum meist > 200 ng/ml.

Klinik:
- **allgemein:** Sehstörungen, Kopfschmerz, Osteoporose (durch den Hypogonadismus)
- **Frauen:** Zyklusunregelmäßigkeiten mit Oligomenorrhö bis hin zur sekundären Amenorrhö, Galaktorrhö, verminderte Libido, Infertilität
- **Männer:** Libidoverlust und Impotenz, Gynäkomastie (s. Leitsymptome [S. C127]).

Durch die relativ unspezifischen initialen Symptome wird ein Prolaktinom beim Mann häufig erst spät erkannt, wenn bereits Beschwerden wie Sehstörungen, Kopfschmerzen oder eine HVL-Insuffizienz auftreten. Bei Frauen lässt sich die Galaktorrhö meist nur durch eine genaue Untersuchung nachweisen.

Diagnostik: Der Prolaktinserumspiegel sollte frühestens 1–2 h nach dem Aufstehen bestimmt werden (→ höhere Sekretion während des Schlafes). Stresssituationen (z. B. schmerzhafte Blutabnahme) gilt es zusätzlich zu berücksichtigen, da es hierdurch zum physiologischen Prolaktinanstieg kommt. **Prolaktinwerte > 200 ng/ml** deuten mit hoher Wahrscheinlichkeit auf ein Prolaktinom hin. Der **TRH-Test** kann bei grenzwertigen Befunden weiteren Aufschluss geben. Beim Prolaktinom steigt Prolaktin nach TRH-Gabe nicht an; bei einem regelrechten Anstieg um das 2–5-Fache ist ein Prolaktinom unwahrscheinlich (V. a. sekundäre Hyperprolaktinämie). Als weiterer Laborbefund finden sich erniedrigte Werte von FSH und LH sowie von Östradiol und Testosteron (sekundärer Hypogonadismus).

Anschließend wird die Diagnose mittels **MRT** gesichert. Besonders wichtig ist die exakte **Medikamentenanamnese**, da zahlreiche Pharmaka Einfluss auf den Prolaktinspiegel haben (s. u.). Bei nachgewiesenem Makroprolaktinom müssen auch die restlichen Hypophysenteilfunktionen mittels kombinierter Releasing-Hormon-Tests überprüft werden. Die Perimetrie hilft evtl. Gesichtsfeldausfälle aufzudecken.

Histopathologisch lassen sich **dicht granulierte Adenome** (überwiegend bei jüngeren Frauen und kaum von den normalen prolaktinproduzierenden Zellen differenzierbar) von **wenig granulierten Adenomen** (häufiger, meist bei älteren Patienten, typisch sind lang gestreckte, chromophobe Zellen) unterscheiden.

Differenzialdiagnosen: Differenzialdiagnostisch müssen andere Zustände einer Hyperprolaktinämie ausgeschlossen werden:
- **physiologisch**: z. B. Östrogenwirkung in der Schwangerschaft, Stillen, Schlaf, Stress
- **Medikamente:** α-Methyldopa, trizyklische Antidepressiva, Neuroleptika (Phenothiazine, Butyrphenone), Opiate, H₂-Blocker (z. B. Cimetidin), Dopaminantagonisten (z. B. Metoclopramid), Östrogene, Reserpin
- entzündliche oder traumatische **ZNS-Erkrankungen**
- **Entzügelungshyperprolaktinämie** bei Hypothalamusaffektionen bzw. Erkrankungen des Hypophysenstiels und der Hypophyse (z. B. Kraniopharyngeom, endokrin inaktive Adenome) → fehlende Prolaktinhemmung, da das hypothalamisch gebildete Dopamin nicht zu den HVL-Zellen gelangt (z. B. komprimierter Hypophysenstiel).
- **Hypothyreose** → durch die fehlende negative Rückkopplung ist TRH erhöht, wodurch die Prolaktinausschüttung stimuliert wird
- **chronische Niereninsuffizienz**.

Darüber hinaus müssen andere mögliche Ursachen der Amenorrhö (**Schwangerschaft**) abgeklärt werden sowie ein **Mammakarzinom** bei Galaktorrhö ausgeschlossen sein.

Therapie:
Primär werden die Patienten medikamentös behandelt. Bei 95 % der Patienten gelingt es, mit **Dopaminagonisten** (z. B. Bromocriptin, Cabergolin) die Tumorgröße zu reduzieren und die Prolaktinwerte im Serum zu normalisieren. Die Therapie erfolgt einschleichend. Um gastrointestinale Nebenwirkungen (Übelkeit und Erbrechen) möglichst zu vermeiden, sollte das Präparat am Abend mit dem Essen verabreicht werden.

Erst bei Versagen der konservativen Therapie ist eine operative **transsphenoidale Tumorentfernung** indiziert.

Mikroadenome müssen nicht zwingend mit Dopaminagonisten behandelt werden, da sie sich nur äußerst selten zu Makroadenomen weiterentwickeln. Durchgeführt werden sollte die Therapie, wenn ein **Hypogonadismus** bzw. eine **Amenorrhö** bei prämenopausalen Frauen vorliegt oder die Symptome als belastend empfunden werden (Galaktorrhö). Ebenso sollte der Prolaktinspiegel bei einer Patientin mit **Kinderwunsch** vor einer Schwangerschaft durch Gabe eines Dopaminagonisten normalisiert werden. Bei Schwangeren empfiehlt es sich, die Dopaminagonisten abzusetzen und die Laborwerte engmaschig zu kontrollieren, da der vermehrte Östrogeneinfluss zu einem plötzlichen Tumorwachstum führen kann.

Wenn sich nach 2–3-jähriger Therapiedauer der Prolaktinspiegel normalisiert hat, können die Dopaminagonisten bei Mikroadenomen versuchsweise ausgesetzt werden. Die Hormonwerte sind danach allerdings noch engmaschig zu kontrollieren.

GH-produzierendes Adenom und Akromegalie

DEFINITION Autonom gesteigerte Bildung von Wachstumshormon mit **hypophysärem Gigantismus** (bei Kindern) bzw. **Akromegalie** (bei Erwachsenen).

Physiologie: Das somatotrope Hormon (STH oder growth hormone, GH) wird vorwiegend während des Schlafes, insbesondere in der Pubertät gebildet. Es wirkt indirekt über Stimulation des hepatischen Insulin-like Growth-Factors-1 (**IGF-1**, früher Somatomedin C), welcher **wachstumsfördernd** auf unterschiedlichste Körperzellen – v. a.

des Bewegungsapparates und des Bindegewebes – wirkt. Daneben ist GH ein **anaboles** Hormon, das den intrazellulären Einbau von Aminosäuren und die Proteinsynthese fördert. Die GH-Sektretion wird durch GHRH gefördert und durch Somatostatin bzw. IGF-1 gehemmt. Des Weiteren ist sie stark **abhängig von der Nahrungsaufnahme** (GH↑ bei Hypoglykämie und GH↓ bei raschem Blutzuckeranstieg, z. B. nach dem Essen) sowie von **Belastungen**. Stress und körperliche Anstrengung gehen mit einer erhöhten GH-Produktion einher.

> **MERKE** GH wirkt insulinantagonistisch.

Epidemiologie: GH-produzierende Adenome machen 20 % der Hypophysenadenome aus. Die Inzidenz liegt bei 0,3/100 000 Einwohner/Jahr. Sie treten vorwiegend zwischen dem 40. und 50. Lebensjahr auf.

Ätiologie: Hauptursache der Akromegalie sind Hypophysenadenome, die autonom Wachstumshormon produzieren. Eine verminderte Somatostatinproduktion oder ein GHRH-Exzess sind beschrieben, aber äußerst selten.
Wachstumsstörungen im Kindesalter haben allerdings meist eine andere Ursache (s. Pädiatrie [S. B479]).

Klinische Pathologie: Mikroskopisch unterscheidet man einen **wenig granulierten** (aggressiv) von einem **dicht granulierten** Tumor (weniger aggressiv). In ca. 30 % der Fälle liegt gleichzeitig eine erhöhte Prolaktinsekretion vor (monomorphe, monozelluläre oder gemischtzellige Adenome).

Klinik: Abhängig vom Manifestationszeitpunkt präsentiert sich die Erkrankung unterschiedlich:
- bei **Kindern** (vor Epiphysenfugenschluss): **hypophysärer Riesenwuchs** (Gigantismus) mit Körpergröße > 2 m
- bei **Erwachsenen** (nach Epiphysenfugenschluss): schleichende **Akro-** und **Viszeromegalie** (Abb. 2.5).

Die Erkrankung beginnt schleichend, sodass die Diagnose häufig erst spät (nach > 5 Jahren) gestellt wird. **Charakteristisch** sind die zunehmende Vergrößerung von Händen, Füßen sowie des Gesichtsschädels, Vergröberung der Gesichtszüge, Verdickung der Haut (**Pachydermie**), Vergrößerung der Zunge (**kloßige Sprache**) und der inneren Organe (Darm, Herz, Nieren). Die Patienten bemerken typischerweise, dass Hut-, Schuh- und Ringgröße zunehmen. Darüber hinaus kommt es zu einer Vergrößerung der Nase, Ausbildung supraorbitaler Wülste sowie zum Auseinanderweichen der Zähne (erweiterte Interdentalspalten sind häufig erstes Zeichen) und Veränderungen der Stimme. Gelegentlich bestehen auch eine arterielle Hypertonie, Hyperhidrosis und ein Diabetes mellitus. **Karpaltunnelsyndrome** sind ebenfalls beschrieben und Folge der Bindegewebshyperplasie am Handgelenk.

Komplikationen: Durch das **lokal verdrängende Wachstum** kann die Produktion der übrigen HVL-Hormone eingeschränkt sein oder Gesichtsfeldausfälle infolge einer Kompression des Chiasma opticum auftreten. **Sekundärkomplikationen** sind kardiovaskuläre Erkrankungen, Wirbelsäulen- bzw. Gelenkbeschwerden, Diabetes mellitus sowie das vermehrte Auftreten von Kolon- bzw. Mammakarzinomen.

Diagnostik:
Labor: Einzelbestimmungen von GH haben i. d. R. wenig Aussagekraft, da die Sekretion tageszeitlichen Schwankungen unterliegt und von zahlreichen Faktoren beeinflusst wird. Am einfachsten gelingt der Nachweis einer GH-Überproduktion durch den **oralen Glukosetoleranztest** (oGTT) mit gleichzeitiger Bestimmung von Serum-GH. Eine fehlende Suppression von GH < 1 µg/l ist für eine Akromegalie typisch. IGF-1 ist ebenfalls ein wichtiger Suchparameter, da er praktisch immer erhöht ist. Zum Ausschluss weiterer hormonproduzierender Adenome des HVL müssen ebenfalls LH/FSH, Östradiol, Testosteron,

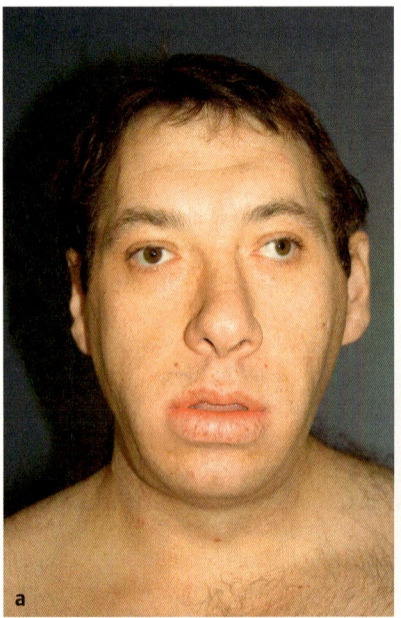
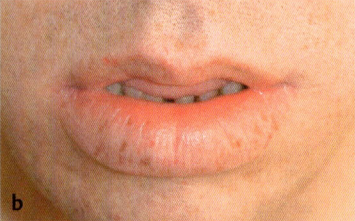
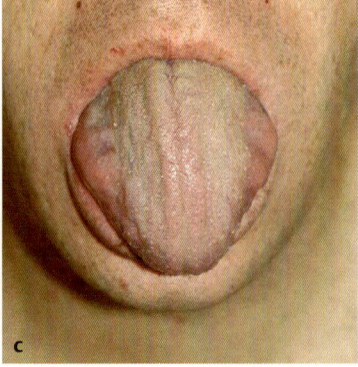

Abb. 2.5 Patient mit Akromegalie. **a** Typischer Gesichtsausdruck bei Akromegalie. **b** Erweiterte Interdentalspalte. **c** Makroglossie. (aus: Balletshofer et al., Endokrinologie und Diabetes, Thieme, 2009)

TSH und fT₄, Prolaktin und Kortisol (bzw. ACTH-Stimulationstest) bestimmt werden.

Bildgebung: Im konventionellen Röntgen lassen sich bei den meisten Patienten eine vergrößerte Sella, vergrößerte Nasennebenhöhlen und Herzvergrößerungen darstellen. Die **MRT** ist Mittel der Wahl bei der Tumorsuche.

Differenzialdiagnosen: Ausgeschlossen werden muss eine **GH-Überproduktion ohne Adenom** bzw. bei Hypophysenhyperplasie und eine **ektope** oder paraneoplastische GH- bzw. GHRH-Bildung. Eine Akromegalie kann auch im Rahmen eines **MEN-1-Syndroms** [S. A345] auftreten. Mittels Bestimmung des Serum-GH-Wertes im oGTT lässt sich bei Kindern ein **konstitutionell bedingter Hochwuchs** differenzieren. Das **Akromegaloid** ist eine genetische Konstitutionseigenart, die der Akromegalie ähnelt, allerdings ohne nachweisbare endokrine Störung.

Therapie: Therapie der Wahl ist die **transsphenoidale Adenektomie**. Bei inoperablen Patienten bzw. bei Patienten, bei denen es postoperativ zu keiner Normalisierung der GH-Spiegel gekommen ist, wird medikamentös (s. u.) adjuvant therapiert bzw. eine **Strahlentherapie** versucht.

Die medikamentöse Behandlung (→ Hemmung der GH-Sekretion) ist erst bei fehlendem Operationserfolg sowie vorübergehend nach Strahlentherapie angezeigt. Folgende Substanzen stehen zur Verfügung:

- **Dopaminagonisten** (z. B. Bromocriptin): Paradoxerweise lässt sich die GH-Produktion beim Hypophysenadenom durch Dopaminagonisten hemmen (→ beim Gesunden führt Dopamin zur vermehrten GH-Ausschüttung). Die Erfolgsrate liegt bei 20%.
- **Somatostatinanaloga** (z. B. Octreotid) sind teuer, vermindern aber die Adenomgröße und normalisieren den GH-Spiegel in bis zu 50–70%.
- **GH-Rezeptor-Antagonisten** (z. B. Pegvisomat) normalisieren den erhöhten IGF-1-Spiegel.

Prognose: Unbehandelt ist die Lebenserwartung aufgrund Sekundärkomplikationen deutlich verkürzt.

2.4 Erkrankungen des Hypophysenhinterlappens

Erkrankungen des HHL gehen mit einer Sekretionsstörung des in der Neurohypophyse gespeicherten antidiuretischen Hormons (ADH) einher.

ADH (Vasopressin) wird von den magnozellulären Neuronen in den Ncll. supraopticus et paraventricularis des Hypothalamus produziert und über deren Axone in den HHL transportiert. Sekretionsreiz stellen u. a. Hyperosmolarität und Volumenmangel, Blutdruckabfall, Übelkeit, Glukokortikoidmangel, Hypoglykämie und Stress dar. Zielorgane sind die distalen Tubuli und Sammelrohre der Nieren (über V₂-Rezeptoren), die mit einer gesteigerten Wasserrückresorption reagieren (Antidiurese), und die Arteriolen des Gefäßsystems (Vasokonstriktion über V₁-Rezeptoren).

2.4.1 Diabetes insipidus

DEFINITION Durch ADH-Mangel (zentraler Diabetes insipidus) oder ADH-Rezeptor-Resistenz (renaler Diabetes insipidus) herabgesetzte Fähigkeit zur Harnkonzentrierung in der Niere.

Einteilung und Ätiologie:
- **zentraler Diabetes insipidus (ADH-Mangel):**
  - idiopathisch
  - transient bei Frühgeborenen
  - sekundär: Hypophysentumoren, Metastasen, Traumen, neurochirurgische Eingriffe, Infektionen
- **renaler Diabetes insipidus (ADH-Rezeptor-Resistenz):**
  - angeboren: entweder X-chromosomal-rezessiver Defekt des ADH-Rezeptors oder autosomal-dominanter Defekt des Aquaporin-2-Wassertransporters
  - erworben: Nierenerkrankungen mit Tubulusschädigung, Hypokaliämie, Hyperkalzämie, medikamentös (Lithiumkarbonat).

Pathophysiologie: Durch den Mangel bzw. die fehlende Wirkung von ADH werden große Mengen eines nicht konzentrierten Urins ausgeschieden (Polyurie und Asthenurie mit **hypertoner Dehydratation**). Dadurch entsteht eine Hypovolämie und die Serumosmolalität steigt massiv an. Das Durstgefühl ist stark gesteigert und eine zwanghafte Polydipsie die Folge. So können die Flüssigkeitsverluste kompensiert werden; **Exsikkosegefahr** besteht bei Störungen des Durstempfindens oder veränderter Bewusstseinslage. Aufgrund der Hypovolämie kommt es reaktiv zu einer erhöhten Aldosteronausschüttung, wodurch die Natriumausscheidung im Urin weiter reduziert wird und die Serumosmolalität infolge der entstehenden Hypernatriämie zusätzlich ansteigt. Bei der psychogenen Polydipsie steigt die Urinosmolalität an und die Plamsaosmolalität bleibt gleich.

Klinik: Die Erkrankung tritt immer plötzlich auf. Klinisch steht die Trias aus **Polyurie, Polydipsie** und unkonzentriertem Harn (**Asthenurie**) im Vordergrund. Der Wasserverlust kann bis zu maximal 20 l pro Tag betragen. Dehydratationsbedingt kann es zu zentralnervösen Symptomen wie Somnolenz, Verwirrtheit, Krämpfen und Koma kommen.

Diagnostik: Die Untersuchung der **Plasma-** und **Urinosmolalität** ermöglicht die Differenzierung zwischen einem Diabetes insipidus (Osmolalität: Urin↓, Plasma↑) und einer psychogenen Polydipsie (Osmolalität: Urin↓, Plasma normal bis ↓). Mittels **Durstversuch** kann die Diagnose gesichert werden. Dabei werden unter Flüssigkeitskarenz (max. 24 h) stündlich Urin- und Plasmaosmolalität sowie Urinvolumen, Körpergewicht und Blutdruck bestimmt. Pathologisch ist der Durstversuch beim Diabetes insipidus, da die Urinosmolalität trotz Flüssigkeitskarenz niedrig bleibt und die Serumosmolalität ansteigt (s. Klinische Chemie [S. C572]). Ist die Diagnose gesichert, appliziert man eine Testdosis **ADH** oder **Desmopressin**, um zwischen einer zentralen und renalen Ursache zu unter-

Tab. 2.3 Differenzialdiagnosen des Diabetes insipidus

	zentraler Diabetes insipidus	renaler Diabetes insipidus	psychogene Polydipsie
Plasmaosmolalität	↑	↑	↓
Urinosmolalität	↓	↓	↓
ADH im Serum	↓	↑	↓
Urinosmolalität nach Durstversuch	↓	↓	↑
Urinosmolalität nach Desmopressintest	↑	unverändert	↑ *

*Desmopressin hat keine zusätzliche Wirkung mehr.

scheiden. Bei der peripheren Rezeptorresistenz (renaler Diabetes insipidus) zeigt sich keine Veränderung der Urinosmolalität. Tab. 2.3 zeigt die Differenzialdiagnosen eines Diabetes insipidus.

Bestimmt wird auch das ADH im Serum und zur Differenzialdiagnose der Polyurie (Diabetes mellitus, Störungen der Kalziumhomöostase) werden die allgemeinen Laborbefunde erhoben.

Differenzialdiagnosen: Differenzialdiagnostisch müssen folgende Erkrankungen ausgeschlossen werden:
- Diabetes mellitus (Glukose im Urin bzw. Serum)
- Missbrauch von Diuretika (Anamnese, klinische Beobachtung)
- hyperkalzämische Krise (Laborkontrolle)
- psychogene Polydipsie (Anamnese → häufig Durchschlafen in der Nacht, Durstversuch).

MERKE Schläft der Patient durch, kann zumeist ein Diabetes insipidus ausgeschlossen werden.

Bei einer **psychogenen Polydipsie** wird der renale Konzentrationsgradient in der Niere durch die übermäßige Flüssigkeitsaufnahme ausgewaschen und dabei ein partieller renaler Diabetes insipidus generiert, sodass die Patienten u.U. auch nachts Harn lassen müssen. Serumnatrium und Serumosmolalität sind jedoch erniedrigt.

Therapie: Wenn möglich sollte die zugrunde liegende Erkrankung behandelt werden. Zu achten ist auf eine ausreichende Flüssigkeitssubstitution.

Symptomatisch wird bei der zentralen Form **Desmopressin** appliziert (intranasal oder in Tablettenform), beim renalen Diabetes insipidus kann ein Therapieversuch mit Thiaziddiuretika oder – bei guter Nierenfunktion – Indometacin plus ACE-Hemmer zur GFR-Reduktion durchgeführt werden.

2.4.2 Schwartz-Bartter-Syndrom

Synonym: Syndrom der inadäquaten ADH-Sekretion (SIADH)

DEFINITION Wasserretention und Hyponatriämie infolge pathologisch erhöhter ADH-Sekretion.

Ätiologie: Die übermäßige ADH-Produktion kann sowohl vom Hypothalamus ausgehen als auch ektop bedingt sein:
- paraneoplastische Ursache (z.B. kleinzelliges Bronchialkarzinom) in 80% der Fälle
- entkoppelte hypophysäre ADH-Sekretion
- medikamentös (z.B. trizyklische Antidepressiva, Carbamazepin, Thiaziddiuretika, Cyclophosphamid)
- pulmonale Erkrankungen (z.B. Pneumonie, COPD, Tuberkulose, auch PEEP-Beatmung)
- intrakraniale Erkrankungen (z.B. SHT, Entzündungen, Blutungen)
- endokrine Erkrankung (z.B. HVL-Insuffizienz, Hypothyreose, NNR-Insuffizienz)
- idiopathisch.

Klinik: Meist präsentiert sich das SIADH klinisch stumm und fällt nur durch die laborchemisch festgestellte **Hyponatriämie** auf. Das Ausmaß der Beschwerden hängt i.d.R. davon ab, wie schnell sich die Hyponatriämie entwickelt. Es finden sich Übelkeit, Erbrechen, Appetitlosigkeit, psychische Störungen oder Symptome der Grunderkrankung. Da die Wasserretention selten mehr als 3–4 l beträgt, entstehen **keine Ödeme**.

Diagnostik: Die Diagnose wird anhand der Anamnese, Klinik (keine Ödeme) und der typischen Laborwerte gestellt. Im Serum finden sich eine Hyponatriämie, Hypoosmolalität sowie erniedrigte Harnstoff- bzw. Harnsäurekonzentrationen. Die Urinosmolalität ist erhöht (>300 mosmol/kg) infolge der weiterhin bestehenden Na^+-Ausscheidung. Der Nachweis einer **niedrigen Serumosmolalität** und **Hyponatriämie** in Verbindung mit einer **erhöhten Urinosmolalität** und **Natriurese** sichert die Diagnose.

Differenzialdiagnosen: Differenzialdiagnostisch auszuschließen gilt es:
- Herz- oder Niereninsuffizienz (periphere Ödeme)
- Hypothyreose (Labor)
- Morbus Addison (Labor)
- psychogene Polydipsie (Anamnese, Labor)
- Medikamenteneinnahme (Anamnese).

Therapie:
- Therapie der Grunderkrankung
- **Flüssigkeitsrestriktion** auf 1 l/d (wichtigste symptomatische Maßnahme!)
- Medikamentöse Therapieansätze sind **Aquaretika** (sog. Vaptane), die spezifisch den V_2-Rezeptor antagonisieren. Auch das Tetrazyklinantibiotikum Demeclocyclin hat Einfluss auf die ADH-Wirkung in der Niere, ist allerdings für diese Indikation in Deutschland nicht zugelassen.
- Bei einer lebensbedrohlichen **Wasserintoxikation** und zentralnervösen Symptomen ($Na^+ < 110$ mmol/l) vorsichtige Infusion einer hypertonen Kochsalzlösung in Kombination mit Furosemid zur Steigerung der Diurese.

3 Erkrankungen der Schilddrüse

3.1 Grundlagen

3.1.1 Physiologie

Die Schilddrüse ist in den hypothalamisch-hypophysären Regelkreis eingebaut. Das TRH (Thyreotropin-Releasing-Hormon) des Hypothalamus stimuliert im Hypophysenvorderlappen die Sekretion von **TSH** (thyreoideastimulierendes Hormon). TSH aktiviert die Bildung der Schilddrüsenhormone **Thyroxin** (T_4) und **Triiodthyronin** (T_3) und fördert das Wachstum des Organs. Der Regelkreis wird mittels negativer Rückkopplung durch das Einwirken der beiden Hormone auf Hypothalamus und HVL geschlossen.

Ausschließlich die Thyreozyten sind mit den nötigen Enzymen zur Schilddrüsenhormonproduktion ausgestattet. Besonders wichtig sind:
- Natrium-Jodid-Symporter (NIS): transportiert Natrium und Jodid aus dem Blut in die Schilddrüsenzellen
- NADPH-abhängige Oxidase: oxidiert I^- zu I_2 (Jodination)
- Thyreoperoxidase (TPO): koppelt im Follikellumen das Jodid an die Tyrosinreste des Thyreoglobulins (Jodisation).

Die entstandenen Produkte T_4 und T_3 werden im **Thyreoglobulin** gespeichert. Bei Bedarf wird dieses von lysosomalen Enzymen gespalten und die Schilddrüsenhormone in das periphere Blut abgegeben (Verhältnis von T_4 zu T_3 entspricht 10:1). Der Großteil der sezernierten Hormone (75 %) wird dann an das Transportprotein thyroxinbindendes Globulin (TBG) bzw. Albumin (10 %) und Transthyretin (15 %) gekoppelt. Nur ein geringer Teil liegt in der biologisch aktiven, freien Form vor. Mit ca. 190 h liegt die Halbwertszeit von T_4 deutlich über der des biologisch aktiveren T_3 (ca. 19 h). Veränderungen von TBG können auf verschiedene Zustände zurückzuführen sein und müssen bei der Interpretation der Schilddrüsenwerte mitbeachtet werden.

Weichen die Konzentrationen der Transportproteine ab von der Norm, wirkt sich dies insbesondere auf die Gesamtkonzentration von T_4 aus, weniger auf Gesamt-T_3 und nicht auf die Konzentration der freien Schilddrüsenhormone. Daher werden zur Diagnostik v.a. die freien Schilddrüsenhormone (fT_3, fT_4) bestimmt. Thyroxinbindendes Globulin (**TBG**) kann beispielsweise **erhöht** sein bei:
- akuten Lebererkrankungen
- Einnahme oraler Kontrazeptiva, Östrogenen, Tamoxifen, Clofibrat oder Heroin
- Schwangerschaft

Erniedrigungen von TBG können sich wiederum finden bei
- enteropathischem Proteinverlust
- nephrotischem Syndrom
- chronischen Lebererkrankungen
- Cushing-Syndrom
- Einnahme von Androgenen oder Kortikosteroiden.

Die T_4-Fraktion muss intrazellulär zu T_3 dejodiert werden, bevor dieses an den Rezeptor binden kann. Eine Rezeptoraktivierung ermöglicht dann die Interaktion mit der DNA und führt zu folgenden Phänomenen:
- erhöhter Sauerstoffverbrauch und vermehrte Wärmeproduktion
- β-Rezeptor-Expression im Myokard
- Entwicklung des Nervensystems, Wachstum, Lungenreifung
- beschleunigte Resorption von Kohlenhydraten und Steigerung der Glukoneogenese
- fördernde Wirkung auf Kalzium- und Phosphatumsatz.

Täglicher Jodbedarf: Der Körper benötigt ca. 150–200 µg Jod täglich, um ausreichend Schilddrüsenhormone zu produzieren. In Deutschland beträgt die tatsächliche Jodaufnahme jedoch nur 100 µg/d (Jodmangelgebiet). Erhöht ist der tägliche Bedarf insbesondere in der Wachstumsphase (Kinder und Jugendliche) sowie in der Schwangerschaft und während der Stillzeit.

3.1.2 Einteilung der Schilddrüsenerkrankungen

Erkrankungen der Schilddrüse können in tumorartige, funktionelle, entzündliche und neoplastische Läsionen eingeteilt werden (**Tab. 3.1**).

3.1.3 Allgemeine Schilddrüsendiagnostik

Die Schilddrüsendiagnostik folgt einem Stufenschema aus klinischer Untersuchung, Labordiagnostik und bildgebenden Verfahren (Sonografie und Szintigrafie). Erst das Zusammenspiel der Befunde ermöglicht die genaue Diagnose zugrunde liegender Erkrankungen.

Klinische Untersuchung: Die klinische Untersuchung umfasst die Beurteilung der Schilddrüse sowie die Erhebung

Tab. 3.1 Einteilung der Schilddrüsenerkrankungen

Erkrankung	mögliche Ursachen
tumorartige Läsionen (= Struma, „Kropf")	mangelndes Jodangebot
	mangelhafte Jodverwertung
	endokrine Überstimulation
funktionelle Läsionen	endokrine Fehlfunktion
	Jodmangel, Strukturzerstörung
entzündliche Läsionen	autoimmune Genese
	infektiöse Genese (z. B. De-Quervain-Thyreoiditis*, akute Thyreoiditis)
	Trauma oder Bestrahlung
neoplastische Läsionen	meist Karzinome (s. Neoplastische Erkrankungen [S. A660])

* Die De-Quervain-Thyreoiditis ist im engeren Sinne nicht infektiös bedingt, sondern als parainfektiöser Mechanismus zu interpretieren. Das heißt, es ist kein spezielles Virus an der Entzündung im klassischen Sinne beteiligt, die Thyreoiditis tritt aber meist nach einem Infekt auf.

des allgemeinen (insbesondere Beurteilung der Haut, Herzfrequenz, Orbitopathie) sowie neurologischen Status.
- **Inspektion:** sichtbare Struma? Halsvenenstauung?
- **Palpation:** Sie sollte bimanuell erfolgen und der Untersucher hinter dem Patienten stehen. Beurteilt werden **Größe, Konsistenz, Abgrenzbarkeit** zur Umgebung, **Schluckverschieblichkeit** sowie ein **Schwirren** (→ verstärkte Vaskularisation bei Morbus Basedow [S. A323]). Eine gesunde Schilddrüse ist nicht tastbar.

> **MERKE** Malignomverdächtig sind: fehlende Schluckverschieblichkeit, Schmerzlosigkeit, rasches Wachstum, eine derbe knotige Struktur sowie Fixierung an der Haut und Lymphknotenschwellungen.

Labor: Der wichtigste und sensitivste Parameter ist die Bestimmung des **basalen TSH** im Serum (0,3–4,5 mU/l). Hierdurch lässt sich bereits eine latente Funktionsstörung nachweisen (verändertes TSH bei noch normalen Werten der peripheren Schilddrüsenhormone) und eine fehlerhafte Schilddrüsenfunktion ausschließen, wenn sich dieses im Normbereich befindet. Die Werte des **freien T_3** (fT_3, 2,2–5,5 pg/ml) und **T_4** (fT_4, 0,6–1,8 ng/dl) müssen erst nachbestimmt werden, wenn pathologische TSH-Werte gemessen wurden. Sie geben Aufschluss über die Schwere der Erkrankung (Tab. 3.2). Isoliert erhöhte fT_3-Werte findet man bereits in frühen Stadien der manifesten Hyperthyreose, wenn fT_4 noch normal ist.

Ein Anstieg der T_3- und T_4-Werte in der Schwangerschaft ist auf das erhöhte TBG zurückzuführen und damit kein Zeichen einer Hyperthyreose. β-HCG stimuliert die Schilddrüse, TSH wird dadurch z. T. supprimiert.

Thyreoglobulin wird von allen differenzierten Thyreozyten produziert und kann daher als postoperativer „Tumormarker" bei differenzierten Schilddrüsenkarzinomen verwendet werden. **Kalzitonin** dient der Verlaufskontrolle des C-Zell-Karzinoms (→ wird von den C-Zellen gebildet).
Schilddrüsenspezifische **Antikörper** z. B. gegen den TSH-Rezeptor (TRAK), die Schilddrüsenperoxidase (TPO-AK) oder Thyreoglobulin (TG-AK) haben einen Stellenwert bei der Abklärung entzündlicher Läsionen.

Klinische Radiologie:
Sonografie: Sie ist das wichtigste bildgebende Verfahren in der Schilddrüsendiagnostik. 2–3 mm große Läsionen können gut detektiert werden. Die Untersuchung ist oft wiederholbar und nicht belastend für die Patienten (keine schädigende Strahlung). Die kolloidgefüllten Follikel der Schilddrüse ergeben ein **echoreiches homogenes Bild** („Schneegestöber"). Weitere Befunde:
- **Zysten** erscheinen echofrei und zeigen eine Schallverstärkung.
- **Verkalkungen** zeigen eine dorsale Schallauslöschung.

Unter Zuschalten der Duplexfunktion können die Durchblutung und die **Größe** von Knoten abgeschätzt werden. Mithilfe der Sonografie lässt sich zudem leicht die Größe des Organs abschätzen: Höhe × Breite × Tiefe × 0,5 (Norm: 18–25 ml). Abb. 3.1 zeigt einen Normalbefund.

> **MERKE** Jeder solitäre Herdbefund, insbesondere ein sonografisch echoarmer Knoten, sollte unter Sonografiekontrolle feinnadelpunktiert und einer histopathologischen Analyse zugeführt werden.

Szintigrafie: Die Szintigrafie bildet die Funktionalität des Gewebes ab und ist bei suspekten Sonografiebefunden indiziert. ^{99m}**Technetium**-(Tc)Pertechnetat ist ein gut verfügbarer, potenter γ-Strahler mit einer Halbwertszeit von 6 h, der über den gleichen Mechanismus wie Jod in die Schilddrüse aufgenommen wird. Die regionale Aufnahmekapazität (Uptake) ermöglicht die Differenzierung zwischen funktionell **unterschiedlich aktiven Bereichen** sowie die Einteilung in „kalte" und „warme" Knoten (autonomes Adenom [S. A325]). **Cave:** Ein szintigrafisches Bild kann ohne sonografische Zusatzinformationen nicht ausreichend beurteilt werden! Beispielsweise deutet ein szintigrafisch kalter Knoten, der sonografisch echoarm ist, stark auf ein Malignom hin. Ein szintigrafisch kalter Knoten, der in der Sonografie echofrei ist, spricht eher für eine Zyste. Abb. 3.2 zeigt die unterschiedlichen Befunde einer Schilddrüsenszintigrafie.

Tab. 3.2 Interpretation der Schilddrüsenlaborwerte

fT_4	fT_3	TSH	Beurteilung
n	n	↑	latente (subklinische) Hypothyreose
↓	↓	↑	manifeste (klinische) Hypothyreose (primär)
n	n	↓	latente (subklinische) Hyperthyreose
↑	↑	↓	manifeste (klinische) Hyperthyreose (primär)
↑	↑	↑	manifeste (klinische) Hyperthyreose (sekundär)
↓	↓	↓/n	manifeste (klinische) Hypothyreose (sekundär)
n	↑	↓	sog. „T_3-Hyperthyreose"
↑	↑	↑	T_3-Rezeptor-Resistenz

n = normal, ↑ = erhöht, ↓ = erniedrigt

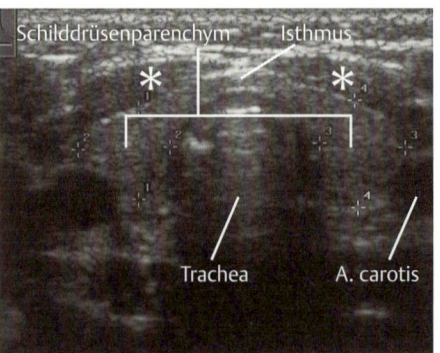

Abb. 3.1 Sonografischer Normalbefund der Schilddrüse. Das Schilddrüsenparenchym ist echoreicher, also heller, als die ventral liegenden Muskeln (*). (aus: Hofer, Sono-Grundkurs, Thieme, 2009)

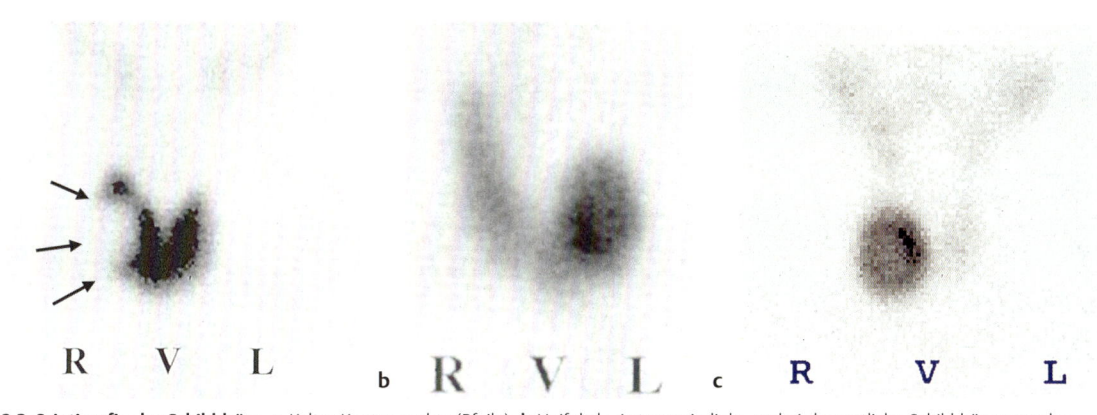

Abb. 3.2 **Szintigrafie der Schilddrüse. a** Kalter Knoten rechts (Pfeile). **b** Unifokale Autonomie links, wobei das restliche Schilddrüsengewebe ebenfalls speichert (kompensiertes Adenom). **c** Unifokale Autonomie rechts mit vollständiger Suppression des restlichen Gewebes (dekompensiertes Adenom). (aus: Henne-Bruns et al., Duale Reihe Chirurgie, Thieme, 2012)

Um die Autonomie besser einschätzen zu können, gibt man Thyroxin, um den Feedback-Mechanismus zu unterdrücken (**Suppressionsszintigrafie**). Zusätzlich kann dystop gelegenes Schilddrüsengewebe (z. B. am Zungengrund) detektiert werden.

^{131}**Jod** findet als β-Strahler Einsatz in der Therapie des autonomen Adenoms und differenzierten Schilddrüsenkarzinoms, da es sich selektiv im Gewebe anreichert und damit dessen gezielte Destruktion erlaubt (Radiojodtherapie). Häufigste unerwünschte Nebenwirkung sind (soweit noch Restgewebe vorhanden): Strahlenthyreoiditis, -gastritis und -sialadenitis mit konsekutiver Xerostomie.

Röntgen, CT, MRT: Zusätzliche Untersuchungen sind die Röntgen-Thorax-Untersuchung, die CT des Halses (Cave: jodhaltige Kontrastmittel) sowie die MRT der Orbita. Geklärt werden sollen damit Fragestellungen hinsichtlich der Ausdehnung der Struma und der Affektion der Trachea (präoperatives Röntgen), des Stagings beim Karzinom (CT) sowie Orbitopathien (MRT).

> **MERKE** Bei einer Schilddrüsenautonomie ist die Gabe von jodhaltigem Röntgenkontrastmittel aufgrund der Gefahr einer thyreotoxischen Krise streng kontraindiziert. Jodhaltige Kontrastmittel verhindern eine anschließende Szintigrafie und können eine latente Hyperthyreose manifest werden lassen.

Feinnadelaspiraton: Sie dient der präoperativen Abklärung malignomverdächtiger Knoten. Mittels Zytologie lässt sich die Dignität eines follikulären Knotens aber nicht sicher feststellen, also ein follikuläres Adenom nicht sicher von einem Karzinom unterscheiden. Eine hämorrhagische Diathese bzw. die orale Antikoagulation stellen eine Kontraindikation dar.

3.2 Struma

Synonym: Kropf

> **DEFINITION** Vergrößerung der Schilddrüse unabhängig von ihrer Ursache.

Epidemiologie: Die Struma ist die häufigste Endokrinopathie weltweit (30 % der Erwachsenen in Mitteleuropa). 90 % aller Schilddrüsenveränderungen sind euthyreote Strumen (vergrößerte Schilddrüse, ohne dass sich die Stoffwechsellage deshalb ändert). Die Prävalenz ist in Jodmangelgebieten (z. B. Alpen) deutlich erhöht.

Ätiologie und Einteilung:

Ätiopathogenese: Die häufigste Ursache einer Struma ist der **absolute** oder **relative Jodmangel**. Hierdurch werden lokale Wachstumsfaktoren aktiviert, die die Thyreozyten zur Proliferation anregen. Gleichzeitig werden aber auch weniger periphere Schilddrüsenhormone produziert. Dadurch fällt die negative Rückkopplung auf die Hypophyse weg und die TSH-Sekretion steigt reaktiv an. Die Konzentration der peripheren Schilddrüsenhormone kann so i. d. R. im Normbereich gehalten werden (**euthreote Struma**). TSH fördert allerdings selbst auch die Hypertrophie der Thyreozyten.

Anfangs nimmt die Struma homogen an Größe zu (**diffuse Struma**), später kommt es zu regressiven Veränderungen und Knotenbildungen. Histologisch zeigen sich große, mit Kolloid gefüllte Follikel, die keine Hormone produzieren (**Abb. 3.3 a**). Die Ursache für den Übergang in eine multinoduläre Struma (**Knotenstruma**) ist noch nicht abschließend geklärt. Genetische Disposition und Mutationen während der gesteigerten Zellproliferationsphase spielen eine Rolle. Eine Knotenstruma kann ein Gewicht von bis zu 2 kg annehmen und ist makroskopisch durch Verkalkungen, Zysten, Narben und Blutungen gekennzeichnet. Im Laufe der Zeit entwickeln sich autonome Bezirke in der Struma, die zu einer hyperthyreoten Stoffwechsellage führen, d. h. TSH fällt unter den Normwert ab.

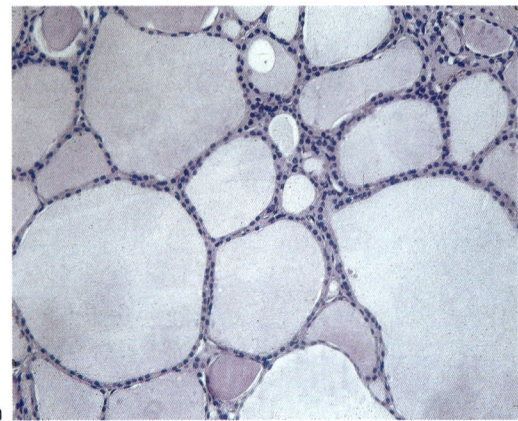 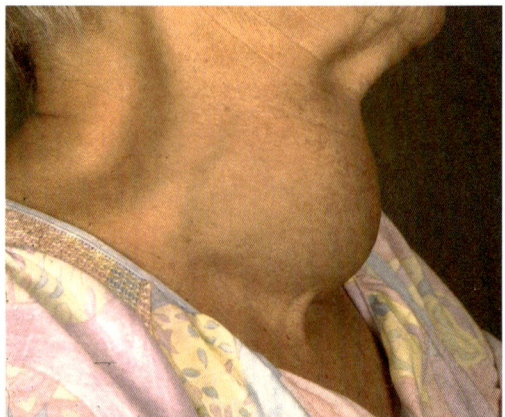

Abb. 3.3 **Euthyreote Struma. a** Histologisches Bild mit kolloidhaltigen Makrofollikeln. **b** Klinik einer Struma nodosa (Stadium III). (a: aus Riede, Werner, Schaefer, Allgemeine und spezielle Pathologie, Thieme, 2004, b: aus Baenkler et al., Kurzlehrbuch Innere Medizin, Thieme, 2010)

Tab. 3.3 Ätiologie und Einteilung der Struma

Stoffwechsellage	Ursache	pathologischer Befund
euthyreot	endemisch (am häufigsten): Jodmangel	zunächst diffuse Vergrößerung der Follikel (enthalten wenig Kolloid), im Verlauf Übergang in eine multinoduläre Struma mit großen, kolloidgefüllten Follikeln, zusätzlich Verkalkungen, Zysten und Narben
	sporadisch: relativer Thyroxinmangel bei endokriner Belastung, z. B. Schwangerschaft, Pubertät	
	auch: Jodfehlverwertung, Hashimoto-Thyreoiditis	
hypothyreot	genetischer Defekt mit Hormonsynthesefehlern	kolloidarme Follikel ausgekleidet mit einer Schicht anisomorpher, aktivierter Thyreozyten
	entzündliche Schilddrüsenläsionen (z. B. Hashimoto-Thyreoiditis [S. A327])	bei Hashimoto-Thyreoiditis: chronisch-lymphozytäre Infiltration
hyperthyreot	Morbus Basedow [S. A323]	bei Morbus Basedow typisch: • Makroskopie: symmetrisch vergrößerte Struma mit roter, fleischiger Schnittfläche • Mikroskopie: sternförmig konfigurierte Follikel mit einem geringen Kolloidgehalt und Resorptionsvakuolen, Sanderson-Polster (papilläre, hochzylindrische Zellknospen)
	hyperthyreote Phase einer Thyreoiditis [S. A327]	
	autonome Adenome in einer euthyreoten Struma [S. A319]	
	selten: HVL-Tumoren, T_3/T_4-Resistenz	

Neben der euthyreoten Struma gibt es **hypothyreote** (Schilddrüsenhormone vermindert) und **hyperthyreote** (Schilddrüsenhormone erhöht) Strumen (Tab. 3.3).

Klinik und Komplikationen: Die Struma verursacht i. d. R. keine Beschwerden, sondern tritt häufig erst ab einer gewissen Größe durch mechanische Kompression der umgebenden Strukturen (inspiratorischer Stridor, Druckgefühl, Schluckstörungen) oder eine sich entwickelnde Autonomie klinisch in Erscheinung. Eine Übersicht über die klinischen Stadien der Struma bietet **Tab. 3.4**. Schilddrüsengewebe kann auch ektop im Bereich des Zungengrundes gelegen sein (→ Zungengrundstruma).

Die Struma kann mit unterschiedlichen Komplikationen einhergehen:
- **Trachea:** Es kommt zur Verdrängung und Kompression der Trachea, u. U. auch zur Tracheomalazie („Säbelscheidentrachea"). Klinisch finden sich ein inspiratorischer Stridor und evtl. gestaute Halsvenen.
- **Schilddrüsenautonomie:** Innerhalb der Struma können sich immer wieder autonome Bezirke entwickeln, die Schilddrüsenhormone produzieren (bei älteren Patienten > 50 %). Besteht eine latente Hyperthyreose (Hormonkonzentration noch im Normbereich), kann die exogene Zufuhr von Jod eine Hyperthyreose (u. U. sogar eine thyreotoxische Krise [S. A321]) auslösen.
- **kalte Knoten:** Sie können sich ebenfalls in euthyreoten Strumen entwickeln. In Strumaendemiegebieten ist die Inzidenz von follikulären Schilddrüsenkarzinomen erhöht.
- **Horner-Syndrom** mit Ptosis, Miosis, Enophthalmus
- **Rekurrensparese.**

Tab. 3.4 Klinische Stadien der Struma

Stadium	klinischer Untersuchungsbefund
I	tastbare Struma, die bei rekliniertem Hals nicht sichtbar (Ia) oder sichtbar (Ib) ist
II	Struma bei normaler Kopfhaltung sichtbar
III	Struma mit lokalen Stauungs- und Kompressionszeichen (Abb. 3.3 b)

Diagnostik: Wegweisend ist die Bestimmung der **Stoffwechsellage** über den TSH-Wert (eu-, hypo-, hyperthyreot) und die Quantifizierung der **Größenausdehnung** der Struma mittels Sonografie. Die Echobinnenstruktur lässt dabei Aussagen über die Ätiologie zu (z. B. diffuse Echoarmut und Vaskularisationen bei Morbus Basedow).

Beim Morbus Basedow ist die Struma stark vaskularisiert, sodass man ein Schwirren auskultieren kann. Szintigrafie und ggf. eine Feinnadelbiopsie ergänzen ebenso wie die Autoantikörpersuche die Befunde.

Therapie: Therapeutisch stehen medikamentöse (Mittel der Wahl bei fehlender Autonomie) und operative Maßnahmen sowie die Radiojodtherapie zur Verfügung. Die Behandlung sollte dabei möglichst frühzeitig erfolgen, solange die Struma noch reversibel ist.

Die Substitution von **Jodid** (200 µg/d beim Erwachsenen, 100 µg bei Kindern) steht bei einer Jodmangelstruma und fehlender Autonomie im Vordergrund. Dadurch werden der Jodmangel beseitigt und die kompensatorische Hyperplasie reduziert. Auch die Kombinationstherapie von **Jodid mit L-Thyroxin** (75–150 µg/d; unter regelmäßiger Kontrolle der Serumspiegel) erzielt meist gute Ergebnisse. L-Thyroxin reduziert schnell das Volumen, sollte allerdings nicht länger als 1–2 Jahre eingenommen werden, da danach i. d. R. mit keiner weiteren Verkleinerung der Schilddrüse mehr zu rechnen ist. L-Thyroxin ist ebenso bei jodidrefraktären Strumen indiziert (selten).

Die **operative** Verkleinerung der Struma ist bei mechanischen Beeinträchtigungen und Malignomverdacht indiziert. Siehe auch Chirurgie [S. B121]. Bei Patienten mit Kontraindikationen für eine Operation oder bei Rezidiven ist eine **Radiojodtherapie** [S. A323] sinnvoll. Sowohl nach der Operation als auch nach Radiojodtherapie ist die prophylaktische Gabe von Jodid (Schilddrüsenrestgewebe erforderlich!) oder L-Thyroxin notwendig.

> **MERKE** Insbesondere bei älteren Patienten kann es zu einer Überdosierung mit L-Thyroxin und damit zu Unruhe und Tachykardien kommen.

Prophylaxe: Prophylaktische Maßnahmen umfassen
- den Konsum von jodiertem Speisesalz sowie
- die generelle Prophylaxe bei Schwangeren und während der Stillzeit.

3.3 Hyperthyreose

> **DEFINITION** Überfunktionszustand der Schilddrüse mit vermehrter Hormonproduktion, der zu einem pathologisch gesteigerten Stoffwechsel im gesamten Organismus führt.

Ätiopathogenese: Die häufigsten Ursachen sind Immunhyperthyreosen (**Morbus Basedow** [S. A323]) und **Schilddrüsenautonomien** [S. A325]). Wesentlich seltener finden sich hyperthyreote Zustände im Rahmen einer Thyreoiditis, eines Schilddrüsenkarzinoms, eines zentralen TSH-produzierenden Hypophysentumors (sekundäre Hyperthyreose), einer paraneoplastischen TSH-Sekretion oder iatrogen infolge Zufuhr von Schilddrüsenhormonen (Hyperthyreosis factitia).

Eine Kombination aus Schilddrüsenautonomie und Morbus Basedow wird **Marine-Lenhart-Syndrom** genannt.

Die vermehrte Produktion und Sekretion von Schilddrüsenhormonen führt zu einem gesteigerten Stoffwechsel des gesamten Organismus.
Gesteigert sind:
- Thermogenese
- Oxidation freier Fettsäuren
- Glykogen- bzw. Cholesterinabbau
- Proteinumbau.

Klinik: Die Symptome und Befunde sind vielfältig:
- Struma
- Hypermetabolismus mit warmer und feuchter Haut, **Schweißausbrüchen**, **Wärmeintoleranz** und **Gewichtsverlust**
- erhöhte Katecholaminsensibilität am Herzen und an den Gefäßen:
  - Herzrhythmusstörungen, **Palpitationen**
  - **Tachykardie**
  - gesteigerte Blutdruckamplitude
- psychomotorische Symptome (z. B. Unruhe, **Nervosität**, Adynamie, Psychosen, **Tremor**)
- Diarrhöen (Obstipation spricht allerdings noch nicht gegen eine Hypertyhreose)
- Haarausfall
- Myopathie (rasche Ermüdbarkeit, insbesondere der Oberschenkelmuskulatur)
- evtl. Osteoporose (negative Kalziumbilanz), Zyklusstörungen
- bei Morbus Basedow (s. u.): Exophthalmus, prätibiales Myxödem.

Altershyperthyreose: Besonders bei alten Menschen verläuft eine Hyperthyreose häufig monosymptomatisch: Kardiale (absolute Arrhythmie) und intestinale Beschwerden stehen i. d. R. im Vordergrund und werden meist falsch interpretiert und auf das Alter zurückgeführt. Aus diesem Grund sollten speziell bei älteren Patienten eine sorgfältige Anamnese und klinische Untersuchung durchgeführt sowie die schilddrüsenspezifischen Laborwerte (TSH) kontrolliert werden.

Komplikationen: Gefürchtet ist die **thyreotoxische Krise**. Potenzielle Auslöser dieser lebensbedrohlichen Komplikation sind:
- die Verabreichung von Jod bei bestehender Schilddrüsenautonomie (z. B. jodhaltige Röntgenkontrastmittel)
- starke Manipulationen im Halsbereich
- Exsikkose
- Absetzen einer thyreostatischen Therapie.

Die Letalität liegt bei 30–50 %. Ein rascher Beginn mit Symptomen einer **übersteigerten Hyperthyreose** und **Fieber > 41 °C** ist nicht selten. Die thyreotoxische Krise wird in 3 Stadien gegliedert: **Bewusstseinsstörungen** mit Erregungszuständen (Stadium I), Halluzinationen (Stadium II) und **Koma** (Stadium III). Daneben kann es auch zu NNR-Insuffizienz und Multiorganversagen kommen.

> **MERKE** Wegen der Gefahr der thyreotoxischen Krise darf jodhaltiges Kontrastmittel nicht ohne vorhergehende Bestimmung des TSH-Werts verabreicht werden.

Diagnostik: Neben der Erfassung des Allgemeinzustandes des Patienten und der Untersuchung der Schilddrüse erfolgt die laborchemische Abklärung der Stoffwechsellage (Abb. 3.4):

- **Messung von TSH**
  - **latente Hyperthyreose**: TSH ↓, fT_3 und fT_4 normal
  - **manifeste Hyperthyreose**: TSH ↓, fT_3 und fT_4 ↑
- Autoantikörpersuche bei Verdacht auf Morbus Basedow (TSH-Rezeptor-Antikörper, TRAK).

Sonografie und **Szintigrafie** der Schilddrüse folgen der Funktionsdiagnostik. Leitbefunde bei der Hyperthyreose sind:

- **autonomes Adenom:** stark speichernde („heiße"), echoarme Knoten
- **Morbus Basedow:** diffuse Echoarmut, Hypervaskularisation und homogener Radionuklid-Uptake.

Die **Feinnadelpunktion** ist bei kalten, echoarmen Knoten und unklaren Befunden indiziert, da sich dahinter maligne Tumoren (5–8%) verstecken können.

Verdickte Augenmuskeln (→ endokrine Orbitopathie) können sonografisch oder im MRT nachgewiesen werden.

Therapie: Latente Hyperthyreosen werden i. d. R. nur bei zusätzlichen Risikofaktoren (z. B. Osteoporose) therapiert. Hier gilt es, Jodexzesse zu verhindern, also z. B. jodhaltige Kontrastmittel bzw. eine Amiodarontherapie zu vermeiden. Kann auf den Einsatz dieser Mittel nicht verzichtet werden, muss die Schilddrüse zuvor mit Perchlorat und Thiamazol blockiert werden (s. u.). Funktionelle Untersuchungen sind danach für einen Zeitraum von ca. 3 Wochen allerdings nicht mehr möglich.

Manifeste Hyperthyreosen werden medikamentös (Thyreostatika), operativ oder mittels Radiojodtherapie behandelt. Abb. 3.5 zeigt die Therapieprinzipien bei Hyperthyreose.

Thyreostatika: Thiamazol und **Carbimazol** sind die thyreostatischen Medikamente der Wahl. Sie hemmen die Thyreoperoxidase der Thyreozyten und verhindern damit die Jodisation und die Synthese von T_3 und T_4. **Propylthiouracil** hemmt zusätzlich die periphere Umwandlung von T_4 zu T_3 und kommt daher bevorzugt bei thyreotoxischen Krisen zum Einsatz. Die Thyreostatika haben keinen Einfluss auf bereits synthetisierte Hormone, sodass ihre Wirkung erst mit einer gewissen Verzögerung eintritt (ca. 1 Woche). Die Therapie wird mit einer erhöhten Anfangsdosis begonnen und nach Erreichen der euthyreoten Stoffwechsellage langsam auf eine Erhaltungsdosis reduziert (z. B. Carbimazol anfangs 15–40 mg/d, dann 5–

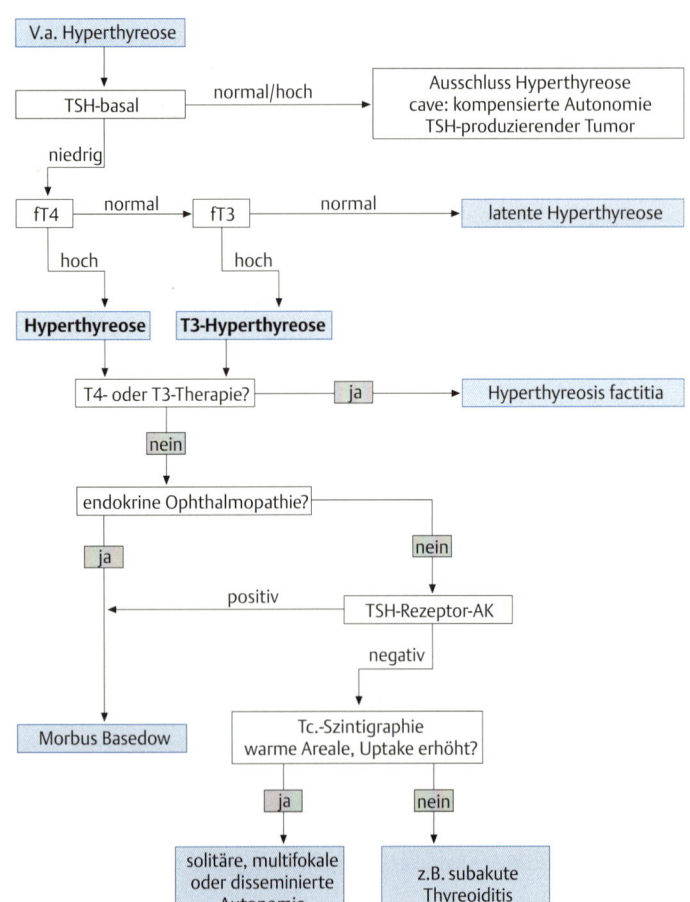

Abb. 3.4 Diagnostik bei Verdacht auf Hyperthyreose.
(aus: Hahn, Checkliste Innere Medizin, Thieme, 2010)

3.3 Hyperthyreose

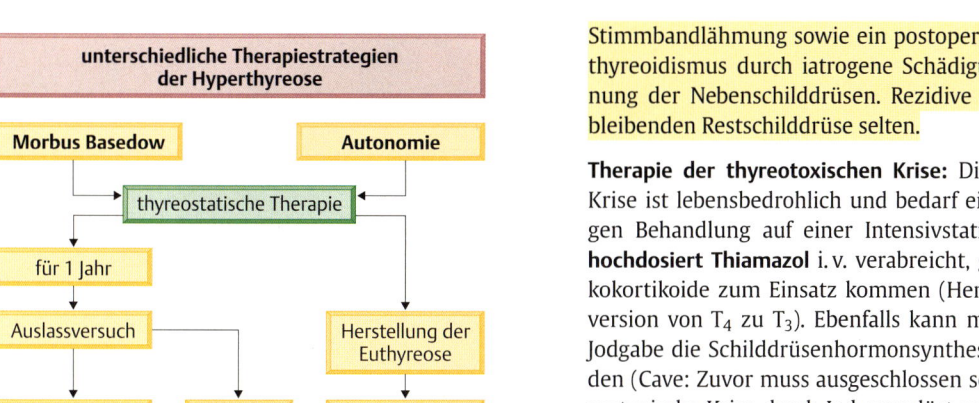

Abb. 3.5 **Therapieprinzipien bei Hyperthyreose.** (aus: Greten, Rinninger, Greten, Innere Medizin, Thieme, 2010)

15 mg/d). Eine seltene, aber bedrohliche Nebenwirkung ist die Agranulozytose (**Cave:** Infektzeichen!). Des Weiteren werden allergische Hautreaktionen, gastrointestinale Beschwerden und ein Anstieg der Cholestaseparameter beobachtet.

Perchlorat hemmt kompetitiv die Aufnahme von Jod in die Thyreozyten. Anwendung findet es z. B. vor jodhaltiger Kontrastmittelgabe oder bei jodinduzierter Hyperthyreose.

Die sonstigen Begleiterscheinungen werden symptomatisch behandelt, z. B. β-Blocker bei Tachykardie. Propranolol ist dabei besonders geeignet, da es zusätzlich die Dejodierung von T_4 zu T_3 verhindert.

Radiojodtherapie: ^{131}Jod reichert sich selektiv in den Thyreozyten an und zerstört das umgebende Gewebe. Der Therapieerfolg kann erst nach 3–4 Monaten erreicht werden, daher muss also begleitend mit Thyreostatika vor- und nachbehandelt werden. Bei multifokaler bzw. **disseminierter Autonomie** ist die Radiojodtherapie die Methode der Wahl. Schwangerschaft und Stillzeit sind absolute Kontraindikationen. Abhängig vom Therapiekonzept unterscheidet man zwischen einer **funktionsoptimierten** (die Hyperthyreose wird behoben, möglichst ohne eine Hypothyreose zu verursachen) und einer **ablativen Dosierung** (infolge der Gewebezerstörung entsteht eine Hypothyreose, die eine lebenslange Hormonsubstitution erfordert).

Operative Therapie: Die **Strumektomie** bzw. **partielle** oder **subtotale Thyreoidektomie** bietet sich besonders bei einer vergrößerten Schilddrüse, jugendlichen Patienten sowie unklaren, malignitätsverdächtigen Knoten an. Vor der Operation muss durch thyreostatische Vorbehandlung eine euthyreote Stoffwechsellage angestrebt werden.

In nahezu 100% der Fälle wird eine postoperative **Hypothyreose** erzeugt, sodass sich die Patienten einer **lebenslangen Substitutionstherapie** mit Thyroxin unterziehen müssen.

Typische **Komplikationen** sind die (nach-)blutungsbedingte Kompression der Trachea, Rekurrensparese mit Stimmbandlähmung sowie ein postoperativer Hypoparathyreoidismus durch iatrogene Schädigung bzw. Entfernung der Nebenschilddrüsen. Rezidive sind in der verbleibenden Restschilddrüse selten.

Therapie der thyreotoxischen Krise: Die thyreotoxische Krise ist lebensbedrohlich und bedarf einer notfallmäßigen Behandlung auf einer Intensivstation. Zuerst wird **hochdosiert Thiamazol** i. v. verabreicht, ggf. können Glukokortikoide zum Einsatz kommen (Hemmung der Konversion von T_4 zu T_3). Ebenfalls kann mit hochdosierter Jodgabe die Schilddrüsenhormonsynthese blockiert werden (Cave: Zuvor muss ausgeschlossen sein, dass die thyreotoxische Krise durch Jod ausgelöst wurde). Besonders bei der jodinduzierten Form ist die frühzeitige subtotale **Schilddrüsenresektion** die wirksamste kausale Behandlungsmaßnahme (→ Entfernung der gespeicherten Hormone und Verhinderung der Hormonneubildung). Bestehen Kontraindikationen, kann eine Plasmapherese zur Reduktion der Schilddrüsenhormone versucht werden.

Symptomatische Maßnahmen umfassen:
- Flüssigkeits- und Elektrolytersatz, parenterale Ernährung
- β-Blocker (Propranolol) zur Behandlung der Tachykardie
- Glukokortikoide bei relativer NNR-Insuffizienz
- ggf. Temperatursenkung (Eisbeutel), Sedierung, Intubation und Muskelrelaxation
- Thromboseprophylaxe.

3.3.1 Morbus Basedow

Synonym: immunogene Hyperthyreose, Grave's Disease

> **DEFINITION** Immunthyreopathie infolge Bildung von Autoantikörpern gegen den TSH-Rezeptor mit oder ohne Bildung einer hyperthyreoten Struma.

Epidemiologie: Die Inzidenz beträgt rund 40/100 000 Einwohner im Jahr. Frauen sind weit häufiger betroffen als Männer (5:1 bis 8:1). Das Hauptmanifestationsalter liegt zwischen dem 20. und 40. Lebensjahr.

Einteilung: Man unterscheidet zwischen einem Morbus Basedow:
- ohne Struma
- mit diffuser Struma
- mit knotiger Struma.

Ätiopathogenese: Grundlage der Erkrankung sind **autoreaktive IgG-Antikörper** (thyreoideastimulierende Immunglobuline), die gegen den TSH-Rezeptor gerichtet sind. Sie entstehen durch Bindung von TSH an HLA-Oberflächenproteine (HLA-DR3). Ihre Molekularstruktur ist dem TSH ähnlich, sodass auch durch die Antikörper die Rezeptoren der Thyreozyten aktiviert werden. Folglich kommt es zu:
- fT_3/fT_4-Überproduktion
- Proliferation der Thyreozyten
- Inhibition der normalen TSH-Bindung.

Fibroblasten besitzen einen ähnlichen Rezeptor, der durch die Autoantikörper ebenfalls stimuliert wird und orbitale (Exophthalmus) sowie prätibiale (Myxödem) Bindegewebsproliferationen hervorruft. Auch retroorbitale Präadipozyten exprimieren diesen Rezeptor. Die Aktivierung von Makrophagen und Präadipozyten in der Orbita führt zu einer entzündlichen Reaktion mit Infiltration der Augenmuskulatur und des Fettgewebes. Folge sind ein verstärktes Hervortreten der Augen (Exophthalmus) sowie Motilitätsstörungen der Augen mit evtl. Doppelbildern.

Die Autoantikörper sind plazentagängig und können auch beim Neugeborenen eine transiente Hyperthyreose verursachen.

Klinische Pathologie: Makroskopisch ist die Schilddrüse symmetrisch vergrößert und weist eine rote, fleischige Schnittfläche auf. **Histologisch** erkennt man sternförmig konfigurierte Follikel mit einem geringen Kolloidgehalt und Resorptionsvakuolen. Sogenannte Sanderson-Polster entstehen durch die papillären hochzylindrischen Zellknospen (**Abb. 3.6**).

Klinik: Zusätzlich zu den Symptomen einer Hyperthyreose [S. A321] bestehen beim Morbus Basedow folgende Charakteristika:

- **endokrine Orbitopathie** (Exophthalmus, **Abb. 3.7**): Typische Anzeichen sind
  - seltener Lidschlag (**Stellwag-Zeichen**)
  - sichtbarer Sklerastreifen oberhalb der Hornhaut (**Dalrymple-Zeichen**)
  - Zurückbleiben des oberen Augenlides bei Blicksenkung (**Graefe-Zeichen**)
  - Konvergenzschwäche (**Möbius-Zeichen**)
  - Lichtscheu, retrookuläres Druckgefühl, Schmerzen und Doppelbilder
  - Kompression des Nervus opticus in seltenen Fällen mit Visusverlust
- **Struma** (**Cave:** kann auch fehlen!): mit starker Vaskularisation (→ auskultatorisches oder palpatorisches Schwirren)
- **Tachykardie**
- **prätibiales Myxödem** (nicht wegdrückbar, **Abb. 3.8**).

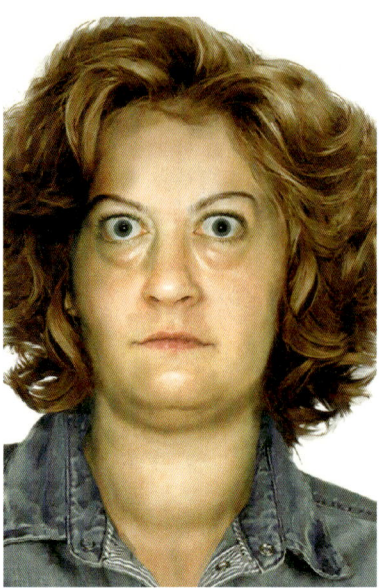

Abb. 3.7 **Exophthalmus bei endokriner Orbitopathie.** Beidseitiger Exophthalmus. Beim Geradeausblick ist ein weißer Sklerastreifen oberhalb der Hornhaut sichtbar (Dalrymple-Zeichen).

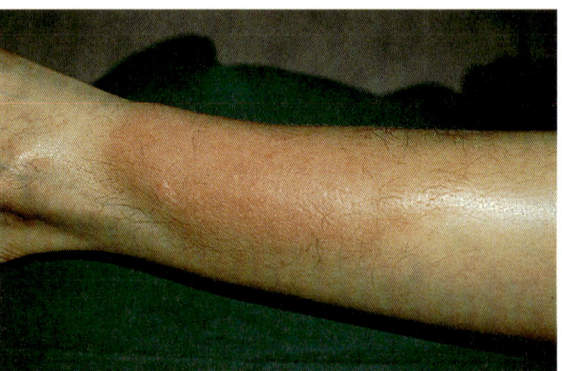

Abb. 3.8 **Prätibiales Myxödem** bei Morbus Basedow. (aus: Baenkler et al., Duale Reihe Innere Medizin, Thieme, 2012)

> **MERKE** Charakteristisch für den Morbus Basedow ist die **Merseburger-Trias** aus Struma, Exophthalmus und Tachykardie.

Diagnostik: In ausgeprägten Fällen (endokrine Orbitopathie, Schwirren der Schilddrüse) lässt sich die Diagnose klinisch stellen. Bestätigt wird sie durch die Bestimmung der Laborwerte ($fT_3/fT_4 \uparrow$, TSH $\downarrow$). Zusätzlich können auch TSH-Rezeptor-Antikörper (**TRAK**, 90 % positive Befunde) und **Anti-TPO** (70 %) nachgewiesen werden (**Cave:** Antikörper können trotzdem negativ sein!).

> **MERKE** Die endokrine Orbitopathie kann einer Hyperthyreose auch vorausgehen. Daher sind die Schilddrüsenwerte in regelmäßigem Abstand zu kontrollieren.
> Auch die typischen Autoantikörper müssen nicht zwingend vorhanden sein.

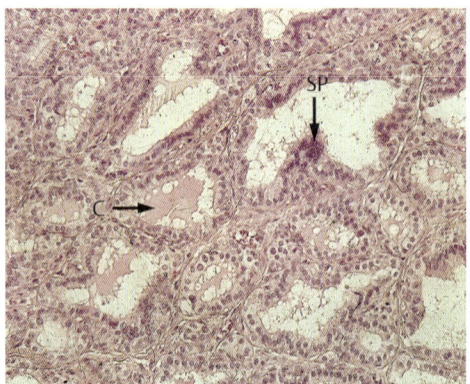

Abb. 3.6 **Histologischer Befund bei Morbus Basedow.** SP: Sanderson-Polster, C: Restkolloid mit randständigen Resorptionsvakuolen. (aus: Riede, Werner, Schaefer, Allgemeine und spezielle Pathologie, Thieme, 2004)

3.3 Hyperthyreose

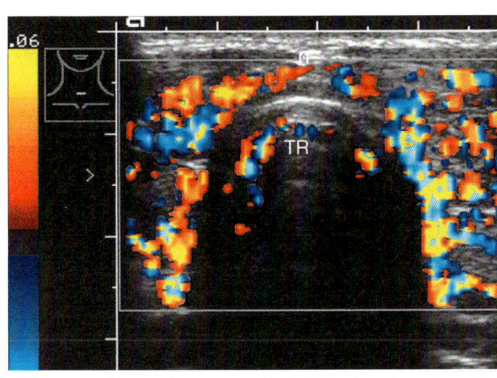

Abb. 3.9 **Farb-Doppler-Sonografie bei Morbus Basedow.** Deutliche Hypervaskularisation der Schilddrüse. TR: Trachea. (aus: Baenkler et al., Kurzlehrbuch Innere Medizin, Thieme, 2010)

Sonografisch zeigt sich eine vergrößerte Schilddrüse mit diffuser Echoarmut und Hypervaskularisation (**Abb. 3.9**). Die szintigrafische Untersuchung (homogene intensive Radionuklidanreicherung) ist bei eindeutigem sonografischem und laborchemischem Befund nicht notwendig. Bei einer endokrinen Orbitopathie kann das Ausmaß der entzündlichen Aktivität mittels MRT festgestellt werden.

Therapie: Therapeutisch stehen die medikamentöse Behandlung mit Thyreostatika, die Radiojodtherapie sowie die operative Entfernung der Schilddrüse zur Verfügung.

Der Morbus Basedow zeigt eine **hohe Spontanremissionsrate**. Aus diesem Grund ist eine mindestens 1-jährige Therapie mit Thyreostatika [S. A322] indiziert. Therapieziel ist das Erreichen eines euthyreoten Zustandes. Danach wird ein Auslassversuch unternommen, bei dem in 50 % der Fälle mit einer Langzeitremission gerechnet werden kann. Bei Rauchern und jungen Patienten ist die Rezidivrate höher.

Die **endokrine Orbitopathie** kann durch eine euthyreote Stoffwechsellage in rund 60 % der Fälle verbessert werden. Nikotinkarenz ist obligat (→ Nikotin erhöht das Risiko und verschlechtert den Verlauf einer endokrinen Orbitopathie deutlich). Bei starker entzündlicher Aktivität werden meist parenteral Glukokortikoide appliziert (Methylprednisolon). Gegebenenfalls können Bestrahlung, chirurgische Maßnahmen und sehr selten Immunsuppressiva (Ciclosporin, Rituximab) zum Einsatz kommen. Symptomatische Maßnahmen (z. B. Sonnenbrille, hochgestelltes Bettkopfende) können die Beschwerden ebenfalls lindern. Bei inkomplettem Lidschluss und seltenem Lidschlag sind außerdem die regelmäßige Benetzung der Kornea mit künstlicher Tränenflüssigkeit und Applikation einer Vitamin-A-haltigen Augensalbe vor Bettruhe notwendig (Gefahr der kornealen Ulzeration).

Eine **Radiojodtherapie** sollte beim Rezidiv oder einer persistierenden Hyperthyreose in Erwägung gezogen werden und stellt eine gleichwertige Alternative zur Operation dar. Sie kann jedoch eine endokrine Orbitopathie verschlechtern und ist bei ausgeprägtem Befall deshalb kontraindiziert.

Die **totale oder subtotale Strumektomie** stellt eine effektive chirurgische Maßnahme bei rezidivierendem oder therapieresistentem Morbus Basedow dar.

3.3.2 Schilddrüsenautonomie

DEFINITION Vom TSH-Einfluss unabhängige, autonome Hormonproduktion der Thyreozyten.

Epidemiologie: Gehäuftes Auftreten in Jodmangelgebieten, insbesondere im höheren Lebensalter.

Einteilung: Das autonome Schilddrüsengewebe kann disseminiert über das gesamte Organ (**diffus**) verteilt oder auf einen (**unifokal = autonomes Adenom**) bzw. mehrere Bezirke (**multifokal**) beschränkt sein. Abhängig von der funktionellen Aktivität spricht man von warmen (Tracer-Speicherung im angrenzenden normalen Gewebe) bzw. heißen (keine Tracer-Speicherung mehr im Normalgewebe) Knoten. Kalte Knoten (überhaupt keine Speicherung) können zusätzlich bestehen und sind abklärungsbedürftig (→ Malignomverdacht).

Ätiopathogenese: Zum **autonomen Adenom** führen **aktivierende Mutationen im TSH-Rezeptor-Gen** oder in den nachgeschalteten intrazellulären Signaltransduktionswegen. Folge ist eine andauernde Stimulation der Thyreozyten. Ein Jodmangel scheint das Auftreten von Autonomien zu fördern. Anfangs kann die autonome Sekretion noch zu einem gewissen Grad vom gesunden Gewebe gesteuert werden – man spricht vom sog. **warmen Knoten**. Die Patienten sind euthyreot, die Funktionslage also noch kompensiert. Mit zunehmender Hormonproduktion aus dem Adenom (sog. **heißer Knoten**) wird das gesunde Schilddrüsengewebe immer stärker supprimiert (TSH↓). Die Patienten dekompensieren und eine Hyperthyreose manifestiert sich. Häufig ist eine Jodexposition für die Dekompensation verantwortlich (→ Demaskierung einer latenten Hyperthyreose).

Die Entstehung der **kalten Knoten** hat mehrere Ursachen und ist nicht abschließend geklärt. Diskutiert werden bei der Hormonproduktion entstehende Sauerstoffradikale, Thiocyanate aus Zigarettenrauch, radioaktive Bestrahlung, weibliche Geschlechtshormone, Wachstumsfaktoren, Mutationen und eine familiäre Prädisposition.

Klinische Pathologie: Autonome Adenome sind meist **abgekapselt** und heller als das umgebende Gewebe. Durch das schnelle Wachstum sprießen Blutgefäße erst nachträglich ein, nicht versorgtes Gewebe geht unter und hinterlässt **Gewebsnekrosen** oder **Blutungen**. Diese verändern sich im Verlauf regressiv und bilden ein **bindegewebiges Netzwerk**, das das Organ durchzieht. Es entsteht ein buntes Bild aus Adenomen und Pseudoknoten (normales Gewebe, das in die Netzmaschen hineingepresst wird).

Klinik: Klinisch auffällig sind meist erst größere Adenome bzw. eine bestehende Struma. Die Beschwerden können mechanisch bedingt sein, hängen aber auch von der Stoffwechselaktivität der Knoten ab: Bei kalten Knoten bzw. kompensierter Autonomie zeigen sich noch keine klinischen Symptome. Ist die autonome Hormonproduktion massiv gesteigert, entstehen die typischen Zeichen einer Hyperthyreose [S. A321]. Bei Jodmangel tritt eine Autonomie aufgrund des fehlenden Substrats meist erst spät in Erscheinung, wenn die autonomen Gebiete bereits beträchtliche Ausmaße angenommen haben.

MERKE Insbesondere bei älteren Patienten mit absoluter Arrhythmie sollte man an eine Schilddrüsenautonomie denken.

Diagnostik: Die Kontrolle der Schilddrüsenhormone ($fT_3\uparrow$, $fT_4\uparrow$; ggf. nur $fT_3\uparrow$ bei T_3-Hyperthyreose; $TSH\downarrow$, **Tab. 3.2**) ist ausschlaggebend für die Diagnosestellung. Autoantikörper sind nicht nachweisbar.

In der **Sonografie** lässt sich ein autonomes Adenom als echoarmer Bezirk mit häufig zentral gelegenem echofreiem Areal (Zystenbildung) darstellen. Diffuse Autonomien erscheinen inhomogen. **Szintigrafisch** können warme (relative Mehrspeicherung im Knoten verglichen mit dem Umgebungsgewebe) oder heiße Knoten (extreme Speicherung im Knoten, subnormale Speicherung im Umgebungsgewebe) nachgewiesen werden (**Abb. 3.10**, s. auch **Abb. 3.2**).

Bei dem Vorhandensein einer latenten Hyperthyreose muss der Regelkreis ausgeschaltet werden, um die Funktionalität bewerten und quantifizieren zu können. Hierfür muss der Patient einige Wochen vor der Untersuchung Thyroxin einnehmen (**Suppressionsszintigrafie**).

MERKE Kalte Knoten müssen feinnadelbiopsiert werden, da ein Karzinom vorliegen kann.

Therapie: Hyperthyreote Zustände werden bis zum Erreichen einer Euthyreose mit Thyreostatika vorbehandelt, danach wird der Patient einer **definitiven Therapie** mittels Radiojod oder einer Operation zugeführt. Die Radiojodtherapie ist v. a. bei diffuser Autonomie, sehr kleinen Adenomen sowie älteren Patienten mit Kontraindikationen gegen eine Operation angezeigt. Bei thyreotoxischer Krise ist die sofortige Operation als Notfallmaßnahme [S. A323] indiziert. Ohne die definitive Therapie tritt immer ein Rezidiv auf. Tachykardien werden symptomatisch mit Propranolol behandelt.

Prognose: Die Prognose ist gut, selten kommt es bei adäquater Therapie zu Rezidiven. Beim autonomen Adenom und gleichzeitiger latenter Hyperthyreose ist ein abwartendes Verhalten gerechtfertigt. Nur in 5% der Fälle wird diese manifest, dennoch muss der Patient ausdrücklich darauf hingewiesen werden, Jodexzesse zu vermeiden.

3.4 Hypothyreose

DEFINITION Unterversorgung des Körpers mit den Schilddrüsenhormonen T_3 und T_4.

Einteilung und Ätiologie:
- **angeborene Form = konnatale Hypothyreose** (1:3000– 1:4000 Neugeborene): Die Schilddrüse kann fehlen (Athyreose) oder dysplastisch bzw. ektop angelegt sein. Störungen der Hormonsynthese und -inkretion sind selten, eine periphere Hormonresistenz absolute Rarität.
- **erworbene Form:**
  - **primär:** entzündlich (80%, Hashimoto-Thyreoiditis), nach Operation bzw. Radiojodtherapie, extremer Jodmangel, strumigene Substanzen (z. B. Thyreostatika) oder nach definitiver oder medikamentöser Therapie
  - **sekundär** infolge einer Hypophysenvorderlappeninsuffizienz
  - **tertiär** bei hypothalamischer Insuffizienz.

Bei Früh- und Neugeborenen kann eine **transiente Hypothyreose** auftreten (Häufigkeit 1:40000), wenn z. B. die Mutter an Jodmangel leidet, mütterliche Schilddrüsenautoantikörper oder Thyreostatika transplazentar auf den Fetus übertragen werden oder Schilddrüse bzw. hormonelle Regelkreise noch nicht vollständig entwickelt sind.

Klinik: Tritt die Hypothyreose zum Zeitpunkt der Geburt bzw. kurz danach auf, zeigen sich beim **Neugeborenen** Trinkfaulheit, Bewegungsarmut (muskuläre Hypotonie), Müdigkeit, Hypothermie und Bradykardie sowie ein Ikterus neonatorum prolongatus. Ohne Therapie kommt es zu schweren Gedeih- und Entwicklungsstörungen mit geistiger Retardierung (IQ $\leq$ 70, sog. Kretinismus). Die konnatale Form infolge Jodfehlverwertung führt zudem zur Struma. Ein Kretinismus ist heute selten und tritt v. a. in medizinisch unterversorgten Regionen auf.

MERKE Ein **Hypothyreose-Screening** (TSH-Bestimmung aus Fersenblut) wird am 3. Lebenstag durchgeführt und eine festgestellte Hypothyreose ($TSH\uparrow$ und $fT_4\downarrow$) schnellstmöglich mit L-Thyroxin substituiert. Die Substitution kann das Wachstumsdefizit auch zu einem späteren Zeitpunkt noch ausgleichen – nicht aber die geistige Entwicklung.

Bei **Kindern** mit erworbener Hypothyreose bestehen zusätzlich zu den charakteristischen Symptomen des Er-

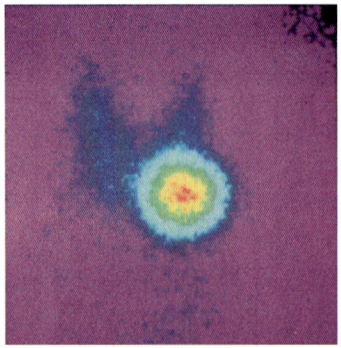

Abb. 3.10 **Autonomes Adenom.** In der Szintigrafie zeigt sich im linken unteren Pol der Schilddrüse ein autonomes Adenom mit starker Isotopanreicherung. (aus: Baenkler et al., Duale Reihe Innere Medizin, Thieme, 2009)

wachsenen (s. u.) ein retardiertes Knochenalter, verzögerte Dentition, Kleinwuchs und Pubertas tarda.

Beim **Erwachsenen** entwickeln sich die typischen Symptome einer Hypothyreose:
- Leistungsabfall, Adynamie, Müdigkeit, Verlangsamung, Desinteresse, Kälteintoleranz
- trockene, teigige, schuppende Haut
- Gewichtszunahme durch generalisiertes Myxödem
- trockenes, brüchiges Haar
- Obstipation
- raue, heisere Stimme durch Stimmbandmyxödem
- Verdickung der Zunge mit kloßiger, verwaschener Sprache
- Bradykardie, Herzvergrößerung, digitalisrefraktäre Herzinsuffizienz
- Frühatherosklerose
- Struma
- evtl. Zyklusstörungen, gestörte Spermatogenese, erhöhte Abortrate.

MERKE Bei **alten Menschen** verläuft die Hypothyreose oft uncharakteristisch (häufig Adynamie, Kälteempfindlichkeit und Obstipation) und wird daher häufig verkannt.

Komplikationen: Das **Myxödemkoma** ist die schwerste Ausprägung der Hypothyreose. Es ist mit einer hohen Letalität verbunden, heute aber zum Glück extrem selten. Symptome zeigen sich in Form von Hypothermie, Hypoventilation mit Hyperkapnie und ggf. CO_2-Narkose, Hyponatriämie, Bradykardie und Hypotonie sowie myxödematösem Aspekt.

Diagnostik: Das Vollbild der Hypothyreose lässt sich häufig bereits klinisch als Blickdiagnose feststellen. Die Bestimmung der Laborwerte sichert die Diagnose und gibt Aufschluss über den Schweregrad:
- latente (primäre) Hypothyreose: TSH↑, fT_3 und fT_4 noch normal
- manifeste (primäre) Hypothyreose: TSH↑↑, fT_3 und fT_4↓.

Bei den seltenen sekundären Formen fehlt der Anstieg von TSH im TRH-Test.

Bei der **Hashimoto-Thyreoiditis** [S. A327] lassen sich TPO-Antikörper nachweisen. Sind die Antikörper positiv, sollte nach weiteren Endokrinopathien gefahndet werden, da diese häufig mit einer Autoimmunthyreoiditis einhergehen.

Bei der Hashimoto-Thyreoiditis zeigt sich in der Sonografie eine diffuse Echoarmut, in der Feinnadelpunktion eine lymphozytäre Infiltration. ^{99m}Tc reichert sich nur vermindert oder gar nicht im Schilddrüsengewebe an.

Differenzialdiagnosen:
Low-T_3/T_4-Syndrom (non-thyreoidal illness syndrome, NTIS): Bei intensivmedizinisch behandelten Patienten sind häufig fT_3 und fT_4 erniedrigt, der TSH-Wert normal. Ursächlich sind dabei zentrale Einflüsse auf die hypothalamisch-hypophysäre-thyroidale Achse. Im Unterschied zur echten Hypothyreose ist allerdings das reverse T_3 (rT_3) erhöht. rT_3 ist biologisch inaktiv und entsteht bei der physiologischen Umwandlung von T_4 zu T_3. Eine Substitution wird i. d. R. nicht durchgeführt.

Therapie: Die Therapie besteht in der langsamen Substitution mit Schilddrüsenhormonen. **L-Thyroxin** ist das Mittel der Wahl bei manifesten Hypothyreosen. Ziel ist es, die erhöhten TSH-Werte zu normalisieren. Die Therapie muss einschleichend begonnen werden, da hypothyreote Patienten gegenüber Schilddrüsenhormonen überempfindlich sind. Die Dosierung orientiert sich am TSH-Wert sowie am subjektiven Wohlbefinden der Patienten (häufig niedrigere Dosis bei älteren Patienten). Die Gabe sollte 30 min vor den Mahlzeiten erfolgen, damit eine ausreichende Resorption gewährleistet ist.

Latente Hypothyreosen sollten wegen des Risikos der Frühatherosklerose und der Infertilität mit niedriger Dosierung behandelt werden.

MERKE Bei Neugeborenen mit primärer Hypothyreose muss die Therapie schnellstmöglich begonnen werden.

Therapie des Myxödemkomas: Das Myxödemkoma ist akut lebensbedrohlich und muss umgehend intensivmedizinisch behandelt werden. **L-Thyroxin** ist **hochdosiert** zu verabreichen (initial 500 µg, danach 100 µg L-Tyroxin), zusätzlich kommen **Glukokortikoide** zum Einsatz. Begleitend sollte der Patient intubiert und langsam wiedererwärmt sowie sein Elektrolythaushalt ausgeglichen werden.

Prognose: Die Prognose ist abhängig vom Zeitpunkt der Diagnosestellung und von der Ausprägung des Jodmangels. Werden erworbene Formen der Hypothyreose ausreichend therapiert, setzt bei Kindern ein Aufholwachstum ein; die prognostische Endgröße kann jedoch nicht immer erreicht werden.

Kinder mit angeborener Hypothyreose können sich geistig normal entwickeln, wenn die Substitutionstherapie innerhalb der Neugeborenenperiode begonnen wird. Mit einer bleibenden geistigen Schädigung ist zu rechnen, wenn eine konnatale Hypothyreose erst im Alter von 3–6 Monaten erkannt wird.

3.5 Schilddrüsenentzündungen

Tab. 3.5 gibt eine Übersicht über die verschiedenen Thyreoiditiden.

Seltene Formen:
- **Riedel-Thyreoiditis**: Sie tritt sehr selten auf und führt zu einer chronischen Fibrosierung („eisenharte" Riedel-Struma) und Verhärtung der Schilddrüse, die auch auf Nachbarstrukturen übergreifen kann. Als Ursache wird eine Autoimmungenese vermutet. Therapie der Wahl ist die chirurgische Resektion.
- Thyreoiditis im Rahmen **chronischer Infektionserkrankungen** (z. B. Lues, Tuberkulose).

Tab. 3.5 Formen der Thyreoiditiden

	Hashimoto-Thyreoiditis	Thyreoiditis de Quervain	akute Thyreoiditis
Synonym	Autoimmunthyreoiditis, chronisch lymphozytäre Thyreoiditis (Abb. 3.11)	subakut granulomatöse Thyreoiditis	–
Epidemiologie	• häufigste Entzündung (80%) • Altersgipfel: 30–50 J. • w:m = 10:1	• ca. 1% • Altersgipfel: 30–60 J. • häufiger im Sommer • w:m = 3:1	• selten
Ätiologie	• familiäre Disposition (HLA-Marker) • Assoziation mit anderen Autoimmunopathien	• unklar, häufige Assoziation mit viralen Infekten der oberen Atemwege	• Bakterien (Strepto- und Staphylokokken) • Viren • Bestrahlung • Trauma
Klinik	• beschwerdefreier Beginn („silent thyreoiditis") • späte Diagnose bei Abklärung der Hypothyreose	• allgemeines Krankheitsgefühl, Fieber, Kraftlosigkeit • lokaler Druckschmerz • Hals-, Kieferschmerzen	• akuter Beginn, Fieber • lokaler Druckschmerz • Schwellung der Lymphknoten
Labor	• **TPO-Antikörper** positiv (95%) • **Tg-Antikörper** positiv (70%)	• BSG ↑↑ • CRP ↑	• BSG ↑ • CRP ↑ • Leukozyten ↑
	Initial zeigen alle Formen eine milde Hyperthyreose, später manifestiert sich aufgrund der Strukturzerstörung eine Hypothyreose (T_3 und T_4 ↓, TSH ↑).		
Diagnostik	• Sonografie: homogen echoarm • Szintigrafie: verminderte ^{99m}Tc-Aufnahme • Feinnadelpunktion: lymphozytäre Infiltrate mit Hürthle-Zellen (onkozytäre Transformation von Thyreozyten)	• Sonografie: inhomogen und echoarm • Feinnadelpunktion: Granulome aus ungeordneten Langhans-Riesenzellen	• Sonografie: Einschmelzungen und echofreie Areale • Feinnadelpunktion: Granulozyten
Therapie	• L-Thyroxin	• Spontanremission in 90% • bei Hypothyreose: L-Thyroxin • NSAR, Kortikosteroide	• Antibiotika bei bakterieller Genese • Abszessdrainage • Antiphlogistika bei Strahlengenese

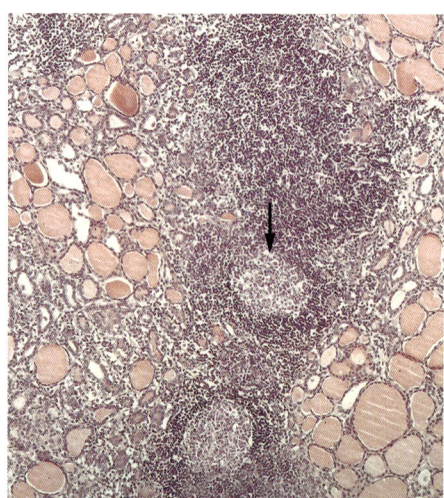

Abb. 3.11 Chronisch lymphozytäre Thyreoiditis (Hashimoto-Thyreoiditis). Erkennbar sind lymphozytäre Infiltrate, die keimzentrumhaltige Follikelstrukturen ausbilden und das Schilddrüsengewebe zerstören (Pfeil). (aus: Riede, Werner, Schaefer, Allgemeine und spezielle Pathologie, Thieme, 2004)

3.6 Tumoren der Schilddrüse

Die malignen Tumoren der Schilddrüse werden im Kapitel Neoplastische Erkrankungen [S. A660] besprochen.

4 Erkrankungen der Nebenschilddrüse

4.1 Grundlagen

4.1.1 Physiologie und Pathophysiologie

Nebenschilddrüse und Schilddrüse sind für die Kalziumhomöostase des Körpers verantwortlich. Die von ihnen produzierten Hormone Parathormon (Nebenschilddrüse) und Kalzitonin (C-Zellen der Schilddrüse) regulieren zusammen mit Vitamin-D-Hormon (Kalzitriol) die Freisetzung, Rückresorption und Ausscheidung von Kalzium und Phosphat.

Kalzium liegt zu 99 % als Hydroxylapatit im Knochen gebunden vor. Lediglich 1 % befindet sich im Extrazellulärraum. Im Serum ist Kalzium zu 45 % an Proteine gebunden (Albumin, Globulin), 5 % liegen in Komplexen vor (Bikarbonat, Citrat, Phosphat) und 50 % stellen als freie Kalziumionen (Ca^{2+}) die biologisch aktive Form dar.

Beeinflusst wird dieses Gleichgewicht durch 2 Faktoren:
- **Proteingehalt:** Mit sinkendem Albumin steigt das freie Ca^{2+} und umgekehrt.
- **Blut-pH:** Bei azidotischen Zuständen verdrängen H^+-Ionen das Ca^{2+} aus den Proteinbindungen und erhöhen dadurch die Konzentration von freiem Ca^{2+}. Bei einer Alkalose ist das freie Ca^{2+} demzufolge erniedrigt.

Kalzium ist v. a. in Milchprodukten vorhanden (→ beste Resorptionsrate), in niedrigeren Konzentrationen in verschiedenen Gemüsesorten oder Getreiden. Auch Mineralwässer sind kalziumhaltig. Täglich sollte rund 1 g Ca^{2+} zugeführt werden. In der Schwangerschaft, Stillzeit und Wachstumsphase ist der Kalziumbedarf erhöht. Ausgeschieden wird Ca^{2+} in erster Linie über die Nieren.

Normwerte im Serum:
- Gesamtkalzium: 2,2–2,65 mmol/l
- ionisiertes Kalzium: 1,12–1,23 mmol/l.

MERKE Laborchemisch wird das Gesamtkalzium im Serum bestimmt. Proteingehalt und Blut-pH-Wert müssen bei der Bewertung der Laborwerte berücksichtigt werden.

Parathormon (PTH) wird in den Zellen der Nebenschilddrüse produziert und **steigert** den **Kalziumspiegel** im Blut. Die PTH-Sekretion wird durch niedrige Kalzium- und hohe Phosphatkonzentrationen gefördert. Eine leichte Hypomagnesiämie wirkt ebenfalls stimulierend; fällt der Magnesiumspiegel jedoch weiter ab, hemmt dies die Ausschüttung von PTH. Zwischen Kalzium und PTH besteht ein negativer Feedback-Mechanismus. Parathormon fördert die Resorption von Kalzium und gleichzeitig die Ausscheidung von Phosphat in der Niere. Zudem wird die 1α-Hydroxylase vermehrt exprimiert und so die Produktion des biologisch aktiven Vitamins D_3 (Kalzitriol) gefördert (→ Ca^{2+}-Aufnahme über den Darm↑). Im Knochen steigt die Aktivität der Osteoklasten (→ Knochenabbau↑).

Im Blut zirkulieren intaktes Parathormon (aus 84 Aminosäuren) und PTH-Fragmente, die allerdings biologisch inaktiv sind. Spezifische Tests weisen allein das intakte Parathormon nach.

Vitamin D wird enteral mit der Nahrung aufgenommen oder unter dem Einfluss von UV-Licht in der Haut gebildet. In der Leber wird es zu 25-OH-D_3 (Kalzidiol) hydroxyliert und anschließend in der Niere in seine biologisch aktive Form 1,25(OH)$_2$-D_3 (**Kalzitriol**) umgewandelt. Die Entstehung von Kalzitriol wird durch den Phosphatspiegel reguliert: niedrige Phosphatspiegel stimulieren die 1α-Hydroxylase in der Niere und damit die Bildung von Kalzitriol. Aktives Vitamin D fördert die enterale Aufnahme von Kalzium und Phosphat und die Zunahme der Knochenmatrix (Osteoblasten↑).

Kalzitonin entsteht in den C-Zellen der Schilddrüse und wirkt dem Parathormon entgegengesetzt, d. h., es **senkt den Kalziumspiegel** im Blut. Seine Sekretion wird durch hohe Kalziumkonzentrationen sowie die gastrointestinalen Hormone Cholezystokinin, Gastrin und Glukagon gefördert. Kalzitonin hat als Tumormarker für das medulläre Schilddrüsenkarzinom zusätzlich diagnostische Bedeutung.

Tab. 4.1 gibt eine Übersicht über die an der Kalziumhomöostase beteiligten Hormone. **Abb. 4.1** zeigt die Mechanismen bei Hypokalzämie.

Erkrankungen der Nebenschilddrüse betreffen die Parathormonsekretion und gehen mit dessen Über- oder Unterproduktion einher. Als häufige Auslöser kommen Tumoren, anlagebedingte Störungen oder iatrogene Schädigungen infrage.

Tab. 4.1 An der Kalziumhomöostase beteiligte Hormone

	Parathormon	Kalzitriol	Kalzitonin
Niere	Phosphatresorption ↓ Kalziumresorption ↑ 1α-Hydroxylaseexpression ↑	Kalzium- und Phosphatausscheidung ↓	–
Darm	Kalziumabsorption ↑ (indirekt über Stimulation von Kalzitriol)	Kalzium- und Phosphatabsorption ↑	Verzögerung des Verdauungsvorgangs
Knochen	Osteoklastenaktivität ↑ *	Osteoklastenaktivität ↓	Osteoklastenaktivität ↓

* Eine negative Knochenbilanz wird nur bei pathologisch erhöhten PTH-Werten erreicht, nicht durch physiologische Schwankungen.
↑ = erhöht, ↓ = vermindert

4 Erkrankungen der Nebenschilddrüse

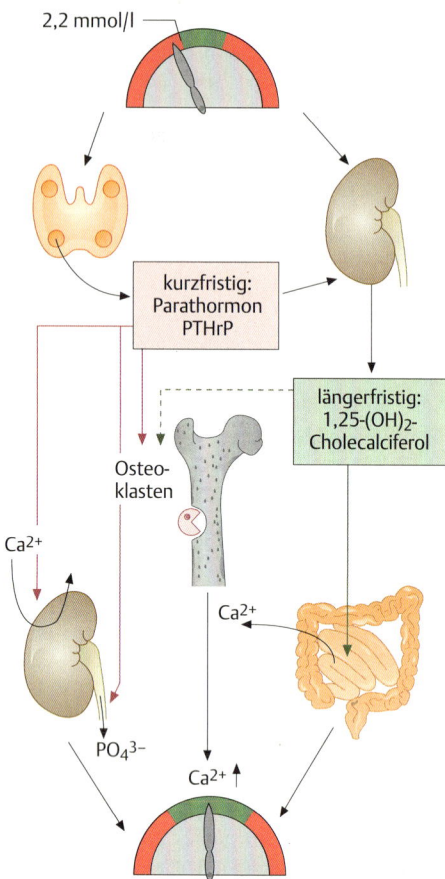

Abb. 4.1 **Regulation der Kalziumhomöostase.** Sinkt der Kalziumspiegel im Blut unter den Normwert ab, wird aus der Nebenschilddrüse vermehrt Parathormon ausgeschüttet. **Parathormon** steigert in der Niere die Absorption von Kalzium, die Ausscheidung von Phosphat und die Bildung von **Kalzitriol** (1,25-[OH]$_2$-Cholecalciferol). Am Knochen fördert es die Osteoklastenaktivität. Kalzitriol steigert die Absorption von Kalzium und Phosphat aus dem Darm und – bei pathologisch hohen PTH-Spiegeln – die Osteoklastenaktivität. Diese Mechanismen führen zur Steigerung des Kalziumspiegels im Blut. **Kalzitonin** ist für die Aufrechterhaltung der Kalziumhomöostase von geringerer Bedeutung. Kalzitonin vermag bei erhöhten Kalziumspiegeln die Kalziumfreisetzung aus dem Knochen zu hemmen. (aus: Greten, Rinninger, Greten, Innere Medizin, Thieme, 2010)

4.1.2 Diagnostik

Wegweisend für die Diagnosestellung ist die Bestimmung der Serumwerte von Kalzium, Phosphat und PTH. Die alkalische Phosphatase spiegelt die Knochenbeteiligung wider. Eine Übersicht über die Laborwerte bei den entsprechenden Krankheitsbildern gibt Tab. 4.2.

4.2 Primärer Hyperparathyreoidismus (pHPT)

Synonym: autonomer Hyperparathyreoidismus (HPT)

> **DEFINITION** Überfunktionszustand der Nebenschilddrüsen mit autonomer Produktion und Sekretion von Parathormon.

Epidemiologie: Der primäre Hyperparathyreoidismus ist eine häufige Erkrankung mit einer jährlichen Inzidenz von 25/100 000 Einwohnern (Prävalenz bei stationären Patienten 1/1000). Frauen erkranken häufiger als Männer.

Tab. 4.2 Interpretation der Laborveränderungen bei Nebenschilddrüsenerkrankungen

PTH	Kalzium	Phosphat	Diagnose
↑	↑	↓	primärer Hyperparathyreoidismus
↑	↓	↑	sekundärer Hyperparathyreoidismus (renale Osteopathie)
↑	↑	↑	tertiärer Hyperparathyreoidismus
↓	↓	↑	Hypoparathyreoidismus
↓	↑	normal	Tumorhyperkalzämie, Sarkoidose, Vitamin-D-Intoxikation*

* Hier sind die negativen Feedback-Mechanismen noch intakt, daher ist die Parathormonausschüttung vermindert.
↑ = erhöht, ↓ = vermindert

Ätiopathogenese:
- ca. 80 % **solitäre Adenome** der Nebenschilddrüsenzellen
- ca. 5 % multiple Adenome
- ca. 15 % nicht neoplastische Hyperplasie der Nebenschilddrüse
- < 1 % Nebenschilddrüsenkarzinom.

Ein primärer HPT kann zudem mit einer multiplen endokrinen Neoplasie (MEN I oder II) kombiniert sein.

Die exzessive Sekretion von Parathormon hat folgende Konsequenzen:
- **Gesteigerte Bildung von Vitamin D$_3$** (Kalzitriol) mit Stimulation der renalen Kalziumrückresorption und der intestinalen Kalziumaufnahme.
- **Verstärkte Mobilisation des Knochenkalziums** durch aktivierte Osteoklasten: Dadurch kommt es zum Knochenumbau und zu einer negativen Knochenbilanz. Skelettschäden entstehen infolge der generalisiert verminderten Knochenmineralisierung (**Fibroosteoklasie**). Im Spätstadium finden sich u. U. Pseudotumoren aus Osteoklasten („**braune Tumoren**") als Zeichen der sog. Ostitis fibrosa cystica generalisata von Recklinghausen (heute allerdings nur mehr selten).
- Beide Mechanismen erhöhen den Kalziumspiegel im Blut (**Hyperkalzämie**) und erhöhen so das Kalzium- und Phosphatangebot in der Niere (Hyperkalzurie und Hyperphosphaturie), was mit der Entwicklung einer Nephrolithiasis und Nephrokalzinose einhergeht. Darüber hinaus wird die Gastrinsekretion gesteigert → erhöhte Azidität und Ausbildung von Magenulzera.

Klinik: Die meisten Patienten bemerken keine subjektiven Beschwerden. Typisch sind die Organmanifestationen an Skelettsystem, Niere und Intestinaltrakt sowie das Hyperkalzämiesyndrom.
- **Hyperkalzämiesyndrom:** Die Hyperkalzurie bedingt einen partiellen renalen Diabetes insipidus mit **Polyurie** und konsekutiver **Polydipsie**. Übelkeit und Erbrechen sind Folge der Hyperkalzämie. Die gastrointestinalen und renalen Flüssigkeitverluste führen zu Elektrolytverschiebungen (Hypokaliämie) und fördern das Auf-

treten von Herzrhythmusstörungen (QT-Zeit-Verkürzung). **Cave:** Bei Neugeborenen und Säuglingen kann ein Hyperparathyreoidismus wegen des Flüssigkeitsverlustes durch Erbrechen zu lebensbedrohlichen Komplikationen führen.

- **Knochenschmerzen** durch die Osteoporose und pathologische Frakturen sind häufig. Radiologisch fassbar sind **Osteolysen** (50 %), die bevorzugt an Händen und Füßen, seltener am Schädel, an den Rippen und der Wirbelsäule sowie dem Becken auftreten.
- **Nephrolithiasis** (40–50 %) und selten eine Nephrokalzinose sind die Folge des hohen Kalzium-Phosphat-Produkts im Urin. Klinisch können Nieren- oder Harnleiterkoliken auftreten.
- **Magen-** und **Duodenalulzera** (50 %) entstehen durch eine gesteigerte Gastrinproduktion und gehen mit epigastrischen Schmerzen einher. Unspezifische Symptome wie Übelkeit, Appetitlosigkeit, Obstipation, Meteorismus oder Gewichtsverlust werden ebenso beobachtet.
- **Pankreatitiden** (10 %) können den Kalziumspiegel senken und so einen pHPT maskieren.
- Des Weiteren können **neuromuskuläre** Symptome (Muskelschwäche, rasche Ermüdbarkeit) und psychische Auffälligkeiten (Depression) vorhanden sein.

Komplikationen: Die **hyperkalzämische Krise** (akuter Anstieg des Serumkalziums > 3,5 mmol/l) wird durch eine akute Exazerbation eines pHPT ausgelöst und kann nach einer Behandlung mit Vitamin-D-Präparaten, Thiaziden (→ fördert die Ca^{2+}-Retention) oder Kalzium auftreten. Dabei werden folgende Symptome beobachtet:

- Polyurie, Polydipsie bzw. Eintreten eines Nierenversagens mit Olig-/Anurie
- Erbrechen, Exsikkose, Adynamie
- psychotische Erscheinungen, Somnolenz, Koma.

Die Letalität ist aufgrund der häufig auftretenden Herzrhythmusstörungen sehr hoch (50 %). Des Weiteren bilden sich durch den Anstieg des Serumphosphats Kalzium-Phosphat-Komplexe, die ausfallen und zu **Kalzifizierungserscheinungen** im gesamten Körper (z. B. Herz, Lunge, Gelenke) führen.

Diagnostik: Wegweisend ist ein erhöhter Serumkalziumspiegel (> 2,6 mmol/l) bei gleichzeitiger Erhöhung des Parathormons (**Tab. 4.2**). Zusätzlich bestehen eine Hypophosphatämie und eine Erhöhung der alkalischen Phosphatase. Polyuriebedingt kann sich eine Hypokaliämie finden.

Die **Sonografie** der Nieren gibt Aufschluss über den Fortschritt der Erkrankung. **Nierensteine** (echodichte rundliche Struktur mit Schallauslöschung) oder eine **Nephrokalzinose** (diffuse Kalkablagerungen im Parenchym) können gut dargestellt werden.

Die Nebenschilddrüsen werden am besten **sonografisch** beurteilt. Adenome imponieren als echoarme Raumforderung mit echoreichem Saum. Die **Szintigrafie** wird bei Rezidivuntersuchungen oder bei intraoperativ nicht auffindbaren bzw. ektop gelegenen Nebenschilddrüsen eingesetzt.

Im **Röntgenbild** können an den Fingern (**Abb. 4.2**), Händen und Füßen sowie an Schädel, Wirbelsäule, Becken und Rippen **subperiostale Osteolysezonen** detektiert werden.

Differenzialdiagnosen:

> **MERKE** Bei den meisten Hyperkalzämiepatienten ist eine **Tumorerkrankung** für die Erhöhung des Kalziumspiegels verantwortlich.

- **Osteolyse** (PTH ↓): z. B. infolge von Metastasen oder eines Plasmozytoms
- **paraneoplastische Hyperkalzämie** (parathormonverwandtes Peptid [PTHrP] ↑, PTH ↓): z. B. bei Bronchialkarzinom
- **Morbus Paget** (häufige Koinzidenz mit pHPT)
- **Sarkoidose, Tuberkulose** (→ Verantwortlich für die Hyperkalzämie ist die von den Makrophagen verstärkt gebildete 1α-Hydroxylase. Dadurch kommt es zu einer gesteigerten Bildung von Kalzitriol.)
- **Immobilisation** (→ Ca^{2+}-Freisetzung aus dem Skelett)
- **medikamentös induzierte Hyperkalzämie** (z. B. Vitamin-D-Intoxikation, ASS-Intoxikation, Tamoxifen bei Brustkrebsmetastasen)
- **familiäre hypokalziurische Hyperkalzämie:** harmlos, keine Symptome, Hyperkalzämie bei relativer Hypokalziurie, evtl. Parathormon leicht erhöht, autosomal-dominanter Erbgang, Mutation im kalziumsensitiven Rezeptorgen von Niere und Nebenschilddrüse

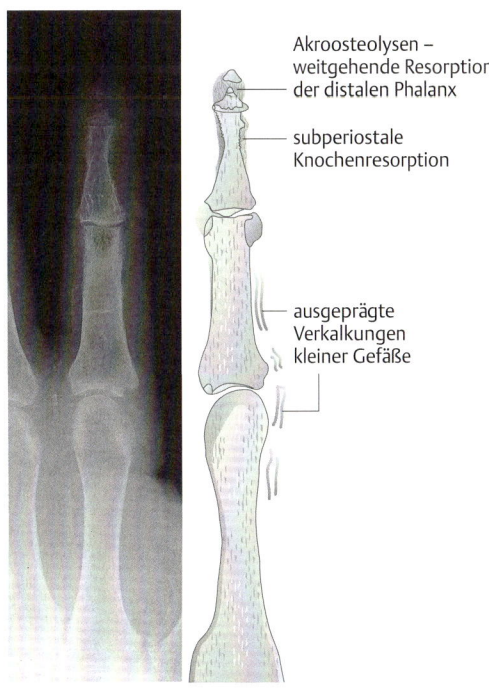

Abb. 4.2 Knochenbefunde bei Hyperparathyreoidismus.
(aus: Greten, Rinninger, Greten, Innere Medizin, Thieme, 2010)

- **fehlende Glukokortikoide** (→ Glukokortikoide steigern die Kalzium- und Phosphatausscheidung): z. B. Morbus Addison).

Eine weitere Ursache der Hyperkalzämie ist das sog. Harte-Wasser-Syndrom, das heutzutage aufgrund der modernen Dialysetechnik jedoch wesentlich an Bedeutung verloren hat. Dabei wurde die Dialyse mit zu hohem Kalziumgradienten durchgeführt.

Therapie:
Therapie der Hyperkalzämie: Prinzipiell gilt es, die Kalziumzufuhr möglichst niedrig zu halten (Cave: Mineralwasser oder Milch), aber trotzdem eine ausreichende **Flüssigkeitszufuhr** zu gewährleisten (Urinmenge > 2 l/d). Thiaziddiuretika (reduzieren die Ca^{2+}-Ausscheidung) und Digitalis (erhöht die intrazelluläre Ca^{2+}-Konzentration und steigert so die Kontraktionskraft des Myokards) sind streng kontraindiziert! Bei ausgeprägter Hyperkalzämie ist die Infusion physiologischer **NaCl-Lösungen** erforderlich. Furosemid i. v. steigert die Kalziurie und wird bei Flüssigkeitsretention eingesetzt. **Bisphosphonate** (z. B. Pamidronat oder Clodronat) hemmen die Osteoklastenaktivität und führen innerhalb weniger Tage zur Normalisierung des Kalziumspiegels. Ebenfalls kann Kalzitonin i. v. zur Senkung des Kalziumspiegels angewandt werden.

Operative Therapie: Die operative Entfernung des autonomen Nebenschilddrüsengewebes gilt bei symptomatischem pHPT als **Therapie der Wahl**. Der Erfolg der Operation ist wesentlich von der Erfahrung des Chirurgen abhängig. Das OP-Verfahren wird im Kap. Chirurgie [S. B122] näher erläutert. Um nach einer Entfernung aller 4 Nebenschilddrüsen einen postoperativen Hypoparathyreoidismus zu verhindern, wird Nebenschilddrüsengewebe in die Armmuskulatur oder in den M. sternocleidomasteoideus retransplantiert. Anschließend müssen engmaschige Laborkontrollen durchgeführt werden.

Therapie der hyperkalzämischen Krise:
- stationäre Aufnahme und intensives Monitoring
- **kausale Therapie der Grunderkrankung**, Einstellen der Kalziumzufuhr
- **forcierte Diurese** z. B. mit 5 l 0,9 % NaCl und Furosemid unter engmaschiger Elektrolytkontrolle
- bei prärenaler Niereninsuffizienz mit Olig-/Anurie **kalziumfreie Hämodialyse**
- **Bisphosphonate** bei tumorbedingter Hyperkalzämie, Glukokortikoide bei Vitamin-D-Intoxikation.

4.3 Sekundärer und tertiärer Hyperparathyreoidismus

DEFINITION
- **sekundärer HPT** (sHPT): reaktive Erhöhung von Parathormon aufgrund niedriger Kalziumspiegel im Serum durch kontinuierliche Stimulation der Nebenschilddrüsen
- **tertiärer HPT** (tHPT): Extremvariante eines sHPT mit gestörtem negativem Feedback-Mechanismus und überschießender Sekretion von PTH.

Ätiologie:
- Der sHPT tritt meist im Rahmen einer **chronischen Niereninsuffizienz** (renale Osteopathie; s. Niere [S. A388]), bei einem Vitamin-D-Mangel (Osteomalazie), seltener bei Malassimilationssyndromen, Leberzirrhose oder Cholestase (Vitamin-D-Synthesestörung) auf.
- tHPT als autonomes Adenom oder hyperplastischer Bereich nach **langjähriger chronischer Niereninsuffizienz**.

Klinik: Die klinischen Symptome der Grunderkrankung stehen im Vordergrund. Typischerweise kommt es zu Beschwerden am Bewegungsapparat wie Knochenschmerzen, Deformitäten der Wirbelsäule und langen Röhrenknochen sowie pathologischen Frakturen. Bei Kindern kann sich ein renaler Minderwuchs entwickeln (→ Azotämie bei Niereninsuffizienz hemmt zusätzlich die GH-Sekretion).

Beim tHPT werden häufig extraossäre Verkalkungen gefunden.

Diagnostik: Die Bestimmung des Serumkalziums sowie der Parathormonspiegel ist auch hier ausschlaggebend (**Tab. 4.2**). Charakteristisch ist die Hypokalzämie bei gleichzeitiger Hyperphosphatämie. Durch die Niereninsuffizienz sind normalerweise harnpflichtige Substanzen ebenfalls erhöht. Die alkalische Phosphatase spiegelt das Ausmaß der Knochenbeteiligung wider. Bei tertiärem Hyperparathyreoidismus ist das Serumkalzium erhöht.

Die Diagnose wird mithilfe des **Röntgenbefundes** gesichert. Typisch sind die subperiostalen und subchondralen **Knochenresorptionen** an den Händen sowie im Schulter- und Beckenbereich. Das Ausmaß der **Osteomalazie** lässt sich durch die erhöhte Strahlentransparenz recht gut beurteilen. Charakteristisch sind auch die Looser-Umbauzonen (streifenförmige Aufhellung im Röhrenknochen durch die verminderte Knochenmineralisierung und kompensatorische Bildung von osteoidem Gewebe), die bevorzugte Bruchstellen darstellen.

Therapie: Die Therapie der Grunderkrankung steht im Vordergrund. Symptomatisch werden Vitamin D und Kalzium verabreicht. Beim tHPT ist eine Operation indiziert, wenn die Patienten nicht auf die medikamentöse Therapie ansprechen.

4.4 Hypoparathyreoidismus

DEFINITION Unterfunktion der Nebenschilddrüsen mit einer Mangelsekretion an Parathormon.

Ätiologie: Zu den Ursachen zählen:
- **iatrogene Schädigung:** Am häufigsten tritt ein Hypoparathyreoidismus nach Schilddrüsenresektion bzw. Operation der Nebenschilddrüsen auf. Wesentlich seltener nach Bestrahlung.
- **idiopathische Funktionsstörung:** wahrscheinlich im Rahmen einer autoimmunen Reaktion (Spätmanifestation)
- langfristige **Hypomagnesiämie**

- Aplasie der Epithelkörperchen und des Thymus (**Di-George-Syndrom**).

Klinik: Die klinische Symptomatik wird durch die Hypokalzämie bestimmt:
- **Tetanie**: Niedrige Kalziumkonzentrationen führen zu einer verstärkten neuromuskulären Erregbarkeit und damit zu Krämpfen, Pfötchenstellung der Hände, Spitzfußstellung, „Karpfenmund" und Laryngospasmus. Bei viszeraler Beteiligung bestehen abdominelle Spasmen mit Bauchschmerzen und ggf. begleitender Diarrhö sowie ein verstärkter Harndrang.
- **periorale Parästhesien**
- **Organschäden:** Durch die Hyperphosphatämie verursachte paradoxe Verkalkungen der Augenlinse (tetanische Katarakt) und der Basalganglien (Morbus Fahr), Zahnentwicklungsstörungen, Alopezie, Osteosklerose, psychische Veränderungen, Minderwuchs.

Diagnostik: Bei der klinischen Untersuchung lassen sich das **Chvostek-Zeichen** (Zucken des Mundwinkels nach Beklopfen des N. facialis) und das **Trousseau-Zeichen** (Pfötchenstellung nach Anlegen und Aufpumpen einer Blutdruckmanschette) nachweisen. Im EKG zeigt sich eine Verlängerung der QT-Zeit.

Richtungsweisend ist die Bestimmung der entsprechenden Laborparameter (Ca^{2+} und $Mg^{2+}\downarrow$, Phosphat$\uparrow$, PTH$\downarrow$, AP normal). Im Urin finden sich ferner niedrige Ca^{2+}- und Phosphatkonzentrationen.

Der **Ellsworth-Howar-Test** dient dem Nachweis eines Pseudohypoparathyreoidismus (zu geringer Anstieg von Phosphat im Urin nach PTH-Injektion).

Differenzialdiagnosen: Vom Hypoparathyreoidismus gilt es folgende Erkrankungen abzugrenzen:
- **andere Ursachen einer Hypokalzämie:**
  - Pseudohypoparathyreoidismus
  - Rachitis, Osteomalazie (Vitamin-D-Mangel)
  - akute Pankreatitis (Labor, Klinik)
  - Malabsorptionssyndrome
  - EDTA/Citratblutgabe
  - Niereninsuffizienz
- **normokalzämische Tetanie:** respiratorische Alkalose im Rahmen einer Hyperventilation
- **Pseudohypoparathyreodismus**: Parathormonresistenz infolge eines Defekts im PTH-Rezeptor-Gen. Bildung und Sekretion von PTH sind nicht beeinträchtigt. Es gibt 2 Typen, wobei der **Typ I** autosomal-dominant vererbt wird (Defekt des Adenylatcyclasesystems), und der **Typ II** sporadisch auftritt (Defekt in der cAMP-abhängigen Übertragung). Der Typ Ia geht mit einem charakteristischen Phänotyp einher (sog. hereditäre Albright-Osteodystrophie). Diese Kinder werden meist zwischen dem 4. und 6. Lebensjahr klinisch auffällig mit:
  - Skelettveränderungen: Kleinwuchs mit gedrungenem Körperbau, Brachydaktylie, Brachymetakarpie (v. a. Ossa metacarpalia IV und V), kurzer Hals, verdickte Schädelkalotte
  - Adipositas
  - subkutane, gelenknahe Verkalkungen
  - Katarakt
  - Verkalkungen der Basalganglien
  - mentaler Retardierung.
- **Diagnostisch** fallen Hypokalzämie und Hyperphosphatämie auf. PTH ist reaktiv erhöht. Eine Hyperkalzurie tritt bei keinem der Typen auf.

Als **Pseudo-Pseudohypoparathyreoidismus** wird ein Krankheitsbild bezeichnet, das den charakteristischen Phänotyp der hereditären Albright-Osteodystrophie aufweist, jedoch mit völlig normalen Laborbefunden einhergeht.

Therapie:

Akute Tetanie: Nach einer Blutentnahme (ggf. später Ca^{2+}-Bestimmungen) werden 20 ml einer 10 %igen **Kalziumglukonatlösung** langsam infundiert und die Blutwerte kontrolliert (**Cave:** besonders langsame Infusion beim digitalisierten Patienten!).

Dauertherapie: Der Kalziumspiegel sollte möglichst im unteren Normbereich gehalten und der Phosphatspiegel gesenkt werden. Dies gelingt mittels
- **Kalziumpräparaten** (Erhöhung des intestinalen Ca^{2+}-Angebots)
- **Kalzitriol** (1,25-OH-Vitamin D) (steigert die Ca^{2+}-Resorption, 25-OH-Vitamin D ist bei Hypoparathyreoidismus wirkungslos).

MERKE Vorsicht bei Digitalispatienten: Kalzium und Digitalis wirken synergistisch, sodass es bei gleichzeitiger Applikation zu Herzrhythmusstörungen kommen kann!

Prognose: Bei gut eingestellter medikamentöser Behandlung ist die Prognose gut. Bei Überdosierung kann eine Hyperkalzämie mit Nephrolithiasis/Nephrokalzinose auftreten, daher sind die engmaschige Kontrolle von Blut- und Urinwerten sowie die regelmäßige Sonografie der Nieren obligat. Den Patienten wird ein Notfallausweis ausgestellt und sie müssen über die Symptome einer Hyperkalzämie aufgeklärt werden.

5 Erkrankungen der Nebenniere

5.1 Grundlagen

5.1.1 Anatomie

Die Nebenniere besteht aus Rinde und Mark. Die **Nebennierenrinde** (NNR) ist mesodermalen Ursprungs und gliedert sich in 3 Zonen, die jeweils unterschiedliche Hormone (allesamt Steroidhormone) produzieren: die außen gelegene Zona glomerulosa (**Aldosteronproduktion**), die mittlere Zona fasciculata (**Glukokortikoidproduktion**) und die dem Mark anliegende Zona reticularis (**Androgenproduktion**).

Neuroektodermale Zellen, die während der Ontogenese aus dem Sympathikusgrenzstrang eingewandert sind, bilden das **Mark**. Sie produzieren die Katecholamine **Adrenalin** und **Noradrenalin**.

5.1.2 Physiologie und Pathophysiologie

Die Nebennierenrinde unterliegt der parakrinen Steuerung des Renin-Angiotensin-Systems (RAS) und des adrenokortikotropen Hormons (ACTH). Sie stellen klassische Regelkreise dar, in denen über Feedback-Mechanismen die hormonelle Produktion gesteuert wird.

Alle Steroidhormone werden aus Cholesterin gebildet (**Abb. 5.1**) und sind durch ihre lipophile Struktur membrangängig. Die Nebenniere kann keine nennenswerte Menge an Cholesterin speichern, sodass die situationsabhängige Feinregulierung besonders wichtig ist.

Aldosteron: Renin wird in den juxtaglomerulären Zellen der Niere aus Prorenin freigesetzt. Reiz hierfür sind niedrige Natriumkonzentrationen sowie Volumen- oder Druckminderungen. In der Leber spaltet Renin Angiotensinogen zu Angiotensin I. Angiotensin I wird wiederum vom vorwiegend in der Lunge gebildeten Angiotensin-Converting-Enzym (**ACE**) zum biologisch aktiven Angiotensin II (AT II) gespalten. AT II bindet in der Zona glomerulosa an die membranständigen Angiotensin-II-Rezeptoren-Typ 1 (**AT$_1$**) und stimuliert so die Aldosteronproduktion. ACTH und bereits gering erhöhte Kaliumkonzentrationen stimulieren mit geringerer Potenz. Aldosteron wirkt auf die distalen Tubuluszellen der Niere und führt zu einer **Natrium**- und **Wasserretention** sowie **Kaliumexkretion**. Des Weiteren sensibilisiert es die Katecholaminrezeptoren der peripheren Gefäße (→ Erhöhung des peripheren Widerstands). Dadurch wird die Reninproduktion gedrosselt und der Regelkreis geschlossen. In seiner biologisch aktiven Form hat Aldosteron eine Plasmahalbwertszeit von 20–30 min. Die inaktive, an Transcortin gebundene Form weist eine deutlich längere Halbwertszeit auf.

Kortisol: Die Kortisolproduktion ist Teil der hypothalamisch-hypophysären Achse. Corticotropin-Releasing-Hormon (CRH) erreicht die Hypophyse über deren Portalsystem und stimuliert im HVL die ACTH-Produktion. Dieses aktiviert die Kortisolausschüttung in den Zellen der Zona fasciculata. Kortisol wirkt wiederum negativ rückkoppelnd auf CRH. Viele Stimuli können auf diesen Mechanismus flexibel einwirken, dazu gehören kortikale Reize, Katcheolamine und Zytokine. Proopiomelanocortin (POMC) ist das Vorläuferprotein von ACTH. Es ist Grundlage einer Reihe von kleineren Peptiden, denen ebenfalls ein geringer Einfluss auf die Kortisolproduktion nachgewiesen werden konnte. Kortisol wird nach einem **zirkadianen Rhythmus** freigesetzt: Besonders hoch ist die Sekretion morgens nach dem Aufwachen. Die Halbwertszeit ist kurz (60–90 min). Circa 80 % des Kortisols sind an Transcortin gebunden, deutlich weniger an Albumin.

Kortisol löst systemisch folgende **Effekte** aus:
- Stoffwechsel: **katabole** Wirkung (Eiweißabbau in Muskulatur, Knochen, Haut und lymphatischem Gewebe), Steigerung der Lipolyse, Erhöhung der Glukoneogenese (diabetogene Wirkung)
- **mineralokortikoide** Wirkung
- **antiinflammatorische und immunsuppressive** Wirkung

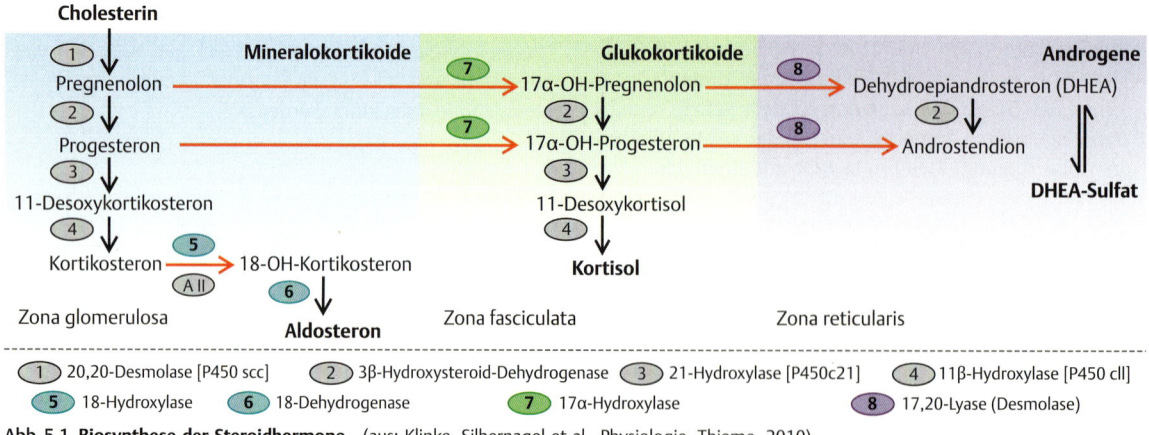

Abb. 5.1 Biosynthese der Steroidhormone. (aus: Klinke, Silbernagel et al., Physiologie, Thieme, 2010)

- gesteigerter **Abbau** von Bindegewebe und Knochen, zusätzlich **Vitamin-D-antagonistische** Wirkung
- erhöhte **Empfindlichkeit** gegenüber **Katecholaminen**.

Androgene: Die Androgenproduktion wird ebenfalls über ACTH reguliert. Es induziert die Synthese von **Androstendion** und Dehydroepiandrosteron (**DHEA**). Der Hauptanteil von DHEA liegt als Sulfat vor.

Erkrankungen der Nebenniere manifestieren sich mit einer Über- oder Unterproduktion von Steroidhormonen oder einem autonomen Wachstum. Die Ursache für die Überproduktion kann dabei in der Nebenniere selbst, ihrer autonomen Stimulation oder in den übergeordneten Zentren gefunden werden. Unterfunktionen werden häufig durch einen Funktionsverlust der Zellen oder durch fehlende Stimulation hervorgerufen.

5.1.3 Diagnostik

Nebennierenerkrankungen werden anhand eines Stufenschemas bestehend aus Anamnese, Hormonbestimmung, Funktionstests und bildgebenden Verfahren zur Lokalisationsdiagnostik diagnostiziert. Zu den Funktionstests zählen **Stimulations-** (z. B. ACTH-Test und CRH-Test) und **Suppressionstests** (z. B. Dexamethasontest). Sie ermöglichen die Beurteilung der Nebennierenfunktion sowie die differenzialdiagnostische Unterscheidung zwischen primären (z. B. Adenom der NNR) und sekundären (z. B. Adenom der Hypophyse) Ursachen. Es stehen folgende Funktionstests zur Verfügung:

Dexamethasontest: Er ist indiziert zum Ausschluss eines Cushing-Syndroms und kann sowohl als Kurztest als auch als hoch dosierter Hemmtest durchgeführt werden. Beim **Kurztest** (**niedrig dosierter Dexamethason-Hemmtest**) werden spätabends 2 mg Dexamethason oral verabreicht und am nächsten Morgen die Konzentration von Kortisol im Plasma bestimmt. Normalerweise wird Kortisol auf < 2–3 μg/dl supprimiert (**Cave:** Unter anderem bei Stress oder Alkoholabusus wird Dexamethason beschleunigt verstoffwechselt, sodass eine ausreichende Suppression ausbleibt). Fehlt die physiologische Suppression, muss eine erweiterte Hormonanalyse zur Ursachenabklärung angeschlossen werden.

Mithilfe des **hoch dosierten Dexamethasontests** lässt sich ein Hyperkortisolismus differenzialdiagnostisch abklären. Dabei werden nach einer morgendlichen Blutentnahme um 23 Uhr 8 mg Dexathason verabreicht und am nächsten Morgen erneut die Plasmakonzentrationen von Kortisol und ACTH bestimmt. Bei einem hypophysären Cushing-Syndrom wird das Kortisol um die Hälfte unterdrückt, bei paraneoplastischer Sekretion bleibt jede Suppression aus.

CRH-Stimulationstest: ACTH wird vor und nach der i. v. Applikation von CRH bestimmt. Indiziert ist er bei Verdacht auf Cushing-Syndrom (Anstieg von ACTH bei zentralem Morbus Cushing, kein Ansprechen bei ektoper ACTH-Produktion). In der Diagnostik der Hypophysenvorderlappeninsuffizienz [S. A310] wurde er mittlerweile vom ACTH-Test oder dem Insulinhypoglykämietest abgelöst.

ACTH-Stimulationstest: Vor und nach i. v. Gabe von ACTH wird das Kortisol im Plasma gemessen. Eine primäre NNR-Insuffizienz ist durch erhöhte basale ACTH- und erniedrigte Kortisolspiegel gekennzeichnet, die auch nach Stimulation mit ACTH nicht ansteigen. Zusätzlich kann hiermit eine defekte Steroidsynthese nachgewiesen werden.

Aldosteron-Suppressionstest: Die Gabe eines ACE-Hemmers führt zur Senkung des Plasmaaldosterons, die beim primären Hyperaldosteronismus ausbleibt.

Clonidin-Suppressionstest: Clonidin hemmt präsynaptisch die Noradrenalinfreisetzung. Bei essenziellen Hypertonikern sollte folglich nach 180 min die Katecholaminkonzentration im Plasma erniedrigt sein. Indiziert ist er bei Verdacht auf ein Phäochromozytom (keine Suppression).

5.2 Erkrankungen der Nebennierenrinde

5.2.1 Hyperkortisolismus (Cushing-Syndrom)

> **DEFINITION** Das **Cushing-Syndrom** entsteht infolge eines chronisch erhöhten Kortisolspiegels und ist durch die Kardinalsymptome Stammfettsucht, Vollmondgesicht, Hypertonus und Muskelschwäche charakterisiert. Der Begriff **Morbus Cushing** bezeichnet den zentral ausgelösten, ACTH-abhängigen Hyperkortisolismus.

Epidemiologie: Die häufigste Form ist der **iatrogen** induzierte (exogene) Hyperkortisolismus, der nach einer Langzeitbehandlung mit Glukokortikoiden oder ACTH auftritt. Die endogenen Formen sind seltener (Inzidenz 1:100 000 pro Einwohner und Jahr).

Ätiologie und Einteilung: Tab. 5.1 zeigt eine Übersicht über Ätiologie und Einteilung eines Hyperkortisolismus.

Tab. 5.1 Ätiologie und Einteilung des Hyperkortisolismus

Typ	Ursache
exogen	Langzeitbehandlung mit Glukokortikoiden oder ACTH
endogen	
• ACTH-abhängig mit sekundärer NNR-Hyperplasie (zentral)	Morbus Cushing (70 %): meist Mikroadenom des HVL
	paraneoplastische ACTH-Produktion (z. B. Bronchialkarzinom) oder CRH-Produktion = ektope Form
	alkoholinduziertes Cushing-Syndrom (zählt zu den Pseudo-Cushing-Formen, da ohne autonome Hormonsekretion)
• ACTH-unabhängige, primäre Form (adrenal)	NNR-Tumoren (15 %, Erwachsene: meist Adenome, Kinder: meist Karzinome) = adrenale Form
	mikronoduläre Hyperplasie oder Dysplasie (selten)

Hyperkortisolismus–Ursachen

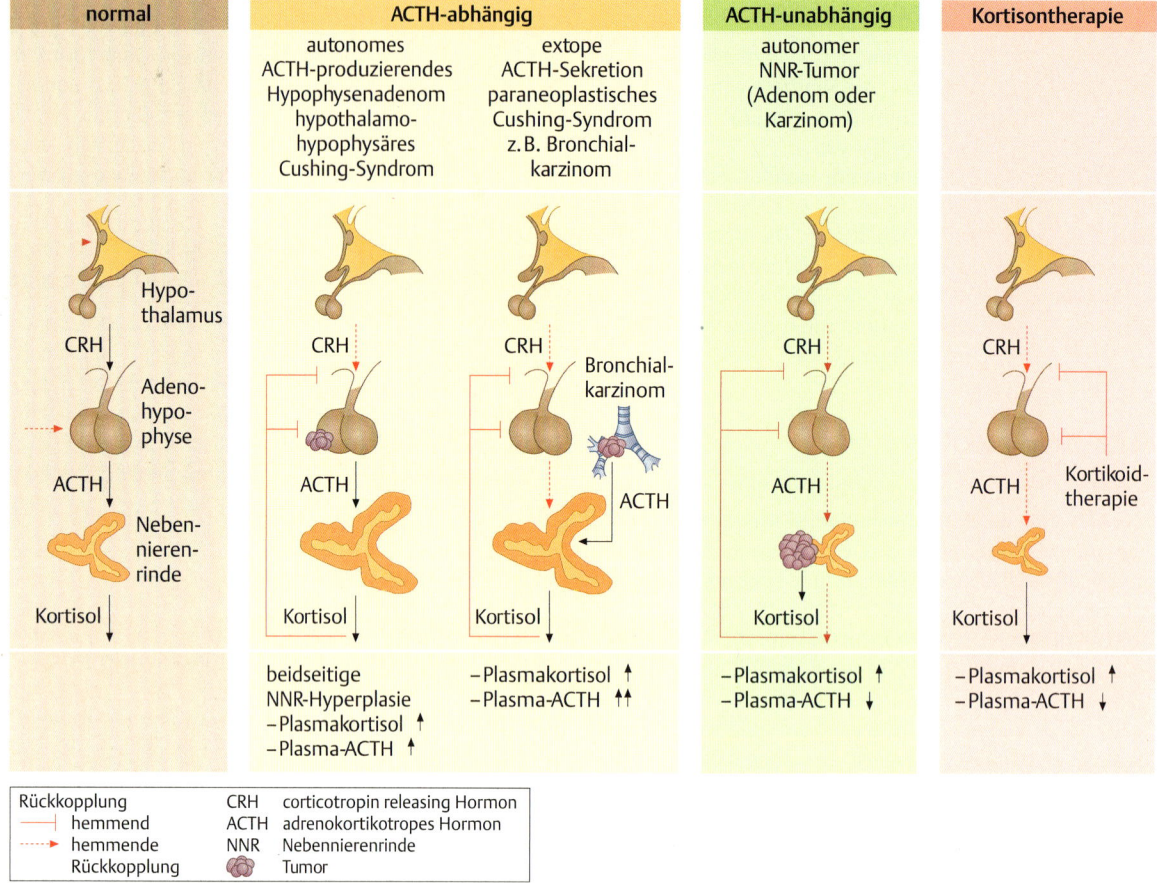

Abb. 5.2 **Ätiologie des Hyperkortisolismus**. (aus: Thiemes Innere Medizin, Thieme, 1999)

Abb. 5.2 stellt seine pathophysiologischen Entstehungsmechanismen dar.

Klinische Pathologie: Die **zentrale Form** ist charakterisiert durch gleichmäßig hyperplastisch vergrößerte und spongiozytär veränderte Zonae fasciculata und reticularis.

Die **adrenale Form** zeigt meist ein unilateral gelegenes Adenom mit gleichzeitiger NNR-Hypoplasie der ipsi- und kontralateralen Seite. Sehr selten lassen sich eine Adenomatose (primäre noduläre Dysplasie) oder ein Karzinom nachweisen.

Beim **iatrogenen Cushing-Syndrom** infolge Therapie mit **Glukokortikoiden** wird die Nebennierenrinde atroph und es zeigen sich regressive Veränderungen in den Zonae fasciculata et reticularis. Die Atrophie der NNR beginnt erst nach einer Anwendungsdauer von 5–30 Tagen. Bei einer Therapie mit **ACTH** zeigen sich dieselben Veränderungen wie bei der zentralen Form.

Bei der **paraneoplastischen Form** sind die inneren beiden Rindschichten (Zona fasciculata und Zona reticularis) ebenso diffus hyperplastisch.

Klinik:
Kortisolinduzierte Effekte:
- Adipositas: Besonders charakteristisch ist die stammbetonte Fetteinlagerung (**Stammfettsucht**) mit supraklavikulären Fettpolstern, einem Stiernacken und dem sog. „Vollmondgesicht" (Abb. 5.3).
- Osteoporose, **Pergamenthaut** (Ekchymosen und multiple Einblutungen der Haut) und **Muskelschwäche** (vermehrter Eiweißabbau)
- steroidinduzierter **Diabetes mellitus** durch die Insulinantagonistische Kortisolwirkung und die gesteigerte Glukoneogenese (→ Glukoseproduktion aus den Aminosäuren durch den vermehrten Eiweißabbau)
- **Hypertonus** durch die mineralokortikoide Wirkung des Kortisols und Aktivierung endogener Vasopressoren (Plethora = rote Wangen)
- Lymphopenie mit **erhöhter Infektanfälligkeit**, Eosinopenie, gleichzeitig Leuko-, Thrombo- und Erythrozytose
- Wundheilungsstörungen und **Striae rubrae/distensae** (mind. 1 cm breit und livide) infolge der Hemmung der Fibroblastenaktivität
- psychische Veränderungen (häufig Depression, Impotenz, Libidoverlust).

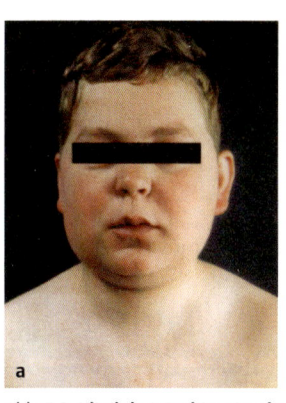 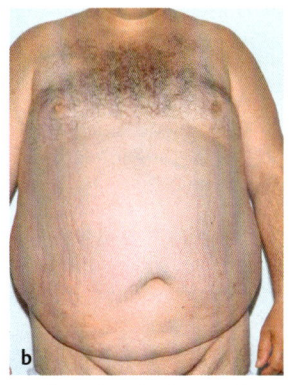 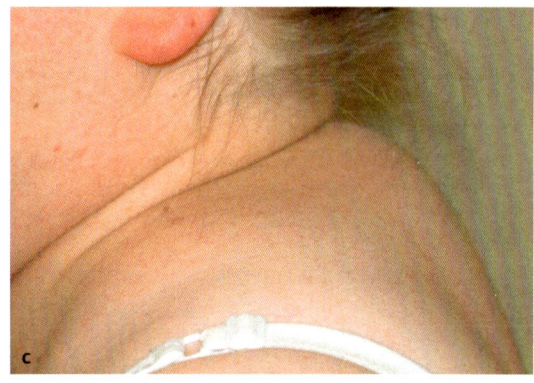

Abb. 5.3 **Klinik bei Cushing-Syndrom. a** Vollmondgesicht. **b** Striae distensae. **c** Stiernacken. (a und c: aus Balletshofer et al., Endokrinologie und Diabetes, Thieme, 2009; b: aus Henne-Bruns et al., Duale Reihe Chirurgie, Thieme, 2008)

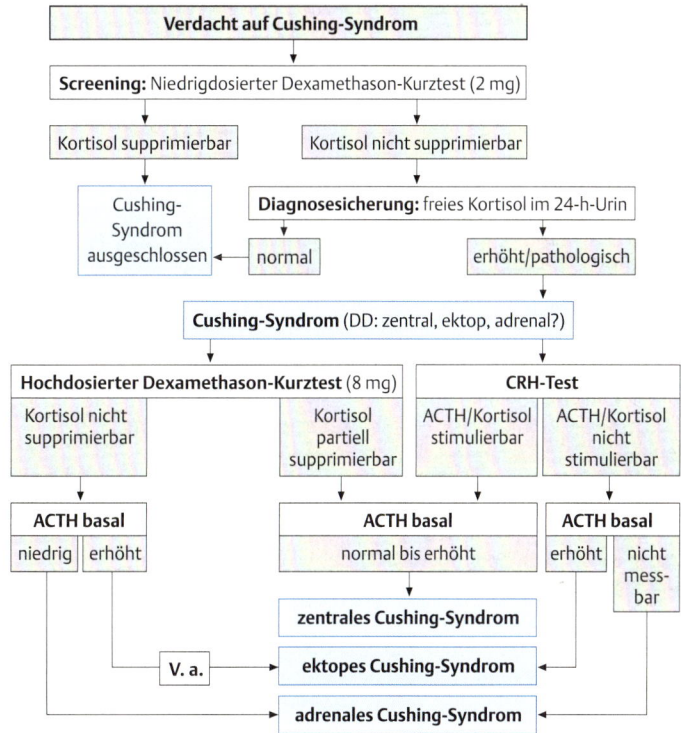

Abb. 5.4 **Diagnostisches Vorgehen bei Cushing-Syndrom.** (aus: Hahn, Checkliste Innere Medizin, Thieme, 2010)

ACTH-induzierte Effekte: Beim sekundären Hyperkortisolismus kommt es aufgrund der hohen ACTH-Spiegel zusätzlich zu einer Vermehrung von Androgenen. Klinisch äußert sich dies mit Akne sowie Virilisierungserscheinungen, Hirsutismus und Zyklusstörungen bei Frauen sowie einem frühzeitigen Wachstumsstillstand bei Kindern. Insbesondere bei ektoper ACTH-Produktion kommt es darüber hinaus zu einer Hyperpigmentierung der Haut (→ exzessiv hohe ACTH-Konzentrationen stimulieren Melanozyten).

Diagnostik: Im Vordergrund steht der laborchemische Nachweis eines Hyperkortisolismus (**Abb. 5.4**). Ist dieser bestätigt, muss seine Ursache mittels Funktionstests und bildgebender Verfahren differenzialdiagnostisch weiter geklärt werden.

Nachweis eines Hyperkortisolismus: Das **Kortisoltagesprofil** zeigt eine aufgehobene Tagesrhythmik, im 24-Stunden-Urin ist die Ausscheidung von freiem Kortisol erhöht. Ebenfalls zeigt sich eine erhöhte Kortisolkonzentration im Speichel um Mitternacht. Im Dexamethasonkurztest kann keine Suppression des Plasmakortisols erzielt werden. Liegt der Plasmakortisolspiegel < 3 µg/dl kann ein Cushing-Syndrom mit großer Wahrscheinlichkeit ausgeschlossen werden. Lässt sich der Plasmakortisolspiegel nicht unterdrücken, besteht ein Cushing-Syndrom. Zur weiteren differenzialdiagnostischen Abklärung stehen folgende Methoden zur Verfügung:

- **Messung des ACTH-Plasmaspiegels:** ACTH hochnormal bis ↑ bei zentralem Morbus Cushing und ↑↑ bei ektopem ACTH-Syndrom, ACTH ↓ bei adrenalem Cushing-Syndrom.

- **hochdosierter Dexamethason-Hemmtest:** Er zeigt erniedrigte Plasmakortisolwerte bei zentralem Morbus Cushing und normal bis erhöhte Spiegel beim ektopen Cushing-Syndrom sowie beim adrenalen Hyperkortisolismus.
- **CRH-Stimulationstest:** Beim zentralen Morbus Cushing ist ACTH durch die CRH-Gabe stimulierbar, nicht jedoch bei der adrenalen Form bzw. der ektopen ACTH-Sekretion.
- **selektive Katheterisierung des Sinus petrosus inferior:** Über eine Katheterisierung der Vv. jugulares und des Sinus petrosus inferior können Seitendifferenzen oder Konzentrationsgefälle von ACTH nach CRH-Stimulation aufgedeckt werden. Hierdurch lässt sich ein hypothalamisch bzw. hypophysär bedingter Hyperkortisolismus (vorhandener Konzentrationsgradient) von der ektopen Form (kein Konzentrationsgradient) unterscheiden.

Lokalisationsdiagnostik:
- **MRT/CT des Kopfes:** Darstellung der Hypophyse bei Verdacht auf ein zentrales Cushing-Syndrom.
- **CT des Thorax:** Tumorsuche bei ektop produziertem ACTH (z. B. bei Verdacht auf ein Bronchialkarzinom), evtl. ergänzend Ocreotidszintigrafie bei V. a. ektopes Cushing-Syndrom.
- **CT/Sonografie der Nebennieren** zur Adenomsuche: Häufiger Befund sind eine Raumforderung in der NNR und eine kontralateral atrophierte Nebenniere.

Differenzialdiagnosen: Mit dem niedrig dosierten Dexamethason-Hemmtest (Kurztest) kann eine **alimentäre Adipositas** einfach ausgeschlossen werden.

Therapie:
Operative Therapie: Hypophysenadenome werden **transnasal-transsphenoidal** operativ entfernt. Gelingt es nicht, den Tumor vollständig zu resezieren (Reste von Makroadenomen, nicht auffindbare Mikroadenome), oder bestehen Kontraindikationen für eine Operation, kann eine **Protonenbestrahlung** angeschlossen werden. Ein postoperativ tiefes Kortisol bzw. die Entwicklung einer Addison-Krise (s. u.) sprechen für einen erfolgreichen Eingriff. Besteht der Hyperkortisolismus weiterhin oder entwickelt sich ein Rezidiv, müssen beide Nebennieren entfernt werden (**bilaterale Adrenalektomie**). Die Ursache wird dadurch jedoch nicht beseitigt. Weitere Indikationen für die bilaterale Adrenalektomie sind die mikronoduläre Hyperplasie der Nebennieren (Methode der Wahl) und eine ektope ACTH-Produktion, wenn der dafür verantwortliche Tumor nicht entfernt werden kann. Mit der Entfernung beider Nebennieren wird eine lebenslange Substitution mit Glukokortikoiden und Mineralokortikoiden notwendig. In ca. 20 % der Fälle entwickelt sich nach mehrjähriger Latenz ein invasiv wachsender ACTH-produzierender Hypophysentumor als postoperative Komplikation. Klinisch äußert sich die Erkrankung mit einer verstärkten Braunfärbung der Haut (sog. **Nelson-Syndrom**).
Die **einseitige Adrenalektomie** ist beim adrenalen Cushing-Syndrom indiziert. Hieran schließt sich eine bis zu 2-jährige Substitutionstherapie mit Glukokortikoiden an, da die kontralaterale, verbleibende Seite unter dem Kortisonexzess atrophiert.

Hormonell inaktive und daher meist zufällig entdeckte Tumoren (Inzidentalome) werden abhängig von ihrer Größe operativ entfernt (> 5 cm) oder beobachtet (< 3 cm).

Pharmakotherapie: Die Nebennierenfunktion kann ebenfalls medikamentös durch Adrenostatika (Ketokonazol/Metopiron) oder Adrenolytika (Mitotan) gehemmt werden:
- Ketoconazol und Octreotid: Hemmung der NNR-Enzyme
- o-p-DDD (Mitotan): Inoperable NNR-Karzinome werden nur mit Mitotan therapiert.
- Aminoglutethimid: Aromatasehemmer
- Metopiron: hemmt Enzyme des Kortisolproduktionszyklus
- Pasireotid: hemmt ACTH-Produktion (Somatostatinanalogon).

Beim iatrogenen Cushing-Syndrom sind die Dosierungen von Kortisol oder ACTH zu überprüfen und ggf. zu verringern.

Prophylaxe des iatrogenen Cushing-Syndroms: Bei einer längerfristigen Kortisongabe muss unter Beachtung der zirkadianen Rhythmik **unterhalb** der sog. „**Cushing-Schwelle**" von 7,5 mg Prednisolonäquivalent therapiert werden. Ist dies nicht möglich, müssen die Nebenwirkungen anderweitig behandelt werden (Lipidsenker, Protonenpumpeninhibitoren, Vitamin D, Kalzium, Bisphosphonate, Insulintherapie).

> **MERKE** Die hochdosierte Glukokortikoidtherapie darf nie abrupt beendet werden, da die hypothalamisch-hypophysär-adrenale Achse durch die Behandlung unterdrückt wurde. Um eine Nebenniereninsuffizienz oder Addison-Krise zu vermeiden, muss die Dosis langsam reduziert werden. Nach längerer Glukokortikoidtherapie muss man die Nebennierenfunktion erst mittels ACTH-Test überprüfen, bevor die Glukokortikoide abgesetzt werden.

5.2.2 Nebennierenrindeninsuffizienz

Synonym: Hypokortisolismus

> **DEFINITION** Chronisch verminderte Produktion von NNR-Hormonen infolge einer insuffizienten Stimulation durch Hypophyse bzw. Hypothalamus oder einer primären Zerstörung des NNR-Gewebes (**Morbus Addison**).
> Die Addison-Krise ist durch den plötzlichen Abfall der Kortisolproduktion gekennzeichnet und stellt einen akuten Notfall dar (akute NNR-Insuffizienz).

Ätiopathogenese: Man unterscheidet die primäre von der sekundären NNR-Insuffizienz (Tab. 5.2). Zu den Hauptursachen der **primären NNR-Insuffizienz** (**Morbus Addison**) zählen autoimmune Entzündungen der NNR oder

5.2 Erkrankungen der Nebennierenrinde

Tab. 5.2 Ätiologie und Einteilung der Nebenniereninsuffizienz

Form	Hormonverhalten	Ursache
primäre NNR-Insuffizienz (Morbus Addison)	ACTH ↑ Glukokortikoide ↓ Mineralokortikoide ↓ Androgene ↓	Autoimmunadrenalitis (Autoantikörper gegen 17α-Hydroxylase), häufig vergesellschaftet mit polyendokrinen Autoimmunsyndromen
		Tuberkulose der NNR
		Karzinommetastasen (z. B. Bronchial-, Mamma-, Nierenkarzinom, malignes Melanom)
		andere Infektionen (z. B. CMV, Meningokokkensepsis mit Waterhouse-Friderichsen-Syndrom)
		Hypo- oder Aplasie der NNR
		adrenogenitales Syndrom
sekundäre NNR-Insuffizienz	ACTH ↓, CRH ↑ (bei HVL-Insuffizienz), CRH ↓ (bei Hypothalamusinsuffizienz), Glukokortikoide ↓, Androgene ↓, Mineralokortikoide normal	HVL-Insuffizienz infolge eines Tumors, Blutungen (postpartales Sheehan-Syndrom) oder Infektionen Hypothalamusinsuffizienz
		Langzeittherapie mit Kortikosteroiden

↑ = erhöht, ↓ = vermindert

die Tuberkulose. Einhergehend mit der Gewebezerstörung kommt es zur Verminderung aller 3 NNR-Hormone (Glukokortikoide, Mineralkortikoide und Androgene). ACTH ist durch die fehlende negative Rückkoppelung reaktiv erhöht und führt gemeinsam mit anderen ebenfalls erhöhten POMC-abhängigen Peptiden zur Stimulation der Melanozyten (→ typische Hyperpigmentierung des Morbus Addison).

Die **sekundäre NNR-Insuffizienz** führt zur Verminderung von Kortisol und Androgenen. Sie ist häufig auf eine hypophysär bedingte Störung (HVL-Insuffizienz) bzw. ein abruptes Absetzen einer Langzeittherapie mit Kortison zurückzuführen (→ therapiebedingte NNR-Atrophie mit verzögert einsetzender CRH-Produktion im Hypothalamus). Einzig die Mineralkortikoide sind nicht betroffen, da deren Sekretion zum überwiegenden Anteil durch das RAA-System gesteuert wird.

Klinische Pathologie:
- **Autoimmunadrenalitis:** insgesamt verschmälerte Rinde mit Fibrosierungen. Mit fortschreitender Erkrankungsdauer nimmt die lymphozytäre Infiltration ab.
- **Waterhouse-Friderichsen-Syndrom:** bilaterale Einblutungen in die NNR infolge einer disseminierten intravasalen Gerinnung mit Nekrose. Ausgelöst wird es durch septische Streuung von bakteriellem Endotoxin (meist Neisseria meningitidis).
- **ACTH-Mangel:** gleichmäßige bilaterale Verschmälerung der NNR mit Ausnahme der Zona glomerulosa (intakte Mineralokortikoidproduktion).

Klinik: Symptomatisch wird die Erkrankung erst nach einem Untergang von ca. 90 % der NNR-Zellen oder bei einer akuten Exazerbation einer latenten NNR-Insuffizienz (abruptes Absetzen von Steroiden, Infektionen). Zu den 4 Kardinalsymptomen gehören:
- **Schwäche**, rasche Ermüdbarkeit, Adynamie (→ Folge des Kortisolmangels).
- **Hyperpigmentierung der Haut** (Abb. 5.5): nur bei Morbus Addison. Die Pigmentierungserscheinungen treten

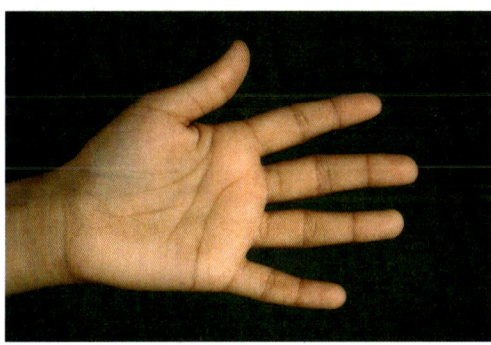

Abb. 5.5 **Pigmentierte Handlinien beim Morbus Addison.**
(aus: Baenkler et al., Kurzlehrbuch Innere Medizin, Thieme, 2010)

besonders an den **Handlinien** und sonnenexponierten Stellen auf (→ melanozytenstimulierende Wirkung von ACTH und POMC-abhängigen Peptiden). Bei den sekundären Formen (ACTH- und POMC-Peptidmangel) ist die Haut hingegen blass und pigmentlos.
- **Gewichtsverlust und Dehydratation** (→ fehlende Aldosteronstimulation)
- **niedriger arterieller Blutdruck** (→ fehlende Aldosteronstimulation).

Weitere Symptome sind **Bauchschmerzen** (Pseudoperitonismus), Erbrechen, Diarrhö, Hypoglykämien und Verlust der weiblichen Sekundärbehaarung.

> **MERKE** Bei den **primären** Formen stehen alle der o. g. Befunde im Vordergrund, weil alle Produktionszonen der NNR betroffen sind.
> Die **sekundären** Formen mit ACTH-Mangel fallen durch die hypopigmentierte Haut und Symptome, die bei Ausfall der anderen hypophysären Hormone auftreten (Hypogonadismus, GH-Mangel, Hypothyreose), auf.

Komplikationen:
Addison-Krise: Sie bedroht vor allem die Patienten mit latenter Ausprägung: Belastungssituationen (z. B. Stress, In-

fektionen, Erbrechen und Diarrhö) führen zu einem relativen Mangel an Kortisol und Aldosteron und können eine akute Dekompensation verursachen. Es kommt zu **pseudoperitonitischen Bauchschmerzen** und lebensbedrohlichen **Elektrolytentgleisungen**: Hyponatriämie, Hyperkaliämie, Hypoglykämie, Hypovolämie bis Exsikkose, Hypotonie, Kreatininanstieg, metabolische Azidose, Kollaps und Bewusstlosigkeit bis hin zum Koma.

Diagnostik: Die Laboruntersuchung zeigt beim Morbus Addison eine **typische Befundkonstellation** mit **Hyponatriämie** und **Hyperkaliämie** (Na^+/K^+-Quotient < 30, Aldosteronmangel). Bei der sekundären NNR-Insuffizienz liegt i. d. R. nur eine Hyponatriämie vor, da die Mineralkortikoide nicht beeinträchtigt sind. Weitere Laborbefunde bei NNR-Insuffizienz: metabolische Azidose, Hyperkalzämie sowie Lymphozytose und Eosinophilie.

Mittels **ACTH-Bestimmung und ACTH-Stimulationstest** kann zwischen primärer und sekundärer Genese unterschieden werden (Abb. 5.6):

- Beim **Morbus Addison** ist das ACTH erhöht und der Kortisolbasalwert erniedrigt, nach ACTH-Gabe steigt das Serumkortisol nicht an.
- Der Kortisolanstieg im ACTH-Test bleibt auch bei einer langfristigen Kortisolbehandlung aus, da die NNR durch die **Kortisoltherapie** atrophiert.

- Bei der **sekundären Form** ist das basale ACTH erniedrigt. Nach ACTH-Gabe steigt Kortisol an. ACTH selbst kann jedoch im CRH-Test nicht stimuliert werden.

Aufschluss über die Genese können auch NNR-Autoantikörper z. B. gegen die 21-Hydroxylase geben.

Der klinischen Befunderhebung und laborchemischen Diagnostik schließen sich die bildgebenden Verfahren wie MRT, CT und Sonografie zur weiteren Abklärung an.

Differenzialdiagnosen:
- adrenogenitales Syndrom (AGS [S. A343]): bei Kleinkindern
- Adynamie, Abdominalbeschwerden, Elektrolytstörungen, Hypoglykämie anderer Genese
- akutes Abdomen bei Addison-Krise.

Therapie:
- **Therapie der sekundären NNR-Insuffizienz:** Behandlung des Glukokortikoidmangels durch Kortisolsubstitution (z. B. Hydrocortison 15 mg morgens und 10 mg mittags).
- **Therapie der primären NNR-Insuffizienz:** Zusätzlich zur Kortisolsubstitution ist die Gabe von 9α-**Fludrocortison** (z. B. 0,05–0,2 mg/d) obligat. Es hat die gleiche mineralokortikoide Aktivität wie Aldosteron und gleicht dessen Defizit aus. Bei beiden Substitutionstherapien muss die Dosis individuell im Verlauf angepasst werden. Gelegentlich ist die Gabe von DHEA angezeigt, z. B. bei über Libidoverlust klagenden Frauen.
- Die **Addison-Krise** ist ein lebensbedrohlicher Notfall und muss intensivmedizinisch behandelt werden. Erste Maßnahme sind Blutabnahme und Bestimmung der Kortisol- bzw. ACTH-Konzentration. Anschließend: Gabe von 200 mg **Hydrokortison**/24 h, **Infusionslösung von 0,9 % NaCl und 5 % Glukose zum Volumenausgleich** sowie vorsichtige Behandlung der Hyponatriämie (**Cave:** keine kaliumhaltigen Lösungen).

Prophylaxe der Addison-Krise: Bei Stresssituationen muss die **Substitutionstherapie** mit **Glukokortikoiden intensiviert** werden: Bei leichten Infektionen, sportlicher Aktivität sowie kleineren operativen Eingriffen muss die Dosis verdoppelt, bei schweren Infektionen oder unter der Geburt sogar auf das 3–5-Fache erhöht werden. Darüber hinaus ist es wichtig, die Patienten über die Erkrankung und die damit verbundenen Gefahren gut zu schulen. Jeder Patient mit einer Nebenniereninsuffizienz erhält einen Notfallausweis, den er mit sich tragen sollte.

5.2.3 Primärer Hyperaldosteronismus

Synonym: Conn-Syndrom

> **DEFINITION** Autonome Überproduktion von Aldosteron in der NNR bei erniedrigten Reninspiegeln, die klinisch mit Hypertonie, Hypokaliämie und metabolischer Alkalose einhergeht. Ist neben dem Aldosteron auch das Renin erhöht (z. B. bei Herzinsuffizienz, Leberzirrhose, nephrotischem Syndrom, Nierenarterienstenose), spricht man von einem **sekundären Hyperaldosteronismus**.

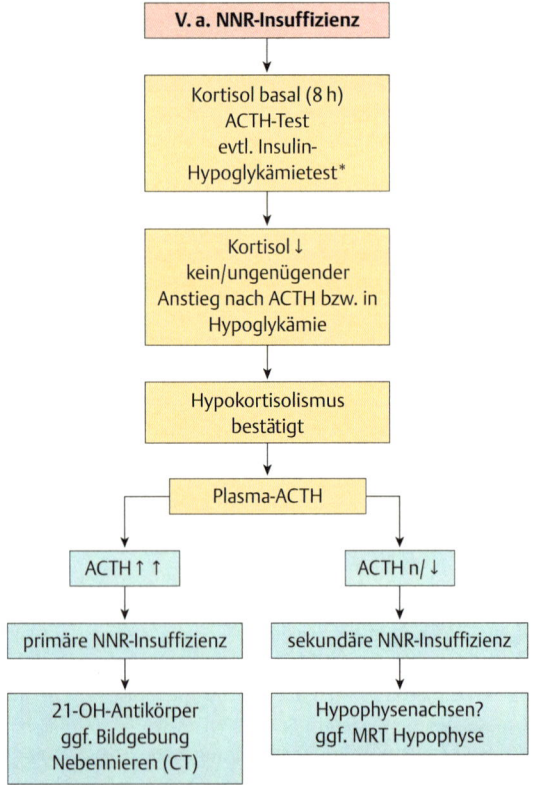

Abb. 5.6 **Diagnostisches Vorgehen bei V. a. Nebennierenrindeninsuffizienz.** (aus: Spinas, Fischli, Endokrinologie und Stoffwechsel kompakt, Thieme, 2011)

* Insulinhypoglykämietest nur bei Verdacht auf sekundäre NNR-Insuffizienz

Epidemiologie: 12 % der Hypertoniker weisen erhöhte Aldosteronspiegel bei Normokaliämie auf. Nur < 1 % zeigen den klassischen hypokaliämischen Hyperaldosteronismus.

Ätiologie:
- ca. 70 %: **bilaterale Hyperplasie der Zona glomerulosa** (idiopathischer Hyperaldosteronismus, IHA)
- ca. 30 %: **Aldosteronproduzierendes Adenom** der NNR
- Selten: Ein **familiärer Hyperaldosteronismus** kann entweder durch die Fusion zwischen den Genen der Aldosteronsynthase und der 11β-Hydroxylase entstehen (Typ 1) oder sich als Adenom oder Hyperplasie (Typ 2) äußern. Beim Typ 1 ist die Aldosteronsynthase ACTH-sensitiv – und der Hyperaldosteronismus damit im Unterschied zum Typ 2 durch Dexamethason supprimierbar (glukokortikoidsupprimierbarer Hyperaldosteronismus = GRA [glucocorticoid-remediable aldosteronism]).
- Rarität: Aldosteronproduzierendes Karzinom.

Klinische Pathologie: Adenome zeigen sich meist als kleine homogen gelbe und gut abgrenzbare Tumoren mit klarzelligen, lipidreichen Zellen und vakuolärem Zytoplasma. Hinweise für ein Karzinom sind ein Gewicht von > 100 g, breite Fibrosen, Gefäßinvasion und eine Infiltration in das umgebende Gewebe.

Klinik: Das Vollbild des PHA zeichnet sich durch einen therapierefraktären **Hypertonus**, eine **Hypokaliämie** mit Muskelschwäche und Müdigkeit sowie eine **metabolische Alkalose** aus. Häufig kommt es noch zu Kopfschmerzen, Sehstörungen, Ödemen, Dysurie, Polydipsie und Polyurie. Interessanterweise findet sich keine Hypernatriämie, da die Niere trotz Hyperaldosteronismus nach einiger Zeit vermehrt Natrium ausscheidet (**Escape-Phänomen**). Dieses Phänomen ist möglicherweise auf eine erhöhte Sekretion des atrialen natriuretischen Peptids (ANP) zurückzuführen.

> **MERKE** Die klassische Trias aus Hypertonie, Hypokaliämie und metabolischer Alkalose findet man nur in 30 % der Fälle. Häufiger präsentieren sich die Patienten mit einem normokaliämischen Hypertonus.

Diagnostik: Abb. 5.7 gibt einen Überblick über das diagnostische Vorgehen bei V. a. einen primären Hyperaldosteronismus.

Bei Verdacht auf einen primären Hyperaldosteronismus bestimmt man die Konzentrationen von Aldosteron (↑) und Renin (↓) im Plasma und berechnet den sog. **Aldosteron-Renin-Quotienten**. Er ist beim Conn-Syndrom pathologisch erhöht (> 50), da die Plasmareninaktivität durch die erhöhte Aldosteronkonzentration supprimiert wird. Mit Aldosteron interferierende Medikamente (z. B. Spironolacton, β-Blocker, ACE-Hemmer, Hydrochlorthiazid, Aliskiren) müssen vor der Durchführung stets abgesetzt werden. Ein latenter Hyperaldosteronismus wird gelegentlich durch eine Hypokaliämie während einer Diuretikatherapie entdeckt.

Die Messung der Reninkonzentration erlaubt die differenzialdiagnostische Abgrenzung gegenüber einem sekundären Hyperaldosteronismus (Tab. 5.3). **Bestätigt** wird die Diagnose mithilfe von **Suppressionstests**:
- **Kochsalzbelastungstest:** Die Infusion von 2000 ml 0,9 % NaCl-Lösung führt zu einer schnellen Hypervolämie und supprimiert Aldosteron beim Gesunden, beim NNR-Adenom bleibt die Aldosteronkonzentration unverändert.
- **Fludrocortison**-Suppressionstest: sehr aufwendig, aber hoch sensitiv und spezifisch. Die Gabe von 0,1 mg Fludrocortison (alle 6 h über 4 Tage) hat beim Conn-Syndrom keine ausreichende Aldosteronsuppression zur Folge. **Cave:** hohe Gefahr für Hypokaliämie und hypertensive Krisen!
- **ACE-Hemmer-Gabe** (25 mg Captopril): Physiologischerweise wird dadurch Aldosteron supprimiert, bei einem autonomen Prozess bleibt die Aldosteronkonzentration unverändert.

Die erhöhte Aldosteronkonzentration kann darüber hinaus auch im 24-h-Sammelurin bestimmt werden.

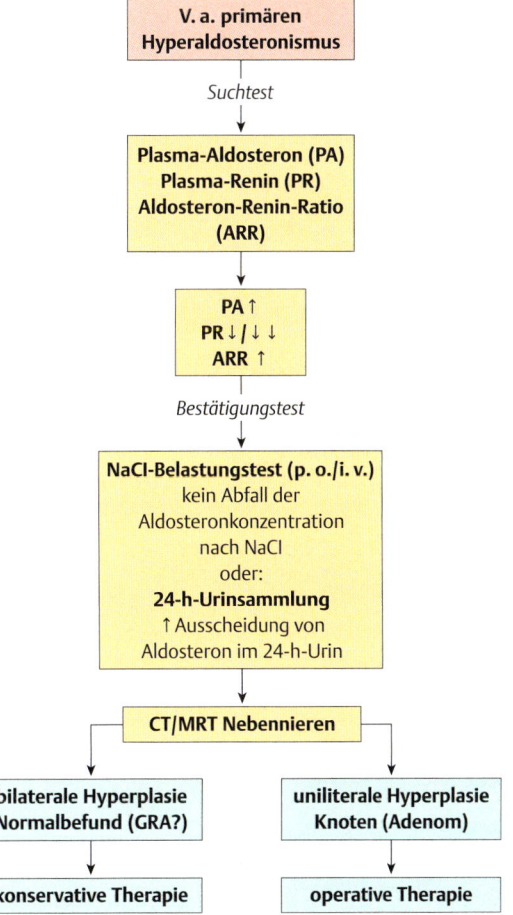

Abb. 5.7 Diagnostisches Vorgehen bei Conn-Syndrom. GRA = glukokortikoidsupprimierbarer Hyperaldosteronismus, (aus: Spinas, Fischli, Endokrinologie und Stoffwechsel kompakt, Thieme, 2011)

Tab. 5.3 Differenzialdiagnosen zum primären Hyperaldosteronismus

	Ursache	Labor
reninunabhängige Hypertonie	Low-Renin-Hypertonie (→ essenzielle Hypertonie)	Renin ↓, Aldosteron normal, K^+ normal
	Liddle-Syndrom (→ Mutation im Na^+-Kanal mit erhöhter Na^+-Resorption)	Renin ↓, Aldosteron ↓, K^+ normal bis ↓
	11β-Hydroxylasedefekt	Renin ↓, Aldosteron ↓, K^+ normal bis ↓, Kortisol ↓ und ACTH, Hormonvorstufen ↑
	Pseudohyperaldosteronismus (→ Lakritzabusus)	Renin ↓, Aldosteron ↓, K^+ normal bis ↓
	Cushing-Syndrom (→ Kortisol wirkt wie Mineralokortikoide)	
reninabhängige Hypertonie (→ sekundärer Hyperaldosteronismus)	Therapie mit Diuretika (→ Na^+-Mangel)	Renin ↑, Aldosteron ↑, K^+ normal bis ↓
	Nierenarterienstenose (→ Ischämie)	
	renoparenchymatöse Hypertonie (→ Ischämie)	
keine Hypertonie	funktionell (→ Hyponatriämie, Hypovolämie)	Renin ↑, Aldosteron ↑, K^+ normal
	Einschränkung der Leberfunktion	

Zur Ursachenabklärung führt man nach Bestätigung der Diagnose den sog. **Orthostasetest** durch. Er ermöglicht die Unterscheidung zwischen einem Adenom und einer bilateralen Hyperplasie. Bei der bilateralen Hyperplasie findet sich – ebenso wie bei Gesunden – ein Anstieg (> 30 %) von Aldosteron im Plasma nach 2–3 h aufrechtem Stehen (verminderte Nierendurchblutung mit Aktivierung des RAAS → die Niere bleibt reninsensitiv). Das Adenom fällt durch ein Absinken der Plasmakonzentration auf.

Zur **Lokalisationsdiagnostik** wird die MRT- oder CT-Untersuchung der Nebennieren eingesetzt. In der MRT (T 2-Wichtung) sind Adenome meist mäßig signalintensiv. In der CT imponieren sie häufig hypodens, was auf ihren hohen Fettgehalt zurückzuführen ist. Außerdem nehmen sie Kontrastmittel auf. Bei unklaren Befunden kann per Katheter seitengetrennt die Aldosteronkonzentration in den Nebennierenvenen bestimmt werden: ein Gradient spricht für ein Adenom, ein seitengleich erhöhtes Aldosteron für eine bilaterale Hyperplasie. Sehr selten (z. B. zur Metastasensuche) findet die ^{131}Jod-Cholesterin-Szintigrafie Anwendung.

Die exakte Differenzierung zwischen Adenom und einfacher Hyperplasie der NNR hat Konsequenzen für die Behandlung.

Differenzialdiagnosen: siehe Tab. 5.3.

Therapie: Die therapeutischen Möglichkeiten orientieren sich an der Genese des Hyperaldosteronismus:
- **bilaterale Hyperplasie:** lebenslange Gabe von Spironolacton (50–100 mg/d) und antihypertensive Therapie
- **Adenom:** 4 Wochen Spironolacton, dann laparoskopische Adrenalektomie
- **Glukokortikoidsupprimierbarer Hyperaldosteronismus** (GSH): niedrig dosierte Dexamethasongabe und familiäres Screening
- **Karzinom:** Operation und Chemotherapie mit Mitotan, ggf. Bestrahlung.

5.2.4 Hypoaldosteronismus

DEFINITION Mangel an Aldosteron adrenaler (primär) oder extraadrenaler (sekundär) Genese.

Ätiologie und Einteilung: Der Hypoaldosteronismus wird anhand der Höhe des Reninwertes in **primäre** und **sekundäre** Störungen eingeteilt (Tab. 5.4).

Klinik und Diagnostik: Klinisch im Vordergrund stehen die Symptome der Hypotonie und Hypovolämie – u. U. tritt eine lebensbedrohliche Hyperkaliämie hinzu. Daneben kann es zur metabolischen Azidose kommen. Im Labor finden sich zudem ein niedriges Plasmaaldosteron sowie je nach Ursache erhöhte oder erniedrigte Reninwerte.

Differenzialdiagnosen: Differenzialdiagnose mit **normalem Aldosteron**:
- **Pseudohypoaldosteronismus:** Mineralokortikoidrezeptordefekt im distalen Tubulus

Differenzialdiagnosen mit **vermindertem Aldosteron** und **erhöhtem Blutdruck**:
- Bei einem apparenten **Mineralokortikoidexzess** besteht ein Defekt der 11β-Hydroxysteroiddehydrogenase (En-

Tab. 5.4 Ätiologie und Einteilung des Hypoaldosteronismus

Form	Renin	Ursache
primär	↑	primäre NNR-Insuffizienz [S. A338]
		Aldosteronsynthesestörung
sekundär	↓	Diabetes mellitus (hyporeninämischer Hypoaldosteronismus)
		akute Glomerulonephritiden
		Liddle-Syndrom (hyperaktiver Natriumkanal → gesteigerte Na^+-Rückresorption)
		einseitige Adrenalektomie
		medikamentös (z. B. Therapie mit Mineralokortikoiden, Prostaglandinsynthesehemmern)

↑ = erhöht, ↓ = vermindert

zym, das Kortisol zum biologisch inaktiven Kortison umwandelt). Dadurch kommt es zu einer Aktivierung des Mineralokortikoidrezeptors durch Kortisol (→ Aldosteron wird nicht vermehrt ausgeschüttet). In der Folge steigt der Blutdruck, das Kalium fällt und Renin und Aldosteron werden supprimiert. Einen ähnlichen Effekt beobachtet man beim **Pseudohyperaldosteronismus**. Hier wird das inaktivierende Enzym durch exzessiven Lakritzgenuss in seiner Funktion gehemmt.
- Eine hohe Kortisolaktivität beim **Cushing-Syndrom** supprimiert ebenfalls die Renin-Aldosteron-Achse.
- Beim **Gordon-Syndrom** besteht ein Na^+/Cl^--Kotransporter-Defekt, dessen Überaktivität zu einer gesteigerten Na^+-Reabsorption führt und damit die Reninausschüttung unterdrückt.

Therapie:
- **primäre Formen:** Substitutionstherapie mit Mineralokortikoiden (9α-Fludrocortison)
- **sekundäre Formen**: wenn medikamentös bedingt Absetzen der auslösenden Medikamente, sonst evtl. Substitutionstherapie.

Die Therapiesteuerung erfolgt über die Kontrolle der Elektrolytwerte und des Plasmareninspiegels.

5.2.5 Adrenaler Androgenexzess

NNR-Adenome und -Karzinome sind selten, können aber auch zu einer autonomen Produktion von Androgenen führen. Häufiger ist das adrenogenitale Syndrom Ursache eines adrenalen Androgenexzesses (s. u.)

Zu den Symptomen des Androgenexzesses (Hirsutismus, Virilisierung) s. Leitsymptome [S. C128].

Adrenogenitales Syndrom (AGS)

DEFINITION Autosomal-rezessiv vererbte Störung der Kortisol- und evtl. Mineralokortikoidsynthese bei gleichzeitig erhöhter Androgenbildung.

Die Ursache für das AGS besteht in einem Enzymdefekt der Steroidsynthese. Die verminderte Bildung von Kortisol führt über die fehlende negative Rückkoppelung zu einer überschießenden ACTH-Produktion. Die Nebennierenrinde wird hyperplastisch. Die Androgenproduktion ist dadurch gesteigert und prägt die Symptomatik. Näheres zum Krankheitsbild s. Pädiatrie [S. B545].

Die wichtigsten Enzymdefekte sind:
- **21-Hydroxylase-Mangel** (90%): Man unterscheidet das **unkomplizierte AGS**, das aus einer reinen Kortisolsynthesestörung und einer Virilisierung besteht („Simply-Virilizing-Form") vom **komplizierten AGS**, bei dem zusätzlich die Aldosteronsynthese gestört ist (adrenogenitales **Salzverlustsyndrom**). Circa die Hälfte der betroffenen Säuglinge entwickeln dieses lebensbedrohliche Krankheitsbild, bei dem neben den Virilisierungserscheinungen v. a. Erbrechen, Durchfälle, Exsikkose und Elektrolytstörungen im Vordergrund stehen (DD: Pylorusstenose). Manifestiert sich die gesteigerte Androgenproduktion in der frühen Kindheit, spricht man vom **klassischen AGS**, bei Manifestation in der Pubertät vom **Late-Onset-AGS**.
- **11β-Hydroxylase-Mangel** (ca. 5%): Hyperandrogenismus und hypokaliämische Hypertonie
- sehr selten: 17α-Hydroxylase-Defekt, 3β-Hydroxysteroid-Dehydrogenase-Defekt.

Therapeutisch ist eine **lebenslange Kortisonsubstitution** notwendig. Bei Salzverlustsyndrom werden zusätzlich Mineralokortikoide substituiert, Patientinnen mit Virilisierungserscheinungen erhalten Antiandrogene.

5.3 Erkrankungen des Nebennierenmarks

5.3.1 Physiologie und Pathophysiologie

Im Nebennierenmark (NNM) und in den extraadrenalen Paraganglien befinden sich chromaffine Zellen. **Adrenalin** und **Noradrenalin** sind die wichtigsten Hormone des Nebennierenmarks. Dopamin ist eine Vorstufe in der Synthese von Adrenalin und Noradrenalin. Es wird ebenfalls in geringen Mengen sezerniert. Adrenalin und Noradrenalin werden in hoher Konzentration in den Granula des NNM gespeichert. Reize wie Acetylcholin, Insulin oder Histamin führen zur Freisetzung von Noradrenalin ins Blut. Über die **N-Methyltransferase** wird Noradrenalin in Adrenalin umgewandelt. Noradrenalin wird nach seiner Freisetzung größtenteils wieder von den Nervenendigungen aufgenommen und in den Granula gespeichert. Der **Katecholaminabbau** erfolgt über Methylierung (Catechol-O-Methyltransferase) und oxidative Desaminierung (Monoaminooxidase). Die enstehenden Zwischenprodukte werden in der Leber konjugiert und im Urin ausgeschieden. Zu den **Metaboliten** der Katecholamine zählen u. a. Metanephrin und Vanillinmandelsäure. Die produzierten Katecholamine wirken systemisch:
- Anstieg der Glukose und der freien Fettsäuren
- Erhöhung des Grundumsatzes
- vermehrte Muskeldurchblutung
- kardiovaskulär: Steigerung der Herzfrequenz, Kontraktilität und Leitungsgeschwindigkeit am Myokard sowie periphere Vasokonstriktion
- Abnahme der Durchblutung des Splanchnikusgebiets
- zentralnervöse Effekte.

Im NNM können sich abhängig von der Entwicklungsstufe verschiedene Tumorarten finden (Neuroblastome, Ganglioneurome oder Phäochromozytom). Zu endokrinen Symptomen führt allein das Phäochromozytom. Neuroblastome (s. Pädiatrie [S. B610]) und Ganglioneurome gehen, wie auch das Phäochromozytom, mit einer gesteigerten Ausscheidung von Katecholaminmetaboliten einher.

5.3.2 Phäochromozytom

> **DEFINITION** Das Phäochromozytom ist ein katecholaminproduzierender Tumor des NNM oder der extraadrenalen Paraganglien des sympathischen Grenzstranges.

Epidemiologie: Insgesamt ein seltenes Krankheitsbild (Inzidenz 1:100 000), das aber bei der sekundären Hypertonie (0,2–0,4 %) mit hypertensiver Krise differenzialdiagnostisch in Betracht gezogen werden sollte. Das mediane Alter bei Erstmanifestation liegt bei 40–50 Jahren.

Lokalisation:
- 85 % der Phäochromozytome finden sich im NNM
- 15 % liegen extraadrenal (Mediastinum, Aortenbifurkation, Harnblase, Zuckerkandl-Organ) = Paragangliome
- 90 % der Tumoren treten beidseitig auf, 10 % einseitig.

Ätiologie: Die meisten Tumoren treten **sporadisch** auf, ca. 25 % auch familiär. Häufig assoziierte Syndrome sind:
- multiple endokrine Neoplasie (MEN) Typ 2 (30–60 %)
- Von-Hippel-Lindau-Syndrom (VHL) (15–20 %)
- Neurofibromatose (NF) Typ 1 (3–5 %).

Klinische Pathologie: Makroskopisch imponiert ein fleischig-brauner, kapselartig abgegrenzter Tumor des NNM mit einem Gewicht von wenigen Gramm bis zu 3 kg. **Mikroskopisch** fallen die „ballenartig" angeordneten Zellhaufen auf, die einen hyperchromatischen Kern mit schwach basophilem Zytoplasma und chromaffine Granula aufweisen.

Die meisten Tumoren sind benigne und wachsen innerhalb der Organgrenze. 75 % sind endokrin aktiv und produzieren Adrenalin und Noradrenalin. Circa 15 % sind maligne (meist zusätzliche Dopaminproduktion) und metastasieren bevorzugt lymphogen in die paraaortalen Lymphknoten oder hämatogen in die Leber oder das Skelett.

Klinik:
- **hypertensive Krisen** (50 %)
- **konstant erhöhter Blutdruck** (50 %, bei Kindern bis zu 90 %).

Hinzu kommen **unspezifische Symptome** wie Palpitationen, Kopfschmerzen, Schwitzen, Tremor, innere Unruhe, abdominelle Schmerzen oder Übelkeit. Nachts fällt der Blutdruck nicht ab, nach β-Blocker-Gabe steigt er paradoxerweise an. Eine blasse Haut, Diabetes mellitus, Gewichtsverlust und Leukozytose sprechen ebenfalls für ein Phäochromozytom.

Differenzialdiagnosen:
- hypertensive Krisen anderer Genese: In ca. 98 % der Fälle sind andere Ursachen für eine hypertone Krise verantwortlich („Häufiges ist häufig").
- Diabetes mellitus
- Hyperthyreose
- Panikstörung
- Kokain- oder Amphetaminmissbrauch.

Diagnostik: Aufgrund der niedrigen Prävalenz der Erkrankung ist ein Screening aller Hypertoniker nicht empfehlenswert. **Screening-Indikationen** sind z. B. familiär vorbelastete Patienten, Patienten mit Inzidentalomen, paradoxen Reaktionen bei Operationen bzw. im Rahmen von Narkosen sowie einer neu aufgetretenen therapierefraktären Hypertonie.

Ein begründeter klinischer Verdacht (Hypertonie und hypertensive Krisen mit Palpitationen, Kopfschmerzen, Schweißausbrüchen und Blässe) sowie eine **fehlende nächtliche Blutdrucksenkung** in der 24-h-Blutdruckmessung sollten Anlass zur weiteren Abklärung geben.

Screening bei Verdacht: Als Screening-Methode eignet sich der 2-malige **Nachweis von Katecholaminen** bzw. ihren **Metaboliten** (Metanephrin bzw. Normetanephrin) im angesäuerten **24-h-Urin**. Eine ähnliche Sensitivität hat die Bestimmung der freien Metanephrine und Normetanephrine im **Plasma**. Wichtig sind dabei strenge Bedingungen bei der Blutabnahme (→ Blut nicht direkt nach dem Legen der Braunüle abnehmen), um falsch positive Befunde zu vermeiden.

Zur Bestätigung oder bei nicht eindeutigen Ergebnissen empfiehlt sich ein **Clonidin-Hemmtest**. Bei Patienten mit einem Phäochromozytom ist aufgrund der autonomen Produktion keine Suppression erkennbar. 2 Wochen vor der Testung sollten Medikamente, die mit der Messung interferieren, abgesetzt werden (z. B. Tetrazykline, Clonidin, Theophyllin).

Lokalisationsdiagnostik: Das Phäochromozytom lässt sich gut in der T_2-gewichteten MRT-Aufnahme darstellen.

Zur Lokalisationsdiagnostik v. a. von extraadrenalen Tumoren findet die [123]Jod-Metajodbenzylguanidin (MIBG)-Szintigrafie oder -SPECT Anwendung (Abb. 5.8). [123]Jod-MIBG lagert sich spezifisch in den chromaffinen Zellen des NNM ein und wird vorwiegend auch zur Rezidivdiagnostik eingesetzt. Zusätzlich kann diese Untersuchung Aufschluss über bereits vorhandene Metastasen geben und zu deren Behandlung eingesetzt werden.

Noch sensitiver – insbesondere bei metastasierten Phäochromozytomen – ist eine **DOPA-PET**-Untersuchung.

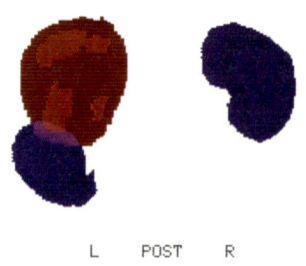

Abb. 5.8 Szintigrafischer Befund bei Phäochromozytom. In der linken Nebenniere zeigt sich eine deutliche Mehrspeicherung. (aus: Spinas, Fischli, Endokrinologie und Stoffwechsel kompakt, Thieme, 2011)

5.4 Syndrome mit kombinierten endokrinen Erkrankungen

Tab. 5.5 Syndrome mit kombinierten endokrinen Erkrankungen

Syndrom	Klinik
MEN-Syndrome	
MEN I (Wermer-Syndrom)	primärer Hyperparathyreoidismus, Insellzelltumoren des Pankreas, Hypophysenadenom
MEN IIa (Sipple-Syndrom)	primärer Hyperparathyreoidismus, Phäochromozytom, medulläres Schilddrüsenkarzinom
MEN IIb (Gorlin-Syndrom)	wie MEN IIa und zusätzlich Schleimhautneurinome (v. a. an der Zunge und gastrointestinal) sowie marfanoider Habitus
familiäres medulläres Schilddrüsenkarzinom (FMTC-only)	ausschließlich medulläres (C-Zellen-)Schilddrüsenkarzinom (20 % der MEN II)
autoimmune polyglanduläre Syndrome	
APS Typ I (juvenile Form)	primärer Hypoparathyreodismus, Morbus Addison, mukokutane Candidiasis
APS Typ II (adulte Form)	Morbus Addison und • Autoimmunthyreoiditis (Schmidt-Syndrom) oder • Diabetes mellitus Typ 1 (Carpenter-Syndrom) evtl. Zöliakie, Myasthenia gravis, primärer Hypogonadismus
APS Typ III	Kombination von Autoimmunthyreoiditis und 2 anderen Autoimmunerkrankungen, inklusive perniziöser Anämie

MEN = multiple endokrine Neoplasie, APS = autoimmunes polyglanduläres Syndrom

Therapie: Die akute hypertensive Krise als Notfall wird im Kapitel Herz-Kreislauf-System [S. A84] besprochen.

Methode der Wahl ist die **chirurgische Entfernung** des Tumors (s. Chirurgie [S. B184]). Vor der Operation ist eine Behandlung mit dem α-Rezeptor-Blocker Phenoxybenzamin obligat (einschleichend mit 10 mg, in 1–2 Wochen Dosissteigerung auf 60–120 mg/d). Dies führt zu einer Blutdrucksenkung und damit auch zu einer „Entwöhnung" des Körpers an die zuvor chronisch erhöhten Katecholaminwerte. **Cave:** Die alleinige operative Entfernung (also ohne adäquate Prämedikation) führt zu massiven Blutdruckabfällen, da der Reiz der Katecholaminproduktion plötzlich fehlt.

Für maligne inoperable Phäochromozytome oder deren Metastasen wird α-Methyl-p-Tyrosin verwendet. Es interferiert mit der Tyrosinhydroxylase und hemmt die Katecholaminproduktion.

β-Blocker finden zusätzlich bei tachykarden Rhythmusstörungen ihren Einsatz, dürfen jedoch niemals allein ohne gleichzeitige α-Rezeptor-Blockade verabreicht werden. Metastasen können darüber hinaus nuklearmedizinisch mit ^{123}Jod-MIBG behandelt werden.

> **MERKE** Vor der Behandlung mit β-Blockern muss eine α-Rezeptor-Blockade durchgeführt werden, da es sonst zu einer schweren hypertensiven Krise kommen kann (→ verstärkte Katecholaminwirkung über die α-Rezeptoren). Ebenso muss vor jeder Operation eines Phäochromozytoms obligat eine Therapie mit α-Rezeptor-Blockern durchgeführt werden.

Prognose: Die Prognose von benignen Phäochromozytomen ist gut, wenn die Behandlung rechtzeitig erfolgt; > 70 % der operierten Patienten werden postoperativ normotensiv. Bei rund 15 % der Patienten tritt ein Rezidiv auf, daher sind über 5 Jahre Kontrolluntersuchungen indiziert. Maligne Phäochromozytome sind nur schlecht behandelbar (schlechte Prognose).

Häufig demaskiert sich erst postoperativ eine essenzielle Hypertonie.

5.4 Syndrome mit kombinierten endokrinen Erkrankungen

Tab. 5.5 gibt eine Übersicht über endokrine Krankheitsbilder, die mehrere Drüsen betreffen (polyglanduläre Syndrome) und in jeweils charakteristischen Kombinationen an verschiedenen Organsystemen auftreten können. **MEN-Syndrome** werden autosomal-dominant vererbt. Sie sind selten und verursachen hormonelle Überfunktionszustände (s. Neoplastische Erkrankungen [S. A663]). Beim **polyglandulären endokrinen Syndrom** (APS) kommt es infolge autoimmuner Prozesse zu Insuffizienzerscheinungen an verschiedenen Organen (auch: multiglanduläre Autoimmuninsuffizienz).

6 Erkrankungen der Gonaden

6.1 Überblick

Im Kapitel Gynäkologie werden die Amenorrhö [S. B345] und das Syndrom der polyzystischen Ovarien [S. B346] besprochen. Zum Hypogonadismus [S. C125] s. Leitsymptome [S. C130] bzw. Pädiatrie [S. B547]. Auch die Störungen der Geschlechts- [S. B548] und Pubertätsentwicklung [S. B549] werden im Kap. Pädiatrie besprochen.

7 Stoffwechselerkrankungen

7.1 Überblick

Es existiert eine Vielzahl von Stoffwechselstörungen, denen zumeist ein genetischer Enzymdefekt zugrunde liegt. Dies betrifft v. a. den Kohlenhydrat-, Lipid- und Eiweißstoffwechsel. Die meisten Stoffwechselerkrankungen führen bereits im Säuglings- und Kindesalter zu schweren Symptomen und werden daher im Kap. Pädiatrie [S. B530] besprochen.

7.2 Diabetes mellitus

> **DEFINITION** Diabetes mellitus ist eine chronische Stoffwechselerkrankung, die durch einen absoluten (**Typ 1**) oder relativen (**Typ 2**) Mangel an Insulin gekennzeichnet ist. Leitsymptom ist die Hyperglykämie. Man spricht von einem Diabetes mellitus ab einem
> - 1-malig gemessenen Nüchternblutzuckerwert von ≥ 126 mg/dl
> - wiederholt gemessenen Gelegenheitsblutzuckerwert von ≥ 200 mg/dl oder
> - 1-malig gemessenen Gelegenheitsblutzuckerwert von ≥ 200 mg/dl, der mit einer entsprechenden klinischen Symptomatik verbunden ist
> - $HbA_{1c} \geq 6{,}5\,\%$.

7.2.1 Glukosestoffwechsel

Glukose, Fruktose, Galaktose und ihre Derivate sind die wichtigsten Bausteine der Kohlenhydrate. Ihre Funktion sind Energiebereitstellung und -speicherung für Körperzellen. Des Weiteren sind sie Bestandteil von Strukturelementen, Glykoproteinen und -lipiden, Nukleotiden, nicht essenziellen Aminosäuren und bestimmten Fettsäuren.

Um den Blutglukosespiegel auf 80 ± 20 mg/dl (3,9–4,4 mmol/l) zu halten, beeinflusst ein hormonell gesteuerter Regulationsmechanismus (s. u.) die Glukoseaufnahme in Zellen, die Glykogenese, Glykolyse und Glukoneogenese. Die Leber nimmt dabei eine zentrale Stellung ein: Sie kann – ebenso wie die Muskelzellen – in kurzer Zeit Glukose aufnehmen und diese entweder als Glykogen speichern oder in Energie umwandeln. Besonders die Zellen des ZNS (insulinunabhängig) und Erythrozyten sind auf eine stetige Glukosezufuhr angewiesen, da diese deren einzig verwertbare Energieträger darstellt (nach längerem Fasten können auch Zellen des ZNS Ketonkörper abbauen).

Insulin stellt in diesem Regelkreis das **wichtigste blutzuckersenkende Hormon** dar. Es wird in einer zirkadianen Rhythmik aus den β-Zellen der Pankreasinseln sezerniert. Dabei wird Proinsulin von Endopeptidasen gespalten und die Produkte Insulin und das C-Peptid äquimolar in die Peripherie freigesetzt. Der wichtigste Reiz für die Insulinsekretion ist ein erhöhter Glukosewert im Blut. Eine Reihe von anderen Faktoren können diesen Prozess aber ebenfalls beeinflussen (**Tab. 7.1**). Initial wird in einer schnellen Ausschüttungsphase ein sofort verfügbarer Insulinbolus abgegeben. Darauf folgt eine der Glukosekonzentration angepasste länger andauernde Phase der Sekretion, die schließlich ganz sistiert (Desensibilisierungsphase).

An den Zielzellen bindet Insulin an den Insulinrezeptor und löst intrazelluläre Signalkaskaden aus, die die insulintypischen anabolen Effekte stimulieren. **Tab. 7.2** zeigt die Effekte von Insulin und die Folgeerscheinungen bei Insulinmangel. 50–70 % des Insulins werden bereits während der ersten Passage in der Leber extrahiert und hemmen die hepatische Glukoneogenese. Der restliche Anteil beschleunigt die postprandiale Aufnahme von Glukose in die peripheren Gewebe.

Zu den **insulinantagonistischen Hormonen** zählen Glukagon, Glukokortikoide, ACTH, Katecholamine, Thyroxin und Wachstumshormon. Glukagon hat lediglich einen Effekt auf die Hepatozyten, während Adrenalin und Noradrenalin auch in Adipozyten die Lipolyse und Proteolyse

Tab. 7.1 Einflussfaktoren auf die Insulinsekretion

Insulin-sekretion	Einflussfaktoren
fördernd	Glukose, Aminosäuren, Stimulation von β₂-Rezeptoren, gastrointestinale Hormone (GIP, CCK, Sekretin, Gastrin, Glucagon-like-Peptid), Fettsäuren, Ketonkörper, Acetylcholin
hemmend	Insulin, insulinantagonistische Hormone (Noradrenalin, Adrenalin, GH, Glukagon, Thyroxin, Kortikosteroide, ACTH), chronische Hyperglykämie

7.2 Diabetes mellitus

Tab. 7.2 Insulineffekte und Folgen bei Insulinmangel

Stoffwechsel	Effekt	Folge bei Insulinmangel
Kohlenhydratstoffwechsel	hepatische Glykogenbildung ↑	Hyperglykämie
	hepatische Glukoneogenese und Glykogenolyse ↓	
	periphere Glukoseaufnahme ↑	
Lipidstoffwechsel	hepatische Fettsäureproduktion ↑	Ketonkörpersynthese
	Fettsäure- und Triglyzeridproduktion in Fettzellen ↑	
	Lipolyse in Fett-, Leber- und Muskelzellen ↓	
Proteinstoffwechsel	Aminosäureaufnahme ↑	Eiweißverluste und Harnstoffbildung
	intrazelluläre Proteinsynthese ↑	
	Proteinabbau ↓	
sonstige	intrazelluläre Kaliumaufnahme (glukosesynergistisch)	intrazelluläre Kaliumverluste (und vermehrte Kaliurese)

↑ = erhöht, ↓ = erniedrigt

Tab. 7.3 Einteilung des Diabetes nach American Diabetes Association (ADA), Weltgesundheitsorganisation (WHO) und Deutscher Diabetes Gesellschaft (DDG)

Form	Ursache	Kennzeichen
I: Typ 1	Autoimmunerkrankung (Typ 1A)	β-Zell-Destruktion und absoluter Insulinmangel
	idiopathisch (Typ 1B)	
II: Typ 2	genetische Prädisposition in Kombination mit Umweltfaktoren	Insulinresistenz mit relativem Insulinmangel, später auch absoluter Insulinmangel
III: andere	genetische Defekte der β-Zell-Funktion (MODY)	keine Antikörper, keine Adipositas, Manifestation vor dem 25. Lebensjahr
	genetische Defekte der Insulinwirkung	hohe Insulinkonzentration im Plasma
	Erkrankungen des exokrinen Pankreas (pankreopriver Diabetes)	s. Verdauungssystem [S. A301]
	Endokrinopathien	z. B. Cushing-Syndrom [S. A335]
	iatrogen	Medikamente (z. B. Glukokortikoide, Schilddrüsenhormone, Diazoxid, Thiazide)
	Infektionen	z. B. kongenitale Röteln, CMV
	seltene immunologische Formen	z. B. Anti-Insulinrezeptor-Antikörper bei SLE
	genetische Syndrome	z. B. Down-, Klinefelter-, Turner-Syndrom
IV: Gestationsdiabetes	gestörte Glukosetoleranz während der Schwangerschaft	s. Gynäkologie [S. B409]

verstärken können. Glukokortikoide können zusätzlich die Glukoneogenese in der Niere beeinflussen sowie die Glukoseutilisation der Muskulatur herabsetzen und so den Blutzuckerspiegel anheben. Wachstumshormone stimulieren neben der Lipolyse auch die Glykogen- und Proteinsynthese.

MERKE Die Sekretion von Glukokortikoiden und Wachstumshormonen folgt einer zirkadianen Rhythmik mit einem Hoch am frühen Morgen bzw. Nachmittag und steigert den Insulinbedarf zu dieser Zeit. Dies muss insbesondere bei der Therapie beachtet werden.

7.2.2 Epidemiologie

In Deutschland leiden rund 8 % der Bevölkerung an einem Diabetes mellitus. Die überwiegende Mehrheit der Patienten (rund 90 %) ist am Typ-2-Diabetes erkrankt, nur rund 10 % sind Typ-1-Diabetiker. 1–2 % der < 50-Jährigen und ca. 10 % der > 65-Jährigen weisen einen Diabetes mellitus auf. Durch die Zunahme von Adipositas insbesondere auch bei Kindern und Jugendlichen tritt der Typ-2-Diabetes mittlerweile zunehmend auch bei jüngeren Patienten auf. Jährlich steigt die Inzidenz um 3–4 %, sodass weltweit bis zum Jahr 2030 mit einer Verdopplung der Diabetiker gerechnet wird.

7.2.3 Einteilung und Ätiologie

Die Einteilung der verschiedenen Formen des Diabetes orientiert sich an den Ursachen (**Tab. 7.3**).

7.2.4 Pathogenese

Typ-1-Diabetes

Dem Typ-1-Diabetes liegt eine **autoreaktive Insulitis** zugrunde, d. h. die β-Zellen werden vom Immunsystem als körperfremd erkannt und zerstört. Als Auslöser wird eine Kombination von mehreren Faktoren angenommen:

Es besteht eine **genetische Prädisposition**, die mit den **HLA-Molekülen** DR3 und DR4 korreliert. Des Weiteren beeinflussen **Umweltfaktoren** die Krankheitsentstehung. Hierbei spielen möglicherweise eine frühzeitige Ernährung mit Milchprodukten und Infektionen (z. B. Coxsackie-B-Virus) eine Rolle. Assoziationen mit anderen Autoimmunkrankheiten (z. B. Autoimmunthyreoiditis) können bestehen.

Die selektive Zerstörung der β-Zellen verläuft progredient und führt ab einem Verlust von ca. 80 % der β-Zellen zur klinisch manifesten Insulinmangelsymptomatik (s. u.). Die davor bestehende sog. **prädiabetische Phase** kann nur mittels oralem Glukosetoleranztest (oGTT) diagnostiziert werden. Nach Therapiebeginn setzt eine zeitlich begrenzte Remissionsphase ein (**Honeymoon-Phase**), die durch eine vorübergehende Zellerholung gekennzeichnet ist. Im

Verlauf der Erkrankung verliert der Körper dann alle funktionsfähigen β-Zellen (**absoluter Insulinmangel**).

Typ-2-Diabetes

Ursache für die Entstehung eines Typ-2-Diabetes ist eine **Insulinresistenz** in Kombination mit einem **relativen Insulinmangel**. Die **genetische Prädispostion** spielt hierbei eine weitaus größere Rolle als bei der Typ-1-Erkrankung. Mehrere genetisch konservierte sog. „single nucleotide polymorphisms" (SNP) sind identifiziert und mit der Erkrankung in Verbindung gebracht worden. Sie beeinflussen u. a. Insulinresistenz und -sekretion. **Überernährung** und **Bewegungsmangel** stellen in der westlichen Welt die größten Risikofaktoren für einen Typ-2-Diabetes dar:

- Die vermehrte Nahrungszufuhr zieht **hohe postprandiale Blutzuckerspiegel** nach sich, welche die Insulinausschüttung stimulieren.
- Hohe Insulinspiegel wiederum fördern die **Resistenz der peripheren Insulinrezeptoren** in den wesentlichen Zielgeweben Muskel, Fett und Leber.
- Um weiterhin die Aufnahme von Glukose ins Gewebe zu gewährleisten, werden höhere Insulinspiegel notwendig (**relativer Insulinmangel** → vermehrte Produktion in den β-Zellen).
- Bewegungsmangel mindert gleichzeitig die insulinunabhängige Glukoseaufnahme in die Zelle, wodurch die Hyperglykämie weiter verstärkt wird. Gleichzeitig ist die insulinabhängige Hemmung der Freisetzung von Glukose und Fettsäuren aus Leber und Fettgewebe gestört.
- Folge ist ein chronischer Anstieg von Fettsäuren und Glukose im Blut, es entsteht eine Glukolipotoxizität, die langfristig die β-Zellen schädigt (**sekundäre β-Zell-Insuffizienz**).

Die Übergänge zum **metabolischen Syndrom** [S. A358] sind fließend. Zurzeit wird davon ausgegangen, dass der Typ-2-Diabetes die „Spitze des Eisberges" bei dieser Erkrankung darstellt.

Andere Diabetestypen

Infolge einer **chronischen Pankreatitis** (10–30 %) werden die Inselorgane zerstört (**endokrine Insuffizienz**). Mukoviszidose und eine Pankreatektomie führen ebenfalls zu einem Insulinmangel. Durch die gleichzeitige Zerstörung der glukagonproduzierenden α-Zellen ist die Hypoglykämiegefahr bei Insulintherapie sehr hoch, da die Gegenregulation nicht mehr existiert.

Als **MODY** (Maturity-Onset Diabetes of the Young) wird eine heterogene Gruppe von Erkrankungen bezeichnet, die auf genetischen Defekten der β-Zellen beruht. Klinisch unterscheidet man derzeit 6 verschiedene Subtypen mit jeweils unterschiedlichen Gendefekten. Die Erkrankung wird autosomal-dominant vererbt. Typisch ist der frühe Manifestationszeitpunkt noch vor dem 25. Lebensjahr. Die Klinik reicht – je nach Defekt bzw. MODY-Typ – von einer leichten gestörten Glukosetoleranz bis zum insulinabhängigen Diabetes.

Der **LADA** (Latent Autoimmune Diabetes in Adults) gilt als Sonderform des klassischen Typ-1-Diabetes und wird daher von der ADA nicht gesondert erwähnt. Charakteristisch ist der späte Manifestationszeitpunkt im mittleren Lebensalter. Antikörper gegen die pankreatischen β-Zellen sind nachweisbar.

Glukokortikoide, Adrenalin, Wachstumsfaktoren und ACTH führen zur gesteigerten Glukoneogenese und Hemmung der Insulinsekretion (z. B. **Steroiddiabetes** unter Kortisontherapie).

Näheres zum **Gestationsdiabetes** s. Gynäkologie [S. B409].

7.2.5 Klinik

Die beiden Diabetesformen manifestieren sich klinisch unterschiedlich:

Der **Typ-1-Diabetiker** erkrankt meist im jüngeren Lebensalter. Die Krankheit verläuft relativ rasch und dramatisch und ist durch Symptome wie **Polyurie, Polydipsie, Gewichtsverlust**, Exsikkose, Inappetenz, Kraftlosigkeit und Müdigkeit gekennzeichnet. Häufig exazerbiert ein latenter Diabetes in Stresssituationen, z. B. bei Infektionen oder vor Operationen.

Der **Typ-2-Diabetiker** ist in aller Regel älter (> 40 Jahre) und adipös, begleitend bestehen meist arterielle Hypertonie und erhöhte Triglyzeridwerte (**metabolisches Syndrom**). Da nur selten die klassischen Insulinmangelsymptome im Vordergrund stehen, bleibt die Erkrankung lange Zeit unbemerkt und wird häufig im Rahmen einer Routineuntersuchung zufällig festgestellt.

> **MERKE** Aufgrund der zunehmenden Häufigkeit von Adipositaserkrankungen bei Kindern und Jugendlichen manifestiert sich ein Diabetes Typ 2 vermehrt auch in jüngeren Jahren.

Folgende Symptome kennzeichnen einen Diabetes mellitus:

- **Allgemeinsymptome:** Müdigkeit, Leistungsminderung, Gewichtsabnahme
- **Hyperglykämie: Polyurie**, Polydipsie, Exsikkose (eher Typ 1)
- nächtliche Wadenkrämpfe oder Sehstörungen durch die Elektrolytstörungen
- **Abwehrschwäche:** Pruritus, bakterielle Hautinfektionen (Furunkulose), Kandidainfektionen, Harnwegsinfektionen.

Mit zunehmend entgleister Stoffwechsellage können Übelkeit, Bauchschmerzen, Pseudoperitonismus, Kußmaul-Atmung (nur bei diabetische Ketoazidose) und ZNS-Symptome (Schläfrigkeit bis zum Koma) hinzutreten.

7.2.6 Komplikationen

Frühkomplikationen

Hierzu zählen:
- erhöhte **Infektanfälligkeit** aufgrund einer Immunschwäche (v. a. Haut- und Harnwegsinfekte, aber z. B. auch infektiöse Spondylodiszitis)
- Lipidstoffwechselstörungen und Steatosis hepatis infolge der gesteigerten VLDL-Synthese bei Insulinmangel in der Leber
- **hyporeninämischer Hypoaldosteronismus:** häufigste Form des sekundären Hypoaldosteronismus, wird mit Diabetes mellitus in Verbindung gebracht
- **Coma diabeticum** (s. u.).

Coma diabeticum

Abhängig davon, ob Ketonkörper gebildet werden oder nicht, unterscheidet man zwischen einem **ketoazidotischen** (Ketonkörper) und einem **hyperosmolaren Koma** (keine Ketonkörper). Beide hyperglykämischen Zustände (Tab. 7.4) stellen eine lebensbedrohliche Stoffwechselentgleisung dar und bedürfen einer umgehenden Intensivbehandlung (s. u.). Die wesentlichen klinischen Gemeinsamkeiten sind:
- über Tage **einschleichender Beginn**
- **Exsikkose** durch osmotische Diurese
- **Somnolenz bis Koma** durch Dehydratation und Elektrolytentgleisung
- **Olig-/Anurie** bis zum akuten Nierenversagen infolge des Volumenmangels
- evtl. Herzrhythmusstörungen, Hypokaliämie, Hyponatriämie.

Die Letalität des Coma diabeticum liegt zwischen 5 und 30 %.

Pathophysiologisch liegt dem **ketoazidotischen Koma** eine gesteigerte Lipolyse zugrunde, die zur Bildung von Ketonkörpern (Aceton, Acetessigsäure, β-Hydroxybuttersäure) führt.

Beim **hyperosmolaren Koma** ist die periphere Lipolyse durch die Restproduktion von Insulin gehemmt, wodurch die Ketogenese verhindert wird. Damit stehen der Wasser- und Elektrolytverlust im Vordergrund. Überwiegend tritt diese Komplikation bei Typ-2-Diabetikern auf, denen Diätfehler unterlaufen oder die schlecht medikamentös mit Antidiabetika eingestellt sind. Auch ein gesteigerter Insulinbedarf ohne adäquate Dosiserhöhung in Stresssituationen kann Ursache sein. Zur Behandlung des Coma diabeticum s. Therapie.

Langzeitkomplikationen

Langzeitkomplikationen bestimmen den Verlauf der Erkrankung und haben großen Einfluss auf die Lebensqualität und Mortalität der Patienten. Sie führen weitaus häufiger als die Hyperglykämie per se oder die akuten Komplikationen zum Tod diabetischer Patienten.

> **MERKE** Die wichtigsten Langzeitkomplikationen sind Veränderungen an den Gefäßen:
> - kleine Gefäße (Mikroangiopathie): Glomerulosklerose, Retinopathie, Neuropathie
> - große Gefäße (Makroangiopathie): Atherosklerose mit KHK, pAVK oder Hirninfarkt.
>
> Sie korrelieren mit Höhe und Dauer der Hyperglykämie.

Makroangiopathien

Die typischen atherosklerotischen Veränderungen treten bei Diabetikern früher und schwerer in Erscheinung – betroffen sind die mittleren und großen Gefäße. Bereits bei einer pathologischen Glukosetoleranz weisen Patienten ein doppelt so hohes Risiko auf, an einer Makroangiopathie zu erkranken. Hauptmanifestationen diabetischer Makroangiopathien sind:
- **koronare Herzkrankheit** (**KHK**): Da eine KHK aufgrund der häufig bestehenden Neuropathie beim Diabetiker auch schmerzlos ablaufen kann, sind regelmäßige Kontrolluntersuchungen indiziert. Ebenso können Myokardinfarkte, bedingt durch die eingeschränkte Schmerzwahrnehmung, auch stumm bleiben.
- **zentrale oder periphere arterielle Verschlusskrankheit** (pAVK, Hirninfarkt).

> **MERKE** Aufgrund der begleitenden Neuropathie und der eingeschränkten Schmerzwahrnehmung können diabetesassoziierte KHK, Myokardinfarkte und eine Claudicatio intermittens auch gänzlich schmerzlos bleiben.

Mikroangiopathien

Die im Blut zirkulierende Glukose kann nicht enzymatisch Proteine glykosylieren (z. B. HbA_{1c}). Dieser Prozess tritt physiologischerweise mit zunehmenden Alter verstärkt auf, kann aber durch hyperglykämische Zustände beschleunigt werden. Die hierdurch entstehenden sog. **AGEs** (advanced glycosylated endproducts) lagern sich v. a. an extrazelluläre Bindegewebsprodukte und Strukturproteine an. In der Folge verdicken sich die Basalmembranen der Gefäße (Vasa nervorum, glomeruläre Kapilla-

Tab. 7.4 Unterscheidungskriterien des Coma diabeticum

	ketoazidotisches Koma (Typ-1-Diabetiker)	hyperosmolares Koma (Typ-2-Diabetiker)
Blutzucker	300–700 mg/dl (16,6–39 mmol/l)	> 800 mg/dl (> 41 mmol/l)
pH-Wert	< 7,3	normal
Standardbikarbonat	< 15 mmol/l	normal
Plasmaosmolalität	normal	stark erhöht
Klinik	metabolische Azidose mit Ketonkörpern, Kußmaul-Atmung und Azetongeruch (obstartig)	selten Ketonurie
	Erbrechen, Bauchschmerzen und Pseudoperitonismus	keine Säurebelastungszeichen

ren, Augengefäße) und der Nierenglomeruli, sodass es zu funktionellen Einschränkungen im Rahmen des Sauerstofftransports und der glomerulären Filtrationsleistung kommt.

Neben der direkten Matrixschädigung werden insbesondere durch die **Hypoxie** vermehrt Wachstumsfaktoren produziert und Rezeptoren exprimiert (→ verursacht die retinale Gefäßeinsprossung).

Parallel zu diesen Vorgängen wird speziell in insulinunabhängigen Geweben (z. B. Retina, Augenlinse, Niere, Nerven) Glukose über den Sorbitolweg verstoffwechselt. Hohe intrazelluläre Sorbitolkonzentrationen führen zu Wassereinlagerung und Inaktivierung der Na$^+$/K$^+$-ATPase. Das Zellödem entspricht einer Pseudohypoxie. Ebenfalls aus diesem Stoffwechselweg gehen die Produkte Polyol und Myoinosit hervor, die zu einer Myelinscheidenaffektion führen.

> **MERKE** Wird die Normoglykämie frühzeitig wiederhergestellt, können die bereits entstandenen Schäden wieder rückgängig gemacht werden: Also unbedingt rechtzeitig mit der Therapie beginnen!

Diabetische Nephropathie: Die diabetische Nephropathie (Glomerulosklerose Kimmelstiel-Wilson, s. auch Niere [S. A398]) entwickelt sich langsam und verläuft in Stadien. Durch die fortschreitende Niereninsuffizienz stehen klinisch **Albuminurie, Proteinurie** und **Hypertonie** im Vordergrund. Für die Prognose wesentlich sind eine frühzeitige Erfassung einer Mikroalbuminurie (20–200 mg/l) und eine von Anfang an konsequente Blutzucker- und Blutdruckeinstellung. Hierfür eignen sich insbesondere ACE-Hemmer. Sie wirken nierenprotektiv und sollten bei Diabetikern mit einer Grenzwerthypertonie frühzeitig Einsatz finden.

Pathologisch ist die diabetische Nephropathie durch Verbreiterungen der glomerulären Basalmembran und durch Ablagerungen von PAS-positivem Material zwischen Bowman-Kapsel und Kapselepithel gekennzeichnet (**noduläre diabetische Glomerulosklerose**, s. Niere Abb. 3.4). Sie tritt häufiger beim Typ-1-Diabetes auf. Beim Typ 2 werden zudem eher unspezifische Veränderungen der vaskulären und tubulointerstitiellen Struktur beobachtet. Zusätzlich sind häufig auch die Arterien und Arteriolen der Niere atherosklerotisch verändert.

> **MERKE** Die diabetische Nephropathie führt häufig zur Dialysepflichtigkeit. 50 % der Dialysepatienten sind Diabetiker.

Diabetische Retinopathie: 90 % der Typ-1-Diabetiker entwickeln nach 15 Jahren eine diabetische Retinopathie. Sie ist die häufigste Erblindungsursache in der westlichen Welt (Näheres s. Augenheilkunde [S. B872]).

Zunächst wird eine **nicht proliferative Retinopathie** mit Mikroaneurysmen und punktförmigen Einblutungen sowie harten Exsudaten (abgelagerte Lipide) beobachtet. Die leichte Form ist noch reversibel, die schwere irreversibel. Ist auch die Makula mitbetroffen, spricht man von einer **diabetischen Makulopathie**.

Die **proliferative Retinopathie** wird häufiger bei Typ-1-Diabetikern beobachtet. Kennzeichen sind Neovaskularisationen der Papille (neovascularization of disc = NVD) oder entlang der Gefäßbögen (neovascularization elsewhere = NVE), die Gefahr für Netzhautablösungen oder Sekundärglaukome ist deutlich erhöht. Sekundärglaukome entstehen durch Gefäßneubildungen an der Iris (sog. Rubeosis iridis); es handelt sich um sekundäre Offenwinkelglaukome (s. Augenheilkunde [S. B868]).

Eine frühe Erkennung und Laserkoagulation (Therapie der Wahl) reduzieren die Wahrscheinlichkeit des Sehverlustes auf 5 %.

Weitere ophthalmologische Komplikationen:
- Cataracta diabetica (s. Augenheilkunde [S. B857]): Linsentrübung infolge Sorbitolanhäufung in der hinteren Linsenepithelschicht.
- Sicca-Symptomatik
- transitorische Refraktionsänderungen
- Optikusneuropathie
- Augenmuskelparesen (s. Neurologie [S. B964]).

> **MERKE** Die Sehbeeinträchtigungen entstehen hauptsächlich durch die diabetische Retinopathie bzw. die Rubeosis iridis (→ Sekundärglaukom).

Diabetische Neuropathie: Die diabetische Neuropathie kann das sensomotorische und autonome Nervensystem betreffen. Meist klagen die Patienten über **symmetrisch** ausgeprägte, strumpfförmige Sensibilitätsausfälle an den unteren Extremitäten (**periphere sensomotorische Neuropathie**). Seltener sind die Arme betroffen. Begleiterscheinungen sind Kribbelparästhesien, Temperaturmissempfindungen, ein vermindertes Vibrationsempfinden (Frühsymptom) oder Schmerzen. Der Achillessehnenreflex kann beidseits nicht ausgelöst werden. Gelegentlich wird eine **asymmetrische** Form mit Beteiligung des Plexus lumbalis und N. femoralis beschrieben (plötzliche und schmerzhafte einseitige Schwäche der Hüftbeuger und des M. quadrizeps, auch mit Sensibilitätsstörungen). **Mononeuropathien** betreffen vorwiegend den N. oculomotorius oder andere periphere Nerven.

Folgen der **autonomen Neuropathie** sind eine **eingeschränkte Schmerzwahrnehmung** (Cave: stumme Myokardinfarkte!), **Motilitätsstörungen** des Gastrointestinaltraktes (**diabetische Gastroparese**), Blasenentleerungsstörungen, orthostatische Dysregulation und fehlende Herzfrequenzmodulation sowie eine **verminderte Hypoglykämiewahrnehmung**.

> **MERKE** Normoglykäme Blutzuckerspiegel können das Auftreten der diabetischen Neuropathie deutlich verzögern – nahezu alle Diabetiker weisen jedoch minimale Symptome auf (Achillessehnenreflex testen)!

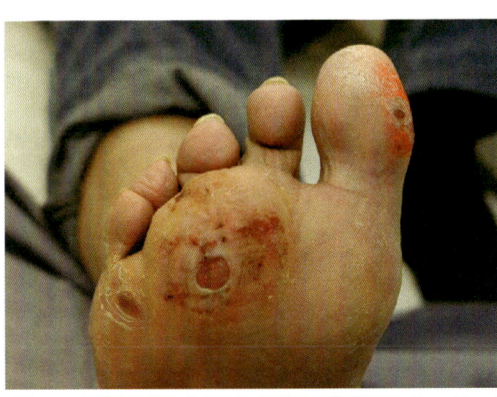

Abb. 7.1 **Diabetischer Fuß mit Malum perforans.** (aus: Baenkler et al., Kurzlehrbuch Innere Medizin, Thieme, 2010)

Tab. 7.5 Diagnosekriterien des Diabetes mellitus (nach DDG)

	Nüchtern-BZ	oGTT-2-h Wert
normal	<101 mg/dl (<5,6 mmol/l)	<140 mg/dl (<7,8 mmol/l)
abnormer Nüchternblutzucker	≥101 und <126 mg/dl (≥5,6 mmol/l und <7,0 mmol/l)	–
pathologische Glukosetoleranz	–	≥140 mg/dl und <200 mg/dl (≥7,8 mmol/l und <11,1 mmol/l)
Diabetes mellitus	≥126 mg/dl (≥7,0 mmol/l)	≥200 mg/dl (≥11,1 mmol/l)
	oder: Gelegenheitsblutzucker ≥200 mg/dl (≥11,1 mmol/l) mit Symptomen	
	oder: Mehrfachmessung des Gelegenheitsblutzuckers ≥200 mg/dl (≥11,1 mmol/l)	
	oder: HbA$_{1c}$ ≥6,5 %	

Die genannten Werte beziehen sich auf venös gewonnenes Plasma – Ergebnisse arterieller oder kapillärer Blutproben können davon abweichen.

Diabetisches Fußsyndrom (DFS): Das DFS ist eine Kombination aus diabetischer Neuropathie und pAVK. Die gehäufte Infektanfälligkeit und Osteopathie erschweren das Krankheitsbild.

Leitsymptom des **neuropathischen Fußes** ist das **Malum perforans** (Abb. 7.1). Hierunter versteht man ein ohne vorherige Verletzung entstandenes, wie ausgestanzt wirkendes Fußulkus, das meist **schmerzlos** ist und an den Druckstellen der Füße entsteht (Ballen, Ferse, Zehen). Neben dem **verminderten Vibrationsempfinden** kann es zur Osteoarthropathie des Fußskeletts kommen. Im Gegensatz zum ischämischen Fuß sind die Fußpulse tastbar und die Haut normal warm.

Die **Osteoarthropathie** ist ein destruktiver Prozess mit Entzündungszeichen, der zu Frakturen, Subluxationen und Nekrosen führt. Die Schweißsekretion ist vermindert und unter den Mittelfußköpfchen entwickeln sich hyperkeratotische Schwielen.

Der **ischämisch-gangränöse Fuß** (feuchte Gangrän) entsteht durch chronischen Druck an stark belasteten Stellen und ist meist **schmerzhaft**. Aggraviert wird das Beschwerdebild durch schlechte Wundheilung, Infektionen und Osteomyelitiden. Unzureichende Behandlung macht häufig Amputationen der betroffenen Zehen und ggf. der ganzen Extremität notwendig.

Dermatologische Komplikationen:
- schlecht heilende **Ulzera** an den Unterschenkeln
- **Hautinfektionen:** insbesondere Pilze (v. a. Tinea pedis, Kandidosen) und Bakterien (häufig Pyodermien wie z. B. Follikulitiden, diabetische Fußgangrän)
- **Pseudoacanthosis nigricans:** graubräunlich schmutzig pigmentierte, unscharf begrenzte Herde, die häufig im Nacken und in den Intertrigines (Leiste, Achseln) auftreten
- **Necrobiosis lipoidica:** dermale Entzündung mit Lipideinlagerungen an den Schienbeinvorderseiten (selten)
- **Xerosis cutis** (trockene Haut) und häufig **Pruritus**
- **Xanthelasmen**.

7.2.7 Diagnostik

Notfalldiagnostik: Da sowohl die Hyper- als auch Hypoglykämie zu einer Stoffwechselentgleisung führen können, ist bei Auffinden einer bewusstlosen Person die sofortige Bestimmung des Blutzuckers obligat. Näheres s. Notfallmedizin [S. B28] .

Erstdiagnostik: Die **Bestimmung des Nüchternblutzuckerwertes** (Nüchternplasmaglukose) ist der diagnostische Goldstandard. Häufig stellen sich die Patienten bereits mit typischen diabetesassoziierten Symptomen vor: In diesem Fall ist es ausreichend, den **Gelegenheitsblutzuckerwert** zu bestimmen. Der orale Glukosetoleranztest (oGTT) kann in unklaren Fällen eine pathologische Glukosetoleranz aufdecken, wird jedoch nicht routinemäßig empfohlen. Anhand der **Ketonkörper im Harn** – oder einfacher und schneller – im **Blut** mittels β-Hydroxybutyrat-Sensorgeräten – kann eine ketoazidotische Entgleisung analysiert werden. Die Glukosemessung im Urin hat keine diagnostische Relevanz mehr. Interpretation der Messungen können der **Tab. 7.5** entnommen werden.

> **MERKE** Die Diagnose eines Diabetes mellitus ist gesichert bei:
> - 1-malig gemessenem Nüchternblutzuckerwert im venösen Plasma von ≥126 mg/dl
> - oGTT-2-h-Blutzuckerwert von ≥200 mg/dl
> - wiederholt gemessenem Gelegenheitsblutzuckerwert von ≥200 mg/dl oder 1-malig gemessenem Gelegenheitsblutzuckerwert von ≥200 mg/dl, der mit einer entsprechenden klinischen Symptomatik verbunden ist
> - HbA$_{1c}$ ≥6,5 %.

Als **serologische Marker** können bei Diabetes mellitus Typ 1 Inselzellantikörper (ICA), Autoantikörper gegen Glutamatdecarboxylase (GADA), Insulinautoantikörper (IAA) und Tyrosinphosphatase (IA-2) bestimmt werden. Bei einem positiven Befund für 2 dieser Werte im Zusammenhang mit einer Erstmanifestation bei einem über 40-

jährigen, insulinpflichtigen Patienten, ist von einem LADA (s. o.) auszugehen.

Unklare Hypoglykämien und spezielle seltene Ursachen eines Diabetes mellitus können durch die Bestimmung des **C-Peptides** abgeklärt werden. C-Peptid wird äquimolar bei der Synthese von Insulin aus Proinsulin abgespalten und besitzt eine deutlich längere Halbwertszeit als Insulin. Es ist ein Maß für die vorhandene eigene Insulinproduktion. Daher finden sich bei Patienten mit Typ-1-Diabetes auch postprandial trotz des erhöhten Blutzuckerspiegels niedrige C-Peptid-Konzentrationen im Blut.

Screening-Untersuchung: Bei Patienten über 45 Jahren sollte alle 3 Jahre der **Nüchternblutzucker** bestimmt werden, bei Patienten mit Risikoprofil bereits früher. Risikofaktoren sind:
- Übergewicht, Hyperlipoproteinämie, Bluthochdruck
- positive Familienanamnese
- Entbindung eines Kindes mit Geburtsgewicht > 4 500 g
- Gestationsdiabetes in der Familie
- abnormer Nüchternblutzucker oder gestörte Glukosetoleranz in der Anamnese.

Verlaufskontrolle: Im Verlauf müssen die Blutzuckerwerte **selbstständig gemessen** und sorgfältig dokumentiert werden. Geschulte Patienten können anhand der gemessenen Werte ihre Therapie eigenständig durchführen und brauchen sich nur im Intervall beim Hausarzt oder Diabetologen vorzustellen. Gerade bei Typ-1-Patienten ist eine 4-malige Messung am Tag obligat, bei gut eingestellten Typ-2-Diabetikern reicht häufig eine „Stichprobenuntersuchung".

Ein sehr sensitiver Langzeitwert, der die Glukosehomöostase der vorangegangenen 6–8 Wochen berücksichtigt, ist das HbA_{1c}. Es stellt das glykosylierte Hämoglobin dar und sollte ca. 4,0–6,2 % des Gesamthämoglobins betragen. Falsch hohe Werte können bei Niereninsuffizienz, Alkoholabusus, Hyperlipoproteinämie und hoch dosierter Salizylattherapie entstehen, falsch niedrige bei verkürzter Erythrozytenlebensdauer. In diesen Fällen kann auf die **Bestimmung von Fruktosamin** ausgewichen werden.

Diagnostik der diabetischen Folgeerkrankungen: Aufgrund ihres schleichenden Eintretens ist eine kontinuierliche Wiedervorstellung der Patienten und Vergleich mit Voruntersuchungen wichtig. Die Untersuchungen umfassen:
- ¼-jährliche **Gewichts- und Blutdruckmessung** sowie die klinische Untersuchung (v. a. Inspektion der Füße) durch den Hausarzt
- **regelmäßige Kontrolle** von Glukose, HbA_{1C}, Cholesterin, Triglyzeride, HDL, der Kreatinin-Clearance, TSH-Werte und Glukose, Mikroalbumin und Ketonkörper (nur bei Typ 1) im Urin.
- jährliche Erhebung des **Pulsstatus** mit Gefäßauskultation
- jährliche **neurologische** (Schmerz-, Berührungs-, Temperaturempfindung, Muskeleigenreflexe) und **ophthalmologische** (Sehschärfe, Augeninnendruck, Augenhintergrund) Untersuchungen
- Nikotinkarenz und Gewichtsnormalisierung sollten im ärztlichen Gespräch thematisiert werden, denn sie beeinflussen die Progression der Krankheit und besonders die Komplikationsrate.

7.2.8 Therapie

Das oberste **Therapieziel** ist die **Normoglykämie**. Sie reduziert die Komorbiditäten signifikant. Sekundärziele sind die Reduktion der begleitenden Risikofaktoren, Vermeidung von Stoffwechselentgleisungen und Langzeitkomplikationen sowie der Erhalt einer bestmöglichen Flexibilität im Alltag. Die Therapie des Diabetes mellitus verfolgt einen multimodalen Ansatz und kombiniert medikamentöse mit allgemeinen Maßnahmen.

Allgemeine Therapie: Vermehrte **Bewegung**, Erreichen des **Normalgewichts** und eine ausgewogene **Ernährung (30 % Fett, 55 % Kohlenhydrate, 15 % Proteine) mit Broteinheitenrestriktion** stellen die Basis der Diabetestherapie dar. Sie senken effektiv den Blutzuckerspiegel und beugen damit Komplikationen vor. Im ärztlichen Gespräch und in Diabetikerschulungen sollte auf die „schlafenden" Risiken verständlich hingewiesen werden. Erst die Krankheitseinsicht – besonders bei sich gesund fühlenden Patienten – erhöht die Compliance und damit die Erfolgsrate der Therapie.

Therapie des Diabetes mellitus Typ 1: Der absolute Insulinmangel muss unbedingt durch **Insulin** (-analoga) ausgeglichen werden. Dazu stehen unterschiedliche Produkte zur Verfügung, die sich hauptsächlich in ihrer zeitlichen Kinetik unterscheiden (s. Pharmakologie [S. C438]). Es existieren ebenfalls unterschiedliche Schemata, die den individuellen Gegebenheiten der Patienten angepasst sind:
- **intensivierte Insulintherapie:** v. a. bei Typ-1-Diabetikern, jüngeren insulinpflichtigen Typ-2-Diabetikern sowie Diabetikerinnen in der Schwangerschaft
- **konventionelle Insulintherapie:** am ehesten bei älteren Typ-2-Diabetikern (s. u.)
- kontinuierliche subkutane Insulininfusion (sog. **Insulinpumpe**): bei Typ-1-Diabetikern.

Konventionelle Insulintherapie: Sie entspricht einem starren Schema aus einem **morgens** und **abends injizierten Mischinsulin** (Normalinsulin und Verzögerungsinsulin). Der kurz wirksame Teil der Dosis puffert die Mahlzeiten ab, der lang wirksame ersetzt die Basalsekretion. Dieses Regime wird heute bei Typ-1-Diabetikern kaum mehr verfolgt, da es eine strikte Diät erfordert und wenig Flexibilität besteht.

Intensivierte Insulinherapie: Die intensivierte Therapie (Abb. 7.2) wird als sog. **Basis-Bolus-Prinzip** durchgeführt: d. h., man appliziert eine tägliche Basaldosis aus einem lang wirksamen Verzögerungsinsulin und zusätzlich zu den Mahlzeiten jeweils einen schneller wirksamen Insulinbolus – entweder mit Normalinsulin oder kurz wirk-

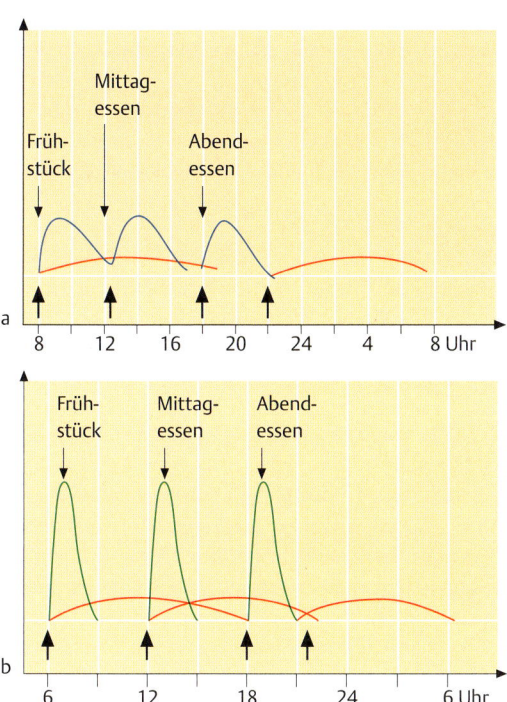

Abb. 7.2 **Intensivierte Insulintherapie (ICT).** Häufig verwendete Verzögerungsinsuline sind Intermediärinsuline (NPH-[Neutrale-Protamin-Hagedorn-]Insulin) oder Insulinanaloga. Als kurz wirksame Insuline werden v. a. Normalinsulin und schnell wirksame Insulinanaloga (z. B. Insulin aspart, Insulin lispro) eingesetzt. **a** Intensivierte Insulintherapie mit Normalinsulin. **b** Intensivierte Insulintherapie mit sehr kurz wirksamen Insulinanaloga. (aus: Greten, Rinninger, Greten, Innere Medizin, Thieme, 2010)

samen Insulinanaloga, um den postprandialen Insulinbedarf ausreichend zu decken. Wichtig sind die korrekte Dosisanpassung und eine entsprechende Ernährung.

Insulinbedarf und -dosierung: Die notwendige Insulindosis ist abhängig von der Kohlenhydratzufuhr, dem vor der jeweiligen Mahlzeit gemessenen Blutzuckerwert, der geplanten körperlichen Aktivität und der Tageszeit. Der basale Insulinbedarf beträgt 0,3–0,5 IE/kg KG. Er wird mit 1–2 Injektionen eines lang wirksamen Insulinanalogons gedeckt (alternativ auch 2–3 Injektionen von z. B. Intermediärinsulin, NPH-Insulin); dies entspricht in etwa 40 % des gesamten Tagesbedarfs an Insulin. Die zusätzlichen kurz wirksamen Insulinanaloga puffern den postprandialen Glukoseanstieg. Die **Ernährung** sollte aus 3 Hauptmahlzeiten bestehen – und sofern die Therapie mit Normalinsulin durchgeführt wird – auch aus 3–4 zusätzlichen kleinen Zwischenmahlzeiten. Dies ist aufgrund der längeren Wirkdauer von Normalinsulin (ca. 5 h) notwendig. Bei der intensivierten Therapie mit sehr kurz wirksamen Insulinanaloga (z. B. Insulin aspart) können die Zwischenmahlzeiten entfallen. Ein Spritz-Ess-Abstand muss i. d. R. auch nur von Patienten, die Normalinsulin erhalten eingehalten werden (Injektion ca. 15–30 min vor der Mahlzeit), da Insulinanaloga wie Insulin aspart rascher resorbiert werden.

Die Kohlenhydratzusammensetzung der Mahlzeiten wird in Broteinheiten (**BE**) berechnet. Der Insulinbedarf pro BE entspricht ca. 2 IE morgens, 1 IE mittags und 1,5 IE abends. Erfahrungsgemäß kann davon ausgegangen werden, dass bei Blutzuckerwerten ≤ 300 mg/dl 1 IE Normalinsulin den Blutzucker um ca. 60 mg/dl senkt, ab Werten ≥ 300 mg/dl jeweils um ca. 30 mg/dl (**Korrekturfaktor**). Eine BE hebt den Blutzucker wiederum um ca. 20–80 mg/dl an. Ist der postprandial gemessene Blutzuckerspiegel noch zu hoch, muss entsprechend mit Insulin korrigiert werden. Präprandiale Hypoglykämien können wiederum einfach durch Glukoseaufnahme ausgeglichen werden (z. B. Traubenzucker, ca. 1 BE).

Darüber hinaus lässt sich auch die **Resorptionszeit** von Insulin beeinflussen: z. B. ist sie kürzer, wenn man vor der Injektion die betroffene Hautstelle massiert.

> **MERKE** In **Belastungssituationen** wie bei Sport, Infektionen, malignen Erkrankungen, Fieber und Stress (sozial und z. B. durch Krankenhausaufenthalte) sind andere Insulindosen erforderlich als unter normalen Umständen. Bei vielen Patienten setzt darüber hinaus kurz nach der Erstmanifestation bzw. nach Insulintherapiebeginn eine **vorübergehende Remissionsphase** ein (verminderter Insulinbedarf!).

Die intensivierte Therapie erfordert eine sorgfältige **Schulung** der Patienten (Ernährungsberatung, Anleitung zur Injektion etc.) und setzt deren **Kooperation** und ein gewissenhaftes Verhalten voraus, da der Diabetiker sich das Insulin mehrmals täglich selbst injizieren muss und regelmäßige Blutzuckerselbstkontrollen notwendig sind (mindestens 4/d). Durch die verbesserte Stoffwechseleinstellung hilft sie aber, das Risiko für diabetische Spätschäden zu vermindern.

> **MERKE** Ursachen von **morgendlichen Hyperglykämien** sind:
> - eine **zu geringe Insulindosis abends** (→ nachts nachlassende Wirkung),
> - eine zu hohe Insulindosis abends (→ niedrige Blutzuckerspiegel in der Nacht und reaktive Hyperglykämie in den frühen Morgenstunden, sog. **Somogyi-Phänomen**) sowie
> - der erhöhte Insulinbedarf ab 6 Uhr morgens (→ gesteigerte GH- und Kortisolausschüttung zu dieser Zeit, sog. **Dawn-Phänomen**).

Insulinpumpentherapie: Seltener kommt die Insulinpumpe zum Einsatz. Normalinsulin oder Insulinanaloga können s. c. per Pumpe appliziert werden. Der basale Insulinbedarf wird programmiert und kann vom Patienten situationsabhängig neu eingestellt werden. Das Basalinsulin wird stündlich, die an die Mahlzeiten angepasste Bolusgabe per Knopfdruck abgegeben. Die BZ-Messung und die Dosisanpassung muss allerdings der Patient selbst durchführen. Bei ausgelassenen Mahlzeiten muss der Bedarf manuell eingestellt werden.

Pankreas-Nieren-Transplantation: Stellt die therapeutische **Ultima Ratio** des Typ-1-Diabetes dar und wird hauptsächlich bei Patienten mit eingeschränkter Nierenfunktion durchgeführt (s. Chirurgie [S. B217]).

Therapie des Diabetes mellitus Typ 2: Beim Typ 2 steht die **Änderung des Lebensstils** (z. B. Stressreduktion) und v. a. die Gewichtsreduktion oder -normalisierung im Vordergrund. Beides senkt die chronische Hyperglykämie und wirkt sich protektiv auf die Langzeitkomplikationen aus. Besonders mäßige körperliche Belastung (3 x 30 min. pro Woche) hilft beim Durchbrechen der Insulinresistenz. Bei der Diagnosestellung wird – bei Fehlen von Kontraindikationen – eine Therapie mit Metformin begonnen. Erst später werden zusätzlich andere orale Antidiabetika und ggf. Insulin in das Therapieschema aufgenommen (**Abb. 7.3**). Als Insulintherapie bietet sich bei jüngeren insulinpflichtigen Diabetikern die intensivierte Insulintherapie an, bei älteren Patienten ist die konventionelle Insulintherapie [S. A352] Methode der Wahl.

> **MERKE** Bei einem Prädiabetes und bei Risikopatienten ist die Lebensstiländerung jeder medikamentösen Therapie überlegen.

Orale Antidiabetika (OAD): Es stehen mehrere Klassen zur Verfügung. Hauptunterscheidungsmerkmal sind ihre pharmakologischen Ansätze, die Verträglichkeit, die Gefahr der Hypoglykämie oder Laktatazidose (Metformin hemmt den Laktatabbau!) und ihre Vorteile gegenüber verschiedenen zusätzlichen Erkrankungen (z. B. gewichtsreduzierende Wirkung von Metformin). Näheres s. Pharmakologie [S. C440].

Zunächst wird mit einer Ernährungsumstellung und Bewegungstherapie begonnen. Zusätzlich wird standardmäßig über 3–6 Monate **Metformin** gegeben. Vor Therapiebeginn muss eine Niereninsuffizienz ausgeschlossen werden (= Kontraindikation!). Metformin ist insbesondere beim übergewichtigen Typ-2-Diabetiker vorteilhaft, da es zusätzlich zur Gewichtsreduktion führt. Liegt der HbA_{1C}-Wert nach 3–6 Monaten zwischen 6,5 und 7,5 %, wird eine dauerhafte Kombinationstherapie aus Metformin plus einem weiteren OAD gestartet. Bei Werten ≥ 7,5 % oder Versagen der Metformin-OAD-Kombinationstherapie (≥ 6,5 % nach 3–6 Monaten) sollte mit einem Basalinsulin begleitend begonnen werden. Bleibt auch dieser Ansatz erfolglos, ist eine intensivierte Insulintherapie indiziert.

> **MERKE** Metformin-Therapie: In Stresssituationen ist die Gefahr der Laktatazidose erhöht. Daher muss man Metformin 48 h vor chirurgischen Eingriffen absetzen.

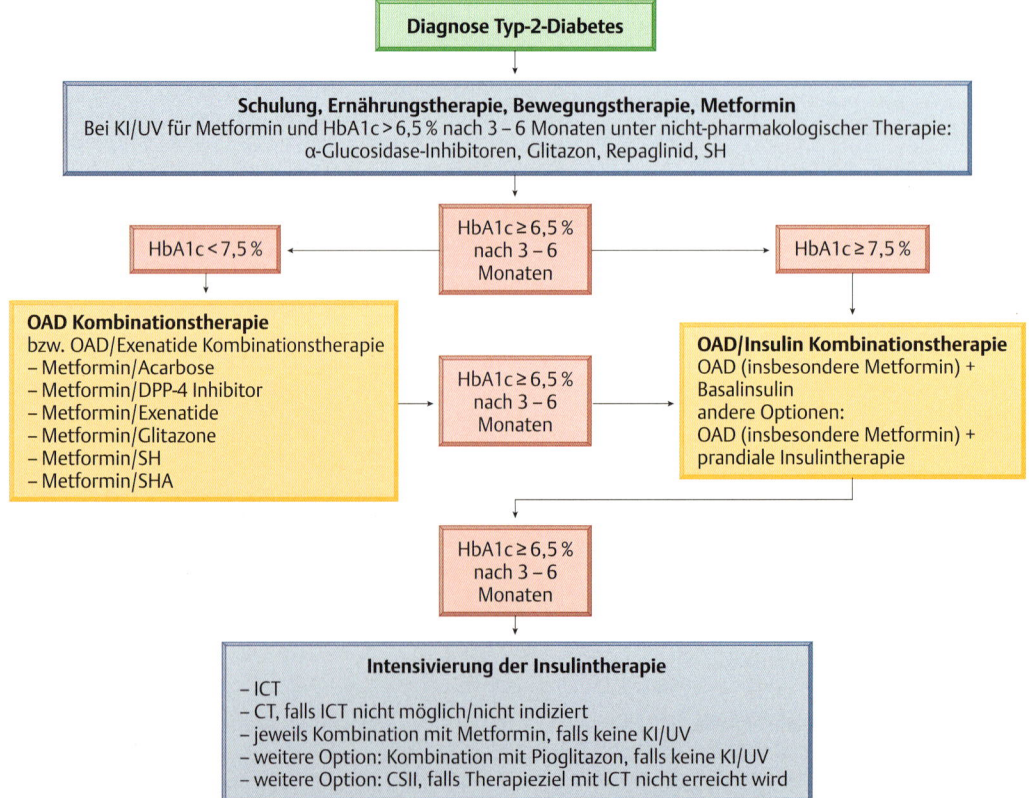

Abb. 7.3 **Therapiestrategie des Diabetes mellitus Typ 2** (nach der Leitlinie der Deutschen Diabetesgesellschaft DDG 2008). CSII: Insulinpumpe (continuous subcutaneous insulin infusion); CT: konventionelle Insulintherapie; DPP4-Inhibitor: Hemmstoff der Dipeptidyl-Peptidase; ICT: intensivierte konventionelle Insulintherapie; SH: Sulfonylharnstoff; SHA: Sulfonylharnstoffanaloga; KI: Kontraindikation; UV: Unverträglichkeit. (aus: Greten, Rinninger, Greten, Innere Medizin, Thieme, 2010)

Therapie der Komplikationen: Neben den regelmäßigen Kontrolluntersuchungen (s. o.) ist die kontinuierliche Therapie der Früh- und Langzeitkomplikationen wichtig.

Coma diabeticum: In der Notfallsituation sind vorrangig:
- **Flüssigkeitssubstitution** (initial 1 l Ringer-Lösung, dann je nach zentralvenösem Druck und Urinmenge)
- **Insulingabe** i. v., langsame (!) Blutzuckersenkung
- **Elektrolytausgleich** (v. a. des **Kaliumhaushaltes**).

Durch die Insulingabe wird die überschießende Ketonkörperproduktion gehemmt und es kommt zum Ausgleich der metabolischen Azidose. **Cave:** Bei forcierter Rehydratation droht die Entwicklung eines Hirnödems!

> **MERKE** Achtung! **Insulin** fördert die **intrazelluläre Kaliumaufnahme**, daher fällt K⁺ im Serum ab, wenn man Insulin gibt. **K⁺ substituiert** man je nach Serumspiegel und pH-Wert. Bei pH-Wert > 7,1 bedeutet das Folgendes:
> - 10–15 mmol/h K⁺/h bei Serum-Kalium < 3 mmol/l
> - 15–20 mmol/h K⁺/h bei Serum-Kalium zwischen 3 und 4 mmol/l
> - 20–25 mmol/h K⁺/h bei Serum-Kalium > 4 mmol/l.

Retinopathie: Kausale Therapien sind nicht verfügbar. Wichtigste Maßnahme sind die möglichst normoglykäme Blutzuckereinstellung und die Kontrolle der Blutdruckwerte. Weitere Standardtherapie bei proliferativer Retinopathie sind: intravitreale Kortisongabe, Gefäßproliferationshemmung durch VEGF-Antikörper und die Laserkoagulation.

Nephropathie: Eine gute **Einstellung des Blutdrucks** (≤ 130/80 mmHg) und seine engmaschige Kontrolle wirken grundsätzlich positiv. ACE-Hemmern und AT$_1$-Antagonisten in nicht blutdrucksenkender Dosis wurde ebenfalls eine nierenprotektive Wirkung nachgewiesen. Kalziumantagonisten vom Verapamiltyp beugen einem intraglomerulären Hochdruck vor. Erythropoetin kann bei renaler Anämie gegeben werden. Patienten mit diabetischer Nephropathie sollten außerdem auf eine begrenzte Proteinzufuhr achten.

Arterielle Hypertonie: **ACE-Hemmern** und **AT$_1$-Antagonisten** sollte der Vorzug gegeben werden.

Hyperlipidämie: **Statine** sind die 1. Wahl, sie senken zuverlässig das LDL und im Zuge dessen das kardiovaskuläre Risiko.

Neuropathie: Bei neuropathischen Schmerzen zeigen **Antidepressiva** (Duloxetin) oder **Antiepileptika** (Gabapentin) gute Erfolge. Nichtsteroidale Antirheumatika sind aufgrund ihrer nephrotoxischen Wirkung streng kontraindiziert. Bei diabetischer Gastroparese muss der Spritz-Ess-Abstand reduziert bzw. Insulin erst nach der Mahlzeit gespritzt werden. Gegebenenfalls können Prokinetika gegeben werden.

Diabetisches Fußsyndrom: **Druckentlastung** (Bettruhe nur beim akuten Charcot-Fuß) sowie rekanalisierende Therapie durch die interventionelle Radiologie stehen bei symptomatischen Patienten an erster Stelle. Eine systemische Antibiotikatherapie sollte zur Behandlung von Infektionen Anwendung finden. Lassen sich diese nicht mehr medikamentös kontrollieren, ist eine Minor-Amputation z. B. der betroffenen Zehen angezeigt. Prophylaktisch gilt es, auf weiches Schuhwerk zu achten, täglich die Füße auf Bagatellverletzungen zu inspizieren (Erregereintrittspforten) und eine gute Fußpflege und -hygiene zu betreiben.

7.3 Hypoglykämie

DEFINITION Absinken des Blutzuckerspiegels unter 50 mg/dl (2,77 mmol/l). Die Symptome sind von der Geschwindigkeit des Blutzuckerabfalls abhängig und können demnach nur gering (sympathikotone Begleitreaktonen) oder stark (Bewusstlosigkeit, Koma) ausgeprägt sein.

Einteilung:
- **leichte** Hypoglykämie: keine Bewusstlosigkeit, Patient kann sich selbst helfen
- **schwere** Hypoglykämie (< 40 mg/dl; < 2,2 mmol/l): Bewusstlosigkeit, Krampfanfälle, Koma.

Ätiologie: Viele Umstände können zu einer Hypoglykämie führen. Häufig ist jedoch eine **Überdosierung von Insulin** bzw. oralen Antidiabetika.

Spontane Hypoglykämien: im Rahmen anderer Grunderkrankungen (**Nüchternhypoglykämien**):
- β-Zell-Tumor (Insulinom)
- extrapankreatische Tumoren (z. B. hepatozelluläres Karzinom, Lymphome, gastrointestinale Tumoren)
- paraneoplastische Produktion insulinähnlicher Substanzen
- Nesidioblastose (Inselzellhyperplasie): häufigste Ursache bei Kleinkindern
- Lebererkrankungen (→ verminderte Glukoneogenese)
- endokrine Störungen (NNR- bzw. HVL-Insuffizienz mit Ausfall der antiinsulinären Hormone)
- angeborene Kohlenhydratstoffwechselerkrankungen.

Reaktive Hypoglykämien:
- Prädiabetesstadium
- diabetische Neuropathie
- nach Magenresektionen (Dumping-Syndrom)
- Überstimulierung der β-Zellen, z. B. bei vegetativ labilen Menschen oder Kohlenhydratexzessen
- leucinreiche Ernährung, z. B. Fleisch, Fisch.

Exogene Hypoglykämien:
- medikamentös: Überdosierung von Insulin oder Sulfonylharnstoffen, β-Blocker, Salizylate sowie selten MAO-Hemmer, Disopyramid oder Pentamidin
- Alkohol (→ hemmt die hepatische Glukoneogenese und kann auch nach mehreren Stunden noch zur Hypoglykämie führen).

Klinik: Der eigentlichen Schocksymptomatik geht meist ein **Prodromalstadium** mit plötzlichem Heißhunger, Kopfschmerzen und sympathikotoner Begleitreaktion (Unruhe, Schwitzen, Tremor, Tachykardie etc.) voraus. Die Haut ist häufig feucht und schweißig. Die Schwere der Symptomatik entspricht der Geschwindigkeit des Blutzuckerabfalls. Sinkt der Blutzuckerspiegel rasch ab, treten **Delir** und **Bewusstseinsstörungen**, fokalneurologische Defizite (DD Infarkt!), **epileptische Anfälle**, Hungergefühl, Hyperhidrosis, Mydriasis, Blässe, flache Atmung und Pyramidenbahnzeichen auf. Subakute Hypoglykämien gehen mit kognitiver Verlangsamung, Aufmerksamkeitsstörungen, Hypothermie sowie Ataxie einher. Treten Schockzeichen (Blutdruck niedrig, Pulsfrequenz hoch) hinzu, spricht man vom **hypoglykämischen Schock**.

Beim schlecht eingestellten Diabetiker können Hypoglykämiesymptome auch bei Blutglukosekonzentrationen < 100 mg/dl auftreten.

Problematisch ist häufig die **gestörte Hypoglykämiewahrnehmung**. Dies ist insbesondere bei chronischer Unterzuckerung der Fall, wenn die gegenregulatorische Antwort der antiinsulinären Hormone fehlt. Dadurch entfallen Prodromi, der Patient kann nicht mehr reagieren und wird bewusstlos.

Im Unterschied zu Nüchternhypoglykämien entstehen reaktive Hypoglykämien rund 2–5 h nach Einnahme von kohlenhydratreichen Mahlzeiten, der Blutzuckerspiegel sinkt dabei auf < 50 mg/dl ab. Die typischen Hypoglykämiebeschwerden bestehen meist für 15 min und verschwinden anschließend spontan. Gegebenenfalls ist eine Glukosezufuhr notwendig.

Diagnostik: Entscheidend für die Diagnose ist die sog. **Whipple-Trias**: Nachweis einer BZ-Erniedrigung < 50 mg/dl bei typischer klinischer Symptomatik (s. o.) mit Besserung nach Glukosegabe. Anamnestisch muss nach Medikamenteneinnahme, Alkoholgenuss bzw. Infektionen gefragt werden.

Die **Laboruntersuchung** umfasst:
- Bestimmung des Blutzuckers
- Bestimmung von C-Peptid zum Ausschluss einer Hypoglycaemia factitia → bei exogener Insulinzufuhr ist das C-Peptid erniedrigt.
- oGTT mit BZ-Bestimmung über 5 h bei V. a. reaktive Hypoglykämien
- 72-h-Hungerversuch und Messung des Insulin-/Glukose-Quotienten bei V. a. eine Nüchternhypoglykämie

Differenzialdiagnosen:
- Alkohol-, Drogenintoxikation
- Coma diabeticum [S. A349]
- Apoplex
- Anorexia nervosa, Fasten.

Therapie: In der Akutsituation ist die Anhebung des Glukosespiegels entscheidend:
- bei erhaltenem **Bewusstsein**: Gabe eines Fruchtsaftes, Traubenzucker, lang anhaltende Kohlenhydrate (z. B. Wurstbrot nach sportlicher Aktivität am Abend)
- bei **bewusstlosen** Patienten: Glukagon i. m. (standardmäßig in Diabetikernotfallsets enthalten) oder 100–200 ml Glukose i. v. in Kombination mit Ringer-Lösung.

Im Anschluss ist es sinnvoll, das Therapieregime zu überprüfen und ggf. neu anzupassen. Um einen hypoglykämischen Schock zu vermeiden, kann der Blutzucker vorübergehend auf höhere Werte eingestellt werden.

7.4 Adipositas und metabolisches Syndrom

Adipositas und das metabolische Syndrom sind chronische Erkrankungen, die insbesondere in den Industrieländern auftreten. Sie sind mit einer eingeschränkten Lebensqualität verbunden und erhalten ihren eigentlichen Krankheitswert erst durch die zahlreichen Komorbiditäten und die erhöhte Mortalität. In Europa sind ca. ⅓ der Erwachsenen und ¼ der schulpflichtigen Kinder übergewichtig. Neben den gesundheitlichen Problemen für den Patienten kommt es auch in der täglichen Praxis zu Hindernissen im Umgang mit fettleibigen Patienten (z. B. Blutentnahmen, OP-Tische).

7.4.1 Adipositas

DEFINITION Übersteigt der Fettanteil das Körpergewicht um > 30 % bei Frauen bzw. > 20 % bei Männern, spricht man von Adipositas. Zur Abschätzung der Fettmasse wird die Berechnung des Body-Mass-Index (BMI) empfohlen.

Einteilung: Die Adipositas wird anhand des BMI in unterschiedliche Schweregrade eingeteilt (**Tab. 7.6**).

$$BMI = \frac{Körpergewicht\ [kg]}{Körpergröße^2\ [m^2]}$$

MERKE Der BMI verfälscht sich durch die Konstitution des Patienten:
- falsch hohe Werte bei muskulösen Menschen
- falsch niedrige Werte bei Patienten mit verringerter Muskelmasse.

Die **Broca-Formel** dient zur Berechnung des Normalgewichts (Körpergröße in cm – 100). Adipositas entspricht wiederum einer Erhöhung um 20 % über das Normalgewicht.

Entsprechend der Fettverteilung unterscheidet man:
- **androider Typ:** stammbetonte Verteilung („Apfelform"), prognostisch ungünstig

Tab. 7.6 Einteilung nach BMI

Schweregrad	BMI in kg/m²
Normalgewicht	18,5–24,9
Übergewicht (Präadipositas)	25,0–29,9
Adipositas Grad I	30,0–34,9
Adipositas Grad II	35,0–39,9
Adipositas Grad III	> 40,0

- **gynäkoider Typ:** hüftbetonte Verteilung („Birnenform"), prognostisch günstig.

Ein erhöhtes Risiko für kardiovaskuläre oder metabolische Komplikationen tritt bei einem **Taillenumfang** > 88 cm (Frauen) und > 102 cm (Männer) auf.

Ätiologie:
- **primäre Adipositas:**
  - genetische Ursachen: z. B. Mutationen im Melanocortin-4-Rezeptor- (MC 4R) oder im ob-Gen mit gestörter Bildung von Leptin (→ Leptin drosselt im Hypothalamus den Appetit).
  - Über- und Fehlernährung, Lebensweise, körperliche Inaktivität
  - psychische Faktoren: z. B. Stress, Frustration, Einsamkeit
- **sekundäre Adipositas:**
  - endokrinologische Erkrankungen: z. B. Morbus Cushing, Hypothyreose, Insulinom
  - zentral bedingt: z. B. bei Hirntumoren oder nach deren Behandlung
  - medikamentös bedingt: z. B. trizyklische Antidepressiva, Östrogenpräparate, β-Blocker, Lithium.

Pathogenese: Ein **Ungleichgewicht zwischen Energiezufuhr und Energieverbrauch** ist die Grundlage der Erkrankung. Pathogenetisch unterscheidet man zwischen einer Vermehrung der Adipozyten (Hyperplasie), die besonders während der frühen Kindheit noch stattfinden kann (prognostisch ungünstig), und Vergrößerung der einzelnen Fettzelle (Hypertrophie). Etwa 75 % der Gewichtszunahme entstehen durch die Hypertrophie des Fettgewebes, 25 % durch Zunahme der fettfreien Masse.

Bei bestehender genetischer Prädisposition führen Überernährung und mangelnde körperliche Aktivität zur Ausprägung der Erkrankung. Physiologischerweise wird die Energiezufuhr durch einen negativ rückkoppelnden Regelkreis reguliert. Leptin wird aus Adipozyten freigesetzt und wirkt appetitzügelnd. Bei normalgewichtigen Personen tritt bei niedrigen Leptinspiegeln im Blut ein Hungergefühl ein, bei Patienten mit Adipositas ist Leptin trotz des anhaltenden Hungergefühls erhöht (**Leptinresistenz**).

Klinik: Klinisch stehen im Vordergrund:
- verminderte Leistungsfähigkeit und Belastungsdyspnoe
- verstärkte Schweißneigung
- evtl. psychische Beeinträchtigung (vermindertes Selbstwertgefühl)
- mechanische Überbeanspruchung der Gelenke und Wirbelsäule.

Komplikationen: Zu den Komplikationen zählen:
- metabolisches Syndrom [S. A358]
- kardiovaskuläre Folgen: Hypertonus, KHK, Herzinsuffizienz, Thrombosen
- Fettstoffwechselstörungen, Steatosis hepatis
- Diabetes mellitus
- Abnahme der Libido bei Männern, frühe Menopause und Menarche bei Frauen
- erhöhtes Karzinomrisiko mit z. T. ungeklärter Ursache
- Schlafapnoesyndrom (Maximalvariante: Pickwick-Syndrom; s. Atmungssystem [S. A179])
- Hyperurikämie
- Cholezystolithiasis
- orthopädische Folgen: Überbelastung und Abnutzungserscheinungen der Gelenke (z. B. Gonarthrose) und Wirbelsäule
- soziale Folgen (z. B. reaktive Depression).

Diagnostik:
- Abschätzung des Übergewichtgrades nach BMI
- Bestimmung des Fettverteilungstyps
- Erfassung von kardiovaskulären Risikofaktoren
- Ernährungsanamnese und Aktivitätserfassung
- Abklärung möglicher endokrinologischer Ursachen (TSH, Dexamethason-Hemmtest, Nüchternplasmaglukose oder HbA_{1c}).

Therapie: Ein BMI > 30 indiziert eine Therapie. Besonders wenn begleitende Komorbiditäten wie Hypertonie, Diabetes mellitus oder Hyperlipoproteinämien vorhanden sind, sollte mit einer Behandlung frühzeitig begonnen werden.

Basistherapie: Sie soll in den gestörten Energiehaushalt eingreifen. Wichtig sind:
- **Ernährungsumstellung** mit hypokalorischer Diät (unter ärztlicher Kontrolle, wenn < 1000 kcal)
- **körperliche Bewegung** (Ausdauertraining)
- **Verhaltenstherapie** und gruppendynamische Therapie.

Es gibt kein Universalprinzip, das Gewicht langfristig zu senken. Viele Diäten beruhen auf einer schnellen Gewichtsabnahme ohne langfristigen Effekt. Zielführend ist daher eine Kombination aus den o. g. Möglichkeiten (**multimodale Therapie**). Gerade in gruppen- und verhaltenstherapeutischen Ansätzen erlangen die Patienten eine sich positiv auswirkende Krankheitseinsicht. Einbezogen werden in die Therapieplanung müssen auch individuelle Faktoren wie Lebensumstände (z. B. Schichtdienst), Krankheitsverständnis und Lebenspartner.

Eine flexible Gestaltung hat immer größere Erfolgsaussichten als ein festes Ernährungsprogramm. Sinnvoll ist die verminderte Aufnahme von Fetten (hoher Energiegehalt bei geringem Sättigungsgefühl).

Nach Erreichen des Zielgewichts (10 kg Reduktion = Senkung der Gesamtmortalität um 20 %) ist es wichtig, die Erhaltung zu gewährleisten, die häufig schwerer ist als die initiale Reduktion. Die Zusammensetzung der Nahrung sollte optimalerweise 15 % Proteine, 30 % Fette und 55 % Kohlenhydrate betragen.

Gerade in Anbetracht der Begleiterkrankungen ist die körperliche Aktivität von großer Wichtigkeit. Sie reduziert das Risiko für kardiovaskuläre Zwischenfälle.

Pharmakotherapie:
- **Orlistat** ist ein nicht resorbierbarer Lipasehemmer, der die Fettaufnahme um 30 % reduzieren kann.
- **Appetitzügler** (Amphetamine) können hypothalamisch das Hungergefühl hemmen, bringen jedoch eine Reihe Nachteile mit sich (z. B. Rebound-Effekt nach Therapieende, Missbrauch, geringe Wirksamkeit, Nebenwirkungen).
- SSRI und NSRI sind mäßig effektiv, aber reich an Nebenwirkungen.

MERKE Die medikamentöse Behandlung ersetzt keineswegs die Basistherapie.

Adipositaschirurgie:
- Gastric-Banding bzw. Gastric Bypass bei BMI > 40 und psychosozialen Problemen
- Liposuktion (Fettabsaugung).

Näheres zu den operativen Maßnahmen s. Chirurgie [S. B137].

7.4.2 Metabolisches Syndrom

Synonym: Wohlstandssyndrom, tödliches Quartett, Syndrom X

Epidemiologie und Ätiologie: 22–39 % der Bevölkerung in Industrieländern (bevorzugt Schwarzafrikaner, Südamerikaner) leiden am metabolischen Syndrom.

Kriterien: Zurzeit existiert eine uneinheitliche Klassifikation. Zu den klassischen Befunden zählen:
- Adipositas
- Dyslipoproteinämie
- Hypertonie
- Glukosetoleranzstörung.

Enger fasst die Internationale Diabetes Federation (IDF) die Kriterien. Sie definiert die Erkrankung als **stammbetonte Adipositas** plus 2 der folgenden Kriterien:
- Triglyzeride > 150 mg/dl
- Nüchtern-BZ > 100 mg/dl oder Diabetes mellitus Typ 2
- Blutdruck systolisch > 130 mmHg oder diastolisch > 85 mmHg
- HDL < 40 mg/dl (Männer), < 50 mg/dl (Frauen).

Pathogenese: Die Kombination aus der **peripheren Insulinresistenz** (→ Folge der chronisch erhöhten Insulinspiegel) und einem **proinflammatorischen Zustand** gilt als ursächlich. Die chronisch erhöhten Insulinspiegel aktivieren die Triglyzeridsynthese in der Leber. Die Insulinresistenz führt zu einer vermehrten **Lipolyse**, da die hemmende Wirkung des Insulins auf die Fettsäurefreisetzung aus Leber und Fettgewebe reduziert ist. Über noch ungeklärte Mechanismen führt die Hyperinsulinämie zur **Natriumretention** und damit zur Steigerung der arteriellen Hypertonie. Das **gesteigerte Hungergefühl** bedingt die vermehrte Aufnahme von Kohlenhydraten und Fetten, die zusätzlich zur Hyperinsulinämie und Triglyzeridsynthese beitragen.

Adiponektin wird von den Fettzellen gebildet und wirkt antidiabetogen, d. h., es verbessert die Glukoseverwertung und Fettsäureoxidation. Bei Patienten mit metabolischem Syndrom sind die Adiponektinspiegel im Blut vermindert und können als prädiktiver Marker herangezogen werden.

Verlauf und Folgen: Die Erkrankung bleibt lange Zeit unerkannt bzw. ist nur anhand der Laborwerte nachweisbar. Langzeitfolgen sind Hypertriglyzeridämie, Atherosklerose mit erhöhtem Risiko für Schlaganfälle und kardiovaskuläre Komplikationen, Aggravation der peripheren Insulinresistenz, Endothelschäden und eine manifeste Hypertonie.

Diagnostik: Die Diagnostik orientiert sich an der Anamnese (Ernährung? körperliche Bewegung?), der klinischen Untersuchung (z. B. Bestimmung von Körpergewicht, Körpergröße, Taillenumfang und Blutdruck) und der Laboruntersuchung.

Therapie: Das therapeutische Ziel kann nur über eine Gewichtsreduktion, Nahrungsrestriktion und besonders durch eine ausgeglichene Ernährung erreicht werden. Bewegung ist in dieser Hinsicht doppelt protektiv: Sie senkt den Blutzuckerspiegel und wandelt Fett in Muskelmasse um.

Medikamentös behandelt werden sollte die Dyslipoproteinämie, der Diabetes mellitus sowie eine arterielle Hypertonie.

7.5 Störungen des Lipidstoffwechsels

7.5.1 Grundlagen

Lipide spielen als Energieträger bzw. Strukturkomponenten der Zellmembran eine wichtige Rolle im Körperstoffwechsel. Cholesterin ist zudem Ausgangspunkt der Steroidhormonsynthese. Lipide können teilweise vom Körper selbst synthetisiert werden, teilweise müssen sie mit der Nahrung aufgenommen werden. Sowohl Hyper- als auch Hypolipoproteinämien können schädigend auf den Körper wirken.

Einteilung der Lipoproteine: Lipoproteine sind kugelförmige Moleküle mit einem lipophilen Zentrum (Triglyzeride, Cholesterinester) und einer amphiphilen Hülle (Phospholipide, Cholesterin). Ihre Hauptaufgabe ist der Transport von Lipiden im Blut. Zusätzlich enthalten sie **Apolipoproteine**, die auch selbst wichtige Eigenschaften für den Fettstoffwechsel besitzen (z. B. Enzymaktivierung, Ligandenfunktion) und damit häufig die Funktion eines Lipoproteins bestimmen.

Die Lipoproteine werden anhand ihrer Dichte eingeteilt:
- **Chylomikronen** (größte Lipoproteine, aber geringste Dichte, daher erscheint das Serum/Plasma trübe und rahmt beim Lagern im Kühlschrank auf)
- Very-low-Density-Lipoproteine (**VLDL**)
- Intermediary-Density-Lipoproteine (**IDL**)

7.5 Störungen des Lipidstoffwechsels

Tab. 7.7 Aufbau und Eigenschaften der Lipoproteine

	Chylomikronen	VLDL	LDL	HDL
Dichteklasse (g/nl)	< 0,95	0,95–1,006	1,019–1,063	1,063–1,121
Elektrophorese	keine Wanderung	Prä-β-Position	β-Position	δ-Position
physiologischer Anteil im Nüchternserum	nur postprandial messbar	< 10 %	< 70 %	< 20 %
Syntheseort	Darm	Leber	aus IDL	Leber, Darm
Zusammensetzung	3 % Cholesterin 90 % Trigylzeride	15 % Cholesterin 65 % Trigylzeride	45 % Cholesterin 10 % Trigylzeride	20 % Cholesterin 5 % Trigylzeride
wichtige beteiligte Apolipoproteine	B_{48}, E, C	B_{100}, C2, E	B_{100}	A1, E
Funktion	Lipidtransport vom Darm zu Leber und extrahepatischem Gewebe	Lipidtransport von Leber in extrahepatisches Gewebe	Cholesterintransport von Leber in extrahepatisches Gewebe	Cholesterintransport von extrahepatischem Gewebe zur Leber

- Low-Density-Lipoproteine (**LDL**)
- High-Density-Lipoproteine (**HDL**).

Die einzelnen Fraktionen unterscheiden sich in ihrem elektrophoretischen Wanderungsverhalten, ihrer Funktion im Stoffwechsel, ihrem Syntheseort und in ihrer Apolipoproteinzusammensetzung. Eine Übersicht gibt Tab. 7.7.

Pathophysiologie: Mit der Nahrung aufgenommene **Triglyzeride** werden von Lipasen aus Pankreas und Dünndarm gespalten, durch Gallensäuren in **Mizellen** gelöst und von den jejunalen Enterozyten aufgenommen. Intrazellulär werden wieder Triglyzeride synthetisiert, die anschließend mit Cholesterin, $ApoB_{48}$ und ApoC und E als **Chylomikronen** in die Lymphbahnen sezerniert werden. In den peripheren Kapillaren spalten Lipoproteinlipasen aus den Chylomikronen freie Fettsäuren ab, die die Muskel- und Fettzellen anschließend aufnehmen. Die verbleibenden **Chylomikronenreste** (sog. Remnants) sind cholesterinreich und werden von Hepatozyten aufgenommen. In der Leber werden aus den importierten Cholesterinen bzw. aus neu synthetisierten Triglyzeriden, Cholesterin und Phospholipiden sog. **VLDL** gebildet und ins Blut sezerniert. Aus VLDL werden in der Peripherie (über ApoC 2) ebenfalls freie Fettsäuren freigesetzt. Die kleinen, cholesterinesterreichen Reste von VLDL (sog. IDL) werden entweder zurück zur Leber transportiert und neuerlich in VLDL überführt oder zu **LDL** weiter abgebaut. LDL sind cholesterinreich und enthalten $ApoB_{100}$, welches die Peripherie mit Cholesterin versorgt. Das überschüssige Cholesterin wird durch die Lecithin-Cholesterin-Acyl-Transferase (LCAT) verestert und als **HDL** in die Leber zurücktransportiert (**reverser Cholesterintransport**). Die Cholesterinester der HDL können zusätzlich zur direkten Aufnahme (Endozytose) auch über andere Wege zur Leber gelangen: mittels Cholesterinester-Transferprotein (CETP) werden sie über VLDL und LDL transportiert oder aber durch den Scavenger-Rezeptor-BI (SR-BI) von der Leber selektiv aufgenommen. Chylomikronen oder VLDL können zudem über CETP eigene Triglyzeride gegen Cholesterinester der HDL austauschen. Folge sind kleinere HDL- und LDL-Moleküle, da die Triglyzeride durch die hepatische Lipase wieder hydrolysiert werden (→ erhöhte Atherogenität durch die geringere Kapazität der kleineren HDL-Moleküle). Dieser Mechanismus wird insbesondere bei der Hypertriglyzeridämie relevant. Abb. 7.4 zeigt den Fetttransport im Plasma.

7.5.2 Hyperlipoproteinämien

Synonym: Hyperlipidämien, Dyslipoproteinämien

DEFINITION Fettstoffwechselstörungen mit Erhöhung einer oder mehrerer Lipidfraktionen im Nüchternplasma.

Einteilung: Hyperlipoproteinämien können anhand verschiedener Kriterien eingeteilt werden:
- nach der vorwiegend vermehrten Lipidfraktion
  - **Hypercholesterinämie** (Serumcholesterin > 200 mg/dl)
  - **Hypertriglyzeridämie** (Serumtrigylzeride > 180 mg/dl bzw. strenger > 150 mg/dl)
  - **kombinierte Hyperlipidämie** (Hypercholesterinämie und Hypertriglyzeridämie)
- nach Lipoproteinelektrophorese (Typen nach **Frederickson**, Tab. 7.8)
- nach ätiologischen Gesichtspunkten (primäre und sekundäre Hyperlipoproteinämie).

Epidemiologie:
- Cholesterinwerte > 200 mg/dl finden sich bei mehr als der Hälfte der über 40-Jährigen in der westlichen Welt.
- Lipidstoffwechselstörungen sind häufig in Kombination mit anderen „Zivilisationskrankheiten", besonders dem metabolischen Syndrom [S. A358], vergesellschaftet.

Ätiologie: Man unterscheidet zwischen reaktiven physiologischen Formen, die infolge Stoffwechselüberlastung (z. B. Fehlernährung) entstehen, von den primären und sekundären Hyperlipoproteinämien.

Primäre Hyperlipoproteinämien sind hereditäre Erkrankungen des Fettstoffwechsels und treten familiär gehäuft auf (Tab. 7.8).

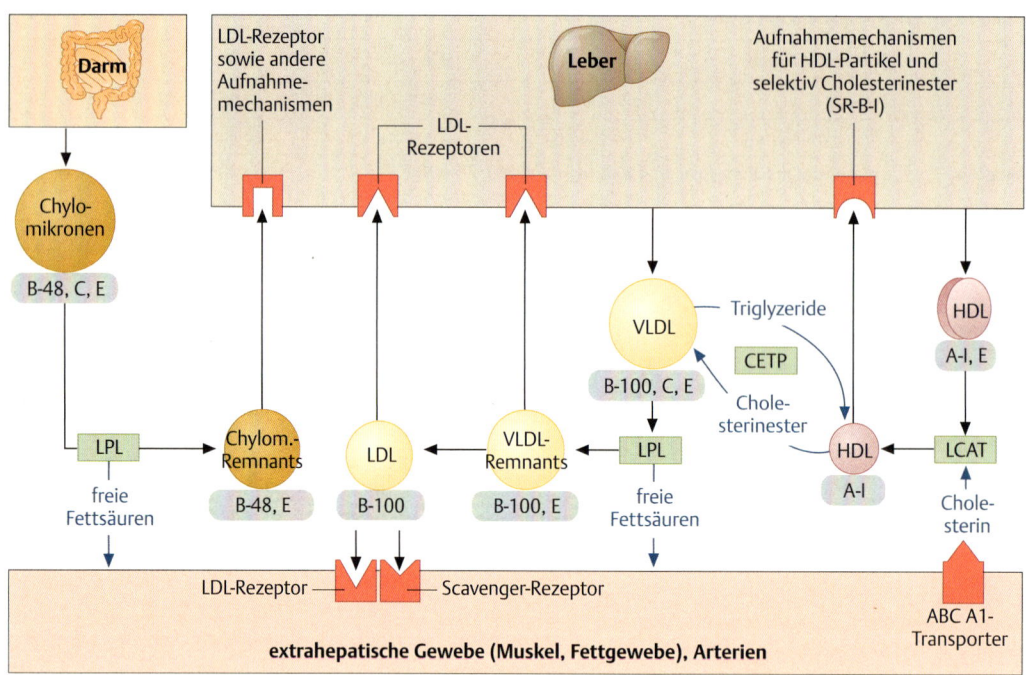

Abb. 7.4 **Wege des Fetttransportes im Blut.** (aus: Greten, Rinninger, Greten, Innere Medizin, Thieme, 2010)

Tab. 7.8 Überblick über die primären Dyslipoproteinämien

Hyperlipoproteinämie	Häufigkeit	Einteilung nach Frederickson	erhöhte Lipoproteinfraktion	erhöhte Serumlipide	Erbgang
Hypercholesterinämien:					
polygene Hypercholesterinämie	+++	Typ IIa	LDL	Cholesterin	polygen
familiärer ApoB$_{100}$-Defekt	++	Typ IIa	LDL	Cholesterin	autosomal-dominant
familiäre Hypercholesterinämie	heterozygot: ++ homozygot: (+)	Typ IIa	LDL	Cholesterin	kodominant
gemischte Hyperlipidämien:					
familiär kombinierte Hyperlipidämie	++	Typ IIa, Typ IIb, Typ IV	LDL und/oder VLDL	Cholesterin und/oder Triglyzeride	autosomal-dominant
familiäre Dysbetalipoproteinämie (Typ-III-Hyperlipidämie)	(+)	Typ III	Chylomikronen und IDL	Cholesterin und Triglyzeride	autosomal-rezessiv
Hypertriglyzeridämien:					
familiäre Hypertriglyzeridämie	++	Typ IV, Typ V	VLDL ± Chylomikronen	Triglyzeride	autosomal-dominant
familiäre Chylomikronämie	(+)	Typ V	VLDL ± Chylomikronen	Triglyzeride	autosomal-rezessiv
familiärer Lipoproteinlipasen- und familiärer Apolipoprotein-C 2-Mangel	(+)	Typ I	Chylomikronen	Trigylzeride	autosomal-rezessiv

(+) = sehr selten, + + = mäßig häufig, + + + = sehr häufig

Sekundäre Hyperlipoproteinämien kommen im Rahmen verschiedenster Grunderkrankungen vor:
- **Hypertrigyzeridämie** u. a. bei Alkoholgenuss, schlecht eingestelltem Diabetes mellitus, metabolischem Syndrom, Adipositas, chronischer Niereninsuffizienz, Schwangerschaft und Therapie mit oralen Kontrazeptiva bzw. Diuretika

- **Hypercholesterinämie** u. a. bei nephrotischem Syndrom, Hypothyreose, Diabetes mellitus, Lebererkrankungen mit Cholestase, Cushing-Syndrom und Therapie mit Diuretika bzw. β-Blockern.

Reaktive physiologische Formen entstehen durch Stoffwechselüberlastung. Meist sind Fehlernährung und un-

7.5 Störungen des Lipidstoffwechsels

günstiger Lebensstil ausschlaggebend (hoher Alkoholkonsum bzw. kalorienreiche Ernährung → Hypertriglyzeridämie, fettreiche Ernährung → Hypercholesterinämie). Der Serum-Lipid-Spiegel ist leicht erhöht.

Klinische Pathologie:

Atherosklerose: Lipoprotein (a) gilt als eigenständiger Risikofaktor für die Atherosklerose. Es besteht aus LDL und einem Apolipoprotein, das eine strukturelle Ähnlichkeit mit Plasmin aufweist und mit ihm um die Bindungsstellen am Endothel konkurriert. Man vermutet, dass so die lokale Thrombolyse gehemmt und die Plaquebildung begünstigt wird. Näheres zur Atheroskleroseentstehung s. Gefäße [S. A93].

Xanthome: Hierbei handelt es sich um tumorartige Ansammlungen von fettspeichernden Makrophagen (**Lipophagen**) im subepidermalen Gewebe. Makroskopisch erkennt man gelbliche Herde, die unterschiedlich konfiguriert sein können (eruptiv, tuberös, plan, streifenförmig). Mikroskopisch fallen Lipophagen mit schaumigem Zytoplasma auf, ggf. mit Fusion zu Touton-Riesenzellen. Gehen die Lipophagen zugrunde und entleert sich ihr Inhalt, resultiert häufig eine entzündliche Fremdkörperreaktion.

Klinik: Besonders in frühen Erkrankungsstadien ist die Klinik meist stumm und die Patienten sind i. d. R. nur **laborchemisch auffällig**. Zeichen der Hyperlipoproteinämie sind (Abb. 7.5):

- Atherosklerose mit ihren Folgeerkrankungen KHK, pAVK und Apoplex
- Pankreatitis
- **Xanthome** (gelbliche Hautknoten)
  - tuberöse Xanthome: verschiebliche, gelblich gefärbte, halbkugelige Knoten vor allem über den Gelenken (Knie, Ellenbogen) und an den Sehnen (Druckbelastung)
  - eruptive Xanthome: gruppierte, teilweise disseminierte, symmetrische, hellgelbe Papeln mit einem rötlichen Saum, die sich teilweise schnell entwickeln. Vorkommen insbesondere an Gesäß und Rumpf
  - Xanthome an den Handlinien (bei familiärer Dysbetalipoproteinämie)
  - plane Xanthome: flache gelbliche Flecken häufig am Oberkörper, bei LDL-Erhöhung oder als Ausdruck einer lokalen Fettstoffwechselstörung
- **Xanthelasmen:** Medial am Auge/Oberlid finden sich scharf begrenzte, flache, hellgelbe Plaques, die meist bogenförmig und gegen die Unterlage verschieblich sind (Xanthelasma palpebrarum).
- Arcus corneae
- Steatosis hepatis.

Komplikationen: Das **Atheroskleroserisiko** ist ab Cholesterinwerten > 240 mg/dl um das Doppelte, ab Werten > 280 mg/dl sogar um das 4-Fache erhöht. Ein extrem hohes Risiko, eine Atherosklerose zu entwickeln, haben Patienten mit homozygoter familiärer Hypercholesterinämie (Cholesterinwerte bis zu 1000 mg/dl bereits im Kindesalter). Hohe LDL- und niedrige HDL-Werte gelten im Hinblick auf kardiovaskuläre Komplikationen als prognostisch besonders ungünstig.

Deutlich erhöhte Triglyzeridkonzentrationen (insbesondere bei hohem Chylomikronenanteil) können eine akute **Pankreatitis** auslösen.

Diagnostik: Neben einer genauen Anamnese (mit Erfassung des Risikoprofils) und körperlichen Untersuchung (Xanthome? Xanthelasmen? Arcus lipoides?) ist die Labordiagnostik wegweisend.

Im **Labor** werden die Triglyzeride und das Gesamtcholesterin sowie die HDL- bzw. LDL-Fraktion der Lipoproteine bestimmt.

Das LDL-Cholesterin kann auch mit der **Friedewald-Formel** berechnet werden:

LDL-Cholesterin = Gesamtcholesterin − (Triglyzeride/5) − HDL-Cholesterin

Mittels Lipidelektrophorese und Zentrifugation können die Lipoproteine in ihre einzelnen Klassen aufgetrennt werden. Siehe hierzu auch Klinische Chemie [S. C544].

> **MERKE** Die Messung der Triglyzeride ist – anders als z. B. Gesamtcholesterin, LDL oder HDL – erst nach 12-stündiger Nahrungskarenz aussagekräftig. Aufgrund der tageszeitabhängigen Schwankungen sollten mindestens 2 voneinander unabhängige Bestimmungen durchgeführt werden.

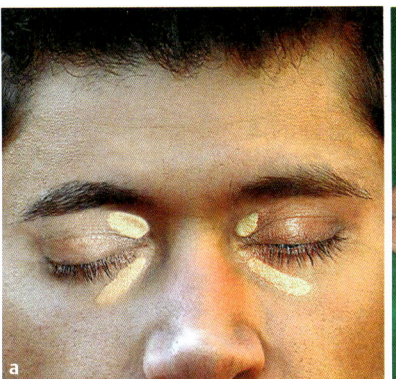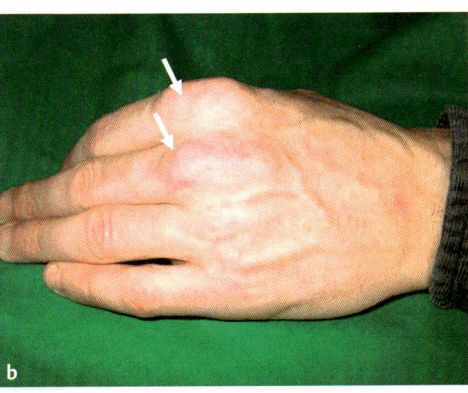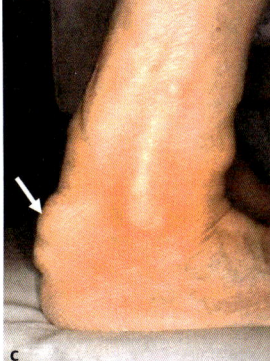

Abb. 7.5 Klinische Befunde bei Hypercholesterinämie. a Xanthelasmen. **b** Xanthome am Handrücken. **c** Xanthome an der Achillessehne. (b und c: aus Dörner, Klinische Chemie, Thieme, 2009)

Atheroskleroserisikoprofil: Zur Risikoabschätzung ist zusätzlich die Berechnung des **LDL/HDL-Quotienten** sinnvoll (erhöhtes Risiko bei einem Quotienten >4,5). Als Risikofaktoren gelten ungesunde Ernährung, Übergewicht, Rauchen, arterielle Hypertonie, das metabolische Syndrom, ein Diabetes mellitus sowie eine positive Familienanamnese.

Differenzialdiagnosen: Xanthome und Xanthelasmen können Ausdruck einer lokalen Stoffwechselstörung sein. Plane Xanthome können auch paraneoplastisch bedingt sein (z. B. Leukämie oder multiples Myelom).

> **MERKE** Xanthome müssen nicht zwingend mit einer Hyperlipidämie einhergehen, sondern können auch bei normalen Blutfettwerten auftreten.

Therapie: Die Therapieempfehlungen sind für jeden Patienten unterschiedlich und beziehen dessen Krankheitsverständnis mit ein. Erst nach Ausschöpfung der allgemeinen und diätetischen Maßnahmen sollten Medikamente eingesetzt werden. Therapieziele sind abhängig vom Risikoprofil und in **Tab. 7.9** aufgeführt.

Allgemeine Maßnahmen:
- Umstellen des **Lebensstils** (z. B. sportliche Aktivität)
- **cholesterinarme und ballaststoffreiche Ernährung** (→ vermehrt Obst und Gemüse, Meiden gesättigter Fettsäuren, Umstieg auf pflanzliche Fette wie Olivenöl sowie komplexe Kohlenhydrate, Alkoholkarenz)
- **Behandlung der Grunderkrankung** und Minimierung der Risikofaktoren (z. B. gute Einstellung eines Diabetes mellitus, Gewichtsnormalisierung, Behandlung einer Hypothyreose)
- **Fettreduktion und -austausch:** < 30 % Fettanteil an Kalorien, Meiden tierischer Fettsäuren, mehr Omega-3-Fettsäuren.

Cholesterinsenker:
- **Statine** sind **Mittel der Wahl**, da sie die HMG-CoA-Reduktase und damit die Cholesterinsynthese selektiv hemmen. Durch verminderte Cholesterinproduktion wird reaktiv die LDL-Rezeptoren-Expression gesteigert, wodurch das LDL besser utilisiert werden kann. Statine sind nebenwirkungsreich und können **Myopathien (Muskelkater bis hin zur Rhabdomyolyse)** auslösen. Die Kombination mit Fibraten ist prinzipiell zwar möglich, birgt aber ein erhöhtes Risiko für Myopathien (daher engmaschige Kontrolle). Zu Neben- bzw. Wechselwirkungen s. Pharmakologie [S.C433].
- **Ezetimib** blockiert den Cholesterintransporter NPC 1L 1 und reduziert die Cholesterinaufnahme über die Enterozyten. Als Monotherapie senkt es schwach die LDL-Werte und findet hauptsächlich Einsatz in Kombination mit Statinen. Dadurch ist eine Reduktion der Statindosis bis zu 50 % möglich.
- **Anionenaustauscherharze** (z. B. Colestyramin) binden Gallensäuren und verhindern deren Rückresorption im Ileum. Dadurch verliert der Körper die 10-fache Menge an Gallensäuren; entsprechend niedriger fällt die Emulsion der Fettsäuren im Darmlumen aus. Eine große Anzahl an Arzneimittelinteraktionen ist bekannt, daher sollten die Präparate nur zurückhaltend und vorzugsweise in Kombination mit Statinen eingesetzt werden.

Triglyzerid-Senker:
- **Fibrate** reduzieren den Triglyzeridplasmaspiegel durch Induktion der Lipoproteinlipase (→ bessere Verstoffwechselung von Triglyzeriden und LDL). HDL steigt leicht an. Die Rhabdomyolyse ist eine schwere Nebenwirkung (**Cave:** Muskelschmerzen als Alarmsymptom). Siehe auch Pharmakologie [S.C434].
- **Nikotinsäurederivate** reduzieren die Mobilisation der freien Fettsäuren (→ geringere hepatische Triglyzeridproduktion). Zusätzlich werden VLDL und Lp(a) gesenkt sowie HDL gering erhöht.

Kosmetisch störende Xanthelasmen können exzidiert oder mittels Laser entfernt werden.

Tab. 7.9 Therapieziele in Abhängigkeit des Risikoprofils

	Gesamtcholesterin (mg/dl)	LDL (mg/dl)	HDL (mg/dl)	LDL/HDL-Quotient
keine Risikofaktoren	<250	<160	>40	<4
Risikofaktoren, aber keine KHK	<200	<130	>40	<3
manifeste KHK	<180	<100	>40	<2

7.5.3 Hypolipoproteinämie

Familiäre Hypoalphalipoproteinämie

> **DEFINITION** Seltene autosomal-rezessiv vererbbare Lipoproteinämie mit verminderten HDL-Werten (<35 mg/dl). Namensgebend ist eine schmale α-Bande in der Elektrophorese.

Bedingt durch die HDL-Reduktion resultiert ein **deutlich erhöhtes Atheroseriskio** mit frühzeitiger Koronarsklerose. Cholesterin wird im retikuloendothelialen System (RES) abgelagert (→ vergrößerte und orangefarbene Tonsillen). Eine Therapie ist nicht bekannt.

Abetalipoproteinämie

Synonym: Bassen-Kornzweig-Syndrom

Autosomal-rezessiv vererbte Synthesestörung von Apo-B mit erniedrigten Cholesterinwerten (<50 mg/dl). Infolge der gestörten Fettsäurenzusammensetzung kommt es zur Malabsorption von fettlöslichen Vitaminen mit neurologischer Symptomatik. Die Erkrankung beginnt im Kindesalter. Therapeutisch steht die frühzeitige Vitaminsubstitution zur Verfügung. Näheres s. Pädiatrie [S.B540].

7.6 Hyperurikämie und Gicht

DEFINITION
- Unter einer **Hyperurikämie** versteht man die Erhöhung des Harnsäurespiegels im Serum auf > 7,0 mg/dl.
- Als **Gicht** bezeichnet man die symptomatische Hyperurikämie mit Uratausfällung im Gewebe und akuten Schmerzzuständen.

Epidemiologie: In Wohlstandsländern weisen rund 20 % der Männer eine Hyperurikämie auf. Bei Frauen steigt die Harnsäurekonzentration erst nach der Menopause aufgrund der nachlassenden urikosurischen Wirkung der Östrogene. Hohe Harnsäurespiegel erhöhen das Risiko eines Gichtanfalls. Ein gemeinsames Vorkommen von Hyperurikämie und anderen Erkrankungen des metabolischen Syndroms ist häufig.

Ätiologie und Einteilung: Man unterscheidet eine primäre von einer sekundären Hyperurikämie:

Primäre Hyperurikämie:
- **Störung der tubulären Harnsäuresekretion** (99 %) mit erniedrigter Harnsäure-Clearance. Klinisch manifest wird die Erkrankung bei purinreicher Ernährung. Es besteht eine genetische Komponente.
- **Überproduktion von Harnsäure** (1 %) bedingt durch einen Mangel der Hypoxanthin-Guanin-Phosphoribosyl-Transferase (HGPRT).
  - **Lesch-Nyhan-Syndrom**: Hyperurikämie, progressive Niereninsuffizienz, neurologische Störungen (Dystonie, Choreoathetose, Ballismus, Spastik, Dysarthrie, aggressives Verhalten, mentale Retardierung) mit Neigung zur Selbstverstümmelung
  - **Kelley-Seegmiller-Syndrom**: Hyperurikämie, Nierensteine, neurologische Störungen ohne Selbstverstümmelung.

Sekundäre Hyperurikämie:
- **Vermehrte Harnsäurebildung** bei erhöhtem Nukleinsäureverbrauch (z. B. bei Leukämien, Polyzythämien, Psoriasis, Tumorlysesyndrom oder hämolytischen Anämien).
- **Verminderte Harnsäuresekretion** infolge Nierenerkrankungen, Laktat-/Ketoazidosen oder einer saluretischen Therapie.

Pathophysiologie: Purinbasen werden über die Stoffwechselzwischenprodukte Inosin, Hypoxanthin und Xanthin zu Harnsäure abgebaut. Harnsäure wird überwiegend renal eliminiert. Der gesamte Harnsäurepool beträgt ca. 1 g. Durch endogene Synthese und exogene Zufuhr von Purinen fallen täglich rund 350 mg Harnsäure an. Übermäßiger Verzehr von Fleisch (speziell Innereien) und exzessiver Alkoholgenuss (Hemmung der Uratausscheidung durch die reaktive Laktatazidose) können einen akuten Gichtanfall auslösen.

Wird das Löslichkeitsprodukt von Natriumurat überschritten, kommt es zu dessen Ausfällung und Kristallisation im Gewebe mit nachfolgender Entzündung. Makrophagen phagozytieren die Kristalle und setzen gleichzeitig proinflammatorische Zytokine frei, die die Entzündung weiter unterhalten. Besonders häufig lagern sich Natriumuratkristalle in der Gelenksynovia, im Gelenkknorpel, an Bändern, Sehnen sowie dem gelenknahen Weichteilgewebe (**Tophi**) ab.

Klinik: Klinisch kann die Erkrankung in 4 Stadien eingeteilt werden:
- asymptomatische Hyperurikämie (**Prägicht**), die Jahre dauern kann.
- **akuter Gichtanfall** als Erstmanifestation: Typischerweise besteht eine **Monarthritis** mit sehr starken Schmerzen. Zu 60 % ist das Großzehengrundgelenk betroffen (**Podagra, Abb. 7.6**), seltener findet sich eine Beteiligung des Sprung- oder Fuß-, Knie- (evtl. mit Erguss) und des Daumengrundgelenks (**Chiragra**). Aufgrund der Schmerzen nimmt der Patient eine Schonhaltung ein und vermeidet das Auftreten mit dem betroffenen Fuß. Fieber kann im Rahmen der allgemeinen Entzündung begleitend hinzukommen. Es gilt zu bedenken, dass im akuten Gichtanfall nicht zwangsläufig auch eine Hyperurikämie bestehen muss.
- interkritisches Stadium zwischen 2 Anfällen: Rund 60 % der Gichtpatienten zeigen im ersten Jahr ein Rezidiv.
- **chronische Gicht:** chronische Schmerzhaftigkeit und Gelenkveränderungen, die nach 5–15-jähriger Hyperurikämie auftreten (heute selten).
  - **Uratablagerungen** (**Gichttophi**, Abb. 7.7) im Weichteilgewebe (z. B. an Ohrmuschel, Sehnenscheiden etc.) sowie im gelenknahen Knochen mit Usuren, Osteophyten, Kortikalisarrosion.
  - **Uratnephropathie:** Sie kann entweder interstitiell als abakterielle Entzündung oder intratubulär als obstruktive Nephropathie (→ Prädisposition für Harnwegsinfekte) auftreten.
  - **Uratnephrolithiasis: Cave:** Steine geben im Röntgenbild keinen Schatten und werden deswegen häufig übersehen.

Diagnostik: Das Zusammenspiel aus Anamnese, Klinik und Laborwerten (**Harnsäure ↑**) führt leicht zur Diagnose. Eine Hyperurikämie ist im akuten Gichtanfall jedoch nicht obligat: Hier können die Harnsäurewerte auch normal sein. Im Röntgen lassen sich Gichttophi und struktu-

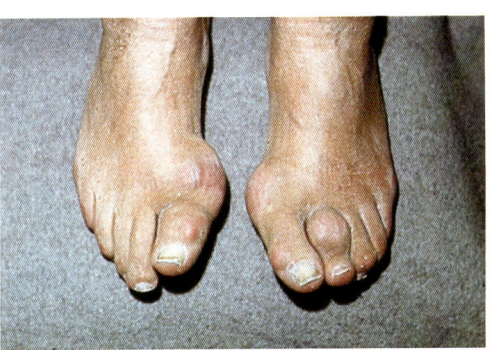

Abb. 7.6 Akute Arthritis urica (Podagra). (aus: Greten, Rinninger, Greten, Innere Medizin, Thieme, 2010)

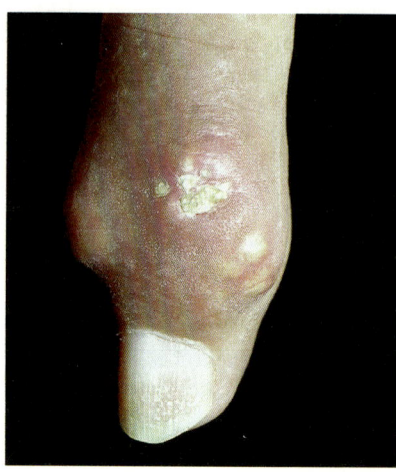

Abb. 7.7 **Chronische Gicht.** Gichttophus am Zeigefinger. (aus: Baenkler et al., Duale Reihe Innere Medizin, Thieme, 2009)

relle Veränderungen nachweisen. Des Weiteren gilt es, die Nierenfunktionsparameter zu bestimmen und ggf. mittels Sonografie eventuelle Nierensteine auszuschließen. Das rasche Ansprechen auf die Gabe von **Colchizin** ist charakteristisch für die Gicht. In der Synovialflüssigkeit können Uratkristalle nachgewiesen werden.

Differenzialdiagnosen:
- reaktive Arthritis (Beschwerden springen von Gelenk zu Gelenk)
- eitrige Arthritis (Gelenkpunktion durchführen)
- aktivierte Arthrose des Großzehengrundgelenks (Anamnese)
- Chondrokalzinose/Pseudogicht (meist an anderen Lokalisationen).

MERKE Typische Gichtkonstellation: akute Monarthritis beim Mann mit Befall des Großzehengrundgelenks.

Therapie:
Allgemeinmaßnahmen:
- Verzicht auf purinreiche Speisen wie Fleisch, Innereien sowie übertriebenen Alkoholgenuss
- Gewichtsreduktion
- Reduktion der diuretischen Therapie
- Kühlung und Ruhigstellung des betroffenen Gelenks.

Pharmakologische Dauertherapie: Zur medikamentösen Dauertherapie eignen sich:
- **Urikostatika (Allopurinol)** hemmen die Xanthinoxidase kompetitiv und sind indiziert, wenn durch diätetische Maßnahme allein keine ausreichende Senkung des Harnsäurespiegels erzielt werden konnte (Werte > 9 mg/dl). Urikostatika dürfen nicht im akuten Gichtanfall gegeben werden, da dieser dadurch verstärkt werden kann! Zum genauen Wirkmechanismus und zu ihren Wechselwirkungen bei gleichzeitiger Anwendung von Azathioprin oder Cumarinen s. Pharmakologie [S. C432].
- **Urikosurika (Benzbromaron, Probenecid)** fördern die Harnsäureexkretion im Tubulus und sind nur bei schweren Nebenwirkungen von Allopurinol indiziert. Cave: In den ersten Therapiewochen besteht eine erhöhte Gefahr der Nierensteinbildung.

Therapie des akuten Gichtanfalls:
- **Schmerztherapie** mit NSAR (z. B. Indometacin oder Diclofenac) oder COX-2-Hemmern (z. B. Etoricoxib)
- **Colchizin** hemmt die Mitose insbesondere der phagozytierenden Makrophagen. Stündlich 1 mg Colchizin für 4 h, dann 2-stündlich 0,5 mg. Maximale Dosierung 8 mg/d.
- **Prednisolon** bei Kontraindikationen gegen NSAR und Colchizin.

MERKE Vorsicht bei Überdosierung mit Colchizin: Als Mitosehemmer kann es tödlich wirken – daher als Dauertherapie ungeeignet.

7.7 Porphyrien, Eisen- und Kupferstoffwechselerkrankungen

7.7.1 Porphyrien

DEFINITION Infolge einer meist hereditären Enzymfunktionsstörung kommt es während der Häm-Synthese zur Anhäufung von Zwischenprodukten (Porphyrine), die mit dem Urin oder Stuhl ausgeschieden werden. Man unterscheidet zwischen erythropoetischen und hepatischen Porphyrien.

Pathophysiologie: Häm wird in 8 Schritten aus Glycin und Succinyl-CoA gebildet, wobei prinzipiell jeder dieser enzymatischen Schritte von einem Gendefekt betroffen sein kann. Bei den Porphyrien ist die **Hämsynthese aufgrund eines Enzymdefekts gestört**, der Syntheseweg i. d. R. aber nicht vollständig blockiert. Verschiedene Kompensationsmechanismen sorgen dafür, dass die Häm-Synthese nur teilweise eingeschränkt wird. Vor dem entsprechenden Enzymdefekt fallen Porphyrine und deren Vorstufen an, die dann vermehrt über den Urin (Rotfärbung) oder Stuhl ausgeschieden werden bzw. sich in Lysosomen der peripheren Geweben ablagern und diese dadurch schädigen.

Man unterscheidet zwischen **erythropoetischem Häm** (Häm-Vorrat des Knochenmarks → wird für die Hämoglobinsynthese verwendet) und **hepatischem Häm** (Häm-Vorrat der Leber → für die Bildung hämenthaltender Enzyme, z. B. Cytochrom-P-450-Monooxygenase). Analog dazu können auch die Porphyrien erythropoetisch oder hepatisch bedingt sein.

Häufig betroffen von der Erkrankung sind Haut (**Photodermatose**), Knochen und Knorpel (Deformierung, Verstümmelung), Zähne (Erythrodontie) und Leber (Hepatosiderose). Durch die Beladung von Erythrozyten mit den unfertigen Vorstufen entsteht eine normochrome, normozytäre, hämolytische **Anämie** (osmotische Schädigung).

Einige der Porphyrien manifestieren sich frühzeitig, während andere (z. B. akute intermittierende Porphyrie) erst nach Aktivierung eines konkurrierenden Stoffwechselweges z. B. durch Alkoholgenuss ausgelöst werden.

Einteilung: Es existieren viele und z. T. sogar regional unterschiedliche Formen der Porphyrien. Sie sind meist genetisch bedingt (**primäre Porphyrien**). Nach dem Ort des fehlerhaften Enzyms unterscheidet man erythropoetische von hepatischen Formen, nach dem Verlauf akute von chronischen Varianten.

Erythropoetische Porphyrien

Zu den erythropoetischen Porphyrien zählen die kongenitale erythropoetische Porphyrie und die erythropoetische Protoporphyrie. Beide Erkrankungen sind selten.

Die **kongentiale erythropoetische Porphyrie** (Morbus Günther) wird autosomal-rezessiv vererbt und ist durch einen Defekt der Uroporphyrinogen-III-Synthase gekennzeichnet. Sie manifestiert sich früh und geht mit einer schweren **Photodermatose** (Rötungen, Blasen, Hämorrhagien, Ulzera) und Skelettdeformitäten einher. Die Hauterscheinungen heilen unter Narbenbildung ab (Karzinomentwicklung). Am Kopf treten vernarbende Alopezien auf, an den lichtexponierten Stellen können sich dagegen Hypertrichosen entwickeln. Diagnostiziert wird sie durch die vermehrte Anhäufung von **Uroporphyrinogen I**. Die Therapie basiert auf konsequentem Lichtschutz sowie ggf. Bluttransfusionen oder einer Knochenmarkstransplantation. Die Prognose ist schlecht.

Der **erythropoetischen Protoporphyrie** (EPP) liegt ein Defekt der Ferrochelatase zugrunde. Sie wird autosomal-dominant vererbt und tritt mit **Photodermatosen** in lichtexponierten Arealen in Erscheinung, die zunächst gerötet sind und mit Juckreiz und Brennen einhergehen. Durch den Juckreiz werden die Areale häufig aufgekratzt, sodass sie narbig abheilen bzw. zu einer Verdickung der Haut führen (Pachydermie). Daneben kommt es zu Zeichen der Leberschädigung. Im Labor ist **Protoporphyrin** erhöht. Therapeutisch im Vordergrund stehen ein absoluter Lichtschutz, Betacaroten, Ursodeoxycholsäure und bei schwerer Einschränkung der Leberfunktion eine Lebertransplantation. Die Prognose ist relativ gut.

Hepatische Porphyrien

Akute intermittierende Porphyrie

Epidemiologie: Die akute intermittierende Porphyrie (AIP) findet sich mit einer Prävalenz von 1:10 000. Frauen sind deutlich häufiger betroffen als Männer, der Erkrankungsgipfel liegt ungefähr im 3. Lebensjahrzehnt.

Ätiopathogenese: Der Erbgang ist autosomal-dominant. Ursächlich liegt dabei ein Defekt der Porphobilinogen-Desaminase vor, wodurch diese in ihrer Aktivität stark vermindert ist. Dies führt in weiterer Folge zu einer Steigerung der Aktivität der δ-ALS-Synthase (Schlüsselenzym der Häm-Synthese), sodass Zwischenstufen wie **δ-Aminolävulinsäure** (ALS) und **Porphobilinogen** im Überschuss gebildet werden. Der Häm-Mangel und damit die klinischen Beschwerden entstehen, wenn vermehrt Häm benötigt wird – z. B. um bestimmte Medikamente zu metabolisieren (→ Cytochrom P 450).

Klinik: Klinisch präsentiert sich die Erkrankung mit **kolikartigen Bauchschmerzen**, die sehr heftig sein können und im ersten Moment auch an ein akutes Abdomen denken lassen. Gleichzeitig bestehen zudem häufig Fieber, eine Leukozytose, Adynamie, Übelkeit und Erbrechen sowie eine chronische Obstipation. **Cave:** Aufgrund der unklaren abdominellen Beschwerden kann eine akute Appendizitis oder ein Darmverschluss vorgetäuscht werden. Die Patienten klagen des Weiteren über **neurologisch-psychiatrische Symptome** wie motorische Paresen (→ Atemlähmung), Sensibilitätsstörungen (Parästhesien), Polyneuropathien, Epilepsien oder Halluzinationen bis hin zum Delir. Begleitend kann es zu Hypertonie, Tachykardie und einer Einschränkung der Nierenfunktion kommen.

Die Attacken treten häufig durch den Einfluss von **Triggerfaktoren** auf. Hierzu zählen z. B. Alkoholkonsum, Medikamenteneinnahme (z. B. Steroidhormone, Barbiturate, Sulfonamide), zyklusabhängige hormonelle Veränderungen sowie Stress.

Diagnostik: Die Diagnose wird mit dem Nachweis von δ-Aminolävulinsäure und Porphobilinogen im Urin gestellt. Typisch, allerdings nicht obligat vorhanden, ist die **Rotfärbung des Urins**, wenn er länger stehen gelassen wird.

Differenzialdiagnosen: Differenzialdiagnostisch ausgeschlossen werden müssen:
- akutes Abdomens (s. Leitsymptome [S. C96])
- Blei- und Thalliumintoxikationen (Anamnese, Labor).

Therapie: Als erste Therapiemaßnahme müssen auslösende Medikamente (z. B. östrogenhaltige Präparate) abgesetzt werden. **Alkoholabstinenz** ist erforderlich. Die Bildung von δ-ALS kann durch die Gabe einer hochdosierten **Glukoseinfusion** oder von **Häm-Arginin** gehemmt werden. Weitere Behandlungsschritte sind
- Diuretika (→ um die Metaboliten auszuschwemmen)
- Schmerzbekämpfung sowie ggf. Sedierung
- β-Blocker (→ gegen die Tachykardie und Hypertonie).

Chronische hepatische Porphyrie

Synonym: Porphyria cutanea tarda

Die chronische hepatische Porphyrie ist die häufigste Porphyrieform. Ihr liegt ein autosomal-dominant vererbter oder erworbener Mangel der Uroporphyrinogen-Decarboxylase zugrunde. Zu den typischen Beschwerden kommt es i. d. R. in Kombination mit **Alkoholabusus** (sehr häufig), seltener mit der Einnahme von Kontrazeptiva oder Leberschädigungen. Die Patienten klagen über Blasen an der lichtexponierten Haut, die schon bei geringer mechanischer Irritation auslösbar sind, aufplatzen und narbig abheilen (**Photodermatose**, Abb. 7.8). Die Haut ist ins-

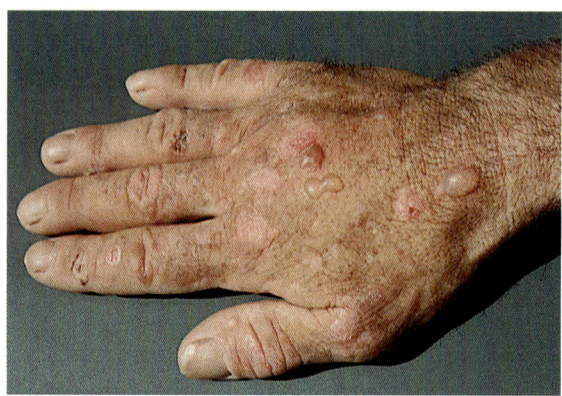

Abb. 7.8 **Porphyria cutanea tarda.** Blasen und Krusten am lichtexponierten Handrücken. (aus: Moll, Duale Reihe Dermatologie, Thieme, 2010)

gesamt verdickt, hyperpigmentiert und zeigt eine schlechte Heilungstendenz nach Verletzungen. Weitere Kennzeichen der Erkrankung sind die aktinische Elastose (vorzeitige Hautalterung), eine Hypertrichose (periorbital, in der Schläfenregion, über dem Jochbein) und eine erhöhte Ausscheidung von **Uroporphyrin im Urin** (Braunfärbung, rote Fluoreszenz im Wood-Licht). Die Leber ist aufgrund der Siderose in ihrer Funktion beeinträchtigt. Die Diagnose wird mittels **Leberbiopsie** gesichert. Therapeutische Maßnahmen beinhalten **Aderlässe**, die Gabe von **Chloroquin** (→ Komplexbildung), einen konsequenten Lichtschutz sowie das Meiden potenziell auslösender Faktoren.

7.7.2 Eisenspeicherkrankheiten

DEFINITION
- **Hämosiderose:** vermehrte Eisenablagerung ohne Gewebeschädigung
- **Hämochromatose:** vermehrte Eisenablagerung, die mit einer Organschädigung einhergeht.

Epidemiologie und Einteilung: Man unterscheidet zwischen der autosomal-rezessiv vererbbaren **primären Hämochromatose** und **sekundären Siderosen**, die durch eine erhöhte endogene Eisenlast (Hämolyse, Anämie) oder durch eine erhöhte exogene Eisenzufuhr (wiederholte Bluttransfusionen) bedingt sind.

Primäre Hämochromatosen lassen sich unterteilen in:
- **klassische Hämochromatose:** Prävalenz 1:1000. Männer erkranken weitaus häufiger als Frauen. Dies ist wahrscheinlich auf den physiologischen Blutverlust während der Menstruation zurückzuführen. Das Manifestationsalter liegt beim Mann i. d. R. zwischen dem 30. und 50. Lebensjahr.
- **juvenile Hämochromatose:** Prävalenz 1:100 000
- **neonatale Hämochromatose:** Rarität.

Sekundäre Siderosen: Anämien, alkoholische Siderose, chronische Lebererkrankungen.

Pathogenese: Die **primären Hämochromatosen** führen über genetische Mutationen zu einer Störung des intestinalen Eisensensors, der die Eisenaufnahme aus dem Darm reguliert. Folge dieses Defektes ist eine um das 3-Fache **gesteigerte Eisenresorption** im Duodenum. Das überschüssige Eisen wird insbesondere von den Parenchymzellen der Leber (aber auch von anderen Organen) aufgenommen und verursacht dort die Bildung von freien Sauerstoffradikalen bzw. die Zerstörung lysosomaler Membranen. Darüber hinaus werden Kollagensynthese und Fibrose stimuliert. Das Endstadium der Erkrankung ist durch die Leberzirrhose gekennzeichnet. Vorwiegend betroffen sind Leber (Speicherung in den Hepatozyten), Myokard, Pankreas, Gelenke, Hypophyse und Knochenmark.

Da Eisen den **Abbau von Vitamin C** fördert, kann es rein aufgrund erhöhter Eisenwerte zu Vitamin-C-Mangelerscheinungen kommen. Ascorbinsäure ist für die Bildung von Osteoid, die Kollagensynthese im Knochen und die Osteoblastenreifung verantwortlich.

Sekundäre Hämochromatosen entstehen durch Eisenüberladung im Rahmen von Anämien bzw. durch wiederholte Transfusionen (500 ml Blut enthalten 250 mg Eisen). Betroffen sind meist Herz und Gonaden. Chronischer Alkoholkonsum sowie fortgeschrittene Leberfunktionsstörungen führen ebenfalls zur gesteigerten Eisenaufnahme bzw. gestörten Eisenverwertung.

Klinik:
- **unspezifische Symptome** wie Appetitlosigkeit, Gewichtsverlust, Müdigkeit, Libido- und Potenzverlust, Oberbauchschmerzen im Frühstadium
- **Leberzirrhose:** Das hepatozelluläre Karzinom stellt eine Komplikation der zirrhotischen Leber dar, kann allerdings auch in einer nicht zirrhotischen Leber entstehen.
- Hepatosplenomegalie
- Diabetes mellitus („**Bronzediabetes**") infolge der Pankreaszirrhose
- dunkle **Hautpigmentierung** insbesondere der Axillen
- sekundäre **Kardiomyopathie** mit Rhythmusstörungen und Herzinsuffizienz
- Arthropathien der Hände und Finger
- Schädigung der Hypophyse, der Nebennierenrinde und der Nebenschilddrüse mit entsprechender endokriner Symptomatik (z. B. Amenorrhö).

Diagnostik: Laborchemisch geben **erhöhte Serumferritinwerte** (> 300 µg/l) und eine **erhöhte Transferrinsättigung** (> 55 %) Anhalt für eine Hämochromatose. Mittels **CT** oder **MRT** kann der Eisengehalt in der Leber abgeschätzt werden.

Die **Leberbiopsie** ermöglicht die histologische Detailuntersuchung sowie die Bestimmung des Eisengehalts (sog. **hepatischer Eisenindex**). Zusätzlich zur entsprechenden Klinik sind folgende Parameter beweisend für eine Hämochromatose:
- erhöhter Eisengehalt der Leber
- Nachweis des homozygoten Hämochromatosegens bei erhöhter Transferrinsättigung.

Da das Risiko für die Entstehung eines hepatozellulären Karzinoms erhöht ist, sind regelmäßige Kontrolluntersuchungen indiziert.

Differenzialdiagnosen: Erhöhte Ferritinwerte können sich z. B. auch finden bei sideroblastischen Anämien, einer Hepatitis, alkoholtoxischen Lebererkrankung oder der Porphyria cutanea tarda.

Therapie:
- **eisenarme Diät** (→ schwarzer Tee zu den Mahlzeiten reduziert die enterale Eisenaufnahme) mit absoluter Alkoholkarenz
- **Aderlass**: Anfangs wöchentlich 2 Aderlässe à 500 ml, wobei das Hämoglobin nicht < 12 g/dl und das Gesamteiweiß nicht < 6 g/dl fallen darf. Zur Therapiekontrolle eignet sich Serumferritin. Die Aderlasstherapie sollte lebenslang fortgeführt werden – später reichen jedoch 6–8 Aderlässe im Jahr aus. Durch die wiederholten Aderlässe verbessert sich die klinische Symptomatik des Diabetes mellitus.
- **Erythroapherese:** gezielte Entnahme der Erythryozyten (→ geringerer Proteinverlust).
- **Desferoxamin**: Bei Kontraindikationen für eine Aderlasstherapie (z. B. Anämie), sekundären Hämosiderosen, vielen Transfusionen oder der juvenilen Form kann mittels Eisenchelator Desferoxamin eine Erhöhung der Eisenausscheidung versucht werden.

Prognose: Bei frühzeitigem Therapiebeginn (vor Einsetzen der Zirrhose) haben die Patienten eine normale Lebenserwartung.

7.7.3 Morbus Wilson

Synonym: hepatolentikuläre Degeneration

DEFINITION Autosomal-rezessiv vererbte Kupferspeicherkrankheit, die zur Kupferüberladung von Leber, Kornea und Stammganglien führt.

Epidemiologie:
- Prävalenz 1:30 000
- Die Leberveränderungen manifestieren sich erstmals ab dem 6. Lebensjahr, die Veränderungen im Gehirn ab dem 12. Lebensjahr.

Pathophysiologie: Täglich werden rund 2–5 mg Kupfer mit der Nahrung aufgenommen, die entweder in der Leber gespeichert oder an das Kupfertransportprotein Coeruloplasmin gebunden und ins Plasma sezerniert werden. Kupfer wird über die Galle ausgeschieden. Für den Morbus Wilson ist eine Mutation des sog. **Wilson-Gens** (codiert für eine ATPase mit Kupfertransportfunktion in den Hepatozyten) verantwortlich. Folge dieses Defekts sind eine **gestörte Kupferausscheidung** über die Galle und **verminderte Synthese von Coeruloplasmin** (normalerweise sind 95 % des Serumkupfers an Coeruloplasmin gebunden). Zunächst akkumuliert das stark zytotoxische freie Kupfer in der Leber, später in den peripheren Geweben. Der **Kupfergehalt** in der Leber beträgt bei Patienten mit Morbus Wilson > 250 µg/g Trockengewicht (Normwert: 20–50 µg/g Trockengewicht).

Klinische Pathologie:
- **Leber:** In den Frühstadien sind kaum Gewebeveränderungen erkennbar; später: federartig-vakuolisierende Leberzelldegeneration mit Übergang der Hepatitis in eine Leberzirrhose.
- **Stammganglien:** Ganglienzellen in Putamen, Ncl. lenticularis, Ncl. caudatus und Substantia nigra speichern Kupfer. Es entsteht eine Entzündungsreaktion mit spongioformer Dystrophie und Astrozytenvermehrung („hepatolentikuläre Degeneration").
- **Kornea:** ringförmige, goldbraune Kupferanreicherung in der Peripherie (Kayser-Fleischer-Kornealring).

Klinik: Die Kupferakkumulation beginnt bereits nach der Geburt, manifest wird die Erkrankung meist zwischen dem 20. und 30. Lebensjahr. Klinisch kommt es zu Leberfunktionsstörungen, einer hämolytischen Anämie, neurologischen und psychiatrischen Störungen sowie einer Augen-, Nieren-, Herz- und Skelettbeteiligung.

Leber: Die Symptomatik ist vielfältig und reicht von einer asymptomatischen Erhöhung der Transaminasen über eine chronisch-aktive Hepatitis mit relativ uncharakteristischen Beschwerden hin zur Entwicklung einer Fettleber bzw. u. U. einer fulminanten Hepatitis (häufig auch mit ausgeprägter Hämolyse). Das Endstadium ist durch eine **Leberzirrhose** mit ihren Komplikationen gekennzeichnet (z. B. **Flapping-Tremor** bei hepatischer Enzephalopathie).

Blut: Bei rund 15 % der Patienten tritt eine **Hämolyse** auf. Diese ist üblicherweise relativ gering ausgeprägt; schwere Hämolysen treten in Verbindung mit fulminanten Verlaufsformen einer Hepatitis auf.

Neurologische und psychiatrische Erscheinungen: Die Stammganglienbeteiligung hat eine **Störung der Extrapyramidalmotorik** zur Folge. Typischerweise bestehen ein parkinsonähnliches Syndrom (Rigor, Tremor, Bradykinese), choreatiforme Hyperkinesen und Dystonie. Ataxie, Dysarthrie und Nystagmus weisen auf eine Beteiligung des **Kleinhirns**, Persönlichkeitsveränderungen auf Affektion des frontalen Kortex. Die Patienten sind affektlabil, reizbar und aggressiv, im weiteren Verlauf treten u. U. eine katatone Psychose bzw. eine Demenz hinzu. Die neurologischen Symptome manifestieren sich nach dem 15. Lebensjahr.

Augenbeteiligung: Ausbildung eines **Kayser-Fleischer-Kornealringes** (goldbraun verfärbter Kornealrand, Abb. 7.9) bzw. einer Sonnenblumenkatarakt.

Nierenbeteiligung: Die Kupferablagerungen in den proximalen Tubuluszellen sind verbunden mit einer Glukosurie, Urikosurie, Hyperphosphaturie, Aminoazidurie sowie einer Hyperkalziurie mit Harnsteinbildung. Häufige Spätmanifestation.

Andere Organe: Infolge der gesteigerten renalen Phosphat- und Kalziumausscheidung kommt es zur Deminera-

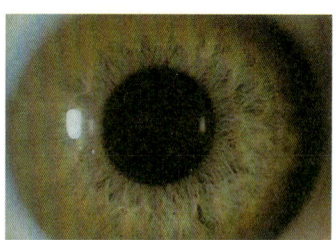

Abb. 7.9 Kayser-Fleischer-Kornealring. Ringförmige, goldbraune Kupferanreicherung in der Peripherie der Kornea. (aus: Baenkler et al., Kurzlehrbuch Innere Medizin, Thieme, 2010)

lisation des Knochens mit begleitender Osteomalazie und spontanen Frakturen. Herzrhythmusstörungen und eine Kardiomyopathie treten seltener auf.

Diagnostik: Laborchemisch müssen das **Gesamtkupfer** (< 70 µg/dl), das **freie Kupfer** (> 10 µg/dl) bzw. das Coeruloplasmin (< 15 mg/dl) im **Serum** sowie das **Kupfer im Urin** (> 250 µg/d) bestimmt werden. Mittels **Leberbiopsie** kann der Kupfergehalt der Leber festgestellt werden (> 250 µg/g Trockengewicht). Die Augenbeteiligung kann einfach mit der Spaltlampe nachgewiesen werden.

Bei unsicheren Befunden kann als Zusatzuntersuchung der **Penicillamintest** durchgeführt werden (→ deutlich gesteigerte Kupferausscheidung im 24-h-Urin). Auch der **Radiokupfertest** mit ^{64}Cu findet in der differenzialdiagnostischen Abklärung Anwendung. Physiologischerweise wird ein 2-gipfliger Anstieg der Radioaktivität nach oraler Kupfergabe registriert. Beim Morbus Wilson fehlt der zweite Gipfel, welcher den Einbau von Kupfer in Coeruloplasmin repräsentiert.

Genetische Untersuchungen sind aufgrund der vielen Mutationen nicht routinemäßig indiziert.

> **MERKE** Bei Patienten < 35 Jahren mit Hepatitiden unklarer Genese muss immer ein Morbus Wilson ausgeschlossen werden.

Differenzialdiagnosen:
- Hepatitis anderer Genese
- primär biliäre Zirrhose
- primär sklerosierende Cholangitis
- nephrotisches Syndrom, Malabsorptionssyndrome, exsudative Enteropathie (→ bei erniedrigtem Coeruloplasmin)
- Multiple Sklerose.

Therapie:
- kupferarme Diät (Nahrungsmittel wie Seefrüchte, Innereien, Kakao meiden)
- **Penicillamin** ist ein Chelatbildner und fördert die Ausscheidung von Kupfer. Die Nierenwerte müssen aufgrund seiner Nephrotoxizität engmaschig kontrolliert werden.
- alternativ: Zink, Trientine
- Lebertransplantation: bei fulminanter Hepatitis oder Leberzirrhose.

Prognose: Bei frühzeitiger Behandlung gut, unbehandelt endet ein Morbus Wilson letal.

7.8 α₁-Antitrypsin-Mangel

Synonym: α₁-Proteasen-Inhibitor-Mangel

> **DEFINITION** Autosomal-rezessiv vererbbare Erkrankung, die zu funktionell ineffektiven Varianten des α₁-Antitrypsins (AAT) führt und sich klinisch an Leber und Lunge manifestiert.

Epidemiologie und Einteilung:
- Prävalenz der homozygoten Form < 0,2 %
- Rund 1–2 % der Lungenemphysempatienten leiden an AAT-Mangel.

Ätiopathogenese: AAT wird von den Hepatozyten produziert und ist der wichtigste Proteinaseninhibitor im Serum. Ursächlich für den AAT-Mangel ist eine Punktmutation auf Chromosom 14. Dadurch entstehen unterschiedlich aktive Proteinasen: heterozygote Alleltäger besitzen eine Restenzymaktivität von ca. 60 %, homozygote nur noch von 10 %. Patienten mit einem intakten Allel sind als gesund zu werten und erkranken meist erst in Anwesenheit zusätzlicher Trigger-Faktoren (z. B. inhalative Noxen).

Für die **Parenchymschädigung** sind 2 unterschiedliche Pathomechanismen ausschlaggebend:
- Durch die fehlerhafte Peptidfaltung **akkumulieren** die neu gebildeten (pathologischen) AAT-Moleküle im endoplasmatischen Retikulum der Leber → Folge ist die Schädigung des Leberparenchyms.
- Die verminderte Enzymaktivität verursacht eine **gesteigerte Proteolyse** → Folge ist eine überschießende Bindegewebsdestruktion in der Lunge (panlobuläres Emphysem).

Klinik:
- prolongierter Icterus neonatorum (s. Pädiatrie [S. B489])
- Leber: 15–40 % der Homozygoten entwickeln nach dem 50. Lebensjahr eine **Leberzirrhose** (s. Verdauungssystem [S. A275]), seltener ein Leberzellkarzinom. Das Karzinomrisiko ist besonders bei Männern hoch.
- Lunge: panazinäres, basal betontes **Lungenemphysem** (s. Atmungssystem [S. A192]). Häufiger bei jüngeren Patienten (< 50 Jahre).
- Begleitend können eine membranös-proliferierende Glomerulonephritis, nekrotisierende Vaskulitis bzw. Pankreatitis auftreten.

Diagnostik: Wegweisend ist die Messung der **Serumkonzentration von** AAT (< 50 mg/dl bei der homozygoten und 50–250 mg/dl bei der heterozygoten Form). Darüber hinaus können eine **Serumelektrophorese** (verkleinerte α₁-Fraktion bei schweren Formen) und die Bestimmung des Phänotyps vorgenommen werden. Histologisch lassen sich in den Hepatozyten – ähnlich wie bei der alkoholtoxischen Leberzirrhose – PAS-positive Einschlusskörperchen nachweisen. Bei jedem Patienten sollte zusätzlich eine **Lungenfunktionsanalyse** durchgeführt werden (Emphysemknick, FEV$_1$↓, Residualvolumen, Resistance und Totalkapazität↑).

> **MERKE** AAT ist ein Akute-Phase-Protein und kann bei Entzündungen daher falsch hohe Werte zeigen. In diesem Fall muss das CRP gleichzeitig bestimmt werden.

Differenzialdiagnosen: Differenzialdiagnostisch ausgeschlossen werden müssen Lungen- bzw. Lebererkrankungen anderer Genese:
- Mukoviszidose (Schweißtest, exokrine Pankreasinsuffizienz)
- Asthma bronchiale (Atopieneigung, IgE-Spiegel, Lungenfunktionsdiagnostik)
- chronisch obstruktive Bronchitis (Lungenfunktion)
- chronische Hepatitis (Virusserologie, Autoantikörper, Biopsie).

Therapie: Bei schwerem AAT-Mangel mit progressivem Lungenemphysem oder nekrotisierender Vaskulitis ist eine **i. v.-Substitutionstherapie mit rekombinantem α$_1$-Antitrypsin** indiziert. Nicht jedoch bei reiner Leberzellschädigung, da in diesem Fall die Akkumulation des pathologischen Enzyms ursächlich ist und nicht der Enzymmangel an sich.
Weitere Maßnahmen sind:
- symptomatische Therapie des Lungenemphysems und ggf. der Leberzirrhose
- Nikotinkarenz (Oxidanzien im Zigarettenrauch inaktivieren α$_1$-Antitrypsin)
- Ultima Ratio ist die Organtransplantation.

Prognose: Homozygote Patienten erkranken bereits im Säuglings- bzw. Kleinkindesalter an einer chronischen Hepatitis, die sich im weiteren Verlauf häufig wieder vollständig normalisiert (bei rund 5–10 % fortschreitende Leberzirrhose). Erwachsene neigen auch im heterozygoten Zustand zu chronischer Hepatitis und -zirrhose. Die meisten Patienten versterben im Schnitt im 6. Lebensjahrzehnt an den Folgen des Lungenemphysems (die Überlebensrate ist bei Nichtrauchern deutlich verlängert).

7.9 Amyloidose

> **DEFINITION** Unter Amyloidosen versteht man Systemerkrankungen mit extrazellulärer Ablagerung von unlöslichen Proteinfibrillen in verschiedenen Organen. Hauptmanifestationsorte sind Niere, Herz und peripheres Nervensystem.

Epidemiologie: Inzidenz der systemischen Amyloidose ca. 1:100 000/Jahr. Erkrankungsgipfel zwischen dem 60. und 70. Lebensjahr.

Ätiologie: Es gibt verschiedene Formen der Amyloidose, die sich durch die Art der Amyloidvorläuferproteine unterscheiden. Zu den verschiedenen Typen und ihrer Klassifizierung s. Pathologie [S. C314]. Amyloidosen können darüber hinaus lokal (z. B. Ablagerung von β-Amyloid in der grauen Hirnsubstanz bei Morbus Alzheimer) oder systemisch auftreten.

Klinik: Je nach Form der Amyloidose können verschiedene Organsysteme betroffen sein. Häufig stellen sich die Patienten zunächst mit unspezifischen Allgemeinsymptomen vor (Müdigkeit, Gewichtsverlust etc.). Bei Befall der **Nieren** (v. a. bei AA- und AL-Amyloidose) kann es zu einem nephrotischen Syndrom und einer Niereninsuffizienz kommen (s. Niere [S. A399]). Bei **kardialer Manifestation** dominieren Kardiomyopathie und Herzinsuffizienz. Ein Befall des **Nervensystems** mit peripherer Polyneuropathie und Störungen des autonomen Nervensystems (→ Gastroparese, Diarrhö, orthostatische Hypotonie etc.) sind ebenfalls häufig. Im ZNS kann sich eine Amyloidose auch als **zerebrale Amyloidangiopathie** manifestieren, wenn sich β-Amyloid in den meningealen und kortikalen Gefäßen ablagert. Klinisch geht die Erkrankung aufgrund der veränderten Gefäßbeschaffenheit mit einem erhöhten Blutungsrisiko einher. Im Magen-Darm-Trakt können sich eine **Hepato-** und **Splenomegalie** sowie ein Befall des **Dünndarms** mit Obstruktionen und Schleimhautblutungen finden. Weitere Symptome sind z. B. **Makroglossie**, Karpaltunnelsyndrom, Arthritis, Purpura.

Diagnostik: Die Verdachtsdiagnose wird durch eine Biopsie des betroffenen Organs gesichert. Ist eine **Biopsie** des betroffenen Organs nicht möglich, hat auch die tiefe Rektumbiopsie einen hohen diagnostischen Wert. Zur Ursachensuche sollte eine Urinuntersuchung auf monoklonale Immunglobuline und Leichtketten bzw. bei Nachweis von Amyloid A eine Suche nach der kausalen Erkrankung erfolgen.

Makroskopisch zeigen sich blasse, vergrößerte Organe mit fester, glasig-wächserner Konsistenz (z. B. Sagomilz, Schinkenmilz). Mikroskopisch findet sich amorphes hyalines Material in Mesangium, Kapillarschlingen und Basalmembran der Glomeruli. In der **Kongorotfärbung** stellt sich das Amyloid rot bzw. unter polarisiertem Licht leuchtend grün dar (s. Niere [S. A399]).

Therapie: Eine kausale Behandlung ist nur dann möglich, wenn der Amyloidose eine bestimmte Erkrankung zugrunde liegt. Bei AA-Amyloidosen sollte die Grunderkrankung (z. B. rheumatoide Arthritis, Morbus Crohn) behandelt werden, bei AL-Amyloidosen das Myelom. Im weiteren Verlauf tritt die symptomatische Behandlung der Organkomplikationen (Niereninsuffizienz, Herzinsuffizienz) in den Vordergrund.

Prognose: Abhängig von Grunderkrankung und Organbefall. Bei manifester Nieren- und Herzinsuffizienz ist die Prognose ungünstig. Mediane Überlebenszeit von Patienten mit AL-Amyloidose: 1–2 Jahre.

7.10 Osteoporose

Siehe Orthopädie [S. B239].

8 Hypo- und Hypervitaminosen

8.1 Vitamine

Tab. 8.1 gibt eine Übersicht über die fettlöslichen und die wasserlöslichen Vitamine, ihre Funktion, ihren Bedarf und ihr Vorkommen in Lebensmitteln.

> **MERKE** Die Vitamine A, D, E, K sind fettlöslich. Die Aufnahme dieser Vitamine kann bei Mangel an Gallensäuren, Malabsorption (z. B. Zöliakie, Kurzdarmsyndrom) oder exkretorischer Pankreasinsuffizienz gestört sein.

8.2 Ausgewählte Hyper- und Hypovitaminosen

Der Folsäure- und Vitamin-B_{12}-(Cobalamin-)Mangel werden im Kapitel Blut und Blutbildung [S. A144] besprochen.

8.2.1 Vitamin-C-(Ascorbinsäure-)Mangel

Synonym: Skorbut

Sinkt der Vitamin-C-Serumspiegel < 0,35 mg/l, treten Mangelsymptome auf. Der tägliche Bedarf an Vitamin C (Ascorbinsäure) beträgt 100–110 mg. Die körpereigenen Vorräte reichen rund 14 Tage. Pflanzliche Produkte (Obst,

Tab. 8.1 Vitamine

Vitamin	Vorkommen und Besonderheit	Hypovitaminose	Hypervitaminose[1]
Retinol (A)	Leber, Kaviar, Aal, Thunfisch, Käse, Butter, Eier	Nachtblindheit, Xerophthalmie, Keratomalazie der Kornea, Hyperkeratosen von Haut und Schleimhäuten, Gedeihstörung, Immunschwäche	Kopfschmerzen, erhöhter Hirndruck, Ikterus, Hepatomegalie, Alopezie, Hyperkalzämie; bei Säuglingen: Wachstumsstörungen
Thiamin (B_1)	Muskelfleisch (v. a. vom Schwein), Leber, Scholle, Vollkornmehl, Haferflocken, Hülsenfrüchte	Beri-Beri-Erkrankung, Wernicke-Enzephalopathie und Polyneuropathie bei Alkoholikern	–
Riboflavin (B_2)	Milch, Muskelfleisch, Fisch, Eier, Vollkornprodukte	Photophobie, Konjunktivitis, Stomatitis angularis, Cheilosis, Glossitis	–
Niacin (B_3)	mageres Fleisch, Innereien, Fisch, Milch, Eier, Kartoffeln, Kaffee	Pellagra	Vasodilatation, „Flush", Gastritis, Leberzellschädigung
Pantothensäure (B_5)	Eier, Leber, Muskelfleisch, Fisch, Vollkornprodukte, Hülsenfrüchte	–	–
Pyridoxin (B_6)	Rinderleber, Sojabohne, Hirse, Vollkornreis	pyridoxinabhängige Epilepsie, seborrhoische Dermatitis, Cheilosis, Glossitis, Anämie, periphere Neuropathie, Sensibilitätsstörungen	periphere Neuropathien
Biotin (B_7, H)	Leber, Sojabohnen, Eigelb, Nüsse, Haferflocken Reis	seborrhoische Dermatitis, Konjunktivitis, Anorexie, Übelkeit, Gedeihstörung	–
Folsäure (B_9)	grünes Gemüse, Keime, Nüsse, Bohnen, Leber, Hefe	megaloblastäre Anämie	–
Cobalamin (B_{12})	Leber, Muskelfleisch, Fisch, Eier, Milch, Käse	megaloblastäre Anämie, funikuläre Myelose → Gefahr v. a. bei veganer Ernährung	–
Ascorbinsäure (C)	Gemüse (Brokkoli, Paprika, Rosenkohl, Blumenkohl, Fenchel, Spinat), Früchte (schwarze Johannisbeere Stachelbeere, Hagebutte, Orange, Zitrone)	Skorbut, bei Kindern Möller-Barlow-Syndrom	Diarrhö, Hyperoxalurie
Calciferol (D)	Leber, Lebertran, Hering, Makrele, Eigelb, Pilze	Rachitis	Hyperkalzämie, Hyperkalziurie, Erbrechen, Anorexie, Obstipation
Tocopherol (E)	Weizenkeim-, Sonnenblumen-, Mais-, Raps-, Sojaöl, Haselnüsse	hämolytische Anämie, Ödeme, Ataxie, Augenmotilitätsstörungen	gastrointestinale Symptome, Blutungszeit ↑
K	Kalbsleber, grünes Gemüse, Milch, Muskelfleisch, Eier, Getreide, Früchte	Hypoprothrombinämie, Blutungsneigung, Petechien, Ekchymosen	–

[1] Hypervitaminosen treten nur bei Überdosierungen von fettlöslichen Vitaminen auf, die in der Leber gespeichert werden können.

Gemüse), Fisch und Innereien (Leber, Niere) sind besonders reichhaltig an Vitamin C.

Ätiologie: Ursächlich sind ein **erhöhter Bedarf** (z. B. bei Entzündungen, Verletzungen, thyreotoxischer Krise, Neoplasien, Nierenversagen, Schwangerschaft) oder ein **vermindertes Angebot** (z. B. chronisch-entzündliche Darmerkrankungen, chronischer Alkoholabusus, Medikamente wie ASS, Barbiturate, Tetrazykline).

Klinik: Der Ascorbinsäuremangel führt zu einer gestörten Kollagensynthese (instabiles Bindegewebe, fragile Blutgefäße). Die Patienten klagen altersabhängig über unterschiedliche Beschwerden:
- **Kinder:** subperiostale Blutungen, Wachstumsstörungen, lebensbedrohliche intrazerebrale Blutungen (Möller-Barlow-Erkrankung).
- **Heranwachsende:** Epiphysenlösungen, Trennung der kostochondralen Verbindungen (→ Instabilität des Bindegewebes).
- **Erwachsene:** follikuläre Hyperkeratosen mit perifollikulären Blutungen, petechiale Blutungen, Stimmungsschwankungen, Arthralgien, Zahnlockerung und -ausfall, diffuse Organ- und Muskelblutungen, verzögerte Wundheilung (Skorbut).

Diagnostik und Therapie: Die Diagnose wird anhand der Anamnese und des klinischen bzw. röntgenologischen Befundes gestellt. Die Behandlung besteht aus einer **Ascorbinsäuresubstitution** (100 mg/d) und reichhaltigem Verzehr von Obst und Gemüse.

8.2.2 Vitamin-D-Mangelerkrankung

Der tägliche Bedarf liegt bei 5 µg. Bei ausreichender UV-Bestrahlung (Sonnenlicht) wird Vitamin D in der Haut synthetisiert, sodass der Tagesbedarf hierdurch gedeckt werden kann und die Vitamin-D-Aufnahme mit der Nahrung nur eine geringe Rolle spielt.

Ätiologie:
- verminderte Sonnenbestrahlung
- rein vegetarische Diät oder Malabsorptionssyndrome
- extrahepatische Gallengangsatresie und schwere hepatozelluläre Erkrankungen
- Antikonvulsiva
- angeborene genetische Defekte des Vitamin-D-Rezeptors.

Klinik:
- Kinder: Rachitis (s. Pädiatrie [S. B601])
- Erwachsene: Osteomalazie mit Demineralisation von Kompakta und Spongiosa (s. Orthopädie [S. B241])
- Infolge der verminderten Kalziumresorption und erhöhten Kalziumausscheidung entwickelt sich eine Hypokalzämie und konsekutiv ein sekundärer Hyperparathyreoidismus [S. A332].

Diagnostik:
- Labor: Vitamin D↓, Kalzium↓, Phosphat↓, alkalische Phosphatase↑, Parathormon↑
- Röntgen (→ Knochenveränderungen).

Therapie: Vitamin-D-Substitution.

8.2.3 Vitamin-D-Intoxikation

Ätiologie: Übermäßige Einnahme von Vitamin D (selten).

Klinik:
- Allgemeinsymptome: Appetitlosigkeit, Übelkeit und Erbrechen, Obstipation
- **Hyperkalzämiesyndrom** mit Polyurie, Polydipsie, Dehydratation, muskulärer Hypotonie, Apathie, Bradykardie, Asystolie sowie Weichteilverkalkungen, Nephrokalzinose und Niereninsuffizienz [S. A330].

Diagnostik:
- Anamnese, Klinik
- Labor: 25-OH-Vitamin D↑, Kalzium im Serum↑, Kalzium im Urin↑, Phosphat im Urin normal, Parathormon↓.

Therapie: Eine Vitamin-D-Substitution muss sofort abgesetzt werden. Die Hyperkalzämie wird symptomatisch behandelt.

8.2.4 Vitamin-K-Mangel

Der tägliche Bedarf liegt bei 70–80 µg, die körpereigenen Vorräte der Leber reichen für ca. 2–6 Wochen. In der Nahrung kommt Vitamin K v. a. in grünem Gemüse, Kartoffeln, Obst sowie Fleisch, Fisch und Milch vor.

Ätiologie:
- Vitamin-K-Mangel bei Neugeborenen (**Morbus haemorrhagicus neonatorum** s. Pädiatrie [S. B489])
- Zerstörung der Darmflora durch Antibiotika (eingeschränkte Synthese durch Darmbakterien)
- Fettmalabsorption (verminderte Aufnahme)
- hepatozelluläre Schädigung (unzureichende Utilisation)
- Therapie mit Vitamin-K-Antagonisten (z. B. Cumarine).

Klinik: Es kommt zur hämorrhagischen Diathese (s. Blut und Blutbildung [S. A155]).

Diagnostik:
- Anamnese, Klinik
- Labor: Gerinnungsparameter (Quick/INR, PTT).

Therapie: Orale Substitution von Vitamin K (→ Milch erhöht die Resorption). Zur Vitamin-K-Prophylaxe beim Neugeborenen s. Pädiatrie [S. B473].

A7 Niere, Wasser- und Elektrolythaushalt

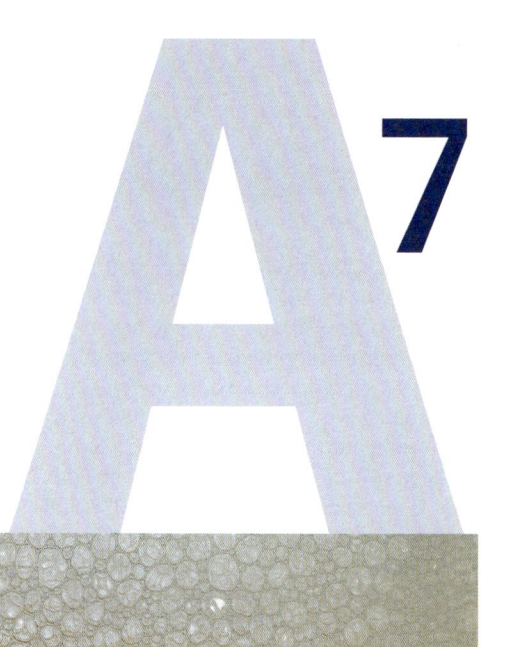

1	Grundlagen	374
2	Niereninsuffizienz (NI)	382
3	Glomerulopathien	391
4	Tubulointerstitielle Nephropathien und Tubulusfunktionsstörungen	403
5	Zystische Nierenerkrankungen	408
6	Erkrankungen der Nierengefäße	411
7	Wasser- und Elektrolythaushalt	416
8	Störungen des Säure-Basen-Haushalts	430

1 Grundlagen

1.1 Anatomie und Physiologie der Niere

1.1.1 Aufbau der Niere

Die Nieren liegen als paarige Organe im Retroperitonealraum. Sie haben eine Größe von ca. 11 × 5 × 4 cm (Länge × Breite × Dicke) und wiegen zusammen rund 300 g. Sie sind von Fettgewebe umgeben und in eine Bindegewebskapsel eingebettet (Cave: okkulte Kapseleinblutungen bei Nierenkontusionen!). Am Hinterrand der Nierenkapsel ziehen im retroperitonealen Fettgewebe periphere Nerven (N. subcostalis, N. iliohypogastricus und N. ilioinguinalis), die bei Erkrankungen der Niere auch gereizt werden können und den Schmerz in ihr Versorgungsgebiet weiterleiten (z. B. Ausstrahlung der Schmerzen in die Inguinalregion bei Reizung des N. ilioinguinalis). Die Nieren werden von der A. renalis, die direkt aus der Aorta stammt, mit ca. 1,2 l Blut/min (25 % des HZV) versorgt.

Im Querschnitt zeigt sich das Nierenparenchym, von dem sich zapfenförmige Papillen zum Nierenbecken hin ausstülpen. Das Nierenparenchym gliedert sich in die stark durchblutete rötliche Rinde, die die Glomerula enthält, und das weniger durchblutete blässliche Mark, in dem sich das Tubulussystem und die Sammelrohre befinden. An der Mark-Rinden-Grenze verlaufen die Aa. arcuatae, aus denen die Aa. interlobulares in die Rinde aufsteigen und dort die Vasa afferentes abgeben. Die aus den Glomerula austretenden Vasa efferentes ziehen z. T. als peritubuläre Kapillaren ins Mark und z. T. in das Kapillarnetz der Rinde.

Nephron: Das Nephron ist das zentrale Funktionselement der Niere. Jede Niere enthält ca. 1 Million Nephrone, die schon bei Geburt angelegt sind und nicht regeneriert werden können. Ein Nephron besteht aus einem Glomerulum, das die Filtrationseinheit bildet, einem Tubulus, der die Konzentrationseinheit darstellt, und Gefäßen.

Jedes **Glomerulum** (Abb. 1.1) enthält ein Gefäßknäuel, das gebildet wird von einem Vas afferens, das sich in 20–30 Kapillarläppchen verzweigt, und einem Vas efferens, zu dem sich die Kapillarschlingen vor dem Austritt aus dem Glomerulum wieder vereinen. Das Gefäßknäuel ist in die sog. Bowman-Kapsel eingestülpt. Ihr viszerales Blatt umgibt die Kapillaren, während sich das parietale Blatt in den proximalen Tubulus fortsetzt. Zwischen beiden Blättern liegt der Kapselraum, in den der Primärharn filtriert wird.

Die glomeruläre Filtrationsbarriere setzt sich zusammen aus:
- dem **fenestrierten Endothel** der glomerulären Kapillaren
- der **glomerulären Basalmembran**, die durch Kollagene, andere Proteine und negativ geladene Glykosaminoglykane größen- und ladungsselektiv filtert
- den **Podozyten**, die nach außen hin auf den Kapillarschlingen sitzen. Die Podozyten mit ihren Fußfortsätzen stellen das viszerale Blatt der Bowman-Kapsel dar. Zwischen ihren Fußfortsätzen bilden sie Filtrationsschlitze, die größen- und ladungsselektiv filtern.

Tubulussystem (Abb. 1.2): Das Tubulussystem ist Ort der Harnkonzentrierung und setzt sich aus den folgenden funktionellen Abschnitten zusammen:
- **Proximaler Tubulus:** Er umfasst das proximale Konvolut und den dicken absteigenden Teil der Henle-Schleife (Pars recta).

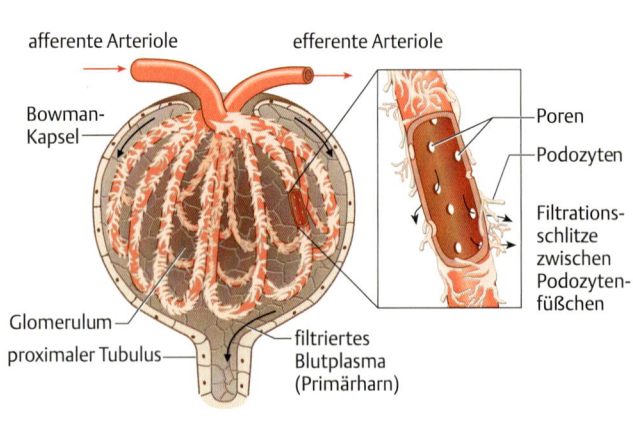

Abb. 1.1 Glomerulum. a Aufbau. **b** Histologie. (a: aus Baenkler et al., Duale Reihe Innere Medizin, Thieme, 2009; b: aus Ulfig, Kurzlehrbuch Histologie, Thieme, 2011)

1.1 Anatomie und Physiologie der Niere

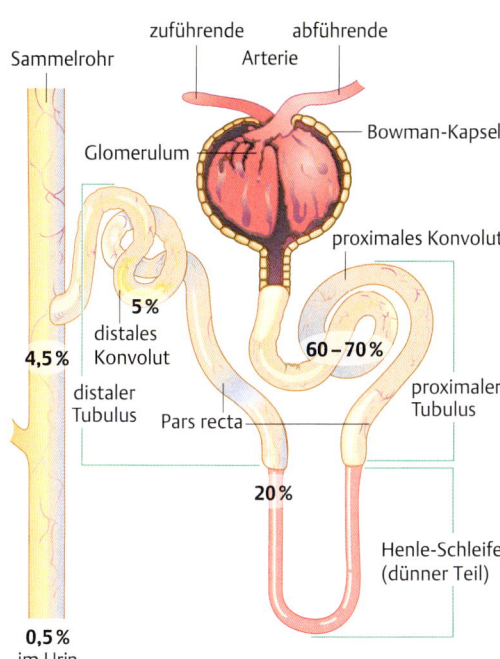

Abb. 1.2 **Aufbau des Tubulussystems.** (aus: Herdegen et al., Kurzlehrbuch Pharmakologie, Thieme, 2010)

- **Henle-Schleife:** Sie umfasst die Pars recta des proximalen Tubulus, ein dünnes Zwischenstück (Intermediärtubulus) und die Pars recta des distalen Tubulus.
- **Distaler Tubulus:** Er umfasst den dicken aufsteigenden Teil der Henle-Schleife (Pars recta) und das distale Konvolut. Dieses liegt direkt an Vas afferens und Vas efferens an und bildet mit ihnen zusammen den **juxtaglomerulären Apparat**.
- **Sammelrohr:** Es schließt sich über einen Verbindungstubulus an den distalen Tubulus an und mündet an der Nierenpapille ins Nierenbecken.

Circa. 99% der glomerulär filtrierten Na$^+$- und Wassermenge werden im Tubulussystem rückresorbiert. Die Zellen des **proximalen Tubulus** besitzen hierfür einen ausgeprägten Bürstensaum zur Oberflächenvergrößerung. Nach Passage des proximalen Tubulus sind ca. 65% des Primärfiltrats rückresorbiert. Im Bereich der **Henle-Schleife** beginnt die Harnkonzentrierung. Treibende Kraft ist das Gegenstromprinzip zwischen Henle-Schleife und Blutkapillaren des Nierenmarks. Durch einen aktiven Transport von Na$^+$- und Cl$^-$-Ionen aus dem aufsteigenden Teil der Henle-Schleife wird ein osmotischer Gradient zwischen Tubulus und Interstitium aufgebaut. Entlang dieses osmotischen Gefälles wandert Wasser aus dem Tubulus ins Interstitium, wodurch der Harn konzentriert wird. Die daran beteiligten Na$^+$-2Cl$^-$-K$^+$-Carrier können durch Schleifendiuretika, die Na$^+$Cl$^-$-Kotransporter durch Thiaziddiuretika reversibel gehemmt werden. Im **Sammelrohr** wird der Harn weiter konzentriert. Die **Hauptzellen** des Sammelrohres besitzen Aldosteronrezeptoren und sind für die Rückresorption von Natrium und Sekretion von Kalium und H$^+$-Ionen verantwortlich. ADH-vermittelt können sie Aquaporine in ihre Zellmembran einbauen und dadurch Wasser rückresorbieren. Die **Schaltzellen** des Sammelrohres sind wesentlich an der Regulation des pH-Werts beteiligt, indem sie über Kotransporter H$^+$-Ionen oder HCO$_3^-$-Ionen sezernieren können.

1.1.2 Aufgaben der Niere

Aufrechterhaltung des Volumen- und Elektrolythaushalts: Von den täglich gebildeten 180 l Primärharn werden 99% rückresorbiert. Diese Resorptionsleistung wird im Wesentlichen vom proximalen Tubulus erbracht. Sowohl das primär abgepresste Glomerulumfiltrat als auch der Harn am Ende des proximalen Tubulus sind isoton. Erst die aktive Natriumrückresorption in Henle-Schleife und distalem Tubulus führt zur Harnkonzentrierung. Im ausgeschiedenen Harn kann die Osmolarität zwischen 50 und 1200 mosmol/l und das Volumen zwischen 0,5 und 20 l schwanken. Diese Variationsbreite unterliegt der Steuerung des antidiuretischen Hormons (ADH, Vasopressin).

Ausscheidung harnpflichtiger Substanzen: Harnpflichtige Substanzen sind wasserlösliche Stoffwechselendprodukte, die über den Harn ausgeschieden werden müssen. Dies geschieht entweder passiv über die glomeruläre Filtration oder aktiv über die tubuläre Sekretion. Eine Verminderung der Nierenfunktion führt zur Akkumulation von harnpflichtigen Substanzen im Serum. In hohen Konzentrationen sind diese toxisch und führen zum klinischen Bild der Urämie.

Regulation des Säure-Basen-Haushalts: Für Näheres s. Abschnitt Störungen des Säure- und Basenhaushalts [S. A430].

Synthese von Hormonen: Siehe Tab. 1.1.

Blutdruckregulation: Wesentlich hierfür ist das Renin-Angiotensin-Aldosteron-System (RAAS). Auf einen verminderten Blutdruck oder Natriumgehalt im distalen Tubulus hin wird im juxtaglomerulären Apparat die Protease Renin gebildet. Die Signalübermittlung erfolgt u. a. durch Prostaglandin E2 und cAMP, außerdem steht die Reninsekretion unter dem Einfluss nervaler und hormoneller β$_1$-adrenerger Stimuli. Renin bewirkt die proteolytische Spaltung des Angiotensinogens in Angiotensin I und aktiviert damit eine Kaskade, die zu einer erhöhten Aldosteronwirkung auf die Sammelrohre der Niere führt.

Tab. 1.1 Die Hormonwechselwirkungen der Niere

Hormon	Ursprungsort bzw. Zielort	Funktion
Die Niere als Zielort von Hormonen		
ADH, Vasopressin	Neurohypophyse	Stimulation des Einbaus von Aquaporinen ins Sammelrohr → Rückresorption von Wasser
Aldosteron	NNR (Zona glomerulosa)	Stimulation der Rückresorption von Na^+ und Sekretion von K^+ und H^+ im Sammelrohr
Parathormon	Nebenschilddrüse	Erhöhung der renalen Ausscheidung von Phosphat, Erhöhung der renalen Rückresorption von Kalzium
Kalzitonin	C-Zellen der Schilddrüse	Senkung der intestinalen Kalziumabsorption und der Kalziumfreisetzung aus dem Knochen
ANP, BNP [2]	ANP: Vorhofmyokardzellen BNP: Ventrikelmyokardzellen	Erhöhung der renalen Wasser- und Natriumausscheidung
Adrenalin	Nebennierenmark, Sympathikus	Verstärkung der Reninsynthese
Die Niere als Syntheseort von Hormonen und Enzymen		
Erythropoetin (Bildung in Fibroblasten der Nierenrinde)	hämatopoetische Stammzelle im Knochenmark	Aktivierung der Erythropoese
Renin (Freisetzung aus den Granulazellen des juxtaglomerulären Apparates)	Blut	Aktivierung des RAAS (proteolytische Spaltung des Angiotensinogens in Angiotensin I)
1,25-Dihydroxycholecalciferol (Vitamin D, Kalzitriol; Hydroxylierung in proximalen Tubuluszellen)	Darm, Knochen	Erhöhung der enteralen Resorption von Phosphat und Kalzium, Förderung des Knochenaufbaus

[1] SIADH = Syndrom der inadäquaten ADH-Sekretion
[2] BNP kann als diagnostischer Marker bei Herzinsuffizienz und Myokardhypertrophie eingesetzt werden.

1.2 Pathophysiologie

1.2.1 Störung der glomerulären Filtration

Die glomeruläre Filtration ist abhängig von der hydrostatischen und der onkotischen Druckdifferenz zwischen glomerulärer Kapillarschlinge und Bowman-Kapsel-Raum. Jedwede Druckänderung kann zu einer Veränderung der GFR führen. Da der onkotische Druck des Plasmas und der hydrostatische Druck im Kapselraum unter physiologischen Bedingungen konstant sind, spielt der glomeruläre Kapillardruck die größte Rolle bei der Regulation der GFR.

Ursachen der eingeschränkten GFR: Zu einer Verminderung der GFR kommt es bei Abfall des glomerulären Kapillardrucks oder Veränderungen der Permeabilität in der glomerulären Filtrationsbarriere. Ursachen, die zu einem **Abfall des Perfusionsdrucks** in den glomerulären Kapillaren führen, sind z. B. Hypovolämie oder Hypotonie infolge von Herzinsuffizienz, Sepsis, Schock, Leberzirrhose oder großen Blutverlusten. Nierenarterienverschluss oder Nierenvenenthrombose führen durch eine Verminderung der Nierendurchblutung zu einem Absinken der GFR. Die Autoregulationsmechanismen der Niere sind in der Lage, die kapilläre Perfusion bis zu einem systemischen mittleren arteriellen Druck von ca. 70 mmHg aufrechtzuerhalten. Wird dieser kritische Wert unterschritten, kommt es zur Verminderung der glomerulären Filtration. Auch die **Erhöhung des hydrostatischen Drucks** in der Bowman-Kapsel, z. B. im Rahmen eines Harnstaus, vermindert die glomeruläre Filtration. Durch **Entzündungs-** und **konsekutive Vernarbungsprozesse**, z. B. im Rahmen von Glomerulonephritiden, bei Diabetes oder Amyloidose, können die Oberfläche und die Permeabilität der Filtrationsfläche eingeschränkt werden, was ebenfalls zur Reduktion der glomerulären Filtration führt.

> **MERKE** Neben der Aktivierung des RAAS spielt die Ausschüttung von lokal wirksamen Vasodilatatoren wie z. B. Prostaglandinen eine wichtige Rolle für die Aufrechterhaltung der Nierendurchblutung, v. a. bei Abfall des systemischen arteriellen Mitteldrucks. Insbesondere bei einer schon vorbestehenden Nierenschädigung kann die Gabe von NSAR (Hemmung der Prostaglandinsynthese) daher zu einer akuten Funktionsverschlechterung führen.

Ursachen der erhöhten GFR: Eine Erhöhung der glomerulären Filtration tritt ein, wenn der glomeruläre Kapillardruck steigt. Dies geschieht als Folge von Hypertonie, Hypervolämie, Fieber oder auch als Nebenwirkung bei ACTH- und Glukokortikoidtherapie.

1.2.2 Störung der Zusammensetzung des Glomerulumfiltrats

Der Primärharn besteht physiologischerweise aus Wasser, Elektrolyten und kleinmolekularen Substanzen wie Kreatinin und Harnstoff, aber auch aus wasserlöslichen Medikamenten und geringen Mengen an Proteinen (max. 150 mg/d). Aufgrund der Siebfunktion der glomerulären Basalmembran können Teilchen > 60 000 Dalton (Proteine, Zellen) die Filtrationsbarriere nicht passieren. Der Nachweis einer glomerulären Proteinurie [S. A378] (s. auch Leitsymptome [S. C115]) oder Erythrozyturie [S.

A391] (s. auch Leitsymptome [S.C109]) und ist somit ein pathologischer Befund.
- **Mikroalbuminurie:** Sie ist definiert als Albuminurie von 30–300 mg/d bzw. 20–200 mg/l im Spontanurin. Da Albumin (66 kDa) schon bei geringen Filtrationsdefekten in den Urin gelangt, ist die Mikroalbuminurie ein wichtiges Frühsymptom der diabetischen und hypertensiven Nephropathie.
- **Makroalbuminurie:** Albuminurie > 300 mg/d im Sammelurin bzw. > 200 mg/l im Spontanurin.
- **Proteinurie:** Proteinausscheidung im Urin (pathologisch ab ca. 150 mg/d).
- **Hämaturie:** > 5 Erythrozyten/µl.

Häufige Ursachen der asymptomatischen, d. h. isolierten, Proteinurie:
- **transiente/intermittierende Proteinurie:** Sie entsteht infolge von Infekten oder körperlicher Anstrengung und verschwindet mit Abklingen des auslösenden Faktors.
- **orthostatische Proteinurie:** Sie tritt v. a. bei Jugendlichen in aufrechter Körperhaltung auf und verschwindet in horizontaler Lage. Ihre Ursache ist ungeklärt.

Beide Formen besitzen meist keinen Krankheitswert.

1.2.3 Störung der tubulären Resorption und Sekretion

Tubuläre Proteinurie: Im Tubulus werden zuvor filtrierte Proteine mit einem geringen Molekulargewicht wie z. B. β2-Mikroglobulin und Immunglobulinleichtketten rückresorbiert. Der Nachweis von kleinmolekularen Proteinen im Urin deutet folglich auf eine tubuläre Ursache hin. Eine tubuläre Proteinurie findet sich bei verschiedenen Tubulopathien und Tubulusfunktionsstörungen mit erniedrigter Rückresorptionskapazität. Daneben führen zahlreiche Nierenerkrankungen, die mit einer deutlichen Einschränkung der Nierenfunktion einhergehen, sekundär zu einer tubulären Proteinurie.

Renale Glukosurie: Glomerulär filtrierte Glukose wird im proximalen Tubulus luminal durch aktiven Transport über die Transporter SGLT 1 und SGLT 2 rückresorbiert und basolateral über den GLUT 2-Transporter ins Blut abgegeben. Die renale Glukosurie entsteht durch verminderte Glukoseresorption bei normoglykämen Serumwerten. Eine renale Glukosurie kann autosomal-rezessiv vererbt vorkommen (bei Defekten im SGLT 1- und SGLT 2-Transporter) oder im Rahmen renaler Erkrankungen, wie dem Fanconi-Syndrom (s. Pädiatrie [S.B597]) oder der renal-tubulären Azidose. In der Schwangerschaft tritt eine Glukosurie in ca. 20 % der Fälle auf und ist meist physiologisch.

Renale Aminoazidurie: Werden mehr als 5 % der filtrierten Menge einer Aminosäure im Urin ausgeschieden, spricht man von einer Aminoazidurie. Filtrierte Aminosäuren werden normalerweise im proximalen Tubulus im Kotransport mit Natrium rückresorbiert. Bei genetisch oder toxisch bedingten Transportstörungen im Bereich des proximalen Tubulus (u. a. Fanconi-Syndrom) kann es zur **renalen Aminoazidurie** kommen.

Davon zu unterscheiden ist die **Überlaufaminoazidurie**, die durch Überschreiten der tubulären Rückresorptionskapazität bei Erhöhung der Serumkonzentration von Aminosäuren auftritt, z. B. bei Phenylketonurie (s. Pädiatrie [S.B536]), Ahornsirupkrankheit (s. Pädiatrie [S.B536]).

Eine seltene Ursache der renalen Aminoazidurie ist die autosomal-rezessiv vererbte **Hartnup-Krankheit**, bei der eine Mutation des Aminosäurekotransporters BOAT 1 vorliegt. Dadurch kommt es zu einer Transportstörung neutraler Aminosäuren. Die Genmutation bleibt meist asymptomatisch. Aufgrund des erhöhten Tryptophanverlusts und des damit einhergehenden Niacinmangels kann es zu pellagraähnlichen Hauterscheinungen (Photodermatosen), zerebellärer Ataxie und Psychosen kommen. Klinisch bedeutender ist die **Zystinurie** (s. Pädiatrie [S.B596]).

Renal-tubuläre Azidose: Die renal-tubuläre Azidose ist eine Störung der renalen Säureausscheidung. Sie äußert sich durch einen zu hohen Urin-pH sowie eine hyperchlorämische metabolische Azidose mit normaler Anionenlücke (s. auch Kap. Störungen des Säuren-Basen-Haushalts [S.A430]). Die zugrunde liegenden Defekte sind nicht vollständig geklärt. Es kommt entweder zu einem erhöhten HCO_3^--Verlust (**RTA Typ II**) oder zu einer verminderten Ausscheidung von Säure in Form von H^+ oder NH_4^+ (**RTA Typen I, IV**).

Störungen der Harnkonzentrierung:
- **Asthenurie /Hyposthenurie:** Fehlende/verminderte Fähigkeit, den Harn zu konzentrieren. Harnosmolarität < Serumosmolarität, spezifisches Gewicht des Urins < 1,006. Zu einer eingeschränkten Konzentrierungsfähigkeit kann es infolge von ADH-Mangel kommen. Sie ist auch ein Frühsymptom der chronischen Niereninsuffizienz.
- **Isosthenurie** („Harnstarre"): Gleichbleiben der Harnkonzentration unabhängig von der Flüssigkeitsbilanz des Körpers (Dursten, gesteigerte Flüssigkeitsaufnahme). Das Harngewicht ist auf ca. 1010 fixiert (Wert des proteinfreien Plasmas). Zur Ausscheidung der harnpflichtigen Substanzen ist eine gesteigerte Diurese von ca. 3 l notwendig, was zu Polyurie, Polydipsie und Nykturie führt. Die Isosthenurie tritt bei fehlender Konzentrierungs- und Verdünnungsfähigkeit der Niere im Rahmen der fortgeschrittenen Niereninsuffizienz auf.

Vermehrte Diurese:
Osmotische Diurese: Erhöhte Harnproduktion infolge erhöhter Plasmakonzentration osmotisch aktiver Substanzen (z. B. Glukose). Die osmotischen Substanzen vermindern den Konzentrationsgradienten zwischen Tubulus und Interstitium und senken dadurch die Wasserrückresorption. Häufigste Ursache der osmotischen Diurese ist die Hyperglykämie im Rahmen eines Diabetes mellitus. Zur medikamentös induzierten osmotischen Diurese kommt es u. a. bei der Gabe von Mannitol, z. B. zur Behandlung eines Hirnödems.

Diabetes insipidus renalis: Der Diabetes insipidus renalis ist charakterisiert durch eine renale Resistenz gegenüber ADH. Der Urin ist hypoosmolar (Hyposthenurie), in der Folge kommt es zur Dehydratation mit Hypernatriämie und erhöhter Plasmaosmolarität.
- **angeborene Form:** seltene X-chromosomal vererbte Erkrankung. Die Mutationen betreffen den V_2-Rezeptor in den Sammelrohren, der das ADH-Signal in die Zelle weiterleitet und den Einbau von Aquaporinen induziert.
- **erworbene Form:** Sie ist wesentlich häufiger als die angeborene Form. Ursachen hierfür sind metabolische Störungen (Hyperkalzämie, Hypokaliämie), Medikamentenwirkungen (insbesondere Lithium) wie auch renale Grunderkrankungen (Zystennieren, Amyloidose).

1.3 Leitsymptome und -befunde bei Nierenerkrankungen

Folgende Befunde weisen auf pathologische Prozesse in den Nieren und ableitenden Harnwegen hin (Näheres s. Leitsymptome [S. C107]).

Störungen der Diurese und Miktion:
- **Polyurie:** > 2800 ml Harn/d, z. B. bei Diabetes insipidus, Polydipsie
- **Oligurie:** < 500 ml Harn/d, z. B. bei Exsikkose, akutem/chronischem Nierenversagen, Harnwegsobstruktion
- **Anurie:** < 100 ml Harn/d, z. B. bei Exsikkose, akutem/chronischem Nierenversagen, Harnwegsobstruktion
- **Pollakisurie:** häufiger Harndrang mit Ausscheidung jeweils kleiner Urinmengen ohne Erhöhung der Gesamtharnmenge, z. B. bei Zystitis
- **Dysurie:** erschwertes/schmerzhaftes Wasserlassen bei Blasenentleerungsstörungen, z. B. bei Prostatahyperplasie, Zystitis
- **Algurie:** schmerzhaftes Wasserlassen, z. B. bei Zystitis.

Hämaturie: Unterschieden wird zwischen Makrohämaturie, d. h. sichtbarer Rotfärbung des Harns, und Mikrohämaturie, d. h. Nachweis von > 5 Erythrozyten/μl bei makroskopisch unauffälligem Harn. Ursachen können prä-, intra- und postrenal liegen. Bei Frauen sollte die Kontamination mit Menstruationsblut ausgeschlossen werden. Näheres s. Leitsymptome [S. C109].

Leukozyturie: Nachweis von Leukozyten im Urin (> 4/μl). Geringe Mengen (< 4/μl) kommen auch physiologisch im Urin vor. Die Leukozyturie ist Ausdruck einer Entzündung im Bereich der Niere oder der ableitenden Harnwege. Häufigste Ursache sind Harnwegsinfektionen. Das Auftreten von Leukozytenzylindern deutet auf einen renalen Ursprung der Entzündung hin.

Glukosurie: Nachweis von Glukose im Urin. Die Nierenschwelle liegt beim Gesunden bei einem Glukosewert von 160–180 mg/dl (8,9–10,0 mmol/l) im Serum. Bei Überschreiten dieses Schwellenwertes kommt es zur Glukosurie. Bei der renalen Glukosurie ist die Nierenschwelle pathologisch erniedrigt, d. h. Glukosurie bei Normoglykämie.

MERKE Extrarenale Ursachen der Glukosurie sind sehr viel häufiger als renale. Bei Nachweis von Glukose im Urin sollte der Serumblutzucker mitbestimmt werden, um insbesondere einen Diabetes mellitus auszuschließen:
- Diabetes mellitus: Glukosurie + Hyperglykämie
- renale Glukosurie: Glukosurie + Normoglykämie.

Proteinurie: Renale Ausscheidung von Proteinen (Tab. 1.2). Dabei unterscheidet man die **kleine** (< 3 g/d) von der **großen** (> 3 g/d) Proteinurie. Von **Mikroalbuminurie** spricht man bei einer Albuminausscheidung von 30–300 mg/d; bei Albuminausscheidung über 300 mg/d spricht man von **Makroalbuminurie**. Daneben unterscheidet man die **glomeruläre Proteinurie** (Ausscheidung hochmolekularer Proteine > 60 kDa) von der **tubulären Proteinurie** (Ausscheidung niedermolekularer Proteine < 60 kDa).

Bakteriurie: Sie wird definiert als der 2-malige Nachweis von ≥ 10^5 Keimen/ml im Mittelstrahlurin. Ein Keimnachweis im Urin bei Probengewinnung durch suprapubische Punktion ist unabhängig von der Keimzahl immer pathologisch.

Flankenschmerz: Dumpfe Schmerzen im Flankenbereich oder Klopfschmerzhaftigkeit im Bereich der Nierenlager weisen auf Nierenerkrankungen, z. B. Pyelonephritis, hin. Kolikartige Schmerzen in diesem Bereich (teils mit Ausstrahlung, z. B. in die Inguinalregion) können durch Nieren- oder Uretersteine hervorgerufen werden.

Ödeme: Besonders Lidödeme, aber auch periphere Ödeme anderer Lokalisation sollten an die Möglichkeit einer nephrologischen Störung (z. B. nephrotisches Syndrom, Niereninsuffizienz) denken lassen.

Harnverfärbung und Harntrübung: Verschiedene Ursachen können Einfluss auf die Urinfarbe haben. Beispiele sind der Genuss von Roter Beete, die Einnahme von Medikamenten (z. B. Phenolphthalein), eine Nephrolithiasis oder die Porphyrie. Ausführliches s. Leitsymptome [S. C113].

Tab. 1.2 Einteilung der Proteinurie

Formen	Vorkommen
Mikroalbuminurie (30–300 mg/d[1] bzw. 20–200 mg/l[2])	• Frühsymptom der diabetischen und hypertensiven Nephropathie
Makroalbuminurie (> 300 mg/d[1] bzw. > 200 mg/l[2])	• fortgeschrittene diabetische und hypertensive Nephropathie
kleine Proteinurie (< 3 g/d)	• interstitielle Nephritis • akute Pyelonephritis • Glomerulonephritis
große Proteinurie (> 3 g/d)	• Glomerulonephritis • nicht entzündliche Glomerulopathien (z. B. Nierenamyloidose, diabetische Nephropathie)

[1] Sammelurin
[2] Spontanurin

1.4 Diagnostik in der Nephrologie

Anamnese: Zur Anamnese gehört die Erfassung von Störungen der Diurese und Miktion sowie von Ödemen (nephrotisches Syndrom, Niereninsuffizienz), Flankenschmerzen, Kopfschmerz und Fieber. Bei Schmerzen sollte gezielt nach der Schmerzcharakteristik gefragt werden (kolikartige Schmerzen z. B. bei Uretherstein vs. dumpfe Schmerzen bei Pyelonephritis). Bei Urämie tritt auch häufig ein Juckreiz auf.

Klinische Untersuchung: Typische Befunde bei Nierenerkrankungen sind:
- Ödeme
- Hautkolorit: grau-blass z. B. bei renaler Anämie, Cafe-au-Lait-Kolorit bei Urämie
- Foetor ex ore (Urämie)
- Polyneuropathie (Urämie)
- Bluthochdruck
- Perikardreiben, Pleurareiben (Urämie).

Einige Befunde können schon Hinweise auf die Art der Nierenerkrankung geben:
- Tachypnoe, Rasselgeräusche (Hinweis auf ein Lungenödem, z. B. bei akutem Nierenversagen)
- Klopfschmerzhaftigkeit im Bereich der Nierenlager (bei Nierenbeckenentzündung ggf. einseitig)
- Stenosegeräusche periumbilikal (Nierenarterienstenose).

Labor:

Blutanalyse: Bestimmung von harnpflichtigen Stoffen im Blut als Ausdruck der Nierenfunktionsleistung:
- **Kreatinin:** Kreatinin wird im Muskel durch Abbau von Kreatinphosphat gebildet und in der gesunden Niere vollständig glomerulär filtriert. Es ist von der Muskelmasse eines Patienten abhängig. Erhöhte Serumkreatininwerte deuten auf eine Nierenfunktionsstörung hin. Bei verminderter Muskelmasse (Kinder, Frauen, alte Menschen) sind die Werte niedrig, was zu einer Überschätzung der Nierenfunktion führen kann. Bei sehr trainierten Menschen mit großer Muskelmasse können die Werte erhöht sein, weshalb die Nierenfunktion evtl. unterschätzt wird.
- **Harnstoff:** Harnstoff ist das Endprodukt des Proteinstoffwechsels. Der Harnstoffspiegel im Serum hängt von verschiedenen Faktoren ab. Je nach Diurese ist seine Rückdiffusion erhöht oder vermindert. Bei vermehrter Eiweißzufuhr oder erhöhtem Katabolismus (Fieber, Kachexie) ist der Serumwert erhöht. Bei erniedrigter Proteinaufnahme oder Harnstoffsynthesestörungen (schwere Leberschädigung) kann er jedoch falsch niedrig sein.
- **Cystatin C:** Es wird von kernhaltigen Zellen gebildet und die Serumkonzentration korreliert mit der glomerulären Filtrationsrate. Kein Routinetest.

MERKE Die Serumkreatininwerte übersteigen erst dann die Normgrenze, wenn die glomeruläre Filtration <50% liegt (darüber: „kreatininblinder Bereich"). **Harnstoff** eignet sich i. A. schlechter als Kreatinin, um die Nierenfunktion zu bestimmen. Ausnahme: akutes Nierenversagen, hier steigt Harnstoff vor Kreatinin.

Urinanalyse: Prinzipiell kann man zwischen Spontanurin (idealerweise Mittelstrahlurin am Morgen) und 24-h-Sammelurin unterscheiden. Für die orientierende Diagnostik wird meist Spontanurin verwendet. Für eine differenziertere nephrologische Diagnostik kann jedoch auch die Gewinnung von Sammelurin nötig sein, z. B. zur genauen Berechnung der Kreatinin-Clearance.
- **makroskopischer Befund:**
  - **heller Urin:** bei starker Diurese
  - **dunkler Urin:** z. B. bei Dehydratation (starke Harnkonzentrierung)
  - **rötlicher Urin:** bei Hämaturie, Hämoglobinurie (hämolytisch-urämisches Syndrom), Myoglobinurie (Crush-Syndrom), ferner medikamenteninduziert (Rifampicin)
  - **bierbrauner Urin:** bei direkter Bilirubinämie oder Porphyrinurie
  - **trüber Urin:** bei schwerer Leukozyturie bzw. Pyurie.
- **Urinstreifentest** (Näheres s. Klinische Chemie [S. C580]): orientierende Untersuchung von
  - **Erythrozyturie:** positive Reaktion schon ab 5 Erythrozyten/µl. Der Streifentest differenziert nicht zwischen Erythrozyturie, Hämoglobinurie und Myoglobinurie.
  - **Leukozyturie:** positiv ab 10 Leukozyten/µl
  - **Proteinurie:** positiv ab 300 mg/l. Der Teststreifen reagiert v. a. auf Albumin. Auch eine massiv erhöhte Ausscheidung kleinmolekularer Proteine (z. B. Leichtketten beim multiplen Myelom) bleibt im Urinstreifentest unentdeckt.
  - **Glukosurie:** positiv ab 50 mg/dl
  - **Nitrit:** Ein positiver Befund bei **frischem** Mittelstrahlurin weist auf einen HWI hin. Der Teststreifen kann nur Harnwegsinfekte durch nitritbildende Bakterien nachweisen.
  - **pH-Wert, spezifischem Gewicht, Bilirubin** und **Ketonkörpern.**
- **Sedimentanalyse:** Nach **Abzentrifugation** der festen Bestandteile des Urins findet sich das Sediment, welches mikroskopisch beurteilt wird (Näheres s. Klinische Chemie [S. C580]).
  - **Zylinder:** Zylinder stellen Ausgussformen des tubulären Systems dar und sind somit beweisend für den renalen Ursprung. Hauptbildungsort der Zylinder ist der distale Tubulus. Zylinder bestehen entweder nur aus Tamm-Horsfall-Proteinen (THP, nierenspezifisches Mukoprotein) oder aus Zellen bzw. Zellelementen, die in die Proteinmatrix eingebettet sind (Tab. 1.3, Abb. 1.3).
  - **Erythrozyten** (Abb. 1.4): Im normalen Sediment finden sich nicht mehr als 5 Erythrozyten/µl. Gehäuft

1 Grundlagen

Tab. 1.3 Urinzylinder

Art	Herkunft	Erkrankung
Erythrozytenzylinder	THP + Erythrozyten	pathognomonisch für GN
granulierte Zylinder	THP + Einlagerungen von Fett, Proteinen	bei glomerulären und interstitiellen Nierenerkrankungen, gelegentlich auch beim Gesunden
Pigmentzylinder	THP + Pigmenteinlagerung	
• Hämoglobinzylinder		bei GN und systemischen Erkrankungen mit Nierenbeteiligung
• Bilirubinzylinder		bei Cholestase
Leukozytenzylinder	THP + Leukozyten	bei bakteriellen Nierenentzündungen
Epithelzylinder	THP + Epithelzellen	bei schwerer Schädigung des Nierentubulus, häufig bei ANV
hyaline Zylinder	ausschließlich THP	häufig auch bei gesunden Patienten, z. B. bei Dehydratation
Wachszylinder	Plasmaproteine	bei chronischer Niereninsuffizienz

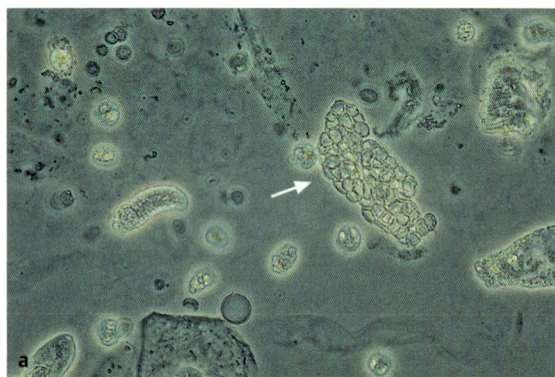 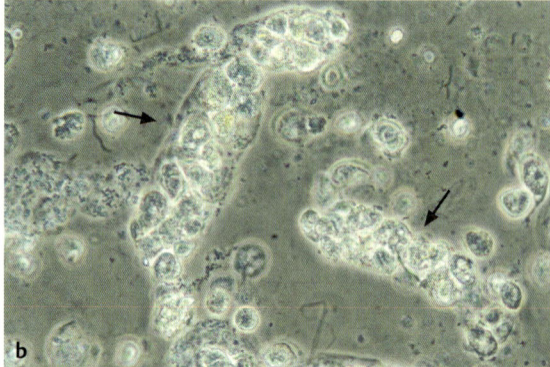

Abb. 1.3 **Urinzylinder.** a Erythrozytenzylinder. b Leukozytenzylinder. (aus: Siegenthaler, Siegenthalers Differenzialdiagnose, Thieme, 2005)

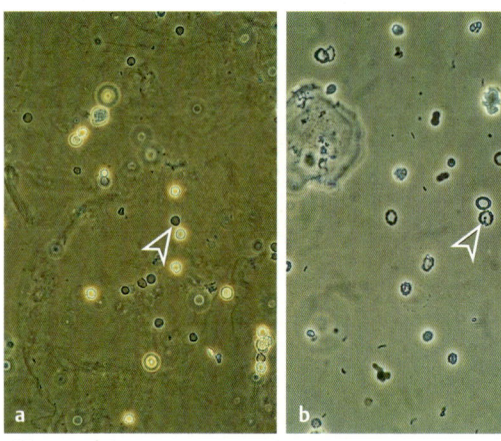

Abb. 1.4 **Erythrozyten im Urinsediment.** a Eumorphe Erythrozyten (Pfeil) mit Leukozyten (helle Zellen) und Schleimfäden. b Akanthozyten (Pfeil); rechts oben befindet sich eine Plasmazelle. (aus: Greten, Rinninger, Greten, Innere Medizin, Thieme, 2010)

kommen sie bei Blutungen innerhalb der ableitenden Harnwege sowie bei Glomerulonephritiden vor. Eine Sonderform des Erythrozyten stellt der **Akanthozyt** dar, ein dysmorpher Erythrozyt mit bläschenförmigen Ausstülpungen der Zellmembran („Micky Mouse"). Die Verformung ensteht beim Durchtritt durch die glomeruläre Basalmembran und ist folglich beweisend für einen glomerulären Ursprung.

- **Leukozyten:** Bis 10 Leukozyten/µl im Urin gelten als physiologisch. Vermehrt treten Leukozyten bei entzündlichen Prozessen, insbesondere im Bereich der ableitenden Harnwege auf.
- **Tubulusepithelien:** vermehrtes Auftreten im Sediment generell bei renalen Erkrankungen
- **Kristalle:** Bei Vorliegen einer Nephrolithiasis kann die genaue Beurteilung der Kristalle einen Aufschluss über die chemische Natur der Konkremente geben.
- **bakteriologisches Labor:** Objektträgerkultur zum Erregernachweis, zu Keimzahlbestimmung und Resistenzbestimmung.

MERKE Der 2-malige Nachweis von > 10^5 Keimen im Mittelstrahlurin ist ein Hinweis auf das Vorliegen eines Harnweginfekts. Jeder Keimnachweis im Punktionsurin (suprapubische Blasenpunktion) ist pathologisch.

Funktionsdiagnostik: Die Clearance (ml/min) beschreibt die Menge an Plasmavolumen, das von einem bestimmten Stoff pro Zeiteinheit gereinigt wird. Die glomeruläre Filtrationsrate (GFR), die ein wesentlicher Marker für die Beurteilung der Nierenleistung ist und der Früherkennung von Nierenfunktionsstörungen dient, entspricht der Clearance von Substanzen, die frei glomerulär filtriert werden und tubulär weder rückresorbiert noch sezerniert werden.

In der klinischen Praxis wird die GFR näherungsweise durch die Bestimmung der Kreatinin-Clearance ermittelt.

Kreatinin-Clearance: Zur Messung der Kreatinin-Clearance wird im 24-h-Sammelurin und im Blut die Kreatininkonzentration bestimmt. Die Kreatinin-Clearance berechnet sich dann nach der Formel:

$$C_{Krea} = \frac{\text{Kreatinin im Urin [mg/l]} \times \text{Urinvolumen über 24 h [ml]}}{\text{Kreatinin im Serum [mg/l]} \times \text{Sammelzeit [min]}}$$

Eine raschere, aber ungenauere Methode ist die Abschätzung der Clearance nach Cockroft und Gault:

$$C_{Krea} = \frac{(140 - \text{Lebensalter}) \times \text{Körpergewicht}}{72 \times \text{Kreatinin im Serum [mg/dl]}}$$

Bei Frauen muss das Ergebnis mit 0,85 multipliziert werden.

Darüber hinaus kann die GFR durch i. v. Gabe von Inulin oder ^{51}Chrom-EDTA bestimmt werden. Diese Messmethoden sind genauer, werden aber nur für wissenschaftliche Fragestellungen verwendet. Bei jungen und nierengesunden Patienten beträgt die GFR ca. 100–120 ml/min, mit höherem Lebensalter nimmt sie physiologischerweise ab.

Bildgebung:

Sonografie: Sie ist bei allen Nierenerkrankungen aufgrund der raschen Verfügbarkeit und fehlenden Strahlenbelastung die Untersuchungsmethode der ersten Wahl. Beurteilt werden Lage und Größe der Nieren. Mittels Farbduplexsonografie können die arterielle und venöse Durchblutung der Nieren beurteilt werden. Bei akutem Nierenversagen kann sonografisch eine postrenale Ursache (Harnstau) ausgeschlossen werden. In der Harnblase wird der Restharn bestimmt.

Normalbefund: Die **Niere** zeigt ein hypodenses Parenchym, das glatt begrenzt ist und ein zentrales, helles „Reflexband" aufweist, das dem Nierenbecken entspricht. Parenchymsaum (dorsal und ventral) und Reflexband sind beim jungen Menschen annähernd gleich groß, beim älteren Menschen nimmt das Reflexband an Größe zu.

Die **Blase** ist glatt begrenzt, ihr Lumen echofrei. Abhängig vom Füllungszustand ändert sich die Dicke der Blasenwand (normal 1–5 mm).

Röntgen:

- **Abdomenübersichtsaufnahme:** Sie dient dem Nachweis von röntgendichten Konkrementen in Nieren und ableitenden Harnwegen. Der Bildausschnitt sollte deshalb vom Zwerchfell bis zur Symphyse reichen. Beurteilt werden Lage, Größe und Kontur der Nieren. Eine fehlende Abgrenzbarkeit des Psoasschattens kann auf pathologische Prozesse an den Nieren hinweisen. Die **Ureteren** sind im Nativröntgen **nicht** zu beurteilen.
- **Ausscheidungsurografie:** Sie dient der Beurteilung des Harnabflusses vom Nierenparenchym bis in die Harnblase. Häufigste Indikation sind Steinleiden, daneben der V. a. Harnwegsanomalien. Nach i. v.-Applikation eines nierengängigen **jodhaltigen** Kontrastmittels werden 2 Röntgenaufnahmen des Abdomens durchgeführt.

5 min nach Kontrastmittelgabe erfolgt die erste Aufnahme zur Beurteilung des **Nierenparenchyms.** Nach **10 min** werden in der 2. Aufnahme **Nierenbeckenkelchsystem**, **Harnleiter** und **Harnblase** dargestellt.
- **Computertomografie:** In der CT können Rinde, Mark und Sinus renalis gut voneinander abgegrenzt werden. Darüber hinaus lassen sich auch das pararenale Gewebe (Fett stellt sich im CT schwarz dar), Nachbarorgane sowie Thrombosen oder Aneurysmen gut darstellen. Häufigste Indikation sind raumfordernde Prozesse.
- **MRT:** Die Indikation für eine MRT ist gegeben, wenn die Dignität raumfordernder Prozesse in der CT nicht eindeutig geklärt werden kann oder die Ausdehnung von Tumoren der Harnblase oder der Prostata beschrieben werden soll.

Nuklearmedizinische Methoden: Sie dienen der Funktionsdiagnostik der Nieren und bieten den Vorteil der Erfassung der **seitengetrennten Clearance.** Grundprinzip der nuklearmedizinischen Diagnostik ist die Messung der Aktivität der intravenös injizierten, nierengängigen radioaktiven Substanz ^{99m}Tc-MAG$_3$ über den Nierenlagern mittels einer Gammakamera. Aus den Aktivitäts-Zeit-Kurven kann die seitengetrennte Clearance berechnet werden.

Invasive Diagnostik/Nierenbiopsie: Die histologische Aufarbeitung von Nierengewebe stellt einen wesentlichen Punkt in dem Verständnis und der Klassifizierung von Nierenerkrankungen dar. Im klinischen Alltag sind die Hauptindikationen für eine Nierenbiopsie das nephrotische Syndrom und das akute Nierenversagen unklarer Genese. Darüber hinaus wird sie auch bei Verdacht auf eine Transplantatabstoßung durchgeführt.

Die Nierenbiopsie in Lokalanästhesie wird transkutan unter sonografischer Steuerung durchgeführt. Bei nicht kontrollierbaren Blutungsrisiken kann die Nierenbiopsie auch transjugulär über die Nierenvene durchgeführt werden. Dadurch wird die Nierenkapsel geschont und die Gefahr einer perirenalen Blutung umgangen.

Kontraindikationen für die Nierenbiopsie sind:
- Einnierigkeit (funktionell oder anatomisch)
- Blutungsneigung
- unkontrollierbare Hypertonie
- Schwangerschaft.

1.5 Beteiligung und Schädigung der Niere bei verschiedenen Erkrankungen

1.5.1 Nierenbeteiligung bei systemischen Grunderkrankungen

Die Niere ist bei vielen systemischen Erkrankungen mitbetroffen. Wichtige Beispiele sind:
- metabolische Erkrankungen (s. Endokrines System und Stoffwechsel)
  - Diabetes mellitus [S. A346]
  - Hyperkalzämie [S. A330]

- immunologische Erkrankungen
  - Vaskulitiden (s. Immunsystem und rheumatologische Erkrankungen)
    - Granulomatose mit Polyangiitis (Wegener'sche Granulomatose) [S. A488]
    - Panarteriitis nodosa [S. A490]
    - Purpura Schoenlein-Henoch [S. A491]
  - Kollagenosen (s. Immunsystem und rheumatologische Erkrankungen)
    - systemischer Lupus erythematodes [S. A477]
    - Sklerodermie [S. A481]
  - Goodpasture-Syndrom [S. A401]
  - thrombotisch-thrombozytopenische Purpura [S. A414]
  - hämolytisch-urämisches Syndrom [S. A414]
- Systemerkrankungen
  - Amyloidose [S. A399] und Endokrines System und Stoffwechsel [S. A369]
  - Sarkoidose (s. Atmungssystem [S. A203])
  - Hypertonie (s. Herz-Kreislauf-System [S. A81])
  - Streptokokkennephritis [S. A400]
  - Gestosen (s. Gynäkologie [S. B407]).

1.5.2 Folgen von chronischen Schädigungen der Nieren

Nephrokalzinose

Die Nephrokalzinose ist gekennzeichnet durch diffuse Verkalkungen des Nierenparenchyms und der distalen Tubuli. Sie ist eine Spätfolge der chronischen Kalziumüberladung der Nieren. Klinisch bleibt sie zumeist asymptomatisch und wird häufig radiologisch oder sonografisch bei gleichzeitig vorliegenden Nierensteinleiden bemerkt. Eine ausgeprägte Nephrokalzinose kann zu einem Nierenfunktionsverlust führen.

Häufigste Ursache einer Nephrokalzinose ist der **primäre Hyperparathyreoidismus** (s. Endokrines System und Stoffwechsel [S. A330]), der sich durch eine Hyperkalzämie manifestiert. Parenchymverkalkungen kommen auch bei der renal-tubulären Azidose, der Analgetikanephropathie und der Markschwammniere vor.

Die frühesten Kalziumablagerungen lassen sich intrazellulär in Mitochondrien und Lysosomen nachweisen. Im weiteren Verlauf entwickeln sich Kalkablagerungen in der Basalmembran der Tubuli.

Schrumpfniere

Schrumpfnieren stellen die Endstrecke pathologischer Umbauprozesse dar, die im Rahmen chronischer Nierenerkrankungen, wie z. B. Glomerulonephritiden, entstehen (s. auch **Abb. 2.2**).

Klinische Pathologie:
Makroskopie: Mit der Veröden der Glomerula verschwinden auch die efferenten Arteriolen, die das peritubuläre Kapillarnetz bilden. Dadurch kommt es zur Atrophie der Tubuli und narbiges Gewebe füllt die entstehenden Zwischenräume auf. Die Nieren sind massiv verkleinert und zeigen eine blasse, grob granulierte Oberfläche.

Mikroskopie: Es imponiert eine Atrophie und Fibrose der Nephrone. Anstelle des ursprünglichen Nierengewebes entwickelt sich ein „Pseudostroma". Die Glomerula zeigen Kapselverdickungen mit alten Halbmonden [S. A401]. Das glomeruläre Kapillarknäuel ist teilweise mit der Kapsel verwachsen.

2 Niereninsuffizienz (NI)

2.1 Akutes Nierenversagen (ANV)

Synonym: akute Niereninsuffizienz

> **DEFINITION** Akut einsetzende Abnahme der Nierenfunktion, gekennzeichnet durch eine verminderte glomeruläre Filtrationsrate und den Anstieg der Nierenretentionswerte (Kreatinin, Harnstoff). Das ANV hält über mehrere Tage an und kann bei Beseitigung der auslösenden Faktoren reversibel sein.

Epidemiologie: Die Inzidenz liegt bei 10 : 100 000 Einwohner/Jahr. Sie ist höher bei hospitalisierten Patienten (1–5 % aller hospitalisierten Patienten, > 10 % aller Intensivpatienten).

Einteilung: Das ANV kann nach den Ursachen (prä-, intra- oder postrenales ANV) oder nach dem Stadium (RIFLE- bzw. AKIN-Kriterien, **Tab. 2.1**) eingeteilt werden.

Das prärenale und das postrenale ANV sind grundsätzlich reversibel, weil kein struktureller Schaden in der Niere vorliegt und die Nierenfunktion sich nach rechtzeitiger Beseitigung der Ursache regeneriert. Das intrarenale Nierenversagen kann reversibel sein, wenn seine Ursache beseitigt wurde.

Ätiopathogenese:
Prärenales ANV (60 %): Das prärenale Nierenversagen ist funktionell bedingt. Es findet sich kein struktureller Schaden an den Nieren. Ursache des Funktionsverlusts ist eine verminderte Nierenperfusion, die meist durch eine Verminderung des effektiven Blutvolumens oder des arteriellen Mitteldrucks bedingt ist, z. B. bei **Blutverlusten, Diuretikaüberdosierung,** systemischer **Vasodilatation** (Schock, Sepsis), **Herzinsuffizienz, Leberzirrhose** (s. auch hepatorenales Syndrom [S. A285] im Kap. Verdauungssystem oder **nephrotischem Syndrom**. Auch eine kurzzeitige Minderperfusion (z. B. bei intraoperativem Blutdruck-

2.1 Akutes Nierenversagen (ANV)

Tab. 2.1 Akute Nierenschädigung nach RIFLE- und AKIN-Kriterien (Acute Kidney Injury Network)

RIFLE	AKIN	Anstieg des Serum-Kreatinins	Diurese
Risk	1	≥ 0,3 mg/dl oder um das 1,5-Fache	< 0,5 ml/kg/h über 6 h
Injury	2	2-fach	< 0,5 ml/kg/h über 12 h
Failure	3	3-fach oder ≥ 4 mg/dl mit akutem Anstieg um ≥ 0,5 mg/dl	< 0,3 ml/kg/h über 24 h oder Anurie über 12 h
Loss	-*	dauerhaftes Nierenversagen > 4 Wochen	-
ESKD	-*	dauerhaftes Nierenversagen > 3 Monate (end of stage kidney disease)	-

*Die RIFLE-Kriterien Loss und ESKD werden bei der AKIN-Klassifikation nicht mehr berücksichtigt, da sie Spätfolgen des ANV sind.

abfall) kann ein ANV auslösen. Um die Nierenperfusion aufrechtzuerhalten, kommt es zur Aktivierung renaler Gegenregulationsmechanismen (ADH, RAAS, Katecholamine). Es wird ein **hyperosmolarer, natriumarmer Urin** gebildet. Wird die Ursache des prärenalen Nierenversagens nicht rechtzeitig beseitigt, kann es in ein ischämisch bedingtes intrarenales Nierenversagen mit schlechterer Prognose übergehen.

Intrarenales ANV (35%): Dem intrarenalen Nierenversagen liegt eine Schädigung der Nierenstruktur zugrunde. Histomorphologisches Korrelat ist die akute tubuläre Nekrose, die **ischämisch** (Schock, Niereninfarkte) oder **toxisch** bedingt sein kann. Ein länger anhaltendes prärenales Nierenversagen führt vor allem bei Beeinträchtigung der protektiven Autoregulation, wie z. B. durch NSAR, zu einer akuten Tubulusnekrose. Zu den toxischen Ursachen zählen Medikamente (s. Tab. 4.1), Röntgenkontrastmittel oder auch Pigmente, die im Rahmen von Hämolysen (Hämoglobin) oder Rhabdomyolysen (Myoglobin) anfallen und die Tubuli verstopfen. Auch eine akute Glomerulonephritis (rapid-progressive Glomerulonephritis, hämolytisch-urämisches Syndrom) bzw. eine akute interstitielle Nephritis (allergisch, infektiös) können zum intrarenalen ANV führen. Im Vergleich zum prärenalen ANV ist die Tubulusfunktion gestört. Harnkonzentrierung und tubuläre Natriumrückresorption sind vermindert (s. auch fraktionelle Natriumexkretion [S. A384]).

Klinische Pathologie:
Akute nephrotoxische Tubulusnekrose: Hierbei handelt es sich um eine direkte Schädigung der Tubulusepithelien, ausgelöst durch nephrotoxische Substanzen:
- Medikamente: NSAR, Antibiotika, Zytostatika, Kontrastmittel
- Schwermetalle: Cadmium, Blei
- Proteine (z. B. Paraproteine beim Plasmozytom), Hämoglobin, Myoglobin (Crush-Niere), Oxalat, Urat (z. B. beim Tumorlysesyndrom).

Typische morphologische Zeichen der nephrotoxischen Tubulusnekrose sind:
- vakuoläre Degeneration
- nekrotischer Zerfall
- toxinspezifische Ablagerungen in den Tubuli (z. B. Braunfärbung bei Myoglobinablagerung) und evtl. interstitielle lymphohistiozytäre Infiltrate.

Postrenales ANV (5%): Ursache ist die beidseitige Obstruktion der ableitenden Harnwege (Uretersteine, -tumoren, Prostatahyperplasie, retroperitoneale Fibrose) oder die einseitige Obstruktion bei funktioneller Einzelniere. Durch den Harnrückstau kommt es zur Erhöhung der glomerulären Druckverhältnisse im Bowman-Kapsel-Raum mit konsekutiver Reduktion der glomerulären Filtration.

Klinik: Leitsymptom des akuten Nierenversagens sind die Verminderung der Harnsekretion mit **Oligurie/Anurie** sowie der **Anstieg des Serumkreatinins** um 50% des Ausgangswertes. Typischerweise zeigt das ANV einen 3-phasigen Verlauf (Abb. 2.1):
- **Initialphase:** asymptomatisches Stadium. Das klinische Erscheinungsbild wird durch die zugrunde liegende Erkrankung (z. B. Sepsis, Trauma) geprägt. Die Nierenfunktion ist noch normal. Dauer: Stunden bis Tage.
- **olig-/anurische Phase:** Abnahme oder Sistieren der Urinausscheidung, Anstieg der Nierenretentionswerte, Isosthenurie („Harnstarre" [S. A377]). Durch die Nierenfunktionsstörung entwickeln sich Elektrolytstörungen (Hyperkaliämie) und Zeichen der Überwässerung, wie periphere Ödeme und arterielle Hypertonie. Es besteht die Gefahr der Lungenüberwässerung („fluid lung"). Dauer: Tage bis wenige Wochen.
- **polyurische Phase:** Mit der Regeneration der Tubuluszellen setzt die Diurese wieder ein. Häufig ist aber die Konzentrierungsfähigkeit der Niere noch reduziert, weshalb es zu einer Polyurie (4–5 l/d) kommen kann. Die Hauptgefahr besteht in Dehydratation und Elektro-

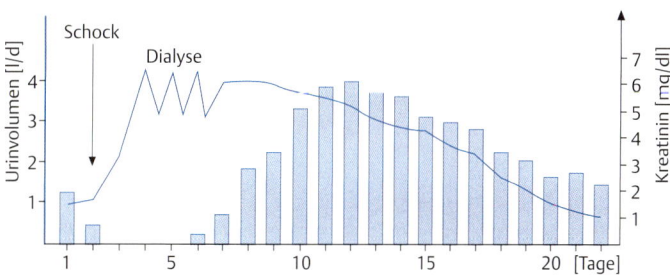

Abb. 2.1 **Verlauf des akuten Nierenversagens.** (aus: Hahn, Checkliste Innere Medizin, Thieme, 2010)

lytverlust, weshalb in dieser Phase besonders auf eine korrekte Flüssigkeits- und Elektrolytbilanzierung geachtet werden muss.

> **MERKE** In 30 % der Fälle verläuft das ANV normourisch. In diesem Fall ist der Anstieg des Serumkreatinins der einzige Hinweis, da klinische Symptome erst bei fortgeschrittener Insuffizienz auftreten. Das normourische ANV hat eine bessere Prognose als das olig-/anurische.

Komplikationen:
- **Hyperkaliämie:** Folge sind Herzrhythmusstörungen bis hin zum Herzstillstand.
- **Lungenödem:** Als Folge der Überwässerung entwickelt sich ein interstitielles Lungenödem (s. Atmungssystem [S. A206]).
- **Urämie:** urämischer Fötor, Enzephalopathie mit Konzentrationsstörungen, Flapping Tremor, Krämpfen und Koma, Perikarditis, Pleuritis, urämische Gastritis, Blutungsneigung infolge von Thrombozytopenien
- **Infektionen:** häufig nosokomiale Infektionen
- **Azidose, Anämie, Hypertonie.**

Diagnostik:
Anamnese: Sie kann Aufschluss über die Krankheitsgenese geben. Wichtig sind Fragen nach vorliegenden Grunderkrankungen (Herzinsuffizienz, Leberzirrhose, vorausgegangene Infekte, urologische oder gynäkologische Grunderkrankungen), OPs, Traumen, Schockzuständen (v. a. kurz vor Entwicklung des ANV) sowie nach Medikamenteneinnahme.

Blutanalyse: Erfassung von Retentionswerten, Elektrolyten und Blutgasen. Blutkulturen können einen Hinweis auf Sepsis als Ursache eines prärenalen ANV liefern.

Urinanalyse: Ausschluss/Diagnose von akuter Glomerulonephritis oder interstitieller Nephritis. Eine Messung des spezifischen Uringewichts bzw. der Urinosmolalität kann zur Differenzierung zwischen prä- und intrarenalem Nierenversagen beitragen (stark konzentrierter Urin bei Volumenmangel). Ebenso dient dazu die Bestimmung der fraktionellen Natriumkonzentration (s. u.).

Volumenstatus: Dieser sollte engmaschig überwacht werden durch Messung der Urinausscheidung, ZVD-Messung, Wiegen.

Sonografie: zum Ausschluss einer postrenalen Ursache und zur Differenzierung zwischen akutem (große Nieren) und chronischem (kleine, echodichte Nieren) Nierenversagen

Röntgen-Thorax: bei Hinweisen auf ein Lungenödem.

Nierenbiopsie: Eine Nierenbiopsie ist indiziert bei Verdacht auf intrarenales ANV, z. B. bei rapid-progressiver Glomerulonephritis [S. A401].

Fraktionelle Natriumexkretion: Besonders relevant ist die Unterscheidung von prä- und intrarenalem ANV, da das perfusionsbedingte prärenale Nierenversagen gut zu therapieren ist. Zur Differenzierung wird die fraktionelle Natriumexkretion ermittelt (**Tab. 2.2**). Sie entspricht der Natrium-Clearance, die ins Verhältnis zur Kreatinin-Clearance gesetzt wird. Beim prärenalen ANV ist die Nierenperfusion bei regelrechter Nierenfunktion vermindert, Natriumrückresorption und Harnkonzentrierung also nicht gestört. Anders beim intrarenalen ANV, bei dem die gestörte Tubulusfunktion Ursache des Nierenversagens ist.

Tab. 2.2 Unterscheidung von prä- und intrarenalem ANV

	Urinnatrium (mmol/l)	Kreatinin (Urin-Plasma-Verhältnis)	fraktionelle Natriumexkretion (%)
prärenales ANV	< 10	> 15	< 1
intrarenales ANV	30–90	< 15	> 1

$$\text{frakt. Na}^+\text{-Exkretion} = \frac{\text{Harn-Na}^+ \times \text{Plasma-Krea}}{\text{Plasma-Na}^+ \times \text{Harn-Krea}} \times 100$$

Therapie: Sie umfasst die Behandlung der Grundkrankheit, die Bilanzierung von Flüssigkeit und Serumelektrolyten sowie die Nierenersatztherapie.

Behandlung der zugrunde liegenden Erkrankung: Dazu gehören das Absetzen potenziell nephrotoxischer Medikamente, die Verbesserung der Nierendurchblutung (v. a. durch Kreislaufstabilisierung) und die Behandlung urologischer bzw. gynäkologischer Erkrankungen bei einer postrenalen Ursache (z. B. durch Stenting oder transkutane Harnableitung).

> **MERKE** Nach der Behebung eines akuten postrenalen Abflusshindernisses kommt es häufig zu starker Diurese. Ausreichende Flüssigkeits- und Elektrolytsubstitution beachten!

Diurese: Im Vordergrund steht die **Flüssigkeitsbilanzierung**. Insbesondere beim prärenalen ANV sollte auf ausreichende Hydrierung geachtet werden. Ein durch Volumenmangel ausgelöstes prärenales ANV kann sich nach therapeutischer Flüssigkeitszufuhr relativ rasch normalisieren. Außerdem können durch rechtzeitige Substitution ischämische Folgeschäden – wie der Übergang zu einer akuten Tubulusnekrose – verhindert werden.

Kann trotz Flüssigkeitszufuhr immer noch keine ausreichende Diurese erzielt werden, liegt wahrscheinlich ein intrarenaler Strukturschaden vor. Um eine Hypervolämie zu vermeiden, muss in diesem Fall die Substitution eingeschränkt bzw. die Therapie durch Diuretika (z. B. Furosemid) ergänzt werden.

Beim oligurischen ANV ist eine Diuresesteigerung (z. B. durch Furosemid) wichtig (Schleifendiuretika wie Furosemid sind die einzigen Diuretika, die auch bei eingeschränkter Nierenfunktion noch wirken).

Korrektur der Serumelektrolyte: Im Verlauf des ANV kommt es häufig zu Elektrolytverschiebungen. Zur Therapie der Hyperkaliämie können entweder Kationenaustauscherharze (Resonium) oder Insulin + Glukose gegeben werden. Bei metabolischer Azidose empfiehlt sich die Gabe von Bikarbonat.

Nierenersatztherapie: Indikationen für eine Dialyse sind ein therapierefraktäres Lungenödem, Hyperkaliämie (K^+ > 6 mmol/l), metabolische Azidose und urämische Symptome.

Prognose: Ein postoperatives oder septisches ANV hat trotz Dialysebehandlung eine hohe Mortalität von ca. 60 %. Ursächlich hierfür sind in erster Linie die Grunderkrankung sowie die damit assoziierten Komplikationen, wie z. B. Multiorganversagen und Sepsis. Das toxische ANV hingegen hat bei Absetzen der auslösenden Substanz eine gute Prognose.

2.2 Chronische Niereninsuffizienz

Synonym: chronisches Nierenversagen (CNV)

> **DEFINITION** Irreversible Verminderung der glomerulären, tubulären und endokrinen Nierenfunktion.

Epidemiologie: Die Inzidenz beträgt in Westeuropa 10:100 000/Jahr.

Ätiologie: Die häufigsten Erkrankungen, die zu einer chronischen Niereninsuffizienz führen, sind:
- diabetische Nephropathie (ca. 35 % aller CNV)
- chronische Glomerulonephritiden
- chronische interstitielle Nephritiden
- vaskuläre Nephropathien
- Zystennieren.

Pathophysiologie: Bei vielen Nierenerkrankungen schreitet der Funktionsverlust kontinuierlich fort und endet schließlich in einer chronischen Niereninsuffizienz. Durch den progredienten Untergang funktionstüchtiger Nephrone kommt es zu einer gesteigerten GFR an den verbliebenen Nierenkörperchen. Die hämodynamischen Veränderungen (Erhöhung des intraglomerulären Drucks, Hyperperfusion, Hyperfiltration) schädigen das Kapillarendothel und führen dadurch zu einer erhöhten kapillären Permeabilität. Die daraus resultierende Proteinurie stimuliert die Proliferation von Mesangiumzellen und die Ausschüttung von Wachstumsfaktoren, welche die Bindegewebssynthese anregen und folglich zu einer Fibrosierung und damit zum Funktionsverlust des Glomerulums führen. Auch im Tubulusbereich lässt sich anfangs eine kompensatorische Hypertrophie, später eine tubulointerstitielle Fibrosierung und Tubulusatrophie feststellen.

Da die Reservekapazität der Niere sehr groß ist, kommt es erst bei einer Reduktion der funktionierenden Nephrone um 60–70 % zu klinisch relevanten Symptomen.

Einteilung: Siehe Tab. 2.3.

Tab. 2.3 Stadieneinteilung der chronischen Niereninsuffizienz nach NKF (National Kidney Foundation)

Stadium	Beschreibung	GFR (ml/min/1,73 m²)
0	erhöhtes Risiko für Niereninsuffizienz	>90
1	Nierenschädigung bei normaler Nierenfunktion	>90
2	Nierenschädigung mit milder Niereninsuffizienz	60–89
3	mittelschwere Niereninsuffizienz	30–59
4	schwere Niereninsuffizienz	15–29
5	terminale Niereninsuffizienz	<15

Klinik: In frühen Stadien sind die Patienten meist beschwerdefrei. Es finden sich jedoch häufig Poly- und Nykturie und bei nachlassender Konzentrationsfähigkeit der Niere Isosthenurie. Mit Abfall der Kreatinin-Clearance unter 50 ml/min kommt es zunehmend zu folgenden Symptomen:
- **Urämie:** Urämie beschreibt die Akkumulation von harnpflichtigen Substanzen (Urämietoxine) im Blut. Die urämischen Symptome [S. A387] können sich auf unterschiedliche Weise klinisch manifestieren.
- **Hypertonie:** bedingt durch Hypervolämie und Aktivierung des RAAS (renoparenchymatöse Hypertonie)
- **Hypervolämie:** Bei fortgeschrittener Niereninsuffizienz kommt es infolge der abnehmenden GFR zu einer deutlichen Natrium- und Wasserretention. Daraus resultieren arterielle Hypertonie, periphere Ödeme, Fluid Lung und evtl. Lungenödem.
- **renale Osteopathie** (s. Orthopädie [S. B241]): Sammelbegriff für ossäre Veränderungen, die im Rahmen der chronischen Niereninsuffizienz auftreten. Hauptursachen dafür sind ein sekundärer Hyperparathyreoidismus und die verminderte 1,25-$(OH)_2$-Vitamin-D_3-Synthese in den Nieren.
- **renale Anämie [S. A389]:** Diese wird multifaktoriell verursacht. Neben der verminderten Erythropoetinsynthese in den Nieren spielen auch eine Störung der Erythropoese im Knochenmark und eine verkürzte Erythrozytenüberlebenszeit (beides verursacht durch Urämietoxine) eine Rolle.
- **Störung des Elektrolythaushalts:** Hyperkaliämie, Hyperphosphatämie, Hypokalzämie. Durch die Retention von Phosphat kommt es zur Bildung von Kalziumphosphatkomplexen, wodurch der Kalziumspiegel im Serum sinkt. Dadurch wird reaktiv vermehrt PTH ausgeschüttet. Die Hyperphosphatämie induziert zudem die Freisetzung eines Fibroblast Growth Factors 23 (FGF-23) aus den Osteozyten, der phosphaturisch wirkt und wiederum die Kalzitriolsynthese hemmt. In der Summe entwickelt sich eine negative Kalziumbilanz im Knochen.
- **Störung des Säure-Basen-Haushalts:** renale Azidose durch verminderte renale Ausscheidung von H^+-Ionen.

In der Folge steigt u. a. die Neigung zur Hyperkaliämie (→ über den H^+-K^+-Antiport werden vermehrt H^+-Ionen nach intrazellulär und somit auch vermehrt K^+-Ionen nach extrazellulär transportiert).
- **gestörte Gonadenfunktion:** Amenorrhö, Infertilität, Impotenz
- **Hämatomneigung:** urämisch bedingte Thrombozytenfunktionsstörung.

Diagnostik:
- **Blut:** Retentionswerte (Harnstoff, Kreatinin) erhöht, Kreatinin-Clearance vermindert; Elektrolytstörungen wie Hyperkaliämie, Hyperphosphatämie, Hypokalzämie; Mangel an Kalzitriol, Erhöhung von Parathormon; metabolische Azidose und normochrome renale Anämie.
- **Urin:** Proteinurie, Glukosurie sowie Urinsediment geben Hinweis auf die Ursache der chronischen Niereninsuffizienz.

Bildgebende Diagnostik:
- **Sonografie:** Schrumpfnieren als morphologisches Endstadium chronischer Nierenerkrankungen mit beidseits verkleinerten Nieren und verschmälertem, echodichtem Parenchymsaum (Abb. 2.2).
- **Echokardiografie:** Bei arterieller Hypertonie Beurteilung der Herzgröße und Hypertrophie des linken Ventrikels. Messung der Ejektionsfraktion des linken Ventrikels zur Abschätzung einer Linksherzinsuffizienz. Bei fortgeschrittener Niereninsuffizienz Beurteilung des Perikards zum Ausschluss eines urämisch bedingten Perikardergusses oder einer Perikarditis.
- **Röntgen:** Bei fortgeschrittener Niereninsuffizienz und Knochenbeschwerden sollte zum Ausschluss einer renalen Osteopathie der Knochenstatus im Röntgen beurteilt werden (s. Orthopädie [S. B241]).

Therapie: Die Therapie der chronischen Niereninsuffizienz basiert auf 3 Säulen: Therapie der Grunderkrankung, Aufhalten bzw. Verlangsamung der Progredienz der Niereninsuffizienz und Therapie der durch die Niereninsuffizienz bedingten Beschwerden und Komplikationen.

Therapie des Grundleidens: z. B. adäquate Blutzuckereinstellung bei Diabetes mellitus, medikamentöse Therapie bei Glomerulonephritis oder systemischen Erkrankungen.

Aufhalten der Progredienz und Verzögerung von Komplikationen:
- **Vermeidung nephrotoxischer Substanzen:** Dazu gehört die strenge Indikationsstellung für die Anwendung von Röntgenkontrastmitteln. Ist eine Verwendung von Kontrastmittel unvermeidlich, ist auf adäquate Hydrierung vor und nach der Untersuchung zu achten. Zusätzlich wird die Gabe von Acetylcystein empfohlen. NSAR, Aminoglykoside und andere nephrotoxische Medikamente müssen, falls möglich, durch geeignete Alternativsubstanzen ersetzt werden.
- **Blutdruckeinstellung:** Da die arterielle Hypertonie einerseits eine Folge und andererseits selbst einen Risikofaktor für die chronische Niereninsuffizienz darstellt, ist deren medikamentöse Kontrolle von entscheidender Bedeutung. Zieldrücke: 130/80 mmHg bei NI mit Proteinurie < 1 g/d und 125/75 mmHg bei NI mit Proteinurie > 1 g/d. Für die antihypertensive Therapie werden aufgrund ihrer nephroprotektiven Wirkung ACE-Hemmer empfohlen (alternativ Angiotensin-II-Rezeptor-Antagonisten), häufig in Kombination mit Diuretika.
- **Eiweißrestriktion** (< 1 g/kg KG): Sie soll Hyperfiltration und Proteinurie mindern.
- **Flüssigkeitszufuhr:** Bei erhaltener Diurese sollte eine Trinkmenge angestrebt werden, die eine Diurese von ca. 2 l zur Folge hat. Durch diese Trinkmenge kann die Tagesmenge von ca. 600 mmosmol urämischer Solute auch bei verminderter Konzentrierungsfähigkeit der Nieren eliminiert werden. Dadurch kann die Entstehung einer Urämie verzögert werden.

Therapie der Komplikationen:
- sekundärer Hyperparathyreoidismus [S. A388]
- renale Anämie [S. A389]
- **Ödeme:** engmaschige Gewichtskontrolle zur Früherkennung von Wassereinlagerungen. Kochsalz- und Flüssigkeitsrestriktion sowie Gabe von Schleifendiuretika
- **metabolische Azidose:** Gabe von oralem Natriumbikarbonat
- **Hyperkaliämie:** Kontraindikation für kaliumsparende Diuretika (z. B. Spironolacton). Kaliumarme Diät, evtl. Gabe von Austauscherharzen (Resonium). Bei akut lebensbedrohlichen Hyperkaliämien ist die sofortige Hämodialyse indiziert. Näheres zur Hyperkaliämiebehandlung [S. A426].
- **Vorbereitung auf Nierenersatztherapie:** Indikationsstellung für Nierenersatztherapie prüfen. Rechtzeitige Anlage einer Hämodialysefistel (erst Wochen nach Anlage nutzbar) oder eines Peritonealdialysekatheters.

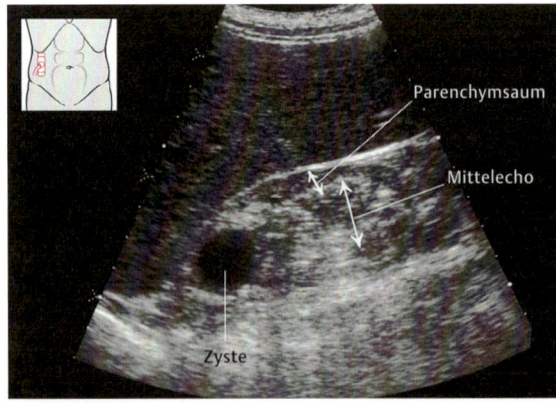

Abb. 2.2 **Schrumpfniere.** In der Sonografie erkennt man eine kleine und helle Niere mit verschmälertem Parenchymsaum. Die Schrumpfniere hat sich infolge einer chronischen Glomerulonephritis entwickelt. Am oberen Pol befindet sich außerdem eine Zyste – ein häufiger Befund bei Patienten mit chronischer Hämodialyse. (aus: Delorme, Debus, Duale Reihe Sonografie, Thieme, 2005)

Tab. 2.4 Medikamente, die bei chronischer Niereninsuffizienz kontraindiziert sind

Medikament	Grund
kaliumsparende Diuretika (Triamteren, Amilorid) bei GFR < 30 ml/min	Gefahr der Hyperkaliämie, Senkung der GFR und Nierendurchblutung
Aldosteronantagonisten (Spironolacton)	Gefahr der Hyperkaliämie, Senkung der GFR und Nierendurchblutung
Lithium	Diabetes insipidus renalis, interstitielle Nephritis, nephrotisches Syndrom
Thiazide bei GFR < 30 ml/min, Kreatinin i. S. > 2,0 mg/dl	Senkung von GFR und Nierendurchblutung
Metformin	Laktatazidose
nichtsteroidale Antiphlogistika	Senkung der GFR und Nierendurchblutung

Pharmakotherapie bei Niereninsuffizienz:
- Die Indikation für potenziell nephrotoxische Medikamente sollte sehr restriktiv gestellt werden. Neben der eigentlichen Nephrotoxizität besteht bei der Gabe bestimmter Medikamente eine erhöhte Gefahr von Nebenwirkungen (**Tab. 2.4**). Darüber hinaus sind einige Medikamente in der Therapie bei Patienten mit chronischer Niereninsuffizienz auch wirkungslos.
- Die Dosierung zahlreicher Medikamente muss reduziert werden, da es sonst bei erniedrigter Clearance durch die Niere zur Akkumulation mit erhöhten Nebenwirkungen kommt.
- Auch für potenziell nephrotoxische Medikamente ist die Indikation gegeben, wenn eine vitale Bedrohung besteht. In diesem Fall (z. B. Valaciclovir bei Herpesenzephalitis) sollten die Serumspiegel bestimmt werden, um die Dosis so niedrig wie möglich zu halten.

MERKE Schleifendiuretika sind die einzigen Diuretika, die auch noch bei fortgeschrittener Einschränkung der Nierenfunktion (GFR < 30 ml/min) wirksam sind.

Nierenersatztherapie: Die Indikation für eine Nierenersatztherapie [S. A389] wird auf Grundlage der Nierenretentionsparameter, d. h. Serumkreatinin, Serumharnstoff, sowie des klinischen Erscheinungsbildes gestellt.

Nierentransplantation: s. Chirurgie [S. B216].

Prognose: Die Prognose des chronischen Nierenversagens hängt vom Stadium ab. Grundsätzlich endet das CNV in der terminalen Niereninsuffizienz mit Dialysebedürftigkeit. Durch optimale Behandlung kann das Fortschreiten der Niereninsuffizienz jedoch hinausgezögert werden.

Die Therapie mit ACE-Hemmern verbessert bei Patienten mit chronischer Niereninsuffizienz die Prognose und hat mehrfach protektive Wirkung. ACE-Hemmer reduzieren die aldosteronvermittelte Na$^+$-Rückresorption im Sammelrohr, hemmen die Angiotensin-II-induzierten fibrotischen Umbauprozesse in der Niere und senken durch eine vorwiegende Dilatation der Vasa efferentia den intraglomerulären Druck, was einer weiteren glomerulären Schädigung vorbeugt.

Unter Dialyse besteht eine 10-Jahres-Überlebensrate von 50 %.

2.3 Komplikationen der chronischen Niereninsuffizienz

Von den zahlreichen Komplikationen der chronischen Niereninsuffizienz sind aufgrund ihrer klinischen Bedeutung insbesondere die Urämie und das urämische Syndrom (mit renaler Osteopathie und renaler Anämie) hervorzuheben.

2.3.1 Urämie

DEFINITION
- **Urämie:** klinischer Symptomenkomplex bei Akkumulation von harnpflichtigen Substanzen im Blut
- **Urämietoxine:** Sammelbegriff für harnpflichtige Substanzen, die in erhöhter Konzentration toxisch wirken
- **Azotämie:** pathologische Vermehrung niedrigmolekularer stickstoffhaltiger Substanzen im Blut

In Abgrenzung zur Azotämie bezeichnet die Urämie einen **klinischen Symptomenkomplex**, der bedingt ist durch ein Ungleichgewicht zwischen dem aktuellen Stoffwechsel des Organismus und der Nierenfunktion und dessen Pathogenese noch nicht vollständig geklärt ist.

Pathogenese und klinische Pathologie: Bei Abnahme der Nierenfunktion kommt es zur Akkumulation harnpflichtiger Substanzen im Serum. Tragen diese Stoffe zur Ausbildung urämischer Symptome bei, so werden sie Urämietoxine genannt.

In späten Stadien der Niereninsuffizienz werden zur Entgiftung des mit Urämietoxinen überladenen Organismus die terminalen Endstrombahnen in Perikard, Magenschleimhaut und Lunge herangezogen. Dadurch werden die Kapillarendothelien in den Organen geschädigt und es kommt zur fibrinösen Entzündungsreaktion (fibrinöse Perikarditis s. Herz-Kreislauf-System [S. A74], fibrinöse Pleuritis s. Atmungssystem [S. A217]).

Klinik: Folgende urämische Symptome sind typisch für die terminale Niereninsuffizienz:
- **Gastroenteropathie:** Appetitlosigkeit, Übelkeit, Erbrechen und Diarrhö
- **periphere Polyneuropathie:** vermindertes Vibrationsempfinden, symmetrische abgeschwächte Muskeleigenreflexe
- **Perikarditis/Pleuritis:** Sonografisch kann evtl. ein Perikard-/Pleuraerguss festgestellt werden. Auskultatorisch imponiert das Perikard-/Pleurareiben.
- **Enzephalopathie:** Konzentrationsstörungen, Kopfschmerzen, Bewusstseinseintrübung bis hin zum urämischen Koma
- **Blutungsneigungen:** Folge von Thrombozytopenie, Thrombozytopathie.

Weitere typische Symptome sind **Anämie, Myopathie, Pruritus** und **urämischer Fötor**.

Diagnostik: Wegweisend ist die grundlegende Niereninsuffizienzdiagnostik mit Erfassung der Nierenretentionswerte im Serum.

Therapie: Adäquate Therapie der Niereninsuffizienz.

2.3.2 Renale Osteopathie

> **DEFINITION** Ossäre Veränderungen, die im Rahmen einer chronischen Niereninsuffizienz auftreten. Hierzu zählen: Ostitis fibrosa (High-Turnover-Osteopathie), Osteomalazie und adyname Knochenerkrankung (Low-Turnover-Osteopathie) sowie Mischformen.

Ätiopathogenese: Grundsätzlich kann man bei der renalen Osteopathie unterscheiden zwischen der **High-Turnover**-Variante mit pathologisch erhöhten PTH-Spiegeln und gesteigertem Knochenstoffwechsel und der **Low-Turnover**-Variante, die als **Osteomalazie** v. a. bei Aluminiumüberladung oder als **adyname Knochenerkrankung** mit erniedrigten PTH-Werten auftritt.

Ursache der **High-Turnover-Osteopathie** ist ein **sekundärer Hyperparathyreoidismus** mit erhöhtem Knochenumsatz und -abbau durch gesteigerte Aktivität der Fibroblasten und Osteoklasten (→ Fibroosteoklasie). Ursache für eine erhöhte PTH-Konzentration bei Niereninsuffizienz ist die Stimulation der PTH-Synthese in den Epithelkörperchen durch:

- **verminderte 1,25-(OH)$_2$-Vitamin-D$_3$-Synthese** in den Nieren: Hierdurch kommt es über eine verminderte gastrointestinale Aufnahme zum Abfall des Serumkalziums. Außerdem entfällt die direkte suppressive Wirkung von 1,25-(OH)$_2$-Vitamin D$_3$ auf die Epithelkörperchen.
- **verminderte Phosphatausscheidung** durch die eingeschränkte Ausscheidungsfunktion der Niere. Durch Erhöhung des Kalziumphosphatproduktes kommt es zur Ausfällung von Kalziumphosphatkristallen mit extraossären Verkalkungen und konsekutiv zur Senkung des Kalziumspiegels. Zusätzlich hemmen erhöhte Phosphatspiegel die 1,25-(OH)$_2$-Vitamin-D$_3$-Synthese in der Niere.

Zudem findet sich bei Niereninsuffizienz eine verminderte renale PTH-Eliminierung.

Die **Osteomalazie** ist neben einem Vitamin-D$_3$-Mangel durch eine **Aluminiumüberladung** bedingt. Die Aluminiumüberladung kommt zustande durch aluminiumhaltige Phosphatbinder und Dialysatlösungen. Es resultiert eine Mineralisationsstörung und eine erhöhte Synthese von Osteoid (unverkalkte Knochenmatrix).

Bei der **adynamen Knochenerkrankung** scheint ein erniedrigter oder relativ zu niedriger PTH-Spiegel ursächlich zu sein, der keinen ausreichenden Knochenstoffwechsel mehr gewährleisten kann.

Die Übergänge zwischen den verschiedenen Formen sind fließend; häufig liegen auch Mischformen vor.

Klinik: Die Klinik der unterschiedlichen Formen unterscheidet sich nicht. Bei aluminiumbedingter Osteopathie sind die Symptome aber häufig stärker ausgeprägt. Die 3 Leitsymptome der renalen Osteopathie sind **schlecht lokalisierbare Knochenschmerzen, Spontanfrakturen** im Rippen-, Wirbelkörper- und Hüftgelenksbereich sowie **Muskelschwäche**. Diese Beschwerden treten jedoch nur bei 5–10 % der Patienten auf, obwohl radiologische Zeichen einer renalen Osteopathie bei ca. 30 % gefunden werden.

Diagnostik:

Labor: PTH, AP, Serumkalzium, Serumphosphat, Serumaluminiumspiegel (Zeichen des sekundären Hyperparathyreoidismus: PTH ↑, AP ↑, Phosphat ↑, Kalzium ↓).

Sekundärer Hyperparathyreoidismus: Befunde wie beim primären Hyperparathyreoidismus (s. Endokrines System und Stoffwechsel [S. A330]). In der Wirbelsäule ist die Verdichtung der Boden- und Deckplatte bei gleichzeitiger zentraler Rarefizierung („rugger jersey spine") charakteristisch (Abb. 2.3 a). Besonders in den Fingerphalangen lassen sich subperiostale Knochenresorptionszonen nachweisen. Dauert die Erkrankung länger, kommt es zu extraossären Verkalkungen, z. B. der Media der Arterien (Abb. 2.3 b) oder des periartikulären Weichteilgewebes.

Osteomalazie: Demineralisation, Looser-Umbauzonen, Spontanfrakturen (s. Orthopädie [S. B241]).

Knochenbiopsie mit Histologie: Sie muss zur eindeutigen Diagnosesicherung durchgeführt werden. Hierbei zeigen sich bei der **High-Turnover-Osteopathie** häufig eine schmale, aufgelockerte Kompakta, subperiostale Usuren und Zysten. Typisch sind auch Wirbelsäulenveränderungen mit betonten Grund- und Deckplatten (rugger jersey

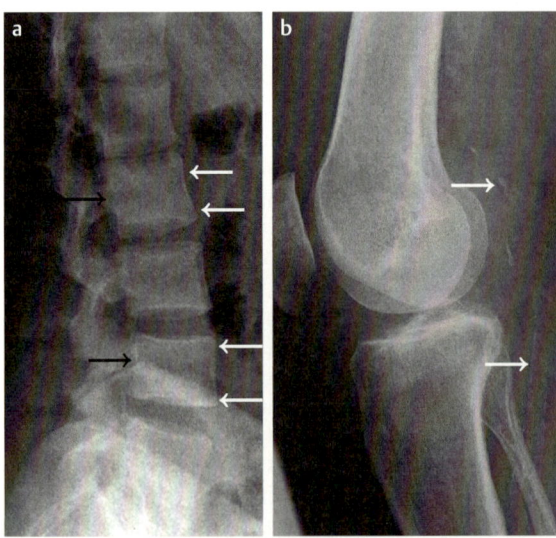

Abb. 2.3 **Skelettveränderungen bei renaler Osteopathie. a** Sandwich-Wirbelkörper (rugger jersey spine) an der Wirbelsäule. Die Wirbelkörperendplatten sind verdichtet (weiße Pfeile), die Wirbelkörper hypertransparent (schwarze Pfeile). **b** Verkalkungen der A. poplitea. (aus: Reiser, Kuhn, Debus, Duale Reihe Radiologie, Thieme, 2011)

spine). Bei der **Osteomalazie** zeigt sich v. a. eine Osteoidvermehrung mit verminderter Kalzifikation.

Therapie: Die Therapie ist schwierig und zielt auf die langfristige Normalisierung der Serumspiegel von Phosphat und Kalzium ab. Bei schwerer renaler Osteopathie (**High-Turnover-Form**) kommt die **Parathyreoidektomie** infrage. Eine zu starke Senkung des PTH-Spiegels (< 150 pg/ml) begünstigt das Auftreten einer **adynamen Osteopathie** und sollte deshalb vermieden werden. Zur Vermeidung einer **aluminiuminduzierten Osteopathie** sollte auf die Anwendung aluminiumhaltiger Phosphatbinder verzichtet werden; bei eingetretener aluminiuminduzierter Osteopathie ist eine Desferoxamin-Therapie indiziert.

Phosphatbinder: Durch die Gabe von kalzium- bzw. magnesiumhaltigen und/oder kalziumfreien Phosphatbindern wird der Serumphosphatspiegel vermindert. Häufigste Nebenwirkung ist die Hyperkalzämie. Aluminiumhaltige Phosphatbinder sind wegen der Gefahr der aluminiuminduzierten Enzephalopathie, Anämie und Osteopathie heute weitgehend obsolet. Neu auf den Markt gekommen sind in den letzten Jahren kalzium- und aluminiumfreie Phosphatbinder, z. B. Sevelamer.

Kalzitriol: Fördert die enterale und renale Kalziumreabsorption und vermindert so den auslösenden Reiz für die PTH-Synthese. Darüber hinaus wird auch die enterale Phosphatreabsorption gesteigert. Das kann zur Folge haben, dass das Kalziumphosphatprodukt ansteigt und als Salz im Gewebe ausfällt. Diese Kalzifikationen können zu Mikroverkalkungen insbesondere in den Koronargefäßen führen. Deshalb sollte Kalzitriol nur bei zuvor korrigierten und weiterhin engmaschig kontrollierten Kalzium- und Phosphatwerten gegeben werden.

Cinacalcet: Erhöht die Sensitivität des Kalziumsensors der Epithelkörperchen, woraus eine bessere Hemmung der PTH-Sekretion durch das Serumkalzium resultiert. Bei der Gabe von Cinacalcet drohen Hypokalzämie und adyname Knochenerkrankung durch zu stark abgesenkte PTH-Werte.

Prognose: Die Schädigung am Skelettsystem kann zur völligen Immobilisation des Patienten führen. Der Krankheitsverlauf hängt wesentlich von der Einstellung der chronischen Niereninsuffizienz ab. Bei langjähriger Niereninsuffizienz kann es zur autonomen, also weder therapeutisch noch durch hohe Kalziumspiegel unterdrückbaren Produktion von PTH-Hormon kommen (**tertiärer Hyperparathyreoidismus**).

2.3.3 Renale Anämie

DEFINITION Anämie, die sich als Folge der chronischen Niereninsuffizienz entwickelt.

Pathogenese: Die renale Anämie hat eine multifaktorielle Genese. Hauptursache ist die verminderte **Erythropoetinsynthese** infolge der Niereninsuffizienz. Weitere Ursachen sind:

- **Blutverluste** und konsekutiver Eisenmangel durch Hämodialyse und häufige Blutabnahmen
- **Knochenmarkfibrose:** durch sekundären HPT und Aluminiumüberladung bei lang andauernder Therapie mit aluminiumhaltigen Phosphatsenkern
- **Urämietoxine:** verkürzte Überlebenszeit von Erythrozyten und Hemmung der Erythropoese.

Klinik: Allgemeine Symptome der Anämie wie Blässe, Abgeschlagenheit, Müdigkeit und Belastungsdyspnoe sowie Café-au-Lait-Farbe der Haut (durch Ablagerung von Urämietoxinen in der Haut und gleichzeitige anämiebedingte Blässe).

Diagnostik: Die Anamnese der chronischen Niereninsuffizienz und die **normochrome**, **normozytäre**, **hyporegenerative** Anämie im Blutbild sind wegweisend. Bei dialysepflichtigen Patienten sollte differenzialdiagnostisch an eine Eisenmangelanämie (hypochrom, mikrozytär; Eisen + Ferritin ↓) gedacht werden.

Therapie: Bei der Eisenmangelanämie sollte das Eisendefizit ausgeglichen werden. Die renale Anämie wird durch Gabe von rekombinantem humanem (rhu) EPO therapiert. Indikation für die EPO-Therapie ist die symptomatische renale Anämie bei einem Hämatokrit < 30 %. Wichtigste Nebenwirkung ist die Neuentwicklung oder Aggravation einer vorbestehenden Hypertonie.

2.4 Nierenersatzverfahren

Die Indikation für eine Nierenersatztherapie wird auf Grundlage der Nierenretentionsparameter, d. h. Serumkreatinin und -harnstoff, sowie des klinischen Erscheinungsbilds getroffen:

Indikationen bei akuter Niereninsuffizienz:
- urämische Symptome
- Elektrolyt-, Säure-Base-Verschiebungen (s. bei chronischer Niereninsuffizienz)
- Anurie > 12 h nach konservativer Therapie
- Serumkreatininanstieg > 1 mg/dl in 24 h

Indikationen bei chronischer Niereninsuffizienz:
- urämische Symptome
- therapierefraktäre Hypertonie
- Hyperkaliämie (> 6,5 mmol/l)
- renale Azidose (pH < 7,2, BE > –10 mmol/l)
- Serumkreatinin > 8–10 mg/dl
- Serumharnstoff > 160–200 mg/dl
- konservativ nicht beherrschbare Überwässerung.

Die **Ziele** dieser Verfahren sind:
- Elimination von Wasser und harnpflichtigen Substanzen (Urämietoxine, Harnstoff, Kreatinin) aus dem Blut.
- Korrektur von Verschiebungen im Wasser-, Elektrolyt- und Säure-Basen-Haushalt.

Um einen leicht punktierbaren Gefäßzugang zu bekommen, wird eine **arteriovenöse Fistel** angelegt. Häufigste Form ist die Fistel zwischen A. radialis und V. cephalica (Cimino-Brescia-Shunt) am Unterarm. Aus dem arteriellen Schenkel wandert das Blut über die semipermeable Membran und fließt gereinigt über den venösen Zugang in den Körper zurück. Von der Anlage bis zur Nutzbarkeit eines Cimino-Shunts vergehen einige Wochen. In Notfällen wird deshalb meist über einen zentralvenösen Zugang (z. B. Shaldon-Katheter) dialysiert.

2.4.1 Hämodialyse

Sie ist mit rund 80 % die am häufigsten angewandte Dialyseform (Abb. 2.4). ==Das Prinzip der Dialyse ist die Diffusion gelöster Stoffe über eine **semipermeable Membran**. Dabei erfolgt ein passiver Stoffaustausch entlang eines chemischen **Konzentrationsgradienten** zwischen 2 Flüssigkeitskompartimenten (Blut ↔ Dialysatflüssigkeit).== Während der Hämodialyse wandern Harnsäure, Harnstoff, Kreatinin, urämische Toxine und Kalium aus dem Blut in die Dialysatflüssigkeit, andere Stoffe wie Kalzium oder Bikarbonat werden ins Blut aufgenommen. Um den Konzentrationsgradienten möglichst hoch zu halten, strömen Blut und Dialysatflüssigkeit in entgegengesetzter Richtung aneinander vorbei. Der Nettoeffekt der Dialyse liegt in der Reduktion der Plasmakonzentrationen nierenpflichtiger Stoffe und der Anreicherung substitutionspflichtiger Stoffe, wie Kalzium und Bikarbonat, im Serum. Zudem erfolgt eine Filtration überschüssigen Plasmawassers zusammen mit dem darin gelösten Natrium. Die chronisch-intermittierende Hämodialyse erfolgt 3-mal/Woche für jeweils 4–8 h. Steigerungen der Leistungsfähigkeit und subjektiven Lebensqualität können durch die tägliche Hämodialyse (2 h/d) erreicht werden. Neben der Dialyse in einem Zentrum kann die Behandlung nach einer Trainingsphase auch durch den Patienten selbst, in der Regel unterstützt durch einen Partner, zu Hause durchgeführt werden. Vorteile sind die hohe Flexibilität, die Option langer Dialysezeiten bei fehlenden Wegezeiten und die Eigenverantwortung, die medizinische und psychologische Vorteile zur Folge hat.

2.4.2 Hämofiltration

Bei der Hämofiltration wird durch den Aufbau eines hydrostatischen Druckgradienten **Plasmawasser** aus dem Blut abgepresst, ähnlich der glomerulären Filtration. Mit dem Plasmawasser wandern nieder- und mittelmolekulare Stoffe aus dem Blut. Die frei filtrierten Stoffe finden sich in Blut und Filtrat in gleicher Konzentration. Die Konzentrationssenkung der ausscheidungspflichtigen Stoffe (Kreatinin, Harnstoff, Elektrolyte etc.) erfolgt hierbei durch den Verdünnungseffekt mit der isotonischen Elektrolytlösung, die als Flüssigkeitssubstitution dem filtrierten Blut wieder zugefügt wird.

Während die Hämodialyse bei der Entfernung kleinmolekularer Stoffe effektiver ist, können mit der Hämofiltration größere Proteine bis zu einem Molekulargewicht von ca. 35 kDa besser entfernt werden. Zusätzlich ist die Hämofiltration zur schonenden Therapie einer Überwässerung besser geeignet als die Hämodialyse.

2.4.3 Peritonealdialyse

Als semipermeable Membran dient hier das Peritoneum. Als Dialysatflüssigkeit dient eine kaliumfreie, dem Elektrolytgehalt des Serums angepasste Glukoselösung, welche über einen Katheter in die Bauchhöhle gegeben wird. Dies geschieht entweder kontinuierlich über den Tag verteilt (CAPD) oder maschinell während der Nacht (CCPD). Der Nachteil der Peritonealdialyse liegt vor allem in der erhöhten Peritonitisgefahr. Daneben findet sich ein Eiweißverlust über das Dialysat, der zu einem Proteinmangel führen kann.

Peritonealdialyse versus Hämodialyse: ==Vorteile der Peritonealdialyse sind die fehlenden Blutverluste, der geringere Zeitaufwand, die größere Mobilität, eine gleichmäßigere Entgiftung und die Möglichkeit einer parallelen Nutzung der verbleibenden Nierenfunktion.== Der Patient selbst lernt, die Dialyseflüssigkeit zu infundieren und zu entfernen bzw. auszutauschen. Mit der Flüssigkeit in der Bauchhöhle kann der Patient seinen Alltagstätigkeiten nachgehen und ist damit unabhängiger und nicht wie bei den extrakorporalen Verfahren gezwungen, regelmäßig eine Dialysestation aufzusuchen.

Nachteile sind die Gefahr von Katheterinfektionen oder einer Peritonitis (v. a. bei unsachgemäßem Umgang, fehlenden hygienischen Vorsichtsmaßnahmen etc.) sowie der Verlust von Eiweiß und Glukose. Zudem muss bei abnehmender Restausscheidung letztlich zur effektiven Wassereliminierung auf die extrakorporale Dialyse umgestellt werden. Bei Patienten mit schlechtem Allgemeinzustand und mangelnder Compliance wird die extrakorporale Hämodialyse bevorzugt, da der Patient sich hier unter regelmäßiger Kontrolle befindet und die Gefahr von dialysebedingten Infektionen geringer ist.

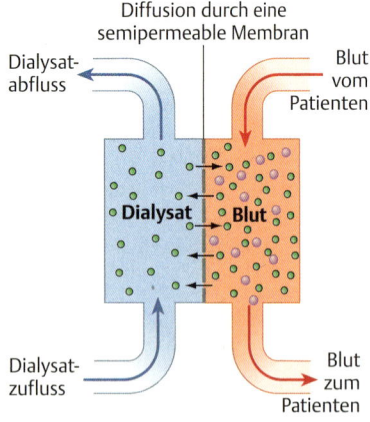

Abb. 2.4 Prinzip der Hämodialyse. (aus: Graefe, Lutz, Bönisch, Duale Reihe Pharmakologie, Thieme, 2011)

3 Glomerulopathien

3.1 Grundlagen

DEFINITION Der Begriff Glomerulopathie umfasst eine heterogene Gruppe von Erkrankungen, die zu einer strukturellen oder funktionellen Schädigung des Glomerulums führen. Diese Erkrankungen können sich entweder primär am Glomerulum abspielen (**primäre Glomerulopathie**) oder sich als Folge einer Systemerkrankung am Glomerulum manifestieren (**sekundäre Glomerulopathie**, z. B. bei Diabetes mellitus, Amyloidose, Kollagenose).

Ätiologie: Man unterscheidet zwischen entzündlichen und nicht entzündlichen Prozessen:
- **entzündliche Glomerulopathien:** Diese werden auch als Glomerulonephritiden (GN) bezeichnet und können sich ausschließlich am Glomerulum abspielen oder renale Manifestationen systemischer Entzündungserkrankungen darstellen. Sie sind neben der vaskulären und diabetischen Nephropathie die häufigste Ursache der chronischen Niereninsuffizienz in Europa.
- **nicht entzündliche Glomerulopathien:** Die diabetische Nephropathie, die Amyloidose, aber auch hereditäre Glomerulopathien aufgrund von genetischen Defekten (z. B. Alport-Syndrom) gehören zu dieser heterogenen Gruppe.

Einteilung: Die Einteilung der Glomerulopathien ist uneinheitlich und ergibt je nach verwendeten Kriterien eine andere Zuordnung.

Pathogenese: Bei der Entstehung von **entzündlichen Glomerulopathien** (= Glomerulonephritiden) spielen immunologische Vorgänge eine wesentliche Rolle. Man unterscheidet:
- **Antikörper gegen körpereigene Antigene:** Es kommt zum Toleranzverlust und zur AK-Bildung der B-Zellen gegen Kollagene oder Oberflächenproteine in der Basalmembran. Richten sich die AK gegen die Basalmembran in den Glomerula und der Lunge, kommt es zu einem besonders fulminanten Verlauf (**Goodpasture-Syndrom**).
- **Immunkomplexbildung:** Medikamente, pathogene Erreger (Virus-, Bakterienbestandteile) oder Immunglobuline können exogene Antigene darstellen, gegen die AK vorliegen/gebildet werden. Die im Blut zirkulierenden Antigene können sich in der Niere ablagern, wo sie dann mit den gegen sie gerichteten Antikörpern reagieren. Alternativ kann auch eine Komplexbildung im Kreislauf mit anschließender Ablagerung in den Glomerula stattfinden. Gemeinsame Endstrecke ist die **Immunkomplexablagerung in den Nieren**, die einen immunologischen Reiz darstellt.

In beiden Fällen kommt es letztlich zur Freisetzung lokaler Entzündungsmediatoren (Eicosanoide, Zytokine) und Wachstumsfaktoren, wie z. B. TGF-β. TGF-β steigert die Synthese von Kollagen und anderen Matrixbestandteilen und fördert damit die irreversible Narbenbildung und strukturelle Zerstörung des Glomerulums.

Die Pathogenese der **nicht entzündlichen Glomerulopathien** ist abhängig von der zugrunde liegenden Erkrankung. Bei der Amyloidose stellt die Ablagerung von Proteinfibrillen im Glomerulum den pathologischen Reiz dar. Die zunehmende Bildung der Fibrillen zerstört die Integrität der glomerulären Struktur und führt zu deren Untergang.

Pathophysiologische Endstrecke aller Glomerulumschädigungen ist eine **Beeinträchtigung der Filtrationsbarriere** mit Übertritt von Erythrozyten (**Erythrozyturie**) und Proteinen (**Proteinurie**) – durch die glomeruläre Basalmembran. Dies ist entweder eine Folge von strukturellen Umbauprozessen oder von Veränderungen der Ladungseigenschaften der Proteine in der glomerulären Basalmembran. Proteinurie und Erythrozyturie sind Frühsymptome bei noch funktionstüchtiger Niere. Im weiteren Verlauf führen sklerotische Veränderungen an den Glomerula und Tubulushypertrophie zu einem konsekutiven Absterben funktionstüchtiger Nephrone. Folge ist eine Niereninsuffizienz mit Anstieg der Nierenretentionsparameter.

Klinische Pathologie: Morphologisch werden die Glomerulopathien in proliferative und nicht proliferative Glomerulopathien eingeteilt (Abb. 3.1):
- **Proliferative Glomerulopathien:** Hier kommt es als Antwort auf die produzierten Wachstumsfaktoren zu einer Proliferation von Mesangiumzellen, Endo- und Epithelzellen mit Zellvermehrung in der Bowmann-Kapsel. Zu den proliferativen Glomerulopathien gehören u. a. die postinfektiöse GN, membranoproliferative GN, mesangioproliferative GN, die rapid-progrediente GN, die Lupus-GN und die IgA-GN (morphologisch im Wesentlichen gleich der mesangioproliferativen GN).
- **nicht proliferative Glomerulopathien:** Hierzu gehören z. B. die Minimal-Change-GN, die fokal-segmentale Glomerulosklerose, die membranöse GN und zahlreiche sekundäre Glomerulopathien (z. B. Diabetes, Amyloidose, Leichtkettenerkrankungen und das Alport-Syndrom).

Histomorphologisch kann man die Glomerulopathien auch einteilen nach dem Befallsmuster der Glomerula (Abb. 3.2). Dabei unterscheidet man:
- **diffus:** Befall aller Glomerula
- **fokal:** ungleichmäßiger Befall der Glomerula
- **segmental:** nur Teile des Schlingenkonvoluts des Glomerulums befallen
- **global:** ganzes Glomerulum gleichmäßig befallen

3 Glomerulopathien

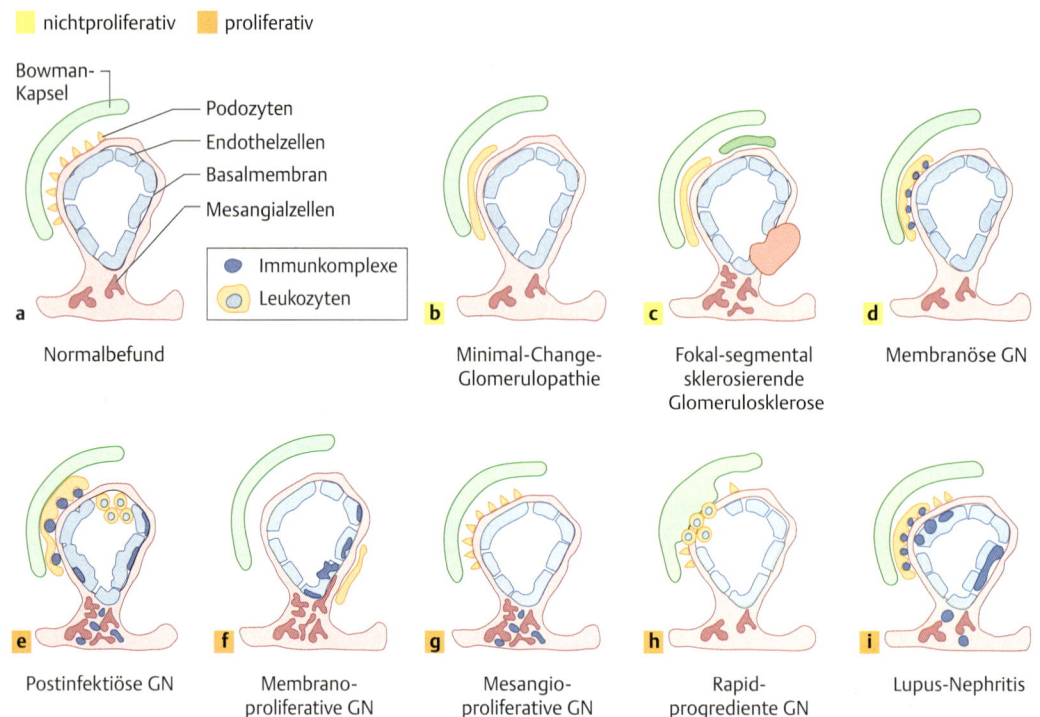

Abb. 3.1 Histopathologie bei den unterschiedlichen Glomerulonephritisformen. (aus: Baenkler et al., Kurzlehrbuch Innere Medizin, Thieme, 2010)

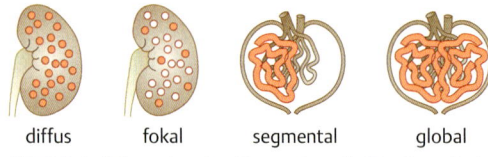

Abb. 3.2 Befallsmuster der Glomerulonephritis. (aus: Greten, Rinninger, Greten, Innere Medizin, Thieme, 2010)

Klinik: Im Wesentlichen zeigen sich folgende Verlaufsformen:

Asymptomatische Proteinurie oder Hämaturie: Die häufigste Manifestationsform einer glomerulären Erkrankung ist die asymptomatische Proteinurie oder Hämaturie. Sie fällt bei Routineuntersuchungen auf und ist für sich genommen noch ein harmloser Befund. Da sie aber häufig ein Frühsymptom eines glomerulären Pathomechanismus darstellt, sollte der Befund im Verlauf kontrolliert und bei Bedarf die Suche nach einer zugrunde liegenden Erkrankung begonnen werden.

Akutes nephritisches Syndrom: Ihm liegt eine akute Entzündung des Nierengewebes zugrunde. In den meisten Fällen ist das Auftreten des nephritischen Syndroms ein hochakutes Geschehen mit rascher Entwicklung von **Mikrohämaturie** und **geringer Proteinurie** (<3 g/d) (Tab. 3.1). Darüber hinaus ist es gekennzeichnet durch Abnahme der GFR und Ödeme. Zusätzlich entwickeln die Patienten durch die Salz- und Wasserretention einen arteriellen Hypertonus. Eine Sonderform stellt der sog. **rapid-progressive Verlauf** dar. In diesem Fall kommt es neben der akuten Entwicklung der Symptome auch zu einem raschen Nierenfunktionsverlust, der sich über Wochen bis wenige Monate ausbilden kann.

Nephrotisches Syndrom: Die **Leitsymptome** des nephrotischen Syndroms sind **Ödeme**, **Proteinurie** (>3 g/d) sowie im Serum eine **Hypoproteinämie** (<3 g/dl) und **Hyperlipoproteinämie** (Tab. 3.1). Durch den konstanten renalen Verlust von Proteinen versucht die Leber kompensatorisch, die negative Proteinbilanz durch vermehrte Bildung von Lipoproteinen auszugleichen (→ Hyperlipoproteinämie). Die **Ödementstehung** ist zurückzuführen auf eine **Abnahme des onkotischen Drucks** im Blut aufgrund des Albuminverlusts. Möglicherweise spielt auch eine primäre Natrium- und Wasserretention aufgrund einer ANP-Resistenz eine Rolle, dies ist bislang aber noch umstritten. Die Abnahme des onkotischen Drucks führt zum Austritt von Plasma aus den Gefäßen in das Interstitium und damit zu einer Abnahme des zirkulierenden Blutvolumens mit **Aktivierung des Renin-Angiotensin-Aldosteron-Systems** (RAAS) und der ADH-Ausschüttung und konsekutiver **Natrium- und Wasserretention**.

Der Verlust von Immunglobulinen und Gerinnungsfaktoren (AT-III) führt zu **erhöhter Infektanfälligkeit** sowie **erhöhter venöser Thromboseneigung**. Gefürchtete Komplikation ist die Lungenembolie.

> **MERKE** Albumin hat unter den Plasmaproteinen den wichtigsten Anteil am plasmaonkotischen Druck.

Chronischer Verlauf: Unabhängig davon, ob die zugrunde liegende Erkrankung asymptomatisch bleibt oder mit

Tab. 3.1 Differenzierung zwischen nephritischem und nephrotischem Syndrom

	nephrotisches Syndrom	akutes nephritisches Syndrom
Proteinurie	stark ausgeprägt (> 3 g/d)	gering ausgeprägt (< 3 g/d)
Mikrohämaturie	–	+
Ödeme	+ +	+
onkotischer Druck	erniedrigt	normal
Hyperlipoproteinämie	+	–
Hypertonie	–	+
Salz- und Wasserretention	+	+
GFR-Abnahme/ Serumkreatininanstieg	–	+
Serumelektrophorese	Serumelektrophorese (Abfall der Albumin- und γ-Fraktion, kompensatorische Erhöhung der $α_2$- und β-Zacke).	unauffällig

einem nephritischen oder einem nephrotischen Syndrom assoziiert ist, kann es zu chronischen Verläufen ohne akutes Stadium kommen. Zu diesen chronischen GNs zählen z. B. die IgA-Nephropathie, die membranöse GN und die membranoproliferative GN. Im Gegensatz dazu zeigt z. B. die Poststreptokokken-GN ein akutes Stadium.

Der chronische Verlauf beschreibt einen langsamen Funktionsverlust der Niere, der über mehrere Jahre bis Jahrzehnte progredient fortschreitet. Er ist die gemeinsame klinische Endstrecke aller Glomerulopathien, die unbemerkt blieben oder deren Krankheitsaktivität nicht aufgehalten werden konnte. Klinisches Endstadium ist das terminale Nierenversagen.

Meist verläuft die chronische GN bis zum Auftreten der Symptome der Niereninsuffizienz (Anämie, Ödeme, Hypertonie, Urämie) asymptomatisch. Gelegentlich finden sich Erythrozyturie, Proteinurie und Hypertonie bis zum nephrotischen Syndrom.

Im **Labor** finden sich erhöhte Retentionsparameter und weitere typische Veränderungen der chronischen Niereninsuffizienz (z. B. Anämie, Hyperphosphatämie). Aufgrund fehlender therapeutischer Konsequenz wird meist von einer Nierenbiopsie abgesehen. Sonografisch finden sich verkleinerte Nieren mit schmalem Parenchymsaum.

Jede chronische Glomerulonephritis geht in ein Stadium über, in dem **histologisch** keine eindeutige Zuordnung mehr getroffen werden kann, da nur noch Fibrose und Sklerose festzustellen sind (Endstadium, „end-stage kidney").

Eine kausale **Therapie** existiert nicht. Man versucht, das Fortschreiten bzw. die Folgen der Niereninsuffizienz zu kontrollieren. Dabei kommen v. a. ACE-Hemmer zur Hypertoniebehandlung (Zielblutdruck < 130/80) und diätetische Salzrestriktion zum Einsatz.

Diagnostik: Anamnestisch sollte nach **Vorerkrankungen** (z. B. Diabetes, Bluthochdruck, malignen Erkrankungen, chronisch-entzündlichen Erkrankungen, erblichen Erkrankungen mit Nierenbeteiligung etc.), **vorausgegangenen Infekten** und **Medikamenten** (D-Penicillamin, Gold, NSAR etc.) gefragt werden. Zusätzlich sollten Begleitsymptome (z. B. Arthritis, Hautveränderungen, Lungenerkrankungen) erfragt werden. Bei der körperlichen Untersuchung sind **mehrmalige Blutdruckmessungen** zum Ausschluss/Nachweis einer Hypertonie wichtig. Besonderes Augenmerk ist auch auf mögliche **Ödeme** zu richten.

Urinuntersuchung: Als erste Orientierungshilfe kann ein **Urin-Stix** verwendet werden. Zusätzlich sollte eine **Sedimentuntersuchung** erfolgen. Ein 24-h-Sammelurin dient zur korrekten Bestimmung der GFR sowie zur Quantifizierung der Proteinurie. Eine **Urineiweißelektrophorese** ermöglicht genauere Aussagen über die Art der Proteinurie.

Blutuntersuchung: Zahlreiche Routineparameter wie Blutbild, Elektrolyte, Nierenretentionsparameter, Entzündungswerte und Gerinnungsparameter können bei Glomerulopathien verändert sein. Die Bestimmung des **Gesamteiweißes** und des **Albumins** im Serum macht eine Abschätzung des Ausmaßes der Hypoproteinämie möglich und kann damit einen Hinweis auf erhöhtes Thromboserisiko und weitere Komplikationen (z. B. Infektneigung) geben. Zur weiteren Diagnostik kann eine **Serumeiweißelektrophorese** durchgeführt werden, die beim nephrotischen Syndrom einen Abfall der Albumin- und γ-Fraktion sowie eine Erhöhung der $α_2$- und β-Fraktion zeigt (s. Klinische Chemie [S. C539]). Ein Abfall der **Komplementfaktoren** kann einen differenzialdiagnostischen Hinweis auf bestimmte Glomerulopathien geben (s. u.).

Spezielle Untersuchungen zum Nachweis bestimmter Erkrankungen:
- Plasmozytom/monoklonale Gammopathie: Immunfixation in Serum und Urin
- Diabetes mellitus: Glukosebestimmung im Blut, Messung des HbA_{1c}
- Infektserologie: v. a. auf Hepatitis, aber auch HIV, Hantaviren, Leptospiren, ASL-Bestimmung etc.
- Autoimmunserologie: z. B. ANAs, ANCAs, Anti-GBM-AKs, Kryoglobuline, Komplementfaktoren.

Eine Nierenbiopsie ist indiziert bei allen Patienten mit signifikanter Proteinurie und/oder Erythrozytenzylindern und/oder Akanthozyten im Urinsediment. Sie ist relevant für das therapeutische Vorgehen und die Prognose der Glomerulonephritiden.

Therapie: Die Therapie des jeweiligen Grundleidens steht sowohl beim nephritischen wie auch beim nephrotischen Syndrom im Vordergrund und richtet sich nach den gängigen Therapieregimen. Wichtige Maßnahmen sind:
- **Blutdruckeinstellung:** Zur Behandlung des arteriellen Hypertonus eignet sich eine Medikation mit **ACE-Hem-**

mern (alternativ Angiotensin-II-Rezeptor-Antagonisten). Diese senken nicht nur den arteriellen Blutdruck, sondern vermindern über die Senkung des glomerulären Perfusionsdrucks auch die Proteinurie.
- **Ödemausschwemmung:** Diese ist insbesondere anzustreben, um, wie beim nephritischen Syndrom, der Gefahr eines **Lungen- oder Hirnödems** entgegenzutreten. Hierfür eignet sich sowohl die Restriktion der Flüssigkeitszufuhr als auch die aktive Flüssigkeitsausschwemmung mittels Schleifendiuretika.

> **MERKE** Die Flüssigkeitsausschwemmung muss sehr behutsam durchgeführt werden. Ein zu rascher Flüssigkeitsverlust (zu hohe Diuretikadosierung) führt zu Hypovolämie, was wiederum die Gefahr für Thrombosen erhöht. Vorgehen: Vorsichtige **Diuretikatherapie** sowie **Thromboseprophylaxe** mit niedrig dosiertem Heparin.

- **Diät:** eiweißarme (< 1 g/kg/d) und kochsalzarme (ca. 3 g NaCl/d) Kost
- **Infektprophylaxe:** Beim nephrotischen Syndrom empfiehlt sich bei akuten Infekten eine Antibiotikatherapie. Empfohlen wird auch eine Pneumokokkenimpfung.
- **Therapie der Hyperlipoproteinämie:** Zeigen sich im Serum erhöhte LDL- und Cholesterinwerte, so sind eine Therapie mit Statinen (HMG-CoA-Reduktasehemmern) sowie eine cholesterinarme Ernährung sinnvoll.

3.2 Glomerulopathien mit vorwiegend nephritischem Syndrom

3.2.1 Überblick

> **DEFINITION** Mikrohämaturie, arterielle Hypertonie und Ödeme (Volhard-Trias).

Das nephritische Syndrom tritt überwiegend bei proliferativen glomerulären Erkrankungen mit pathologischen Veränderungen an Endothel oder Mesangium auf. Im Urinsediment finden sich Erythrozytenzylinder und Akanthozyten als Hinweis auf die glomeruläre Schädigung.

Das nephritische Syndrom kann sich klinisch hochakut mit Flankenschmerzen, Hochdruckkrisen und Luftnot äußern. Anders als beim nephrotischen Syndrom ist der onkotische Druck hier normal. Die Ödeme resultieren aus der Überwässerung. Auch eine Oligurie mit resultierendem Lungenödem ist möglich.

3.2.2 IgA-Nephropathie

Synonym: Morbus Berger, mesangioproliferative IgA-Nephritis

> **DEFINITION** Durch IgA-Ablagerungen im Mesangium imponierende GN.

Epidemiologie: Weltweit häufigste Form der idiopathischen Glomerulopathie. Der Altersgipfel der Erkrankungen liegt bei 20–30 Jahren. Männer sind 2–3-mal häufiger betroffen als Frauen.

Ätiopathogenese:
- **idiopathisch:** Die IgA-Nephropathie tritt meist idiopathisch auf. Die genaue Pathogenese ist noch ungeklärt. Jedoch spielen mesangiale IgA-Ablagerungen eine Rolle, da sie einen Entzündungsreiz darstellen und damit zur Komplementaktivierung und Mesangiumproliferation führen.
- **sekundär:** Gelegentlich ist die IgA-Nephropathie mit anderen (häufig IgA-assoziierten) Erkrankungen assoziiert, z.B. mit Zöliakie, chronisch-entzündlichen Darmerkrankungen und Leberzirrhose (gestörte IgA-Clearance).

Klinik: Etwa 50 % der Patienten entwickeln nach unspezifischen Infekten der oberen Atemwege eine **Makrohämaturie**, die wahrscheinlich durch erhöhte IgA-Bildung in den Schleimhäuten aufgrund des Infekts ausgelöst wird und meist nach einigen Tagen spontan sistiert. Häufig verläuft die Erkrankung asymptomatisch und fällt nur durch Mikrohämaturie in Routinetests auf. Darüber hinaus findet sich in ca. 40 % der Fälle eine **Hypertonie**. Selten kann die Erkrankung auch einen schweren Verlauf nehmen mit massiver Hypertonie und **Proteinurie** sowie frühzeitigem Nierenversagen.

Diagnostik: Neben der allgemeinen Anamnese und der obligaten Erfassung der Nierenretentionsparameter im Serum können folgende Untersuchungen gezieltere Hinweise auf eine IgA-Glomerulopathie geben:
- **Urinuntersuchung:** Erythrozytenzylinder im Sediment und dysmorphe Erythrozyten weisen auf eine renale Herkunft hin (Erys werden bei Durchtritt durch den glomerulären Filter mechanisch deformiert).
- **Immunglobulin-A-Spiegel im Serum:** Bei 50 % der Patienten sind die Serum-IgA-Spiegel erhöht.
- **Nierenbiopsie:** Eine endgültige Sicherung der Diagnose kann nur histologisch erfolgen. Dabei finden sich bei der Immunfluoreszenzfärbung typischerweise IgA- und C3-Ablagerungen im Mesangium (Abb. 3.3). In der Lichtmikroskopie sind fokal-segmental betonte mesangiale Proliferationen zu sehen. Auch in der **Elektronenmikroskopie** sind die Veränderungen gut sichtbar.

Spezielle Therapie: Bei geringer Proteinurie, fehlender Hypertonie und normalen Nierenfunktionswerten ist eine symptomatische Therapie, evtl. mit Infektprophylaxe, ausreichend.

Bei erhöhtem Serumkreatinin, einer Proteinurie > 1 g/24 h und/oder Hypertonie (Richtwert > 130/80) sollte die hypertensive Behandlung mit ACE-Hemmern oder AT$_1$-Rezeptor-Antagonisten begonnen werden.

Bei progredientem Nierenfunktionsverlust und anhaltender Proteinurie kann die Indikation zur immunsuppressiven Therapie gestellt werden (Glukokortikoide, Azathioprin bzw. Cyclophosphamid).

3.2 Glomerulopathien mit vorwiegend nephritischem Syndrom

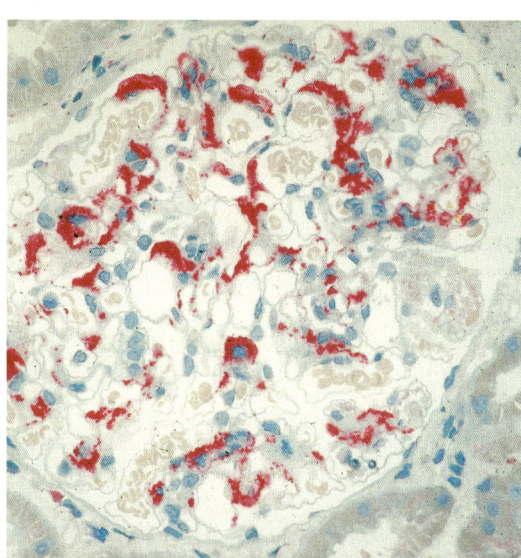

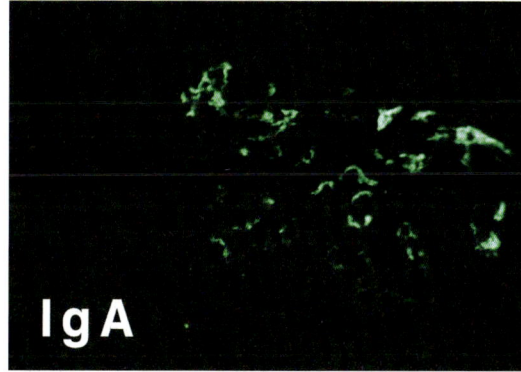

Abb. 3.3 **IgA-Nephropathie. a** Ablagerungen von IgA im Mesangium. **b** IgA-Ablagerungen in der Immunfluoreszenz. (a: aus Kuhlmann, Walb/ Luft, Nephrologie, Thieme, 2003; b: aus Sitzmann, Duale Reihe Pädiatrie, Thieme, 2007)

Bei nephrotischem Syndrom sollte zur Senkung des kardiovaskulären Risikos eine Statintherapie erwogen werden.

Prognose: Der Verlauf der IgA-Nephropathie ist meist gutartig. In ca. 25 % der Fälle entwickelt sich jedoch innerhalb von 25 Jahren nach Diagnosestellung eine dialysepflichtige Niereninsuffizienz. Bei 30–50 % der Patienten tritt ein arterieller Hypertonus auf. ==Prognostisch ungünstige Faktoren sind männliches Geschlecht, höheres Alter und eine konstant nachweisbare Proteinurie.==

3.2.3 Benigne familiäre Hämaturie

Synonym: Syndrom der dünnen Basalmembran

> **DEFINITION** Isolierte familiäre Mikrohämaturie aufgrund einer verdünnten Basalmembran, die nicht mit einer Nierenfunktionseinschränkung einhergeht.

Epidemiologie: Die genaue Prävalenz ist nicht bekannt. Bei Patienten mit asymptomatischer Hämaturie liegt die benigne familiäre Hämaturie etwa so häufig vor wie die IgA-Nephropathie.

Ätiologie: Die Krankheit wird zumeist autosomal-dominant vererbt. Es liegt ein Defekt in dem Gen vor, das für die α_4-(COL 4A4)Ketten des Kollagens Typ IV codiert.

Klinik: Symptomlose Mikrohämaturie, die häufig in Routineuntersuchungen festgestellt wird. Im Verlauf von Infektionen kann es auch zu intermittierenden Makrohämaturien kommen. Krankheitsbegleitend können chronische oder intermittierende Flankenschmerzen auftreten.

Diagnostik: Von einer benignen familiären Hämaturie kann ausgegangen werden, wenn die Hämaturie bei mehreren Familienmitgliedern beobachtet wird, die Nierenfunktion nicht eingeschränkt ist und keine begleitende Leukozyturie oder Proteinurie vorliegen. Differenzialdiagnostisch sollte ein Alport-Syndrom durch Nierenbiopsie ausgeschlossen werden.

Histologisch imponiert eine weitestgehend normale Nierenstruktur, jedoch zeigt sich in der Elektronenmikroskopie eine abnorm dünne Basalmembran.

Spezielle Therapie: Die Behandlung ist symptomatisch, z. B. bei Schmerzen. Auch die Gabe von ACE-Hemmern soll einen positiven Effekt auf die Flankenschmerzen ausüben.

Prognose: Die Prognose ist gut. Die Hämaturie bleibt zwar ein Leben lang bestehen, jedoch kommt es nur in Ausnahmefällen zur Funktionseinschränkung der Niere.

3.2.4 Alport-Syndrom

Synonym: progressive hereditäre Nephritis

> **DEFINITION** Das Alport-Syndrom ist eine meist X-chromosomal-dominante chronische Nephropathie, die mit progressivem Nierenversagen einhergeht. Selten findet sich auch eine autosomal-rezessive oder -dominante Vererbung.

Epidemiologie und Ätiologie: Prävalenz: 1/50 000 aller Geburten. 3 % aller Kinder mit terminaler Niereninsuffizienz haben ein Alport-Syndrom. Da es sich um eine ==X-chromosomal vererbte Erkrankung== handelt, sind überwiegend Männer betroffen. Bei den weiblichen Trägern der Mutation findet sich meist nur eine milde Variante der Erkrankung ohne Niereninsuffizienz. Bei den seltenen autosomal vererbten Formen sind Frauen ebenso häufig und schwer betroffen wie Männer.

Pathogenese: Eine Mutation in der α_5-Kette des Typ-IV-Kollagens (bei den autosomal vererbten Formen in der α_3-Kette) bewirkt eine Veränderung der Struktur der glomerulären Basalmembran, die zur Sklerosierung des Glomerulums führen.

Pathognomonisch für das Alport-Syndrom ist der ultrastrukturelle Befund der glomerulären Basalmembran. Darin zeigt sich eine teilweise verdickte, teilweise auch aufgedünnte und faserig zersplitterte Basalmebran, in die Lipidtropfen eingelagert sind. Mit Fortschreiten der

Krankheit kommt es zu einer Sklerosierung der Glomerula und Tubulusatrophie.

Klinik:
- **Niere:** Schon im Jugendalter finden sich Mikrohämaturie (seltener rezidivierende Makrohämaturie) und Proteinurie. Später kommen Serumkreatinin- und Blutdruckanstieg hinzu. Je nach Ausprägungsform führt das Alport-Syndrom meist zwischen dem 20. und 50. Lebensjahr zum Auftreten einer terminalen Niereninsuffizienz.
- **Innenohr:** Bei etwa 50 % der Patienten tritt im jungen Erwachsenenalter eine beidseitige Innenohrschwerhörigkeit auf. Typischerweise manifestiert sich die Schwerhörigkeit im Mittel- und Hochfrequenzbereich.
- **Auge:** Augenbeteiligungen finden sich bei 10 % der Patienten und betreffen Linse (Katarakt, Lenticonus) und Retina (Retinitis pigmentosa).

Diagnostik: Die Anamnese der familiären Taubheit und Niereninsuffizienz legt die Diagnose nahe. Gesichert wird sie durch Haut- oder Nierenbiopsien.

Spezielle Therapie: Es gibt keine kausale Therapie. Bei Eintritt der terminalen Niereninsuffizienz ist die Nierentransplantation die Therapie der Wahl. Der therapeutische Nutzen von ACE-Hemmern oder AT_1-Antagonisten sowie von Immunsuppressiva wie Cyclosporin ist nicht gesichert.

Prognose: Männer entwickeln in fast allen Fällen eine terminale Niereninsuffizienz. Bei Frauen verläuft die Erkrankung meist milder. Nach Nierentransplantation kommt es in seltenen Fällen zum Auftreten von Anti-GBM-Antikörpern.

3.3 Glomerulopathien mit vorwiegend nephrotischem Syndrom

3.3.1 Überblick

DEFINITION Große Proteinurie (>3 g/d), Hypoproteinämie (<3 g/dl) und Hyperlipidämie.

Das nephrotische Syndrom tritt vorwiegend bei nicht proliferativen glomerulären Erkrankungen mit Schädigung von Podozyten und/oder glomerulärer Basalmembran auf. Klinisch stehen die Folgen der Hypoproteinämie im Vordergrund:
- **Ödeme** in abhängigen und nicht abhängigen Körperpartien: durch erniedrigten onkotischen Druck im Gefäßsystem und erhöhte Natrium- und Wasserretention infolge der Aktivierung des RAAS
- **erhöhte Infektanfälligkeit** durch Immunglobulinverlust
- **erhöhtes Thromboserisiko** durch Verlust von Antithrombin III
- **Hyperlipidämie:** durch kompensatorisch gesteigerte Lipoproteinproduktion in der Leber.

Lungenödeme sind für das nephrotische Syndrom **nicht** typisch.

3.3.2 Membranöse GN

Synonym: epimembranöse GN, perimembranöse GN

DEFINITION Diffuse Immunkomplex-GN mit Immundepotbildungen ausschließlich auf der Außenseite der Basalmembran.

Epidemiologie: Die membranöse GN ist die häufigste Ursache des nephrotischen Syndroms im Erwachsenenalter.

Ätiologie: Es werden 2 Formen unterschieden:
- **primäre membranöse GN** (80 %): Hierbei handelt es sich um eine Autoimmunkrankheit. Es kommt zur subepithelialen Ablagerung von Immunkomplexen und Komplement. Als Zielantigen wurde der Phospholipase-A2-Rezeptor in der Podozytenmembran identifiziert.
- **sekundäre membranöse GN** (20 %): Hier finden sich auslösende Faktoren, wie z. B.
  - Medikamente (Gold, Penicillamin, Captopril, NSAR)
  - Infektionskrankheiten (Hepatitis B, HIV, Syphilis, Malaria)
  - Autoimmunerkrankungen, z. B. SLE
  - tumorassoziierte Antigene: Paraneoplasien z. B. bei Bronchial- oder Kolonkarzinom.

Klinik: Das klinische Bild ist gekennzeichnet durch ausgeprägte Ödeme, ein nephrotisches Syndrom (in ca. 80 % der Fälle), Gewichtszunahme, Mikrohämturie (ca. 50 %) und Hypertonie (ca. 30 %).

MERKE Die membranöse GN ist die häufigste Ursache des nephrotischen Syndroms beim Erwachsenen.

Diagnostik: Da die sekundäre membranöse GN mit Tumorerkrankungen assoziiert sein kann, sollte in der Diagnostik auch immer ein Tumorleiden ausgeschlossen werden. In der Urinuntersuchung finden sich eine schwere Proteinurie und teils dysmorphe Erythrozyten.

Histologisch finden sich Immunkomplexablagerungen auf der Außenseite der glomerulären Basalmembran, wodurch diese an das Bild eines „Zahnrads" erinnert. Diese Immundepots bestehen aus IgG und Komplement und imponieren im Elektronenmikroskop als sog. „humps".

Spezielle Therapie: Die symptomatische Therapie entspricht der des nephrotischen Syndroms [S. A393]. Bei persistierend hoher Proteinurie über 6 Monate sollte eine immunsuppressive Therapie versucht werden.

Prognose: ⅓ der Fälle zeigt eine Spontanheilung. Bei einem weiteren Drittel der Patienten kommt es zu einer persistierenden Proteinurie ohne Einschränkung der GFR und ⅓ zeigt einen progredienten Verlauf mit Entwicklung einer chronischen Niereninsuffizienz. Die Prognose ist bei der idiopathischen Form schlechter.

3.3.3 Minimal-Change-GN

Synonym: Lipoidnephrose, minimal proliferierende interkapilläre GN

> **DEFINITION** Glomerulopathie mit prognostisch günstigem, steroidsensiblem nephrotischem Syndrom.

Epidemiologie: Häufigste Ursache des nephrotischen Syndroms bei Kindern, kann sich jedoch in jedem Lebensalter manifestieren. Männer sind 3-mal häufiger betroffen.

Ätiologie:
- idiopathisch
- sekundär (bei malignen Erkrankungen, Einnahme von NSAR, Nahrungsmittelallergien).

Die Ursache der Minimal-Change-GN ist unbekannt. Die Assoziation mit Nahrungsmittelallergien und dem Auftreten von Lymphomen sowie die gehäuften Manifestationen nach Infekten oder Impfungen und als paraneoplastisches Syndrom lassen eine Beteiligung des Immunsystems vermuten.

Pathogenese: Unklar. Durch die Verschmelzung der Podozyten kommt es zum Verlust der negativen Ladung auf der glomerulären Basalmembran. Dadurch wird die Durchlässigkeit für ebenfalls negativ geladene Proteine (Albumin) erhöht, was zur selektiven (nach elektrischer Ladung) glomerulären Proteinurie führt.

Klinische Pathologie: Makroskopisch sind die Nieren durch die Proteinspeicherung groß und blass. Lichtmikroskopisch sind die Glomerula unauffällig. Die Verschmelzung der Podozyten ist nur elektronenmikroskopisch zu erkennen. In den Tubuli finden sich Eiweiß- und Lipidablagerungen (Lipoidnephrose).

Klinik: In Schüben verlaufendes, ausgeprägtes **Vollbild des nephrotisches Syndroms**, welches sehr gut auf Steroide anspricht. Die Patienten zeigen i.d.R. kein Krankheitsgefühl, sondern suchen den Arzt aufgrund von Ödemen und Gewichtszunahme auf. Die Ödeme treten meist akut auf und sind häufig stark ausgeprägt.

Komplikationen: Bei schweren Verlaufsformen kommt es zu einer zunehmenden unselektiven glomerulären Proteinurie mit Verlust von Gerinnungsfaktoren (Antithrombin-III-Mangel) und Immunglobulinen. Daraus resultieren erhöhte **Thromboseneigung** und **Infektanfälligkeit**. Gefürchtete Spätkomplikation ist die **Pneumokokkensepsis**, der durch rechtzeitige Impfung vorgebeugt werden kann.

Diagnostik: Die Diagnose wird durch Nierenbiopsie gestellt. Typisch ist eine ausgeprägte, hoch selektive Proteinurie (> 3 g/d, überwiegend Albumin). Anamnestisch finden sich teils vorausgegangene Atemwegsinfekte.

Spezielle Therapie: Die Therapie besteht in der Gabe von Kortikosteroiden. Circa 90 % der Patienten sprechen darauf an, wobei danach ⅓ rezidivfrei bleibt, ⅓ noch mit 1–2 weiteren Schüben rechnen muss und ⅓ nur unter Dauermedikation mit Steroiden oder anderen Immunsuppressiva rezidivfrei ist („partielle Steroidresistenz"). Bei Thrombosen/Embolien in der Vorgeschichte sollte eine **Thromboseprophylaxe** mit Vitamin-K-Antagonisten angestrebt werden (verminderte antikoagulatorische Wirkung von Heparin bei Antithrombin-III-Mangel). Bei Patienten mit häufigem Rückfall sind außerdem ACE-Hemmer ggf. in Kombination mit Statinen und Diuretika indiziert.

Prognose: Für Kinder ist sie gut. Bei Erwachsenen kann die Minimal-Change-GN in eine fokal-segmentale Glomerulosklerose (s.u.) übergehen. Diese ist therapeutisch schwer zu beeinflussen und führt zur chronischen Niereninsuffizienz.

> **MERKE** Die Minimal-Change-GN ist die häufigste Ursache des nephrotischen Syndroms bei Kindern.

3.3.4 Fokal-segmentale Glomerulosklerose (FSGS)

Synonym: fokale Sklerose, fokal segmental sklerosierende Glomerulopathie

> **DEFINITION** Unter der FSGS versteht man eine Gruppe von Nierenerkrankungen, die in der histologischen Untersuchung das typische Bild der Sklerosierung des glomerulären Gefäßknäuels zeigen. Die Sklerosierung ist fokal, d.h. auf einzelne Nephrone begrenzt, und segmental, d.h. auf einzelne Abschnitte innerhalb eines glomerulären Gefäßknäuels begrenzt.

Epidemiologie: Die FSGS ist eine wichtige Ursache für die Entwicklung eines nephrotischen Syndroms (verantwortlich für ca. 15 % der nephrotischen Syndrome).

Ätiologie: Verschiedene Nierenerkrankungen können zu einer FSGS führen. Sie wird eingeteilt in eine **primäre**, **sekundäre** und **familiäre** Form.
- **primäre FSGS:** idiopathisch
- **sekundäre FSGS:** Als Auslöser kommen u.a. infrage:
  - HIV-assoziierte Nephropathie
  - Heroinabusus
  - maligne Erkrankungen
  - schwere Adipositas
  - Transplantatabstoßung
  - chronische Nephropathien mit Nephronverlust
- **familiäre FSGS:** In 30 % der Fälle ist die FSGS genetisch bedingt. Genetische Mutationen wurden nachgewiesen (Nephrin, Podocin, α-Aktinin 4).

Pathogenese: Bei der primären FSGS kommt es zu einer Podozytenschädigung unklarer Genese. Bei den sekundären Formen ist die Sklerosierung des Glomerulums vermutlich eine Folge der glomerulären Hyperfiltration. Bei der familiären FSGS ist der Funktionsverlust der ladungs- und größenselektiven Filtrationsbarriere auf die Mutationen von Genen zurückzuführen, deren Genprodukte für den Strukturaufbau der Schlitzmembran verantwortlich sind.

Klinische Pathologie: Histologisches Kennzeichen sind die Sklerose und Hyalinose einzelner Glomerulumabschnitte. Zudem sind die Glomerula vermutlich aufgrund der Hyperperfusion vergrößert. Es zeigen sich Verwachsungen der Kapillarschlingen mit der Bowman-Kapsel (Synechien). Die histologisch normal erscheinenden Glomerula zeigen elektronenmikroskopisch eine Verplattung der Podozyten, ähnlich der Minimal-Change-GN.

Klinik: In ca. 80 % der Fälle manifestiert sich die FSGS durch ein nephrotisches Syndrom. In selteneren Fällen ist eine asymptomatische Proteinurie erstes Zeichen. Hämaturie und Hypertonie sind häufig. In ca. 25 % der Fälle ist bei Diagnosestellung das Serumkreatinin erhöht.

Diagnostik: Die Diagnose wird histologisch gesichert.

Spezielle Therapie: Immunsuppressive Therapie mit Kortikosteroiden (Ansprechrate 30 %). Bei Erfolglosigkeit Versuch mit Ciclosporin A. Daneben kommen ACE-Hemmer oder AT1-Rezeptor-Antagonisten, evtl. in Kombination mit Statinen und Diuretika zum Einsatz. Bei Rezidiv nach Nierentransplantation evtl. Plasmapherese.

Prognose: Schlecht. Patienten mit manifestem nephrotischem Syndrom entwickeln innerhalb von 5–10 Jahren eine dialysepflichtige Niereninsuffizienz. Nach Nierentransplantationen besteht eine hohe Rezidivhäufigkeit der Erkrankung im Transplantat.

3.3.5 Glomerulopathie bei Diabetes mellitus

Synonym: diabetische Nephropathie, Glomerulosklerose Kimmelstiel-Wilson

> **DEFINITION** Manifestation der diabetischen Mikroangiopathie an den renalen Arteriolen und Glomerula.

Epidemiologie: Ein Diabetes mellitus stellt ein erhebliches Risiko für eine Nierenerkrankung dar. Das Nierenversagen ist mit 40 % die zweithäufigste Todesursache bei Diabetikern (nach Herzinfarkt mit ca. 50 %). Sowohl für Typ-1- als auch für Typ-2-Diabetes gilt, dass innerhalb von 10 Jahren durchschnittlich 25 % der Erkrankten eine diabetische Nephropathie entwickeln.

Pathogenese: Durch sog. AGE (advanced glycation endproducts) kommt es zu einer vermehrten Glykierung extrazellulärer Proteine, was u. a. zu einer erhöhten Kollagenquervernetzung in der Basalmembran führt. AGEs führen aber auch zu einer vermehrten Wachstumsfaktorsekretion (TGF-β, Angiotensin-II). Dadurch kommt es zu einer Verdickung der Basalmembran und Erhöhung des intraglomerulären Filtrationsdrucks. Die resultierende Glomerulosklerose führt zu einer glomerulären Permeabilitätsstörung und damit zur Albumin- und später allgemeinen Proteinurie.

Klinische Pathologie: Im Spätstadium findet sich in den vergrößerten Nieren eine „weiße Granularatrophie". Die glomeruläre Basalmembran ist verdickt, es kommt zur mesangialen Proliferation und Einlagerung PAS-positiven Materials im Mesangium, die Kapillarschlingen vernarben. Es zeigt sich das Bild einer diffusen, nodulären Glomerulosklerose (Glomerulosklerose Kimmelstiel-Wilson, **Abb. 3.4**).

Neben den glomerulären Schäden finden sich auch Veränderungen des Tubulusapparates mit Glykogeneinlagerung in den Tubulusepithelzellen (Armanni-Ebstein-Zellen).

Klinik: Die diabetische Nephropathie verläuft in 5 Stadien. Frühsymptom ist die asymptomatische Mikroalbuminurie. Erst mit zunehmender Proteinurie und Abnahme der glomerulären Filtration zeigen sich Symptome, meist in Form eines nephrotischen Syndroms oder einer Hypertonie (**Tab. 3.2**).

Diagnostik: Beim Nachweis einer Albuminurie müssen einerseits nicht renale Ursachen (Harnwegsinfekte, körperliche Anstrengung) und andererseits nicht diabetische

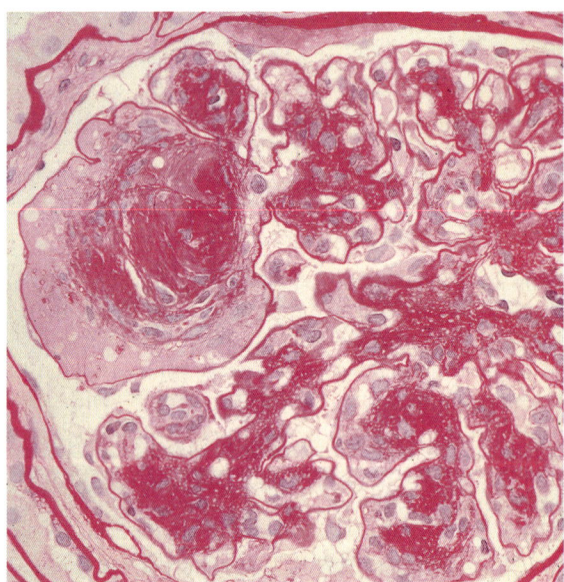

Abb. 3.4 Diabetische Glomerulopathie. Diffuse, teilweise noduläre glomeruläre Sklerose. (aus: Kuhlmann, Walb, Luft, Nephrologie, Thieme, 2003)

Tab. 3.2 Stadieneinteilung der diabetischen Nephropathie

Stadium/Beschreibung	Albuminausscheidung (mg/l)	Kreatinin-Clearance (ml/min)
Nierenschädigung mit normaler Nierenfunktion		
Mikroalbuminurie	20–200	>90
Makroalbuminurie	>200	>90
Nierenschädigung mit Niereninsuffizienz		
leichtgradige NI	>200	60–89
mäßiggradige NI		30–59
hochgradige NI	abnehmend	15–29
terminale NI		<15

Nierenerkrankungen ausgeschlossen werden. Gegen die diabetische Genese einer Albuminurie sprechen:
- pathologisches Harnsediment (dysmorphe Erythrozyten, Erythrozytenzylinder, Leukozyten)
- rasche Zunahme der Proteinurie oder extrem hohe Proteinurie (> 6 g/24 h)
- Diabetesdauer unter 5 Jahren bei Typ-1-Diabetes.

Zur weiterführenden Diagnostik gehören:
- Untersuchung des Augenhintergrunds (diabetische Retinopathie)
- Langzeitblutdruckmessung
- Labor, z. B. Anämiediagnostik, Lipide
- „Fußstatus" (periphere Pulse, Prüfung auf diabetische Neuropathie).

Therapie: Unzureichende Blutzuckereinstellung und Hypertonie können das Fortschreiten der diabetischen Nephropathie wesentlich beeinflussen. Folglich gelten für die Therapie folgende Ansätze:
- **strikte BZ-Einstellung** mittels oraler Antidiabetika oder intensivierter Insulintherapie (s. Endokrines System und Stoffwechsel [S. A352]). Zur Therapiekontrolle wird der HbA_{1c}-Wert ermittelt. Cave: Hypoglykämierisiko bei strenger BZ-Einstellung, v. a. bei Niereninsuffizienz (längere Wirksamkeit nierenpflichtiger Antidiabetika).
- **antihypertensive Therapie:** Patienten, die an Diabetes und Hypertonie leiden, haben ein 20–30 % erhöhtes Riskio für ein kardiovaskuläres Ereignis (Herzinfarkt, Schlaganfall) innerhalb der nächsten 10 Jahre. Der Blutdruck sollte deshalb optimal eingestellt werden (< 130/80 mmHg). Mittel der ersten Wahl sind ACE-Hemmer oder AT 1-Antagonisten, die neben dem antihypertensiven auch einen nephroprotektiven Effekt ausüben.
- **Kardioprotektion:** Zusätzlich sollten alle weiteren kardiovaskulären Risikofaktoren ausgeschaltet werden, z. B. durch Nikotinabstinenz, lipidsenkende Medikation, Thrombozytenaggregationshemmung etc.
- **Eiweißrestriktion:** Eine Proteinrestriktion (ca. 0,8 g/kg KG/d) kann den Verlauf der Nephropathie günstig beeinflussen.

Prognose: Sie hängt stark vom Zeitpunkt der Diagnose ab. Die diabetische Glomerulosklerose ist im Stadium der Mikroalbuminurie noch reversibel, wenn eine strikte Blutzucker- und Blutdruckeinstellung verfolgt werden.

3.3.6 Glomerulopathie bei Amyloidose

DEFINITION Nierenschädigung infolge von Amyloidablagerung in den Glomerula.

Ätiologie und Pathogenese: Zur Ätiologie und Pathogenese der Amyloidose s. Endokrines System und Stoffwechsel [S. A369]. Die Niere ist v. a. bei der AA- und der AL-Amyloidose mitbetroffen.

Klinik: Typisch für die Amyloidniere ist ein nicht reversibles nephrotisches Syndrom, welches progredient in

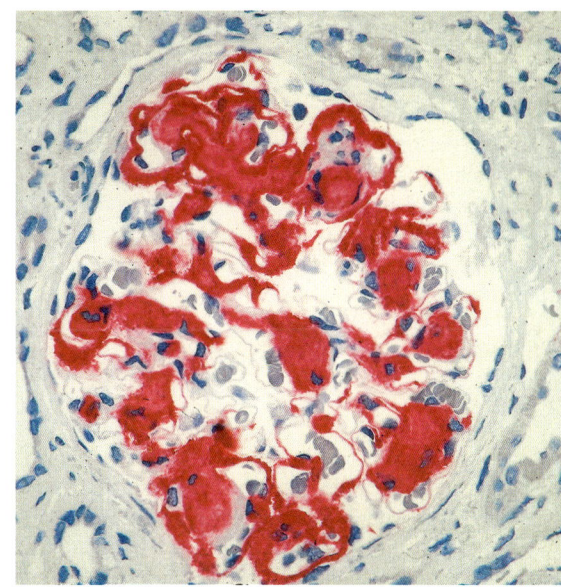

Abb. 3.5 **Amyloidablagerungen in Mesangium und den Kapillarwänden in der Niere.** (aus: Kuhlmann et al., Nephrologie, Thieme, 2003)

eine dialysepflichtige Niereninsuffizienz übergeht. Selten finden sich Tubulusschäden mit renal-tubulärer Azidose, Diabetes insipidus oder Fanconi-Syndrom.

Diagnostik: Die definitive Diagnosesicherung ist nur über eine Nierenbiopsie möglich. Zur Ursachensuche sollte eine Urinuntersuchung auf monoklonale Immunglobuline und Leichtketten bzw. bei Nachweis von Amyloid A eine Suche nach der kausalen Erkrankung erfolgen.

Makroskopisch sind die Nieren vergrößert und von gummiartiger Konsistenz. Durch die Einlagerung des Amyloids kann eine Nierengewebsscheibe eine glasig transparente Erscheinung haben. Histologisch unterscheidet man 3 Formen:
- **glomeruläre Amyloidose:** Das Amyloid lagert sich bevorzugt im Mesangium und an der Basalmembran des Glomerulums ab (**Abb. 3.5**). Mit zunehmender Ablagerung veröden die Glomerula und verlieren ihre Filterfunktion.
- **vaskuläre Amyloidose:** Die Amyloidablagerung betrifft die Arterienäste und Arteriolen des Glomerulums.
- **tubuläre Amyloidose:** Durch die Ablagerung im Tubulus kommt es zu tubulären Resorptionsstörungen.

Spezielle Therapie: Behandlung der Grundkrankheit. Im weiteren Verlauf symptomatische Behandlung der Niereninsuffizienz.

Prognose: Abhängig von Grunderkrankung und Organbefall. Bei manifester Nierenfunktionseinschränkung ist die Prognose ungünstig. Mediane Überlebenszeit von Patienten mit AL-Amyloidose: 1–2 Jahre.

3.4 Glomerulopathien mit diffuser Symptomatik

Die Glomerulopathien dieser Gruppe zeigen sowohl Symptome des nephritischen als auch des nephrotischen Syndroms und lassen sich somit keiner der beiden vorangehend beschriebenen Gruppen zuordnen. Häufig finden sich in dieser Gruppe eine Hypokomplementämie sowie schwere Veränderungen der Glomerula mit starker Zellproliferation.

3.4.1 Postinfektiöse Glomerulonephritis

Synonym: Poststreptokokken-GN

Ätiopathogenese: Ursächlich steht eine Infektion der oberen Rachenwege (Pharyngitis, Tonsillitis) oder der Haut mit **β-hämolysierenden Streptokokken der Gruppe A** im Vordergrund. Darüber hinaus gibt es auch andere, nicht durch Streptokokken bedingte postinfektiöse Formen der Glomerulonephritis, wie z. B. im Rahmen einer bakteriellen Endokarditis.

Die als Antwort auf die Infektion produzierten Antikörper führen zur Bildung von Immunkomplexen, die sich an der Basalmembran der glomerulären Kapillaren ablagern. Durch Komplement- und Zytokinaktivierung kommt es zur Entzündungsreaktion in den Glomerula (Glomerulonephritis). Auch eine Ablagerung in den Gelenken ist möglich (Arthralgien!).

Klinik: Etwa 1–4 Wochen nach Ausheilung eines Streptokokkeninfekts entwickelt der Patient subfebrile Temperaturen, Arthralgien und dumpfe Schmerzen in beiden Nierenlagern. Leitsymptome der Poststreptokokken-GN sind **Mikrohämaturie** und **Proteinurie** (<3 g/24 h). Gelegentlich findet sich auch eine Makrohämaturie. Es kommt zur Salz- und Wasserretention mit Olig- bzw. Anurie sowie morgendlichen Lidödemen und Ödemen an den Unterschenkeln.

Komplikationen: Eine typische Komplikation ist die Entwicklung einer arteriellen Hypertonie. Selten kommt es zu besonders schweren Verlaufsformen mit Enzephalopathie, Benommenheit und Verwirrtheitszuständen, Lungenödem und krisenhaften Blutdruckanstiegen infolge von Überwässerung. Auch ein Übergang in eine rapid-progressive GN mit Entwicklung einer terminalen Niereninsuffizienz ist möglich.

Diagnostik: Neben der Infektanamnese und den allgemeinen Symptomen des akuten nephritischen Syndroms (Hämaturie, Ödeme, arterieller Hypertonus) sind erhöhte Anti-Streptolysin-Titer, Anti-DNAse-B-Titer und eine **verminderte Komplementaktivität** (C3, C4) im Serum wegweisend. Bei Verdacht auf eine postinfektiöse GN sollten die Retentionsparameter mindestens 2-mal/Woche erfasst werden. Ein leichter Anstieg des Serumkreatinins ist auch bei unkompliziertem Verlauf möglich. Bei einem rascheren Anstieg sollte eine Nierenbiopsie zum differenzialdiagnostischen Ausschluss einer akut verlaufenden RPGN durchgeführt werden.

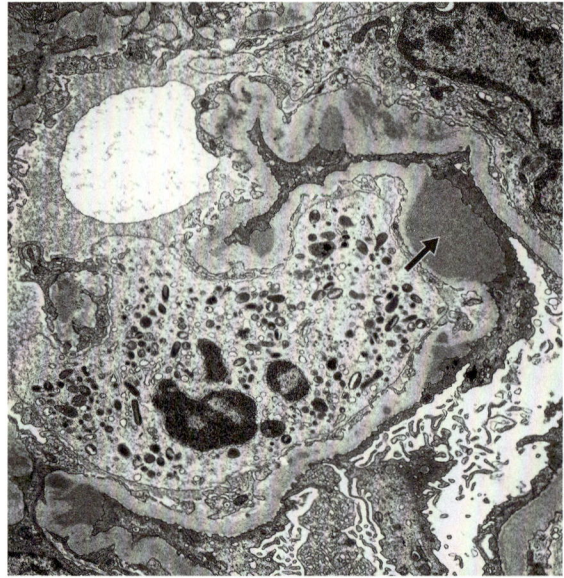

Abb. 3.6 Poststreptokokken-Glomerulonephritis. In der Transmissionsmikroskopie erkennt man Granulozyten im Lumen und Immunkomplexablagerungen ("humps", Pfeil) an der Basalmembran einer glomerulären Kapillare. (aus: Kuhlmann et al., Nephrologie, Thieme, 2003)

Makroskopisch zeigen sich die Nieren geschwollen. Die Oberfläche ist mit kleinen, flohstichartigen Einblutungen übersät, dem makroskopischen Korrelat intratubulärer Erythrozytenzylinder, die sich auch im Urinsediment nachweisen lassen. Die Kapillaren der Glomerula sind durch zahlreiche Entzündungszellen (Granulozyten, Monozyten) und abgelöste Endothelzellen verstopft. Auf der Außenseite der Basalmembran lagern sich **Immunkomplexe** meist aus IgG und C3 ab (sog. „humps", **Abb. 3.6**). Bei persistierendem Entzündungsreiz kommt es auch zur Zellproliferation des Mesangiums (diffuse endokapilläre Glomerulonephritis). In der Regenerationsphase bilden sich zuerst die kapillären, später die mesangialen Proliferationen zurück.

Therapie: An erster Stelle steht die antibiotische Therapie des Streptokokkeninfekts bzw. dessen Sekundärprophylaxe mit z. B. Penicillin. Darüber hinaus sollten neben salz- und eiweißarmer Kost und körperlicher Schonung der Wasserhaushalt überwacht und ausgeglichen sowie ggf. eine diuretische Therapie (Furosemid) eingeleitet werden. Außerdem sollte eine arterielle Hypertension medikamentös eingestellt werden.

Prognose: Kinder haben eine sehr gute Prognose, in über 90 % kommt es zur vollständigen Ausheilung. Die Prognose bei Erwachsenen ist weniger gut mit nur 50 % Ausheilung und häufig bleibenden Nierenschäden (Niereninsuffizienz, nephrotisches Syndrom). In seltenen Fällen kommt es zu akuten Komplikationen mit letalem Verlauf bei z. B. Lungenödem oder Linksherzversagen.

3.4.2 Rapid-progrediente Glomerulonephritis (RPGN)

Synonym: Halbmond-GN, extrakapilläre GN

DEFINITION Sammelbegriff für eine heterogene Gruppe von extrakapillär proliferierenden GN mit diffuser glomerulärer Halbmondbildung und schwerster glomerulärer Schädigung. Unbehandelt führt die RPGN innerhalb weniger Wochen bis Monate zur terminalen Niereninsuffizienz.

Epidemiologie: Die Inzidenz liegt bei < 1 : 100 000 Jahr.

Ätiopathogenese: Man teilt die RPGN pathogenetisch in 3 Gruppen ein.

Typ-I = Anti-glomeruläre-Basalmembran-Typ: Etwa 10 % der RPGN. Es liegen Autoantikörper gegen die glomeruläre Basalmembran vor (Anti-GBM-AK). Dadurch kommt es zu linearen IgG- und C3-Komplement-Ablagerungen in der glomerulären Basalmembran. Durch die Antigenverwandtschaft von glomerulärer und alveolärer Basalmembran findet sich häufig begleitend eine Lungenbeteiligung mit Lungenblutungen.

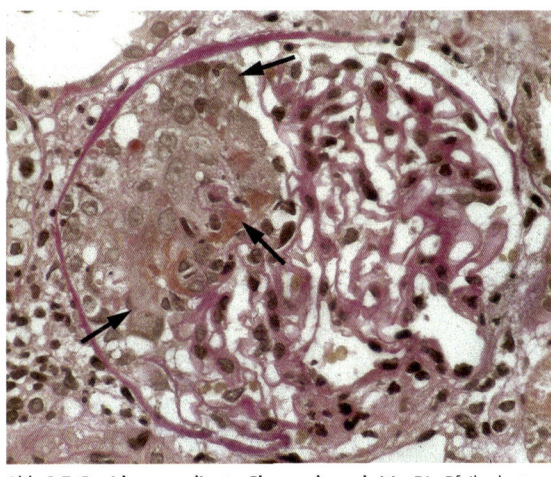

Abb. 3.7 **Rapid-progrediente Glomerulonephritis.** Die Pfeile deuten auf eine frische Halbmondbildung. (aus: Riede, Werner, Schaefer, Allgemeine und spezielle Pathologie, Thieme, 2004)

MERKE Die Antibasalmembran-RPGN mit Lungenbeteiligung nennt man „Goodpasture-Syndrom". Dieses betrifft vor allem junge Männer (< 40 Jahre) und verläuft unbehandelt in 90 % der Fälle letal.

Typ-II = Immunkomplextyp: Etwa 40 % aller RPGN. Heterogene Gruppe von Immunkomplex-GN, die zu schweren Schädigungen der Kapillaren und proliferativen glomerulären Halbmondbildungen führen. Sie treten oft postinfektiös oder auch im Zusammenhang mit Autoimmunerkrankungen (Lupusnephritis, Schoenlein-Henoch-Nephritis) auf.

Typ-III = RPGN ohne Immunablagerungen: Häufigste Form der RPGN (50 %) mit fehlenden immunhistologischen Befunden in der glomerulären Basalmembran (pauciimmun). Serologisch können antineutrophile zytoplasmatische Antikörper (ANCA) nachgewiesen werden werden, die ätiologisch auf eine Nierenbeteiligung bei generalisierter Vaskulitis hinweisen (pANCA → mikroskopische Polyarteriitis, cANCA → Wegener-Granulomatose).

Klinik: Typisch für die relativ seltene RPGN sind ein akutes nephritisches Syndrom sowie der sehr rasche und progrediente Nierenfunktionsverlust bis hin zur terminalen Niereninsuffizienz binnen Wochen bis Monaten. Die Patienten sind häufig blass und stellen sich mit Schwäche, Leistungsknick und Ödemen vor. Teils findet sich eine erhebliche Proteinurie. Bei manifester Niereninsuffizienz bilden sich die typischen Urämiesymptome aus. Bei Goodpasture-Syndrom treten zusätzlich Hämoptysen und Dyspnoe auf.

Diagnostik: Neben den Nierenretentionsparametern und den typischen Entzündungswerten sollten im Labor serologische Tests auf ANCAs, ANAs und Anti-GBM-AKs durchgeführt werden. Entscheidend für die weitere Therapieplanung sowie die Prognoseeinschätzung ist die Nierenbiopsie.

Makroskopisch zeigen sich leicht vergrößerte Nieren mit punktförmigen Einblutungen auf der Oberfläche. In der histologischen Untersuchung ist der Nachweis von frischen oder älteren Halbmondbildungen typisch (unterschiedlich alte Läsionen, da schubweiser Verlauf, **Abb. 3.7**). Die Halbmonde sind das histologische Korrelat massiver Proliferationen der Bowman-Kapsel. Weiterhin zeigen sich je nach Typ ggf. Immunkomplexablagerungen oder lineare AK-Ablagerungen.

Therapie: Die Therapie besteht aus hochdosierter Immunsuppresion mit Glukokortikoiden und Cyclophosphamid. Beim Nachweis von zirkulierenden Anti-GBM-Antikörpern oder schwerer ANCA-assoziierter RPGN können die Antikörper durch eine Plasmapherese maschinell aus dem Blut entfernt werden.

Prognose: Je rascher die Diagnose gestellt und die Therapie begonnen wird, desto besser ist die Prognose. Findet sich bioptisch ein Halbmondbefall in über 80 % der Glomerula, so ist die Gefahr einer Dialysepflichtigkeit sehr hoch. Ein Glomerulumbefall < 50 % spricht eher für eine günstigere Prognose.

3.4.3 Membranoproliferative Glomerulonephritis

Synonym: mesangiokapilläre GN

Epidemiologie: Sie ist selten und tritt bei Kindern und jungen Erwachsenen auf.

Ätiologie und Pathogenese: Die Ursache der membranoproliferativen GN ist unbekannt. Sie tritt entweder idiopathisch auf oder sekundär im Rahmen von malignen Erkrankungen (z. B. Lymphomen), Autoimmunerkrankungen, Infektionen (z. B. Hepatitis C) o. Ä.

Pathogenetisch unterscheidet man 3 Mechanismen:
- **Immunkomplexablagerungen** bei Autoimmunerkrankungen (SLE, Sjögren-Syndrom, rheumatoide Arthritis), chronischen Infektionen (Hepatitis C, Endokarditis u. v. m.), chronischen Lebererkrankungen oder ideopathisch
- **chronische/abgeheilte thrombotische Mikroangiopathien**, z. B. nach HUS/TTP, Antiphospholipidsyndrom, Strahlennephritis etc.
- **Paraproteinablagerungen**, z. B. bei Morbus Waldenström, Kryoglobulinämie.

Klinik: Neben dem nephrotischen Syndrom finden sich häufig auch Hypertonie und Hämaturie.

Diagnostik: Charakteristisch im Serumbefund ist die persisterende Verminderung des Komplementfaktors C3 und bei Typ I zusätzlich von C4 sowie der Nachweis von Anti-C3-Convertase-AK bei Typ II. Sicherung der Diagnose über Nierenbiopsie.

Man unterscheidet 2 Typen. Bei beiden Formen sind die Glomerula erheblich vergrößert. Es finden sich sichelförmige subendotheliale Immundepots, die überwiegend aus Komplementfaktoren bestehen, daneben aus IgG. Als Reaktionsmuster auf die Immundepots kommt es zur Verdickung der Mesangiumzellen und bei Typ I zur „Doppelkonturierung" der glomerulären Basalmembran. Bei Typ II findet sich keine Doppelkonturierung, dafür aber eine massive Verdickung der Basalmembran (dense deposit disease).

Therapie: Bei Kindern kommen v. a. Kortikosteroide zum Einsatz, bei Erwachsenen Versuch mit ASS und Dipyridamol. Ist die GN eine sekundäre Folge einer Grunderkrankung (z. B. Hepatitis C), so wird versucht, diese zu therapieren. Die symptomatische Behandlung kann mit ACE-Hemmern, Statinen und Diuretika erfolgen.

Prognose: Die Prognose ist bei beiden histologischen Formen ungünstig. 50 % der Patienten sind nach 5 Jahren dialysepflichtig. Bei Nierentransplantation liegt das Risiko des Wiederauftretens im Transplantat bei fast 100 %.

3.4.4 Lupus-Glomerulonephritis

Synonym: Lupusnephritis

> **DEFINITION** Die Lupus-GN gehört zu den sekundären GN, die im Rahmen einer Systemerkrankung auftreten.

Epidemiologie: Etwa 50–70 % aller Patienten mit systemischem Lupus erythematodes (SLE) entwickeln im Verlauf der Krankheit eine Nierenbeteiligung. Die Lupusnephritis bestimmt im Wesentlichen die Prognose des SLE.

Ätiopathogenese: Zur Ätiologie des SLE s. Immunsystem und rheumatologische Erkrankungen [S. A477]. In der Niere kommt es zu Immunkomplexablagerungen bzw. zu Immunkomplexbildungen aufgrund der im Serum vorhandenen Autoantikörper (Anti-DNA-AK, Anti-Histon-Ak etc.).

Tab. 3.3 Histologische Befunde bei der Lupusnephritis

Klasse	Bezeichnung	Befund
I	minimale mesangiale Lupusnephritis	lichtmikroskopisch und elektronenmikroskopisch normale Niere, immunhistochemischer Nachweis mesangialer Immunglobulinablagerungen
II	mesangiale proliferative Lupusnephritis	granuläre mesangiale Ablagerungen von Immunglobulinen und Komplement
III	fokale Lupusnephritis	Nachweis einer fokal-segmentalen Glomerulonephritis; < 50 % der Glomerula sind von den endo- oder extrakapillären Immunglobulinablagerungen bzw. mesangialen Veränderungen betroffen
IV	diffuse Lupusnephritis (am häufigsten!)	diffus proliferative Glomerulonephritis; > 50 % der Glomerula sind von den endo- oder extrakapillären Immunglobulinablagerungen bzw. mesangialen Veränderungen betroffen; typische Halbmondbildung
V	membranöse Lupusnephritis	membranöse Glomerulonephritis mit Verdickung der kapillären Basalmembran durch supepitheliale Immunglobulinablagerungen
VI	fortgeschrittene sklerosierende Lupusnephritis	mehr als 90 % der Glomerula sind sklerosiert

Klinische Pathologie: Histomorphologisch ist das Bild der Lupusnephritis nicht einheitlich, sondern hängt von Art und Menge der Immunkomplexablagerungen ab. Die morphologischen Läsionen werden nach einem Vorschlag der WHO in 6 Klassen eingeteilt (**Tab. 3.3**).

Klinik: Im Vordergrund stehen die extrarenalen Manifestationen des SLE (z. B. Allgemeinsymptome wie Fieber, Abgeschlagenheit oder Gelenkschmerzen, Hautbefall, weitere Organbeteiligung). Die Nierenbeteiligung äußert sich durch asymptomatische Hämaturie und Proteinurie. In selteneren Fällen kommt es zur Ausbildung eines akuten nephritischen oder nephrotischen Syndroms. Auch der Übergang in eine RPGN ist möglich.

Diagnostik: Den Hinweis auf eine renale Beteiligung bei bestehendem SLE geben steigende Serumkreatininwerte, eine Proteinurie sowie das Vorliegen von Erythrozytenzylindern oder Akanthozyten im Urinsediment. Wegweisend für Diagnostik und Therapie ist die Nierenbiopsie. Die Klassifizierung der Lupusnephritis ist nicht nur maßgeblich für die Prognoseeinschätzung, sondern bestimmt auch das Therapiekonzept, welches sich innerhalb der Klassifikationen unterscheidet.

Therapie: Das Therapiekonzept besteht im Wesentlichen aus Immunsuppression mit Glukokortikoiden und Cyclophosphamid. Gegebenenfalls kann auch das neuere Immunsuppressivum Mycophenolatmofetil eingesetzt werden. Abhängig von der histologischen Klassifikation werden leichte Modifikationen der Therapie vorgenommen. Klasse 6 der Lupus-GN wird wegen fehlender Wirksamkeit nicht immunsuppressiv behandelt. Eine optimale antihypertensive und kardioprotektive Therapie mit ACE-Hemmern und Statinen ist angebracht.

Prognose: Sie ist u. a. abhängig von der histologischen Klassifikation. Die minimale mesangiale und mäßiggradige mesangiale GN (Klasse 1 und 2) haben eine günstigere Prognose als die diffus sklerosierenden GN. Faktoren eines eher ungünstigen Verlaufs sind: renale Hypertonie, nephrotisches Syndrom und initial erhöhtes Serumkreatinin.

4 Tubulointerstitielle Nephropathien und Tubulusfunktionsstörungen

4.1 Tubulointerstitielle Nephropathien

DEFINITION Tubulointerstitielle Nephropathien stellen eine heterogene Gruppe von infektiösen und nicht infektiösen Erkrankungen der Niere mit Befall des Tubulusapparates und des umgebenden Interstitiums dar.

Einteilung: Hinsichtlich der Pathogenese unterscheidet man **bakterielle** und **nicht bakterielle** Nephritiden. Zu den bakteriellen Erkrankungen werden die akute und chronische Pyelonephritis gezählt (s. Urologie [S. B644]). Im weiteren Verlauf sollen nur die **nicht bakteriellen** Formen besprochen werden. Innerhalb der heterogenen Gruppe der **nicht bakteriellen** Nephrititiden unterscheidet man nach dem Krankheitsverlauf **akute** und **chronische** Formen. Beide können zur Niereninsuffizienz führen.

- **akute interstitielle Nephritis/Nephropathie**
  - viral, z. B. Hantavirus, EBV (TINU-Syndrom = tubulointerstitielle Nephritis + Uveitis als seltene Komplikation der EBV-Infektion)
  - parainfektiös
  - medikamentös-allergisch (Diuretika, Antibiotika, NSAR etc.)
  - immunologisch (z. B. bei SLE, Sarkoidose)
- **chronische Nephritis/Nephropathie**
  - medikamentös: meist Analgetikanephropathie
  - toxisch (z. B. chinesische Kräuter, Blei)
  - immunologisch (z. B. SLE, Sarkoidose)
  - Stoffwechselstörungen: z. B. Uratnephropathie, Nephrokalzinose
  - obstruktiv
  - weitere: Balkan-Nephritis, Nephropathie bei Amyloidose/multiplem Myelom/Sichelzellanämie etc.

Allgemeine Merkmale: Der Urinbefund ist häufig unauffällig. Gelegentlich finden sich sterile Leukozyturie (bei allergischer interstitieller Nephritis mit Eosinophilie), tubuläre Proteinurie (< 1,5 g/d) und Mikrohämaturie. Außerdem kann es zu Tubulusfunktionsstörungen kommen, die sich – abhängig von der Lokalisation der tubulären Schädigung – unterschiedlich äußern:
- proximaler Tubulus: Fanconi-Syndrom, Glukosurie, renal-tubuläre Azidose (s. u.), tubuläre Proteinurie
- distaler Tubulus: renal-tubuläre Azidose, Hyperkaliämie, Natriumverlust, Hyposthenurie
- Sammelrohr: Diabetes insipidus.

Tab. 4.1 Nephrotoxische Substanzen

Medikamentengruppe bzw. diagnostische Substanz	Medikament bzw. Wirkstoffgruppe
Antibiotika	z. B. Sulfonamide, Rifampicin, Aminoglykoside, Penicillin
Virostatika	z. B. Aciclovir, Foscarnet
Antimykotika	z. B. Amphotericin B
Zytostatika	z. B. Cisplatin, Mitomycin
Röntgenkontrastmittel	iodhaltige Röntgenkontrastmittel
Antidepressiva	Lithium
Immunsuppressiva	z. B. Ciclosporin
Analgetika	z. B. ASS, Paracetamol, Kombinationspräparate
weitere Antiphlogistika	z. B. Mesalazin (5-Aminosalicylsäure)

Interstitielle Nephritiden durch Medikamente: Arzneimittel können alle Strukturen des Nephrons schädigen, vorwiegend jedoch die zu- und abführenden Gefäße, die Tubuli und das Interstitium. Die Glomerula sind selten betroffen. Viele Formen der arzneimittelinduzierten Nephrotoxizität bleiben unbemerkt, da die Patienten über keinerlei Beschwerden berichten und sich die Nierenfunktion nach Absetzen der nephrotoxischen Substanz regeneriert (z. B. bei zeitlich begrenzter Einnahme von Antibiotika). Tab. 4.1 zeigt eine Auswahl nephrotoxischer Substanzen.

4.2 Akute interstitielle Nephritis

DEFINITION Die akute interstitielle Nephritis ist eine **abakterielle** Entzündung des Niereninterstitiums.

Ätiologie: Wesentliches Entstehungsmerkmal in der Pathogenese der interstitiellen Nephritis ist eine überschießende **zellvermittelte Immunantwort** des Körpers. Ursachen einer akuten interstitiellen Nephritis können **Medikamente** (Sulfonamide, β-Lactamantibiotika, NSAR), **parainfektiöse Begleitreaktionen** (Streptokokken, Leptospiren, Toxoplasmen), aber auch direkte **Infektionen** (Cytomegalievirus, Hantavirus) sein.

Klinik: Die interstitielle Nephritis verläuft **klinisch** häufig **asymptomatisch** und wird lediglich durch die **Erhöhung**

der Nierenretentionsparameter auffällig. Daneben können Hämaturie und Proteinurie vorliegen. Bei parainfektiösem Auftreten können sich Zeichen des akuten Infekts finden. In seltenen Fällen entwickelt sich ein manifestes ANV. Auf eine allergische Genese weisen Exantheme, Fieber und Arthralgien hin.

Diagnostik:
- **Anamnese:** Medikamente, Infektionen
- **Labor:** Erhöhung des Serumkreatinins. Hämaturie (meist Mikro- selten Makrohämaturie), tubuläre Proteinurie (< 3 g/d, überwiegend niedermolekulare Proteine), sterile Leukozyturie, im Blut evtl. Eosinophilie
- **Serologie:** bei Verdacht auf Hantavirusinfektion ELISA zur Detektion spezifischer IgM- und IgG-Antikörper
- **Biopsie:** bei schwerem Verlauf mit progredientem Kreatininanstieg und drohendem ANV Diagnosesicherung durch Biopsie.

Differenzialdiagnosen:
Medikamentös-toxisch induzierte Tubulusschädigung: Direkt toxische, dosisabhängige Wirkung von z. B. Aminoglykosiden, Cephalosporinen, Polymyxin B. Diese muss klar von der akuten interstitiellen Nephritis mit medikamentös-allergischer Ursache abgegrenzt werden.

> **MERKE** Einige Medikamente können sowohl eine akute interstitielle Nephritis als auch eine direkt toxische Tubulusschädigung mit Tubulusnekrose verursachen. Differenzialdiagnostisch entscheidend ist dann das Urinsediment, das bei toxischer Tubulusnekrose Epithelzellen und Zylinderbruchstücke zeigt.

Post-Streptokokken-Glomerulonephritis: Im Vergleich zur parainfektiösen Nephritis, die noch während des akuten Infekts oder kurz danach auftritt, hat die Post-Streptokokken-Glomerulonephritis eine Latenzzeit von ca. 3 Wochen nach Abklingen des Infekts.

> **MERKE** Unterscheidung parainfektiöse interstitielle Nephritis vs. postinfektiöse Glomerulonephritis:
> - **parainfektiös:** Auftreten schon während eines Infekts bzw. kurz danach
> - **postinfektiös:** Auftreten nach beschwerdefreiem Intervall von wenigen Wochen nach überstandenem Infekt.

Therapie: Absetzen der auslösenden Noxe (Medikament). Bei parainfektiösen Prozessen antibiotische Therapie. In akut verlaufenden Fällen mit ANV kann eine Dialysetherapie notwendig werden. Bei schweren Verläufen können bei medikamentös-allergischer Genese Glukokortikoide eingesetzt werden.

Prognose: Die Prognose ist meist gut. Nach Beseitigung der Ursache erholen sich die Nieren meist schnell. Selten Verläufe mit terminaler Niereninsuffizienz und dauerhafter Dialysepflichtigkeit.

4.3 Chronische interstitielle Nephritis

4.3.1 Analgetikanephropathie

> **DEFINITION** Chronische tubulointerstitielle Nephritis mit renaler Papillennekrose als Folge einer langjährigen exzessiven Einnahme von Analgetikamischpräparaten, Paracetamol oder NSAR.

Ätiopathogenese: Nicht-Opioid-Analgetika vermindern durch eine reversible (z. B. Diclofenac, Ibuprofen) oder nicht reversible (z. B. ASS) Hemmung der Cyclooxygenase u. a. die lokale Synthese des **vasodilatativ** wirkenden **Prostaglandins E$_2$**. Dies führt zur chronischen Minderdurchblutung der Niere. Zudem kommt es zur Akkumulation schädigender Metaboliten von Phenacetin oder Paracetamol in den Nierenpapillen. Beide Mechanismen führen letztlich zu typischen Papillennekrosen.

Zu den Medikamenten, die häufig eine Analgetikanephropathie verursachen, gehören **Phenacetin**, sein Metabolit **Paracetamol** und **ASS**, v. a. in Kombinationspräparaten (z. B. mit Codein oder Coffein). Aufgrund der nephrotoxischen Effekte wurde **Phenacetin** in den 90er-Jahren vom Markt genommen.

Die nephrotoxische Wirkung von Analgetika entwickelt sich erst bei exzessiver Einnahme über mehrere Jahre bzw. bei Überschreiten einer kumulativen Dosis von ca. 1–2 kg. Bei entsprechender Klinik und einer anamnestischen kumulativen Einnahme von > 1000 g Paracetamol (2 x 500 mg/d für 2 ½ Jahre) ist die Diagnose der Analgetikanephropathie wahrscheinlich. In 75 % der Fälle sind Frauen zwischen dem 40. und 50. Lebensjahr betroffen. Ursache ist die unkontrollierte Einnahme rezeptfreier Schmerztabletten bei chronischen Schmerzen. Die Inzidenz der Analgetikanephropathie hat in den letzten 20 Jahren deutlich abgenommen.

> **MERKE** Grundsätzlich kann die jahrelange Einnahme aller NSAR zu einer Analgetikanephropathie führen.

Klinik: Chronische Schmerzen in der Anamnese können einen Hinweis auf langjährige Analgetikaeinnahme geben. Die Nierenschädigung bleibt lange asymptomatisch und Symptome werden erst mit Ausprägung der chronischen Niereninsuffizienz manifest. In der körperlichen und labortechnischen Untersuchung zeigen sich im Spätstadium:
- **grau-bräunliches Hautkolorit:** entsteht durch Ablagerungen von Analgetikametaboliten in der Haut
- **Anämie:** Ursache sind gastrointestinale Blutverluste bei Abusus von ASS-haltigen Analgetika sowie Methämoglobinbildung durch Metaboliten des Phenacetins. Erst im fortgeschrittenen Stadium entwickelt sich eine renale Anämie.
- **Flankenschmerz beim Abgang nekrotischer Papillen**
- **rezidivierende Harnwegsinfekte** mit Dysurie.

Komplikationen: Die Nephropathie bleibt lange asymptomatisch. Typische Komplikationen sind:
- **renal-tubuläre Azidose:** verminderte Konzentrationsfähigkeit der Nieren mit Elektrolytstörungen und einer metabolischen Azidose als Folge der Tubulusschädigung
- **Niereninsuffizienz:** Progression bis zur terminalen Niereninsuffizienz
- **bakterielle Superinfektionen:** rezidivierende Pyelonephritiden
- **Urothelkarzinome:** erhöhtes Risiko für Urothelkarzinome als Spätkomplikation des Analgetikaabusus → lebenslange Kontrolle mittels Urinzytologie notwendig.

Diagnostik: Die Anamnese ist nicht sehr verlässlich, da viele Patienten den chronischen Analgetikaabusus bagatellisieren bzw. negieren. Bei Verdacht auf chronische Paracetamoleinnahme kann das Abbauprodukt N-Acetyl-Paraaminophenol im Urin bestimmt werden. Sterile Leukozyturie, Erythrozyturie und geringe Proteinurie sind möglich.
  Sonografisch zeigen sich verkleinerte Nieren mit höckeriger Oberfläche und Nachweis von Papillenkalzifizierungen.

Differenzialdiagnosen: Differenzialdiagnostisch sind andere Formen der chronischen interstitiellen Nephritis (s. o.) und Papillennekrosen anderer Genese auszuschließen, z. B. diabetische Nephropathie, obstruktive Uropathie, Transplantatabstoßung, Sichelzellanämie, Pyelonephritis, Gicht.

Therapie: Absetzen der Analgetika. Therapie der Komplikationen. Bei manifester Niereninsuffizienz entsprechende Therapie.

Prognose: Abhängig vom Zeitpunkt der Diagnose. Bei Serum-Kreatinin-Werten < 3 mg/dl ist die Prognose bei konsequenter Analgetikakarenz gut. Bei Werten > 3 mg/dl kann es auch nach Ausschalten der Noxe zur Progression in eine Niereninsuffizienz kommen.

4.3.2 Myelomniere (Plasmozytomniere)

> **DEFINITION** Tubulointerstitielle Nephropathie aufgrund direkter tubulotoxischer Wirkung von Leichtketten und tubulärer Obstruktion durch Tamm-Horsfall-Proteine.

Die **Myelomniere** ist neben der AL-Amyloidose die häufigste renale Folgeerkrankung der Leichtkettenproteinämie.

Pathophysiologie: Aufgrund ihres geringen Molekulargewichts (ca. 22 kDa) werden Leichtketten physiologischerweise glomerulär filtriert und tubulär rückresorbiert. Beim Gesunden finden sich keine Leichtketten im Urin. Infolge eines multiplen Myeloms kommt es zur dramatischen Steigerung der Produktion und der glomerulären Filtration von Leichtketten. Die proximal-tubuläre Rückresorptions- und Katabolisierungskapazität ist jedoch begrenzt, sodass Leichtketten in den Lysosomen akkumulieren und die Tubuluszellen schädigen. Dadurch kommt es zur Leichtkettenproteinurie. Im distalen Tubulus verbinden sich die Leichtketten mit dem tubulär synthetisierten Tamm-Horsfall-Protein und es kommt zur intratubulären Ausfällung von Proteinzylindern (**Abb. 4.1**). Diese führt zur **distal-tubulären Obstruktion.** Die Proteinzylinder haben direkt schädigende Effekte auf die Tubuluszellen. Sie aktivieren eine Entzündungskaskade mit Einwanderung von Makrophagen und Granulozyten. Die attackierenden Makrophagen fusionieren zu charakteristischen **mehrkernigen Riesenzellen.** Im Rahmen der Entzündung werden Tubuluszellen zerstört und an deren Stelle entwickelt sich als Folge der chronischen Entzündungsreaktion fibrotisches Gewebe. Auch an den proximalen Tubuli finden sich Veränderungen. Die Zellen sind teils abgeflacht, teils atrophisch und im Interstitium fallen Fibrose und Infiltrate auf. Die Fibrosierung sowie die Ablagerung der Leichtkettenproteine lassen die Niere makroskopisch blass, vergrößert und fest erscheinen.

Klinik: In 40 % der Fälle ist das akut einsetzende Nierenversagen die erste klinische Manifestation der Myelomniere. Faktoren, die das Nierenversagen fördern, sind Hyperkalzämie, Exsikkose und Infektionen (durch den Antikörpermangel) sowie die intravenöse Gabe von Röntgenkontrastmitteln. Es kann auch zu schleichenden Prozessen kommen, die zu einer chronischen Niereninsuffizienz führen. Durch die Chemotherapie kann es auch zum septischen Nierenversagen kommen.

Diagnostik: Die positive **Anamnese** eines multiplen Myeloms weist auf eine Myelomniere hin. Zur genaueren Differenzierung dienen folgende Untersuchungen:
- **Serum:** Bei Erstdiagnose des multiplen Myeloms Myelomdiagnostik mit Serum-/Urinelektrophorese, quantitativer Immunglobulinbestimmung etc. (s. Neoplastische Erkrankungen [S.A624]). Die Bestimmung der Nierenretentionsparameter hat auch einen prognostischen Wert, da eine Niereninsuffizienz zu einer deutlich schlechteren Prognose hinsichtlich des Patientenüberlebens führt.
- **Nierenbiopsie:** Differenzierung zwischen Myelomniere und AL-Amyloidose.

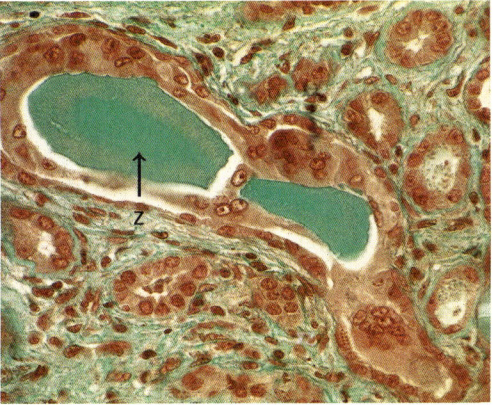

Abb. 4.1 Plasmozytomniere. Der Pfeil weist auf eine intratubuläre Zylinderbildung. (aus: Riede, Werner, Schaefer, Allgemeine und spezielle Pathologie, Thieme, 2004)

Therapie: Im Vordergrund steht die Therapie des multiplen Myeloms (s. Neoplastische Erkrankungen [S. A626]). Bei manifester chronischer Niereninsuffizienz bzw. akutem Nierenversagen entsprechende Therapie. Als supportive Therapie zur Verminderung des Präzipitationsrisikos dienen **ausreichende Hydrierung** mit hohem Urinvolumen und **Korrektur der Hyperkalzämie** (v. a. mit Bisphosphonaten).

4.3.3 Uratnephropathie

Synonym: Harnsäurenephropathie

> **DEFINITION** Nierenerkrankung als Folge einer Hyperurikämie.

Einteilung: Die Niere ist, als Hauptausscheidungsort der täglich anfallenden Harnsäure, neben dem Bewegungsapparat häufigster Manifestationsort einer Urikämie. Man unterscheidet:

- **Akute Uratnephropathie:** tritt auf bei einer sich sehr rasch entwickelnden Hyperurikämie, z. B. als Folge gesteigerten Zellzerfalls in der zytostatischen Tumortherapie (Tumorlysesyndrom).
- **Nephrolithiasis:** Etwa 30 % der Gichtpatienten entwickeln eine Nephrolithiasis. Diese ist häufig mit rezidivierenden Pyelonephritiden vergesellschaftet (s. Urologie [S. B663]).

Die Existenz einer **chronischen Uratnephropathie** ist umstritten, da Langzeitstudien an Patienten mit asymptomatischer Hyperurikämie gezeigt haben, dass eine Hyperurikämie allein nicht zur Abnahme der GFR führt.

Ätiopathogenese: Bei der Verstoffwechslung von Purinen, die sowohl durch die Nahrung aufgenommen als auch in den Zellen synthetisiert werden, entstehen täglich ca. 400 mg Harnsäure. Die Harnsäure wird zu einem Drittel über den Darm und zu zwei Dritteln renal ausgeschieden. In der Niere wird sie glomerulär frei filtriert und tubulär rückresorbiert. Übersteigt die Harnsäurekonzentration die Löslichkeitsgrenze, so fallen Harnsäurekristalle aus.

Die Uratnephropathie tritt bei massivem Zellzerfall häufig im Rahmen eines **Tumorlysesyndroms** (chemotherapiebedingter Zellzerfall) auf. Dabei kommt es zu einem starken Anstieg der Harnsäurekonzentration und zum Absinken des Urin-pH-Wertes in den sauren Bereich. Die in der Folge ausfallenden Uratkristalle blockieren den Harnabfluss in den Tubuli und führen so zu einem akuten Nierenversagen. Patienten mit vorbestehender Niereninsuffizienz, großer Tumorlast und/oder mit Tumoren mit hoher Chemosensibilität (Hodentumor, Lungentumor, SCLC) sind besonders gefährdet.

Klinik: Symptome des akuten Nierenversagens. Gelegentlich Flankenschmerzen bei Kristallansammlung in den Ureteren.

Diagnostik: Beim Tumorlysesyndrom zeigen sich im Labor massiv erhöhte Serumharnsäurewerte (häufig > 20 mg/dl) kombiniert mit Hyperphosphatämie, Hyperkaliämie, Azidose und Hypokalzämie. Die Nierenretentionswerte sind infolge des akuten Nierenversagens erhöht. Auch bei anderer Genese des Zelluntergangs finden sich neben den erhöhten Harnsäure- und Nierenretentionswerten Elektrolytverschiebungen.

Therapie: Prophylaktisch sollten bei gefährdeten Patienten vor Beginn einer Chemotherapie eine ausreichende Hydrierung, eine Harnalkalisierung (verbessert die Harnsäureausscheidung) und eine Behandlung mit Allopurinol durchgeführt werden. Therapeutisch kann bei erhöhten Harnsäurespiegeln Rasburicase eingesetzt werden. In seltenen Fällen kann eine Hämodialyse indiziert sein.

4.3.4 Nephropathie bei Sarkoidose

Die Sarkoidose (s. Atmungssystem [S. A203]) ist eine Systemerkrankung unklarer Genese, die sich durch Ausbildung nicht verkäsender Granulome in mehreren Organen auszeichnet. Die Lunge ist Hauptmanifestationsort, es kann jedoch auch zu einer renalen Beteiligung kommen. Neben Nierenschäden durch Hyperkalzämie und Hyperkalzurie und verschiedene Glomerulopathien kann bei der Sarkoidose auch eine granulomatöse interstitielle Nephritis auftreten. In der Biopsie zeigen sich epitheloidzellige nicht verkäsende Granulome. Klinisch finden sich als Folge der Nierenbeteiligung eine Leukozyturie sowie eine geringe Proteinurie. Durch gesteigerte Kalzitriolsynthese in den Granulomen und pulmonalen Makrophagen kommt es zur Hyperkalzurie (Nephrolithiasis) und Hyperkalzämie (Nephrokalzinose).

4.4 Tubulusfunktionsstörungen

> **DEFINITION** Tubulusfunktionsstörungen treten entweder primär als hereditäre Erkrankung oder sekundär als Folge einer interstitiellen Nephritis auf. Während bei den hereditären Störungen einzelne **Gendefekte** das klinische Bild beeinflussen, ist bei den sekundären Verlaufsformen die **Lokalisation der Tubulusschädigung** ausschlaggebend.

Im Tubulus werden für den Körper kostbare, glomerulär filtrierte Stoffe (Aminosäuren, Glukose, Elektrolyte) rückresorbiert. Darüber hinaus ist der Tubulus der Ort der Regulation des Säure-Basen-Haushalts (Bikarbonatresorption, Säuresekretion). Tubulusfunktionsstörungen können alle Tubulusmechanismen betreffen. Bei isolierten Defekten sind einzelne Tubulusfunktionen gestört (z. B. Aminosäurerückresorption). Sie finden sich primär als Folge von angeborenen Gendefekten, die häufig Membrankanalproteine betreffen, oder sekundär besonders als Folge interstitieller Nephritiden.

Die häufiger auftretenden sekundären Defekte können isolierte oder multiple Tubulusfunktionsstörungen aufweisen. Die Klinik ist abhängig von der gestörten Partialfunktion und damit von der Lokalisation der Nierenschädigung.

4.4.1 Tubuläre Funktionsstörungen mit Elektrolytverlust als Hauptsymptom

Tab. 4.2 gibt einen Überblick über die Natrium- und Kaliumverlustniere.

4.4.2 Renal-tubuläre Azidosen

Proximale RTA (Typ II): Durch Defekte in den verschiedenen Transportsystemen, die für die Bikarbonatresorption im proximalen Tubulus verantwortlich sind, kommt es zu einem Bikarbonatverlust. Hierbei entsteht – im Gegensatz zur distalen RTA – selten eine schwere metabolische Azidose, da sich der Bikarbonatverlust bei Sinken des Serumbikarbonatspiegels selbst limitiert. Der Urin-pH liegt i. d. R. über 5,5.

Die proximale RTA Typ II tritt auf im Rahmen eines Fanconi-Syndroms, aber auch als Begleiterscheinung von angeborenen (Morbus Wilson) und erworbenen Erkrankungen (z. B. Amyloidose, Sjögren-Syndrom, Leichtkettennephropathie). Auch medikamentöse (z. B. Azetazolamid) oder toxische (z. B. Schwermetalle) Ursachen sind möglich.

Klinisch finden sich eine milde hyperchlorämische Azidose, Volumendepletion und evtl. Erbrechen. Es kann zu Hypophosphatämie und Osteomalazie kommen. Bei Kindern können Wachstumsstörungen auftreten.

Therapeutisch steht die Korrektur des Säure-Basen-Haushalts im Vordergrund, ggf. auch der Ausgleich von Elektrolytstörungen.

Distale RTA (Typ I): Ursächlich ist eine defiziente H^+-Sekretion im distalen Tubulus und Sammelrohr. Sie führt zur einer schweren metabolischen Azidose. Trotz der systemischen Azidose finden sich hohe Urin-pH-Werte (meist > 6). Die distale RTA kann z. B. bei Autoimmunerkrankungen oder multiplem Myelom auftreten. Klinik: schwere hyperchlorämische Azidose mit Hypokaliämie, -kalzämie und -phosphatämie. Meist besteht eine ausgeprägte Hyperkalziurie, die zur Nephrokalzinose, Urolithiasis und Vitamin-D-resistenten Osteomalazie/Rachitis führt.

Therapie wie bei der proximalen RTA.

Tab. 4.2 Natrium- und Kaliumverlustniere

	Natriumverlustniere	Kaliumverlustniere
Definition	chronischer renaler Natriumverlust	chronischer renaler Kaliumverlust
Ursachen	chronische Niereninsuffizienz mit tubulärer Schädigung	chronische Niereninsuffizienz (tubulointerstitielle Nephropathie), Diuretika*, Hyperaldosteronismus*
Klinik	Hyponatriämie, **Cave:** Kochsalzrestriktion führt in diesem Fall zur Verschlechterung der Nierenfunktion	Hypokaliämie, evtl. mit Herzrhythmusstörungen (s. Herz-Kreislauf-System [S. A31])
Therapie	Natriumsubstitution	Kaliumsubstitution

* Bei Kaliumverlust aufgrund von Diuretika oder Hyperaldosteronismus handelt es sich nicht um eine Kaliumverlustniere im eigentlichen Sinne, da das Organ als solches voll funktionstüchtig ist.

4.4.3 Bartter-Syndrom

DEFINITION Gruppe von autosomal-rezessiv vererbten renalen Tubulusfunktionsstörungen, deren klinisches Erscheinungsbild durch **hypokaliämische Alkalose, Elektrolytverlust** und **Hypotension** geprägt ist.

Ätiologie: Das Bartter-Syndrom wird autosomal-rezessiv vererbt. Bisher wurden 4 Mutationen an verschiedenen Transportern in Zellen des aufsteigenden Schenkels der Henle-Schleife gefunden, die für die Rückresorption von Na^+ und Cl^- verantwortlich sind. Folgen sind ein erhöhter Salzverlust, hypokaliämische Alkalose sowie Polyurie und Polydipsie.

Einteilung:
Bartter-Syndrom Typ I: Eine Mutation des Na^+-K^+-$2Cl^-$-Kotransporters (NKCC 2) führt zur verminderten Na^+-/Cl^--Rückresorption in der Henle-Schleife. Eine kompensatorische Aktivierung des Renin-Angiotensin-Aldosteron-Systems führt zur hypokaliämischen Alkalose (K^+-, H^+-Sekretion). Zusätzlich treten Hypotonie sowie Hyperkalzurie auf, was zur Ausbildung einer Nephrokalzinose führen kann. Klinische Manifestation im Säuglingsalter mit schwerer Dehydratation (pränatale Hinweise durch Polyhydramnion).

Bartter-Syndrom Typ II: Es liegt eine Mutation vor im Gen, das für den apikalen ATP-abhängigen Kaliumkanal (ROMK) codiert. Der Kanal ist verantwortlich für das Kalium-Recycling in der Zelle, wodurch die Triebkraft für den Na^+-K^+-$2Cl^-$-Kotransporter aufrechterhalten wird. Phänotypisch entspricht der Typ II dem Typ I.

Bartter-Syndrom Typ III: Bei Patienten mit Typ III liegt eine Mutation in einem basolateralen Chloridkanal (CLCNKB) vor. Die klinische Manifestation von Typ III unterscheidet sich von den Typen I + II. Patienten mit Typ III entwickeln keine Nephrokalzinose. Es finden sich unterschiedliche Ausprägungen mit teils schweren Symptomen, teils milden Verläufen mit Beginn in der Adoleszenz.

Bartter-Syndrom Typ IV: Mutationen bei Typ IV betreffen ein Gen, welches Heteromere mit einem Chloridkanal eingeht, der nicht nur in der Henle-Schleife, sondern auch im Innenohr exprimiert wird. Klinische Trias: Bartter-Syndrom, Niereninsuffizienz, Innenohrschwerhörigkeit.

Differenzialdiagnosen:
Pseudo-Bartter-Syndrom: Es entsteht bei Diuretika-/Laxanzienabusus und äußert sich wie ein Bartter-Syndrom. Es betrifft typischerweise junge Frauen. Diagnostisch lassen sich beim Pseudo-Bartter Spuren von Diuretika im Urin nachweisen.

Gitelman-Syndrom: Beim Gitelman-Syndrom führen autosomal-rezessiv vererbte Mutationen zum Funktionsverlust des thiazidsensitiven Na^+-Cl^--Kotransporters. Die Krankheit manifestiert sich im Jugendalter durch Muskelkrämpfe, Müdigkeit, Nykturie und Polydipsie. Im Gegensatz zum Bartter-Syndrom bestehen beim Gitelman-Syndrom eine **Hypokalzurie** und **Hypomagnesiämie**.

Therapie: Lediglich symptomatisch. Orale Kaliumsubstitution und Gabe von Aldosteronantagonisten (Spironolacton), evtl. Salzzufuhr.

4.4.4 Weitere Tubulusfunktionsstörungen

- Zystinurie: s. Pädiatrie [S. B596]
- renale Glukosurie [S. A377]
- Phosphatdiabetes: s. Pädiatrie [S. B596]
- Diabetes insipidus renalis: s. Endokrines System und Stoffwechsel [S. A315].

5 Zystische Nierenerkrankungen

5.1 Grundlagen

Zystische Nierenerkrankungen sind gekennzeichnet durch Erweiterungen der Tubuli und Sammelrohre mit Zystenbildung im Nierenparenchym. Aufgrund genetischer und klinischer Kriterien werden sie in angeborene oder erworbene Erkrankungen eingeteilt. Die klinischen Symptome der zystischen Nierenerkrankungen werden bestimmt durch das Ausmaß der zystischen Zerstörung des Nierenparenchyms und extrarenale Komplikationen. Beispielsweise können Lendenschmerz, rezidivierende Hämaturien und rezidivierende Harnwegsinfekte auftreten.

Von den zystischen Nierenerkrankungen („Zystennieren") abzugrenzen sind Nierenzysten, die mit zunehmendem Alter isoliert oder multipel eine oder beide Nieren betreffen. Sie sind meist symptomlose Zufallsbefunde bei der sonografischen Untersuchung und haben selten eine therapeutische Konsequenz.

Bei den zystischen Veränderungen der Niere kann man zahlreiche Formen mit unterschiedlicher klinischer Relevanz unterscheiden (Tab. 5.1)

> **MERKE Einfache Nierenzyste:** meist symptomloser Befund ohne klinische Konsequenz
> **Zystennieren:** schwerwiegende Nierenerkrankung.

5.2 Einfache Nierenzysten

Einfache Nierenzysten können ein- oder beidseitig, solitär oder multipel auftreten und stellen i. d. R. einen symptomlosen Befund dar.

Epidemiologie: Die einfache Nierenzyste ist die häufigste Raumforderung der Niere. Die Inzidenz nimmt mit dem Alter zu. Bei etwa 50 % der über 50-Jährigen finden sich sonografisch nachweisbar Nierenzysten. Männer sind häufiger betroffen als Frauen (2:1). Besonders häufig treten einfache Nierenzysten bei Patienten mit chronischer Niereninsuffizienz auf.

Klinik: Meist symptomlos. Sonografischer Zufallsbefund. Bei ausgeprägter Größe kann es zu Obstruktionen der ableitenden Harnwege oder Flankenschmerzen durch Spannung der Nierenkapsel kommen.

Diagnostik: Sonografie. Bei Malignitätsverdacht CT oder MRT.

Therapie: Keine Therapie nötig.

5.3 Polyzystische Nierenerkrankungen

Die **autosomal-dominante (adulte) polyzystische Nierendegeneration** (ADPKD) ist die häufigste vererbte Nieren-

Tab. 5.1 Einteilung der Nierenzysten

Zystenart	sonografischer Befund	Zusatzdiagnostik
einfache Nierenzyste	• rundliche, echofreie, glatt berandete Raumforderung mit dorsaler Schallverstärkung	• bei asymptomatischen Patienten keine • bei Malignitätsverdacht: CT, MRT
Markschwammniere	• echodichte Pyramiden (Kalkansammlungen in den Sammelrohren) • meist kein dorsaler Schallschatten	• Ausscheidungsurografie mit KM-Gabe
medulläre zystische Nierenerkrankung (Nephronophtise-Komplex)	• kleine Nieren • Zysten häufig aufgrund der geringen Größe nicht nachweisbar • keine sichere Diagnostik durch Sonografie	• positive Familienanamnese • Untersuchung auf extrarenale Manifestationen
autosomal-rezessive bzw. infantile polyzystische Nierenerkrankung (ARPKD)	• massiv vergrößerte Nieren mit glatter Rindenstruktur • echoreiches und inhomogenes Nierenparenchym (Pfeffer-Salz-Muster)	• Röntgen-Abdomen: (Verlagerung abdomineller Organe durch die vergrößerten Nieren)
autosomal-dominante bzw. adulte polyzystische Nierenerkrankung (ADPKD)	• vergrößerte Nieren mit gebuckelter Kontur • multiple Zysten unterschiedlicher Größe, teilweise mit Zysteneinblutung und Zystenrandverkalkung	• Ausscheidungsurografie mit KM-Gabe • CT-Abdomen: Ausschluss Leber-, Pankreaszysten

5.3 Polyzystische Nierenerkrankungen

erkrankung (1:1000). Pathogenetisch kommt es in beiden Nieren zu einer progredienten zystischen Umwandlung umschriebener Nephronabschnitte in Rinde und Mark (Abb. 5.1). Der Erbgang ist autosomal-dominant, das verantwortliche Gen (in 90 % PKD1-Gen) befindet sich auf Chromosom 16. Typisch ist das Auftreten von Zysten auch in anderen Organen (z. B. Leber, Lunge, Pankreas, Ovarien, Milz) und die Entwicklung von Aneurysmen (→ Subarachnoidalblutung). Die Patienten sterben häufig infolge einer Niereninsuffizienz oder intrakranialen Blutung.

Die **autosomal-rezessive Form** (ARPKD) wird meist schon **im Säuglingsalter** klinisch mit progredienter Niereninsuffizienz, palpabel vergrößerten Nieren, Leberfibrose und z. T. auch Gallengangshypoplasie manifest. Die terminale Niereninsuffizienz tritt häufig schon im Kindesalter ein.

Tab. 5.2 gibt eine Übersicht über die verschiedenen multi- und polyzystischen Nierenerkrankungen.

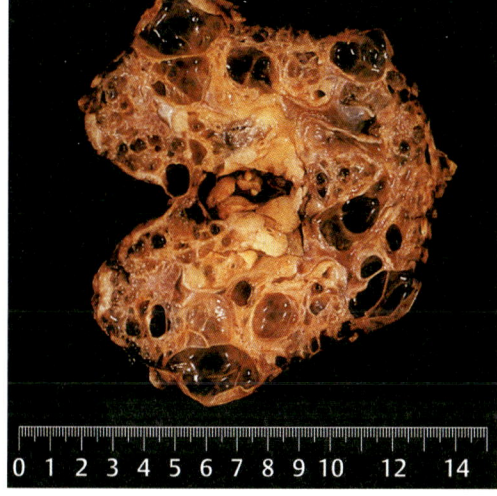
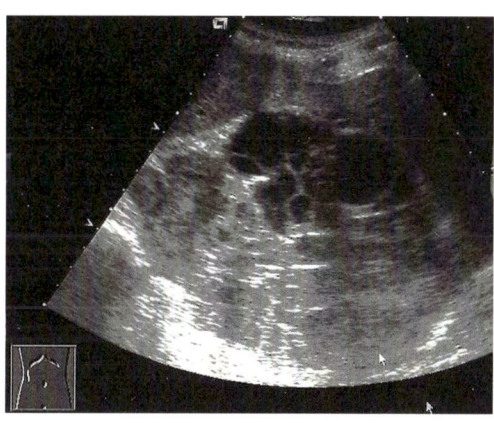

Abb. 5.1 **Adulte polyzystische Nierenerkrankung. a** Makroskopischer Befund. **b** In der Sonografie erkennt man multiple Zysten, die echoarm und glatt begrenzt sind. (a: aus Greten, Rinninger, Greten, Innere Medizin, Thieme, 2010; b: aus Schmidt, Checkliste Sonographie, Thieme, 2005)

Tab. 5.2 Multi- und polyzystische Nierenerkrankungen. Einteilung nach Potter.*

	infantile polyzystische Nierendegeneration	adulte polyzystische Nierendegeneration (Zystennieren)	multizystische Nierendysplasie
Potter-Typ	I	III	II
Genetik	autosomal-rezessiv, Mutation eines Gens auf Chromosom 6	autosomal-dominant, Mutation im PKD1-Gen (90 %), im PKD2-Gen (10 %)	nicht erblich
Lokalisation	beidseitig	beidseitig	meist einseitig
Manifestation	Geburt/Säuglingsalter	Erwachsenenalter	Geburt/frühe Kindheit
assoziierte Fehlbildungen	kongenitale Leberfibrose, Lungenhypoplasie, Pankreaszysten	Leberzysten, Hirnbasisaneurysmen, Kolondivertikel, Pankreaszysten	Fehlbildungen des kontralateralen Harntrakts, kardiale und gastrointestinale Fehlbildungen
Symptome	initial: respiratorische Komplikationen durch abdominelle Raumforderung und/oder Lungenhypoplasie (Atemnotsyndrom, ARDS); später (falls initiale Phase überlebt wird): palpabler Tumor, progrediente Niereninsuffizienz, portale Hypertension, u. U. Potter-Fazies	palpabler Tumor, Verdrängungssymptome, Einblutungen/Makrohämaturie, Flankenschmerzen, renale Hypertonie, progrediente Niereninsuffizienz im Erwachsenenalter	asymptomatisch, ggf. palpabler Tumor/Verdrängungssymptome
Prognose	infaust	in der 6–7. Dekade etwa 50 % dialysepflichtig	gut
Therapie	keine	symptomatisch, ggf. Dialyse, ggf. Nephrektomie	symptomatisch; bei Komplikationen je nach Befund ggf. Zystenresektion, Nierenteilresektion, Nephrektomie

* aus: Keil, Prüfungsvorbereitung Urologie. Thieme 2008.

5.4 Markschwammnieren

DEFINITION Zystische Nierenerkrankung mit medullärer ektatischer Erweiterung der Sammelrohre in den Pyramiden, die meist beidseitig auftritt.

Epidemiologie und Ätiologie: Inzidenz = 5–50:100 000.
In seltenen Fällen tritt die Markschwammniere familiär auf. In diesen Fällen ist sie mit einem erhöhten Risiko für Wilms-Tumoren assoziiert.

Klinische Pathologie: Die Nieren sind normal groß. In den Markpyramiden finden sich dilatierte Sammelrohre und davon ausgehende kleine Zysten, weshalb das Organ makroskopisch im Schnittpräprat wie ein Schwamm aussieht. Es lassen sich in der überwiegenden Anzahl der Fälle Verkalkungen bis hin zur Nephrokalzinose finden.

Klinik: Markschwammnieren sind in den meisten Fällen symptomlos. Etwa 50 % der Patienten weisen eine Hyperkalzurie auf, die das Entstehen von Nierensteinen begünstigt. Nierensteine, rezidivierende Hämaturien oder rezidivierende Harnwegsinfekte können auftreten.

Komplikationen: Komplikationen umfassen Hyperkalzurie, Nephrolithiasis und Nephrokalzinose. Bei schweren Nephrokalzinosen kann sich in seltenen Fällen eine chronische Niereninsuffizienz entwickeln.

Diagnostik: Bei auftretender Hämaturie oder Urolithiasis wird eine sonografische und radiologische Abklärungsdiagnostik durchgeführt. Hierbei zeigen sich in der Sonografie in den Sammelrohren echoreiche Pyramiden aufgrund von Kalkansammlungen; diese erzeugen jedoch wegen ihrer geringen Größe **keinen** Schallschatten. In der Ausscheidungsurografie zeigen sich im Bereich des Nierenmarks **stecknadelkopfgroße** Kalkherde. Differenzialdiagnostisch müssen beim Leitbefund **Nephrokalzinose** die distale tubuläre Azidose sowie ein primärer Hyperparathyreoidismus ausgeschlossen werden.

Therapie: Eine kausale Therapie ist nicht möglich. Bei rezidivierenden Steinleiden kann eine Diuretikatherapie mit Thiaziden erfolgreich sein. Rezidivierenden Harnwegsinfekten muss durch eine keimgerechte Antibiotikatherapie begegnet werden.

Prognose: Die Prognose ist gut. Im Vergleich zu den anderen zystischen Nierenerkrankungen ist auch bei symptomatischen Patienten das Risiko einer progredienten Nierenfunktionseinschränkung gering (ca. 10 %).

5.5 Nephronophtise-Komplex

Synonym: NPH-MCKD-Komplex

DEFINITION Seltene Gruppe von kleinzystischen Nierenerkrankungen im Bereich der Mark-Rinden-Grenze und des Nierenmarks, die mit einer interstitiellen Fibrose und Glomerulosklerose einhergeht.

Epidemiologie: Sehr selten.

Ätiologie: Obwohl die Nephronophtise und die medullärzystische Nierenerkrankung eine unterschiedliche genetische Ursache haben, werden sie gemeinsam als Nephronophtise-Komplex behandelt, da das morphologische Erscheinungsbild nicht zu unterscheiden ist.
- **Nephronophtise (NPH):** autosomal-rezessiv vererbte Erkrankung mit Manifestation im Kindes- und Jugendalter. Ursache ist in der Mehrzahl der Fälle eine Deletion des NPHP1-Gens.
- **medulläre zystische Nierenerkrankung (MCKD):** autosomal-dominante Erkrankung mit Manifestation im Erwachsenenalter. Es wurden 2 ursächliche Gene gefunden (MCKD-1/2).

Klinische Pathologie: Beim Nephronophtise-Komplex finden sich **Schrumpfnieren** mit feingranulärer Oberfläche. Die Nieren sind mit kleinen (meist nur wenige mm großen) Zysten an der Rinden-Mark-Grenze durchsetzt. Histologisch imponiert eine chronisch-sklerosierende Nephropathie mit distalen Tubuluszysten.

Klinik: Die wichtigsten Symptome des Nephronophtise-Komplexes sind eine **normochrome Anämie** und eine **progrediente Niereninsuffizienz.** Bei der NPH entwickelt sich die Niereninsuffizienz schon im Kindes- bzw. Jugendalter, bei der MCKD erst im Erwachsenenalter. Im Urin kann eine leichte **Proteinurie** auffallen. Aufgrund der Umbauvorgänge in der Niere entwickelt sich häufig ein **arterieller Hypertonus**.

Komplikationen: Häufigster extrarenaler Manifestationsort sind die Augen (Retinitis pigmentosa, tapetoretinale Degeneration). Darüber hinaus finden sich bei der jugendlichen Form gehäuft mentale Retardierung, Wachstumsstillstand, Leberfibrose und Knochenanomalien.

Diagnostik: Familienanamnese, Histologie, Labor, Radiologie und Molekulargenetik.

Therapie: Keine kausale Therapie möglich. Bei terminaler Niereninsuffizienz Nierenersatztherapie und evtl. Transplantation.

Prognose: Häufig terminale Niereninsuffizienz.

6 Erkrankungen der Nierengefäße

6.1 Grundlagen

Wichtige Krankheitsbilder, die auch andere Organsysteme betreffen, werden in den jeweiligen Kapiteln genauer behandelt. **Tab. 6.1** gibt einen kurzen Überblick über wichtige renovaskuläre Störungen und deren Pathologie.

6.2 Akuter Nierenarterienverschluss (akuter Niereninfarkt)

DEFINITION Akuter Verschluss einer Nierenarterie mit ischämiebedingter Nekrose des Nierengewebes (Niereninfarkt).

Ätiologie: Niereninfarkte werden überwiegend (> 90 %) durch eine **kardiale Embolie** ausgelöst. Seltenere Ursachen sind arterioarterielle Embolien aus atherosklerotischen Plaques, Aneurysmen, Cholesterinembolien (häufig iatrogen nach Manipulation an den Gefäßen) oder bei

Tab. 6.1 Überblick über wichtige renovaskuläre Erkrankungen

Erkrankung	Ursache	Symptome	Pathologie
arterielle Renovaskulopathien			
Nierenarterienstenose [S. A413]	Atherosklerose, fibromuskuläre Dysplasie	renovaskuläre Hypertonie, Hypokaliämie (sekundärer Hyperaldosteronismus)	vaskuläre Schrumpfniere und Nierensubinfarkt
benigne **Nephrosklerose**	Arteriolosklerose bei **Hypertonie, Diabetes mellitus**, genereller Arteriosklerose	Hypertonie, **Proteinurie**, Hämaturie, **GFR ↓**, Linksherzinsuffizienz, Fundus hypertonicus	kleine Schrumpfungsherde mit fein granulierten narbigen Einziehungen der Oberfläche (rote Granularatrophie), histologisch sklerotische Verdickung der Arteriolenwände; Endstadium: Schrumpfniere
maligne Nephrosklerose	Arteriolonekrose bei maligner Hypertonie	rasch progrediente Niereninsuffizienz, Hämaturie, Proteinurie eingeschränkte Nierendurchblutung verstärkt den Hypertonus (Circulus vitiosus)	fibrinoide Nekrosen der Arteriolen, konzentrische, stenosierende Intimaproliferation und -verdickung der Interlobulararterien (proliferative Endarteriitis, Zwiebelschalenangiopathie), intravasale Thromben, verödete Glomerula
Beteiligung der Nierenarterien bei systemischen Vaskulitiden	Autoimmunopathien (z. B. Panarteriitis nodosa, Morbus Wegener, Purpura Schoenlein-Henoch)	nephrotisches oder akutes nephritisches Syndrom, Symptome der Grunderkrankung	abhängig von der Grunderkrankung: nekrotisierende Arteriitis mittelgroßer (cPAN) oder kleiner (mPAN) Gefäße
thrombotische Mikroangiopathien	Endothelschädigung (immunologisch, toxisch u. a.) mit unkontrollierter Aktivierung des Gerinnungssystems (HUS, TTP)	akutes Nierenversagen, hämolytische Anämie, Thrombozytopenie, neurologische Symptome	vergrößerte Nieren mit Petechien auf der Nierenoberfläche, hyaline Thromben (durch intravasale Gerinnung), fibrinoide Nekrose und Zwiebelschalenangiopathie
thromboembolische Erkrankungen			
Niereninfarkt [S. A413]	Thromboembolie	Flankenschmerzen, Hämaturie, paralytischer Ileus, Nierenfunktion ↓	frisch: segmentale lehmgelbe Nekrosezone mit hämorrhagischem Randsaum (meist kegelförmig mit Basis zur Kapsel); später: Narbe mit Einziehung, Tubulusatrophie und Fibrosierung des Interstitiums, Entwicklung einer Schrumpfniere
Nierenvenenthrombose (Abb. 6.1)	Thrombophilie, z. B. bei membranöser Glomerulonephritis und nephrotischem Syndrom (AT-III-Mangel)	akut: Flankenschmerz, Hämaturie, Nierenfunktion ↓ (wenn doppelseitig) langsam: meist asymptomatisch	akut: hämorrhagische Infarzierung, vergrößerte, blutgefüllte Niere; später: interstitielle Fibrose, Atrophie der Niere
Zirkulationsstörungen			
Stauungsniere	venöse Blutstauung (Rechtsherzinsuffizienz)	Nierenfunktion ↓ (wenn doppelseitig), evtl. Proteinurie, Oligurie	vergrößerte, blutreiche Nieren, Schnittfläche dunkelblaurot, Stauungsinduration
Schockniere (Abb. 6.2)	Kreislaufversagen	akutes Nierenversagen	ödematöse, blasse Niere, betonte Mark-Rinden-Grenze („Schock-Kontrast"), Nephrohydrose, Tubulusepithelnekrose, hyaline Thromben

412 6 Erkrankungen der Nierengefäße

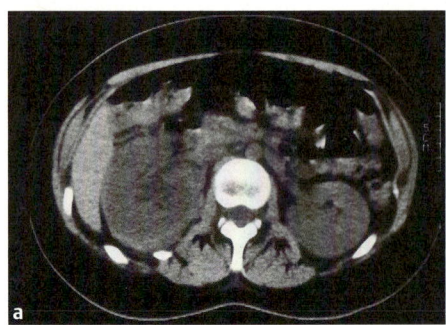

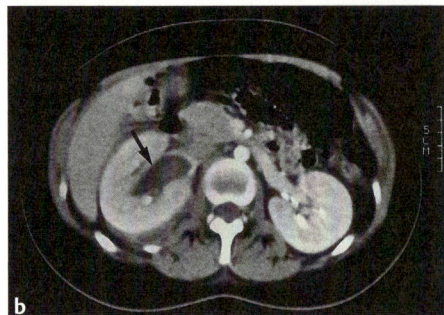

Abb. 6.1 Nierenvenenthrombose. a Im nativen CT ist die rechte Niere vergrößert und weist einen unscharfen Rand auf. **b** Innerhalb der Nierenvene lässt sich nach der Applikation von Kontrastmittel ein Thrombus (Pfeil) erkennen. (aus: Reiser, Kuhn, Debus, Duale Reihe Radiologie, Thieme, 2011)

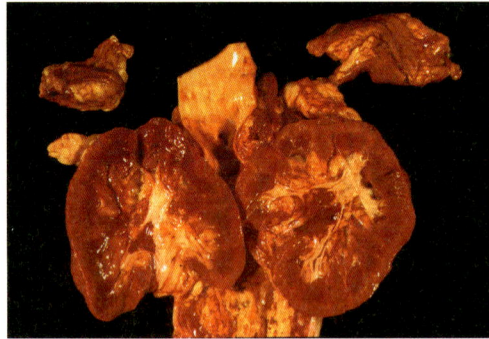

Abb. 6.2 Schockniere. Die Rinde ist durch die Ischämie gelblich blass, das Mark aufgrund des verminderten venösen Abstroms dunkelrot. (aus: Krams et al., Kurzlehrbuch Pathologie, Thieme, 2010)

systemischer Antikoagulation bei Patienten mit schwerer arteriosklerotischer Erkrankung. Auch entzündliche Gefäßläsionen im Rahmen einer Panarteriitis nodosa, Sklerodermie oder thrombotischen Mikroangiopathie können zum Niereninfarkt führen. In bis zu **30 %** der Fälle sind **beide Nierenarterien** betroffen.

Klinische Pathologie: Makroskopisch imponiert der ischämische Niereninfarkt durch ein lehmgelbes Infarktareal mit hämorrhagischem Randsaum. Durch Kollateralen aus den Kapselarterien bleibt ein schmaler subkapsulärer Parenchymsaum vital. Ausdehnung und Form des Infarktgebietes sind von der Verschlusslokalisation abhängig:
- **Interlobulararterien-Verschluss** (am häufigsten): Das Infarktgebiet ist kegelförmig, wobei die Kegelbasis an der Nierenkapsel liegt und zum Nierenmark spitz zu-

läuft. Langfristig wird das Infarktgebiet narbig umgewandelt, über dem Infarktgebiet sinkt die Niere ein und schrumpft.
- **Nierenarterienhauptstamm-Verschluss:** Infarzierung der gesamten Niere. Im Endstadium führt der Verschluss einer Hauptstammarterie zur vaskulären Schrumpfniere.
- **Verschluss der A. arcuata:** Trapezförmiger Infarkt der Nierenrinde mit zentimetergroßem rechteckigem Infarktgebiet unter Aussparung des Nierenmarks.

Klinik: Kleinere Niereninfarkte verlaufen i. d. R. stumm. Bei größeren Infarkten leiden die Patienten initial unter starken Flankenschmerzen, die häufig von Übelkeit und Erbrechen begleitet werden. Im Verlauf entwickeln sich ein paralytischer Ileus, eine ausgeprägte Makrohämaturie und ein arterieller Hypertonus. Ein bilateraler Nierenarterienverschluss kann zum akuten Nierenversagen führen.

> **MERKE** Der **einseitige Niereninfarkt** führt selten zu einer akuten Verschlechterung der Nierenfunktion, da die funktionellen Reserven (Kompensation durch die kontralaterale Niere) sehr groß sind.

Nach angiografischen Untersuchungen kann sich eine Cholesterinembolie als Komplikation entwickeln (sog. **Cholesterinemboliesyndrom**). Klinische Zeichen sind die Verschlechterung der Nierenfunktion, abdominelle Beschwerden, TIA, Livedo reticularis und u. a. gangränöse Veränderungen an den Zehen (sog. „blue toe syndrome").

Diagnostik:
Die Diagnose eines Niereninfarkts wird mithilfe der **Doppler-Sonografie** und **CT-Angiografie** (Abb. 6.3) gesichert.
 Im **Labor** finden sich die typischen Parameter des Gewebeuntergangs (LDH↑, Laktat↑, Leukozytose).

Differenzialdiagnosen:
- andere Ursachen des akuten Abdomens, v. a. Nierenkolik (s. Leitsymptome [S. C96])

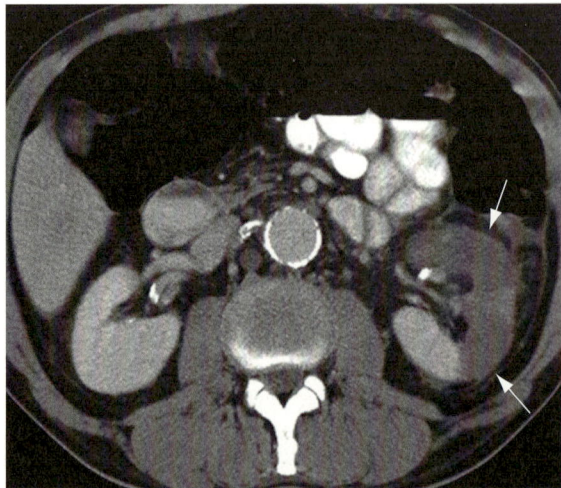

Abb. 6.3 Peripherer Niereninfarkt. Verminderte Kontrastierung des infarzierten Nierenparenchyms (Pfeile). (aus: Reiser, Kuhn, Debus, Duale Reihe Radiologie, Thieme, 2011)

- hämorrhagische Niereninfarzierung bei Nierenvenenthrombose (**Abb. 6.1**).

Therapie und Prognose: Therapeutisch stehen – falls die Intervention sofort nach Eintritt des Ereignisses möglich ist – die interventionelle (Lysetherapie, PTA) oder operative (Embolektomie) Revaskularisierung und ansonsten die Antikoagulation mit Heparin im Vordergrund. Da die Diagnose häufig zu spät gestellt wird, ist die Ischämietoleranzzeit der Niere meist überschritten, sodass i. d. R. eine Funktionseinschränkung der Nieren zurückbleibt. Kann die Emboliequelle nicht ausgeschaltet werden, sollten die Patienten langfristig auf eine orale Antikoagulation eingestellt werden.

6.3 Nierenarterienstenose (NAST)

DEFINITION Chronische Verschlusskrankheit und ischämische Schädigung der Nieren durch eine ein- oder beidseitige hämodynamisch relevante Stenosierung der A. renalis.

Ätiologie:
- **Atherosklerose:** 90 % der NAST sind atherosklerotisch bedingt. Die atherosklerotische Stenose tritt überwiegend bei **Männern** und im **höheren Alter** auf. Die Stenose liegt dabei meist **aortennah** am Abgang der Nierenarterien.
- **fibromuskuläre Dysplasie** (FMD): 10 % der NAST werden durch eine fibromuskuläre Dysplasie verursacht. Die FMD betrifft v. a. **junge Frauen** und tritt in 60 % **bilateral** auf. Die Stenosen entstehen i. d. R. in den mittleren und distalen Abschnitten bzw. in den Seitenästen der Nierenarterien.
- Sehr **seltene Ursachen** sind Aortenaneurysmen, Vaskulitiden oder eine mechanische Kompression der Nierenarterie durch Tumoren oder Zysten.

Pathophysiologie: Hämodynamisch relevant wird die Nierenarterienstenose ab einer **Lumeneinengung** von etwa 60 %. Die renale Hypoperfusion führt reaktiv zu einer vermehrten Reninausschüttung und Aktivierung des Renin-Angiotensin-Systems (sog. **Goldblatt-Mechanismus**) mit peripherer Vasokonstriktion, renaler Wasser- und Natriumretention und Hypokaliämie. Mit Fortschreiten der Gefäßstenosierung entwickelt sich eine **chronische kritische Ischämie**, die zu einer Atrophie (vaskuläre Schrumpfniere) und Funktionsverlust der betroffenen Niere führt.

Klinische Pathologie: Die chronische Minderperfusion der Niere führt zu einer relativen Ischämie mit Ausbildung multipler Mikroinfarkte (**Nierensubinfarkt**). Makroskopisch fallen einzelne geschrumpfte und eingezogene Nierenareale auf. Histologisch findet sich eine selektive Tubulusnekrose und -atrophie (Glomerula sind weniger vulnerabel durch Hypoxie). Die Tubulusatrophie mit multiplen Mikroinfarkten verleiht der Schnittfläche ein granuliertes Aussehen (sog. **rote Granularatrophie**).

> **MERKE** Die kontralaterale Niere ist bei einseitigem Befall häufig kompensatorisch vergrößert.

Klinik: Über den Goldblatt-Mechanismus führt die NAST zu einer **sekundären renovaskulären Hypertonie** (s. Herz-Kreislauf-System [S. A83]), die typischerweise einen rasch-progredienten, schweren Verlauf nimmt. Patienten mit (funktioneller) Einzelniere oder beidseitiger NAST können eine **progrediente Niereninsuffizienz** (ischämische Nephropathie) entwickeln.

> **MERKE** 1–2 % der Patienten mit arterieller Hypertonie leiden an einer NAST.

Diagnostik: Hinweise auf eine NAST ergeben sich aus:
- **Anamnese:** bekannte Atherosklerose, schwere, therapieresistente Hypertonie (v. a. diastolische Hypertonie > 110 mmHg), hypertensive Notfälle in der Vergangenheit, progrediente Verschlechterung einer bisher gut eingestellten Hypertonie, Verschlechterung der Nierenfunktion nach Gabe von ACE- und AT$_1$-Hemmern
- **klinischer Untersuchung:** paraumbilikales oder über den Flanken auskultierbares Strömungsgeräusch (bei ca. 30 %), fehlende nächtliche Blutdrucksenkung („Non-Dippers")
- **Laboranalyse:** Hypokaliämie (ohne Diuretikaeinnahme)
- **Sonografie**: ungeklärte Schrumpfniere bzw. unterschiedliche Nierengröße (Seitendifferenz > 1,5 cm).

Gesichert wird die Diagnose mithilfe der Bildgebung. Die Methode der Wahl ist die **farbcodierte Duplexsonografie**, die eine NAST mit hoher Sensitivität nachweisen kann. Die genaue Beurteilung von Gefäßstenosen gelingt mittels **Angiografie in Subtraktionstechnik** (Abb. 6.4). Die **Arteriografie** der Niere ist nur dann indiziert, wenn eine

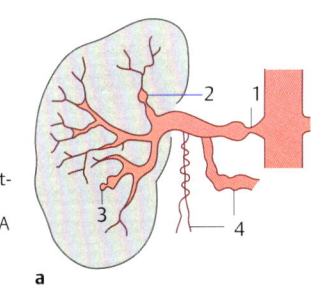
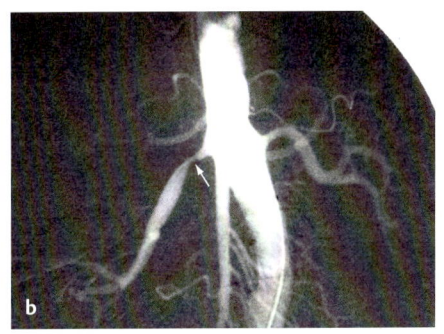

Abb. 6.4 Arteriosklerotische Nierenarterienstenose. **a** Schema einer arteriosklerotischen Nierenarterienstenose mit Stenose nahe des Abgangs der A. renalis (1), Stenose einer Segmentarterie (2), embolischem Segmentarterienverschluss (3) und Kollateralgefäßen (4). **b** In der DSA erkennt man eine rechtsseitige Nierenarterienstenose. (aus: Reiser, Kuhn, Debus, Duale Reihe Radiologie, Thieme, 2011)

gleichzeitige Ballonkatheterdilatation oder Stentung durchgeführt werden kann.

Die früher häufig eingesetzte **Captoprilszintigrafie** zum Screening auf eine NAST (Bestimmung der seitengetrennten Clearance nach Gabe des ACE-Hemmers Captopril) wird heute praktisch nicht mehr durchgeführt. Für eine NAST spricht eine deutliche Clearance-Abnahme auf der betroffenen Seite.

Therapie: Bei aortennahen und atherosklerotischen Stenosen der Nierenarterien ist die medikamentöse Behandlung die Therapie der Wahl. In ausgewählten Fällen kann auch eine Stent-Implantation durchgeführt werden. Bei fibromuskulärer Dysplasie wird eine PTA ohne Stent-Implantation durchgeführt. Die Normalisierung des erhöhten Blutdrucks hängt von der Dauer der vorbestehenden arteriellen Hypertonie ab. Bei der atherosklerotischen NAST wird eine Normalisierung nur bei etwa 20 % der Patienten beobachtet; nach erfolgreicher Therapie einer fibromuskulären Dysplasie normalisiert sich der Blutdruck in den meisten Fällen. Ist eine Intervention nicht möglich, kommt in seltenen Ausnahmefällen auch eine operative Therapie (aortorenaler Bypass) infrage.

Im Gegensatz zu früheren Anschauungen ist die **konservative Therapie** (Einstellung des Blutdrucks mit mehreren Antihypertensiva) bei atherosklerotischer Stenose primär indiziert.

> **MERKE** Bei Patienten mit **beidseitiger Nierenarterienstenose** oder **Nierenarterienstenose** einer **funktionellen Einzelniere** sind **ACE-Hemmer oder Angiotensin-Rezeptor-Antagonisten kontraindiziert**! Diese Patienten sind auf die konstringierende Wirkung von Angiotensin II am Vas efferens zur Aufrechterhaltung des glomerulären Filtrationsdrucks angewiesen, um die renale Hypoperfusion zu kompensieren. Die Hemmung von Angiotensin II kann in diesen Fällen zu einem starken Abfall des Glomerulumfiltrates bis hin zum akuten Nierenversagen führen.

6.4 Thrombotische Mikroangiopathien mit Befall der Nierengefäße

6.4.1 Thrombotisch thrombozytopenische Purpura (TTP)

Synonym: Morbus Moschkowitz

> **DEFINITION** Mikroangiopathie mit Fieber, thrombozytopenischer Purpura, hämolytischer Anämie und neurologischen Symptomen.

Ätiopathogenese: Ursächlich für die TTP ist ein Mangel an ADAMTS 13, einer Metalloproteinase, die für die intravaskuläre Spaltung von Aggregaten des Von-Willebrand-Faktors (vWF) zuständig ist. Der Mangel kann angeboren oder durch eine Anti-ADAMTS-13-Antikörperbildung bedingt sein. Das Fehlen der Protease führt zur Ausbildung großer vWF-Multimere und zur Schädigung des Endothels. Es kommt zur Bildung von Thromben mit nachfolgender Thrombozytopenie. Beim Durchstrom durch die thrombotisch verengten Gefäße kommt es zur mechanischen Beschädigung/Zerstörung der Erythrozyten und damit zur hämolytischen Anämie. Typischerweise sind v. a. die zerebralen Gefäße betroffen; häufig findet sich auch eine Beteiligung der Nierengefäße.

Klinik: Die TTP kann 1-malig akut oder rezidivierend auftreten. Typisch sind petechiale Blutungen, Anämie und neurologische Symptome verschiedener Ausprägung (z. B. Sehstörung, Aphasie, sensorische Defizite, Krampfanfälle, Koma). Neben einer häufigen Beteiligung der Niere kann es auch zur Schädigung von Herz, Lunge, Nebennieren, Pankreas und weiteren Organen kommen.

Diagnostik: Diagnostisch sind sog. Fragmentozyten/Schistiozyten (Erythrozytenfragmente) und eine Erniedrigung der ADAMTS-13-Aktivität im Plasma typisch. Durch eine vWF-Multimeranalyse kann die Diagnose gesichert werden. Darüber hinaus finden sich im Blutbild Thrombozytopenie und hämolytische Anämie (Hb-Abfall, LDH ↑, indirektes Bilirubin ↑, Haptoglobin ↓ [meist unter der Nachweisgrenze]). Der Coombs-Test ist negativ.

Therapie: Die Therapie besteht in der Plasmapherese, Substitution von Plasma und ggf. in der Gabe von Kortikosteroiden. Bei schweren Verläufen können Immunsuppressiva eingesetzt werden (z. B. Rituximab).

Prognose: Durch die Plasmapherese hat sich die Prognose der TTP erheblich gebessert. Circa 90 % der Patienten überleben, bei ca. 30 % kommt es nach Ausheilung zu weiteren Schüben. Unbehandelt liegt die Letalität der Erkrankung bei 90 %.

6.4.2 Hämolytisch-urämisches Syndrom (HUS)

Synonym: Gasser-Syndrom

> **DEFINITION** Meist postinfektiöse Erkrankung der Endothelzellen mit der typischen Symptomentrias **hämolytische Anämie, Thrombozytopenie** und **akutes Nierenversagen**.

Epidemiologie: Am hämolytisch-urämischen Syndrom (HUS) erkranken vorwiegend Säuglinge und Kleinkinder (Inzidenz 1:30 000). Im Erwachsenenalter sind häufiger Frauen betroffen.

Pathogenese: Das **typische HUS** (90 % der Fälle bei **Kindern**) tritt meist 3–10 Tage nach einer Gastroenteritis mit blutiger Diarrhö auf. Enteropathogene Bakterien wie enterohämorrhagische E. coli (**EHEC**, zu 80 %), Salmonellen, Shigellen und Campylobacter (selten auch andere Erreger) bilden Verotoxin, das das Gefäßendothel der Nierenrinde oder des Gehirns schädigt. Dadurch kommt es zu einer thrombotischen Mikroangiopathie mit konsekutiver mechanischer Hämolyse und bei Verschluss der Glomerulumkapillaren (durch Mikrothromben aus Plättchen und Fibrin) zu Urämie.

Dem **atypischen HUS** geht keine hämorrhagische Durchfallerkrankung voraus. Es kann bei Komplementdefekten, nach Bestrahlung, Nieren- oder Knochenmarktransplantation oder nach Schwangerschaft auftreten. Selten können auch Pneumokokken zum atypischen HUS führen. Das atypische HUS tritt bei erblichen Erkrankungen wie dem Faktor-H-Mangel familiär gehäuft auf. Bei **Erwachsenen** macht das atypische HUS 90 % der Fälle aus.

Bei der **EHEC-Epidemie** in Deutschland 2011 wurde eine genetische Neukombination von E.-coli-Stämmen (mit Eigenschaften von EHEC und EAEC) nachgewiesen, von der untypischerweise nicht Kleinkinder, sondern v. a. erwachsene Frauen betroffen waren. Die Krankheitsfälle verliefen darüber hinaus vergleichsweise deutlich komplikationsreicher.

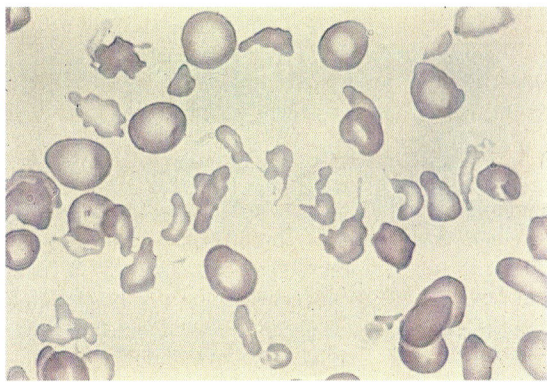

Abb. 6.5 Fragmentozyten bei hämolytisch-urämischen Syndrom.
(aus: Sitzmann, Duale Reihe Pädiatrie, Thieme, 2007)

Klinik: Die typischen Symptome des HUS sind:
- akute Blässe durch hämolytische Anämie
- Ikterus
- Oligurie mit Blutbeimengung oder Anurie (Cave: Gewichtszunahme trotz Gastroenteritis!)
- bei zerebraler Beteiligung: Eintrübung oder Krampfanfälle
- Ekchymosen
- periphere Ödeme
- arterielle Hypertonie.

Diagnostik:
- **Blutausstrich: Thrombozytopenie** und **Fragmentozyten** (Eierschalenerythrozyten, Abb. 6.5) sowie **Retikulozytose**
- **Serum:** Harnstoff ↑, Kreatinin ↑ (eingeschränkte Nierenfunktion), Gesamtbilirubin ↑, ggf. metabolische Azidose, Kalium ↑, LDH ↑ (Hämolyse!), Kalzium ↓, Natrium ↓ oder ↑; **bei atyp. HUS:** Komplement C 3 ↓
- **Gerinnung:** normal
- **Coombs-Test:** negativ
- **Harn:** Hämaturie, Hämoglobinurie, nicht selektive Proteinurie
- **Stuhl:** in 50 % EHEC (Erregernachweis s. Infektionserkrankungen [S. A520]), Verotoxin.

Differenzialdiagnostisch sollten eine akute Glomerulonephritis, eine beidseitige Nierenvenenthrombose sowie mögliche andere Ursachen einer hämolytischen Anämie (s. Blut und Blutbildung [S. A145]) ausgeschlossen werden.

Therapie:
- **Plasmapherese** mit Ersatz durch Gefrierplasma (→ Entfernung auslösender Toxine)
- **symptomatische Therapie:** Bei Hypovolämie und mäßiggradiger Niereninsuffizienz sollte versucht werden, mit Glukose-NaCl-Lösung und Furosemid die Urinproduktion zu steigern. Solange eine Hypovolämie besteht, ist Furosemid kontraindiziert. Bei Therapieversagen oder Anurie muss früh eine Dialyse begonnen werden. Der Blutdruck sollte regelmäßig kontrolliert und ggf. gesenkt werden.
- Im Rahmen des EHEC-HUS-Ausbruchs in Deutschland 2011 wurde in bestimmten Fällen als experimenteller Ansatz eine Therapie mit Eculizumab durchgeführt.

Prognose: Die Mortalitätsrate in der akuten Phase liegt bei 3–5 %, meist aufgrund zerebraler Komplikationen. Säuglinge und Patienten mit kurz dauernder Anurie haben beim HUS die beste Langzeitprognose. Bei ca. ⅔ der Patienten heilt die Erkrankung vollständig aus. Bei 10 % der Patienten geht die akute Niereninsuffizienz sofort in ein chronisches Nierenversagen über. 10–15 % der Patienten entwickeln 5–10 Jahre nach der akuten Phase und nach initialer Normalisierung der Nierenleistung eine **chronische Niereninsuffizienz**.

Das atypische HUS kann, insbesondere bei erblichen Erkrankungen, rezidivieren und progredient verlaufen.

Prophylaxe: Um einer Infektion mit EHEC vorzubeugen, sollte darauf geachtet werden, dass Kinder keine Rohmilch trinken und dass Fleisch stets genügend gegart ist!

> **MERKE** **Symptomentrias des HUS:** hämolytische Anämie, Thrombozytopenie, akutes Nierenversagen!
> Das HUS ist die häufigste Ursache für ein akutes Nierenversagen bei Kindern jenseits des Säuglingsalters!

7 Wasser- und Elektrolythaushalt

7.1 Physiologie

Wasserverteilung: Der Wassergehalt des Körpers beträgt bei einem erwachsenen Mann 60 % des Gewichts – bei einer Frau aufgrund des höheren Fettanteils 50 %. Dabei befinden sich ⅔ des Wassers intrazellulär, ⅓ extrazellulär (**Tab. 7.1**). Der Extrazellulärraum besteht aus dem Intravasalraum, dem interstitiellen Raum und dem transzellulären Raum (sog. „Dritter Raum"). Zum transzellulären Raum gehören die serösen Körperhöhlen (z. B. Pleura, Peritoneum), der Liquorraum und der Darm. Auch das Kammerwasser des Auges, die Synovialflüssigkeit und die Galle befinden sich im transzellulären Raum. Der transzelluläre Raum gewinnt erst im Rahmen pathologischer Prozesse an Bedeutung (z. B. Aszites).

Flüssigkeitsbilanz: Die Flüssigkeitsbilanz ist unter physiologischen Bedingungen i. d. R. null. Bei Wasserverlust (z. B. Durchfall) findet sich eine negative, bei Flüssigkeitsretention/-einlagerung (z. B. Ödeme) eine positive Bilanz.

> **DEFINITION** Isovolämie: Konstanz eines normalen Blutvolumens und im weiteren Sinne auch einer normalen extrazellulären Flüssigkeitsmenge.

Der tägliche **Wasserumsatz** eines gesunden Erwachsenen beträgt ca. 2,5 l/d (**Tab. 7.2**). Der Wasserumsatz wird durch verschiedene Faktoren beeinflusst, wie z. B. Kalorienverbrauch, Thermoregulation oder Wasserverluste durch Erbrechen oder Durchfall. Als Faustregel des täglichen Wasserbedarfs gilt: 1 ml/1 kcal/d. Die Wasserausscheidung über Haut und Lunge wird als Perspiration bezeichnet, wobei unterschieden wird in:
- **Perspiratio sensibilis:** wahrnehmbare Ausscheidung über Schweiß
- **Perspiratio insensibilis:** nicht wahrnehmbare Ausscheidung über Haut und Lunge durch Diffusion und Verdunstung.

Viele Krankheiten können zur Veränderung der Flüssigkeitsbilanz und des Elektrolythaushalts führen:
- **Flüssigkeitsverlust über die Haut:** Bei Fieber ist der Flüssigkeitsbedarf des Patienten erhöht. Der Wasserverlust über Haut und Lunge erhöht sich bei einem Anstieg der Körpertemperatur > 37 °C um 0,5–1 l/°C. Dabei ist zu beachten, dass mit dem Wasserverlust über die Haut auch ein Elektrolytverlust einhergeht.
- **Flüssigkeitsverlust über den Magen-Darm-Trakt:** Häufigste Ursachen sind Durchfall und Erbrechen. Assoziierte Elektrolytverschiebungen:
  - **Erbrechen:** Durch den Verlust von Magensaft werden Chlorid und H^+ abgegeben, was zu einer metabolischen Alkalose führen kann.
  - **Durchfall:** Durch Verlust von alkalischen Körperflüssigkeiten (Galle, Pankreassaft) kommt es zur metabolischen Azidose.

Osmolalität:

> **DEFINITION**
> - **Osmolalität:** Konzentration aller gelösten Teilchen/kg Lösungswasser (Normwert: 280–296 mOsmol/kg H_2O)
> - **Osmolarität:** Konzentration aller gelösten Teilchen/l Lösungswasser.

> **MERKE** Abschätzung der Plasmaosmolalität (mOsmol/kg): $2 \times Na^+ +$ Harnstoff + Glukose (Angaben in mmol/l)

Physiologisch nicht (oder kaum) vorkommende osmotisch wirksame Teilchen (z. B. Alkohol) werden dabei jedoch nicht berücksichtigt. Im klinischen Alltag kann zur schnellen Schätzung der Osmolalität vereinfachend auch die doppelte Na^+-Konzentration herangezogen werden.

> **MERKE** Wichtige Differenzialdiagnosen bei deutlich erhöhter Osmolalität (> 310 mosmol/kg): Diabetes mellitus, Urämie, hoher Alkoholspiegel. Eine vergrößerte osmotische Lücke (= Differenz zwischen gemessener und geschätzter Osmolalität) weist auf eine Vergiftung mit osmotisch aktiven Substanzen hin.

Flüssigkeitsverteilung: Die Verteilung der Flüssigkeit zwischen den Kompartimenten des Körpers wird durch den osmotischen, onkotischen und hydrostatischen Druck reguliert:

Tab. 7.1 Verteilung des Wassers im Körper

Körperkompartiment	Verhältnis	Volumen absolut (Mann, 80 kg)
Gesamtkörper	60 % des Körpergewichts	48 l
Intrazellulärraum	40 % des Körpergewichts	32 l
Extrazellulärraum	20 % des Körpergewichts	16 l
Interstitium	⅔ des EZR	10,6 l
Intravasal	⅓ des EZR	5,3 l

Tab. 7.2 Flüssigkeitsumsatz eines Erwachsenen (80 kg) pro Tag

Aufnahme: 2500 ml		Abgabe: 2500 ml	
Flüssigkeit	1000–1500 ml	Niere	1000–1500 ml
feste Nahrung	700 ml	Haut + Lunge	900
Oxidationswasser	300 ml	Darm	100

Osmotischer Druck: Dieser entsteht, wenn in 2 Flüssigkeitskompartimenten, die durch eine semipermeable Membran (z. B. Zellmembran) getrennt sind, unterschiedliche Elektrolytkonzentrationen herrschen. Durch den osmotischen Druck kommt es zu einer Bewegung des Wassers durch die Membran in Richtung der Flüssigkeit mit der höheren Osmolalität.

> **DEFINITION Isotonie:** Gleichheit zweier Lösungen hinsichtlich ihres osmotisch wirksamen Drucks, z. B. intrazelluläre und extrazelluläre Flüssigkeit.

Onkotischer (kolloidosmotischer) Druck: Der onkotische Druck wird durch Kolloide (= Makromoleküle, v. a. Proteine) hervorgerufen. Er spielt besonders an Membranen eine Rolle, die für kleine Moleküle (Elektrolyte) durchlässig sind (z. B. glomeruläre Basalmembran, Kapillarbett). Im Blutplasma wird er überwiegend durch intravasale Proteine, v. a. Albumin, bestimmt. Indem er dem hydrostatischen Druck in den Gefäßen entgegenwirkt, hält er physiologischerweise Flüssigkeit im Intravasalraum. Kommt es zum Verlust von Proteinen (Leberzirrhose, nephrotisches Syndrom), sinkt der onkotische Druck des Plasmas, wodurch sich der Wasserausstrom ins Interstitium erhöht. Es entstehen Ödeme.

Hydrostatischer Druck: Der hydrostatische Druck wird im arteriellen Bereich im Wesentlichen durch den vom Herzen aufgebauten Blutdruck gebildet. Im venösen Schenkel überwiegt die Schwerkraft der Wassersäule. Vermindert sich der venöse Rückstrom zum Herzen (z. B. Rechtsherzinsuffizienz), erhöht sich der hydrostatische Druck und Wasser wird aus den Gefäßen gepresst (Ödeme).

> **MERKE** Albumin ist der wesentliche Träger des onkotischen Drucks.

Elektrolytverteilung in IZR und EZR: Die Elektrolytverteilung im Intrazellulär- und Extrazellulärraum unterscheidet sich erheblich (Tab. 7.3). Im IZR ist Kalium das überwiegende Kation, im EZR Natrium. Das Hauptanion im IZR ist Phosphat, im EZR Chlorid. Die unterschiedlichen Elektrolytverteilungen werden durch aktive Transportprozesse durch die Zellmembran (z. B. Na^+-K^+-ATPase) aufrechterhalten.

Osmo- und Volumenregulation: Der **Volumenhaushalt** wird durch aktive Ausscheidung bzw. Retention von **Natrium** reguliert. Die Regulation der **Osmolalität** erfolgt durch Ausscheidung bzw. Retention von **freiem Wasser**. Zur Steuerung bedient sich der Körper der folgenden 4 Mechanismen, wobei die ersten beiden Mechanismen überwiegend der Volumenregulation und die letzten beiden Mechanismen im Wesentlichen der Osmoregulation dienen.

Renin-Angiotensin-Aldosteron-System (RAAS): Die Macula densa, die dem distalen Tubulus anliegt und die dortige Na^+-Konzentration misst, ist das Steuerungsorgan des RAAS. Bei Volumenmangel wird im proximalen Tubulus vermehrt Na^+ rückresorbiert, wodurch sich die Na^+-Konzentration am distalen Tubulus vermindert. Dies induziert im juxtaglomerulären Apparat die Sekretion von Renin, einer Protease, die durch proteolytische Spaltung aus dem Präprotein Angiotensinogen das Angiotensin I bildet. In der Lunge entsteht daraus mithilfe des Angiotensin-Converting-Enzyms (ACE) Angiotensin II, welches zur Vasokonstriktion und zur Freisetzung von Aldosteron führt. Aldosteron bewirkt im distalen Tubulus die verstärkte Rückresorption von Natrium. Dadurch führt das RAAS zu einer Zunahme des extrazellulären und damit auch des intravasalen Volumens. Die Freisetzung von Renin in der Macula densa wird durch nervale und hormonelle β_1-adrenerge Signale verstärkt.

Natriuretische Peptide: Die natriuretischen Peptide ANP (atrial natriuretic peptide) und BNP (brain natriuretic peptide) werden in den Myokardzellen des Vorhofs (ANP) bzw. des gesamten Myokards (BNP) gebildet. Stimulationsreiz ist die Dehnung der Myokardzellen als Ausdruck einer Volumenüberlastung des Herzens. Beide Peptide bewirken eine erhöhte Ausscheidung von Natrium, indem sie die Nierendurchblutung erhöhen. Auch eine direkte Wirkung am Tubulus wird vermutet. BNP und pro-BNP können zur Diagnose einer Herzinsuffizienz herangezogen werden.

Antidiuretisches Hormon: Stimulationsreiz für die Sekretion des im Hypothalamus gebildeten ADH ist die Aktivierung hypothalamischer Osmorezeptoren. Steigt die Osmolalität des Extrazellulärraums, so wird die Ausschüttung von ADH erhöht. Dadurch wird die Rückresorption von freiem Wasser in den Sammelrohren der Niere gefördert. Die Osmolalität sinkt. Bei Anstieg des intravasalen Drucks vermindern Barorezeptoren in den Herzvorhöfen und großen Gefäßen die ADH-Ausschütung und fördern somit die Urinausscheidung (Gauer-Henry-Reflex). Bei stark herabgesetztem intravaskulärem Druck wird zur Aufrechterhaltung des arteriellen Blutvolumens eine Verminderung der Osmolarität in Kauf genommen.

Tab. 7.3 Elektrolytverteilung im Intrazellulär- und Extrazellulärraum

Ion	Intrazellulärraum	Extrazellulärraum	
		Plasma	Interstitium
Kationen			
Na^+	15 mval/l	141 mval/l	143 mval/l
K^+	140 mval/l	4 mval/l	4 mval/l
Ca^{2+}	–	5 mval/l	2,6 mval/l
Mg^{2+}	30 mval/l	2 mval/l	1,4 mval/l
Anionen			
Cl^-	8 mval/l	103 mval/l	115 mval/l
Bicarbonat	15 mval/l	25 mval/l	28 mval/l
Phosphat/organische Säuren	87 mval/l	6 mval/l	7 mval/l

Durstmechanismus: Bei steigender Serumosmolalität wird im thalamischen Durstzentrum das Durstgefühl mit dem Ziel der erhöhten Wasseraufnahme stimuliert.

7.2 Störungen des Natrium- und Wasserhaushalts

Störungen des Wasserhaushalts sind eng mit Störungen des Natriumhaushalts gekoppelt, da das Extrazellulärvolumen in erster Linie durch die Natriumkonzentration bestimmt wird. Veränderungen des Natrium- und Wasserhaushalts sind keine eigenständigen Krankheitsbilder, sondern Folge einer Deregulation im Rahmen von Grunderkrankungen. Während die Begriffe **Hyper- und Hypohydratation** Volumenveränderungen des gesamten Extrazellulärraums beschreiben, begrenzen sich die Begriffe **Hyper- und Hypovolämie** auf den Volumenstatus des intravasalen Raums.

Steckbrief Natrium: Natrium ist das Hauptkation des Extrazellulärraums und hat physiologisch eine Konzentration von 135–145 mmol/l. Natrium spielt eine bedeutende Rolle für das Volumen und die Osmolalität des EZR. Dabei ist zu unterscheiden zwischen dem Gesamtbestand des Natriums, welcher sich auf das Volumen auswirkt, und der Natriumkonzentration, welche die Osmolalität beeinflusst. Der Natriumgradient zwischen EZR und IZR ist grundlegend für die Erregbarkeit der Zelle. Veränderungen der Natriumkonzentration führen zu Funktionsstörungen der Zelle, die sich bei ausgeprägter Störung klinisch durch zentralnervöse Symptome manifestieren.

> **MERKE** Hyper- bzw. Hypovolämien betreffen nur den Intravasalraum, Hyper- bzw. Hypohydratationen den gesamten Extrazellulärraum.

7.2.1 Hypovolämie

> **DEFINITION** Verminderung des im Kreislauf zirkulierenden (intravasalen) Blutvolumens.

Ätiologie: Die häufigste Ursache der isolierten Hypovolämie ist die akute Blutung. Auch Flüssigkeitsverluste, die extravasale Bereiche des Extrazellulärraums betreffen (z. B. Erbrechen, Diarrhö), können zur Hypovolämie führen.

Klinik: Klinische Zeichen der Hypovolämie sind Tachykardie, Oligurie und Hypotonie. Durch Druck auf das Nagelbett oder die Haut des Brustkorbs kann die Kapillarfüllung beurteilt werden, die bei Hypovolämie vermindert ist (verlängerte Blutfüllungszeit nach Druck auf Nagelbett).

Therapie: Volumensubstitution (s. auch hypovolämischer Schock im Kap. Notfallmedizin [S. B47]).

7.2.2 Hypervolämie

> **DEFINITION** Erhöhung des im Kreislauf zirkulierenden (intravasalen) Blutvolumens.

Ätiologie: Neben der Herzinsuffizienz kann auch eine Niereninsuffizienz Ursache einer Hypervolämie sein. Dabei kommt es bei einem zusätzlichen Überangebot von Flüssigkeit zur Hypervolämie, während ein erhöhtes Flüssigkeitsangebot bei gesunden Nieren rasch durch Diurese kompensiert wird. Hypervolämie beim Nierengesunden findet sich nur sehr selten, z. B. bei akuter Überinfusion von Blutkonserven oder Albuminlösung.

Klinik und Diagnostik: Das klinische Erscheinungsbild wird dominiert von den Zeichen der Überwässerung:
- Husten, Dyspnoe, feuchte Rasselgeräusche durch Lungenödem
- Hypertonie (kann bei ursächlicher Herzinsuffizienz fehlen), gestaute Halsvenen, gestaute Venen am Zungengrund
- Gewichtszunahme.

Therapie:
- **kausal:** Therapie der Grunderkrankung
- **Diurese:** Gabe eines schnell wirksamen Schleifendiuretikums (z. B. Furosemid)
- **Hämodialyse:** Indikation zur Hämodialyse [S. A389].

7.2.3 Dehydratation

Einteilung: Dehydratationen werden abhängig von der Serumosmolalität eingeteilt, die im Wesentlichen von der Serumnatriumkonzentration beeinflusst wird (s. o.). Man unterscheidet (Tab. 7.4):
- hypotone Dehydratation: Serumosmolalität vermindert
- isotone Dehydratation: normale Serumosmolalität
- hypertone Dehydratation: Serumosmolalität erhöht.

Dehydratationen betreffen primär den Extrazellulärraum. Durch Elektrolytverschiebungen wird sekundär aber auch der Intrazellulärraum beeinflusst (z. B. Zellschwellung bei hypotoner Dehydratation).

Ätiologie: Drei Mechnismen sind von Bedeutung:
- Flüssigkeitsverluste über den Gastrointestinaltrakt (z. B. Diarrhö, Erbrechen), die Nieren (z. B. Polyurie, Diuretikatherapie) oder die Haut (z. B. vermehrtes Schwitzen, Verbrennungen)
- verminderte Flüssigkeitsaufnahme (häufig bei alten Menschen)
- Flüssigkeitsverluste in den 3. Raum (z. B. Ileus, Peritonitis, Pankreatitis).

Klinik: Typische klinische Zeichen der Dehydratation sind trockene Schleimhäute, reduzierte Venenfüllung, stehende Hautfalten, niedriger Blutdruck, Tachykardie und Oligurie. In schweren Fällen kann Benommenheit hinzukommen.

7.2 Störungen des Natrium- und Wasserhaushalts

Tab. 7.4 Einteilung der Dehydratation

	isotone Dehydratation	hypotone Dehydratation	hypertone Dehydratation
Definition	extrazellulärer Natrium- und Wasserverlust mit normaler Serumosmolalität („Wasserverlust = Salzverlust")	extrazelluläre Dehydratation + intrazelluläres Ödem („Wasserverlust < Salzverlust")	Verminderung des extrazellulären + intrazellulären Volumens („Wasserverlust > Salzverlust")
Ätiopathogenese	renal: Polyurie, Diuretikatherapie, Morbus Addison; extrarenal: Durchfall, Erbrechen, Verluste in den „3. Raum" (Ileus, Peritonitis), Verbrennungen etc.	Ätiologie: wie bei isoton (v. a. gastrointestinale Flüssigkeitsverluste, Salzverlust bei AGS, zystische Fibrose, Diuretika, vermehrtes Schwitzen); Pathogenese: vermindertes extrazelluläres Volumen → ADH-Sekretion → renale Wasserrückresorption (evtl. auch iatrogen mitbedingt durch hypotone Flüssigkeitssubstitution bei Dehydratation). Hyponatriämie führt zur Volumenzunahme im IZR → Zellschwellung → intravasaler Flüssigkeitsmangel verstärkt.	Ätiologie: zu geringe Trinkmenge, hyperosmolare Nahrung, Diabetes mellitus oder insipidus, Fieber, Verbrennungen; Pathogenese: osmotischer Gradient führt zu intrazellulärem Wassermangel → intravasaler Flüssigkeitsmangel durch Ausstrom intrazellulärer Flüssigkeit abgeschwächt
Klinik	Symptome der Hypovolämie: Durst, Tachykardie, Oligurie	Symptome der Hypovolämie (deutlich ausgeprägt): Durst, Tachykardie, Oligurie, Kollapsneigung; zerebrale Symptome: Benommenheit, Verwirrtheit, Krämpfe (Zellschwellung der Neurone)	Symptome der Hypovolämie (gering ausgeprägt → Kreislauf relativ stabil): Exsikkosezeichen: • trockene Haut und Schleimhäute, stehende Hautfalten • starker Durst • Benommenheit
Diagnostik	Serumnatrium + Osmolalität normal, spezifisches Uringewicht erhöht (bei normaler Nierenfunktion)	Serumnatrium + Osmolalität vermindert	Serumnatrium + Osmolalität erhöht
Therapie	isotone Flüssigkeitssubstitution	langsame Na$^+$-Substitution	Flüssigkeitssubstitution mit Kombination aus Glukoseinfusion (5 %) und isotonen Lösungen, langsamer Elektrolytausgleich

Diagnostik:
- **Labor:** Serumnatrium, Serumosmolalität, Hämatokrit, MCV
- **klinischer Aspekt:** u. a. stehende Hautfalten, trockene Zunge
- **engmaschige Kontrolle** (bei schwerer Dehydratation): Blutdruck, Nierenausscheidung, ZVD.

Therapie: Die Therapie sollte – wenn möglich – kausal erfolgen. Symptomatisch therapiert wird durch:
- **Flüssigkeitssubstitution** (oral oder parenteral): Die parenterale Flüssigkeitssubstitution mit Vollelektrolytlösungen muss bei herz- und niereninsuffizienten Patienten vorsichtig erfolgen, um einer Überwässerung mit Lungenödem etc. vorzubeugen. Kolloidale Volumenersatzmittel sollten kaum noch eingesetzt werden, da sie das extravasale Flüssigkeitsdefizit verstärken.
- **Elektrolytüberwachung** und ggf. -ausgleich.

7.2.4 Hyperhydratation

DEFINITION Vermehrte Flüssigkeit im EZR.

Genauso wie bei der Hypohydratation werden auch bei der Hyperhydratation 3 Arten unterschieden (**Tab. 7.5**).

Ätiologie/Pathogenese: Eine Hyperhydratation entsteht als Folge erhöhter **Natriumretention**, **erhöhter Flüssigkeitszufuhr** oder erhöhter **Wasserretention**. Häufige Krankheitsbilder, die zu einer Hyperhydratation führen können, sind:

Tab. 7.5 Einteilung der Hyperhydratation

Parameter	isotone Hyperhydratation	hypotone Hyperhydratation	hypertone Hyperhydratation
Natriumkonzentration (Serum)	normal	vermindert	erhöht
Hämatokrit	vermindert		
MCV	normal	erhöht	vermindert
Serumproteinkonzentration	vermindert		

- Niereninsuffizienz
- Herzinsuffizienz
- Hypoproteinämie (z. B. Hypalbuminurie bei Leberzirrhose, nephrotischem Syndrom; der Flüssigkeitsverlust in den Extrazellulärraum induziert eine kompensatorische Antidiurese)
- Trinken von Salzwasser, inadäquate Infusionstherapie.

Klinik:
- Gewichtszunahme, Ödeme (Lunge, Extremitäten), Pleuraergüsse, Aszites, Tachykardie, Venenstauung
- zerebrale Symptome: bei Abweichungen der Natriumkonzentration (hyper-/hypoton): Benommenheit.

Diagnostik: In der körperlichen Untersuchung können sich feuchte RGs als Zeichen des Lungenödems finden. Im Labor kann mittels der Serumnatriumkonzentration in hypo-, iso- und hypertone Hyperhydratation unterteilt werden.

Therapie: An erster Stelle steht die Behandlung der zugrunde liegenden Erkrankung. Zur symptomatischen Therapie sind folgende Maßnahmen geeignet:
- Flüssigkeitsbilanzierung: Kontrolle von Ein- und Ausfuhr (Flüssigkeitsrestriktion, Salzrestriktion), tägliches Wiegen
- Diurese mit Thiazid-/Schleifendiuretika evtl. in Kombination mit kaliumsparenden Diuretika:
  - hypertone Hyperhydratation: Diuretika + 5 % Glukose
  - hypotone Hyperhydratation: Diuretika + NaCl
  - isotone Hyperhydratation: Diuretika
- ggf. Dialyse bei Überwässerung infolge Niereninsuffizienz.

7.2.5 Ödeme

DEFINITION Pathologische Ansammlung von Flüssigkeit im Interstitium (s. auch Leitsymptome [S. C40] und Pathologie [S. C313]).

Ätiopathogenese: Pathogenetisch kommen folgende Ursachen infrage:
- **physiologische Ödeme:** nach langem Stehen oder Sitzen
- **hydrostatische Ödeme:** durch Erhöhung des hydrostatischen Drucks in den Kapillaren bei Rechtsherzinsuffizienz, Niereninsuffizienz, Venenthrombose
- **onkotische Ödeme:** Verminderung des onkotischen Drucks im Plasma durch Hypalbuminämie bei Leberzirrhose, nephrotischem Syndrom oder exsudativer Enteropathie
- **erhöhte Kapillarpermeabilität:** z. B. posttraumatisch, entzündlich, allergisch, maligne bedingt
- **Lymphödem:** z. B. postoperativ (v. a. am Arm nach Mammakarzinom), nach Verletzungen, idiopathisch
- **Idiopathisch:** ungeklärte Genese. Meist jedoch Folge einer falsch induzierten Diuretikatherapie bei Herz- und Nierengesunden (Diuretikaabusus).

Diagnostik: Anamnestisch sollte v. a. nach Vorerkrankungen, aber auch nach Verletzungen oder Entzündungen in der Vorgeschichte gefragt werden. Bei der Inspektion sollte v. a. die untere Extremität beachtet werden, an der sich Ödeme schon sehr früh im Unterschenkel- und Knöchelbereich zeigen. Die **Inspektion** kann auch grobe Hinweise auf die Genese des Ödems geben. So finden sich beim Lymphödem eine tonnenförmige Umfangsvermehrung des Unterschenkels und eine Beteiligung von Füßen und Zehen. Bei Ödemen kardialer, venöser oder renaler Ursache sind die Zehen dagegen nicht betroffen. Bei renaler Genese finden sich häufig Lidödeme.

Bei der **Palpation** sollte das Gewebe mit der Daumenkuppe über mehrere Sekunden eingedrückt werden. Geeignete Lokalisationen dafür sind die Tibiavorderkante und der Knöchelbereich. Ist ein Ödem vorhanden, so bleibt die Delle bestehen, nachdem der Daumen weggenommen wurde. Lymphödeme lassen sich in späteren Stadien nicht mehr wegdrücken.

Differenzialdiagnostisch ist an ein Myxödem (Hypothyreose) oder Lipödem zu denken. Jedoch hinterlässt der Fingerdruck hierbei keine Dellen in der Haut.

Therapie:
- Therapie der Grundkrankheit
- Flüssigkeitsbilanzierung: Bilanzierung der Ein- und Ausfuhr, tägliche Gewichtskontrolle
- Flüssigkeits-/Kochsalzrestriktion
- Kompressionsbehandlung (bei CVI).

Diuretikatherapie: Die Diuretikatherapie fördert die Ausscheidung von Wasser und Elektrolyten und dient der Verminderung des extrazellulären Volumens. Die Wahl des Diuretikums orientiert sich in erster Linie an der Grunderkrankung:
- **renale bzw. kardiale Ödeme:** In der **Akuttherapie** sind Schleifendiuretika geeignet, da sie eine schnelle und starke Diurese induzieren. Insbesondere bei fortgeschrittener Niereninsuffizienz haben Schleifendiuretika noch eine gute diuretische Wirkung. In der **Langzeittherapie** eignen sich hingegen Thiazide, ggf. in Kombination mit kaliumsparenden Diuretika, da sie einen milden und länger andauernden Effekt haben.
- **Leberzirrhose/Aszites:** Hier werden Aldosteronantagonisten eingesetzt, da durch die Leberinsuffizienz meist ein ausgeprägter Hyperaldosteronismus vorliegt.

7.2.6 Hyponatriämie

DEFINITION Serumnatrium < 135 mmol/l (bei Kindern < 130 mmol/l)

Ätiopathogenese: Die Natriumkonzentration im Blut wird reguliert durch Wasseraufnahme (Durst) und Wasserausscheidung (ADH-vermittelt). Hyponatriämien können nach dem osmotischen Druck eingeteilt werden (Tab. 7.6).

Die Hyponatriämie ist entweder Folge eines Nettonatriumverlusts oder einer **Natriumverdünnung** durch relative Erhöhung von freiem Wasser. Während die Verlusthyponatriämien i. d. R. mit einer Reduktion des Extrazellulärvolumens einhergehen, manifestieren sich Verdünnungshyponatriämien meist in einem gleichbleibenden bis erhöhten Extrazellulärvolumen.

Natriumverlust:
- **gastrointestinal:** Erbrechen, Diarrhö, chirurgische Fisteln; Verluste in den 3. Raum bei Ileus, Peritonitis, Pankreatitis
- **renal:** Diuretikatherapie, Natriumverlustniere bei chronischer Niereninsuffizienz, osmotische Diurese, Mineralokortikoidmangel.

Natriumverdünnung:
- erhöhte ADH-Sekretion:
  - reaktiv als Folge von Traumen, Verbrennungen, Operationen, endokrinen Störungen (Glukokortikoidmangel, Hypothyreose)

7.2 Störungen des Natrium- und Wasserhaushalts

Tab. 7.6 Einteilung der Hyponatriämien

	isoosmolare Hyponatriämie	hypoosmolare Hyponatriämie			hyperosmolare Hyponatriämie
		Extrazellulärvolumen im Normbereich	extrazellulärer Volumenmangel	extrazellulärer Volumenüberschuss	
Osmolalität (mOsmol/kg)	280–296	< 280	< 280	< 280	> 296
Vorkommen	bei deutlicher Hyperlipidämie und Hyperproteinämie (Na⁺ im Gesamtplasma vermindert, im Plasmawasser normal)	bei gestörter ADH-Sekretion oder -Wirkung, z. B. SIADH (s. o.), Hypothyreose, Glukokortikoidmangel	renaler (z. B. Diuretika, Mineralokortikoidmangel) oder extrarenaler (Diarrhö, Verbrennungen) Na⁺- und Flüssigkeitsverlust	Dilutionshyponatriämie: Na⁺- und Wasserretention, z. B. bei Herzinsuffizienz, Niereninsuffizienz, Leberzirrhose	bei Hyperglykämie oder hypertonen Infusionen (z. B. Glukose, Mannitol)

- pathologisch bei SIADH (= inadäquate ADH-Sekretion, die mit hypoosmolarer Hyponatriämie und verminderter Ausscheidung von freiem Wasser einhergeht, s. Endokrines System und Stoffwechsel [S. A316])
- verminderte Wasserausscheidung durch renale Minderperfusion bei Niereninsuffizienz, Herzinsuffizienz oder hepatorenalem Syndrom infolge Leberzirrhose
- erhöhte Wasserzufuhr: Polydipsie, iatrogene Hyperinfusion
- Hypoproteinämie bei Leberzirrhose oder nephrotischem Syndrom: Der Abfall des onkotischen Drucks im Intravasalraum führt zu einer Hypovolämie und in der Folge zu kompensatorischer ADH-Sekretion und Rückresorption von freiem Wasser.

Von **Pseudohyponatriämie** spricht man, wenn die Na⁺-Konzentration bezogen auf den Wasseranteil im Plasma normal ist, aber bezogen auf das gesamte Volumen des Plasmas, in das auch nicht wässrige Anteile wie z. B. die Blutfette eingehen, erniedrigt ist. Bei **Hypertriglyzeridämie** oder **Hyperproteinämie** sinkt der Wassergehalt des Blutplasmas, wodurch die Natriumkonzentration im Gesamtplasma sinkt, während sie im Plasmawasser normal ist.

Hohe Glukosespiegel (auch Mannitol, Sorbitol) führen über eine Erhöhung der Plasmaosmolalität zu einem Ausstrom von Wasser aus den Zellen in den Extrazellulärraum, wodurch die Natriumplasmakonzentration (bei normalem Gesamtkörpernatrium) abnimmt.

Klinik: Je schneller und ausgeprägter sich eine Hyponatriämie entwickelt, desto schwerer sind die klinischen Symptome. Leichte oder sich über lange Zeit entwickelnde Hyponatriämien können **asymptomatisch** verlaufen. Gerade bei akut auftretenden Hyponatriämien kann es durch den Einstrom von freiem Wasser in die Zellen jedoch zum **Hirnödem** mit zerebralen Symptomen wie Lethargie, Benommenheit, Reizbarkeit, Desorientiertheit, Kopfschmerzen und Müdigkeit kommen. Auch Appetitlosigkeit, Übelkeit und Abschwächung der Muskeleigenreflexe können beobachtet werden. Bei schweren Hyponatriämien (< 110 mmol/l) treten zusätzlich Koma und Grand-mal-Anfälle auf. Darüber hinaus können Symptome der Grunderkrankung dominieren. Beruht die Hyponatriämie auf Flüssigkeitsverlusten, können diese auch von Zeichen der Exsikkose begleitet sein.

Diagnostik: Anamnestisch sollte nach Ursachen (Herzinsuffizienz, Niereninsuffizienz, Diuretika, flüssigkeitsretinierende Pharmaka etc.) gesucht werden. Labortechnisch steht die Bestimmung der Elektrolyte (in Plasma und Urin), der Plasma- und Urinosmolalität und der Nierenfunktionsparameter im Vordergrund. Untersuchungen auf Hyperlipidämie und Hyperproteinämie können Hinweise auf Pseudohyponatriämie geben. **Abb. 7.1** zeigt das diagnostische Vorgehen bei Hyponatriämie.

Therapie: Die Therapie der Hyponatriämie richtet sich nach dem klinischen Schweregrad. Bei akuter Hyponatriämie mit neurologischen Symptomen ist eine vorsichtige Natriumsubstitution indiziert, wobei der Natriumspiegel um maximal 1 mmol/l/h bzw. 8 mmol/l/d angehoben werden sollte. Bei asymptomatischer Hyponatriämie stehen die Behandlung des Grundleidens und evtl. die Flüssigkeitsrestriktion (sofern das Volumen nicht bereits vermindert ist) im Vordergrund. Hyperhydratation sollte durch Flüssigkeitsrestriktion und Diurese, Dehydratation durch isotone Lösungen behandelt werden.

ADH-antagonistische Medikamente zur effektiven Therapie der Hyponatriämie (v. a. bei SIADH) sind seit Kurzem auf dem Markt (z. B. Tolvaptan).

> **MERKE** Bei zu schneller Korrektur des Natriumspiegels besteht das Risiko einer **zentralen pontinen Myelinolyse**. Typischerweise 2–6 Tage nach Natriumsubstitution entwickeln sich schlaffe Paresen, Augenmotilitätsstörungen, Dysphagie, Dysarthrie und Vigilanzstörungen bis zum Koma mit sehr schlechter Prognose.

7.2.7 Hypernatriämie

DEFINITION Serumnatrium > 145 mmol/l

Ätiopathogenese: Die wichtigste Ursache der Hypernatriämie ist ein überproportionaler Wasserverlust. Weitere Ursachen können eine Salzüberladung durch massive orale Salzzufuhr oder übermäßige Infusion von hypertonen Lösungen sein. Im Vergleich zur Hyponatriämie ist die Hypernatriämie ein seltenes Krankheitsbild, welches nur bei Störung des Durstmechanismus oder verhinderter adäquater Flüssigkeitszufuhr auftritt.

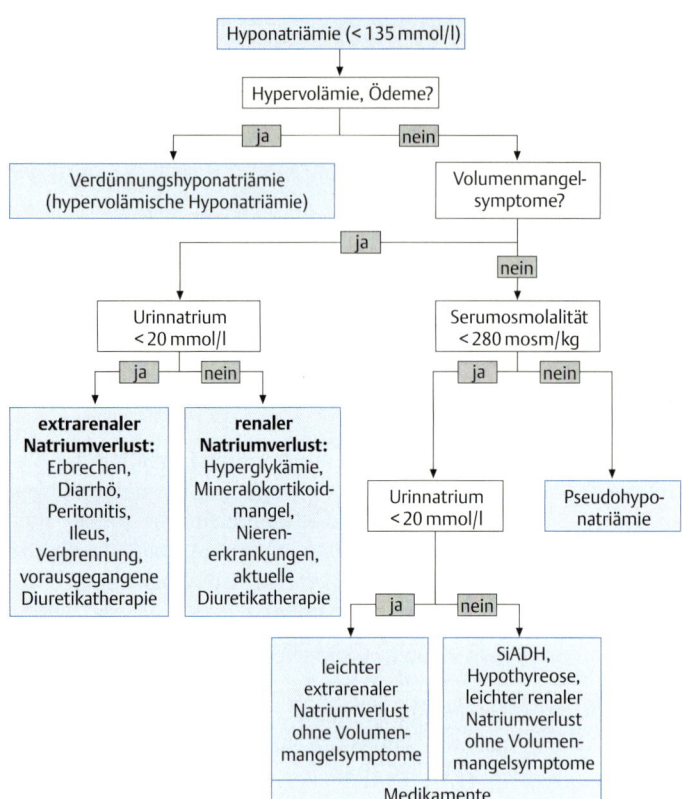

Abb. 7.1 **Diagnostischer Algorithmus bei Hyponatriämie.** (aus: Hahn, Checkliste Innere Medizin, Thieme, 2010)

Einteilung und Ursachen der Hypernatriämie:
- Verlust freien Wassers:
  - renaler Wasserverlust: zentraler bzw. nephrogener Diabetes insipidus
  - osmotische Diurese: z. B. Glukosurie (Diabetes mellitus)
  - Perspiratio insensibilis: Schweiß, Fieber, Verbrennungen
  - gastrointestinal: Erbrechen, Diarrhö.
- Salzüberladung:
  - übermäßige Salzzufuhr (v. a. iatrogen)
  - Natriumretention bei Hyperaldosteronismus.

Bei Hypernatriämie fließt osmotisch bedingt freies Wasser aus den Zellen in den Extrazellulärraum. Je nach Schweregrad kommt es zur Dehydratation der Hirnzellen mit nachfolgender neurologischer Symptomatik.

Klinik: Die Patienten entwickeln starkes Durstgefühl sowie Polyurie und allgemeine Schwäche. Bei raschem Anstieg des Serumnatriums entwickeln sich u. a. Übererregbarkeit, Hyperreflexie, Ataxie, Apathie, Krampfanfälle und Bewusstseinstrübung bis hin zum Koma.

Komplikationen: Eine ausgeprägte Hypernatriämie führt zu einem Wasserausstrom aus den Zellen. Das schrumpfende Hirnvolumen kann Risse an den Brückenvenen und den Gefäßen des Hirnparenchyms verursachen, wodurch die Gefahr einer intrazerebralen oder subarachnoidalen Hirnblutung entsteht. Bei Korrektur der Hypernatriämie kann es aufgrund hirneigener Kompensationsmechanismen der Hypernatriämie zu gefährlicher reaktiver Hirnschwellung kommen.

Diagnostik: Der Hydratationszustand des Patienten sollte geprüft werden, um zwischen Wasserverlust und Natriumexzess unterscheiden zu können. Klinisch ist eine orientierende Untersuchung des Volumenstatus durch Blutdruckmessung, Beurteilung der Halsvenenfüllung und Untersuchung auf Ödeme möglich. Im Labor können Urinosmolalität, Urinvolumen, Natrium im Spontanurin und Plasmaglukose bestimmt werden. **Abb. 7.2** zeigt den diagnostischen Algorithmus bei Hypernatriämie.

Therapie: Im Vordergrund steht die Therapie der Grunderkrankung. Bei einer **hypovolämischen Hypernatriämie** kann eine Volumensubstitution mit 5%-Glukoselösung durchgeführt werden. Durch Verstoffwechselung der Glukose bleibt freies Wasser zum Hypernatriämieausgleich im EZR zurück. Bei **hypervolämischer Hypernatriämie** muss zusätzlich zur 5%-Glukoselösung die Diurese mit Schleifendiuretika angestoßen werden.

7.3 Störungen des Kaliumhaushalts

Steckbrief Kalium: Kalium ist das wichtigste Kation des IZR. Etwa 98% des körpereigenen Kaliums befinden sich intrazellulär, nur 2% extrazellulär. Deshalb hat der Kaliumwert im Serum (Norm 3,6–5,0 mmol/l) wenig Aussagekraft über den Gesamtkaliumhaushalt.

Regulation des Kaliumhaushalts: Kalium wird oral aufgenommen. Ausgeschieden wird es zu 90% renal, zu 10%

7.3 Störungen des Kaliumhaushalts

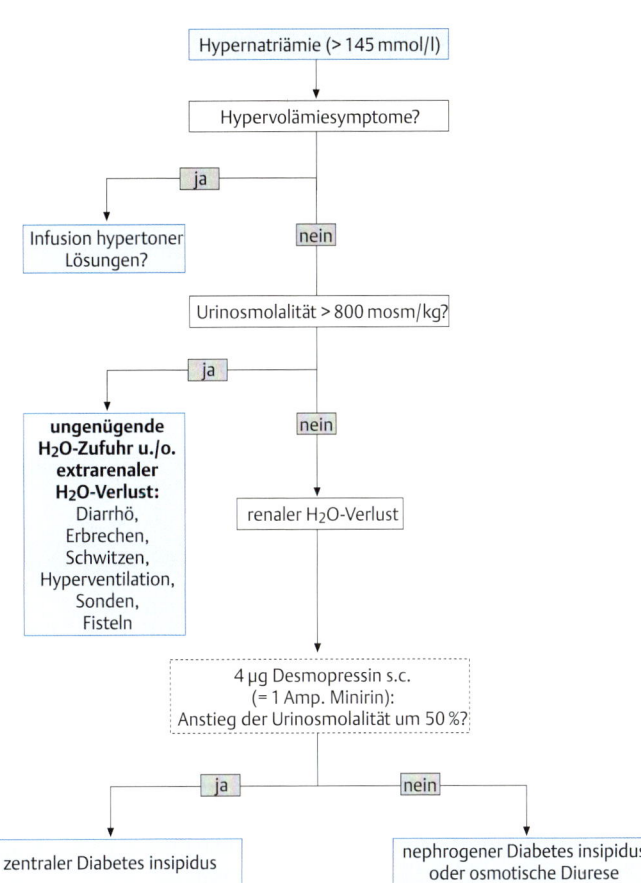

Abb. 7.2 **Diagnostisches Vorgehen bei Hypernatriämie.**
(aus: Hahn, Checkliste Innere Medizin, Thieme, 2010)

enteral. Die enterale Ausscheidung kann bei Niereninsuffizienz kompensatorisch erhöht werden. Die renale Kaliumausscheidung wird über die distal-tubuläre Rückresorption des glomerulär filtrierten Kaliums sowie die Kaliumsekretion im Sammelrohr reguliert, wobei die renale Kaliumsekretion mit zunehmender Diurese ansteigt. Neben Mineralokortikoiden wirken auch Glukokortikoide kaliuretisch und können eine Hypokaliämie verursachen.

Kaliumverteilung: Die Verteilung des Kaliums zwischen Intra- und Extrazellulärraum wird durch folgende Faktoren beeinflusst:
- **Säure-Basen-Haushalt:** Je nach pH-Wert können intrazelluläre K^+-Ionen im Austausch gegen H^+-Ionen aus der Zelle transportiert werden, um den extrazellulären pH-Wert konstant zu halten. Bei einer Azidose kommt es zu einem vermehrten Einstrom von H^+-Ionen in die Zelle, die Serumkaliumkonzentration steigt. Umgekehrt werden bei einer Alkalose vermehrt H^+-Ionen in den EZR transportiert, die Serumkaliumkonzentration sinkt.
- **Insulinkonzentration:** Insulin bewirkt den Kotransport von Glukose und Kalium nach intrazellulär. Diesen Mechanismus macht man sich auch therapeutisch bei der Therapie der Hyperkaliämie zunutze (s. u.).
- **Osmolalität:** Bei Zunahme des extrazellulären osmotischen Gradienten fließt Wasser aus den Zellen nach außen. Die Volumenverschiebung hat auch eine Elektrolytverschiebung mit Ausstrom des Kaliums aus der Zelle zur Folge.
- **β-adrenerge Stimulation:** Ähnlich wie Insulin bewirken Sympathomimetika (Adrenalin, Bronchodilatatoren) eine Verschiebung von Kalium in die Zellen.
- **Aldosteron und Glukokortikoide:** Diese Hormone führen v. a. bei vorausgehendem Hormonmangel zum Kaliumtransport in die Zelle.

Pathophysiologie: Der Kaliumgradient zwischen IZR und EZR wird durch die Na^+-K^+-ATPase aktiv aufrechterhalten und ist wesentlich verantwortlich für das Ruhemembranpotenzial der Zelle. Veränderungen der Kaliumkonzentration beeinflussen die elektrische Erregbarkeit von Nerven- und Muskelzellen. Pathologische Veränderungen der Kaliumkonzentration betreffen i. d. R. den EZR.

Hypokaliämie: Sie führt durch eine Verminderung des Ruhemembranpotenzials zu einer verminderten neuromuskulären Erregbarkeit. Ursächlich ist eine Hyperpolarisation des K^+-Gleichgewichtspotenzials. Klinisch kommt es v. a. zu Lähmungserscheinungen und kardialen Symptomen (Herzrhythmusstörungen).

Hyperkaliämie: Steigert das Ruhemembranpotenzial und dadurch die neuromuskuläre Erregbarkeit. Ursache hierfür ist eine Depolarisation des K^+-Gleichgewichtspotenzials, die ebenfalls zu Lähmungserscheinungen und gefährlichen Herzrhythmusstörungen führt.

Diagnostik: Die Diagnostik zielt darauf ab, einerseits die Schwere der Kaliumstörung zu beurteilen, andererseits die Ursache der Kaliumstörung (Kaliumaufnahme, -ausscheidung oder -verteilungsstörung zwischen IZR und EZR) zu erkennen.

- **Serumelektrolyte:** Es ist zu beachten, dass Kaliumwerte bei zu langem Stehen der Blutproben fälschlicherweise erhöht sein können (durch Freisetzung intrazellulären Kaliums bei Hämolyse → Pseudohyperkaliämie).
- **Nierenretentionsparameter:** Erhöhung der Nierenretentionsparameter deutet auf eine renale Genese einer Hyperkaliämie, z. B. im Rahmen einer chronischen Niereninsuffizienz, hin.
- **Säure-Basen-Haushalt:** Die Kaliumwerte im Serum sind nur in der Zusammenschau mit dem Säure-Basen-Haushalt (arterielle Blutgasanalyse) zu beurteilen. So kann bei einer Azidose eine Hypokaliämie „falsch normal" erscheinen.
- **EKG:** Gibt einen Hinweis darauf, inwieweit die gemessene Störung im Kaliumhaushalt Auswirkung auf die elektrische Erregbarkeit der Zelle hat. Hypo- und Hyperkaliämie zeigen typische EKG-Veränderungen (s. u.). Bei allen Veränderung des Kaliumwerts (außerhalb des Normbereichs) ist ein EKG obligat, um Herzrhythmusstörungen rechtzeitig zu erkennen.
- **Urinuntersuchung:** Erlaubt die Differenzierung zwischen renaler und extrarenaler Genese der Störung des Kaliumhaushalts. Kaliumkonzentrationen > 25 mmol/l im Urin deuten auf einen renalen Kaliumverlust hin, während Werte < 25 mmol/l eher auf extrarenale Ursachen hinweisen.

> **MERKE** Alkalosen sind mit Hypokaliämie assoziiert, Azidosen mit Hyperkaliämie.

7.3.1 Hypokaliämie

> **DEFINITION** Serumkalium < 3,6 mmol/l

Ätiopathogenese: Hypokaliämien entstehen entweder durch Veränderungen der Kaliumaufnahme bzw. -ausscheidung oder durch interne Verteilungsstörungen zwischen IZR und EZR (Verteilungshypokaliämie).
- **verlustbedingte Hypokaliämie**:
  - **intestinale** Verluste: Kaliumverlust durch Diarrhö, Erbrechen, Fisteln. Eine häufige Ursache für Hypokaliämie ist der Laxanzienabusus.
  - **renale** Verluste: z. B. bei Diuretikatherapie, primärem oder sekundärem Hyperaldosteronismus, chronischen interstitiellen Nephritiden, Polyurie
- **Verteilungshypokaliämie**: Verlagerung von Kalium aus dem EZR in die Zellen, z. B. bei Alkalose oder im Rahmen einer Insulintherapie (z. B. bei Behandlung des Coma diabeticum).

Klinik: Die Symptome sind umso ausgeprägter, je schneller sich die Hypokaliämie entwickelt. Es dominieren **neuromuskuläre** und **kardiovaskuläre** Funktionsstörungen:

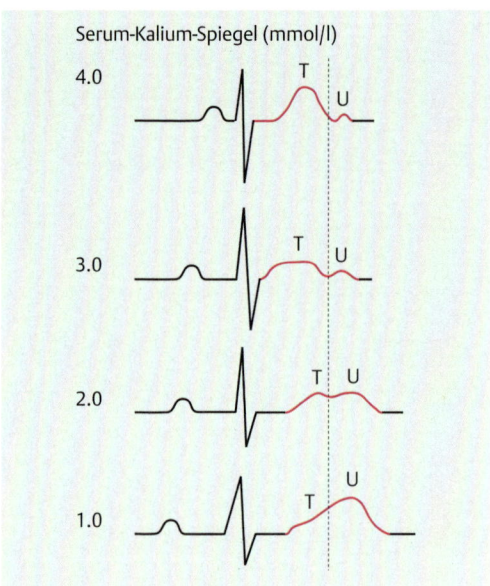

Abb. 7.3 **EKG-Veränderungen bei Hypokaliämie.**
(aus: Schuster, Trappe, EKG-Kurs für Isabel, Thieme, 2009)

- **neuromuskulär:** Als Folge der gestörten neuromuskulären Erregbarkeit kommt es zu Adynamie, Muskelschwäche und -krämpfen, Obstipation bis zum paralytischen Ileus, Abschwächung der Reflexe.
- **kardiovaskulär:** Es findet sich eine Neigung zu ventrikulären Arrhythmien. Die Digitalisverträglichkeit ist unter Hypokaliämie vermindert. Typische EKG-Veränderungen sind: Abflachung der T-Welle verbunden mit Senkung der ST-Strecke, U-Welle, mit zunehmender Hypokaliämie **Verschmelzung der T- und U-Welle** (Abb. 7.3).
- **weitere:**
  - Nephropathie mit Polyurie und Polydipsie aufgrund tubulärer Funktionsstörungen
  - Glukoseintoleranz aufgrund gestörter Insulinsekretion
  - metabolische Alkalose.

Chronische Hypokaliämien können auch symptomlos bleiben und lediglich im Labor auffallen.

> **MERKE** Hypokaliämie erhöht die Digitalistoxizität!

Diagnostik: Neben Anamnese und Klinik können labortechnische Untersuchungen wie Elektrolytbestimmung in Serum und Urin, Untersuchung des Säure-Basen-Status etc. zur Ursachensuche durchgeführt werden. Abb. 7.4 zeigt das diagnostische Vorgehen bei Hypokaliämie.

Therapie:
- **kausal:** Beseitigung der auslösenden Ursache (z. B. Austausch von kaliuretischen Diuretika durch kaliumsparende Diuretika)
- **symptomatisch:** Kaliumsubstitution durch kaliumreiche Ernährung (Bananen, Tomaten) oder parenterale Zufuhr

7.3 Störungen des Kaliumhaushalts

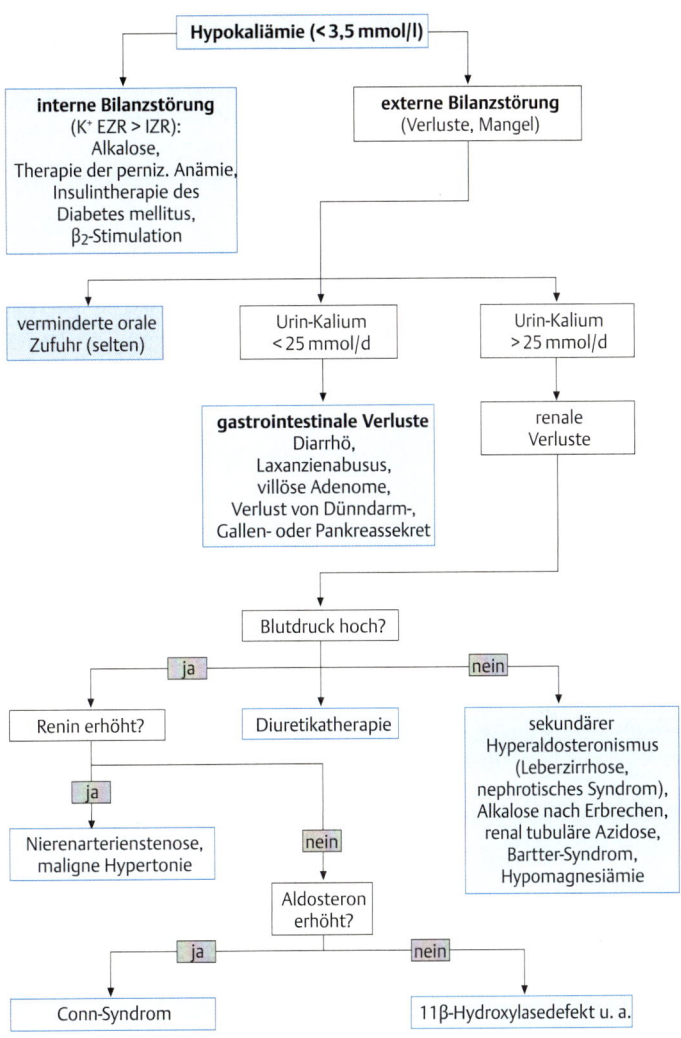

Abb. 7.4 **Diagnostisches Vorgehen bei Hypokaliämie.**
(aus: Hahn, Checkliste Innere Medizin, Thieme, 2010)

- **orale Kaliumsubstitution** mit Kaliumsalzen (KCl). Kalium muss in verdünnter Form verabreicht werden (z. B. Brausetabletten, Retardtabletten), da hohe Konzentrationen lokale Schleimhautschäden im Gastrointestinaltrakt auslösen können. Bei intakter Nierenfunktion ist eine orale Überdosierung von Kalium kaum möglich.
- bei ausgeprägter Hypokaliämie mit EKG-Veränderungen: **intravenöse Infusion von Kalium**. Bei peripheren Venenzugängen sollte die Gabe nicht > 20 mmol/h betragen, da hohe Kaliumkonzentrationen das Gefäßendothel reizen. Auch ein zentraler Zugang erlaubt wegen der höheren Gefahr von Herzrhythmusstörungen keine höheren Infusionsraten.

7.3.2 Hyperkaliämie

DEFINITION Serumkalium > 5,0 mmol/l

Ätiopathogenese: Hyperkaliämien entstehen entweder durch Veränderungen der Aufnahme bzw. Ausscheidung (externe Bilanzstörungen) oder durch interne Verteilungsstörungen zwischen IZR und EZR (Verteilungshyperkaliämie).

Externe Bilanzstörungen:
- **vermehrte Zufuhr:** Eine exogen bedingte Hyperkaliämie ist bei einem nierengesunden Patienten sehr selten, da bei erhöhten Kaliumspiegeln die aldosteroninduzierte Kaliurese aktiviert wird. Bei fortgeschrittener Niereninsuffizienz hingegen kann schon der übermäßige Genuss von kaliumhaltigen Früchten (z. B. Bananen) zu einer gefährlichen Hyperkaliämie führen.
- **verminderte Ausscheidung:** Die verminderte Ausscheidung bei fortgeschrittener Niereninsuffizienz (GFR < 20 ml/min) ist die häufigste Ursache einer Hyperkaliämie. Bis zu einer GFR von 20 ml/min kann die enterale Ausscheidung die renale Funktionsminderung kompensieren. Weitere Ursachen für verminderte Kaliumausscheidung sind: akutes Nierenversagen, Medikamente (ACE-Hemmer, Aldosteronantagonisten, kaliumsparende Diuretika etc.), Morbus Addison.

Verteilungsstörungen:
- Azidose [S. A431]: erhöhter Austausch von intrazellulärem Kalium mit H^+-Ionen
- Medikamente: β-Blocker, Digitalisintoxikation

- zelluläre Kaliumfreisetzung: z. B. bei Traumen und Weichteilverletzungen, hämolytischer Krise, Tourniquet-Syndrom (Reperfusion nach kompletten arteriellen Gefäßverschlüssen) oder Tumorlysesyndrom (bei rascher Zerstörung von chemosensiblen Tumoren [Leukämien, kleinzelliges Bronchialkarzinom] mit Freisetzung intrazellulärer Bestandteile).

Klinik: Das klinische Bild ist zumeist von der Grunderkrankung geprägt. Es gibt kein sicheres Symptom, welches auf eine Hyperkaliämie hinweist. Es können gelegentlich Parästhesien („Ameisenlaufen" um den Mund, pelzige Zunge), aber auch Muskelzuckungen und Paresen auftreten. Hinweise auf eine Hyperkaliämie kann der EKG-Befund liefern: überhöhtes zeltförmiges T, schenkelblockartige QRS-Verbreiterungen, verkürzte QT-Zeit, Kammerflattern, Kammerflimmern, Arrhythmien.

Komplikation: Gefürchtete Komplikation ist die Herzrhythmusstörung bis hin zum Kammerflimmern. Ein Kreislaufstillstand kann die erste Manifestation einer Hyperkaliämie sein. Serumkaliumwerte > 6,5 mmol/l stellen eine akute Gefährdung dar und bedürfen unverzüglicher Behandlung.

Diagnostik:
- Serumkaliumkontrolle + EKG
- Harnstoff + Kreatinin (Niereninsuffizienz?)
- Blutgasanalyse: pH, pCO$_2$, BE zur Diagnostik einer Azidose [S. A431].

Therapie: Als grober Richtwert zur dringenden Indikation einer Notfalltherapie kann ein Plasmakaliumspiegel ab 6 mmol/l genommen werden. Neben einer Therapie der Grunderkrankung sind das Stoppen der Kaliumzufuhr und ein Absetzen kaliumretinierender Medikamente wichtig.

Pharmakotherapeutisch werden mehrere Ansätze verfolgt:

Förderung des Kaliumeinstroms in die Zelle:
- **Glukoseinfusion + Insulin:** Insulin fördert die Aufnahme von Glukose und Kalium in die Zelle. Zur Vermeidung von Hypoglykämien muss Glukose substituiert werden. Gefahr der Überwässerung durch Infusionen.
- **Natriumbikarbonat:** Durch die Gabe von Bikarbonat (alkalisch!) wird der Einstrom von K$^+$ in die Zelle im Austausch gegen H$^+$-Ionen gefördert.
- **Salbutamol:** β-Sympathomimetika fördern den Einstrom von Kalium in die Zellen und erhöhen gleichzeitig die renale Kaliumsekretion.

Schutz vor Herzrhythmusstörungen:
- **Kalziumglukonat:** sehr rascher Wirkungseintritt (ca 1–3 min), kurze Wirkdauer (30 min). Kalziumglukonat sollte nur bei schweren Hyperkaliämien mit kardialer Gefährdung eingesetzt werden. Es wirkt kurzzeitig membranstabilisierend an den Myokardzellen, da die hyperkaliämischen Effekte durch einen Anstieg des Kalziums relativiert werden. Die absolute Kaliumkonzentration wird dadurch **nicht** gesenkt. Die Injektion erfolgt unter EKG-Kontrolle. Bei Digitalistherapie oder Hyperkalzämie ist Kalziumglukonat kontraindiziert.

Entfernung des Kaliums aus dem Serum:
- **Kationenaustauscherharze:** orale oder rektale Gabe von Austauscherharzen, die K$^+$ im Austausch mit Na$^+$ oder Ca^{2+} binden und damit aus dem Kreislauf entfernen. Langsamer Wirkungseintritt.
- **Forcierte Diurese** mit Schleifendiuretika: Diurese mit Furosemid (Schleifendiuretikum) kann die K$^+$-Konzentration senken.
- **Hämodialyse:** indiziert bei fortgeschrittener Niereninsuffizienz, ausgeprägten Hyperkaliämien (> 6,5 mmol/l) oder EKG-Veränderungen. Rasche und effektive Entfernung des Kaliums.

7.4 Störung des Kalziumhaushalts

Steckbrief Kalzium: Der Körperbestand an Kalzium beträgt ca. 1000 g, wovon 99 % im Knochen gespeichert sind. Nur 1 % des Kalziums befindet sich extrazellulär. Die Serumkonzentration beträgt 2,2–2,65 mmol/l, die Urinkonzentration 2,5–7,5 mmol/24 h. 50 % des Serumkalziums sind als biologisch inaktive Form an Proteine (v. a. Albumin) und Anionen (ca. 5 %) gebunden, 50 % liegen ionisiert vor und sind biologisch aktiv. Der Anteil des ionisierten Kalziums wird durch die Serumproteinkonzentration (je niedriger der Proteingehalt, desto höher das freie Kalzium) und durch den pH-Wert bestimmt. Eine Azidose steigert die freie Kalziumkonzentration, eine Alkalose senkt sie. Die Regulierung der Kalziumphosphathomöostase unterliegt 3 Hormonen:
- **Parathormon** bewirkt einen Anstieg der Kalziumkonzentration im Serum und fördert die Phosphatausscheidung.
- **Kalzitonin** wird bei erhöhtem Kalziumspiegel ausgeschüttet und vermindert die Kalziumfreisetzung aus dem Knochen.
- **Kalzitriol** erhöht den Kalzium- und Phosphatspiegel im Blut durch Förderung der intestinalen Absorption und regt den Knochenaufbau an.

MERKE Bei Bestimmung des Serumkalziumspiegels muss gleichzeitig der Serumalbuminspiegel bestimmt werden, um das freie, biologisch aktive Kalzium berechnen zu können.

Gesamtkalzium kann bestimmt werden mittels Atomabsorptions- oder Flammenfotometrie, das ionisierte Kalzium mittels Kalziumelektrode.

Pathophysiologie: Die **Ursachen einer gestörten Kalziumhomöostase** können auf 4 Ebenen gefunden werden:
- Störung der hormonellen Regulation: Störung der Parathormonregulation oder des Vitamin-D-Metabolismus
- Störung der intestinalen Aufnahme
- Störung des Knochenmetabolismus
- Störung der renalen Kalziumausscheidung.

7.4.1 Hypokalzämie

DEFINITION Serumkalzium < 2,2 mmol/l bzw. ionisiertes Kalzium < 1,1 mmol/l.

Ätiologie und Pathogenese: Häufige Ursachen einer Hypokalzämie sind:

Hyperventilation: Die Hyperventilation ist die häufigste Ursache einer Hypokalzämiesymptomatik. Durch die vermehrte CO_2-Abatmung kommt es zur respiratorischen Alkalose, wodurch aufgrund der sinkenden H^+-Konzentration an den Serumproteinen Bindestellen für Kationen frei werden. Dadurch kommt es zu einem Anstieg des proteingebundenen Kalziums und zu einer Verminderung des ionisierten Kalziums. Da die Gesamtkalziumkonzentration unverändert bleibt, wird die Hyperventilationstetanie gelegentlich auch als normokalzämisch klassifiziert.

Chronische Niereninsuffizienz: Durch verminderte Phosphatausscheidung bei chronischer Niereninsuffizienz führt die Hyperphosphatämie aufgrund des konstanten Löslichkeitsprodukts von Kalzium und Phosphat zu einer Hypokalzämie. Zusätzlich kommt es wegen der endokrinen Insuffizienz der Niere zum Vitamin-D-Mangel mit seinen Folgen (s. u.).

Hypoparathyreoidismus: Ein echter Hypoparathyreoidismus äußert sich durch niedriges Serum-PTH und eine Hyperphosphatämie. Er ist meist Folge iatrogener Verletzungen bei Operationen (Thyreoidektomie) oder nach Bestrahlungen. Seltener sind autoimmune und idiopathische Störungen. Beim Pseudohypoparathyreoidismus sind die PTH-Spiegel erhöht, die PTH-Wirkung ist jedoch aufgrund von Endorganresistenz erniedrigt (z. B. bei Hypomagnesiämie).

Vitamin-D-Mangel: Er tritt auf bei verminderter Vitamin-D-Zufuhr (heute selten) oder aufgrund gestörter Umwandlung des Vitamins D in die biologisch aktive Form bei Leber- und Nierenerkrankungen. Als Folge kommt es durch verminderte (Re-)Absorption aus Niere und Darm zum Kalziummangel.

Die echte Hypokalzämie mit erniedrigtem freiem Kalzium ist von einer Hypokalzämie im Rahmen einer Hypoalbuminämie (z. B. bei Leberzirrhose oder nephrotischem Syndrom) zu unterscheiden. Bei Letzterer sind proteingebundenes und Gesamtkalzium erniedrigt, das ionisierte Kalzium ist jedoch nicht vermindert. Symptome der Hypokalzämie treten hierbei somit nicht auf.

Klinik: Häufig sind Hypokalzämien symptomlos. Wenn sie symptomatisch werden, führen sie in erster Linie zu neuromuskulären und kardiovaskulären Veränderungen.
- **neuromuskulär:** Parästhesien, Hyperreflexie, Muskelkrämpfe. Typisch sind u. a. Pfötchenstellung und Stimmritzenkrampf.
- **kardiovaskulär:** Hypotonie, negative Inotropie, QT-Verlängerung im EKG.

Diagnostik: Klinik und Anamnese weisen in den meisten Fällen auf die Ursache der Hypokalzämie hin. Im Labor sollten Nierenfunktion (Kreatinin), Hormonstatus (PTH, Kalzitriol), Phosphat und Magnesium sowie der Albuminspiegel (s. o.) bestimmt werden. Klinische Funktionstests sind:
- **Chvostek-Zeichen:** Zucken der Mundwinkel bei Beklopfen des N. facialis im Bereich der Wange
- **Trousseau-Zeichen:** Nach Anlegen einer Blutdruckmanschette auf arteriellen Mitteldruck kommt es bei positivem Verlauf zur Pfötchenstellung.

Therapie: Kausale Therapie der zugrunde liegenden Erkrankung. Bei Tetanie Gabe von Kalziumglukonat (Cave: digitalisierte Patienten), bei chronischer Hypokalzämie Kalziumsubstitution, bei Hyperventilation Plastikbeutelrückatmung.

7.4.2 Hyperkalzämie

DEFINITION Serumkalzium > 2,7 mmol/l bzw. ionisiertes Kalzium > 1,3 mmol/l.

Ätiologie und Pathogenese: Tab. 7.7 zeigt einige Ursachen der Hyperkalzämie mit dem jeweiligen Pathomechanismus und Diagnostikansätzen. Der weitaus größte Teil der Hyperkalzämien wird durch **maligne Tumoren** und den **primären Hyperparathyreoidismus** verursacht.

Klinik: Wie auch bei der Hypokalzämie sind die Patienten häufig symptomlos (ca. 50%) und die Diagnose wird lediglich durch den Laborbefund gestellt. Symptome manifestieren sich an folgenden Organsystemen:
- **neuromuskulär:** Abgeschlagenheit, Muskelschwäche, Hyporeflexie, Adynamie, Pseudoparalyse
- **ZNS:** Depression, Somnolenz, Verwirrtheit bis hin zum Koma
- **kardiovaskulär:** positive Inotropie, EKG: QT-Verkürzungen, Tachyarrhythmien
- **gastrointestinal:** allgemeine Symptome wie Übelkeit, Erbrechen, Appetitlosigkeit, Obstipation
- **renal:** Hyperkalzurie, Polydipsie, Polyurie, Nephrolithiasis und Nephrokalzinose
- **Skelettsystem:** Knochenschmerzen.

MERKE Merkhilfe für den durch Hyperkalzämie (v. a. bei Hyperparathyreoidismus) verursachten Symptomenkomplex: „Stein, Bein, Magenpein".

Komplikation: Die hyperkalzämische Krise mit einem akuten Anstieg des Serumkalziums > 3,5 mmol/l führt zu einer lebensbedrohlichen Situation. Sie beruht auf einem gesteigerten Knochenabbau im Rahmen osteolytischer Metastasen oder eines exazerbierten Hyperparathyreoidismus. Das klinische Bild ist geprägt von Polyurie, Polydipsie, Exsikkose, Herzrhythmusstörungen und Somnolenz bis hin zum Koma. Besonders bei vorbestehender Niereninsuffizienz kann es zum akuten Nierenversagen und zur Ausfällung von Kalziumphosphatkristallen in

7 Wasser- und Elektrolythaushalt

Tab. 7.7 Differenzialdiagnosen der Hyperkalzämie

Ursache	Pathomechanismus	Labor und weitere Diagnostik
maligne Tumoren (60 %)		
• paraneoplastisch	ektope Synthese von PTHrP	PTHrP (↑), PTH (↓)
• osteolysebedingt (bei Knochenmetastasen, Plasmozytom, leukämischen Erkrankungen)	Osteoklastenaktivierung durch Zytokine (z. B. IL 1, IL 6, TGFα)	PTH (↓), Tumormarker, Blutbild, Knochenmarkbiopsie, Skelettszintigrafie
primärer/tertiärer Hyperparathyreoidismus (20 %)	meist solitäre Adenome der Nebenschilddrüse	PTH (↑), Ca (↑), Phosphat (↓) bei tertiärem Hyperparathyreoidismus meist langjährige Anamnese eines sekundären Hyperparathyreoidismus
Medikamente (z. B. Thiazide)	Kalziumausscheidung ↓	Anamnese
Glukokortikoidmangel (z. B. Morbus Addison)	vermehrte enterale Kalziumaufnahme bei verminderter renaler Ausscheidung	Cortisol (↓)
erhöhter Knochenumsatz (z. B. bei Hyperthyreose, Akromegalie, Immobilisation, Vitamin-A-Intoxikation)	gesteigerter Knochenstoffwechsel	T_3 (↑), T_4 (↑), TSH (↓), STH (↑), Vitaminspiegelbestimmung, Anamnese
Vitamin-D-assoziiert		
• Vitamin-D-Intoxikation	Osteolyse ↑, Kalziumabsorption ↑	Vitaminspiegelbestimmung, Anamnese
• granulomatöse Erkrankungen (z. B. Sarkoidose, Tuberkulose, Lepra)	Kalzitriolbildung durch Makrophagen im Granulom	Kalzitriol (↑), Anamnese, Serologie, Röntgen-Thorax etc.

zahlreichen Organen (z. B. Niere, Hornhaut, Herz) kommen. Die Letalität der hyperkalzämischen Krise beträgt 50 %.

Diagnostik: Neben der Feststellung der Hyperkalzämie (Serumkalzium ↑) steht die Ursachensuche im Vordergrund. Bestimmt werden sollten Serumkalzium, PTH, Vitamin D und Nierenfunktionsparameter. Darüber hinaus sollte auch eine Tumorsuche mit Röntgen-Thorax, Sonografie des Abdomens, Urinuntersuchung auf Leichtkettenproteine, PTHrP-Bestimmung und ggf. Skelettszintigrafie durchgeführt werden. Pathologische Frakturen oder Osteolyseherde weisen auf ossäre Metastasen oder einen primären Knochentumor hin. Weitere differenzialdiagnostische Maßnahmen sind in **Tab. 7.7** aufgeführt. **Abb. 7.5** zeigt die typischen EKG-Veränderungen bei Hypo- bzw. Hyperkalzämie.

Therapie: Im Vordergrund steht die Behandlung der Grunderkrankung.

Im Falle einer hyperkalzämischen Krise sind die wichtigsten Maßnahmen Flüssigkeitszufuhr und forcierte Diurese mit Kochsalzlösung und Furosemid zum Ausgleich des Flüssigkeitsdefizits und zur Senkung des Serumkalziums. Diese müssen unter enger Bilanzierung und Kontrolle des Wasser- und Elektrolythaushalts (Kaliumverlust unter Diurese) erfolgen. Weitere medikamentöse Maßnahmen sind:
- **Bisphosphonate:** Therapie der Wahl. Senkung des Serumkalziums durch Hemmung der Osteoklastentätigkeit.
- **Glukokortikoide:** Sie finden als Vitamin-D-Antagonisten v. a. bei Vitamin-D-bedingten Hyperkalzämien, aber auch beim Plasmozytom Anwendung.
- **Kalzitonin:** die Ca^{2+}-senkende Wirkung (über Hemmung der Osteolyse) kann nach einigen Tagen rasch abnehmen, daher nur gelegentlich indiziert bei akuter Hyperkalzämie.

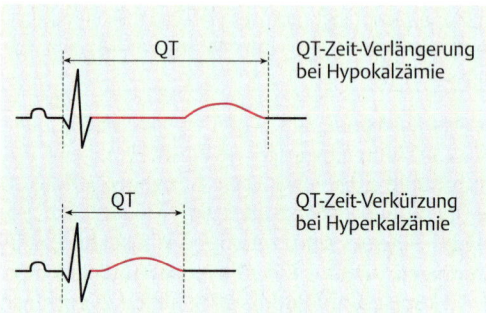

Abb. 7.5 EKG bei Veränderungen im Kalziumhaushalt.
(aus: Schuster, EKG-Kurs für Isabel, Thieme, 2009)

Cinacalcet ist für diese Indikation nur mit Einschränkungen und nur für die Therapie einer chronischen Hyperkalzämie zugelassen. Es verstärkt die Wirkung von Kalzium am Ca^{2+}-Sensor. Die Parathormonsekretion wird vermindert.

Bei akutem Nierenversagen bzw. bestehender terminaler Niereninsuffizienz ist die Dialyse gegen ein kalziumarmes Dialysat indiziert.

7.5 Störungen des Phosphathaushalts

DEFINITION
- **Hyperphosphatämie:** Serumphosphat > 1,6 mmol/l
- **Hypophosphatämie:** Serumphosphat < 0,8 mmol/l

Phosphat (PO_4^{3-}) hat eine essenzielle Bedeutung im Energiemetabolismus (z. B. als Energieträger im Adenosintri-

Tab. 7.8 Störungen des Phosphathaushalts

	Hypophosphatämie	Hyperphosphatämie
Definition	Serumphosphat: < 0,8 mmol/l	Serumphosphat: > 1,6 mmol/l
Ätiopathogenese	Hyperparathyreoidismus mangelnde Phosphataufnahme (z. B. bei chronischem Alkoholismus) mangelnde Phosphatresorption bei Malabsorptionszuständen, z. B. bei Zöliakie, CED Vitamin-D-Mangel vermehrte renale Phosphatausscheidung, z. B. bei ANV, Diuretikatherapie, Hyperaldosteronismus Phosphatverschiebung EZR → IZR, z. B. bei Realimentierungssyndrom/parenteraler Hyperalimentation ohne Phosphatsubstitution, Insulintherapie bei ketoazidotischer Entgleisung, Alkalose	renale Phosphatretention bei akuter oder chronischer Niereninsuffizienz (häufigste Ursache der Hyperphosphatämie) Hypoparathyreoidismus erhöhte Phosphataufnahme bei Vitamin-D-Überschuss oder Einnahme phosphathaltiger Laxanzien (i. d. R. durch Niere kompensierbar) Phosphatverschiebung IZR → EZR, z. B. bei Rhabdomyolyse, Tumorlysesyndrom
Klinik	Symptome erst bei < 0,5 mmol/l neuromuskulär: Muskelschwäche bis zur respiratorischen Insuffizienz, Kardiomyopathie mit Herzinsuffizienz und Herzrhythmusstörungen ZNS: metabolische Enzephalopathie bis zu Krampfanfällen und Koma Blut: Erythrozyten- und Leukozytenfunktionsstörung	ektope Kalzifikationen bei Überschreitung des Kalziumphosphatproduktes, v. a. von Arterien Pruritus, Red-Eye-Syndrom bei gleichzeitiger Hypokalzämie: Tetanien
Diagnostik	Serum: Phosphat, Kalzium, AP (Aussage über Knochenumsatz), Kreatinin	Serum: Phosphat, AP, Kalzium, Kreatinin
Therapie	Behandlung der Grunderkrankung, bei Bedarf Gabe von Milch oder langsame (Gefahr ektoper Kalzifikationen!) Infusion von Kalium- oder Natriumphosphatlösungen	Behandlung der Grunderkrankung, phosphatarme Ernährung, ggf. Phosphatbinder wie Kalziumacetat

phosphat) und der intrazellulären Signaltransduktion. Der menschliche Körper besitzt ca. 700 g Phosphat, wovon ca. 80 % im Knochen gespeichert sind. Circa 20 % befinden sich intrazellulär und nur 0,1 % im Extrazellulärraum. Somit können schon kleine akute Schwankungen des Gesamtkörperphosphats bedeutende Änderungen des Plasmaphosphatspiegels nach sich ziehen. Der Normwert im Serum ist alters- und geschlechtsabhängig und liegt bei einem Erwachsenen bei 0,8–1,6 mmol/l. Phosphat wird über die Nahrung aufgenommen und im Darm resorbiert. Phosphatreiche Lebensmittel sind z. B. Milch, Käse, Fleisch, Wurst und Getreide. Die Ausscheidung erfolgt über die Nieren und in geringen Anteilen über Darmsekrete. Die Phosphathomöostase ist eng mit dem Kalziumstoffwechsel verknüpft und wird ebenfalls durch Parathormon und Vitamin D (Kalzitriol) reguliert. Parathormon vermindert die renale Rückresorption von Phosphat, während es seine Freisetzung aus dem Knochen steigert. Vitamin D hingegen stimuliert die enterale und renale (Re-)Absorption von Phosphat. Tab. 7.8 fasst die Störungen im Phosphathaushalt zusammen.

7.6 Störungen des Magnesiumhaushalts

DEFINITION

- **Hypermagnesiämie:** Serummagnesium > 1,6 mmol/l. Da geringe Anstiege des Serummagnesiums keine klinische Bedeutung haben, spricht man erst bei einem Wert von 1,6 mmol/l von Hypermagnesiämie, obwohl die Obergrenze des Normbereichs ca. 1,06 mmol/l beträgt.
- **Hypomagnesiämie:** Serummagnesium < 0,7 mmol/l.

Magnesium ist wie Kalium und Phosphat ein wichtiges Ion des Intrazellulärraums. Es ist ein wichtiger Kofaktor für viele Enzyme (z. B. Na^+-K^+-ATPase) und ein natürlicher Blocker der intrazellulären Kalziumbereitstellung (therapeutische Funktion: Magnesiumgabe zur Wehenhemmung). Im Körper befinden sich ca. 30 g Magnesium, davon ca. 60 % im Knochen, 40 % in der Skelettmuskulatur. Wie Kalzium ist Magnesium im Serum z. T. an Albumin gebunden; 70 % liegen als ionisierte Form vor. Der Normwert beträgt 0,75–1,06 mmol/l. Wichtigster Regulator der extrazellulären Magnesiumkonzentration ist die Niere. Dabei wird die renale Magnesiumausscheidung durch Hyperkalzämie und Hypermagnesiämie stimuliert. Tab. 7.9 fasst die Störungen des Magnesiumhaushalts zusammen.

Tab. 7.9 Störungen des Magnesiumhaushaltes

	Hypomagnesiämie	Hypermagnesiämie
Ätiologie	verminderte Aufnahme bei Malabsorption, Mangelernährung, Diarrhö, Laxanzienabusus usw. vermehrte renale Ausscheidung, z. B. in polyurischer Phase des ANV, bei Diuretikatherapie, tubulärer Schädigung, Hyperkalzämie, osmotischer Diurese etc. vermehrter Bedarf: Schwangerschaft, akute Pankreatitis	v. a. bei Niereninsuffizienz mit zusätzlicher iatrogener Magnesiumzufuhr seltener bei: Akromegalie, Nebenniereninsuffizienz
Klinik	häufig assoziiert mit Hypokaliämie/Hypokalzämie, deren Symptome dominieren; keine magnesiumspezifischen Symptome. ZNS: Lethargie, Depression, Schwindel, Psychosen neuromuskulär: Hyperreflexie, Krämpfe, evtl. Rhabdomyolyse kardiovaskulär: Herzinsuffizienz, Arrhythmien (z. B. Torsades-de-Pointes-Tachykardie), gesteigerte Digitalisempfindlichkeit Allgemeinsymptome: Gewichtsverlust, Übelkeit	bei leicht erhöhten Werten: Erbrechen, Übelkeit, Obstipation, Muskelschwäche, Erregungsleitungsstörungen des Herzens (v. a. AV-Knoten) bei schwerer Hypermagnesiämie: vitale Gefährdung durch respiratorische Insuffizienz, Gefahr von Atem- und Herzstillstand, daneben: paralytischer Ileus
Diagnostik	Serum: Phosphat, Magnesium, Kalium, Kalzium, Kreatinin, Glukose, Säure-Basen-Status, 24-h-Sammelurin	Serum: Phosphat, Magnesium, Kalium, Kalzium, Kreatinin, 24-h-Sammelurin
Therapie	Behandlung der Grundkrankheit, bei Bedarf Substitution von Magnesium	Behandlung der Grundkrankheit, magnesiumarme Diät bei akuter ausgeprägter Hypermagnesiämie: Verschiebung des Mg^{2+} in den IZR durch Kalziumglukonat, Glukose + Insulin (ähnlich der Therapie der Hyperkaliämie [S. A426]) ggf. Hämodialyse

8 Störungen des Säure-Basen-Haushalts

8.1 Grundlagen

Physiologie: Die Konstanthaltung des intra- und extrazellulären pH-Werts ist unabdingbar für die physiologischen Abläufe im menschlichen Organismus. Trotz täglich über den Stoffwechsel anfallender H^+-Ionen müssen pH-Wert (7,40), pCO_2 (40 mmHg) und HCO_3^- (24 mmol/l) konstant gehalten werden. Dafür sind im Wesentlichen 3 Regulationsvorgänge verantwortlich:

- **Pufferung:** Puffer schwächen die pH-Änderungen bei Zugabe einer starken Säure oder Base ab. Wichtige Puffersysteme sind der Bikarbonat- und der Plasmaproteinpuffer (extrazellulär) und der Phosphat- und der Hämoglobinpuffer (intrazellulär).
- **Respiratorische Regulation – Abatmung von CO_2:** CO_2 ist ein Säureäquivalent ($H^+ + HCO_3^- \rightleftharpoons H_2O + CO_2$), welches über die Lunge abgeatmet werden kann. Ein erhöhter Anfall von Säure im Organismus kann über verstärkte CO_2-Abatmung kompensiert werden. Damit ist der Bikarbonat-Kohlendioxid-Puffer das wichtigste Puffersystem des Blutes.
- **Renale Regulation – Ausscheidung von H^+-Ionen:** Die Ausscheidung von Wasserstoffionen dient der Konstanthaltung des pH-Werts im Organismus. Folgende Mechanismen sind daran beteiligt:
  - Bikarbonatrückresorption: H^+ wird im proximalen Tubulus sezerniert, wodurch HCO_3^- regeneriert wird.
  - Ammoniumausscheidung: Das in der Leber an Glutamat gebundene Ammonium wird in der Niere wieder abgespalten und als Säureäquivalent ausgeschieden.
  - Ausscheidung titrierbarer Säure: Die in das Tubuluslumen sezernierten H^+-Ionen bilden mit sich dort befindenden Puffern (z. B. HPO_4^{2-}) titrierbare Säuren, die über den Urin ausgeschieden werden.

Einteilung: Veränderungen im Säure-Basen-Haushalt werden in respiratorische und metabolische Störungen eingeteilt.
- **Respiratorischen Störungen** liegt eine Veränderung im Atmungssystem zugrunde. Eine vermehrte bzw. verminderte Abatmung von CO_2 führt zur Alkalose bzw. Azidose.
- **Metabolische Störungen** zeigen sich bei erhöhtem Anfall von Säuren oder Basen im Organismus oder deren verminderter Ausscheidung.

Liegen gleichzeitig respiratorische und metabolische Störungen vor, spricht man von einer **gemischten Störung**. Gemischte Störungen kommen v. a. bei multimorbiden Patienten oder z. B. auch beim Atemnotsyndrom des Neugeborenen vor.

Zur Einteilung der Störungen des Säure-Basen-Haushalts sind neben dem pH-Wert noch weitere Parameter bedeutend. Dazu gehören p_aCO_2, Standardbikarbonat und Base Excess.

> **DEFINITION**
> - **Standardbikarbonat:** Menge an Bikarbonat, die unter Standardbedingungen ($p_aCO_2 = 40$ mmHg, volle Hb-Sättigung, T = 37 °C) vorliegt. Der Normwert liegt bei 22–26 mmol/l.
> - **Base Excess (BE):** Ausmaß der Abweichung vom Normalwert der Gesamtpufferbasen (ca. 48 mmol/l). Der Normbereich liegt zwischen –2 mmol/l und + 2 mmol/l.
> - **p_aCO_2:** arterieller Kohlendioxidpartialdruck: Normbereich: ca. 35–45 mmHg.

Ein BE < –2 mmol/l spricht für eine metabolische Azidose, ein BE > + 2 mmol/l zeigt eine metabolische Alkalose an.

> **MERKE** Bei respiratorischen Abweichungen ist der BE unverändert.

Kompensationsmechanismen: Jede Veränderung des pH-Werts im Organismus wird primär durch die vorhandenen Puffer ausgeglichen. Wird die Pufferkapazität überschritten, so setzen Kompensationsmechanismen ein, deren maximale biologische Wirkung erst Stunden (respiratorische Kompensation) bis mehrere Tage (metabolische Kompensation) später voll ausgebildet ist. Metabolische Störungen werden respiratorisch kompensiert und respiratorische Störungen werden metabolisch kompensiert. Bikarbonat- und Kohlendioxidkonzentration sind bei Kompensation einer Störung somit immer gleichsinnig verändert. Solange sich die pH-Abweichungen – bei pathologischen CO_2- und/oder BE-Werten – im Normbereich (7,36–7,44) bewegen, spricht man von kompensierten Störungen.
- **Respiratorische Kompensation:** vermehrte oder verminderte (begrenzt möglich) Abatmung von CO_2; respiratorische Kompensationmechanismen entwickeln sich sehr rasch (12–24 h).
- **Metabolische Kompensation:** veränderte renale Ausscheidung von H^+ und HCO_3^-. Die renalen Kompensationsmechanismen brauchen zur Entfaltung der vollen Wirkung deutlich mehr Zeit (ca. 5 Tage) als die respiratorischen.

==Anhand des pH-Wertes lassen sich also Aussagen über den Schweregrad der Störung treffen.==

> **MERKE**
> - metabolische Störung = respiratorische Kompensation
> - respiratorische Störung = metabolische Kompensation

8.2 Azidose

DEFINITION pH-Wert < 7,36

Auswirkungen auf den Organismus:
- **Hyperkaliämie:** Die erhöhte extrazelluläre H^+-Konzentration führt zu einer vermehrten Aufnahme von Protonen in die Zellen. Diese erfolgt durch einen Na^+/H^+-Antiporter, wodurch in der Folge die Aktivität der Na^+/K^+-ATPase sinkt (da die Na^+-Konzentration intrazellulär sinkt), sodass die Kaliumkonzentration extrazellulär ansteigt.
- **erniedrigte Kontraktilität des Myokards**
- **verminderte Ansprechbarkeit der Gefäßmuskulatur auf Katecholamine**.

8.2.1 Respiratorische Azidose

DEFINITION Azidose durch Hyperkapnie ($p_aCO_2 > 45$ mmHg).

Konstellation in der Blutgasanalyse: pH < 7,36, p_aCO_2 ↑, BE: →, pO_2 ↓, HCO_3^- ggf. kompensatorisch erhöht.

Ätiologie: Die respiratorische Azidose entsteht aufgrund respiratorischer Globalinsuffizienz unterschiedlicher Genese. Zu unterscheiden sind die akute, anfangs nicht kompensierte, respiratorische Azidose und die chronische respiratorische Azidose (z. B. bei COPD) mit weitgehender metabolischer Kompensierung.

Klinik: Bei akuter respiratorischer Azidose fallen v. a. Dyspnoe und Zyanose (als Ausdruck der respiratorischen Insuffizienz) auf, daneben Tachykardie, Angst des Patienten und als Folge der Hyperkapnie und der daraus folgenden zerebralen Vasodilatation Somnolenz, Desorientiertheit und Bewusstseinsstörungen bis zum Koma. Bei chronischer respiratorischer Insuffizienz sind die Symptome meist schwächer ausgeprägt (z. B. Müdigkeit, Kopfschmerzen).

Diagnostik: Anamnese, klinisches Bild und Blutgasanalyse.

Therapie: Behandlung der Grunderkrankung. Vor allem bei akuter Genese ggf. zusätzlich assistiere Beatmung.

8.2.2 Metabolische Azidose

DEFINITION Azidose aufgrund metabolischer Störungen.

==**Konstellation in der Blutgasanalyse:** pH < 7,36, HCO_3^- ↓, BE: < –2 mmol/l, pCO_2 ggf. kompensatorisch erniedrigt.==

Ätiopathogenese: Die metabolische Azidose kann vielfältige Ursachen haben. Als wichtiger Parameter bei der Ursachenbestimmung dient die Anionenlücke.

> **DEFINITION** Die **Anionenlücke** ist definiert als die Differenz aus der Summe der Hauptkationen (Na^+, K^+) und der Summe der Hauptanionen (Cl^-, HCO_3^-). Häufig wird die Anionenlücke unter Vernachlässigung der K^+-Konzentration als $[Na^+] - ([Cl^-] + [HCO_3^-])$ definiert mit einem Normbereich von 12 ± 4 mmol/l.

Bei erhöhter Säureakkumulation im Organismus ist die Anionenlücke pathologisch vergrößert, da die anionischen Säuren nicht in der Gleichung zur Berechnung der Anionenlücke auftauchen. Entwickelt sich die Azidose dagegen aufgrund eines Bikarbonatverlustes, so bleibt die Anionenlücke i. d. R. durch Chloridsubstitution unverändert (hyperchlorämische Azidose).

Als **Ursache** der metabolischen Azidose kommen infrage:
- **bei normaler Anionenlücke**
  - gastrointestinaler Bikarbonatverlust (Durchfall, Fistel)
  - renaler Bikarbonatverlust (distal- und proximal-tubuläre Azidose, Karboanhydrasehemmung)
- **bei vergrößerter Anionenlücke**
  - erhöhter Säureanfall (Additionsazidose), z. B. bei diabetischer Ketoazidose, Laktazidose
  - verminderte Säureausscheidung (Retentionsazidose), v. a. bei akuter oder chronischer Niereninsuffizienz.

Als Merkwort für häufige Ursachen metabolischer Azidosen dient „**KUSSMAUL**": **K**etoazidose, **U**rämie, **S**alicylsäure, **M**ethanol, **A**ethylenglykol, **U**rämie (leider doppelt), **L**aktazidose.

Klinik: Vertiefte „Kußmaul"-Atmung zur respiratorischen Kompensation. Daneben treten zerebrale (Apathie, Bewusstseinstrübung), hämodynamische (periphere Vasodilatation, Hypotonie) und kardiale Störungen (Tachykardie, Herzrhythmusstörungen) auf.

Diagnostik: Anamnese, Klinik, Blutgasanalyse und Berechnung der Anionenlücke.

Therapie: Therapie der Grunderkrankung. Kontrolle der Azidose und ihrer Begleiterscheinungen (z. B. der Hyperkaliämie). Um den Kreislauf stabil zu halten – insbesondere bei starkem Erbrechen oder Diarrhö – und auch gleichzeitig die Azidose zu „verdünnen", hilft eine volumenwirksame Infusionstherapie. Die Indikation zur notfallmäßigen **intravenösen Bikarbonattherapie** besteht erst bei bedrohlichen Azidosen (pH < 7,1). Berechnung der zu infundierenden Bikarbonatmenge: Base Excess × ⅓ Körpergewicht in kg. Weniger ausgeprägte Azidosen können durch **orale** Gabe behandelt werden. Eine begleitende Hyperkaliämie muss primär nicht behandelt werden, da sie sich bei Azidoseausgleich zurückbildet oder sogar in eine Hypokaliämie umschlagen kann.

8.3 Alkalose

DEFINITION pH-Wert > 7,44.

Auswirkungen auf den Organismus: Eine Alkalose ist häufig mit Hypokaliämie assoziiert. Neben dem vermehrten Kaliumeinstrom aus dem EZR in die Zelle kommt es auch zu einer vermehrten tubulären Sekretion von Kalium. Darüber hinaus vermindert die Alkalose die Verfügbarkeit von ionisiertem Kalzium [S. A426] im Serum.

8.3.1 Respiratorische Alkalose

DEFINITION Alkalose aufgrund von Hypokapnie (p_aCO_2 < 35 mmHg).

Konstellation in der Blutgasanalyse: pH > 7,44, p_aCO_2 ↓, BE: →, HCO_3^- ggf. kompensatorisch erniedrigt.

Ätiologie: Ursächlich ist eine Hyperventilation, die zur vermehrten CO_2-Abatmung führt. Ein gesteigerter Atemantrieb kann psychisch bedingt sein (z. B. bei Angst, Aufregung) oder periphere Ursachen haben (z. B. Herzinsuffizienz, Lungenerkrankungen, Schock, Fieber, Medikamente).

Klinik: Tetanie (durch Absinken des ionisierten Kalziums) mit perioralem Kribbeln, Pfötchenstellung, Parästhesien, Taubheitsgefühl etc.

Bewusstseinsstörung durch zerebrale Minderdurchblutung (wegen verminderter Konzentration an vasodilatierendem CO_2).

Diagnostik: Die Diagnose wird aufgrund des klinischen Bildes und der Blutgasanalyse gestellt.

Therapie: Therapie der Grunderkrankung und Beseitigung der Alkalose. Bei psychisch bedingter Hyperventilation Beruhigung und Tütenatmung zur vermehrten CO_2-Rückatmung. Beim beatmeten Patienten ggf. Reduktion des Atemhubvolumens.

8.3.2 Metabolische Alkalose

DEFINITION pH-Erhöhung aufgrund metabolischer Störungen.

Konstellation in der Blutgasanalyse: pH > 7,44, HCO_3^- ↑, BE: > +2 mmol/l, pCO_2 ggf. kompensatorisch erhöht.

Ätiopathogenese: Da die renale Bikarbonatausscheidung hocheffektiv ist, tritt eine metabolische Alkalose nur selten auf. Eine metabolische Alkalose kann auf 3 Mechanismen beruhen:
- gesteigerte H^+-Ausscheidung
  - bei Erbrechen
  - bei Hypokaliämie: erhöhte renale H^+-Ausscheidung zur Kaliumeinsparung
- überhöhte Bikarbonatzufuhr (meist iatrogen)
- mangelhafte Bikarbonatausscheidung. Hierbei unterscheidet man
  - chloridsensible Alkalose (Urin-Cl^--Konzentration < 10 mmol/l): Ursächlich ist hier ein Chloridmangel, der zu einer renalen Bikarbonatretention führt (z. B. bei Erbrechen, Diuretikatherapie).
  - chloridresistente Alkalose (Urin-Cl^--Konzentration > 40 mmol/l): chloridunabhängige Bikarbonatretention bei Hyperaldosteronismus, Cushing-Syndrom und Bartter-Syndrom.

Klinik: Die Tetanie ist bei der metabolischen Alkalose seltener als bei der respiratorischen. Auffallen kann eine flache Atmung (respiratorische Kompensation). Bei begleitender Hypokaliämie (sehr häufig) können Herzrhythmusstörungen auftreten.

Diagnostik: Klinik, Blutgasanalyse, 24-h-Urin.

Therapie: Behandlung der Grunderkrankung und ggf. Kontrolle einer begleitenden oder ursächlichen Hypokaliäme. Bei chloridsensibler Alkalose sind NaCl-Infusionen wirksam, ggf. sollten Diuretika abgesetzt werden.

A 8 Immunsystem und rheumatologische Erkrankungen

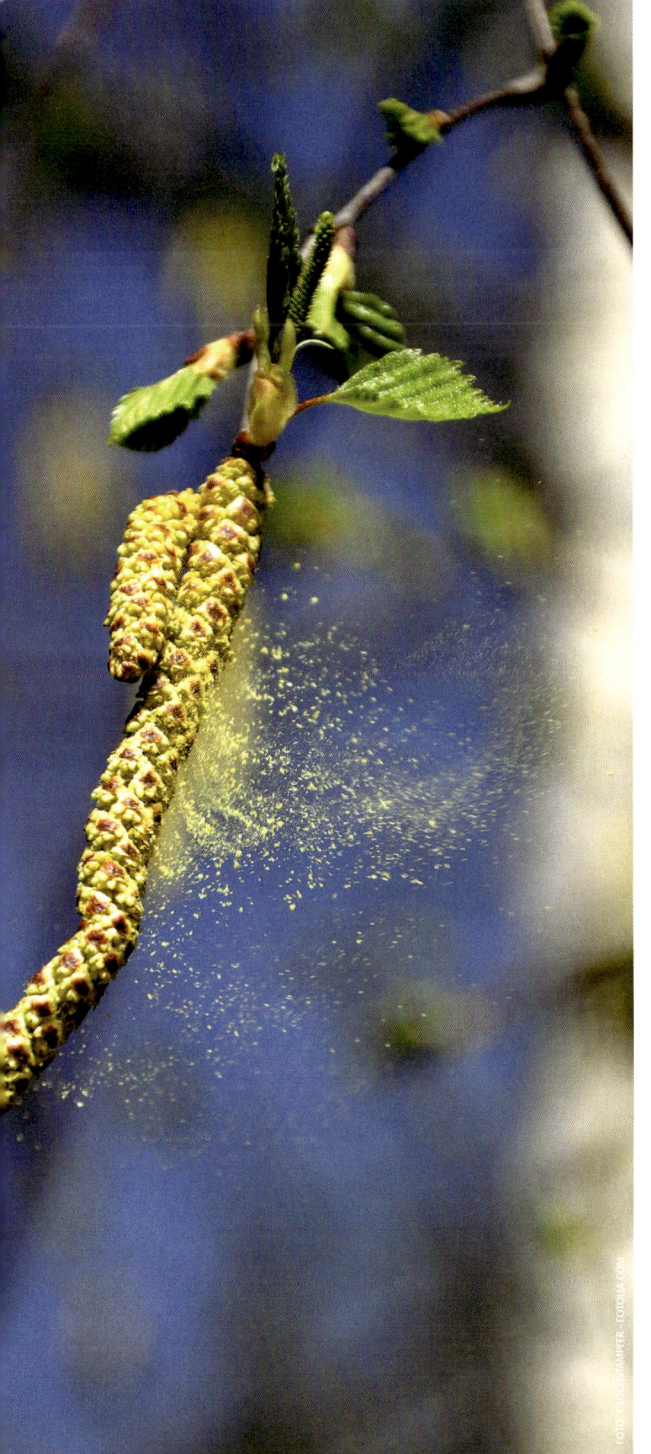

1	Grundlagen Immunsystem	436
2	Immundefekte	439
3	Allergien	445
4	Autoimmunerkrankungen	451
5	Besondere immunologische Situationen	453
6	Grundlagen rheumatischer Erkrankungen	464
7	Rheumatoide Arthritis (RA)	466
8	Spondyloarthritiden (SPA)	471
9	Kollagenosen	477
10	Primäre Vaskulitiden	487

1 Grundlagen Immunsystem

1.1 Aufgaben und Funktion des Immunsystems

Das Immunsystem schützt den Organismus vor äußeren (z. B. Infektionserreger) und inneren (z. B. Tumorzellen) Schadensfaktoren (protektive Immunantwort). Voraussetzung für eine funktionierende protektive Immunantwort ist ein **Gleichgewicht** zwischen **kontrollierter Immunabwehr und -toleranz**:
- Potenziell bedrohliche (körpereigene und körperfremde) Schadensfaktoren müssen vom Immunsystem erkannt, inaktiviert und eliminiert werden, ohne den Wirtsorganismus nachhaltig zu schädigen.
- Körpereigene, nicht schädliche Strukturen müssen der immunologischen Abwehrreaktion entgehen.

Tab. 1.1 gibt einen kurzen Überblick über die wichtigsten Komponenten der physiologischen Immunabwehr. Für genauere Informationen s. Lehrbücher der Physiologie.

T-Helferzellen: Im Mittelpunkt der Immunabwehr stehen die **T-Helferzellen** (CD4-positiv), da sie für die Aktivierung der zellulären und humoralen Immunabwehr verantwortlich sind. Durch die Bindung des CD4-Antigens an das MHC-II-Molekül der antigenpräsentierenden Zellen treten die T-Helferzellen mit den dargebotenen Fremdantigenen in Kontakt. Dadurch werden die T-Helferzellen aktiviert. Diese sezernieren in weiterer Folge verschiedene Zytokine, wodurch wiederum die Aktivierung und Proliferation anderer T- und B-Zellen ausgelöst wird. Abhängig vom präsentierten Antigen und von der darauffolgenden Zytokinproduktion werden bei den T-Helferzellen 2 Subtypen unterschieden:
- **TH_1-Zellen** reagieren auf die Präsentation viraler oder bakterieller Antigene mit der Produktion von Interferon-γ. Dieses aktiviert zytotoxische T-Zellen, natürliche Killerzellen und Makrophagen. TH_1-Zellen fördern also die zelluläre, zytotoxische Immunantwort.
- **TH_2-Zellen** reagieren auf die Präsentation parasitärer Antigene mit der Produktion von Interleukin-4. Dieses führt zur Aktivierung antikörperproduzierender B-Zellen, eosinophiler Granulozyten und Mastzellen. TH_2-Zellen fördern also die humorale Immunantwort (proallergische Immunantwort).

Rund 45–50 % gehören dem $CD4^+$-Typ an (T-Helferzellen), rund 30 % dem $CD8^+$-Typ (T-Killerzellen). Ein verändertes **$CD4^+$/$CD8^+$-Verhältnis** findet sich bei verschiedenen Erkrankungen: Eine HIV-Infektion (s. Infektionserkrankungen [S.A548]) geht mit einem erniedrigten $CD4^+$/$CD8^+$-Quotienten einher (→ Zerstörung von $CD4^+$-Zellen). Für die Sarkoidose (s. Atmungssystem [S.A203]) ist dagegen ein Quotient > 5 in der bronchoalveolären Lavage typisch.

Bedeutung des HLA-Systems: Voraussetzungen für eine adäquate Immunabwehr ist die Fähigkeit des Immunsystems, zwischen **körperfremden** und **körpereigenen Substanzen differenzieren** zu können. Hierfür sind die HLA-Moleküle von Bedeutung, die auf praktisch allen kernhaltigen Körperzellen exprimiert werden. Durch sie erhält jede Zelle ein Muster individueller Oberflächenmoleküle, die dem Immunsystem anzeigen, ob eine Zelle „körpereigen" oder „körperfremd" ist. Aufgrund eines ausgeprägten **HLA-Polymorphismus** ist es praktisch unmöglich, dass 2 Individuen dieselbe „Oberflächenbestückung" aufweisen (Ausnahme: eineiige Zwillinge).

Außerdem spielen HLA-Moleküle eine entscheidende Rolle im Rahmen der **spezifischen Immunantwort**: T-Zellen können Antigene erst nach Aufbereitung und Präsentation durch eine **antigenpräsentierende Zelle** (Makrophagen, B-Lymphozyten) erkennen. Die Präsentation des prozessierten Antigens erfolgt durch Komplexierung mit einem antigenspezifischen eigenen HLA-Molekül. Dies bedeutet, dass die Erkennung von Fremdantigenen immer an die Erkennung körpereigener HLA-Moleküle gekoppelt ist (**HLA-Restriktion**).

Tab. 1.1 Übersicht über die physiologische Immunabwehr

Abwehrtyp	Effektoren der spezifischen und unspezifischen Abwehr	Abwehr gegen
zelluläre Abwehr (T-Lymphozyten)	zytotoxische T-Zellen (CD8-positiv) → Sezernierung von Zytokinen und Perforinen → Zytolyse durch enzymatische Perforation oder Induktion des programmierten Zelltodes	Virus- und Tumorabwehr
	T-Lymphozyten der verzögerten Immunität (CD4-positiv) → Zytokine (IL-2, IFN-γ, MAF, TNF-β) → Rekrutierung und Aktivierung von Makrophagen, Monozyten, zytotoxischen T-Lymphozyten → Granulombildung, Phagozytose, Zytolyse	Abwehr intrazellulärer und schwer verdaulicher Fremdstoffe (z. B. Tuberkulosebakterien)
humorale Abwehr* (B-Lymphozyten)	IgA → Antigenbindung und -neutralisation → Ausschleusung des Antigens	lokale Oberflächeninfektionen
	IgE → Destabilisierung von Mastzellen und Basophilen → Histaminliberation → Austreibung des Antigens durch Kontraktionen der Bronchial- und Darmmuskulatur	Parasitenabwehr
	IgG und IgM → Aktivierung von Komplementfaktoren und NK-Zellen → Antigenneutralisation, Opsonierung → Zelllyse durch Komplementaktivierung oder antikörpervermittelte Zytotoxizität	Abwehr mikrobieller Infektionen des Körperinneren

* IgD hat für die Antigenelimination keine Bedeutung.

1.2 Immunpathologie

Tab. 1.2 Zentrale und periphere Toleranzmechanismen

Mechanismus	Erläuterung
zentrale Toleranz	
negative Selektion („klonale Deletion")	Elimination unreifer autoreaktiver T-Lymphozytenklone im Thymus während der Embryogenese. Unreife T-Lymphozyten erkennen auf den Thymusepithelzellen MHC-II-Moleküle und Selbst-Antigen. Lymphozytenklone mit hoher Affinität zu körpereigenen Antigenen werden eliminiert.
immunologische Ignoranz	Antigene aus immunologisch privilegierten Regionen (z. B. Augenlinse) oder Antigene, die erst nach der Embryogenese angelegt werden (z. B. Spermatozyten) gelangen nicht in den Thymus, sodass keine klonale Deletion stattfinden kann.
periphere Toleranz	
Anergieinduktion	Nach dem „2-Signal-Modell" ist für Antigenerkennung durch die T-Zelle und die nachfolgende T-Zell-Aktivierung eine Stimulierung durch 2 Signale (Kostimulierung) notwendig: Neben der Stimulation durch die Bindung des CD4-Antigens an das MHC-II-Molekül bedarf es einer Wechselwirkung zwischen weiteren Oberflächenmarkern. Erfolgt die Antigenpräsentation an die T-Zelle ohne Kostimulation, lebt der Lymphozyt zwar weiter, wird aber nicht aktiviert.
Deletion („aktivierungsinduzierte Apoptose")	Die dauerhafte Präsentation eines Antigens in hoher Konzentration induziert in der T-Zelle die Fas-abhängige Apoptose. Der Fas-Ligand (CD95L) wird in aktivierten T-Zellen exprimiert, bindet den „Todesrezeptor" Fas (CD95) und leitet das Signal für die Apoptose weiter.
Suppression	CD4/CD25-positive regulatorische T-Zellen schütten Zytokine (TGFβ, IL-10) aus, die autoreaktive CD4- und CD8-positive T-Zellen in ihrer Umgebung hemmen.

Immuntoleranz: Körpereigenes Gewebe wird vom Immunsystem normalerweise nicht angegriffen. Grundlage für diesen Schutzmechanismus ist eine erworbene selektive Immuntoleranz, die dazu führt, dass das Immunsystem auf „Selbst-Antigene" nicht oder stark vermindert anspricht. Diese „erworbene Nichtreaktivität" beruht auf der Elimination und Inaktivierung von Lymphozyten, die eine Spezifität für körpereigene Antigene zeigen. Es wird zwischen einer **zentralen** und **peripheren Immuntoleranz** unterschieden (Tab. 1.2).

1.2 Immunpathologie

Ein **Ungleichgewicht** zwischen **Immunabwehr und -toleranz** stellt die pathogenetische Grundlage für verschiedene Erkrankungen des Immunsystems dar („**Immunpathologie**"). Diesen Erkrankungen ist gemein, dass nicht mehr der Schutz des Individuums im Vordergrund steht, sondern die krank machenden Folgen der Immunantwort.

Störungen des Immunsystems können infolge einer unzureichenden Immunreaktion (= **permissive Immunreaktion**) oder infolge einer überschießenden, schädlichen Immunreaktion (= **pathogene Immunreaktion**) entstehen (Tab. 1.3).

1.2.1 Permissive Immunreaktionen

DEFINITION Permissive Immunreaktionen sind durch eine fehlende Immunabwehr gegen bedrohliche äußere Substanzen gekennzeichnet (**Anergie**).

Permissiven Immunreaktionen liegen angeborene (primäre) oder erworbene (sekundäre) Störungen im Bereich des T- und/oder B-Zell-Systems, des Komplementsystems oder der Phagozyten zugrunde. Diese Störungen werden in der großen Gruppe der Immundefekte zusammengefasst. Infolge der unzureichenden Abwehrfunktion können Schadensfaktoren im Organismus überdauern, sich ausbreiten und zu dessen Schädigung führen.

1.2.2 Pathogene Immunreaktionen

DEFINITION Überschießende, schädliche (krank machende) Immunreaktion gegen körperfremde oder körpereigene Antigene, die zu einer entzündlichen Gewebeschädigung führt.

Abhängig vom „Ziel", gegen das sich die Immunantwort richtet, werden 2 große Erkrankungsgruppen unterschieden:
- Bei den **Allergien** richtet sich die Immunantwort gegen **körperfremde, apathogene Antigene** (Allergene).

Tab. 1.3 Permissive und pathogene Immunreaktionen

Immunreaktion	assoziierte Erkrankungen	Definition
permissive (unzureichende) Immunreaktion	primäre und sekundäre Immundefekte oder -mangelzustände	fehlende Immunabwehr gegen bedrohliche äußere Substanzen (**Anergie**)
pathogene (überschießende schädliche) Immunreaktion	Allergien	überschießende Immunabwehr gegen nicht bedrohliche äußere Substanzen
	Autoimmunerkrankungen	schädliche Immunabwehr gegen körpereigene Strukturen durch Durchbrechen der Toleranz

1 Grundlagen Immunsystem

- Bei den **Autoimmunerkrankungen** richtet sich die Immunantwort gegen **körpereigene Strukturen**.

Wichtige Begriffserläuterungen: Unter einem **Antigen** versteht man eine Substanz (häufig Proteine, auch Polysaccharide, Nukleinsäuren, Oberflächenstrukturen von Mikroorganismen), die im Körper eine spezifische Immunantwort auslösen kann (Bildung von Antikörpern oder spezifischen T-Lymphozyten). Ein **Allergen** [S. A446] ist ein Antigen, das eine allergische Immunreaktion auslöst (Typen I–IV, **Tab. 1.4**). Als **Hapten** (inkomplettes Antigen) werden Substanzen bezeichnet, die erst nach Verbindung mit einer körpereigenen Struktur/Substanz zu einem vollständigen Antigen werden. Häufige Haptene sind z. B. Medikamente. Sobald das Antigen/Hapten eine Immunantwort ausgelöst hat, wird es als **Immunogen** bezeichnet.

Pathogenese: Die pathogenetische Grundlage überschießender Immunerkrankungen bilden die sog. **Hypersensitivitätsreaktionen**. Hypersensitivitätsreaktionen sind physiologische Abwehrreaktionen zum Schutz des Organismus, die sich allerdings in Ausmaß und Konsequenz von der schützenden Immunreaktion unterscheiden. Grundsätzlich wird zwischen **humoralen** und **zellulären** Hypersensitivitätsreaktionen unterschieden.

Voraussetzung für die Entstehung einer Hypersensitivitätsreaktion ist eine **Sensibilisierungsphase**. Hierunter versteht man den **Erstkontakt** eines Organismus mit einem Antigen, der i. d. R. ohne klinische Symptome abläuft und damit **unerkannt** bleibt. Die Dauer dieser Sensibilisierungsphase ist vom Typ der Hypersensitivitätsreaktion abhängig und unterscheidet sich wesentlich zwischen den humoralen und zellulären Immunreaktionen (humorale Immunreaktionen: etwa 1 Woche, zelluläre Immunreaktionen 2–3 Wochen).

Symptomatisch ist der **Zweitkontakt** des Organismus mit dem Antigen, da zu diesem Zeitpunkt bereits spezifische Antikörper und sensibilisierte Lymphozyten vorhanden sind. Die zeitliche Latenz zwischen Antigenkontakt und Ausbruch der klinischen Symptomatik ist abhängig vom zugrunde liegenden Reaktionstyp (Typ I: 1–30 min, Typen II und III: 2–8 Stunden; Typ IV: 2–3 Tage).

Die Erkrankung wird vom Typ der Immunreaktion und nicht vom Antigen determiniert! So können z. B. unterschiedliche Antigene (z. B.

Tab. 1.4 Einteilung der immunologischen Reaktionen nach Coombs und Gell

Pathomechanismus	assoziierte Erkrankungen
Typ I (allergische Sofortreaktion)	
Erstkontakt/Sensibilisierung: Erstkontakt mit körperfremdem Antigen führt über eine Aktivierung antigenspezifischer TH₂-Helferzellen zur Produktion von IgE-Antikörpern. Diese binden mit hoher Affinität an Fc-Rezeptoren auf Mastzellen und basophilen Granulozyten. **Zweitkontakt:** Ablauf in 2 verschiedenen Phasen: **humorale Frühphase:** Durch Bindung des Antigens an die auf den Mastzellen und Basophilen gebundenen IgE-Antikörper werden diese vernetzt. Hierdurch wird die Zellmembran der Mastzellen und Basophilen destabilisiert, sodass es zu einer Degranulation und Freisetzung von **Entzündungsmediatoren** (Histamin, Leukotriene, Prostaglandine) kommt. Durch chemotaktische Anlockung von eosinophilen und neutrophilen Granulozyten wird die Entzündungskaskade ausgelöst. **zelluläre Spätphase:** 3–8 h nach Beginn der Frühphase kommt es zu einer zellulär vermittelten Spätreaktion. Effektoren sind die in der Frühphase freigesetzten Entzündungsmediatoren Interleukin-4/-5, Leukotriene und der Platelet-Activating-Faktor. Die Folge ist eine lang anhaltende Entzündungsreaktion mit Gewebeschädigung.	• allergische Rhinitis • allergische Konjunktivitis • allergisches Asthma bronchiale • Urtikaria • Angioödem • anaphylaktischer Schock
Typ II (antikörpervermittelte Zytotoxizität)	
Antikörper (IgG/IgM) richten sich gegen Antigene, die auf Zelloberflächen gebunden oder an anderen Gewebekomponenten fixiert sind. Durch Bindung der Antikörper an das Antigen wird die antigentragende Zelle markiert (**Opsonierung**), sodass sie von Zellen des Immunsystems als „fremd" erkannt und eliminiert werden kann. Die anschließende **Zytolyse** erfolgt unter Mithilfe des Komplementsystems oder von Killerzellen (antikörperabhängige zelluläre Zytotoxizität).	• hyperakute Transplantationsabstoßung • Immunthrombozytopenie, immunhämolytische Anämie, Agranulozytose • Goodpasture-Syndrom • Pemphigus vulgaris • Hashimoto-Thyreoiditis • Morbus Addison
Sonderform: Richtet sich der Antikörper gegen Rezeptoren, führt die Antigen-Antikörper-Interaktion nicht zur Zelllyse, sondern übt eine Rezeptorwirkung mit Aktivierung bzw. Blockade spezifischer Zellfunktionen aus.	• Rezeptoraktivierung: z. B. Morbus Basedow • Rezeptorblockade: z. B. Myasthenia gravis, Hemmkörperhämophilie, Typ-A-Gastritis/perniziöse Anämie
Typ III (immunkomplexvermittelte Reaktion)	
Antikörper (IgG/IgM) richten sich gegen lösliche Antigene und bilden mit diesen Antigen-Antikörper-Komplexe (**Immunkomplexe**). Bei raschem und übermäßig starkem Anfall können die Immunkomplexe nicht mehr von Phagozyten eliminiert werden, sondern lagern sich im Gewebe ab (v. a. Basalmembran von Haut und Niere, Gefäßwände). Diese Ablagerung führt zu einer Aktivierung des Komplementsystems. Durch Einwanderung von Neutrophilen und Freisetzung lysosomaler Enzyme kommt es zu einer entzündlichen Gewebeschädigung.	• Glomerulonephritis (z. B. bei SLE, postinfektiös) • Serumkrankheit • Arzneimittelfieber • exogen allergische Alveolitis • chronische Transplantatabstoßung • allergische Vaskulitis
Typ IV (Überempfindlichkeitsreaktion vom verzögerten Typ)	
Sensibilisierte spezielle TH₁-Lymphozyten (DTH*-Lymphozyten) sezernieren nach Kontakt mit einem spezifischen, von APC** dargebotenen Antigen bestimmte Zytokine (IL-2, TNF-α, IFN-γ). Die Folge ist eine Einwanderung und Aktivierung von Makrophagen, Monozyten, zytotoxischen T-Lymphozyten, die zu einer **granulomatösen Entzündungsreaktion** und **Lyse** der **Zielzelle** führt.	• Tuberkulinreaktion • akute Abstoßungsreaktion • Kontaktdermatitis

* DTH = Delayed Type Hypersensitivity
** APC = antigenpräsentierende Zellen

verschiedene Pollenarten) das klinische Bild der allergischen Rhinitis („Heuschnupfen") auslösen. Auf der anderen Seite kann ein und dasselbe Antigen abhängig von der Applikationsform über die Auslösung unterschiedlicher Immunreaktionen zu verschiedenen Krankheitsbildern führen (z. B. systemische Medikamentenapplikation → Urtikaria [Typ I], epikutane Medikamentenapplikation → Kontaktekzem [Typ IV]).

Nach Coombs und Gell werden 4 Haupttypen der pathogenen Immunreaktion unterschieden (Tab. 1.4). Diese vereinfachte Untergliederung wird zwar der Komplexität vieler immunologischer Vorgänge und der damit assoziierten Erkrankungen nicht gerecht, gilt aber aus didaktischen Gründen nach wie vor als sinnvolle Einteilung.

2 Immundefekte

2.1 Grundlagen

Immundefekte führen zu permissiven Immunreaktionen, d. h. zu einer fehlenden Immunabwehr gegen bedrohliche äußere Substanzen (**Anergie**). Klinisch äußern sich Immundefekte in erster Linie durch eine **erhöhte Infektanfälligkeit**. Außerdem wird bei den Patienten ein gehäuftes Auftreten von Autoimmunerkrankungen und Malignomen beobachtet. Grundsätzlich wird zwischen angeborenen (**primären**) Immundefekten, die i. d. R. bereits im Säuglings- bzw. Kinderalter auftreten, und erworbenen (**sekundären**) Immundefekten mit Auftreten im Erwachsenenalter unterschieden.

2.2 Primäre Immundefekte

Primäre Immundefekte sind mit Ausnahme des selektiven IgA-Mangels seltene Erkrankungen. Zu ihnen gehören die angeborenen quantitativen oder qualitativen Störungen der humoralen und/oder zellulären Immunabwehr, der Phagozyten und des Komplementsystems. Die Einteilung der primären Immundefekte erfolgt anhand des primär betroffenen Abwehrsystems (Tab. 2.1).

Hinweise auf einen angeborenen Immundefekt sind:
- **Rezidivierende Infektionen** im Bereich des Mittelohrs, der Nasennebenhöhlen und der Lunge, die häufig antibiotikaresistent sind und eine intravenöse Antibiotikagabe erforderlich machen.
- rezidivierende tiefe Haut- oder Organabszesse
- 2 oder mehr schwere Infektionen der Hirnhäute (Meningitis), der Knochen (Osteomyelitis) oder des gesamten Körpers (Sepsis)
- Gedeihstörungen im Säuglingsalter
- Soor in der Mundhöhle bei Kindern über 1 Jahr
- positive Familienanamnese für einen primären Immundefekt.

2.2.1 Defekte der humoralen Immunabwehr (Antikörpermangelsyndrome)

Grundlagen

Epidemiologie: Humorale Immundefekte machen etwa 50 % aller primären Immundefekte aus. Der häufigste Immundefekt ist der selektive IgA-Mangel (Häufigkeit 1/600).

Tab. 2.1 Einteilung der primären Immundefekte

betroffenes Abwehrsystem	Häufigkeit	assoziierte Krankheitsbilder
Defekte der humoralen Immunabwehr	ca. 50 %	• kongenitale Agammaglobulinämie • selektiver IgA-Mangel • IgG-Subklassen-Defekt • Hyper-IgM-Syndrom • Common variable Immunodeficiency (CVID)
Defekte der zellulären Immunabwehr	ca. 10 %	• DiGeorge-Syndrom
kombinierte Immundefekte	ca. 25 %	• Severe combined Immunodeficiency (SCID) • Wiskott-Aldrich-Syndrom • Ataxia teleangiectatica
Phagozytendefekte	ca. 15 %	• septische Granulomatose • zyklische Neutropenie • Myeloperoxidasemangel • Leukozytenadhäsionsdefekt 1 • Chediak-Higashi-Syndrom • Shwachman-Diamond-Syndrom
Komplementdefekte	< 1 %	• Mangel einzelner Komplementfaktoren • hereditäres angioneurotisches Ödem

Ätiologie: Defekte der humoralen Immunabwehr beruhen auf einer genetisch bedingten Entwicklungs- bzw. Differenzierungsstörung der Lymphozyten und der hämatopoetischen Stammzellen. Ein Defekt im B-Zell-System kann seine Ursache allerdings auch in einer gestörten T-Zell-Funktion haben, da die T-Lymphozyten an der Aktivierung der B-Lymphozyten beteiligt sind.

Erregerspektrum und Klinik: B-Lymphozyten sind v. a. an der Abwehr grampositiver Bakterien (Staphylokokken, Streptokokken), bekapselter Bakterien (Pneumokokken, Meningokokken, Haemophilus influenzae), Enterobakterien und Lamblien beteiligt. Da Defekte im humoralen Abwehrsystem zu einer fehlenden (Agammaglobulinämie) bzw. verminderten Immunglobulinbildung (Hypoglobulinämie) führen, kommt es typischerweise zu **rezidivierenden bakteriellen Infektionen**. Insbesondere betroffen sind das Mittelohr, die Nasennebenhöhlen sowie der Respirations- und Gastrointestinaltrakt. Des Weiteren kann es zu septischen Krankheitsverläufen und Osteomyelitiden kommen. **Autoimmunerkrankungen** und **Malignome** treten ebenfalls gehäuft auf.

> **MERKE** Primäre Defekte des humoralen Abwehrsystems machen sich i. d. R. zwischen dem 5. und 7. Lebensmonat bemerkbar, da zu diesem Zeitpunkt der mütterliche Antikörperspiegel (Nestschutz) beim Säugling sinkt.

Diagnostik: Anamnestische Hinweise auf einen Immundefekt sind häufige Infektionen (≥ 6 Otitiden/Jahr, ≥ 2 schwere Sinusitiden/Jahr, ≥ 2 schwere Pneumonien/Jahr), unerwartet schwerer Verlauf und ungewöhnliche Dauer der Infektionen, atypisches Erregerspektrum (v. a. opportunistische Erreger), polytope Infektionen sowie therapieresistente bzw. rezidivierende Infektionen mit dem gleichen Erreger.

Labordiagnostik:
- quantitative Laboruntersuchungen: Bestimmung der Gesamtlymphozytenzahl, der B-Zell-Subpopulationen (Immunphänotypisierung) und der Immunglobulin-(sub-)klassen. Ein erniedrigtes Gesamteiweiß in der Serumelektrophorese weist auf einen Immunglobulinmangel hin (→ Immunglobuline und Albumin sind die häufigsten Serumeiweiße).
- qualitative Untersuchungen (Prüfung der B-Zell-Funktion): Bestimmung der Antikörperantwort nach Impfung, Nachweis der Isohämagglutinine (Anti-A und Anti-B) (nur bei Patienten, die nicht die Blutgruppe AB haben).

> **MERKE** Aktive Impfungen sind bei Patienten mit humoralen Immundefekten i. d. R. sinnlos, da keine Antikörperproduktion ausgelöst werden kann (fehlender Titeranstieg).

Therapie: Die Therapie erfolgt rein symptomatisch. Die wichtigsten Maßnahmen sind eine regelmäßige Substitution von Immunglobulinen, eine antibiotische Prophylaxe und eine gezielte antibiotische Infektbehandlung.

Kongenitale Agammaglobulinämie

Die kongenitale Agammaglobulinämie wird nach dem Erstbeschreiber auch als Bruton-Syndrom oder Bruton'sche Agammaglobulinämie bezeichnet. Die Vererbung erfolgt i. d. R. **X-chromosomal** (nur Jungen betroffen). **Ursache** ist eine **Mutation** der B-Zell-spezifischen **Tyrosinkinase**, die für die Ausreifung der Prä-B-Zellen zu reifen B-Zellen verantwortlich ist. Dadurch entsteht ein Mangel an B-Zellen, sodass der Organismus **keine Antikörper** mehr bilden kann. Die Erstmanifestation erfolgt im Säuglings- und Kindesalter (nach Ablauf des mütterlichen Nestschutzes). Die Säuglinge leiden unter häufig **rezidivierenden bakteriellen Infektionen** des **sinobronchialen Systems** und des **Mittelohrs**. Bei ungenügender Immunglobulinsubstitution treten im späteren Verlauf zusätzlich Infektionen der Meningen, des Gehirns und des Gastrointestinaltrakts sowie septische Krankheitsbilder hinzu. Etwa ⅓ der Patienten leidet unter einer chronischen Polyarthritis.

Diagnostisch sind eine positive Familienanamnese und der Laborbefund mit fehlenden B-Lymphozyten, einer stark verminderten Konzentration aller Immunglobuline und dem fehlenden Nachweis von Isohämagglutininen wegweisend. Therapeutisch ist eine **lebenslange Immunglobulinsubstitution** erforderlich. Infektionen müssen antibiotisch behandelt werden.

> **MERKE** Eine wichtige Differenzialdiagnose der kongenitalen Agammaglobulinämie ist die **transitorische Hypoglobulinämie des Neugeborenen**. Nach Absinken der mütterlichen Antikörper im Blut des Neugeborenen kann die eigene Antikörperbildung bis zum 3. Lebensmonat aus bislang unbekannten Gründen verzögert sein.

Selektiver IgA-Mangel

Der selektive IgA-Mangel ist der **häufigste primäre Immundefekt** (Prävalenz 1/600). Bei der Erkrankung ist die Reifung von B-Zellen zu IgA-produzierenden Plasmazellen gestört. Die genaue Ätiologie ist unklar, eine familiäre Häufung wird in etwa 20 % der Fälle beobachtet. Die Erkrankung verläuft häufig **asymptomatisch**, da andere Immunglobuline die Funktion des fehlenden IgA übernehmen. Gelegentlich leiden die Patienten an rezidivierenden, aber milden Atemwegs- und Darminfektionen. Der selektive IgA-Mangel ist mit dem gehäuften Auftreten von **Autoimmunerkrankungen** (Zöliakie, SLE, RA, chronisch-entzündliche Darmerkrankungen), Allergien und Malignomen assoziiert. Diagnostisch ist der wiederholte Nachweis einer **verminderten** oder **fehlenden IgA-Konzentration** bei normaler B-Lymphozytenanzahl wegweisend. Die Therapie ist rein symptomatisch (Antibiotika).

> **MERKE** Patienten mit selektivem IgA-Mangel dürfen **keine intravenöse Immunglobulinsubstitution** erhalten, da der Organismus Antikörper gegen das infundierte IgA bildet, die bei wiederholter Gabe schwere anaphylaktische Reaktionen auslösen können. Benötigen Patienten mit selektivem IgA-Mangel eine Transfusion, sollten gewaschene, leukozytendepletierte Erythrozytenkonzentrate verwenden werden, da hier das Plasma weitestgehend entfernt wurde.

IgG-Subklassen-Defekt

Der IgG-Subklassen-Defekt besitzt eine Prävalenz von 1/1000. Es gibt insgesamt 4 isotypische IgG-Subklassen, die einen unterschiedlichen Anteil am Gesamt-IgG-Spiegel aufweisen (IgG1: 60–70 %; IgG2: ca. 25 %; IgG3: ca. 5 %; IgG4: 3–4 %). Da der IgG2-Isotyp die höchste Antikörperaktivität gegen bekapselte Bakterien besitzt, macht sich sein Defekt am häufigsten klinisch bemerkbar. Die Patienten leiden an rezidivierenden sinobronchialen Infektionen und einem gehäuften Auftreten von Autoimmunopathien wie dem SLE, dem Diabetes mellitus Typ I oder einer ITP. Diagnostisch ist der **selektive Mangel einzelner IgG-Subklassen** wegweisend. Die Therapie erfolgt i. d. R. rein symptomatisch. Bei schwerer klinischer Symptomatik können Immunglobuline substituiert werden.

Hyper-IgM-Syndrom

Das Hyper-IgM-Syndrom ist eine heterogene Erkrankungsgruppe, die durch einen **IgA-** und **IgG-Mangel** bei **gleichzeitiger polyklonaler IgM-Erhöhung** gekennzeichnet ist. In 70 % der Fälle wird diese Erkrankung X-chromosomal vererbt, zu 30 % autosomal-rezessiv. Ursächlich ist ein sog. Klassenwechseldefekt, bei dem der „Switch" von der initialen IgM-Bildung zur antigenspezifischen IgG-Bildung gestört ist. Mutationen im Gen des CD40-Liganden auf aktivierten T-Lymphozyten führen zu einer gestörten T-Zell-B-Zell-Interaktion, sodass die B-Lymphozyten kein Signal zur Produktion antigenspezifischer Immunglobuline erhalten. Klinisch leiden die Patienten unter **rezidivierenden bakteriellen Infektionen** im Bereich der Ohren, Nasennebenhöhlen und Atemwege und **Infektionen mit opportunistischen Erregern** (Pneumocystis jiroveci, Cryptosporidien, Histoplasma, Toxoplasma gondii). Zusätzlich kommt es häufig zu **Autoimmunerkrankungen** wie der autoimmunhämolytischen Thrombopenie, Neutropenie und Anämie, einer Autoimmunhepatitis oder einer chronischen Polyarthritis. Im **Labor** zeigen sich eine normale Gesamtlymphozytenzahl, eine erniedrigte IgA-, IgE- und IgG-Konzentration und ein hoher IgM-Spiegel. Durch den gestörten IgM-IgG-Switch ist die Produktion von IgG-Antikörpern nach aktiver Impfung gestört. Therapeutisch werden die **Immunglobuline substituiert**. Bei schwerer Immunneutropenie wird G-CSF verabreicht, ggf. sollte eine Pneumocystis-jiroveci-Prophylaxe mit Cotrimoxazol erfolgen.

Common variable Immunodeficiency (CVID)

Synonym: variables Immundefektsyndrom, Late-Onset-Hypogammaglobulinämie

Das CVID hat eine Prävalenz von 1/70 000. Beim CVID handelt es sich um eine variable Gruppe von Hypogammaglobulinämien, bei denen entweder eine oder mehrere Immunglobulinklassen betroffen sind. Demnach kommt es entweder zu einem **IgG-Mangel** (obligat), einem kombinierten IgG- und IgA-Mangel oder einem kombinierten IgG-/IgA- und IgM-Mangel. Der Erkrankung liegt entweder eine **primäre Störung der B-Zellen** (z. B. Autoantikörper gegen B-Zellen, gestörte B-Zell-Reifung) oder der **T-Zellen** mit gestörter B-Zell-Aktivierung zugrunde (fehlende T-Helferzellen, gestörte Zytokinproduktion). Die Erstmanifestation liegt häufig im Jugend- und frühen Erwachsenenalter (late onset). Es kommt zu **rezidivierenden bakteriellen Infektionen** im Bereich des Mittelohrs, der Nasennebenhöhlen, der Bronchien, des Lungengewebes und des Darms. Auch Autoimmunopathien wie der SLE, die ITP oder eine chronische Polyarthritis sind häufig. Das Malignomrisiko ist um das 50-Fache erhöht. Diagnostisch lassen sich der Immunglobulinmangel und ein ungenügender Antikörperanstieg nach aktiver Impfung nachweisen. Therapeutisch ist eine lebenslange **Immunglobulinsubstitution** notwendig.

2.2.2 Defekte der zellulären Immunabwehr und kombinierte Immundefekte

Grundlagen

Epidemiologie: Etwa 10 % der primären Immundefekte betreffen isoliert das T-Zell-System, etwa 25 % stellen kombinierte T- und B-Zell-Defekte dar. Insgesamt handelt es sich um sehr seltene Erkrankungen.

Ätiologie: Ursächlich sind genetisch bedingte Entwicklungs- bzw. Differenzierungsstörungen der Lymphozyten oder der hämatopoetischen Stammzellen oder eine Störung der Gewebemigration im Rahmen der Embryogenese.

> **MERKE** Durch die zentrale Stellung der T-Lymphozyten in der physiologischen Abwehrreaktion betreffen Defekte der zellulären Immunabwehr häufig auch das B-Zell-System.

Erregerspektrum und Klinik: T-Lymphozyten sind in erster Linie für die Abwehr von Viren, intrazellulären Erregern, Pilzen und opportunistischen Erregern verantwortlich. Bei einem **T-Zell-Defekt** stehen daher schwere virale Infektionen (v. a. mit Herpesviren) sowie Infektionen mit intrazellulären (Chlamydien, Listerien) und opportunistischen Erregern (z. B. Pneumocystis jiroveci, Toxoplasma gondii, Candida albicans, Pseudomonas aeruginosa, Klebsiellen, Proteus) im Vordergrund. Bei begleitendem **humoralem Immundefekt** kommen rezidivierende bakterielle Infektionen, septische Krankheitsverläufe und das Auftreten von Autoimmunerkrankungen hinzu.

Diagnostik:
- quantitative Laboruntersuchungen: Bestimmung der Gesamtlymphozytenzahl und der T-Zell-Subpopulationen (Immunphänotypisierung)
- qualitative Laboruntersuchungen (Prüfung der T-Zell-Funktion): Hauttestungen mit sog. „Recall"-Antigenen in vivo (positiv: Hautinduration), T-Zell-Proliferationstest durch Zugabe von Mitogenen in vitro (Bestimmung der Nukleotidaufnahme als Maß für die Replikation).

Recall-Antigene sind Antigene aus Bakterien und Pilzen, die bei einem hohen Anteil gesunder Probanden eine Immunreaktion hervorrufen (z. B. Diphtherie, Tuberkulin, Candida, Proteus). Bei den **Mitogenen** handelt es sich um Substanzen, die die Mitose und damit die Zellproliferation stimulieren.

Therapie: Therapeutisch kommt eine **Knochenmarktransplantation** infrage. Beim DiGeorge-Syndrom (s. u.) kann auch eine Thymustransplantation Erfolge bringen. Wichtig sind eine antibiotische Prophylaxe und eine gezielte antibiotische Infektbehandlung.

DiGeorge-Syndrom

Synonym: kongenitale Thymushypoplasie

Es handelt sich um einen **isolierten T-Zell-Defekt**, der auf eine Mikrodeletion am langen Arm des Chromosoms 22 zurückzuführen ist. Dadurch kommt es während der Embryogenese zu einer Migrationsstörung der 3. und 4. Kiementasche und folglich zu Anlagestörungen in denjenigen Organen, die aus diesen Kiementaschen hervorgehen.

- **Thymus:** A- oder Hypoplasie mit T-Zell-Defekt (bei vollständiger Thymusaplasie kommt es durch das Fehlen von T-Helferzellen zu einem zusätzlichen B-Zell-Defekt)
- **Epithelkörperchen:** Hypokalzämie (Parathormon ↓)
- **Herz** und **Aortenbogen:** Fallot-Tetralogie
- **Gesicht:** Dysmorphie mit tief sitzenden, abstehenden Ohren, Mikrognathie, Hypertelorismus, kleiner Nase mit kurzem Philtrum, hohem Gaumenbogen und ggf. Spaltenbildung.

Die häufigste Erstmanifestation ist die durch eine Hypokalzämie ausgelöste **Neugeborenentetanie**. Der T-Zell-Defekt führt zu rezidivierenden opportunistischen **Infektionen**. Im **Labor** ist die T-Lymphozytenzahl vermindert, zudem finden sich eine Hypokalzämie, Hyperphosphatämie und erniedrigte PTH-Spiegel. In der **Funktionsprüfung** der T-Lymphozyten zeigen sich eine mangelnde Stimulierbarkeit durch Mitogene und eine fehlende Zytokinproduktion. Bei schwerem DiGeorge-Syndrom (sehr selten) ist eine **allogene Knochenmarktransplantation** indiziert. Eine Alternative stellt die Thymustransplantation dar. Ansonsten erfolgt die Behandlung symptomatisch (Behandlung der Hypokalzämie, Infektionsprophylaxe). Der T-Zell-Defekt heilt bei milden Verlaufsformen i.d.R. bis zum 2. Lebensjahr aus. Prognostisch relevant ist die Herzbeteiligung.

Das DiGeorge-Syndrom gehört zu den Erkrankungen der CATCH22-Gruppe: cardiac defect, abnormal face, thymic hypoplasia, cleft palate, hypocalcemia, 22q11 deletion. Dieser Begriff sollte heutzutage wegen der damit verbundenen Diskriminierung der Betroffenen nicht mehr verwendet werden.

Severe combined Immunodeficiency (SCID)

Synonym: schwerer kombinierter Immundefekt

Es handelt es sich um eine Gruppe von Erkrankungen, denen eine **angeborene** schwere Störung des Immunsystems zugrunde liegt. Das Vererbungsmuster kann X-chromosomal oder autosomal-rezessiv sein. In 50 % der Fälle kommt es zu Mutationen von Interleukin-Rezeptor-Genen, die die Differenzierung der NK-Zellen und Lymphozyten beeinträchtigen. Seltenere Ursache sind Mutationen der RAG-Enzyme (→ gestörte Genrekombination der Immunglobulin- und T-Zell-Rezeptoren) oder ein Adenosin-Deaminase-Mangel (→ T- und B-Zell-Schädigung durch toxische Metaboliten). Die Folge ist eine ausgeprägte **Hypoplasie des Thymusgewebes**, die mit einem fast vollständigen Fehlen der T-Lymphozyten und einer **Störung der zellulären Immunabwehr** einhergeht. Bei einigen SCID-Varianten sind zusätzlich die Anzahl und Funktion der B-Lymphozyten und NK-Zellen vermindert, sodass auch die humorale Immunantwort beeinträchtigt ist. **Klinisch** manifestiert sich der SCID bereits im Säuglings- und Kleinkindalter durch fulminante Virusinfektionen (Herpesviren), Pilzinfektionen, Diarrhö und Gedeihstörungen.

Diagnostisch wegweisend sind eine Erniedrigung der Gesamtlymphozytenzahl bei normaler Granulozytenkonzentration, eine fehlende CD3-Expression auf Leukozyten als Hinweis auf das Fehlen von T-Lymphozyten (Immunphänotypisierung) und eine Agammaglobulinämie. Therapeutisch kommt nur eine **allogene Knochenmarktransplantation** in Betracht.

> **MERKE** Der SCID ist der schwerwiegendste Immundefekt. Ohne Knochenmarktransplantation sterben die Kinder bereits in den ersten Lebensjahren.

Wiskott-Aldrich-Syndrom (WAS)

Kombinierter Immundefekt, der zu einer partiellen Einschränkung der T- und B-Zell-Funktion führt. Die Erkrankung wird **X-chromosomal-rezessiv** vererbt und basiert auf einer Mutation des Wiskott-Aldrich-Syndrom-Proteins (WASP). Dieses ist für die Aufrechterhaltung der Aktin-Zytoskelett-Struktur notwendig. Hierdurch ist die Zellmobilität eingeschränkt, sodass keine Zell-Zell-Interaktionen und Signaltransduktion möglich sind. Durch die **gestörte Antikörperbildung** ist die Abwehr gegen bekapselte Erreger vermindert. Im Rahmen der **progredienten T-Zell-Insuffizienz** kommt es gehäuft zu **opportunistischen Infektionen**. Das WAS manifestiert sich im Kindesalter mit rezidivierenden Infektionen (v.a. Mittelohr und Lunge), **ekzematösen** Hautveränderungen, einer Thrombozytopenie und blutiger Diarrhö. Die Patienten leiden häufig zusätzlich an Autoimmunerkrankungen (Vaskulitiden, chronische Polyarthritis, hämolytische Anämie), das Malignomrisiko (lymphoretikuläre Neoplasien) ist deutlich erhöht. Im **Labor** finden sich erniedrigte IgM-, normale IgG-, erhöhte IgA- und IgE-Konzentration, erniedrigte T-Lymphozyten-Zahlen und eine Thrombozytopenie. Die Isohämagglutinine fehlen. Therapeutisch kommt eine **allogene Knochenmarktransplantation** in Betracht. Symptomatisch wird mit Thrombozytenkonzentraten, Antibiotika und Virostatika behandelt. Die Kinder versterben i.d.R. um das 10. Lebensjahr.

> **MERKE** Die klassische Trias des Wiskott-Aldrich-Syndroms besteht aus Ekzem, Thrombozytopenie und rezidivierenden Infektionen.

Ataxia teleangiectatica

Synonym: Louis-Bar-Syndrom, progressive zerebelläre Ataxie

Die Ataxia teleangiectatica gehört zu den kombinierten Immundefekten und wird autosomal-rezessiv vererbt. Ursache sind unterschiedliche Mutationen im Gen der Proteinkinase ATN, die für Zellwachstum, -vermehrung und -reparatur notwendig ist. **Klinisch** äußert sich die Ataxia teleangiectatica ab dem frühen Kindesalter mit Augenbewegungsstörungen, zerebellärer Ataxie, Tremor, Teleangiektasien im Bereich der Augen und der Haut und rezidivierenden Infektionen im Bereich der Atemwege. Bei zunächst normaler Intelligenz kommt es zu einer chronisch-progredienten geistigen Retardierung. Eine häufige Komplikation ist die Entwicklung eines malignen Lymphoms. Die **Diagnose** wird durch den Nachweis einer verminderten Immunglobulinkonzentration (IgA-, IgG- und IgM-Mangel) und eine verminderte T-Lymphozyten-Zahl gestellt. Viele Patienten weisen eine erhöhte Konzentration von α_1-Fetoprotein auf. Die Therapie erfolgt durch **Immunglobulinsubstitution** und **Antibiotika**. Da die Zellreparatur durch den Gendefekt gestört ist, sollten die Patienten alle Zustände vermeiden, die zu einer Zellzerstörung führen können (z. B. Bestrahlungen). Die Patienten versterben i. d. R. um das 30. Lebensjahr an den Folgen des malignen Lymphoms.

2.2.3 Phagozytendefekte

Grundlagen

Epidemiologie und Ätiologie: Etwa 15 % der primären Immundefekte sind Phagozytendefekte. Ihnen liegt entweder ein quantitativer Phagozytenmangel (Neutropenie) oder eine qualitative Störung der Phagozytenfunktion (gestörter oxidativer Metabolismus, gestörte Leukozytenadhäsion, gestörte intrazelluläre Verdauung) zugrunde.

Erregerspektrum und Klinik: Phagozytendefekte führen zu rezidivierenden Infektionen mit intrazellulären Bakterien (Mykobakterien, Listerien, Salmonellen), nicht bekapselten katalasebildenden Bakterien (Staphylokokkus aureus, Serratia, Klebsiellen, Proteus) und Pilzen (v. a. Candida und Aspergillus). Die Patienten leiden typischerweise unter Stomatitiden, Pyodermien, Abszessen der Haut und inneren Organe, eitrigen Lymphadenitiden, Otitiden, Mastoiditiden, Pneumonien und Osteomyelitiden.

Labordiagnostik: Eine quantitative Überprüfung gelingt durch die Bestimmung der **Gesamtneutrophilenzahl**. Zur qualitativen Überprüfung der **oxidativen Funktion** dient der Nitroblau-Tetrazolium-Test. Granulozyten nehmen den gelben Farbstoff auf und wandeln ihn unter Einwirkung von Sauerstoffradikalen in einen Blauton um. Dabei korreliert das Maß der Farbänderung mir der enzymatischen Aktivität. Eine weitere Möglichkeit, die oxidative Funktion zu überprüfen, ist die flusszytometrische Bestimmung der Oxidationskapazität. **Leukozytenadhäsionsdefekte** lassen sich durch eine Bestimmung der granulozytären Oberflächenmarker mithilfe der Immunphänotypisierung nachweisen.

Therapie: Die Patienten benötigen eine **lebenslange Prophylaxe** mit intrazellulär wirksamen Antibiotika und Antimykotika sowie eine gezielte antibiotische und chirurgische Infektsanierung.

Septische Granulomatose

Die septische Granulomatose ist der häufigste Phagozytendefekt. Sie geht mit einer Störung des oxidativen Metabolismus von Granulo- und Monozyten einher, der unterschiedliche Defekte der NADPH-Oxidase zugrunde liegen. Während der Phagozytose werden so vermindert Sauerstoffradikale gebildet. Der Defekt wird meistens X-chromosomal, seltener autosomal-rezessiv vererbt. **Klinisch** macht sich die Erkrankung mit rezidivierenden akuten bakteriellen und mykotischen Infektionen sowie chronischen Infektionen der Lymphknoten (abszedierende Lymphadenitis), Haut, Knochen und inneren Organen mit Abszessbildung bemerkbar. **Diagnostisch** lässt sich eine **erhöhte IgA-, IgG- und IgM-Konzentration** nachweisen, die auf der erhöhten Stimulierung der B-Lymphozyten beruht. Im Blutbild zeigt sich eine **Leukozytose mit Neutrophilie**. Die Funktionsprüfung (Nitroblau-Tetrazolium-Test und Flusszytometrie) zeigt eine verminderte Oxidationskapazität. **Therapeutisch** müssen die Patienten eine lebenslange Prophylaxe mit intrazellulär wirksamen Antibiotika und Antimykotika einhalten. Durch Gabe von γ-Interferon kann die bakterizide Aktivität neutrophiler Granulozyten gestärkt und damit das Risiko opportunistischer Infektionen gesenkt werden. Die einzige Möglichkeit für ein Langzeitüberleben bietet die allogene Knochenmarktransplantation. Etwa $1/3$ der Patienten stirbt im Kindesalter.

Zyklische Neutropenie

Ursächlich ist eine autosomal-dominant vererbte Mutation des Elastasegens. Die genaue Pathogenese ist nach wie vor unklar. Etwa alle 21 Tage entwickelt sich eine Neutropenie, die etwa 1 Woche anhält. Begleitend kommt es zu Entzündungen im Bereich der Mundhöhle und der Haut (Phlegmone). In etwa 10 % der Fälle treten lebensgefährliche generalisierte Infektionen auf. Die Therapie erfolgt durch Gabe von G-CSF.

Myeloperoxidasemangel

Beim Myeloperoxidasemangel handelt es sich um einen **häufigen Defekt**, der i. d. R. **asymptomatisch** verläuft und zufällig entdeckt wird. Bei Patienten mit Diabetes mellitus können disseminierte Candidainfektionen auftreten. Diagnostizieren lässt sich der Myeloperoxidasemangel im Differenzialblutbild mithilfe der Peroxidasefärbung. Während der Blutausstrich ein normales Bild zeigt, lassen sich im peroxidasegefärbten Differenzialblutbild keine neutrophilen Granulozyten nachweisen.

Leukozytenadhäsionsdefekt 1 (LAD1)

Dem autosomal-rezessiv vererbten LAD1 liegt ein **Adhäsionsdefekt** zugrunde, der **die β2-Integrine** betrifft. Hierdurch sind die Leukozyten nicht mehr in der Lage, aus der Blutbahn in das Gewebe auszuwandern. Klassisch ist der verzögerte Abfall der Nabelschnur. Die Patienten leiden unter schweren, i. d. R. ulzerierenden Hautinfektionen. Im Labor zeigt sich typischerweise eine Leukozytose.

Bei den Leukozytenadhäsionsdefekten werden 3 verschiedene Formen unterschieden, von denen nur der LAD1 zu den Phagozytendefekten gehört. Dem LAD2 liegt eine angeborene Glykosylierungsstörung zugrunde, die klinisch zu einer ausgeprägten psychomotorischen Retardierung führt. Der LAD3 (Mutation im RAP-1-Gen) manifestiert sich durch eine Blutungsstörung.

Chediak-Higashi-Syndrom

Das autosomal-rezessiv vererbte Chediak-Higashi-Syndrom ist ein sehr seltenes Krankheitsbild, das auf einer **Funktionsstörung der Granulozyten** (Granulationsanomalien) und einem **Mangel an NK-Zellen** beruht. Klinisch manifestiert sich das Syndrom mit einer okulokutanen Pigmentstörung (**Albinismus**), sehr hellen Haaren, einer Hepatosplenomegalie und rezidivierenden pyogenen Infektionen. Diagnostisch lassen sich im Blutausstrich die typischen Granulationsanomalien (**Riesengranula**) in Leukozyten und Lymphozyten nachweisen. Der Knochenmarkbefund zeigt plasmatische Einschlusskörperchen in den myeloischen Zellen. Therapie der Wahl ist die allogene Knochenmarktransplantation. Die meisten Patienten sterben um das 20. Lebensjahr.

Shwachman-Diamond-Syndrom

Sehr seltenes, autosomal-rezessiv vererbtes Syndrom, dem ein verändertes Gen auf Chromosom 7 zugrunde liegt. Typische Symptome sind eine exokrine Pankreasinsuffizienz und eine Knochenmarkhypoplasie mit Granulozytopenie, Thrombozytopenie und Anämie. Über 50 % der Patienten leiden zusätzlich an einem Minderwuchs und metaphysären Dysostosen.

2.2.4 Komplementdefekte

Primäre Komplementdefekte sind äußerst selten. Sie machen nicht einmal 1 % der primären Immundefekte aus. Ihnen liegt ein vererbter Mangel einzelner Komplementfaktoren oder des C1-Esterase-Inhibitors zugrunde.

Mangel einzelner Komplementfaktoren

Mangelzustände einzelner Komplementfaktoren werden autosomal-rezessiv vererbt. Die verschiedenen Komplementmangelzustände gehen mit unterschiedlichen Erkrankungen einher. Im Vordergrund stehen rezidivierende bakterielle Infektionen und das Auftreten von Autoimmunerkrankungen.
- **C5–C8-Mangel:** gehäuftes Auftreten von Neisserieninfektionen (Gonorrhö, Meningitis, Sepsis)
- **C3-Mangel:** rezidivierende pyogene Infektionen durch bekapselte Erreger (Pneumokokken, Neisserien, Haemophilus)
- **C1-/C2-/C4-Mangel:** gehäuftes Auftreten von rheumatischen Autoimmunerkrankungen (v. a. SLE) durch eine gestörte Eliminierung apoptotischen Materials und einer gestörten Immunkomplex-Clearance.

Diagnostisch werden zunächst die Konzentration der **Komplementfaktoren C3/C4** (→ höchste Serumkonzentration) und die **gesamthämolytische Aktivität** (CH50) bestimmt. Ergeben sich hierbei pathologische Ergebnisse, werden anschließend die einzelnen Komplementfaktoren untersucht. Eine spezifische Behandlung gibt es nicht. Therapeutisch steht die symptomatische Therapie im Vordergrund.

Hereditäres angioneurotisches Ödem

Synonym: Quincke-Ödem

> **DEFINITION** Autosomal-dominant vererbter C1-Esterase-Inhibitor-Mangel.

Es ist der häufigste primäre Komplementdefekt. Durch den Mangel des C1-Esterase-Inhibitors kommt es zu einer inadäquaten Aktivierung des Komplementsystems. Die deutlich erhöhte Bradykinin- und Kallikreinkonzentration führt zu einer erhöhten Gefäßpermeabilität. Leitsymptome sind akut auftretende, anfallsartige Schwellungen (**Angioödeme**, Abb. 2.1) der **Haut und Schleimhäute**, die weder jucken (DD: Urtikaria) noch schmerzen. Die subkutanen Schwellungen treten v. a. im Bereich des Gesichts und der Extremitäten auf. Schwellungen der Darmschleimhaut führen zu Darmkrämpfen, Diarrhö, Übelkeit und Erbrechen. Besonders gefürchtet ist eine Schleimhautschwellung im Bereich des Kehlkopfes (**Larynxödem**), die mit einer akuten Erstickungsgefahr einhergeht. Die Anfälle halten i. d. R. zwischen 48 und 72 h an. Auslöser sind u. a. Stresssituationen, Infektionen, Traumen, Menstruationsblutungen oder eine Therapie mit ACE-Hemmern. Die Diagnose wird i. d. R. klinisch gestellt. Im Labor lässt sich eine erniedrigte Konzentration des C1-Esterase-Inhibitors nachweisen. Im Anfall erhalten die Patienten eine intravenöse **C1-Inhibitor-Substitution**. Ist kein C1-Inhibitor vorhanden, kann alternativ auch **FFP** verabreicht werden. Steroide sind unwirksam. Zur Anfallsprophylaxe werden anabole Substanzen wie Danazol eingesetzt, da sie die hepatische Synthese des C1-Esterase-Inhibitors fördern.

> **MERKE** ACE-Hemmer sind bei Patienten mit hereditärem angioneurotischem Ödem kontraindiziert, da sie zu einer Erhöhung des Bradykininspiegels führen und Anfälle auslösen können.

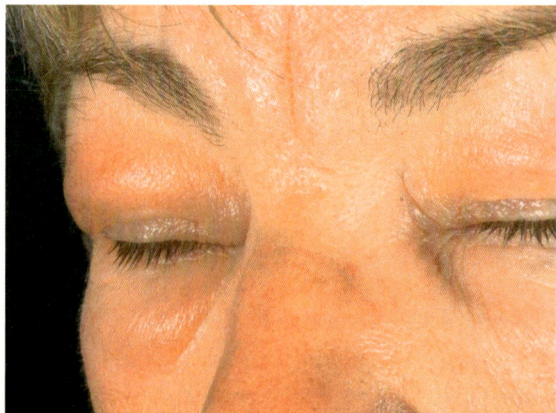

Abb. 2.1 Quincke-Ödem. (aus: Moll, Duale Reihe Dermatologie, Thieme, 2010)

2.3 Sekundäre Immundefekte

Sekundäre (erworbene) Immundefekte sind wesentlich **häufiger** als primäre Immundefekte und können in **jedem Lebensalter** auftreten. Sie entstehen im Rahmen verschiedener Grunderkrankungen oder iatrogener Maßnahmen, die zu einer Beeinträchtigung des Immunsystems führen (**Tab. 2.2**). Dabei können entweder einzelne oder alle „Arme" des Immunsystems betroffen sein. Mögliche Pathomechanismen sind:

- **Proliferationsstörungen der T- und B-Lymphozyten:** Ursachen sind z. B. eine Verdrängung der Lymphopoese im Knochenmark, z. B. durch Lymphome oder Leukämien, eine Myelosuppression als Nebenwirkung einer medikamentösen Therapie oder eine Zerstörung des lymphatischen Gewebes im Rahmen einer Bestrahlung.
- **Verminderte Antikörperbildung:** Ursache ist z. B. ein Proteinmangel infolge eines Eiweißverlustsyndroms oder einer Malnutrition.
- **Störungen der T-Zell-Funktion:** z. B. durch Infektionserkrankungen und Stoffwechselerkrankungen.

MERKE Unterernährung stellt weltweit die häufigste Ursache für einen sekundären Immundefekt dar (vor HIV).

Tab. 2.2 Auswahl häufiger sekundärer Immundefekte

Ursache	Beispiele
iatrogen	• medikamentöse Therapie: Zytostatika, Immunsuppressiva, verschiedene Antibiotika, Phenytoin, Glukokortikoide • Bestrahlungen • Operationen und Narkose
Malignome	• B- und T-Zell-Lymphome • Leukämien • solide Tumoren
Infektionserkrankungen	• lymphotrope Viren: HIV, EBV, CMV, Masern • chronische Infektionen: Tuberkulose, Lepra • Parasiten: Leishmaniose
Autoimmunerkrankungen	• z. B. SLE, Sarkoidose
Eiweißmangelsyndrome	• enteraler Eiweißverlust: exsudative Enteropathie, intestinale Lymphangiektasie • renaler Eiweißverlust: nephrotisches Syndrom • kutaner Eiweißverlust: Verbrennungen
Malnutrition	• generalisierte Mangelernährung oder spezifische Mangelzustände
Stoffwechselerkrankungen und metabolische Erkrankungen	• Diabetes mellitus • chronische Nieren- und Leberinsuffizienz • Cushing-Syndrom

3 Allergien

3.1 Grundlagen

DEFINITION Bei den Allergien richtet sich die überschießende, spezifische Immunantwort gegen körperfremde, **eigentlich apathogene Antigene** (**Allergene**). Klinische Folge dieser überschießenden Immunabwehr ist die Auslösung einer akuten Entzündungsreaktion, die u. U. chronifizieren kann.

Epidemiologie: Allergien zeigen in der westlichen Welt eine steigende Inzidenz. Etwa 20 % der Bevölkerung leiden unter einer Allergie vom Soforttyp, ca 0,5 % an einer Allergie mit Typ-IV-Reaktion. Allergien, denen eine Typ-II- oder -III-Reaktion zugrunde liegt, sind äußerst selten. Für die Zunahme der Allergieprävalenz macht man heute die erhöhten Hygienestandards und eine vermehrte Umweltbelastung mitverantwortlich (s. u.). Allergien können sich in jedem Lebensalter manifestieren, beginnen allerdings am häufigsten im Kindesalter.

Ätiopathogenese: Ursache für eine Allergie ist eine **Fehlregulation des Immunsystems**, die mit einer überschießenden Abwehrreaktion gegen körperfremde, an sich harmlose Allergene einhergeht. Die genaue Ursache dieser Fehlregulierung ist bis heute unbekannt. Folgende Faktoren sind an der Allergieentstehung beteiligt:

- **genetische Prädisposition:** Vor allem der Typ-I-Allergie liegt in den meisten Fällen eine genetische Disposition zugrunde (**Atopie**). Das „normale" Risiko eines Neugeborenen, im Laufe seines Lebens eine Typ-I-Allergie zu entwickeln, liegt bei etwa 20 %. Ist ein Elternteil Atopiker, erhöht sich das Risiko auf 25–40 %; sind beide Elternteile betroffen, beträgt das Risiko 40–60 %.

MERKE Unter **Atopie** versteht man die polygen vererbte Bereitschaft eines Organismus, auf unterschiedliche Umweltallergene mit einer gesteigerten IgE-Produktion zu reagieren (Typ-I-Hypersensitivitätsreaktion). Typische atopische Erkrankungen sind
- die allergische Rhinokonjunktivitis
- das allergische Asthma bronchiale
- die Urtikaria und
- die IgE-vermittelte Nahrungs- und Arzneimittelallergien.

- **mangelnde Forderung und Reifung des Immunsystems:** Laut der sog. **Hygienehypothese** führt eine mangelnde Auseinandersetzung des Immunsystems mit Erregern bzw. Erregerbestandteilen in den ersten Lebensjahren zu einer erhöhten Allergieneigung. Hierfür verantwortlich sind hohe, häufig übertriebene Hygienestandards, der zunehmende Trend zur Kleinfamilie und das Aufwachsen in Städten mit wenig Kontakt zur Natur. Während der Schwangerschaft ist das Gleichgewicht der TH_1/TH_2-Helferzellen zugunsten der proallergischen TH_2-Antwort verschoben. Im Rahmen der normalen Auseinandersetzung mit der Umwelt kommt es in den ersten Lebensjahren zu einer Umlenkung des Immunsystems in Richtung einer TH_1-Antwort. Bleibt dieser „Switch" infolge einer mangelnden Antigenstimulation aus, dominiert im späteren Leben die proallergische TH_2-Reaktion.

- **erhöhte Umweltbelastungen:** Laut der sog. **Umwelthypothese** ist die erhöhte Umweltverschmutzung (z. B. Aktiv- und Passivrauchen, Dieselrußpartikel, Ozon) mit der damit einhergehenden Allergenexposition für die Entwicklung von Allergien mitverantwortlich.
- **gesteigerte Entzündungsneigung:** Bei Allergikern ist die Kontrolle von Entzündungsreaktionen durch die regulatorischen T-Zellen gestört.

Pathogenetische Grundlage der Allergien bilden die **Hypersensitivitätsreaktionen**, deren Pathomechanismus in **Tab. 1.4** besprochen wird. Entsprechend der jeweiligen Immunreaktion werden Allergien **Typ I** bis **Typ IV** unterschieden. Die Einteilung bezieht sich i. d. R. auf den initialen Reaktionstyp, umfasst aber nicht die Mechanismen, die zur (häufigen) Chronifizierung der Erkrankungen führen. Dieses soll kurz am Beispiel der **Neurodermitis** (atopische Dermatitis) erläutert werden: Am Anfang dieser Erkrankung steht eine antigeninduzierte lokale IgE-Produktion (Typ I). Der eigentlichen Entzündung liegt allerdings eine komplexe zelluläre Immunreaktion zugrunde, die weit über die initiale Typ-I-Reaktion hinausgeht. Durch die Bindung von Allergenen an IgE, wird die T-Zell-Aktivierung deutlich verstärkt. Dies liegt daran, dass antigenpräsentierende Zellen den IgE-Allergen-Komplex besser aufnehmen können als das Allergen allein (→ Aufnahme über den hochaffinen IgE-Rezeptor). Dadurch werden vermehrt T-Zellen aktiviert, was wiederum wesentlich zur Chronifizierung des Entzündungsprozesses beiträgt.

Kreuzallergie: Bei einer Kreuzallergie können die gegen ein Allergen gerichteten spezifischen IgE-Antikörper auch andere Allergene erkennen. Dies liegt daran, dass **unterschiedliche Moleküle ähnliche Epitope aufweisen** können. Ein bekanntes Beispiel ist die Kreuzallergie zwischen Pollen und Nahrungsmitteln, z. B. Birkenpollen und Äpfeln. Das Hauptallergen der Birkenpolle (Bet v 1) ähnelt einem Allergen des Apfels (Mal d 1). Die primär gegen Birkenpollenallergene sensibilisierten Patienten können daher beim Verzehr von Äpfeln allergische Reaktionen (Schwellung und Juckreiz der Mundschleimhaut) entwickeln, ohne dass jemals eine Sensibilisierung gegen Äpfel stattgefunden hat. Ein weiteres Beispiel ist die Kreuzallergie zwischen Latex und verschiedenen Früchten wie Bananen und Avocado.

Allergene: Die wichtigste Einteilung der Allergene richtet sich nach ihrem **Aufnahmemechanismus** (Tab. 3.1). Für die Entstehung einer Allergie sind der Aufnahmemechanismus (Kontaktallergene lösen häufig Typ-IV-Reaktio-

Tab. 3.1 Einteilung der Allergene anhand ihrer Aufnahme in den Organismus

Allergentyp	Beispiele
Inhalationsallergene	Hausstaubmilben, Tierhaare, Gräserpollen, Pilzsporen, Mehl, Holzmehl und Holzstaub
Kontaktallergene	Metallverbindungen (Nickel, Kobalt, Chrom), Latex, Teer, Gerbstoffe, Duftstoffe, Arzneimittel in Salbenform (z. B. Neomycin, Benzocain)
Nahrungsmittelallergene	Eiweiße in Milch, Eiern, Fischen und Fleisch, Obst, Nüssen (v. a. Erdnüsse) Arzneimittel (z. B. Schmerzmittel und Penicillin)
Insektenallergene	Bienengift, Wespengift
Injektionsallergene	iodhaltige Kontrastmittel, Medikamente (z. B. Penicillin)

nen aus, Injektionsallergene und Insektenallergene können generalisierte Typ-I-Allergien auslösen), die **Sensibilisierungspotenz**, die **Kontaktfrequenz** und **Allergenkonzentration** (zur Allergieauslösung sind bei schwach sensibilisierenden Stoffen [z. B. Pollen] oft viele Kontakte über einen langen Zeitraum, bei stark sensibilisierenden Stoffen [z. B. Medikamente] nur ein oder wenige Kontakte notwendig) verantwortlich. Man unterscheidet zwischen **saisonalen** (z. B. Pollenallergien) und **ganzjährigen Allergien** (z. B. Hausstaubmilbenallergie).

Das bevorzugte Ansprechen auf bestimmte Allergene kann sich im Laufe des Lebens ändern. So wachsen z. B. Säuglinge, die an einer Nahrungsmittelallergie leiden, häufig bis zu ihrem 5. Lebensjahr aus dieser Allergieform heraus und entwickeln im weiteren Verlauf eine Pollenallergie.

3.2 Klinik und Diagnostik

Klinik: Allergische Symptome können mild, gravierend und in einigen Fällen sogar akut lebensbedrohlich sein.

> **MERKE** Die Klinik ist abhängig vom zugrunde liegenden Reaktionstyp und nicht vom auslösenden Allergen. Dies bedeutet, dass ein und dasselbe Allergen mehrere Krankheitsbilder hervorrufen kann (s.o). Ein Patient kann unter mehreren Allergien leiden.

Im Verlauf einer allergischen Erkrankung kommt es nicht selten zu einem „Etagenwechsel" (sog. „allergic march"). Hierunter versteht man einen Wechsel der Symptome im Laufe des Lebens. So leiden Patienten mit allergischem Asthma bronchiale häufig im Vorfeld an einer allergischen Rhinosinusitis.

Typ-I-Allergie: Die Symptomatik bei der Typ-I-Reaktion beginnt unmittelbar (Sekunden bis Minuten) nach dem zweiten Allergenkontakt (**Abb. 3.1 a**). Zu den häufigsten Allergenen zählen die Pollen-, Milben- und Tierepithelallergene, Nahrungsmittelallergene, Insektengifte und Arzneimittel. Klinisch kann zwischen einer lokalen und einer lebensbedrohlichen, generalisierten Sofortreaktion unterschieden werden.

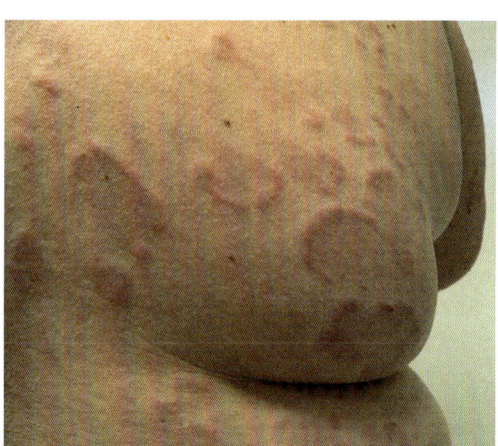 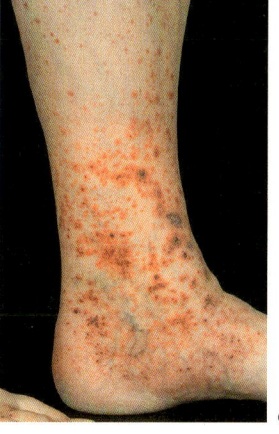 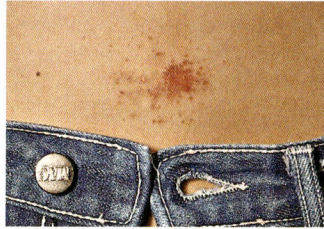

Abb. 3.1 **Allergische Reaktionen. a** Urtikaria bei Typ-I-Allergie. **b** Vasculitis allergica (Typ-III-Reaktion). **c** Chronische Kontaktdermatitis mit Papeln und Schuppung (Typ-IV-Reaktion). (a: aus Sterry et al., Kurzlehrbuch Dermatologie, Thieme, 2011; b: aus Moll, Duale Reihe Dermatologie, Thieme, 2010; c: aus Sterry et al., Checkliste Dermatologie, Thieme, 2010)

- **Lokale Allergiesymptome** machen sich in erster Linie an Haut, Augen, oberen und unteren Luftwegen und dem Gastrointestinaltrakt bemerkbar.
  - **Haut:** Juckreiz, Rötung, Ödem- und Quaddelbildung (Urtikaria)
  - **Augen:** Juckreiz, Konjunktivitis
  - **Nase:** Rhinitis, wässrige Rhinorrhö
  - **obere** und **untere Luftwege:** Laryngopharyngitis, Angioödem (s. Dermatologie [S.B700]) mit Gefahr des Glottisödems, Bronchokonstriktion mit Atemnot
  - **Gastrointestinaltrakt:** Diarrhö, Koliken.
- Eine **lebensbedrohliche, generalisierte Reaktion** (**anaphylaktischer Schock**) wird am häufigsten durch parenterale Allergenapplikation (v. a. Medikamente, iodhaltige Kontrastmittel) bzw. Insektenstiche ausgelöst. Klinisch kommt es zu einer typischen Schocksymptomatik mit Gefahr des Herz-Kreislauf-Stillstandes (s. Notfallmedizin [S.B48]).

Abhängig vom Ausmaß der klinischen Symptomatik lassen sich 4 Schweregrade unterscheiden (**Tab. 3.2**).

Typ-II-Allergien: Sie werden am häufigsten durch **Arzneimittel** ausgelöst, die sich leicht an Zellmembranen binden. Betroffen ist in erster Linie das **Blutsystem** mit Ausbildung einer **immunhämolytischen Anämie**, Thrombozytopenie oder Neutropenie/Agranulozytose.

Typ-III-Allergie: Immunkomplexerkrankungen im Sinne einer Typ-III-Allergie werden am häufigsten durch Arzneimittel, Nahrungsmittel, Insekten- oder Schlangengifte und organische Stäube ausgelöst. Grundsätzlich kann man zwischen einer lokalen und einer generalisierten Immunkomplexerkrankung unterscheiden:
- **Lokale Immunkomplexerkrankungen** treten nach lokaler Antigenapplikation auf (z. B. intrakutane Injektion, Inhalation, orale Aufnahme). Typische Krankheitsbilder sind die exogen-allergische Alveolitis (s. Atmungssystem [S.A202]) nach Einatmung organischer Stäube (z. B. Farmerlunge, Taubenzüchterlunge), die glutensensitive Enterophathie (s. Verdauungssystem [S. A249]) nach oraler Aufnahme glutenhaltiger Nahrungsmittel und die kutane Arthus-Reaktion.

Die lokale Immunkomplexerkrankung an der Haut wird auch als **Arthus-Reaktion** bezeichnet. Wird sensibilisierten Patienten das auslösende Allergen intrakutan injiziert, kommt es etwa 2 Wochen später zu einer Immunkomplexablagerung und Komplementaktivierung im Bereich der Einstichstelle. Typische Symptome sind Rötung, Schwellung, Hämorrhagien und Nekrosen.

- **Generalisierte Immunkomplexerkrankungen** werden am häufigsten durch Arzneimittel, Insekten- und Schlangengifte ausgelöst. Die Immunkomplexe lagern sich in unterschiedlichen Geweben ab, sodass die Klinik vielgestaltig ist. Häufig betroffen sind Gefäßwände, Basalmembranen, Gelenkhäute und die Haut. Typische Symptome sind Arthralgien, Urtikaria, Fieber, Lymphknotenschwellung und Splenomegalie. In schweren Fällen können sich eine Glomerulonephritis, eine allergische Vaskulitis (**Abb. 3.1 b**), eine Neuritis und eine Endokarditis entwickeln. Klassische Krankheitsbilder

Tab. 3.2 Schweregradeinteilung der allergischen Typ-I-Reaktion

Stadium	Symptome
I (leichte allergische Reaktion)	• leichte Allgemeinsymptome (Unruhe, Kopfschmerzen) • allergische Symptome bleiben auf Haut und Schleimhaut beschränkt (Juckreiz, Erythem, Quaddeln, Schleimhautschwellung)
II (mäßige allergische Reaktion)	• zusätzliches Auftreten von Kreislaufsymptomen (Tachykardie, Blutdruckabfall) • beginnende Bronchokonstriktion • Übelkeit, Erbrechen
III (ausgeprägte allergische Reaktion; anaphylaktischer Schock)	• zusätzlich Kreislaufschock • Fieber, Schüttelfrost • schwere Bronchospastik • Bewusstseinstrübung
IV (vital bedrohliche allergische Reaktion)	• Kreislauf- und Atemstillstand

sind die **Hypersensitivitätsvaskulitis** nach Medikamenteneinnahme [S. A493] und die **Serumkrankheit**.

Die **Serumkrankheit** wurde ursprünglich entdeckt, als man Menschen mit **artfremdem Serum** (z. B. von Pferden) geimpft hat. Durch die Immunkomplexbildung und Komplementaktivierung kommt es 1–3 Wochen nach Antigenkontakt zu den oben genannten Symptomen.

Eine **Sonderform** der Typ-III-Reaktion ist die sog. **Immunkomplexanaphylaxie**. Zirkulierende Immunkomplexe können über eine Aktivierung des Komplementsystems eine ähnliche Symptomatik wie bei der IgE-abhängigen Anaphylaxie auslösen.

Typ-IV-Allergien: Sie spielen sich v. a. an der **Haut** ab. Die klassischen Krankheitsbilder sind:

- **Allergische Kontaktdermatitis:** Sie wird i. d. R. durch sog. **Kontaktallergene** ausgelöst (Tab. 3.1; s. auch Dermatologie [S. B705]). Eine Kontaktdermatitis entwickelt sich an denjenigen Stellen, die mit dem Allergen in Kontakt treten (z. B. unter der Uhr bei Nickelallergie Abb. 3.1 c). Klinisch imponiert sie als ekzematöse Erkrankung mit Rötung, Bläschen- sowie Krustenbildung und Schuppung, die mit starkem Juckreiz verbunden ist. Bei anhaltendem Allergenkontakt kann es zur Chronifizierung mit Lichenifikation der Haut kommen.
- **Infektallergie/Tuberkulinreaktion:** Sie entwickelt sich im Rahmen des Tuberkulintests. Hierzu wird dem Patienten intrakutan gereinigtes Tuberkulin injiziert. Im Falle einer stattgehabten Auseinandersetzung des Organismus mit den Tuberkulosebakterien (Infektion/Impfung) erscheint 72 h nach Applikation eine gerötete Schwellung (Durchmesser ≥ 5 mm).
- **Tuberkulöses Granulom:** Bei der ersten Auseinandersetzung mit intrazellulären Erregern (z. B. Mykobakterien) kommt es durch die zelluläre verzögerte Immunreaktion zu einer Granulombildung (Epitheloidzellen, Langhans-Riesenzellen, Lymphozyten). Hierdurch versucht der Körper, die Bakterien „abzukapseln" und unschädlich zu machen.

Diagnostik: Im Vordergrund der allergischen Diagnostik steht die **Allergensuche**. Dabei kommen verschiedene Verfahren zur Anwendung. Hierzu gehören:
- eine ausführliche Anamnese
- Hauttestungen
- serologische Untersuchungen
- organbezogene Provokationstestungen.

Anamnese: Bei V. a. auf eine Allergie muss nach einer zeitlichen Korrelation zwischen dem Auftreten der allergischen Symptome und einer Allergenexposition gefahndet werden (dabei unbedingt unterschiedliche Latenzzeiten der Allergieformen beachten!). Zudem gilt es, eine ausführliche Medikamenten- und Nahrungsmittelanamnese (Beschwerde- und Diättagebuch) zu erheben und nach einer möglichen beruflichen Allergenexposition zu fragen. Bei einer allergischen Berufskrankheit bessern sich die Beschwerden häufig am Wochenende oder im Urlaub (Allergenkarenz). Da eine Allergiebereitschaft (insbesondere die häufigen Typ-I-Allergien) vererbbar ist, sollte in jedem Fall eine Familienanamnese erhoben werden.

Hauttestungen: Mit dieser Methode (Tab. 3.3) gelingt der **Nachweis** einer **Sensibilisierung**. Sie gehört zur Standarddiagnostik bei V. a. eine allergische Erkrankung. Bei den Hauttestungen wird das verdächtige Antigen – abhängig von der vermuteten Allergieform – entweder **intra-** oder **epikutan** appliziert. Aufgrund der Allergenprovokation müssen Hauttestungen immer in Notfallbereitschaft durchgeführt werden.

> **MERKE** Hauttestungen sind hochsensitiv (wenige falsch negative Ergebnisse), aber nur mäßig spezifisch (häufige falsch positive Ergebnisse). Bei Einnahme antiallergischer Medikamente (z. B. Steroide und Antihistaminika) kann es zu falsch negativen Ergebnissen kommen.

> **MERKE** Bei der Typ-IV-Allergie nimmt der Befund im Epikutantest typischerweise von der 1. zur 2. Ablesung zu (Crescendo-Reaktion) und geht über den eigentlichen Testort hinaus (Streureaktion)!

Organbezogene Provokationstests: Sie werden durchgeführt, wenn eine deutliche **Diskrepanz** zwischen der **klinischen Symptomatik** und den **Haut-** bzw. **serologi-**

Tab. 3.3 Hauttestungen

Test	Indikation	Durchführung	Auswertung
Prick-Test (Abb. 3.2 a)	Typ-I-Allergie: Test der 1. Wahl, da kostengünstig	• Auftropfen des gelösten Allergens auf die Haut und Einstechen der Lösung in die obere Hautschicht mittels Prick-Lanzette • zusätzlich Negativ- (Testlösung ohne Antigen) und Positivkontrolle (Histaminlösung)	• Ablesen nach 20 min • positiv: Auftreten einer Quaddel (Ø beträgt > 50 % der Histaminquaddel)
Intrakutantest	Typ-I-Allergie: Durchführung bei negativem Prick-Test, aber anhaltendem klinischen Verdacht (sensitiver als Prick-Test)	• oberflächliche intrakutane Injektion der Allergenlösung mit einer speziellen Nadel → am Applikationsort entsteht eine Quaddel • zusätzlich Negativ- (Testlösung ohne Antigen) und Positivkontrolle (Histaminlösung)	• Ablesen nach 20 min • positiv (Abb. 3.2 b): Auftreten einer Quaddel (Ø beträgt > 50 % der Histaminquaddel)
Epikutantest	Typ-IV-Allergie	• Die in Vaseline eingearbeiteten Allergene werden mithilfe von Testpflastern auf der Haut fixiert. • zusätzliche Negativkontrolle • Entfernen des Pflasters nach 48 h	• Ablesen nach 48 h, 72 h und 96 h • positiv: Auftreten eines Erythems, Infiltrates, Bläschen

3.2 Klinik und Diagnostik

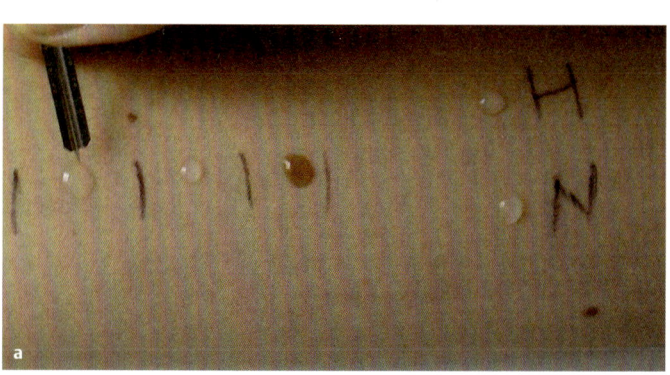
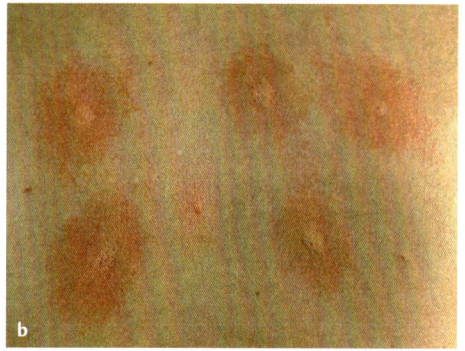

Abb. 3.2 **Hauttests.** a Prick-Test. b Positiver Intrakutantest. (a und b: aus Moll, Duale Reihe Dermatologie, Thieme, 2010)

schen Testungen besteht (Ausnahme: Im Rahmen von Begutachtungen ist die Durchführung obligat). Bei den organbezogenen Provokationstestungen wird das verdächtige Allergen auf natürlichem Wege appliziert: bei V. a. eine allergische Rhinitis nasal, bei V. a. auf ein allergisches Asthma bronchiale oder eine exogen-allergische Alveolitis inhalativ und bei V. a. Nahrungsmittelallergien oral. Der Nachweis einer Reaktion erfolgt mithilfe der Rhinomanometrie, der Lungenfunktionsprüfung oder der Endoskopie. Da bei jedem Provokationstest die Gefahr einer anaphylaktischen Reaktion besteht, dürfen diese ausschließlich stationär durchgeführt werden.

Eine besondere Form der Provokationstestung ist der **Methacholintest** zum Nachweis einer unspezifischen bronchialen Hyperreagibilität.

Serologische Untersuchungen: Die Serologie ist wenig zuverlässig. Grundsätzlich kann man antigenunabhängige, unspezifische Tests und antigenabhängige, spezifische Tests unterscheiden (Tab. 3.4).

Typ-I-Allergie: Zu den **allergenunabhängigen** Tests bei der Typ-I-Allergie zählen der Nachweis einer Eosinophilie und die Bestimmung der Gesamt-IgE-Konzentration im Serum. Mit ihnen gelingt der Nachweis einer Atopieneigung, sie geben allerdings keinen Hinweis auf das auslösende Allergen. Beide Untersuchungen sind zudem wenig spezifisch, da eine Eosinophilie und Gesamt-IgE-Erhöhung auch bei anderen Erkrankungen nachweisbar sind

(z. B. parasitäre Infektionen , bestimmte hämatologische Erkrankungen und Vaskulitiden [Churg-Strauss-Syndrom]). Der wichtigste **allergenabhängige Test** ist der **Nachweis allergenspezifischer IgE-Antikörper** mithilfe des Enzym-Immunoassays (**EIA**) oder Radio-Allergen-Sorbens-Tests (**RAST**). Hiermit gelingen der Nachweis einer Sensibilisierung und die Identifikation des auslösenden Allergens. Diese Untersuchung gehört nicht zur Routinediagnostik, wird aber durchgeführt, wenn zwischen Hauttest und Anamnese eine deutliche Diskrepanz besteht oder eine Hauttestung nicht möglich ist (Hauterkrankungen, Säuglinge und Kleinkinder, Einnahme interferierender Medikamente). Weitere – nicht routinemäßig angewendete – Untersuchungen sind der Histamin-Release-Test (Nachweis einer IgE-vermittelten Histaminfreisetzung aus Basophilen nach Zugabe von Allergenen; aufwendig), die Bestimmung des eosinophilen kationischen Peptids (ECP, Freisetzung aus eosinophilen Granulozyten, v. a. Verlaufsbestimmung, gute Korrelation mit Krankheitsaktivität) und die Bestimmung des Tryptasespiegels (Ausschüttung aus aktivierten Mastzellen, hochspezifischer Parameter für den Nachweis aktiver Mastzellen).

Typ-II- und **Typ III Allergien:** Zum Nachweis spezifischer Antikörper dient der ELISA. Erythrozytäre Antikörper können mit dem direkten Coombs-Test aufgedeckt werden. Im Gewebe abgelagerte Immunkomplexe können mithilfe der Immunfluoreszenz nachgewiesen werden.

Typ-IV-Allergie: Der Lymphozytentransformationstest (LTT) dient dem Nachweis und der Quantifizierung sensibilisierter T-Lymphozyten. Hierzu werden isolierte Lymphozyten unter Kulturbedingungen dem verdächtigen Antigen ausgesetzt. Im Falle einer Sensibilisierung erfolgt eine Aktivierung. Der LTT ist aufwendig und gehört daher nicht zur Routinediagnostik der Typ-IV-Allergie. Er ist aber indiziert, wenn die Allergie zu eingreifenden Veränderungen beim Patienten führen kann (z. B. Wechsel des Arbeitsplatzes).

Bei Säuglingen dient die Bestimmung der IgE-Konzentration im Nabelschnurblut zur prognostischen Abschätzung des Atopierisikos.

Differenzialdiagnosen:

Pseudoallergische Reaktionen: Sie gleichen in ihrer Symptomatik der Typ-I-Allergie. Anders als bei der klassischen Typ-I-Reaktion kommt es aber zu einer nicht im-

Tab. 3.4 Serologische Untersuchungen in der Allergiediagnostik

Allergietyp	Diagnostik
Typ I	• **Routinediagnostik:** Anamnese, Prick-Test, Nachweis einer Eosinophilie und Bestimmung der Gesamt-IgE-Konzentration im Serum • **weiterführende Diagnostik:** Intrakutantest, Nachweis allergenspezifischer IgE-Antikörper, Provokationstestungen, Histamin-Release-Test, Bestimmung des eosinophilen kationischen Peptids (ECP) und des Tryptasespiegels
Typ II und III	• **Routinediagnostik:** Anamnese, klinische Symptomatik • **weiterführende Diagnostik:** ELISA, direkter Coombs-Test, Immunfluoreszenz
Typ IV	• **Routinediagnostik:** Anamnese, Epikutantest • **weiterführende Diagnostik:** Lymphozytentransformationstest, Provokationstestungen

munologischen, d. h. IgE-unabhängigen, unspezifischen Mastzellaktivierung und Histaminfreisetzung. Auslöser sind z. B. verschiedene Arzneimittel (z. B. NSAR, Opiate, Dextrane, Muskelrelaxanzien, Kontrastmittel) und Nahrungsmittelbestandteile (z. B. Lektine, biogene Amine). Auch physikalische Einflüsse können zu einer Histaminliberation führen. Klassische Krankheitsbilder sind das Auftreten von Urtikaria nach Einwirkung von Kälte, Hitze oder mechanischer Beanspruchung.

MERKE Pseudoallergische Reaktionen sind im Gegensatz zu den Allergien dosisabhängig und laufen ohne vorherige Sensibilisierungsphase ab.

Intoleranzsyndrome: Ursache der Intoleranzsyndrome sind Enzymmangelzustände, die zu einem Aufstau eines bestimmten Stoffes führen. Bekannte Beispiele sind das Analgetikaasthma durch eine Hemmung der Cyclooxygenase mit vermehrter Produktion bronchokonstriktorisch wirkender Leukotriene, die Laktoseunverträglichkeit bei Laktasemangel und die Histaminintoleranz bei Diaminooxidasemangel.

3.3 Therapie

Prävention: Grundlegend in der Therapie der Allergie ist die Vermeidung auslösender Faktoren (z. B. Karenz bestimmter Nahrungsmittel, Vermeidung von Tierkontakt).

MERKE Therapie der Wahl ist die **Allergenkarenz**.

Spezifische Immuntherapie (Hyposensibilisierung): Die Hyposensibilisierung stellt den einzigen kausalen Behandlungsansatz dar. Ziel ist das schrittweise Herabsetzen der IgE-vermittelten gesteigerten Reaktionsbereitschaft durch die ständige Anwesenheit des Allergens in hoher Dosierung (Induktion einer Immuntoleranz).
- **Indikationen:** Typ-I-Allergien (wirksam insbesondere bei Bienengift-, Pollen- und Hausstaubmilbenallergie)
- **Durchführung:** Das auslösende Allergen wird dem Patienten regelmäßig subkutan in aufsteigender Dosierung über einen längeren Zeitraum (mehrere Jahre bis lebenslang) appliziert. Einfacher ist die sublinguale Allergenapplikation; hierbei ist allerdings eine tägliche Anwendung erforderlich.
- **Wirkmechanismus: Induktion** eines „**Isotypen-Switchs**" mit Bildung von **IgG-Antikörpern**, die die Allergene „abfangen" und damit die IgE-Antikörper-Produktion hemmen
- **Nebenwirkungen:** allergische Lokalreaktionen (z. B. Quaddelbildung), allergischer Schock
- **Erfolgsquote:** 90 % bei Bienengiftallergie, 80–85 % bei allergischer Rhinitis oder Asthma bronchiale, bei Pollenallergie und 60–70 % bei Hausstaubmilbenallergie.

Pharmakotherapie:
- **Typ-I-Allergie:**
  - Hemmung der Histaminfreisetzung: Cromoglicinsäure, Theophyllin (Mastzellstabilisation) Antihistaminika (Hemmung der Histaminwirkung am H_1-Rezeptor).
  - Antiinflammatorische Therapie mit oralen und inhalativen Glukokortikosteroiden (Hemmung der entzündlichen Spätreaktion)
  - Organbezogene Therapie: β_2-Sympathomimetika, Anticholinergika, Theophyllin bei Bronchospasmus, Xylometazolin bei Rhinitis
  - Therapie des anaphylaktischen Schocks: s. Notfallmedizin [S. B48]. Patienten mit erhöhtem Risiko zur anaphylaktischen Reaktion erhalten ein Notfallset, bestehend aus einer Adrenalin-Fertigspritze (zur Selbstinjektion i. m.), einem Glukokortikoid und einem H_1-Antihistaminikum.
- **Typ-II- und -III-Allergie:** Eingesetzt werden Glukokortikosteroide, Immunsuppressiva, hochdosierte Immunglobuline und eine Plasmapherese.
- **Typ-IV-Allergie:**
  - Hautallergien: Antihistaminika, lokale und orale Glukosteroide, ggf. Immunsuppresiva
  - Infektallergie: spezifische antibiotische Therapie (z. B. antituberkuloide Therapie).

4 Autoimmunerkrankungen

4.1 Grundlagen

DEFINITION Überschießende Reaktion des Immunsystems gegen körpereigene Strukturen, die fälschlicherweise als „fremd" erkannt werden („Autoaggression"). Da das Autoantigen dauerhaft im Körper präsent ist, kommt es zu einer chronischen Entzündungsreaktion.

Epidemiologie: Etwa 5 % der Bevölkerung in den Industrieländern leiden unter einer Autoimmunerkrankung. Frauen sind i. d. R. deutlich häufiger betroffen als Männer. Der Altersgipfel liegt zwischen dem 20. und 45. Lebensjahr.

Ätiopathogenese: Die genaue Ätiologie der Autoimmunerkrankungen ist nach wie vor nicht eindeutig geklärt. Grundlage ist eine Fehlregulierung des Immunsystems, die durch Störungen der „Selbsterkennung" und Kontrollmechanismen zu einem Verlust der immunologischen Toleranz gegenüber körpereigenen Strukturen führt. Es kommt zu einer Immunisierung, die sich gegen körpereigene antigene Substanzen (Autoantigene) richtet („**Autoimmunisierung**"). Dadurch werden Autoantikörper und spezifisch sensibilisierte T-Lymphozyten gebildet, die das eigene Gewebe angreifen („**Autoreaktivität**") und so zu einer chronischen Entzündungsreaktion führen. Wesentlich ist dabei eine Störung der T-Zell-Toleranz, da T-Helferzellen im Zentrum der spezifischen humoralen und zellulären Immunität [S. A436] stehen. An der Aufhebung dieser T-Zell-Toleranz sind mehrere Faktoren beteiligt: Während man früher davon ausging, dass den Autoimmunerkrankungen eine Störung der zentralen Toleranz mit Überleben autoreaktiver T-Lymphozyten (fehlerhafte negative Selektion) zugrunde liegt, zeigen neue Forschungsergebnisse, dass das autoaggressive Verhalten durch Störungen der peripheren T-Zell-Toleranz ausgelöst wird (Tab. 4.1).

Heute gilt als gesichert, dass den Autoimmunerkrankungen ein Zusammenspiel aus **genetischer Disposition** und **exogenen Auslösern** zugrunde liegt (v. a. Infektionen, aber auch Medikamente, Umweltbelastungen). Die genetische Disposition zeigt sich an der Assoziation vieler Autoimmunerkrankungen mit bestimmten **HLA-Typen**. Es wird vermutet, dass die HLA-Moleküle zum einen selbst als Autoantigene fungieren, zum anderen gemeinsam mit Genen vererbt werden, die zu einer Autoaggression führen. Infektionen gelten als wichtigste Auslöser von Autoimmunerkrankungen, da sie über mehrere Mechanismen die Durchbrechung der Immuntoleranz fördern (Tab. 4.1). Da Frauen deutlich häufiger von Autoimmunerkrankungen betroffen sind als Männer, geht man davon aus, dass auch **hormonelle Faktoren** an der Autoimmunität beteiligt sind.

Pathogenetisch handelt es sich bei den Autoimmunerkrankungen um **chronische Entzündungsreaktionen**, die zu einer Zerstörung oder Fehlfunktion des betroffenen Gewebes führen. Ihnen liegt in den meisten Fällen eine Hypersensitivitätsreaktion vom Typ II oder III zugrunde.

- **Typ-II-Hypersensitivitätsreaktion:** Die Autoantikörperbindung an das Zielantigen führt, abhängig von der Art des Autoantigens, zu verschiedenen Folgen für den Organismus. Handelt es sich bei dem Autoantigen um Membranbestandteile von Zellen, wird die Zielzelle zerstört (z. B. Immunthrombozytopenie). Bei einer Autoantikörperbildung gegen Rezeptorbestandteile kann

Tab. 4.1 Mechanismen, die zur Durchbrechung der peripheren immunologischen Toleranz führen

immunologischer Mechanismus	Erläuterung
fehlende Anergieinduktion	• vermehrte Expression kostimulierender Moleküle auf Zellen, die diese normalerweise nicht tragen • Auslöser: häufig durch Infektionen
polyklonale T-Zell-B-Lymphozyten-Aktivierung	• Aktivierung autoreaktiver Lymphozyten • Auslöser: häufig durch Infektionen
molekulare Mimikry	• Kreuzreaktivität zwischen mikrobiellen Antigenen und ähnlichen Selbstantigenen • Auslöser: häufig Infektionen
Störung der Immunregulation	• gestörte Funktion regulatorischer T-Zellen
vermehrte Expression von MHC-I- und -II-Molekülen	• Die erhöhte Präsentation von Peptiden auf der Zelloberfläche kann zu einer Interaktion mit T-Zell-Klonen führen, die auf eine geringere Antigenpräsentation nicht reagieren. • Auslöser: häufig Infektionen
Modifikation von Proteinen	• Bildung von „Neoantigenen" • Auslöser: häufig Medikamente und mikrobielle Bestandteile
Freisetzung verborgener („kryptischer") Antigene	• Freisetzung zuvor unzugänglicher Selbst-Antigene und Aktivierung nicht toleranter T-Zellen (Ophthalmia sympathica, Infertilität) • Auslöser: häufig Entzündungen, Gewebsnekrosen (z. B. durch Infektionen)
Störung des programmierten Zelltodes	• beeinträchtigte Elimination von T-Zellen nach wiederholter Antigenstimulation (Defekte des Fas-Liganden, Fas-Rezeptors → keine Induktion der Lymphozytenapoptose)

dieser entweder blockiert oder aktiviert werden (→ zelluläre Dysfunktion, z. B. Morbus Basedow). Typ-II-Hypersensitivitätsreaktionen führen i. d. R. zu einer organbezogenen Autoimmunopathie (s. u.).

- **Typ-III-Hypersensitivitätsreaktion:** Immunkomplexe aus Autoantigenen und Autoantikörper lagern sich an verschiedenen Strukturen im Organismus ab (häufig: vaskuläres Endothel, Basalmembranen). Diese aktivieren das Komplementsystem und rufen so einen chronischen Entzündungsprozess hervor. Da die auslösenden Autoantigene i. d. R. ubiquitär im Organismus vorkommen (z. B. DNA), führen Typ-III-Hypersensitivitätsreaktionen zu systemischen Autoimmunopathien.

Aussagekraft und Bedeutung von Autoantikörpern: Die Aussagekraft der verschiedenen Autoantikörper ist unterschiedlich. Einige Autoantikörper sind so **spezifisch** für eine Erkrankung, dass die Diagnose anhand des Autoantikörpernachweises quasi gestellt werden kann (z. B. Anti-Doppelstrang-DNA-Antikörper beim SLE). In den meisten Fällen kann das Auftreten eines Autoantikörpers allerdings lediglich als Hinweis auf eine bestimmte Erkrankung gewertet werden. In diesen Fällen ist der Autoantikörper **nicht spezifisch** für die Erkrankung, da er auch bei Gesunden oder anderen Erkrankungen auftritt (z. B. Rheumafaktor bei der RA).
Autoantikörper können entweder an der **Pathogenese der Erkrankung beteiligt** sein und deren **Verlauf beeinflussen** oder nur als **Begleitphänomen** ohne Relevanz für das klinische Bild auftreten. Bei einigen Erkrankungen steigt der Autoantikörpertiter mit der Aktivität der Erkrankung, sodass der Antikörpertiter auch zur **Verlaufsbeurteilung** der Erkrankung herangezogen werden kann (z. B. SLE).

Einteilung: Die Einteilung der Autoimmunerkrankungen erfolgt anhand der betroffenen Organe (Tab. 4.2):

- **organspezifische** Autoimmunerkrankungen: Die Immunreaktion richtet sich ausschließlich gegen organspezifische Antigene.
- **systemische** Autoimmunerkrankungen: Die Autoantigene finden sich ubiquitär im Organismus.

4.2 Klinik, Diagnostik und Therapie

Klinik: Autoimmunerkrankungen führen zu einer chronischen Schädigung eines Organsystems oder des Gesamtorganismus.

- Bei den organspezifischen Autoimmunerkrankungen stehen organspezifische Funktionsausfälle oder Dysfunktionen im Vordergrund.
- Bei den systemischen Autoimmunerkrankungen sind viele Organsysteme von dem chronischen Erkrankungsprozess betroffen, die Klinik ist dementsprechend sehr unterschiedlich.

Durch die Beeinträchtigung des Immunsystems kommt es häufig zu einem sekundären Immundefekt mit erhöhter Infektneigung.

Diagnostik:
Anamnese: Bei V. a. eine organspezifische Autoimmunopathie lässt sich häufig nach spezifischen Symptomen fragen (z. B. vermehrter Durst, Polyurie bei Diabetes mellitus, Tremor bei Morbus Basedow). Da das klinische Bild systemischer Autoimmunerkrankungen so vielgestaltig ist, bietet die Anamnese i. d. R. keine konkreten Hinweise. Insbesondere bei chronischem Erkrankungsprozess berichten die Patienten auch über Allgemeinsymptome (Abgeschlagenheit, Gewichtsverlust etc.).

Serologie: Der Nachweis von Autoantikörpern gehört zur Basisdiagnostik bei Autoimmunerkrankungen. Zudem kommt es regelmäßig zu einer **Erhöhung** der **allgemeinen Entzündungsparameter** (z. B. CRP, BSG, Prokalzitonin, α_2-Globulinvermehrung). Bei immunkomplexvermittelten Autoimmunerkrankungen lässt sich im Blut durch den erhöhten Komplementverbrauch häufig eine **Erniedrigung der Komplementfaktoren** nachweisen. In der Regel werden zunächst die Komplementfaktoren **C3** und **C4** sowie das sog. **CH50** bestimmt. CH50 repräsentiert die gesamthämolytische Aktivität des Komplementsystems. Ist das Gesamtkomplement (CH50) erniedrigt, werden anschließend die einzelnen Komplementfaktoren bestimmt. Durch die unspezifische B-Zell-Stimulation findet sich häufig eine **polyklonale Immunglobulinvermehrung**.

Histologie: Häufig führt erst der **bioptische Nachweis** spezifischer Veränderungen zur sicheren Diagnose. In den betroffenen Organen lässt sich mithilfe der **indirekten Immunfluoreszenz** die Ablagerung von Immunglobulinen, Immunkomplexen und Komplementfaktoren nachweisen.

Immungenetik: Bestimmung des **HLA-Phänotyps**, da Autoimmunerkrankungen häufig mit bestimmten HLA-Typen assoziiert sind (z. B. HLA-B27 bei Spondyloarthritiden).

Tab. 4.2 Organspezifische und systemische Autoimmunerkrankungen

Form	Beispiele
organspezifische Autoimmunerkrankungen	• **endokrines System:** Hashimoto-Thyreoiditis, Morbus Basedow, Diabetes mellitus Typ I, Morbus Addison • **Gastrointestinaltrakt:** glutensensitive Enteropathie, Typ-A-Gastritis und perniziöse Anämie, chronisch-entzündliche Darmerkrankungen • **hepatobiliäres System:** Autoimmunhepatitis, primär biliäre Zirrhose, primär sklerosierende Cholangitis • **neuromuskuläres System:** Myasthenia gravis, Multiple Sklerose, Guillain-Barré-Syndrom • **Haut:** Pemphigus vulgaris, bullöses Pemphigoid, Dermatitis herpetiformis, Erythema nodosum • **hämatologisches System:** autoimmunhämolytische Anämie, autoimmune thrombozytopenische Purpura, autoimmune Neutropenie
systemische Autoimmunerkrankungen	• **arthritische Erkrankungen:** rheumatoide Arthritis, Psoriasisarthritis, reaktive Arthritis, ankylosierende Spondylitis • **Kollagenosen:** systemischer Lupus erythematodes, Sjögren-Syndrom, progressive Systemsklerose, Poly-/Dermatomyositis, Mischkollagenosen • **primäre Vaskulitiden:** Arteriitis temporalis, Takayasu-Arteriitis, Panarteriitis nodosa, Churg-Strauss-Syndrom, Morbus Wegener, mikroskopische Polyangiitis • **Goodpasture-Syndrom**

Therapie: Bei organspezifischen Autoimmunerkrankungen ist häufig eine **Substitutionstherapie** (z. B. Schilddrüsenhormone bei Hashimoto-Thyreoiditis) oder die pharmakologische Blockade spezifischer Organfunktionen (z. B. Thyreostatika bei Morbus Basedow) indiziert.

Systemische Autoimmunerkrankungen werden i. d. R. **immunsuppressiv** und **antiinflammatorisch** behandelt. Zum Einsatz kommen:

- entzündungshemmende Substanzen wie **NSAR** (v. a. Schmerzbekämpfung) und **Glukokortikoide** (v. a. im akuten Schub zur schnellen Entzündungshemmung)
- **Immunsuppressiva** (häufig: Methotrexat, Azathioprin, Ciclosporin und Cyclophosphamid) und **Biologicals** (monoklonale Antikörper gegen Zytokine bzw. Zytokinrezeptoren wie TNF-α und IL-1)
- polyvalente Immunglobuline und Plasmapherese, um pathogene Autoantikörper abzufangen.

5 Besondere immunologische Situationen

5.1 Transplantationsimmunologie

Die Transplantationsmedizin ist ein interdisziplinäres Fachgebiet. Von der Organspende über die Vermittlung der Organe bis hin zur eigentlichen Transplantation und Nachbetreuung sind unterschiedliche klinische Fachdisziplinen und außerklinische Organisationen beteiligt. Dieses Kapitel befasst sich mit den Grundlagen, Voraussetzungen und den immunologischen Komplikationen einer Transplantation. Die praktische Durchführung der Explantation und der verschiedenen Transplantationen wird in der Chirurgie beschrieben (s. Chirurgie [S. B213]).

5.1.1 Grundlagen

DEFINITION Unter einer Transplantation versteht man die Übertragung von Organen, Geweben oder Zellen. Abhängig von der Konstellation zwischen Spender und Empfänger werden verschiedene Transplantationsarten unterschieden:
- **allogene Transplantation:** Übertragung von Organen, Geweben oder Zellen auf einen genetisch fremden Organismus, der allerdings derselben Spezies angehört.
- **isogene Transplantation:** Übertragung von Organen, Geweben oder Zellen zwischen genetisch identischen Individuen (eineiige Zwillinge).
- **autogene (= autologe) Transplantation:** Bei der autologen Transplantation sind Spender und Empfänger identisch. Organe, Gewebe oder Zellen werden entnommen und an eine andere Stelle im eigenen Körper verpflanzt.
- **xenogene Transplantation:** Übertragung von Organen, Geweben oder Zellen auf einen genetisch fremden Organismus, der einer anderen Spezies angehört.

Eine besondere immunologische Situation stellt in diesem Zusammenhang die **Schwangerschaft** dar. In immunologischer Hinsicht kann der Fetus als haploid-identisches Allotransplantat im Uterus begriffen werden, da es Antigene von derselben Spezies (Mutter) und vom Vater „enthält". Eigentlich müssten die paternalen Antigene zu einer Abstoßungsreaktion (Abort) führen, da sie vom Organismus der Mutter als fremd erkannt werden. Allerdings besteht für den Fetus ein besonderer Immunschutz, der eine Abstoßungsreaktion verhindert. Hierfür sind verschiedene Faktoren beteiligt. So produziert die Mutter z. B. Antikörper, die die Trophoblastenoberfläche besetzen und auf diese Art eine „neue Oberfläche" schaffen, die als körpereigen erkannt wird, sowie α$_2$-Glykoprotein, das eine immunsuppressive Wirkung aufweist.

Voraussetzungen

HLA- und AB0-Kompatibilität: Die wichtigste Voraussetzung für eine erfolgreiche Transplantation ist eine möglichst weitgehende Übereinstimmung der Histokompatibilitäts- und Blutgruppenmerkmale zwischen Spender und Empfänger (**AB0-** und **HLA-Kompatibilität**). Aufgrund der Vielzahl der HLA-Antigene ist eine vollständige Übereinstimmung zwischen Spender und Empfänger praktisch unmöglich. Eine Ausnahme ist die Transplantation zwischen eineiigen Zwillingen (immunologische Idealsituation). Die Anforderung an die Übereinstimmung der HLA-Antigene hängt von der Transplantationsdringlichkeit ab:

- Eine AB0- und HLA-Kompatibilität wird v. a. für die Transplantation von **Niere**, **Pankreas**, **Dünndarm** und **Knochenmark** gefordert.
- Bei Lungen-, Herz- oder Lebertransplantationen kann eine ausführliche Suche nach einem geeigneten Spender aufgrund der medizinischen Dringlichkeit i. d. R. nicht abgewartet werden.
- Bei Hornhauttransplantation kann auf eine Kompatibilität verzichtet werden, da die immunologischen Zellen des Empfängers nicht zum Organ gelangen können (keine Vaskularisation der Hornhaut).

Trotzdem kommt es bei 25 % der Hornhauttransplantationen zu Abstoßungsreaktionen. Inwieweit sich dies über ein präoperatives HLA-Matching vermeiden lässt, soll deshalb im Rahmen einer aktuellen Studie (FANCY-Studie) erforscht werden.

MERKE Der Erfolg einer Transplantation hängt in erster Linie vom Grad der Übereinstimmung zwischen den HLA-Antigenen von Spender und Empfänger ab. Je stärker die Inkompatibilität ist, desto häufiger und ausgeprägter kommt es zu Abstoßungsreaktionen [S. A455].

Organspende: Grundsätzlich wird zwischen **Leichen-** und **Lebendspenden** unterschieden. Lebendspenden haben prinzipiell eine bessere 5-Jahres-Prognose hinsichtlich der Transplantatfunktion.

Leichenspende: Absolute Voraussetzung für eine Leichenspende ist der **Gesamthirntod** des Spenders, d. h. ein irreversibler und vollständiger Ausfall von Großhirn, Kleinhirn und Hirnstamm (Hirntoddiagnostik, s. Rechtsmedizin [S. C260]). Außerdem gilt in Deutschland die Regelung, dass der Spender zu Lebzeiten sein **Einverständnis** zur Organspende gegeben haben muss, idealerweise in Form eines Organspendeausweises. Bei Fehlen einer Einverständniserklärung durch den Spender können Angehörige des Verstorbenen ihre Zustimmung oder Ablehnung zur Organspende geben. Sie sollten dabei nach dem mutmaßlichen Willen des Verstorbenen handeln. Alter, Geschlecht und Herkunft des Spenders spielen keine Rolle. **Nieren, Leber, Herz, Lunge, Pankreas, Dünndarm, Knochen** und **Hornhaut** dürfen bei der Leichenspende entnommen werden.

Absolute Kontraindikationen für eine Leichenspende sind eine **fehlende Einwilligung** (s. o.) und übertragbare Erkrankungen. Hierzu gehören generalisierte Infektionen (z. B. HIV, Pilzsepsis), eine akute Hepatitis (A, B, E), das Vorliegen eines aktiven Malignoms, die Creutzfeld-Jacob-Erkrankung sowie andere Prionenerkrankungen. In bestimmten Situationen muss das ärztliche Fachteam den Nutzen und die Risiken einer Organspende im Einzelfall abwägen. Hierzu gehören ein Einzelorganversagen, wenn das zu entnehmende Organ gesund ist, eine nicht behandelbare Sepsis mit schwerer Organdysfunktion, positive Hepatitismarker (Ausnahme: akute Hepatitis), Malignome in der Anamnese, niedriggradige, aktive ZNS-Tumoren (Ausnahme: Glioblastom) und temporäre Kreislaufprobleme nach Feststellung des Hirntodes. Da eine Hepatitis C mit allen Organen übertragbar ist, dürfen Organe eines HCV-positiven Spenders nur auf einen HCV-positiven Empfänger übertragen werden. Anti-HBs und Anti-HBc führen ohne medikamentöse Prophylaxe i. d. R. zu einer Reaktivierung der Hepatitis in der Transplantatleber. Daher bedarf es hier einer medikamentösen prophylaktischen Behandlung (Immunglobuline, Nukleosidanalog).

> **MERKE** Für die Organspende existieren keine Altersgrenzen. Entscheidend ist das biologische Alter des Spenderorgans und nicht das eigentliche Alter des Spenders.

In anderen Ländern, wie z. B. Österreich, gilt die sog. **Widerspruchsregelung**. Das heißt, eine Leichenspende ist grundsätzlich erlaubt, es sei denn, der Verstorbene hat zu Lebzeiten eine schriftliche Erklärung abgegeben, in der er einer postmortalen Organspende nicht zustimmt. Diese Regelung gilt auch für Ausländer, die in Österreich sterben.

Lebendspende: Die wichtigste Voraussetzung für eine Lebendspende ist ein **gesunder, einwilligungsfähiger, volljähriger Spender**, der sich uneingeschränkt freiwillig zu diesem Schritt entscheidet. Bei einer Lebendspende dürfen Organe bzw. Gewebe entfernt werden, die entweder paarig oder segmentartig angelegt sind oder eine hohe Regenerationsfähigkeit besitzen. Hierzu zählen Knochenmark, eine Niere sowie Teile der Leber, der Lunge und des Pankreas.

Organempfänger: Bei einem Organempfänger muss eine Erkrankung oder definitive Schädigung eines lebenswichtigen Organs vorliegen, die ohne absehbare Transplantation zum Tode führen würde. Dies gilt insbesondere für Erkrankungen und Schädigungen von Lunge, Herz und Leber. Für diese Organe steht kein künstlicher Ersatz zur Verfügung, der die Funktion des Organs langfristig übernehmen kann. Länger kann z. B. die Nierenfunktion mittels Dialyse ersetzt werden. Diese künstlichen Maßnahmen schränken allerdings die Lebensqualität des Patienten deutlich ein. Selbstverständlich muss jeder Organempfänger über die Risiken, Vorteile und alternativen Behandlungsmethoden zu einer Transplantation **aufgeklärt** werden. **Kontraindikationen** für einen Organempfang sind aktive Suchterkrankungen, unheilbare Krebserkrankungen, akute und chronische Infektionserkrankungen sowie Erkrankungen von Herz, Gefäßen oder Lunge, die den Transplantationserfolg mindern oder ein Risiko während der Transplantation darstellen.

Koordination

Für die Koordination und Vermittlung zwischen Organspende und Organempfänger sind die Deutsche Stiftung für Organtransplantation (DSO), die einzelnen Transplantationszentren und Eurotransplant zuständig.

Organempfänger: Alle potenziellen Organempfänger aus Deutschland, Österreich, Holland, Belgien und Luxemburg werden durch den behandelnden Arzt bei einem Transplantationszentrum angemeldet. Bestehen keine Kontraindikationen gegen den Erhalt eines Transplantats, wird eine Gewebetypisierung veranlasst. Anschließend werden die Daten der potenziellen Organempfänger an Eurotransplant übermittelt und der Empfänger kommt auf eine einheitliche Warteliste.

Organspende: Bei Gesamthirntod eines potenziellen Organspenders wird die Deutsche Stiftung Organtransplantation (DSO) verständigt. Diese veranlasst über ihre regionalen Koordinatoren die notwendigen Untersuchungen zur Gewebetypisierung, Blutgruppenbestimmung und zum Infektions- bzw. Malignomausschluss des Spenderorgans bzw. Spenders. Das Ergebnis wird an Eurotransplant übermittelt, das daraufhin den passenden Organempfänger anhand bestimmter Kriterien ermittelt (Gewebeübereinstimmung, Wartezeit, Dringlichkeit, Entfernung zwischen Explantations- und Transplantationszentrum). Findet sich ein geeigneter Empfänger, wird das zuständige Transplantationszentrum informiert und der Organempfänger benachrichtigt. Die DSO organisiert den Transport des Entnahmeteams, die Organentnahme und den Organtransport zu dem entsprechenden Transplantationszentrum.

Voruntersuchungen

Bei Spender und Empfänger müssen Blutgruppe, Rhesusstatus und HLA-Typisierung (Gewebetypisierung) zur Prüfung der **Kompatibilität** durchgeführt werden. Infektionserkrankungen und Malignome des Spenders können auf den Empfänger übertragen werden. Beim Empfänger kann es durch die an die Transplantation anschließende Immunsuppression zu einer Reaktivierung oder Verschlimmerung einer Infektion bzw. eines Malignoms kommen. Daher müssen **Infektionen** und **Malignome** im Voraus bei Spender und Empfänger ausgeschlossen werden. Leidet der Empfänger unter Erkrankungen des Herz-Kreislauf-Systems und der Lungen, ist der Transplantationserfolg gefährdet. Nieren, Leber und Magen reagieren äußerst empfindlich auf die anschließende immunsuppressive Therapie. Diese Organe sollten daher beim Empfänger überprüft werden.

Zum Ausschluss einer Sensibilisierung gegen HLA-Antigene durch frühere Transfusionen oder Schwangerschaften wird beim Empfänger ein sog. **Crossmatch** (**Kreuzprobe**) durchgeführt. Das Ziel ist die Aufdeckung zytotoxischer Antikörper im Serum des Empfängers, die sich gegen die Leukozyten des Organspenders richten. Tab. 5.1 fasst die wichtigsten Voruntersuchungen zusammen.

> **MERKE** Ein negatives Crossmatch ist absolute Voraussetzung für eine Transplantation. Die routinemäßige Durchführung dieser Untersuchung hat wesentlich dazu beigetragen, dass die hyperakute Abstoßungsreaktion heute nur noch sehr selten auftritt.

5.1.2 Abstoßungsreaktionen

Bei den immunologischen Komplikationen einer Transplantation werden 2 verschiedene Formen unterschieden:

- **Host-versus-Graft-Reaktion:** Bei jeder Organtransplantation besteht das Risiko, dass T-Lymphozyten und Antikörper des Empfängers das körperfremde Transplantat angreifen.
- **Graft-versus-Host-Reaktion:** Bei einer Transplantation von Geweben, die einen hohen Anteil Lymphozyten haben, kommt es hingegen zur Reaktion der T-Lymphozyten des Spenders auf den Empfänger.

Host-versus-Graft-Reaktion

Bei einer Transplantation genetisch differenter Individuen kommt es ohne immunsuppressive Behandlung **immer** zu einer Abstoßungsreaktion. Durch die Übertragung von körperfremdem Material auf einen HLA-inkompatiblen Empfänger richten sich die Lymphozyten des Empfängers gegen die fremden HLA-Antigene des Transplantats. Die Folge ist eine **immunologisch vermittelte Abstoßungsreaktion**, die pathogenetisch auf einer humoralen, zytotoxischen Hypersensitivitätsreaktion (Typ II) oder einer zellulären, verzögerten Hypersensitivitätsreaktion (Typ IV) beruht. Abhängig vom zeitlichen Auftreten der Abstoßung werden 3 verschiedene Abstoßungsreaktionen unterschieden (s. auch **Tab. 5.2**).

Hyperakute Abstoßungsreaktion: Sie tritt i. d. R. **direkt** oder kurz nach Anschluss des transplantierten Organs an die Blutversorgung auf. Sie wird durch **präformierte Antikörper** ausgelöst, die der Empfänger bereits vor der Transplantation gebildet hat (HLA- oder AB0-Antikörper durch frühere Sensibilisierung im Rahmen vorheriger Transplantationen, Transfusionen oder Schwangerschaften). Diese Antikörper gelangen über die Blutbahn in das Transplantatorgan, aktivieren das Komplementsystem und lösen eine **Hypersensitivitätsreaktion vom Typ II** aus. Die Folge ist eine Entzündung kleiner Gefäße (Arteriitis, Arteriolitis), die zu einer Thrombosierung und ischämischer Nekrotisierung des transplantierten Gewebes führt. Es kommt zu einem irreversiblen Funktionsverlust des transplantierten Organs. Eine Therapie ist nicht möglich. Dank des heutzutage routinemäßigen Crossmatch-Tests [S. A455] ist die hyperakute Abstoßungsreaktion sehr selten geworden.

Akute Abstoßungsreaktion: Sie wird am häufigsten 2 Wochen bis 4 Monate im Anschluss an eine Transplantation beobachtet. Ursache ist i. d. R. eine **nicht ausreichende Immunsuppression** des Patienten. T-Helferzellen des Empfängers werden durch den Kontakt mit den fremden HLA-Alloantigenen aktiviert und stimulieren die Bildung antigenspezifischer zytotoxischer T-Zellen und antikörperproduzierender B-Zellen. Der Beginn der akuten Abstoßungsreaktion wird durch eine **zelluläre Hypersensiti-**

Tab. 5.1 Voruntersuchungen vor einer Transplantation

Indikation	Untersuchungen
Kompatibilitätsprüfung	• Blutgruppe, Rhesusstatus und HLA-Typisierung (Gewebetypisierung)
Infektions- und Fokusausschluss	• Antikörper gegen Herpesviren (CMV, EBV, HSV1, HSV2, HSV 8), Hepatitisviren HBV (HBc, HBs), HCV, HIV I und II, Toxoplasmose, Treponema pallidum • Hbs-Antigen • HNO- und zahnärztliche Untersuchung
Malignomausschluss/Überprüfung wichtiger Organfunktionen	• Labor: Blutbild, Transaminasen, indirektes und direktes Bilirubin, LDH, alkalische Phosphatase, γ-GT, Lipase, Amylase, Albumin, Kreatinin, Harnstoff, Elektrolyte, Quick/INR, Fibrinogen, CRP, BSG, Blutzucker, Urinkultur, Urinsediment • Herz/Lunge: Blutdruckmessung, Gewicht, Röntgen-Thorax, BGA, EKG, ggf. Echokardiografie, bei Hinweisen auf Herzerkrankung ggf. Herzkatheter und Pulmonalarteriendruck • Magen-Darm-Trakt/Gallenblase: Ultraschall, Röntgen, CT, Endoskopie • gynäkologische und urologische Untersuchung
Ausschluss einer Sensibilisierung des Empfängers	• Crossmatch zur Aufdeckung zytotoxischer Antikörper

5 Besondere immunologische Situationen

Tab. 5.2 Host-versus-Graft-Reaktionen

	hyperakute Abstoßung	akute Abstoßung	chronische Abstoßung
Häufigkeit	< 1 %	50 %	50 %
Beginn	Minuten bis Stunden nach der Transplantation	innerhalb des ersten Jahres nach der Transplantation (häufig 2 Wochen bis 4 Monate)	Monate bis Jahre nach der Transplantation
Symptomatik	irreversible Schädigung des Transplantats, die unmittelbar nach Herstellung der Gefäßverbindung auftritt	Leistungsabfall, Fieber, Schmerzen, schnell progrediente Verschlechterung der Organfunktion	schleichender Verlauf, langsam progrediente Verschlechterung der Organfunktion; ansonsten keine klinischen Symptome, ggf. Verschlechterung des Allgemeinzustandes
Diagnose	das transplantierte Organ nimmt seine Funktion nicht auf	Erhöhung der organspezifischen Laborparameter, ödematöse Organvergrößerung	
Therapie	irreversibler Untergang des transplantierten Organs, keine Therapie möglich	reversibler Funktionsverlust des transplantierten Organs, Intensivierung der Immunsuppression	keine spezifische Therapie, ggf. Replantation

vitätsreaktion vom Typ IV eingeleitet: Zytotoxische T-Lymphozyten gelangen über den Blutweg zum transplantierten Organ und zerstören dessen Zellen. Dieser Vorgang dauert einige Tage. Wird die Abstoßungsreaktion durch eine immunsuppressive Therapie „hinausgezögert", tritt nach einigen Wochen die Auswirkung der humoralen antikörpervermittelten Abwehrmechanismen (**Hypersensitivitätsreaktion Typ II**) in den Vordergrund: Die antigenspezifischen Antikörper gelangen zu den Transplantatzellen und aktivieren durch Bindung an das Antigen das Komplementsystem oder natürliche Killerzellen. **Klinisch** macht sich eine akute Abstoßungsreaktion mit Leistungsabfall, Fieber, Schmerzen durch Schwellung des Transplantatorgans und einer schnell progredienten Einschränkung der Organfunktion bemerkbar (z. B. nachlassende Diurese bei Abstoßung eines Nierentransplantats).

Histologisch finden sich während der zellulären Phase eine lymphozytäre Infiltration des Interstitiums, Gewebenekrosen und eine konzentrische Intimaproliferation. Die humorale Phase zeigt sich als Arteriitis mit Thrombosierung der Gefäße („Transplantatvaskulopathie").

Die wichtigste therapeutische Maßnahme ist eine zeitlich begrenzte **Intensivierung** der **immunsuppressiven Therapie**. In der Regel wird dies zunächst durch eine hochdosierte Steroidtherapie versucht. Alternativ können poly- oder monoklonale Antikörper verabreicht werden.

MERKE Die akute Abstoßungsreaktion ist während der zellulären Phase erfolgreich behandelbar. Mit Auftreten einer Transplantatvaskulopathie (humorale Phase) kommt es zu einem irreversiblen Transplantatverlust.

Chronische Abstoßungsreaktion: Das transplantierte Organ wird schleichend abgestoßen. Sie tritt **Monate bis Jahre** nach einer Transplantation auf und manifestiert sich mit einer progredienten Einschränkung der Organfunktion. Ursache ist eine chronische Entzündungsreaktion der Gefäßwände. Diese wird vermutlich durch eine überschießende Immunreaktion ausgelöst, die auf einer andauernden Schädigung der vaskulären Endothelzellen durch abgelagerte Immunkomplexe beruht.

Histopathologisch finden sich eine obliterierende Angiopathie mit konzentrischer, zwiebelschalenförmiger Fibrose der Intima („Transplantatvaskulopathie") und eine lymphozytäre Infiltration des Interstitiums.

Eine spezifische Therapie der chronischen Abstoßungsreaktion ist nicht möglich, ggf. kann eine Replantation erfolgen.

MERKE Die chronische Abstoßungsreaktion ist die gefürchtetste Komplikation nach einer Transplantation.

Graft-versus-Host-Reaktion (GvHD)

Werden Gewebe mit einem hohen Anteil immunkompetenter Lymphozyten (z. B. Knochenmark, Lebergewebe) auf einen immunsupprimierten Empfänger (z. B. Knochenmarksuppression bei hämatologischen Grunderkrankungen) übertragen, greifen die Lymphozyten des Spenders den Organismus des Empfängers an.

Die mittransfundierten T-Lymphozyten infiltrieren dabei das lymphatische Empfängergewebe, wachsen in diesem an (Engraftment) und reagieren auf die fremden Wirtsantigene mit einer **zellulären Immunreaktion**. Klinisch kann die Graft-versus-Host-Disease (GvHD) akut oder chronisch verlaufen. Bei der **akuten GvHD** sind am häufigsten die Haut (makulopapulöses Exanthem, bullöse Dermatitis, Erythrodermie), die Leber (Hepatitis, Cholestase) und der Darm (schwere Enteritis mit Ulzerationen und Diarrhö) betroffen. Bei der **chronischen GvHD** zeigen sich zusätzlich Symptome an den **Augen** (Keratoconjunctivitis sicca), der Mund- und Genitalschleimhaut (Trockenheit, erhöhte Verletzlichkeit) und der Lunge (Pneumonitis). Therapeutisch ist eine **Intensivierung der immunsuppressiven Therapie** (i. d. R. mit Glukokortikosteroiden) erforderlich.

Prophylaxe von Abstoßungsreaktionen

Das Ziel einer prophylaktischen Behandlung ist die **Unterdrückung der körpereigenen Immunabwehr**, sodass das transplantierte Organ langfristig seine physiologische Funktion im Empfängerorganismus übernehmen kann. Die normale Immunabwehr gegen Infektionserreger soll-

Tab. 5.3 Immunsuppressiva in der Prophylaxe der Abstoßungsreaktion

Substanzgruppe	Wirkstoffe	wichtige substanzspezifische Nebenwirkungen
Calcineurininhibitoren	Ciclosporin	Nephro-, Neurotoxizität, Hypertonie, Gingivahyperplasie, Hyperlipidämie keine Myelotoxizität!
	Tacrolimus	Nephro-, Neurotoxizität, diabetogene Wirkung, Alopezie
Antimetaboliten	Azathioprin	Myelotoxizität, Cholestase (selten)
	Mycophenolatmofetil	Myelotoxizität, gastrointestinale Toxizität
	Methotrexat	Mukositis, Myelotoxizität
TOR-Inhibitoren	Sirolimus	Nephro-, Neurotoxizität, gastrointestinale Toxizität
Antikörper	Muromonab-CD3 (monoklonaler T-Zell-Antikörper)	Anaphylaxie, Granulo-, Thrombozytopenie
	Immunglobulin gegen Lymphozytenoberflächenmerkmale	Anaphylaxie, Granulo-, Thrombozytopenie, Lungenödem, lymphoproliferative Erkrankungen
Glukokortikoide	Prednisolon	Cushing-Syndrom, Hypertonus, diabetogene Wirkung, Osteoporose, Wundheilungsstörungen

te dabei aber weitgehend erhalten bleiben. Die immunsuppressive Therapie wird mit einer **Kombination verschiedener Immunsuppressiva** durchgeführt. Prinzipiell werden bei der prophylaktischen Immunsuppression **2 Therapiephasen** unterschieden:

- Innerhalb der ersten 6 Wochen nach der Transplantation wird eine **Induktionstherapie** mit einer Kombination aus 3–4 Immunsuppressiva in hoher Dosierung verabreicht. Im Anschluss an die Induktionstherapie wird die Dosis der Immunsuppressiva langsam auf eine niedrigere Erhaltungsdosis reduziert.
- Während der **Erhaltungstherapie** werden 2–3 Medikamente kombiniert gegeben. Die Erhaltungstherapie muss von dem Patienten **lebenslang** eingehalten werden.

MERKE Die wichtigsten Komplikationen einer immunsuppressiven Therapie sind ein erhöhtes Infektions- und Malignomsrisiko.

Häufig eingesetzte Immunsuppressiva zeigt **Tab. 5.3**.

5.2 Transfusionsimmunologie

5.2.1 Grundlagen

DEFINITION Unter einer Transfusion versteht man die intravenöse Übertragung von Blut oder Blutbestandteilen. In der Regel handelt es sich um eine Fremdblutspende, bei der Spender und Empfänger 2 genetisch verschiedene Individuen sind. Bei der Eigenblutspende (autologe Transfusion) sind Spender und Empfänger identisch.

Erythrozyten, Leukozyten und Thrombozyten tragen auf ihrer Zelloberfläche Merkmale, die antigene Eigenschaften haben. Sie sind damit potenziell immunogen und können bei einem anderen Menschen die Bildung von Alloantikörpern auslösen.

Alloantigene:

Erythrozytäre Antigene: Erythrozyten besitzen auf ihrer Zelloberfläche über 400 verschiedene Merkmale, von denen allerdings die meisten kaum antigen wirken und bei Bluttransfusionen auch nicht beachtet werden müssen. Bei den Erythrozytenantigenen, die eine Transfusionsreaktion auslösen können, werden stark und schwach immunogene Antigene unterschieden (Major- und Minor-Antigene).

- **Major-Antigene:** Zu den stark immunogenen Antigenen gehören das ABO-System und das Rhesus-D-Antigen. Beim **AB0-Blutgruppensystem** werden entsprechend den auf der Erythrozytenmembran vorkommenden Antigenen 4 Hauptgruppen (A, B, AB und 0) unterschieden. Die Zugehörigkeit zu einer Blutgruppe ist genetisch festgelegt. Bei der Bestimmung des **Rhesusstatus** einer Person wird die An- oder Abwesenheit des **Merkmals D** bestimmt (Rhesus-positiv oder rhesus-negativ).
- **Minor-Antigene:** Weniger immunogen wirken die Rhesus-Oberflächenmerkmale C und E, die Kell-, Duffy-, Lewis- und Kidd-Antigene.

Leukozytäre und thrombozytäre Antigene: Leukozyten und Thrombozyten besitzen wie alle kernhaltigen Zellen HLA-I-Moleküle auf ihrer Oberfläche. Besonders immunogen wirken Lymphozyten und Monozyten, da diese nicht nur Klasse-I-, sondern auch Klasse-II-Moleküle auf ihrer Oberfläche tragen.

Alloantikörper: Alloantikörper richten sich gegen körperfremde Antigene, die von einem anderen Organismus derselben biologischen Spezies stammen.

Alloantikörper gegen Blutgruppen-Antigene: Grundsätzlich werden 2 verschiedene Formen von erythrozytären Alloantikörpern unterschieden:

- **Reguläre („natürliche") Alloantikörper** sind natürliche, präformierte IgM-Antikörper, die grundsätzlich bei jedem Menschen vorhanden sind und sich gegen die Blutgruppenmerkmale A und B richten. Während der Organismus gegenüber den eigenen Blutgruppenmerk-

Tab. 5.4 Präformierte Antikörper

Blutgruppe	präformierte Antikörper
A	Anti-B
B	Anti-A
AB	keine Antikörper („universeller Empfänger")
0	Anti-A und Anti-B („universeller Spender")

malen eine Immuntoleranz entwickelt, bildet er im Laufe des ersten Lebensjahres Antikörper gegen körperfremde Blutgruppenantigene (**Tab. 5.4**). Mit diesen Oberflächenmerkmalen kommt der Körper automatisch nach seiner Geburt in Kontakt, da z. B. auch Darmbakterien die Merkmale A und B auf ihren Zellen exprimieren. Eine Ausnahme bildet das Merkmal 0, da es nur eine sehr schwache antigene Wirkung hat. Diese präformierten Antikörper sind der Grund für die **akute hämolytische Transfusionsreaktion**, die bereits beim ersten Kontakt, d. h. **ohne Sensibilisierung** auftritt (Inkompatibilitätsreaktion). Bei der Reaktion zwischen diesen Antikörpern und den Erythrozyten kommt es zu einer **Agglutination** der Erythrozyten mit anschließender komplementvermittelter Hämolyse (Hypersensitivitätsreaktion Typ II). Daher werden die Antikörper auch als Agglutinine, die Blutgruppenmerkmale A und B als Agglutinogene bezeichnet.

- **Irreguläre Alloantikörper** sind überwiegend IgG-Antikörper. Sie entstehen **nach Sensibilisierung** durch körperfremde Antigene (z. B. im Rahmen einer Transfusion oder Schwangerschaft), kommen also nicht bei jeder antigennegativen Person vor. Zu den irregulären Alloantikörpern gehören IgG-Antikörper, die sich gegen die verschiedenen Blutgruppensysteme, mit Ausnahme des AB0-Systems, richten (z. B. **Anti-Rhesus-D-Antikörper**, Anti-Kell-Antikörper). Sie bilden die Grundlage der **verzögerten hämolytischen Transfusionsreaktion**.

MERKE Das Vorhandensein präformierter Isoantikörper gegen die Blutgruppenantigene des AB0-Systems ist eine Ausnahme. In den meisten anderen Blutgruppensystemen werden Alloantikörper erst nach Kontakt mit den körperfremden Merkmalen im Rahmen einer früheren Transfusion oder Schwangerschaft gebildet (Sensibilisierung).

Durch die **Bindung des Alloantikörpers** an die **Erythrozytenoberfläche** kommt es zu einer Konformationsänderung der Fc-Domäne. Dies löst unspezifische Effektormechanismen aus, die letztlich zu einer **Lyse der Erythrozyten** führen. Dabei wirken reguläre und irreguläre Alloantikörper auf unterschiedliche Weise:
- Reguläre IgM-Alloantikörper aktivieren das Komplementsystem bis zur Stufe der sog. „Membranzerstörungseinheit" (C5b–C9). Die Folge ist eine direkte Zytolyse der transfundierten Erythrozyten innerhalb der Blutbahn (**intravasale Hämolyse**).
- Irreguläre Alloantikörper können das Komplementsystem entweder nicht oder nur partiell aktivieren und lösen eine **extravasale Hämolyse** aus. Durch die Bindung nicht komplementaktivierender Antikörper (häufig Rhesus-IgG-Antikörper) an die transfundierten Erythrozyten werden diese markiert, sodass sie von zytotoxischen Killerzellen leichter erkannt und zerstört werden können (**antikörpervermittelte Zytolyse**). Dieser Vorgang findet v. a. in der Milz statt. Antikörper, die das Komplementsystem nur bis zur Stufe C3b aktivieren (IgG-Antikörper gegen seltenere Erythrozytenantigene) führen zu einer Opsonierung der transfundierten Erythrozyten. Hierdurch wird der Abbau der C3b-beladenen Erythrozyten durch Makrophagen in der Leber erleichtert.

MERKE Reguläre Alloantikörper können zu einer akuten, hämolytischen Transfusionsreaktion führen. Irreguläre Alloantikörer verursachen die verzögerte, hämolytische Transfusionsreaktion.

Alloantikörper gegen leukozytäre und thrombozytäre Antigene (HLA-Antikörper): HLA-Antikörper können während einer **Schwangerschaft** (Kontakt des mütterlichen Immunsystem mit fremden [väterlichen] HLA-Antigenen) oder im Rahmen einer **Transfusion** (Kontamination mit Leukozyten) gebildet werden.
HLA-Antikörper sind verantwortlich für:
- febrile, nicht hämolytische Transfusionsreaktion (NHFTR [S. A462])
- Refraktärität von Thrombozytenkonzentraten
- Transplantatabstoßung.

Voraussetzungen: Die wichtigste Voraussetzung für eine komplikationslose Transfusion ist eine **Kompatibilität** zwischen dem Blut des Empfängers und des Spenders. Vorrangig ist die **Kompatibilität** hinsichtlich der **Hauptblutgruppen** (AB0 und Rhesus-D):
- Eine **AB0-Kompatibilität** ist obligat bei Transfusion von Erythrozyten- und Granulozytenkonzentraten sowie gefrorenem Frischplasma. Da Thrombozyten nur schwache AB0-Antigene besitzen, ist die AB0-Kompatibilität bei einer Transfusion nicht unbedingt erforderlich.
- Eine **Rhesus-D-Kompatibilität** ist obligat bei Transfusion von Erythrozyten-, Thrombozyten- und Granulozytenkonzentraten. Plasmaprodukte müssen nicht rhesuskompatibel transfundiert werden.

Bluttransfusionen erfordern wie alle ärztlichen Eingriffe die **Aufklärung** und **Einwilligung** des Patienten. Dies sowie auch die Uhrzeit und das Datum der Blutproduktanwendung müssen dokumentiert werden.

Transfusionspräparate und Transfusionsindikationen: Die verschiedenen Blutkomponenten werden aus einer Vollblutspende (500 ml) gewonnen. Durch Zentrifugation wird das Vollblut in seine einzelnen Komponenten aufgetrennt (Erythrozyten, Leukozyten, Thrombozyten, Plas-

5.2 Transfusionsimmunologie

Tab. 5.5 Erythrozytenkonzentrate (EK)

Erythrozytenkonzentrat	Beschreibung
„einfaches" EK	• EK enthält geringe Mengen an Leukozyten, Thrombozyten und Plasmabestandteile • Gefahr einer Sensibilisierung
leukozytendepletiertes EK	• der Leukozyten- und Thrombozytengehalt wird durch Filtration um 99 % reduziert • das Risiko einer Sensibilisierung gegen HLA-Antigene und einer CMV-Übertragung ist deutlich verringert • Einsatz bei geplanter Organtransplantation, Immunsuppression, chronisch transfusionspflichtigen Erkrankungen (z. B. Thalassämie), CMV-negativen Schwangeren
gewaschenes, leukozytendepletiertes EK	• Restplasma wird durch Auswaschung mit einer isotonischen Lösung entfernt • vermindertes Risiko einer allergischen Reaktion auf Plasmabestandteile • Einsatz bei Plasmaunverträglichkeit (v. a. bei isoliertem IgA-Mangel), anaphylaktischer Transfusionszwischenfall in der Anamnese
bestrahltes, leukozytendepletiertes EK	• immunkompetente und vermehrungsfähige Lymphozyten werden durch Bestrahlung inaktiviert • vermindertes Risiko einer Graft-versus-Host-Reaktion durch die transfundierten T-Lymphozyten • Einsatz vor geplanter Stammzelltransplantation, bei schweren Immundefektsyndromen und intrauterinen Transfusionen

Tab. 5.6 Thrombozytenkonzentrate (TK)

Thrombozytenkonzentrat	Beschreibung
einfaches, leukozytenarmes TK	• enthält ca. $0,5 \times 10^{11}$ Thrombozyten/50 ml Plasma • zur Steigerung der Thrombozytenzahl um etwa 30 000/µl werden etwa 5–10 Konzentrate benötigt
leukozytenarmes Zellseparator-TK	• enthält ca. 2–4×10^{11} Thrombozyten/20–300 ml Plasma (Thrombozytenanreicherung durch Apharese) • zur Steigerung der Thrombozytenzahl um etwa 30 000/µl reicht 1 Konzentrat
leukozytenarmes Pool-TK	• Gewinnung aus 4–6 AB0-kompatiblen Einzelspenden • erhöhtes Infektions- und Immunisierungsrisiko
HLA-kompatibles TK	• Selektion HLA-kompatibler Thrombozyten • sehr zeitaufwendige und teure Methode • vermindertes Risiko einer HLA-Sensibilisierung • Einsatz bei chronischer TK-Substitution, sensibilisierten Empfängern, vor einer geplanten Organtransplantation

Tab. 5.7 Plasmaprodukte

Plasmaprodukt	Beschreibung
gefrorenes Frischplasma (Fresh frozen Plasma, FFP)	• FFP enthält Gerinnungsfaktoren und Plasmaproteine in physiologischer Konzentration, Einsatz bei Massivtransfusion, Verbrauchskoagulopathie, Blutungsneigung bei Leberinsuffizienz oder Überdosierung von Vitamin-K-Antagonisten
PPSB	• PPSB enthält die angereicherten Faktoren II, VII, IX, X, Protein C und S („Prothrombinkomplex") • Einsatzgebiete sind die Blutungsneigung bei Leberinsuffizienz und Marcumarüberdosierung
Einzelfaktorenpräparate	• enthalten einzelne Faktoren (z. B. Faktor VIII, IX) • Einsatz bei angeborenen oder erworbenen Gerinnungsstörungen (z. B. Hämophilie)
Humanalbumin	• Einsatz bei Plasmaverlusten zur Volumensubstitution (z. B. Verbrennung, schwere Blutungen), Hypalbuminämie • Vorsicht bei Patienten mit Herzinsuffizienz • Auslösung von Allergien
Antithrombin III (AT III)	• Einsatz bei angeborenem AT-III-Mangel, erworbenem AT-III-Mangel (Verbrauchskoagulopathie, Leberinsuffizienz, Sepsis, Verbrennung)

ma). Mithilfe der Hämapherese können die gewünschten Blutbestandteile bereits während der Spende mithilfe eines Zellseparators abzentrifugiert werden, sodass das restliche Blut dem Spender sofort wieder zugeführt werden kann.

Erythrozytenkonzentrate (EK): Erythrozytenkonzentrate werden bei **akuten** und **chronischen Anämien** eingesetzt. Die einzelnen EKs unterscheiden sich hinsichtlich ihres Restgehaltes an Plasma, Leukozyten und Thrombozyten (Tab. 5.5).

Thrombozytenkonzentrate (TK): Sie werden bei einer **Thrombozytopenie**-bedingten **Blutungsneigung** oder einer Thrombozytenkonzentration von **≤ 10 000/µl** eingesetzt. Der Leukozytengehalt wird durch Filtration vermindert (leukozytenarme TKs). Die einzelnen Thrombozytenkonzentrate unterscheiden sich in erster Linie hinsichtlich ihres Thrombozytengehalts (Tab. 5.6).

Granulozytenkonzentrate (GK): Vor Gewinnung von Granulozyten erhält der Spender **G-CSF** zur Förderung der Granulopoese. Da Granulozytenkonzentrate auch Lymphozyten enthalten, können sie eine Graft-versus-Host-Reaktion auslösen. Diese Komplikation wird durch eine Bestrahlung der Konzentrate (Zerstörung vermehrungsfähiger Lymphozyten) verhindert. Granulozytenkonzentrate sind im Rahmen nicht beherrschbarer Infektionen bei immunsupprimierten, leukopenischen Patienten indiziert.

Plasmaprodukte: Die verschiedenen Plasmaprodukte unterscheiden sich hinsichtlich ihres **Gehalts** an **einzelnen Plasmabestandteilen** (Tab. 5.7).

Serologische Voruntersuchungen: Serologische Voruntersuchungen sollen gewährleisten, dass es zu einer komplikationslosen Transfusion kompatibler Blutbestandteile kommt. Hierzu dienen die Bestimmung der Blutgruppe und des Rhesusstatus, die Verträglichkeitsprobe zum Nachweis einer Kompatibilität zwischen Spender und Empfänger, der Antikörpersuchtest zum Nachweis irregulärer Antikörper und der Bedside-Test.

5 Besondere immunologische Situationen

Tab. 5.8 Verträglichkeitsprobe (Kreuzprobe)

Testform	Ziel	Auswertung
Major-Test (obligat)	Überprüfung der Kompatibilität zwischen den Spendererythrozyten und dem Empfängerserum	• Agglutination: Hinweis auf Antikörper im Serum des Empfängers • Konsequenz: Eine Transfusion dieser Spendererythrozyten ist in diesem Fall absolut kontraindiziert!
Minor-Test (fakultativ)	Überprüfung der Kompatibilität zwischen Empfängererythrozyten und dem Spenderserum	• Agglutination: Hinweis auf Antikörper im Serum des Spenders • Konsequenz: Da die Antikörper des Spenders im Blut des Empfängers stark verdünnt werden, darf die Bluttransfusion trotzdem durchgeführt werden. Da heute praktisch ausschließlich Erythrozytenkonzentrate transfundiert werden, hat der Minor-Test an Bedeutung verloren.

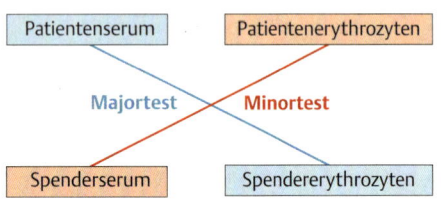

Abb. 5.1 Kreuzprobe. (aus: Schumpelick et al., Kurzlehrbuch Chirurgie, Thieme 2010)

Blutgruppenbestimmung: Die wichtigsten Blutgruppenantigene im Rahmen einer Transfusion sind das **AB0-System** und das **Rhesus-D-Antigen**.

Verträglichkeitsprobe (Kreuzprobe): Mithilfe der Verträglichkeitsprobe wird die Kompatibilität (Verträglichkeit) zwischen dem Blut des Spenders- und des Empfängers in vitro getestet. Abhängig von der Form der Kompatibilitätsprüfung wird zwischen dem obligaten **Major-Test** und dem fakultativen **Minor-Test** unterschieden (**Tab. 5.8**). Die zu testenden Blutkomponenten werden miteinander „vermischt". Enthält das Serum des Empfängers (Major-Test) bzw. Spenders (Minor-Test) Antikörper gegen die Erythrozyten des Spenders (Major-Test) bzw. Empfängers (Minor-Test), binden diese an die erythrozytären Oberflächenantigene (**Abb. 5.1**). Handelt es sich um komplette Antikörper (IgM), kommt es sofort zu einer sichtbaren Agglutination. Zum Nachweis inkompletter IgG-Antikörper, die keine direkte Agglutination auslösen können, wird anschließend Coombs-Serum (= Anti-Ig) zugegeben (direkter Coombs-Test). Durch Bindung des Anti-Humanglobulins an die erythrozytengebundenen inkompletten Antikörper werden diese vernetzt und es kommt zu einer sichtbaren Agglutination.

Am ungefährlichsten ist selbstverständlich die Transfusion einer AB0- und rhesusgleichen Blutgruppe. Ist dies nicht möglich, können die in **Tab. 5.9** aufgeführten Alternativen komplikationslos transfundiert werden.

Im Notfall ist gelegentlich nicht genug Zeit, um eine Verträglichkeitsprobe im Labor durchführen zu lassen. In diesen Situationen dürfen dem Patienten „ungekreuzte" Blutprodukte verabreicht werden. Sind nicht ausreichend blutgruppenidentische Blutprodukte vorhanden, können die in **Tab. 5.10** aufgeführten Alternativen transfundiert werden (**Notfalltransfusion**).

> **MERKE** Ist die Blutgruppe des Empfängers unbekannt, muss immer Blut der Blutgruppe 0, rh-negativ („Universalspender") transfundiert werden.

Das Ergebnis der Kreuzprobe ist nur 3 Tage gültig. Ist bei einem Patienten nach diesem Zeitraum eine weitere Transfusion notwendig, muss die Kreuzprobe wegen der Gefahr einer möglichen Boosterung vorher nicht nachweisbarer Antikörper wiederholt werden.

Antikörpersuchtest: Der Antikörpersuchtest gilt dem generellen Nachweis irregulärer Antikörper im Serum des Empfängers. Diese entstehen durch eine Sensibilisierung im Rahmen einer früheren Transfusion oder Schwangerschaft. Durchführung und Auswertung entsprechen der Kreuzprobe (s. o.). Das Patientenserum wird mit mehreren Testerythrozyten der Blutgruppe 0 zusammen-

Tab. 5.9 Kompatible AB0- und rhesusungleiche Blutgruppen bei der Transfusion von Erythrozytenkonzentraten (EK) und Fresh frozen Plasma (FFP)

Blutgruppe des Empfängers	kompatible Spenderblutgruppe bei EK	kompatible Spenderblutgruppe bei FFP
A	A, 0	A, AB
B	B, 0	B, AB
AB	A, B, AB, 0	AB
0	0	A, B, AB, 0
Rh-positiv	Rh-positiv, rh-negativ (möglichst vermeiden, da D-negative EK selten sind)	keine Kompatibilität notwendig
rh-negativ	rh-negativ	keine Kompatibilität notwendig

Tab. 5.10 Notfalltransfusion „ungekreuzten" Blutes

Blutgruppe des Empfängers	Notfalltransfusion EK	Notfalltransfusion FFP
A	0	AB
B	0	AB
AB	A, B, AB, 0	AB
0	0 (keine Alternative)	A, B, AB
Rh-positiv	rh-negativ, Rh-positiv	keine Kompatibilität notwendig
rh-negativ	rh-negativ (keine Alternative)	keine Kompatibilität notwendig

gebracht, deren Antigenstruktur bekannt ist (u. a. die Antigene C, c, D, E, e, K, k, Fya, Fyb, Jka, Jkb, Lea, Leb). Enthält das Patientenserum irreguläre Antikörper, binden diese an die Oberfläche der Testerythrozyten. Nach Zugabe von Coombs-Serum (= Anti-Ig) bindet das Anti-Humanglobulin an die erythrozytengebundenen irregulären Antikörper und es kommt zu einer sichtbaren **Agglutination**. Bei positivem Antikörpersuchtest muss eine weitere **Antikörperdifferenzierung** erfolgen, um herauszufinden, welches Antigen die Reaktion hervorgerufen hat. Bei positivem Nachweis von irregulären Antikörpern gegen Kell-, Duffy-, Kidd- oder Lewis-Antigene dürfen die transfundierten Erythrozyten diese Antigene nicht enthalten.

Das Ergebnis des Antikörpersuchtests ist ebenfalls nur 3 Tage gültig (s. Kreuzprobe).

> **MERKE** Mithilfe der Kreuzprobe sollen reguläre und irreguläre Antikörper im Serum des Patienten aufgedeckt werden, die sich gegen Oberflächenantigene auf den Erythrozyten in der zu transfundierenden Konserve richten. Der Antikörpersuchtest dient hingegen dem generellen Nachweis irregulärer Antikörper im Serum des Patienten.

Bedside-Test (AB0-Identitätstest): Mithilfe des Bedside-Tests wird die Blutgruppe des Empfängers unmittelbar vor der Transfusion direkt am Patientenbett erneut geprüft. Anschließend wird die Blutgruppe des Empfängers mit der Blutgruppe der Konserve verglichen. Hiermit soll jede Möglichkeit einer Verwechslung von Blutkonserven ausgeschlossen werden. Der Bedside-Test wird mit Testkärtchen durchgeführt, die 2 (ggf. 3) Testfelder enthalten. Auf diese Testfelder werden 1–2 Tropfen der Testseren mit Anti-A-Antikörper (blau), Anti-B-Antikörper (gelb) und ggf. Anti-D-Antikörper (nicht vorgeschrieben) gegeben. Zur Blutgruppenbestimmung wird anschließend ein Blutstropfen des Empfängers auf die Testfelder gegeben. Enthält der Blutstropfen das zum Testserum korrespondierende Antigen, kommt es zu einer Agglutination. Das Testfeld mit der Agglutination entspricht demnach der Blutgruppe des Patienten.

> **MERKE** Der Bedside-Test ist obligat und muss vom Arzt oder unter ärztlicher Aufsicht unmittelbar vor jeder Transfusion durchgeführt werden! Eine Delegation ist nicht erlaubt. Dies gilt auch für Notfalltransfusionen und Eigenblutspende. Das Ergebnis des Bedside-Tests muss unbedingt dokumentiert werden (Testkarte in Patientenakte ablegen).

Durchführung der Transfusion: Die Durchführung einer Transfusion ist rechtlich geregelt. Unmittelbar davor müssen Blutkonserve und Empfänger eindeutig identifiziert (Kontrolle der Daten auf dem Konservenbegleitschein und der Konserve) und der Bedside-Test mit einer frisch entnommenen Blutprobe des Patienten durchgeführt werden. Während der ersten Minuten der Transfusion muss der Kreislauf des Patienten (Puls, Blutdruck, Klinik) engmaschig kontrolliert werden.

5.2.2 Immunologische Transfusionsreaktionen

Transfusionsreaktionen entstehen durch die Abwehrreaktion des Immunsystems gegenüber den transfundierten körperfremden Substanzen. Sie werden entweder durch eine Inkompatibilität (Blutunverträglichkeit) oder durch eine Alloimmunisierung (Blutallergie) ausgelöst:

- **Inkompatibilität:** Inkompatibilitätsreaktionen werden durch **präformierte Antikörper** beim Empfänger ausgelöst, eine vorangehende **Sensibilisierung ist nicht notwendig**. Das bekannteste Beispiel ist die AB0-Inkompatibilität.
- **Alloimmunisierung:** Bei jeder Transfusion (und Schwangerschaft) besteht das Risiko einer **Sensibilisierung** und **Antikörperbildung** gegen Blutbestandteile, die im Vorfeld nicht auf ihre Kompatibilität zwischen Empfänger und Spender hin „ausgetestet" wurden. Bei der „Blutallergie" richten sich die Antikörper gegen die Minor-Antigene der Erythrozyten, gegen HLA-Antigene der mittransfundierten Leukozyten und Thrombozyten und gegen Plasmaeiweißbestandteile.

> **MERKE** Komplikationen der HLA-Sensibilisierung:
> - Bei wiederholten Transfusionen können die vom Empfänger gebildeten Antikörper gegen HLA-Moleküle auf Leukozyten und Thrombozyten zu einer **febrilen nicht hämolytischen Transfusionsreaktion** führen und die Überlebenszeit transfundierter Thrombozyten verringern. Antikörper gegen Erythrozytenantigene können zu einer verzögerten **hämolytischen Transfusionsreaktion** führen.
> - Durch Transfusion von Fremdlymphozyten kann es zu einer Sensibilisierung gegen HLA-Moleküle kommen, die bei späteren Transplantationen zu einer **Abstoßungsreaktion** führen kann. Das Risiko wird durch die Verwendung leukozytendepletierter Erythrozytenkonzentrate verringert.

Hämolytische Transfusionsreaktion

Die Ursache hämolytischer Transfusionsreaktionen ist eine Zerstörung der transfundierten Erythrozyten durch Antikörper im Serum des Empfängers. Grundlage bildet die zytotoxische Hypersensitivitätsreaktion (Typ II nach Coombs und Gell [S. A451], Tab. 1.4). Durch die Zerstörung der Erythrozyten werden zahlreiche **Zytokine** freigesetzt (IL-1, TNF, Il-6, IL-8 u. a.), die den klinischen Verlauf bestimmen. Abhängig von der Pathogenese und dem klinischen Verlauf werden 2 hämolytische Transfusionsreaktionen unterschieden:

Akute hämolytische Transfusionsreaktion: Die häufigste Ursache einer akuten hämolytischen Transfusionsreaktion ist eine Fehltransfusion **AB0-inkompatibler Erythrozyten**. Auslöser sind die bei jedem Menschen vorhandenen präformierten Isohämagglutinine gegen die körperfremden Blutgruppenantigene A und B. Eine Sensibilisierung ist nicht notwendig (**Inkompatibilitätsreaktion**). Die komplementaktivierenden IgM-Antikörper binden an die erythrozytären Oberflächenantigene und führen zu einer direkten Zytolyse der transfundierten Erythrozyten innerhalb der Blutbahn (**intravasale Hämolyse** [S. A458] und **Tab. 5.11**). **Klinisch** äußert sich die schwere akute hämolytische Transfusionsreaktion mit Fieber, Schüttelfrost, Übelkeit, Brust- und Rückenschmerzen, Atemnot und Blutdruckabfall. In schweren Fällen kann es zu einer progredienten Schocksymptomatik, einem akuten Nierenversagen und einer disseminierten intravasalen Gerinnung kommen.

Auch dem **Morbus haemolyticus fetalis** liegt eine hämolytische Inkompatibilitätsreaktion zugrunde, die bei einer „intrauterinen Transfusion zwischen Mutter und Fetus" auftreten kann. Grundlage der Rhesus-D-Inkompatibilität sind mütterliche Anti-D-Antikörper, die eine Rh-negative Mutter in der ersten Schwangerschaft mit einem Rh-positiven Fetus bildet, wenn Rh-positive Erythrozyten des Fetus in den mütterlichen Kreislauf treten (Entbindung, Fehlgeburt). Im Rahmen einer 2. Schwangerschaft mit einem Rh-positiven Fetus treten diese Anti-D-Antikörper über die Plazenta in den Kreislauf des Fetus über und führen zu einer Hämolyse.

Verzögerte hämolytische Transfusionsreaktion: Grundlage der verzögerten hämolytischen Transfusionsreaktion ist eine Alloimmunisierung gegenüber verschiedenen Erythrozytenantigenen im Rahmen einer früheren Transfusion. Diese primäre Immunisierung verläuft klinisch i. d. R. ohne relevante Hämolyse. Die Konzentration der gebildeten Alloantikörper kann im Verlauf der folgenden Monate und Jahre sinken, sodass sie bei den serologischen Voruntersuchungen nicht nachweisbar sind (negativer Antikörpersuchtest und negative Kreuzprobe). Die erneute Transfusion führt zu einer Reexposition gegenüber den Erythrozytenantigenen und die Alloantikörperbildung wird stimuliert (**Boosterung**, sekundäre Immunreaktion). Diese Alloantikörper können das Komplementsystem entweder nicht oder nur partiell aktivieren und lösen eine extravasale Hämolyse [S. A458] in Milz und Leber aus (**Tab. 5.11**). Klinisch kommt es 2 Tage bis 2 Wochen nach der Transfusion zu einer milden Hämolyse mit Fieber, leichtem Ikterus und Hämoglobinanfall.

Diagnostik: Die Transfusionsanamnese ist insbesondere zum Aufdecken der verzögerten Transfusionsreaktion wichtig, da die zeitliche Latenz zwischen Transfusion und Hämolyse die Diagnose häufig erschwert. Bei der klinischen Untersuchung muss die Kreislauffunktion durch regelmäßige Überprüfung der Vitalparameter kontrolliert werden. Die wichtigsten Laborparameter zeigt **Tab. 5.11**.

Therapie:
Sofortmaßnahmen bei akuter hämolytischer Transfusionsreaktion: Die Transfusion muss **sofort gestoppt**, der venöse Zugang sollte aber belassen werden. Die Konserve wird abgeklemmt, kontaminationssicher verpackt und gemeinsam mit einer frischen Blutprobe des Patienten ins Labor geschickt. Bei einer schweren Transfusionsreaktion müssen die Patienten unverzüglich auf die **Intensivstation** verlegt werden, um eine Überwachung der Vitalfunktionen zu gewährleisten (Blutdruck, Puls, Atmung, Urinausscheidung, Blutbild, Gerinnungsstatus, Blutgasanalyse). Zur Prophylaxe eines akuten Nierenversagens

Tab. 5.11 Labordiagnostik bei hämolytischen Transfusionsreaktionen

Labortest	Veränderungen
Blutbild	Retikulozytose, Anämie
Wiederholung der Kreuzprobe	erneute Kompatibilitätsprüfung zwischen Spendererythrozyten und Empfängerserum (mit einer Empfängerblutprobe vor und nach der Transfusion)
direkter Coombs-Test	Nachweis erythrozytengebundener Antikörper (sind bereits alle transfundierten Erythrozyten lysiert, kann der direkte Coombs-Test negativ ausfallen)
Nachweis der Hämolysezeichen	intravasale Hämolyse: Retikulozyten ↑, Haptoglobin ↓, Hämopexin ↓ (bei extremer intravasaler Hämolyse, wenn Haptoglobin nicht mehr nachweisbar), LDH ↑, indirektes Bilirubin ↑, freies Hämoglobin in Serum und Urin ↑ (Rotfärbung)
	extravasale Hämolyse: Retikulozyten ↑, LDH ↑, indirektes Bilirubin ↑
Überprüfung der Nierenfunktion	Kreatinin, Harnsäure, Urinproduktion
Nachweis einer Verbrauchskoagulopathie	Abfall von Thrombozyten, Antithrombin III und Fibrinogen, Auftreten von Fibrinogenspaltprodukten, Verlängerung der PTT

sollte eine ausreichende **Diurese** (Ziel: 100 ml/h) mit Furosemid (40 mg i. v. als Bolus, ggf. wiederholt) und einer physiologischen Kochsalzlösung erfolgen. Die weitere Therapie richtet sich nach den auftretenden Komplikationen: Therapie eines anaphylaktischen Schocks (s. Notfallmedizin [S. B48]), Therapie eines akuten Nierenversagens (s. Niere [S. A382]), Therapie einer Verbrauchskoagulopathie (s. Blut und Blutbildung [S. A164]), Therapie des Herz-Kreislauf-Stillstandes (s. Notfallmedizin [S. B30]).

Verzögerte hämolytische Transfusionsreaktion (milde Hämolyse): Symptomatische Therapie, ggf. Wiederholung der Bluttransfusion mit kompatiblen Erythrozyten.

Prophylaxe: Die wichtigste Prophylaxe der akuten hämolytischen Transfusionsreaktion ist die korrekte Durchführung der serologischen Voruntersuchungen und des Bedside-Tests. Eine verzögerte hämolytische Transfusionsreaktion ist in der Transfusionsmedizin praktisch nicht vermeidbar. Die Vielzahl der bekannten Blutgruppenantigene macht es fast unmöglich, Erythrozytenkonzentrate auf eine „komplette Kompatibilität" zwischen Empfänger und Spender auszutesten. Außerdem kann es sein, dass die auslösenden Antikörper bei dieser Reaktion zum Zeitpunkt der serologischen Tests nicht nachweisbar sind (s. o.).

Nicht hämolytische Transfusionsreaktionen

Nicht hämolytische Transfusionreaktionen sind i. d. R. die Folge einer Alloimmunisierung gegen Leukozyten- und Thrombozytenantigene sowie Plasmabestandteile.

Febrile, nicht hämolytische Transfusionsreaktion: Auslöser sind HLA-Alloantikörper, die sich gegen Leukozyten- und Thrombozytenantigene oder lösliche Plasmabestandteile richten. Besonders gefährdet sind Patienten mit mehreren Schwangerschaften oder Transfusionen in der Anamnese. Der genaue Pathomechanismus ist unbekannt. Es wird vermutet, dass immunkomplexphagozytierende Leukozyten endogene Pyrogene (z. B. IL-1 und TNF-α) freisetzen. Bei länger gelagerten Konzentraten kann es auch zu einer Zytokinakkumulation in der Konserve kommen. **Klinisch** bemerkt der Patient direkt oder bis zu 4 h nach der Transfusion ein plötzliches Kältegefühl mit oder ohne Schüttelfrost. Anschließend kommt es zu einem Temperaturanstieg. **Diagnostisch** steht der Nachweis thrombozytärer und leukozytärer HLA-Antikörper im Vordergrund. Eine hämolytische Reaktion kann mit den o. g. Tests (**Tab. 5.11**), eine Kontamination der Konserve durch eine Blutkultur ausgeschlossen werden. Der Verlauf der nicht hämolytischen Transfusionsreaktion ist i. d. R. **selbstlimitierend**. In 50 % tritt diese Reaktion bei folgenden Transfusionen nicht noch einmal auf. Durch die Verwendung von Leukozytenfiltern kann diese Transfusionsreaktion weitestgehend verhindert werden.

> **MERKE** Die febrile, nicht hämolytische Transfusionsreaktion ist die häufigste akute Transfusionsreaktion.

Allergische und anaphylaktische Transfusionsreaktion: Auslöser sind Antikörper gegen lösliche Plasmabestandteile. Pathogenetisch handelt es sich um eine IgE-vermittelte Hypersensitivitätsreaktion (Typ I). Besonders gefährdet sind Patienten mit selektivem IgA-Mangel, die Antikörper gegen transfundiertes IgA im Spenderblut bilden. Anaphylaktische Transfusionsreaktionen sind äußerst selten (treten sie auf, sollte unbedingt nach einem zugrunde liegenden IgA-Mangel gefahndet werden). Leichte **allergische Reaktionen** verlaufen mild. Klassische Symptome sind eine während der Transfusion auftretende **Urtikaria, Juckreiz** und leichtes Fieber. Im Rahmen einer anaphylaktischen Transfusionsreaktion kann es zu einem Kreislaufzusammenbruch mit Gefahr des Herz-Kreislauf-Stillstandes kommen. Die Diagnose wird i. d. R. klinisch gestellt. In seltenen Fällen gelingt der Nachweis von Anti-IgA-Antikörpern. Leichte allergische Reaktionen verlaufen i. d. R. selbstlimitierend. Trotzdem sollte die Transfusion unterbrochen werden. Um den Juckreiz zu lindern, erhält der Patient Antihistaminika. Die anaphylaktische Transfusionsreaktion bedarf einer Schocktherapie (s. Notfallmedizin [S. B48]). Die einzige gesicherte Prophylaxe nach einer anaphylaktischen Transfusionsreaktion ist das Unterlassen zukünftiger Transfusionen. Bei leichten allergischen Reaktionen sollten in Zukunft gewaschene Erythrozytenkonzentrate verwendet werden.

Posttransfusionspurpura: Auslöser sind Alloantikörper, die sich gegen spezifische Thrombozytenantigene (häufig HPA-1a) richten. Da etwa 98 % der Bevölkerung HPA-1a-positiv sind, ist diese Transfusionsreaktion äußerst selten. Bei einer erneuten Transfusion binden die Anti-HPA-1a-Antikörper an die HPA-1a-positiven transfundierten Thrombozyten. An diese Immunkomplexe können sich auch autologe Thrombozyten anheften. Die Thrombozyten werden anschließend durch eine Komplementaktivierung und Immunphagozytose innerhalb des Gefäßes bzw. in Leber und Milz zerstört. Klinisch kommt es etwa 1 Woche nach der Transfusion zu einer ausgeprägten **Thrombozytopenie**, die zu petechialen Einblutungen und gefährlichen inneren Blutungen führen kann. Die Diagnose gelingt durch den **Nachweis thrombozytenspezifischer Antikörper** (am häufigsten: Anti-HPA-1a-Antikörper). Der Verlauf ist i. d. R. selbstlimitierend. Bei hoher Blutungsgefahr werden hochdosiert Immunglobuline intravenös verabreicht. Thrombozytentransfusionen sind wirkungslos.

Transfusionsassoziierte Graft-versus-Host-Reaktion: Bei immunkompetenten Personen werden die transfundierten Lymphozyten durch das Immunsystem des Empfängers schnell eliminiert. Bei immunsupprimierten Personen besteht die Gefahr, dass sich die Lymphozyten des Spenders in der Zirkulation ausbreiten („anwachsen") und sich gegen die Organe des Empfängers richten, da sie diese als „fremd" erkennen (Graft-versus-Host-Reaktion). Die ersten Symptome treten etwa 10 Tage nach der Transfusion auf. Die **klinische Symptomatik** ist dabei abhängig von den betroffenen Organen. Typische Symptome sind Fieber, Hepatitis (Gefahr des akuten Leberversagens), Hautexantheme, Diarrhö und eine Knochenmarkdepression mit Panzytopenie. Die Erkrankung verläuft in > 70 % der Fälle **tödlich**. Die Diagnosestellung ist äußerst aufwendig. Sie kann nur durch den Nachweis zirkulierender Spenderlymphozyten im Patientenblut gesichert werden. Voraussetzung hierfür sind eine HLA-Typisierung der zirkulierenden Lymphozyten und ein Vergleich mit den HLA-Typisierungen der Blutspender. In der Regel wird die Diagnose erst durch das Ergebnis der Autopsie bestätigt. Die wichtigste prophylaktische Maßnahme ist die **Bestrahlung der Erythrozytenkonzentrate** mit Abtötung der Leukozyten.

Transfusionsassoziierte Lungeninsuffizienz (TRALI): Auslöser sind komplementaktivierende antileukozytäre HLA-Antikörper im Spenderblut, die sich gegen Granulozyten des Empfängers richten. Sie führen zu einer Granulozytensequestration in der Lungenstrombahn. Eine TRALI ist sehr selten. Klinisch verläuft die TRALI wie ein ARDS, im Vordergrund stehen die akute Dyspnoe infolge **Lungenödem** mit Entwicklung einer **respiratorischen Insuffizienz**. Zusätzlich entwickeln die Patienten Fieber. Eine TRALI kann bis zu 6 h nach der Transfusion auftreten. Im Röntgenbild der Lunge zeigen sich typischerweise bilaterale interstitielle Infiltrate. Die Diagnose wird durch die Transfusionsanamnese, die Klinik, den Nachweis einer respiratorischen Insuffizienz in der BGA und den typischen Röntgenbefund gestellt. Wichtig ist der Ausschluss eines kardiogenen Lungenödems (s. Atmungssystem [S. A206]). Beim Auftreten einer TRALI muss die Transfusion unterbrochen werden, die Therapie erfolgt symptomatisch mit Steroiden. Die Prognose ist gut, die meisten Patienten erholen sich im Laufe des ersten Tages.

5.2.3 Nicht immunologische Transfusionsreaktionen

Infektionsübertragung: Das Risiko einer Infektionsübertragung konnte durch die Einführung des „Spender-Screenings" (obligat: Antikörper gegen HIV-1/-2 und Hepatitis C, Hepatitis-B-Antigen, TPHA-Test [Syphilis]) deutlich gesenkt werden. Ein 100%iger Infektionsausschluss gelingt allerdings nicht, da frische Infektionen durch (noch) fehlende Antikörperbildung dem Screening entgehen (sog. **„diagnostische Lücke"**).

Bakterielle Kontamination: Eine bakterielle Kontamination wird am häufigsten durch endotoxinbildende gramnegative Keime verursacht. Diese Komplikation tritt v. a. nach Transfusion von Thrombozytenkonzentraten auf, da diese bei Raumtemperatur gelagert werden. Klinische Symptome sind **Fieber** und Schüttelfrost, bei foudroyantem Verlauf kann sich eine Schocksymptomatik entwickeln.

Eisenüberladung: Die Gefahr einer **Hämosiderose** besteht v. a. bei **chronisch transfusionspflichtigen Patienten** (z. B. Hämoglobinopathien). Es kommt zu einer Eisenablagerung, die zunächst das retikuloendotheliale System, später auch verschiedenen Organe betrifft. Die Folge sind verschiedene Organ- und Zellfunktionsstörungen (z. B. Diabetes mellitus, Leberzirrhose, Kardiomyopathie). Prophylaktisch kann das Eisen durch die Gabe von Chelatbildnern (z. B. Desferoxamin) eliminiert werden.

Volumenüberlastung: Patienten mit Herz- oder Niereninsuffizienz können bei zu rascher oder übermäßiger Transfusion eine akute Linksherzinsuffizienz mit Lungenödem entwickeln.

Massivtransfusionen: Unter einer Massivtransfusion versteht man den Ersatz von dem > 1,5-Fachen des Gesamtblutvolumens innerhalb von 24 h. Aufgrund der häufigen Komplikationen sollte eine Massivtransfusion immer unter intensivmedizinischer Betreuung (engmaschige Kontrolle von Blutbild, Gerinnung, Elektrolyten, BGA und Säure-Basen-Haushalt) stattfinden. Zu den typischen Komplikationen zählen:
- Abfall der Körperkerntemperatur (Konserven daher auf 37 °C erwärmen)
- Gerinnungsstörungen
- Elektrolytstörungen: Hypokalziämie, Hyperkaliämie
- metabolische Azidose
- ARDS und Schocklunge.

6 Grundlagen rheumatischer Erkrankungen

6.1 Allgemeines

DEFINITION Zum rheumatischen Formenkreis zählt eine Gruppe chronisch-entzündlicher Systemerkrankungen, die sich am Bewegungsapparat und in unterschiedlichem Ausmaß am Bindegewebe manifestieren. Laut WHO-Definition handelt es sich um „Erkrankungen des Bindegewebes und schmerzhafte Störungen des Bewegungsapparates".

Ätiopathogenese: Die Ätiologie der meisten rheumatischen Erkrankungen ist nach wie vor ungeklärt. Meist liegt ihnen eine genetische Prädisposition zugrunde. Durch (häufig unbekannte) Auslöser kommt es zu einer pathologischen Aktivierung des Immunsystems mit Entwicklung einer chronischen Entzündung. Zielstrukturen dieses Entzündungsprozesses sind unterschiedliche körpereigene Gewebe. Rheumatische Erkrankungen zählen daher zu den **Autoimmunerkrankungen**.

Einteilung: Innerhalb des rheumatischen Formenkreises werden 4 große Krankheitsgruppen unterschieden (Tab. 6.1).

Diagnostik:
Anamnese: Da es sich bei den rheumatischen Erkrankungen um Systemerkrankungen handelt und sich diese daher auch am gesamten Körper manifestieren können, darf sich das diagnostische Vorgehen keinesfalls nur auf den Bewegungsapparat konzentrieren. Eine interdisziplinäre Diagnostik mit allgemeiner internistischer sowie neurologischer Untersuchung ist unabdingbar.

Die wichtigste Grundlage für die Diagnosestellung liefert eine sorgfältige Anamnese, **Schmerz- und Familienanamnese** (genetische Disposition!) stehen dabei an erster Stelle.

Tab. 6.1 Einteilung des rheumatischen Formenkreises

Erkrankungsgruppe	Charakteristika
rheumatoide Arthritis	im Vordergrund steht die chronisch destruierende Synovialitis; extraartikuläre Manifestationen sind fakultativ
Spondylarthritiden	im Vordergrund stehen entzündliche Veränderungen am Achsenskelett, an den großen Gelenken und an den Sehnenansätzen (Enthesiopathien); zudem sind Manifestationen an Haut und Auge häufig
Kollagenosen	chronisch-entzündliche Erkrankungen, die sich v. a. am Bindegewebe, der quergestreiften Muskulatur und an den Gefäßen abspielen; regelmäßig kommt es zu einer Mitbeteiligung innerer Organe
primäre Vaskulitiden	chronisch-entzündliche Erkrankungen, die v. a. die Gefäße betreffen; eine Mitbeteiligung des Bewegungsapparates und innerer Organe ist häufig

Die Fragen bei der Schmerzanamnese umfassen die Fragen nach dem Wo (Schmerzlokalisation), dem Wie (Schmerzcharakter), dem Wann (Schmerzbeginn und -dauer) und den Begleitumständen (z. B. Infektionen, Fieber etc.).

> **MERKE** Nachts auftretende Schmerzen deuten auf eine Entzündung hin.

Klinische Untersuchung: Bei der Inspektion der Gelenke sollte auf Schwellungen, Rötungen, Fehlstellungen oder Deformationen geachtet werden (s. Orthopädie [S. B232]). Wichtig sind die Beurteilung der **Körperhaltung** (z. B. Beckenschiefstand) und die Suche nach **Haut- und Schleimhautveränderungen** (z. B. psoriatische Hautläsionen, Schmetterlingserythem, Petechien, Purpura, aphthöse Läsionen, Rheumaknoten, Tophi, Muskelatrophien). Palpatorisch sollte nach **Gelenkschwellungen** (Gelenkerguss, knöchernde Auftreibungen) und **lokalen Druckschmerzen** (z. B. über Gelenken, Sehnenansätzen, Triggerpunkten, Muskulatur) gefahndet werden. Unerlässlich ist eine Messung des aktiven und passiven Bewegungsausmaßes nach der **Neutral-Null-Methode** (s. Orthopädie [S. B232]).

Labor: Folgende Parameter gehören zur Standarddiagnostik bei V. a. eine rheumatische Erkrankung (**Tab. 6.2**):
- Entzündungsparameter
- immunologische Parameter und
- genetische Marker.

Bei der **Synovialanalyse** wird v. a. die Leukozytenzahl bestimmt.
- Normwert: < 200/μl
- Reizerguss: < 2000/μl
- rheumatoide Arthritis: > 2000/μl
- infektiöse Arthritis: > 20 000/μl.

Zum Nachweis oder Ausschluss einer Kristallarthropathie oder infektiösen Arthritis sollte die Synovialflüssigkeit auf Kristalle und Bakterien (Kultur, Gram-Färbung) untersucht werden.

Bildgebende Verfahren: Mithilfe des **Röntgenbilds** kann zwischen entzündlichen (arthritischen) oder degenerativen (arthrotischen) Veränderungen am Bewegungsapparat differenziert werden (**Abb. 7.2**). In der **Arthrosonografie** lassen sich periartikuläre Weichteilschwellungen, Gelenkergüsse, Hyperperfusion und Früherosionen nachweisen. Die ^{99m}**Technetium-Szintigrafie** dient v. a. im Frühstadium zum Nachweis entzündlicher Veränderungen, wenn das Röntgenbild noch negativ ist (**Cave:** Durch die Umbauvorgänge der Iliosakralfugen bis zum 25. Lebensjahr ist eine vermehrte Aktivität bei jungen Patienten physiologisch). CT, MRT und Angiografie kommen bei V. a. eine Beteiligung innerer Organe (insbesondere im Rahmen von Kollagenosen und Vaskulitiden) zum Einsatz.

Biopsie: Viele Erkrankungen des rheumatischen Formenkreises lassen sich erst durch den Nachweis charakteristischer histologischer Veränderungen sicher diagnostizieren. Eine Biopsie sollte an dem Organ vorgenommen werden, das am stärksten von der Erkrankung betroffen ist. Um die Treffsicherheit zu erhöhen, empfiehlt es sich, Biopsate an mehreren Stellen zu entnehmen.

Differenzialdiagnosen: Tab. 6.3 zeigt die wichtigsten Differenzialdiagnosen der Arthritis.

> **MERKE** Kommt es auf dem Boden einer degenerativen Gelenkerkrankung zu akut-entzündlichen Schüben, ist die Abgrenzung gegenüber der rheumatoiden Arthritis besonders schwer (sog. aktivierte Arthrose mit erhöhten Entzündungsparametern).

Therapie: Eine kausale Therapie gibt es i. d. R. nicht. Die Therapie rheumatologischer Erkrankungen erfolgt rein symptomatisch.

Die wichtigsten therapeutischen Maßnahmen umfassen:
- eine **Entzündungshemmung** im akuten Schub zur Schmerzlinderung und Gewebeprotektion (v. a. NSAR und Steroide),

Tab. 6.2 Laborparameter bei Verdacht auf rheumatische Erkrankungen

	Parameter	Hinweis auf
„allgemeine" Entzündungsparameter	• akute-Phase-Proteine (CRP, α_2-Globuline) • BSG • Thrombozyten • Leukozyten	die Erhöhung dieser Parameter zeigt die Aktivität der Erkrankung an
indirekte Entzündungszeichen	• Eisen • Ferritin • Hämoglobin	Entzündungsanämie (Hb ↓, Eisen ↓, Ferritin ↑)
Immundiagnostik	Screening auf Autoantikörper (Rheumafaktor, Anti-CCP, ANA, ANCA*)	erste Hinweise auf Art der Erkrankung; bei positivem Befund erfolgt eine Differenzierung hinsichtlich ihrer Subspezifität
	Gammaglobuline, Komplementfaktoren (C 3, C 4, CH50)	Hypergammaglobulinämie und Erniedrigung der Komplementfaktoren zeigen eine Aktivierung des Immunsystems
genetische Marker	z. B. HLA-B27, HLA-DR4	genetische Disposition

* ANA, Screening-Autoantikörper für Kollagenosen, ANCA, Screening-Autoantikörper für primäre Vaskulitiden

Tab. 6.3 Differenzialdiagnose der Arthritis

Arthritisform	Beispiele	Charakteristika
infektiöse Arthritiden	durch bakterielle Erreger (septische Arthritiden)	Erregernachweis im Gelenk
	virale Begleitarthritiden (z. B. Hepatitis B und C, Parvovirus B19)	Serologie
infektassoziierte Arthritiden	Lyme-Arthritis	Zeckenstich/Erythema chronicum migrans in der Anamnese, häufig Monarthritis des Kniegelenks, Borrelien-Serologie
	reaktive Arthritiden	vorausgegangener Infekt des Gastrointestinal- bzw. Urogenitaltraktes, Reiter-Trias (Oligoarthritis, Konjunktivitis/Iritis und Urethritis)
	rheumatisches Fieber	häufig Jugendliche, Jones-Kriterien (saltatorische Oligoarthritis, Karditis, Chorea minor, subkutane Knötchen, Erythema anulare rheumaticum), erhöhter ASL-Titer
Arthritiden im Rahmen entzündlicher Systemerkrankungen	rheumatoide Arthritis	symmetrische Polyarthritis, Rheumafaktor, CCP-Antikörper
	Spondylarthritiden	Oligoarthritis, Sakroiliitis, Spondylitis, Enthesiopathien, HLA-B27
	Kollagenosen	nicht destruierende Arthritis, bunte Klinik der Grunderkrankung, ANA-Nachweis und weitere Autoantikörper
	Vaskulitiden	nicht destruierende Arthritis, bunte Klinik der Grunderkrankung, ANCA-Nachweis
	Löfgren-Syndrom	Fieber, Erythema nodosum, Sprunggelenksarthritis, bihiliäre Lymphadenopathie, ACE-Erhöhung
stoffwechselbedingte Arthropathien (Kristallarthropathien)	Gichtarthopathie	Podagra, Auslöser durch fetthaltiges Essen oder Alkoholgenuss, Hyperurikämie, häufig weitere Symptome eines metabolischen Syndroms
	Chondrokalzinose	häufig Monarthritis, Nachweis von Kalziumpyrophosphatkristallen im Gelenkpunktat
	Arthropathien im Rahmen einer Hämochromatose	Befall des MCP-II und -III, Eisenablagerung in verschiedenen Organen mit entsprechenden Funktionsstörungen (z. B. Diabetes mellitus, Kardiomyopathie), erhöhtes Serumferritin
degenerative Gelenkerkrankungen	Arthrose	höheres Alter, an den Fingern ist ein Befall der DIP und des Daumengrundgelenks typisch, kein Rheumafaktor

- eine aktivitätsadaptierte **Suppression** des **Immunsystems** durch Immunsuppressiva (v. a. Sulfasalazin, Methotrexat, Azathioprin, Cyclophosphamid und Biologicals) und eine

- begleitende Physiotherapie und **physikalische Maßnahmen** zur Verbesserung der Gelenkfunktion, Vermeidung von Muskelatrophien und Bewegungseinschränkungen.

7 Rheumatoide Arthritis (RA)

7.1 Grundlagen

Synonym: chronische Polyarthritis (cP)

DEFINITION Chronisch-entzündliche Systemerkrankung, die sich vorwiegend an der Gelenkschleimhaut abspielt. Basierend auf einer chronisch-destruierenden Synovialitis kommt es zu einer progredienten Zerstörung der Gelenkstrukturen. Fakultativ treten dabei extraartikuläre Organmanifestationen auf.

Epidemiologie: Betroffen sind etwa 1–2 % der Gesamtbevölkerung. Die RA ist eine Erkrankung des mittleren und höheren Lebensalters (4.–6. Lebensjahrzehnt). Frauen sind etwa 4-mal häufiger betroffen als Männer.

Ätiopathogenese: Die genaue Ursache der RA ist unbekannt, eine genetische Prädisposition scheint wahrscheinlich. 70 % der Patienten sind Träger des MHC-II-Genprodukts HLA-DR4 (Prävalenz in der Gesamtbevölkerung ca. 30 %). Diese Patienten haben ein 5-fach erhöhtes relatives Risiko, im Laufe ihres Lebens eine RA zu entwickeln.

Typisch für das MHC-II-Genprodukt HLA-DR4 ist ein ausgeprägter Polymorphismus. Interessanterweise zeigen aber nur 3 der insgesamt 11 Allele des HLA-DR4-Haplotyps (HLA-DRB1*0401, *0404, *0408) eine Assoziation mit der rheumatoiden Arthritis. Diese 3 Allele des DRB1-Gens weisen in einem Abschnitt mit einer üblicherweise besonders variablen Molekülsequenz eine große Ähnlichkeit auf („**Shared epitopes**"). Der Nachweis dieses „shared epitope" ist prognostisch relevant: Patienten mit mehr als einem Allel leiden häufig unter einem besonders aggressiven Krankheitsverlauf.

PATHO

Die RA beginnt mit der Invasion von Lymphozyten und Makrophagen in Synovialis und Knorpel. Die Produktion proinflammatorischer Zytokine (v. a. TNF-α, IL-1, IL-6), Immunglobuline und Autoantikörper (**Rheumafaktor** [S. A469]) führt zur Aktivierung des Komplementsystems und zur Einwanderung von Granulozyten. Diese sezernieren weitere Entzündungsmediatoren und sind durch die Freisetzung von knorpelaggressiven Enzymen (z. B. Kollagenase, Elastase) und Sauerstoffradikalen an der Zerstörung des Gelenkknorpels beteiligt. Gemeinsam mit makrophagenähnlichen Typ-A-Synovialzellen phagozytieren sie die rheumafaktorhaltigen Immunkomplexe (daher der Ausdruck Rhagozyten). Die Invasion makrophagenähnlicher Typ-A-Synovialzellen, die Proliferation fibroblastenähnlicher Typ-B-Synovialzellen und die starke Vaskularisation der Synovialmembran führen zu einer Verdickung der Synovialmembran (=**Pannusgewebe**), die den Knorpel überwächst und somit ebenfalls zu dessen Zerstörung beiträgt.

7.2 Klinik und Verlauf

Symptome am Bewegungsapparat: Der Beginn der RA ist typischerweise schleichend, die Patienten leiden zunächst häufig unter den uncharakterischen Begleitsymptomen, die im Rahmen der systemischen Reaktion auftreten (Abgeschlagenheit, vermehrte Müdigkeit, subfebrile Temperaturen, Gewichtsabnahme und erhöhte Schweißneigung). Ein klassischer Befund ist die sog. „**Morgensteifigkeit**" (eine besonders am Morgen ausgeprägte und im Tagesverlauf nachlassende Steife im Bereich der Finger und Vorfüße).

Die Entwicklung und Lokalisation der entzündlichen Gelenkbeteiligung ist sehr charakteristisch: Sie beginnt als **symmetrische Arthritis** an den **kleinen Gelenken** von **Händen** und **Füßen**. Befallen sind v. a. die **Fingergrundgelenke**, seltener die Mittelgelenke und praktisch nie die Endgelenke (**Abb. 7.1**). Begleitend können Tendovaginitiden der langen Fingerstrecker auftreten.

> **MERKE** Charakteristisch für die rheumatoide Arthritis ist das symmetrische Befallsmuster.

Im weiteren Verlauf kommt es zur Beteiligung der größeren Gelenke (Sprung-, Knie-, Hüft-, Hand-, Ellenbogen- und Schultergelenke). Auch Halswirbelsäule und Kiefergelenke können in den Prozess einbezogen werden. Anders als bei den Spondylarthritiden [S. A471] ist das übrige Achsenskelett bei der RA nur äußerst selten betroffen. Im **akuten Schub** sind die betroffenen Gelenke geschwollen, gerötet, überwärmt und druckschmerzhaft; durch eine gesteigerte Bildung von Synovialflüssigkeit lassen sich Gelenkergüsse nachweisen (typisch: tanzende Patella bei Kniegelenkserguss). Charakteristisch für die Arthritis sind v. a. bei Bewegung auftretende **Schmerzen**. In fortgeschrittenen Krankheitsstadien kommt es durch die progrediente Zerstörung der Gelenkstrukturen zu **Funktionseinbußen** mit Beuge- und Streckdefiziten sowie

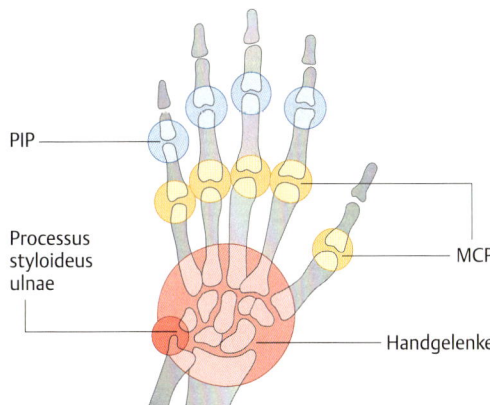

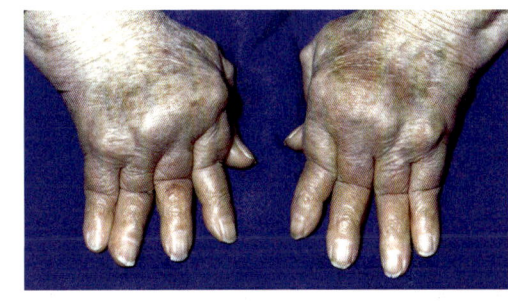

Abb. 7.1 Rheumatoide Arthritis. a Typisches Befallsmuster. **b** Klassischer klinischer Befund mit Schmerzen und Fehlstellung. (aus: Greten, Rinninger, Greten, Innere Medizin, Thieme, 2010)

Fehlstellungen. Typische Befunde sind eine herabgesetzte Griffstärke sowie die Unfähigkeit zum Faustschluss. Der eingeschränkte Gelenkgebrauch führt zudem zu einer Atrophie der benachbarten Muskulatur, insbesondere des Daumenballens. Klassische Fehlstellungen sind:

- **Schwanenhalsdeformität**: überstrecktes PIP, gebeugtes DIP
- **Knopflochdeformität**: gebeugtes PIP, überstrecktes DIP
- **Ulnardeviation** der Fingergrundgelenke
- **Krallen-** und/oder **Hammerzehen**: Abweichen der Zehen nach lateral und kranial.

Extraartikuläre Symptome: Eine extraartikuläre Organmanifestation ist bei der RA nicht die Regel. Mögliche Manifestationen zeigt **Tab. 7.1**.

Komplikationen: Ist die Halswirbelsäule befallen, kann sich eine Instabilität im Atlantookzipitalgelenk entwickeln. Klinisch macht sich diese **atlantoaxiale Subluxation** durch Schmerzen, die nach okzipital ausstrahlen, und neurologische Symptome wie Parästhesien, Paresen im Bereich der Hände, Gangunsicherheit und Harninkontinenz bemerkbar.

> **MERKE** Liegt eine Arrosion des Dens axis vor, besteht bei einer Überstreckung der HWS (z. B. im Rahmen einer Intubationsnarkose) die Gefahr eines Densabrisses mit einer hohen Querschnittslähmung.

Tab. 7.1 Extraartikuläre Manifestationen der RA

Manifestationsort	Manifestationsform
Mesenchym	**Rheumaknoten**: Auftreten v. a. an druckbelasteten Stellen wie Sehnen und subkutan, auch an inneren Organen, z. B. Lunge, Herz, Milz
Lymphsystem und Milz	Splenomegalie, Lymphadenopathie
Haut	Atrophie, (vaskulitische) Ulzera
Herz	Perikarditis, Myokarditis
Lunge	Pleuritis, Lungenfibrose
Auge	Keratoconjunctivitis sicca, Episkleritis, Hornhautulzera
Niere	Glomerulopathie (selten)
Nervensystem	Neuropathie, vaskulitisch bzw. mechanisch bedingt (Karpaltunnelsyndrom: durch Weichteilschwellung und Fibrosierung komprimierter N. medianus)
Gefäße	rheumatoide (Immunkomplex-)Vaskulitis (unterschiedliche Ausprägung): • nicht nekrotisierende Vaskulitis (Befall kleiner Endarterien, periunguale Mikronekrosen) • nekrotisierende Vaskulitis (bei maligner RA) mit Beteiligung der Hautgefäße (Purpura, Ulzera), der Vasa nervorum (symmetrische Polyneuropathie), der Koronarien (Myokarditis, Myokardinfarkt), der Hirngefäße (Herdenzephalitis, Apoplex) und pulmonaler Gefäße (fibrosierende Alveolitis)

Im Rahmen der rheumatoiden **nekrotisierenden Vaskulitis** kann es zu vital bedrohlichen Komplikationen kommen. Hierzu gehören:
- vaskulitische Myokarditis und die Koronariitis mit Herzinfarkt
- vaskulitische Herdenzephalitis und der Apoplex
- fibrosierende Alveolitis.

Wie bei allen chronischen Entzündungserkrankungen kann sich eine sekundäre Amyloidose vom AA-Typ (s. Endokrines System und Stoffwechsel [S. A369]) entwickeln.

Besondere Verlaufsformen: Morbus Felty und Still-Syndrom zeichnen sich durch ihre starke extraartikuläre Beteiligung aus:
- **Morbus Felty:** Die Arthritis geht mit einer Hepatosplenomegalie, Lymphadenopathie, Granulozytopenie, leukopeniebedingter Infektanfälligkeit, Fieber und Polyserositis einher. Im Labor finden sich typischerweise ein positiver Rheumafaktor, granulozytenspezifische ANA (GS-ANA), pANCA und Antikörper gegen G-CSF.

> **MERKE** Typische **Trias** des **Felty-Syndroms**: seropositive Arthritis, Splenomegalie, Granulozytopenie!

- **Still-Syndrom:** Bei Erwachsenen („adultes" Still-Syndrom) selten; bei Jugendlichen häufiger („juveniles" Still-Syndrom; s. Pädiatrie [S. B562]). Klinisch imponieren eine Polyarthritis in Kombination mit starker extraartikulärer Beteiligung. Typische Befunde sind Fieber, stammbetontes Exanthem, Polyserositis (Pleura, Perikard), Hepatosplenomegalie und Lymphadenopathie. Im Labor findet sich typischerweise eine Leukozytose, Rheumafaktor und ANA/ANCA sind negativ.

Atypische Verlaufsformen zeigen:
- **Late-Onset-RA (LORA):** Sie beginnt nach dem 60. Lebensjahr (häufig akut); Männer erkranken ebenso häufig wie Frauen. Die Erkrankung präsentiert sich als Mono- oder Oligoarthritis (häufig Schulterbereich). Wichtige Differenzialdiagnosen sind: Polymyalgia rheumatica [S. A494], aktivierte Arthrose. Der Verlauf ist i. d. R. aggressiv.
- **juvenile idiopathische Arthritis:** s. Pädiatrie [S. B562].

7.3 Diagnostik

Die RA wird nach den ACR-(American College of Rheumatology) und EULAR-(European League against Rheumatism) Kriterien eingeteilt (Tab. 7.2). Voraussetzung zur Anwendung der Kriterien sind ein klinischer Synovitisnachweis (Schwellung) an mindestens einem Gelenk und der Ausschluss einer anderen Ursache der Synovitis (z. B. Infektionen wie Borreliose, Systemerkrankungen). Bei Patienten mit einem Score ≥ 6 besteht eine rheumatoide Arthritis.

Zur Klassifikation der RA hat das American College of Rheumatology (ACR) 7 Kriterien formuliert, wobei für die Diagnosestellung „rheumatoide Arthritis" mindestens 4 dieser Kriterien nachweisbar sein müssen:
- Morgensteifigkeit über mindestens 1 Stunde
- Arthritis an 3 oder mehr Gelenkgruppen (Nachweis durch Weichteilschwellung oder Erguss)

Tab. 7.2 Klassifikation der rheumatoiden Arthritis (ACR-/EULAR-Kriterien, 2010)

Kriterien	Score
A Gelenkbeteiligung	0
1 großes Gelenk	1
2–10 große Gelenke	2
1–3 kleine Gelenke	3
4–10 kleine Gelenke	4
> 10 kleine Gelenke	5
B Serologie	
negativer Rheumafaktor und Anti-CCP-Antikörper	0
positiver Rheumafaktor und/oder Anti-CCP-Antikörper, Titer ≤ 3-fach erhöht	2
positiver Rheumafaktor und/oder Anti-CCP-Antikörper, Titer > 3-fach erhöht	3
C Dauer der Synovitis	
< 6 Wochen	0
≥ 6 Wochen	1
D Entzündungsparameter	
CRP und BSG normal	0
CRP und/oder BSG erhöht	1

Anti-CCP-Antikörper: Autoantikörper gegen zyklisch zitrulliniertes Peptid

- Arthritis der Hand- und/oder Fingergelenke (Nachweis durch Weichteilschwellung oder Erguss)
- symmetrische Schwellung
- Nachweis des Rheumafaktors
- subkutane Rheumaknoten
- typische Röntgenveränderungen (s. u.).

Klinische Symptome müssen mindestens 6 Wochen lang bestehen. Darüber hinaus klagen die Patienten über Schmerzen, wenn die Finger- und Zehengrundgelenke von seitlich komprimiert werden – wie beim normalen Händedruck (Gaenslen-Zeichen).

Labor: Mithilfe der Entzündungsparameter (Tab. 6.2) kann die Krankheitsaktivität erfasst werden. Klassischer immunologischer Parameter der RA sind IgM-Antikörper, die sich gegen das Fc-Fragemt von IgG richten (sog. „Rheumafaktoren"). Sind sie nachweisbar (ca. 75% der Patienten), spricht man von einer **seropositiven RA**, liegt hingegen kein Rheumafaktor vor, von **seronegativer RA**. Der spezifischste Immunmarker für die RA sind Autoantikörper gegen zyklisch zitrulliniertes Peptid (**CCP**), die bereits bei 50% der Erkrankten in der Frühphase nachweisbar sind.

> **MERKE** Der **klassische Rheumafaktor** lässt sich **auch bei anderen Immunerkrankungen** (Sjögren-Syndrom, SLE, Autoimmunhepatitis, Sarkoidose), chronischen Infektionserkrankungen (Leishmaniose, Lepra, Endokarditis) und selten auch bei Gesunden im höheren Lebensalter nachweisen.

Die Analyse der Synovialflüssigkeit zeigt bei der RA einen **sterilen Erguss** mit einer Leukozytose (>2000/μl) und Nachweis von Komplementfaktoren, Rheumafaktor und Phagozyten.

Zur Abschätzung der Prognose wird die molekularbiologische Bestimmung des „Shared epitopes" [S.A466] durchgeführt.

Bildgebende Verfahren: Bei der bildgebenden Diagnostik der RA hat in den letzten Jahren die **Arthrosonografie** an Bedeutung gewonnen. Mit dieser einfachen Untersuchungsmethode können Gelenkergüsse, Pannusgewebe und Früherosionen nachgewiesen werden. Für die Diagnostik spielt die dorsopalmare Aufnahme beider Hände eine wesentliche Rolle. Das **Röntgenbild** zeigt im **Frühstadium** der RA speziell an den Fingergrund- bzw. Handgelenken spezifische Veränderungen: eine Zerstörung der Grenzlamelle, eine gelenknahe Osteoporose und die periartikuläre Weichteilschwellung (Abb. 7.2). Mit **Fortschreiten der Erkrankung** kommt es nach einigen Monaten durch den Knorpelabbau zu einer konzentrischen Gelenkspaltverschmälerung. Mit der Destruktion des Knochens treten ossäre Arrosionen, Usuren an den Rändern der Gelenkflächen und Pseudozysten auf. Im Endstadium zeigen sich Fehlstellungen, eine sekundäre Arthrose und Ankylosen.

Gerade zu Beginn der RA können röntgenologische Zeichen fehlen. Hier kommt die **Szintigrafie** zum Einsatz, die Entzündungsherde durch eine Mehranreicherung von Radionukliden anzeigt. **CT und MRT** werden ausschließlich bei speziellen Fragestellungen, wie z.B. der Dislokation des Dens axis, eingesetzt.

Histologie: Charakteristische histologische Befunde zeigen sich an der Synovia und im Bereich von Rheumaknoten:

- **Synovia:** Histologisch zeigt sich die RA als **proliferierende Synovialitis**. Die normalerweise ein- bis zweischichtige Synovialmembran aus Typ-A- und Typ-B-Synovialzellen ist hyperplastisch und verbreitet. Durch Ausbildung ödematöser, gefäßreicher Zotten entsteht das typische **Pannusgewebe**. Eventuell lassen sich **Fibrinablagerungen** und eine **fibrinoide Nekrose** der Synovialis nachweisen. Während im akuten Erkrankungsstadium v. a. Granulozyten das histologische Bild dominieren, finden sich im chronischen Stadium Lymphozyten, Plasmazellen, Makrophagen und Fibroblasten.
- **Rheumaknoten:** Subkutane Rheumaknoten zeigen histologisch eine typische Dreischichtung: Im Zentrum

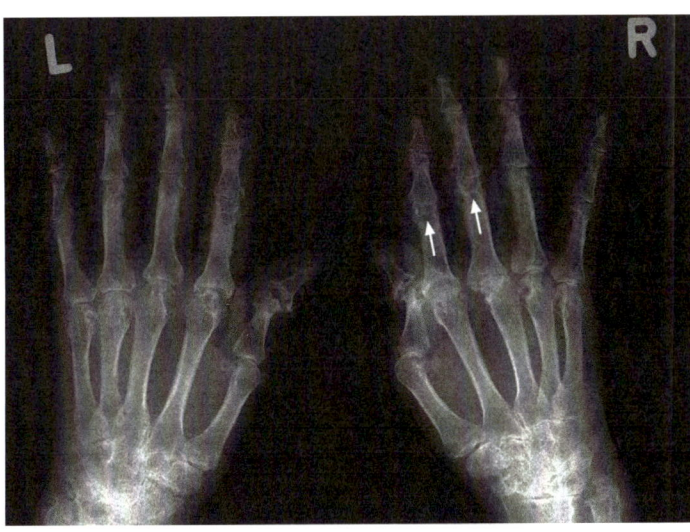

Abb. 7.2 **Röntgenologischer Befund bei rheumatoider Arthritis.** Der Gelenkspalt ist verschmälert, gelenknah bestehen osteoporotische Veränderungen (Pfeile). Die Gelenkflächen der Interphalangealgelenke der beiden Daumen sind destruiert, rechts findet sich eine Subluxationsstellung. Eine Ulnardeviation ist insbesondere am rechten kleinen Finger erkennbar. (aus: Reiser, Kuhn, Debus, Duale Reihe Radiologie, Thieme, 2011)

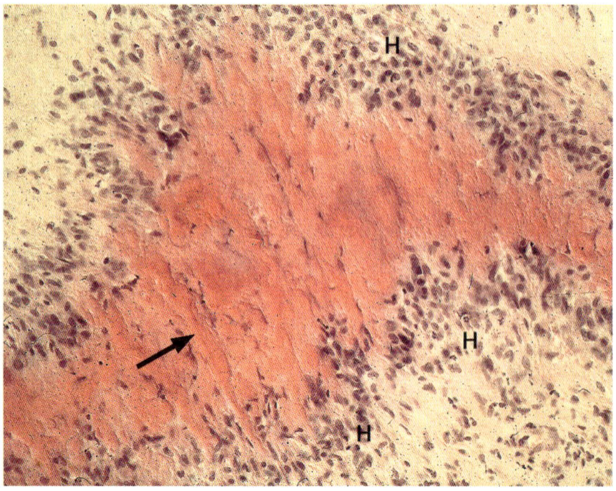

7 Rheumatoide Arthritis (RA)

Abb. 7.3 Subkutaner Rheumaknoten mit fibrinoider Kollagenfasernekrose und palisadenartig angeordneten Epitheloidzellen. (aus: Riede, Werner, Schaefer, Allgemeine und spezielle Pathologie, Thieme, 2004)

des Knotens zeigt sich eine fibrinoide Kollagenfasernekrose, die wallförmig von palisadenartig angeordneten Epitheloidzellen (Histiozyten) umgeben wird (**Abb. 7.3**). In der Peripherie finden sich Plasmazellen, Fibroblasten und Makrophagen, die durch einen lockeren Bindegewebssaum von der Umgebung abgegrenzt werden.

7.4 Therapie und Prognose

Eine kausale Therapie der RA gibt es nicht. Ziel der Therapie ist es, die Entzündung zu unterdrücken und den Entzündungsprozess aufzuhalten, um Schmerzen, Bewegungseinschränkungen und die progrediente Gelenkzerstörung zu vermeiden.

Systemische Pharmakotherapie: Im akuten Schub werden Glukokortikoide eingesetzt. NSAR können ggf. ergänzend gegeben werden, gelten aber bei der RA nicht mehr als Therapie der 1. Wahl. Sobald die Diagnose „rheumatoide Arthritis" feststeht, muss mit einer effizienten Langzeittherapie begonnen werden, da die RA gerade in den ersten Jahren besonders aggressiv verläuft. Hierfür werden die sog. **Basistherapeutika** eingesetzt (Disease-modifying antirheumatic Drugs, DMARD). Diese können den destruierenden Gelenkprozess verlangsamen oder ggf. aufhalten und erlauben langfristig eine Senkung der Steroiddosis („steroideinsparende Basistherapie") – stellen jedoch keine wirkliche kausale Therapiemaßnahme dar. Es handelt sich i. d. R. um eine **Langzeittherapie**, die auf einem einfachen, **aktivitätsadaptierten Stufenkonzept** basiert (**Tab. 7.3**). Folgende Grundsätze sollten dabei beachtet werden:

- Die Einstellung erfolgt immer überlappend zur Akuttherapie mit Steroiden, da ihre Wirkung i. d. R. erst nach 2–3 Monaten einsetzt.
- Mit Nachlassen des akuten Entzündungsprozesses bzw. Greifen der parallel begonnenen (steroideinsparenden) Basistherapie kann die Steroiddosis langsam unter die Cushing-Schwellendosis von 7,5 mg/d gesenkt werden.
- Eine Low-Dose-Steroidtherapie (1–3 mg Prednisolon/d) hat sich in vielen Fällen als sehr effektiv erwiesen.
- Initial wird immer eine Monotherapie gewählt. Die Auswahl der Basistherapeutika richtet sich dabei nach der Aktivität. Zu den Basistherapeutika gehören Methotrexat (Goldstandard), Leflunomid, Chloroquin, Hydroxychloroquin, Sulfasalazin, sowie die biologischen Basistherapeutika (Biologicals) Anakinra, Abatacept, Rituximab, und TNF-α-Antagonisten. Führt die **Monotherapie** mit **Methotrexat** (initial 7,5–15 mg/Woche p. o. oder parenteral, Erhöhung nach Bedarf auf bis zu 30 mg/Woche) nicht zum gewünschten Ergebnis bzw. ist auch seine Alternative Leflunomid unwirksam, kann eine **Kombination** mit anderen **konventionellen Basistherapeutika** versucht werden. Dauert die Krankheitsaktivität 3–6 Monate nach der Therapieumstellung weiter an, wird MTX mit den sog. **Biologicals**, in erster Linie TNF-α-Antagonisten wie Etanercept, kombiniert. Alternativen zu TNF-α-Antagonisten sind Rituximab und Abatacept. Biologicals sind gut verträglich, aber ebenfalls sehr teuer.

> **MERKE** Methotrexat gilt heute als Mittel der Wahl bei der aktiven rheumatoiden Arthritis mit mäßig bis hoher Krankheitsaktivität.

Lokale Pharmakotherapie: Eine lokale Pharmakotherapie ist v. a. bei mono- und oligoartikulärem Gelenkbefall mit hoher Aktivität indiziert.

- **intraartikuläre Steroidinjektionen:** Unbedingt auf steriles Vorgehen achten, da ansonsten die Gefahr einer iatrogenen, infektiösen Arthritis (s. Orthopädie [S. B249]) besteht.
- **Radiosynoviorthese:** Durch Injektion von Radionukliden (Yttrium, Rhenium) in das entzündete Gelenk kommt es zu einer Verödung der Synovia.

Tab. 7.3 Stufenschema zur Langzeittherapie der RA

Krankheitsaktivität	Medikament
initiale Monotherapie	Methotrexat (MTX); alternativ: Leflunomid oder Sulfasalazin
Kombinationstherapie (Beispiele)	
klassische Kombinationstherapie	MTX + Hydroxychloroquin + Sulfasalazin
Kombination mit Biologicals	MTX + • **Etanercept** (löslicher TNF-α-Rezeptor-Antagonist) • **Infliximab, Adalimumab, Certolizumab, Golimumab** (monoklonaler TNF-α-Antikörper) • Tocilizumab (IL-6-Rezeptor-Antikörper) • Abatacept (CTLA-4-Ig-Fusionsprotein) • Rituximab (CD20-Antikörper) • Anakinra (IL-1-Rezeptor-Antagonist)
Besonderheiten	
schwere systemische Manifestationen (insbesondere rheumatoide Vaskulitis)	Cyclophosphamid + Steroide

Als Begleittherapie sind **physikalische** (z. B. Kryotherapie zur Entzündungshemmung) und **physiotherapeutische** Maßnahmen (z. B. Bewegungs- und Ergotherapie) unerlässlich, um eine Funktionseinbuße durch mangelnde Bewegung zu verhindern.

> **MERKE** Während des akuten Schubs sollten die Gelenke in Funktionsstellung (s. Orthopäde [S. B233]) ruhig gestellt werden. Im Intervall steht die Bewegungsübung im Vordergrund!

Bleiben pharmakotherapeutische Maßnahmen ohne Erfolg, können interventionelle und chirurgische Eingriffe indiziert sein. Hierzu zählen die Spaltung des Retinaculum flexorum bei Karpaltunnelsyndrom, die Synovektomie und der prothetische Gelenkersatz.

Prognose: Die rheumatoide Arthritis verläuft i. d. R. chronisch-progredient. Phasen hoher Krankheitsaktivität („akute Schübe") wechseln mit Remissionsphasen ab. Einige Patienten zeigen einen milden Verlauf, bei dem es nach einigen Schüben zu einer kompletten Remission kommen kann. Prognostisch ungünstige Faktoren sind ein multiartikulärer Befall, die rheumatoide Vaskulitis, massiv erhöhte Entzündungsparameter, ein hochtitriger Rheumafaktor und der molekularbiologische Nachweis des „Shared epitopes".

8 Spondyloarthritiden (SPA)

8.1 Grundlagen

DEFINITION Unter dem Oberbegriff Spondylarthritiden werden unterschiedliche Krankheitsbilder zusammengefasst, die mit einem entzündlichen Befall des Achsenskeletts und/oder peripherer Gelenke einhergehen.

Einteilung: Zu den Spondylarthritiden gehören:
- ankylosierende Spondylitis [S. A471]
- reaktive Arthritis [S. A474]
- Psoriasisarthritis [S. A475]
- enteropathische Arthritiden [S. A476]
- SAPHO-Syndrom [S. A476]
- juvenile Oligoarthritis Typ II (s. Pädiatrie [S. B562]).

Ätiologie: Die Ätiologie ist unbekannt. Exogene Faktoren bei bestehender genetischer Disposition werden als Ursache vermutet. Hinweis auf die genetische Komponente ist die starke Assoziation mit dem immungenetischen Marker **HLA-B27** (HLA-B befindet sich auf Chromosom 6). Typische serologische Marker fehlen, insbesondere lässt sich kein Rheumafaktor nachweisen (= **seronegative SPA**).

> **MERKE** Die Assoziation mit dem HLA-B27-Merkmal ist bei den einzelnen klinischen Entitäten unterschiedlich stark.

Die **stärkste Assoziation** besteht zwischen dem klinischen Bild der **Spondylarthritis** und HLA-B27 (90 % der Patienten mit ankylosierender Spondylitis sind HLA-B27-positiv, s. u.), bei den anderen Krankheitsbildern ist diese deutlich schwächer (z. B. reaktive Arthritis und Psoriasisarthritis). Lässt sich bei Patienten ein Befall der Wirbelsäule nachweisen (HLA-B27 meist positiv), besteht ein erhöhtes Risiko, im weiteren Verlauf das Vollbild einer ankylosierenden Spondylitis zu entwickeln.

Tab. 8.1 Europäische Klassifikationskriterien der Spondylarthritiden (ESSG-Kriterien)

Kategorie	Kriterien
1	• entzündlicher Rückenschmerz (Charakteristika: Besserung bei Bewegung, nächtliche Verstärkung, Beginn vor dem 40. Lebensjahr, Dauer über 3 Monate) • asymmetrische Arthritis (v. a. der unteren Extremität)
2	• positive Familienanamnese für Spondylarthritiden • chronisch-entzündliche Darmerkrankungen (Morbus Crohn/Colitis ulcerosa, Morbus Whipple) • Enthesiopathien • radiologischer Nachweis einer Sakroiliitis (Tab. 8.3)

Klinik: Die klinischen Leitsymptome sind die **Spondylarthritis** und/oder **Sakroiliitis**, eine **asymmetrische Oligoarthritis** v. a. der unteren Extremität und entzündliche Veränderungen der Sehnenansätze (**Enthesiopathien**). Häufig sind auch die Augen in Form einer Iritis bzw. Iridozyklitis betroffen.

Diagnostik: Die europäischen Klassifikationskriterien fassen die typischen Charakteristika der Spondylarthritiden zusammen (**Tab. 8.1**). Die Diagnose kann gestellt werden, wenn jeweils ein Kriterium aus der Kategorie 1 und eines aus Kategorie 2 vorliegt. Ausnahme: Der Nachweis einer bilateralen Sakroiliitis beweist das Vorliegen einer SPA.

8.2 Ankylosierende Spondylitis (ASP)

Synonym: Spondylitis ancylosans, Morbus Bechterew

DEFINITION Chronisch-entzündliche Systemerkrankung, die typischerweise mit destruierenden und proliferierenden Veränderungen am Achsenskelett (**Spondylitis**) und den Iliosakralgelenken (**Sakroiliitis**) einhergeht. Im Endstadium führt sie zu einer Ankylosierung der Wirbelsäule mit deutlicher Bewegungseinschränkung.

Epidemiologie: Von der ASP sind etwa 0,5 % der Bevölkerung betroffen. Männer erkranken etwa 4-mal häufiger als Frauen. Der Altersgipfel liegt zwischen dem 20. und 40. Lebensjahr.

Ätiologie: Die Ätiologie ist unbekannt. Der Erkrankung liegt eine genetische Prädisposition zugrunde, 90 % der Patienten sind HLA-B27-positiv (im Vergleich: In der gesunden Bevölkerung beträgt die Häufigkeit des HLA-B27-Merkmals ca. 7 %). Es wird angenommen, dass sich die ASP bei diesen Patienten im Zusammenhang mit verschiedenen exogenen Auslösern (z. B. Infektionen) entwickelt. Bei einigen Patienten entwickelt sich die ankylosierende Spondylitis im Spätverlauf einer HLA-B27-positiven reaktiven Arthritis oder Psoriasisarthritis.

Klinik: Das typische Leitsymptom der ASP ist der **tief sitzende Rückenschmerz**, der durch entzündliche Veränderungen der Iliosakralgelenke (Sakroiliitis) entsteht.

> **MERKE** Der tief sitzende Kreuzschmerz, der nachts in Ruhe auftritt und sich im Tagesverlauf bei Bewegung bessert, ist charakteristisch für die ASP.

Die Schmerzen können ähnlich wie bei der Ischialgie bis in die Kniekehlen und Beine ausstrahlen. Die Beteiligung des Achsenskeletts äußert sich klinisch als Spondylitis. Durch die entzündlichen Veränderungen der Intervertebralgelenke und des Bandapparates kommt es zu Schmerzen und Bewegungseinschränkungen im Bereich der Wirbelsäule. Zu Beginn ist i. d. R. der thorakolumbale Übergang betroffen, im weiteren Krankheitsverlauf können diese Veränderungen aber auch auf Brust- und Halswirbelsäule übergreifen.

Etwa ⅓ der Patienten leidet zusätzlich an einer **peripheren Mon-** oder **Oligoarthritis**, die sich v. a. an der unteren Extremität bemerkbar macht. Besonders häufig sind das Hüft- und Kniegelenk betroffen.

Extraartikuläre Symptome kommen bei etwa 15 % der Patienten vor. Betroffen sind v. a. die Augen (Iridozyklitis), die Aorta (Aortitis mit Gefahr der Klappeninsuffizienz) und das Herz (Kardiomyopathie). Es besteht zudem eine Assoziation mit chronisch-entzündlichen Darmerkrankungen. Entzündungen der Sehnenansätze (**Enthesiopathien**) manifestieren sich in erster Linie durch Schmerzen am Fersenbein (Kalkaneodynie), aber auch parasternal oder am Sitzbein.

Komplikationen: Durch die entzündlichen Veränderungen am Achsenskelett kommt es zu einer zunehmenden **Ankylosierung** mit progredienter **Bewegungseinschränkung**. Im Endstadium entsteht eine fixierte Fehlhaltung der Wirbelsäule mit Hyperkyphose im Brustbereich und Hyperlordose im Halsbereich. Die Bewegungsfähigkeit der Wirbelsäule ist komplett eingeschränkt. Bei Befall des knöchernen Thorax sind dessen Exkursionen während der Atmung behindert. Ist auch das atlantookzipitale Gelenk betroffen, kann es zu neurologischen Störungen kommen. In seltenen Fällen entwickelt sich eine Amyloidose.

Diagnostik: Zur Einordnung der ankylosierenden Spondylitis in die Gruppe der Spondylarthritiden dienen die ESSG-Kriterien (Tab. 8.1). Entscheidend für die Diagnose einer ASP ist der Nachweis der Spondylitis mit Bewegungseinschränkungen im Bereich Wirbelsäule und/oder einer Sakroiliitis. Hierfür stehen verschiedene klinische Untersuchungen zur Verfügung (s. auch Tab. 8.2).
- Hinweise auf eine Sakroiliitis bieten der lokale Klopfschmerz über der Wirbelsäule und der **positive Mennell-Griff**.
- Der Nachweis einer Spondylitis gelingt durch den klinischen Nachweis einer eingeschränkten Beuge- und Streckfunktion der Wirbelsäule. Mithilfe des **Schober-** und **Ott-Zeichens** bzw. der Messung des **Finger-Boden-Abstandes** wird die Rumpfbeugung beurteilt. Durch die Bestimmung des Hinterkopf-Wand- bzw. Kinn-Sternum-Abstandes lassen sich Reklination und Inklination der Halswirbelsäule beurteilen. Eine eingeschränkte Brustatmung kann durch Messung der Thoraxumfangsdifferenz zwischen Ex- und Inspiration nachgewiesen werden.

Im **Labor** zeigt sich während eines akuten Schubes eine mäßige Erhöhung der Entzündungsparameter. In der Re-

Tab. 8.2 Klinische Zeichen bei ankylosierender Spondylitis

Test	positiv bei/pathologisch	Hinweis auf
Mennell-Griff	Kreuzschmerzen bei Scherungsbewegungen der Iliosakralgelenke	Sakroiliitis
Schober-Zeichen	Vergrößerung der Messstrecke zwischen 5. LWK und einem Punkt 10 cm kranial davon < 4 cm bei Rumpfbeugung	Spondylitis mit eingeschränkter Beuge- und Streckfunktion der Wirbelsäule
Ott-Zeichen	Vergrößerung der Messstrecke zwischen 7. HWK und einem Punkt 30 cm kaudal davon < 2 cm bei Rumpfbeugung	
Messung von • Finger-Boden-Abstand • Hinterkopf-Wand-Abstand • Kinn-Sternum-Abstand	jeder Wert über 0 cm	
Thoraxumfangsdifferenz zwischen Ex- und Inspiration	≤ 6 cm (im Alter mehr)	

8.2 Ankylosierende Spondylitis (ASP)

gel finden sich unveränderte Konzentrationen der alkalischen Phosphatase sowie von Kalzium oder Phosphat. Spezifische serologische Marker für die ankylosierende Spondylitis existieren nicht.

> **MERKE** Der Nachweis von **HLA-B27** (vorhanden in 90–95 % d. F.) sichert die Diagnose einer Spondylitis ankylosans nicht, macht diese bei entsprechender klinischer Symptomatik jedoch wahrscheinlich.

Die bildgebende Diagnostik nimmt einen wichtigen Stellenwert in der Diagnosefindung der ASP ein. Im **Röntgenbild** des Beckens gelingt der Nachweis der Sakroiliitis (Einteilung in 4 Stadien, **Tab. 8.3**) . Der zeitliche Verlauf der röntgenologisch fassbaren Veränderungen ist in **Abb. 8.1** dargestellt. Spondylitis und Spondylarthritis zeigen sich durch Appositionen an den Wirbelkörpern (**Syndesmophyten**), die benachbarte Wirbel überbrücken und Verknöcherungen der Intervertebralgelenke (**Ankylosierungen**) hervorrufen können. Durch sklerosierende Prozesse an den Wirbelkörpern und -kanten kommt es zum Phänomen der „glänzenden Ecken" sowie zur Entstehung von Kastenwirbeln (Begradigung der ventralen Wirbelkörperbegrenzung) bzw. deformierten Tonnenwirbeln. Im Endstadium imponiert die versteifte Wirbelsäule durch Verkalkungen des Bandapparates wie ein **Bambusstab** (**Abb. 8.2**). An den Fersen zeigt sich die Verkalkung der Sehnenansätze. Die MRT-Aufnahme ist Goldstandard in der Früherkennung.

Tab. 8.3 Radiologische Zeichen der Sakroiliitis

Stadium	radiologische Zeichen
1	verwaschener Gelenkspalt, (Pseudo-)Erweiterung des Gelenkspalts, leichte subchondrale Sklerosierung
2	unregelmäßige Gelenkspalterweiterungen, ausgeprägte subchondrale Sklerosierung, Erosionen (typisches „Perlschnurbild", „buntes Bild")
3	Verschmälerung oder Einengung des Gelenkspalts, Erosionen, subchondrale Sklerosierungen, partielle Ankylosierung
4	totale Ankylosierung

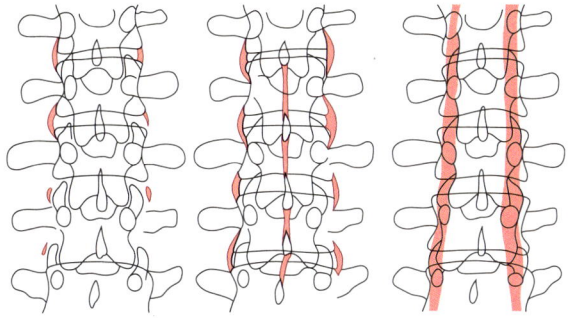

Abb. 8.1 Erkrankungsverlauf bei Morbus Bechterew. (aus: Reiser, Kuhn, Debus, Duale Reihe Radiologie, Thieme, 2011)

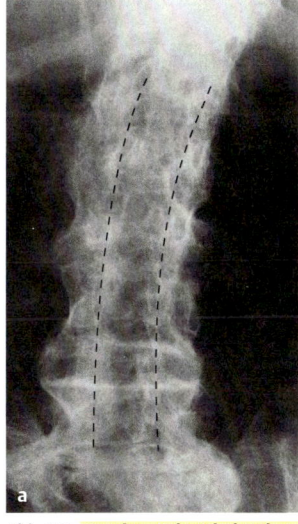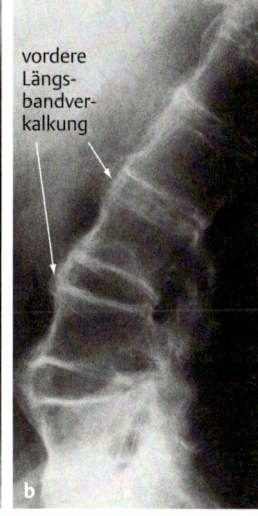

Abb. 8.2 **Bambusstabwirbelsäule** in a.–p. (**a**) und seitlicher (**b**) Aufnahme. (aus: Reiser, Kuhn, Debus, Duale Reihe Radiologie, Thieme, 2011)

(vordere Längsbandverkalkung)

> **MERKE** Charakteristisch für die Sakroiliitis ist das Nebeneinander von destruierenden und proliferativen Veränderungen im Röntgenbild, die zum Begriff **„Perlschnurbild"** bzw. **„buntes Bild"** geführt haben.

Differenzialdiagnosen: Der entzündliche Rückenschmerz der ASP muss von anderen Formen des Rückenschmerzes abgegrenzt werden.
- **Bandscheibenvorfall:** Verstärkung der Schmerzen beim Pressen/Husten (am häufigsten: thorakolumbal mit Ausstrahlung ins Bein), evtl. zusätzliches Auftreten von Paresen, Sensibilitätsstörungen, Reflexabschwächung. Symptome äußern sich im Bereich der betroffenen Wurzel (häufig L 5/S 1).
- **Spinalkanalstenose:** intermittierende Schmerzen in den Beinen, Besserung im Sitzen; selten zusätzliches Auftreten von Paresen und Sensibilitätsstörungen
- **infektiöse Spondylitiden:** erhöhte Entzündungsparameter, Erregernachweis
- **Wirbelsäulenmetastasen:** ausgeprägte B-Symptomatik, Symptome des Primärtumors
- Eine wichtige radiologische Differenzialdiagnose ist die nicht entzündliche Spondylitis hyperostotica (**Morbus Forestier**). Für Näheres s. Orthopädie [S. B263].

Therapie: Das wesentliche therapeutische Ziel ist es, die Bewegungsfähigkeit wiederzuerlangen und die progrediente Bewegungseinschränkung aufzuhalten. Grundlage jeder Therapie ist daher die Physiotherapie mit intensiven Bewegungsübungen und physikalischen Maßnahmen.

> **MERKE** Eine konsequente Physiotherapie ist bei der ASP die wichtigste prophylaktische Maßnahme zur Vermeidung einer kompletten Wirbelsäulenversteifung.

Die medikamentöse Therapie erfolgt symptomatisch mit **NSAR**. Patienten mit peripherer Mon- oder Oligoarthritis erhalten zusätzlich **Sulfasalazin**. Bleibt dieses Therapieregime erfolglos oder liegen extraartikuläre Organmanifestationen vor, werden **Steroide** eingesetzt. Therapierefraktäre Fälle können mit **TNF-α-Blockern** behandelt werden.

Prognose: Die ankylosierende Spondylitis verläuft äußerst variabel, i. d. R. jedoch in Schüben. Sie hat generell eine gute Prognose (viel besser als z. B. die rheumatoide Arthritis). Die Mortalität liegt komplikationsbedingt etwas höher als bei der Normalbevölkerung (kardiovaskuläre Komplikationen, Amyloidose). Die Lebensqualität wird durch die zunehmende Versteifung der Wirbelsäule deutlich gemindert.

8.3 Reaktive Arthritis (REA)

Synonyme: parainfektiöse Arthritis, postinfektiöse Arthritis

> **DEFINITION** Bei der REA handelt es sich um eine entzündliche Gelenkerkrankung, die reaktiv (als Zweiterkrankung) nach gastrointestinalen oder urogenitalen Infektionen mit bestimmten bakteriellen Erregern auftritt.

Epidemiologie: Etwa 5 % der Patienten mit bestimmten gastrointestinalen oder urogenitalen Infektionen (s. u.) entwickeln eine REA.

Ätiopathogenese: Auch der REA liegt eine genetische Disposition zugrunde, ca. 30–70 % der Betroffenen sind **HLA-B27-positiv** (insbesondere bei Befall der Wirbelsäule). Auf dem Boden der genetischen Disposition kommt es Tage bis Wochen nach einer bakteriellen Infektion (postinfektiös) zu einer Immunreaktion. Bakterien- bzw. Parasitenbestandteile und zirkulierende Immunkomplexe gelangen in das Gelenk und lösen dort eine chronische Synovialitis aus. Eine Partialantigengemeinschaft mit HLA-B27 wird als krankheitsauslösender Mechanismus angenommen. Der eigentlichen Erkrankung geht eine Phase der Sensibilisierung voraus. Dies erklärt die zeitliche Latenz zwischen der Infektionserkrankung und dem ersten Auftreten der REA-Symptome.

> **MERKE** Anders als bei der infektiösen Arthritis lassen sich die auslösenden Erreger nicht in der Synovialflüssigkeit nachweisen. Daher handelt es sich bei der REA um eine **sterile Synovialitis**.

Zu den typischen Erregern zählen:
- Yersinien, Salmonellen, Shigellen, Campylobacter, Entamoeba histolytica, Gardia lamblia oder Tropheryma whippeli (gastrointestinale Infektion)
- Gonokokken, Chlamydien oder Mykoplasmen (urogenitale Infektion).

Klinik: Etwa einen Monat nach einer Infektion im Bereich des Gastrointestinal- oder Urogenitaltrakts kommt es zu einer **wandernden Oligo-** oder **asymmetrischen Poly-**

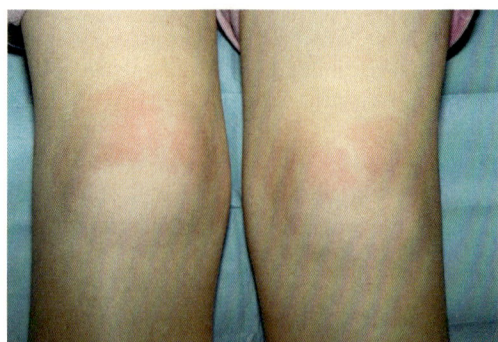

Abb. 8.3 Reaktive Arthritis beider Kniegelenke. (aus: Greten, Rinninger, Greten, Innere Medizin, Thieme, 2010)

arthritis. Betroffen sind dabei v. a. die großen Gelenke (Schulter, Ellenbogen, Hüfte, Knie Abb. 8.3). Begleitend kann es zu einer Beteiligung der Iliosakral- und Intervertebralgelenke (Sakroiliitis, Spondylitis) sowie der Sehnen- und Bänderansätze (Enthesiopathien) kommen. Extraartikuläre Manifestationen zeigen sich am **Auge** als Uveitis oder Konjunktivitis, am **Urogenitaltrakt** als Urethritis, an der **Haut** als Erythema nodosum und an den **Schleimhäuten** als aphthöse Veränderungen und Balanitis circinata.

> **MERKE** Das gemeinsame Auftreten von Oligoarthritis, Konjunktivitis/Iritis und Urethritis wird auch als Reiter-Syndrom (**Reiter-Trias**) bezeichnet. Es stellt quasi das Vollbild der reaktiven Arthritis dar. Treten zusätzlich Haut- bzw. Schleimhautsymptome hinzu (z. B. Balanitis circinata, aphtöse Veränderungen der Mundschleimhaut, psoriasiforme Effloreszenzen, Keratodermie), spricht man von der **Reiter-Tetrade**.

Diagnostik: Zur Einordnung der REA in die Gruppe der Spondylarthritiden s. ESSG-Kriterien (Tab. 8.1). Anamnestisch muss v. a. nach einer **zurückliegenden Infektion** gefragt werden. Da diese auch asymptomatisch verlaufen kann, schließt ein fehlender Hinweis in der Anamnese eine REA auf keinen Fall aus. Bei der klinischen Untersuchung muss ein **kompletter Gelenkstatus** erhoben und auch regelmäßig wiederholt werden (**Cave:** Durch den springenden Charakter der Arthritis kann der Gelenkbefund auch negativ ausfallen). Spezifische serologische Labormarker (insb. der Rheumafaktor) fehlen. Circa 30–70 % der Patienten sind HLA-B27-positiv (speziell bei Beteiligung der Wirbelsäule). Zum Nachweis einer stattgehabten gastrointestinalen oder urogenitalen Infektion sollten eine Stuhluntersuchung, ein Harnröhrenabstrich und eine Serologie durchgeführt werden.

> **MERKE** Der Nachweis eines auslösenden Erregers gelingt nicht in jedem Fall.

In der **Synovialanalyse** lassen sich evtl. Bakterienbestandteile nachweisen. Das Punktat sollte mit der Gram-Färbung untersucht werden, um eine bakterielle Arthritis ausschließen zu können.

Im **Röntgenbild** lässt sich lediglich die begleitende Weichteilschwellung nachweisen. Arrosionen von Knorpel und Knochen werden frühestens nach Wochen erkennbar. Die **Szintigrafie** erfasst Entzündungsprozesse rascher. Der Nachweis kleiner Ergüsse (auch in großen Gelenken) gelingt mithilfe der Arthrosonografie.

Therapie: Bei der chronischen **posturogenitalen REA** steht die **Infektsanierung** im Vordergrund, da es mit Elimination des auslösenden Keims zu einer Ausheilung kommen kann. Wesentlich für den Erfolg ist die Mitbehandlung des Partners. (Für die postenteritische REA konnte eine Besserung durch eine antibiotische Therapie nicht nachgewiesen werden.)

Medikamentös wird die **Arthritis** mit den klassischen nichtsteroidalen Antirheumatika therapiert. Steroide werden bei hochakutem Verlauf und extraartikulärer Beteiligung eingesetzt. Bei chronischem Verlauf der REA sollte eine Basistherapie mit Sulfasalazin oder MTX eingeleitet werden (besonders effektiv bei peripherem Gelenkbefall).

Die Grundlage der symptomatischen Behandlung bilden physikalische und physiotherapeutische Maßnahmen. Mithilfe der Kryotherapie können Schmerzen gelindert werden. Durch gezielte Bewegungsübungen werden Muskulatur und Bandapparat gestärkt und einem progredienten Funktionsverlust der betroffenen Gelenke entgegengewirkt.

Prognose: Gelingt die Antigenelimination, kann die REA vollständig ausheilen. Oligosymptomatische Verläufe haben eine gute Prognose, die Patienten sind i. d. R. nach 6–12 Monaten beschwerdefrei. Bei vollständig ausgebildetem Reiter-Syndrom ist die Prognose deutlich schlechter, chronische Verläufe sind häufig. Bei Patienten mit positivem HLA-B27-Status kann die REA in eine ankylosierende Spondylitis übergehen.

> **MERKE** Da der REA eine genetische Disposition zugrunde liegt, können die Patienten im Laufe ihres Lebens immer wieder neu erkranken.

8.4 Psoriasisarthritis

Synonym: Arthropathia psoriatica

> **DEFINITION** Die Psoriasisarthritis ist eine destruierend-proliferierende Gelenkentzündung, die fakultativ auch das Achsenskelett betreffen kann und im Zusammenhang mit einer Psoriasis vulgaris auftritt.

Epidemiologie: Etwa 5 % der Psoriasispatienten entwickeln eine Arthritis. Der Gelenkbefall kann dem Auftreten der Schuppenflechte allerdings auch um Jahre vorausgehen („Psoriasisarthritis sine Psoriasis"). Die Psoriasisarthritis kann auch im Kindes- bzw. Jugendalter auftreten (juvenile Psoriasisarthritis).

Ätiologie: Vermutlich liegt auch der Psoriasisarthritis eine genetische Disposition zugrunde. Äußert sich die Arthritis auch an der Wirbelsäule, findet sich bei fast allen Patienten der immungenetische Marker HLA-B27. Der genaue Pathomechanismus ist unklar.

Klinik: Bei der **Psoriasisarthritis** werden 3 klinische Verlaufsvarianten unterschieden:
- Die häufigste Manifestation am Bewegungsapparat ist die **asymmetrische Arthritis**, die sich v. a. an den proximalen und distalen Interphalangealgelenken äußert. Charakteristisch ist dabei der strahlförmige Befall einzelner Finger oder Zehen (**Daktylitis**), wobei Grund-, Mittel- und Endgelenk eines Fingers betroffen sind. Durch die begleitende Weichteilschwellung kommt es zu dem typischen Aspekt des sog. „Wurstfingers".
- Etwa ¼ der Patienten entwickelt eine **symmetrische Arthritis**, die in ihrem klinischen Erscheinungsbild der rheumatoiden Arthritis ähnelt.
- Bei einem weiteren ¼ der Patienten manifestiert sich die Psoriasisarthritis als **Sakroiliitis** und/oder **Spondylitis** mit peripherer Oligoarthritis großer Gelenke und Enthesiopathien. Bei diesen Patienten lässt sich i. d. R. das HLA-B27-Merkmal nachweisen.

Psoriatische Hautläsionen finden sich an den typischen Prädilektionsstellen (behaarte Kopfhaut, Nabel, Rima ani, Streckseiten der Extremitäten, retroaurikulär). An den Nägeln finden sich die klassischen Veränderungen der **Nagelpsoriasis** (Abb. 8.4; Tüpfelnägel, Onycholyse, fehlendes Nagelhäutchen).

Komplikationen: Bei ca. 10 % der Patienten kommt es zu starken Mutilationen, die sich an den Händen als Teleskopfinger zeigen (Finger lassen sich der Länge nach teleskopartig ausziehen, Abb. 8.5). Bei Patienten mit HLA-B27-positivem Status kann die Psoriasisarthritis in eine ankylosierende Spondylitis übergehen.

Diagnostik: Der Einordnung der Psoriasisarthritis in die Gruppe der Spondylarthritiden dienen die ESSG-Kriterien (Tab. 8.1). **Wegweisend** für die Diagnose ist die **klinische Trias** aus arthritischem Strahlbefall der Finger, psoriatischen Hautläsionen und einer Nagelpsoriasis. Laboruntersuchungen sind wenig aussagekräftig. Der klassische Rheumafaktor im Serum ist negativ (seronegative Spondylarthritis). Bei Mitbeteiligung des Achsenskeletts findet sich häufig der immungenetische Marker HLA-B27.

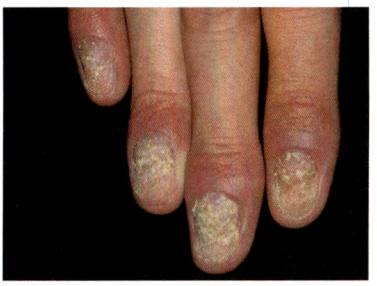

Abb. 8.4 Psoriasisarthritis mit Nagelbeteiligung.
(aus: Sterry, Kurzlehrbuch Dermatologie, Thieme, 2011)

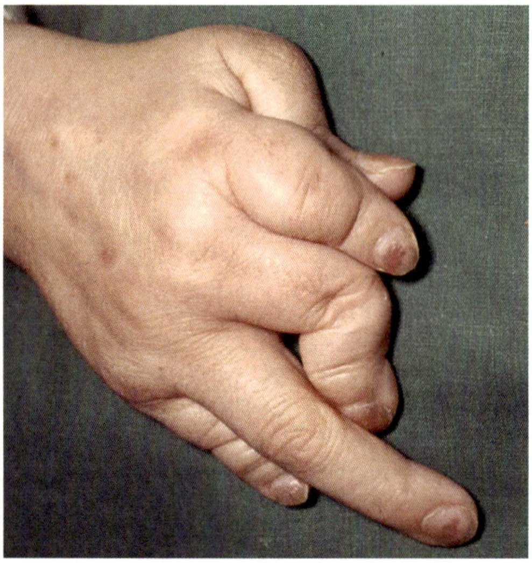

Abb. 8.5 Mutilierende Psoriasisarthritis mit Teleskopfinger. (aus: Greten, Rinninger, Greten, Innere Medizin, Thieme, 2010)

MERKE Gehen die Gelenkmanifestationen der Schuppenflechte voraus („Arthritis psoriatica sine psoriase"), ist die Diagnosefindung deutlich erschwert.

Im Röntgenbild zeigen sich typische Veränderungen: Weichteilschwellung, Strahlbefall mit Appositionen und Osteolysen an den Kapselansätzen, Mutilationen und Ankylosen.

Therapie: Da die Haut- und Gelenkmanifestationen i. d. R. nicht korrelieren, erfolgen die Therapie der Psoriasis und Arthritis **unabhängig** voneinander.

Therapie der Psoriasis: Siehe Dermatologie [S. B693].

Therapie der Arthritis: Hinsichtlich der Arthritis steht der symptomatische Einsatz von NSAR im Vordergrund. Kommt es hierunter zu keiner Besserung, sollte eine Basistherapie eingeleitet werden. Diese folgt denselben Prinzipien wie bei der RA: bei nicht erosivem Verlauf kommt Sulfasalazin, bei erosivem Verlauf MTX (Substitution von Folsäure!) und ggf. TNF-α-Blocker zum Einsatz. Steigen unter MTX-Therapie die Transaminasen an (Hepatotoxizität von MTX), kann ein zweitweiliges Absetzen des Medikaments angedacht werden.

Prognose: Patienten mit asymmetrischer Oligoarthritis haben eine gute Prognose. Bei ca. 10 % der Patienten kann es zu starken Mutilationen oder zu einem Übergang in eine ankylosierende Spondylitis kommen.

8.5 Enteropathische Arthritis/ Sakroiliitis

Synonym: intestinale Arthropathie

Bei einigen chronisch-entzündlichen Darmerkrankungen kann sich im Verlauf eine Oligoarthritis bzw. Sakroiliitis entwickeln. Am häufigsten sind Patienten mit **Morbus Whipple** (Arthritis in 60 %, Sakroiliitis in 40 %) und **Morbus Crohn** bzw. **Colitis ulcerosa** (Arthritis in 25 %, Sakroiliitis in 15 %) betroffen. Häufig geht der Gelenkbefall den intestinalen Symptomen voraus. Insbesondere beim Morbus Whipple ist die Arthritis bzw. Sakroiliitis häufig die erste Manifestation. Therapeutisch steht die Behandlung der Grunderkrankung im Vordergrund, da sich hierunter i. d. R. auch die Arthritis bessert. Therapeutisch werden zur symptomatischen Behandlung der Gelenkschmerzen NSAR eingesetzt.

Bei etwa 10–20 % der Patienten mit einem jejunokolischen Bypass kann sich eine Arthritis entwickeln („intestinale Bypass-Arthritis").

8.6 SAPHO-Syndrom

Synonym: akquiriertes Hyperostosesyndrom

Das SAPHO-Syndrom (**S**ynovitis, **A**kne, **P**soriasis pustulosis palmoplantaris, **H**yperostosis, **O**steitis) imponiert klinisch v. a. durch eine schmerzhafte Schwellung im Bereich des Sternoklavikulargelenks, die im weiteren Verlauf zur Ankylosierung neigt. Im Labor sind die Entzündungsparameter erhöht.

9 Kollagenosen

9.1 Grundlagen

DEFINITION Bei den Kollagenosen handelt es sich um eine Gruppe chronisch-entzündlicher Systemerkrankungen, die sich vorwiegend am Bindegewebe, an der quergestreiften Muskulatur und den Gefäßen manifestieren. Große Bedeutung haben Kollagenosen wegen ihrer teilweise schweren Ausprägung an den inneren Organen.

Epidemiologie: Frauen erkranken wesentlich häufiger als Männer.

Ätiopathogenese: Die Ätiologie ist unbekannt. Den Kollagenosen liegt eine genetische Disposition zugrunde (Assoziation mit bestimmten HLA-Antigenen). Durch unbekannte Auslöser kommt es zu einer pathologischen Aktivierung des Immunsystems. Die polyklonale B-Zell-Aktivierung führt zur Durchbrechung der immunologischen Toleranz mit Bildung verschiedener **Autoantikörper**, die sich gegen die unterschiedlichen körpereigenen Strukturen richten. Zu den kollagenosetypischen Autoantikörpern gehören:

- Antikörper gegen Zellkernantigene (**ANA**), die sich gegen nukleäre Antigene wie z. B. DNA, RNA, Zentromere, Topoisomerase und Histone richten, und Antikörper gegen extrahierbare nukleäre Antigene (**ENA**), z. B. gegen das Sm-Antigen.
- Antikörper gegen zytoplasmatische Antigene, die sich gegen Glykoproteine (**SS-A**) oder RNA-Protein (**SS-B**) richten.
- Antikörper gegen Antigene auf Zelloberflächen (Erythrozyten, Lymphozyten, Granulozyten, Thrombozyten, Thyreoglobulin, Magenschleimhaut, Leber, Muskel), und
- Antikörper gegen Plasmaproteine, die sich gegen Immunglobuline (**Rheumafaktor**), Gerinnungsfaktoren und Phospholipide (Antiphospholipid-Antikörper, APLA) richten.

Diagnose: Da die klinische Symptomatik wenig spezifisch ist, kommt der immunologischen Diagnostik mit Nachweis der Autoantikörper die größte Bedeutung zu. Die einzelnen Kollagenosen zeigen ein jeweils krankheitstypisches Autoantikörperprofil, die für die Diagnose unerlässlich sind (**Tab. 9.1**).

Besteht der Verdacht auf eine Kollagenose, werden zunächst die ANAs bestimmt („**Screening-Autoantikörper**"). Sie sind relativ **unspezifisch** für ein einzelnes Krankheitsbild, da sie bei vielen Kollagenoseformen und gelegentlich auch bei Gesunden nachweisbar sind. Bei positivem ANA-Befund erfolgt anschließend eine weitere Differenzierung hinsichtlich ihrer Subspezifität, um eine genauere Diagnose stellen zu können.

Tab. 9.1 Spezifische Autoantikörper bei verschiedenen Kollagenosen

Kollagenose	spezifische Autoantikörper
Sjögren-Syndrom	• SS-A-Antikörper (= Ro-Antikörper) • SS-B-Antikörper (= La-Antikörper) • Antikörper gegen Speicheldrüsenausführungsgänge
SLE	• Anti-dsDNA-Antikörper • Anti-Sm-Antikörper
progressive systemische Sklerose	• Anti-Zentromer-Antikörper • Topoisomerase-Antikörper
Polymyositis und Dermatomyositis	• Transfer-RNA-Synthetase-Antikörper (Jo-1-Antikörper) • Mi-2-Antikörper • PM-Scl-Antikörper
Sharp-Syndrom	• Anti-RNP-Antikörper

9.2 Systemischer Lupus erythematodes (SLE)

Synonym: Lupus erythematodes disseminatus (LED)

DEFINITION Der SLE ist eine generalisierte, entzündliche Systemerkrankung, die durch das Auftreten charakteristischer Autoantikörper und Bildung von Immunkomplexen gekennzeichnet ist. Verschiedenste Organsysteme können betroffen sein (bevorzugt das Gefäßbindegewebe, die Serosa und die Haut).

Epidemiologie: Die Prävalenz beträgt ca. 50/100 000 Einwohner. Frauen sind etwa 10-mal so häufig betroffen wie Männer; der Altersgipfel liegt zwischen dem 25. und 35. Lebensjahr.

Ätiopathogenese: Die Ätiologie ist unbekannt, eine genetische Disposition wird vermutet (Assoziation mit den HLA-Antigenen DR2 und DR3). Verschiedene exogene und endogene Auslöser (s. u.) führen über eine polyklonale B-Zell-Aktivierung zu einer gestörten Immuntoleranz mit Bildung von **Autoantikörpern**. Diese können über 2 verschiedene Mechanismen zu einer Schädigung der Zielstrukturen mit nachfolgender chronischer Entzündung führen (s. u.).

Nach heutiger Annahme liegt dem SLE eine defekte Apoptose mit einem erhöhten Chromatinkatabolismus zugrunde. Von diesem sind v. a. die Nukleosomen betroffen. Hierfür spricht, dass sich die wichtigsten Autoantikörper beim SLE gegen nukleosomale Bestandteile wie z. B. die Doppelstrang-DNA richten.

Die autoantikörperinduzierte Gewebeschädigung erfolgt durch 2 unterschiedliche Immunreaktionen, die beide unter Beteiligung des Komplementsystems stattfinden:

- **direkte antikörpervermittelte Zelllyse:** Die Bindung der Autoantikörper an die Zielstruktur (Opsonierung) führt

zu einer direkten Zerstörung der Zellmembran mit anschließender Phagozytose (Typ-II-Reaktion nach Coombs und Gell [S. A451] und **Tab. 1.4**).
- **indirekte Gewebeschädigung durch Immunkomplexbildung:** Nach subendothelialer Ablagerung der Immunkomplexe kommt es über eine Komplementaktivierung zu einem Einstrom von Entzündungszellen, die über die Freisetzung verschiedener Mediatoren zur Entzündung an Endothel und Serosa führen (Typ-III-Reaktion nach Coombs und Gell [S. A451] und **Tab. 1.4**).

Auslösefaktoren: Der Verlust der Immuntoleranz wird durch verschiedene exogene und endogene Auslöser beeinflusst.
- Bei den **endogenen Auslösern** stehen neben den genetischen Faktoren v. a. Defekte im Komplementsystem (Verminderung oder sogar gänzliches Fehlen einzelner Komponenten [S. A479]) im Vordergrund.
- Zu den **exogenen Auslösern** zählen hormonelle Umstellungen (gehäuftes Auftreten bei Einnahme der Pille oder postpartum), UV-Licht oder Medikamente (z. B. Hydralazin, D-Penicillamin).

Klinik:

> **MERKE** Der SLE ist wie ein „Chamäleon", er kann sich praktisch an jedem Organ manifestieren.

Da die „Zielstrukturen" des SLE praktisch ubiquitär im Körper vorkommen, ist die Klinik des SLE sehr mannigfaltig. Zu Beginn leiden praktisch alle Patienten unter Allgemeinsymptomen wie Abgeschlagenheit, subfebrilen Temperaturen bzw. Fieber, Müdigkeit und Gewichtsabnahme. Zusätzlich treten **Arthralgien** und eine **nicht destruierende Oligo-** bzw. **Polyarthritis** auf, die typischerweise zu starken Luxationen neigt (sog. Jaccoud-Arthropathie). Ein typischer Befund ist der sog. Z-Daumen (90°-90°-Deformität). An der Muskulatur manifestiert sich der SLE durch eine **Myositis**, die sich klinisch durch Schmerzen und Atrophien äußert. Charakteristisch für den SLE ist der Hautbefall (Abb. 9.1), der sich v. a. an lichtexponierten Stellen zeigt und bei > 70 % der Patienten nachweisbar ist. Typisch ist auch das sog. **Schmetterlingserythem** über Nase und Jochbein, wobei die Nasolabialfalten ausgespart bleiben. Ein weiterer, häufiger Hautbefund sind scheibenförmige (diskoidale) papulöse Effloreszenzen, die mit einer Schuppenbildung (nicht ablösbar!) und einer follikulären Hyperkeratose einhergehen. Insbesondere an den Streckseiten der Finger finden sich erythematöse, z. T. keratotische Plaques. Vaskuläre Hautveränderungen führen zu periungualen Teleangiektasien oder einer Livedo racemosa. Die Schleimhäute sind in Form von Ulzerationen und aphthösen Läsionen betroffen. Häufig leiden die Patienten unter einer diffusen Alopezie, die aber i. d. R. reversibel ist.

Organbeteiligung: Im Verlauf der Erkrankung kommt es bei den meisten Patienten zur Mitbeteiligung der inneren Organe, des blutbildenden Systems und/oder des ZNS:

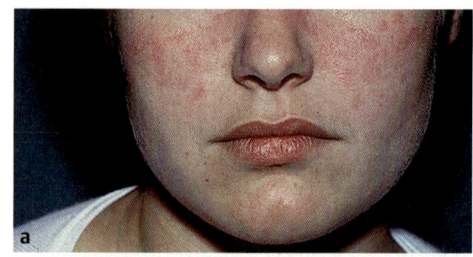
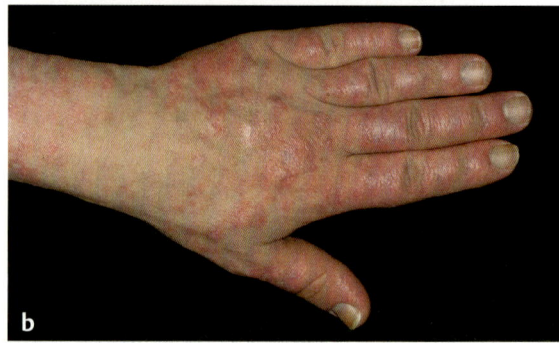

Abb. 9.1 Systemischer Lupus erythematodes. a Schmetterlingserythem. **b** Rötung und Plaques an den Fingerstreckseiten. (a: aus Moll, Duale Reihe Dermatologie, Thieme, 2010; b: aus Sterry, Kurzlehrbuch Dermatologie, Thieme, 2011)

Etwa 70 % der Patienten entwickeln **kardiopulmonale Organmanifestationen**. Hierzu gehören die Entwicklung einer Perikarditis/Pleuritis durch Befall der serösen Häute, einer nicht bakteriellen verrukösen Endokarditis (Libman-Sacks), einer Myokarditis, einer Pneumonitis und einer Lungenfibrose.

Typisch für den SLE ist die **abakterielle Endokarditis Libman-Sacks** (s. Herz-Kreislauf-System [S. A80]). Sie wird heutzutage klinisch jedoch selten diagnostiziert. Fibrinthromben auf den Herzklappen und stark verdickte Chordae tendineae sind charakteristische Befunde. Am häufigsten ist die Mitralklappe betroffen, eine Einschränkung der Klappenfunktion ist eher selten. Durch eine Ausschwemmung der Entzündungszellen kann es begleitend zu einer Pleuritis oder Perikarditis kommen.

Für die Prognose des SLE maßgeblich ist eine Beteiligung der **Nieren**, die sich bei etwa der Hälfte der Patienten nachweisen lässt. Diese äußert sich in einer Glomerulonephritis vom Immunkomplextyp mit Bluthochdruck und Ödemen (nephrotisches Syndrom, s. Niere [S. A392]). Verlauf und Histologie sind dabei äußerst variabel (s. Niere [S. A402]). Besonders gefürchtet ist die diffus proliferative Glomerulonephritis, die aufgrund ihres rasch progredienten Verlaufs frühzeitig zur Niereninsuffizienz führen kann. Infolge einer Antigenverwandschaft zwischen der glomerulären und pulmoalveolären Basalmembran kommt es dabei häufig zu einer Lungenbeteiligung mit Hämorrhagien im Sinne eines **pulmorenalen Syndroms**.

Bei etwa 50 % der Patienten kommt es durch Intimaproliferationen und Mikrothrombosierungen der kleinen Hirngefäße zu einer Beteiligung des ZNS („**ZNS-Lupus**"). Klinische Zeichen sind psychische Veränderungen (Entwicklung einer Psychose oder Depression), migräneartige Kopfschmerzen, Meningismus und Krampfanfälle.

An den **Gefäßen** manifestiert sich der SLE als sekundäre Immunkomplexvaskulitis mit Entwicklung einer Polyneuropathie (typisch: N. peronaeus mit Spitzfuß). Bei Gefäßverschlüssen kann es zu einer trockenen Gangrän kommen, v. a. an den Akren. Gefäßmanifestationen sind häufig Zeichen eines hochaktiven SLE.

Im **Blutzellsystem** kann es durch die antikörpervermittelte Zytolyse der zirkulierenden Blutzellen zu einer Panzytopenie oder zu einem isolierten Abfall einer Zellreihe kommen. Typische Symptome sind eine erhöhte Infektneigung (Granulozytopenie), die Entwicklung einer hämorrhagischen Diathese (Thrombozytopenie) sowie allgemeine Leistungsschwäche und blasse Haut (Anämie).

Patienten mit Autoantikörpern gegen Phospholipide und dem sog. „**Lupusantikoagulans**" können ein **sekundäres Antiphospholipidsyndrom** entwickeln. Die typische Trias umfasst: rezidivierende Aborte, rezidivierende venöse und arterielle Thrombosen und eine Thrombozytopenie.

MERKE Ungewöhnliche zerebrale Ausfallserscheinungen und Herzinfarkte bei jungen Patienten ohne Risikofaktoren sollten an ein Antiphospholipidsyndrom denken lassen.

Diagnostik: Zur Diagnose eines SLE dienen die **SLE-Kriterien** des American College of Rheumatology (Tab. 9.2). Die Hautveränderungen sind durch UV-Licht induzierbar. Ein Photoprovokationstest kann diagnostisch hinweisgebend sein. Kapillarmikroskopisch können periunguale Teleangiektasien erkennbar sein.

Tab. 9.2 SLE-Kriterien des American College of Rheumatology (ACR)

Kriterium*	Bemerkung
Schmetterlingserythem	Erythem im Bereich des Nasenrückens; die Nasolabialfalten sind ausgespart
diskoide Hautveränderungen	gerötete, papulöse Effloreszenzen mit Hyperkeratose und Schuppenbildung
Photosensibilität	Auftreten der Hautveränderungen nach Lichtexposition
Schleimhautulzerationen	oral und/oder nasopharyngeal
nicht destruierende Arthritis	Befall von 2 oder mehr Gelenken ohne Erosionen
Serositis	Pleuritis, Perikarditis, Peritonitis/Aszites
Nierenbeteiligung	Proteinurie ≥ 0,5 g/d oder Zylindrurie
ZNS-Beteiligung	Psychosen oder Krampfanfälle, Neuropathie
Hämatologie	hämolytische Anämie, Leukopenie (< 4 000/μl), Lymphopenie (< 1500/μl) oder Thrombopenie (< 100 000/μl)
immunologische Befunde	antinukleäre Antikörper (ANA) hochspezifisch: Anti-ds-DNA-Antikörper oder Anti-Sm-Antikörper Antiphospholipid-Antikörper (APLA)

* Bei Vorliegen von 4 oder mehr Kriterien ist ein SLE wahrscheinlich.

Labor: Serologisch zeigt sich eine Erhöhung der humoralen Entzündungsparameter (Tab. 6.2). Typisch sind der Nachweis einer **polyklonalen Hypergammaglobulinämie** (Vermehrung der α₂-Globuline und γ-Globuline) und eine **erniedrigte Komplementkonzentration** (Abnahme der Komplementfaktoren C3, C4 und der gesamthämolytischen Aktivität CH50). Im Blutbild findet sich regelmäßig eine Leukozytopenie (zusätzlich evtl. Anämie und/oder Thrombozytopenie).

MERKE Wichtig ist die regelmäßige Kontrolle der Retentionsparameter und des Harnsediments, um rechtzeitig eine Beteiligung der Nieren aufzudecken.

Wegweisend für die Diagnose des SLE ist v. a. die immunologische Diagnostik. Hier gilt die Grundregel: Ohne den Nachweis von antinukleären Antikörpern (ANA) kein SLE. Während ANAs allerdings auch bei anderen Kollagenosen bzw. Gesunden zu finden sind, gilt der Nachweis von Autoantikörpern gegen Doppelstrang-DNA (**ds-DNA-Autoantikörper**, Abb. 9.2) und Autoantikörper gegen nukleäres Glykoprotein (**Anti-Sm-Autoantikörper**) als **hochspezifisch für das Vorliegen eines SLE**. Insgesamt können so gut wie alle Autoantikörper [S. A452] beim SLE vorkommen. Bei Patienten mit Antiphospholipidsyndrom lassen sich **Antiphospholipid-Antikörper** und das **Lupusantikoagulans** nachweisen. In diesem Fall zeigt sich in der Gerinnungsanalyse eine verlängerte PTT. Ein Lues-Suchtest kann bei diesen Patienten falsch positiv ausfallen, da die Antiphospholipid-Antikörper mit Cardiolipin reagieren.

MERKE Der pathognomonische Autoantikörper richtet sich gegen die doppelsträngige Desoxyribonukleinsäure (Anti-dsDNA-Antikörper) und ein nukleäres Glykoprotein (Anti-Sm-Antikörper).

Die **Aktivität der Erkrankung** wird durch den klinischen Befund, den Anti-dsDNA-Antikörpertiter und die Komplementkonzentration beurteilt.

Bildgebende Verfahren: Röntgenaufnahme und **Arthrosonografie** werden bei Verdacht auf eine entzündliche Aktivität im Gelenkapparat durchgeführt. Typisch für die

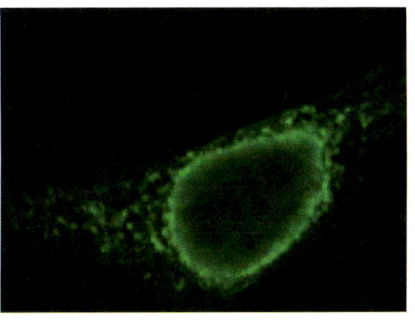

Abb. 9.2 **Antinukleärer Antikörper gegen doppelsträngige DNA (ds-DNA-Autoantikörper).** (aus: Riede, Werner, Schaefer, Allgemeine und spezielle Pathologie, Thieme, 2004)

nicht destruierende Arthritis beim SLE sind (**Sub-**)**Luxationen**, die v. a. die kleinen Gelenke betreffen (sog. Jacoud-Arthritis). Die weitere bildgebende Diagnostik dient in erster Linie der Diagnose von Organkomplikationen. So können mithilfe der **Sonografie** u. a. Rückschlüsse auf die Nierenfunktion gezogen (vergrößerte Nieren bei akutem Nierenversagen; verkleinerte und vernarbte Nieren bei chronischer Niereninsuffizienz) bzw. Milz und Lymphknoten beurteilt werden. Röntgenaufnahmen des Thorax werden bei V. a. eine kardiopulmonale Organbeteiligung angefertigt. **CT** und **MRT** dienen in erster Linie dem Nachweis einer ZNS-Beteiligung. Bei V. a. Gefäßverschlüsse (z. B. im Gehirn) kann eine **Angiografie** indiziert sein.

Biopsie: Eine bioptische Sicherung der Diagnose gelingt durch die feingewebliche Untersuchung betroffener Organe (v. a. Niere und Haut, aber auch Knochenmark bei auffälligem Blutbefund). Immunhistologisch und fluoreszenzmikroskopisch zeigen sich **granuläre Ablagerungen von Immunglobulinen** und **Komplementfaktoren** an der Basalmembran im Bereich der dermoepidermalen Grenze bzw. Glomerula. Dieser Befund wird auch als „**Lupusband**" bezeichnet. In der Nierenbiopsie zeigt sich eine Glomerulonephritis vom Immunkomplextyp. Die Histologie ist dabei sehr variabel.

Näheres zur Lupusnephritis s. Niere [S. A402].

> **MERKE** Beim SLE lassen sich die linearen **Immunglobulin- und Komplementablagerungen** entlang der Basalmembran auch in **makroskopisch unbefallener, nicht lichtexponierter Haut** nachweisen! Im Vergleich hierzu zeigen sich diese Veränderungen beim chronisch-diskoidalen LE und beim kutan-disseminierten LE (s. u.) nur in makroskopisch befallener und/oder lichtexponierter Haut.

Differenzialdiagnosen:
- „Lupus-like-Syndrom": eindeutige klinische Symptomatik, aber fehlende Immunphänomene.
- **medikamenteninduzierter Lupus erythematodes:** Verschiedene Medikamente können das klinische Bild eines SLE provozieren. Hierzu gehören z. B. Procainamid, Hydralazin, Methyldopa, Phenytoin, verschiedene Neuroleptika und Minocyclin. Klinisch imponiert er v. a. durch eine Arthritis, Pleuritis und Perikarditis; Niere und ZNS sind i. d. R. nicht betroffen. Nach Absetzen der Medikamente bilden sich die Symptome i. d. R. zurück. In der immunologischen Diagnostik lassen sich ANAs und **Anti-Histon-Antikörper** nachweisen, die für den SLE pathognomonischen Anti-dsDNA-Antikörper fehlen.

Beim Lupus erythematodes werden abhängig vom Befallsmuster und von den immunologischen Phänomenen 3 verschiedene Verlaufsformen unterschieden. Während der systemische LE eine Domäne der inneren Medizin ist, werden Patienten mit **kutanem** (Abb. 9.3) und **subakut kutanem LE** in der Dermatologie betreut, da hier i. d. R. der **Hautbefall** im Vordergrund steht. Die Diagnose wird bioptisch gesichert. Die wesentlichen Unterschiede zeigt Tab. 9.3.

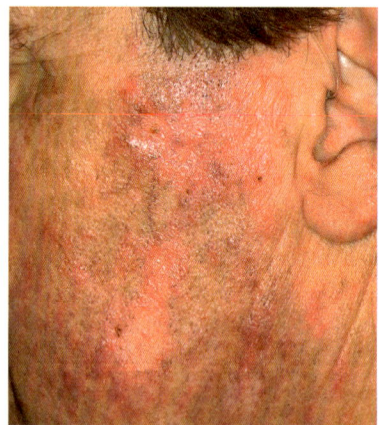

Abb. 9.3 **Chronisch-diskoider Lupus erythematodes.** Typisch sind die scharf begrenzten diskoidalen, erythematösen Plaques im Gesicht. (aus: Sterry et al., Kurzlehrbuch Dermatologie, Thieme, 2011)

Tab. 9.3 Verlaufsformen des Lupus erythematodes

Verlaufsform	Hautbeteiligung	systemische Beteiligung	immunologische Diagnostik	Lupusband	Prognose
kutaner Lupus erythematodes (chronisch-diskoider LE, CDLE)	lokalisiert oder disseminiert; diskoidale, druckschmerzhafte Plaques mit rotem Randsaum und zentraler Atrophie, Hyperästhesie, Tapeziernagelphänomen (Keratinpropf auf der Unterseite abgelöster Schuppen), v. a. im Gesicht und am Kapillitium (→ vernarbende Alopezie), evtl. auch an Mundschleimhaut	keine	–	++	gut
subakut-kutaner Lupus erythematodes (SCLE)	ringförmige erythematosquamöse Plaques vorwiegend an lichtexponierter Haut (Gesicht, Rücken, Arme, Brust); Hypopigmentierung bei Abheilung; Haut ist stark lichtempfindlich	leichte Systemreaktion: B-Symptomatik, Arthralgien und Myalgie	ANA häufig; keine dsDNA-AK	++	besser als beim SLE; schlechter als beim CDLE
systemischer Lupus erythematodes (SLE)	ACR-Kriterien Tab. 4.2			+++	schlecht

Therapie: Die Therapie des SLE ist **rein symptomatisch**. Das Therapieregime richtet sich nach der Aktivität der Erkrankung und den betroffen Organen:
- **Bei mildem Verlauf** ohne Beteiligung viszeraler Organe wird eine **Dauertherapie mit (Hydroxy-)Chloroquin** eingeleitet. Vor und während der Therapie sind regelmäßige ophthalmologische Kontrollen notwendig (→ Gefahr der Hornhauttrübung durch Chloroquineinlagerungen und Retinopathie).
Zusätzlich kommen bedarfsorientiert NSAR zum Einsatz. Während eines akuten Schubs werden vorübergehend hoch dosiert **Steroide** eingesetzt.
- Verläuft die Erkrankung unter diesem Therapieregime **progressiv**, muss eine steroideinsparende Therapie mit **Immunsuppressiva** eingeleitet werden. Besonders effektiv ist Azathioprin. Steht der Gelenkbefall im Vordergrund, hat sich Methotrexat als geeignet bewiesen. Als Zusatztherapie kann Belimumab eingesetzt werden.
- Bei schweren Verlaufsformen mit starker **Organbeteiligung** (v. a. Niere, ZNS, Herz und Gefäße) ist eine Therapie mit **Cyclophosphamid** indiziert. Um die Nebenwirkungsrate so gering wie möglich zu halten, wird sie als Cyclophosphamid-Pulstherapie durchgeführt. Bei der Lupusnephritis kann auch das neuere Immunsuppressivum Mycophenolatmofetil (MMF) eingesetzt werden.
- Bei schwersten Verläufen mit Therapieresistenz kommen hoch dosierte Immunglobuline und Plasmapherese infrage.
- Patienten mit Antiphospholipidsyndrom benötigen eine lebenslange Antikoagulation.

Prognose: Der Verlauf des SLE ist äußerst variabel. Am häufigsten verläuft die Erkrankung chronisch-rezidivierend. Die Prognose wird wesentlich durch den Organbefall und die Nebenwirkungen der immunsuppressiven Therapie (v. a. septische Komplikationen infolge Leukopenie) bestimmt. Die schlechteste Prognose haben Patienten mit Nieren- und ZNS-Befall.

SLE und Schwangerschaft: Während der Schwangerschaft und nach der Entbindung kann es durch die hormonellen Umstellungen zu einer deutlichen Verschlechterung der Symptomatik kommen (insb. der Lupusnephritis). Außerdem ist das Risiko für einen Abort bei Patientinnen mit SLE erhöht. Bei den Neugeborenen kann es durch den Übertritt von Autoantikörpern über die Plazenta zu einem **neonatalen Lupussyndrom** kommen. Besonders gefährdet sind Neugeborene, wenn die Mutter den **SS-A-Autoantikörper** aufweist. Typische Symptome dieser Kinder sind **Hautefloreszenzen** und eine **Kardiomyopathie** mit Herzrhythmusstörungen.

9.3 Progressive systemische Sklerose (PSS)

Synonym: Sklerodermie

DEFINITION Bei der PSS handelt es sich um eine generalisierte, entzündliche Systemerkrankung, die durch eine überschießende Kollagenbildung charakterisiert ist und zur Fibrosierung und Sklerosierung der Haut sowie der inneren Organe führt. An den Gefäßen kommt es zu einer obliterierenden Angiopathie mit der Gefahr ischämischer Organinfarkte.

Epidemiologie: Frauen sind deutlich häufiger betroffen als Männer (w:m = 10:1); der Altersgipfel liegt zwischen dem 30. und 50. Lebensjahr.

Ätiopathogenese: Die Ätiologie ist unbekannt, eine genetische Disposition wird angenommen (Assoziation mit HLA-DR1, -4, -5 und -8).
Pathogenetisch liegt der PSS eine gestörte Aktivierung des Immunsystems zugrunde. Die zytokininduzierte Fibroblastenproliferation und gesteigerte Kollagensynthese führen zu einer Fibrosierung und Sklerosierung des Bindegewebes. Folge an Haut und viszeralen Organen ist eine Gewebeinduration, die später in eine Gewebeatrophie übergeht. Am Gefäßsystem kommt es unter Einwirkung der Zytokine zu einer Entzündungsreaktion mit Intimaproliferation. Im Endstadium imponiert eine obliterierende Angiopathie, die zu Mikronekrosen der Haut und Organinfarkten führt. Auslösefaktoren sind nicht bekannt.

Klinik: Klinisch, aber auch labordiagnostisch lassen sich bei der PSS 2 Verlaufsformen unterscheiden: Der wesentliche Unterschied ist dabei der Haut- bzw. Organbefall (Tab. 9.4). Während sich die **limitierte kutane Sklerodermie** (früher CREST-Syndrom) bevorzugt an der Haut der distalen Extremitäten abspielt und nur selten und spät innere Organe befällt, sind von der **diffusen Sklerodermie** das gesamte Integumentum und innere Organe betroffen.

Die limitierte kutane Sklerodermie wurde früher als **CREST-Syndrom** bezeichnet: **C**alcinosis cutis, **R**aynaud-Phänomen, **O**esophagusbeteiligung, **S**klerodaktylie, **T**eleangiektasien.

Das häufigste Frühsymptom der PSS – v. a. bei der limitierten kutanen Form – ist das **sekundäre Raynaud-Syndrom** (s. Gefäße [S. A104]), das durch einen Spasmus der

Tab. 9.4 Verlaufsformen der progressiven systemischen Sklerose (Sklerodermie)

	limitierte kutane Sklerodermie	diffuse Sklerodermie
Hautbefall	Hautveränderungen an den distalen Extremitäten (unterhalb des Ellenbogens) und Akren (Sklerodaktylie); evtl. Gesichtsbefall (Mikrostomie)	rascher und progressiver Befall des gesamten Integuments mit Ödem, Induration und Atrophie
systemische Manifestationen	Ösophagusstarre, Lungenfibrose, pulmonal-arterielle Hypertonie	regelmäßige Beteiligung innerer Organe (am häufigsten: Ösophagus, Lunge, Niere)
Immunphänomene	Anti-Zentromer-Antikörper	Anti-Topoisomerase-Antikörper (Anti-SCL-70)
Genetik	Assoziation mit HLA-DR1, -4, -8	Assoziation mit HLA-DR5

Gefäße gekennzeichnet ist. Dieses geht den übrigen Symptomen der PSS häufig um Jahre voraus.

Haut- und Gelenkbefall: Der Hautbefall beginnt typischerweise symmetrisch an den Händen und dehnt sich im Verlauf auf das gesamte Integumentum aus. Dabei laufen die Hautveränderungen klassischerweise in 3 Stadien ab:

- Zunächst entwickelt sich an den Akren und distalen Extremitäten ein **schmerzloses Ödem**.
- Mit zunehmender Hautverdickung kommt es zu einer Induration und Schrumpfung. An den Fingern entwickelt sich durch Beugekontrakturen das typische Bild der **Sklerodaktylie** (Abb. 9.4 a). Durch die straff gespannte Haut erscheinen die Finger stark verschmälert und glänzend („**Madonnenfinger**"). Im Gesicht (Abb. 9.4 b) manifestieren sich diese Veränderungen als „Gesichtsstarre" mit einer Verkleinerung der Mundöffnung (**Mikrostomie**) und einer radiären Fältelung um den Mund (**Tabaksbeutelmund**). Bei Befall des Zungenbändchens kann die Zunge nicht mehr angehoben und herausgestreckt werden. Seltener entstehen respiratorische Probleme durch eine generalisierte lederartige Umwandlung des Integuments mit „Ummauerung" des Thorax.
- Im fortgeschrittenen Stadium kommt es zur **Atrophie** der Haut. Äußerlich erscheint die Haut gestrafft, dünn, pergamentartig und durchscheinend. Im Endstadium imponieren **Pigmentverschiebungen** und **Teleangiektasien**.

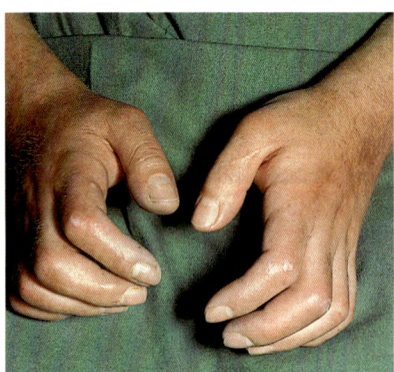

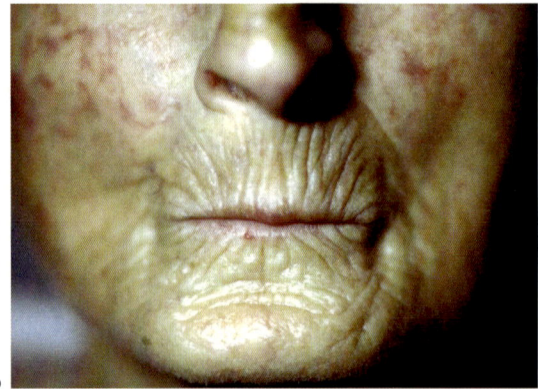

Abb. 9.4 Limitierte kutane Sklerodermie. a Sklerodaktylie. **b** Charakteristischer starrer Gesichtsausdruck mit Mikrostomie und Tabaksbeutelmund. (a: aus Moll, Duale Reihe Dermatologie, Thieme, 2010; b: aus Greten et al., Innere Medizin, Thieme, 2010)

Im Rahmen der obliterierenden Angiopathie der Hautgefäße kommt es zu Mikroinfarkten im Bereich der Fingerarterien mit digitalen Ulzerationen („**Rattenbiss**" an Fingerkuppen). An den Gelenken manifestiert sich die PSS in Form einer nicht destruierenden Arthritis mit Arthralgien und Einschränkungen der Gelenkfunktion. Der regionale Knochenabbau führt an den Fingerendphalangen zu den typischen Akroosteolysen.

Beteiligung innerer Organe: Auch an den inneren Organen kommt es durch den bindegewebigen Umbau und die obliterierende Angiopathie zu Funktionsstörungen:

- Über 90 % der Patienten zeigen eine Beteiligung des Gastrointestinaltrakts. Die meisten Patienten klagen über Schluckstörungen, die durch eine **Wandstarre des Ösophagus** ausgelöst werden. Die herabgesetzte Motilität und der klaffende Ösophagus erhöhen das Risiko für das Auftreten einer Refluxösophagitis. Ist auch der Darmtrakt von der Wandstarre betroffen, kommt es zu einer Malabsorption mit progredientem Gewichtsverlust. Durch bakterielle Fehlbesiedlungen des Magen-Darm-Trakts können Diarrhöen auftreten. In schweren Fällen kann sich ein paralytischer Ileus entwickeln.
- Durch die Umbauvorgänge im pulmonalen Gefäßsystem entwickeln sich ein pulmonaler Hochdruck und ein **Cor pulmonale**. Etwa die Hälfte der Patienten entwickelt eine fibrosierende Alveolitis, die mit einer restriktiven Ventilationsstörung einhergeht.
- Eine Beteiligung der Nieren tritt eher selten auf. Durch rezidivierende Mikroinfarkte entwickelt sich eine progrediente Niereninsuffizienz mit einem renalen Hypertonus.
- Am Herzen kann die PSS zu einer **Myokarditis** mit Herzrhythmusstörungen führen. Sekundäre Veränderungen gehen auf den Befall anderer Organe im Rahmen der PSS zurück. Die Linksherzhypertrophie entwickelt sich im Rahmen des renalen Hypertonus.

Diagnostik: Anamnestisch sollten die Patienten nach den Symptomen des **Raynaud-Phänomens** gefragt werden (häufigstes Frühsymptom!). Bei der körperlichen Untersuchung ist besonders auf die typischen Hautveränderungen zu achten, die in einigen Fällen bereits eine Blickdiagnose zulassen. Auskultation von Herz und Lungen sowie die regelmäßige Blutdruckmessung dienen dem Nachweis einer kardiopulmonalen und renalen Organbeteiligung. Eine einfache, aber sehr effektive Untersuchungsmethode ist die **Nagelfalzmikroskopie**. Bei > 90 % der Patienten zeigen sich bereits in der Frühphase die typischen Gefäßkaliberschwankungen mit Stenosen und Aussackungen (sog. Megakapillaren) und eine Zunahme avaskulärer Felder. Dieser kapillarmikroskopische Befund ist das morphologische Korrelat der funktionellen Gefäßspasmen.

Im **Labor** findet sich eine Erhöhung der allgemeinen Entzündungsparameter (Tab. 6.2) und eine relative Erhöhung der γ-Globuline. Ein besonderes Augenmerk muss auf die Retentionsparameter und das Harnsediment gelegt werden, um rechtzeitig eine Einschränkung der Nierenfunktion zu bemerken. Auch bei der PSS ist der Nachweis charakteristischer **Autoantikörper** aus der Gruppe der **ANA** für die Diagnose wegweisend. Bei Patienten mit diffuser Sklerodermie finden sich Autoantikörper gegen eine Topoisomerase (**Anti-Topoisomerase-Antikörper, Anti-SCL 70**), bei Patienten mit limitiert kutaner PSS lassen sich i. d. R. **Anti-Zentromer-Antikörper** nachweisen. Bei etwa 30 % der Patienten gelingt der Nachweis des Rheumafaktors. Zur Aktivitätsbeurteilung dienen die allgemeinen Entzündungsparameter.

Zum Nachweis einer Lungenfibrose dient die **Lungenfunktionsdiagnostik**. Hier zeigen sich eine eingeschränkte Diffusionskapazität und eine restriktive Ventilationsstörung mit erniedrigter Vitalkapazität. **Cave:** Die Veränderungen in der Lungenfunktion sind früher nachweisbar als der radiologische Nachweis der Lungenfibrose.

Die **Röntgenaufnahme der Hände** zeigt die typischen Veränderungen an den Fingern: Akroosteolysen, Kalkablagerungen (Calcinosis cutis) und die Spindelform der Endphalangen (wie „abgelutscht"). Der Nachweis der Kalkablagerungen gelingt auch mit der **Sonografie**. Zum Nachweis einer Lungenfibrose sollte eine **Röntgen-Thorax-Aufnahme** angefertigt werden. Sicherer gelingt der Nachweis einer Lungenbeteiligung durch ein **HR-CT**: Hier finden sich neben der Gerüstfibrose häufig auch Milchglasinfiltrate als Hinweis auf eine Alveolitis. Die Ösophagusbeteiligung (Motilitätsstörung) kann mithilfe des Ösophagusbreischlucks oder einer **Ösophagusmanometrie** nachgewiesen werden. Die Auswirkungen am Herzen (Myokarditis, Cor pulmonale, Linksherzhypertrophie) lassen sich mithilfe der Echokardiografie erfassen.

Die Diagnose PSS kann durch Nachweis typischer histologischer Veränderungen in der Haut und den Gefäßen gesichert werden. Diese Veränderungen lassen sich allerdings nur **vor Einleiten** einer **Therapie** nachweisen. Die **Hautbiopsie** zeigt eine lymphozytäre Infiltration und einen erhöhten Kollagengehalt in den tieferen Hautschichten. Charakteristisch ist der Nachweis einer obliterierenden Angiopathie v. a. kleiner Blutgefäße, die hyalinisieren und veröden („**Zwiebelschalenangiopathie**").

Differenzialdiagnosen:
- Im Frühstadium ist das **primäre Raynaud-Syndrom** (s. Gefäße [S. A104]) die wichtigste Differenzialdiagnose.
- Hinsichtlich der Hautveränderungen muss das Vorliegen einer **eosinophilen Fasziitis** (**Morbus Shulman**) ausgeschlossen werden. Bei der eosinophilen Fasziitis kommt es durch eine Entzündungsreaktion im Bereich der Faszie (Fasziitis) und des subkutanen Gewebes zu Schwellungen und Induration der proximalen Extremitäten und auch der Hand- und Fußrücken, die zu einer deutlichen Bewegungseinschränkung führen. Die Ursache ist nicht bekannt, in einigen Fällen konnte die Erkrankung mit der Einnahme von Medikamenten in Zusammenhang gebracht werden (v. a. Tryptophan). Im Blut und in der Haut- bzw. Faszienbiopsie lassen sich eine Eosinophilie und Immunkomplexablagerungen nachweisen.
- **lokalisierte** (**zirkumskripte**) **Sklerodermieformen:** Bei der fleckförmig-ovalen Form der zirkumskripten Sklerodermie (**Morphea**) handelt es sich um eine umschriebene Sklerodermie, die ausschließlich die Haut betrifft (keine Beteiligung innerer Organe). Typisch für diese Erkrankung sind umschriebene Veränderungen in Form von lilafarbenen Ringen. Die Hände sind im Vergleich zur limitierten kutanen Sklerodermie nicht betroffen. Bei der **linearen Sklerodermie** erscheinen die sklerosierten Hautbereiche bandförmig, die **Sklerodermie en Coup de Sabre** zeichnet sich durch einen Sklerodermieherd aus, der typischerweise „säbelhiebartig" vom Kapillitium zur Stirn zieht (darunter liegende Strukturen wie das Auge können in den Prozess miteinbezogen werden).
- Eine sehr seltene Differenzialdiagnose ist die **nephrogene fibrosierende Dermatopathie**, die bei dialysepflichtigen Patienten vermutlich durch das Kontrastmittel Gadolinium ausgelöst wird. Typische Symptome sind symmetrische erythematöse Plaques im Bereich der distalen Extremitäten, die mit Ödembildung, Juckreiz und Schmerzen einhergehen.

Therapie: Auch die Behandlung der PSS erfolgt rein symptomatisch. Im Vordergrund stehen allgemeine Maßnahmen wie Kälteschutz bei Raynaud-Syndrom und physiotherapeutische Bewegungsübungen zur Prophylaxe von Atrophien und Kontrakturen der Muskulatur und Gelenke.

Pharmakotherapie der PSS: Die PSS wird grundsätzlich **immunsuppressiv** behandelt: Während eines akuten Schubs mit hoher Entzündungsaktivität – v. a. in der ödematösen Frühphase – werden Glukokortikoide eingesetzt. Kommt es zu einer Beteiligung innerer Organe (Lunge, Herz, Niere), ist eine immunsuppressive Dauertherapie mit Methotrexat oder Azathioprin indiziert. Patienten mit fibrosierender Alveolitis profitieren von einer Cyclophosphamid-Pulstherapie.

Symptomatische Pharmakotherapie der Komplikationen:
- Bei schwerer Raynaud-Symptomatik können gefäßerweiternde Mittel wie Kalziumantagonisten oder Nitrate als Salbe angewendet werden. Bei Auftreten akraler Nekrosen können Prostaglandin-E2-Infusionen zu einer Besserung führen.
- Zur Therapie der pulmonalarteriellen Hypertonie haben sich Endothelin-Rezeptor-Antagonisten (z. B. Bosentan) und PDE-5-Hemmer (z. B. Sildenafil) bewährt.
- Eine renale Hypertonie erfordert den Einsatz von ACE-Hemmern. Durch ihren nephroprotektiven Charakter können sie die renalen Komplikationen verhindern und führen zu einer Verbesserung der Gesamtprognose.
- Gastrointestinale Störungen wie z. B. eine Refluxösophagitis oder Diarrhöen können mit Säureblockern und Somatostatinanaloga behandelt werden.

Kontrakturen und Fehlstellungen können operativ korrigiert werden. Bei ausgeprägter Raynaud-Symptomatik kann eine Sympathektomie durchgeführt werden.

Prognose: Die PSS verläuft i.d.R. chronisch progredient. Die Prognose der systemischen Sklerodermie wird wesentlich durch den Lungen- und Nierenbefall bestimmt. Die limitierte kutane Sklerodermie hat eine deutlich bessere Prognose.

9.4 Polymyositis (PM) und Dermatomyositis (DM)

> **DEFINITION** Bei der Polymyositis handelt es sich um eine chronisch-entzündliche Systemerkrankung, die mit einer lymphozytären Infiltration der quergestreiften Muskulatur einhergeht. Kommt es zusätzlich zu entzündlichen Veränderungen an der Haut, wird von einer Dermatomyositis gesprochen. Assoziationen mit malignen Tumoren sind häufig.

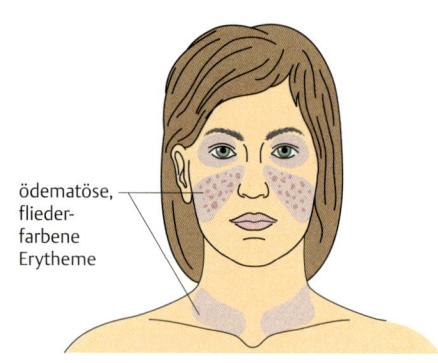

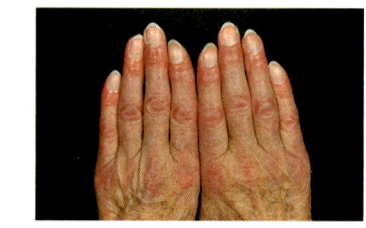

Abb. 9.5 Dermatomyositis. a Symmetrisches lilafarbenes Erythem. **b** Erythematös-livide Plaques an den Streckseiten der Fingergelenke. (a: aus Moll, Duale Reihe Dermatologie, Thieme, 2010; b: aus Sterry, Checkliste Dermatologie, Thieme, 2011)

Epidemiologie: Sehr selten; die PM ist häufiger als die DM. Frauen erkranken etwa doppelt so häufig wie Männer; die Erkrankung tritt bevorzugt im 5.–6. Lebensjahrzehnt auf. Bei < 20 % der Patienten beginnt die Erkrankung bereits im Kindersalter (juvenile Dermatomyositis).

Ätiopathogenese: Unbekannt. Der Nachweis typischer Autoantikörper und das häufige gemeinsame Auftreten mit anderen Systemerkrankungen aus dem rheumatischen Formenkreis (PSS, SLE oder rheumatoide Arthritis) weisen auf eine pathologische Immunreaktion hin. Durch die Entzündungsreaktion entstehen Gefäßverschlüsse, die zu lokalisierten Nekrosen der Muskulatur führen können.

Einteilung: Es werden verschiedene Varianten unterschieden:
- **autoimmunologische Formen:**
  - idiopathische Poly- bzw. Dermatomyositis
  - DM oder PM in Kombination mit anderen Immunopathien („**Overlap-Syndrom**" [S. A487])
  - Sonderform: **Jo-1-Antikörper-Syndrom** mit typischen Autoantikörpern gegen die Histidyl-Transfer-RNA-Synthetase.
- **paraneoplastische Form:** Bei etwa 3-6% der Patienten tritt die PM und/oder DM als paraneoplastisches Syndrom auf. Besonders häufige Primärtumoren sind Malignome des Intestinal- sowie Respirationstraktes, der Mamma und der Ovarien.

Klinik: Das klassische Leitsymptom der PM ist die schleichende, symmetrische Muskelschwäche. Betroffen sind v.a. die proximalen Extremitäten im Bereich des Schulter- und Beckengürtels. Die Patienten klagen typischerweise über Beschwerden beim Treppensteigen, Tragen von Gegenständen, Überkopfarbeiten wie Haarekämmen oder dem Aufstehen aus sitzender Haltung. Zusätzlich treten bei einigen Patienten als Zeichen der floriden Myositis „muskelkaterartige" Schmerzen auf. Charakteristisch ist die Beteiligung der **Nacken-** und **Schlundmuskulatur**. Hierdurch kommt es zu Problemen beim Aufrechthalten des Kopfes, Schlucken, Sprechen und Atmen.

Bei etwa ⅓ der Patienten sind gleichzeitig **Veränderungen an der Haut** (**DM**) vorhanden, am häufigsten im Gesicht (v.a. periorbital). Typisch ist das symmetrische **lilafarbene Erythem** an Stirn, Wangen und Augenlidern, das sich bei starker Ausprägung auch über Hals, Dekolleté, Schultern und den oberen Rücken erstrecken kann (**Abb. 9.5 a**). Die Kombination aus den Hautveränderungen und der Muskelschwäche verleiht den Patienten den charakteristischen traurigen Gesichtsausdruck (Facies myopathica). Bevorzugt an der Dorsalseite der Fingergelenke (seltener an den Ellbogen, Kniegelenken und Knöcheln) finden sich **erythematöse, schuppende Plaques** („**Gottron-Zeichen**", Abb. 9.5 b). Ähnlich wie beim SLE kommt es zu Atrophien und Hämorrhagien am Nagelfalz.

Einige Symptome der **DM** treten v.a. im **Kindesalter** auf. Hierzu zählen flächenhafte, palpable Kalkablagerungen in der Haut, die zu Exulzerationen führen können, und die Entwicklung einer sekundären Vaskulitis.

Häufig leiden die Patienten unter dem **Raynaud-Phänomen**, bei etwa der Hälfte kommt es zu **Arthralgien** im Rahmen einer nicht destruierenden Polyarthritis. Eine Beteiligung der inneren Organe manifestiert sich v.a. am Ösophagus in Form von **Schluckstörungen** (**Cave:** Aspirationspneumonie!) und am **Myokard**. Etwa 30 % der Patienten leiden an einer Myokarditis, die zu Tachykardie und Arrythmien führen kann. An der Lunge kann sich eine fibrosierende Alveolitis entwickeln. Eine subkutane Kalzinose tritt im Unterschied zur juvenilen Dermatomyositis erst relativ spät und nur selten auf.

9.4 Polymyositis (PM) und Dermatomyositis (DM)

> **MERKE** Bei der Polymyositis stehen nicht die Schmerzen, sondern die **Muskelschwäche** im Vordergrund! Entwickeln sich zusätzlich die charakteristischen Hautveränderungen der Dermatomyositis, müssen diese nicht unbedingt mit dem Muskelbefall korrelieren.

Das **Jo-1-Antikörpersyndrom** ist durch die mit der Myositis einhergehende **fibrosierende Alveolitis** gekennzeichnet. Zusätzlich bestehen häufig Fieber, eine Raynaud-Symptomatik, eine Polyarthritis und Rhagaden an den Händen.

Diagnostik: Der wichtigste klinische **Leitbefund** ist die **seitengleiche proximale Muskelschwäche**. Im Labor findet sich eine Erhöhung der unspezifischen Entzündungsparameter (Tab. 6.2), des Myoglobins und der **Muskelenzyme** (CK, GOT, Aldolase und LDH). Hoch charakteristisch ist dabei die Kreatinkinase: Sie steigt während der aktiven Erkrankungsphasen deutlich an und wird somit als Kriterium für die Aktivität der Erkrankung herangezogen. **Cave:** Speziell bei Patienten, die eine Muskelatrophie aufweisen, kann eine Polymyositis auch in schweren Fällen ohne Erhöhung der CK verlaufen. Immunologisch können **myositisassoziierte Autoantikörper** nachgewiesen werden. Dabei sind die einzelnen Autoantikörper mit bestimmten Verlaufsformen assoziiert; ihr Titer korreliert nicht mit der Erkrankungsaktivität:

- Autoantikörper gegen die Histidyl-Transfer-RNA-Synthetase (**Anti-Jo-1-Antikörper**) finden sich bei etwa 40 % der Patienten. Sie sind v. a. mit dem klinischen Bild des Jo-1-Antikörpersyndroms assoziiert.
- In etwa 20 % der Fälle lassen sich Anti-PM-Scl-Antikörper nachweisen (v. a. bei Patienten mit Overlap-Syndrom).
- Mi-2-Autoantikörper finden sich bei etwa 10 % der Patienten und deuten auf eine Dermatomyositis hin.
- Selten (5–10 %) finden sich Anti-SRP-Antikörper. Sie gehen häufig mit einem akuten Krankheitsverlauf und einer Herzbeteiligung einher.

Die myopathischen Veränderungen lassen sich mithilfe der Elektromyografie (EMG) nachweisen. Typische Veränderungen sind Fibrillationen (Denervierungszeichen) sowie eine frühe Rekrutierung motorischer Einheiten mit vollem Interferenzmuster bei nur leichter Muskelanspannung.

In der Muskel-MRT lassen sich die ödematösen Veränderungen im Bereich des betroffenen Muskels nachweisen. Sie hilft zur Lokalisation der geeigneten Biopsiestelle.

Die **Diagnosesicherung** gelingt durch den Nachweis typischer **histologischer** Veränderungen im Bereich der betroffenen Muskulatur.

- Typisch für die Polymyositis ist eine lymphozytäre Infiltration mit CD8-positiven T-Zellen und Faserdegeneration im Bereich der betroffenen Muskelfasern.
- Bei der Dermatomyositis finden sich Muskelfasern unregelmäßigen Kalibers, an den Faszikelrändern vermehrte atrophe Muskelfasern (perifaszikuläre Atrophie), gruppenförmige Muskelfaserregenerate, Muskelfasernekrosen in Resorption sowie perivasale und interstitielle lymphohistiozytäre Infiltrate.

> **MERKE** Nach Sicherung der Diagnose muss in jedem Fall eine ausgiebige Diagnostik zum **Ausschluss** eines **malignen Tumors** (paraneoplastische PM/DM) durchgeführt werden.

Differenzialdiagnosen: Muskelschwäche und Myalgien sind häufige Symptome, denen eine Vielzahl von Ursachen zugrunde liegen kann (Tab. 9.5).

Therapie: Therapie der Wahl im akuten Schub ist die **hoch dosierte Steroidgabe**. Bei klinischer Besserung der Symptome sollte eine steroideinsparende **immunsuppressive** Therapie mit MTX oder Azathioprin eingeleitet werden. Patienten mit Lungenbeteiligung (z. B. im Rahmen des Jo-1-Antikörpersyndroms) müssen mit Cyclophosphamid behandelt werden. Bei therapierefraktärem Verlauf kann eine hoch dosierte Immunglobulinbehandlung und Plasmapherese eine Remission herbeiführen.

Bei der paraneoplastischen Form führt die Behandlung der malignen Grunderkrankung zu einer Rückbildung der Dermato- und Polymyositis; eine völlige Ausheilung tritt dabei allerdings selten ein.

> **MERKE** In einigen Fällen weist ein erneuter Beginn der Muskelerkrankung zugleich auf ein Tumorrezidiv hin.

Prognose: Die Erkrankung verläuft i. d. R. chronisch-progredient. Die häufigste Todesursache sind Herzinfarkte, Aspirationskomplikationen und zugrunde liegende Malignome.

Tab. 9.5 Differenzialdiagnose von Muskelschwäche und Myalgie

Ätiologie		wichtigste Diagnostik
Myositis	infektiös (z. B. Coxsackieviren, Trichinen, Toxoplasmose)	Serologie/PCR, Biopsie
	medikamentös (z. B. Steroide, Statine)	Medikamentenanamnese
	metabolisch (z. B. Morbus Cushing, Morbus Addison, Hypothyreose)	Hormonanalyse
neuromuskuläre Erkrankungen	Muskeldystrophien Myasthenia gravis	(Familien-)Anamnese, EMG, Biopsie, Antikörpernachweis, Tensilon-Test
rheumatologische Erkrankungen	Polymyalgia rheumatica sekundäre Vaskulitis	immunologische Diagnostik

9.5 Sjögren-Syndrom

DEFINITION Chronisch-entzündliche Erkrankung, die sich an den exokrinen Drüsen manifestiert. Am häufigsten sind die Tränen- und Speicheldrüsen betroffen (**Sicca-Syndrom**).

Epidemiologie: Das Sjögren-Syndrom ist die zweithäufigste Autoimmunerkrankung; Frauen sind deutlich häufiger betroffen als Männer (w:m = 9:1).

Ätiopathogenese: Abhängig von der Ätiologie werden 2 Formen unterschieden:
- Beim **primären Sjögren-Syndrom** ist die Ursache unbekannt. Eine Assoziation mit den HLA-Merkmalen DR2 und DR3 deutet auf eine genetische Disposition hin.
- Das **sekundäre Sjögren-Syndrom** tritt in Begleitung anderer Autoimmunkrankheiten auf: Als sog. „Overlap-Syndrom" mit anderen Kollagenosen [S. A487], weitere Assoziationen bestehen mit der rheumatoiden Arthritis, Vaskulitiden, primär biliären Zirrhose, Hepatitis C, Hashimoto-Thyreoiditis etc.

Pathogenetisch kommt es zu einer **lymphoplasmozytären Infiltration**, die zu einer progredienten Zerstörung des Drüsengewebes führt. Die Lymphozyten ersetzen die Drüsenepithelien, die Sekretionsleistung nimmt ab. Auch extraglanduläre Organe, wie z. B. die Nieren, die Lunge oder die Leber, können in den Prozess mit einbezogen werden, der Befall bleibt allerdings i. d. R. asymptomatisch.

Klinik: Klassisches Leitsymptom ist das **Sicca-Syndrom** mit **Xerostomie** (Mundtrockenheit, Zungenbrennen, Schluckbeschwerden, Durstgefühl, Kariesanfälligkeit) und **Xerophthalmie**. Durch die mangelnde Tränenbenetzung der Horn- und Bindehaut kommt es zu einer Gewebereizung mit Ausbildung einer **Keratoconjunctivitis sicca** (Augentrockenheit, Fremdkörpergefühl, konjunktivale Injektion, mangelnder Tränenfluss). Sind die Schleimhautdrüsen im Bereich des oberen und unteren Respirationstraktes (Nase, Trachea, Pharynx, Bronchien) oder der Genitalorgane betroffen, leiden die Patienten zudem unter Heiserkeit, chronischem Hustenreiz und Störungen der Sexualfunktion. Bei den meisten Patienten kommt es zusätzlich zu Arthralgien und/oder einer nicht destruierenden Arthritis. Im Rahmen der häufig beobachteten **sekundären Vaskulitis** können sich eine Polyneuropathie, Myositis und/oder Purpura entwickeln. Gelegentlich weitet sich der Entzündungsprozess auch auf **innere Organe** aus, bleibt dann aber i. d. R. asymptomatisch. Klinische Manifestationen in Form einer interstitiellen Nephritis, Pankreatitis, Pneumonitis oder primär biliären Zirrhose sind selten. Etwa 6 % der Patienten entwickeln im späteren Leben ein **malignes Lymphom**.

Diagnostik: Zur Sicherung eines Sicca-Syndroms werden in erster Linie ophthalmologische Untersuchungsmethoden verwendet (s. Augenheilkunde [S. B836]): Der **Schirmer-Test** weist eine verminderte Tränensekretion nach, die **Spaltlampenuntersuchung** eine Keratoconjunctivitis sicca. Klassische Laborbefunde sind eine polyklonale **Hypergammaglobulinämie** und eine erhöhte BSG. Außerdem zeigen sich eine Anämie, Leukopenie und Thrombozytopenie. In der immunologischen Diagnostik lassen sich **Autoantikörper** gegen zytoplasmatische Proteine (SS-A und SS-B) und Autoantikörper gegen das Epithel der Speicheldrüsenausführungsgänge nachweisen. Über 50 % der Patienten weisen zusätzlich Rheumafaktoren auf.

MERKE Da Patienten mit Sjögren-Syndrom ein erhöhtes Lymphomrisiko haben, sollten regelmäßige Blutkontrollen durchgeführt werden. Hier ist auf das Auftreten einer monoklonalen Hypergammaglobulinämie zu achten.

In der Sonografie der Glandula parotis zeigt sich ein wabig aufgelockertes Drüsenparenchym mit echoreichen Septen. Zum Nachweis einer verminderten Speichelsekretion wird eine szintigrafische Untersuchung der Speicheldrüse mit ^{99m}Tc-Pertechnat durchgeführt.

Wegweisend für die Diagnose des Sjögren-Syndroms ist der **bioptische** Nachweis von infiltrativen Drüsenveränderungen (**fokale Sialadenitis**). Geeignete Entnahmeorte sind die Speicheldrüsen oder die Lippeninnenseiten. Die fokale Sialadenitis zeigt sich dabei durch die histologische Trias: lymphozytäre Infiltration, Parenchymatrophie und myoepitheliale Proliferation (**Abb. 9.6**).

Diagnosestellung: Folgende Befunde werden für die Diagnose eines primären bzw. sekundären Sjögren-Sydroms benötigt:
- **primäres Sjögren-Syndrom:** Gefordert wird der Nachweis einer Keratoconjunctivitis sicca (Schirmer-Test und Spaltlampenuntersuchung) und eines positiven Biopsiebefunds (fokale Sialadenitis mit Lymphozyteninfiltration).
- **sekundäres Sjögren-Syndrom:** Zusätzlich zur Keratoconjunctivitis sicca und zur fokalen Sialadenitis muss eine auslösende Grunderkrankung nachweisbar sein.

Therapie: Die Therapie des Sjögren-Syndroms verfolgt in erster Linie das Ziel, die „Sicca-Symptomatik" durch Gabe künstlicher Tränen- oder Speichelflüssigkeit, Kaugummi kauen und hohe Flüssigkeitsaufnahme zu lindern.

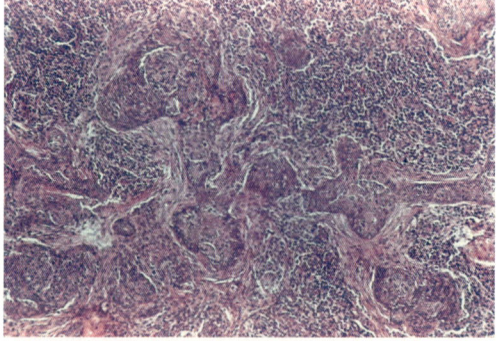

Abb. 9.6 Sialadenitis bei Sjögren-Syndrom mit lymphozytärer Infiltration und myoepithelialer Proliferation des Drüsenparenchyms. (aus: Behrbom et al., Kurzlehrbuch HNO, Thieme, 2009)

Cholinergika wie Bromhexin oder Pilocarpin können ebenso symptomatisch zur Steigerung der Tränen- bzw. Speichelsekretion beitragen. Arthritiden werden mit NSAR, ggf. in Kombination mit Chloroquin therapiert. Eine immunsuppressive Therapie mit Azathioprin oder MTX ist nur bei Auftreten einer sekundären Vaskulitis und/oder viszeraler Organbeteiligung indiziert.

Prognose: Die Prognose des primären Sjögren-Syndroms ist i. d. R. gut. Sie verschlechtert sich allerdings deutlich, wenn es zu einer Beteiligung innerer Organe, einer sekundären Vaskulitis und einer Lymphomentwicklung kommt. Beim sekundären Sjögren-Syndrom steht die Beeinträchtigung durch die begleitende Grunderkrankung im Vordergrund. Eine lebenslange sorfältige Überwachung der Patienten ist grundsätzlich erforderlich.

9.6 Mischkollagenose (Sharp-Syndrom)

Synonym: gemischte Kollagenkrankheit; MCTD/UCTD = „mixed/undetermined connective tissue disease"; Überlappungssyndrom „overlap-syndrome"

> **DEFINITION** Mischkollagenosen sind Systemerkrankungen, die sich am Bindegewebe und Gefäßsystem abspielen und klinische Symptome verschiedener Kollagenosen zeigen. Das häufig auftretende **Sharp-Syndrom** setzt sich aus der klinischen Symptomatik des SLE, der Dermato-/Polymyositis und der progressiven Systemsklerose zusammen.

Epidemiologie: Auch bei den Mischkollagenosen dominiert das weibliche Geschlecht. Der Manifestationsgipfel liegt im 5. Lebensjahrzehnt.

Ätiopathogenese: Die Ursache ist unbekannt. Der Nachweis von Autoantikörpern spricht dafür, dass der Gefäßschädigung die Bildung von Immunkomplexen zugrunde liegt (**Immunkomplexvaskulitis**).

Klinik: Die Erkrankung beginnt i. d. R. schleichend, bis zur vollständigen Ausprägung des Syndroms vergehen Monate bis Jahre. Wie bei der progressiven systemischen Sklerose beginnt die Erkrankung bei den meisten Patienten mit einem **Raynaud-Syndrom**. Begleitsymptome sind Abgeschlagenheit und Fieber. Das Vollbild setzt sich aus den Symptomen einer **chronischen Polyarthritis**, eines **SLE**, einer **progressiven systemischen Sklerose** und einer **Polymyositis** zusammen. Häufig betroffene Organe sind der Gelenkapparat (Polyarthritis), die Lunge (Pneumonitis), die peripheren Nerven (Polyneuropathie) und die Gefäße (Durchblutungsstörungen). Im Endstadium leiden die meisten Patienten an Schluckbeschwerden und Atemnot. Eine Beteiligung von Nieren, ZNS und Herz ist vergleichsweise selten.

Diagnostik: Aufgrund der bunt gemischten Symptomatik ist die Diagnosefindung erschwert. **ANAs** finden sich praktisch bei allen Patienten. Wegweisend ist der Nachweis von Autoantikörpern gegen Ribonukleoprotein (**Anti-RNP-Antikörper**), die charakteristisch für das Sharp-Syndrom sind.

Differenzialdiagnosen: Die Mischkollagenosen müssen in erster Linie von den übrigen Kollagenosen abgegrenzt werden.

Therapie und Prognose: Die therapeutischen Maßnahmen entsprechen denen der übrigen Kollagenosen. Die Prognose ist gut, die Krankheit verläuft i. d. R. benigne. Der Übergang in eine klassische Kollagenose, insbesondere zum Vollbild eines SLE, ist möglich.

10 Primäre Vaskulitiden

10.1 Grundlagen

> **DEFINITION** Bei den primären Vaskulitiden handelt es sich um eine Gruppe chronischer Systemerkrankungen, die zu einer sterilen Entzündung der Gefäßwand und einer nachfolgenden Schädigung der betroffenen Organe führen.

Ätiopathogenese: Ätiologisch werden die primären von den sekundären Vaskulitiden differenziert:
- Die Ursache der **primären Vaskulitiden** ist unbekannt. Es handelt sich um Immunvaskulitiden, denen unterschiedliche pathologische Immunreaktionen zugrunde liegen. Sie werden ausführlich in diesem Kapitel behandelt.
- **Sekundäre Vaskulitiden** treten im Rahmen verschiedener Grunderkrankungen auf. Hierzu gehören die Vaskulitiden bei Kollagenosen und der rheumatoiden Arthritis, entzündliche Gefäßwandschäden im Rahmen bakterieller, viraler oder mykotischer Infektionen (z. B. die syphilitische Mesaortitis) oder Tumoren sowie Vaskulitiden bei Intoxikationen (z. B. Kokain), physikalischen Schädigungen und als Medikamentennebenwirkung.

Abhängig von der zugrunde liegenden immunologischen Überempfindlichkeitsreaktion werden bei den primären Vaskulitiden 4 Formen unterschieden (**Tab. 10.1**). Die gemeinsame Endstrecke aller Vaskulitiden ist eine Schädigung des Gefäßendothels, die zu einer Leukozytenemigration und zu einer zunehmenden Thrombosierung der Gefäße führt.

10 Primäre Vaskulitiden

Tab. 10.1 Pathogenese primärer Vaskulitiden

Vaskulitistyp	Beispiele/Ursachen	typische diagnostische Befunde
autoantikörpervermittelte Vaskulitis (pauciimmune Vaskulitis)	• Granulomatose mit Polyangiitis (Wegener-Granulomatose) (cANCA-PR3) • mikroskopische Polyangiitis (pANCA-MPO) • Churg-Strauss-Syndrom (in 50% c-/p-ANCA)	• Labor: Autoantikörper gegen Antigene im Zytoplasma neutrophiler Granulozyten (ANCA) • Histologie: nur geringe Immunkomplexablagerung am Gefäßendothel (= pauciimmune Vaskulitis)
immunkomplexvermittelte Vaskulitis	• durch Autoantigene: z. B. SLE, Sjögren-Syndrom • durch Infektionen: z. B. Hepatitis B (→ klassische Panarteriitis nodosa), Hepatitis C (→ Kryoglobulinämie) • durch Tumoren: z. B. Plasmozytom (→ Kryoglobulinämie)	• Labor: Hypergammaglobulinämie, erniedrigte Komplementkonzentration, ggf. Nachweis auslösender Antigene (z. B. HBs-Antigen) • Histologie: vaskuläre Immunkomplexablagerung, häufig Neutrophileninfiltration und Kerntrümmer
granulomatöse, T-Zell-vermittelte Immunvaskulitis	• Arteriitis temporalis • Takayasu-Arteriitis	• Labor: stark erhöhte BSG („Sturzsenkung") • Histologie: Granulome mit mehrkernigen Riesenzellen, Epitheloidzellen
allergieassoziierte Hypersensitivitätsvaskulitis	• kutane leukozytoklastische Angiitis	• Anamnese: Atopie in der Eigen-/Familienanamnese • Labor: erhöhte IgE-Konzentration, Eosinophilie

Einteilung: Die primären Vaskulitiden werden nach der Größe der betroffenen Gefäße eingeteilt (Tab. 10.2). Innerhalb der Gruppe der Kleingefäßvaskulitiden erfolgt eine weitere Differenzierung in Abhängigkeit von ihrer Assoziation mit Autoantikörpern gegen neutrophile Granulozyten (ANCA). Der Morbus Behçet und die Thrombangiitis obliterans lassen sich nicht in dieses Schema einordnen und werden daher unter dem Oberbegriff „nicht klassifizierte" Vaskulitiden [S. A496] besprochen.

Klinik: Die meisten Patienten leiden zu Beginn an ausgeprägten **Allgemeinsymptomen** mit Fieber, Abgeschlagenheit, Gewichtsverlust und Nachtschweiß. Wie bei den Kollagenosen kann es auch im Rahmen einer primären Vaskulitis zu einer nicht erosiven Polyarthritis kommen. Die vaskulitisassoziierten Symptome sind abhängig von der Größe des betroffenen Gefäßabschnitts:
- **Kleingefäßvaskulitiden:** Sie manifestieren sich bevorzugt an den Augen, am Hör- und Gleichgewichtsorgan, an den Nieren, am peripheren Nervensystem, an der Lunge und am Herzen. Typische Symptome sind eine Episkleritis, Schwindel und Schwerhörigkeit, eine Polyneuropathie und Perimyokarditis. Besonders gefährlich sind die Entwicklung einer Glomerulonephritis und der Lungenbefall mit Hämoptysen.
- **Vaskulitiden** mit Befall der **mittleren Arterien:** Symptome entstehen durch Organ- und Extremitäteninfarkte und Gefäßstenosierungen.
- **Großgefäßvaskulitiden:** Die klinische Symptomatik entsteht i. d. R. durch den arteriellen Gefäßverschluss.

Diagnostik: Im Labor lässt sich praktisch immer eine Erhöhung der allgemeinen Entzündungsparameter (Tab. 1.2) nachweisen. Abhängig von der Immunpathogenese der Vaskulitis kommt es zu typischen diagnostischen Befunden (Tab. 10.1).

Die **vaskulitistypischen Autoantikörper** (antineutrophile zytoplasmatische Antikörper, ANCA) werden in Abhängigkeit von ihrem intrazellulären Verteilungsmuster weiter differenziert:
- **cANCA:** gegen Proteinase-3 (PR3) gerichtet (mit zytoplasmatischem Fluoreszenzmuster)
- **pANCA:** gegen Myeloperoxidase (MPO) gerichtet (mit perinukleärem Fluoreszenzmuster).

Tab. 10.2 Einteilung der primären Vaskulitiden (Chapel Hill Consensus Conference)

Vaskulitisgruppe	Krankheitsbilder
Vakulitis großer Gefäße	• Riesenzellarteriitis • Takayasu-Arteriitis
Vaskulitis mittelgroßer Gefäße	• klassische Panarteriitis nodosa • Kawasaki-Syndrom
Vaskulitis kleiner Gefäße	ANCA-assoziiert: • Granulomatose mit Polyangiitis (Wegener'sche Granulomatose) • mikroskopische Polyangiitis • Churg-Strauss-Syndrom nicht ANCA-assoziiert: • Purpura Schoenlein-Henoch • essenzielle Kryoglobulinämie • kutane leukozytoklastische Vaskulitis

10.2 ANCA-assoziierte Kleingefäßvaskulitiden

Bei den ANCA-assoziierten Kleingefäßvaskulitiden handelt es sich um **autoantikörpervermittelte Vaskulitiden**. Immunhistochemisch lassen sich keine Antikörper- oder Immunkomplexablagerungen nachweisen (**pauciimmun**). Klinisch manifestieren sich diese Vaskulitiden häufig an oberem Respirationstrakt, Lunge und Niere.

10.2.1 Granulomatose mit Polyangiitis

Synonym: Wegener'sche Granulomatose, Morbus Wegener (frühere Bezeichnungen)

> **DEFINITION** Granulomatöse, nekrotisierende Entzündung kleiner Gefäße, die durch eine Beteiligung des oberen Respirationstrakts und der Nieren gekennzeichnet ist. Es besteht eine Assoziation mit dem cANCA-Autoantikörper.

Epidemiologie: Die Prävalenz beträgt ca. 0,5–1/100 000 Einwohner. Männer und Frauen sind gleich häufig betroffen. Die Erkrankung tritt bevorzugt um das 4.–5. Lebensjahrzehnt auf.

Ätiopathogenese: Die Ursache ist unbekannt.
Pathogenetisch liegt eine autoantikörpervermittelte Vaskulitis zugrunde, die sich an den **kleinen Gefäßen** und **Kapillaren** abspielt. Es wird vermutet, dass es unter Einwirkung proinflammatorischer Zytokine wie TNF-α zu einer Translokation des PR3-Antigens aus dem Zytoplasma an die Zelloberfläche der Granulozyten kommt. Dies ermöglicht den cANCA, an das PR3-Antigen zu binden und die Granulozyten zu aktivieren. Die Freisetzung von lysosomalen Enzymen und Sauerstoffradikalen führt schließlich zu einer Schädigung des Gefäßendothels.

Klinik: Die Erkrankung tritt zu Beginn vorwiegend durch die Beteiligung der Nase und Nasennebenhöhlen bzw. der oberen Luftwege in Erscheinung (= lokalisiertes „Kopfstadium", **Initialphase**). Klinisch äußert sich dies als **chronische Rhinosinusitis**, **Epistaxis**, **borkiger Abgang** aus der Nase und behinderte Nasenatmung. Bei Granulombildung im Bereich der Nasennebenhöhlen leiden die Patienten zudem unter starken Kopfschmerzen. Durch die Verbindung zum Mittelohr können sich eine **chronische Otitis media** (Schwerhörigkeit) und eine **Mastoiditis** (Gefahr einer Abszessbildung im Gehirn, einer **Faszialisparese** oder einer Labyrinthitis) entwickeln. Die klassische Komplikation ist die Zerstörung der Nasenknorpelsubstanz mit Septumperforation und Ausbildung einer **Sattelnase** (Abb. 10.1 a). An den **Augen** kann es zu einer Keratokonjunktivitis, Episkleritis, Tränenträufeln, Hornhautulzerationen und zur Entwicklung eines Exophthalmus (retroorbitale Granulombildung) kommen. Im Bereich der oberen Luftwege manifestiert sich die Erkrankung als **ulzerierende Tracheobronchitis**, die zu einer subglottischen Stenose mit einem inspiratorischen Stridor führen kann.

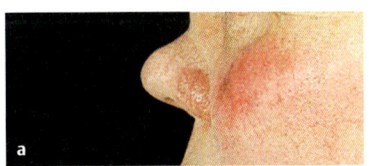

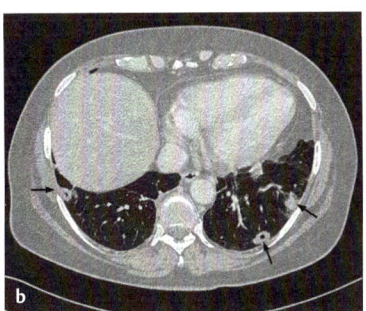

Abb. 10.1 Granulomatose mit Polyangiitis. a Sattelnase. **b** Thorax-CT mit granulomatösen Veränderungen der Lunge (Pfeile). (a: aus Siegenthaler, Siegenthalers Differenzialdiagnosen, Thieme, 2005; b: aus Greten et al., Innere Medizin, Thieme, 2010)

Tab. 10.3 Häufige systemische Manifestationen in der Generalisationsphase der Granulomatose mit Polyangiitis

Manifestationsort	Symptome
Lungenparenchym	• alveoläre Hämorrhagien mit Hämoptoe • Kavernenbildung • Reizhusten • Atemnot
Herz	• Koronariitis • granulomatöse Valvulitis • Perikarditis bis Pankarditis
Niere	• Glomerulonephritis (unterschiedlicher Histologie) mit Hämaturie, Proteinurie und renaler Hochdruck
Bewegungsapparat	• asymmetrische Polyarthritis (nur selten destruierend) • Athralgien
Muskulatur	• Myositis
peripheres Nervensystem	• Hirnnervenlähmungen • symmetrische Polyneuropathie
ZNS	• Apoplex • Epilepsie • transverse Myelitis
Haut	• palpable Purpura • Petechien • Ulzerationen • Pyoderma gangraenosum

Das Auftreten der **Vaskulitis** leitet die **Generalisationsphase** ein, die sich durch eine äußerst variable systemische Symptomatik äußert (**Tab. 10.3**).

MERKE Der Nierenbefall ist wesentlich für die erhöhte Mortalität der Patienten verantwortlich. Vaskulitische Läsionen im Bereich der Niere können zu einer rapid-progressiven Glomerulonephritis mit **akutem Nierenversagen** führen. Kommt es gleichzeitig zu alveolären Hämorrhagien, wird von einem **pulmorenalen Syndrom** gesprochen.

Diagnostik: Die klinische Kombination von therapieresistenter Rhinosinusitis, Epistaxis, borkigen Abgängen aus der Nase und Mittelohrschwerhörigkeit ist hoch verdächtig auf das Vorliegen eines Morbus Wegener. Eine HNO-ärztliche Abklärung mit Spiegelung der Nase und Nasennebenhöhlen sollte in jedem Fall durchgeführt werden. Im Routinelabor zeigt sich eine Erhöhung der allgemeinen Entzündungsparameter (Tab. 6.2). Um die **Nierenfunktion** zu überwachen (Gefahr der rapid-progressiven Glomerulonephritis), sollten regelmäßig die Retentionsparameter, die Proteinausscheidung und das Urinsediment (dysmorphe Erythrozyten) kontrolliert werden. **Pathognomonisch** ist der Nachweis gegen Proteinase 3 gerichteter antineutrophiler Antikörper mit zytoplasmatischem Fluoreszenzmuster (**cANCA**). Sie sind in der generalisierten Phase immer, in der Frühphase in ca. 50 % der Fälle nachweisbar.

> **MERKE** Der ANCA-Titer korreliert nur bei einigen Patienten mit der Aktivität der Erkrankung. Daher werden zur Aktivitätsbeurteilung mehrere Faktoren ausgewertet: klassische Entzündungsparameter, Leukozyten- und Erythrozytenzahl im Blut sowie Kreatinin.

Das **Röntgenbild** zeigt eine Verschattung der Nasennebenhöhlen. In der Lunge finden sich Infiltrationen, solitäre oder multiple Rundherde, die einschmelzen können und dann als Pseudokaverne imponieren. Eine alveoläre Hämorrhagie bietet radiologisch das typische Bild der „weißen Lunge". Die Lungengranulome sind ebenso in der **Thorax-CT** darstellbar (**Abb. 10.1 b**). Zum Nachweis von Granulomen in den Nasennebenhöhlen, retroorbital und intrazerebral sollte eine **MRT** des Kopfes angefertigt werden.

Die Diagnose wird durch eine feingewebliche Beurteilung aus der Biopsie eines betroffenen Organs (z. B. Nasenschleimhaut, Lunge, Niere) gesichert. Die typische **histologische Trias** beim Morbus Wegener zeigt nekrotisierende Granulome mit palisadenförmig angeordneten Riesenzellen, eine pauciimmune Vaskulitis (nekrotisierende und proliferierende Entzündung mit nur geringer endothelialer Immunkomplexablagerung) und eine pauciimmune Glomerulonephritis (ohne Immunablagerungen an der glomerulären Basalmembran) mit extrakapillärer Halbmondbildung (s. Niere [S. A401]).

Differenzialdiagnosen:
- Andere **Kleingefäßvaskulitiden**, insbesondere die mikroskopische Polyangiitis (s. u.).
- **rezidivierende Polychondritis** (sehr selten): rezidivierende Entzündung des Knorpelgewebes, die zur Knorpeldestruktion führen kann. Besonders auffällig ist der **Befall des Ohr-** und **Nasenknorpels** (ausgeprägte, i. d. R. beidseitige Schwellung, Rötung sowie Abknicken der Ohrmuschel, starke Schmerzen, Sattelnase); seltener im Bereich des Kehlkopfes, der Trachea, der Bronchien und Rippenknorpel. Häufig bestehen gleichzeitig die typischen Symptome einer Kleingefäßvaskulitis (z. B. Episkleritis, Schwindel, Glomerulonephritis).
- Bei Auftreten eines pulmorenalen Syndroms muss eine histologische Abgrenzung gegenüber dem **Goodpasture-Syndrom** erfolgen. Immunhistochemisch lassen sich hier typischerweise granuläre Immunkomplexablagerungen an der glomerulären Basalmembran nachweisen (Immunkomplexglomerulonephritis).

Therapie: Die Therapie erfolgt stadienabhängig:
- Im **lokalisierten Stadium** können leichte Fälle mit einer Kombination von Trimethoprim/Sulfamethoxazol behandelt werden.
- Im **generalisierten Stadium** wird immunsuppressiv therapiert. Zur Remissionseinleitung erhalten die Patienten 3–6 Monate lang eine Kombination aus Steroiden und Cyclophosphamid nach dem sog. Fauci-Schema (1 mg/kg KG/d Prednisolon p.o. und Cyclophosphamid 2 mg/kg KG/d p.o. oder 15 mg/kg KG alle 2–3 Wochen i.v. Zur Prophylaxe einer hämorrhagischen Zystitis (NW der Cyclophosphamidtherapie) muss dabei immer eine Komedikation mit Mesna erfolgen. Anschließend wird auf eine remissionserhaltende Therapie mit Azathioprin oder Methotrexat umgestellt. Zusätzlich erhalten die Patienten eine „Low-Dose-Steroidgabe" (Dosis an Aktivität angepasst).

Prognose: Ohne Therapie zeigt die Erkrankung einen progressiven Verlauf. Durch die effiziente immunsuppressive Therapie lässt sich bei etwa 90 % der Patienten eine Remission erzielen. Rezidive sind allerdings häufig. Die Langzeitprognose wird durch den Nierenbefall und die Nebenwirkungen der immunsuppressiven Therapie bestimmt.

10.2.2 Mikroskopische Polyangiitis (MPA)

Synonym: mikroskopische Panarteriitis nodosa (mPAN)

> **DEFINITION** ANCA-assoziierte Kleingefäßvaskulitis ohne Granulombildung, die sich v. a. an den kleinen Gefäßen und Kapillaren im Bereich des Respirationstrakts und der Niere manifestiert.

Epidemiologie: Die Inzidenz der MPA beträgt etwa 4/100 000 Einwohner/Jahr.

Ätiopathogenese: Die Ursache ist unbekannt; pathogenetisch handelt es sich um eine autoantikörpervermittelte (pauciimmune) Vaskulitis, die eine starke Assoziation mit dem pANCA-MPO aufweist.

Klinik: Das klinische Bild der MPA ähnelt dem generalisierten Morbus Wegener (**Tab. 10.3**). Charakteristisch ist die **Nierenbeteiligung** in Form einer Glomerulonephritis unterschiedlicher Histologie. Gefürchtet ist die Entwicklung einer rapid-progressiven Glomerulonephritis, die zu einer **Niereninsuffizienz** mit renalem Hypertonus führen kann. Im Bereich der Lunge kann es zu einer Entzündung der Kapillaren mit **alveolärer Hämorrhagie** und **Hämoptoe** kommen. Bei gleichzeitigem Auftreten von pulmonalen Hämorrhagien und Nierenversagen spricht man von einem **pulmorenalen Syndrom**.

Differenzialdiagnosen: Siehe Granulomatose mit Polyangiitis [S. A490].

Diagnostik: Im Labor findet sich eine Erhöhung der klassischen Entzündungsparameter (**Tab. 6.2**). Wie bei der Granulomatose mit Polyangiitis muss die Nierenfunktion regelmäßig kontrolliert werden (Retentionsparameter, Proteinausscheidung, Harnsediment). Charakteristisch ist der Nachweis antineutrophiler zytoplasmatischer Autoantikörper mit perinukleärem Fluoreszenzmuster und Spezifität für die Myeloperoxidase (**pANCA-MPO**).

Die alveoläre Hämorrhagie imponiert radiologisch als „weiße Lunge".

Die feingewebliche Untersuchung aus Biopsien betroffener Organe ist wesentlich für die Sicherung der Diagnose und die Abgrenzung gegenüber der Granulomatose mit Polyangiitis. Histologisch zeigt sich eine pauciimmune Kleingefäßvaskulitis, die ohne Granulombildung einhergeht (DD Granulomatose mit Polyangiitis).

Therapie: Siehe Granulomatose mit Polyangiitis [S. A490]).

10.2.3 Churg-Strauss-Syndrom (CSS)

DEFINITION Granulomatöse, nekrotisierende Kleingefäßvaskulitis, die v. a. den oberen Respirationstrakt und die Lunge betrifft und mit einer Atopieneigung sowie Asthmasymptomatik einhergeht. Die ANCA-Assoziation ist variabel; etwa bei der Hälfte der Patienten lassen sich c-/pANCA nachweisen.

Epidemiologie: Die jährliche Inzidenz beträgt etwa 2/100 000 Einwohner. Die Erkrankung tritt v. a. bei Frauen im mittleren Lebensalter auf.

Ätiopathogenese: Genaue Ursache und Pathogenese sind unbekannt. Es wird vermutet, dass dem CSS eine Überempfindlichkeit gegenüber inhalativen Noxen zugrunde liegt. Die eosinophilen Granulozyten sollen für die pathologischen Veränderungen verantwortlich sein.

Klinik: Ähnlich wie bei der Granulomatose mit Polyangiitis werden ein Initial- und Generalisationsstadium unterschieden. Auch beim CSS spielt sich die initiale Symptomatik bevorzugt im Kopfbereich ab. Charakteristische Symptome sind eine **allergische Rhinosinusitis**, eine **Polyposis nasi** und ein **allergisches Asthma bronchiale**. Die Vaskulitis äußert sich mit granulomatösen Infiltrationen insbesondere der Haut. Nach Monaten bis Jahren kommt es zu einer Generalisierung, in deren Verlauf prinzipiell alle Organe betroffen sein können. Typisch ist der Befall des zentralen und peripheren **Nervensystems** mit Krämpfen, Bewusstseinsstörungen bis hin zum Koma und peripheren motorischen Ausfällen, die in einer Tetraplegie enden können. Am **Herzen** kommt es häufig zu einer Koronariitis oder Myokarditis mit Tachykardie und Rhythmusstörungen.

MERKE Während eine Beteiligung des Nervensystems beim Churg-Strauss-Syndrom auffallend häufig beobachtet wird, ist die Niere, anders als bei den übrigen Vaskulitisformen, selten und nur mild betroffen.

Diagnostik: Im Labor findet sich eine Erhöhung der klassischen Entzündungsparameter (**Tab. 6.2**; BSG häufig deutlich erhöht). Typisch sind eine mäßige Leukozytose mit **ausgeprägter Eosinophilie** (10–40 %) und ein **erhöhter IgE-Serumspiegel**. Bei etwa der Hälfte der Patienten lassen sich ANCA gegen die Myeloperoxidase nachweisen.

Im Röntgenbild findet sich eine Verschattung der Nasennebenhöhle. Die Thoraxaufnahme zeigt multiple pulmonale Infiltrate. Mittels CT-Untersuchung lässt sich eine Verdickung der betroffenen Schleimhaut mit zusätzlicher Polypenbildung nachweisen.

Histologisch zeigen sich eine granulomatöse Kleingefäßvaskulitis und im Gewebe vermehrt eosinophile Granulozyten.

Differenzialdiagnosen: Eine wichtige Differenzialdiagnose ist das **medikamentösinduzierte** Churg-Strauss-Syndrom durch den Leukotrien-Rezeptor-Antagonisten Montelukast.

Therapie: Das CSS spricht gut auf Glukokortikoide an. Mit einer hoch dosierten Prednisolon-Gabe (bis 500 mg/d) kann eine rasche Remission erzielt werden. Bleibt eine Monotherapie mit Steroiden erfolglos, ist der Einsatz von Cyclophosphamid oder Methotrexat indiziert.

Prognose: Das Initialstadium des CSS verläuft i. d. R. milde. Die Prognose im Generalisationsstadium wird v. a. durch die neurologische, respiratorische und kardiale Beteiligung bestimmt. Gelegentlich wird eine komplette Remission beobachtet.

10.3 Kleingefäßvaskulitiden ohne ANCA-Assoziation

Bei den Kleingefäßvaskulitiden ohne ANCA-Assoziation finden sich immunhistochemisch nachweisbare **Immunkomplex- und Komplementablagerungen**. Die Haut ist immer betroffen. Eine Beteiligung innerer Organe ist – mit Ausnahme der leukozytoklastischen Angiitis – häufig.

10.3.1 Purpura Schoenlein-Henoch

DEFINITION Die Purpura Schoenlein-Henoch ist eine allergische Immunkomplexvaskulitis, die sich an kleinen Gefäßen abspielt. Typisch ist eine Beteiligung der Haut, Gelenke und des Gastrointestinaltrakts.

Epidemiologie: Die Erkrankung kann in jedem Lebensalter auftreten. Häufig sind Kinder im Vorschulalter betroffen.

Ätiopathogenese: Die Ursache der Erkrankung ist unbekannt. Pathogenetisch liegt der Purpura Schoenlein-Henoch eine allergische Immunkomplexvaskulitis mit vaskulären Ablagerungen IgA-haltiger Immunkomplexe und Aktivierung des Komplementsystems zugrunde (Typ III nach Coombs und Gell). Auslöser ist häufig ein Infekt der oberen Luftwege.

Klinik: Die Patienten leiden unter Fieber und starkem Krankheitsgefühl. Der typische klinische Befund (bei 100 % der Patienten) sind multiple **Petechien** und **palpable Purpura**, die v. a. an den distalen Extremitäten und am Gesäß auftreten (**Abb. 10.2**). Die Patienten klagen häufig über Bauchschmerzen, Diarrhö und ggf. Abgang von blutigem Stuhl. An den Gelenken kommt es zu einer nicht destruierenden Polyarthritis. Typisch ist dabei der Befall des oberen Sprunggelenks. Etwa die Hälfte der Betroffenen weist eine Beteiligung der Nieren auf (IgA-Glomerulonephritis mit Proteinurie und Mikrohämaturie). Der

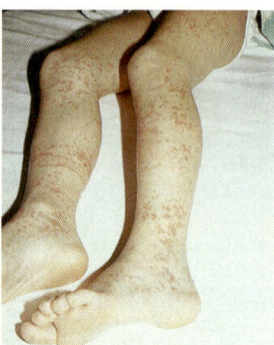

Abb. 10.2 **Purpura Schoenlein-Henoch.** Ekchymosen an den Streckseiten der unteren Extremität. (aus: Sitzmann, Duale Reihe Pädiatrie, Thieme, 2007)

Tab. 10.4 Einteilung der Kryoglobulinämien

Form	Kryoglobulintyp	Vorkommen bei
Typ I	ausschließlich monoklonale Immunglobuline (häufig IgM)	monoklonaler Gammopathie
Typ II	mono- und polyklonale Immunglobuline	Hepatitis B + C, Kollagenosen
Typ III	ausschließlich polyklonale Immunglobuline	

Übergang in eine rapid-progressive Glomerulonephritis ist selten.

MERKE Zur typischen **klinischen Trias** der Purpura Schoenlein-Henoch gehören die palpablen Purpura, Darmkoliken und eine Arthritis.

Diagnostik: Die Diagnostik stützt sich v. a. auf die typische klinische Trias (s. o.). Klassische Laborbefunde fehlen. Eventuell gelingt der Nachweis zirkulierender Immunkomplexe und erniedrigter Serumkomplementspiegel. Wichtig ist die Überwachung der viszeralen Organbeteiligung. Im Vordergrund steht dabei die Bestimmung der Retentionsparameter, des Harnproteins und des Urinsediments, um die Entwicklung einer IgA-Glomerulonephritis rechtzeitig zu erfassen.
Die Histologie zeigt eine nekrotisierende Vaskulitis mit Leukozyteninfiltrationen und zerfallenen Leukozytenkernen (typisches Bild der leukozytoklastischen Vaskulitis). An den Gefäßen lassen sich subendotheliale Ablagerungen von IgA-Komplexen nachweisen. In der Nierenbiopsie findet sich das Bild einer mesangioproliferativen Glomerulonephritis mit IgA-Ablagerungen.

Therapie: Die Therapie der Purpura Schoenlein-Henoch erfolgt rein symptomatisch mit einer Steroidmonotherapie. Bei schwerer viszeraler Beteiligung sollte zusätzlich Cyclophosphamid eingesetzt werden.

Prognose: Im Kindesalter heilt die Erkrankung in den meisten Fällen folgenlos aus. Beim Erwachsenen sind chronisch-progrediente Verläufe mit Übergang in eine dialysepflichtige Niereninsuffizienz möglich.

10.3.2 Essenzielle Kryoglobulinämie

DEFINITION Bei der essenziellen Kryoglobulinämie handelt es sich um eine Kleingefäßvaskulitis, die durch Ablagerungen von Kryoglobulinen in den Gefäßwänden ausgelöst wird.

MERKE Kryoglobuline sind Immunkomplexe, die in der Kälte präzipitieren. Sie bestehen i. d. R. aus monoklonalen IgM und polyklonalen IgG.

Ätiopathogenese: Bei Abkühlung kommt es zur Präzipitation von Immunkomplexen, die sich in der Gefäßwand ablagern und zu einer endothelialen Entzündung führen (Immunkomplexvaskulitis). Ausgelöst wird die Erkrankung häufig durch eine chronische Hepatitis-C-Infektion, seltener durch eine monoklonale Gammopathie.

Einteilung: Kryoglobulinämien werden nach den vorherrschenden Immunglobulinen eingeteilt (monoklonal/polyklonal, Tab. 10.4).

Klinik: Typisch sind schwere, **akral** betonte, **palpable Purpura**. Zu den häufig beobachteten systemischen Manifestationen der Vaskulitis gehören neben einem starken Krankeitsgefühl mit deutlicher Abgeschlagenheit die Glomerulonephritis, eine Polyneuropathie und eine nicht destruierende Polyarthritis.

Diagnostik: Wegweisende Befunde sind der Nachweis von Kryoglobulinen (Differenzierung durch Immunfixation), Rheumafaktoren und einer Komplementerniedrigung.

MERKE Bei Nachweis polyklonaler Kryoglobuline sollte immer nach dem Hepatitis-C-Antigen, bei Nachweis monoklonaler Kryoglobuline nach einer monoklonalen Gammopathie gesucht werden.

Therapie: Die Therapie richtet sich nach der Grunderkrankung. Wichtigste allgemeine Maßnahme ist ein konsequenter Kälteschutz.
Liegt der Erkrankung eine chronische Hepatitis C zugrunde, wird antiviral mit Ribavirin und Interferon-α therapiert. Schwere Verlaufsformen mit Beteiligung von Nieren und peripherem Nervensystem müssen mit Steroiden, Cyclophosphamid und einer Plasmaseparation behandelt werden.

Prognose: Werden im Wesentlichen von der Grunderkrankung und vom Nierenbefall bestimmt.

Tab. 10.5 Auslöser und Grunderkrankungen der kutanen leukozytoklastischen Angiitis

Auslöser	
Infektionserkrankungen	häufig: Streptokokken, Hepatitis C o. B
rheumatische Erkrankungen	RA, SLE
maligne Erkrankungen	Plasmozytom, Morbus Hodgkin, Non-Hodgkin-Lymphome
Medikamente	Acetylsalicylsäure, Phenacetin, Penicillin, Sulfonamide, Phenothiazine

10.3.3 Kutane leukozytoklastische Angiitis

Synonym: Hypersensitivitätsvaskulitis, Vasculitis allergica

> **DEFINITION** Allergische auf die Haut beschränkte Kleingefäßvaskulitis (kutane Vaskulitis).

Epidemiologie und Ätiologie: Die Erkrankung tritt v. a. im mittleren Lebensalter auf. Es handelt sich um eine allergische Immunkomplexvaskulitis, die durch verschiedene exogene Auslöser bzw. Grunderkrankungen ausgelöst wird (Tab. 10.5).

Da die kutane leukozytoklastische Angiitis häufig durch exogene Faktoren wie z. B. Medikamente ausgelöst wird, wurde sie früher auch als Hypersensitivitätsvaskulitis bezeichnet.

Klinik und Diagnostik: Das einzige klinische Symptom sind palpable Purpura. Diagnostisch steht die Anamnese im Vordergrund (Tab. 10.5).

Therapie und Prognose: Die Therapie richtet sich nach der Grunderkrankung und dem Auslöser. Die wichtigste Maßnahme ist der konsequente Allergenentzug! Die Prognose ist i. d. R. gut, mit Allergenkarenz Ausheilung.

10.4 Vaskulitiden mittelgroßer Gefäße

10.4.1 Klassische Panarteriitis nodosa (cPAN)

Synonym: Periarteriitis nodosa

> **DEFINITION** Immunkomplexvaskulitis mit nekrotisierender Entzündung der gesamten Gefäßwand (griech.: pan = ganz) mittelgroßer bis kleiner Arterien. Besonders betroffen sind die Nierenarterien, Mesenterialgefäße und Vasa nervorum.

Epidemiologie: Die Inzidenz liegt bei 5/1 000 000 Einwohner/Jahr. Männer erkranken etwa 3-mal so häufig wie Frauen.

Ätiologie: Die Ursache ist unbekannt. Pathogenetisch handelt es sich bei der cPAN um eine Immunkomplexvaskulitis. Als mögliche Krankheitsauslöser werden u. a. Medikamente, Infektionen, Hepatitis-B- und -C-Antigene (bei etwa $1/3$ der Patienten ist das Hepatitis-B-Antigen nachweisbar), ANCA und Komplementdefekte diskutiert.

Klinik: Zu Beginn leiden die meisten Patienten an uncharakteristischen Allgemeinbeschwerden wie Leistungsabfall, Müdigkeit, Gewichtsverlust, Fieber und Schwächegefühl. Sämtliche Körperregionen können von der Gefäßentzündung betroffen sein. Daraus resultiert auch die **bunte klinische Symptomatik**. An der Haut lassen sich – durch Aneurysmabildung entstandene – **subkutane Knötchen** entlang des Arterienverlaufs tasten. Diese sehr selten nachweisbaren Knötchen sind zwar charakteristisch und auch namensgebend für die Erkrankung, entsprechen allerdings nicht den histologischen Veränderungen und sind kein diagnostisches Kriterium. Ein weiterer charakteristischer Hautbefund sind eine **Livedo reticularis** (= „landkartenartige", verstärkte venöse Gefäßzeichnung) sowie Nekrosen an Fingern und Zehen. Die Patienten leiden des Weiteren regelmäßig unter Arthralgien (nicht destruierende Polyarthritis) und Myalgien. Besonders häufig sind die Mesenterialgefäße von der Erkrankung betroffen. Typische Symptome sind die **postprandiale Angina abdominalis** und **kolikartige Bauchschmerzen**. Ein Befall der Koronararterien kann zu pektanginösen Beschwerden bis hin zum Myokardinfarkt führen. Folge einer zerebralen Arteriitis sind Apoplex, Krampfanfälle und psychische Veränderungen. Durch Verschluss der A. renalis kann es zu einem Niereninfarkt und renalem Hypertonus kommen. ==Parästhesien und motorische Lähmungen (häufig als Mononeuritis multiplex) weisen auf eine Beteiligung des peripheren Nervensystems hin (Befall der Vasa nervorum verschiedener peripherer Nerven).== Eine Lungenbeteiligung ist hingegen ungewöhnlich.

> **MERKE** Da bei der cPAN die mittelgroßen Gefäße befallen sind, kommt es nicht zu einer Glomerulonephritis (klassisches Zeichen einer Kleingefäßvaskulitis).

Komplikationen: Zu den wichtigsten Komplikationen zählen der Myokard- bzw. Mesenterialinfarkt, eine Darmperforation und der Hirninfarkt.

Diagnostik: Im Labor findet sich eine Erhöhung der allgemeinen Entzündungsparameter, insbesondere eine Leukozytose (Tab. 6.2). Die Komplementkonzentration ist häufig vermindert. In jedem Fall sollte nach dem Hepatitis-B-Antigen gefahndet werden. Weitere Laborbefunde ergeben sich aus der jeweiligen Organbeteiligung (z. B. Erythrozyturie).

Das wichtigste bildgebende Verfahren ist die **Angiografie**, mit der sich die makroskopischen Gefäßveränderungen (Kaliberschwankungen, Gefäßverschlüsse, Aneurysmen) nachweisen lassen. Abhängig von den betroffenen Arterien wird eine Zöliakografie, Koronarangiografie oder Nierenarteriografie durchgeführt.

In der Biopsie aus betroffenen Arterien zeigt sich eine **nekrotisierende Vaskulitis** mit fibrinoiden Nekrosen. Die entzündlichen Veränderungen betreffen alle Wandschichten. Immunhistochemisch lassen sich vaskuläre Immunkomplexablagerungen nachweisen, die ggf. das Hepatitis-B-Antigen enthalten.

10 Primäre Vaskulitiden

Therapie: Die Therapie richtet sich nach der Schwere der Erkrankung:
- Bei leichtem Verlauf kann eine Steroidmonotherapie ausreichen.
- Bei schwerem Verlauf mit rasch progredientem Organbefall werden für etwa 6–12 Monate hoch dosierte Glukokortikoide in Kombination mit Cyclophosphamid verabreicht (remissionsinduzierende Therapiephase). Nach Erreichen der Remission wird die Therapie auf Azathioprin oder Methotrexat umgestellt (remissionserhaltende Therapiephase).

Ist die cPAN mit einer Hepatitis B assoziiert, wird zusätzlich antiviral therapiert (Lamivudin und Interferon-α).

Prognose: Die cPAN verläuft i.d.R. chronisch progredient. Gelegentlich kommt es nach einem einmaligen akuten Schub zu einer vollständigen Remission. Aufgrund der heutzutage effektiven Therapiemöglichkeiten liegt die 5-Jahres-Überlebensrate bei etwa 90 %.

10.4.2 Kawasaki-Syndrom

Synonym: mukokutanes Lymphknotensyndrom

Unter dem Kawasaki-Syndrom versteht man eine fieberhafte Erkrankung, die fast ausschließlich bei Kleinkindern vorkommt und mit Exanthemen, einer Lymphadenopathie sowie einer Vaskulitis einhergeht. Für nähere Informationen s. Pädiatrie [S. B561].

10.5 Großgefäßvaskulitiden

Bei den Großgefäßvaskulitiden handelt es sich um **granulomatöse**, **T-Zell-vermittelte Vaskulitiden** mit **segmentalem Befall** der betroffenen Arterien und histologisch nachweisbaren Riesenzellen. Durch eine entzündliche Verdickung der Arterienwand kommt es zu einer progredienten Lumeneinengung, die zu den klinischen Symptomen führt.

10.5.1 Arteriitis temporalis und Polymyalgia rheumatica (PMR)

Synonym: Morbus Horton, Riesenzellarteriitis

DEFINITION Bei der **Arteriitis temporalis** handelt es sich um eine granulomatöse Riesenzellarteriitis, die sich im Bereich der Aorta und ihrer Hauptäste abspielt. Am häufigsten ist die A. temporalis betroffen. Unter der **Polymyalgia rheumatica** versteht man das Auftreten von symmetrischen Myalgien im Bereich des Schulter- und Beckengürtels. Beide Krankheitsbilder treten häufig gemeinsam auf.

MERKE Jeder zweite Patient mit einer Arteriitis temporalis leidet gleichzeitig an einer Polymyalgia rheumatica.

Epidemiologie: Die Arteriitis temporalis ist die häufigste Vaskulitis (Inzidenz: 27–140 Fälle/100 000). Die Erkrankung tritt i.d.R. jenseits des 50. Lebensjahres auf. Frauen erkranken deutlich häufiger als Männer.

Ätiopathogenese: Die Ursache ist unbekannt. Die Assoziation mit HLA-DR4 legt eine genetische Disposition nahe. Pathogenetisch handelt es sich um eine granulomatöse Riesenzellvaskulitis, die zur Stenosierung der betroffenen Gefäßabschnitte führt. Es wird angenommen, dass die granulomatöse Entzündung die Folge einer vorausgegangenen Infektion ist (evtl. Parvovirus B19).

MERKE Bei einigen Patienten mit Arteriitis temporalis und/oder PMR liegt eine okkulte Neoplasie vor!

Klinik: Typisch für die Arteriitis temporalis ist der **bilaterale, starke Schläfenkopfschmerz**, der häufig schlagartig auftritt. Zusätzlich leiden die Patienten häufig an einer **Claudicatio intermittens** der **Kaumuskulatur** (Claudicatio masseterica) und flüchtigen Sehstörungen (**Amaurosis fugax**). Seltener kommt es zu einem Aortenbogensyndrom [S. A496] mit Blutdruckdifferenz und zerebralen Durchblutungsstörungen. Leitsymptom der Polymyalgia rheumatica sind **gürtelförmige Schmerzen** im Bereich der **Schulter-** und/oder **Beckenmuskulatur**. Begleitend klagen die meisten Patienten über eine Morgensteifigkeit. Beide Erkrankungen gehen mit Allgemeinerscheinungen wie Abgeschlagenheit, Konzentrationsunfähigkeit, Gewichtsverlust und Fieber einher. Oft sind die Patienten auch depressiv verstimmt.

MERKE Bei jedem Patienten im höheren Lebensalter und heftigem Kopfschmerz muss sofort an eine Arteriitis temporalis gedacht werden.

Komplikationen: Besonders gefürchtet ist der Verschluss der A. centralis retinae bzw. der Aa. ciliares posteriores breves, da es binnen weniger Stunden zur **völligen Erblindung** beider Augen kommen kann (Zentralarterienverschluss bzw. anteriore ischämische Optikusneuropathie [AION]). Selten kann es im Rahmen zerebraler Durchblutungsstörungen zu einer transitorischen ischämischen Attacke (**TIA**; s. Neurologie [S. B952]) und Augenmuskelparesen (s. Neurologie [S. B964]) kommen.

Diagnostik: Bei einigen Patienten lassen sich die verhärteten und stark geschlängelten Temporalarterien bereits inspektorisch erkennen (Abb. 10.3b). Die Palpation ist für die Patienten häufig sehr schmerzhaft. Im Labor fällt v.a. eine extrem beschleunigte BSG auf („Sturzsenkung": > 40 mm in der 1. Stunde). Eine Erhöhung der CK findet sich nicht, die Werte sind normal bis niedrig.

In der ophthalmologischen Untersuchung lässt sich ggf. eine ischämische Optikusneuritis oder ein roter Fleck im Bereich der Fovea centralis als Hinweis auf einen Retinalarterienverschluss nachweisen. Die Polymyalgia rheumatica lässt sich praktisch **nur klinisch** diagnostizieren. Muskelenzyme, Muskelbiopsie oder EMG sind negativ. Wichtigstes diagnostisches Kriterium ist das **prompte Ansprechen** der Beschwerden auf **Steroide**. Da eine Polymyalgia rheumatica in bis zur Hälfte der Fälle von einer Arteriitis temporalis begleitet wird, muss immer auch danach gefahndet werden.

In der Farbduplexsonografie der Temporalarterien zeigt sich im erkrankten Abschnitt eine echoarme Wandverdickung als Ausdruck des Wandödems („Halo"). Zusätzlich lassen sich häufig segmentale Stenosierungen nachweisen. Sie hilft auch bei der Suche nach dem geeignetsten Ort für die Probeentnahme. Bei Verdacht auf Befall der Aorta und ihrer Abgangsäste sollte eine MRT oder PET-CT angefertigt werden.

Eine Sicherung der Diagnose gelingt durch **Biopsie der Temporalarterie**. Aufgrund des segmentalen Befalls sollte die Biopsie mindestens 2 cm lang sein. Histologisch zeigt sich eine mononukleäre Infiltration, die überwiegend aus Monozyten und CD_4-T-Zellen besteht. Zusätzlich lassen sich Granulome und Riesenzellen nachweisen (**Abb. 10.3 b**). **Cave:** Ein negatives Ergebnis schließt eine Arteriitis temporalis nicht aus.

> **MERKE** Vor der Biopsieentnahme muss in jedem Fall eine Farbduplexuntersuchung der A. carotis interna durchgeführt werden, um eine hochgradige Stenosierung in diesem Bereich auszuschließen (absolute Kontraindikation!).

Differenzialdiagnosen:
- **Kopfschmerz:** s. Neurologie [S. B1001] bzw. Leitsymptome [S. C173].
- **Myalgie:** s. Tab. 9.5.

Therapie:
Arteriitis temporalis: Therapie der Wahl ist die sofortige Gabe von Steroiden in hoher Dosierung (initial: 100 mg Prednisolon/d). Bei flüchtigen Sehstörungen (Warnsignale für einen drohenden Retinalarterienverschluss!) ist eine **sofortige, hoch dosierte i. v. Steroidtherapie** - ohne diagnostische Verzögerung – indiziert (mindestens 500 mg/d Prednisolon für etwa 3 Tage).

> **MERKE** Ohne adäquate Therapie kann auch das primär noch gesunde zweite Auge innerhalb von Tagen irreversibel erblinden.

Bei Besserung (klinische Symptomatik, Rückgang der Entzündungsparameter) muss die Steroiddosis reduziert werden. Da häufig eine recht hohe Erhaltungsdosis erforderlich ist (> 7,5 mg/d), erhalten die Patienten eine steroideinsparende immunsuppressive Therapie mit Azathioprin oder Methotrexat.

Polymyalgia rheumatica: Die PMR spricht gut auf **Steroide** an (**Diagnosekriterium!**). Initial werden 20–30 mg Prednisolon/d verabreicht, bei Besserung der Symptome und Rückgang der Entzündungsparameter wird die Dosis stufenweise reduziert. Gegebenenfalls muss eine steroideinsparende Therapie mit Azathioprin oder Methotrexat eingeleitet werden.

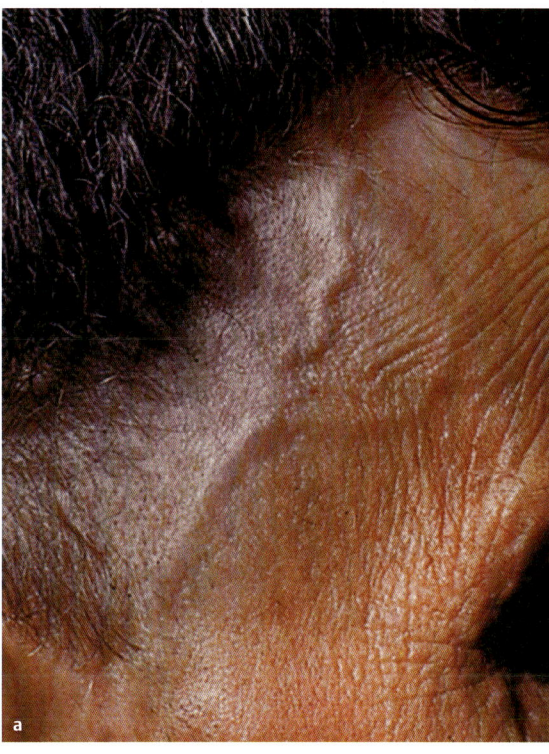

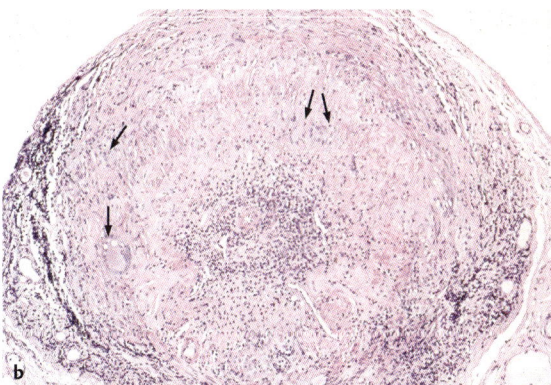

Abb. 10.3 **Arteriitis temporalis. a** Geschlängelte Temporalarterie. **b** Histologischer Befund mit ausgeprägter Verbreiterung der Intima und Bildung von Riesenzellen. (a: aus Siegenthaler, Siegenthalers Differenzialdiagnose, Thieme, 2005; b: Greten, Rinninger, Greten, Innere Medizin, Thieme, 2010)

> **MERKE** Das rasche Ansprechen der Symptome auf Glukokortikoide ist charakteristisch für die PMR und Riesenzellarteriitis.

Prognose: Beide Erkrankungen verlaufen häufig chronisch-rezidivierend. Die häufigste und gefährlichste Komplikation ist die Erblindung, seltener der Insult. Unter adäquater Therapie können PMR und Arteriitis temporalis nach 1–2 Jahren folgenlos ausheilen.

10.5.2 Takayasu-Arteriitis

Synonym: Aortenbogensyndrom, Pulseless Disease

> **DEFINITION** Bei der Takayasu-Arteriitis handelt es sich um eine granulomatöse Entzündung des Aortenbogens und seiner abgehenden großen Gefäße. Am häufigsten ist die linke A. subclavia betroffen.

Epidemiologie: Sehr selten; am häufigsten erkranken Frauen vor dem 40. Lebensjahr.

Ätiopathogenese: Die Ursache der Erkrankung ist unbekannt. Im Bereich der betroffenen Gefäßabschnitte kommt es zu entzündlichen Gefäßverschlüssen.

Klinik und Komplikationen: Die Erkrankung beginnt **schleichend** mit einem präokklusiven Stadium, das Monate bis Jahre dauern kann. Die meisten Patienten leiden unter Allgemeinsymptomen wie Fieber, Leistungsabfall, Gewichtsverlust und Nachtschweiß. Im okklusiven Stadium kommt es durch die eingeschränkte Blutversorgung im Bereich der oberen Extremität und des Kopfes zum typischen Bild des „**Aortenbogensyndroms**":
- Schwindelattacken, Sehstörungen und Synkopen (→ zerebrale Minderdurchblutung)
- Claudicatio im Bereich der oberen Extremität, kühle blasse Haut, abgeschwächter (bis fehlender) Puls, trophische Störungen an den Händen (→ Minderdurchblutung der A. subclavia)
- Blutdruckdifferenz zwischen rechter und linker Extremität (einseitige Minderdurchblutung der A. subclavia)
- Angina abdominalis, pektanginöse Beschwerden (→ Minderdurchblutung der Aortaabgänge).

Die häufigsten Komplikationen sind der **Myokardinfarkt** und der **Hirninfarkt**.

Diagnostik: Erste Verdachtsmomente liefert die klinische Untersuchung. Die Diagnose wird anhand der ACR-Kriterien gestellt, wobei mindestens 3 davon erfüllt sein müssen:
- Erkrankungsbeginn < 40 Lebensjahr
- seitendifferenter systolischer Blutdruck zwischen beiden Armen (> 10 mmHg)
- einseitige Pulsabschwächung
- Claudicatio intermittens vorwiegend an den Armen
- Gefäßgeräusche z. B. über der A. subclavia
- pathologischer Angiografiebefund.

Im Labor zeigt sich eine Beschleunigung der BSG (> 40 mm in der 1. Stunde; „Sturzsenkung"). Die übrigen Befunde sind wenig aussagekräftig. Das histologische Bild gleicht dem der Arteriitis temporalis [S. A495].

Das wichtigste bildgebende Verfahren ist die **MRT-Angiografie** zur Darstellung der Aorta und ihrer Abgangsäste.

Differenzialdiagnosen:
- Aortenbogensyndrom auf dem Boden einer Arteriosklerose
- Arteriitis temporalis [S. A494] mit Befall des Aortenbogens und der Abgangsäste.

Therapie: Therapie der Wahl ist eine **immunsuppressive Behandlung** mit Steroiden und Methotrexat (alternativ: Cyclophosphamid). Zusätzlich erhalten alle Patienten ASS zur Thrombozytenaggregationshemmung und eine adäquate antihypertensive Therapie.

Die interventionelle bzw. chirurgische Therapie umfasst die Gefäßrekonstruktion mittels PTCA und Stent-Einlage oder Bypass-Chirurgie (im entzündungsfreien Intervall).

Prognose: Unbehandelt verläuft die Erkrankung chronisch-progredient. Unter adäquater Therapie verbessert sich die Prognose deutlich.

10.6 Nicht klassifizierte Vaskulitiden

10.6.1 Morbus Behçet

Synonym: Behçet-Erkrankung

> **DEFINITION** Systemische Immunkomplexvaskulitis, die sich bevorzugt an den oralen und genitalen Schleimhäuten abspielt und mit rezidivierenden Aphthen und Ulzerationen einhergeht. Arterien und Venen jeder Größe können betroffen sein.

Epidemiologie: Seltene Erkrankung, die v. a. in den östlichen Mittelmeerländern bzw. in Japan auftritt; am häufigsten sind Männer im jungen Erwachsenenalter betroffen.

Ätiopathogenese: Die genaue Ursache ist unbekannt. Die Assoziation mit dem HLA-B51-Merkmal spricht für eine genetische Disposition. Als Auslöser werden exogene Faktoren (z. B. Viren) diskutiert. Pathogenetisch handelt es sich beim Morbus Behçet um eine Immunkomplexvaskulitis, die v. a. die Kapillaren und Venen im Bereich der Schleimhäute, der Augen und der Haut betrifft.

Klinik: Typisches Leitsymptom ist die **rezidivierende Aphthen** (Abb. 10.4) im Bereich der Mundhöhle. Initial be-

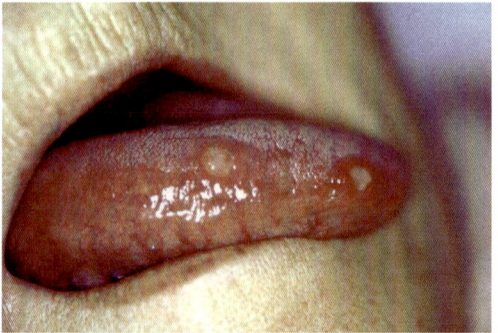

Abb. 10.4 Morbus Behçet. Aphthen an der Zunge. (aus: Greten, Rinninger, Greten, Innere Medizin, Thieme, 2010)

steht meist ein geröteter erhabener Bezirk, der später zerfällt. Aphthen und Ulzera finden sich typischerweise auch an den genitalen Schleimhäuten. Klassische **Hautläsionen** sind das Erythema nodosum, vaskulitische Ulzerationen oder akneähnliche papulopustuläre Läsionen. Am **Auge** können sich eine häufig einseitige, sterile Hypopyon-Iritis oder eine Uveitis anterior, eine Glaskörperblutung oder eine Retinitis entwickeln. Die gefährlichste Komplikation ist dabei der Sehverlust. Zusätzlich kann es zur Beteiligung weiterer Organsysteme kommen:

- **Gefäßsystem** („Vasculo-Behçet"): Ausbildung arterieller oder venöser Thrombosen bzw. arterieller Aneurysmen
- **Gastrointestinaltrakt** („Entero-Behçet"): aphthöse Läsionen und Ulzerationen mit einer blutigen Diarrhö. Gefürchtet ist hierbei die Entwicklung einer Magen-Darm-Perforation.
- **ZNS** („Neuro-Behçet"): Meningitis oder Meningoenzephalitis, Hemiparese, Gleichgewichtsstörungen oder psychische Veränderungen
- **Gelenke**: nicht erosive Oligoarthritis, die häufig die untere Extremität (Knie und Sprunggelenk) betrifft.
- **Nebenhoden**: Epididymitis.

> **MERKE** Die typische klinische Trias des Morbus Behçet besteht aus **oralen** und **genitalen Aphthen** und einer **Augenaffektion**.

Diagnostik: Klinischer Leitbefund sind die rezidivierenden oralen Aphthen. Für die Diagnose werden dabei mindestens 3 Episoden pro Jahr gefordert. Hilfreich ist der sog. **Pathergie-Test**, mit dem sich eine unspezifische Hyperreaktivität der Haut nachweisen lässt: Bei positivem Befund kommt es nach intrakutaner Applikation von NaCl-Lösung (0,9%) zu einer Quaddelbildung, die von einem roten Hof umgeben ist. Aufgrund der häufigen Augenbeteiligung sollten die Patienten ophthalmologisch untersucht werden.

Im **Labor** zeigt sich eine Erhöhung der allgemeinen Entzündungsparameter, charakteristische Immunphänomene fehlen.

Die „International Study Group for Behçet's Disease" hat verschiedene **Diagnosekriterien** festgelegt, die in Tab. 10.6 aufgeführt sind. Für die gesicherte Diagnosestellung müssen das Hauptkriterium sowie 2 Nebenkriterien erfüllt sein.

Bei Beteiligung des Verdauungstraktes sollte eine endoskopische Untersuchung zur Abklärung durchgeführt werden. Zum Nachweis von Gefäßläsionen (Aneurysmata oder Stenosierungen) wird die Angiografie eingesetzt.

Die feingewebliche Untersuchung zeigt das typische Bild einer leukozytoklastischen Vaskulitis mit Ansammlung polymorphkerniger, zerfallener Leukozyten.

Differenzialdiagnosen: In erster Linie müssen andere ulzerative und exanthemische Hauterkrankungen abgegrenzt werden. Mehr als 5 Aphthen pro Schub mit Prädilektionsstellen an der hinteren Mundhöhle bzw. im Bereich verhornter Schleimhaut sprechen für einen Morbus Behçet.

Therapie: Die Therapie erfolgt **symptomatisch**. Beschränkt sich die Erkrankung auf die oralen und genitalen Affektionen, genügt häufig eine lokale Steroidinjektion. Bei schwerer Organbeteiligung (insbesondere Augen und ZNS) erhalten die Patienten eine systemische Steroidgabe in Kombination mit Azathioprin oder Ciclosporin A. Bei Therapieresistenz kann evtl. Thalidomid oder Interferon-α zu einer Besserung führen. Die Arthritis wird symptomatisch mit NSAR behandelt.

Prognose: Die Erkrankung verläuft i. d. R. chronisch-rezidivierend. Häufige Schübe können zu bleibenden Schäden an Auge oder Gehirn führen.

10.6.2 Thrombangiitis obliterans

Synonym: Endangiitis obliterans, Morbus Winiwarter-Buerger, Morbus Buerger

> **DEFINITION** Multilokuläre, segmentale Entzündung aller Wandschichten von kleinen und mittelgroßen Arterien und Venen, die v. a. die Gefäße der distalen Extremitäten (distal der A. poplitea und A. brachialis) betrifft und zu einer progredienten Lumenobstruktion führt.

Epidemiologie: Der typische Patient ist männlich, starker Raucher und unter 40 Jahre alt. Selten (2%) ist die Thrombangiitis obliterans Ursache einer pAVK.

Ätiopathogenese: Die Ursache der Erkrankung ist unbekannt. Es besteht eine enge Korrelation zum **Nikotinabusus**. Pathogenetisch handelt es sich vermutlich um eine Immunkomplexvaskulitis, die alle Gefäßwandschichten betrifft und in der Folge zur Thrombosierung des Lumens führt.

> **MERKE** Praktisch alle Patienten mit Thrombangiitis obliterans sind starke Raucher.

Klinik: Die meisten Patienten leiden unter ischämischen Ruheschmerzen im Bereich der Arme und Füße. Zusätzlich treten häufig trophische Störungen als Ausdruck der mangelhaften Blutversorgung auf. Die Extremitäten sind kühl und zyanotisch. Nicht selten kommt es zu akralen Nekrosen (**Abb. 10.5a**) und Ulzerationen, wodurch in der Folge Extremitätenamputationen notwendig werden. Ty-

Tab. 10.6 Diagnosekriterien des Morbus Behçet

	Kriterien
Hauptkriterium	• aphthöse oder ulzerative Läsionen (mind. 3 Episoden/Jahr)
Nebenkriterien	• rezidivierende genitale Ulzerationen • Augenaffektion: Hypopyon-Iritis, Uveitis anterior, Glaskörperblutung, Retinitis, Netzhautablösung • Hautläsionen: Erythema nodosum, Pyoderma, akneähnliche papulopustuläre Läsionen • positiver Pathergie-Test

pisch ist das Auftreten einer Thrombophlebitis migrans (s. Gefäße [S. A118]).

Diagnostik: Klassisch ist die Trias aus **peripheren arteriellen Verschlüssen**, **Thrombophlebitis** und starkem **Nikotinabusus**.

Farbduplexsonografie und Angiografie zeigen die typischen peripher lokalisierten, multiplen, segmentalen Gefäßverschlüsse mit korkenzieherartigen Kollateralen (**Abb. 10.5b** und **c**).

Differenzialdiagnosen: Differenzialdiagnostisch müssen atherosklerotische oder embolische Gefäßverschlüsse ausgeschlossen werden.

Therapie: Die wichtigste therapeutische Maßnahme ist eine konsequente Nikotinkarenz.

Zur Thrombozytenaggregationshemmung sollten die Patienten 100 mg/d ASS erhalten. Zusätzlich können symptomatische Behandlungsversuche mit Prostaglandinen unternommen werden.

Prognose: Die Erkrankung verläuft chronisch-rezidivierend. Die Lebenserwartung ist nur geringfügig eingeschränkt. In etwa 25 % der Fälle wird jedoch innerhalb von 5 Jahren eine Amputation der betroffenen Extremität notwendig.

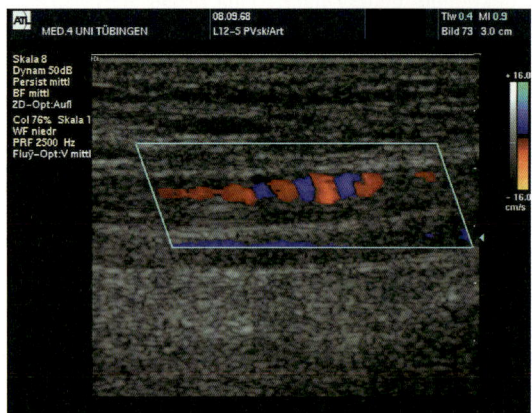

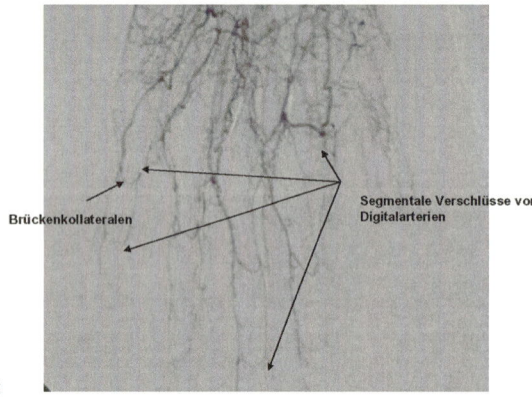

Abb. 10.5 **Thrombangiitis obliterans. a** Klinscher Befund mit akralen Nekrosen. **b** In der farbcodierten Duplexsonografie lassen sich die korkenzieherartigen Kollateralgefäße darstellen. Die gewundenen Gefäße bedingen den Wechsel von Blau und Rot. **c** Angiografie der Handarterien mit multiplen segmentalen Gefäßverschlüssen. (aus: Balletshofer et al., Tübinger Curriculum Herz und Gefäße, Thieme, 2006)

A9 Infektionserkrankungen

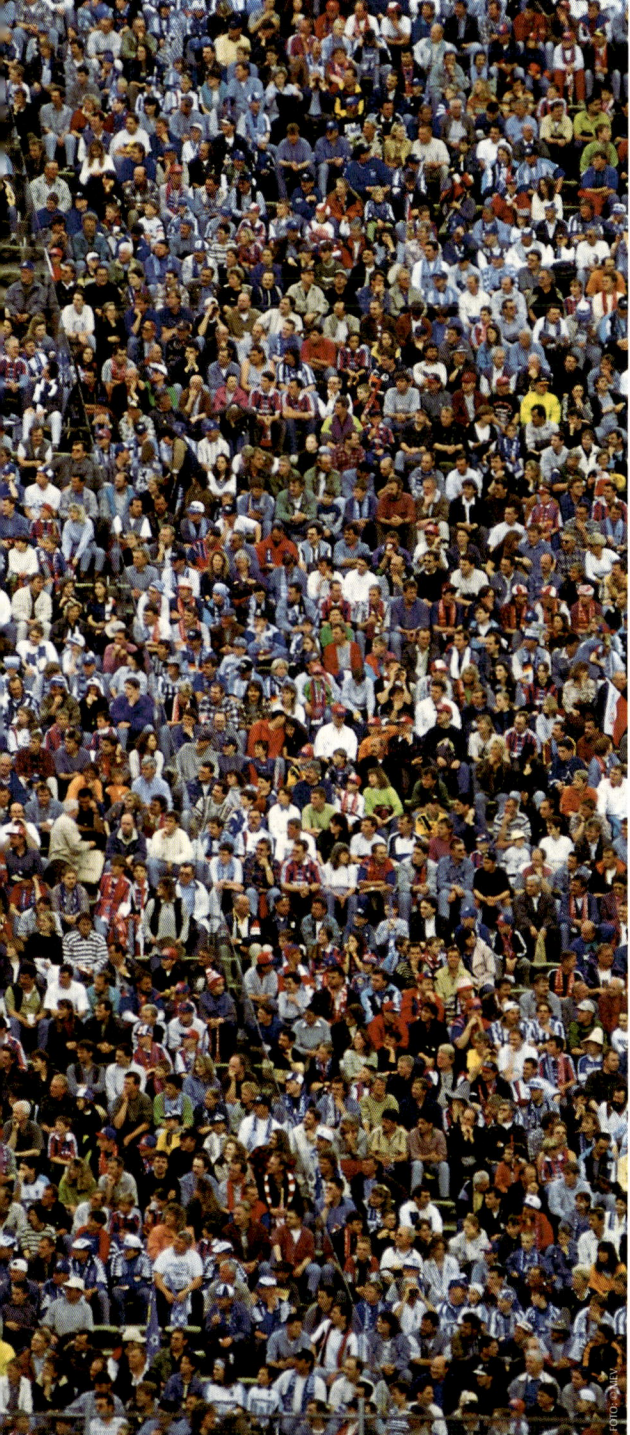

1	Grundlagen	500
2	Sepsis	511
3	Bakterielle Infektionserkrankungen	514
4	Virale Infektionskrankheiten	544
5	Pilzerkrankungen	563
6	Parasitäre Erkrankungen	569

1 Grundlagen

1.1 Überblick

In diesem Kapitel werden in erster Linie die internistisch relevanten und organübergreifenden Infektionserkrankungen behandelt. Erkrankungen, die vorwiegend im Kindesalter auftreten (z. B. Varizellen, Mumps, Masern, Röteln, Pertussis), finden sich im Kap. Pädiatrie [S. B551], die Infektionserkrankungen des ZNS wie Enzephalitis und Meningitis in der Neurologie [S. B942]. Auch Prionenerkrankungen finden sich im Kap. Neurologie [S. B946]. Für Näheres zur Pneumonie s. Atmungssystem [S. A193]. Die toxinvermittelten Nahrungsmittelvergiftungen werden im Kap. Verdauungssystem [S. A257] besprochen. Infektionserkrankungen, die vorwiegend den HNO-Bereich betreffen, finden sich im Kap. HNO; Infektionen des weiblichen Genitaltrakts im Kap. Gynäkologie (z. B. Aminkolpitis, Trichonomadeninfektion). Für weitere Informationen zu den unterschiedlichen Erregern wird auf das Kap. Mikrobiologie verwiesen.

Hinweis zur Einteilung: Infektionserkrankungen lassen sich unterschiedlich einteilen. Damit Sie auf Anhieb die Erkrankung finden, die Sie suchen, und sich kein Krankheitsbild wiederholt, haben wir in diesem Kapitel ganz bewusst eine Einteilung nach Erregern (also Bakterien, Viren, Pilze und Parasiten) vorgenommen und die jeweilige Erkrankung alphabetisch nach ihrem Namen sortiert. Wenn kein deutscher Erkrankungsname existiert, finden Sie an den Erregern ein „-Infektion" angehängt, wie bei E.-coli-Infektionen zum Beispiel.

1.2 Infektionsepidemiologie

Die Infektionsepidemiologie analysiert das räumliche und zeitliche Auftreten übertragbarer Erkrankungen und untersucht Übertragungswege, Infektionsquellen (Erregerreservoir) und Infektionsketten. Aus den gewonnenen Informationen können Aussagen bezüglich der Ausbreitung getroffen und Präventations- bzw. Behandlungsstrategien erarbeitet werden (s. auch Hygiene [S. C802]).

Infektionsquellen: Grundsätzlich wird zwischen primären und sekundären Infektionsquellen (Erregerreservoir) unterschieden. **Primäre Infektionsquellen** sind die Orte, an denen sich der Erreger aufhält und vermehrt. **Sekundäre Infektionsquellen** sind leblose Gegenstände und Materialien oder auch Drittpersonen, die bei der Übertragung von der primären Infektionsquelle auf Anfällige eine Rolle spielen. Die wichtigsten Infektionsquellen sind:
- **erkrankte Menschen** (wichtigste Quelle!)
- Personen, die Krankheitserreger ausscheiden (in der Inkubations-, Rekonvaleszenzzeit oder Dauerausscheider, Keimträger)
- infizierte Tiere

Tab. 1.1 Übertragungsformen und Übertragungswege

Übertragungsform	Übertragungswege
direkt	• fäkal-oral (Schmierinfektion) • aerogen (Tröpfcheninfektion) • genital (beim Geschlechtsverkehr) • transkutan (selten) • diaplazentar (während der Gravidität) • perinatal (während der Geburt)
indirekt	• unbelebte Träger: z. B. Wasser, Nahrungsmittel, Körpersekrete (Urin, Stuhl) und Blut bzw. Blutprodukte, kontaminierte Objekte (z. B. Atemgeräte, Spritzen, Endoskope), Hände des Krankenhauspersonals • Vektoren • Aerosole und Stäube

- Umwelt (Erde, Staub, Luft, Trinkwasser, Nahrungsmittel).

Übertragung: Zur Übertragung werden alle Vorgänge gezählt, durch die infektiöse Erreger einen neuen Wirt erreichen (Tab. 1.1):
- Bei der **direkten Übertragung** gelangt der Erreger durch engen Kontakt unmittelbar von der Infektionsquelle in die Eintrittspforte des Wirtes (vorwiegend Übertragung von Mensch zu Mensch).
- Bei der **indirekten Übertragung** besteht kein direkter Kontakt zwischen Infektionsquelle und Erreger. Die Erreger werden über verschiedene „Zwischenträger" (z. B. über Vektoren: Borreliose durch Zecken) auf den Wirt übertragen.

Infektionsketten: Der Begriff „Infektionskette" beschreibt den Übertragungsweg der Krankheitserreger von einem Wirt auf einen anderen Wirt. Dabei werden folgende Formen unterschieden:
- **homologe Infektkette:** Übertragung des Erregers zwischen Individuen derselben Spezies. Infektionen, die von Mensch zu Mensch übertragen werden, bezeichnet man auch als Anthroponosen.
- **heterologe Infektkette:** Übertragung des Erregers zwischen Individuen verschiedener Spezies. Die Übertragung vom Wirbeltier auf den Menschen wird auch als Zoonose bezeichnet.

Häufung von Infektionserkrankungen: Die Kenntnisse über das gehäufte Auftreten von Infektionen (Tab. 1.2) zu bestimmten Jahreszeiten, in besonderen Altersgruppen oder bestimmten Orten liefert wichtige Hinweise auf den Erreger und hilft bei der Durchführung wirksamer Präventivmaßnahmen (v. a. Impfungen, Aufklärung).

Tab. 1.2 Jahreszeitliche, altersabhängige und geografische Häufungen von Infektionserkrankungen

Häufung	Beispiele
jahreszeitlich	• Sommer: „Sommergrippe" (Coxsackie-, Echoviren, Mykoplasmen), bakterielle Gastroenteritiden (z. B. Salmonellen, Campylobacter → Nahrungsmittel verderben schneller), durch Arthropoden übertragbare Erkrankungen (Borrelien, FSME-Virus) • Winter: Erkältungskrankheiten, Influenza (→ Impfung von September bis November)
altersabhängig	• klassische Kinderkrankheiten (s. Pädiatrie [S. B553]) • junges Erwachsenenalter: sexuell übertragbare Erkrankungen (z. B. HIV, Hepatitis B) • höheres Lebensalter (eingeschränkte Abwehrlage): Auftreten opportunistischer Infektionen (z. B. Herpes zoster)
geografisch	• FSME: Süddeutschland • Tropenkrankheiten (z. B. Malaria tropica, Gelbfieber)

1.3 Pathogenese und Pathophysiologie

Die wichtigsten Voraussetzungen für eine Infektion sind die Exposition und Übertragung zwischen Erreger und Wirt. Ob sich nach einer Übertragung tatsächlich eine Infektionserkrankung entwickelt, hängt entscheidend von den krank machenden Eigenschaften des Erregers und der Abwehrfunktion des Wirts ab.

1.3.1 Erregerfaktoren

Die krank machenden Eigenschaften eines Erregers werden durch seine **Pathogenität** (qualitativ) und **Virulenz** (quantitativ) beschrieben.

Pathogenität

Pathogenität ist die Fähigkeit eines Erregers, in einer definierten Wirtsspezies (Mensch, verschiedene Tiere) eine **Krankheit** auszulösen. Anhand der Pathogenität wird zwischen apathogenen und pathogenen Keimen unterschieden. Pathogene Keime werden eingeteilt in:

- **Fakultativ pathogene Keime** (sog. „Opportunisten") rufen nur unter bestimmten Umständen (bei entsprechender Disposition des Wirts) Erkrankungen hervor. Sie sind häufig Bestandteile der Normalflora des Wirts (s. Mikrobiologie [S. C606]).
- **Obligat pathogene Keime** lösen weitestgehend unabhängig von der Abwehrlage des Wirts eine Erkrankung aus. Sie gehören nicht zur physiologischen Normalflora des Wirts.

Virulenz

Virulenz beschreibt den **Ausprägungsgrad** der krankheitserzeugenden Eigenschaften eines pathogenen Mikroorganismus. Sie ist abhängig von:

- **Virulenzfaktoren:** Sie ermöglichen dem Erreger, sich an die Gewebe/Zellen des Wirts anzuheften, in sie einzudringen, sich auszubreiten und zu vermehren, der Immunabwehr des Wirts zu entgehen und den Wirt zu schädigen.
- **Abwehrlage** des **Wirtsorganismus**.

> **MERKE** Virulenzfaktoren sind an den entscheidenden Schritten der Pathogenese einer Infektion beteiligt.

Adhärenz: Die Pathogenese der Infektion beginnt mit der Anheftung (Adhärenz) des Erregers an die Wirtszelle. Hierfür verantwortlich sind spezifische Oberflächenstrukturen des Erregers (z. B. Haftpili, Fimbrien, Proteine der Zellmembran gramnegativer Bakterien), die mit homologen Rezeptoren der Wirtszelle in Wechselwirkung treten. Verfügt der Makroorganismus nicht über die entsprechenden Rezeptoren, kann er vom Erreger nicht „angegangen" werden.

Invasion: Invasine ermöglichen das Eindringen des Erregers in die Wirtszelle. Zu den Invasinen zählen:

- proteolytische Enzyme (z. B. Koagulasen, Hyaluronidase, Proteasen, Lipasen, DNAsen)
- Endozytoseinduktoren (Proteine auf der Erregeroberfläche, die das Zytoskelett der Epithelzellen dazu veranlassen, Pseudopodien auszubilden, die die adhärierenden Erreger aufnehmen und durch die Zelle in das subepitheliale Bindegewebe schleusen.)
- Beweglichkeitsorganellen wie z. B. Geißeln zur aktiven Fortbewegung.

Etablierung: Um sich im Wirtsorganismus ansiedeln und vermehren zu können, muss der Erreger der Immunabwehr des Wirts entgehen können. Hierzu besitzen Erreger verschiedene Mechanismen:

- **Antiphagozytosefaktoren**, die es den Erregern ermöglichen, intrazellulär zu persistieren und sich dort zu vermehren: z. B. Bildung einer Kapsel (z. B. Pneumokokken, Haemophilus influenzae) oder Bildung von Toxinen zur Abtötung der Phagozyten (z. B. Streptolysine der Streptokokken, Hämolysine von E. coli)
- **Immunitätsfaktoren** zur Unterdrückung zellulärer und humoraler Abwehrmechanismen (IgA-Proteasen, Protein A)
- **Antigenvariation** (→ einmal gebildete Antikörper haben keine Wirkung mehr).

Gewebeschädigung: Der Wirtsorganismus wird sowohl direkt durch den Erreger als auch indirekt durch die vom Erreger induzierte entzündliche Immunantwort geschädigt.

Zu den **direkten Schädigungsmechanismen** gehören:

- **direkte Zellschädigung** durch zytopathische Effekte (v. a. bei obligat intrazellulären Erregern), z. B. Lyse der Wirtszelle während der Replikation
- **Exotoxine**, die von grampositiven Erregern meist innerhalb des infizierten Wirtsorganismus gebildet und selten über die Nahrung aufgenommen werden (z. B. Staphylokokkenenterotoxin, Botulismustoxin). Exotoxine haben oft spezifische Angriffspunkte und zeigen dadurch einen ausgesprochenen Gewebetropismus:

- Neurotoxine (z. B. Botulinus-, Tetanus-, Diphtherietoxin)
- Enterotoxine (z. B. Choleratoxin, Toxine von Shigellen, E. coli, Staphylococcus aureus oder Bacillus cereus)
- **genetische Transformation** der Wirts-DNA (onkogene Viren; s. Mikrobiologie [S. C668]).

Indirekte Schädigung des Wirts durch Aktivierung der Abwehrmechanismen und Auslösung einer gewebeschädigenden Entzündungsreaktion:
- **Endotoxine>** bestehen aus Zellwandbestandteilen gramnegativer Bakterien (z. B. Lipopolysaccharide aus der Zellmembran) und werden beim Erregerzerfall freigesetzt. Dadurch kommt es zur entzündlichen Abwehrreaktion, die sich nicht nur gegen den Krankheitserreger, sondern auch gegen das Wirtsgewebe richtet. Folgen sind Komplementaktivierung, Akute-Phase-Reaktion und Stimulation der Granulozyten sowie Aktivierung der intravasalen Gerinnung. Es kommt zu Vasodilatation, Steigerung der Gefäßpermeabilität und Sensibilisierung sensibler Nervenendigungen. Anders als die Exotoxine wirken Endotoxine nur schwach antigen, der Wirt bildet keine Antitoxine.

Superantigene werden v. a. von grampositiven Erregern gebildet und führen antigenunabhängig zu einer Vernetzung von MHC-II-Molekülen auf antigenpräsentierenden Zellen mit dem T-Zell-Rezeptor CD4-positiver T-Lymphozyten. Folgen: direkte Aktivierung der T-Zellen mit fulminanter und lebensbedrohlicher Zytokinausschüttung.

Infektiosität und Kontagiosität

Pathogenität und Virulenz bestimmen die **Infektiosität** eines Erregers, d. h. seine Fähigkeit, nach einer Übertragung den Wirt auch tatsächlich zu infizieren. Die Infektiosität bestimmt die Infektionsdosis, also die erforderliche Anzahl der Erreger, die für die Auslösung einer Infektionserkrankung notwendig ist. Der Begriff **Kontagiosität** beschreibt den Grad der Ansteckungsfähigkeit eines Erregers.

1.3.2 Wirtsfaktoren

Vonseiten des Wirtes bestimmen die Resistenz und die Empfänglichkeit maßgeblich die Auswirkung einer Infektion.

Resistenz

Die Widerstandsfähigkeit des Organismus (**Resistenz**) gegenüber einem Erreger ergibt sich aus den unspezifischen, angeborenen Resistenzmechanismen (natürliche Resistenz) und der spezifischen, erworbenen Immunität.

Natürliche (unspezifische) Resistenz: Die natürliche, angeborene Resistenz wird durch Teilsysteme des Immunsystems erbracht, die unabhängig von einer vorausgegangenen Erregerexposition antimikrobiellen Schutz bieten. Anders als die erworbene Resistenz ist sie unspezifisch und kommt bei jeder Erregerform zum Tragen. Sie stellt die „**Basisabwehr**" des Organismus während der frühen Infektionsphase dar. Zur natürlichen Resistenz gehören die Haut- und Schleimhautbarriere und die zellulären und humoralen Träger der angeborenen (unspezifischen) Immunität (**Tab. 1.3**).

Spezifische Resistenz (erworbene Immunität): Die erworbene, spezifische Immunität richtet sich gezielt gegen einen bestimmten Erreger. Sie erfordert also einen vorausgegangenen Kontakt mit dem Erreger („Antigenreiz"). Die beiden wichtigsten Mechanismen der Immunisierung sind die Bildung von **Antikörpern** durch **B-Lymphozyten** und die **Ausbildung spezifischer T-Effektorzellen** (T-Helferzellen, T-Suppressorzellen, zytotoxische T-Zellen).

Disposition

Die Disposition ist Ausdruck für die **Anfälligkeit des Organismus** gegenüber einem Erreger. Sie wird von der Funktion der unspezifischen und spezifischen Abwehrmechanismen und weiteren individuellen Eigenschaften wie Alter, Geschlecht, erbliche Veranlagung und Ethnie bestimmt. Dispositionsfaktoren sind Immunschwäche, Stoffwechselerkrankungen (z. B. Diabetes mellitus), Lungenerkrankungen (z. B. Bronchiektasen, Emphyseme), Schädigungen der Haut- und Schleimhautbarriere (z. B.

Tab. 1.3 Faktoren der natürlichen (unspezifischen) Immunität

System	Funktion	Faktoren
natürliche Barrierefunktion der Haut und Schleimhaut	Schutz vor Kolonisation und Invasion der Erreger	• Epithelien • Ziliarbewegungen des Flimmerepithels im Respirationstrakt, Peristaltik des Gastrointestinaltrakts und Harnstrom im Urogenitaltrakt: Ab- bzw. Weitertransport von Fremdkörpern und Erregern • mikrobizider Säureschutzmantel (Haut, Magen, Schweiß- und Talgdrüsen) • antibakteriell wirkende Substanzen wie Lysozym und hydrolysierende Enzyme in Speichel, Tränenflüssigkeit und Nasensekret • physiologische Normalflora
unspezifische Immunität	Phagozytose und Keimabtötung nach Invasion der Erreger	• Makrophagen und Granulozyten: Phagozytose mit Keimabtötung (wichtigster Mechanismus der unspezifischen Immunität) • Interferone: Glykoproteine mit antiviraler, antiproliferativer und immunmodulatorischer Wirkung, die von virusbefallenen Zellen sezerniert werden und andere Zellen zur Produktion antiviraler Proteine anregen. • Komplementsystem: Opsonierung, Zytolyse, Freisetzung von Chemotaktinen zur Anlockung von Phagozyten • natürliche Killerzellen: Lyse virusinfizierter Zellen, Aktivierung mononukleärer Phagozyten • Akute-Phase-Proteine

traumatisch, iatrogen) sowie Fehlbildungen (z. B. vesikoureteraler Reflux bei urogenitalen Fehlbildungen).

Störungen dieser Abwehrmechanismen führen zur „Abwehrschwäche" mit:
- gehäuften bzw. rezidivierenden
- generalisierenden
- persistierenden Infektionen oder
- Infektionen durch fakultativ pathogene Keime (opportunistische Infektionserkrankungen).

1.4 Infektionsverlauf und Symptome

Eine Infektionskrankheit tritt auf, wenn der Erreger in ausreichender Zahl (**Infektionsdosis**) und durch sein Schädigungsvermögen (**Pathogenität** und **Virulenz**) bei dem Wirt eine Schädigung der Zellen oder Gewebe hervorruft, die mit Beschwerden oder Symptomen einer entzündlichen Reaktion einhergeht.

1.4.1 Infektionstypen

Grundtypen

Lokalinfektion: Die Infektion bleibt auf die Eintrittspforte des Erregers und ihre nähere Umgebung beschränkt. Sie hinterlässt häufig keine dauerhafte Immunität.

Generalisierte Infektionen (zyklische Infektionen): Zyklische Infektionen laufen meistens in 3 aufeinanderfolgenden Stadien ab. Sie hinterlassen i. d. R. eine dauerhafte Immunität.
- **asymptomatisches Inkubationsstadium:** Inkubationszeit ist die Zeitspanne zwischen Infektion und Auftreten der ersten Symptome. Sie hängt vom jeweiligen Erreger ab. Die Erreger gelangen von ihrer Eintrittspforte in die lokalen Lymphknoten und vermehren sich dort. Die Infizierten sind bereits kontagiös und können die Erreger ausscheiden.
- **Prodromalstadium:** Nach ihrer Vermehrung in den lokalen Lymphknoten dringen die Erreger über die Lymphbahnen in den Blutkreislauf ein und verbreiten sich im Körper (Generalisation). Das Prodromalstadium geht mit uncharakteristischen Symptomen (Prodromi) wie Unwohlsein, Kopfschmerzen, Abgeschlagenheit, Bauchschmerzen und Fieber einher.
- **Stadium der Organmanifestation:** Die Erreger gelangen hämatogen zu ihren typischen Zielorganen und führen dort zu den klinischen Symptomen (Septikämie/Bakteriämie).

Sepsis: Bei einer Sepsis [S. A511] werden die Erreger von einem septischen Herd aus (Lokalinfektion) kontinuierlich oder periodisch in die Blutbahn eingeschwemmt (septische Generalisation) und siedeln sich anschließend in verschiedenen Organen ab (septische Absiedelung). Eine Sepsis geht – anders als die Bakteriämie – immer mit klinischen Symptomen einer systemischen Entzündungsreaktion einher.

Infektionen mit postinfektiösen Immunreaktionen: Einige Erreger besitzen Antigene, die wirtseigenen Strukturen ähneln. Durch die kreuzreagierende Immunantwort wird der Wirt nach Überstehen der Infektion geschädigt („Nachkrankheit", z. B. postinfektiöse Glomerulonephritis nach Streptokokkeninfektion, Immunkomplexnephritis).

Intoxikationen: Sie werden durch Toxine ausgelöst, die von den Erregern außerhalb des Wirtsorganismus gebildet und vom Wirt (häufig über die Nahrung) aufgenommen werden (Botulismus).

Allergie: Erregerantigene wirken als Allergen und induzieren im Wirtsorganismus eine allergische Reaktion (s. Immunsystem und rheumatologische Erkrankungen [S. A445]).

Erregerherkunft

Man unterscheidet zwischen folgenden Infektionen:

Endogene Infektionen: Sie werden durch Keime der körpereigenen **Normalflora** (bei Patienten mit Immunschwäche oder gestörtem Gleichgewicht der natürlichen Flora durch Antibiotikatherapie) oder Reaktivierung latent persistierender Keime ausgelöst.

Exogene Infektionen: Sie werden durch Erreger ausgelöst, die von außen (z. B. durch Berührung, Inhalation, Vektoren oder Wunden) in den Wirtsorganismus eindringen.

Ambulante Infektionen: Sie sind all diejenigen Infektionen, die außerhalb des Krankenhauses im normalen sozialen Umfeld erworben werden.

Nosokomiale Infektionen: Sie werden im Krankhaus oder ambulant durch ärztliche oder pflegerische Maßnahmen erworben. Die klinischen Symptome treten also definitionsgemäß nach einer Aufenthaltsdauer im Krankenhaus auf, die der Inkubationszeit des Erregers entspricht. Nosokomiale Infektionen werden häufig durch ein typisches Keimspektrum ausgelöst. Zu diesen sog. „**Hospitalkeimen**" zählen Staphylokokken (S. aureus und S. epidermidis), Enterokokken, gramnegative Bakterien (Pseudomonas aeruginosa, E. coli, Proteus) und Pilze (verschiedene Candidaspezies, Aspergillus). Die Keime können entweder von außen, also exogen, übertragen werden (häufig über die Hände des Krankenhauspersonals oder kontaminierte Instrumente) oder von der Normalflora des Patienten (endogen) stammen. Die Therapie ist häufig problematisch, da die Keime i. d. R. resistent gegenüber einer Mehrzahl der gängigen Antibiotika sind (**Multiresistenz**).

Infektionen mit opportunistischen Erregern: Sie werden durch fakultativ pathogene Erreger ausgelöst, die das Immunsystem gesunder Menschen ohne Problem in Schach halten kann. Die Erkrankungsdisposition entsteht durch die **Immunkompetenz** des **Wirtes**. Bei abwehrgeschwächten Personen können sie zu schweren, z. T. lebensbedrohlichen Erkrankungen führen. Tab. 1.4 zeigt das häufige Erregerspektrum, jedoch ist kein Erreger pathognomonisch.

1 Grundlagen

Tab. 1.4 Opportunistische Infektionen bei bestimmten Immundefekten

Immundefekt	häufiges Erregerspektrum
Granulozytopenie, Granulozytendefekte	Infektionen durch gramnegative Aerobier, Staphylococcus aureus, koagulasenegative Staphylokokken, α-hämolysierende Streptokokken und Pilze
zelluläre Immundefekte	Infektionen durch Pilze (Candida, Aspergillus), Bakterien (Listerien, Mykobakterien), Viren (Varizellen, Zytomegalie, Masern), Protozoen (Pneumocystis jiroveci, Toxoplasma gondii), Gefahr der Reaktivierung latenter Infektionen
humorale Immundefekte, Asplenie, Komplementdefekte	Infektionen durch kapseltragende, extrazelluläre Bakterien wie Streptococcus pneumoniae, Neisseria meningitidis oder Haemophilus influenzae
Phagozytendefekte	Infektionen durch extrazelluläre nicht kapseltragende, katalasepositive Bakterien (z. B. Staphylococcus aureus und Staphylococcus epidermidis), E. coli, Klebsiellen, Proteus, Serratia, Pilze (Candida, Aspergillus)
Beeinträchtigungen der (Schleim-) Hautbarriere	Infektionen durch die Standortflora

> **MERKE** Die häufigsten nosokomialen Infektionen sind **Wundinfektionen**, **Pneumonien**, **Harnwegsinfektionen** und **Sepsis**.

1.4.2 Infektionsverlauf

Man unterscheidet folgende Verlaufsformen:
- **inapparente bzw. latente Infektionen:** keine klinischen Symptome. Die Erreger können im Wirtsorganismus überleben (Persistenz) und sich bei Schwächung des Immunsystems erneut vermehren und den Ausgangspunkt für eine erneute Infektion bilden.
- **subklinische Infektionen:** Infektion ohne oder mit geringen klinischen Symptomen, aber mit laborchemischen Veränderungen.
- **klinisch manifeste Infektionen:** Infektionen, die nach einer erregertypischen Inkubationszeit mit krankheitsspezifischen Symptomen einhergehen.

1.5 Diagnostik von Infektionserkrankungen

Anamnese und klinische Untersuchung: Die wichtigsten Fragen in der Anamnese von Infektionserkrankungen fasst Tab. 1.5 zusammen. Da sich Infektionskrankheiten praktisch an jedem Organ manifestieren können, muss immer ein kompletter klinischer Status erhoben werden.

Labor: Im Labor weisen folgende (unspezifische) Parameter auf eine Infektion hin:

Allgemeine Entzündungsparameter:
- BSG
- Akute-Phase-Proteine: CRP, Ferritin, Coeruloplasmin, Haptoglobin, Prokalzitonin, Fibrinogen, IL-1, Komplementfaktoren.

Das CRP steigt früher an als die BSG, fällt aber auch schneller ab. Allgemein gilt, dass der Anstieg der genannten Parameter bei **bakteriellen Infektionen** i. d. R. deutlich

Tab. 1.5 Anamnese bei V. a. Infektionserkrankungen

Frage hinsichtlich	Frage nach
Beschwerden	Allgemeinsymptome: Fieber, Schüttelfrost, Lymphadenopathie, Abgeschlagenheit, Myalgien, Athralgien, Kopfschmerzen organbezogene Symptome: • Respirationstrakt: z. B. Husten, Dyspnoe, Auswurf, Tonsillitis • Gastrointestinaltrakt: z. B. Emesis, Diarrhö, abdominelle Schmerzen oder Abwehrspannung, Hepato- und/oder Splenomegalie • Urogenitaltrakt: z. B. Dysurie, Flankenschmerz, Fluor • Nervensystem: z. B. mentaler Status, Somnolenz, Verwirrtheit, Krämpfe, radikuläre Schmerzzustände, Meningismuszeichen • Haut: z. B. Hautausschläge, umschriebene Hautveränderungen
zeitliche Entwicklung der Beschwerden	Beginn, Dauer, zeitlicher Verlauf
Dispositionsfaktoren des Wirts	siehe Disposition [S. A502]
Expositionsfaktoren (Emittlung der Infektionsquelle)	• Kontaktanamnese: Kontakte zu diagnostizierten Erkrankten (Angehörige, Freunde, medizinisches Personal) • Kontaktpersonen mit ähnlichen Symptomen (z. B. Aufenthalt in Gemeinschaftseinrichtungen) • Tierkontakte und Berufsanamnese • Zecken- oder Insektenstiche • Nahrungsmittelanamnese (Verzehr kontaminierter Lebensmittel, Trinkwasser) • geografische Exposition (Endemiegebiete, Reiseanamnese) • promiskuitives Verhalten
Schutzimpfungen	siehe Impfungen [S. A505]

ausgeprägter ist als bei Infektionen durch Viren, Pilze oder Protozoen. Die Entzündungsparameter spielen v. a. bei gesicherter Diagnose in der **Verlaufsbeobachtung** eine große Rolle.

Blutbild:
- Leukozytose, ggf. mit Linksverschiebung: Hinweis auf bakterielle Infektionen
- Lymphozytose bei normalen Leukozytenwerten: Hinweis auf virale Infektionen, Typhus abdominalis (relative bzw. absolute Lymphozytose)
- relative „Leukozytopenie": Typhus abdominalis (Neutrozytopenie), Brucellose, Miliartuberkulose, Ehrlichiose, Rickettsiosen, Q-Fieber, Malaria und Kala Azar
- Eosinophilie: Hinweis auf parasitäre Infektionen und Allergien
- Aneosinophilie: bei Infektionskrankheiten selten, v. a. bei Typhus abdominalis
- Thrombozytose: Hinweis auf akute oder chronische infektiöse Prozesse
- Thrombozytopenie: hämorrhagisches Fieber, Dengue-Fieber, Hantavirusinfektion, Leptospirose, Ehrlichiose, Malaria tropica
- hypochrome, mikrozytäre Anämie: Hinweis auf chronische Infektionsprozesse.

Erregernachweis: Nur der Erregernachweis im Rahmen des Krankheitsprozesses ist **beweisend** für das Vorliegen einer bestimmten Infektion. Der Nachweis kann erbracht werden entweder
- **direkt** mit Mikroskopie, Antigen- oder Nukleinsäurenachweis bzw. durch die Anzucht (Kultur) oder
- **indirekt** durch den Nachweis einer floriden spezifischen Wirtsreaktion, z. B. in Form eines signifkanten Anstiegs von spezifischen Antikörperkonzentrationen in Blut oder Liquor.

MERKE Bakterien werden i. d. R. kulturell, Viren serologisch und Protozoen mikroskopisch nachgewiesen.

Zu Materialentnahme, Transport, Erregernachweis und Resistenztest s. Mikrobiologie [S. C599], zu den Prinzipien der antiinfektiösen Therapie s. Pharmakologie [S. C447].

1.6 Prävention von Infektionserkrankungen

Auf der Grundlage der Entstehungsmechanismen lassen sich leicht Prinzipien zur Prävention von Infektionen ableiten. Dabei wird grundsätzlich zwischen der Expositions- und Dispositionsprophylaxe unterschieden.

1.6.1 Expositionsprophylaxe

Exposition meint das „Ausgesetztsein" eines Individuums gegenüber einem Erreger bzw. einer Infektionsquelle. Die Expositionsprophylaxe umfasst alle **nicht medikamentösen Maßnahmen**, die den Kontakt zwischen Erreger und Individuum und damit eine Infektion verhindern. Hierzu zählen v. a. die Meidung von Erregerreservoiren und die Unterbrechung der Infektionswege/-ketten. Wichtige Maßnahmen der Expositionsprophylaxe umfassen:
- allgemeine Schutz- und Hygienemaßnahmen: Händewaschen, Desinfektion, Sterilisation, Verwendung von Wasserfiltern, Tragen von Schutzkleidung (z. B. Atemschutzmaske, Schutzhandschuhe)
- Schutzverhalten: Vermeiden von Risikoverhalten, Tragen geeigneter Kleidung, Nutzung von Repellents, Moskitonetzen, Kondomen, sterilen Instrumenten
- Isolierung der Infektionsquelle.

1.6.2 Dispositionsprophylaxe

Chemoprophylaxe

Unter besonderen Bedingungen kann die Resistenz des Wirtes durch die prophylaktische Gabe antimikrobieller Substanzen erhöht werden (vor bzw. unmittelbar nach einer Exposition). Beispiele hierfür sind:
- perioperative Antibiotikaprophylaxe
- Endokarditisprophylaxe vor zahnärztlichen Eingriffen bei entsprechenden Risikopatienten (s. Herz-Kreislauf-System [S. A79])
- Antibiotikaprophylaxe bei Patienten mit urogenitalen Fehlbildungen
- prophylaktische Chemotherapie bei Patienten mit erhöhtem Risiko für Infektionen (z. B. angeborene Immundefekte, HIV-Patienten mit einer CD4-Zell-Zahl < 200/µl)
- Chemoprophylaxe für enge Kontaktpersonen von Erkrankten mit Meningokokken, Haemophilus influenzae oder Bordetella pertussis
- Malariaprophylaxe [S. A573] bei Reisen in Endemiegebiete
- Neuraminidasehemmer bei bekannter Influenzaepidemie.

MERKE Chemoprophylaxe bietet keinen 100 %igen Schutz.

Impfungen

Impfungen sind mit Abstand die **wirksamste Maßnahme** zur Verhütung von Infektionserkrankungen. Ein Immunschutz kann durch **aktive** und **passive Immunisierung** erzielt werden.

Aktive Immunisierung

Bei der aktiven Impfung wird ein Impfstoff in Form abgeschwächter oder abgetöteter Erreger(-bestandteile) in den Körper gebracht und die körpereigene Bildung spezifischer Antikörper und eines immunologischen Gedächtnisses gegenüber dem Antigen angeregt. Ein erneuter Antigenkontakt führt zur Restimulation und einer schnelleren, verstärkten und effektiveren Immunreaktion (Booster-Reaktion). Aktive Impfungen werden in Deutschland auf der Grundlage des STIKO-Impfkalenders empfohlen für:

- den Schutz des Einzelnen vor einer Infektionskrankheit (Individualschutz),
- die Verhinderung einer seuchenhaften Ausbreitung (Riegelungsimpfung),
- den Schutz derer, die nicht geimpft werden können (Herdimmunität) und
- die regionale (Elimination) oder globale (Eradikation) Verhinderung oder Ausrottung einer Krankheit bzw. eines Erregers.

Tab. 1.6 zeigt die verschiedenen Impfindikationen.

Aufklärung und Dokumentation: Impfungen stellen i. d. R. Eingriffe an Gesunden dar und unterliegen deshalb einer besonderen Aufklärungspflicht. Das Impfgespräch soll folgende Gesichtspunkte umfassen:
- Informationen über die zu verhütende Krankheit und den Nutzen der Impfung
- Hinweise auf mögliche Nebenwirkungen und Komplikationen
- Erhebung der Anamnese und Impfanamnese
- Ausschluss von Kontraindikationen
- Ausschluss akuter Erkrankungen
- Empfehlungen über Verhaltensmaßnahmen nach der Impfung
- Aufklärung über Beginn und Dauer der Schutzwirkung
- Hinweise zu Auffrischungen
- Dokumentation der Impfung, Impfbescheinigung (oder Eintrag in Impfausweis).

Tab. 1.6 Impfindikationen

Indikation	Empfehlung für/bei	Beispiele
Standardimpfung (S)	alle Personen einer bestimmten Altersklasse	z. B. Grundimmunisierungen gegen Tetanus und Diphtherie, Influenza und Pneumokokken ab 60 Jahren
Indikationsimpfung (I)	Vorliegen von:	
	• bestimmten Erkrankungen	Hepatitis A + B bei Lebererkrankungen, Pneumokokken bei Asplenie
	• geografischen Gegebenheiten	FSME in Risikogebieten
	• bestimmte Altersgruppe/Geschlecht	HPV-Impfung für Mädchen von 12–17 Jahren
Reiseimpfung (R)	Reisen in Risikogebiete	z. B. Typhus, Meningokokken, Hepatitis A + B, Tollwut, Cholera, Gelbfieber, Polio, FSME
berufliche Indikation (B)	besonderer Gefährdung in Gesundheitsberufen, Labors, Landwirtschaft, Pflegeeinrichtungen oder Einrichtungen der Kinderbetreuung	z. B. Varizellen, Masern, Tollwut, Hepatitis A + B
postexpositionelle/Riegelungsimpfung (P)	Eintritt einer Gefährdung (z. B. Tierbiss), einer wahrscheinlichen Infektion oder bei Krankheitsausbruch	z. B. Tollwut, Hepatitis A, Masern, Meningitis

Tab. 1.7 Bestandteile von Lebend- und Totimpfstoffen

Lebendimpfstoffe	Totimpfstoffe
Viren: • Masern, Mumps, Röteln • Varizellen • Gelbfieber • Rotaviren (Schluckimpfung) **Bakterien:** • Schluckimpfung gegen Typhus • BCG (Tuberkulose, in Deutschland obsolet) • orale Poliovakzine (heute obsolet)	**Toxoide:** • Diphtherie • Tetanus **inaktivierte Erreger (Vollkeimimpfstoffe):** • FSME • Hepatitis A • inaktivierte Poliovakzine (IPV) • Tollwut **Zell- bzw. Virusanteile (Spaltimpfstoffe:** • Pertussis (Keuchhusten) • Hepatitis B (nur HBs-Ag) • Meningokokken Typ C • Pneumokokken • Typhus (Typhim Vi) • Influenza • HPV (rekombinant hergestellte Virusteile) • Cholera

Impfstoffe: Für die aktive Immunisierung stehen verschiedene Impfstoffe zur Verfügung (Tab. 1.7):

Lebendimpfstoffe: Sie enthalten lebende, vermehrungsfähige Erreger, die in ihrer pathogenen Wirkung so abgeschwächt sind, dass sie keine Erkrankung auslösen können. Lebendimpfstoffe hinterlassen i. d. R. eine **gute** und **lebenslange Immunität**, können aber in seltenen Fällen zu gravierenden Nebenwirkungen führen. Sie sind kühlkettenpflichtig (Lagerung und Transport bei + 2 °C bis + 8 °C).

MERKE Schwangere und immunsupprimierte Patienten dürfen keine Lebendimpfstoffe erhalten.

Totimpfstoffe: Sie enthalten durch chemische oder physikalische Maßnahmen inaktivierte Krankheitserreger oder Erregerbestandteile, die nicht mehr vermehrungsfähig sind. Sie lösen eine schwächere Immunantwort aus als Lebendimpfstoffe und verursachen meist Impfreaktionen in den ersten 48 h. Sie hinterlassen nur eine zeitlich begrenzte Immunität und müssen in regelmäßigen Abständen aufgefrischt werden („Boosterung"). Unterschieden werden:
- **Vollkeimimpfstoffe:** Sie enthalten inaktivierte, aber immunogen wirksame, vollständige Krankheitserreger.
- **Spaltimpfstoffe:** Sie enthalten nur die immunologisch relevante Komponente des Erregers, die durch Extraktion gewonnen (z. B. gereinigte Einheiten der Bakterienzellwand) oder gentechnologisch (z. B. Hepatitis- und Choleraimpfstoff) hergestellt wird.
- **Konjugatimpfstoffe:** Bei manchen Krankheitserregern löst ein Impfstoff, der ausschließlich aus der antigenen Erregerkomponente besteht, keine ausreichende und nachhaltige Immunreaktion aus (z. B. die Polysaccharidimpfstoffe gegen Meningokokken oder Pneumokokken). Durch Bindung der antigenen Erregerkomponente an ein bekanntermaßen immunogen wirksames Car-

rier-Protein wird die Immunogenität des Impfstoffs gesteigert (z. B. konjugierter **Pneumokokken**- und **Meningokokkenimpfstoff**).

- **Toxoidimpfstoffe** enthalten denaturierte, „entgiftete" Exotoxine des Erregers. Die Impfung richtet sich ausschließlich gegen das Toxin, nicht gegen den Erreger (z. B. Tetanus- oder Diphtherieimpfstoff).

Kombinationsimpfstoffe: Um die Zahl der Impfungen zu reduzieren, ist es sinnvoll, mehrere Impfstoffe zu kombinieren. Weitere Vorteile sind die bessere Impfakzeptanz, höhere Durchimpfungsraten, geringere Zuführung von Begleitstoffen und damit seltener auftretende Impfreaktionen. Eine sehr beliebte Kombination besteht aus 6 Impfstoffen: Tetanus, Diphtherie, Hib (Haemophilus influenzae B), Pertussis, Poliomyelitis und Hepatitis B. Dabei können Lebend- und Totimpfstoffe (z. B. Impfung gegen Varicella zoster und Hepatitis A/B) ohne Probleme gemeinsam appliziert werden (i. d. R. kontralateral).

Der Umgang mit Impfstoffen erfordert besondere Kenntnis, um die für die Schutzwirkung verantwortlichen Antigene nicht durch Licht oder Temperaturschwankungen zu gefährden.

Impfschutz: Die Dauer des wirksamen Impfschutzes ist unterschiedlich und hängt vom Mechanismus der Immunantwort ab: z. B. mehrere Monate bei Impfungen gegen Typhus, einige Jahre bei Pertussis und viele Jahre bei Tetanus und Hepatitis B. Einige Impfstoffe verleihen sogar lebenslange Immunität (z. B. Hepatitis A, Masern). Solange das Immunsystem nicht ausgereift ist (bis zum 6. Lebensjahr), wird die Antigenwirksamkeit der Impfstoffe meist durch spezielle Mechanismen (Konjugation) oder höhere Antigen- bzw. Toxoiddosen verstärkt.

Impftechnik: Lebendimpfstoffe können subkutan oder intramuskulär bzw. als Schluckimpfung auch oral (Typhus, Rotavirus) verabreicht werden. Totimpfstoffe müssen i. m. verabreicht werden, da die Impfzusatzstoffe sonst im Fettgewebe zu Fremdkörperreaktionen führen könnten. Zudem werden Totimpfstoffe durch Hilfsstoffe absichtlich verzögert freigesetzt, um einen längeren Reiz auf das Immunsystem auszuüben. Dieses Prinzip funktioniert allerdings nur im gut durchbluteten Muskelgewebe. Typische i. m. Injektionsstellen sind:

- M. deltoideus
- ventrolaterale Glutealregion
- M. vastus lateralis am Oberschenkel (v. a. bei Säuglingen).

Patienten, die orale Antikoagulanzien nehmen oder Heparin bekommen, sollen keine intramuskuläre Injektion erhalten. Eine Alternative ist die tiefe subkutane Injektion.

Impfabstände: Die Zeitabstände zwischen den einzelnen Impfungen, wie sie in den offiziellen Impfplänen genannt werden, sind i. d. R. Mindestabstände, die nicht unterschritten werden dürfen. Die Abstände können ohne Weiteres verlängert werden.

Totimpfstoffe schützen nur vorübergehend und müssen in bestimmten Zeitabständen wiederaufgefrischt werden. Die Immunität, die nach einer überstandenen Krankheit ausgebildet wird, hält deutlich länger als die einer Impfung. Der Schutz vor einer Wiedererkrankung ist nach einer Masern-, Mumps-, Röteln- oder Varizelleninfektion nahezu vollständig gegeben. Die dazu messbaren Antikörpertiter liegen deutlich höher als nach der entsprechenden Impfung.

Impfempfehlungen (STIKO): Die Zeitpunkte, zu denen in Deutschland laut STIKO (Ständige Impfkommission) jeweils eine Impfung im Rahmen der Grundimmunisierung zu erfolgen hat, sind in **Tab. 1.8** (Säuglinge und Kleinkinder) sowie in **Tab. 1.9** (Kinder, Jugendliche und Erwachsene) angegeben.

Säuglinge und Kleinkinder: Um weniger Injektionen durchzuführen, sollten **Kombinationsimpfstoffe** bevorzugt werden. Die Standardimpfungen bei Säuglingen und

Tab. 1.8 Überblick über die Grundimmunisierung für Säuglinge und Kleinkinder (Stand August 2013)

Impfstoff gegen	Geburt	6. Woche	2. Mon.	3. Mon.	4. Mon.	11.–14. Mon.	15.–23. Mon.
Tetanus	–	–	1.	2.	3.	4.	–
Diphtherie	–	–	1.	2.	3.	4.	–
Pertussis	–	–	1.	2.	3.	4.	–
Haemophilus influenzae B	–	–	1.	(2.)[1]	3.	4.	–
Poliomyelitis	–	–	1.	(2.)[1]	3.	4.	–
Hepatitis B	(PEP)[2]	–	1.	(2.)[1]	3.	4.	–
Pneumokokken	–	–	1.	2.	3.	4.	–
Meningokokken C	–	–	–	–	–	1.	–
Masern/Mumps/Röteln	–	–	–	–	–	1.	2.
Varizellen	–	–	–	–	–	1.	2.
Rotaviren	–	1.	2.	(3.)[3]	–	–	–

[1] Dosis entfällt bei monovalentem Impfstoff.
[2] Eine postpartale (postexpositionelle, PEP) Hepatitis-B-Prophylaxe mit **HB-Impfstoff und HB-Immunglobulin** (aktive **und** passive Impfung) wird bei Neugeborenen von HBs-Ag-positiven Müttern (und von Müttern, deren HBs-Ag-Status unbekannt ist) empfohlen.
[3] Je nach Impfstoff 2 oder 3 Dosen.

Tab. 1.9 Impfempfehlungen der STIKO im Kindes-, Jugendlichen- und Erwachsenenalter (Stand August 2013)

Impfung	2–4 Jahre	5–6 Jahre	9–11 Jahre	12–17 Jahre	ab 18 Jahren	ab 60 Jahren
Tetanus	N	A1	A2	A2	A (ggf. N)	A (ggf. N)
Diphtherie	N	A1	A2	A2	A (ggf. N)	A (ggf. N)
Pertussis	N	A1	A2	A2	A (ggf. N)	A (ggf. N)
HiB	N	–	–	–	–	–
Poliomyelitis	N	N	A1	A1	ggf. N	ggf. N
Hep B	N	N	N	N	–	–
Pneumokokken	–	–	–	–	–	S
Meningokokken C	N	N	N	N	–	–
Masern	N	N	N	N	S	–
Mumps, Röteln	N	N	N	N	–	–
Varizellen	N	N	N	N	–	–
Influenza	–	–	–	–	–	S
HPV	–	–	–	–	S	–

N = Nachholimpfung, A = Auffrischimpfung, A1 = 1. Auffrischimpfung, A2 = 2. Auffrischimpfung, S = Standardimpfung

Kleinkindern sind Diphtherie (D), Tetanus (T), Pertussis (aP), Haemophilus influenzae Typ B (HiB), Hepatitis B (HB) und Poliomyelitis (IPV). Die erste Kombinationsimpfung der Grundimmunisierung ist im 2. Lebensmonat vorgesehen. Im Alter von 11–14 bzw. 15–23 Monaten erfolgt die Grundimmunisierung gegen Mumps, Masern und Röteln (MMR).

MERKE Frühgeborene sind wegen ihres reduzierten Nestschutzes **anfälliger für Infektionskrankheiten**. Daher sollten Frühgeborene die Standardimpfungen gemäß ihrem tatsächlichen Alter erhalten. Insbesondere die Masernimpfung sollte schon **frühzeitig im 9. Lebensmonat** erfolgen.

Kinder und Jugendliche: Bei Kindern soll der **Diphtherie-, Tetanus- und Pertussisschutz** beim Schuleintritt (5–6 Jahre) und im Alter von 9–17 Jahren aufgefrischt werden (als Tdap-Kombinationsimpfstoff). Eine neuerliche Td-Auffrischung wird immer 10 Jahre nach der letzten Impfung notwendig. Die Auffrischung bei **Poliomyelitis** erfolgt ebenfalls zwischen dem 9. und 17. Lebensjahr mit inaktivierter Poliovakzine (IPV). Routinemäßige Auffrischungen mit IPV sind nach dem 18. Lebensjahr nicht vorgesehen (wenn, dann Nachholimpfungen). Der Poliolebendimpfstoff (orale Poliovakzine) wird wegen des (wenn auch geringen) Risikos einer vakzineassoziierten paralytischen Poliomyelitis (VAPP) nicht mehr empfohlen.

Bei **Hepatitis B** wird die **Boosterung** dem Antikörpertiter angepasst. Nur bei Kindern und Jugendlichen, die einer Risikogruppe angehören (Dialysepatienten, Kontakt mit HBs-Antigen-Träger in der Familie, Reisen in Endemiegebiete), ist eine Wiederimpfung 10 Jahre nach der letzten Dosis indiziert. Die Grundimmunisierung gegen humane **Papillomaviren** besteht aus 3 Impfungen und sollte zwischen dem 12. und 17. Lebensjahr erfolgen (vor dem ersten Geschlechtsverkehr). Darüber hinaus wird laut STIKO eine aktive Impfung gegen **Varicella zoster**, **Masern**, **Mumps** und **Röteln** sowie **Meningokokken** allen Kindern und Jugendlichen empfohlen (ggf. Nachholimpfungen).

Die aktuellen Impfempfehlungen der STIKO sind in den Epidemiologischen Bulletins des Robert-Koch-Instituts zu finden: http://www.rki.de/impfen.

Erwachsene: Folgende Impfungen werden im Erwachsenenalter empfohlen: **Tetanus**, **Diphtherie** (mit Td-Impfstoff alle 10 Jahre auffrischen), **Pertussis** (ab 18 Jahren einmalig als Tdap- bzw. bei entsprechender Indikation als Tdap-IPV-Kombinationsimpfung bei nächster fälliger Td-Auffrischung), **Poliomyelitis**, **Masern**. Nach den Empfehlungen der WHO sollen sich Patienten ab dem 60. Lebensjahr jährlich mit dem aktuellen **Influenza**impfstoff impfen lassen. In der gleichen Altersgruppe sowie bei Risikopatienten (Asplenie, Immunsuppression, Organtransplantation) gilt die Empfehlung für die **Pneumokokken**impfung (Auffrischung nach 6 Jahren). Eine Varicella-zoster-Impfung empfiehlt sich außerdem bei seronegativen Risikopatienten (z. B. Patienten mit schwerer Neurodermitis) bzw. Frauen mit Kinderwunsch. Zu den weiteren vor einer geplanten Schwangerschaft empfohlenen Impfungen s. Gynäkologie.

Reiseimpfungen: Hierzu zählen die Impfungen gegen Cholera, FSME, Gelbfieber, Hepatitis A, Hepatitis B, japanische Enzephalitis, Meningokokken, Poliomyelitis (s. Neurologie [S. B976]), Tollwut und Typhus.

Aktuelle Empfehlungen finden sich bei der WHO (www.who.int/ith/en) und auf den Seiten der Deutschen Tropenmedizinischen Gesellschaft (www.dtg.org). Schutzimpfungen, die aus Anlass einer privaten Auslandsreise durchgeführt werden, dürfen nicht mit der gesetzlichen Krankenkasse abgerechnet werden. Der Patient muss die Kosten für die Impfung selbst tragen.

Die Reiseimpfung gegen Gelbfieber ist übrigens die einzige Impfung, die nicht von jedem approbierten Arzt durchgeführt werden darf. Erst wenn der Arzt die Anerkennung zur Impfung von der WHO erhält, darf er Patienten impfen. Diese Impfbescheinigung ist weltweit gültig.

Beispiel: Vor einer geplanten Reise in den Senegal (Afrika) werden eine Auffrischung mit der 3-fach-Kombination Tetanus/Diphtherie/Poliomyelitis (wenn die letzte Impfung > 10 Jahre zurückliegt) sowie Immunisierung gegen Hepatitis A und Gelbfieber (Endemiegebiet) angeraten. Die 3-fach-Kombination wird am besten gleichzeitig mit der Hepatitisimpfung verabreicht (alles Totimpfstoffe, am besten in den rechten und linken Oberarm). Gegen Gelbfieber sollte sich der Patient bis spätestens 10 Tage vor dem Reiseantritt immunisieren lassen.

Schwangerschaft: Bei Schwangeren und in der Stillzeit sollten nur streng indizierte Impfungen durchgeführt werden. Unbedenklich sind Totimpfstoffe, Lebendimpfstoffe sind kontraindiziert. Wird versehentlich doch ein Lebendimpfstoff injiziert, ist dies allerdings kein Grund zur Unterbrechung der Schwangerschaft.

Kontraindikationen: Zu den Kontraindikationen zählen:
- **akute Erkrankung:** akute behandlungsbedürftige Erkrankungen wie z. B. eine Lobärpneumonie (Ausnahmen: dringlich notwendige postexpositionelle Impfungen wie Tetanus, Hepatitis B oder Tollwut)
- **Operationen:** Um evtl. Impfreaktionen nicht mit Operationskomplikationen zu verwechseln, sollten Totimpfstoffe nicht weniger als 1 Woche und Lebendimpfstoffe nicht weniger als 2 Wochen vor geplanten Operationen verabreicht werden. Nach einer Operation sollte der Impfabstand mindestens 2 Wochen betragen.
- **Immundefekte:** Lebendimpfstoffe sind bei Patienten mit angeborenen oder erworbenen Immundefekten kontraindiziert, alle Totimpfstoffe sind erlaubt und sinnvoll.
- **Überempfindlichkeitsreaktionen:** Bei Allergien gegen Impfinhaltsstoffe, wie Hühnereiweiß oder Formaldehyd, muss auf andere Impfstoffe ausgewichen oder auf die Impfung verzichtet werden. Die Gefahr besteht z. B. bei Impfstoffen gegen Influenza oder Gelbfieber.
- **Schwangerschaft:** Kontraindiziert sind alle nicht dringlich indizierten oder potenziell gefährlichen Impfungen (z. B. Röteln). Gegen notwendige Impfungen mit Totimpfstoffen bestehen keine Kontraindikationen.

Keine Kontraindikationen: sind akute banale Infekte mit Temperaturen < 38,5 °C, Krampfanfälle in der Familienanamnese, Fieberkrämpfe in der Anamnese, Ekzeme sowie Dermatosen (z. B. Neurodermitis), Behandlung mit Antibiotika (Ausnahme: kontraindiziert bei Schluckimpfung mit Lebendimpfstoffen), chronische Erkrankungen sowie ZNS-Erkrankungen und Krampfleiden.

> **MERKE** Totimpfstoffe können auch bei Schwangeren verwendet werden. Lebendimpfstoffe sind absolut kontraindiziert.

Impfreaktionen, -komplikationen und -schäden: **Impfreaktionen** treten meist innerhalb von 72 h nach der Impfung auf und sind Ausdruck der normalen Auseinandersetzung des Organismus mit dem Impfstoff. Sie manifestieren sich in Form von:
- harmlosen Lokalreaktionen an der Einstichstelle (Rötung, Schwellung, Schmerzen)
- leichten Allgemeinreaktionen (Unwohlsein, subfebrile Temperaturen)
- milden Symptomen derjenigen Krankheit, die bei normaler Infektion durch den Erreger ausgelöst wird (z. B. Impfmasern).

Impfkomplikationen sind therapiebedürftige allergische Symptome, die über das übliche Maß einer Impfreaktion hinausgehen (Bronchospasmus, Urtikaria, Anaphylaxie). Sie können prinzipiell nach jeder Impfung auftreten, sind aber sehr selten (Promillebereich). Impfkomplikationen müssen namentlich gemeldet werden. Extrem selten (< 1:1 000 000) sind bleibende **Impfschäden**. Impfschäden müssen ans Versorgungsamt gemeldet werden. Für die Patienten besteht Rentenanspruch.

Passive Immunisierung

Bei der **passiven Immunisierung** wird ein Serum aus hochkonzentrierten präformierten **Antikörpern** injiziert, die von einem Spenderorganismus gebildet wurden (Prinzip der „Leihimmunität"). Verwendet werden entweder polyvalente Immunglobuline (IgG, IgM, IgA), die aus einem Pool von mindestens 1000 Blutspendern gewonnen werden, oder Hyperimmunglobuline, die von Personen gewonnen werden, die die Infektion gerade durchgemacht haben und deren Plasma hohe Titer spezifischer Antikörpern enthält (sog. „Rekonvaleszentenseren"). Der Impfschutz hält maximal 1 Monat an. Eine passive Immunisierung wird immer dann durchgeführt, wenn ein sofortiger Impfschutz erforderlich ist. Indikationen sind:
- Infektion mit Toxinbildnern zur sofortigen Toxinneutralisation (z. B. Diphtherie, Botulismus)
- Sofortschutz bei oder vor einer möglichen Exposition (z. B. postexpositionelle Tollwutimpfung)
- Abschwächung der Symptome kurz nach erfolgter Exposition
- abwehrgeschwächte Patienten.

1.6.3 Meldung beim Gesundheitsamt

Das Infektionsschutzgesetz (IfSG) regelt die Überwachung übertragbarer Krankheiten mit dem Ziel, übertragbaren Krankheiten beim Menschen vorzubeugen, Infektionen frühzeitig zu erkennen und ihre Weiterverbreitung zu verhindern. Das Meldesystem stützt sich auf 3 Säulen:
- Krankheiten, die im § 6 IfSG aufgeführt sind, müssen durch den feststellenden Arzt oder sonstige meldepflichtige Personen gemeldet werden. Die Angaben erfolgen auf einem speziellen Formular, namentlich an das zuständige Gesundheitsamt innerhalb von 24 h.
- Wenn Krankheitserreger direkt oder indirekt in bestimmten Materialien durch ein Laboratorium nachgewiesen werden, muss dies gemeldet und an das Robert-Koch-Institut (RKI) weitergeleitet werden – i. d. R.

namentlich, bei einigen Infektionen (z. B. HIV oder konnatal erworbene Röteln oder Toxoplasmose) auch nicht namentlich.
- Eine Meldung an das Gesundheitsamt erfolgt außerdem, wenn nosokomiale Infektionen gehäuft auftreten und ein epidemiologischer Zusammenhang wahrscheinlich ist oder vermutet wird.

Die Durchführung des Infektionsschutzgesetzes ist i. d. R. den **Gesundheitsämtern** übertragen, zu deren Aufgaben u. a. die Überwachung der Hygiene in Gemeinschaftseinrichtungen wie Schulen, Altenheimen und Kindergärten zählt. Die Meldung einer Infektion ist daher in erster Linie an das Gesundheitsamt zu richten.

Das IfSG regelt auch den Umgang mit **Quarantänekrankheiten** sowie den Umgang und Transport mit und von **infektiösem Material**. Wer mit pathogenen Keimen arbeiten will, braucht eine behördliche Umgangsgenehmigung. Um das Verschleppen von pathogenen Keimen beim Transport zu verhindern, müssen potenziell infektiöse Proben nach bestimmten Vorschriften gekennzeichnet und verpackt sein. Krankenhäuser sind zudem verpflichtet, nosokomiale Infektionen und bestimmte Resistenzen gegenüber Antibiotika zu erfassen.

Klinische Meldepflicht nach §6 IfSG: Der behandelnde Arzt muss folgende Infektionen bei Krankheitsverdacht, Erkrankung sowie Tod namentlich melden:
- aviäre Influenza
- Botulismus
- Cholera
- Diphtherie
- humane spongiforme Enzephalopathie (Ausnahme: familiäre hereditäre Form)
- akute Virushepatitis
- enteropathisches hämolytisch-urämisches Syndrom (HUS)
- virusbedingtes hämorrhagisches Fieber
- Masern
- Meningokokkenmeningitis oder -sepsis
- Milzbrandzen
- Poliomyelitis (als Verdacht gilt jede akute schlaffe Lähmung, außer wenn traumatisch bedingt)
- Pest
- Tollwut
- Typhus abdominalis/Paratyphus
- behandlungsbedürftige Tuberkulose (nur Erkrankung oder Tod).

Namentlich meldepflichtig sind darüber hinaus der Verdacht auf und die Erkrankung an einer mikrobiell bedingten Lebensmittelvergiftung oder an einer akuten infektiösen Gastroenteritis, wenn eine Person betroffen ist, die in der Lebensmittelverarbeitung tätig ist oder ein epidemischer Zusammenhang von Gastroenteritiden wahrscheinlich ist. Jede „bedrohliche" Erkrankung mit Hinweis auf eine schwerwiegende Gefahr für die Allgemeinheit muss auch gemeldet werden.

1.7 Sexuell übertragbare Erkrankungen

Synonym: genitale Kontaktinfektionen, Geschlechtskrankheiten, venerische Infektionen, Sexual transmitted Diseases (STD), Sexual transmitted Infections (STI)

Sexuell übertragbare Infektionen sind weltweit verbreitet und schwer kontrollierbar. Die Erkrankungshäufigkeit wird durch die sozioökonomischen und kulturellen Aspekte, das Moralverständnis und die Möglichkeiten der Hygiene, Prävention (Aufklärung, Meiden von Risikofaktoren, Benutzung von Kondomen, z. T. Impfung) und Therapie in den entsprechenden Gesellschaften beeinflusst. Risikofaktoren sind u. a. häufig wechselnde Sexualpartner, ungeschützter Geschlechtsverkehr, übertriebene Vaginalhygiene oder fehlende Partnerbehandlung.

Die Übertragung erfolgt üblicherweise durch **engen Körper-** und **Hautkontakt** (horizontale Transmission), ist aber auch **prä-, peri-** und **postnatal** möglich (vertikale Transmission). Der Ort der Inokulation ist oft **ano-** bzw. **urogenital** lokalisiert. Dort zeigt sich häufig auch die Primärmanifestation, zumeist als (muko-)kutane Läsion verschiedenster Form. Manche Infektionen neigen zur Generalisation mit langen Phasen der klinischen Latenz, Früh- sowie Spätschäden sind möglich. Selbst nach erfolgreicher Therapie und Ausheilung der Erkrankung besteht **keine Immunität**.

Erreger Das Erregerspektrum sexuell übertragbarer Erkrankungen ist vielfältig. **Tab. 1.10** zeigt die „klassischen" Erreger.

MERKE Immer an die Möglichkeit von **Mehrfachinfektionen** denken.

Tab. 1.10 Klassifikation sexuell übertragbarer Erkrankungen hinsichtlich des Erregers (Beispiele)

Erregerspektrum	
Bakterien	• Neisseria gonorrhoeae • Treponema pallidum • Chlamydia trachomatis, Serovare D–K und L1-L3 • Ureaplasma urealyticum • Mycoplasma genitalium • Haemophilus ducreyi • Klebsiella granulomatis
Viren	• humanes Herpes-simplex-Virus Typ 2 (HSV2) • humane Papillomaviren (HPV) • humanes Immundefizienzvirus (HIV) • Hepatitis-B- und -C-Virus (HBV, HCV) • Molluscum-contagiosum-Virus • humanes T-Zell-Leukämie-Virus • humanes Herpesvirus Typ 8 (HHV8)
Protozoen	• Trichomonas vaginalis
Pilze	• Candida albicans
Parasiten	• Phthirus pubis (Filzlaus) • Sarcoptes scabiei (Krätzemilben)

2 Sepsis

2.1 Grundlagen

Synonym: Septikämie, „Blutvergiftung"

> **DEFINITION** Die wichtigsten Definitionen zeigt Tab. 2.1.

Von der Sepsis muss die **Bakteriämie** abgegrenzt werden, die die zeitweilige Anwesenheit von Bakterien im Blut ohne systemische Entzündungsreaktion beschreibt.

Epidemiologie: Die Inzidenz der Sepsis hat durch die verbesserten Therapiemöglichkeiten für schwerkranke Patienten in den letzten Jahren deutlich zugenommen. Man schätzt etwa 100 000 Sepsisfälle pro Jahr in Deutschland.

Ätiologie: Eine Sepsis wird am häufigsten durch **gramnegative Bakterien** (E. coli, Enterobacter spp., Pseudomonas aeruginosa, Klebsiellen, Proteus), **grampositive Kokken** (Staphyolokokken, MRSA, Streptokokken) und **Anaerobier** ausgelöst. Septische Pilzinfektionen (Aspergillus fumigatus und Candida albicans) treten v. a. bei abwehrgeschwächten Patienten auf. Die häufigsten **Ausgangsherde** sind Pneumonien, Harnwegsinfektionen (Urosepsis, s. Urologie [S. B678]), abdominelle Infektionen, Wund- bzw. Weichteilinfektionen, Endokarditiden und Fremdkörper (z. B. Katheter).

Risikofaktoren: Zu den wichtigsten Risikofaktoren für die Entwicklung einer Sepsis zählen:
- stationäre Patienten hohen Alters
- Patienten mit schweren Allgemeinerkrankungen
- Abwehrschwäche (z. B. Diabetes mellitus, Tumoren, Alkoholkrankheit, HIV-Infektion, angeborene Immundefekte, Z. n. Splenektomie oder funktionelle Asplenie)
- intravasale Katheter (→ Staphylococcus epidermidis)
- Verbrennungspatienten
- Patienten nach großen operativen Eingriffen oder invasiver Diagnostik.

Pathophysiologie: Der Ablauf der Sepsis lässt sich nach gegenwärtigem Kenntnisstand in **3 Stadien** einteilen:
- systemische Einschwemmung von Mikroben oder mikrobieller Produkte aus einem Fokus/mehreren Fokussen
- Aktivierung mehrerer Mediatorsysteme (zirkulierend sowie ortsständig) und inflammatorischer Zellen
- diffuse entzündliche Prozesse in zahlreichen Mikrozirkulationsgebieten mit inadäquater Gewebeperfusion, die im Extremfall in ein Multiorganversagen einmünden.

Die verschiedenen mikrobiellen Abbauprodukte induzieren im Organismus eine maximale Entzündungsreaktion. Dadurch werden unterschiedliche **Zytokine** freigesetzt, die das Wirtsgewebe direkt und indirekt (Aktivierung von Granulozyten, Bildung von O_2-Radikalen, Prostaglandine etc.) schädigen. Im Verlauf der Sepsis ändert sich das Zytokinmuster (Zytokinshift), sodass sich pathophysiologisch 2 „Sepsisphasen" unterscheiden lassen (sog. Phasenhypothese der Sepsis):
- **hyperinflammatorische Frühphase** mit überschießender Freisetzung proinflammatorischer Zytokine (TNF-α, IL-1) und IL-6
- **Immunparalyse** (Spätphase) mit Dominanz antiinflammatorischer Zytokine wie IL-10, IL-13 und TGF-β sowie Suppression der proinflammatorischen Mediatoren.

Tab. 2.1 SIRS und Sepsis

Begriff	Definition
SIRS (**s**ystemic **i**nflammatory **r**esponse **s**yndrome)	Inflammatorische systemische Abwehrreaktion des Organismus unterschiedlicher Genese[1], die mit mind. 2 der folgenden Symptomen einhergeht: • Körpertemperatur ≥ 38 °C oder ≤ 36 °C • Herzfrequenz ≥ 90/min • Tachypnoe mit Atemfrequenz ≥ 20 Züge/min oder Hyperventilation mit pCO_2 ≤ 33 mmHg • Leukozytose (≥ 12 000/mm³) oder Leukopenie (≤ 4 000/mm³) oder ≥ 10 % Stabkernige. SIRS ist ein **Symptomenkomplex** und keine Diagnose.
Sepsis	Diagnose einer Infektion (klinisch oder mikrobiologisch) plus SIRS
schwere Sepsis (septisches Syndrom)	Sepsis mit Zeichen der Organdysfunktion (Tab. 2.3)
septischer Schock	Sepsis mit Hypotension (arterieller RR_{syst} ≤ 90 mmHg oder mittlerer arterieller RR ≤ 65 mmHg oder Abfall des Ausgangsblutdrucks um > 40 mmHg) für mindestens 1 h, • die nicht auf Volumengabe anspricht oder • die den Einsatz von Vasopressoren zur Aufrechterhaltung eines systolischen Blutdrucks ≥ 90 mmHg oder eines mittleren arteriellen Druckes ≥ 65 mmHg erfordert

[1] mögliche Ursachen eines SIRS: Infektionen, Pankreatitis, Schock und Ischämie, Polytrauma, großflächige Verbrennungen, Myokard-/Lungeninfarkt, Thrombose, Transplantatabstoßung, immunologisch vermittelte Organschädigung, akute Nebenniereninsuffizienz, thyreotoxische Krise; Reaktion auf Blutprodukte, Zytokintherapie, Anästhetika/Neuroleptika; Hypernephrom, Lymphom, Tumorlyse, Subarachnoidalblutung)

Tab. 2.2 Hyperdyname und hypodyname Schockphase

Schockphase	Pathophysiologie	Befunde
hyperdyname Schockphase	generelle Vasodilatation → totaler peripherer Gefäßwiderstand und Blutdruck ↓ → gegenregulatorische Aktivierung des Sympathikus und RAAS → Herzzeitvolumen ↑	• warme trockene Haut durch mediatorvermittelte (Serotonin, Histamin) Tonusminderung der präkapillaren Shuntgefäße • Blutdruck und ZVD normal bis (↓) • Herzfrequenz ↑ • avDO$_2$ ↓[1] • Hyperventilation mit respiratorischer Alkalose
hypodyname Schockphase	hypoxie- und azidoseinduzierte Herzmuskelschädigung → Herzzeitvolumen ↓ → Zentralisation (periphere Vasokonstriktion mit totalem peripherem Widerstand ↑) zur Umverteilung des Bluts zum Herzen und Gehirn	• feuchte, kühle Haut (→ Zentralisation) • Blutdruck, ZVD, Diurese ↓ • Herzfrequenz ↑ • avDO$_2$ ↑ (vermehrte Sauerstoffausschöpfung) • metabolische Azidose

[1] avDO$_2$ = arteriovenöse Sauerstoffdifferenz

Durch diesen **Zytokinshift** wird das Ausmaß der Entzündungsreaktion gedämpft. Die Folge ist allerdings gerade im Spätverlauf der Erkrankung eine Form der Immuninkompetenz. Letztlich führen die mikrobiellen Produkte und körpereigenen inflammatorischen Effekte in zahlreichen Endstromgebieten zu **Mikrozirkulationsstörungen** (**Mikrothrombosierung, Perfusionsfehlverteilung und „capillary leakage" mit Flüssigkeitsextravasation**). Trotz aufrechterhaltener Makrozirkulation führt die lokale Ischämie zu einer Sauerstoffschuld in den abhängigen Zellen, die vermutlich durch eine Störung der zellulären Sauerstoffverwertung verstärkt wird. Wird in dieser Situation nicht rechtzeitig mit einer adäquaten Therapie begonnen, kommt es durch die zunehmende Einschränkung des zellulären Erhaltungsstoffwechsels zu Zellnekrosen und Verlust der Organfunktion.

Durch die **generelle Vasodilatation** entsteht ein **relativer intravasaler Volumenmangel** und der periphere Gefäßwiderstand sinkt ab. In der Frühphase der Sepsis kann der Körper den Blutdruck und die Gewebeperfusion durch **Steigerung** des **Herzzeitvolumens** (erhöhte Sympathikuswirkung und Aktivierung des RAAS) aufrechterhalten (sog. **hyperdyname Schockphase**). Mit Fortschreiten des Schockgeschehens schädigen die zunehmende Hypoxie und Azidose den Herzmuskel, sodass der Körper die gesteigerte Herzleistung nicht aufrechterhalten kann (sog. **hypodyname Schockphase**). Siehe auch Tab. 2.2.

2.2 Klinik und Diagnostik

Klinik und Komplikationen: Die Sepsis beginnt schlagartig mit **hohem Fieber, Schüttelfrost** und **starkem Krankheitsgefühl**. Bei älteren Patienten kann das Fieber auch fehlen oder eine Hypothermie auftreten (→ schlechte Prognose). Durch die Hyperventilation besteht anfänglich i. d. R. eine respiratorische Alkalose. Charakteristisch für die Frühphase der Sepsis ist die warme, trockene Haut (hyperdyname Phase). In Verlauf wird die Haut dann blass und kühl (hypodyname Phase). Metastatische Absiedlungen sind möglich (z. B. Hirnabszess, Lungenabszess, Osteomyelitis). Treten **Zeichen** einer **Organdysfunktion** (Tab. 2.3)

Tab. 2.3 Akute Organdysfunktionen bei schwerer Sepsis

Organ	Erkrankung
Gehirn	septische Enzephalopathie (Vigilanzminderung, Desorientiertheit, Unruhe, Delir)
Gerinnungssystem	absolute oder relative Thrombozytopenie: Abfall der Thrombozyten um > 30 % oder Thrombozytenzahl < 100 000/μl (akute Blutung oder immunologische Ursachen der Thrombozytopenie ausschließen)
Lunge	arterielle Hypoxämie: paO$_2$ ≤ 75 mmHg unter Raumluft oder paO$_2$-FiO$_2$-Verhältnis ≤ 250 mmHg unter O$_2$-Gabe (manifeste Herz-/Lungenerkrankungen ausschließen)
Niere	akutes Nierenversagen mit Oligurie und Anurie, metabolische Azidose

hinzu, wird von einer **schweren Sepsis** oder einem „**septischen Syndrom**" gesprochen.

Besondere Verlaufsformen: Besonders fulminante Formen des Schocks treten v. a. im Rahmen von Meningokokkeninfektionen im Kindesalter und bei Patienten ohne Milz auf. Eine Meningokokkensepsis kann in das schwere Krankheitsbild des **Waterhouse-Friderichsen-Syndroms** übergehen (s. Neurologie [S. B942]). Das sog. **OPSI-Syndrom** (**O**verwhelming-**P**ost**s**plenectomy-**I**nfection-Syndrom) ist eine foudroyant verlaufende bakterielle Infektion (v. a. Streptococcus pneumoniae, Haemophilus influenzae) und Sepsis bei Patienten mit Asplenie oder nach Splenektomie. Die Letalität beträgt ca. 50 %.

Diagnostik: Die Diagnose wird in erster Linie anhand der **klinischen Symptome** (wiederholte komplette körperliche Untersuchung, Hinweise auf lokalen Fokus!) und **Laborparameter** gestellt, wobei die Symptome sehr variabel auftreten können. Sie setzt nicht den Nachweis einer positiven Blutkultur voraus. Bei V. a. bakterielle Sepsis ist die sofortige Abnahme von Blutkulturen aus einer Vene (aerob und anaerob), Abstrichen, Mittelstrahl- oder Blasenkatheterurin oder Liquor zum kulturellen Erregernachweis (mit Resistenzprüfung) entscheidend. Wichtige Laborparameter bei Sepsis zeigt **Tab. 2.4**.

Tab. 2.4 Veränderung der Laborparameter bei Sepsis

Laborparameter

- Entzündungsparameter: CRP ↑, BSG ↑, **Prokalzitonin** ↑ (→ Prokalzitoninerhöhung ist der empfindlichste „Sepsisparameter"!)
- Leukozytose mit Linksverschiebung und toxischer Granulation oder Leukopenie
- Laktat ↑
- Thrombozytenabfall > 50 %/24 h
- Änderung der IL-6-Konzentration (Hinweis auf schlechte Prognose)[1]
- evtl. Zeichen der DIC: Antithrombin III und Fibrinogen ↓, D-Dimere ↑
- evtl. Zeichen der Nierenfunktionsstörung: Retentionsparameter ↑
- evtl. Zeichen der Leberfunktionsstörung: Transaminasen, Bilirubin, Ammoniak ↑, Albumin ↓, Hypoglykämie
- BGA: in der Frühphase respiratorische Alkalose (Hyperventilation), im Verlauf metabolische Azidose

[1] klinische Relevanz wegen fehlender Standardisierung der Zytokin-Assays noch ungeklärt

Differenzialdiagnosen:
- SIRS anderer Genese z. B. schwere Pankreatitis (Tab. 2.1)
- Schock anderer Genese (s. Notfallmedizin [S. B45])
- Trauma: häufig ca. 1 Woche nach traumatischem Initialereignis
- schwere Infektion: fließende Übergänge zu Sepsis.

2.3 Therapie und Prognose

Therapie: Grundsätzlich gilt, dass Patienten mit der Verdachtsdiagnose Sepsis schnellstmöglich **intensivmedizinisch** behandelt werden müssen. Eine erfolgreiche Therapie stützt sich auf:
- sofortige kalkulierte Breitbandantibiose
- symptomatische Behandlung mit Unterstützung von Kreislauf und Atmung bzw. Therapie der Komplikationen
- Sanierung des Sepsisherds (z. B. chirurgisch, Drainage, Spülung, Katheter etc.)
- Behandlung der prädisponierenden Grundkrankheit (z. B. Immunschwäche).

Antibiotikatherapie: Die antibiotische Therapie sollte schnellstmöglich nach Abnahme der Blutkulturen eingeleitet werden. Bei unbekanntem Erreger wird zunächst eine **kalkulierte Antibiose** mit möglichst **breitem Spektrum** (First-Line-Chemotherapie) begonnen, die sowohl grampositive als auch gramnegative Keime erfasst und schnell und bakterizid wirkt. Empfohlen werden Pseudomonas-wirksame Breitspektrumantibiotika: **Carbapenem** (z. B. Imipenem, Meropenem) oder **Cephalosporine der 3. Generation** (z. B. Ceftazidim, Cefepime) oder **Piperacillin/Tazobactam**. In der Klinik wird häufig eine Kombinationstherapie aus Betalaktamantibiotika und Aminoglykosiden durchgeführt. Die Antibiotikatherapie muss regelmäßig evaluiert werden. Durch intravenöse Gabe werden die höchsten Dosen erreicht, ggf. ist eine Anpassung an die Nieren- und Leberfunktion notwendig.

MERKE Noch vor Beginn der antibiotischen Therapie müssen 2–3 Blutkulturen (aerob/anaerob) abgenommen und deren sofortiger Transport in das zuständige Labor eingeleitet werden (telefonische Anmeldung!).

Antimykotika sollten nicht routinemäßig gegeben werden (Indikationen sind Neutropenie mit Fieber, Immunsuppression, Candidämie).

Bei **Therapieversagen** muss v. a. an Resistenzprobleme (Pseudomonaden, S. aureus, Serratia, Enterobacter cloacae), an Erreger mit langer Persistenz (Tuberkelbakterien) und sekundäre Pilzinfektionen (zusätzliche antimykotische Therapie mit Fluconazol oder Amphotericin B) gedacht werden. Sobald die mikrobiologischen Befunde inkl. Resistenzbestimmung vorliegen, wird die Therapie deeskaliert und eine **gezielte Behandlung** angeschlossen. Die **Therapiedauer** ist abhängig von
- der Art des infizierten Gewebes
- der evtl. möglichen chirurgischen Sanierung des Infektionsherdes (ubi pus, ibi evacua!)
- der Grunderkrankung
- der Sensibilität des Erregerstammes gegenüber dem gewählten Antibiotikum.

Sie sollte mindestens noch 3 Tage nach dem weitgehenden Abklingen aller septischen Parameter fortgeführt werden.

Supportive Therapie: Zur Sicherstellung einer ausreichenden Sauerstoff- und Nährstoffversorgung der Gewebe müssen Kreislauf, Atmung und Stoffwechsel unterstützt werden.
- **Kreislaufstabilisierung:** Volumensubstitution mit balancierten Vollelektrolytlösungen (z. B. Ringer-Acetat); Ziele: ZVD 8–12 mmHg, MAP 65–90 mmHg, Hkt ≥ 30 %; ggf. Einsatz vasopressorischer Substanzen (z. B. Dopamin, Noradrenalin)
- **Beseitigung der Gewebehypoxie:** O_2-Applikation über Nasensonde, ggf. Maskenbeatmung oder Intubation (Ziel: O_2-Sättigung zentralvenös ≥ 70 %)
- **Blutzuckereinstellung** (80–110 mg/dl): Die Regulierung des Glukosespiegels (Insulingabe) kann bei intensivmedizinisch betreuten Patienten mit septischem Schock erwogen werden (Glukoseschwellenwert > 180 mg/dl).
- Patienten mit **prolongierter Sepsis** (> 2–3 Tage) profitieren aufgrund des hyperkatabolen Eiweißmetabolismus von der enteralen (z. B. über Duodenalsonden) Verabreichung von Nährstoffzusätzen (25–35 kcal/kg KG und 1–2 g Protein/kg KG). **Cave:** schwankende Glukosetoleranz der Patienten!
- **Prophylaxe** von Stressulzera (H_2-Antagonisten, Protonenpumpeninhibitoren), Dekubitalulzera (regelmäßige Lagewechsel), Thrombosen und DIC (prophylaktische Heparinisierung), akutem Nierenversagen (Volumensubstitution, ggf. forcierte Diurese mit Furosemid) und sekundären nosokomialen Infektionen

- Die Gabe von Glukokortikoiden (Hydrokortison 200–300 mg/d i.v.) wird zur Behandlung des septischen Schocks **nicht** mehr empfohlen. Nur ausnahmsweise kann bei Patienten, die trotz hoch dosierter Vasopressorengabe und Volumentherapie nicht stabilisiert werden können, eine Hydrokortisongabe als letzte Option angedacht werden.
- **Therapie von Komplikationen:** ARDS (s. Atmungssystem [S. A178]), DIC (s. Blut und Blutbildung [S. A164]), ANV (s. Niere [S. A164]).

Prognose: Die Prognose hängt entscheidend vom **rechtzeitigen Beginn** der **antibiotischen Therapie** und **Fokussanierung** ab. Ohne Therapie verläuft eine Sepsis praktisch immer letal. Auch mit Therapie versterben ca. 25–35 % der Patienten mit schwerer Sepsis und 40–60 % der Patienten mit septischem Schock innerhalb der ersten 30 Tage. Die Letalität bleibt noch in den nächsten 6 Monaten durch Komplikationen wie rezidivierende Infektionen, Multiorganversagen oder die häufig vorhandene(n) Grunderkrankung(en) erhöht.

Prophylaxe: Bester Ansatz zur Senkung der Morbidität und Mortalität durch Sepsis ist die **Prävention**. Die meisten Fälle von schwerer Sepsis und schwerem Schock beruhen auf **nosokomialen Infektionen**, daher eignen sich folgende Maßnahmen:
- strenge Indikationsstellung, absolut steriles Arbeiten und kurze Liegezeiten bei intravasalen und Blasenkathetern
- Vermeiden einer anhaltenden Neutropenie (< 500 Neutrophile/μl)
- kritischer Umgang mit antibiotischen Substanzen und Immunsuppressiva
- sorgfältige und fortlaufende Überwachung der Patienten auf mögliche Infektionen
- aggressive Therapie lokaler nosokomialer Infektionen.

3 Bakterielle Infektionserkrankungen

3.1 Aktinomykose

Synonym: Strahlenpilz

Erreger: Infektion mit grampositiven, nicht sporenbildenden, anaeroben Stäbchenbakterien (Aktinomyzeten, **Cave: kein Pilz!**), welche die Schleimhäute des Mund-, Nasen- und Rachenraums, der Luftwege und des Darmtraktes besiedeln (s. Mikrobiologie [S. C631]).

Klinik: Bei Schleimhautverletzungen oder Entzündungen in diesem Bereich kann sich eine chronische Infektion mit Nekrosen und Fisteln ausbilden. Charakteristisch sind die Granulationen (sog. Drusen; Bakterienkolonien) im Eiter. Die Ausbreitung erfolgt in Gewebespalten. Es werden 4 verschiedene Formen bzw. Lokalisationen unterschieden:
- **orofaziale und zervikale Form** (60 %): ausgehend von Mundschleimhaut, Zahnfleisch oder den Zähnen (orofaziale Form) bzw. von Tonsillen, Rachen, Kehlkopf oder Speiseröhre (zervikale Form). Es können harte Knoten im Gesicht und im Bereich des Halses tastbar sein.
- **pulmonale/thorakale Form** (20 %): ausgehend von Entzündungen im Bereich der Bronchien. Ausbreitung der Infektion mit Beteiligung der Rippen oder Pleuritis. Unspezifische Allgemeinsymptome sind Husten mit Hämoptysen, Fieber und Gewichtsverlust.
- **abdominale/intestinale Form** (20 %): Im Bereich der Ileozäkalregion nach Appendektomie. Bei Frauen mit Intrauterinpessar auch im Bereich des kleinen Beckens.

Diagnostik: Histologisch enthalten die Drusen ein Zentrum und radikuläre Ausläufer („Strahlenpilz"), ein kultureller Nachweis ist ebenfalls möglich.

Therapie: Aufgrund der häufigen Mischinfektion: Penicillin und Metronidazol. Auch die Gabe von Ampicillin (und Clavulansäure) oder Tetrazyklin ist möglich. Die medikamentöse Therapie muss bis zur völligen Ausheilung (Wochen bis Monate) durchgeführt werden. Chirurgisch sind evtl. eine Fistelspaltung und Drainage nötig.

Prognose: Unbehandelt Gefahr der Keimverschleppung in die Blutbahn (Sepsis [S. A511]) durch die Fistelbildung. Es besteht eine hohe Rezidivrate.

3.2 Borreliose

3.2.1 Lyme-Borreliose

Erreger: Erreger der Lyme-Borreliose ist **Borrelia burgdorferi** (s. Mikrobiologie [S. C634]).

Epidemiologie: Die Lyme-Borreliose ist in Mittel-, Ost- und Nordeuropa sowie Nordamerika und Australien endemisch. In Deutschland erkranken jährlich ca. 60 000 Menschen.

Übertragung und Inkubationszeit: Die Lyme-Borreliose wird durch Schildzecken übertragen. In Europa gelten Ixodes ricinus oder Ixodes scapularis als Hauptvektoren. Die Zecken gelangen von bodennaher Vegetation (bis ca. 1,5 m) auf den Menschen. Die Lyme-Borreliose ist die häufigste durch Zecken übertragene Infektionserkrankung. In Deutschland sind ca. 5–35 % der Zecken mit dem Erreger infiziert. Nach einem Zeckenstich kommt es in 1,5–6 % der Fälle zu einer überwiegend **asymptomatischen** Infektion. Das Infektionsrisiko steigt mit der Dauer des Saugaktes, wobei i. A. mehr als 24 h notwendig sind.

3.2 Borreliose

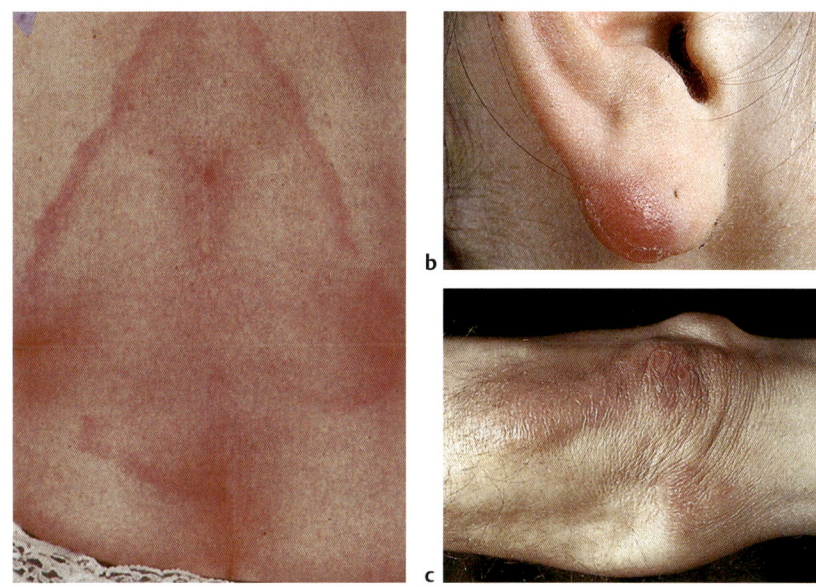

Abb. 3.1 Borreliose. a Erythema chronicum migrans. Das Erythem breitet sich von der Zeckenstichstelle zentrifugal aus. b Lymphadenitis cutis benigna. Rötlich-brauner Knoten am rechten Ohr mit Lymphknotenschwellung. c Acrodermatitis chronica atrophicans Herxheimer. An den Streckseiten der Extremitäten finden sich entzündliche Atrophien. Ein juxtaartikulärer, fibroider Knoten ist sichtbar. (aus: Moll, Duale Reihe Dermatologie, Thieme, 2010)

Gefährdet sind v. a. Waldarbeiter, Jäger und Wanderer. Die **Inkubationszeit** beträgt etwa 4–18 Tage.

Laut RKI besteht für die Lyme-Borreliose nach dem Infektionsschutzgesetz keine Meldepflicht. In einigen deutschen Bundesländern (Berlin, Brandenburg, Mecklenburg-Vorpommern, Rheinland-Pfalz, Saarland, Sachsen-Anhalt, Sachsen und Thüringen), wurde jedoch eine Meldepflicht auf Basis der Länderverordnungen eingeführt.

Klinik, Diagnostik und Therapie: Erstmanifestation ist das **Erythema chronicum migrans** (kann fehlen!), das nach 1–5 Wochen als ringförmige Rötung an der Stichstelle imponiert, die sich typischerweise zentrifugal ausbreitet und zentral abblasst (**Abb. 3.1a**). Zudem bestehen allgemeine Symptome eines „grippalen Infekts" wie Arthralgien, Myalgien, Abgeschlagenheit und Fieber. Im Stadium 2 kommt es zur Lymphadenosis cutis benigna (rotlich-brauner Knoten **Abb. 3.1b**), **Meningoradikulitis Bannwarth** mit Hirnnervenausfällen (häufig: bilaterale Fazialis- oder Augenmuskelparese) und Karditis. Im Stadium der späten Generalisation (Stadium 3) leiden die Patienten an einer **Acrodermatitis chronica atrophicans** mit fibrotischen Knoten (**Abb. 3.1c**), **Lyme-Arthritis** (Oligoarthritis großer Gelenke), **Neuroborreliose** (Enzephalomyelitis, Neuritis n. optici, Polyneuropathie, Gangataxie und Blasenfunktionsstörung) und Augenbeteiligung.

Die Stadieneinteilung mitsamt Beschwerden, Diagnostik und Behandlung findet sich in **Tab. 3.1**.

> **MERKE** Bei einer „sterilen" Meningitis nach Zeckenstich stets an Borreliose denken.

Prophylaxe: Der effektivste Schutz vor Zeckenstichen ist die **Expositionsprophylaxe** durch **adäquate Kleidung** und Einsatz von **Repellentien**. Nach Aufenthalten in der Natur (v. a. im Wald) sollte der Körper sorgfältig nach Zecken abgesucht werden (v. a. Axilla und Leiste) und ggf. unmittelbar mit einer Zeckenzange entfernt werden (Erregerübertragung meist erst 12–24 h nach dem Stich). Ein Impfstoff steht noch aus. Früher durchgemachte Infektionen mit B. burgdorferi bzw. erhöhte Antikörpertiter stellen keinen Schutz vor einer erneuten Infektion dar.

> **MERKE** Bei einem Zeckenstich innerhalb eines Nichtendemiegebietes genügt die (Verlaufs-)Beobachtung der Einstichstelle. Eine prophylaktische Antibiotikagabe ist nicht sinnvoll.

3.2.2 Rückfallfieber

Erreger des **epidemischen Rückfallfiebers** ist Borrelia recurrentis (s. Mikrobiologie [S. C634]). Die Übertragung auf den Menschen erfolgt über Läuse (Pediculus humanus, „Läuserückfallfieber"), v. a. in der kalten Jahreszeit unter beengten Verhältnissen und mangelnder Hygiene. Erreger des **endemischen Rückfallfiebers** ist Borrelia duttoni (s. Mikrobiologie [S. C634]). Der Erreger wird durch Lederzecken (Ornithodorus spp., „Zeckenrückfallfieber") übertragen und kommt in Deutschland nur als importierte Reisekrankheit vor (Tropen und Subtropen). Beide Erreger wirken durch ein Zellwandantigen pyrogen.

Leitsymptom des Rückfallfiebers sind **rezidivierende Fieberschübe**, die zwischen 3 und 6 Tage andauern und von beschwerdefreien Intervallen unterbrochen werden. Begleitend zum Fieber leiden die Patienten an Schüttelfrost, Muskel-, Gelenk- und Bauchschmerzen, Hepatosplenomegalie, diffusen petechialen Blutungen und einem stecknadelkopfgroßen makulösen Exanthem. Circa 30 % der Patienten mit Rückfallfieber entwickeln schwere neurologische Komplikationen wie Koma, Krampfanfälle und/oder Hemiplegie, ZNS-Blutung, Myokarditis mit Arrhythmie und Leberversagen.

Tab. 3.1 Stadieneinteilung der Lyme-Borreliose

Stadium	Symptome	Diagnostik	Therapie
Stadium 1 (Woche 1–5)	• Erythema migrans (kann fehlen!) • Allgemeinsymptome: „grippaler Infekt"	• Zeckenstichanamnese (bei ca. 50 % der Patienten nicht erinnerlich) • Antikörpernachweis im Blut (nur in 40 % erfolgreich, Cave: Kreuzreaktionen!)	Doxycyclin p. o. für 2 Wochen
Stadium 2 frühe Generalisation (Wochen bis Monate p. i.)	• **Lymphadenosis cutis benigna** (Borreliose-Lymphozytom): häufig am Ohrläppchen • **Karditis:** Rhythmusstörungen, AV-Blockierungen • **lymphozytäre Meningopolyneuritis** (Garin-Bujadoux-Bannwarth): radikuläre Schmerzen (v. a. nachts), Sensibilitätsstörungen, schlaffe Lähmungen (typisch: bilaterale Fazialis- oder Augenmuskelparesen)	• IgG-Antikörpernachweis im Blut, Bestätigungstest mit Western-Blot • bei Lyme-Arthritis: Erregernachweis im Punktat	Cephalosporine der 3. Generation (z. B. Ceftriaxon) i. v. für 3–4 Wochen
Stadium 3 späte Generalisation (Monate bis Jahre p. i.)	• **Neuroborreliose:** Enzephalomyelitis mit Para- und Tetraparesen, Neuritis nervi optici, progrediente distal-symmetrische Polyneuropathie mit Sensibilitätsstörungen, Dysästhesien und asymmetrisch radikulären Lähmungen, Blasenfunktionsstörung, Gangataxie • **Lyme-Arthritis:** in 90 % am Kniegelenk • **Acrodermatitis chronica atrophicans Herxheimer:** Atrophie der Haut und des subkutanen Fettgewebes → pergamentartige, gefältelte Haut und durchscheinende Gefäße • **Augenbeteiligung:** Uveitis (Iritis und/oder Iridozyklitis), Keratitis, Episkleritis	• Antikörpernachweis in Blut und Liquor • Liquorbefund: lymphozytäre Pleozytose, Eiweiß ↑, gelegentlich Erregernachweis	

Cave: Der Therapieerfolg darf nicht am Verlauf des Autoantikörpertiters gemessen werden. Entscheidend ist das klinische Bild. Der Nachbeobachtungszeitraum beträgt 6 Monate.

Im Gegensatz zur Lyme-Borreliose ist die serologische Diagnostik beim Rückfallfieber unzuverlässig. Dafür können die Erreger des Rückfallfiebers in der **Dunkelfeldmikroskopie** im peripheren Blut direkt nachgewiesen werden.

Therapeutisch wird Erythromycin, alternativ Tetrazyklin eingesetzt. Die Letalität des Läuserückfallfiebers beträgt bis zu 40 %, die des Zeckenrückfallfiebers 2–5 %.

3.3 Brucellose

Erreger: Die beiden wichtigsten Erreger der Brucellose sind Brucella melitensis (→ Malta-Fieber) und Brucella abortus (→ Morbus Bang) (s. Mikrobiologie [S. C620]). Erregerreservoir sind verschiedene Tierarten (B. melitensis: Ziegen und Schafe, B. abortus: Rinder, B. canis: Hund, B. suis: Schwein).

Epidemiologie: Verbreitet sind die Brucellosen in den Mittelmeerländern, Indien, Zentral- und Mittelamerika, Teilen von Afrika und im Nahen Osten. In Deutschland sind sie selten, die meisten Infektionen werden importiert.

Übertragung und Inkubationszeit: Die Erreger besiedeln lebenslang den Urogenitaltrakt ihres Wirtes und werden mit dem Urin, der Milch und der Plazenta ausgeschieden. Die Übertragung erfolgt entweder durch **direkten Kontakt** mit **infizierten Tieren** und ihren **Sekreten** (gefährdete Berufsgruppen: Landwirte, Schäfer, Metzger, Melker, Tierärzte) oder durch den **Genuss kontaminierter Nahrung** (v. a. nicht pasteurisierter Milch oder Milchprodukte). Aufgrund der hohen Kontagiosität sind auch Laborinfektionen möglich, Übertragungen von Mensch zu Mensch sind sehr selten. Die **Inkubationszeit** beträgt ca. 2–4 Wochen. Gemäß § 7 IfSG sind der direkte und der indirekte Nachweis von Brucella spp., sofern er auf eine akute Infektion hinweist, namentlich an das Gesundheitsamt zu melden. Die Brucellose gilt als Berufskrankheit.

Pathogenese: Die Erreger befallen bevorzugt das **retikuloendotheliale System**, den **Bewegungsapparat** und den **Urogenitaltrakt**. Sie induzieren eine akute und chronische inflammatorische Immunantwort. Die lokale Gewebereaktion kann zur Bildung **epitheloidzelliger Granulome** mit und ohne Nekrosebildung und Verkäsung oder **Abszessformationen** führen. Besonders häufig treten die Granulome in Knochenmark, Leber, Lymphknoten, Knochen und Knochenmark auf.

Klinik: 90 % der Infektionen verlaufen **subklinisch**. Die symptomatischen **akuten** Verlaufsformen zeigen den charakteristischen Ablauf einer zyklischen Allgemeininfektion: Nach einem **Prodromalstadium** mit uncharakteristischen Symptomen wie Müdigkeit, Ceph- und Myalgien kommt es zu **unregelmäßigem**, **hohem Fieber**, das häufig mit Schüttelfrost und einer relativen Bradykardie einhergeht. Typisch für das Malta-Fieber ist der undulierende (wellenförmige) Verlauf mit Fieberepisoden, die 1–3 Wochen anhalten und danach durch mehrere Wochen dauernde fieberfreie Intervalle abgelöst werden. Häufige Begleitsymptome sind eine Lymphadenopathie, Hepato- und/oder Splenomegalie, Serositis, Schwächegefühl und Gewichtsverlust. Gelegentlich geht die Infektion in eine

„**chronische**" Brucellose (Dauer > 1 Jahr) über, die durch die Ausbildung von **epitheloidzelligen Granulomen** in verschiedenen Organen (häufig: Leber, Milz, Lymphknoten, Knochen und Knochenmark) und rezidivierende, alle 2–3 Wochen auftretende Fieberschübe (→ Bakteriämie) gekennzeichnet ist. In einigen Fällen kommt es nach symptomfreiem Intervall von mehreren Monaten zu Rezidiven.

Komplikationen: Mögliche Komplikationen sind insbesondere:
- Meningoenzephalitis (Neurobrucellose)
- Endokarditis (hohe Letalität!)
- Osteomyelitis (Sakroileitis, Spondylitis)
- eitrige Arthritis (v. a. Kniegelenk).

Diagnostik: Wichtig ist die **Expositions-(Berufs-)Anamnese**. Im **Labor** zeigt sich ein Anstieg der allgemeinen Entzündungsparameter (BSG↑, initial Leukozytose, später eher Leukozytopenie). Der **Erregernachweis** gelingt während des Fieberanstiegs in Blutkulturen, ansonsten in Knochenmark-, Lymphknoten- und/oder Gelenkpunktat (langwierig). **Antikörper** lassen sich etwa 1 Woche nach Symptombeginn im Agglutinationstest oder ELISA nachweisen, beweisend ist ein Titeranstieg von > 1:80 (**Cave:** Kreuzreaktionen mit Francisella tularensis, Y. enterocolitica und V. cholerae bzw. entsprechender Impfung).

> **MERKE** Die meisten Brucellosen werden **serologisch** nachgewiesen. Erregerkulturen dürfen nur in einem Labor mit Sicherheitsstufe 3 angelegt werden und benötigen etwa 1–3 Wochen (Labor muss über Verdachtsdiagnose informiert werden)!

Differenzialdiagnosen: Im Hinblick auf die Granulome müssen v. a. andere granulomatöse Erkrankungen (z. B. Tuberkulose, Sarkoidose, Morbus Crohn) berücksichtigt werden.

Therapie: Therapie der Wahl ist die kombinierte Gabe von **Doxycyclin** und **Streptomycin** oder Rifampicin für 6 Wochen.

Prognose und Prophylaxe: Eine Eliminierung der Erreger ist nur selten möglich. In der Regel persistieren Erreger im retikuloendothelialen System, sodass es bei Abwehrschwäche immer wieder zu Rezidiven kommen kann.

Die Erkrankung ist durch konsequente Sanierung bei Schlachttieren in Mittel- und Nordeuropa und durch aktive Impfung der Tiere selten geworden. Das Pasteurisieren von Milch und Milchprodukten und das Tragen von Schutzkleidung (Handschuhe, Schutzbrille) senkt das Infektionsrisiko erheblich.

3.4 Campylobacter-Enteritis

Erreger: Die Campylobacter-Enteritis wird in bis zu 90 % der Fälle durch **Campylobacter jejuni >**, seltener durch C. coli oder C. fetus ausgelöst (s. Mikrobiologie [S. C624]). Das Erregerreservoir sind (Haus-)Tiere.

Epidemiologie: In Europa ist die Campylobacter-Enteritis die **häufigste** durch Lebensmittel übertragene bakterielle Diarrhö (vor der Salmonellenenteritis!). Die Inzidenz in Deutschland beträgt ca. 75/100 000 Einwohner/Jahr mit einem Häufigkeitsgipfel im Sommer.

Übertragung und Inkubationszeit: Der Erreger wird meistens über **kontaminierte Nahrungsmittel** (v. a. Geflügelfleisch und Rohmilch) oder kontaminiertes Wasser übertragen. Die **Inkubationszeit** beträgt i. d. R. zwischen 2 und 7 Tagen (1–10 Tage möglich).

Klinik und Komplikationen: Die Campylobacter-Enteritis beginnt häufig mit einer kurzen (2–3 Tage) Prodromalphase mit Fieber, Kopf- und Muskelschmerzen sowie Abgeschlagenheit. Im Anschluss entwickelt sich eine hochakute Diarrhö. Die Durchfälle sind anfangs meist wässrig, im Verlauf kann es aber zu Blutbeimengungen und kolikartigen Bauchschmerzen (Zytotoxinbildung) kommen. Die Erkrankung verläuft i. d. R. selbstlimitierend und klingt nach 3–4 Tagen ab. Rückfälle sind in 5–10 % der Fälle möglich. Septische oder protrahierte bzw. chronische Verläufe werden praktisch nur bei Patienten mit Immunschwäche beobachtet. Durch kreuzreagierende Antikörper können sich selten eine reaktive Arthritis (s. Immunsystem und rheumatologische Erkrankungen [S. A474]) oder ein Guillain-Barré-Syndrom (s. Neurologie [S. B983]) entwickeln.

Diagnostik: Der Erreger wird in der Stuhlkultur (Dauer: ca. 3–5 Wochen) oder mithilfe der PCR nachgewiesen. Die Erregerausscheidung hält oft über 4 Wochen an. Bei ausgeprägter Enteritis ggf. Nachweis fäkaler Leukozyten. Blutkulturen nur bei septischen Verläufen.

Therapie: Die Behandlung erfolgt i. d. R. symptomatisch (orale Flüssigkeits- und Elektrolytsubstitution).

Eine antibiotische Therapie (Makrolid) ist nur bei Risikopatienten und schweren Verläufen (schwere Dysenterie, systemische Infektion, Rückfall) sinnvoll.

Prophylaxe: Entscheidend sind die Küchenhygiene sowie das Einhalten lückenloser Kühlketten und Mindesthaltbarkeitsdaten. Hühnereier, Geflügelfleisch und Eiprodukte sollten ausreichend erhitzt werden (> 10 min, > 70 °C).

Meldepflicht: namentliche Meldung bei direktem oder indirektem Erregernachweis (§ 7).

3.5 Chlamydien-Infektionen

Chlamydien (s. Mikrobiologie [S. C636]) führen zu folgenden Erkrankungen:
- atypische Pneumonie (s. Atmungssystem [S. A193]) und Bronchitiden (Chlamydophila pneumoniae und Chlamydophila psittaci)
- Trachom (Chlamydia trachomatis, Serotyp A–C; s. Augenheilkunde [S. B840])
- Urethritis und Konjunktivitis (Erwachsene: Schwimmbadkonjunktivitis, Neugeborene: Einschlussblenorrhö) sowie Pneumonie des Neugeborenen (Chlamydia trachomatis, Serotyp D–K, s. Pädiatrie [S. B513])
- Lymphogranuloma venereum (Chlamydia trachomatis, Serotyp L 1–L 3).

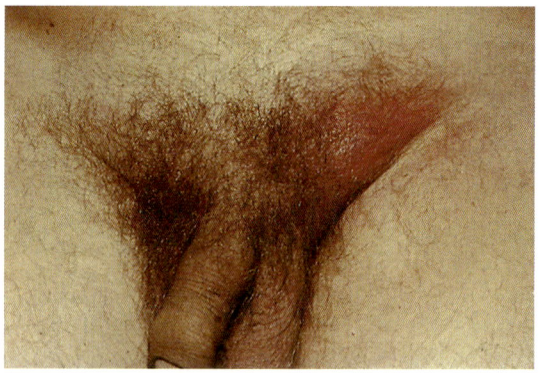

Abb. 3.2 **Lymphogranuloma inguinale.** (aus: Moll, Duale Reihe Dermatologie, Thieme, 2010)

3.5.1 Lymphogranuloma venereum (inguinale)

Synonym: Morbus Durand-Nicolas-Favre

Erreger: Das Lymphogranuloma venereum wird durch **Chlamydia trachomatis**, **Serotypen L 1–3** ausgelöst.

Epidemiologie: Das Lymphogranuloma venereum ist endemisch in (sub-)tropischen Ländern. In Deutschland nachgewiesene Infektionen sind zumeist importiert und mit einer Inzidenz von 1/1 000 000 Einwohner eher **Raritäten**.

Übertragung und Inkubationszeit: Die Übertragung erfolgt v. a. durch **engen Hautkontakt** (Geschlechtsverkehr). Die Inkubationszeit liegt zwischen 3 und 30 Tagen.

Klinik: Beim Mann entwickeln sich eine Urethritis mit Ausfluss aus der Harnröhre, Dysurie und eine Lymphadenopathie. Bei der Frau verläuft die Infektion in bis zu 80 % der Fälle symptomlos.
- **Primärstadium:** herpetiforme Papel oder Ulkus (Primärläsion), rasche narbenlose Abheilung
- **Sekundärstadium** (nach 3–8 Wochen): unilaterale, inguinale, schmerzhafte Lymphadenopathie (sog. Bubo), ggf. Ruptur und Fistelung (**Abb. 3.2**).
- **Tertiärstadium:** progressiver, fibrotischer Umbau der Lymphknoten, chronisch-granulomatöse Entzündung mit Ulzeration und Obliteration der Lymphbahnen, ggf. begleitet von einem massiven Ödem des äußeren Genitales oder der betroffenen Extremität (Elefantiasis), gelegentlich Fieber, allgemeines Krankheitsgefühl, Arthralgien, Splenomegalie und Erythema nodosum.

Diagnostik: Entscheidend ist der **Erregernachweis**. Chlamydien sind obligat intrazelluläre Organismen, daher ist beim Abstrich auf die Gewinnung von Epithelzellen zu achten. Zeitaufwendig und kostenintensiv ist die Anzucht mithilfe spezieller Zelllinien (McCoy-Zellen). Der Direktnachweis von **Chlamydienantigenen** kann mittels fluoreszenzmarkierter Antikörper oder ELISA erfolgen. **DNA-Amplifikationsmethoden** (PCR) bieten eine Alternative mit hoher Sensitivität und Spezifität (insbesondere aus Erststrahlurin). Serologische Tests sind nicht richtungsweisend.

Klinische Pathologie: Histologisch imponiert das Lymphogranuloma venereum als retikulozytär-abszedierende, granulomatös-eitrige Lymphadenitis.

Differenzialdiagnosen: Tab. 3.2 zeigt Erkrankungen, die ein anogenitales Ulkus auslösen können.

Therapie: In frühen Stadien ist Doxycyclin das Mittel der Wahl, alternativ können Azithromycin oder Gyrasehemmer eingesetzt werden. In der Schwangerschaft empfiehlt sich Erythromycin. Die Medikamente werden p. o. appliziert, die Behandlungsdauer beträgt 7–10 Tage. Komplizierte Verläufe werden parenteral therapiert.

Tab. 3.2 Differenzialdiagnose des anogenitalen Ulkus

	Lues	Lymphogranuloma venereum	Ulcus molle	Granuloma inguinale
Synonym	Syphilis	Morbus Durand-Nicolas-Favre	Chankroid, weicher Schanker	Donovanosis
Erreger	Treponema pallidum	Chlamydia trachomatis (Serotypen L 1–3)	Haemophilus ducreyi	Klebsiella granulomatis Donovania
Primärläsion (i. d. R. anogenital)	schmerzloses Ulcus durum	schmerzlose herpetiforme Papel oder Ulkus	häufig multiple, schmerzhafte, weiche Ulzerationen	weiches, wenig schmerzhaftes Granulom
Lymphadenopathie (i. d. R. inguinal)	harte, meist indolente Schwellung der regionären LK	schmerzhafte, weiche Lymphadenopathie, Neigung zur Fistelung	sehr dolent, abszedierend, nicht ulzerierend	fehlt
Therapie	Penicillin	Doxycyclin	Azithromycin	Doxycyclin

Operative Therapie: In Spätstadien (Narben, Fibrosen) ist neben der Antibiose eine chirurgische Herdsanierung indiziert.

3.6 Clostridium-difficile-Infektion

Erreger: Clostridium difficile ist ein obligat anaerobes, grampositives sporenbildendes Stäbchenbakterium (s. Mikrobiologie [S. C629]), das ubiquitär vorkommt und weitestgehend resistent gegen fast alle Breitspektrumantibiotika ist.

Epidemiologie und Übertragung: C. difficile ist Bestandteil der **Standortflora** des Darmes v. a. bei hospitalisierten Patienten oder in Pflegeheimen (ca. 20 %). Wahrscheinlich kommt es zu einer **nosokomialen Ausbreitung** über Ärzte und Pflegepersonal (Hände!). Der Erreger ist die häufigste Ursache der nosokomialen Diarrhö und für 25 % aller antibiotikaassoziierten Diarrhöen verantwortlich. In > 90 % der Fälle löst er eine **pseudomembranöse Kolitis** aus.

Risikofaktoren sind:
- hohes Alter
- Immunsuppression
- vorangegangene Breitspektrum-Antibiotikatherapie (→ im Prinzip können praktisch alle Antibiotika Durchfall bzw. eine pseudomembranöse Kolitis auslösen, am häufigsten sind Clindamycin, Cephalosporine, Aminopenicilline)
- Abdominaloperationen.

Pathomechanismus: Antibiotika zerstören die physiologische Darmflora und fördern die Überwucherung der Darmflora mit dem toxinbildenden Clostridium difficile. Der Erreger bildet 2 Toxine: **Toxin A** ist ein stabiles Enterotoxin, das den Elektrolyttransport stört und zu einer sekretorischen Diarrhö führt. **Toxin B** ist ein hitzelabiles Zytotoxin, das das Kolonepithel schädigt und eine häufig schwere **Kolitis** auslöst. Die Entzündungsreaktion führt zur Ablagerung von abstreifbaren Fibrinbelägen auf der Darmwand (sog. „**Pseudomembran**").

Klinik und Komplikationen: Die Symptome beginnen häufig wenige Tage nach Beginn der Antibiotikatherapie. Bei etwa ⅓ der Patienten treten die Beschwerden aber erst bis zu 6 Wochen nach der initialen **Antibiotikagabe** auf. Das klinische Bild variiert von leichten Verläufen mit nur passagerem Durchfall bis hin zu schweren Kolitiden mit Fieber bis 40 °C, blutig-schleimigen Diarrhöen und kolikartigen Bauchschmerzen. Die gefürchtetsten Komplikationen sind das toxische Megakolon, der Ileus und die Kolonperforation.

Diagnostik: Die Diagnose wird durch **Nachweis** des **Toxins** im Stuhl gesichert. Goldstandard, aber langwierig und aufwendig, ist der Nachweis des zytopathischen, durch Antitoxin neutralisierten Effekts in der Zellkultur. Auf eine Koloskopie sollte wegen erhöhter Perforationsgefahr i. d. R. verzichtet werden.

> **MERKE** Nicht die Besiedlung mit C. difficile selbst ist pathologisch, sondern das **Toxin**.

Therapie: Das auslösende **Antibiotikum** muss **abgesetzt** werden. Therapie der Wahl ist die orale Gabe von **Metronidazol** oder **Vancomycin**. Vancomycin wird enteral kaum resorbiert, sodass systemische Nebenwirkungen sehr selten sind.

Symptomatisch werden die Elektrolyt- und Wasserverluste durch **Infusionsbehandlung** ersetzt.

3.7 Cholera

Erreger: Haupterreger der Cholera ist **Vibrio cholerae Serovar O1**, von dem 2 Biovare existieren (klassischer Typ und Eltor-Typ; s. Mikrobiologie [S. C623])

Der klassische V.-cholerae-Stamm spielt heute praktisch keine Rolle mehr. Seit 1960 ist weltweit nur noch V. El Tor für Choleraerkrankungen verantwortlich (im Vergleich zum klassischen Typ weniger pathogen, aber deutlich überlebensfähiger).

Epidemiologie: Weltweit treten etwa 6 Mio. Erkrankungen/Jahr mit > 100 000 Todesfällen auf. Die Cholera ist in Teilen Afrikas, Asiens, Südamerikas und der Karibik endemisch. Begünstigend wirken Unterernährung und schlechte Hygieneverhältnisse („Armutskrankheit"). V. cholerae überlebt und vermehrt sich in freiem Wasser bei Temperaturen über 20 °C. Reservoir und Wirt ist der Mensch.

Übertragung und Inkubationszeit: Die Übertragung erfolgt über **kontaminiertes Wasser** und damit zubereitete **Nahrungsmittel** (v. a. Meeresfrüchte). Da Vibrionen nicht säureresistent sind, fördern Hyp- und Anazidität des Magens die Entstehung einer Infektion. Die zwischenmenschliche Übertragung spielt i. d. R. keine Rolle (selten: chronische Ausscheider). Die **Inkubationszeit** beträgt wenige Stunden bis zu 1 Woche.

Pathomechanismus: Das Krankheitsbild der Cholera wird durch das sog. **Choleratoxin** ausgelöst. Die genetische Information für die Enterotoxine wird über Bakteriophagen in die Vibrionen eingeschleust. Das Choleratoxin aktiviert die membranständige Adenylatzyklase der Enterozyten. Die vermehrte Bildung von cAMP führt zu einer Hypersekretion von Elektrolyten und Wasser in das Darmlumen und Hypermotilität des Dünndarms.

Klinik und Komplikationen: Nur bei 15 % der Patienten kommt es zu einem symptomatischen Verlauf (**Cave:** symptomlose Ausscheider). Das klinische Spektrum reicht von leichten (Cholerine) bis hin zu schweren, plötzlich auftretenden wässrigen Durchfällen („Reiswasserstühle"), die bis zu 30-mal pro Tag abgesetzt werden und häufig mit starkem Erbrechen einhergehen (kein Fieber). Die massiven Flüssigkeitsverluste (bis zu 25 l/d) können innerhalb kurzer Zeit zur Exsikkose mit Anurie (im Spätverlauf: Nierenschäden durch Tubulusnekrose) führen. Die Patienten entwickeln eine metabolische Azidose, einen gefährlichen Körpertemperaturabfall (bis 20 °C) und Muskelkrämpfe. Im schwersten Fall kommt es zu einer **Enterotoxinvergiftung** (Cholera siderans), die innerhalb weniger Stunden zu einem hypovolämischen Schock mit rasch letalem Ausgang führt.

Diagnostik: Lebensentscheidend ist eine klinisch rasch gestellte Diagnose. Neben der Kultur auf Spezialmedien (rektaler Watteabstrich und Lagerung in 1%iger Peptonlösung) ist eine sofortige mikroskopische Diagnosesicherung mit spezifischen Antikörperfärbungen möglich. Vibrionen sind sehr empfindlich gegenüber Austrocknung (schneller Transport, Labor vorab informieren!).

> **MERKE** Bereits der **Verdacht** auf Cholera muss an die WHO gemeldet werden.

Therapie: Therapeutisch steht der Ausgleich der Flüssigkeits- und Elektrolytverluste im Vordergrund.

Bei schweren Verläufen ist eine antibiotische Therapie mit Fluorchinolonen indiziert.

Patienten mit V. a. Cholera müssen sofort strengstens überwacht werden. Eine Isolierung ist zu empfehlen, aber nicht erforderlich.

Prognose: Bei verspäteter Therapie oder Patienten mit reduziertem Allgemeinzustand beträgt die Letalität bis zu 40%; bei adäquater Therapie kann sie auf < 2% gesenkt werden.

Prophylaxe: Entscheidend sind die Lebensmittel-, Trinkwasser- und persönliche Hygiene. Die verfügbaren **oralen Impfstoffe** (Dukoral) bieten nur einen kurz dauernden Schutz gegenüber dem Serotyp O1.

3.8 Diphtherie

Erreger: Auslöser ist das **Corynebacterium diphtheriae**, welches durch Schmier- und Tröpfcheninfektion übertragen wird (Inkubationszeit 1–5 Tage). Das von den Corynebakterien gebildete Exotoxin hemmt die Proteinsynthese (Blockierung des Elongationsfaktors 2) und verursacht so die Pseudomembranbildung, Epithelnekrosen und Ulzerationen.

> **MERKE** Verdacht, Erkrankung, Tod sowie Nachweis von Corynebacterium-diphtheriae-Stämmen sind meldepflichtig.

Epidemiologie: Durch die Immunisierung in Industrienationen selten. Trotzdem steigende Inzidenz durch nachlassende Impfzahlen, aber auch durch schwankende Toxinvirulenz. Insbesondere in den Entwicklungsländern immer noch problematisch.

Klinik:
Rachendiphtherie: Plötzlicher Krankheitsbeginn mit initial mäßigem Fieber und geringen Schluckbeschwerden. Das volle Krankheitsbild ist nach 24 h erreicht und imponiert mit starker Beeinträchtigung des Allgemeinbefindens, Angina, Kopfschmerzen, trockenem und schmerzhaftem Husten und ödematös verdicktem Hals (Cäsarenhals). Erstickungsgefahr besteht bei Larynxbeteiligung.

Andere Lokalinfektionen: Betroffen sein können die Augen (Konjunktivitis), der Nabel beim Neugeborenen oder Wunden (**Wunddiphtherie**).

Einige Tage nach einer lokalen Infektion oder auch primär kann eine Diphtherie systemisch auftreten. Es bestehen hohes Fieber und ausgeprägte Pseudomembranen. Die Patienten erbrechen und leiden an Kreislaufsymptomen, bellendem Husten (Krupp) und Organkomplikationen.

Komplikationen: toxische Myokarditis, interstitielle Nephritis, periphere Nervenschädigungen (Polyneuritis diphtherica), schwere Krupp-Symptomatik mit Erstickungsgefahr.

Diagnostik: Charakteristisch sind ein **süßlich-fader Mundgeruch** sowie die **pseudomembranösen**, fest anhaftenden grau-gelben **Beläge** auf geschwollenen und geröteten Tonsillen, die bei Inspektion auffällig sind und bei Entfernung bluten. Die Beläge können auf Gaumen und Pharynx übergreifen. Durch **Abstrichentnahme** und anschließende Gram-Färbung (grampositive Stäbchen) kann die Diagnose gesichert werden.

Therapie: Isolation bereits bei Diphtherieverdacht. Noch vor dem Abstrichergebnis, jedoch erst nach Allergieausschluss (mittels Hauttestung) muss zur Toxinneutralisation **Diphtherieantitoxin** appliziert werden (200–1000 IE/kg KG i. v. oder i. m.). Zusätzlich erfolgt die Gabe von **Penicillin G** oder Erythromycin. Erst wenn 3 Abstriche von jeweils 1-wöchentlichen Abständen erregerfrei sind, werden die Patienten entlassen. EKG- und Urinkontrollen sind wegen möglicher Komplikationen für 6 Wochen ab Infektionsbeginn durchzuführen.

Prophylaxe: Die **aktive Impfung** wird als Standardimpfung allen Menschen empfohlen (Grundimmunisierung: 3 Impfungen). Auffrischungsimpfungen sind indiziert, wenn die letzte Impfung > 10 Jahre zurückliegt. Ab dem 5.–6. Lebensjahr werden die Auffrischimpfungen mit reduziertem Diphtherietoxoidgehalt, i. d. R. in Kombination mit Tetanustoxoid und Pertussisantigen, durchgeführt.

Bei Kontakt mit einem Diphtheriekranken sollte der Impfstatus aufgefrischt werden, wenn die letzte Impfung > 5 Jahre zurückliegt. Bei unvollständig geimpften Personen oder unklarem Impfstatus ist eine Grundimmunisierung mit 3 Impfungen angezeigt.

3.9 E.-coli-Infektionen

Tab. 3.3 zeigt eine Übersicht über die darmpathogenen E.-coli-Stämme.

2011 kam es in Deutschland zu einem gehäuften Auftreten von blutigen Durchfällen und Erkrankungen mit dem hämolytisch-urämischen Syndrom, die auf eine EHEC-Infektion mit dem seltenen Serotyp O104:H4 zurückzuführen waren. Es handelte sich um den bis dahin größten registrierten Ausbruch einer EHEC-Infektion in Deutschland. Als Auslöser der Infektionen wurde der Verzehr von kontaminierten Sprossen ausgemacht. Darüber hinaus kam es zu Infektionen, die durch fäkal-orale Schmierinfektion von Mensch zu Mensch übertragen wurden.

Tab. 3.3 Gastroenteritiden durch darmpathogene E. coli

	enteropathogene und enteroaggregative E. coli (EPEC/EAggEC)	enterotoxische E. coli (ETEC)	enteroinvasive E. coli (EIEC)	enterohämorrhagische E. coli (EHEC)
Epidemiologie	v. a. Säuglinge und Kinder (v. a. bei mangelnder Hygiene), Mensch einziges Erregerreservoir	v. a. in Tropen und Subtropen (häufigster Erreger der Reisediarrhö), Mensch bedeutsamstes Erregerreservoir	v. a. in Tropen und Subtropen (Risikofaktor: mangelnde Hygiene), Mensch einziges Erregerreservoir	weltweites Vorkommen, wichtigstes Erregerreservoir: Wiederkäuer (Rinder, Schafe, Ziegen)
Pathogenese	**EPEC:** Adhärenz an Enterozyten → Zerstörung der Mikrovilli **EaggEC:** Adhärenz an Enterozyten → Schleimbildung und Schädigung der Enterozyten → persistierende Enteritis	Enterotoxinbildung → Stimulation der Adenylatzyklase → Hypermotilität und -sekretion → sekretorische Diarrhö	Enterotoxinbildung (ähnlich Enterotoxin der Shigellen) → Invasion in und Zerstörung der Kolonepithelien → Entzündung, Ulzeration, Nekrose	Zytotoxinbildung (Shiga-like-Toxin) → Hemmung der Proteinsynthese in Zielzellen (Darmepithel, Niere und Endothel) Enterotoxin → sekretorische Diarrhö Hämolysin → Hämolyse
Lokalisation	Dünndarm	Dünndarm	Dickdarm	Dickdarm
Übertragung	direkter Kontakt (Schmierinfektion), kontaminierte Säuglingsnahrung	kontaminiertes Wasser, Nahrungsmittel		kontaminierte Lebensmittel (v. a. Rohmilch und Rohmilchprodukte, unzureichend erhitztes Rindfleisch, Sprossen)
Inkubationszeit	1–8 Tage			
Klinik und Komplikationen	EPEC: wässrige bis breiige Diarrhö EaggEC: häufig chronische wässrige, ggf. blutige Diarrhö, die mit Gewichtsverlust und Entwicklungsstörungen einhergehen kann	wässrige Diarrhö, die choleraähnlich verlaufen kann, i. d. R. selbstlimitierend	blutige Diarrhö [S. A534] Komplikationen: Darmperforation, Darmblutungen	hämorrhagische Kolitis mit schleimig-blutiger Diarrhö Komplikationen (v. a. bei Kindern): hämolytisch-urämisches Syndrom (HUS; s. Niere [S. A414])
Diagnose	Stuhlkultur	klinisches Bild, ggf. Toxinnachweis	Stuhlkultur, fäkale Leukozyten, Schleimhautbiopsie (**Cave:** Perforationsgefahr)	Stuhlkultur, Erregernachweis schwierig, Toxinnachweis
Therapie	**EPEC:** symptomatisch **EaggEC:** symptomatisch, bei chronischem Verlauf Cotrimoxazol	symptomatisch	symptomatisch, Antibiotika nach Antibiogramm (insbesondere bei Kleinkindern, alten Patienten und komplizierten Verläufen)	symptomatisch, keine Antibiose (→ Verlängerung der Bakterienausscheidung und Stimulation der Toxinbildung mit Gefahr der Auslösung eines HUS, intensivmedizinische Maßnahmen bei HUS)

3.10 Gasbrand

Synonym: Gasödem, Gasgangrän, Gasphlegmone, malignes Ödem, Emphysema malignum sive septicum

Erreger: 9 von 10 Fälle werden von **Clostridium perfringens** verursacht (s. Mikrobiologie [S. C629]), das wie Clostridium tetani ein anaerobes, sporenbildendes, grampositives Stäbchenbakterium ist und ebenfalls ubiquitär in der Umwelt, im Darmtrakt und auf der Haut von Mensch und Tier vorkommt.

Die restlichen Infektionen verteilen sich auf andere Arten von Clostridien (septicum, novyi u. a.). Die Erreger bilden verschiedene Exotoxine (8 kleine Toxine, Alpha-(Lecithinase), Beta-, Epsilon- und das Jotatoxin), welche alle nekrotisierende Wirkung haben. Das nekrotische Gewebe dient als Nährstoff für die Bakterien und wird zu CO_2 abgebaut.

Durch Clostridium perfringens ausgelöste andere Krankheitsbilder:

- **atoxische Infektion:** lokale eitrige Entzündung ohne Toxinbildung
- **Enteritis necroticans (Darmbrand):** nekrotisierende Infektion des Jejunums durch Clostridium perfringens Typ C. Mit einer hohen Letalität verbunden.
- **Lebensmittelvergiftung:** Enteritis mit Bauchschmerzen, Übelkeit, Durchfall. Ausheilung innerhalb von 48 h ohne Therapie. Hohe Keimzahlen von Clostridium perfringens Typ A sind die Voraussetzung. Näheres s. Verdauungssystem [S. A257].

Pathogenese: Meist liegt eine Mischinfektion mit anderen Bakterien (E. coli, Streptokokken, Enterobakterien) vor, welche ein anaerobes Milieu schaffen und somit die Voraussetzungen für die Ausbildung der vegetativen Formen aus den Sporen schaffen. Die Infektion entwickelt sich auf Grundlage von tiefen und verschmutzten Wunden (50 %) oder aus Operationswunde nach Gallenwegs- und Darmoperationen (30 %). Endogene Infektionen entwickeln sich gelegentlich bei Patienten mit Kolonkarzinom. Seltene Ursache sind septische Aborte. Die restlichen Fälle sind ohne erkennbare Ursache. Risikofaktoren sind Durchblutungsstörungen, Neoplasien oder Diabetes mellitus.

Klinik: Der Gasbrand ist ein sich extrem schnell entwickelndes Krankheitsbild (Inkubationszeit zwischen 5 Stunden und 3 Tagen). Zunächst kommt es zu einem lokalen Wundschmerz bei optisch relativ unauffälligem Befund, später wird die Wunde ödematös und es entleert sich seröses Sekret (**Abb. 3.3**). Die Haut um die Wunde verfärbt sich (kupfer- bis bronzefarben) und bildet einen typischen süßlichen Geruch. Als lokales Spätsymptom kommt es zu Knistern (Krepitationen) unter der Haut. Der Patient bekommt Fieber bis 40 °C, wird tachykard und desorientiert. Im Verlauf kommt es zu Multiorganversagen durch die Toxinwirkung: Anämie und Ikterus durch Hämolyse, Ateminsuffizienz und akutes Nierenversagen.

Diagnostik: Wegweisend ist das klinische Bild, radiologisch lässt sich eine typische Muskelfiederung nachweisen. Ein erster Erregernachweis gelingt mittels Wundrandabstrich mit anschließender Gram-Färbung (grampositives, bekapseltes Stäbchen). Gesichert werden kann die Diagnose durch die kulturelle Anzüchtung unter anaeroben Bedingungen mit der Bildung von CO_2 (im Flüssigmedium). Diese ist jedoch aufgrund des schnellen Krankheitsverlaufes nicht vorrangig.

Differenzialdiagnosen: Gasbildende Infekte (weniger dramatischer Verlauf, eitrige Entzündung, scharf begrenzt) u.a.: anaerobe Streptokokkenmyositis oder Meleney-Gangrän (anaerobe Streptokokken und Staphylokokken), nekrotisierende Fasziitis (s. Dermatologie [S.B711])

Therapie: Da die Infektion mit einer hohen Letalität verbunden ist (40–60 % trotz Therapie), muss sofort gehandelt werden. Die Wunde muss eröffnet, sorgfältig abgetragen und gespült werden. Die Wunde wird offen behandelt, um das anaerobe Milieu zu zerstören. Oftmals ist auch eine Amputation die letzte lebensrettende Maßnahme. Antibiotikagabe (Penicillin gegen Clostridien und Metronidazol gegen die anaerobe Mischflora) und hyperbare Sauerstofftherapie ergänzen die chirurgische Intervention.

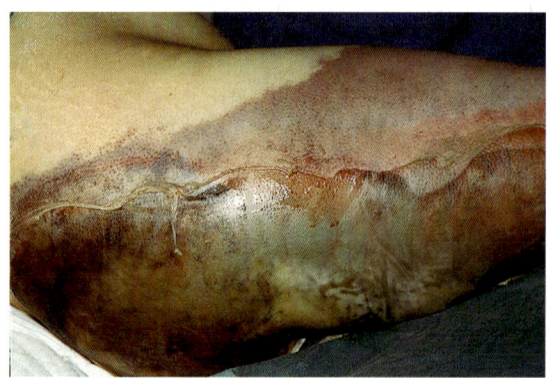

Abb. 3.3 Gasbrand. (aus: Henne-Bruns et al., Duale Reihe Chirurgie, Thieme, 2008)

3.11 Gonorrhö

Synonym: GO, Tripper, Morbus Neisser (engl. gonorrhoea, clap)

Epidemiologie: Die Gonorrhö ist eine der häufigsten sexuell übertragbaren Krankheiten weltweit. Die WHO schätzt 60 Mio. Neuerkrankungen pro Jahr und geht dabei von einer hohen Dunkelziffer aus. In Deutschland erkranken jährlich etwa 2,8/100 000 Einwohner, die Inzidenz nimmt zu. Der Erkrankungsgipfel liegt zwischen dem 18. und 25. Lebensjahr.

Erreger: Erreger der Gonorrhö ist **Neisseria gonorrhoeae** (Gonokokken s. Mikrobiologie [S.C612]). Er zeigt einen starken Tropismus für das **Zylinderepithel** der weiblichen und männlichen Urethra, den Analkanal, die Zervix oder auch die Konjunktiven. Der Mensch ist der alleinige Wirt. Gonokokken sind sehr empfindlich gegenüber Temperaturschwankungen und Austrocknung.

Übertragung und Inkubationszeit: Die Übertragung erfolgt über **direkten Schleimhautkontakt**, meistens während des **Sexualverkehrs**. Bei florider Infektion der Mutter zum Geburtstermin besteht die Gefahr der **peripartalen Übertragung** (30–50%), die zu einer eitrigen Neugeborenen-Konjunktivitis führen kann (Ophthalmoblennorrhoea neonatorum). Eine diaplazentare Transmission ist nicht bekannt. Die **Inkubationszeit** beträgt etwa 2–8 Tage.

Klinik: Die Infektion verläuft bei der Hälfte der infizierten Frauen und etwa 25% der infizierten Männer **asymptomatisch**. **Cave:** Asymptomatische Patienten stellen bei fehlender Behandlung eine **ständige Infektionsquelle** dar. Darüber hinaus kann eine unbehandelte asymptomatische Gonorrhö chronifizieren und Ursache männlicher und weiblicher Sterilität sein.

Urogenitale Manifestationen:

- **Frauen:** Die akute Gonorrhö der Frau äußert sich als **Urethritis** mit Dysurie, **Zervizitis** mit vermehrtem gelbem bis weiß-gelblichem Fluor und stechenden Schmerzen sowie einer **Bartholinitis** mit druckschmerzhafter, geröteter Abszessbildung (= „untere Gonorrhö"). Unbehandelt können die Erreger aszendieren und zu einer **Endometritis** (Menorrhagie, Zwischenblutungen) und **Adnexitis** (Fieber und Schmerzen im Unterbauch) führen (= **obere Gonorrhö**). Die Symptomatik wird bei länger bestehender Erkrankung durch die Menstruation verstärkt. Bei der gynäkologischen Untersuchung fallen eine Rötung und Schwellung der Portio, ein Portioschiebeschmerz und die Provokation von Kontaktblutungen auf.

> **MERKE** Da der Erreger ausschließlich Zylinderepithel befällt, rufen Gonokokken bei der erwachsenen Frau eine Zervizitis, aber **keine Kolpitis** (→ unverhorntes Plattenepithel der Vagina) hervor.

3.11 Gonorrhö

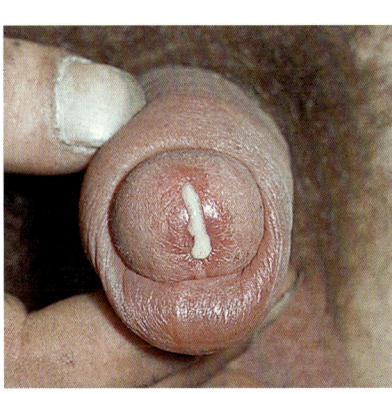

Abb. 3.4 **Akute Gonokokkenurethritis** des Mannes mit rahmigem Ausfluss aus der Harnröhre. (aus: Moll, Duale Reihe Dermatologie, Thieme, 2010)

- **Männer:** Bei Männern äußert sich die akute Gonokokkeninfektion als eitrige Urethritis mit Dysurie und purulentem Ausfluss (sog. „untere Gonorrhö"). Charakteristisch ist der sog. Bonjour-Tropfen (Abb. 3.4). Aszendiert der Erreger, können sich eine Prostatitis, Vesikulitis, Funikulitis und Epididymitis entwickeln (sog. „hintere Gonorrhö").
- **Kind:** Bei präpubertären Mädchen kann – anders als bei der erwachsenen Frau – das unverhornte Vaginalepithel durch N. gonorrhoeae infiziert werden (Vaginitis gonorrhoica infantum mit Dysurie und vaginalem, purulentem Ausfluss). Bei GO im Kindesalter muss immer an **sexuellen Missbrauch** gedacht werden.

Extragenitale Manifestationen: Die extragenitalen Manifestationen sind in Tab. 3.4 dargestellt.

In der Schwangerschaft kann eine Infektion mit N. gonorrhoeae zu einem vorzeitigen Blasensprung, Frühgeburtlichkeit, Chorionamnionitis, septischem Abort und Ophthalmoblennorrhoea neonatorum führen (Screening-Test während der 1. Schwangerschaftsuntersuchung).

Komplikationen: Die wichtigsten **lokalen Komplikationen** der Gonorrhö sind die Ausbildung von **Urethrastrikturen** (v. a. bei Männern) und die **Sterilität** (Befall der Adnexen bzw. Funiculi spermatici).

> **MERKE** Frauen haben nach chronifizierter Gonokokkeninfektion ein erhöhtes Risiko für eine **Extrauteringravidität**.

Tab. 3.4 Extragenitale Manifestationen der Gonorrhö

Lokalisation	Übertragung	Symptomatik
Rektum	entsprechende Sexualpraktik	Frauen oft asymptomatisch; Pruritus, aber auch Proktitis mit Schmerzen, Tenesmen, Obstipation
Oropharynx	entsprechende Sexualpraktik	häufig asymptomatisch
Konjunktiven	Autoinokulation	Ophthalmoblennorrhoea adultorum: Epiphora, Photophobie, Brennen, Juckreiz
	vertikale Transmission	Ophthalmoblennorrhoea neonatorum: purulente Konjunktivitis meist 5 Tage pp

Zu den **extragenitalen Komplikationen** zählen:
- **Pelvic inflammatory Disease** (aufsteigende Gonokokkeninfektion) mit Peritonitis und Douglas-Abszess.
- **Perihepatitis acuta gonorrhoica** (Fitz-Hugh-Curtis-Syndrom): Eine Infektion mit N. gonorrhoeae ist für 10 % aller Perihepatitiden verantwortlich. Die Patienten können asymptomatisch sein oder über rechtsseitige, atemabhängige Schmerzen im Oberbauch klagen. Typisch sind violinensaitenartige Adhäsionen der Leberkapsel an umgebenden Abdominalorganen und dem parietalen Peritoneum.
- **disseminierte Gonokokkeninfektion:** Eine hämatogene Aussaat der Erreger ist selten (1–3 %). Betroffen sind meist Frauen, v. a. nach Menstruation, Entbindung oder Abort. Das Krankheitsbild ist mit einem Komplementmangel und besonders penicillinempfindlichen Gonokokkenstämmen assoziiert. Typische Symptome sind intermittierendes Fieber (bis zu 39 °C), Arthralgien und eine Dermatitis. Eine septische Monarthritis, Meningitis, Endo-, Myo-, Perikarditis, Skleritis, Iritis, Iridozyklitis, Osteomyelitis und eine Aussaat hämorrhagischer Pusteln an den distalen Extremitäten sind ebenso möglich, aber selten. Besteht der Verdacht einer Gonokokkensepsis, sollte immer auch nach einer genitalen Manifestation gefahndet werden.
- **Reiter-Syndrom** (Assoziation mit HLA-B27; s. Immunsystem und rheumatologische Erkrankungen [S. A474]).

Diagnostik: Standard ist die Kombination von ausführlicher Anamnese (inklusive Sexualanamnese), körperlicher Untersuchung und Erregernachweis. **Abstrichmaterial** wird aus Urethra bzw. Zervix (nicht vaginal), bei V. a. extragenitale Manifestationen aus Oropharynx und Analkanal gewonnen. Beim Mann kann das Ausstreichen der Urethra nach peripher die Ausbeute an Sekret erhöhen. Im **Direktpräparat** lassen sich nach Gram-Färbung gruppierte, intraleukozytär lokalisierte, gramnegative Diplokokken („Semmelform") nachweisen (Abb. 3.5). Da auch apathogene Neisserienspezies existieren, ist eine **Diagnosesicherung** nur durch die **Bakterienkultur** möglich (spezielle Transportmedien!). Blutkulturen sind bei Gonokok-

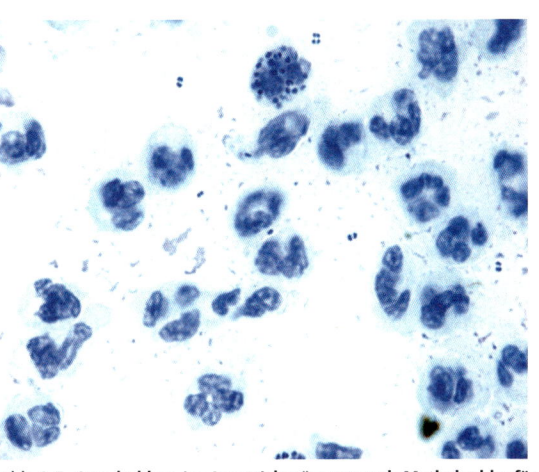

Abb. 3.5 **Gonokokken im Ausstrichpräparat nach Methylenblaufärbung.** (aus: Hof, Dörries, Duale Reihe Mikrobiologie, Thieme, 2009)

kensepsis indiziert. Eine Möglichkeit zur Serodiagnostik besteht nicht. In 10–30 % der Fälle liegt eine Koinfektion mit Chlamydia trachomatis vor.

MERKE Da eine Gonokokkeninfektion keine Immunität hinterlässt, sind Reinfektionen möglich.

Differenzialdiagnosen: Die wichtigste Differenzialdiagnose ist die **nicht gonorrhoische Urethritis** durch Chlamydia trachomatis (Serovare D–K), Mykoplasmen (Ureaplasma urealyticum, Mycoplasma hominis); auch an andere Bakterien (Staphylokokken, Streptokokken, E. coli), Pilze (Candida albicans), Viren (HSV, CMV) und Protozoen (Trichomonas vaginalis) bzw. nicht infektiöse Ursachen (mechanische oder chemische Manipulation) muss gedacht werden. Tab. 3.5 gibt einen Überblick über die wichtigsten Erreger der nicht gonorrhoischen Urethritis.

Therapie:
Unkomplizierte Gonorrhö: Therapie der Wahl ist die **einmalige** Gabe eines **Cephalosporins der 3. Generation** (z. B. Cefixim oder Ceftriaxon). Alternativ stehen Gyrasehemmer (z. B. Ciprofloxacin) zur Verfügung (**Cave:** in der Schwangerschaft kontraindiziert!). Bei V. a. eine **Koinfektion** mit **Chlamydien** sind **Makrolide** (z. B. Azithromycin) oder **Tetrazykline** (z. B. Doxycyclin) indiziert. Der Erfolg der Behandlung sollte 3–7 Tage mittels Abstrich kontrolliert werden. Die Therapie darf erst beendet werden, wenn der Kontrollabstrich (nach 3–7 Tagen) negativ ist. Die Partnerbehandlung ist obligat!

Die lange Zeit als Therapie der Wahl geltenden Penicilline haben ihre Bedeutung wegen der steigenden Zahl penicillinresistenter Stämme verloren.

Komplizierte Gonorrhö: Bei einer aufsteigenden oder disseminierten Gonorrhö ist die **parenterale** Gabe von **Cephalosporinen der 3. Generation** (z. B. Ceftriaxon) indiziert. Nach Symptomreduktion sollte die Therapie für weitere 24 h parenteral fortgeführt werden.

Prophylaxe: Die **Prophylaxe** der **Ophthalmoblennorhö** des Neugeborenen wird heute u. a. mit **1 %iger Tetrazyklinsalbe** oder mit einem Tropfen 2,5 %iger Povidon-Iod-Lösung (z. B. Betaisodona) durchgeführt. Von der Credé-Prophylaxe mit 1 %iger Silbernitratlösung wird angesichts der starken konjunktivalen Reizerscheinungen vermehrt Abstand genommen (s. Augenheilkunde [S. B841]).

3.11.1 Katzenkratzkrankheit

Erreger: Bartonella henselae.

Übertragung: Übertragung durch Bisse oder Kratzverletzungen von Katzen. Die Inkubationszeit bis zum Auftreten der Hautläsion liegt zwischen 3 und 10 Tagen und bis zur Lymphknotenschwellung zwischen 15 und 50 Tagen. Eine Übertragung zwischen Menschen findet nicht statt.

Klinik: In der Nähe der Eintrittsstelle des Erregers entwickelt sich ein kleines, schmerzloses Bläschen, das papelig oder verkrustet über mehrere Monate bestehen bleibt. Zusätzlich treten bei 30–50 % der Patienten unspezifische Allgemeinsymptome wie Fieber, Abgeschlagenheit, Kopfschmerzen, Gelenk- und Gliederschmerzen, Parotisschwellung, Appetitlosigkeit, Übelkeit und ein Exanthem oder Erythema nodosum auf.

In den meisten Fällen sind erkrankte Kinder jedoch nicht schwer beeinträchtigt und fallen erst durch eine einseitige, lokalisierte Lymphadenitis auf, die 1–2 Wochen nach der Hautläsion auftritt. Der entzündete Lymphknoten kann auf bis zu 5 cm Größe anschwellen und liegt im Bereich der abführenden Lymphwege proximal der Eintrittsstelle des Erregers. In 90 % der Fälle sind die Lymphabflusswege der oberen Extremität (axilläre, supra- und subklavikuläre Lymphknoten) befallen.

MERKE Eine unilokuläre Lymphadenitis im Bereich des M. pectoralis bei einem Kind, das Kontakt zu Katzen hat, ist hoch verdächtig für eine Infektion mit B. henselae!

Tab. 3.5 Häufige Erreger der nicht gonorrhoischen Urethritis (NGU)

	Chlamydia trachomatis Serotyp D–K	Mykoplasmen (Ureaplasma urealyticum, M. hominis, M. genitalium)	Trichomonas vaginalis
Häufigkeit	40–80 % der NGU (→ häufigste, bakterielle STI in Europa) >	20 % der NGU	5–10 % der NGU
Übertragung	Geschlechtsverkehr, perinatal		
Inkubationszeit	10–24 Tage		Tage bis Wochen
Klinik	Mann: Urethritis mit Dysurie und morgendlichem Ausfluss, gelegentlich Epididymitis, Prostatitis Frau: Zervizitis (häufig asymptomatisch oder mit übel riechendem gelbem Fluor), gelegentlich Endometritis und Salpingitis		Mann: häufig asymptomatisch, ggf. Urethritis Frau: Kolpitis mit schaumigem, weißlichem bis gelbgrünem, übel riechendem Fluor, Dysurie, Pruritus
Komplikationen	Sterilität, Perihepatitis, reaktive Arthritis		selten Aszension mit Zervizitis, Endometritis, Zystitis
Diagnostik	Antigennachweis im Urethral-/Zervixabstrich (PCR, Immunfluoreszenz)	Serologie, Kultur, DNA-Nachweis	Erregernachweis im frischen Nativpräparat (typisch: birnenförmige, mehrgeißelige Flagellaten mit wasserflohartigen Bewegungen, „taumelnde Birnen")
Therapie	Makrolide für 2 Wochen		Metronidazol p. o.

Bei 6% der mit Bartonella henselae infizierten Patienten kann das sog. okuloglanduläre Syndrom (Parinaud-Syndrom) auftreten, das durch eine granulomatöse Konjunktivitis und eine submandibuläre oder präaurikuläre Lymphknotenschwellung gekennzeichnet ist. (Aufpassen: Nicht mit dem „neurologischen" Parinaud-Syndrom verwechseln, das durch eine vertikale Blickparese und andere neurologische Störungen wie Nystagmus, fehlende Konvergenzreaktion und Pupillenreaktion sowie eine Mydriasis gekennzeichnet ist. Ursächlich ist eine Schädigung des Mittelhirns).

Bei immungeschwächten Patienten (v. a. HIV-positive Patienten) können durch Bartonella-Subspezies verursachte chronische Infektionen auftreten. Die bazilläre Angiomatose ist eine vaskuloproliferative Erkrankung der Haut, Schleimhäute, inneren Organe und Lymphknoten, die durch B. henselae oder B. quintana ausgelöst wird. Eine weitere Erkrankung ist die bazilläre Peliosis, bei der sich blutgefüllte Kavernen in der Leber bilden. Immundefiziente Patienten können auch an disseminierten Infektionen durch Bartonella spp. erkranken.

Komplikationen: Sehr seltene Komplikationen, die 1–6 Wochen nach der Lymphknotenschwellung auftreten, sind Enzephalitis, Polyneuritis, periphere Fazialisparese, Neuroretinitis und Uveitis. Bei Patienten mit Herzklappenfehlern kann infolge der Bakteriämie eine Endokarditis entstehen. Eine Osteomyelitis ist ebenfalls Folge der Bakteriämie.

Diagnostik: Die Anamnese (Kontakt mit Katzen) kann diagnostisch zielführend sein. In diesen Fällen kann die Diagnose klinisch gestellt werden. Eine serologische Diagnostik (IgG > 1:256) bestätigt die Diagnose. IgM-Antikörper sind nicht immer nachweisbar. Ferner kann der Erreger mittels PCR nach Lymphknotenbiopsie oder Blutkultur (bei Bakteriämie) nachgewiesen werden.

Therapie: Bei schweren Infektionen oder disseminierten Verlaufsformen sowie bei immundefizienten Patienten muss eine Antibiotikatherapie (z. B. Azithromycin) für mindestens 5 Tage eingeleitet werden. Bei Patienten mit beeinträchtigter Immunabwehr sollte zusätzlich Rifampicin verabreicht werden.

Prognose: Die Erkrankung heilt auch ohne Therapie folgenlos aus. Die Allgemeinsymptome sind innerhalb von 2–3 Wochen rückläufig. Jedoch kann die Lymphknotenschwellung über 2–4 Monate bestehen bleiben. Bei Patienten ohne weitere Grunderkrankungen ist die Prognose günstig.

Prophylaxe: Patienten mit angeborenen oder erworbenen Immundefekten sollten Kontakt zu Katzen vermeiden.

3.12 Lepra

Epidemiologie: Die Erkrankung tritt gehäuft in Entwicklungsländern auf (schlechte hygienische Umstände, mangelhafte Ernährung). Jährlich gibt es ca. 250 000 Neuerkrankungen weltweit (Tendenz sinkend).

Ätiopathogenese: Das säurefeste Stäbchen Mycobacterium leprae (s. Mikrobiologie [S. C631]) lebt obligat intrazellulär und persistiert und proliferiert in Makrophagen und Schwann-Zellen. Durch die Verhinderung der Fusion von Phagosomen und Lysosomen entzieht sich der Erreger der Abwehr. Die Krankheit ist wenig kontagiös und die Empfänglichkeit variiert stark. Eine Immunschwäche begünstigt das Auftreten. Eine Hautläsion ist selten als Eintrittspforte auszumachen, diskutiert wird eine aerogene Übertragung erregerhaltiger Flüssigkeiten.

Klinik: Nach der Infektion kann die Inkubationszeit Monate bis Jahrzehnte betragen. M. leprae tritt bevorzugt in Körperregionen niedrigerer Temperatur auf (v. a. an den Akren).

Die **Frühform** der Lepra wird als **Lepra indeterminata** bezeichnet. Sie ist gekennzeichnet von unscharf begrenzten Erythemen.

Man unterscheidet 3 Formen der Lepra: die tuberkuloide und die lepromatöse Lepra sowie die Borderline-Lepra, die eine Mischform darstellt (**Tab. 3.6**). Die Übergänge sind fließend.

Diagnostik: Die Diagnose wird anamnestisch (Aufenthalt in Endemiegebieten) und durch den Nachweis des Erregers (Ziehl-Neelsen-Färbung, Histologie) erhoben.
- **tuberkuloide Lepra:** Bildung von Epitheloidzell- und Riesenzellgranulomen in Haut und Nerven, ödematöse Schwellung der peripheren Nerven mit umgebendem lymphozytärem Infiltrat (überwiegend CD4$^+$-T-Zellen). Oft ist kein Erregernachweis möglich.
- **lepromatöse Lepra:** In der Dermis sind vermehrt Makrophagen erkennbar, die intrazelluläre Erregeraggregate enthalten. Granulome fehlen; histologisch sind kaum Entzündungszeichen zu finden. CD8$^+$-T-Zellen überwiegen.

Therapie: Je nach Erregergehalt erhalten die Patienten
- eine 6-monatige Dualtherapie mit Dapson und Rifampicin oder
- eine 2-jährige 3-fach-Therapie mit zusätzlich Clofazimin.

Die Resistenzrate gegen Dapson ist in den letzten Jahren angestiegen, daher wird eine Monotherapie nur noch selten durchgeführt. Ausweichmittel bei Unverträglichkeit eines der Präparate sind Protionamid und Ethionamid.

Die Typ-1-Reaktionen werden steroidal und antientzündlich (NSAR) behandelt, die Typ-2-Reaktion mit Thalidomid.

3.13 Leptospirosen

Erreger: Die Leptospirose wird durch **Leptospira interrogans** (s. Mikrobiologie [S. C632]) ausgelöst. Erreger des **Morbus Weil** ist der Serotyp **Leptospira icterohaemorrhagica**. Das natürliche Reservoir der Erreger sind Nagetiere, Hunde und Schweine.

Epidemiologie: Die Leptospirose ist eine weltweite Zoonose mit einer hohen Dunkelziffer, da sie häufig nicht di-

Tab. 3.6 Formen der Lepra

	tuberkuloide Lepra	lepromatöse Lepra
zelluläre Immunlage	• gut (Hyperergie)	• stark geschwächt (Anergie)
Erregergehalt	• bakterienarm (paucibazillär)	• bakterienreich
Prädilektionsstellen	• asymmetrischer Befall von Haut und Nerven	• Akren (Gesicht, Ellenbogen, Knie, Ohren) meist symmetrisch befallen
Hautbefund	• raue, erythematöse oder hypopigmentierte (bei dunklen Hauttypen), asymmetrische Plaques • hypopigmentierte Areale nach Abheilung	• knotige Infiltrate (Leprome) • Facies Leonina (Löwengesicht)
extrakutan	• knotige oder strangartige, z. T. tastbare Verdickung der peripheren Nerven (sensibel und motorisch) • Augenbeteiligung: Keratomalazie • Facies antonina (Mönchsgesicht) durch Fazialisparese • Organbeteiligung selten	• Schnupfen, Nasenbluten • Augenbeteiligung: Konjunktivitis, Iridozyklitis, Keratitis
Komplikationen	• Sensibilität ↓, Schweißsekretion ↓, Muskelschwäche, • sekundäre Infektionen in Arealen ohne Sensibilität	• Sensibilitätsstörungen durch Nervenkompression durch die Leprome
Verlauf	• spontane Abheilung häufig • evtl. Typ-1-Leprareaktion (akutes Entzündungsgeschehen mit neuritischer Symptomatik)	• spontane Heilung selten • Typ-2-Reaktion: Erythema nodosum leprosum

agnostiziert wird. Laut RKI treten in Deutschland jährlich ca. 40–50 Fälle auf.

Übertragung und Inkubationszeit: Die Bakterien gelangen mit dem **Urin** infizierter Tiere in das Wasser und werden über kleine Läsionen an Haut und Schleimhäuten auf den Menschen übertragen. Zu den **gefährdeten Berufsgruppen** zählen Tierpfleger, Landarbeiter, Kanalarbeiter und Laborpersonal (Berufskrankheit!). Auch das Angeln oder Schwimmen in stehenden, ufernahen Gewässern ist ein Risikofaktor. Die **Inkubationszeit** liegt zwischen 4 und 15 Tagen.

Klinik und Komplikationen: Die Leptospirose zeigt einen sehr variablen Verlauf. Die **leichte, anikterische Verlaufsform** geht mit Fieber, Kopf- und Muskelschmerzen einher. Gefürchtet ist die **biphasisch** verlaufende **schwere Leptospirose**, die durch eine Bakteriämie (positive Blutkultur) und nachfolgende Organbesiedlung (meist Leber, ZNS und Niere mit Ausscheidung eines infektiösen Urins) gekennzeichnet ist:

Stadium der Septikämie: Typisch ist die **schlagartig** einsetzende Symptomatik mit hohem Fieber (> 40 °C), Schüttelfrost, starken Kopfschmerzen, Myalgien (pathognomonisch: auf Druck auslösbare Wadenschmerzen!), Konjunktivitis (z. T. mit konjunktivalen Einblutungen), flüchtigen Hautexanthemen und gastrointestinalen Beschwerden (Übelkeit, Erbrechen, Bauchschmerzen).

Stadium der Organmanifestation: Nach einem kurzfristigen fieberfreien Intervall von 1–3 Tagen entwickelt sich unter erneutem Fieberanstieg das Stadium der Organmanifestation: Mit dem Auftreten erregerspezifischer Antikörper kommt es zur Bildung von Immunkomplexen, die zu einer Entzündungsreaktion in verschiedenen Organen führen. Mögliche Manifestationen sind eine aseptische, lymphozytäre Meningitis, schwere ikterische Hepatitis (Gefahr des Leberversagens), Nephritis (Gefahr des Nierenversagens), Myokarditis, Iridozyklitis, Vaskulitis (Endothelbefall) und hämorrhagische Diathese.

MERKE Die klassische Verlaufsform der schweren Leptospirose mit ikterischer Leberbeteiligung wird auch als **Morbus Weil** bezeichnet.

Diagnostik: Wichtig ist die **Berufs- und Freizeitanamnese** (Exposition?). Der **serologische Antikörpernachweis** gelingt i. d. R. zwischen dem 6. und 11. Tag (ELISA oder Mikroagglutination). Der direkte kulturelle Erregernachweis aus Blut, Liquor (in der ersten Woche) oder Urin (ab der 2. Woche) gelingt nur selten (**Cave:** Mitteilung der Verdachtsdiagnose → Speziallabordiagnostik!). Beweisend ist ein signifikanter Titeranstieg, der jedoch häufig erst nach 3–4 Wochen erfassbar ist. Im Labor fällt typischerweise eine Linksverschiebung bei normaler Leukozytenzahl („**relative Leukopenie**") auf. Beim Morbus Weil sind die Transaminasen häufig normal oder nur gering erhöht, die alkalische Phosphatase und Bilirubin aber deutlich erhöht. Meist besteht eine Leukozytose mit Linksverschiebung. Bei Nierenbeteiligung lassen sich in der Urinanalyse eine Hämaturie und Proteinurie nachweisen.

Therapie: Die Leptospirose wird **antibiotisch** mit Penicillin oder Doxycyclin behandelt. Nach der 1. Dosis Penicillin kann eine therapiebedürftige **Herxheimer-Reaktion** [S. A530] auftreten!

Je nach Schwere der Klinik muss eine supportive, symptomatische Therapie eingeleitet werden (z. B. Nierenersatzverfahren bei ANV). Bei Morbus Weil sind intensivmedizinische Maßnahmen angezeigt.

MERKE Immer an eine Leptospirose denken, wenn nach dem Baden in ufernahen Gewässern (z. B. in Kiesgruben) schwere Krankheitssymptome mit Ikterus und hohem Fieber auftreten. Umgehend eine Therapie mit Penicillin beginnen!

Prognose und Prophylaxe: Die Letalität der schweren Leptospirose liegt auch unter adäquater Therapie bei bis zu 10 %.

Bei Arbeiten in stehenden Gewässern (z. B. Kanalarbeiten) sollte stets **Schutzkleidung** (z. B. Stiefel) getragen werden. Eine **Chemoprophylaxe** mit Doxycyclin (1 × 200 mg/Woche) erscheint bei kurzzeitiger Exposition von Hochrisikopersonen sinnvoll.

3.14 Listeriose

Erreger: Der wichtigste Erreger der Listeriose ist **Listeria monocytogenes** (s. Mikrobiologie [S. C626]). Das fakultativ intrazelluläre, grampositive Stäbchenbakterium zeichnet sich durch seine hohe Resistenz gegenüber niedrigen Temperaturen (Vermehrung bei bis zu 4 °C), sauren pH-Werten sowie hohen Salzkonzentrationen aus. 10 % der Menschen und Tiere sind gesunde intestinale Träger.

Epidemiologie: Listerien sind **ubiquitär** vorkommende, weltweit verbreitete **Umweltkeime**. Obwohl der Mensch häufig exponiert ist, sind Erkrankungen selten. **Risikogruppen** für eine manifeste Listeriose sind schwangere Frauen, Un- bzw. Neugeborene, Patienten mit zellulärer Abwehrschwäche und ältere Menschen.

Übertragung und Inkubationszeit: Die Listeriose wird v. a. über den **Verzehr kontaminierter Nahrungsmittel** (v. a. Rohmilch und Rohmilchprodukte, Weichkäse, rohes Fleisch, Rohwürste wie Salami und Teewurst, Salate, Muscheln, Lachs, Räucherfisch, nicht ausreichend erhitzte Speisen) oder den **Kontakt** mit **infizierten Tieren** (besonders gefährdet sind Veterinärmediziner, Arbeiter in der Landwirtschaft) übertragen. Da Infizierte Listerien über mehrere Wochen mit dem Stuhl ausscheiden, ist auch eine **fäkal-orale Übertragung** denkbar. Listerien können vertikal transmittiert werden (**diaplazentar** oder **perinatal**). Die **Inkubationszeit** ist äußerst variabel und kann zwischen 3 und 90 Tagen liegen. Sie ist abhängig von der aufgenommenen Erregerdosis.

> **MERKE** Listerien vermehren sich bei niedrigen Temperaturen bei bis zu 4 °C, sodass die Keimzahl trotz Kühlschranklagerung steigen kann.

Pathogenese: Nach der oralen Aufnahme passagieren die säurefesten Erreger den Magen und gelangen in den Dünndarm. Dort dringen sie in die Darmschleimhaut ein und vermehren sich in den Enterozyten. Es entstehen disseminierte Granulome, aus denen die Erreger in die Blut- und Lymphbahn übertreten und in die Organe transportiert werden.

Klinik und Komplikationen: Die Schwere der Erkrankung hängt von der Anzahl ingestierter Listerien und von der Abwehrstärke des Organismus ab. **Immunkompetente Patienten** zeigen häufig einen klinisch **inapparenten Verlauf**. Bei hoher Infektionsdosis können grippeähnliche Symptome mit Fieber, Myalgien, evtl. Erbrechen und Durchfall auftreten. Bei **immunkompromittierten Patienten** können sich u. a. folgende Krankheitsbilder entwickeln:

- **Meningoenzephalitis** mit Übelkeit, Erbrechen, Kopfschmerzen, Fieber, Meningismus, epileptischen Anfällen, Verwirrung bis hin zum Koma
- **okuloglanduläre Listeriose** mit Ophthalmitis und regionärer Lymphknotenschwellung
- **septische Listeriose** mit Organmetastasen (Endokarditis, Leberabszess, Pneumonie, Endophthalmitis, Osteomyelitis, Arthritis, Meningitis).

> **MERKE** Listerien sind die dritthäufigsten Meningitiserreger des Erwachsenen.

Konnatale Listeriose: Die Auswirkungen auf den Fetus und das Neugeborene hängen vom Zeitpunkt der Übertragung ab. Während die **diaplazentare** Übertragung in der **1. Schwangerschaftshälfte** häufig zu einem Amnioninfektionssyndrom mit Abort oder Totgeburt führt, manifestiert sich eine Übertragung im **letzten Trimenon** als sog. Frühinfektion des Neugeboren („early onset") mit Sepsis, Atemnotsyndrom, multiplen Hautläsionen und Granulomen in Lunge und ZNS (Granulomatosis infantiseptica). Die **peripartale Übertragung** führt zu einer Spätinfektion („late onset") mit Exanthem und Zeichen der Meningitis oder Meningoenzephalitis im Laufe der 2. Lebenswoche.

Diagnostik: Entscheidend ist der **direkte Erregernachweis** in der Kultur oder PCR aus Blut, Liquor, Eiter, Vaginalsekret, Lochien, Stuhl, Mekonium oder autoptisch gewonnenem Material. Der serologische Nachweis ist möglich, aber wenig aussagekräftig. Im Liquor ist die Glukosekonzentration erniedrigt.

> **MERKE** Entsprechend dem IfSG ist der direkte Nachweis von Erregern aus Blut, Liquor und anderen normalerweise sterilen Materialen meldepflichtig.

Therapie: Therapie der Wahl sind **Aminopenicilline** (Ampicillin), ggf. in Kombination mit einem Aminoglykosid (Gentamicin) über mindestens 2 Wochen. Alternativ können Moxifloxacin, Cotrimoxazol oder ein Makrolid eingesetzt werden. Bei Penicillinallergie empfiehlt sich Chloramphenicol.

Prophylaxe: Zur Prophylaxe der Listeriose gelten folgende Empfehlungen:
- Fleisch ausreichend erhitzen
- Gemüse sorgfältig waschen
- Zubereiten von rohem Gemüse und Fleisch auf getrennten Arbeitsflächen
- rohe Milch und Rohmilchprodukte meiden
- Hände, Messer und Flächen nach dem Kontakt mit ungegartem Fleisch waschen
- Risikopersonen wird der Verzicht auf Weichkäse angeraten.

Prognose: Die Prognose der Listeriose hängt vom Alter des Patienten und dem betroffenen Organsystem ab: Die Letalität der Erkrankung ist bei Neugeborenen (30–50%) und über 60-Jährigen am höchsten (30%). 30% der Meningitiden und ein Drittel der septischen Verläufe enden tödlich.

3.15 Lues

Synonym: Syphilis, harter Schanker, Schaudinn-Hoffmann-Krankheit, französische Krankheit

Erreger: Erreger der Lues ist **Treponema pallidum ssp. pallidum** (s. Mikrobiologie [S.C632]). Der Mensch ist alleiniger Wirt.

Epidemiologie: In Deutschland erkranken jährlich ca. 3,3/100 000 Einwohner. Männer sind deutlich häufiger betroffen als Frauen. Die konnatale Lues ist dank des in Deutschland gesetzlich vorgeschriebenen Schwangerschafts-Screenings eine Rarität. Gemäß IfSG besteht für den Nachweis von Treponema pallidum mittlerweile eine nicht namentliche Meldepflicht an das RKI. Namentlich sind Therapieverweigerer zu benennen.

2006 fragte das IMPP nach der Meldepflicht bei Syphilis. Damals war eine namentliche Meldung beim RKI erforderlich, inzwischen haben sich die Bestimmungen jedoch geändert (s. o.).

Übertragung und Inkubationszeit: Im **Primär-** und **frühen Sekundärstadium** wird die Lues v. a. durch **Schmierinfektion** über Kontakt zu Haut- und Schleimhautläsionen (enger Körperkontakt, Sexualverkehr) übertragen (intaktes Epithel kann der Erreger nicht überwinden). Ab dem **Tertiärstadium** sind die Hautläsionen nicht mehr infektiös, die Erreger werden ausschließlich über **Blut** und **Plazenta** (diaplazentare Transmission, Bluttransfusion) transmittiert. Da Treponemen hohe Ansprüche an das sie umgebende Milieu stellen, ist eine Übertragung über unbelebte Vektoren ausgeschlossen. Die **Inkubationszeit** liegt i. d. R. zwischen 2 und 3 Wochen (selten 30–90 Tage).

> **MERKE** Die Hautläsionen sind nur im Primär- und frühen Sekundärstadium infektiös.

Pathogenese: Die frühe Lues ist ein **chronisch-lymphoplasmazelluläres** Krankheitsbild. Treponemen führen zu einer **Endarteriitis obliterans** (**Heubner**) und **Periarteriitis kleiner Gefäße**, die mit einer Minderperfusion abhängiger Gewebe und Organe einhergeht, die im Verlauf fibrosieren und vernarben. Gumma des Tertiärstadiums entstehen durch eine **T-Zell-mediierte Granulombildung** (Epitheloidzellgranulome mit zentraler Nekrose).

Klinik:
- **angeborene Syphilis** (Lues connata): s. Pädiatrie [S. B515].
- **erworbene Lues** (Lues acquisita): Die Lues verläuft in 4 Stadien (**Tab. 3.7**). Therapeutisch ist eine Differenzierung zwischen der sog. **Frühsyphilis** (Primär-, Sekundärstadium sowie Frühlatenz, d. h. Krankheitserscheinungen, die innerhalb **1 Jahres p. i.** auftreten) und **Spätsyphilis** (Spätlatenz, Tertiärstadium, Neurolues). Die Spätsyphilis ist heutzutage selten.

Diagnostik: Unerklärliche Hautveränderungen sollten immer an eine Lues denken lassen. Die Lues gilt als „Affe unter den Hautkrankheiten", da sie viele Erkrankungen nachahmen kann.

Das Palpieren der epitrochlearen Lymphknoten des Ellenbogens im Rahmen der körperlichen Untersuchung wird auch als dermatologischer Händedruck bezeichnet.

Die Diagnose kann durch direkten Erregernachweis oder indirekt serologisch gesichert werden (s. auch **Tab. 3.8**).

- **Direkter Erregernachweis** im Reizsekret des Ulcus durum und in den nässenden Effloreszenzen der Lues II. Die Treponemen können **dunkelfeldmikroskopisch** anhand ihrer typischen Morphologie und Beweglichkeit nachgewiesen werden. Der Einsatz von Immunfluoreszenz ermöglicht die Abgrenzung zu apathogenen Treponemenspezies (eine Anzüchtung ist nicht möglich).
- **Serologischer Nachweis** der Treponemeninfektion durch treponemenspezifische IgG-Antikörper mithilfe des Treponema-pallidum-Hämagglutinationstests (TPHA, Suchtest) und IgG-Fluoreszenz-Treponema-Antikörper-Absorptionstests (IgG-FTA-ABS-Test, Bestätigungstest). Da beide Testverfahren lebenslang positiv bleiben („**Seronarbe**"), erlauben sie keine Differenzierung zwischen alter, abgeheilter und frischer Luesinfektion.
- Die **Aktivitätsbeurteilung** gelingt durch den Nachweis spezifischer IgM-Antikörper im IgM-Fluoreszenz-Treponema-Antikörper-Absorptionstest (IgM-FTA-ABS-Test), 19S-IgM-Fluoreszenz-Treponema-Antikörpertest (19S-IgM-FTA), ELISA oder Western-Blot. Mithilfe des VDRL-Tests (Venereal-Disease-Research-Laboratory-Test, Harris-Test) können unspezifische Lipoidantikörper (gegen mitochondriale Proteine zerstörter Zellen) nachgewiesen werden, die ca. 4–6 Wochen p. i. auftreten. Anwendung finden diese Testverfahren v. a. im Rahmen der Erstdiagnose und der Verlaufskontrollen nach Therapie (Abfall der Antikörper). **Cave:** falsch positive Ergebnisse bei viralen und bakteriellen Infektionen, Malignomen, Schwangerschaft oder Autoimmunerkrankungen.

Therapie: Das Mittel der Wahl ist **Penicillin**, Resistenzen sind unbekannt. Bei Penicillinallergie können alternativ Doxycyclin, Tetrazyklin, Ceftriaxon oder Erythromycin eingesetzt werden (**Cave:** Kreuzallergie zwischen Penicillinen und Cephalosporinen). Die Dauer der Therapie (mindestens 10 Tage) richtet sich nach der Generationszeit der Treponemen (33 Tage) und dem Stadium der Erkrankung. Sexualpartner müssen immer mitbehandelt werden!

Tab. 3.7 Stadieneinteilung der Lues

Dauer	Symptome	Differenzialdiagnose
Primärstadium		
1–5 Wochen p. i.	• **syphilitischer Primärkomplex:** schmerzloses Ulkus mit hartem Rand („harter Schanker", „Ulkus durum" **Abb. 3.6 a**) an der Eintrittsstelle (v. a. inguinal) und vergrößerte regionale Lymphknoten („Satellitenbubo"); in 60–70 % spontane Abheilung nach 2–6 Wochen • ohne Therapie Übergang in weitere Stadien möglich	• Ulkus molle (schmerzhafte Ulzeration) • neoplastische Ulzera (häufig höheres Alter, längere Anamnese)
Sekundärstadium		
2–3 Monate p. i. (bei ca. 30–40 % der unbehandelten Patienten)	**hämatogene** und **lymphogene Streuung:** • grippeartige Beschwerden mit Fieber, Abgeschlagenheit, Kopf- und Gliederschmerzen • generalisierte Lymphadenopathie (Polyskleradenitis) • **Haut** und Schleimhaut: ==typisch sind schuppend-papulöse Veränderungen an Palmae und Plantae (Abb. 3.6b)== (ohne Pruritus!), generalisierte makulöse, nicht juckende Exantheme (Roseola syphilitica), Residuen in Form von Hypo- und Hyperpigmentierungen („Halsband der Venus"), ==Condylomata lata== (nässende, hoch kontagiöse Papeln der Intertrigenes, v. a. anogenital **Abb. 3.6c**), makulopapulöse Syphilide (bräunlich-rote Papeln), Plaques muqueuses der Mundschleimhaut, Angina specifica (ödematös-entzündliche Tonsillits), Haarausfall („Mottenfraßalopezie") • selten Organmanifestationen (z. B. spezifische Iritis, Hepatitis, Meningitis, Nephritis, Myositis, Periostitis)	• Exantheme anderer Genese (infektiös und nicht infektiös)
Latenzstadium: Lues latens seropositiva		
jahrelang	häufig asymptomatisch, gelegentlich leichte Rückfälle in das Sekundärstadium (Serologie positiv!)	–
Tertiärstadium		
Jahrzehnte p. i. (ca. ⅓ der unbehandelten Patienten)	**nekrotischer Zerfall** der betroffenen Gewebe; typische Befunde: • kutanes tertiäres Syphilid (braunrote, derbe Hautknoten mit Ulzerationen und Nekrosen) • subkutane und viszerale „**Gummen**": gummiartige Granulome in Haut, Knochen (z. B. Sattelnase, Gaumenperforation), Muskeln, Gefäßen (**Mesaortitis luica** mit Aortenklappeninsuffizienz, Aneurysmabildung und Gefahr der Aortenruptur), Lunge, Gehirn, Leber, Gastrointestinaltrakt	• granulomatöse Erkrankungen anderer Genese (z. B. Tuberkulose, Sarkoidose) • Aortenaneurysma anderer Ursache • Malignome
Quartärstadium		
Jahrzehnte p. i. (ca. 10 % der unbehandelten Patienten)	**Neurosyphilis:** • gummöse Neurosyphilis: Verdrängung des Hirngewebes durch Gummen, Symptome entsprechend der Lokalisation • meningovaskuläre Neurosyphilis: Meningitis, v. a. der Hirnbasis und des Rückenmarks, Kopfschmerzen, Persönlichkeitsveränderungen, Schwindel, Apoplex • Tabes dorsalis: Demyelinisierung der Hinterstränge mit brennenden, lanzinierenden (einschießenden) Schmerzen in Beinen und Bauch, Pallhypästhesie und Ataxie, Hirnnervenparesen, Inkontinenz, Argyll-Robertson-Pupille • progressive Paralyse: Parenchymdegeneration des Frontalhirns, psychische Veränderungen, Demenz, Krampfanfälle	• Verdrängung von Hirngewebe anderer Ursache (z. B. Tumoren) • Meningitis und Enzephalitis anderer Ursache, Hirninfarkt • Demenz, organisches Psychosyndrom anderer Ursache

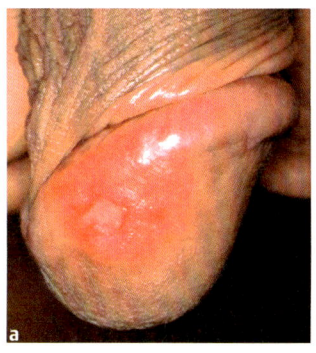
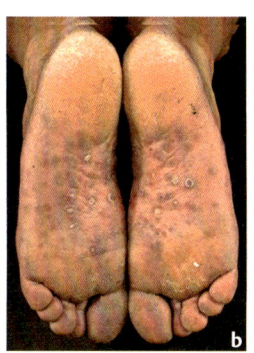
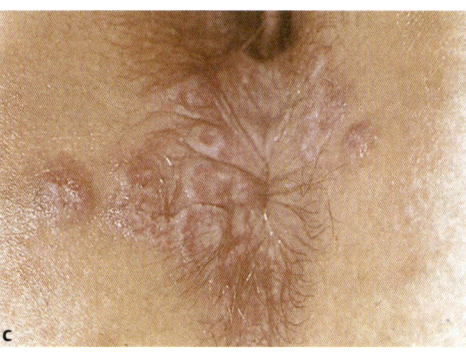

Abb. 3.6 **Befunde bei Syphilis. a** Syphilitischer Primärkomplex (Ulkus durum). **b** Sekundärstadium mit papulösen Veränderungen an den Plantae. **c** Perianale Condyloma lata. (a und b: aus Sterry et al., Kurzlehrbuch Dermatologie, Thieme, 2010, c: aus Moll, Duale Reihe Dermatologie, Thieme, 2010)

Tab. 3.8 Serologische Luesdiagnostik

	Testverfahren	Prinzip
Nachweis der Treponemeninfektion	• Suchtest: TPHA (2–3 Wochen p. i. positiv) • Bestätigungstest: IgG-FTA-ABS-Test (ca. 4 Wochen p. i. positiv)	Nachweis spezifischer IgG-Antikörper **Nachteil**: Tests bleiben lebenslang positiv → keine Differenzierung zwischen alter, abgeheilter und frischer Luesinfektion
Aktivitätsbeurteilung	• IgM-FTA-ABS-Test • 19S-IgM-FTA • ELISA • Western-Blot	Nachweis spezifischer IgM-Antikörper (ca. 2 Wochen p. i. positiv, nach erfolgreicher Therapie Titerabfall innerhalb von 3 Monaten, bei Therapieversagen Titerpersistenz, erneuter Titeranstieg spricht für Reinfektion)
	• VDRL-Test	Nachweis unspezifischer Lipoidantikörper Einsatz: v. a. zur Therapiekontrolle. **Cave:** falsch positive Ergebnisse häufig

- **Frühsyphilis:** 1 Mio. Einheiten Penicillin täglich. Alternativ kann einmalig ein Depotpenicillin (Benzathin-Penicillin) i. m. appliziert werden.
- **Spätsyphilis** oder **unbekannte Stadien:** Nach Ausschluss einer Neurosyphilis und eines Aortenaneurysmas (Röntgen-Thorax, abdominelle Sonografie) wird 3-malig Benzathin-Penicillin im Abstand von 7 Tagen i. m. appliziert.
- **Neurosyphilis:** i. v. Therapie mit Penicillin G in kristalloider Lösung über 2–4 Wochen.

MERKE Durch die intramuskuläre Gabe eines Depotpenicillins werden keine zentralnervös wirksamen Spiegel erreicht.

Therapiekomplikation: Über die Hälfte der Luespatienten entwickeln 5–8 h nach der ersten Penicillingabe Symptome eines grippalen Infektes und eine Verschlechterung der syphilitischen Beschwerden. Diese sog. **Jarisch-Herxheimer-Reaktion** wird durch die massive Endotoxinfreisetzung aus den zerfallenen Treponemen ausgelöst. Sie kann auch bei anderen Spirochäten-Infektionen wie z. B. einer Leptospirose [S. A525] oder Borreliose [S. A514] auftreten. Die Symptome sind selbstlimitierend, die Antibiose sollte auf gar keinen Fall beendet werden (**Cave:** nicht mit einer Penicillinallergie verwechseln!). Symptomatische Maßnahmen umfassen Bettruhe und Antipyretika. Risikopatienten kann vor der ersten Penicillingabe prophylaktisch ein Glukokortikoid verabreicht werden.

Ein Aortenaneurysma (Mesaortitis luica) muss aufgrund der hohen Rupturgefahr chirurgisch behandelt werden. Gummen in Periost oder Knochen müssen nur bei Komplikationen operiert werden.

Prophylaxe: Es gelten die bekannten Verhaltensmaßregeln zur Prävention der STI. Eine konsequente Schwangerschaftsdiagnostik beugt den Komplikationen einer Lues connata vor.

3.16 Salmonelleninfektionen

3.16.1 Salmonellenenteritis

Erreger: Erreger sind **Salmonellen** vom **Enteritistyp**. Am häufigsten werden S. enteritidis Lysotyp 4 (LT 4) gefunden, gefolgt von S. typhimurium DT 104 (s. Mikrobiologie [S. C614]).

Epidemiologie: Die Salmonellen-Gastroenteritis ist die zweithäufigste meldepflichtige lebensmittelbedingte Durchfallerkrankung in Deutschland (Inzidenz: 65/100 000/Jahr). Sie tritt v. a. in den **Sommermonaten** auf. Besonders häufig sind **Kinder** betroffen.

Übertragung und Inkubationszeit: Die Erreger werden meistens über **kontaminierte Lebensmittel** (v. a. rohe Eier, unzureichend erhitztes Geflügel, Fleisch) übertragen. Eine direkte Übertragung von Mensch zu Mensch über temporäre Ausscheider ist selten. Die **Inkubationszeit** beträgt abhängig von der Infektionsdosis 12–72 h. Die notwendige Mindestdosis für eine symptomatische Salmonellose liegt bei > 10^5 Keimen.

Klinik und Komplikationen: Bei den meisten Patienten verläuft die Salmonellenenteritis als rasant auftretender Brechdurchfall ohne Fieber. Bei hoher Infektionsdosis kann sich das typische Bild eines fieberhaften massiven Brechdurchfalls mit schweren wässrigen und gelegentlich blutig tingierten Diarrhöen, Bauchschmerzen, Kopfschmerzen, Übelkeit und Exsikkose entwickeln. Die Erkrankung verläuft i. d. R. **selbstlimitierend** und sistiert nach 2–5 Tagen. Vor allem bei älteren Patienten und Kindern kann es durch die ausgeprägten Flüssigkeits- und Elektrolytverluste zu einer gefährlichen **Exsikkose** mit **Kreislauf-** und extrarenalem **Nierenversagen** kommen. Bei immunsupprimierten Patienten können sich eine **Salmonellensepsis** und **septische Organmetastasen** entwickeln. Häufig sind Osteomyelitis, Meningitis und eine Endokarditis (Herzgeräusche auskultieren!)

Diagnostik: Die Erreger können in Nahrungsmittelresten, Erbrochenem oder Stuhl nachgewiesen werden. Im Stuhl sind die Salmonellen i. d. R. noch 4–6 Wochen nach Abklingen der Beschwerden nachweisbar (Dauerausscheider sind mit 0,2–0,6 % selten). Blutkulturen sind bei fieberhaftem Verlauf sinnvoll.

Therapie: Entscheidend ist der Ausgleich der Elektrolyt- und Flüssigkeitsverluste.
Antibiotika (Mittel der 1. Wahl: Ciprofloxacin; alternativ: Cotrimoxazol oder Ampicillin i. v.) sind nur bei schweren Verläufen (z. B. Bakteriämie, Immunsuppression) indiziert.

Prophylaxe: Entscheidend sind die Küchenhygiene mit strikter Trennung unreiner und reiner Arbeitsvorgänge und das Einhalten lückenloser Kühlketten und Mindesthaltbarkeitsdaten. Hühnereier, Geflügelfleisch und Eiprodukte sollten ausreichend erhitzt werden (> 10 min, > 70 °C).

MERKE Salmonellendauerausscheider dürfen nicht in Lebensmittelberufen arbeiten.

3.16.2 Typhus abdominalis und Paratyphus

Synonyme: Bauchtyphus, Typhoid Fever

Erreger: Erreger des Typhus bzw. Paratyphus sind **Salmonella typhi** und **Salmonella paratyphi** A, B oder C (s. Mikrobiologie [S.C615]). Der Mensch ist das einzige Erregerreservoir. Die Erreger sind ausschließlich humanpathogen.

Epidemiologie: Bei Typhus bzw. Paratyphus handelt es sich i. d. R. um importierte Infektionen, die nach der Malaria die häufigste Ursache für Fieber bei Tropenheimkehrern darstellen. Weltweit erkranken mehr als 30 Mio. Menschen pro Jahr, v. a. in Indien, Indonesien und Nepal.

Übertragung und Inkubationszeit: Die Erreger werden **direkt** über die **Hände** (wichtigste Infektionsquelle: Dauerausscheider!) oder **indirekt** über kontaminiertes Wasser oder Nahrungsmittel (Geflügel, Kalb- und Schweinefleisch, Milchprodukte) übertragen. Die Inkubationszeit liegt abhängig von der Infektionsdosis zwischen 5–21 Tagen. Ansteckend sind die Infizierten, solange Erreger im Stuhl nachgewiesen werden können (s. u.).

Pathomechanismus: Nach oraler Aufnahme penetrieren die Erreger die Schleimhaut im terminalen Ileum, vermehren sich im intestinalen Lymphgewebe (→ Schwellung der Peyer-Plaques) und gelangen anschließend über die Blut- und Lymphbahnen in die verschiedenen Organe.

Klinik: Typisch für Typhus ist der langsame Fieberanstieg (über 3 Tage) bis auf 40 °C (**Stadium incrementi**), der anschließend in ein septisches Fieberkontinuum (**Febris continua**) ohne Schüttelfrost (**Stadium fastigii**) übergeht, nicht auf ASS anspricht und unbehandelt 3–4 Wochen anhält, bevor es abfällt (**Stadium decrementi, Abb. 3.7**). Weitere Symptome sind **Benommenheit** (typhus = Nebel), Kopfschmerzen, **relative Bradykardie** trotz septischer Temperaturen (typisch!), **Splenomegalie**, Abdominalschmerzen und diskrete lachsfarbene **Roseolen** auf der Bauchhaut (septische Absiedlungen, **Abb. 3.8**). In der 1. Krankheitswoche leiden die Patienten häufig unter Obstipation. Die **erbsbreiartige Diarrhö** tritt erst im Verlauf der 2. oder 3. Krankheitswoche auf. Die Zunge kann graugelblich belegt sein, die Zungenränder sind klassischerweise ausgespart.

Komplikationen: In der Darmwand können sich Geschwüre entwickeln, die perforieren und zu massiven **Darmblutungen** (20 %) bzw. **Peritonitis** führen können. Durch die Erregeraussaat können septische **Organmetastasen** mit, Myokarditis, Osteomyelitis, Spondylitis, Cholezystitis oder Pneumonie entstehen. Insbesondere bei ab-

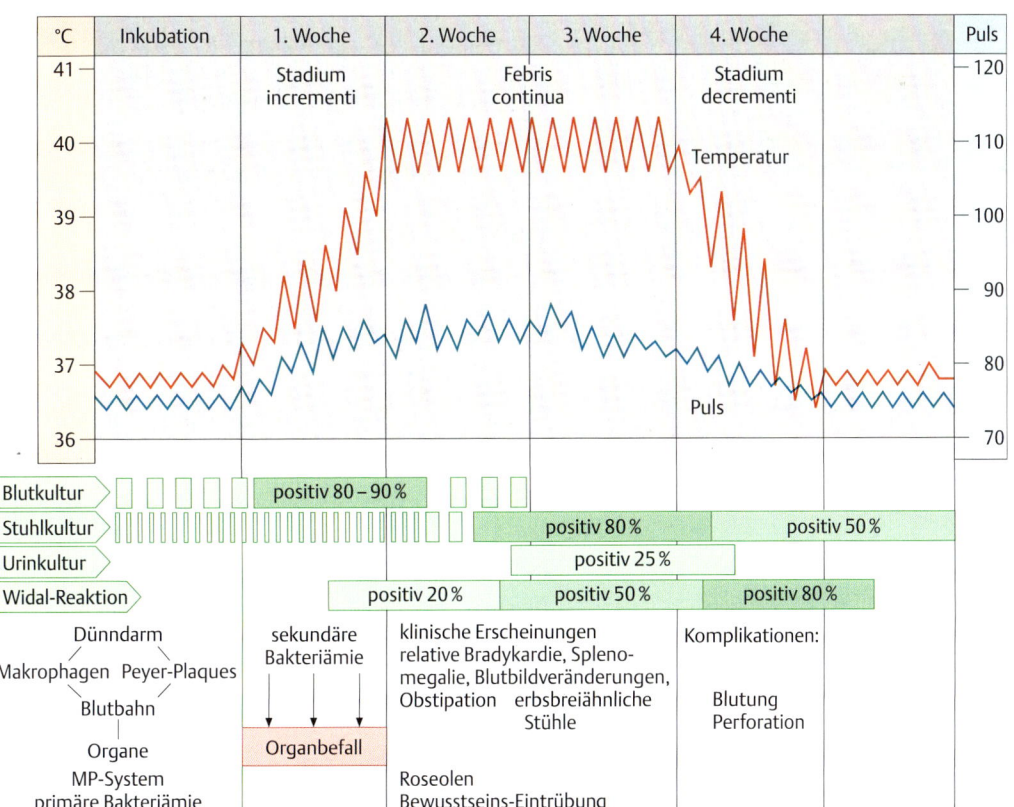

Abb. 3.7 **Krankheitsverlauf bei Typhus abdominalis.** (aus: Baenkler et al., Kurzlehrbuch Innere Medizin, Thieme, 2010)

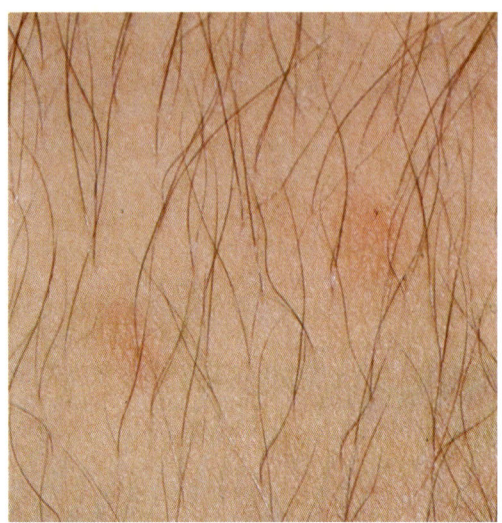

Abb. 3.8 Roseolen. (aus: Baenkler et al., Kurzlehrbuch Innere Medizin, Thieme, 2010)

wehrgeschwächten Patienten kann sich eine **Salmonellensepsis** entwickeln.

Diagnostik: Hinweisend sind die **Reiseanamnese** und das **klinische Bild**. Der **Erregernachweis** erfolgt in der 1. Woche durch Blutkulturen und ab der 2. Woche im Stuhl. Ein serologischer Nachweis (Widal) ist erst ab der 3. Woche möglich. Im Blutbild können eine **Aneosinophilie und eine relative und absolute Leukozytopenie** mit Linksverschiebung (Leukozytose eher bei Paratyphus oder Komplikationen) sowie **Thrombozytopenie** auffallen.

Therapie: Patienten mit Typhus müssen **isoliert** werden. Symptomatisch müssen die Flüssigkeits- und Elektrolytverluste ausgeglichen werden.

Zudem ist eine antibiotische Therapie mit **Ciprofloxacin** über 7–10 Tage (**Cave:** nicht bei Kindern!) indiziert. Alternativen sind Ceftriaxon oder Azithromyzin.

Dauerausscheider werden über 4 Wochen mit Ciprofloxacin (alternativ Ceftriaxon für 2 Wochen) behandelt. Bei Persistenz der Erreger in der Gallenblase muss eine **Cholezystektomie** erwogen werden (erhöhtes Gallenblasenkarzinomrisiko).

> **MERKE** Der Therapieerfolg wird durch **wiederholte Stuhlanalysen** überprüft. Der Patient gilt als gesund, wenn 3 aufeinanderfolgende Stuhlanalysen negativ sind.

> **MERKE** Für Typhus besteht eine namentliche Meldepflicht bei Verdacht, Erkrankung und Tod sowie bei direktem und indirektem Erregernachweis.

Prognose: Bei rechtzeitiger antibiotischer Therapie ist die Prognose sehr gut, die Letalität liegt abhängig von Alter, Immun- und Ernährungsstatus bei < 1 % (unbehandelt bis zu 20 %). Nach überstandener Erkrankung besteht meist Immunität. Bei 10–20 % aller Patienten kommt es trotz antibiotischer Therapie zu einem Rückfall. Problematisch sind multiresistente S.-typhi-Stämme (in Asien bis zu 70 % der Isolate). Das Risiko, Dauerausscheider für S. typhi zu werden, beträgt etwa 2–5 %.

Prophylaxe: Eine **aktive Impfung** gegen S. typhi wird bei **Auslandsreisen** in **Risikogebiete empfohlen**. Zur Verfügung stehen eine orale Lebendimpfung und eine parenterale Polysaccharid-Vakzine. Beide Impfungen bieten einen Schutz von etwa 60–80 % für einen Zeitraum von etwa 1 bzw. 3 Jahren.

3.17 Milzbrand

Synonym: Anthrax

Erreger und Übertragung: Infektion mit Sporen des grampositiven Bacillus anthracis (s. Mikrobiologie [S. C627]), die meist lokal begrenzt bleibt (Hautmilzbrand, 90 % der Fälle) und sich nach Inhalation der Sporen als Lungenmilzbrand manifestiert. Erregerreservoir sind die Erde und Tiere, an deren Fell der Erreger für lange Zeit überleben kann. Der Hautbefall ist nur durch direkten Kontakt mit dem Erreger möglich, z. B. durch Berühren sporentragender Tierprodukte. Häufig erkranken Tierärzte, Landwirte oder Metzger (Berufserkrankung). Seltener werden die Sporen über die Luft oder orale Aufnahme von kontaminiertem Fleisch übertragen.

Klinik:
Hautmilzbrand: Auf der betroffenen Haut bildet sich 3–8 Tage nach Inokulation der Erreger ein rötlicher Knoten aus, aus dem sich im weiteren Verlauf ein schwarzes, schmerzhaftes Ulkus mit Satellitenbläschen in der Umgebung entwickelt (Milzbrandkarbunkel).

Lungenmilzbrand: Rasch progredientes, septisches Krankheitsbild, das einige Tage nach Inhalation der Sporen eintritt. Die Patienten leiden an hohem Fieber, Dyspnoe, Zyanose und Hämoptoe.

Weitere Manifestationsformen: Sehr selten. Es handelt sich um eine Meningitis und Sepsis infolge hämatogener Streuung sowie um den Darmmilzbrand, der als akutes Abdomen in Erscheinung tritt.

Diagnostik: Die Diagnose kann häufig bereits anhand des klinischen Bildes und der mikroskopischen Untersuchung eines tiefen Abstrichs gestellt werden. Die Sicherung der Diagnose gelingt mittels kultureller Anzucht. In der Röntgen-Thorax-Aufnahme zeigt sich ein verbreitertes Mediastinum mit freien Lungen.

Therapie: Therapie der Wahl ist die Gabe von Penicillin, oral bei lokalisiertem Hautmilzbrand und i. v. bei den übrigen Formen. Unbehandelt verläuft ein Hautmilzbrand in 20–30 % der Fälle tödlich. Die Erkrankung ist nach dem § 6 IfSG meldepflichtig.

> **MERKE** Ein chirurgischer Eingriff ist bei Hautmilzbrand kontraindiziert!

3.18 Nicht tuberkulöse Mykobakteriose (NTM)

Synonym: Umweltmykobakterien (engl. environmental mycobacteria), ubiquitäre Mykobakterien, opportunistische Mykobakterien, atypische Mykobakterien, MOTT (engl. mycobacteria other than tubercle bacilli)

Erreger: Zu den NTM zählen diejenigen Mykobakterienspezies, die weder eine Tuberkulose noch eine Lepra hervorrufen (s. Mikrobiologie [S. C631]). Aktuell sind 125 Arten bekannt. Die häufigsten Erreger zeigt **Tab. 3.9**.

Epidemiologie: Nicht tuberkulöse Mykobakterien sind ubiquitäre Umwelterreger mit geringer Virulenz. Risikofaktoren für eine manifeste Infektion sind:
- zelluläre Immunschwäche (v. a. fortgeschrittene HIV-Infektion mit niedrigen CD4-T-Zell-Zahlen)
- Unterernährung
- bronchopulmonale Erkrankungen mit Schleimhaut- und Parenchymschäden (v. a. zystische Fibrose, Bronchiektasen)
- hereditäre Defekte der IL-12-IFNγ-Achse (entscheidend für die Abwehr der NTM).

Übertragung: Wichtige **Infektionsquellen** sind Wasser (Trinkwasser, natürliche Gewässer), Böden, Biofilme, Aerosole und medizinische Geräte. Eine Übertragung von Mensch zu Mensch ist nicht bekannt.

Klinik: Die American Thoracic Society (ATS) orientiert sich bei der Klassifikation der NTM am klinischen Erscheinungsbild (**Tab. 3.9**): Am häufigsten ist die **Lunge** betroffen (> 90 %), seltener ist eine isolierte Lymphadenitis (3 %), ein Haut-, Weichteil- und Knochenbefall oder eine disseminierte Erkrankung.

Differenzialdiagnosen: Die wichtigste Differenzialdiagnose ist die **Tuberkulose** [S. A537]. Der Nachweis säurefester Stäbchen und eine erfolglose antituberkulotische Mehrfachtherapie müssen aber immer an eine nicht tuberkulöse Mykobakteriose denken lassen.

Diagnostik: Die ATS stellt folgende Anforderungen an die sichere Diagnose einer NTM:
- pulmonale Symptomatik
- radiologische Zeichen der NTM: Im **Röntgen-Thorax** lassen sich v. a. in den Lungenoberfeldern noduläre oder kavernöse, dünnwandig begrenzte Infiltrate mit nur leichtem oder fehlendem entzündlichem Randsaum nachweisen. Das **HR-CT** zeigt multilokuläre Bronchiektasien mit multiplen kleinen nodulären Herden.
- Ausschluss anderer Erkrankungen
- Erregernachweis aus Sputum, Spülflüssigkeit einer BAL, Blut, Stuhl und Biopsie (Lymphknoten, Knochenmark).

Tab. 3.9 Einteilung der NTM[1]

Erreger	Klinik
pulmonale Manifestation	
M. kansasii, MAI[2]	• **tuberkuloseähnliche Erkrankung** mit Fieber, Husten, Auswurf, Dyspnoe, Hämoptysen, Gewichtsverlust • radiologischer Befund entspricht dem einer Tuberkulose (Kavernen, Infiltrate)
M. chelonae, M. abscessus	• v. a. bei **Kindern** mit **Mukoviszidose** (→ jährliches Screening empfehlenswert)
M. immunogenum	• **Hypersensitivitätspneumonie** („hot tube lung"): subakuter Beginn mit Luftnot, Fieber, Husten bis zum Lungenversagen • v. a. jüngere Patienten mit Kontakt zu heißen Innenraumbädern (z. B. Whirlpool)
Lymphadenitis	
M. kansasii, MAI	• v. a. im Kindesalter (seltener HIV-positive Erwachsene) • meist einseitige, indolente Schwellung der zervikalen Halslymphknoten, Einschmelzung und Fistelung möglich
Weichteil-, Knochen-, Hautinfektion	
M. marinum	• „**Schwimmbadgranulom**", v. a. an Händen, Ellenbogen und Knie bei Aquarienhaltern, Schwimmern und Beschäftigten in der Fischindustrie
M. ulcerans	• „**Buruli-Geschwür**" (Ulcus tropicum): indolente, indurierte Papel, Knoten oder Ulzeration mit Folgen der Mutilation und narbigen Kontraktur • Vorkommen in Afrika, Südostasien, Australien, Südamerika
M. chelonae	• erythematöse Plaques oder verruköse Knoten • Erreger nosokomialer Wundinfektionen und Abszesse an Injektionsstellen
disseminierte Infektion	
MAI (> 90 %)	• v. a. bei AIDS-Patienten mit einer CD4-Zahl < 50/μl • Infektionsquelle unbekannt, vermutlich endogen über Kolonisation des Respirations- oder Gastrointestinaltraktes • Klinik: Fieber, Nachtschweiß, chronische Diarrhö mit abdominellen Schmerzen und Gewichtsverlust, bei Immunschwäche anderer Genese häufig Fieber als Leitsymptom dominierend, evtl. Hepatosplenomegalie, vergrößerte mesenteriale oder retroperitoneale Lymphknoten
M. kansasii, M. abscessus	• multiple subkutane Knoten oder Abszesse, spontane Drainage möglich • häufig dominieren Symptome der Mitbeteiligung einzelner Organe

[1] modifiziert nach American Thoracic Society, 2007
[2] MAI = Mycobacterium-avium-intracellulare-Komplex

Es sollten mindestens 2 von 3 Proben positiv sein. Um eine Kolonisierung auszuschließen, wird die mehrmalige Asservierung des Erregers gefordert. Mithilfe der PCR kann eine Speziesdifferenzierung erfolgen.

Therapie: Die Therapie ist aufgrund der häufigen Multiresistenz der Erreger **kompliziert**. Neben den klassischen Antituberkulotika (Rifampicin, Ethambutol, Isoniazid u. a.) werden Makrolide, Chinolone, Tetrazykline und Sulfonamide eingesetzt. Aufgrund der raschen Resistenzentwicklung unter Monotherapie ist immer eine **Mehrfachkombinationstherapie** mit **langer Therapiedauer** (1–2 Jahre) notwendig. Die Behandlungsdauer orientiert sich an der Grunderkrankung (HIV-Patienten: lebenslang) und an den Ergebnissen der Verlaufsuntersuchung (Fortführung der Behandlung mind. 12 Monate nach Sputumkonversion). Bei vielen Patienten werden die Therapiemöglichkeiten durch die schwere Grunderkrankung limitiert, sodass in einigen Fällen keine Behandlung erfolgen kann (immer individuelle Nutzen-Risiko-Abwägung).

Operative Therapie: Bei fokalen Herden kann neben der medikamentösen Therapie ein chirurgisches Vorgehen indiziert sein (z. B. Exzision des betroffenen Lymphknotens).

Prognose: In 50–80 % führt die Therapie zu einer klinischen Besserung, allerdings sind **Chronifizierung** und **Rezidive** häufig. Die Prognose wird hauptsächlich durch die Grunderkrankung determiniert.

3.19 Rickettsiosen

Rickettsien sind gramnegative, obligat intrazellulär lebende Bakterien, die exanthemische, typhusähnliche Erkrankungen übertragen (s. Mikrobiologie [S.C635]). Die früher zu den Rickettsien gezählten Coxiellen und Ehrlichien werden heute als eigene Gattungen betrachtet. Sie werden hier dennoch gemeinsam besprochen.

Nach Eindringen der Erreger ins Blut (Rickettsiämie) vermehren diese sich im Zytoplasma der Endothelzellen, die dabei zugrunde gehen. Die freigesetzten Erreger infizieren neue Endothelzellen und führen zu einer **generalisierten Vaskulitis**, die mit petechialen Blutungen in Haut, Gehirn und Myokard einhergeht. Die hämatogene Aussaat kann prinzipiell alle Organe betreffen und zu **granulomatösen Entzündungen** führen (granulomatöse Hepatitis, Osteitis, Orchitis).

Tab. 3.10 gibt einen Überblick über die Rickettsiosen.

3.20 Shigellose

Synonym: Bakterienruhr, Dysenterie (ruor: mittelhochdeutsch für „Rühren im Bauch")

Erreger: Es werden 4 Shigellenspezies (s. Mikrobiologie [S.C616]) unterschieden. In industrialisierten Regionen wird die Erkrankung am häufigsten durch **Shigella sonnei** ausgelöst (relativ milder Verlauf). S. flexneri, S. boydii (sehr selten) und S. dysenteriae (schwerster Verlauf) kommen v. a. in tropischen Ländern vor. Der Mensch ist das einzige Erregerreservoir. Da Shigellen säurestabil sind, können bereits geringe Keimdosen (< 100 Keime) eine Infektion hervorrufen.

Epidemiologie: Die Erkrankung tritt besonders in Gegenden mit niedrigem Hygienestandard und/oder engem körperlichem Kontakt (z. B. Slums, Massenunterkünfte) und in Not- und Krisenzeiten auf (Resistenzminderung). Häufungen finden sich auch bei promiskuitiven Homosexuellen.

Übertragung und Inkubationszeit: Die Übertragung erfolgt **fäkal-oral**, durch Schmutz- und Schmierinfektion sowie kontaminiertes Trinkwasser und Lebensmittel. Die Inkubationszeit liegt zwischen wenigen Stunden bis zu 4 Tagen.

Pathogenese: Der Erreger invadiert die Darmschleimhaut und führt zu einem Schleimhautödem (**katarrhalisches Stadium**). Er produziert ein Zytotoxin, das die epitheliale Proteinbiosynthese blockiert. Dadurch entwickelt sich eine pseudomembranös-nekrotisierende Entzündung des Kolonepithels (**pseudomembranöses Stadium**), die bei starker Schleimhautbeteiligung ins **ulzeröse Stadium** übergehen kann. Shigella dysenteriae löst über das sog. Shigatoxin eine hämorrhagische Kolitis aus. Die Synthese eines Enterotoxins führt im Dünndarm zur Aktivierung der Adenylatzyklase mit Hypersekretion von Wasser und Elektrolyten.

Klinik: Leichte Verläufe führen zu einer wässrigen Diarrhö (→ Enterotoxin), die mit Bauchschmerzen und Fieber einhergehen kann (sog. **weiße Ruhr**). Bei schwerem Verlauf entwickelt sich durch die Invasion und Zerstörung des Kolonepithels (→ Zytotoxin) eine fibrinös-ulzeröse Kolitis, die zu blutig-schleimigen Durchfällen mit Fieber, Tenesmen und Darmkrämpfen führt (sog. **rote Ruhr**). Die meist selbstlimitierende Erkrankung bessert sich nach 3–4 Tagen. Die Patienten sind nach etwa 2 Wochen beschwerdefrei.

Komplikationen: Zu den wichtigsten Komplikationen zählen **Darmblutungen** und **Darmperforation** mit **Peritonitis**. Bei Abwehrgeschwächten kann sich eine **schwere Sepsis** entwickeln (20 % Letalität). Shigatoxinproduzierende Stämme können das Endothel der kleinen Gefäße schädigen und zu einer **thrombotischen Mikroangiopathie** führen. Typisch ist die Entstehung eines **hämolytisch-urämischen Syndroms** (s. Niere [S.A414]). 1–2 % der Patienten entwickeln im Anschluss eine reaktive Arthritis (Reiter-Trias, 80 % dieser Patienten sind HLA-B27-positiv; s. Immunsystem und rheumatologische Erkrankungen [S.A474]).

Diagnostik: Die Diagnose wird durch frische Stuhlkulturen oder Rektalabstriche mit Wattebausch gestellt. Aufgrund schwieriger Kulturbedingungen muss man auch falsch negative Kulturergebnisse berücksichtigen. **Cave:** Shigellen halten sich – anders Vibrio cholerae! – besser in trockenem Zustand als in feuchtem Stuhl.

Tab. 3.10 Rickettsiosen

Merkmal	Rickettsiosen	Q-Fieber	Ehrlichiose
Erreger	Rickettsia	Coxiella burnetii	Ehrlichia chaffeensis/E. phagocytophila
Erregerreservoir	Ratten, Nagetiere, Mäuse (Ausnahme: R. prowazekii = Menschen)	Paarhufer (Rinder, Schafe, Ziegen; Ausscheidung über Kot, Urin, Lochien, Milch, Plazenta)	Rotwild, Hunde, Nagetiere
Epidemiologie	weltweit (unterschiedliche Arten)	einzige Rickettsiose, die in Deutschland vorkommt	Südosten Nordamerikas, in Europa nur Einzelfälle
Übertragung	Arthopoden (Läuse, Zecken, Milben, Flöhe) und Inhalation erregerhaltiger Sekrete/Exkremente	Inhalation erregerhaltigen Staubs, direkter Kontakt mit den Tieren, selten über Zecken	Zecken
gefährdete Personengruppen	Landwirte, Tierärzte, Laborpersonal (→ anerkannte Berufskrankheit)	Schlachthof- und Molkereiarbeiter, häuteverarbeitende Industrie (→ anerkannte Berufskrankheit)	Waldarbeiter, Förster
Inkubationszeit	sehr verschieden, ca. 5–14 Tage	2–3 Wochen	1–2 Wochen
Krankheitsbild	klassische und murine Fleckfieber, Rocky Mountain spotted Fever, mediterranes Fleckfieber	Q-Fieber	humane monozytäre Ehrlichiose (HME), humane granulozytäre Ehrlichose (HGE)
Klinik	Fieberkontinua über 2 Wochen, starke Ceph- und Myalgien, nach 4–7 Tagen Auftreten eines makulopapulösen, evtl. hämorrhagischen Exanthems, pathognomonisch: Tropenrückkehrer + makulöses Exanthem + nekrotische Zeckenstichstelle + Fieber + schwere Kopfschmerzen	in 50 % der Fälle symptomatisch: hohes Fieber, Schüttelfrost, starke retrobulbäre Cephalgien, Myalgien, Husten und atypische Pneumonie, kein Exanthem, meist Abklingen der Symptome nach 1–2 Wochen	asymptomatischer, milder grippeähnlicher Verlauf von etwa 7–10 Tagen, gelegentlich makulopapulöses Exanthem (insb. bei HME)
Komplikationen	Kreislaufschock durch Rickettsienendotoxin, generalisierte Vaskulitis mit Gehirn-, Muskel-, Lungen-, Nieren- und Myokardbeteiligung, endogene Reinfektion durch im RHS überwinternde Rickettsien (Brill-Zinsser-Krankheit)	schwere atypische Pneumonie, granulomatöse Hepatitis, selten: Endokarditis, Osteomyelitis, Thrombophlebitis, Enzephalitits, aseptische Meningitis, Guillain-Barré-Syndrom	Leukopenie, aseptische Meningitis, Enzephalopathie, Niereninsuffizienz und Kreislaufversagen sind möglich
Diagnose	Expositionsanamnese (Zecken-, Floh-, Läusestich?), Serologie (spezifische IgG und IgM) oder Mikroimmunfluoreszenz	Antikörpernachweis mittels Immunfluoreszenz, ELISA, KBR	Erregernachweis in Giemsa-gefärbtem Blut- oder Knochenmarkausstrich durch direkte Immunfluoreszenzfärbung
Therapie	Doxycyclin für 10–14 Tage	Doxycyclin für 10–14 Tage	Doxycyclin für 10–14 Tage
Prophylaxe	Expositionsprophylaxe	aktive Impfung exponierter Berufsgruppen	Expositionsprophylaxe
Prognose	unbehandelt: Letalität bis 50 % mit Therapie: < 2 %	unter Therapie i. d. R. folgenlose Abheilung (Letalität: < 0,5 %)	in 80 % leichter Verlauf bei Immunsupprimierten und alten Patienten: schwerer, ggf. letaler Verlauf

Therapie: Die symptomatische Therapie mit oralem Ausgleich des Wasser- und Elektrolythaushaltes ist meist ausreichend. Bei Patienten mit bestehenden Komorbiditäten ist ein parenteraler Flüssigkeitsersatz angezeigt. Die Indikation zur antibiotischen Therapie sollte großzügig gestellt werden.

Bei immunsupprimierten Patienten sollte frühzeitig antibiotisch behandelt werden. Mittel der ersten Wahl sind **Ciprofloxacin** oder **Azithromycin**. Motilitätshemmer (z. B. Loperamid) sind absolut kontraindiziert.

3.21 Tetanus

Synonym: Wundstarrkrampf

Erreger: Clostridium tetani (s. Mikrobiologie [S.C627]) ist ein obligat anaerobes, bewegliches, grampositives Stäbchenbakterium, dessen Sporen **ubiquitär** in der **Natur** (Erdreich, faules Holz, Schmutz und Staub) und in der normalen Darmflora von Mensch und Tier (v. a. Pferde) vorkommen. Die Sporen sind widerstandsfähig gegenüber Hitze und Desinfektionsmittel und unter Sonnenlichtabschirmung über Jahre hinweg im Erdreich überlebensfähig. Unter **anaeroben Bedingungen** können die **Sporen Toxine bilden**.

Epidemiologie: Nach WHO-Schätzungen sterben weltweit jährlich > 1 Mio. Menschen an Tetanus. In Deutschland ist die Erkrankung dank der hohen Durchimpfungsrate selten (jährlich 10–15 Fälle/Jahr, v. a. ältere, ungeimpfte Menschen).

Übertragung und Inkubationszeit: Die Sporen gelangen nach **Verletzungen** (meist: Bagatellverletzungen, Bisse, sekundär bei Verbrennungen) oder über **penetrierende Gegenstände** (z. B. Dorn, Nagel) unter die Haut. Eine Übertragung von Mensch zu Mensch ist nicht möglich. Es besteht keine namentliche Meldepflicht. Die **Inkubationszeit** hängt von der Menge des gebildeten Toxins (je mehr Tetanospasmin, umso kürzer) und den bereits eingeleiteten Impfmaßnahmen ab und liegt zwischen 3 und 21 Tagen.

> **MERKE** Jede Wunde kann eine Eintrittspforte sein. Daher gilt jede Wunde als potenziell infiziert.

Pathogenese: Unter der Haut (anaerobe Bedingungen) keimen die Sporen aus und bilden **2 Exotoxine** (Tetanolysin und Tetanospasmin). **Tetanospasmin** ist ein starkes **Neurotoxin**, das retrograd entlang der peripheren Nerven oder über das Blut ins ZNS gelangt und irreversibel an die Vorderhörner des Rückenmarks bzw. Hirnstamms (Klein- und Großhirn werden nicht befallen) bindet. Durch die Blockade hemmender Interneuronsynapsen in den Motoneuronen (Renshaw-Hemmung) verursacht es eine gesteigerte Erregbarkeit der Muskulatur und einen erhöhten Muskeltonus. Das Bewusstsein wird nicht beeinträchtigt.

Klinik und Komplikationen: Die **generalisierte Verlaufsform** (am häufigsten) beginnt mit unspezifischen Symptomen wie Kopfschmerzen, Müdigkeit und vermehrtem Schwitzen. Typisch für den manifesten Tetanus sind zunehmende Muskelkrämpfe, die häufig durch äußere Reize ausgelöst werden und sich in kraniokaudaler Richtung ausbreiten. Charakteristisch sind tonische Krämpfe der Gesichts- (Risus sardonicus), Kau- (Masseterspasmus = Trismus) und Schlundmuskulatur (Dysphagie). Rigidität und generalisierte Spasmen der langen Rückenextensoren führen zur Hyperlordosierung (**Opisthotonus**), Hände und Füße bleiben weitgehend unbeteiligt. Durch heftige gleichzeitige Spasmen von Extensoren und Flexoren kann es zu Wirbelsäulenfrakturen kommen. Lebensbedrohlich sind Glottis-, Larynx- und Zwerchfellkrämpfe mit Gefahr der **Asphyxie**. Hypersalivation und Schluckstörungen führen nicht selten zu einer Aspirationspneumonie. Der Tod tritt i. d. R. durch Versagen der Atemmuskulatur ein. Der Patient erlebt die Erkrankung bis zuletzt bei **vollem Bewusstsein**. Die Erkrankung hinterlässt keine Immunität.

> **MERKE** Typisch für den Tetanus ist die Trias aus:
> - **Risus sardonicus** (unwillkürlich verkrampftes grinsendes Gesicht),
> - **Opisthotonus** (Hyperlordosierung der Wirbelsäule) und
> - **Trismus** (Kieferklemme).

Deutlich seltener (< 10 %) ist die **lokale Verlaufsform** mit einer guten Prognose. Sie tritt meist bei Teilimmunisierten in der Umgebung der Eintrittspforte auf. Der **neonatale Tetanus** entwickelt sich bei unzureichend immunisierten Müttern und unhygienischer Nabelversorgung innerhalb der ersten Lebenswochen. Er kommt v. a. in Entwicklungsländern vor und geht mit einer etwa 90 %igen(!) Letalität durch Apnoe und Sepsis einher.

Diagnostik: Entscheidend sind das **klinische Bild** und die (**Impf-**)**Anamnese**. Die auslösende Verletzung ist zum Zeitpunkt der klinischen Manifestation häufig bereits abgeheilt, sodass hier gezielt nachgefragt werden muss. Ein kultureller Erregernachweis aus Wundabstrichen ist möglich, aber nur in 30 % der Fälle erfolgreich. Das **Toxin** wird im **Tierversuch** (Neutralisationstest in der Maus) nachgewiesen: Infizierte Mäuse versterben in sog. „Robbenstellung", mit Antitoxin geimpfte Mäuse überleben.

Differenzialdiagnosen: Differenzialdiagnostisch muss v. a. gedacht werden an:
- **Intoxikationen** mit Strychnin, Insektiziden, Herbiziden oder Parasympathomimetika (Anamnese, häufig Übelkeit und Erbrechen)
- **Hyperventilationstetanie mit Parästhesien** (Kalziumspiegel)
- **Meningitis** oder **Enzephalitis** (zerebrale Krämpfe, Kopfschmerzen, Fieber, Meningismus)
- **Frühdyskinesien** (s. Neurologie [S. B907]) bei Neuroleptikatherapie
- **Tollwut** (anamnestischer Tierbiss)
- bei Opisthotonus: zerebrale Blutungen, Hirnstammeinklemmung oder eine Dezerebration.

Therapie: Die Behandlung umfasst:
- **intensivmedizinische Überwachung** in einer möglichst **reizarmen Umgebung**: Muskelrelaxanzien, ggf. Sedierung (z. B. Diazepam), hochkalorische parenterale Ernährung, Thromboseprophylaxe und Bereitschaft zur endotrachealen Beatmung
- **Beseitigung der Toxinquelle**: chirurgische Herdsanierung mit ausgedehntem Débridement
- **sofortige Toxinneutralisierung** mit humanem Tetanusimmunglobulin (3 000–6 000 IE i. m., mehrere Einzelgaben) oder alternativ gepooltem i. v. Immunglobulin.

Zur Keimeliminierung (Toxinbildung ↓) erhalten die Patienten **Penicillin** 10–12 Mio. IE/d i. v. für 10 Tage oder **Metronidazol** 4 × 500 mg/d für 7–10 Tage. **Glukokortikoide** werden symptomatisch zur Dämpfung der Toxinwirkung auf die Neurone eingesetzt.

Prognose: Ohne Therapie versterben 25–30 % der Patienten. Auch mit intensivmedizinischer Behandlung liegt die Letalität bei ca. 10–25 %.

Prophylaxe: Die entscheidende Prophylaxe ist gemäß den STIKO-Empfehlungen die **primäre präventive Impfung** mit **Toxoidimpfstoff** (Grundimmunisierung als Kombinationsvakzine für Diphtherie, Tetanus, Pertussis ab 2. Lebensmonat [DTaP] mit Auffrischimpfungen im 6. bzw. 12.–17. Lebensjahr [Tdap]) und **regelmäßige Auffrischungsimpfungen** (**Boosterung**) **im Abstand von 10 Jahren** (Td). Tab. 3.11 zeigt das Vorgehen im Verletzungsfall.

Tab. 3.11 Tetanusprophylaxe im Verletzungsfall

Art der Verletzung	Tetanusprophylaxe
saubere, geringfügige Wunden	aktive Impfung mit Tetanustoxoid (Td)[1], keine Gabe von Tetanusimmunglobulin
tiefe oder verschmutzte Wunden	aktive Impfung mit Tetanustoxoid (Td)[2] und passive Immunisierung mit Tetanushyperimmunglobulin[3]

[1] Keine Td-Gabe (Td = Tetanustoxoid mit abgeschwächtem Diphtherietoxoid) bei sauberen Wunden, wenn mehr als 3 Tetanusimmunisierungen in der Vergangenheit stattgefunden haben, Ausnahme: letzte Impfung vor > 10 Jahren.
[2] Keine Td-Gabe bei tiefen, verschmutzen Wunden, wenn mehr als 3 Tetanusimmunisierungen in der Vergangenheit stattgefunden haben, Ausnahme: letzte Impfung > 5 Jahre.
[3] Keine Immunglobulingabe bei mehr als 2 Tetanusimmunisierungen in der Vergangenheit, es sei denn, die Verletzung liegt > 24 h zurück.

Bei jeder Auffrischimpfung (bzw. bei Verletzungen) sollte auch der Pertussisstatus überprüft werden und der Td-Impfstoff ggf. durch einen Tdap-Kombinationsimpfstoff ersetzt werden.

3.22 Toxic-Shock-Syndrom (TSS)

Epidemiologie: Bekannt geworden ist das Toxic-Shock-Syndrom durch junge Frauen, die nach Tamponbenutzung erkrankt sind. Gegenwärtig treten die meisten Krankheitsfälle geschlechtsunabhängig und nach Bagatellverletzungen oder im Rahmen anderer Infekte (Fasziitis, Influenza, Sinusitis) auf.

Pathogenese: Die von **Staphylokokken** synthetisierten **Toxine** (TSST-1, Toxic-Shock-Syndrom-Toxin 1 oder Staphylokokkenenterotoxin B; s. Mikrobiologie [S.C608]) wirken als **Superantigene**: Durch die Vernetzung von HLA-Klasse-II-Molekülen antigenpräsentierender Zellen mit den Antigenrezeptoren von T-Lymphozyten führen sie zu einer direkten (ohne vorherige Antigenprozessierung) T-Zell-Aktivierung. Dadurch wird eine fulminante, unkontrollierte und lebensbedrohliche Zytokinausschüttung (Il-1, Il-2, TNFα und INF-γ) ausgelöst, die mit Fieber und Hypotension bis hin zum Schock einhergeht.
TSST-1 wird von etwa 1 % aller S.-aureus-Stämme produziert.

Klinik: Die Erkrankung beginnt akut mit hohem Fieber (39–40 °C), Hypotension bis Schock, Diarrhö, Muskelschmerzen, Pharyngitis, Enanthem (Erdbeerzunge), Konjunktivitis und einem ödematösen Gesichtserythem mit perioraler Blässe. Die Patienten sind schwerstkrank. Im Verlauf tritt ein diffuses, feinfleckiges erythematöses Exanthem an Stamm und Extremitäten auf. In der Rekonvaleszenzphase kommt es zu der typischen großflächigen Desquamation der Handflächen und Fußsohlen sowie Haar- und Nagelausfall. Die wichtigste Komplikation ist die Entwicklung eines Multiorganversagens.

Diagnostik: An erster Stelle stehen die Erregeridentifizierung und die Fokussuche (Fremdkörper!). Ansonsten gelten die unter Sepsis [S.A511] genannten Aspekte.

Therapie und Prognose: Die Antibiose erfolgt mit Cefuroxim oder Isoxazolyl-Penicillin.
5–10 % der TSS verlaufen letal.

3.23 Tuberkulose

Synonym: Morbus Koch, Tbc, historisch: „Schwindsucht"

Epidemiologie: Circa ⅓ der Weltbevölkerung (> 3 Mrd.) ist infiziert, bis zu 10 % der Infizierten erkranken im Laufe des Lebens an einer Tbc. Aufgrund der schlechten Gesundheitsversorgung und der HIV-Epidemie findet sich die Tbc hauptsächlich (95 %) in armen Ländern (> 2 Mio. Tote/Jahr). In Westeuropa erkranken jährlich ca. 1/10 000, in Zentraleuropa ca. 5/10 000, in Osteuropa ca. 1/1000 und in den Entwicklungsländern 1–3/1000 Menschen. Männer sind häufiger betroffen als Frauen.

Erreger, Übertragung und Inkubationszeit: Die Tuberkulose wird zu > 95 % durch **Mycobacterium tuberculosis** ausgelöst (s. Mikrobiologie [S.C630]). Der Mensch ist das einzige Reservoir. Seltenere Auslöser sind M. bovis, M. africanum und M. microti (Mycobacterium-tuberculosis-Komplex). Tuberkulosebakterien sind obligat aerobe, unbewegliche Stäbchenbakterien, die **aerogen** übertragen werden (Tröpfcheninfektion). Glykolipide und Wachse in ihrer Zellwand führen dazu, dass die Bakterien **säurefest** und **äußerst widerstandsfähig** gegen physikalische und chemische Noxen (auch Antibiotika) sind. Die **Inkubationszeit** beträgt ca. 8 Wochen.

Risikogruppen/-faktoren: Der wichtigste Risikofaktor ist ein **geschwächtes zelluläres Immunsystem**:
- HIV-Infektion
- immunsuppressive Therapie (Langzeit-Prednisolontherapie ≥ 7,5 mg/d, Therapie mit Anti-TNFα)
- maligne Lymphome
- Organtransplantierte
- Patienten mit vorgeschädigter Lunge (z. B. Silikose; die Siliko-Tbc ist eine anerkannte Berufskrankheit)
- Diabetes mellitus, chronisches Nierenversagen
- Mangelernährung, Drogen- und Alkoholabusus, Obdachlosigkeit, hohes Lebensalter
- Migranten aus Hochprävalenzgebieten
- berufliche Kontakte mit Tuberkelbakterien (Gesundheitswesen!).

Während von den immunkompetenten Tbc-Infizierten nur maximal 10 % im Laufe ihres Lebens an einer aktiven Tbc erkranken, liegt für AIDS-Patienten allein das jährliche Erkrankungsrisiko bei 10 %. Die Tuberkulose ist die häufigste Todesursache bei AIDS-Patienten.

Pathogenese: Nach Inhalation werden die Tuberkulosebakterien von den Alveolarmakrophagen aufgenommen. Ihre dicke Lipidschicht erlaubt es ihnen, im Phagosom der Fresszellen zu überleben. Gleichzeitig werden inflammatorische Mediatoren freigesetzt, die eine exsudative Entzündungsreaktion auslösen. Mit den Makrophagen gelangen die Erreger in die regionalen Lymphknoten, vermehren sich und induzieren eine zelluläre Immunantwort vom verzögerten Typ (s. Immunsystem und rheumatologische Erkrankungen). Spezifische T-Helferlymphozyten sezernieren IFN-γ. Hierdurch werden die Makrophagen aktiviert und können nun die intrazellulär persistierenden Bakterien abtöten. Die stimulierten Makrophagen wandeln sich in Epitheloidzellen um und bilden gemeinsam mit den Lymphozyten die typischen **epitheloidzelligen Granulome**. Im Zentrum der Granulome entstehen durch die Einwirkung lysosomaler Enzyme **Nekrosen**, die aus Überresten der Erreger und Makrophagen, Langhans-Riesenzellen sowie Gewebetrümmern bestehen („Verkäsung"). Durch die verkäsenden Granulome versucht der Wirtsorganismus, den Infektionsherd zu **begrenzen** (→ das anaerobe Milieu der Nekrose hemmt die aeroben Mykobakterien).

Klinische Pathologie: Bei der Tuberkulose lassen sich 2 Stadien unterscheiden, deren Ausprägung von der Abwehrlage des Wirtsorganismus abhängt:

Primärtuberkulose: Bei der „Erstinfektion" (= 1. Auseinandersetzung mit Tbc) entwickelt sich mit einer Latenz von 5–6 Wochen als Zeichen der granulomatösen Abwehrreaktion durch den Wirt der meist subpleural im Oberlappen gelegene **Primärherd** (sog. Ghon-Herd). Histologische Kennzeichen dieses **tuberkuloiden Granuloms** sind eine zentrale käsige Nekrose (abgetötete Tuberkelbakterien, Makrophagenresiduen), die peripher von Epitheloidzellen, Lymphozyten und eingestreuten Langhans-Riesenzellen umgeben wird (**Abb. 3.9**). Konfluieren mehrere Granulome, bildet sich ein sog. **Tuberkulom**. Greift die granulomatöse Entzündung durch lymphogene Streuung auf die regionalen Hiluslymphknoten über, spricht man vom sog. **Primärkomplex**. Der weitere Verlauf ist von der Abwehrlage des Wirtsorganismus abhängig:
- Bei **guter Abwehrlage** heilt der Primärkomplex über Wochen bis Monate unter Narbenbildung und Verkalkung aus (typische radiologische Rundschatten in den Lungenspitzen). Bei einigen Patienten kommt es bereits in dieser Phase zu einer blanden hämatogenen Streuung mit Absiedlung der Erreger in verschiedenen Organen (sog. „minimal lesions"). Aber: Auch in klinisch „abgeheilten" Granulomen können Tbc-Bakterien überleben und im späteren Verlauf Ausgangspunkt für eine Postprimär-Tbc (s. u.) darstellen.
- Bei **schlechter Abwehrlage** entwickelt sich durch kontinuierliche, hämatogene und bronchogene Streuung eine progrediente Tuberkulose.

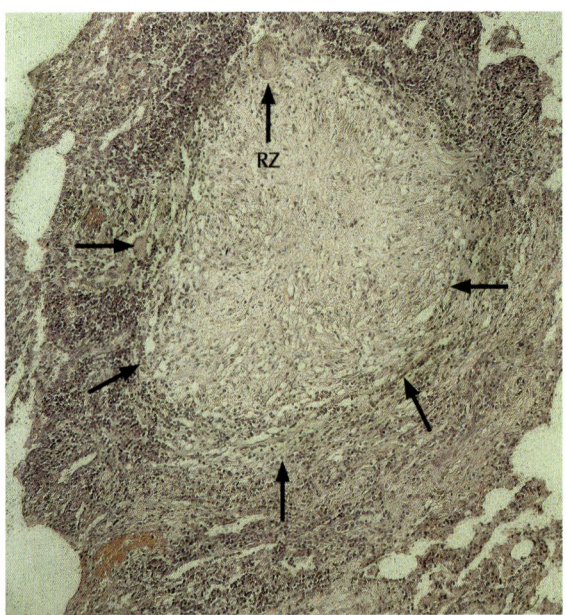

Abb. 3.9 **Tuberkuloides Granulom mit zentral verkäsender Nekrose und Epitheloidzellen.** RZ = Riesenzelle. (aus: Riede, Werner, Schaefer, Allgemeine und spezielle Pathologie, Thieme, 2004)

MERKE Die „minimal lesions" entstehen bevorzugt in der Lungenspitze, da hier der Sauerstoffgehalt am höchsten ist (→ aerobe Bakterien). Sie werden auch als **„Simon-Spitzenherde"** bezeichnet und sind häufig nur in der CT sichtbar.

Postprimäre Tuberkulose: Die Postprimärtuberkulose („Zweitinfektion" in bereits sensibilisiertem Organismus) entsteht am häufigsten durch eine **endogene Reaktivierung** alter Organherde mit noch lebenden Tuberkelbakterien bei Patienten mit Immunschwäche. Eine **exogene Reinfektion** ist selten. In 80 % der Fälle verläuft die Postprimär-Tbc als Lungentuberkulose, in 20 % extrapulmonal (extrathorakale Lymphknoten, Urogenitaltrakt, Nebenniere, Knochen und Gelenke). Histologisch zeigt sich in den betroffenen Organen eine proliferativ-produktive oder verkäsende Entzündung.

In der westlichen Welt wird die Tuberkulose am häufigsten im Stadium der „Postprimär-Tuberkulose" symptomatisch und diagnostiziert.

Stadieneinteilung: Tab. 3.12 zeigt die Stadieneinteilung einer Tuberkulose.

Klinik: Eine Tbc-Infektion führt erst dann zur Erkrankung, wenn Virulenz und Zahl der Tuberkelbakterien groß genug sind und/oder die Abwehrlage des Infizierten nicht ausreichend ist.

Primärtuberkulose: Die Klinik ist häufig **stumm**. In einigen Fällen leiden die Patienten an einem „grippalen Infekt" oder an einer B-Symptomatik. Selten entwickeln sich eine Keratoconjunctivitis phlyctaenulosa oder ein Erythema nodosum (DD: Morbus Boeck). Bei Patienten mit schlechter Abwehrlage kann es bereits während der Primär-Tbc zu einem komplizierten Verlauf mit Organ-

Tab. 3.12 Stadieneinteilung der Tuberkulose

Stadium	Bezeichnung	Definition
1	latente tuberkulöse Infektion (LTBI)	Erstinfektion mit erfolgreicher Eindämmung der Erreger. Als Hinweis auf eine Auseinandersetzung mit dem Erreger zeigen die Patienten einen positiven Tuberkulin- und Interferon-γ-Test. Keine Symptome und kein radiologischer Organbefund.
2	Primärtuberkulose	Alle Krankheitserscheinungen infolge einer ersten Organmanifestation (radiologisch nachweisbarer Primärkomplex oder eine andere pathologische Veränderung [z. B. Infiltrate, Histologie]).
3	postprimäre Tuberkulose	Organtuberkulose nach durchgemachter Infektion oder Primärtuberkulose mit zeitlicher Latenz (bis hin zu Jahrzehnten). Circa 80 % Lungen-Tbc, ca. 20 % extrapulmonale Tbc.

Tab. 3.13 Komplikationen der Primär-Tbc

Ausbreitungsweg	Bezeichnung	Klinik und Komplikationen
lymphogen	Hiluslymphknoten-Tbc	• Atelektasenbildung (radiologisch: typ. „Mittellappensyndrom")
per continuitatem	Pleuritis tuberculosa	• Pleuritis sicca: Schmerzen beim Atmen, auskultierbares Pleurareiben • Pleuritis exsudativa: Pleuraerguss
hämatogen	Miliar-Tbc	• Lungen (am häufigsten): akuter Beginn, hohes Fieber, schweres Krankheitsgefühl (radiologisch: Schneegestöberlunge) • Meningitis tuberculosa: Fieber, Kopfschmerzen, Übelkeit, Meningismus, fokale Ausfälle, Ataxie, Chorea und neuropsychologische Defizite, typischer Liquorbefund (Nachweis säurefester Stäbchen, mäßige Pleozytose, Eiweiß ↑, Glukose ↓) • Choroidea: Miliartuberkel am Augenhintergrund
	Sepsis Landouzy	• septisch verlaufende Primär-Tbc mit häufig letalem Ausgang bei stark eingeschränkter Immunlage (z. B. AIDS-Patienten)
bronchokanalikulär	käsige Pneumonie	• rasante Einschmelzung des Primärkomplexes (früher: „galoppierende Schwindsucht")

manifestationen kommen (auch progressive Primärtuberkulose **Tab. 3.13**).

Postprimär-Tuberkulose: Die Postprimär-Tbc manifestiert sich meistens an der Lunge (pulmonale Tbc), kann aber prinzipiell in jedem Organ auftreten („minimal lesions"):

- **pulmonale Tbc** (80 %): Durch Reaktivierung alter „Simon-Spitzenherde" entsteht das sog. **Assman-Frühinfiltrat** (häufig infra- bzw. retroklavikulär), das häufig asymptomatisch verläuft oder mit einer B-Symptomatik einhergeht. Unter rechtzeitig eingeleiteter antituberkulotischer Therapie heilt das Frühinfiltrat i. d. R. folgenlos aus. Bleibt eine Abheilung aus (z. B. bei Ausbleiben einer spezifischen Therapie), kann sich durch Einschmelzen des Frühinfiltrats eine Frühkaverne ausbilden. Gewinnt diese Anschluss an einen Bronchus, entsteht die gefürchtete kavernöse („offene") Lungentuberkulose mit hoher Ansteckungsgefahr. Komplikationen der kavernösen Lungentuberkulose sind:
  - endogene Streuung (Bronchial-Tbc, käsige Pneumonie, Miliar-Tbc, Sepsis)
  - Lungenblutung
  - Spontanpneumothorax
  - Kavernenkarzinom.
- **extrapulmonale Tbc** (ca. 20 %, bei Migranten häufiger):
  - extrathorakale Lymphknoten (v. a. am Hals)
  - Pleura
  - Urogenitaltrakt (s. Urologie [S. B647])
  - Knochen und Gelenke (am häufigsten Spondylitis tuberculosa; s. Orthopädie [S. B263])
  - selten andere Organe (u. a. NNR-Insuffizienz, Befall von Verdauungstrakt, Peritoneum, Haut oder ZNS).

Diagnostik: Anamnestisch sollte nach Hinweisen auf eine Tuberkulose in der Eigen- oder Familienanamnese, berufliche Exposition oder resistenzmindernde Faktoren/Erkrankungen (s. o.) gefragt werden.

> **MERKE** Fehldiagnosen sind häufig! Die Symptomatik der Tbc ist uncharakteristisch. Daher gilt: Daran denken ist alles.

Bei V. a. Tbc wird zunächst mithilfe eines „**Screening-Tests**" überpüft, ob sich das Immunsystem des Organismus in der Vergangenheit mit den Tuberkelbakterien auseinandergesetzt hat. Hierfür stehen prinzipiell 2 Methoden zur Verfügung:

Tuberkulinhauttest: In der Regel durchgeführt als Intrakutantest nach Mendel-Mantoux (**Abb. 3.10**). Hierfür injiziert man dem Patienten 10 Einheiten Referenztuberkulin intrakutan in die Beugeseite des Unterarms. Hat in der Vergangenheit eine Auseinandersetzung mit dem Tuberkuloseerreger stattgefunden, sind minimale Antigenkonzentrationen ständig vorhanden (→ Persistenz überlebender Erreger in abgekapselten Granulomen). Aktivierte T-Gedächtniszellen werden an den Ort der Antigenapplikation gelockt und führen dort nach 48–72 h zu einer Rötung und Induration. Entscheidend für die Testauswertung (**Tab. 3.14**) ist der Durchmesser der Induration (nicht der Rötung!). Der **Tuberkulintest** ist **nicht spezifisch** für Mycobacterium tuberculosis. Positive Reaktionen werden auch nach BCG-Impfung mit dem Impfstamm Mycobacterium bovis und bei Infektion mit atypischen

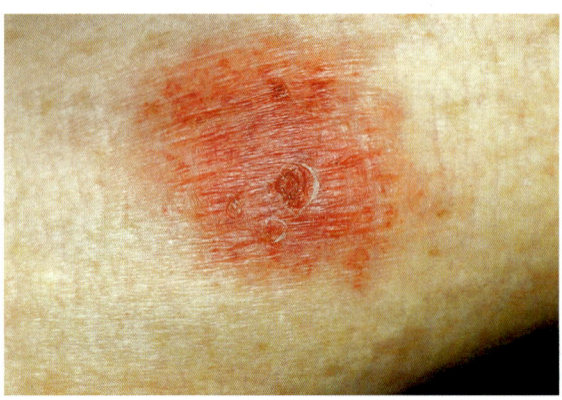

Abb. 3.10 **Positiver Tuberkulintest (Intrakutantest).** (aus: Baenkler et al., Kurzlehrbuch Innere Medizin, Thieme, 2010)

Tab. 3.14 Positivitätskriterien für den Intrakutantest*

Positivitätskriterium	Patientenkollektiv
≥ 5 mm	immunsupprimierte Patienten, anamnestisch enger Kontakt mit Patienten mit offener Tbc, Patienten mit typischer Klinik und typischem radiologischem Befund
≥ 10 mm	Personen aus Hochprävalenzgebiet oder mit Risikofaktoren
≥ 15 mm	immunkompetente Patienten ohne Risikofaktoren

* nach den Richtlinien der „American Thoracic Society" und des „Center for Disease Control"

Tab. 3.15 Radiologische Befunde bei Tuberkulose

pathologisches Korrelat	radiologischer Befund
tuberkulöser Primärkomplex (Abb. 3.11 a)	kleinflächige, umschriebene Infiltrationen (Primärherd bzw. Ghon-Herd), am häufigsten subpleural im Oberlappen lokalisiert in Kombination mit vergrößerten Lymphknoten; bei Abheilung zeigt sich häufig eine Verkalkung
Hiluslymphknotentuberkulose	sog. „Schornsteinfigur" des Mediastinums; ggf. Verschattung des rechten Mittellappens durch Atelektasenbildung (Mittellappensyndrom)
Simon-Spitzenherde	kleine Fleckschatten in den Lungenspitzen, die ggf. verkalken und vernarben
Assmann-Frühinfiltrat	infra- oder retroklavikuläres Infiltrat
Miliar-Tbc (Abb. 3.11 b)	feinfleckige (hirsekorngroße) Knötchen in der gesamten Lunge („Schneegestöberlunge")
Pleuritis exsudativa	Verschattung im Pleuraraum durch Pleuraerguss, im Verlauf ggf. pleuroperikardiale und pleurodiaphragmale Verschwielungen
exsudative Tuberkulose	konfluierende Infiltrate (ähnlich der Bronchopneumonie)
käsige Pneumonie	homogene Verschattung eines Lungensegments
Tuberkulome	glatt begrenzte, häufig verkalkte Rundherde (häufig in den Oberfeldern)
Kaverne	glatt begrenzte Ringschatten mit dünner Wandung und zentraler Aufhellung, evtl. Spiegelbildung, evtl. Nachweis eines ableitenden Bronchus
fibrozirrhotische Tuberkulose	Pleurakuppenschwielen mit apikalen Narbensträngen

Mykobakterien beobachtet. Ein **negativer Tuberkulintest** macht eine Tuberkulose zwar **unwahrscheinlich**, schließt sie aber nicht aus. Ursachen für **falsch negative Ergebnisse** sind:

- frische Tbc-Infektionen (Tuberkulintest wird erst 8 Wochen nach Infektion positiv)
- hoch akute systemische Auseinandersetzung des Körpers mit dem Erreger z. B. bei Miliar-Tbc (tuberkulöse Meningitis) oder Landouzy-Sepsis (Menge des Referenzproteins reicht nicht aus, um aktivierte T-Gedächtniszellen an den Ort der Applikation zu locken)
- anerge Reaktionslage des Organismus, z. B. bei angeborener Immunschwäche, immunsuppressiver Therapie (z. B. nach einer Organtransplantation), AIDS, Maserninfektion
- konsumierende Erkrankungen, z. B. Morbus Hodgkin und Non-Hodgkin-Lymphome, Sarkoidose
- 6 Wochen nach Lebendimpfungen sowie im hohen Alter.

Interferon-γ-Test: Der INF-γ-Test (= Interferon-γ-Release Assay) misst die IFN-γ-Ausschüttung aus sensibilisierten T-Lymphozyten nach In-vitro-Stimulation mit Mycobacterium-tuberculosis-spezifischen Antigenen. Im Gegensatz zum Tuberkulinhauttest kann er also **spezifisch** eine Auseinandersetzung mit Mycobacterium tuberculosis nachweisen (→ keine Interferenz mit atypischen Mykobakterien und BCG-Impfstamm). Aufgrund seiner hohen Spezifität hat er den Tuberkulinhauttest heute weitestgehend abgelöst.

Bildgebende Diagnostik: Durch den zumeist asymptomatischen Verlauf wird das Primärstadium der Tbc selten radiologisch erfasst. Daher sind meist klinisch apparente Komplikationen Anlass für eine radiologische Untersuchung. Die wichtigsten Befunde zeigt Tab. 3.15. Für die Beurteilung gilt grundsätzlich:

- „weiche" unscharf begrenzte Infiltrate sind typisch für die frische Infektion
- „harte", verkalkte Infiltrate deuten auf eine alte (abgeheilte) Infektion hin.

Labor und Erregerdiagnostik: Im Labor zeigt sich eine Erhöhung der allgemeinen Entzündungsparameter. Die Blutkultur ist nicht Erfolg versprechend. Goldstandard zur Diagnosesicherung ist der **kulturelle Nachweis säurefester Stäbchen** in Sputum, Magensaft (nüchtern!) mittels bronchioalveolärer Lavage, Bürstenbiopsie oder Lungenbiopsie sowie in Urin, Liquor oder Pleurapunktat. Üblich ist die Untersuchung von 3 Proben an 3 aufeinanderfolgenden Tagen. Anschließend wird das gewonnene Material mikrobiologisch untersucht. Die wichtigsten Methoden zur Erregerdiagnostik (Mikroskopie, Kultur, PCR) zeigt Tab. 3.16.

3.23 Tuberkulose

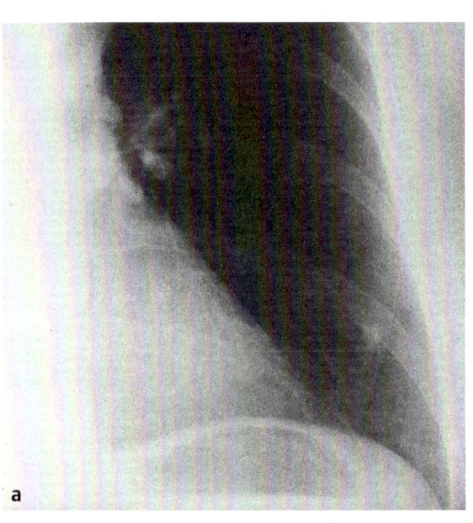
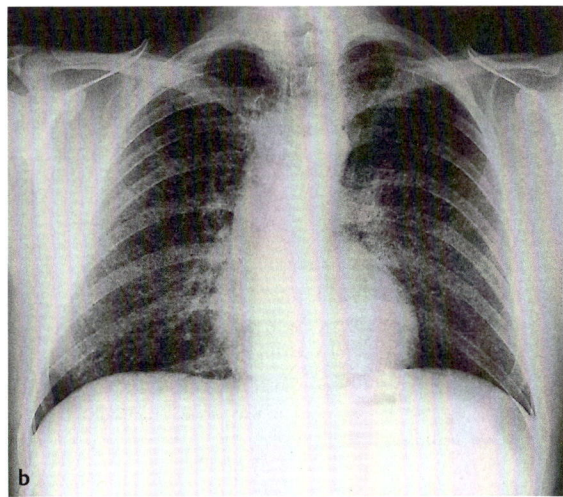

Abb. 3.11 **Radiologische Befunde bei Tuberkulose. a** Verkalkter Primärkomplex mit verkalkten Hiluslymphknoten. **b** Miliartuberkulose. (aus:. Reiser,. Kuhn, Debus, Duale Reihe Radiologie, Thieme, 2011)

Tab. 3.16 Erregerdiagnostik bei Tuberkulose

Verfahren	Bewertung
Mikroskopie (nach Anreicherung, Ziehl-Neelsen- oder Fluoreszenzfärbung)	• **Vorteile**: schnell durchführbar, schneller Nachweis, ob Patient infektiös ist (= offene Tbc [S. A539]) • **Nachteile**: keine Differenzierung zwischen typischen und atypischen Mykobakterien, negatives Ergebnis schließt die Tuberkulose nicht aus, da Nachweisbarkeitsgrenze bei 10^4 Bakterien/ml liegt
Kultur mit Resistogramm	• **Vorteile**: positive Kultur beweist die Tbc, liefert genaue Aussagen über Art und Resistenz der Mykobakterien • **Nachteile**: lange Dauer (Festmedium: 3–6 Wochen, Flüssigkultur: 1–2 Wochen [BACTEC-Verfahren]), negative Kultur schließt Tbc nicht völlig aus
PCR	• **Vorteile**: sehr spezifisch und sensitiv, gelingt innerhalb von 1–2 Tagen, • **Nachteile**: kostenintensiv, hohe Anfälligkeit für Verunreinigungen (→ Bestätigung durch Kontrolle aus 2. Probe), keine Differenzierung zwischen abgelaufener und aktiver Infektion

Aktivitätszeichen: Anzeichen für eine floride Lungentuberkulose sind:
- Klinik (Fieber, trockener Husten oder Auswurf, Hämoptoe, Schmerzen)
- positiver Erregernachweis im Direktpräparat
- Größenänderung eines Rundherdes im Verlauf (von 6 Monaten)
- Kaverne mit Ableitungsbronchus im Röntgen-Thorax
- radiologisch weiche Infiltrate
- Begleitpleuritis.

Differenzialdiagnosen:
- DD der **B-Symptomatik**: maligne Erkrankungen, Vaskulitiden, andere Infektionserkrankungen
- DD des **röntgenologischen Rundherds**: s. Atmungssystem [S. A176]
- DD des **Granuloms**: nicht verkäsendes epitheloidzelliges Granulom bei Sarkoidose.

Therapie: Eine aktive Tuberkulose muss stets therapiert werden! **Namentliche Meldepflicht** besteht bei:
- behandlungsbedürftiger Erkrankung
- Erregernachweis
- Tod
- Therapieverweigern
- Therapieabbruch.

Ein stationärer Aufenthalt ist bei Patienten mit „offener Tbc", Mehrfachresistenzen, fraglicher Compliance oder mangelnder ambulanter Versorgung indiziert. Patienten mit einer offenen Lungentuberkulose müssen isoliert werden.

> **MERKE** Von einer „**offenen**" Tbc spricht man, wenn die Erreger in Proben nachgewiesen werden, die auf „natürlichem Weg" nach außen gelangen können (z. B. Sputum, Urin)!

Allgemeinmaßnahmen: Entscheidend ist die Behandlung der **abwehrschwächenden Grunderkrankung** (z. B. HAART bei HIV-Infektion) und – soweit möglich – die Beseitigung aller resistenzmindernden Umstände (z. B. Alkohol- und Nikotinabstinenz, ausreichende Ernährung). Bei starkem Husten werden Antitussiva eingesetzt, um die bakterielle Streuung zu vermindern.

Antituberkulotische Therapie: Die Tuberkulosebehandlung wird immer als **kombinierte Antibiotikatherapie** durchgeführt, da während des notwendigen langen Behandlungszeitraums (i. d. R. 6 Monate) die Gefahr einer Resistenzentwicklung besteht (bei kombinierter Gabe mehrerer Antituberkulotika ist es sehr unwahrscheinlich, dass ein Bakterium Resistenzmechanismen gegen alle Substanzen entwickelt).

Die Therapie verläuft in 2 Phasen:
- **Initialphase:** In den ersten 2 Monaten erhält der Patient eine Kombination von 4 Antituberkulotika. Eingesetzt

werden die Antituberkulotika der 1. Wahl Isoniazid, Rifampicin, Ethambutol und Pyrazinamid (Tab. 3.17). Streptomycin wird seltener eingesetzt.
- **Stabilisierungsphase:** Im Anschluss wird die Therapie für weitere 4 Monate mit einer 2er-Kombination fortgesetzt (i. d. R. Isoniazid und Rifampicin).

Die Therapie muss ebenso eingeleitet werden, wenn anhand des klinischen und röntgenologischen Bildes der dringende Verdacht auf eine aktive Tuberkulose besteht (auch ohne Erregernachweis).

Die **Gesamttherapiedauer** bei **unkomplizierter Erstinfektion** beträgt **6 Monate**, bei immunsupprimierten Patienten, Rezidiven oder Komplikationen 9–12 Monate. Bei Erhalt der Resistenzergebnisse und nachgewiesener Medikamentenempfindlichkeit kann von der 4-fach- auf eine 3-fach-Therapie (INH, RMP, PZA) umgestellt werden. Nach Therapieabschluss wird der Patient 2 Jahre lang überwacht (bei Risikofaktoren länger).

Bei Resistenzen oder Kontraindikationen gegenüber Erstrangmedikamenten oder bei Tuberkuloserezidiven muss auf **Antituberkulotika der 2. Wahl** mit weniger guter Wirkung und/oder stärkeren Nebenwirkungen übergegangen werden. Diese Medikamente fordern eine deutlich längere Gesamtbehandlungszeit (18–24 Monate):
- Protionamid
- Cycloserin
- Amikacin/Kanamycin
- Moxifloxacin
- Paraaminosalicylsäure (PAS).

Eine ergänzende initiale Behandlung mit **Kortikosteroiden** kann bei tuberkulöser Meningitis, Perikarditis und Nebenniereninsuffizienz nötig sein.

Aufgrund zahlreicher Wechselwirkungen mit der antiretroviralen Therapie sollten HIV-Patienten nur von erfahrenen Spezialisten antituberkulotisch behandelt werden. Gerade bei Malabsorption und Diarrhö können Serumspiegelbestimmungen der Antituberkulotika notwendig werden.

Ein großes Problem ist die Zunahme resistenter Tuberkulosestämme. In Deutschland liegt die Monoresistenzrate bei ca. 10%, was bei adäquater Kombinationstherapie unproblematisch ist. Während **multiresistente Tuberkulosestämme** (**MDR** = **m**ulti**d**rug **r**esistant **t**uberculosis) mit Resistenzen gegenüber INH und RMP in Deutschland derzeit bei nur 2% der Patienten beobachtet werden, werden weltweit etwa 50 Millionen MDR-TB-Infizierte geschätzt (v. a. Staaten der ehemaligen Sowjetunion, aber auch Afrika, Zentral- und Südamerika). Hier werden inzwischen auch sog. **hoch resistente Tuberkulosestämme** (**XDR** = e**x**tensively **d**rug-**r**esistant tuberculosis) beobachtet, die zusätzlich Unempfindlichkeiten gegenüber Zweitrangmedikamenten (Fluorchinolone und Aminoglykoside wie Amikacin oder Kanamycin) zeigen. Insbesondere in Entwicklungsländern hat sich die „Directly Observed Therapy" (**DOT**) bewährt (kontrollierte Medikamenteneinnahme unter Beobachtung).

Operative Therapie: Bei erfolgloser antituberkulostatischer Therapie (z. B. große Kavernen, MDR) werden chirurgische Resektionsverfahren angewendet (s. Chirurgie [S. B192]).

Prognose: Bei rechtzeitiger und konsequenter antituberkulostatischer Behandlung heilen die meisten Tuberkulosefälle aus. Die Prognose verschlechtert sich bei:

Tab. 3.17 Antituberkulotika der 1. Wahl

Substanz	Nebenwirkungen	Kontraindikationen	Besonderheiten
Rifampicin (RMP)	hepatotoxisch (Transaminasen ↑, selten Hepatitis), Cholestase, selten anaphylaktische Reaktion, Thrombozytopenie, Flu-Syndrom	Lebererkrankung, Gravidität u. a.	starker Enzyminduktor (CYP450): Wirkung von Cumarinen, Theophyllin, Steroiden, oralen Kontrazeptiva ↓; zahlreiche WW (wichtig: mit Proteinaseinhibitoren und NNRTI bei HIV-Infektion); Rotfärbung von Körpersekreten (**Cave:** Kontaktlinsen); regelmäßige Kontrolle der Transaminasen und Cholestaseparameter
Isoniazid (INH)	hepatotoxisch (Transaminasen ↑, selten Hepatitis), Polyneuropathie, Krampfauslösung bei Epilepsie (gut liquorgängig)	Leberschäden, Polyneuropathie, Epilepsie u. a.	Leberenzyminduktion (Wirkung von Cumarinen, Theophyllin, Steroiden, oralen Kontrazeptiva ↓); Prophylaxe der Polyneuropathie durch simultane Vitamin-B$_6$-Substitution; regelmäßige Kontrolle der Transaminasen
Pyrazinamid (PZA)	hepatotoxisch (Transaminasen ↑, Hepatitis), nephrotoxisch, Flush, Myopathie, Arthralgie, Hyperurikämie mit Gefahr des Gichtanfalls u. a.	Lebererkrankungen, Niereninsuffizienz, Gicht, Gravidität	regelmäßige Kontrolle der Harnsäure, Transaminasen und Kreatinin!
Ethambutol (EBM)	selten retrobulbäre Neuritis (Farbenblindheit, Visus ↓, zentrale Skotome), nephrotoxisch	Sehstörungen, Niereninsuffizienz	regelmäßige ophthalmologische Kontrollen (Farbensehen und Visus!), regelmäßige Kreatininkontrolle
Streptromycin (SM)	oto- und nephrotoxisch, nicht liquorgängig!	Nierenerkrankungen, Streptomycinallergie, Akustikus-/Vestibularisschädigung, Gravidität	regelmäßige Kontrolle der Nieren-, Vestibularis- und Akustikusfunktion (Audiogrammkontrollen); keine Kombination mit Aminoglykosiden; nur parenteral applizierbar (schlecht geeignet für ambulante Langzeittherapie)

- eingeschränkter Compliance
- Vorliegen von Mehrfachresistenzen
- schweren Begleiterkrankungen und
- hohem Alter.

Prophylaxe: Zu den wichtigsten prophylaktischen Maßnahmen zählen:
- rasche Identifizierung und effektive Behandlung erkrankter und kontagiöser Patienten
- Einhaltung der Hygiene-, Desinfektions- und Sterilisationsvorschriften
- Umgebungsuntersuchungen für enge Kontaktpersonen eines Tbc-Indexfalls
- Chemoprävention mit INH für 6 Monate bei Patienten mit frischer Tuberkulinkonversion.

Besteht der V. a. eine offene Tuberkulose, müssen besondere Schutzmaßnahmen getroffen werden (Patientenisolierung, Schutzmasken, Desinfektion, Besuchsregelungen). Verschärfte Schutzmaßnahmen gelten bei Infektion mit multiresistenten Keimen. Patienten, bei denen säurefeste Stäbchen mikroskopisch nachgewiesen wurden, dürfen Gemeinschaftseinrichtungen erst wieder betreten, wenn nach Beginn einer wirksamen antituberkulostatischen Therapie in 3 aufeinanderfolgenden Proben (Sputum, Magensaft oder Bronchialsekret) mikroskopisch keine Mykobakterien mehr nachweisbar sind.

MERKE Die BCG-Impfung wird seit 1998 nicht mehr von der STIKO empfohlen.

3.24 Yersinien-Infektionen

3.24.1 Yersiniose

Erreger: In Europa wird die Yersiniose am häufigsten durch **Yersinia enterocolitica** (s. Mikrobiologie [S. C618]), in Osteuropa durch **Yersinia pseudotuberculosis** (s. Mikrobiologie [S. C618]) ausgelöst. Yersinien sind bemerkenswert resistent gegenüber äußeren Einflüssen und noch bei 4 °C vermehrungsfähig (**Cave:** Kühlschrank!). Yersinia pestis (s. Mikrobiologie [S. C617]) ist der Erreger der Pest [S. A543].

Epidemiologie: Yersinien sind für etwa 1–2 % der Durchfallerkrankungen in Europa verantwortlich. Der Gipfel liegt im Januar.

Übertragung und Inkubationszeit: Das Erregerreservoir liegt im Tierreich. Die wichtigste Infektionsquelle sind Säugetiere (v. a. Schweine) und kontaminierte Tierprodukte (Milch, rohes Fleisch). Die Inkubationszeit beträgt 2–5 Tage.

Pathogenese: Nach oraler Aufnahme durchdringen die Erreger das Epithel des Ileums in transzytotischen Vesikeln, werden in der Submukosa von Makrophagen aufgenommen und in die regionären Lymphknoten transportiert (**akute Lymphadenitis mesenterica**).

Klinik: Eine Infektion mit Yersinia enterocolitica führt i. d. R. zu einem selbstlimitierenden Krankheitsverlauf mit Fieber, wässrigen, z. T. blutigen Diarrhöen und Abdominalkoliken (**enterokolitische Verlaufsform**; DD: Morbus Crohn). Yersinia pseudotuberculosis kann zu einer akuten Lymphadenitis mesenterica führen, die mit abdominellen Schmerzen einhergeht, die häufig im rechten Unterbauch lokalisiert sind (**pseudoappendizitische Verlaufsform**; DD: akute Appendizitis). Nach 2–3 Tagen klingen die Symptome ab. In Einzelfällen werden prolongierte Diarrhöen beobachtet.

Komplikationen: Eine **Yersinien-Sepsis** ist selten, verläuft aber schwer und in über 50 % letal. Sie kommt v. a. bei Immunsupprimierten und Patienten mit Eisenüberladung (→ gestörte Makrophagenfunktion) vor (z. B. Hämochromatose, chronische Hämolyse). Weitere seltene Komplikationen sind:
- Darmperforation
- Invagination
- Cholangitis
- extraintestinale Abszedierung.

Postinfektiöse Komplikationen (meist HLA-B27-assoziiert) sind die reaktive Arthritis, Karditis, Erythema nodosum und die Reiter-Trias.

Diagnostik: Der Keimnachweis erfolgt in **Stuhlkulturen** (Spezialmedien). Der **Antikörpernachweis** und Titerverlauf ist besonders bei extraintestinalen Manifestationen wichtig. Bei negativem Stuhlbefund und postiven AK-Titern muss differenzialdiagnostisch eine Brucellose wegen Kreuzreaktivität (Serotyp O:9) ausgeschlossen werden.

Therapie: Bei unkomplizierter Gastroenteritis hat eine antibiotische Therapie keinen Effekt auf den Verlauf. Bei Sepsis oder extraintestinaler Infektion sollte eine 3-wöchige Antibiose mit Ciprofloxacin (bei Kindern Cotrimoxazol) oder einem Gruppe-3-Cephalosphorin eingeleitet werden.

Die symptomatische Therapie wird an die Schwere der Klinik angepasst.

3.24.2 Pest

Erreger: Erreger der Pest (lat. pestis: Seuche, Verderben) ist **Yersinia pestis** (s. Mikrobiologie [S. C617]).

Epidemiologie: In Europa gilt die Pest als ausgerottet. Endemisch ist sie nach wie vor in Teilen Südostasiens, Ostafrikas und Amerikas.

Übertragung und Inkubationszeit: Erregerreservoir sind Nagetiere (Ratten). Die Übertragung auf den Menschen erfolgt über Nagetier- und Menschenflöhe (Xenopsylla cheopsis, X. brasiliensis) oder – bei der Pestpneumonie – durch Tröpfcheninfektion von Mensch zu Mensch. Die Inkubationszeit hängt vom Übertragungsmodus ab (s. u.).

MERKE Namentlich meldepflichtig sind Verdacht, Erkrankung und Tod sowie der direkte und indirekte Nachweis von Yersinia pestis.

Klinik und Komplikationen: Abhängig vom Übertragungsmodus werden 2 Formen der Pest unterschieden:

Beulenpest: Bei der Beulen- oder Bubonenpest entwickelt sich nach einer Inkubationszeit von 2–6 Tagen eine akute, sehr schmerzhafte Entzündung der regionalen Lymphknoten (= Bubonen) proximal der Flohbissstelle (meist in der Leiste), die zu Einblutungen und Abszedierung neigt. Ein geschwüriger Zerfall der Lymphknoten ist möglich. Unbehandelt geht die Bubonenpest praktisch immer in eine **Pestsepsis** mit Fieber, Schock und Verbrauchskoagulopathie mit Purpura und massiven Ekchymosen (Name: „schwarzer Tod"!) über. Der Verlauf ist **häufig letal**.

Lungenpest: Die Pestpneumonie entwickelt sich entweder durch Bakteriämie im Verlauf der Beulenpest oder wird durch direkte Tröpfcheninfektion von Mensch zu Mensch (= **primäre Lungenpest**) übertragen. Nach einer sehr kurzen Inkubationszeit (1–2 Tage) kommt es zu einem perakuten Beginn mit Dyspnoe, Zyanose und Husten. Später entwickelt sich ein Lungenödem mit hämorrhagischer Bronchopneumonie und Kreislaufversagen, das **unbehandelt immer tödlich** (2.–5. Tag) verläuft. Wegen der **raschen Ausbreitung** von **Pestepidemien** ist die Lungenpest von außerordentlicher epidemiologischer Bedeutung. Die Ansteckungsfähigkeit besteht während der ganzen Zeit der Erkrankung.

Diagnostik: Die Diagnose wird zunächst **klinisch** gestellt und **später bakteriologisch** gesichert. Methode der Wahl ist die **Kultur** aus Bubonenpunktat, Sputum (Lungenpest), Blut und/oder Liquor. Die Materialien sind hoch infektiös und dürfen nur in Hochsicherheitslaboratorien verarbeitet werden! Direkt können die Erreger **mikroskopisch** im Bubonenaspirat oder Sputum nach Wayson- oder Giemsa-Färbung nachgewiesen werden. Ein Antikörpernachweis ist mittels IHA oder ELISA möglich, für die Akutdiagnostik allerdings nicht geeignet.

Therapie: Wirksame Antibiotika sind Doxycyclin, Streptomycin oder Gentamicin.

Prophylaxe: Zur Verfügung stehen:
- **Expositionsprophylaxe** (Schutzkleidung, Rattenbekämpfung, Insektizide zur Flohbekämpfung, Patientenisolierung)
- **Chemoprophylaxe** mit Doxycyclin (2 × 100 mg/d p. o. für 7 d), Trimethoprim/Sulfamethoxazol oder Ciprofloxazin
- **Totimpfstoff** nur bei Hochrisikopatienten (z. B. Labor), da erhebliche Nebenwirkungen (in Deutschland nicht zugelassen).

4 Virale Infektionskrankheiten

4.1 Hantavirus-Infektionen

Erreger: Die in Europa auftretenden Hantavirusinfektionen werden v. a. durch die Serovare Hantaan und Puumula ausgelöst (s. Mikrobiologie [S. C677]).

Epidemiologie: Hantavirusinfektionen (Hantavirosen) sind weltweit verbreitet, treten aber v. a. in Südostasien auf. Ihre Verbreitung hängt maßgeblich von den Reservoirwirten in den jeweiligen Nagetierpopulationen (Ratten und Mäuse) ab. In Europa treten Hantavirosen am häufigsten in Skandinavien, Süddeutschland, den Ardennen und Bosnien auf (**Tab. 4.1**).

Übertragung und Inkubationszeit: Die Viren werden durch **Einatmen** virushaltiger Ausscheidungen (Stäube) **infizierter Nagetiere** (Mäuse und Ratten), seltener durch Bisse übertragen. Eine Übertragung von Mensch zu Mensch ist wahrscheinlich möglich. Besonders gefährdet sind Jäger, Soldaten, Wald- und Landarbeiter. Die **Inkubationszeit** liegt, abhängig vom jeweiligen Serovar, zwischen 2–4 Wochen.

Pathogenese: Das Virus führt zu einer Endothelzellschädigung, gefolgt von einer immunologischen Wirtsreaktion mit vaskulärer Dysfunktion mit intravasaler Koagulation und Gerinnungsstörungen (→ Hämorrhagien, Organversagen).

Klinik und Komplikationen: Eine Übersicht über die Hantavirosen gibt **Tab. 4.1**.

Diagnostik: Die ausführliche **Anamnese** (Beruf, Freizeitaktivitäten) kann im Hinblick auf die recht unspezifische initiale Klinik wegweisend sein. Die Diagnose wird **serologisch** durch Nachweis spezifischer IgM- (zwischen 8. und 25. Tag p. i.) und IgG-Antikörper (ab 14. Tag p. i.) im ELISA oder Immunfluoreszenztest gestellt. Der Nukleinsäurenachweis (mittels RT-PCR) aus Urin oder Biopsiematerial ist auch nach längerer Zeit noch möglich, dient aber v. a. der Typisierung.

MERKE Bei unklaren Lungen- und Nierenerkrankungen sollte an eine Hantavirus-Infektion gedacht und diagnostisch abgeklärt werden.

Differenzialdiagnosen: Differenzialdiagnostisch muss v. a. an **virusbedingte hämorrhagische Fieber** [S. A559], die

Tab. 4.1 Hantavirosen

	hämorrhagisches Fieber mit renalem Syndrom (HFRS)	Nephropathia epidemica	Hantavirus pulmonary Syndrome (HPS)
Serovar	Hantaan	Puumala	Sin Nombre (gehört zur Puumalagruppe)
Epidemiologie	Südostasien und -europa	häufigste Manifestation einer Hantavirusinfektion in Europa (in Deutschland: > 90 %)	USA, Kanada
Klinik	3 Krankheitsphasen: • akuter Beginn mit hohem Fieber, Schüttelfrost, Kopf-, Muskel- und Bauchschmerzen, Lumbalgien, evtl. Konjunktivitis • interstitielle Nephritis mit Proteinurie, Hämaturie, Oligurie, Retentionsparameter, Thrombopenie mit Blutungsstörungen, Hypotension mit Schockgefahr • polyurische Phase mit Normalisierung der Nierenfunktion	häufig oligo- oder asymptomatisch; in 5–10 % plötzlich auftretendes Fieber mit Petechien, Lumbalgie, Bauch- und Kopfschmerzen, Nephropathie mit Oligurie, Proteinurie, Hämaturie und Leukozyturie (i. d. R. spontane Restitution nach polyurischer Phase)	Fieber, Myalgien, Übelkeit, interstitielle Pneumonie, Lungenödem, hämorrhagische Pneumonie
Komplikationen	hämorrhagische Diathese, Multiorganversagen (Lungenödem, Schock, ANV)	ggf. ANV	ARDS
Prognose	Letalität: ca. 5–10 %	Letalität < 0,2 %	Letalität: ca. 50 %.

Leptospirose [S. A534] und **Rickettsiosen** [S. A534] gedacht werden.

Therapie: Ein Therapieversuch mit **Ribavirin** ist sinnvoll. Ansonsten erfolgt die Therapie in Abhängigkeit von der Klinik (Komplikationen wie ANV und ARDS!) supportiv.

Prophylaxe: Da noch kein Impfstoff verfügbar ist, besteht nur die Möglichkeit der **Expositionsprophylaxe** (Handschuhe, Nasen-Mund-Schutz, Hygienemaßnahmen u. a.). Eine Isolierung Erkrankter ist nicht notwendig.

Meldepflicht: Nach § 6 und § 7 (namentliche Meldung bei Krankheitsverdacht, Erkrankung sowie Tod und bei direktem oder indirektem Erregernachweis).

4.2 Hepatitiden

Siehe Verdauungssystem [S. A267].

4.3 Herpes labialis und Herpes genitalis

Erreger: Die Erkrankungen werden durch das Herpes-simplex-Virus ausgelöst. Man unterscheidet die beiden Serotypen **HSV-1** und **HSV-2** (s. Mikrobiologie [S. C681]). Während sich eine Infektion mit HSV-1 in erster Linie an Mundschleimhaut und Lippen manifestiert, rufen Infektionen mit HSV-2 Haut- und Schleimhautaffektionen im Genitalbereich hervor. Rund ein Drittel bis die Hälfte der Herpes-genitalis-Erkrankungen wird heute aufgrund der Zunahme oralen Geschlechtsverkehrs von HSV-1 hervorgerufen.

Epidemiologie: HSV-1 ist weltweit verbreitet und eine der häufigsten Virusinfektionen des Menschen. Die Durchseuchung beginnt im Kindesalter und liegt im Erwachsenenalter bei > 95 %. Der Mensch ist der einzige natürliche Wirt von HSV. Die Durchseuchung mit HSV-2 beginnt (anders als bei HSV-1) erst in der Pubertät mit dem Beginn der sexuellen Aktivität.

Übertragung und Inkubationszeit: HSV-1 wird meistens über infizierten Speichel übertragen. Eine Übertragung ist nur bei engem Körperkontakt (z. B. Küssen) möglich, da die Viren sehr empfindlich gegenüber Umwelteinflüssen sind. HSV-2 wird v. a. während des **Geschlechtsaktes** durch Kontakt mit virushaltigem Sekret (Schmierinfektion) oder **diaplazentar** bzw. **perinatal** übertragen. Die Inkubationszeit liegt zwischen 1 und 26 Tagen (i. d. R. 3–7 Tage).

Pathogenese und klinische Pathologie: Die HS-Viren gelangen über die Schleimhäute in den Organismus und befallen die Haut- und Schleimhautzellen. Nach der Primärinfektion gelangt das Virus in die Nervenzellen, wandert von dort retrograd in die assoziierten **Ganglien** (HSV-1: Ganglion trigeminale, HSV-2: lumbosakrale Ganglien), wo es bei 60 % der Infizierten **lebenslang persistiert**. Die **Primärinfektion** verläuft häufig symptomarm. Selten tritt eine starke **Entzündungsreaktion** mit regionaler Lymphadenitis und systemischen Entzündungszeichen auf. Bei der HSV-1-Infektion kommt es zur herpetischen Gingivostomatitis, bei HSV-2 zum Herpes genitalis. Typisch sind die **gruppiert** angeordneten **Bläschen** auf **erythematösem Grund**. Histologisch imponieren eine vakuolisierende Degeneration der Epidermalzellen mit Virusriesenzellen und eine intraepidermale Blasenbildung. Das Zytoplasma virusinfizierter Zellen ist homogen stahlblau, die Nuclei enthalten Einschlüsse (sog. **Cowdry-Körper**). Die Bläschen trüben ein und trocknen unter Krustenbildung nach 3–4 Tagen aus. Nach ca. 8–10 Tagen heilen die betroffenen Stellen ohne Narbenbildung ab. Bei entsprechenden Stimuli (Stress, Immunschwäche etc.) kann die Infektion **reaktiviert** werden. Das Virus wandert wieder in die Peripherie und infiziert erneut Haut- und Schleimhautzellen (HSV-1: Herpes labialis, HSV-2: Herpes genitalis).

Klinik: Die **Primärinfektion** mit HSV-1 tritt meist im **Kleinkindesalter** auf. Sie verläuft i. d. R. asymptomatisch, kann sich aber auch als **Stomatitis aphthosa** (Gingivostomatitis herpetica, Abb. 4.1) manifestieren: Bläschen und Aphthen in Mund und Rachen, die konfluieren und zum Teil zerplatzen, Foetor ex ore, Hypersalivation, Schmerzen und Schluckbeschwerden. Begleitend kann es zu Fieber und einer Lymphadenopathie im Halsbereich kommen. Die Erkrankung verläuft in der Mehrzahl der Fälle innerhalb von 5–7 Tagen selbstlimitierend. Verschiedene **Provokationsfaktoren** (UV-Licht, mechanische und psychische Traumen, Stress u. a.) und/oder ein **supprimiertes Immunsystem** können zu einer **endogenen Reaktivierung** in loco oder an anderer Stelle führen. Die Reaktivierung wird vom Patienten häufig als Jucken oder Brennen empfunden. Die häufigste Form der Exazerbation ist der **Herpes labialis**, der durch schmerzhafte, mit klarer Flüssigkeit gefüllte Bläschen an Lippen und perioral gekennzeichnet ist, die im Verlauf verschorfen und narbenlos abheilen. Bei etwa 15–30 % der Bevölkerung kommt es zu chronisch-rezidivierenden Verläufen, die zwar nur wenige Tage andauern, aber gehäuft auftreten und zu einer erheblichen psychosozialen Belastung für die Betroffenen werden können.

Die **Primärinfektion** mit HSV-2 (Herpes genitalis bzw. Vulvovaginitis herpetica bei Frauen und Herpes progenitalis bei Männern) verläuft nur in 1 % der Fälle symptomatisch (häufiger bei Frauen). Nach einem uncharakteristischen Prodromalstadium entwickeln sich perigenital auf der entzündlich geröteten und ödematös geschwollenen (Schleim-)Haut stecknadelkopfgroße, gruppiert stehende und mit Sekret gefüllte **Bläschen**, die erodieren und verkrusten. Die Effloreszenzen werden häufig von leichtem Fieber, Dysurie und einer schmerzhaften Lymphadenitis begleitet und sind schmerzhaft. 8–12 Tage nach Symptombeginn heilt die Erkrankung i. d. R. folgenlos ab. Auch die **endogene Reaktivierung** manifestiert sich unter dem Bild des Herpes genitalis, die Ausdehnung der Hautläsionen ist aber begrenzter und rascher regredient als bei der Primärinfektion.

> **MERKE** Infektionen mit HSV-2 rezidivieren etwa 10-mal häufiger als mit HSV-1.

Diagnostik: Die HSV-1-Infektion ist i. d. R. eine **Blickdiagnose**, sodass eine weitere Diagnostik (Nukleinsäurenachweis mittels PCR aus Liquor, Bläscheninhalt oder Gewebe) lediglich **in unklaren Fällen** oder bei **Komplikationen** angestrebt wird. Die Serologie spielt aufgrund der hohen Durchseuchungsrate keine Rolle.

Der **Tzanck-Test** ist eine zytologische Untersuchungsmethode, bei der vom Bläschengrund ein Ausstrichpräparat angefertigt wird. Hinweisend auf eine HSV-Infektion ist das Auftreten mehrkerniger Riesenzellen. Leider ist die Spezifität dieses Verfahrens gering, da andere Virusinfektionen ebenso mit einer Riesenzellbildung einhergehen (z. B. CMV).

> **MERKE** Mehr als 4 Rezidive pro Jahr sollten an eine Immunsuppression denken lassen und gezielt abgeklärt werden.

Komplikationen: Mögliche Komplikationen bei schlechter Abwehrlage und/oder unzureichender Therapie können sein:
- **Herpes-simplex-Enzephalitis:** schwere Meningoenzephalitis mit häufig letalem Ausgang (s. Neurologie [S. B945])
- **Eczema herpeticatum:** Herpesinfektion auf einem vorbestehenden Ekzem (z. B. atopisches Ekzem). Dabei entsteht eine Vielzahl dicht stehender, geröteter, oft schmerzhafter Vesikel, häufig begleitet von Allgemeinsymptomen wie Fieber und Schwäche. **Cave:** niemals akut Kortisonpräparate applizieren → Gefahr der Zustandsverschlechterung!
- **Herpes-Panaritium:** Kinder mit Stomatitis aphtosa, die Daumen lutschen
- **Herpes-Keratokonjunktivitis** (s. Augenheilkunde [S. B841]): Keratitis mit akut beginnenden Schmerzen, verschwommenem Sehen, Konjunktivitis und charakteristischen Läsionen in der Kornea
- **Herpes vegetans:** nekrotisierende, sich langsam und progredient ausbreitende Verlaufsform bei schlechter Abwehrlage (AIDS, Z. n. Organtransplantation)
- **Herpes neonatorum** (s. Pädiatrie [S. B514]): generalisierter Herpes des Neugeborenen.

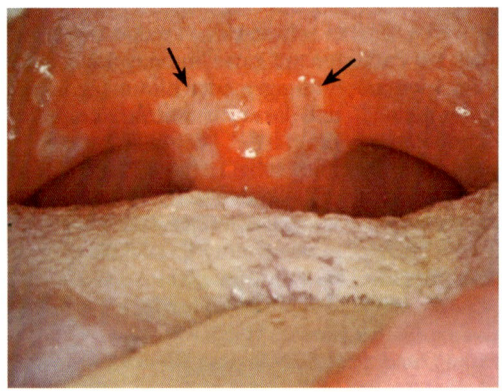
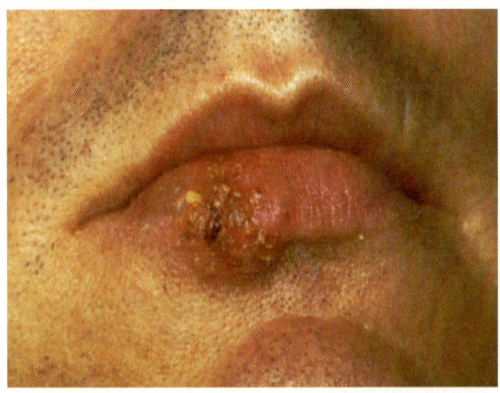

Abb. 4.1 **Herpes simplex Typ 1. a** Stomatitis aphthosa mit hochroten, äußerst schmerzhaften Ulzerationen am weichen Gaumen. **b** Effloreszenz an der Unterlippe. (a: aus Behrbohm et al., Kurzlehrbuch HNO, Thieme, 2009, b: aus Baenkler et al., Kurzlehrbuch Innere Medizin, Thieme, 2010)

Differenzialdiagnosen:
- **Impetigo contagiosa** (s. Pädiatrie [S. B517])
- **Angulus infectiosus:** schmerzhafter, schlecht heilender Mundwinkeleinriss, der ulzerieren und mit Krusten bedeckt sein kann
- **Herpangina** (durch Coxsackie A; s. HNO [S. B773]).

Therapie: Der Einsatz von Virostatika wie **Aciclovir**, **Famciclovir** und **Valaciclovir** ist nur dann sinnvoll, wenn er möglichst **frühzeitig** (während der Virusreplikation) erfolgt. Sie werden systemisch oder lokal bei schweren Verlaufsformen wie der Herpesenzephalitis, herpetischen Keratitis und Patienten mit Immunschwäche eingesetzt. Der Erkrankung kann phasenadaptiert medikamentös behandelt werden:
- Prodromalstadium (bemerkbar als Jucken): lokale Virostatika mehrmals täglich auftragen
- Vollbild des Herpes labialis: eintrocknende, antiseptische Maßnahmen (z. B. 0,05 % Zinksulfatlösung)
- Krustenstadium: Salbenbehandlung mit Dexpanthenol (Wundpflege).

Kortikosteroide dürfen nicht gegeben werden.

Prognose: Die Prognose der **lokalisierten Verlaufsform** ist **gut**. Komplikationen wie die Herpesenzephalitis oder generalisierte Verlaufsformen bei immunsupprimierten Patienten sind mit einer hohen Letalität verbunden.

Prophylaxe: Die wichtigste Prophylaxe bezüglich der endogenen Reaktivierung ist die **Stärkung** des **Immunsystems** (v. a. Meidung von Lichtexposition und Stress). Medizinisches Personal und Angehörige mit floridem Herpes labiales sollten Neugeborenen HSV-seronegativer Mütter (5–10%) nicht ohne Schutzmaßnahmen begegnen. Die Übertragung lässt sich durch sorgfältige Hygiene reduzieren. Bei Immunschwäche bzw. bei Säuglingen nach Kontakt mit Herpesviren kann eine Prophylaxe mit Aciclovir oder Famciclovir durchgeführt werden. Besteht zum Geburtstermin ein florider Herpes genitalis bzw. fand eine Neuansteckung innerhalb oder nach der 36. SSW statt, wird eine Sectio caesarea empfohlen.

4.4 Herpes zoster

Synonym: Gürtelrose

Erreger und Pathogenese: Erreger des Herpes zoster ist das Varicella-zoster-Virus (VZV, Familie der Herpesviren; s. Mikrobiologie [S. C682]). Herpes zoster ist die Zweiterkrankung nach einer **Varizelleninfektion** in der Vergangenheit (Windpocken). Näheres zu Varizellen s. Pädiatrie [S. B556]. Der Durchseuchungsgrad im Erwachsenenalter mit VZV beträgt > 95 %. Das Varicella-zoster-Virus **persistiert** in den **Spinalganglien** des **Rückenmarks** und wird bei **nachlassender zellulärer Immunität**, z. B. im Alter, bei Abwehrschwäche (HIV, immunsuppressive Therapie, Malignome), Stress, Röntgen- und UV-Strahlung oder Traumen reaktiviert. Der Altersgipfel liegt zwischen dem 60. und 70. Lebensjahr.

MERKE Herpes zoster wird immer durch eine **endogene Reaktivierung** latent persistierender Viren ausgelöst.

Klinik und Verlauf: Die Erkrankung beginnt häufig mit uncharakteristischen Symptomen wie Abgeschlagenheit und leichtem Fieber. Typisch ist das häufig einseitige, streifenartig angeordnete, zunächst makulopapulöse, später vesikulär-pustuläre **Exanthem**, das sich im Innervationsgebiet (**Dermatom**) eines (Zoster segmentalis, Abb. 4.2) oder mehrerer (Zoster multiplex unilateralis bzw. multiplex bilateralis) **sensorischer Spinalganglien** entwickelt. Es ist am häufigsten am Rumpf (Th_3–L_3), seltener am Kopf oder an den Extremitäten lokalisiert. Die Bläschen trocknen oder verkrusten mit der Zeit. Die Patienten klagen über **brennende Schmerzen** im Versorgungsgebiet der betroffenen Spinalnerven. Der Zoster heilt i. d. R. innerhalb von 2–3 Wochen ab, kann jedoch rezidivieren. Besondere Manifestationen sind:
- **Zoster oticus** (Ramsay-Hunt-Syndrom; s. HNO [S. B807]): Befall des Ganglion geniculi mit Bläschen im Bereich des Gehörgangs und der Ohrmuschel, Ohrenschmerzen, Hörminderung, Schwindelgefühl, Gleichgewichtsstörungen und Fazialisparese
- **Zoster ophthalmicus** (s. Augenheilkunde [S. B833]): Befall des N. trigeminus mit Hornhautulzerationen und Sehnervenbeteiligung
- **Zoster-Meningoenzephalitis** mit vorübergehenden Lähmungen, Sensibilitätsstörungen und Bewusstseinstrübungen
- **Zoster generalisatus** mit Beteiligung innerer Organe (hohe Letalität)
- **Zoster gangraenosus** mit schwerem Verlauf mit Nekrose am Blasengrund.

Komplikationen: Bei fast 70 % der älteren Patienten entwickelt sich die sog. **Postzosterneuralgie** (Allodynie). Sie entsteht vermutlich durch eine dauerhafte Schädigung der betroffenen Nerven. Typisch sind schwere, häufig brennende Schmerzen, die evtl. lebenslang anhalten können.

Diagnostik: Das typische Exanthem ermöglicht in vielen Fällen eine **Blickdiagnose**. In den ersten 3 Tagen nach

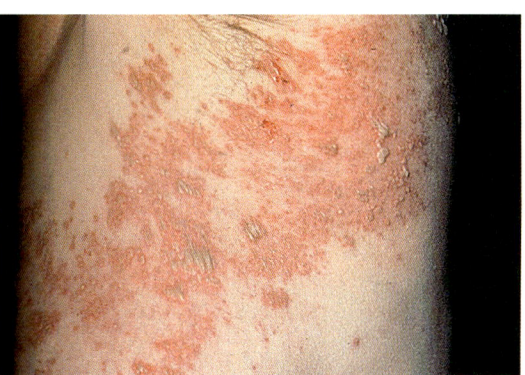

Abb. 4.2 Herpes zoster. Ausgeprägte Effloreszenzen am linken Thorax. (aus: Moll, Duale Reihe Dermatologie, Thieme, 2010)

Exanthemausbruch kann das **Virus direkt** im **Bläscheninhalt** mittels Tzanck-Test [S.A546] oder Elektronenmikroskopie nachgewiesen werden. Die Serologie spielt aufgrund der hohen Durchseuchung keine Rolle. Bei schweren Verläufen und diagnostischer Unsicherheit kann die Virus-DNA mithilfe der PCR nachgewiesen werden.

Differenzialdiagnosen: Differenzialdiagnostisch sollten die in **Tab. 4.2** genannten Erkrankungen in Betracht gezogen werden.

Therapie: Die Therapie des **unkomplizierten** (lokalen) Herpes zoster erfolgt **symptomatisch**. Im Vordergrund stehen die Anwendung austrocknender Pasten und Analgetika.
Eine **antivirale Therapie** mit **Aciclovir, Valaciclovir, Famciclovir** oder **Brivudin reduziert** das Risiko postneuralgischer Schmerzen und ist bei Patienten > 50 Jahren, abwehrgeschwächten Patienten, schwerem Zosterverlauf bzw. Zoster ophthalmicus, Zoster oticus und Zoster generalisatus dringend indiziert. Bei jüngeren Patienten ohne Risikofaktoren und Zosterlokalisation am Stamm ist die antivirale Therapie nicht unbedingt notwendig (i. d. R. komplikationslose Abheilung), verkürzt aber die Krankheitsdauer. Die **postzosterische Neuralgie** kann symptomatisch mit Analgetika, trizyklischen Antidepressiva und Gabapentin behandelt werden. Eine Heilung ist nicht möglich.

Prophylaxe: Die Prophylaxe schützt vor Varicella zoster (aktiv, passiv) und Herpes zoster (aktiv). Eine passive Impfung mit Varicella-zoster-Immunglobulin ist möglich (**Postexpositionsprophylaxe**). Sie ist indiziert bei gefährdeten Personen (Abwehrgeschwächte, Schwangere), wenn diese innerhalb der letzten 96 h Kontakt mit Varizella-Erkrankten hatten, selbst aber in der Vergangenheit weder die Erkrankung durchgemacht haben noch gegen Varizellen geimpft wurden. Bei florider Varizellen-Infektion der Mutter 5 Tage vor bis 2 Tage nach der Geburt erhalten Neugeborene eine Prophylaxe.
Eine **aktive Impfung** wird laut STIKO allen Kindern und Jugendlichen sowie seronegativen Risikopatienten (z. B. Patienten mit Neurodermitis) bzw. Frauen mit Kinderwunsch empfohlen. Sie schützt vor einer Varicellazoster-Infektion sowie vor Herpes zoster. Zudem senkt die Impfung auch das Zosterrisiko bei immunsupprimierten und älteren Patienten, die in der Vergangenheit bereits an Varizellen erkrankt waren.

Tab. 4.2 Differenzialdiagnosen bei Herpes zoster

Erkrankung	Bemerkungen
Erysipel	kann in verschiedenen Ausprägungen (auch das hämorrhagische oder bullöse Erysipel) dem Zoster ähneln
Eczema herpeticatum	zosteriformer Herpes simplex durch HSV-1
Impetigo	typisch honiggelbe Krusten, v. a. im Kindesalter
Kontaktdermatitis	Juckreiz!

4.5 HIV-Infektion und AIDS

DEFINITION
- **HIV-Infektion:** Eine Infektion mit dem humanen Immundefizienzvirus (HIV) ruft nach einer unterschiedlich langen Latenzphase einen **erworbenen Immundefekt** hervor, der v. a. auf den sukzessiven Verlust CD4-tragender Helferlymphozyten zurückzuführen ist.
- **AIDS:** Das „acquired immune deficiency syndrome" (AIDS) stellt das **Spätstadium der HIV-Infektion** (Kategorie C, CDC) dar und ist insbesondere durch das Auftreten **opportunistischer Infektionserkrankungen** charakterisiert. Die Erkrankung ist kausal nicht therapierbar und endet immer letal.

Erreger: Erreger ist das **humane Immundefizienzvirus** (HIV), ein Retrovirus aus der Gruppe Lentiviren (s. Mikrobiologie [S.C677]). Bislang wurden 2 unterschiedliche Typen mit ähnlichem Pathomechanismus differenziert: Weltweit dominieren Typ-I-Infektionen (3 Hauptgruppen: M, N, O). In Deutschland, den USA, Lateinamerika und der Karibik herrscht der Typ **HIV-1M:B** vor. HIV Typ II lässt sich v. a. in Westafrika nachweisen und scheint weniger virulent als sein Pendant zu sein. Infiziert sich ein Mensch mit mehreren (Sub-)Typen, ist die Entstehung neuer Rekombinanten, sog. „circulating recombinant forms" (CRFs), möglich.

Epidemiologie: Nach Schätzungen von UNAIDS waren Ende des Jahres 2012 rund 34 Mio. Menschen weltweit HIV-positiv. Über 60% der Infizierten leben in **Afrika**, ca. 20% in **Südostasien**. Insbesondere in den letzten Jahren wurde eine rasante Zunahme von HIV-Neuinfektionen im **osteuropäischen Raum** verzeichnet. In der Bundesrepublik lebten Ende 2012 etwa 78 000 HIV-Infizierte. Jedes Jahr werden in Deutschland ca. 3 000 Neudiagnosen gestellt.

Geschichte: Die HIV-Pandemie nimmt ihren Ursprung in Afrika, der früheste Nachweis des HI-Virus gelang retrospektiv mit einer Blutprobe aus dem Jahr 1959. Als Ursache des gehäuften Auftretens opportunistischer Infektionen und Kaposi-Sarkomen konstatierte man 1981 eine **erworbene Immunschwäche unbekannter Genese** („acquired immune deficiency syndrome", AIDS). Dieses Phänomen wurde zunächst insbesondere unter der promiskuitiv lebenden, homosexuellen Bevölkerung beobachtet und führte dazu, dass die Erkrankung v. a. mit dieser Sexualpräferenz assoziiert wurde. Die Erkenntnis, dass weitere Risikofaktoren (i. v. Drogenkonsum, Faktor-VIII-Hämophilie, Bluttransfusion, Herkunft) existierten, legte den Schluss nahe, dass auch eine parenterale Transmission möglich zu sein schien. **1982** gelang es einer Arbeitsgruppe aus Paris um Luc Montagnier und Francoise Barré-Sinoussi, den **Erreger zu isolieren**. 2008 erhielten sie für ihre Entdeckung den Nobelpreis für Medizin.

Übertragung: Das Virus ist – in unterschiedlich hohen Konzentrationen – in **allen Körperflüssigkeiten** vorhanden. Praktisch bedeutsam sind v. a. **Blut, Sperma, Vaginalsekret** und **Muttermilch**. Die Übertragungswahrscheinlichkeit hängt entscheidend von der Viruslast (= Viruskonzentration im Plasma) ab. Sie ist kurz nach Infektion und in späten Stadien (AIDS) durch die nachlassende Immunabwehr besonders hoch. Eine Übertragung über

Tröpfcheninfektion, Hautkontakt, normales familiäres Zusammenleben oder Vektoren ist ausgeschlossen.
- **sexuelle Übertragung:** In Industrienationen gilt der homosexuelle, in Entwicklungsländern der heterosexuelle Geschlechtsverkehr als Hauptübertragungsweg für HIV. Koinfektionen mit anderen STI erhöhen das Risiko einer Infektion um den Faktor 10.
- **parenterale Übertragung:** 5–10 % der HIV-Fälle werden über intravenösen Drogenkonsum übertragen („needle sharing"). Die Übertragung über Bluttransfusionen ist heute sehr gering (1:1 Mio.). Akzidentelle Verletzungen bei beruflicher Exposition sind zahlenmäßig unbedeutend (< 0,01 %).
- **vertikale Übertragung:** Weltweit werden 5–10 % der HIV-Infektionen intrauterin (selten), peripartal oder über Stillen übertragen.

Risikogruppen bzw. -verhalten:
- promiskuitives Verhalten (v. a. bei homo- und bisexuellen Männern)
- i. v. Drogenkonsum (v. a. bei „needle sharing")
- häufige Bluttransfusionen
- Säuglinge HIV-infizierter Mütter
- medizinisches Personal.

Pathophysiologie: Die Viren gelangen meistens über Schleimhautdefekte in den Organismus, wo sie zunächst von Langhans-Zellen aufgenommen werden, die den Erreger in die regionären Lymphknoten transportieren. Das HI-Virus ist **lymphozytotrop** und **neurotrop**. Das **Schlüsselprotein** der HIV-Infektion ist das **CD4-Molekül**, da das HI-Virus ausschließlich Zellen mit diesem Oberflächenmolekül infizieren kann (dendritische Zellen, T-Helferzellen, Makrophagen/Monozyten und Mikroglia). In den regionalen Lymphknoten bindet das Virus mit seinem Hüllprotein gp120 an den CD4-Rezeptor auf den T-Lymphozyten. Nach Eindringen des Virus in die Zellen gehen diese zugrunde. Die Zerstörung der T-Helferzellen beruht auf dem direkten zytopathischen Viruseffekt und auf den Mechanismen der humoralen und zellulären Immunantwort des infizierten Organismus (Komplement; antibody dependent cellular cytotoxicity, ADCC). Nach der Lyse der T-Helferzellen breitet sich das Virus über die Lymphbahnen in periphere Organe und das ZNS aus. Die Klinik der HIV-Infektion und des Vollbilds AIDS lässt sich auf eine **sukzessive Lyse** der **CD4-positiven T-Helferzellen** zurückführen. Solange das lymphatische Gewebe den ständigen Verlust an T-Lymphozyten ausgleichen kann, bleibt die Infektion subklinisch. Überschreitet der T-Zell-Verlust die Kompensationsfähigkeit (Schwellenwert: < 200 Zellen/µl), macht sich die geschwächte Immunabwehr durch eine Vielzahl opportunistischer Infektionen und Tumoren bemerkbar (Abb. 4.3).

Inkubationszeit: Man unterscheidet 2 Definitionsformen:
- **serologische Definition:** Zeitraum zwischen Infektion und dem Auftreten von Antikörpern gegen retrovirale Proteine (1–3 Monate)
- **klinische Definition:** Zeitraum zwischen Infektion und der Manifestation von AIDS (4–15 Jahre).

Klinik und Stadieneinteilung: Die Stadieneinteilung der HIV-Infektion nach der CDC-Klassifikation (Tab. 4.3) erfolgt nach der **Anzahl CD4-positiver T-Lymphoyzten** (Laborkriterien 1–3) und der **klinischen Symptomatik** (A–C). Der Nachteil an dieser Einteilung ist die fehlende Möglichkeit, Patienten zurückzustufen (Immunrekonstitution unter der antiretroviralen Therapie, s. u.).

Diagnostik: Die Diagnostik der HIV-Infektion setzt sich aus **Anamnese** (Beschwerden, Drogen, Medikamente, Reise-, Sexualanamnese), **Klinik** (Gewicht, Lymphknotenstatus, Suche nach opportunistischen Infektionen), Bestimmung der **CD4-Zellzahl** und dem **Erregernachweis** zusammen.

> **MERKE** Der direkte oder indirekte Nachweis des HI-Virus muss vom Labor innerhalb von 2 Wochen nicht namentlich an das RKI gemeldet werden.

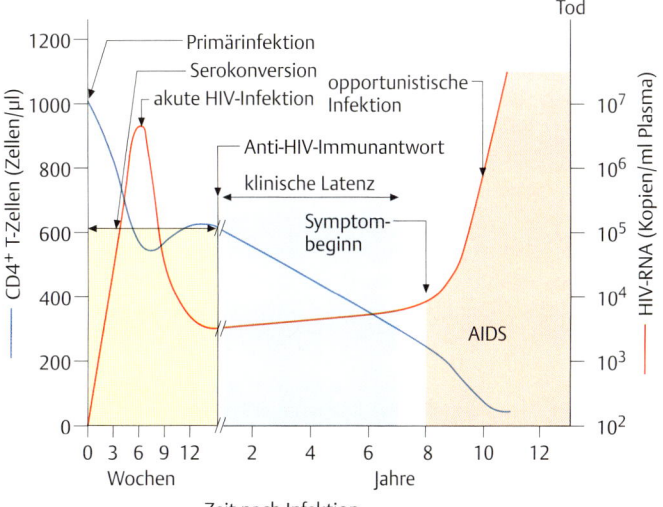

Abb. 4.3 Verlauf der HIV-Infektion. (aus: Baenkler et al., Kurzlehrbuch Innere Medizin, Thieme, 2010)

Tab. 4.3 CDC-Klassifikation der HIV-Infektion (CDC = Center of Disease Control)

Kategorie und klinisches Stadium	Symptome/Erkrankungen
A (akute HIV-Infektion)	• **akutes retrovirales Syndrom:** Bei ca. 50–90 % tritt 1–6 Wochen p. i. ein mononukleoseähnliches Krankheitsbild mit Lymphadenopathie, Fieber, Angina, makulopapulösem Exanthem, Glieder- und Muskelschmerzen, Splenomegalie, Leukozytopenie und Diarrhö auf. Selbstlimitierender Verlauf innerhalb 5–30 Tagen. Es folgt die • **asymptomatische Latenzphase:** Patienten sind klinisch gesund, aber infektiös; die Dauer liegt im Mittel bei 10 Jahren (abhängig von Immunstatus, Ernährungszustand und Alter). Das Progressionsrisiko kann mithilfe der Viruslast (= RNA-Kopien/ml Plasma) abgeschätzt werden. • **persistierende generalisierte Lymphadenopathie (Lymphadenopathie-Syndrom, LAS):** generalisierte Lymphadenopathie mit Beteiligung von ≥ 2 extrainguinalen Lymphknotenstationen, > 3 Monate, keine Allgemeinsymtome
B (symptomatische HIV-Infektion)	**HIV-assoziierte Symptome und Erkrankungen:** • febrile Temperatur (> 38,5 °C), ungewollter Gewichtsverlust (5–10 % des Ausgangswerts) oder chronische Diarrhö (> 1 Monat) • HIV-assoziierte periphere Neuropathie • idiopathische thrombozytopenische Purpura • opportunistische Infektionen: orale und vulvovaginale Candidiasis (persistierend, rezidivierend, therapieresistent), Herpes zoster (> 1 Dermatom, Augenbefall, rezidivierend), Listeriose, bazilläre Angiomatose, multiple Mollusca contagiosa, orale Haarzellleukoplakie (Abb. 4.4b) • Tuben-/Ovarialabszess, zervikale Dysplasie oder zervikales Carcinoma in situ
C (AIDS)	**AIDS-definierende Erkrankungen:** • **Wasting-Syndrom:** ungewollter Gewichtsverlust > 10 % des Ausgangswerts, chronische Diarrhö ohne andere Ursache (> 1 Monat) und Abgeschlagenheit (> 1 Monat) • **HIV-assoziierte Enzephalopathie** (HIV-Demenz): progrediente ZNS-Entzündung durch Infektion der Mikroglia; subkortikale, langsam fortschreitende Demenz mit kognitiven, motorischen (Gangstörungen), emotionalen und (selten) vegetativen Defiziten (DD: zerebrale Toxoplasmose, progressive multifokale Leukoenzephalopathie) • **opportunistische Infektionen:** – parasitäre Infektionen: zerebrale Toxoplasmose [S. A574], chronische Kryptosporidiose (> 1 Monat) – bakterielle Infektionen: rezidivierende Pneumonien innerhalb 1 Jahres, atypische Mykobakteriose und Tuberkulose, Salmonellensepsis – virale Infektionen: Zytomegalieinfektion (Retinitis, Abb. 4.4a, Pneumonie, Enzephalitis, Kolitis), Herpes-simplex-Infektionen (chronische Schleimhautulzera, Ösophagitis, Pneumonitis, HSV-Enzephalitis), progressive multifokale Leukoenzephalopathie (JC-Virus; s. Neurologie [S. B945]) – Pilzinfektionen: Pneumozystis-jiroveci-Pneumonie (Abb. 4.4c), systemische Candidiasis (Ösophagitis, Pneumonie, Sepsis), Kryptokokkose (pulmonal und extrapulmonal), Histoplasmose (extrapulmonal und disseminiert), chronische Isospora-belli-Infektion (> 1 Monat), Kokzidioidomykose (extrapulmonal oder disseminiert) • **Malignome:** – Kaposi-Sarkom (s. Neoplastische Erkrankungen [S. A602]): hervorgerufen durch HHV8; häufig generalisierter Verlauf (auch pulmonal und gastrointestinal); DD: bazilläre Angiomatose durch Bartonella henselae – Non-Hodgkin-Lymphome vom B-Zell-Typ: systemische NHL (Burkitt-Lymphom oder immunoblastisches Lymphom; assoziiert mit EBV-Reaktivierung), Primary-Effusion-Lymphome (Lymphome der Körperhöhlen wie Pleura, Perikard, Peritoneum; assoziiert mit HHV8), primär zerebrales Lymphom (assoziiert mit EBV-Reaktivierung) – invasives Zervixkarzinom und Analkarzinom: Assoziation mit onkogenen HPV (HPV16)

Abhängig von der T-Helferzellanzahl werden die Stadien A–C weiter unterteilt (normal: 650–1250/µl):
• A1, B1, C 1: T-Helferlymphozyten > 500/µl
• A2, B2, C 2: T-Helferlymphozyten: 200–499/µl
• A3, B3, C 3: T-Helferlymphozyten < 200/µl

Indirekter Erregernachweis ("HIV-Test"): Serologisch wird nach Antikörpern gefahndet. Vor Durchführung eines HIV-Tests sind die ausführliche **Aufklärung** und das **Einverständnis** des Probanden unabdingbar.

- **Suchtest:** Zunächst wird ein "Antikörper-Screening" mithilfe eines **HIV-ELISAs** durchgeführt. Im Mittel wird der Test 6 Wochen p. i. reaktiv ("**diagnostische Lücke**"). Der ELISA ist zwar sehr sensitiv, aber **nicht 100 % spezifisch**, in seltenen Fällen werden falsch positive Ergebnisse beobachtet. Daher muss ein positives ELISA-Ergebnis immer durch ein **weiteres Testverfahren bestätigt** werden.

In den ersten 6–12 Wochen kann der Standard-ELISA-Test durch die diagnostische Lücke falsch negative Ergebnisse liefern. Neuere HIV-ELISAs decken nicht nur die Antikörper gegen das HI-Virus auf, sondern erfassen auch das HIV-assoziierte p24-Antigen, das bereits vor den Antikörpern im Blut nachweisbar ist. Dadurch wird die diagnostische Lücke etwas verkürzt.

- **Bestätigungstest:** Als „**Bestätigungstest**" dient der **Western-Blot**, der Antikörper gegen verschiedene spezifische Virusproteine nachweist und damit **hoch spezifisch** ist. Ein positives Ergebnis im Western-Blot sollte durch eine 2. Probe bestätigt werden (Ausschluss einer Probenverwechslung), erst dann darf dem Patienten das Ergebnis mitgeteilt werden.

> **MERKE** Ein serologischer **HIV-Test** ist erst nach **mehreren Wochen** wirklich **aussagekräftig**. So lange benötigt der Körper, um genug Antikörper gegen das Virus zu bilden. Nach 8 Wochen werden etwa 80 % der Patienten korrekt erfasst, nach 12 Wochen bis zu 95 %.

Direkter Virusnachweis: Direkt kann das Virus mithilfe von Elektronenmikroskopie, Virusisolation und Nukleinsäurenachweis-Test (NAT) nachgewiesen werden. Die

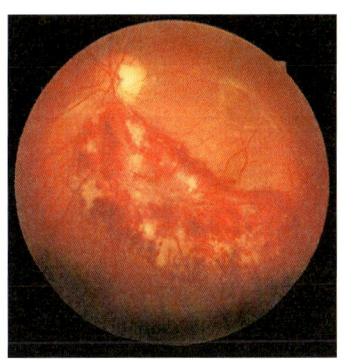
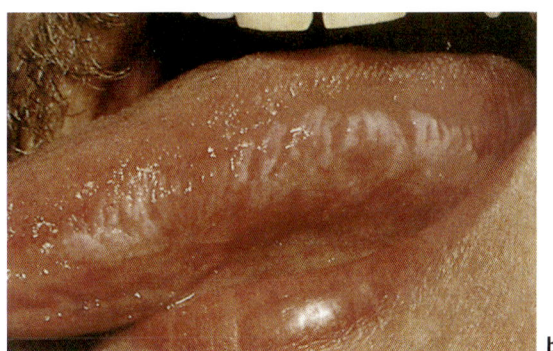
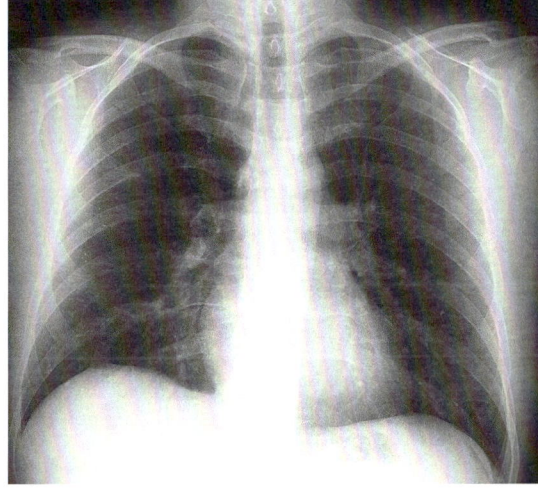

Abb. 4.4 HIV-assoziierte bzw. AIDS-definierende Erkrankungen. a Zytomegalie-Retinitis. Nekrosen und flächige Blutungen an der Netzhaut. b Orale Haarleukoplakie. Nicht abwischbare Beläge am lateralen Zungenrand mit gefurchter Oberfläche. Ursächlich ist eine Lokalinfektion mit EBV. Es handelt sich um keine präkanzeröse Läsion. c Pneumocystis-jiroveci-Pneumonie. (a: aus Burk, Burk, Checkliste Augenheilkunde, Thieme, 2011; b: aus Moll, Duale Reihe Dermatologie, Thieme, 2010; c: aus Baenkler et al., Duale Reihe Innere Medizin, Thieme, 2009)

NAT kann Virusbestandteile mittels PCR bereits 10–15 Tage p. i. nachweisen (sehr teuer → keine Routinediagnostik). Ein negatives Ergebnis schließt eine stattgehabte Infektion allerdings nicht aus.

Virusquantifizierung: Sie erfolgt u. A. mittels PCR. Angegeben werden entweder Virusäquivalente/ml Plasma oder RNA-Kopien/ml Plasma. Mithilfe der Virusquantifizierung kann eine Aussage über die replikative Virusaktivität getroffen werden. Sie ermöglicht neben der Therapie- und Verlaufskontrolle auch eine prognostische Aussage (Nachweisgrenze: 20–50 Kopien/ml).

Bestimmung der CD4-T-Helferlymphoyztenanzahl: Sie erfolgt durchflusszytometrisch. Der Normwert liegt für Erwachsene zwischen 650 und 1250 Zellen/μl. Die CD4-Zahl ist ein Bestandteil der CDC-Klassifikation und gibt Auskunft über das **Ausmaß** der **Immunschwäche**. Gemeinsam mit der Virusquantifizierung ist sie ein wichtiger Prognosemarker.

Genotypische HIV-Resistenzbestimmung: Sie sollte zu Beginn der Therapie oder bei Therapieversagen durchgeführt werden.

Weitere Untersuchungen: Hepatitis-B- und -C-Serologie (da der gleiche Übertragungsweg).

Differenzialdiagnosen: Tab. 4.4 zeigt die Differenzialdiagnosen einer HIV-Infektion.

Tab. 4.4 Differenzialdiagnose der HIV-Infektion (stadienorientiert)

Stadium	mögliche Differenzialdiagnose	wegweisende Untersuchungen
akutes retrovirales Syndrom	• Mononukleose • unspezifischer viraler Infekt • Arzneimittelexanthem	• EBV-Serologie • HIV-PCR • Arzneimittelanamnese
Lymphadenopathiesyndrom	• Tuberkulose • maligne Lymphome	• Lymphknotenbiopsie
	• Toxoplasmose	• Toxoplasmose-Serologie
opportunistische Infektionen	• primärer (angeborener) Immundefekt	• Anamnese
	• sekundärer (erworbener) Immundefekt anderer Genese	• Ausschluss einer anderen ursächlichen Erkrankung wie immunsuppressive Therapie oder hämatologische Neoplasie

Eine signifikante Erniedrigung der CD4-T-Helferzellen (< 300/μl) ohne Nachweis einer HIV-Infektion spricht für die sog. **idiopathische CD4-Lymphozytopenie (ICL)**, ein seltener Immundefekt.

Therapie: Bis dato gibt es **keine kurative Therapie**. Die Indikation zur Therapie wird kontrovers diskutiert. Empfohlen wird eine Therapie bei:
- Auftreten HIV-assoziierter Erkrankungen (CDC-Stadien B und C)
- < 350 CD4-T-Helferzellen/μl Plasma oder
- hoher Viruslast mit > 50 000 RNA-Kopien/ml Plasma.

Antiretrovirale Therapie: Mitte der 90er-Jahre erfolgte mit Einführung der **Highly active antiretroviral Therapy (HAART)** eine Revolution in der Therapie der HIV-Infektion und AIDS. Die kombinierte Gabe von mindestens 3 Medikamenten mit unterschiedlichem Wirkungsmechanismus verfolgt das Ziel, die rasche Resistenzentwicklung des HI-Virus unter Monotherapie zu vermeiden. Die HAART muss lebenslang durchgeführt werden. Präferiert wird die Zusammenstellung von:
- nukleosidischen bzw. nukleotidischen Reverse-Transkriptase-Inhibitoren (z. B. Tenofovir/Emtricitabin oder Abacavir/Lamivudin) und
- 1 nicht nukleosidischen Reverse-Transkriptase-Inhibitor (z. B. Efavirenz oder Nevirapin) oder
- 1 geboosterten Proteaseinhibitor (z. B. Atazanavir, Darunavir, Lopinavir, Fosamprenavir) oder
- 1 Integraseinhibitor (z. B. Raltegravir).

Fast alle PI wirken in Kombination mit niedrig dosiertem Ritonavir stärker („Ritonavir-Boosterung").

Tab. 4.5 fasst häufig verwendete Medikamente in der HIV-Therapie zusammen.

Komplikationen: Im Rahmen der HAART werden häufig **metabolische Veränderungen** wie Lipatrophie (Schwund des Unterhautfettgewebes in Gesicht, Extremitäten und gluteal), Lipodystrophie (Umverteilung des Fettgewebes mit Anreicherung im Bereich des Abdomens und Nackens → kann zu pathologischer Glukosetoleranz führen), manifester Diabetes mellitus sowie Hyper- und Dyslipidämie beobachtet, die das kardiovaskuläre Risiko steigern. Vor allem bei Patienten mit sehr niedrigen CD4-Zellzahlen und hoher Viruslast kann es zu Beginn der Therapie trotz Besserung der Abwehrlage zu einer paradoxen Verschlechterung der Symptomatik durch eine ausgeprägte Entzündungsreaktion kommen (sog. **immunrekonstitutionelles inflammatorisches Syndrom**).

Chemoprophylaxe: Eine entscheidende Therapiesäule ist die Chemoprophylaxe zur Verhütung schwerwiegender opportunistischer Infektionen. Hierzu gehören v. a. die Gabe von:
- Cotrimoxazol (480 mg/d oder 960 mg 3-mal/Woche) bei CD4-Zellzahl < 200/μl zur Prophylaxe einer Pneumozystis-jiroveci- bzw. Toxoplasmoseinfektion und
- Isoniazid (für 1 Jahr) zur Prophylaxe einer Tuberkulose bei positivem Tuberkulinhauttest bzw. bei Interferon-γ-Test oder Tbc-Exposition.

Tab. 4.5 Häufig verwendete Medikamente in der HIV-Therapie

Substanzgruppe	Beispiele	Nebenwirkungen
nukleosidische Reverse-Transkriptase-Inhibitoren (NRTI)	Zidovudin	Knochenmarkdepression
	Stavudin	Polyneuropathie
	Lamivudin	Kopfschmerzen, Übelkeit
	Abacavir	Hypersensivitätsreaktion
	Didanosin	Diarrhö, Pankreatitis, Interaktion mit Ribavirin und Tenofovir
nukleotidische Reverse-Transkriptase-Inhibitoren (NtRTI)	Tenofovir	Nephrotoxizität
nicht nukleosidische Reverse-Transkriptase-Inhibitoren (NNRTI)	Nevirapin	Transaminasen ↑↑, fulminante Hepatitis
	Efavirenz	Exantheme, ZNS-Symptome, Transaminasen ↑
Proteaseinhibitoren (PI)	Atazanavir	Bilirubin ↑, Transaminasen ↑
	Darunavir	Exanthem, Diarrhö
	Lopinavir	Übelkeit, Diarrhö
	Fosamprenavir	Übelkeit, Diarrhö, Exanthem
	Ritonavir	Übelkeit, Diarrhö, Exanthem
Entry-Inhibitoren: Korezeptorinhibitoren	Maraviroc	Kopfschmerzen, Exanthem, Hepatitis
Fusionsinhibitoren	Enfuvirtid	lokale Reaktion (Injektionsstelle), Hypersensivität
Integraseinhibitoren	Raltegravir	Diarrhö, Kopfschmerzen, Fieber

Prognose: Die HAART hat die Prognose der HIV-Infektion deutlich verbessert. Unter optimaler Therapie können die Patienten jahrelang asymptomatisch bleiben. Prognostisch am bedeutsamsten sind die Viruslast und die Anzahl der CD4-Zellen.

Prophylaxe: Die wichtigsten präventiven Maßnahmen beinhalten:
- Aufklärung der Bevölkerung
- Meiden potenzieller Risikofaktoren (Promiskuität, Prostitution, i. v.-Drogenkonsum, Bluttransfusionen ohne gesicherte HIV-Testung)
- Benutzung von Kondomen (Safer Sex)
- korrekter beruflicher Umgang mit Blut und Blutprodukten (Schutzhandschuhe, verletzungssichere Kanülen und Instrumente, kein Zurückstecken benutzter Instrumente in die Verpackung, evtl. Mundschutz und Schutzbrille, sichere Entsorgung).

Nach einer **akzidentellen Nadelstichverletzung** sollte man zunächst die Blutung an der Verletzungsstelle fördern und bereits bei geringstem V. a. HIV-Infektion des Indexpatienten mit einer **antiretroviralen Postexpositionsprophylaxe** beginnen. Aktuell existiert keine wirksame Möglichkeit der Vakzination.

Durch verschiedene präventive Maßnahmen kann das Risiko einer vertikalen Transmission von etwa 15–20 % auf < 2 % gesenkt werden (antiretrovirale Therapie der Schwangeren nach der 32. SSW, Tokolyse bei Eintritt der Wehen vor der 34. SSW, Sectio caesarea am wehenfreien Uterus in der 36. SSW, antiretrovirale Therapie des Neugeborenen 6 Wochen pp, Stillverzicht).

> **MERKE** Wird innerhalb von 2 h nach Nadelstichverletzung mit einer antiretroviralen Therapie begonnen, sinkt das Risiko einer HIV-Infektion um > 80 %.

4.6 Infektiöse Mononukleose

Synonym: Pfeiffer'sches Drüsenfieber, Morbus Pfeiffer, Mononucleosis infectiosa, Studentenkrankheit, „kissing disease"

Erreger: Erreger ist das Epstein-Barr-Virus (EBV; s. Mikrobiologie [S. C683]).

Epidemiologie, Übertragung und Inkubationszeit: Die Mononukleose ist weltweit verbreitet und tritt gehäuft im Frühjahr und Herbst auf. Sie wird meistens über **infizierten Speichel** (Küssen!), selten durch Bluttransfusionen oder Organtransplantationen übertragen. Es erkranken vorrangig **ältere Kinder** und **junge Erwachsene** mit Erkrankungsgipfel zwischen dem 15. und 19. Lebensjahr. Die Durchseuchungsgrad beträgt bei den > 30-Jährigen nahezu 100 %. Die Inkubationszeit liegt zwischen 14 und 50 Tagen.

Pathogenese: Das Virus gelangt über den Mundraum in den Körper und infiziert die **CD-21-positiven** („EBV-Rezeptor") **Epithelien** des Nasen-Rachen-Raums und gewebeinfiltrierende B-Lymphozyten. Die B-Lymphozyten werden durch das Virus **immortalisiert** und vermehren sich ungehemmt. Bei intaktem Immunsystem werden die meisten EBV-infizierten B-Lymphozyten eliminiert. Einige der virusbefallenen Zellen entgehen der immunologischen Abwehr und sind für die **lebenslange Viruspersistenz** (latente Infektion) verantwortlich.

> **MERKE** Das EBV wird mit dem in Afrika auftretenden Burkitt-Lymphom (s. Neoplastische Erkrankungen [S. A628]), der Haarzellleukoplakie bei AIDS-Patienten, dem Nasopharynxkarzinom (s. HNO [S. B770]) und verschiedenen B-Zell-Lymphomen bei Immunsuppression (v. a. HIV) in Verbindung gebracht.

Klinik: In den meisten Fällen verläuft eine EBV-Infektion asymptomatisch. Typisch für die symptomatische **Mononukleose** ist die fieberhafte Pharyngitis, die mit Kopf-, Rachen- und Gliederschmerzen und einer zervikalen Lymphadenopathie einhergeht. Die Patienten entwickeln eine diphtherieähnliche Tonsillitis mit schmutzig-grauen Belägen, die nicht auf die Tonsillenumgebung übergreifen (Abb. 4.5). Nicht selten werden eine ausgeprägte **Hepatosplenomegalie** mit Ikterus und eine **generalisierte Lymphknotenschwellung** (erbsen- bis kirschgroß, derb, beweglich, wenig schmerzhaft) beobachtet. Wenn die Erkrankung maximal ausgeprägt ist, kann sich das sog. Hoagland-Syndrom mit Behinderung der Nasenatmung, periorbitalem Ödem und geschwollenen Oberlidern entwickeln. Die Rekonvaleszenzphase kann häufig über Wochen andauern und mit ausgeprägtem Schwächegefühl einhergehen.

Sehr selten entsteht durch anhaltende Virusreplikation eine **chronische Mononukleose** mit Fieber, Abgeschlagenheit, Gewichtsverlust, Lymphadenopathie, Hepatitis und Zytopenie.

Komplikationen: Komplikationen sind selten. Beobachtet werden:
- autoimmunhämolytische Anämie und Thrombozytopenie
- Beteiligung innerer Organe: Hepatitis, Myokarditis, Nephritis, interstitielle Pneumonie, lymphozytäre Meningoenzephalitis
- Milzruptur infolge Splenomegalie
- Guillain-Barré-Syndrom
- Purtilo-Syndrom: Die Patienten können aufgrund einer X-chromosomal-rezessiv vererbten Immundefizienz

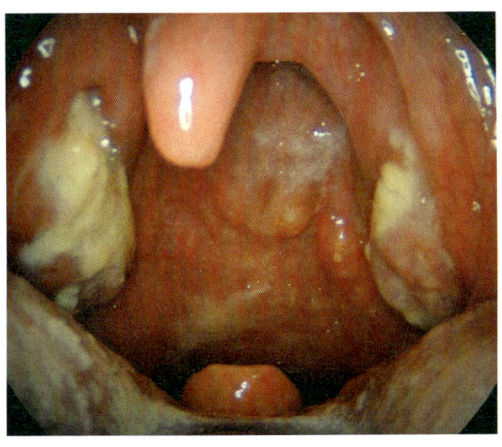
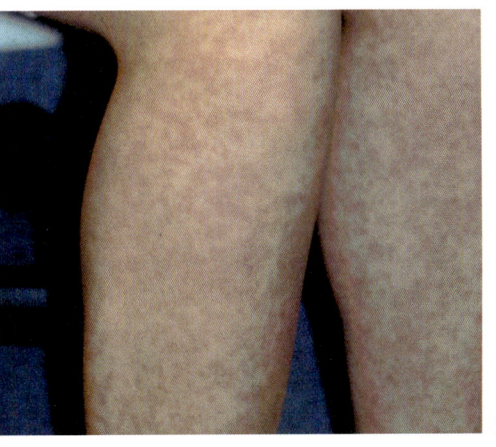

Abb. 4.5 **Mononucleosis infectiosa. a** Tonsillitis mit schmutzig-grauen Belägen. **b** Exanthem nach Ampicillingabe. (aus: Behrbohm et al., Kurzlehrbuch HNO, Thieme, 2009)

keine Antikörper gegen das Kapsidantigen des EBV bilden → Selbstzerstörung des Immunsystems, häufig letal (= genetisch bedingtes Hämophagozytosesyndrom).

Mit einer EBV-Infektion sind auch bestimmte Tumorerkrankungen assoziiert:
- Nasopharynxkarzinom (s. HNO [S. B770])
- Morbus Hodgkin (s. Neoplastische Erkrankungen [S. A616])
- Burkitt-Lymphom (s. Neoplastische Erkrankungen [S. A628])
- lymphoproliferative B-Zell-Lymphome.

Diagnostik: In der **klinischen Untersuchung** zeigen sich vergrößerte zervikale, Kieferwinkel-, axilläre und inguinale Lymphknoten. Oft besteht auch eine Hepatosplenomegalie. Die Tonsillen sind hochrot, geschwollen und weisen die typischen Beläge auf.

Das **Blutbild** zeigt zunächst eine Leukopenie, danach eine **Leukozytose** mit hohem Anteil **mononukleärer Zellen** (bis zu 80%). Typisch ist der Nachweis atypischer, sehr großer T-Lymphozyten (sog. **Virozyten** bzw. **Pfeiffer-Zellen**) mit einer basophilen Vakuole im Zytoplasma und einem exzentrisch lokalisierten, unterteilten Zellkern. Die Diagnose der akuten Mononukleose wird mittels ELISA durch den Nachweis **virusspezifischer IgM-Antikörper** gesichert, die sich gegen das **virale Capsidantigen** (Anti-VCA) richten. Der Nachweis von EBNA1-IgG-Antikörpern beweist eine durchgemachte Infektion.

Darüber hinaus sollte man eine Oberbauchsonografie durchführen und ein EKG anfertigen.

Histologisch erkennt man eine sog. **bunte Pulpahyperplasie** mit einer Vermehrung von Lymphozyten, Rasen von Blasten und Nekrosen.

Mit dem **Mononukleoseschnelltest** (Paul-Bunell-Test) werden heterophile Antikörper nachgewiesen, die Erythrozyten agglutinieren. Da Sensitivität und Spezifität eher gering sind, hat er seinen früheren Stellenwert in der Diagnostik der infektiösen Mononukleose verloren.

Differenzialdiagnosen:
- **Listeriose** [S. A527]: insbesondere bei Monozytose im BB und negativer EBV-Serologie bedenken
- **Angina Plaut-Vincenti** (s. HNO [S. B772]): meist einseitig, grau-weiße Beläge, später nekrotisch und schmierige Pseudomembranen (Foetor ex ore)
- **Diphtherie** [S. A520]: Klinik, bakteriologischer Nachweis.

Therapie: Da keine spezifische Therapie existiert, steht die **körperliche Schonung** (evtl. Gabe von Paracetamol zur Fiebersenkung) im Vordergrund.

> **MERKE** Bei Gabe von **Penicillinen** und **Aminopenicillinen** kann sich ein pseudoallergisches **Exanthem** bilden.

Prognose: Ohne Komplikationen gut. Schwere Verläufe sind bei Patienten mit zellulärem Immundefekt oder nach Transplantationen zu erwarten. Eine chronische Infektion ist sehr selten.

4.7 Influenza

Synonym: „echte" Grippe, Virusgrippe

Erreger: Die Influenzaerreger gehören zur Gruppe der Orthomyxoviren (RNA-Viren; s. Mikrobiologie [S. C674]). Humanmedizinische Bedeutung haben v. a. die **Serotypen A** und **B**. Sie werden anhand ihrer beiden Oberflächenglykoproteine **Hämagglutinin** (zuständig für die Anheftung der Viren an die Wirtszelle) und **Neuraminidase** (zuständig für Virusfreisetzung aus infizierten Zellen) in verschiedene Subtypen unterteilt. Benannt werden die Subtypen nach Typ, Fundort, laufender Nummer, Jahreszahl und Antigenformel (H/N), z. B. Influenza A/Moscow/10/99 (H3/N2).

Epidemiologie: Influenza A und B sind weltweit verbreitet und treten in Epidemien oder Pandemien auf beiden Erdhemisphären zeitversetzt auf (jeweils in der kälteren Jahreszeit). Abwehrgeschwächte und ältere Menschen sind besonders gefährdet, an einer Influenza zu sterben.
- **Influenza A** ist die **häufigste Ursache** von **Epi-** und **Pandemien**. Das Virus ist sowohl **human-** als auch **tierpathogen** (Vogel- und Schweinegrippe). Beim Menschen wird die Influenza derzeit durch die beiden Subtypen H1N1 und H3N2 ausgelöst. Für die Vogelgrippe ist der Subtyp H5N1 verantwortlich, die Schweinegrippe wird durch den Subtyp H1N1 verursacht.
- **Influenza B** tritt besonders bei Kindern und Jugendlichen auf und ist durch einen milden Verlauf gekennzeichnet. Influenza-B-Viren besitzen kein Tierreservoir.
- **Influenza C** tritt nur sporadisch auf und hat in der Praxis keine Bedeutung.

Antigenvariabilität: Das Influenzavirus zeichnet sich durch eine ausgeprägte Antigenvariabilität aus:
- **Antigen-Drift:** Influenzaviren können ihr Genom durch **Punktmutationen** ständig verändern. Hierdurch entstehen immer neue Virusvarianten, die für die alle 2–3 Jahre auftretenden **Epidemien** verantwortlich sind. Die Immunität gegen das Influenzavirus wird v. a. durch neutralisierende Antikörper gegen das Hämagglutinin bestimmt. Punktmutationen in diesem Bereich führen zu neuen Oberflächenvarianten, gegen die die bereits gebildeten Antikörper bzw. der „alte" Impfstoff nur vermindert wirksam sind (→ Risiko einer erneuten Infektion).
- **Antigen-Shift:** Die Hämagglutinin- und Neuraminidaseantigene sind auf verschiedenen RNS-Molekülen codiert. Infiziert sich ein Wirt gleichzeitig mit einem human- und tierpathogenen Influenza-A-Virus (→ Doppelinfektion), kann es zu einem Austausch ganzer RNA-Segmente zwischen den Viren kommen (= **genetisches Reassortment**). Hierdurch entstehen neue Virussubtypen mit einem völlig neuen Hämagglutinin, die zu gefährlichen **Pandemien** führen können.

> **MERKE** Die **Antigen-Drift** wird bei **allen Influenzaviren** beobachtet. Die Antigenzusammensetzung der Impfstoffe wird daher jedes Jahr an die aktuellen Epidemiestämme angepasst. Das Phänomen des **Antigen-Shifts** wird nur bei der **Influenza A** beobachtet, da Influenza-B-Viren kein Tierreservoir besitzen. Es ist für die gefährlichen Pandemien verantwortlich, die in Zeitabständen von 10–40 Jahren auftreten (z. B. spanische Grippe).

Übertragung und Pathogenese: Die Übertragung erfolgt überwiegend **aerogen** als **Tröpfcheninfektion**. Durch den hohen Kontagiositätsindex und die kurze Inkubationszeit (1–4 Tage) verbreitet sich das Virus enorm schnell. **Infektiösität** besteht v. a. kurz vor und bis zu 1 Woche nach der Erkrankung.

> **MERKE** Die **aviäre Grippe** kann bei engem Kontakt vom Vogel auf den Menschen übertragen werden. Eine Übertragung von Mensch zu Mensch ist derzeit nicht möglich.

Um in die Wirtszelle (respiratorisches Flimmer- und Zylinderepithel) eindringen zu können, muss das Hämagglutinin enzymatisch gespalten werden (z. B. durch Proteasen von Bakterien, v. a. Staphylokokken und Streptokokken). Daher sind **bakterielle Infektionen** der Atemwege **wegbahnend** für die Infektion mit dem Influenzavirus. Influenzaviren wirken zytotoxisch auf das respiratorische Epithel.

Klinik:
Erwachsene: Bei ca. **50 %** der Patienten manifestiert sich die Influenza als **komplikationslose** oder **leichte Erkältung**. Die andere Hälfte entwickelt die **klassischen Symptome** der „echten Grippe":
- abrupter Krankheitsbeginn mit Fieberkontinua über 2–3 Tage (>38,5 °C), Frösteln und starkem Krankheitsgefühl
- Myalgien, Arthralgien, Kopfschmerzen, Konjunktivitis
- Tracheobronchitis mit trockenem Husten, spärlich-zähem Auswurf, der gelegentlich leicht blutig tingiert ist, Halsschmerzen und Heiserkeit
- Kreislaufschwäche mit Schwindel und orthostatischer Hypotonie
- gelegentlich gastrointestinale Beschwerden mit Übelkeit und Diarrhö.

Die Symptome klingen nach 3–5 Tagen ab, das Allgemeinbefinden ist aber nicht selten länger beeinträchtigt.

> **MERKE** Die Fieberkurve ist i. d. R. eingipflig mit einem Kontinuum über 2–3 Tage. Ein 2. Fieberanstieg signalisiert eine bakterielle Sekundärinfektion.

Kinder: Bei Klein- und Schulkindern manifestiert sich die Influenza häufig als Laryngotracheobronchitis, bei Säuglingen als Bronchiolitis bzw. obstruktive Tracheobronchitis (s. Pädiatrie [S. B578]).

Komplikationen: Komplikationsreiche Verläufe treten v. a. bei abwehrgeschwächten Patienten, älteren Personen (>65 Jahre) mit Vorerkrankungen, Kleinkindern und Schwangeren auf. Die häufigste Komplikation ist die Entwicklung einer **sekundär-bakteriellen Bronchopneumonie**, am häufigsten durch eine Superinfektion mit Pneumokokken, Staphylococcus aureus oder Haemophilus influenza. Dabei entwickeln sich nach kurzfristiger Beschwerdebesserung ein zunehmender Husten mit eitrigem Sputum und ein neuerlicher Fieberanstieg. Die Letalität ist hoch (10–40 %). Weitere Komplikationen sind:
- primär-hämorrhagische Influenzapneumonie (seltener, aber oft letal): Influenzaviren können Blutkapillaren zerstören, sodass Blut in die Alveolen einströmt. Die Lungenbläschen kollabieren und/oder organisieren sich hyalin um. Durch den extrem beeinträchtigten Gasaustausch kann es innerhalb von Tagen zum Tod durch Lungenversagen kommen.
- interstitielle Grippepneumonie
- Pleuritis
- Exazerbation eines Asthma bronchiale
- Myo- und/oder Perikarditis (evtl. mit plötzlichem Tod)
- Meningoenzephalitis
- bei Kindern: Otitis media (s. HNO [S. B810]), Pseudokrupp, s. HNO [S. B782]), Purpura Schönlein-Henoch (s. Immunsystem und rheumatologische Erkrankungen [S. A491]).

Diagnostik: Wegweisend sind i. d. R. die **typischen klinischen Symptome** in Zusammenhang mit einer bekannten Influenzaepidemie. Ein **Erregernachweis** ist nur bei schweren Verläufen und aus epidemiologischen Gründen indiziert. Hierfür eignet sich der Antigenschnelltest (Influenza A/B) aus Nasen-, Rachen- und Alveolarsekret durch Immunfluoreszenz oder ELISA-Technik (hoch spezifisch, Sensitivität: 75 %).

Antikörpernachweise (z. B. KBR, HAH-Test) besitzen in der Akutdiagnostik keine Bedeutung, da sie erst 2–3 Wochen p. i. positiv werden. Sie sind v. a. aus epidemiologischen Gründen bedeutsam. Beweisend ist der 4-fache Titeranstieg im Abstand von 1–2 Wochen.

Differenzialdiagnosen:
- **akute respiratorische Infektionen** (ARI) bzw. „**common cold**": Sie verlaufen meist milder (subfebrile Temperaturen, leichterer Krankheitsverlauf) und werden in erster Linie durch Rhinoviren (40 %), Adeno- und Coronaviren, Parainfluenza- sowie RS-Viren verursacht. Gehen diese Erkrankungen mit einer ausgeprägten Influenzasymptomatik einher, werden sie auch als „influenza-like illness" (ILI) bezeichnet.
- **Pneumonien** anderer Genese (s. Atmungssystem [S. A193]): Ein wichtiges differenzialdiagnostisches Merkmal bakterieller Pneumonien sind das **eitrige Sputum** und der Nachweis von Bakterien in der Gramfärbung.
- **Pertussis** (s. Pädiatrie [S. B558]).

Therapie: Die Therapie ist in der Mehrzahl der Fälle rein **symptomatisch**:
- ausreichende Flüssigkeitssubstitution, bei Fieber evtl. Fiebersenkung (Wadenwickel, Paracetamol). **Cave:** kein

ASS bei Kindern wegen Gefahr des Reye-Syndroms (s. Pädiatrie [S.B590])
- bei V.a. bakterielle Superinfektion: Antibiose (z.B. Makrolide)
- bei schwerem Verlauf oder Abwehrschwäche: evtl. Immunglobuline i.v.
- bei bettlägrigen Patienten: Thromboembolieprophylaxe.

Bei **Influenza A** und **B** kann der Krankheitsverlauf durch eine **antivirale Therapie** günstig beeinflusst werden. Sie ist allerdings teuer und nebenwirkungsreich.

- **Neuraminidasehemmer** wie Zanamivir oder Oseltamivir verhindern die Freisetzung von Influenzaviren aus den infizierten Zellen, sodass keine neuen Zellen infiziert werden können. Bei Therapiebeginn innerhalb der ersten 48 h sind sie in der Lage, Komplikationen und schwere Verläufe um bis zu 50 % zu verhindern.
- **Amantadin** und **Rimantadin** sind spezifisch für die antivirale Therapie der **Influenza A** geeignet. Sie verhindern das Eindringen des Virus in die Wirtszelle (sog. „uncoating"). Bei rechtzeitigem Therapiebeginn (innerhalb der ersten 48 h nach Symptombeginn) können sie die respiratorischen und systemischen Symptome um ca. 50 % reduzieren. Problematisch sind die fehlende Wirksamkeit gegenüber Influenza-B-Viren und die rasche Selektion resistenter Viren unter der Therapie.

MERKE Entscheidend für den Erfolg der Chemotherapie ist der **frühzeitige Behandlungsbeginn** (innerhalb von 24–48 h nach Symptombeginn), da die eingesetzten Substanzen (Neuraminidasehemmer und Amantadin) in die Virusvermehrung eingreifen, die mit dem Einsetzen der klinischen Symptome ihren Höhepunkt erreicht.

Prognose: Jährlich sterben weltweit ca. 1 Mio. Menschen an Influenza; bei Pandemien ein Vielfaches davon, besonders gefährdet sind Risikopatienten. Bei der aviären Influenza liegt die Letalität bei ca. 50 %.

Prophylaxe: Wichtigste Maßnahme ist die **jährliche (!) aktive Immunisierung** mit einem gemäß den WHO-Empfehlungen zusammengesetzten Totimpfstoff (→ Antigen-Drift [S.A554]). Die Impfung führt bei Personen < 65 Jahren zu einer 70%igen Schutzrate. Bei Menschen > 60 Jahre wird die Letalitätsrate durch Influenza um 50 %(!) gesenkt. Die **regelmäßige Schutzimpfung** wird empfohlen für:
- Angestellte im Gesundheitswesen sowie Personen in Einrichtungen mit häufigem Publikumsverkehr
- Patienten > 60 Jahre sowie Patienten, die aufgrund einer Grunderkrankung (z.B. chronische Herz-Kreislauf- oder Atemwegserkrankung, Immunschwäche) erhöht gefährdet sind
- Patienten mit neurologischen Erkrankungen (z.B. Multiple Sklerose) und infektionsbedingter Auslösung neuerlicher Schübe
- Schwangere ab dem 2. Trimenon (bei Risikopatientinnen mit Grunderkrankung bereits im 1. Trimenon).

Während oder vor einer absehbaren Epidemie sollte sich die gesamte Bevölkerung gegen Influenza impfen lassen. Kontraindikationen sind akut fieberhafte Infekte und eine bekannte Überempfindlichkeit gegenüber Hühnereiweiß. Während einer Epidemie sollten erkrankte Patienten darüber hinaus konsequent von anderen Patienten getrennt werden, z.B. durch ein getrenntes Warte- oder Untersuchungszimmer. Personen, die Influenzakranke pflegen, sollten insbesondere auf eine gründliche Händedesinfektion achten.

Bei Ausbruch einer Influenzaepidemie kann ein Neuroaminidasehemmer (Oseltamivir) zur Prophylaxe angewandt werden.

Für die Prophylaxe der aviären Influenza sollten der Kontakt mit verdächtigen (lebenden oder toten) Vögeln/Geflügel gemieden und entsprechende Seuchenbekämpfungsmaßnahmen eingeleitet werden.

4.8 Papillomaviren-Infektion

Die humanen Papillomaviren (HPV) sind eine Gruppe von über 80 DNA-Viren (s. Mikrobiologie [S.C680]), die verschiedene Warzen hervorrufen können. Einige Virustypen haben onkogenes Potenzial (low risk bzw. high risk). Hier wird nur die genitale HPV-Infektion besprochen, die eine sehr häufige sexuell übertragbare Erkrankung darstellt. Für Näheres zu den Krankheitsbildern wie Verrucae vulgares, planae juveniles oder plantares und deren Therapie s. Dermatologie [S.B715].

Erreger: Erreger genitaler HPV-Infektionen sind die **humanen Papillomaviren** vom **anogenitalen Typ**. Sie werden anhand ihres Tropismus und onkogenen Potenzials eingeteilt (Tab. 4.6).

MERKE HPV zeichnen sich durch ihre hohe Rezidivquote und ihr onkogenes Potenzial aus.

Epidemiologie: HPV-Infektionen zählen zu den **häufigsten STI** weltweit. Die Mehrzahl der Infektionen vom anogenitalen Typ findet in der **Pubertät** sowie dem **frühen Erwachsenenalter** mit Aufnahme der sexuellen Aktivität statt. Da latente Infektionen in 60–90 % der Fälle im Verlauf von 18 Monaten spontan remittieren, nimmt die Prävalenz mit zunehmendem Alter der Patienten ab.

Übertragung und Inkubationszeit: Die Kontagiosität der HP-Viren ist hoch. Voraussetzung für die Übertragung sind neben dem Kontakt zu infektiösen Läsionen ein feuchtwarmes Milieu und Mazerationen der Haut- und Schleimhäute. Die Transmission erfolgt v.a. durch **Schmierinfektion** (meistens über sexuelle Kontakte). Der wichtigste unabhängige Risikofaktor ist die Anzahl der Se-

Tab. 4.6 Klassifikation der humanen Papillomaviren

Tropismus	onkogenes Potenzial
mukokutan anogenital	low risk: 6, 11, 40, 42, 44, 54, 61 high risk: **16**, **18**, 31, 33, 35, 45, 56, 58

xualpartner während des Lebens. Die Zirkumzision des Mannes scheint protektiv zu wirken. HP-Viren können auch **peripartal** übertragen werden und beim Neugeborenen anogenitale Warzen und Larynxpapillome hervorrufen (s. Pädiatrie [S. B515]). Spätere kindliche Infektionen mit HPV sollten an einen sexuellen Missbrauch denken lassen. Die **Inkubationszeit** kann Wochen bis Monate betragen.

Pathogenese: HPV replizieren sich in den Epithelzellen und führen zu einer Epithelproliferation. Im Stratum granulosum bilden sich große vakuolisierte Zellen (sog. Koilozyten), von denen die Warzenbildung ausgeht. Durch funktionelle Inaktivierung von Apoptoseinduktoren (z. B. p53, Zykline, p27 und das Produkt des Retinoblastomgens) induzieren sie die **Immortalisierung** der befallenen Zellen. Das unterschiedliche onkogene Potenzial wird darauf zurückgeführt, dass manche Viren p53 mit höherer Affinität binden und inaktivieren können.

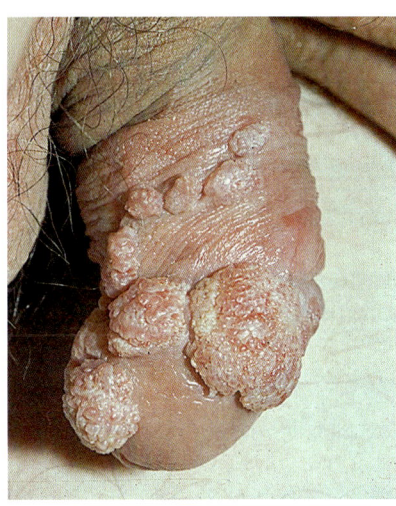

Abb. 4.6 **Condylomata acuminata des Penis.** (aus: Moll, Duale Reihe Dermatologie, Thieme, 2010)

Klinik und Verlauf: Die Infektion verläuft häufig subklinisch. Klassisches Leitsymptom sind **anogenitale Warzen** (Kondylome).
- **Condylomata acuminata** (Synonyme: Feig-, Feuchtwarzen, spitze Kondylome) werden v. a. durch die HPV-Typen 6, 11, 16 und 18 hervorgerufen. Prädilektionsstellen sind die kleinen Labien, der Introitus vaginae bzw. der Sulcus coronarius, das innere Präputialblatt und der Anus (**Abb. 4.6**). Die Warzen sind stecknadelkopfgroß, rötlich, grau-bräunlich oder weißlich und wachsen einzeln oder beetartig. Sie neigen zu Multilokalität.
- **Condylomata plana** werden v. a. durch die HPV-Typen 16, 18, 31 und 33 ausgelöst. Die rot-braunen, linsengroßen, flachen, samtartigen Papeln finden sich häufig bei jungen Erwachsenen. Prädilektionsstellen sind Glans penis, große und kleine Labien und die Zervix.

Ein Drittel der Kondylome heilt spontan aus. **Rezidive** sind aber **häufig** (20–70 % innerhalb von 6 Monaten).

Komplikationen:
- bakterielle und mykotische **Superinfektion**
- destruierend wachsende **Condylomata gigantea** (Buschke-Löwenstein-Tumor)
- **intraepitheliale Neoplasien** (v. a. HPV 16): entsprechend ihrer Lokalisation als vulväre (VIN), vaginale (VAIN), zervikale (CIN), perianale (PAIN), anale (AIN) oder penile intraepitheliale Neoplasie (PIN) bezeichnet
- **bowenoide Papulose:** makulopapulöse, rosafarbene, gräuliche, weißliche oder bräunliche Veränderung der Haut der Vulva, des Penis oder der Perianalregion entsprechend einer schweren intraepithelialen Neoplasie (Grad 3)
- **Morbus Bowen:** schwere intraepitheliale Neoplasie (Grad 3) der verhornten Haut der Vulva, des Penis, der perianalen Haut, des Perineums und der Pubesregion
- **Erythroplasia Queyrat:** schwere intraepitheliale Neoplasie (Grad 3) der kleinen Schamlippen, des Vestibulum vaginae, der Vorhaut und der Glans penis sowie des Analkanals
- **maligne Entartung:** (Anal-)Zervixkarzinom (v. a. HPV 16 und 18).

Diagnostik: Meistens kann die Diagnose aufgrund der typischen Morphologie der Läsionen bereits **klinisch** gestellt werden. Der **direkte Erregernachweis** (Nachweis gruppenspezifischer Antigene) ist mithilfe immunhistochemischer Verfahren möglich (kein Routineverfahren). Ergänzend können zytologische Verfahren wie der PAP-Test zum Dysplasienachweis (s. Gynäkologie [S. B338]) und DNA-Amplifikationsmethoden zur Differenzierung zwischen Viren mit niedrigem bzw. hohem onkogenem Potenzial eingesetzt werden.

Klinische Pathologie:
- **Condylomata acuminata:** Nachweis von perinukleären Vakuolen in den Stachel- und Körnerzellen der Epidermis (Koilozyten) und vermehrt dilatierte, z. T. ektatische Gefäße im Korium
- **intraepitheliale Neoplasien:** parakeratose und atypische Keratinozyten in allen Schichten oberhalb der Basalmembran des meist verdickten Plattenepithels bzw. der Epidermis
- **invasive Stachelzellneoplasien:** atypische Keratinozyten in Nestform oder als Einzelzellen unterhalb der Basalmembran.

Therapie: Eine kausale Therapie ist nicht möglich.
Bei **kleinen Warzen** kann eine medikamentöse Behandlung erwogen werden. Zur Verfügung stehen:
- Podophyllotoxin-Lösung (oder -Creme),
- Imiquimod-Creme oder
- Trichloressigsäure-Lösung (nur durch den Arzt).

Zur Behandlung **größerer Kondylome** kommen Kryotherapie, Elektrotherapie, Kürettage bzw. CO_2-Lasertherapie evtl. in Kombination mit Interferon-β-Gel zum Einsatz. HP-Viren persistieren trotz Therapie latent im Gewebe und können zum erneuten Auftreten sichtbarer Läsionen führen.

Prophylaxe:
Primärprävention:
- **Kondome:** Ähnlich wie bei HSV-2 sind Kondome hinsichtlich HPV nur mäßig effizient, allerdings unterstützt die konsequente Benutzung von Präservativen die Genesung HPV-infizierter Frauen.
- **Impfung:** 70 % aller Zervixkarzinome werden durch HPV 16 und 18, 90 % aller Kondylome durch HPV 6 und 11 hervorgerufen. Aktuell existieren 2 Impfstoffe: Gardasil® (HPV 6, 11, 16, 18) und Cervarix® (HPV 16, 18). Sie enthalten synthetische Viruskapside (virus-like particles, VLPs) ohne onkogenes und infektiöses Potenzial. Seit März 2007 empfiehlt die STIKO die Impfung aller Mädchen im Alter von 12–17 Jahren. Die Impfung mit 3 Dosen sollte vor dem ersten Geschlechtsverkehr abgeschlossen sein. Virginität ist aber keine Voraussetzung für die Impfung.

Sekundärprävention: Frauen haben nach Vollendung des 20. Lebensjahres einmal jährlich Anspruch auf eine **Gebärmutterhalskrebs-Vorsorgeuntersuchung** (Untersuchung, Probenentnahme von der Portiooberfläche und der Zervix und Zytologie).

4.9 Tollwut

Synonym: Rabies, Lyssa

Erreger: Erreger der Tollwut ist das **neurotrope Rabiesvirus** (s. Mikrobiologie [S. C675]). Man unterscheidet folgende Formen:
- silvatische Tollwut: Erregerreservoir wild lebende Tiere wie Füchse, Dachse, Wölfe oder Marderhunde
- urbane Tollwut: Erregerreservoir (streunende) Haustiere
- Fledermaustollwut.

Epidemiologie Die Tollwut ist mit Ausnahme einiger Inselstaaten (Großbritannien, Irland, Japan) eine weltweit verbreitete Zoonose. Hohe Prävalenzen werden in Indien und Südostasien berichtet.

Übertragung und Inkubationszeit: Die Krankheit wird meistens über den **Speichel infizierter Tiere** (Biss, Belecken von Hautwunden), seltener aerogen, iatrogen (Organspende) oder durch orale Aufnahme kontaminierten Fleisches übertragen. Über eine Übertragung von Mensch zu Mensch ist in Zusammenhang mit Hornhauttransplantaten berichtet worden. Die Infektiosität ist gering (bzw. abhängig von der Menge des inokulierten Materials); nur etwa 20 % der Infizierten erkranken. Die **Inkubationszeit** ist variabel (wenige Tage bis mehrere Monate) und hängt entscheidend von der **Lokalisation** des **Bisses** und der **Tiefe** der **Wunde** ab. Je näher der Biss am Kopf (ZNS) liegt und je tiefer die Wunde, desto kürzer die Inkubationszeit.

Pathogenese: Nach der Infektion repliziert sich das Virus am Ort der Eintrittsstelle in Muskulatur und Bindegewebe (ca. 3 Tage). Anschließend wandert es zentripetal über nicht myelinisierte Axone sensibler und motorischer Neurone (ca. 3 mm/h) in die Spinalganglien. Von dort breitet es sich unter dem klinischen Bild einer rapid-progressiven Enzephalitis im ZNS (v. a. Hypothalamus) aus. Nach der Verbreitung im ZNS gelangt es zentrifugal durch axonale Streuung in die peripheren Organe. Die Symptome werden durch die Bindung des Virus an die Acetylcholinrezeptoren ausgelöst (Störung der neuronalen Funktion durch Inhibition der Neurotransmittersynthese). Das Virus findet sich in Speichel, Tränenflüssigkeit, Haut und Liquor.

Klinik: Die Tollwut verläuft typischerweise in 3 Stadien.

> **MERKE** Es gibt keine Warnsymptome! Mit Beginn der ersten Krankheitssymptome ist die Tollwut manifest und **führt unweigerlich zum Tod**.

- **Prodromalstadium** (ca. 1–4 Tage): lokale Schmerzen bzw. Parästhesien an der Bissstelle und unspezifische Allgemeinsymptome wie Fieber, Übelkeit, Erbrechen und Kopfschmerz
- **Exzitations-** bzw. **enzephalitisches Stadium** („rasende Wut"): hyperaktive halluzinatorische Phase mit motorischer Unruhe, Hypersalivation, Verwirrtheit, fibrillären Muskelzuckungen, Schlund- und Larynxspasmen, die v. a. im Rahmen einer gesteigerten Empfindlichkeit gegenüber optischen Reizen, Luftbewegungen (Aerophobie), Lärm und Wasser (Hydrophobie) provoziert werden können.
- **paralytisches Stadium** („stille Wut"): Die aufsteigende Paralyse (schlaffe und zentrale Atemlähmung) und das Kreislaufversagen führen innerhalb von 1–3 Wochen zum Exitus.

> **MERKE** Typisch für die Tollwut ist die Unfähigkeit, trotz quälenden Durstes Wasser zu trinken (**Hydrophobie**).

Diagnostik: Wird die Diagnose gestellt, ist es zu spät! Entscheidend ist eine **gründliche Anamnese** (Tierbisse und Tierkontakt, Auslandsaufenthalte, Höhlenbesuche) und – wenn möglich – die **Beobachtung** des **verdächtigten Tieres durch einen Tierarzt** (Ausschluss einer Tollwutinfektion). Erkrankt ein Tier nicht innerhalb von 10 Tagen, ist es gesund. Die **Virusisolierung** in Hirngewebe, Speichel, Liquor, Urin oder Hautbiopsaten infizierter Tiere kann den Verdacht bestätigen oder ausschließen. Beim **infizierten Menschen** gelingt der **direkte Virusnachweis** aus Speichel (Zellkultur, RT-PCR) oder Hautbiopsie (RT-PCR, Immunfluoreszenz).

Post mortem kann die Diagnose **histologisch** (sog. **Negri-Körperchen** = zytoplasmatische Zelleinschlüsse) gestellt werden.

Differenzialdiagnosen: Ausgeschlossen werden müssen:
- Intoxikationen
- Virusenzephalitiden
- Tetanus
- Poliomyelitis
- Guillain-Barré-Syndrom.

Therapie: Es gibt keine spezifische kausale Therapie der manifesten Tollwut. Die wichtigste Maßnahme nach einer potenziellen Exposition ist die **Postexpositionsprophylaxe**, die **innerhalb von 72 h** nach dem Biss erfolgen muss. Zunächst muss die Bissstelle sorgfältig gereinigt werden (Wundversorgung, Desinfektion). Anschließend wird eine **Simultanimpfung** durchgeführt: Die Patienten erhalten üblicherweise an den Tagen 0, 3, 7, 14 und 28 eine **aktive Impfung** mit dem **Tollwutimpfstoff**. Am Tag 0 wird zusätzlich **eine** einmalige **passive Immunisierung** mit Hyperimmunglobulin durchgeführt, das jeweils zur Hälfte i. m. und um die Eintrittsstelle herum appliziert wird.

> **MERKE** Bei den Patienten muss immer auch der **Tetanusimmunstatus** [S. A536] überprüft und ggf. aufgefrischt werden.

Die Versorgung bei **ausgebrochener Tollwut** ist **rein symptomatisch-supportiv** unter intensivmedizinischer Betreuung (Intubation und Beatmung, Hirnödembehandlung, Elektrolyt- und Flüssigkeitsbilanzierung, Sedierung).

Prognose: Die einmal ausgebrochene Tollwut verläuft praktisch immer letal. Erfolgt die postexpositionelle Simultanimpfung während der Inkubationszeit, kann der Ausbruch der Krankheit verhindert werden.

Prophylaxe: Eine **präexpositionelle Tollwutimpfung** mit einem Totimpfstoff ist nach den Empfehlungen der STIKO bei entsprechenden Reisen (z. B. Trekkingtouren in Regionen mit hoher Tollwutgefährdung) und gefährdeten Personengruppen (z. B. Tierärzte, Jäger, Forst- und Laborpersonal, Kontakt zu Fledermäusen) indiziert.

Eine **postexpositionelle Prophylaxe** ist dann angezeigt, wenn Kontakt zu einem tollwutverdächtigen bzw. einem tollwütigen Tier bestanden hat. Bei Kontakt über nicht blutende, oberflächliche Hautabschürfungen, Kratzer, Lecken oder Knabbern an der **nicht intakten Haut** ist eine **Schutzimpfung** mit dem Tollwutimpfstoff empfohlen. Eine postexpositionelle Immunisierung nach einem **Biss** erfolgt wie oben unter Therapie beschrieben. Berühren oder Füttern von Tieren bzw. Belecken der intakten Haut erfordert keine prophylaktischen Maßnahmen.

4.10 Virale Gastroenteritiden

Erreger: Die häufigsten Auslöser viraler Gastroenteritiden sind **Rota-** (s. Mikrobiologie [S. C680]), **Noro-** (s. Mikrobiologie [S. C671]) und **enteropathogene Adenoviren** (Serovare ab Nr. 40; s. Mikrobiologie [S. C680]). Astro- und Coronaviren spielen v. a. bei AIDS-Patienten eine Rolle. Enterovirusinfektionen (s. Pädiatrie [S. B513]) führen nur selten (v. a. ECHO-Viren) zu einer schweren Enteritis.

Epidemiologie: Virale Gastroenteritiden sind weltweit verbreitet. Die größte Bedeutung haben Rota- und Norovirus-Infektionen, die gehäuft im Winter und Frühjahr auftreten.

Während **Noroviren** für ca. die Hälfte aller nicht bakteriellen Enteritiden bei **Erwachsenen** verantwortlich sind, werden > 70 % aller schweren Durchfallerkrankungen bei **Kindern** durch **Rotaviren** ausgelöst. Durch eine zunehmende Immunität nehmen Infektionen mit Rotaviren ab dem 3. Lebensjahr ab und treten erst unter Immunsuppression (auch im Alter!) wieder gehäuft auf.

Übertragung und Inkubationszeit: Rota- und Noroviren werden **fäkal-oral** übertragen (selten auch aerogen). Durch die ausgesprochen **hohe Infektiosität** (geringe Infektionsdosis von nur 10–100 Viruspartikeln reichen für eine Übertragung) sind Ausbrüche in Gemeinschaftseinrichtungen (Altenheime, Krankenhäuser) häufig. Die **Inkubationszeit** ist kurz und liegt zwischen 1 und 4 Tagen.

Klinik und Komplikationen: Typisch für die viralen Gastroenteritiden ist der **schlagartige Beginn** mit plötzlich einsetzendem, schwallartigem Erbrechen, Übelkeit und wässriger Diarrhö. Nicht selten leiden die Patienten an (krampfartigen) Bauchschmerzen, Myalgien und Kopfschmerzen. 50 % entwickeln Fieber. Der Verlauf ist i. d. R. nach 2–4 Tagen **selbstlimitierend**, bei Immunschwäche werden prolongierte Verläufe beobachtet. Insbesondere ältere Patienten und Kinder sind durch **Dehydratation** mit Gefahr des hypovolämischen Schocks gefährdet.

Diagnostik: Die Diagnose wird i. d. R. **klinisch** gestellt. Der Erregernachweis im Stuhl (Antigennachweis mittels PCR) ist möglich, aber nur selten indiziert.

Therapie und Prognose: Virale Gastroenteritiden verlaufen i. d. R. selbstlimitierend und haben eine gute Prognose. Die Therapie ist rein symptomatisch (Ausgleich der Flüssigkeits- und Elektrolytverluste). Bei immunsupprimierten Patienten können chronische Verläufe vorkommen.

Prophylaxe: Infektionsketten müssen durch geeignete **Hygienemaßnahmen** (antivirale Desinfektion, Patientenisolation in Einzelzimmern mit eigener Toilette, evtl. auch „Kohortenisolierung", also gemeinsame Unterbringung mehrerer Erkrankter, Kittel und Mundschutz etc.) unterbrochen werden. Eine Impfung gegen Noroviren existiert nicht, gegen Rotaviren schon (für Säuglinge).

4.11 Virale hämorrhagische Fieber

4.11.1 Gelbfieber

Erreger und Epidemiologie: Der Erreger des Gelbfiebers ist das den Flaviviren zugehörige **Gelbfiebervirus** (s. Mikrobiologie [S. C678]). Das Gelbfiebervirus ist im sog. **Gelbfiebergürtel** zwischen 17° nördlicher und südlicher Breite in Afrika und 15° nördlicher und 25° südlicher Breite in Mittel- und Südamerika endemisch. Aktuell beobachtet man insbesondere in Afrika steigende Erkrankungszahlen.

Übertragung und Inkubationszeit: Das Virus wird in den meisten Fällen über die infizierte Stechmücke Aedes aegypti u. a. übertragen. Reservoir sind Mensch und Affe. Die Erkrankung kommt vor als

- Enzootie (Affenseuche)
- Stadtgelbfieber (Übertragung Mensch–Mensch): am häufigsten
- Buschgelbfieber (Übertragung Affe–Mensch).

Die **Inkubationszeit** beträgt 3–6 Tage.

Ätiopathogenese: Nach dem Stich der infizierten Aedesmücke vermehrt sich das Virus zunächst am Eintrittsort in den lokalen Lymphknoten. Mit der sich anschließenden Virämie siedelt sich der Erreger in verschiedenen Organen ab (v. a. Herz, Leber, Milz, Muskulatur, Niere, Gehirn).

Das Gelbfieber wird zwar zu den viralen hämorrhagischen Fieberformen gezählt, unterscheidet sich allerdings von den anderen Vertretern dieser Gruppe wie Lassa-Fieber, Ebola-Fieber oder Dengue-Fieber durch seinen unterschiedlichen Pathomechanismus.

Klinik: In über 80% der Fälle bleibt die Erkrankung symptomlos. Symptomatische Verläufe beginnen typischerweise mit schlagartig auftretendem Fieber bis 40 °C, relativer Bradykardie, Kopfschmerzen, starken Arthralgien und Myalgien, gastrointestinalen Beschwerden und Konjunktivitis. Die Haut ist überwärmt und erythematös („red stage"). Circa 3–4 Tage nach Symptombeginn entfiebern die Patienten („period of calm"). In den meisten Fällen (80%) heilt die Erkrankung aus. Bei 20% der Infizierten entwickeln sich jedoch nach einer 1–2-tägigen Remission ein erneuter Fieberanstieg, eine **hepatorenale Organschädigung** mit ikterischer Hepatitis (→ yellow stage, namensgebend!), Nephritis und hämorrhagischer Diathese (kaffeesatzartiges Erbrechen), die in fast 50% der Fälle letal endet.

Diagnostik: Neben der **Klinik** (Fieber, Ikterus, Hämorrhagien) ist die **Tropenanamnese** ungeimpfter Personen wegweisend. Methode der Wahl ist der **Virus-RNA-Nachweis** in der PCR. Der serologische Antikörpernachweis gelingt erst ab dem 5. Krankheitstag (ELISA, KBR oder Hämagglutinationshemmtest). Im Labor lassen sich häufig eine Thrombo- und Leukozytopenie, erhöhte Transaminasen, erhöhtes Bilirubin, erhöhte Nierenretentionswerte und ein erniedrigter Quick-Wert nachweisen. Die Urinalanalyse zeigt häufig eine Proteinurie.

Post mortem kann die Diagnose **histologisch** anhand einer **Leberbiopsie** gestellt werden. Typisch sind eine diskontinuierliche Koagulationsnekrose in der Intermediärzone der Leberläppchen und sog. Torres-Einschlüsse in den Kernen der Hepatozyten. In der Nierenbiopsie erkennt man Glomerulus- und Tubulusnekrosen als Ausdruck des Nierenversagens. Der Herzmuskel ist im Sinne degenerativer Veränderungen mitbeteiligt.

> **MERKE** Bei hämorrhagischem Fieber besteht eine namentliche Meldepflicht bei Krankheitsverdacht, Erkrankung, Tod. Der direkte oder indirekte Virusnachweis muss bei V. a. eine akute Infektion an das Gesundheitsamt gemeldet werden.

Differenzialdiagnosen: Mögliche Differenzialdiagnosen zeigt Tab. 4.7.

Therapie: Es existiert **keine kausale Therapie**, sodass lediglich symptomatisch unter Einsatz intensivmedizinischer Versorgung behandelt wird.

Ein Versuch der antiviralen Therapie (z. B. Ribavirin) kann erwogen werden.

Eine 6-tägige Quarantäne ist bei Krankheitsverdacht, bei Erkrankten und bei Kontaktpersonen indiziert.

Prognose: Während die Gelbfiebererkrankung bei Kindern bis zum 14. Lebensjahr meistens blande verläuft, liegt die Letalität für Erwachsene bei bis zu 50% (durchschnittlich 5–10%).

Prophylaxe: Entscheidend ist eine **adäquate Expositionsprophylaxe** [S. A505]. Vor Einreise in ein Gelbfieberendemiegebiet wird eine **aktive Vakzination** mit einem attenuierten Lebendimpfstoff empfohlen. Die Gabe erfolgt einmalig subkutan und darf ausschließlich von WHO-zertifizierten Impfstellen durchgeführt werden. Die Impfung führt bereits 10 Tage nach Applikation zu einem sicheren Schutz, der ca. 10 Jahre anhält.

4.11.2 Dengue-Fieber

Synonym: Dandy-Fieber, Breakbone Fever

Erreger: Erreger des Dengue-Fiebers ist das Dengue-Virus (4 Serotypen), das zur Gruppe der Flaviviren gehört (s. Mikrobiologie [S. C678]). Erregerreservoir sind Mensch und Affe.

Epidemiologie: Das Dengue-Fieber ist **weltweit** verbreitet. Dengue-Viren sind in breiten Teilen Asiens, Südamerikas und südlichen Teilen Nordamerikas endemisch. Jährlich erkranken ca. 50 Mio., wobei die Inzidenz in den letzten 50 Jahren um den Faktor 30 angestiegen ist. In Asien sind hämorrhagische Verläufe häufig (v. a. bei Kindern) und damit eine der Hauptursachen für Hospitalisierung und Letalität in dieser Altersgruppe. Das Dengue-Fieber ist die **häufigste importierte Viruserkrankung** aus den Tropen (2009: 298 gemeldete Fälle).

Übertragung und Inkubationszeit: Der Hauptüberträger sind **infizierte Stechmücken** (v. a. Aedes aegypti und

Tab. 4.7 Differenzialdiagnosen des Gelbfiebers

Differenzialdiagnosen	Ausschluss
Malaria	Parasitennachweis („dicker Tropfen")
virale Hepatitis	Serologie, Beginn weniger akut
Rickettsiose	typische Epidemiologie
Leptospirose	typische Epidemiologie
andere Arbovirose	in Endemiegebieten schwer abgrenzbar, bei Gelbfiebergeimpften eher wahrscheinlich
akutes Leber- und Nierenversagen anderer Genese	Anamnese

Aedes albopticus). Die Erreger vermehren sich im Organismus der weiblichen Moskitos. Die Vektoren sind sowohl tag- als auch dämmerungsaktiv. Die **Inkubationszeit** liegt zwischen 4 und 7 (2 und 17) Tagen.

Klinik: Der überwiegende Anteil der Infektionen (>90%) verläuft asymptomatisch oder unter dem Bild eines banalen grippalen Infektes. Die Erkrankung kann sich präsentieren als:

Klassisches Dengue-Fieber: Nach der Inkubationszeit entwickeln die Patienten schlagartig hohes Fieber mit relativer Bradykardie, das typischerweise von stärksten Kopf-, Rücken-, Glieder- und Gelenkschmerzen begleitet wird („**breakbone fever**"). Durch die starken Schmerzen beobachtet man bei den Patienten gelegentlich einen tänzelnden Gang, der der Krankheit den Namen „**Dandy-Fever**" verliehen hat. 4–5 Tage nach Symptombeginn fällt das Fieber ab. Anschließend treten unter erneutem Fieberanstieg („Sattelkurve") ein scharlach- oder masernartiges grobfleckiges konfluierendes Exanthem mit blassen Hautstellen und eine Lymphknotenschwellung auf. Nach etwa 7 Tagen klingen die Symptome ab, die Rekonvaleszenz kann jedoch lange dauern. Die Prognose ist günstig.

Hämorrhagisches Dengue-Fieber (HDF): akutes Fieber, Thrombozytopenie, Kopf- und Bauchschmerzen, Erbrechen, provozierbare Blutungen sowie zusätzlich Gerinnungsstörungen (z. B. Epistaxis, Petechien, Hämaturie).

Dengue-Schock-Syndrom (DSS): Fortschreiten des hämorrhagischen Fiebers mit Unruhe, Bewusstseinsstörungen, Hypotension bis hin zum schweren Schock.

Vom hämorrhagischen Verlauf sind v. a. Kinder in Endemiegebieten betroffen. HDF und DSS treten insbesondere nach Zweitinfektionen mit einem anderen Subtyp auf. Es wird vermutet, dass präexistente Antikörper, die sich gegen einen anderen Serotyp des Virus richten (mit der Muttermilch übertragen oder durch Mehrfachinfektion erworben) für diesen Verlauf verantwortlich sind.

Diagnostik:

> **MERKE** Wie bei allen hämorrhagischen Fieberformen sind Krankheitsverdacht, Erkrankung, Tod und der direkte bzw. indirekte Erregernachweis namentlich meldepflichtig.

Während Epidemien ist die **Klinik** wegweisend. Obwohl die Inkubationszeit recht kurz sein kann, ist eine Erkrankung nach Reiserückkehr möglich. In diesem Fall sind v. a. die **Reiseanamnese** zusammen mit dem **charakteristischen Beschwerdebild** hilfreich: plötzlicher Erkrankungsbeginn, biphasischer Fieberverlauf sowie starke Kopf- und Gelenkschmerzen. Beim klassischen Dengue-Fieber kann der Rumple-Leede-Test (Kapillarresistenztest) hilfreich sein. Während der ersten 7 Krankheitstage gelingt der **direkte Erregernachweis** (NS-1-Antigen) mittels PCR oder Virusanzucht, danach kann das Virus indirekt über **serologische Tests** detektiert werden. Allerdings sind Kreuzreaktionen mit anderen Flaviviren (z. B. FSME, Gelbfieber, West-Nil-Fieber, japanische Enzephalitis) möglich. Im Zweifelsfall gilt nur der 4-fache Anstieg des spezifischen Antikörpertiters in einem 2. Serum als eindeutiger Nachweis.

Differenzialdiagnosen: Tab. 4.8 gibt eine Übersicht über viral induzierte hämorrhagische Fieber.

Therapie: Eine kausale Therapie existiert nicht. Die Patienten werden symptomatisch behandelt (in spezialisierten Zentren bei schwerem Verlauf).

Prophylaxe: Eine wirksame Impfung existiert noch nicht. Entscheidend ist eine adäquate **Expositionsprophylaxe** [S. A505]

Prognose: Die Erstinfektion verläuft bei Erwachsenen meist blande und führt zu einer lebenslangen, serospezifischen Immunität. Eine Kreuzimmunität gegenüber anderen Serotypen hält jedoch nur wenige Monate an. Nach Zweitinfektionen treten zumeist schwere Verläufe auf, bei Kindern aufgrund der mütterlichen Leihantikörper bereits bei einer Erstinfektion. Das DSS endet unbehandelt bei 20% der Patienten letal (behandelt 1%).

Tab. 4.8 Auswahl viraler hämorrhagischer Fieber

Erreger	Verbreitung	Erkrankung und Symptome
Lassa-Virus	Westafrika	**Lassa-Fieber:** häufig klinisch inapparent, selten: grippale Beschwerden, Hepatitis, Pleuritis, Proteinurie, faziale und nuchale Ödeme, Hämorrhagien, Enzephalitis
Krim-Kongo-Virus	Osteuropa, Asien, Afrika	**Krim-Kongo-Fieber:** nicht hämorrhagische Verlaufsform häufig, grippale Beschwerden, Petechien, Konjunktivitis, hämorrhagische Diathese (3.–5. Tag), selten Leberversagen, Letalität: 10–50%
Rift-Tal-Fieber-Virus	Afrika, Madagaskar	**Rift-Tal-Fieber:** meist blande verlaufend als akute fieberhafte Erkrankung, selten: Enzephalitis, Hepatitis mit hämorrhagischer Diathese
Hantaan-Virus	Ostasien	**Hantaan-Fieber:** grippale Beschwerden, Schwindel, Leukozytose, Petechien an Rumpf und Gaumen, hämorrhagische Diathese, Nierenversagen, Schock
Ebola-Virus und Marburg-Virus	Afrika	**Ebola-Fieber** (s. Mikrobiologie [S. C672]): grippale Beschwerden, Exanthem, hämorrhagische Diathese (5. Tag), Nierenversagen, Enzephalitis, kardiopulmonaler Schock, Letalität: 40–80%
Arena-Viren	Südamerika	**Junin-Fieber:** ähnlich Lassa-Fieber, hypertone Krisen, Letalität 20%

4.12 Zytomegalie

Synonym: humanes Herpesvirus Typ 5 (HHV 5), zytomegale Einschlusskörperchenkrankheit („Cytomegalic Inclusion Disease", CID)

Erreger: Erreger der Zytomegalie ist das **Zytomegalievirus** (CMV; s. Mikrobiologie [S. C683]) aus der Familie der **Herpesviridae**. Als promiskuider Erreger befällt er mehrere Zellsysteme. Der Mensch ist einziger Wirt. Der Name des Virus leitet sich von der Fähigkeit zur **Riesenzellbildung** (griech. cytos: Zelle, megas: groß) ab.

Epidemiologie: Das CMV ist weltweit verbreitet. Die Prävalenz der Erkrankung hängt von der geografischen Lage, dem Alter und den sozioökonomischen Bedingungen ab: In den Ländern der Dritten Welt sind > 90% der Bevölkerung seropositiv, in Deutschland geht man von ca. 50–70% aus, wobei in Risikopopulationen (AIDS-Patienten, promiskuitiv lebende Hetero- und Homosexuelle) ähnliche Werte wie in Entwicklungsländern erreicht werden. Ein Drittel der infizierten Personen scheidet das Virus lebenslang intermittierend aus.

Übertragung und Inkubationszeit: Das Virus ist in oropharyngealen und vaginalen Sekreten, Muttermilch, Urin, Fäzes, Blut, Tränenflüssigkeit und Sperma nachweisbar. Bei der **postnatalen Infektion** spielen Tröpfchen- und Schmierinfektionen eine wesentliche Rolle. Außerdem kann das Virus über **Bluttransfusionen** (Prophylaxe: Leukozytendepletion) und **Organtransplantationen** erworben werden. Das Risiko einer **diaplazentaren Übertragung** ist bei einer Primärinfektion der Mutter während der Schwangerschaft am größten (1–4%). Ein Drittel der Feten entwickelt eine pränatale CMV-Infektion. Reaktivierungen während der Schwangerschaft sind durch die damit zusammenhängende Immunsuppression zwar häufig (3–40%), die Viren werden aber nur selten auf das Ungeborene übertragen. Neben der diaplazentaren Übertragung sind **aszendierende Infektionen** aus dem Genitalsystem der Mutter möglich. Nach der Geburt kann das Virus über Speichel und Muttermilch übertragen werden. Die **Inkubationszeit** liegt zwischen 20 und 60 Tagen.

> **MERKE** Die pränatale CMV-Infektion ist die häufigste konnatale Virusinfektion überhaupt.

Pathogenese: Die Erreger replizieren sich v. a. in den Epithelzellen des Respirations-, Gastrointestinal- und Urogenitaltraktes. Typisch ist die Bildung von **Eulenaugenzellen** (→ zytopathischer Effekt). Die häufig symptomlos verlaufende Dissemination erfolgt über eine zellassoziierte Virämie. Schließlich wird eine **lebenslange Persistenz** in Zellen des Monozyten-Makrophagen-Systems installiert, die bei Schwächung des Immunsystems Ausgangspunkt für eine **Reaktivierung** sind. Besonders **gefährdet** sind Patienten mit Defekten der zellulären Immunabwehr (HIV, Leukämie, Z. n. Knochenmarktransplantation).

Für das Zytomegalievirus wird eine pathogenetische Beteiligung an einer Vielzahl von Erkrankungen diskutiert, so z. B. die Atherosklerose oder die Tumorgenese.

Klinik und Komplikationen:
Infektion des Immunkompetenten: Die Primärinfektion verläuft zumeist **asymptomatisch**, selten entwickelt sich ein der **Mononukleose ähnliches Krankheitsbild** mit Fieber, Schwäche, Müdigkeit, Myalgien, Kopfschmerzen und Splenomegalie. Eine Pharyngitis und zervikale Lymphadenitis sind im Gegensatz zur EBV-Mononukleose selten. In Einzelfällen kommt es zu Komplikationen wie massiven Leberzellnekrosen bis hin zum Leberversagen, Guillain-Barré-Syndrom, Meningoenzephalitis oder Meningitis, Myokarditis, Pneumonie, Retinitis oder Uveitis und eine Verbrauchszytopenie.

Infektion des Immunsupprimierten: Die Erkrankung kann sowohl durch eine Virusreaktivierung (nachlassende Immunabwehr) oder durch eine Primärinfektion (bei bestehender Immunschwäche) hervorgerufen werden. Typisch ist ein der **Mononukleose ähnliches Krankheitsbild** mit hohem Fieber, schwerem Krankheitsgefühl, Myalgien und Arthralgien. Weitere Manifestationsformen sind:
- **CMV-Retinitis** (häufigste CMV-Manifestation bei AIDS), die unbehandelt häufig zur Erblindung führt (Abb. 4.4a)
- interstitielle **CMV-Pneumonie** (hohe Letalität von ca. 50%)
- ulzerierende CMV-Ösophagitis, CMV-Gastritis und CMV-Kolitis
- CMV-Meningoenzephalitis
- CMV-Nephritis (häufig nach Nierentransplantation mit konsekutiver Abstoßungsreaktion).

> **MERKE** HIV-Patienten sollten sich einer regelmäßigen augenärztlichen Kontrolle zum Ausschluss der CMV-Retinitis unterziehen.

Prä- und perinatale Infektion: Zytomegalieviren können während der Schwangerschaft, sub partu oder nach der Geburt auf das Neugeborene übertragen werden. Etwa 30–40% der Frauen im gebärfähigen Alter sind mit CMV infiziert. Eine Erstinfektion der Mutter in der Schwangerschaft führt in 35% der Fälle zu einer Infektion des Fetus (**konnatale** oder **pränatale** Zytomegalie). Diese kann zu Frühgeburtlichkeit, intrauteriner Wachstumsretardierung, zerebralen Schäden (Enzephalitis mit Mikrozephalie, Hydrozephalus e vacuo, zerebrale periventrikuläre Verkalkungen, Zerebralparese, Chorioretinitis, Optikusatrophie, Katarakt, Innenohrschäden) und einer viszeralen Symptomatik mit Ikterus, Hepatosplenomegalie, Anämie und Thrombozytopenie (thrombozytopenische Purpura) führen. Zu den typischen Spätschäden gehören Hör- und Intelligenzminderung sowie zerebrale Krampfanfälle. **Perinatale Infektionen** (bis zu 10 Tage vor und nach der Geburt) sind deutlich **häufiger** und werden meistens durch eine Reaktivierung der CMV-Infektion der Mutter ausgelöst. Bei reifen Kindern verlaufen die Infektionen folgenlos. Ansonsten können sich eine Pneumonie (häufig kombiniert mit Pneumocystis jiroveci), hämatologische Störungen, Hepatosplenomegalie und Hepatitis entwickeln.

Diagnostik: Direkt (PCR, Zellkultur) kann das **Virus** in **Urin, Blut, Spülflüssigkeit der BAL und Biopsaten nachgewiesen werden.** Am frühesten gelingt die Diagnosestellung durch Nachweis des frühen Antigens (immediate early antigen, tritt bereits nach 18 h auf) und des CMV-pp65-Antigens in polymorphkernigen Leukozyten. Indirekt lässt sich die Erkrankung durch die Bestimmung virusspezifischer Antikörper nachweisen (**Tab. 4.9**).

Der Nachweis von Zytomegalieviren innerhalb der ersten 3 Lebenswochen ist beweisend für eine konnatale Infektion. Bei Kindern mit kongenitaler CMV-Infektion sollte besonderer Wert auf das Hör-Screening gelegt werden. Außerdem sind augenärztliche und entwicklungsneurologische Kontrollen erforderlich.

> **MERKE** Hoch spezifisch ist der Nachweis des pp65-Early-Antigens in den Leukozyten, da es die Virusvermehrung und damit eine aktive Infektion anzeigt.

Bioptisch zeigt sich eine interstitielle, lymphoplasmazelluläre Entzündung mit Riesenzellen und viralen Einschlusskörperchen (sog. Eulenaugenzellen).

Therapie: Immunkompetente Patienten benötigen keine Therapie. Immunsupprimierte Patienten werden antiviral mit **Ganciclovir** (besonders hohe Aktivität gegen CMV, **Cave:** nephro- und myelotoxisch) und CMV-Immunglobulin therapiert; die konnatale CMV-Infektion mit einer 6-wöchigen intravenösen Gabe von **Ganciclovir** behandelt. Bei der CMV-Retinitis ist die intravitreale Gabe eines Virostatikums das Mittel der Wahl. Zu den Reservemitteln gehören Cidofovir (nephrotoxisch!), Foscarnet sowie Formivirsen.

Die Therapie kann mittels quantitativer PCR oder des Verlaufs des CMV-pp65-Antigens kontrolliert werden.

Differenzialdiagnosen: Differenzialdiagnostisch müssen die akute HIV-Infektion, die EBV-vermittelte Mononukleose sowie Hepatitiden und Pneumonien anderer Genese ausgeschlossen werden.

Prophylaxe:
- Schutz seronegativer Frauen vor Infektion (Kontakt mit Körpersekreten von Kindern vermeiden und Hygienemaßnahmen wie Händedesinfektion einhalten)
- postexpositionelle Gabe von CMV-Immunglobulin an seronegative Schwangeren
- Schutz immunsupprimierter, seronegativer Empfänger bei Transplantation oder Transfusion:
  - Auswahl seronegativer Spender und Gabe leukozytendepletierter Erythrozytenkonzentrate
  - passive Immunisierung (CMV-Immunglobulin).

Überwachung des CMV-Status und ggf. frühzeitige Therapie mit Ganciclovir.

Tab. 4.9 Serologische Diagnostik der CMV-Infektion

	Primärinfektion	persistierende Infektion	Reaktivierung
CMV-IgM	positiv[1]	negativ	evtl. erneuter Titeranstieg[2]
CMV-IgG	positiv	positiv	erneuter Titeranstieg[2]

[1] Der Nachweis von IgM-Antikörpern des Neugeborenen sichert die Diagnose einer pränatalen Infektion (IgM kann im Gegensatz zu IgG die Plazentaschranke nicht überwinden).
[2] Bei ausgeprägter Immunschwäche kann der Titeranstieg ausbleiben, sodass die Diagnose serologisch nicht gestellt werden kann.

5 Pilzerkrankungen

5.1 Aspergillose

Erreger und Epidemiologie: Der häufigste Erreger der Aspergillose ist der Schimmelpilz **Aspergillus fumigatus** (s. Mikrobiologie [S. C641]). Aspergillus fumigatus weist ein septiertes Myzel auf, seine Hyphen sind dichotom verzweigt und PAS-positiv Aspergillen sind ubiquitär verbreitet. Sie gehören zu den **fakultativ-pathogenen** Erregern, gesunde Menschen erkranken i. d. R. nicht. Der entscheidende **Risikofaktor** für eine manifeste Erkrankung ist die Immunsuppression (v. a. Alkoholismus, Diabetes mellitus, Hyperkortisolismus, hämatoonkologische Grunderkrankungen, Z. n. Organtransplantation oder Verbrennung). Bei Patienten mit Atopie können Aspergillen allergische Krankheitsbilder hervorrufen.

Übertragung: Die Aspergillose wird durch **Inhalation** der **infektiösen Sporen** übertragen. Hauptreservoir bilden pflanzliche Materialien wie Heu, faulende Blätter, Kompost, Korn und Blumenerde (→ keine Blumentöpfe in Krankenzimmern). Aspergillen sind äußerst resistent gegen Umwelteinflüsse und überleben lange im Staub und in der Luft. Eine Transmission von Mensch zu Mensch ist sehr selten und erfordert hohe bronchopulmonale Sporenkonzentrationen.

Klinik: Die Sporen der Aspergillen gelangen aufgrund ihrer geringen Größe von 2–3 µm bis in die **Alveolen**. Abhängig von der Reaktivität des Immunsystems des Betroffenen können verschiedene Krankheitsbilder entstehen (**Tab. 5.1**).

Tab. 5.1 Manifestationsformen, Diagnostik und Therapie der Aspergillose

Manifestation	Charakteristika
allergisch bronchopulmonale Aspergillose (ABPA)	**Vorkommen:** bei Patienten mit Mukoviszidose und atopischem Asthma (hypererges Immunsystem mit Typ-I- oder Typ-III-Reaktion) **Klinik:** allergisches Asthma bronchiale (s. Atmungssystem [S. A182]), exogen-allergische Alveolitis (s. Atmungssystem [S. A202]) **Diagnostik:** • Röntgen-Thorax: wechselnde Lungeninfiltrate und zentrale Bronchiektasen • Erregernachweis im Sputum (Mikroskopie, Kultur) • Labor: Nachweis von IgE- bzw. IgG-Antikörpern, Eosinophilie **Therapie:** orale Glukokortikoide
Aspergillom (Abb. 5.1a) (Myzetom = Konglomerat von Pilzhyphen)	**Vorkommen:** Lungenerkrankung mit Ausbildung präformierter Höhlen mit lokal gestörter Immunkompetenz (z. B. Bronchialkarzinom, Tbc, Bronchiektasen, Lungenabszess, Sarkoidose) **Klinik:** erhebliches Krankheitsgefühl mit Fieber, Husten und Auswurf, atemabhängige Thoraxschmerzen (bei Aspergillom in Pleuranähe) **Komplikation:** aggressiv **wachsende, invasive Aspergillome** können zu einer Gefäßarrosion mit lebensgefährlichen Blutungen führen **Diagnostik:** • Röntgen-Thorax: homogener Rundschatten innerhalb einer Höhle, ring- oder sichelförmige Luftansammlung zwischen Rundschatten und Höhlenwand (typisch!) • Erregernachweis (aus Sputum, BAL, Biopsaten): mikroskopischer Nachweis der verzweigten Hyphen, kulturelle Anzucht (Cave: häufig falsch positive Ergebnisse durch Kolonisation) **Therapie:** operative Sanierung (Antimykotika sind i. d. R. unwirksam)
Aspergilluspneumonie und invasive pulmonale Aspergillose (Abb. 5.1b)	**Vorkommen:** bei schwerer Immundefizienz **Klinik:** schwere Dyspnoe, unproduktiver Husten, Hämoptysen, therapierefraktäres Fieber **Komplikationen: invasives Wachstum** in pulmonale Gefäße → thrombotische Verschlüsse und Embolien → hämorrhagische Infarkte und Nekrosen, **Streuung** per continuitatem oder hämatogen → extrapulmonale Aspergillose mit Absiedlungen in verschiedene Organe: • Keratitis • Otomykose • Hirnabszess und chronische Meningitis mit infarktartigen Nekrosen und lokaler Einschmelzung von Hirngewebe. Klinisch imponieren Bewusstseinstrübung, fokale Herdsymptome, epileptische Anfälle und ein erhöhter Hirndruck. • Leberbefall • schwärzlich-livide Hautmetastasen • Endokarditis • Osteomyelitis **Diagnose:** • Röntgen-Thorax: Bild entspricht der Miliar-Tbc • Erregernachweis in der Lungenbiopsie • bei ZNS-Befall Liquorpunktion (Eiweiß massiv erhöht) • Antigennachweis (ELISA) **Therapie:** Antimykotika wie Amphotericin B in Kombination mit 5-Fluorocytosin, Caspofungin und Itraconazol (Fluconazol ist wirkungslos) **Prognose:** ungünstig, hohe Letalität (bis zu 90 %)

> **MERKE** Fieber und pulmonale Beschwerden unter Immunsuppression, die selbst unter optimaler antibiotischer Therapie progressiv verlaufen, müssen an eine Pilzpneumonie denken lassen.

5.2 Kandidose

Synonym: Kandidaymykose, Candidiasis

Erreger und Epidemiologie: Der häufigste Erreger der Kandidose ist der saprophytär lebende Spross-(Hefe-)Pilz **Candida albicans** s. Mikrobiologie [S. C639]). Pilze der Gattung Candida gehören bei vielen gesunden Menschen zur **Normalflora** des Gastrointestinaltrakts, des Rektums und der Vagina. Erkrankungen entstehen, wenn es zu einer Überwucherung durch die eigene Sprosspilzflora kommt. Prädisponierend wirken **spezielle Milieubedingungen**, z. B. Barriereschäden, pH-Wert-Erhöhung, Störung der physiologischen Bakterienflora (Antibiotikatherapie), Katheter, anhaltende Feuchtigkeit und Stoffwechselentgleisungen (z. B. Diabetes mellitus, Niereninsuffizienz). Eine **systemische Kandidose** entsteht v. a. bei Patienten mit **Abwehrschwäche** (HIV, i. v. Drogenkonsum, hämatoonkologische Grunderkrankungen, Immunsuppressiva).

Übertragung: Bei der Kandidose handelt es sich praktisch immer um eine **endogene Infektion**, die von den Kommensalen der Schleimhäute ausgeht. Sprosspilze gehören zu den **nosokomialen Erregern**, die eine hohe Affinität zu Kunststoffen (→ Katheterinfektionen) haben. Bei Candidovulvovaginitis zum Geburtstermin ist eine **intrapartale Übertragung** auf das Neugeborene möglich. Insbesondere die genitale Manifestation wird durch Sexualverkehr übertragen und gehört zu den **STI**.

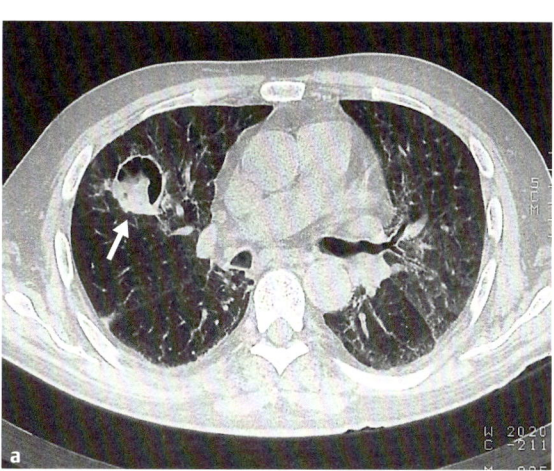 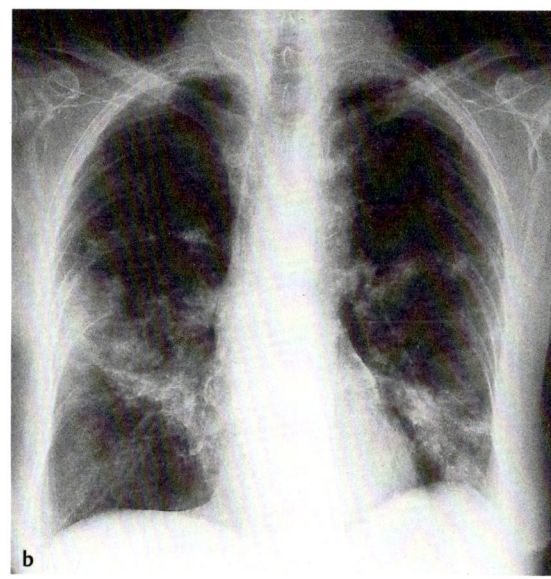

Abb. 5.1 **Aspergillose. a** Aspergillom. **b** Invasive pulmonale Aspergillose beidseits. (aus: Reiser, Kuhn, Debus, Duale Reihe Radiologie, Thieme, 2011)

Klinik: Träger von Kandidapilzen zeigen i. d. R. keine Symptome (Abstrich). Bei Patienten mit **Abwehrschwäche** kann es zu einer **manifesten CandidaInfektion** kommen, die sich sowohl **mukokutan** (oberflächliche Kandidose) als auch **systemisch** (systemische Kandidose) manifestieren kann. Die Fähigkeit zur Ausbildung von Pseudomyzelen und Hyphen ermöglicht dem Pilz die Penetration ins Gewebe. Die klinischen Manifestationsformen zeigt Tab. 5.2.

Diagnostik: Die **mukokutane Kandidose** ist häufig eine **Blickdiagnose**. Der direkte Erregernachweis gelingt mikroskopisch oder durch kulturelle Anzucht. Abhängig von der Lokalisation der Kandidose eignen sich Punktate, Abstrichpräparate, Bronchialsekret, Urin, Blut oder Liquor (monozytäre Pleozytose). Bei der **systemischen Kandidose** kann die Serologie (Nachweis von Antikörpern oder Antigen) Aufschluss bringen. Wegen der häufigen Kolonisation ist allerdings nur ein **signifikanter Titeranstieg** beweisend. Der histologische Nachweis von Pilzhyphen und Pseudomyzel in **Gewebebiopsien** beweist die invasive Mykose, monoklonale Antikörper ermöglichen die Speziesdifferenzierung.

Therapie: **Oberflächliche Kandidosen** werden **lokal** mit Nystatin, Imidazolpräparaten (z. B. Clotrimazol) oder Amphotericin-B-Suspensionen (Mundsoor) behandelt. **Systemische Infektionen** erfordern den Einsatz von Fluconazol, Itraconazol oder Voriconazol, bei schweren Verläufen gilt Amphotericin B, ggf. in Kombination mit Flucytosin als Mittel der Wahl. Fluconazol sollte aufgrund der Gefahr der Resistenzentwicklung nur gezielt und kurzzeitig zum Einsatz kommen.

Prophylaxe:
- Überwachung, Pflege und regelmäßiger Wechsel intravasaler Katheter
- kritischer Umgang mit Antibiotika, Breitbandantibiosen vermeiden
- orale Gabe von Nystatin- oder Amphotericin-B-haltigen Suspensionen bei Patienten mit Breitspektrumantibiose, Neutropenie oder Transplantation.

Prognose: Systemische Kandidosen sind trotz Therapie mit einer hohen Letalität (80 %) verbunden.

5.3 Pneumocystis-jiroveci-Pneumonie

Erreger: Der Erreger **Pneumocystis jiroveci** (früher: Pneumocystis carinii) ist ein saprophytär lebender Organismus, der Eigenschaften von Pilzen und Protozoen vereint. Aufgrund neuer Untersuchungsmethoden wird er zu den hefeähnlichen Pilzen gezählt (s. Mikrobiologie [S. C642]).

Epidemiologie: Zu den Risikogruppen zählen **Früh- und Neugeborene** und **Immunsupprimierte** (v. a. AIDS-Patienten mit einer CD4-Zell-Zahl < 200/µl). Die Pneumocystis-jiroveci-Pneumonie ist die häufigste Erstmanifestation und opportunistische Infektion bei AIDS [S. A548]. Allerdings sind die Erkrankungszahlen aufgrund der verbesserten antiretroviralen Therapie und der Primärprophylaxe (s. u.) rückläufig.

Übertragung: Die Übertragung erfolgt durch **Inhalation** der **Zysten** in **Tröpfchen** oder **Staub**. Der Erreger persistiert meistens latent als harmloser Kommensale in der Lunge. Bei Patienten mit zellulärer Abwehrschwäche (v. a. AIDS-Patienten) kann es durch **Reaktivierung** zu einer schweren, lebensbedrohlichen Erkrankung kommen.

Pathogenese: Die Erreger vermehren sich in den Alveolen. Der wichtigste Virulenzfaktor ist dabei die Polysaccharidkapsel, die die Phagozytose durch die Alveolar-

Tab. 5.2 Klinische Manifestationsformen der Kandidose

Lokalisation	Symptome
mukokutane Kandidose	
Schleimhaut-Kandidose (Abb. 5.2)	**orale Kandidose:** **Erkrankungsbild: Soor** der Mundschleimhaut (Stomatitis), Zunge (Glossitis), Speiseröhre (ulzerierende Ösophagitis, Indikatorerkrankung für AIDS), Mundwinkel (Perlèche bzw. Angulus infectiosus) **Symptome:** Auf gerötetem Untergrund befinden sich fleckförmige, konfluierende, weißliche, gut abstreifbare Beläge (DD orale Haarleukoplakie: nicht abstreifbar), typische Symptome sind Geschmacksveränderung oder -verlust, Brennen, Juckreiz, retrosternale Schmerzen und Dysphagie.
	genitale Kandidose: **Erkrankungsbild:** akute Vulvovaginitis oder Balanitis **Symptome:** Pruritus, weißliche Beläge, weißlicher, krümeliger Ausfluss
Hautkandidose	**Erkrankungsbilder:** Auftreten v. a. an Hautpartien mit erhöhtem Feuchtigkeitsgehalt • **Windeldermatitis** (Säuglinge) • **intertriginöse Kandidose** im Bereich der Hautfalten (häufig unter der Mamma Abb. 5.2, inguinal bei adipösen, bettlägrigen Erwachsenen) **Symptome:** konfluierende, papulovesikuläre, scharfrandige, entzündliche Effloreszenzen mit Schuppen häufig auf dem Boden einer Dermatitis seborrhoides
Kandidose der Hautanhangsgebilde	**Erkrankungsbilder:** • **Candida-Paronychie:** Kandidose des Nagelwalls mit schmerzhafter Rötung und Entleerung eines eitrigen Sekrets • **Candida-Onychomykose:** Ausbreitung der Nagelwall-Kandidose auf die Nagelplatte • **Candida-Follikulitis**
chronisch-mukokutane Kandidose	Chronische Infektion der Haut, Schleimhaut und Nägel, die v. a. bei Patienten mit zellulärer Abwehrschwäche auftritt.
systemische Kandidose	
Organkandidose	**Organmanifestationen:** • Lunge (Candida-Pneumonie) • Niere (Candida-Pyelonephritis) • Herz (Endo-, Peri- und/oder Myokarditis) • Auge (Chorioretinitis mit Cotton-Wool-Herden der Retina) • ZNS (Meningoenzephalitis mit Hirnnervenausfällen, Paresen und Sensibilitätsstörungen) • Knochen (Osteomyelitis)
Candida-Sepsis	Fungämie mit Absiedlung in verschiedenen Organen und Entwicklung multipler Mikroabszesse (häufig: Niere, ZNS, Herz, Auge, Leber und Milz); Fieber, Splenomegalie und Leukozytose fehlen häufig

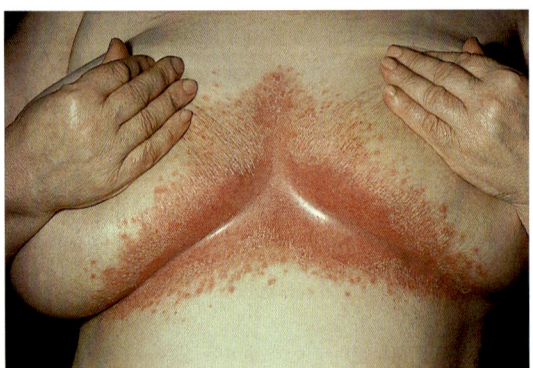

Abb. 5.2 **Intertriginöse Kandidose.** (aus: Moll, Duale Reihe Dermatologie, Thieme, 2010)

makrophagen verhindert. Es kommt zur Bildung erregerhaltiger Schleimmassen, die bereits frühzeitig den Gasaustausch behindern. Nach Schädigung der Alveolen dringen die Erreger in das Lungeninterstitium ein und lösen eine interstitielle plasmazelluläre Pneumonie aus.

Klinik und Komplikationen: Bei Immunkompetenz verläuft die Infektion i. d. R. asymptomatisch. **Immunsupprimierte** Patienten entwickeln eine **atypische Pneumonie**, die häufig subakut beginnt und chronisch verläuft. Initial stehen subfebrile Temperaturen, Gewichtsverlust und Müdigkeit im Vordergrund, später kommen trockener Husten, langsam progrediente Belastungsdyspnoe, seltener Thoraxschmerz hinzu. Bei fulminantem Verlauf kann sich ein **ARDS** entwickeln.

Diagnostik: Die Auskultation ist meistens unauffällig. Der **Erregernachweis** gelingt mikroskopisch in Sputum, Spülflüssigkeit der BAL oder transbronchialem Biopsat. In der Blutgasanalyse zeigt sich eine Hypoxämie, in der Lungenfunktionsprüfung lassen sich frühzeitig ein Abfall der Vital- und Diffusionskapazität nachweisen. Labordiagnostisch fällt häufig eine LDH-Erhöhung auf.

Der Befund des **Röntgen-Thorax** [S. A551] (Abb. 4.4c) ist anfänglich unauffällig. Im Verlauf tritt eine perihilär betonte („schmetterlingsförmige"), retikulonoduläre Verdichtung des Interstitiums mit milchglasartigen Infiltraten auf, die sich innerhalb von Stunden bis Tagen als flächige Verschattung auf die Mittel- und Unterfelder ausdehnen können. Der Lungenmantel bleibt typischerweise ausgespart.

Histologisch findet man massenhaft Plasmazellen im verdickten Interstitium (**plasmazelluläre, interstitielle Pneumonie**). Die Alveolen sind dabei mit schaumigen Pilzkolonien ausgefüllt.

Therapie: Therapie der Wahl ist die hoch dosierte Gabe von **Cotrimoxazol** über 3 Wochen (**Cave:** häufig Nebenwirkungen, wie „drug fever" oder Steven-Johnson-Syndrom). Bei schwerer Hypoxämie sind **Glukokortikoide** indiziert. Mit einer klinischen Besserung ist nach 5–7 Tagen zu rechnen. Als Reservemittel stehen Atovaquon oder die Kombination aus Clindamycin und Primaquin zur Verfügung. Da Rezidive häufig sind, sollte nach stattgehabter Infektion eine **Sekundärprophylaxe** mit niedrig dosiertem Cotrimoxazol eingeleitet werden.

Da Pneumocystis jirovecii kein Ergosterin in seiner Zellmembran enthält, ist der Erreger resistent gegen Antimykotika wie Azole und Polyene.

Prophylaxe: Bei einer CD4-Zell-Zahl < 200/µl wird eine **Primärprophylaxe** mit **Cotrimoxazol** eingeleitet (480 mg/d oder 960 mg 3-mal/Woche). Als Reservemittel gelten Pentamidininhalationen oder Dapson. Cotrimoxazol senkt gleichzeitig die Wahrscheinlichkeit der Reaktivierung einer Toxoplasmose [S. A574] und von Salmonelleninfektionen [S. A530].

5.4 Kryptokokkose

Synonym: europäische Blastomykose, Busse-Buschke-Krankheit

Erreger: Der häufigste Erreger der Kryptokokkose ist der bekapselte Sprosspilz **Cryptococcus neoformans** (s. Mikrobiologie [S. C640]).

Selten wird eine Kryptokokkose durch Cryptococcus gatti hervorgerufen (v. a. in Australien, Afrika, Kalifornien, Kanada, Südamerika, Südostasien, einzelne Mittelmeerländer). Anders als C. neoformans führt C. gatti auch bei immunkompetenten Personen zu einer Infektion.

Epidemiologie: C. neoformans ist weltweit verbreitet. Er kommt häuptsächlich in den Fäkalien von Tauben und Papageien und in kontaminierten Stäuben und Erde vor. Der wichtigste Risikofaktor für die Kryptokokkose durch C. neoformans ist die **zelluläre Abwehrschwäche** (v. a. HIV, Z. n. Organtransplantation, maligne Tumoren, Chemotherapie und Steroidlangzeittherapie). Die extrapulmonale Kryptokokkose gehört zu den AIDS-definierenden Erkrankungen (Tab. 4.3).

Übertragung und Inkubationszeit: C. neoformans wird **aerogen** über Inhalation der hitze- und austrocknungsresistenten Pilzsporen in kontaminierten Kotpartikeln, Stäuben oder Erde übertragen. Selten ist eine Schmierinfektion bei Haut- oder Schleimhautverletzungen. Eine Übertragung von Mensch zu Mensch bzw. Tier zu Mensch ist ausgeschlossen. Die **Inkubationszeit** liegt zwischen mehreren Wochen bis Monaten.

Klinik: Beim Immungesunden verläuft die Erkrankung klinisch inapparent, selten treten grippeähnliche Symptome (mäßige Temperaturerhöhung, Husten, Auswurf) auf. Bei Patienten mit Abwehrschwäche entwickelt sich zunächst eine relativ **milde, granulomatöse Pneumonie** („Lungenkryptokokkose"). Anschließend folgt eine rasche **hämatogene Dissemination** („extrapulmonale Kryptokokkose"). Aufgrund seines ausgeprägten Neurotropismus siedelt sich der Erreger v. a. im ZNS ab und führt zu einer **akuten** oder **chronischen** (**Meningo-)Enzephalitis** mit Hirnnervenparesen, fokalen Defiziten und epileptischen Anfällen, die unbehandelt i. d. R. rasch letal endet. Bei AIDS-Patienten werden auch Absiedlungen in Niere, Nebenniere, Knochen, Knochenmark und Haut beobachtet.

Diagnostik: Der **direkte Erregernachweis** gelingt durch kulturelle Anzucht in Spezialmedien („Staib-Agar") oder mikroskopisch aus Liquor im Tusche-Präparat (→ Darstellung der Kapsel; s. Mikrobiologie [S. C640]). Zum Staging der Erkrankung und als Verlaufskontrolle eignet sich der **Nachweis** des **Kapselantigens** in Serum und Liquor. In der **Histologie** gelingt der Nachweis bekapselter Hefen am besten nach Giemsa- bzw. Mucicarminfärbungen.

Differenzialdiagnosen: Zu den wichtigsten Differenzialdiagnosen gehören die zerebrale Toxoplasmose, tuberkulöse Meningitis und zerebrale Neoplasien. Auch an andere Pilzinfektionen muss gedacht werden.

Therapie: Die Kombination aus **Amphotericin B** und **5-Fluorocytosin** über mehrere Wochen ist Therapie der Wahl. Bei immunsupprimierten Patienten sollte anschließend eine lebenslange Rezidivprophylaxe mit **Fluconazol** durchgeführt werden.

> **MERKE** Cryptococcus neoformans kann auch durch entsprechende Therapie nicht vollständig eliminiert werden. Der Pilz zieht sich in Organe zurück, in denen er vom Immunsystem kaum erreicht werden kann. Rezidive sind daher immer möglich.

Prognose und Prophylaxe: Die zerebrale Kryptokokkose verläuft häufig letal. Entscheidend ist die **Expositionsprophylaxe** (keine spezifische Prophylaxe bekannt).

5.5 Histoplasmose

Erreger: Histoplasma capsulatum ist der Erreger der Histoplasmose. Als dimorpher Pilz liegt er, abhängig von der Umgebungstemperatur, entweder als saprophytärer Schimmel- (30 °C) oder als parasitärer Sprosspilz (37 °C) vor. Als Erregerreservoir gelten insbesondere Vögel und Nagetiere. Besonders hohe Konzentrationen der hoch kontagiösen Sporen finden sich in der Umgebung von Hühnerställen, Fledermaushöhlen und verrottenden Bäumen. Die parasitäre Hefeform von Histoplasma capsulatum ist **obligat pathogen** für den menschlichen Organismus.

Epidemiologie: Die Histoplasmose ist in den USA, Zentral- und Südamerika, der Karibik, Afrika, Indonesien, Japan und Australien endemisch. In den USA ist sie die häufigste endemische Mykose. Die generalisierte oder extrapulmonale Form der Histoplasmose zählt zu den AIDS-definierenden Erkrankungen. Bisher in Deutschland diagnostizierte Fälle sind stets importiert. Zu den **Risikofaktoren** für eine manifeste Histoplasmose zählen Alter (Kleinkinder, Personen > 60 Jahre), zelluläre Immunschwäche sowie chronische Lungenerkrankungen.

Übertragung und Inkubationszeit: Die Sporen werden durch **Inhalation erregerhaltigen Staubs**, seltener über eine direkte Inokulation übertragen. Die **Inkubationszeit** der akuten pulmonalen Histoplamose liegt zwischen 1 und 2 Wochen.

Pathogenese: Nach Inhalation der Sporen vermehrt sich die parasitäre Form von Histoplasma in den Alveolarmakrophagen. Von der Lunge gelangen die Erreger hämatogen und lymphogen v. a. in die Organe des RES (Lymphknoten, Leber, Milz). Bei immunkompetenten Patienten führt die zelluläre Abwehrreaktion innerhalb von 1–2 Wochen zu einer Abtötung der Erreger im Inneren der Makrophagen. Typisch ist eine granulomatöse Entzündungsreaktion mit Ausbildung epitheloidzelliger Granulome, deren Zentrum einschmelzen oder verkalken kann. Bei **zellulärer Immunschwäche** ist die begrenzende Granulomreaktion nur diskret ausgeprägt oder fehlt ganz. Hier finden sich Makrophagen, die in ihrem Inneren massenhaft Hefezellen enthalten. H. capsulatum kann im RES persistieren, sodass es bei einem T-Zell-Defekt zur Reaktivierung kommen kann.

Klinik und Verlauf: Die klinische Manifestation der Histoplasmose ist vielgestaltig, aufgrund der obligaten Pathogenität des Erregers können – wenn auch selten – Immungesunde erkranken. Der Krankheitsverlauf wird wesentlich von der Infektionsdosis und dem Immunstatus bestimmt:

Akute pulmonale Histoplasmose: 80 % aller Infektionen verlaufen klinisch inapparent. Symptomatische Verläufe zeigen ein grippeähnliches Krankheitsbild mit Fieber, allgemeinem Krankheits- und Schwächegefühl, Reizhusten und thorakalen Schmerzen. Bei immunsupprimierten Patienten kann sich eine schwere Lobärpneumonie mit Gefahr des ARDS entwickeln. Durch lymphogene Streuung entsteht eine hiläre oder mediastinale Lymphadenitis.

Chronische pulmonale Histoplasmose: Insbesondere bei Patienten mit bestehenden Lungenerkrankungen (Bronchiektasen, Lungenemphysem) kann sich durch endogene Reaktivierung oder exogene Reinfektion ein tuberkuloseähnliches Krankheitsbild entwickeln, das mit Ausbildung eines Primärkomplexes (→ Folge der granulomatösen Entzündungsreaktion), Fieber, Hypoxie, allgemeinem Schwächegefühl, Müdigkeit, Gewichtsverlust und oralen Ulzerationen einhergehen kann. Auch Kavernen können entstehen.

Disseminierte Histoplasmose: Der entscheidende Risikofaktor für eine Erregerdissemination ist die **zelluläre Immunschwäche**. Sie kann aber auch bei Kleinkindern oder älteren Personen auftreten. Ausgangspunkt ist dabei entweder die inhalierte Spore bei bestehender Immunsuppression mit anschließender hämatogener Streuung oder der aus dem RES reaktivierte Pilz. Häufig betroffene Organe sind ZNS, Leber, Darmwand, Milz, Nebenniere und Endokard. Abhängig von der Ausprägung der Immunschwäche werden foudroyante, subakute und chronische Verläufe beobachtet. Die foudroyante Verlaufsform betrifft das gesamte RES und führt unbehandelt innerhalb weniger Wochen zu einem häufig letalen septischen Schock.

Diagnostik: Direkt kann der Erreger aus Sputum und Spülflüssigkeit der BAL (mikroskopisch) und bei generalisiertem Verlauf aus Blut, Urin, Knochenmark und Biopsat nachgewiesen werden. Der kulturelle Nachweis ist langwierig, da spezielle Nährmedien notwendig sind.

Im **Röntgen-Thorax** fallen bei pulmonaler akuter Histoplasmose bilaterale Infiltrate auf. Nach Abheilung bleiben häufig multiple verkalkte Rundherde in beiden Lungen, den Hiluslymphknoten und der Milz zurück (sog. coin lesions).

Differenzialdiagnosen:
- Lungen- oder Miliartuberkulose (wichtigste DD)
- Pneumocystis-jiroveci-Pneumonie
- Aspergillose
- viszerale Leishmaniose
- Kokzidoidomykose
- Blastomykose.

Therapie: Immungesunde und akute pulmonale Verläufe bedürfen keiner Behandlung. Tritt keine spontane Besserung ein, ist Itraconazol das Mittel der Wahl.

Bei der akuten pulmonalen Histoplamose ist häufig keine Therapie erforderlich. Die **chronisch-pulmonale Histoplasmose** wird entweder mit Itraconazol oder Ketoconazol p. o. über 6–12 Monate oder 10-wöchiger Gabe von Amphotericin B i. v. behandelt. Zerebrale Manifestationen und generalisierte Erkrankungen bei AIDS erfordern eine lebenslange Suppressionstherapie mit Itraconazol (alternativ: Fluconazol). Schwere Verläufe werden supportiv mit Amphotericin B i. v. behandelt.

Prophylaxe: Entscheidend ist die Expositionsprophylaxe.

6 Parasitäre Erkrankungen

6.1 Protozoen

6.1.1 Amöbiasis (Amöbenruhr)

Erreger: **Entamoeba histolytica** ist Erreger der Amöbiasis (s. Mikrobiologie [S. C645]). Es existieren 2 Spezies, **E. dispar** (90 %) ohne pathogene Bedeutung und die pathogenen **E. histolytica sensu stricto**, die mikroskopisch nicht voneinander unterschieden werden können (→ Differenzierung mittels PCR).

Epidemiologie: Die höchste Prävalenz liegt in Indien, Afrika, Mittel- und Südamerika (bis 50 %) vor. Die in Deutschland vorkommenden Fälle sind meistens importiert. Für Einzelfälle besteht keine Meldepflicht.

Übertragung und Inkubationszeit: Die Übertragung erfolgt **fäkal-oral** durch kontaminiertes Trinkwasser oder Nahrung sowie infiziertes Küchenpersonal und Lebensmittelhändler. Infektiös ist das 4-kernige Zystenstadium – in der Außenwelt kann es monatelang ansteckend bleiben. Die **Inkubationszeit** der Amöbenruhr beträgt etwa 1–4 Wochen. Die extraintestinale Amöbiasis (Leberabszess) tritt häufig erst Monate bis Jahre p. i. auf.

Pathogenese: E. histolytica wird als magensaftresistente Zystenform oral aufgenommen. Im Dünndarm schlüpfen die **Trophozoiten** (sog. Minutaformen) und gelangen in den Dickdarm. Sie verkapseln sich zu Zysten und werden mit dem Stuhl ausgeschieden. Unter bestimmten Bedingungen kann sich diese „Darmlumenform" in die **invasive Magnaform** umwandeln, die in die Darmwand eindringen, Mikroabszesse hervorrufen und das Krankheitsbild der **Amöbenruhr** auslösen kann (exsudative Diarrhö). Typisch für die **nekrotisierende Amöbenkolitis** sind flache Ulzerationen mit unterminiertem Ulkusrand („**Flaschenhals**"-Ulkus). Im Nekroseschorf finden sich zahlreiche Magnaformen, die oft Erythrozyten phagozytiert haben. Am Ulkusgrund bildet sich ein Saum von Granulationsgewebe. Tiefe Ulzera können zu Darmwandperforationen, Fisteln und narbigen Stenosen führen und lokal tumorartige Entzündungsherde ausbilden (**Amöbome**). Die Amöben können die Darmwand durchdringen und über den Lymph- bzw. Blutweg in andere Organe gelangen. Am häufigsten kommt es zur **Absiedlung** über die **Portalvene** mit Ausbildung von **Leberabszessen**.

Klinik und Komplikationen: Häufig kommt es zum asymptomatischen Ausscheiden von Zysten (90 %).

Intestinale Amöbiasis: Die Amöbenruhr beginnt häufig subakut über 1–3 Wochen mit Bauchschmerzen, blutigen Diarrhöen (himbeergeleeartige Stühle), Tenesmen und Hepatomegalie. Etwa ⅓ der Patienten leidet an Fieber. Die wichtigsten Komplikationen sind die Entwicklung einer fulminanten Kolitis mit toxischem Megakolon und Darmperforation und die Bildung von Amöbomen mit Darmstenosierung. Selten kann eine Amöbenkolitis chronifizieren (DD: chronisch-entzündliche Darmerkrankung).

Extraintestinale Amöbiasis: In > 95 % der Fälle manifestiert sich die extraintestinale Amöbiasis als Leberabszess mit Druckgefühl und Schmerzen in rechtem Oberbauch. Diese können sich Jahre bis Jahrzehnte nach einer (auch asymptomatischen) intestinalen Amöbiasis entwickeln. Es besteht die Gefahr der intraabdominellen Ruptur, Penetration in die Lunge oder das Perikard (selten in andere Organe).

Diagnostik: Anamnestisch ist die **Reiseanamnese** entscheidend. Die „Amöbenruhr" wird durch den **mikroskopischen Nachweis** von **Trophozoiten** bzw. **Magnaformen** (typisch: amöboide Bewegungen und phagozytierte Erythrozyten) oder **Antigennachweis** (PCR: Differenzierung zwischen E. histolytica und E. dispar) im **frischen Stuhl** diagnostiziert. **Cave:** Die Stuhlprobe muss körperwarm im Labor ankommen, um die Trophozoiten nachweisen zu können. Aufgrund der Perforationsgefahr sollte auf eine endoskopische Untersuchung verzichtet werden. Der Nachweis einer **extraintestinalen Amöbiasis** erfolgt **serologisch** (Antikörper sind nach 5–7 Tagen positiv und persistieren über Jahre) und mithilfe der **Bildgebung** (Abdomensonografie und CT, Abb. 6.1). Die Rektoskopie dient dem Nachweis von Ulzera in der Rektumschleimhaut.

Therapie: Das Mittel der Wahl bei intestinaler und extraintestinaler Amöbiasis ist **Metronidazol** für 10 Tage. Der Therapieerfolg wird mit Stuhlkontrollen nachgewiesen (10 % Non-Responder). Bei Persistenz der Erreger im Darmlumen (Ausscheidung der Zysten im Stuhl) werden zur Entfernung der Amöbenzysten für weitere 10 Tage die Kontaktamöbizide **Paromomyxin** (500 mg 3 × /d) oder auch Diloxanid eingesetzt, die kaum resorbiert werden

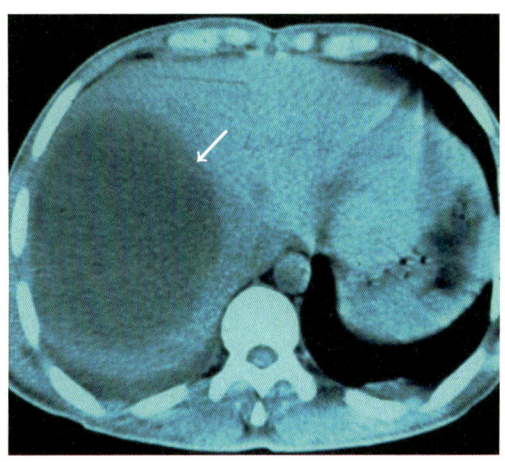

Abb. 6.1 Amöbiasis. Amöbenleberabszess (Pfeil). (aus: Baenkler et al., Kurzlehrbuch Innere Medizin, Thieme, 2010)

und das Darmlumen in hoher Konzentration erreichen. In seltenen Fällen reicht die alleinige Therapie der extraintestinalen Amöbiasis mit Metronidazol nicht aus, hier wird zusätzlich **Chloroquin** eingesetzt. Eine Abszesspunktion ist nur bei drohender Perforation erforderlich.

Prophylaxe: Prophylaktisch am effektivsten sind eine adäquate Trinkwasser- und Lebensmittelhygiene.

6.1.2 Lambliasis

Erreger: Giardia lamblia ist Erreger der Lambliasis (s. Mikrobiologie [S. C643]).

Epidemiologie: Lamblien sind ubiquitär verbreitet, kommen aber v. a. in Tropen und Subtropen vor. In Deutschland diagnostizierte Fälle sind i. d. R. importiert.

Übertragung und Inkubationszeit: Der Mensch infiziert sich durch **orale Aufnahme** der **Zysten** mit kontaminierten Lebensmitteln und Trinkwasser. Bei sehr engem Kontakt ist eine Übertragung von Mensch zu Mensch möglich. Besonders gefährdet sind in diesem Zusammenhang promiskuitiv lebende Homosexuelle. Die **Inkubationszeit** beträgt 1–2 Wochen.

Klinik und Komplikationen: Etwa die Hälfte der Infektionen verlaufen **asymptomatisch**. Die **symptomatische Lambliasis** führt zu einer akuten wässrigen Diarrhö mit Bauchkrämpfen. Durch die Adhärenz an den Enterozyten in Duodenum und Jejunum kann sich eine **Malabsorption** mit Gewichtsverlust, Steatorrhö und Meteorismus entwickeln. Die Krankheitsdauer beträgt etwa 4 Wochen. Bei Patienten mit Antikörpermangelsyndrom kann sich ein schweres Krankheitsbild mit Kachexie entwickeln.

Diagnostik: Der Erreger kann durch Nachweis der stark beweglichen Trophozoiten oder Zysten im **Stuhlnativpräparat** detektiert werden. Abb. 6.2 zeigt Lamblien in der Giemsa-Färbung. Etabliert hat sich zudem der Nachweis von Parasitenantigenen.

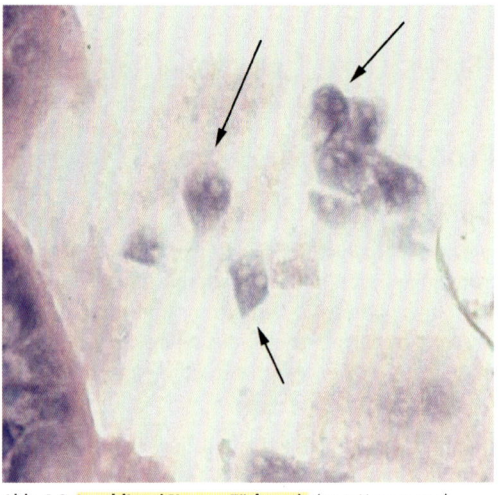

Abb. 6.2 **Lamblien (Giemsa-Färbung).** (aus: Krams et al., Kurzlehrbuch Pathologie, Thieme, 2010)

Therapie: Die Therapie erfolgt durch einmalige Gabe von 2 g Tinidazol. Alternativ kann Metronidazol über 5 Tage eingesetzt werden. Bei Persistenz oder Rezidiv sollte eine Laktoseintoleranz ausgeschlossen werden.

6.1.3 Malaria

Synonym: Sumpf-, Marsch-, Wechselfieber, Febris intermittens

Erreger: Bei den Malariaerregern handelt es sich um die 4 humanpathogenen Plasmodienarten Plasmodium vivax ovale, malariae und falciparum (Tab. 6.1 und Mikrobiologie [S. C648]). **Plasmodium falciparum** ist am häufigsten (> 80 % der Fälle).

Epidemiologie: Die Hälfte der Weltbevölkerung ist malariaexponiert. Jährlich erkranken 300–500 Mio., für 1,5–3 Mio. endet die Erkrankung letal. Hauptverbreitungsgebiete sind Afrika (90 % aller Malariafälle), Süd- und Mittelamerika, die Pazifikregion sowie Süd- und Südostasien.

Tab. 6.1 Malariaerreger

Erreger	Pl. vivax und Pl. ovale	Pl. malariae	Pl. falciparum
Malariaform	M. tertiana	M. quartana	M. tropica
Inkubationszeit [1]	12–20 Tage (< 1 Jahr)	20–50 Tage	7–30 Tage
Parasitämie	1–2 % (Befall junger Erythrozyten)	1–2 % (Befall älterer Erythrozyten)	unbegrenzt (Befall aller erythrozytären Altersstufen)
Dauer der Blutschizogonie	48 h (synchron)	72 h (synchron)	ca. 48 h (asynchron)
Fieber	Fieber jeden 2. Tag	Fieber jeden 3. Tag	irregulär
Komplikationen	selten	selten nephrotisches Syndrom	zerebrale Malaria, Anämie, akutes Nierenversagen, Lungenödem, Schock, Letalität 10–20 %
Verlauf	Rezidive durch Leberhypnozoiten nach 2–5 Jahren	Rekrudeszenz durch latente Parasitämie nach bis zu 50 Jahren (mikroskopisch nicht nachweisbar)	keine

[1] Die Inkubationszeit kann nach insuffizienter Chemoprophylaxe stark verlängert sein.

Circa 2 Mio. Kinder sterben bis zum 5. Lebensjahr jährlich an Malaria in Afrika. In Deutschland diagnostizierte Erkrankungen sind importiert.

Übertragung: Plasmodien werden über den **Stich** der **infizierten weiblichen Anophelesmücke** (ugs. Moskito) übertragen. Sie lebt als anthropophile Mücke in der Nähe des Menschen und sticht v. a. in den Dämmerungsstunden und nachts. Sehr selten werden die Erreger über Bluttransfusionen, Transplantationen oder diaplazentar transmittiert.

Infektionszyklus: Siehe Mikrobiologie [S. C649].

Pathophysiologie: Der Schweregrad der Erkrankung hängt entscheidend vom Anteil der infizierten Erythrozyten (**Parasitämie**) ab. Er liegt bei der M. tertiana und M. quartana i. d. R. < 2 % und kann bei der gefürchteten M. tropica auf bis zu 30 % und mehr ansteigen. Die Schädigung des Wirtsorganismus beruht auf folgenden Mechanismen:
- Der erhöhte erythrozytäre Sauerstoff- und Glukosebedarf bzw. -verbrauch führt zur einer Steigerung der anaeroben Glykolyse und zu einer unzureichenden Gewebeoxygenierung. Die Folgen sind **Gewebehypoxie**, Hypoglykämie und Laktatazidose.
- Bei der synchronen Hämolyse der infizierten Erythrozyten werden endogene Pyrogene freigesetzt, die das malariaassoziierte Fieber erklären. Der anfallende Zelldetritus und das Malariapigment führen zu einer Hyperplasie des RES mit **Hepatosplenomegalie** und **Hypersplenismus**.
- Plasmodium falciparum verändert die Erythrozytenoberfläche (Ausbildung sog. „knobs" mit Liganden für Adhäsionsmoleküle), die zu einer gesteigerten Eryhrozytenadhärenz am Gefäßendothel führen. Die gesteigerte Zytoadhärenz und die verminderte Verformbarkeit und Zusammenballung der infizierten Erythrozyten untereinander führen zu **Mikrozirkulationsstörungen** mit Organischämie und -untergang Hypoxie und Freisetzung von Entzündungsmediatoren.

MERKE Die Mikrozirkulationsstörungen sind für die gefürchteten Komplikationen der M. tropica verantwortlich (zerebrale Malaria, Lungenödem, Nierenversagen).

Klinik: Nach der speziesabhängigen Inkubationszeit entwickeln sich zunächst **unspezifische Prodromalerscheinungen** wie Abgeschlagenheit, Kopf- und Gliederschmerzen, Übelkeit, Erbrechen und Durchfall. **Leitsymptome** der Malaria sind **rezidivierende Fieberschübe** und **Anämie**. Die Fieberschübe dauern etwa 8 h und treten bei der M. tertiana jeden 2. Tag, bei der M. quartana jeden 3. Tag und bei der M. tropica unregelmäßig auf (**Abb. 6.3**). Dabei folgt der Fieberschub einem charakteristischen Muster: Nach einem 30–60-minütigen raschen Fieberanstieg auf bis zu 41 °C (Frostphase) folgt ein 2–6-stündiges Fieberkontinuum, in dem die Patienten nicht selten delirant werden (Hitzephase). Die anschließende Entfieberung wird häufig von ausgeprägtem Schwitzen und Müdigkeit begleitet (Schweißstadium).

Komplikationen: Die **M. tertiana** und **M. quartana** verlaufen i. d. R. **milde** und heilen in der Mehrzahl der Fälle nach 3–8 Wochen aus. Seltene Komplikationen sind eine Milzruptur durch die massive Hepatosplenomegalie oder die sog. Quartananephrose (Immunkomplexglomerulonephritis mit chronisch verlaufendem nephrotischem Syndrom). Die **M. tropica** kann unkompliziert oder – besonders gefürchtet – foudroyant verlaufen, was bei zu spätem Therapiebeginn zu **lebensbedrohlichen Komplikationen** führen kann. Kriterien der komplizierten Malaria:
- Hyperparasitämie (≥ 5 % der Erythrozyten sind befallen oder 100 000 Plasmodien/μl)
- Bewusstseinstrübung, zerebraler Krampfanfall
- respiratorische Insuffizienz
- Schocksymptomatik
- schwere Anämie (Hb < 6 g/dl)
- Herz-Kreislauf-Versagen
- Hypoglykämie
- metabolische Azidose
- Spontanblutungen
- Hämoglobinurie
- **algide Malaria** mit schwerem Schockzustand, aber nur leichtem Fieber oder normaler Körpertemperatur.

Verlauf: Bei der M. tertiana kann es durch die Ausbildung hepatischer Hypnozoiten noch Jahre nach der erfolgreichen Akuttherapie zu Rezidiven kommen. Typisch für die Malaria quartana sind Spätrezidive, die noch nach über 50 Jahren auftreten können und auf einer latenten Parasitämie beruhen.

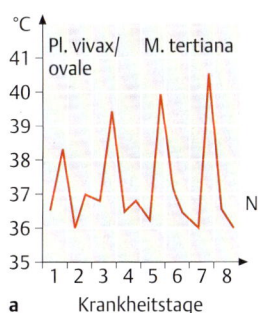
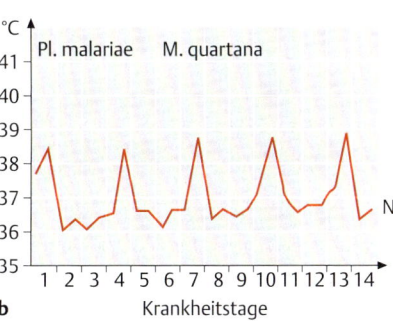
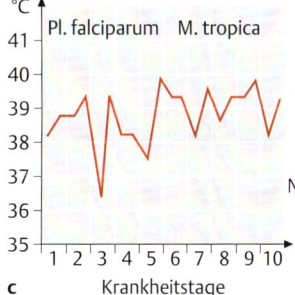

Abb. 6.3 Fieberverlauf. a Malaria tertiana. **b** Malaria quartana. **c** Malaria tropica. (aus: Baenkler et al., Kurzlehrbuch Innere Medizin, Thieme, 2010)

Diagnostik:

> **MERKE** Nach dem IfSG müssen vom Labor der direkte und indirekte Nachweis von Plasmodium spp. nicht namentlich an das RKI gemeldet werden (inklusive Angaben zur Expositions- und Chemoprophylaxe).

Jedes Fieber, das 6 Tage (Inkubationszeit: Minimum 7 Tage) bis mehrere Jahre nach einem Tropenaufenthalt auftritt, ist – unabhängig vom Fiebertyp – malariaverdächtig und erfordert eine sofortige diagnostische Abklärung. Die Anwendung einer Chemoprophylaxe spricht dabei keineswegs gegen eine Malaria. Entscheidend für die Diagnosesicherung ist der **mikroskopische Erregernachweis** im **Blutausstrich** oder im sog. „dicken Tropfen" (Abb. 6.4). Im Hinblick auf die Auswahl der geeigneten Therapie und die Prognose ist eine **Speziesdifferenzierung** unverzichtbar. Am sichersten gelingt die Abgrenzung der einzelnen Plasmodien im konventionellen Blutausstrich. Die Differenzierung erfolgt anhand der Größe und Morphologie der betroffenen Erythrozyten und der intraerythrozytären Erreger. Die Plasmodien imponieren als bläulich-violette Strukturen, die intra- und extraerythrozytär lokalisiert sein können und teils in Ring- oder Bandform auftreten. Als sog. **Schüffner-Tüpfelung** bezeichnet man die feine, rosarote Punktierung der Erythrozyten bei Befall durch Plasmodium vivax oder ovale. Der giemsagefärbte „**dicke Tropfen**" (dicker Blutausstrich) ist ein Anreicherungsverfahren, das sich v. a. bei **spärlicher Parasitämie** eignet. Auch der fluoreszenzmikroskopische „quantitative buffy coat" (QBC) kann bereits geringe Parasitämien nachweisen, ist aber nicht allerorts verfügbar (teuer). Serologische Tests haben in der Akutdiagnostik keine Bedeutung, da eine Serokonversion erst nach einigen Wochen auftritt. Sie werden häufig für die Beantwortung epidemiologischer oder gutachterlicher Fragestellungen hinzugezogen. Der sog. **Malariaschnelltest** weist plasmodienspezifische Proteine von P. falciparum und P. vivax nach. Er sollte nur im **Notfall** durchgeführt werden, wenn ein mikroskopischer Erregernachweis nicht möglich ist.

> **MERKE** Der Nachweis von Plasmodien im Blut beweist eine Malaria (Ausnahmen: Hochendemiegebiete). Ein negativer mikroskopischer Befund schließt eine Malaria bei begründetem Verdacht aber keineswegs aus. In diesem Fall sollte **wiederholt** (alle 8–12 h für 24 h) **Blut abgenommen** werden.

	Mikrogametozyt reif	Makrogametozyt reif	reifer Schizont	halberwachsener Trophozoit	junger Trophozoit
Plasmodium falciparum					
Plasmodium vivax					
Plasmodium ovale					
Plasmodium malariae					

a

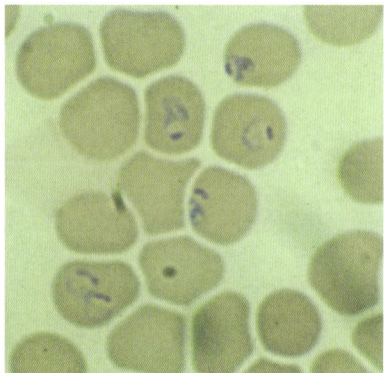

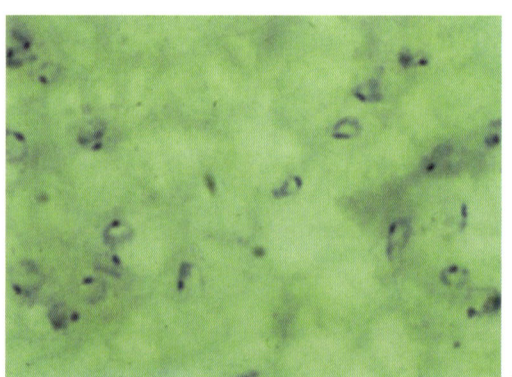

Abb. 6.4 Blutausstrich bei Malaria. a Differenzialdiagnose der Malariaplasmodien. **b** Dünner Ausstrich bei Malaria tropica. **c** Dicker Tropfen. (aus: Greten, Rinninger, Greten Innere Medizin, Thieme, 2010)

Bei Verdacht auf Malaria tropica sollten – aufgrund der Gefahr komplizierter Verläufe – regelmäßig der **Gerinnungsstatus**, die Retentionsparameter und Pupillenweite bzw. -reaktion sowie Blutbild und Blutzucker kontrolliert werden.

Differenzialdiagnosen: Die unspezifischen Prodromi können die Symptomatik eines banalen **grippalen Infektes** imitieren. Auch die Symptomatik eines **Typhus abdominalis** ähnelt anfangs einer Malaria. Bei hohem Fieber und Schüttelfrost müssen die unterschiedlichen Ursachen der **Sepsis** ausgeschlossen werden. Fieber und neurologische Beschwerden können auch durch eine **Meningitis, Meningoenzephalitis,** Hypoglykämie (auch im Rahmen der Malaria) und exzessive Hitzeeinwirkung (Insolation) verursacht werden.

Therapie: Die Auswahl der Therapie hängt ab von:
- Plasmodienspezies
- Schweregrad der Erkrankung (kompliziert/unkompliziert)
- Infektionsgebiet mit dem jeweiligen Resistenzspektrum
- Art und Dauer einer durchgeführten Chemoprophylaxe.

Bei der Auswahl des geeigneten Medikaments helfen die Therapieempfehlungen der WHO (in Deutschland die Deutsche Gesellschaft für Tropenmedizin und internationale Gesundheit), die regelmäßig aktualisiert werden (**Tab. 6.2**). Während Patienten mit M. tertiana und M. quartana ambulant behandelt werden können, müssen Patienten mit M. tropica immer stationär therapiert werden.

Abhängig von ihrer Wirkung auf das Entwicklungsstadium (extraerythrozytär und erythrozytär) werden bei den Antimalariasubstanzen 2 Wirkstoffgruppen unterschieden:
- **Blutschizontozide Substanzen** (z. B. Chloroquin, Mefloquin, Proguanil und Atovaquon) unterdrücken die Vermehrung der Plasmodien in den Erythrozyten, indem sie mit dem Hämoglobinabbau der Plasmodien interferieren.
- **Gewebsschizontozide Substanzen** (Primaquin) greifen in die Entwicklung der präerythrozytären Gewebeschizonten ein.

Prophylaxe:

Expositionsprophylaxe: Die wichtigste prophylaktische Maßnahme ist eine adäquat **durchgeführte** Expositionsprophylaxe:
- Einsatz von insektizidbehandelten Moskitonetzen
- Repellents
- lockere, hautbedeckende, helle Bekleidung
- Aufenthalt in mückensicheren Räumen: Klimaanlage (Anophelesmücken fliegen i. d. R. nicht in klimatisierte Räume), Fliegengitter, Schlafen unter imprägnierten Moskitonetzen
- evtl. Insektizide
- kein Aufenthalt im Freien in der Dämmerung und nachts.

Chemoprophylaxe: Die Art der Chemoprophylaxe ist vom **Reiseziel** abhängig. Da sich die Resistenzlage ständig ändert, sollte vor einer Reise in Endemiegebiete beim tropen- oder reisemedizinischen Zentrum nachgefragt werden. Bei Kurzzeitaufenthalten (bis zu 6 Wochen) gelten heute für viele Gebiete Mefloquin oder Atovaquon/Proguanil als Mittel der Wahl. Die Malariaprophylaxe sollte **1 Woche** vor **Reisebeginn** begonnen und nach Verlassen des Gebiets (je nach Medikament) für **4 Wochen fortgesetzt** werden. Eine Alternative zur Chemoprophylaxe ist die sog. **Stand-by-Medikation** (Artheméter-Lumefantrin oder Atovaquon-Proguanil), die der Reisende selbstständig bei Auftreten verdächtiger Symptome (v. a. Fieber) einnimmt, wenn er innerhalb von 24 h keinen Arzt aufsuchen kann (nachträglich ist immer eine ärztliche Kontrolle notwendig!).

Hämoglobinopathien wie die α-Thalassämie, Glukose-6-phosphat-Dehydrogenase-Mangel oder die Sichelzellanämie (s. Blut und Blutbildung [S. A147]) verleihen den heterozygoten Anlageträgern eine **natürliche Resistenz** gegenüber einer schweren Malariaverlaufsform (unwirtliche intraerythrozytäre Bedingungen und vorzeitiger Abbau der Erythrozyten im RES). Auch Patienten mit **Duffy-negativer Blutgruppe** besitzen einen natürlichen Schutz gegenüber einer P. vivax, da das Duffy-Antigen als Rezeptor für die Invasion der Merozoiten fungiert.

Die Malaria hinterlässt keine lebenslange Immunität, dennoch sind die Bewohner von **Endemiegebieten** (ältere Kinder und Erwachsene) aufgrund der kontinuierlichen Exposition gegenüber einer Infektion mit Plasmodien teilweise **gefeit** – u. a. durch chronische, niedrig titrige Parasitämie (Semiimmunität). Die Semiimmunität geht bei allen Personen verloren, wenn sie für längere Zeit das Endemiegebiet verlassen.

Prognose: Die Prognose der M. tertiana und M. quartana ist gut. Die M. tropica ist eine potenziell lebensbedrohliche Infektionskrankheit, deren Letalität in Deutschland 2 % beträgt (unbehandelt > 20 %). Folgende Parameter sind mit einer ungünstigen Prognose assoziiert:
- Hyperparasitämie (≥ 5 %)
- Malariapigment (Hämozoin) in > 5 % der neutrophilen Granulozyten
- Nachweis von Präschizonten und Schizonten
- Zeichen der zerebralen Malaria
- Schock, Organversagen (respiratorische Insuffizienz, Niereninsuffizienz)
- Prokalzitonin > 25 ng/ml.

Tab. 6.2 Therapie der Malaria (Übersicht)

Malariaform	Substanzen
Malaria tertiana und Malaria quartana	• Akuttherapie: Chloroquin p. o., Melfloquin p. o. • Rezidivprophylaxe bei M. tertiana: Primaquin p.o.
unkomplizierte M. tropica	• Artemisinin-Kombinationstherapie (Artemether-Lumefantrin p. o.). • Mefloquin p. o.
komplizierte M. tropica	• Chinin i. v. ggf. in Kombination mit Doxycyclin (einige Plasmodienstämme sind chininresistent) • Artesunat i. v. (noch keine Zulassung in D)

6.1.4 Opportunistische Darmparasiten

Tab. 6.3 gibt einen Überblick über opportunistische Darmparasiten.

6.1.5 Toxoplasmose

Erreger: Erreger der Toxoplasmose ist **Toxoplasma gondii** s. Mikrobiologie [S. C647]). Der Mensch ist Zwischenwirt, Endwirt sind Katzen.

Epidemiologie: Die Toxoplasmose ist **weltweit** verbreitet. Die Durchseuchungsrate nimmt mit steigendem Alter zu, Frauen im gebärfähigen Alter sind zu 50% seropositiv, > 50-Jährige zu 70%. Die konnatale Toxoplasmose tritt mit einer weltweiten Inzidenz von 0,1–2% auf.

Übertragung und Inkubationszeit: Toxoplasma gondii wird durch den Verzehr von **zystenhaltigem** rohem oder ungenügend erhitztem **Fleisch** oder durch **orale Aufnahme** oozystenhaltigen **Katzenkots** übertragen. Sporulierte Oozysten können unter entsprechenden Bedingungen 18 Monate bis 5 Jahre überlebensfähig bleiben. Selten wird der Erreger über Organtransplantation oder Bluttransfusionen erworben. Während der Schwangerschaft kann der Erreger bei Primärinfektion der Mutter **diaplazentar** auf den Fetus übertragen werden. Die **Inkubationszeit** liegt zwischen 2 und 3 Wochen.

Pathogenese: In der akuten Phase der Infektion dominieren sog. **Tachyzoiten**, die sich v. a. in den Zellen des RES innerhalb einer parasitophoren Vakuole vermehren. Mit dem Einsetzen der Immunantwort entstehen die Ruheformen der Toxoplasmen, die sog. **Bradyzoiten**. Sie spiegeln die latente, inaktive Infektionsphase wider. Von einer Zystenwand umgeben persistieren sie jahrelang in verschiedenen Geweben (v. a. Hirn, Retina, Skelett- und Herzmuskulatur), ohne den Wirt zu schädigen. Bei einer **Immunschwäche** des Wirts können sie **reaktiviert** werden und den Ausgangspunkt für schwere Erkrankungen bilden. Besonders **gefährdet** sind AIDS-Patienten und Organtransplantierte (v. a. eine Herztransplantation birgt das Risiko einer Übertragung durch zystenhaltige Herzmuskulatur).

Oozysten sind das eiförmige Dauerstadium im Kot von Katzen.

Klinik: Die Primärinfektion des Immunkompetenten verläuft in der Mehrzahl der Fälle **asymptomatisch**, nur selten entwickelt sich ein grippeähnliche Beschwerdebild (Leistungsknick, gestörter Schlaf-wach-Rhythmus). 1% der Infektionen verläuft als sog. **Lymphknotentoxoplasmose** mit Schwellung v. a. der zervikalen und nuchalen Lymphknoten. Eine Uveitis, Perikarditis, Pneumonitis und Hepatitis sind Raritäten. Die chronisch-latente Toxoplasmose verläuft i. d. R. symptomlos. Bei **Immunsupprimierten** kann sich im Rahmen einer **Reaktivierung** eine schwere **zerebrale Toxoplasmose** entwickeln. Die Enzephalitis betrifft vorwiegend die Stammganglien und führt häufig zu bleibenden Schäden. Neben der zerebralen Toxoplasmose sind v. a. die Chorioretinitis toxoplasmotica, die interstitielle Pneumonie und schwere, disseminierte Verläufe gefürchtet.

Die Ausprägung der **konnatalen Toxoplasmose** hängt entscheidend vom Zeitpunkt der diaplazentaren Übertragung ab. Nur die Erstinfektion mit T. gondii in der Schwangerschaft bedingt eine konnatale Toxoplasmose. Eine Infektion im **1. Trimenon** (selten) führt entweder zu Abort und Totgeburt oder einer schweren Fetopathie mit Hepatosplenomegalie, Ikterus, Myokarditis, interstitieller Pneumonie, Hydrozephalus, Chorioretinitis und intrakranialen Verkalkungen. **Spätere Infektionen** verlaufen initial zu 80% asymptomatisch, allerdings entwickeln viele Kinder im Verlauf der nächsten 20 Jahre Folgeschäden wie Strabismus, Taubheit, Epilepsie oder psychomotorische Retardierung. Zur konnatalen Toxoplasmose s. auch Pädiatrie [S. B516].

MERKE Während das Transmissionsrisiko mit fortschreitender Schwangerschaftsdauer zunimmt (15% im 1. Trimenon, 60% im 3. Trimenon), sinkt die Gefahr schwerer Komplikationen.

Tab. 6.3 Übersicht über opportunistische Darmparasiten (Kokzidiengruppe)

Merkmal	Kryptosporidiose	Isosporose/Sarkozystose	Mikrosporidiose
Erreger	• Cryptosporidium parvum (s. Mikrobiologie [S. C651])	• Isospora belli • Sarcocystis suihominis • Sarcocystis suibovis	• am häufigsten Enterocytozoon bieneusi
Epidemiologie	weltweites Vorkommen, wichtige Durchfallerreger bei HIV-Patienten		
Übertragung	orale Zystenaufnahme (kontaminierte Lebensmittel und Trinkwasser)	orale Zystenaufnahme (kontaminierte Lebensmittel und Trinkwasser)	orale Sporenaufnahme
Inkubationszeit	1–12 Tage	ca. 3 Tage	zwischen 2 und 21 Tagen
Klinik und Komplikationen	• bei **Immunkompetenz**: asymptomatisch oder selbstlimitierende, wässrige Diarrhö • bei **Immuninkompetenz**: chronische, schwere, wässrige Diarrhö mit krampfartigen Bauchschmerzen, Übelkeit, Erbrechen, extraintestinale Manifestationen (Cholezystitis, Hepatitis, Pankreatitis, Pneumonie, Bronchitis)		
Diagnostik	• Stuhlmikroskopie (Zystennachweis), modifizierte Ziel-Neelsen-Färbung • Stuhlantigennachweis (ELISA)	• Stuhlmikroskopie (Zystennachweis)	• Stuhlmikroskopie, Trichomfärbung (Sporennachweis)
Therapie	Nitazoxanide	Trimethoprim-Sulfamethoxazol	Albendazol, Fumagillin

Differenzialdiagnosen: Die Differenzialdiagnosen der Lymphknotentoxoplasmose sind:
- Lymphom: Lymphknotenbiopsie
- infektiöse Mononukleose: Serologie, Blutbild
- Lymphadenopathien bakterieller Genese: Fokussuche, Blutbild
- akute HIV-Infektion: Virusnachweis.

Diagnostik:

> **MERKE** Die konnatale Toxoplasmose ist gemäß IfSG nicht namentlich **meldepflichtig**.

Die Diagnose wird hauptsächlich **serologisch** gestellt (ELISA, indirekte Immunfluoreszenz). Für die Interpretation sind der Nachweis der **erregerspezifischen IgM- und IgG-Antikörper** und das **Ausmaß** der **Titererhöhung** entscheidend (Tab. 6.4, Cave: IgM-Titer können jahrelang persistieren!). Allerdings ist die Antikörperproduktion bei immunkompromittierten Patienten häufig unzureichend, sodass in diesen Fällen nur der **direkte Nachweis** von **Tachyzoiten** (Zellkultur oder Tierversuch) eine aktive Infektion beweist. Alternativ kann die Toxoplasmen-DNA mittels PCR nachgewiesen werden, allerdings ist hiermit keine Differenzierung zwischen latenter und aktiver Infektion möglich. Die Lymphozytenbiopsie sichert die Diagnose durch den Nachweis einer Lymphadenitis mit Epitheloidzellen. Bei V. a. eine zerebrale Toxoplasmose ist manchmal die **Hirnbiopsie** neben der Bildgebung die einzige Option, um die Diagnose zu sichern.

Die **zerebrale Toxoplasmose** zeigt sich im CT-Bild insbesondere an der Mark-Rinden-Grenze und in den Basalganglien mit zahlreichen disseminierten, kleinen Herden von bis zu 3 cm Durchmesser, die von einem ausgeprägten Ödem umgeben sind. Außerdem finden sich typischerweise ringförmige Läsionen mit ausgeprägtem peripherem Kontrastmittel-Enhancement (sog. **Targetphänomen**) und Verkalkungen (Abb. 6.5).

Kennzeichen der **zerebralen Toxoplasmose** sind einzelne oder multifokale Herde einer nekrotisierenden Entzündung mit einem Infiltrat aus neutrophilen Granulozyten und Histiozyten. Im Zentrum findet man häufig aufgebrochene Zysten mit freien Trophozoiten.

Therapie: Immunkompetente Patienten mit inapparentem Verlauf benötigen keine Therapie. Absolute Therapieindikationen sind:
- symptomatische Toxoplasmose
- Toxoplasmose bei immunsupprimierten Patienten
- Erstinfektion in der Schwangerschaft
- konnatale Toxoplasmose.

Therapie der 1. Wahl ist die kombinierte Gabe von **Pyrimethamin** und **Sulfadiazin.** Aufgrund der myelotoxischen Wirkung des Pyrimethamins wird immer **Folsäure** zugefügt. Anstelle des Pyrimethamins kann alternativ Atovaquon verabreicht werden. Blutbildkontrollen und die Überwachung der Leberwerte sind obligat. Bei Immunschwäche muss mit allergischen Reaktionen (bis hin zum Steven-Johnson-Syndrom) gerechnet werden, die entweder eine therapiebegleitende Gabe von Prednisolon oder einen Wechsel zu Clindamycin erfordern. Da Rezidive häufig sind, wird eine Erhaltungstherapie mit den Präparaten der Akutbehandlung in reduzierter Dosis empfohlen.

Die **Primärinfektion der Schwangeren** wird bis zur 16. Woche mit Spiramycin in Monotherapie behandelt. Ab der 16. SSW wird auf die Standardtherapie (Pyrimethamin und Sulfadiazin) umgestellt. Zu dieser Kombinationstherapie ist die zusätzliche Gabe von Folsäure erforderlich, um eine Störung der Hämatopoese zu verhindern. Alternativ können auch Makrolide mit Pyrimethamin kombiniert werden.

Tab. 6.4 Interpretation der serologischen Befunde bei Verdacht auf Toxoplasmose

serologische Konstellation	Hinweis auf
IgM und IgG negativ	Ausschluss einer Infektion
IgG niedrig positiv, IgM negativ oder niedrig positiv	inaktive Infektion
IgG hoch titrig, IgM niedrig titrig	abklingende Infektion
IgG und IgM hoch titrig	aktive Infektion
IgG niedrig, IgM hoch tritrig	akute Infektion

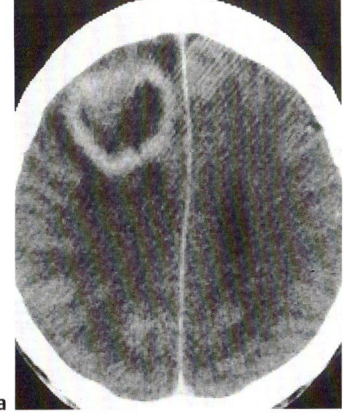
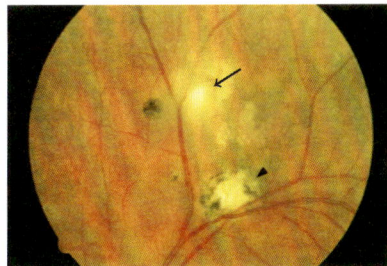

Abb. 6.5 **Toxoplasmose. a** Zerebrale Toxoplasmose. Man erkennt einen intrazerebralen Abszess mit ringförmiger Kontrastmittelaufnahme. **b** Chorioretinitis. Frische Herde (Pfeil) und Narben (Pfeilspitze). (a: aus Hosten, Computertomographie von Kopf und Wirbelsäule, Thieme, 2006; b: aus Hof, Dörries, Duale Reihe Mikrobiologie, Thieme, 2009)

Sofern die Antibiose frühzeitig begonnen wird, kann dadurch das Infektionsrisiko für den Fetus um ca. 50% gesenkt werden. Auch die Schädigungen durch eine intrauterine Infektion fallen beim Kind deutlich geringer aus.

Prophylaxe: Bei immunsupprimierten Patienten (v. a. AIDS-Patienten) ist bei positiven IgG-Antikörpern und einer CD4-Zell-Zahl < 200/μl eine medikamentöse Prophylaxe mit **Cotrimoxazol** [S. A552] indiziert (wirkt auch gegen Pneumocystis jiroveci vorbeugend). Ansonsten gelten die folgenden allgemeinen Hygienemaßnahmen:

- Schwangerschafts-Screening: **Seronegative** Schwangere sollten auf rohe und ungenügend erhitzte Fleischprodukte verzichten.
- rohes Gemüse und Früchte vor dem Verzehr gründlich waschen
- Katzen in der Umgebung von Schwangeren sollten mit Dosen- und/oder Trockenfutter versorgt werden, die Kotkästen müssen täglich durch andere Personen mit heißem Wasser gereinigt werden.

6.1.6 Trypanosomiasis

Der Begriff Trypanosomiasis umfasst parasitär verursachte Infektionskrankheiten, die durch begeißelte Protozoen (Trypanosomen; s. Mikrobiologie [S. C644]) hervorgerufen werden. Trotz großer morphologischer Ähnlichkeit der Erreger unterscheiden sich die Übertragungswege und Krankheitsbilder deutlich voneinander (Tab. 6.5).

6.1.7 Viszerale Leishmaniose

Synonym: Kala-Azar, schwarzes Fieber, Dumdumfieber

Erreger: Verursacher der viszeralen Leishmaniose ist **Leishmania donovani** (s. Mikrobiologie [S. C645]), ein obligat intrazellulärer Parasit aus der Familie der Trypanosomatiden. Typisch für Leishmanien ist der morphologische Wandel während des Wirtswechsels (s. Mikrobiologie [S. C645]). Als Reservoir dienen Hunde, Nagetiere und der Mensch.

Tab. 6.5 Trypanosomiasis

	afrikanische Trypanosomiasis	südamerikanische Trypanosomiasis
Synonym	Schlafkrankheit	Chagas-Krankheit
Erreger	• Trypanosoma brucei gambiense (West- und Zentralafrika) und rhodesiense (Ostafrika) • Reservoir: Mensch, Hausschwein, Hund, Antilope, Rind	• Trypanosoma cruzi • Reservoir: Mensch, Haustier, Opossum, Gürteltier
Übertragung	• Biss tagaktiver Stechmücken (Glossina, Synonym: Tsetsefliege)	• Inokulation von Kot nachtaktiver Raubwanzen (Triatoma) • Blutspenden, Organtransplantation (v. a. Herz), konnatal
Epidemiologie	herdförmig in West- und Ostafrika, jährlich 20 000–30 000 Neuerkrankungen	Mittel- und Südamerika, jährlich 300 000 Neuerkrankungen
Klinik und Verlauf	• initial: schmerzhafte, entzündliche Primärläsion (**Trypanosomenschanker**) mit regionärer Lymphadenopathie an der Einstichstelle • nach 2–4 Wochen: hämatogene und lymphogene Streuung mit Fieber, starken Kopfschmerzen, Arthralgien, generalisierter, schmerzloser Lymphadenopathie (bei der westafrikanischen Form: typischerweise nuchal; sog. „Winterbottom'sches Zeichen"), flüchtigen Ödemen, Pruritus, Aszites, Hepatosplenomegalie, Tachykardie, nahezu pathognomonisch: Hyperästhesie der langen Röhrenknochen und erhöhte Druckschmerzhaftigkeit • ostafrikanische Form: Tod binnen einiger Monate • westafrikanische Form: chronischer Verlauf über Jahre mit Meningoenzephalitis	• **Chagom:** lokale kutane Entzündung mit regionärer Lymphadenopathie an der Einstichstelle (bei Einstichstelle an der Konjunktiva: einseitiges Lidödem) • **akute Phase** (v. a. Kinder): nach 2–4 Wochen kommt es zur Generalisation mit Fieber, Atemnot, Lymphknotenschwellung, Hepatosplenomegalie, Kardiomegalie • **intermittierende Phase:** asymptomatisch (persistierende Parasitämie) • **chronische Phase:** nach 10–20 Jahren Latenz dilatative Kardiomyopathie, Megaösophagus, Megakolon (→ vermutlich durch Störung der Ganglienzellen in den autonomen muralen Nervenplexus) und neurologische Symptome
Diagnose	• Reiseanamnese • direkter Erregernachweis: – im Punktat des Primäraffektes – Lymphknotenaspirat (bei der westafrikanischen Schlafkrankheit aus nuchalen Lymphknoten) – Blutausstrich (v. a. bei der ostafrikanischen Schlafkrankheit → hohe Parasitendichte in Blut oder „dickem Tropfen" [S. A572] – Liquor • indirekter Erregernachweis mittels spezifischer IgM und IgG	• Reiseanamnese • **akute Chagas-Krankheit:** direkter Erregernachweis im Blutausstrich oder „dicken Tropfen" • **chronische Chagas-Krankheit** (oder geringe Parasitämie): Xenodiagnose (trypanosomenfreie Laborwanzen saugen Patientenblut und anschließende Analyse deren Kots auf Trypanosomen) oder Nachweis spezifischer IgM und IgG
Therapie	• **initial:** Suramin i. v. (nebenwirkungsreich), alternativ: Pentamidin i. m. • **später:** Melarsoprol i. v. (arsenhaltig, liquorgängig) → Therapie in 3–10 % letal; alternativ: Eflornithin	• **akut:** Nifurtimox p. o. oder Benznidazol p. o. über 60–120 Tage • **chronisch:** symptomatisch
Prognose	unbehandelt immer tödlich, unter adäquater Therapie auch im fortgeschrittenen Stadium 90 %ige Heilung möglich	Letalität der akuten Erkrankung: 10 % (meist Kinder)
Prophylaxe	Vektorbekämpfung, Expositionsprophylaxe	Vektorbekämpfung, Screening von Blutspendern und Organen vor Transplantation, Expositionsprophylaxe

Übertragung und Inkubationszeit: Leishmanien werden über den **Stich infizierter Schmetterlingsmücken** (Phlebotomen) übertragen, die sowohl tag- als auch nachtaktiv sind. Eine diaplazentare oder hämatogene Transmission über kontaminiertes Spritzenbesteck oder Bluttransfusionen ist selten. Die Inkubationszeit ist sehr variabel und kann zwischen mehreren Wochen und Monaten liegen (im Mittel 3–6 Monate).

Epidemiologie: Die WHO schätzt die Inzidenz auf etwa 500 000 Erkrankungen pro Jahr. Verbreitet ist die viszerale Leishmaniose v. a. in Mittel- und Südamerika, Afrika, Asien und Südeuropa (starker Anstieg als opportunistische Infektion im Rahmen der HIV-Pandemie). Die Erkrankung tritt v. a. in der ländlichen Bevölkerung auf, in endemischen Regionen sind insbesondere Kinder betroffen. In Deutschland auftretende Fälle sind i. d. R. importiert.

Pathogenese: Nach der Inokulation vermehren sich die Erreger zunächst in der Haut und den regionalen Lymphknoten. Anschließend treten sie in die Blutbahn ein und befallen die Zellen des retikuloendothelialen Systems in Lymphknoten, Milz, Leber und Knochenmark. Der Wirtsorganismus reagiert auf den Befall mit einer **T-Zell-vermittelten Immunantwort**, die zu einer granulomatösen Entzündungsreaktion mit Abtötung der Parasiten führt. Manifeste Infektionen werden v. a. bei Patienten mit **zellulärer Abwehrschwäche** beobachtet, da sich die Erreger ungehindert vermehren und ausbreiten können.

Klinik und Komplikationen: Die viszerale Leishmaniose verläuft in den meisten Fällen subklinisch. Symptomatische Verläufe beginnen i. d. R. schleichend. Nach der sehr variablen Inkubationszeit kommt es zu unspezifischen Symptomen wie Fieber, gastrointestinalen Beschwerden und Schwäche. Am **Ort** der **Einstichstelle** entwickelt sich eine **Papel**, die von den Patienten aber nur selten bemerkt wird. Im weiteren Verlauf tritt eine **Lymphadenopathie und massive Hepatosplenomegalie** hinzu. Bei Befall des Knochenmarks kommt es zur Myelosuppression mit **Panzytopenie** (Anämie, Thrombo- und Leukozytopenie). Besonders gefürchtet sind in diesem Zusammenhang **bakterielle Sekundärinfektionen** (Pneumonien, Septikämien) und Hämorrhagien. Durch die überschießende humorale Immunantwort tritt eine Hypergammaglobulinämie mit Zirkulation von Immunkomplexen auf, die häufig zu einer **Immunkomplexnephritis** führt.

Diagnostik: Entscheidend für die Diagnosestellung ist der **mikroskopische Erregernachweis** im bioptischen Material (Lymphknoten, Knochenmark, Milz, Leber). Pathognomonisch ist das Auftreten von kleinen, kugeligen **Leishman-Donovan-Körperchen** im Knochenmarkausstrich, die den intrazellulären Flagellaten entsprechen (**Abb. 6.6**). Außerdem kann der Erreger molekularbiologisch (PCR), durch Erregerisolierung oder serologisch (Antikörper) nachgewiesen werden.

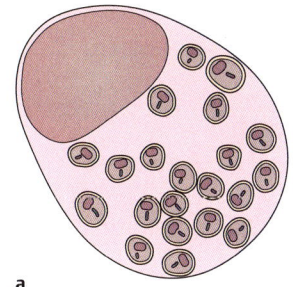

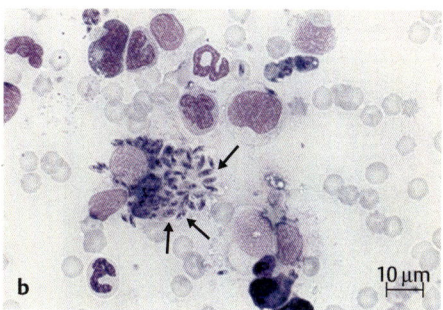

Abb. 6.6 Knochenmarkausstrich bei Leishmaniosis. Pathognomonisch sind die Leishman-Donovan-Körperchen. **a** Leishmanien in einem Makrophagen. **b** Knochenmarkausstrich mit Giemsa-Färbung. (aus: Kayser et al., Medizinische Mikrobiologie, Thieme, 2010)

Differenzialdiagnosen: Ausgeschlossen werden müssen:
- granulomatöse Erkrankungen anderer Genese wie die Tuberkulose (→ Erregernachweis im Sputum, typische radiologische Befunde) und Brucellose (→ Berufsanamnese, Blutkultur)
- Malaria (→ Erregernachweis in Blutausstrich oder dickem Tropfen)
- andere Formen der Leishmaniose (**Tab. 6.6**).

Therapie: Therapie der ersten Wahl ist die Gabe von **liposomalem Amphotericin B**. Als Mittel der 2. Wahl können 5-wertige Antimonpräparate wie Glucantime oder Pentostam über 14–28 Tage eingesetzt werden. Diese sind auch zur Rezidivprophylaxe geeignet. Bei immunsupprimierten Patienten kann supportiv Interferon-γ verabreicht werden. Auch Miltefosin ist zur Behandlung der viszeralen Leishmaniose freigegeben.

Prophylaxe und Prognose: Eine effektive Vakzination existiert nicht. Entscheidend ist eine adäquate **Expositionsprophylaxe** (häusliche Anwendung von Insektiziden, Bekämpfung der Erregerreservoire und Vektoren). Die **unbehandelte** viszerale Leishmaniose verläuft nahezu **immer letal**. Spontanheilungen sind selten und unsicher. Durch adäquate Therapie sinkt die Letalität auf etwa 10 %. Allerdings können Rezidive selbst nach vielen Jahren auftreten.

Tab. 6.6 Kutane und mukokutane Leishmaniose

	kutane Leishmaniose („Orientbeule")	mukokutane Leishmaniose
Erreger	Leishmania tropica, Leishmania major, Leishmania aethiopica	Leishmania brasiliensis, Leishmania mexicana
Vorkommen	Afrika, Südamerika	Mittel- und Südamerika
Klinik und Komplikationen	an der Einstichstelle entwickelt sich zunächst eine Papel auf erythematösem Grund, gelegentlich mit zentraler Nekrose (Abb. 6.7); aus der Papel entsteht im Verlauf ein Knoten, der bis zu 5 cm groß werden kann; häufig spontane Abheilung unter Narbenbildung	multiple Haut- und Schleimhautgeschwüre, v. a. im Gesichtsbereich, im Verlauf Befall und Zerstörung von Knorpelsubstanz und Muskulatur
Therapie	Paromomycin-Salbe für 3 Monate bei Gefahr der Entstellung: Umspritzung der Läsionen mit dem Antimonpräparat Pentostam	s. viszerale Leishmaniose

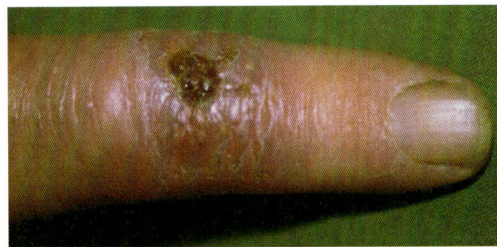

Abb. 6.7 **Kutane Leishmaniose.** (aus: Baenkler et al., Kurzlehrbuch Innere Medizin, Thieme, 2010)

6.2 Helminthosen

Humanpathogene Helminthen (Würmer) zählen zu den **Parasiten**. Obwohl in der Praxis häufig von einer Wurminfektion gesprochen wird, lautet die korrekte Bezeichnung **Wurmbefall** (**Infestation**). Die **Präpatenzzeit** ist als Zeitspanne zwischen Invasion und Auftreten von adulten, geschlechtsreifen Formen (Eiausscheidung) definiert. Obwohl sie häufig zusammenfallen, darf die Präpatenzzeit nicht mit der Inkubationszeit gleichgesetzt werden, da Helminthosen auch im unreifen Larvenstadium symptomatisch werden können.

6.2.1 Erkrankung durch Zestoden (Bandwürmer)

Grundlagen

Infestationen des Menschen durch Bandwürmer (**Tab. 6.7**) sind insgesamt seltener als Infestationen mit Nematoden oder Trematoden, besitzen aber v. a. in Ländern mit geringeren hygienischen Standards eine enorme (veterinär-)medizinische und ökonomische Bedeutung. Abhängig von der Bandwurmart kann der Mensch als Zwischen- oder Endwirt fungieren. Zur Infestation kommt es meistens durch den **Verzehr** ungenügend gegarten **finnenhaltigen Fleisches**. Die infektiösen Larven (Finnen) gelangen in den menschlichen Darm, wo sie sich zum geschlechtsreifen Wurm entwickeln (Mensch als Endwirt). Der Mensch scheidet die Wurmeier mit den Fäzes aus. Ist der Mensch nur Träger der Finnen, fungiert er als Zwischenwirt.

Tab. 6.7 zeigt die verschiedenen humanpathogenen Zestoden.

Fisch-, Rinder- und Schweinebandwurm

Erreger und Epidemiologie: Tab. 6.7 (s. auch Mikrobiologie [S. C654]).

Entwicklungszyklus und Übertragung: Für den Fisch-, Rinder- und Schweinebandwurm ist der Mensch **Endwirt**. Zur Infestation kommt es durch den **Verzehr** von ungenügend erhitztem **finnenhaltigem Fleisch** der Zwischenwirte (Rind- und Schweinefleisch bzw. Fisch, **Abb. 6.8**). Im menschlichen Darm entwickeln sich aus den Finnen die **adulten Bandwürmer**, die aus einem Kopf (Skolex) und einer langen Gliederkette (Proglottiden) bestehen. Der Rinderbandwurm kann bis zu 25 m, der Fischbandwurm bis zu 20 m und der Schweinebandwurm bis zu 7 m lang

Tab. 6.7 Übersicht humanpathogener Zestoden

Zestodenart	Zwischenwirt[1]	Endwirt[2]	Epidemiologie
Rinderbandwurm (Taenia saginata)	Rind	**Mensch**	weltweites Vorkommen, in Mitteleuropa von den Bandwürmern größte Bedeutung
Schweinebandwurm (Taenia solium)	**Mensch**, Schwein	**Mensch**	weltweites Vorkommen, Hauptverbreitungsgebiet ist Südamerika, in Mitteleuropa selten
Fischbandwurm (Diphyllobothrium latum)	Fische (v. a. Kleinkrebs, Süßwasserfisch)	**Mensch**	weltweites Vorkommen, in Mitteleuropa durch den Verzehr von Tiefkühlfisch selten
Hundebandwurm (Echinococcus granulosus /cysticus)	**Mensch**, Schaf, Maus, Rind, Schwein	Hund	weltweites Vorkommen, Endemiegebiete in Europa sind der Mittelmeerraum und der Balkan (in Deutschland diagnostizierte Fälle sind i. d. R. importiert)
Fuchsbandwurm (Echinococcus multilocularis)	**Mensch**, Schaf, Maus, Rind, Schwein	Fuchs	v. a. in der nördlichen Hemisphäre; Hochendemiegebiete sind Mitteleuropa, Russland, Nordamerika und Nordasien

[1] Larvenstadium
[2] geschlechtsreife Würmer

6.2 Helminthosen

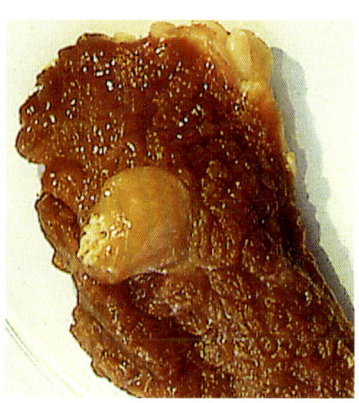

Abb. 6.8 **Finnenhaltiges Rindfleisch.** (aus: Hof, Dörries, Duale Reihe Mikrobiologie, Thieme, 2009)

Tab. 6.8 Klinik der Zystizerkose (Taenia solium)

Organ/ Gewebe	Symptome
Muskulatur	häufig asymptomatisch, gelegentlich rheumatische Beschwerden
ZNS	durch raumfordernde Wirkung der Finnen rasch symptomatisch (Klinik abhängig von Lokalisation); häufig: • Krampfanfälle • Meningismus • fokale neurologische Ausfälle • Hirndruckzeichen
Auge	Sehstörungen bis hin zur Erblindung
Herz	Herzinsuffizienz, Herzrhythmusstörungen

werden. In den Proglottiden (Sitz des Uterus) bilden die Bandwürmer **Eier**, die mit den menschlichen Fäzes ausgeschieden und anschließend wieder von den **Zwischenwirten** aufgenommen werden können. Im Darm der Zwischenwirte entwickeln sich aus den Eiern **Larven**, die die Darmwand durchdringen und in der Muskulatur zu **Finnen** ausreifen.

Für den Schweinebandwurm kann der Mensch auch als Zwischenwirt fungieren. Dabei gelangen die Eier entweder exogen über kontaminierte Nahrung bzw. Wasser oder mangelhafte Hygiene in den Magen (endogene Autoinfektion) des Menschen. Im Darm entwickeln sich die Eier zu Larven, die die Darmwand durchdringen und über die Blutbahn in verschiedene Gewebe und Organe (v. a. ZNS und Muskulatur) gelangen und dort zu **eingekapselten Bandwurmfinnen** (sog. Zystizerken) heranwachsen.

Klinik:
Befall mit adulten Bandwürmern: Der Darmbefall mit adulten Bandwürmern (Fisch-, Schweine- und Rinderbandwurm) bleibt häufig asymptomatisch. Gelegentlich klagen die Patienten über uncharakteristische, abdominelle Beschwerden (epigastrische oder periumbilikale Schmerzen, Inappetenz und Gewichtsverlust). Am häufigsten bemerken die Patienten den Bandwurmbefall durch das **Ausscheiden** der **makroskopisch sichtbaren Proglottiden** im Stuhl. Komplikationen sind selten. Durch Verlegung des Darmlumens und des Gallen- bzw. Pankreasgangs durch die Proglottiden kann es zu einer **Appendizitis** (T. saginata), **Cholezystitis** oder **Pankreatitis** kommen. Bei massivem Darmbefall kann sich ein **mechanischer Ileus** entwickeln. Fischbandwürmer können zu einer **megaloblastären Anämie** durch Verbrauch von Vitamin B_{12} führen.

Befall mit Larven des Schweinebandwurms: Der Larvenbefall durch T. solium führt zum Krankheitsbild der **Zystizerkose**. Typisch ist der Finnenbefall von Gehirn, Auge, Herz und Muskulatur (**Tab. 6.8**).

Diagnostik: Anamnestisch berichten die Patienten häufig von Stuhlauffälligkeiten, die durch das Ausscheiden der „bandnudelartigen" Proglottiden entstehen. Die Diagnose wird durch den **direkten Erregernachweis** im **Stuhl** ge-

stellt. Die Eier von T. solium und T. saginata lassen sich im Stuhl nur spärlich nachweisen und sind morphologisch nicht zu unterscheiden. Die Anfertigung eines Quetschpräparates erlaubt die Differenzierung einzelner Spezies. Wegweisend ist dabei die **Anzahl** der **Uterussegmente** (T. solium: 7–10, T. saginata: > 12). Die Anfertigung eines Analabklatschpräparates kann bei der Suche nach Eiern hilfreich sein. Die Eier des Fischbandwurms erkennt man an ihrer typischen Morphologie (gedeckeltes Ei). Die Diagnose der Zystizerkose wird serologisch und mithilfe bildgebender Verfahren gestellt.

Im **Röntgenbild** oder der **CT** zeigen sich die verkalkten Zystizerken.

> **MERKE** Die im Zusammenhang mit Helminthosen beschriebene Eosinophilie fehlt oftmals.

Therapie: Der adulte Bandwurmbefall wird mit **Praziquantel** als Einmaldosis therapiert. Alternativ stehen Niclosamid und Mebendazol zur Verfügung. Der Therapieerfolg sollte anhand einer Stuhluntersuchung nach 3–4 Wochen beurteilt werden. Auch Patienten mit **Zystizerkose** werden mit **Praziquantel** oder **Albendazol** (über 2–3 Wochen) behandelt. V. a. in der Anfangsphase sollte die antiparasitäre Therapie wegen der Gefahr einer Exazerbation mit antiödematös wirkenden **Kortikosteroiden** kombiniert werden. Bei der Neurozystizerkose muss zudem eine symptomatische Therapie mit Antikonvulsiva und Shunt-Anlage bei Hydrozephalus eingeleitet werden.

Prognose: Die Prognose des adulten Bandwurmbefalls ist sehr gut, die Heilungsraten nach antiparasitärer Behandlung betragen fast 100 %. Die Prognose der Neurozystizerkose ist ernst.

Prophylaxe: Der Verzehr von nicht oder ungenügend erhitztem Rinder- oder Schweinefleisch und Fisch sollte vermieden werden. Die Finnen können durch Tieffrieren (−20 °C, 24 h) oder ausreichend langes Erhitzen abgetötet werden. In Mitteleuropa sind der Schweine- und Rinderbandwurm durch die gesetzlich vorgeschriebene Fleischbeschau wirksam eradiziert worden.

Echinokokkose

Synonym: Hydatidose, engl. Alveolar hydatide Disease

Erreger und Epidemiologie: Siehe **Tab. 6.7** und Mikrobiologie [S. C655].

Entwicklungszyklus und Übertragung: Der Mensch infiziert sich als **Zwischenwirt** durch die **orale Aufnahme der Eier**, die von den Endwirten mit den Fäzes ausgeschieden werden. Am häufigsten ist der fäkal-orale Übertragungsweg durch Verzehr kontaminierter Nahrungsmittel (v. a. Waldbeeren und Pilze) oder direkten Kontakt zum infizierten Tier (anhaftende Eier am Fell des Tieres). Die Übertragung von Mensch zu Mensch ist ausgeschlossen, auch Operationsmaterial ist nicht infektiös. Nach der oralen Aufnahme gelangen die Eier in das Duodenum, wo die Larven (**Onkosphären**) schlüpfen, die Darmwand durchdringen und über die Pfortader in die Leber gelangen. 15–30 % der Larven passieren die Leber und gelangen in die Lungenkapillaren (pulmonale Echinokokkose), 10 % werden über den systemischen Kreislauf in verschiedene Organe verschleppt. In den betroffenen Organen entwickeln sich aus den Larven **Finnen**.

Echinococcus granulosus befällt am häufigsten die **Leber** (60 %) und die **Lunge** (30 %), seltener sind andere Organe wie Peritoneum, Milz, Nieren, Muskulatur, Knochen und ZNS betroffen. In dem betroffenen Organ entsteht eine **große zystische, flüssigkeitsgefüllte Hydatide** (griech. hydatis, hydatos „Wasserblase", **zystische Echinokokkose**). Die äußere Schicht wird vom Wirtsbindegewebe, die innere Schicht vom Keimgewebe des Wurms gebildet. Ausgehend vom Keimgewebe entwickeln sich im Inneren der Zyste **Tochterzysten**, die mit den Protoskolizes (Kopfanlagen) der Würmer angefüllt sind. Im Verlauf entsteht durch das expansive Wachstum ein mehrfach gekammertes Gebilde, dessen Durchmesser bis zu 30 cm betragen kann und das v. a. durch **Verdrängung** symptomatisch wird. Mit zunehmendem Alter sind eine partielle oder vollständige Regression, Verkalkung, Undichtigkeit und bakterielle Superinfektionen möglich.

Echinococcus multilocularis befällt fast ausschließlich die **Leber**. Typisch für den Fuchsbandwurm ist die Entwicklung ausgedehnter, wabenartiger, gekammerter Zysten, die sich aus multiplen winzigen Blasen zusammensetzen und **infiltrativ** („tumorartig") in die Umgebung wachsen (**alveoläre Echinokokkose**). Nicht selten zerfallen die Zysten und führen zur Ausbildung nekrotischer Zerfallshöhlen. Bei Anschluss an das Blut- und Lymphsystem können sie **metastasieren**.

Klinik: Die ersten Symptome entstehen häufig erst Jahre bis Jahrzehnte nach der Inokulation. Sie sind uncharakteristisch und hängen von der Größe und Lokalisation der Zyste ab. Bei **Leberbefall** klagen die Patienten über rezidivierende Oberbauchschmerzen, Ikterus und gelegentliche Fieberschübe. Die **Lungenechinokokkose** bleibt meistens asymptomatisch, in seltenen Fällen führt sie zu thorakalen Schmerzen.

Komplikationen:
- Komplikationen der **zystischen Echinokokkose** entstehen durch das **expansiv-verdrängende Wachstum** (Gallengangsverschluss mit Cholangitiden und Ikterus, rezidivierenden Koliken) und die **Zystenruptur** mit allergischen Reaktionen bis hin zum anaphylaktischen Schock und/oder sekundärer Besiedlung der Pleura- oder Perikardhöhle und des Peritonealraumes.
- Die **alveoläre Echinokokkose** führt durch ihr **infiltratives Wachstum** zu einer progredienten Zerstörung des Leberparenchyms, das in einer **sekundär-biliären Zirrhose** münden kann. Bei Einbruch in das Gefäß- und Lymphsystem können wie bei einem malignen Tumor **Fernmetastasen** entstehen.

Diagnostik: Die Herkunft des Patienten (Endemiegebiet) kann Hinweise auf eine mögliche Exposition geben. Große Zysten können im Rahmen der **klinischen Untersuchung** palpiert werden. Bei der alveolären Echinokokkose ist die Leber vergrößert, höckrig und von derber Konsistenz.

> **MERKE** Eine nicht namentliche Meldepflicht besteht für:
> - den direkten und indirekten Nachweis von Echinococcus sp. und
> - eindeutige Befunde aus bildgebenden Verfahren auch ohne entsprechenden serologischen Nachweis.

Entscheidend für die Diagnosestellung sind bildgebende Verfahren:
- Die **zystische Echinokokkose** wird häufig zufällig im Rahmen einer bildgebenden Diagnostik aus anderer Ursache entdeckt. Bei **Leberbefall** zeigt die Abdomensonografie, CT oder MRT unterschiedlich große, glatt begrenzte Zysten, deren Binnenräume durch die Tochterzysten septiert erscheinen. Typisch ist der Nachweis von Kalkschalen in der Zystenwand (**Abb. 6.9**). Die pulmonale Echinokokkose zeigt sich im Röntgenbild durch solitäre, glatt berandete homogene Rundherde mit gelegentlichen Luftsicheln (Meniskuszeichen). Bei Ruptur kann die Zystenwand auf dem Flüssigkeitsspiegel schwimmen (sog. Wasserlilienzeichen).
- Typisch für **Echinococcus multilocularis** sind mehrfach gekammerte, wabenartige Leberzysten mit einem verkalkten Rand in der Sonografie oder CT.

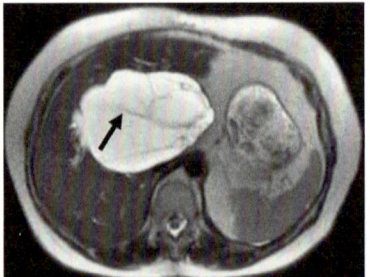

Abb. 6.9 MRT bei zystischer Echinokokkose. Die T2-Wichtung zeigt die große, hyperintense, gekammerte Zyste mit ihren feinen Septen (Pfeil) sehr deutlich. (aus: Reiser, Kuhn, Debus, Duale Reihe Radiologie, Thieme, 2011)

Tab. 6.9 Differenzialdiagnosen von zystischen Raumforderungen in der Leber

Diagnose	Ausschluss
solitäre Leberzysten	• **Sonografie:** rund, echofrei, glatt begrenzt, keine erkennbare Wand, distale Schallverstärkung • **Labor:** negative Echinokokkusserologie, keine Bluteosinophilie
pyogener Leberabszess	• **Anamnese:** oft eitrige Entzündung im Bauchraum, z. B. Cholangitis, Appendizitis • **Labor:** erhöhte Entzündungsparameter, negative Echinokokkusserologie, keine Bluteosinophilie • **Sonografie:** echoarm, Debris-Echo, gasbedingte Spiegelbildung, entzündungsbedingte Umgebungsreaktion
Amöbenleberabszess	• **Anamnese:** Tropenaufenthalt und ggf. Amöbenbefall in der Vergangenheit • **Labor:** erhöhte Entzündungsparameter, Amöbenserologie, negative Echinokokkusserologie, keine Bluteosinophilie • **Sonografie:** s. pyogener Leberabszess
Leberhämatom	• **Anamnese:** Trauma? • **Sonografie:** morphologischer Wandel (anfangs echoarm, später echoreich)
verkalktes Leberhämangiom	• **Sonografie:** echoreich, glatte Begrenzung, runde bis ovale Form, häufig multipel, manchmal Verkalkungen, i. d. R. kein Randsaum, dorsale Schallverstärkung (häufig Zufallsbefund, da Patient i. d. R. beschwerdefrei) • **Labor:** negative Echinokokkusserologie, keine Bluteosinophilie
subphrenischer Abszess	• extrahepatische Lokalisation • negative Echinokokkusserologie • keine Bluteosinophilie • bakterieller Ausgangsherd
Leberzellkarzinom (v. a. DD: alveoläre Echinokokkose)	• **Anamnese:** bekannte Hepatitis B/C, Hämochromatose, Leberzirrhose • **Labor:** erhöhte AFP, negative Echinokokkusserologie, keine Bluteosinophilie • **Sonografie:** echoarm/echogleich/echoreich, häufig ohne Randsaum, solitär oder vereinzelt in zirrhotisch veränderter Leber, häufig Einblutungen, Verkalkungen, dorsale Schallabschwächung
Lebermetastasen	• **Anamnese:** bekannter Primarius • **Sonografie:** häufig multipel, häufig unregelmäßige Begrenzung, rundlich oder unregelmäßig geformt, echodicht bis echoarm bei inhomogener Binnenstruktur, häufig echoarmer Randsaum, dorsale Schallverstärkung unterschiedlich
polyzystische Erkrankungen	• evtl. simultan bestehende Nieren- und Pankreaszysten und Hirnbasisaneurysmata

Neben der Bildgebung kann die Diagnose **serologisch** gestellt werden (ELISA, indirekte Immunfluoreszenz, passive Hämagglutination, Western-Blot). Im Blutbild lässt sich häufig eine **Eosinophilie** nachweisen.

Differenzialdiagnosen: Die Differenzialdiagnosen der zystischen hepatischen Raumforderung zeigt **Tab. 6.9**.

Therapie:
Zystische Echinokokkose: Therapie der Wahl der ist die **chirurgische Zystenresektion**, ggf. unter medikamentöser Abschirmung (Albendazol oder Mebendazol). Alternativ kann das sog. **PAIR-Verfahren** (**P**unktion-**A**spiration-**I**njektion-**R**easpiration) angewendet werden. Hierbei wird die Zyste unter sonografischer Sicht **p**unktiert, der Zysteninhalt **a**spiriert und 95 %iges Ethanol **i**njiziert. Nach 30–60 min wird der Inhalt **r**easpiriert.

Begleitend wird immer eine Chemotherapie mit **Albendazol** oder **Mebendazol** durchgeführt. Das PAIR-Verfahren ist bei zystobiliärer Fistel (Ausschluss durch ERCP) wegen der Gefahr der chemisch bedingten sklerosierenden Cholangitis kontraindiziert.

Alveoläre Echinokokkose: Wenn möglich sollten die Zysten radikal **chirurgisch reseziert** werden. Die Resektion folgt dabei den Regeln der Tumorchirurgie (s. Chirurgie [S. B163]).

Die meisten Patienten sind zum Diagnosezeitpunkt allerdings nicht radikal operabel. In diesem Fall ist eine **lebenslange Therapie** mit **Albendazol** oder **Mebendazol** indiziert.

Prognose: Die Prognose der zystischen Echinokokkose ist gut, Spontanremissionen sind häufig. Das Rezidivrisiko wird mit 2–25 % angegeben. Die Prognose der aveolären Echinokokkose ist mit der eines Malignoms vergleichbar. Die Letalität nach 10 Jahren liegt zwischen 10 und 14 %.

Prophylaxe: Echinokokkuseier sind äußerst stabil gegenüber Umwelteinflüssen. Sie überleben im feuchtwarmen Milieu monatelang. Herkömmliche Desinfektionsmittel sind unwirksam. Austrocknung und Erhitzen über 70 °C töten sie ab. Schlachtabfälle, die als Hundefutter dienen, sollten entweder gekocht oder eingefroren werden (mind. 3 Tage, –18 °C). Regelmäßiges Entwurmen der Hunde beugt Infektionen vor.

6.2.2 Erkrankung durch Nematoden

Synonym: Rundwürmer, Fadenwürmer

Grundlagen

Nematoden sind längliche und im Querschnitt runde Würmer. Sie leben getrenntgeschlechtlich. Ihre Vermehrung erfolgt über das Ei und 4 Larvenstadien (s. Mikrobiologie [S. C657]). **Tab. 6.10** gibt einen Überblick über die humanpathogenen Varianten.

Tab. 6.10 Humanpathogene Nematoden

	Darmnematoden	Trichinella spiralis	Filarien
Vorkommen	weltweit	weltweit	Tropen
Befallsart	Gastrointestinaltrakt	Skelett- und Herzmuskulatur	Lymphgefäße, Subkutis, Blutbahn
Übertragung	fäkal-oral	Aufnahme von kontaminiertem Fleisch	Stich des Vektors

Infektionen mit Darmnematoden

Erreger und Klinik: Eine Übersicht bietet **Tab. 6.11** (s. auch Mikrobiologie [S. C657]). Die Oxyuriasis (Madenwurmbefall) wird in der Pädiatrie [S. B560] besprochen.

Diagnostik: Die Diagnose wird durch den Nachweis der Eier und/oder Larven im **Stuhl** gestellt. Die Eier der **Madenwürmer** können auch mithilfe eines **Analabklatschpräparates** detektiert werden. Unterstützend können serologische Tests hinzugezogen werden. Häufig treten begleitend eine ==Eosinophilie== und eine **Erhöhung** des **Gesamt-IgE** auf.

Im **Röntgen-Thorax** erkennt man ein flüchtiges eosinophiles Infiltrat (sog. Löffler'sches Infiltrat) während der Wanderung der Nematoden (z. B. Askariden) durch die Lunge.

Therapie: Eine Kurzzeittherapie mit **Mebendazol** ist Therapie der Wahl. Für die Eradikation des Zwergfadenwurms wird Albendazol empfohlen.

Trichinose

Synonym: Trichinellose

Erreger: Der häufigste Erreger der Trichinellose ist **Trichinella spiralis** (s. Mikrobiologie [S. C659]). Zu den Wirten zählen Karnivoren und Omnivoren (Schwein, Wildschwein, Bär, Farmpelztiere). Der Mensch ist **Fehlwirt**.

Tab. 6.11 Übersicht über die wichtigsten Darmnematoden

Erreger und Übertragungsweg	Klinik
Ascaris lumbricoides (Spulwurm)	
• Vorkommen: weltweit • Übertragung: orale Aufnahme der Eier mit kontaminierter Nahrung • im Dünndarm schlüpfen Larven, die via Pfortader, Herz, Lunge, Pharynx und Ösophagus in den Dünndarm wandern und dort zu adulten Würmern heranwachsen	• ==uncharakteristische abdominelle Beschwerden==, bei massivem Befall evtl. Ileus, Gallengangs- und Pankreasgangobstruktion mit Cholestase, Cholangitis, Pankreatitis • während der Wanderung allergische Symptome wie flüchtiges, kleinfleckiges Exanthem, Hustenreiz, Dyspnoe, leichtes Fieber, leicht blutig tingierter Auswurf, flüchtige, kleinfleckige, eosinophile Lungeninfiltrate • ==häufig bleibt das Ausscheiden des bis zu 25 cm langen, bleistiftdicken Spulwurms das einzige Symptom== (s. Mikrobiologie [S. C657])
Trichuris trichiura (Peitschenwurm)	
• Vorkommen: weltweit • Übertragung: orale Aufnahme der Eier mit kontaminierter Nahrung • im Dünndarm schlüpfen Larven und entwickeln sich im Dickdarmlumen zum adulten Wurm	• uncharakteristische abdominelle Beschwerden • bei massivem Befall Blutungsanämie und Diarrhö
Enterobius vermicularis (Madenwurm; „Oxyuren")	
• Vorkommen: weltweit; **häufigste** Wurmerkrankung in Mitteleuropa • betroffen sind v. a. **Kinder** • Übertragung der Eier: fäkal-oral von Mensch zu Mensch oder als orale Autoinfektion über Finger • im Dickdarm schlüpfen Larven und entwickeln sich zum adulten Wurm, nächtliche, perianale Eiablage	• uncharakteristische abdominelle Beschwerden, evtl. Appendizitis • analer Pruritus (durch Kratzen Gefahr der digitalen Reinfektion) • evtl. Vulvovaginitis mit Pruritus vulvae
Ancylostoma duodenale, Necator americana (Hakenwurm)	
• Vorkommen: Südasien, Zentral-, Nordafrika, (Sub-)Tropen, im Tunnel- und Bergbau (→ anerkannte Berufskrankheit) • Übertragung: Larven dringen perkutan ein, wandern über den Blutweg via Lunge, Trachea, Pharynx, Ösophagus in Dünndarm, wachsen dort zu adulten Würmern und ernähren sich vom Blut des Wirts	• Hauterythem mit Papel an Eintrittsstelle („ground itch") • während Wanderung: Pneumonitis mit Eosinophilie und flüchtigem eosinophilem Lungeninfiltrat • uncharakteristische abdominelle Beschwerden • bei massivem Befall Eisenmangelanämie und Eiweißverlust mit Ödemen, Schwäche und Müdigkeit
Strongyloides stercoralis (Zwergfadenwurm)	
• Vorkommen: Tropen, Subtropen • Übertragung: Larven dringen perkutan ein, wandern über den Blutweg via Lunge, Trachea, Pharynx, Ösophagus in Dünndarm und wachsen dort zu adulten Würmern • interne und externe Autoinfektion	• juckendes Erythem an Eintrittsstelle • Wanderung: Pneumonitis mit Eosinophilie und flüchtigem eosinophilem Lungeninfiltrat • uncharakteristische abdominelle Beschwerden (häufig Durchfall) • bei Immunsuppression: massive endogene Reinfektion mit letalem septischem Krankheitsbild • serpiginöse Exantheme an der Gefäßregion

Epidemiologie: Die Trichinellose ist eine weltweit verbreitete Anthropozoonose. Erkrankungen treten v. a. in gemäßigten und kühlen Klimazonen auf. Durch die gesetzlich vorgeschriebene Trichinenschau ist die Trichinellose in Deutschland heute selten.

Übertragung und Entwicklungszyklus: Der Mensch infiziert sich durch die **orale** Aufnahme **larvenhaltiger Fleischprodukte** (meist Schwein, Wildschwein, seltener Bär und Walross). Im Dünndarm werden die Parasiten geschlechtsreif. Die adulten Weibchen bohren sich in die Mukosa ein und geben ihre Larven in die Blutbahn ab, die sich anschließend in der quergestreiften Skelettmuskulatur einkapseln. Besonders häufig sind die Zwerchfell-, Interkostal-, Kiefer-, Larynx-, Augen- und Extremitätenmuskulatur betroffen.

Klinik: Die Inkubationszeit ist äußerst variabel (6–40 Tage) und ebenso wie die Symptomatik und Prognose von der Anzahl ingestierter Larven abhängig.

Akute Trichinellose: Hohe Parasitendichten können initial (2–7 Tage p.i.) zu einem **enteritischen** Krankheitsbild mit Fieber, allgemeinem Krankheitsgefühl, Nausea, Erbrechen und Bauchschmerzen führen. Mit der hämatogenen Disseminiation des Erregers kommt es durch die **allergisch-entzündliche Reaktion** des Wirtsorganismus zu hohem Fieber, Myalgien, Sehstörungen, Lähmungen, periorbitalen Ödemen und einem makulopapulösen Exanthem.

Chronische Trichinellose: Zumeist verläuft die Trichinellose innerhalb von 2–6 Monaten selbstlimitierend. In seltenen Fällen leiden die Patienten jahrelang an **uncharakteristischen** rheumatischen, kardialen und neuropsychiatrischen Beschwerden.

Komplikationen: Mit steigender Anzahl der aufgenommenen Larven (> 2000) erhöht sich das Risiko schwerer Komplikationen (v. a. während der Migrationsphase). Auftreten können:
- Myokarditis mit Herzrhythmusstörungen, Perikarderguss und Herzinsuffizienz
- (Meningo-)Enzephalitis
- pulmonale Komplikationen
- bakterielle Superinfektion.

Diagnostik:

> **MERKE** Der direkte oder indirekte Nachweis von Trichinella spiralis ist entsprechend IfSG § 7 namentlich meldepflichtig.

Wegweisende Laborbefunde in der Akutphase sind eine **Eosinophilie** und eine **Konzentrationserhöhung** der **muskelspezifischen Enzyme** (CK, LDH, HBDH). Serologische Tests sind ab der 3. Woche p.i. positiv. Der **direkte Erregernachweis** gelingt in der Muskelbiopsie oder molekularbiologisch (PCR). Das **EMG** zeigt akute myopathische Veränderungen.

Histologie: Die Larven der Trichinellae weisen einen Tropismus für die **quergestreifte Muskulatur** auf. Die intrazellulären Parasiten tragen zu einem morphologischen Wandel der Myozyten bei (Verlust der Querstreifung und basophile Schwellung). Die etwa 1 mm große, spiralig zusammengerollte Larve ist von einer **Kapsel** aus **zellulärem Wirtsmaterial** umgeben (Abb. 6.10). In der Peripherie bildet sich ein unspezifisches entzündliches Infiltrat mit vornehmlicher Beteiligung **eosinophiler Granulozyten**. Im Verlauf sprossen Gefäße ein. Obwohl die Kapsel zu Verkalkungen neigt, kann die Trichine über Jahre vital und damit infektiös bleiben.

Radiologisch können disseminierte Mikroverkalkungen der Muskulatur auffallen.

Differenzialdiagnosen: Tab. 6.12 zeigt die Differenzialdiagnose der Trichinellose.

Therapie: Während der **enteralen Phase** können die Erreger durch eine Chemotherapie mit **Albendazol**, **Thiabendazol** oder **Mebendazol** sicher eliminiert werden. Allerdings wird die Trichinellose selten in diesem Stadium erkannt. Nach der **Disseminierung** ist eine antiparasitäre Therapie nur in schweren Fällen empfehlenswert. Um einer Exazerbation vorzubeugen, sollten begleitend Kortikosteroide verabreicht werden.

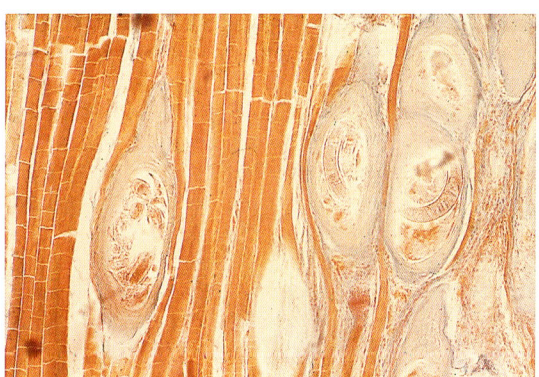

Abb. 6.10 Histologischer Befund bei Trichinellose. In der Herzmuskulatur befinden sich zusammengerollte Larven, die von einer Kapsel umgeben sind. (aus: Hof, Dörries, Duale Reihe Mikrobiologie, Thieme, 2009)

Tab. 6.12 Differenzialdiagnose der Trichinellose

Differenzialdiagnose	Ausschluss
Myokarditis anderer Genese	Anamnese, Klinik, evtl. Biopsie mit Histologie und Erregernachweis
Enteritis anderer Genese	Anamnese, Klinik, Erregernachweis
Virusinfektion mit Myalgien (Grippe)	Anamnese, Klinik
Polymyositis, Kollagenose	Autoantikörper, Biopsie
Enzephalitis, Meningitis anderer Genese	Liquoruntersuchung
Leptospirose	Berufs- und Freizeitanamnese, Erregernachweis (Blut, Liquor, Urin), Serologie
Katayama-Syndrom (Bilharziose)	Anamnese, Diagnostik [S. A584]

Prognose: Im Allgemeinen ist die Prognose der Trichinellose günstig, die Symptome klingen meist spontan nach etwa einem halben Jahr ab. Hohe Befallszahlen erhöhen das Risiko, 5 % der Erkrankungen enden letal.

Prophylaxe: Die wichtigste Prophylaxe ist die **gesetzlich vorgeschriebene Fleischbeschau**. Auf den Verzehr von rohem Fleisch sollte generell verzichtet werden. Vorsicht ist bei importiertem Fleisch aus Ost- und Südeuropa geboten. Eine Gefrierbehandlung über 10–20 Tage bei –25 °C oder Erhitzen über 70 °C tötet die Trichine zuverlässig ab, Pökeln und Räuchern sind unsicher.

Filariosen

Filariosen treten v. a. in den Tropen und Subtropen auf, in Deutschland diagnostizierte Fälle sind **importiert**. Die Larven (sog. Mikrofilarien) werden über den Stich verschiedener **Insekten** auf den Menschen übertragen. Nach der Übertragung leben die adulten Würmer in den **Lymphgefäßen** oder wandern im **Subkutangewebe**.

Erreger und Klinik: Erreger und Klinik der Filariosen (s. auch Mikrobiologie [S. C660]) sind in **Tab. 6.13** dargestellt.

Diagnostik: Der **Aufenthalt** in **Endemiegebieten** zusammen mit der **Klinik** und der begleitenden **Eosinophilie** im Blut können den Verdacht auf eine Filariose lenken. Im Rahmen der körperlichen Untersuchung können die **adulten Würmer** manchmal **sichtbar** werden (Loaiasis: bewegliche, konjunktivale Makrofilarien). Dabei den Tag-Nacht-Rhythmus der Würmer beachten: W. bankrofti ist v. a. nachts nach dem Einschlafen und Loa Loa tagsüber nachweisbar.

Neben speziesunspezifischen Seroreaktionen bestehen verschiedene Möglichkeiten des **direkten Erregernachweises**: Blutausstrich, diverse Anreicherungsverfahren („dicker Tropfen"), Hautbiopsie bei der Onchozerkose.

Therapie:
- **lymphatische Filariosen und Loaiasis:** Diethylcarbamazin (DEC) in Kombination mit Ivermectin (initial wegen der Gefahr schwerer allergischer Komplikationen zusätzlich Kortikosteroide).
- **Onchozerkose:** Ivermectin als Einmaldosis (jährliche Wiederholung) in Kombination mit der chirurgischen Entfernung sichtbarer Würmer.

Prophylaxe:
- Expositionsprophylaxe
- Onchozerkoseprogramm in Hochendemiegebieten: regelmäßige Gabe von Ivermectin (alle 6–12 Monate).

6.2.3 Erkrankung durch Trematoden (Saugwürmer)

Bilharziose

Synonym: Schistosomiasis

Erreger: Die wichtigsten Erreger der Bilharziose sind Schistosoma mansoni, japonicum und haematobium (**Tab. 6.14**; siehe auch Mikrobiologie [S. C652]).

Epidemiologie: Die Bilharziose ist eine der wichtigsten parasitären Tropenkrankheiten, weltweit sind über 250 Mio. Menschen betroffen. Die Prävalenz ist unter Kindern und Jugendlichen am höchsten. Ihr Auftreten ist aufgrund des Entwicklungszyklus des Erregers an das Vorhandensein stehender bzw. langsam fließender Gewässer gebunden.

Übertragung und Entwicklungszyklus: Überträger der Bilharziose sind Süßwasserschnecken (Zwischenwirt), die in verunreinigten stehenden bzw. langsam fließenden Gewässern leben und die Larven (Zerkarien) in das Wasser abgeben. Die **Zerkarien** dringen **über die Haut** in den Menschen ein und gelangen über die Blutbahn in die **Lunge** und **Leber**, wo sie sich zu adulten Würmern ent-

Tab. 6.13 Filariosen

Vorkommen und Übertragung	Klinik
lymphatische Filariosen (Elephantiasis tropica)	
Erreger: Wuchereria bancrofti, Brugia malayi, Brugia timori **Vorkommen:** Asien, Pazifikregion, Afrika, Mittel- und Südamerika **Übertragung:** Stechmücke Larven dringen in Lymphgefäße und -knoten ein und wachsen dort zu adulten Würmern heran	**Klinik:** remittierendes Fieber, Lymphangitis, Lymphadenitis, Orchitis, Epididymitis **Komplikationen:** Lymphstau, v. a. Extremitäten, Skrotum, Mammae („Elephantiasis"), tropische pulmonale Eosinophilie mit nächtlichen Asthmaanfällen und anhaltendem Husten
Loaiasis (Kalaber-Schwellung, Kamerun-Beule)	
Erreger: Loa Loa (Filaria Loa) **Vorkommen:** afrikanischer Regenwald **Übertragung:** Stechmücke Larven dringen in das Subkutangewebe und die Konjunktiven ein und wachsen dort zu adulten Würmern heran	**Klinik:** oft asymptomatisch, ggf. flüchtige subkutane Schwellungen mit generalisiertem Juckreiz und Schmerzen, Konjunktivitis mit sichtbaren Filarien in der Konjunktiva **Komplikationen:** ZNS-Befall, lebensbedrohliches Glottisödem
Onchozerkose (Flussblindheit)	
Erreger: Onchocerca volvulus **Vorkommen:** Mittel- und Südamerika, Afrika **Übertragung:** Kriebelmücke Larven dringen in das Subkutangewebe ein, wachsen dort zu adulten Würmern heran. Mikrofilarien wandern zum Auge	**Klinik:** zunächst indolente Knoten der Subkutis (Onchozerkom), später juckende Dermatitis (Leopardenhaut), Lymphadenopathie („Bild der hängenden Leiste") **Komplikation:** Keratitis, Iridozyklitis und Chorioretinitis mit Gefahr der **Erblindung** (die Onchozerkose ist die zweithäufigste Ursache für Erblindung in den Tropen!)

6.2 Helminthosen

Tab. 6.14 Manifestationsformen der chronischen Schistosomiasis

Bilharzioseform	Erreger	Klinik	Komplikationen
urogenitale Schistosomiasis	S. haematobium	hämorrhagische Zystitis mit Mikro- und Makrohämaturie, Strikturen der ableitenden Harnwege, Blastenfisteln, Hydronephrose, Verkalkungen der Blasenwand (Abb. 6.11)	Blasenpapillome und Harnblasenkarzinom
intestinale Schistosomiasis	S. mansoni, S. japonicum, S. intercalatum, S. mekongi	Kolitis mit schleimig-blutiger Diarrhö, Darmblutungen, Malabsorption	kolorektales Karzinom
hepatolienale Schistosomiasis	S. mansoni, S. japonicum	Hepatosplenomegalie	portale Hypertension, Leberzirrhose

wickeln. Die adulten Würmer treten erneut in die Blutbahn über und leben paarweise in den mesenterialen, vesikalen oder portalen Venen. Dort werden auch die Eier abgelegt, die dann mit den Fäzes oder Urin ausgeschieden werden.

Klinik:
Penetrationsstadium: An der Eintrittsstelle rufen die Erreger eine lokale, allergische Reaktion in Form flüchtiger, juckender, blassrosa Effloreszenzen hervor (sog. **Zerkariendermatitis**), die nach wenigen Tagen spontan verschwinden.

Der Kontakt zu nicht humanpathogenen Spezies in den gemäßigten Zonen Europas und Amerikas kann ebenfalls eine Dermatitis hervorrufen (Badedermatitis, „swimmer's itch"). Anders als bei der Bilharziose gelangen die Erreger aber nicht in den systemischen Kreislauf, weil sie bereits in der Haut absterben.

Akute Bilharziose (sog. Katayama-Fieber): Nach etwa 2–8 Wochen entwickelt sich ein akutes Krankheitsbild, das durch toxische und allergische Substanzen ausgelöst wird, die von den adulten Würmern abgegeben werden. Zu den Symptomen zählen Fieber, Schüttelfrost, Gewichtsverlust, Arthralgien, Myalgien, urtikarieller Hautausschlag, Ödeme, Abdominalschmerzen, Diarrhö, Husten, Bronchospasmus und Lungeninfiltrate. Gelegentlich werden eine Hepatosplenomegalie und Lymphadenitis beobachtet.

Chronische Bilharziose: Die klinische Symptomatik der chronischen Bilharziose hängt von der Anzahl der Wurmpärchen und der Lokalisation der Eiablage ab. Der Wirtsorganismus reagiert auf verschiedene Proteine der Eier mit einer **zellulären Immunantwort**, die zu einem **granulomatösen Entzündungsprozess** und einem **fibrös zirrhotischen Umbau** der betroffenen Organe führt (Tab. 6.14).

Da die Eier mit dem Blutstrom in verschiedene Organe gelangen können, sind weitere Symptome möglich. Etwa 25 % der Patienten zeigen einen **pulmonalen Befall**, der sich häufig erst sehr spät durch die Entwicklung einer pulmonalen Hypertonie mit Cor pulmonale manifestiert. Nach Infektionen mit S. japonicum kann es durch den Befall des ZNS zu **fokalen Epilepsien** kommen. Durch Einschwemmung der Eier bei der intestinalen Schistosomiasis in die Leber, entwickelt sich eine periportale Fibrose (Tonpfeifenstielfibrose).

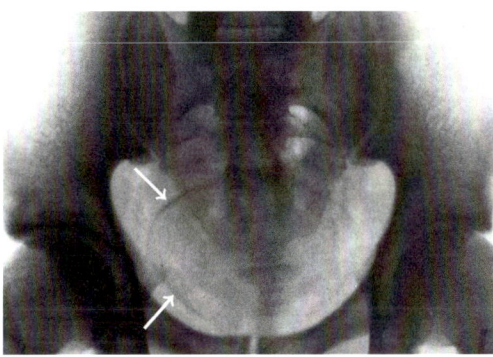

Abb. 6.11 **Urogenitale Schistosomiasis.** Die Pfeile zeigen auf Verkalkungen der Blasenwand. (aus: Baenkler et al., Kurzlehrbuch Innere Medizin, Thieme, 2010)

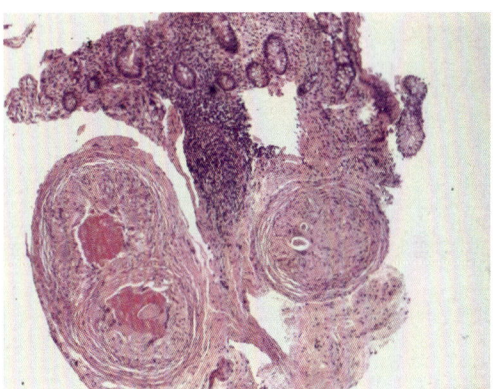

Abb. 6.12 **Histologie.** In der Submukosa des Colon sigmoideum erkennt man Granulome, die 3 Schistosomeneier umschließen. (aus: Krams et al., Kurzlehrbuch Pathologie, Thieme, 2013)

Diagnostik: Die Diagnose wird durch den **Nachweis der Eier** im **Urin** bzw. **Stuhl** oder **Blasen-** bzw. **Rektumbiopsie** (Quetschpräparat) gestellt. Antikörper lassen sich v. a. durch die indirekte Immunfluoreszenz oder ELISA aufdecken und bleiben auch nach erfolgreicher Behandlung noch über lange Zeit nachweisbar. Im Labor wird häufig eine begleitende **Eosinophilie** beobachtet. Abb. 6.12 zeigt einen histologischen Befund nach erfolgreicher Therapie.

Therapie: Die Einmalgabe von **Praziquantel** führt in > 80 % der Fälle zur Heilung. Da es initial durch die überschießende Immunreaktion zu einer Verstärkung der Beschwerden kommen kann, können supportiv **Antihistaminika** oder **Kortikosteroide** eingesetzt werden.

Prognose: Die Prognose der behandelten Bilharziose ist gut. Bei chronischem Befall und klinisch manifester pulmonaler Hypertonie ist die Prognose jedoch ungünstig.

Prophylaxe:
- **Expositionsprophylaxe:** Badeverbot in potenziell kontaminiertem Süßwasser, ggf. Tragen von Schutzkleidung, Vermeidung von Kontakt zu Bewässerungssystemen in den Tropen
- **Gesundheitserziehung:** Fäkalien nicht in Gewässern entsorgen.

Fasziolose

Die Fasziolose ist eine Anthropozoonose, die durch den **großen Leberegel** (Fasciola hepatica; s. Mikrobiologie [S. C653]) hervorgerufen wird. Der Mensch ist Endwirt, als Zwischenwirt fungiert die Schnecke. Fasciola hepatica ist weltweit verbreitet. Nach der oralen Aufnahme der Larven mit kontaminierten Pflanzen (z. B. Brunnenkresse) schlüpfen die juvenilen Leberegel im Dünndarm, durchdringen die Darmwand und wandern in die Leber ein. In den Gallengängen reifen sie zum adulten Egel heran und produzieren Eier. In der Frühphase leiden die Patienten an Fieber, Schmerzen im rechten Oberbauch und allergischen Symptomen (Eosinophilie, Urtikaria, Exantheme). Die **chronische Fasziolose** führt zu einer cholestatisch verlaufenden **Cholangitis**, **Abszedierung** und **Leberzirrhose**. Eine seltene Spätkomplikation ist die Entwicklung eines **cholangiozellulären Karzinoms**. Die **Diagnose** wird entweder durch den Nachweis der Eier im Duodenalsekret und der Gallenflüssigkeit oder serologisch gestellt. Im Frühstadium lässt sich im Labor i. d. R. eine Eosinophilie nachweisen. **Therapeutisch** werden Praziquantel oder Triclabendazol eingesetzt. Eine Prophylaxe ist nur durch den Verzicht auf kontaminierte Pflanzen möglich.

6.2.4 Erkrankungen durch Milben, Läuse, Wanzen und Flöhe

Siehe Dermatologie [S. B721].

A10 Neoplastische Erkrankungen

1	Grundlagen	588
2	Herz- und Gefäßtumoren	600
3	Hämatologische Neoplasien	603
4	Tumoren von Lunge und Pleura	629
5	Tumoren des Gastrointestinaltrakts	636
6	Tumoren von Leber und Gallensystem	648
7	Pankreastumoren	654
8	Neuroendokrine Tumoren des gastroenteropankreatischen Systems (NET)	657
9	Endokrine Tumoren	660
10	Tumoren der Niere	664
11	Tumoren in bestimmten Kompartimenten	667

1 Grundlagen

1.1 Überblick

Im klinischen Sprachgebrauch wird als Tumor (Synonym: Geschwulst, Neoplasie, Neubildung) eine umschriebene, abnorme Gewebemasse bezeichnet, die durch autonome Proliferation körpereigener, entarteter Zellen entsteht. Nach der Dignität werden benigne und maligne Tumoren unterschieden. Die pathologischen Grundlagen zu Entstehung, Stoffwechsel, Immunologie, Wachstumsverhalten, Stadieneinteilung und Graduierung (Staging und Grading) von Tumoren werden in der Pathologie [S. C331] besprochen.

Dieses Kapitel befasst sich vorrangig mit den neoplastischen Erkrankungen der Inneren Medizin. Tumoren, die z. B. Geschlechtsorgane, Nervensystem, Haut oder Augen betreffen oder v. a. im Kindesalter auftreten, werden in den entsprechenden fächerspezifischen Kapiteln behandelt.

1.2 Epidemiologie

Die bevölkerungsbezogene Erfassung von Krebserkrankungen in sog. „**Krebsregistern**" ermöglicht nicht nur die systematische Ermittlung von Inzidenz und Mortalität der unterschiedlichen Neoplasien, sondern hat auch die Identifizierung epidemiologisch relevanter Risikofaktoren.

In Deutschland erkranken etwa 270/100 000 Männer und 200/100 000 Frauen pro Jahr neu an Krebs (Inzidenz). Hierzu zählen alle bösartigen Neubildungen einschließlich Lymphomen und Leukämien. Der nicht melanotische Hautkrebs wird in dieser Schätzung allerdings nicht berücksichtigt. Nach den Herz-Kreislauf-Erkrankungen sind Krebserkrankungen die **zweithäufigste Todesursache** (25 %). Die Häufigkeit der verschiedenen Neoplasien ist stark altersabhängig. Das mittlere Erkrankungsalter liegt bei ca. 69 Jahren, das mittlere Sterbealter für Männer bei 71, für Frauen bei 75 Jahren. **Tab. 1.1** zeigt die häufigsten Malignome bei Männern und Frauen.

Tab. 1.1 Die häufigsten malignen Tumorerkrankungen

Epidemiologie	Tumorarten
Männer	• Prostatakarzinom • kolorektales Karzinom • Bronchialkarzinom
Frauen	• Mammakarzinom • kolorektales Karzinom • Bronchialkarzinom

Häufigkeit und Letalitätsrisiko dieser Tumoren unterscheiden sich geschlechtsabhängig: Das Mammakarzinom ist z. B. der häufigste Tumor bei Frauen und verantwortlich für die meisten tumorbedingten Todesfälle. Bei den Männern sind die meisten Todesfälle durch das Bronchialkarzinom verursacht, der häufigste Tumor ist jedoch das Prostatakarzinom.

1.3 Häufige Symptome und Komplikationen durch Tumoren

1.3.1 Systemische Tumorwirkungen

B-Symptomatik: Diese klassische **Symptomentrias** kann im Rahmen maligner Erkrankungen auftreten und ist als prognostisch ungünstiges Zeichen anzusehen:
- Fieber (≥ 38 °C)
- massiver Nachtschweiß (nasse Haare, durchgeschwitzte Kleidung/Bettwäsche)
- ungewollter Gewichtsverlust (≥ 10 % des Körpergewichtes innerhalb der letzten 6 Monate).

Tumoranämie: Ursachen sind:
- Eisenverwertungsstörungen: Eisen wird in den Makrophagen des Knochenmarks gebunden und kann nicht an die blutbildenden Zellen (s. Blut [S. A152]) abgegeben werden.
- Hemmung der Hämatopoese durch vom Tumor ausgeschüttete zytotoxische Substanzen oder Antikörper
- Tumorinfiltration des Knochenmarks mit Verdrängung der blutbildenden Zellen
- Blutungen aus erodierten Blutgefäßen
- Nebenwirkungen der Chemo- und/oder Strahlentherapie.

Tumorschmerzen: Siehe Anästhesie [S. B98].

Tumorkachexie: Ein **allgemeiner Kräfteverfall mit Auszehrung und Abmagerung** ist in fortgeschrittenen Tumorstadien häufig und mit einer schlechten Prognose verbunden. Charakteristisch ist ein starker Gewichtsverlust (≥ 5 % des Körpergewichtes innerhalb von 1 Jahr), meist mit Kraftverlust, Erschöpfung und Müdigkeit, Abnahme des subkutanen Fettgewebes, erhöhten Entzündungsparametern, Anämie und erniedrigtem Serumalbumin. Pathogenetisch sind folgende Mechanismen bedeutsam:
- Appetitlosigkeit
- Alimentationsstörungen (Behinderung von Nahrungsaufnahme und/oder Verdauung durch den Tumor)
- katabole Stoffwechsellage (durch vom Tumor produzierte Botenstoffe wie TNFα [Kachexine])
- tumor- oder zytostatikainduziertes Erbrechen.

Sekundäre Hyperurikämie: Ein erhöhter Zellumsatz bedingt einen **übermäßigen endogenen Harnsäureanfall**, u. a. bei Leukämien, myeloproliferativen Erkrankungen und als Folge einer Chemo- und/oder Strahlentherapie. Der akute Harnsäureanfall kann die Nierentubuli und Ureteren verstopfen und so zu einer obstruktiven Uratnephropathie mit akutem Nierenversagen führen (Prophylaxe: Harnalkalisierung, ausreichende Flüssigkeitszufuhr, Allopurinol).

1.3 Häufige Symptome und Komplikationen durch Tumoren

Amyloidose: Tumoren können zur Ablagerung von abnorm gefalteten, unlöslichen Proteinaggregaten (β-Fibrillen) im Interstitium verschiedener Gewebe führen (= Amyloidose). Das klinische Bild hängt vom betroffenen Organ und dem Ausmaß der Schädigung ab. Besonders häufig ist die Nierenamyloidose, die die Glomeruli schwerwiegend schädigt (Glomerulopathie, s. Niere [S. A399]).

Paraneoplasien werden **durch Substanzen** ausgelöst, die **von Tumoren sezerniert** und in das Plasma ausgeschüttet werden. Sie nehmen mit der Tumorrückbildung oder -entfernung ab. Tab. 1.2 gibt einen Überblick über die wichtigsten paraneoplastischen Syndrome.

1.3.2 Lokale Tumorkomplikationen

Lokale Komplikationen sind auf das expansive und invasive Tumorwachstum und die Nekrosenbildung im Tumor- und Umgebungsgewebe zurückzuführen.

Folgen der Tumorexpansion und -invasion: In parenchymatösen Organen kann das infiltrativ-verdrängende Tumorwachstum das gesunde Organparenchym und das zugehörige Stützgewebe zerstören, bis zum kompletten, z. T.

Tab. 1.2 Wichtige paraneoplastische Syndrome

	Klinik	Pathogenese/Mediatoren	häufige Primärtumoren
endokrine Paraneoplasien	Cushing-Syndrom	ektopes ACTH	Pankreas- und kleinzelliges Bronchialkarzinom
	Karzinoidsyndrom	Serotonin	Karzinoid, Bronchial- und kleinzelliges Bronchialkarzinom
	Gynäkomastie und Pubertas praecox	FSH/LH	Ovarial- und kleinzelliges Bronchialkarzinom
	Zollinger-Ellison-Syndrom	Gastrin	Pankreaskarzinom
	rezidivierende Hypoglykämien	Insulin	Insulinom
	extrapankreatische Hypoglykämie-Syndrome: Doege-Potter-, Nadler-Wolfer-, Anderson- und Rosenfeld-Syndrom	insulinähnliche Substanzen, tumorbedingter Hyperinsulinismus, Steroide mit Insulinwirkung, exzessiver Glukoseverbrauch	Fibrosarkom, Leberzell- und Nebennierenrindenkarzinom, Pseudomyxom
	Hyperkalzämiesyndrom	parathormonähnliches Peptid, Parathormon	Bronchial-, Mamma-, Nierenzell- und Pankreaskarzinom, Plasmozytom
	Schwartz-Bartter-Syndrom	ektopes ADH	kleinzelliges Bronchialkarzinom, intrakraniale Neoplasien
neuromuskuläre Paraneoplasien	amyotrophe Lateralsklerose	ungeklärt	Bronchial- und Mammakarzinom
	sensorische Polyneuropathie	neuronale Antikörper, Amyloidose	Bronchialkarzinom
	Myasthenia gravis	Antikörper gegen Acetylcholinrezeptoren	Thymom
	Lambert-Eaton-Syndrom (Myasthenie)	Antikörper gegen präsynaptische Kalziumkanäle	Bronchialkarzinom
	Dermato- und Polymyositis	unklare Pathogenese	Bronchial-, Mamma- und Nierenzellkarzinom
hämatologische und vaskuläre Paraneoplasien	aplastische Anämie	Fehlen von Erythropoetin	Thymom
	hämolytische Anämie	Wärme- oder Kälteagglutinine	Leukämien, Non-Hodgkin-Lymphome
	Polyglobulie	Erythropoetin	Nierenzellkarzinom
	Thrombophlebitis migrans, Thrombembolie	gerinnungsfördernde Substanzen	Pankreas- und Bronchialkarzinom
	Verbrauchskoagulopathie (DIC)	Aktivierung der Hämostase durch körpereigene Mediatoren, bakterielle Endotoxine oder zerstörte Thrombozyten	Leukämien
kutane Paraneoplasien	Acanthosis nigricans maligna	ungeklärt	Magen- und Uteruskarzinom
	Akrokeratose Bazex	ungeklärt	Karzinome des oberen Atem- und Verdauungstrakts, Metastasen im Halsbereich
	Hypertrichosis lanuginosa et terminalis acquista	ungeklärt	Bronchialkarzinom, CLL

lebensbedrohlichen Funktionsverlust ganzer Organsysteme (z. B. Nieren- oder Leberinsuffizienz, pathologische Frakturen, neurologische Ausfälle). Die Kompression von oder das intraluminale Tumorwachstum in Hohl- und kanalikulären Organen führt zu einer Stenosierung, die je nach Lokalisation unterschiedliche Symptome auslöst:
- Gastrointestinaltrakt: Dysphagie, gestörte Nahrungspassage, Obstipation, Ileus
- harnableitende Organe: Hydronephrose mit Gefahr einer Pyelonephritis
- Gallenwege: Cholestase und rezidivierende Cholangitiden
- Bronchien: Dyspnoe, Atelektasen, rezidivierende Retentionspneumonien.

Insbesondere Venen werden häufig durch Tumoren komprimiert. Die Folge ist eine venöse Abflussstörung, die zu einer sekundären Varikosis und Thrombusbildung mit der Gefahr von Thrombembolien führen kann.

Folgen der Nekrosebildung: Ursachen von Tumornekrosen:
- thrombotische Arterienverschlüsse
- tumorbedingte Gefäßkompression
- unzureichende Gefäßversorgung des Tumors
- Chemo- oder Strahlentherapie.

Nekrosen führen im Tumor- und Umgebungsgewebe zu Ulzerationen. Durchbrechen die Ulzera die Wand von Hohlorganen, entwickeln sich häufig lebensbedrohliche Perforationen und Fistelungen (z. B. rektovaginale, ösophagotracheale oder enterokolische Fisteln). Ulzeröse Gefäßarrosionen können bedrohliche Blutungen auslösen.

1.4 Grundlagen der Tumordiagnostik

1.4.1 Tumorsuche

Warnsymptome: Auch wenn es kein spezifisches „Krebssymptom" gibt, sollten bestimmte „Warnsymptome" den V. a. ein Malignom wecken und eine genaue Abklärung veranlassen, darunter:
- B-Symptome: ungewollter Gewichtsverlust, Nachtschweiß, Fieber
- Leistungsknick, Krankheitsgefühl
- erhöhte Infektneigung
- Schmerzen oder Thrombosen ohne erkennbare Ursache
- anhaltender Husten, Hämoptoe, Dysphagie, Heiserkeit, Übelkeit, Appetitlosigkeit
- neu aufgetretene Stuhlunregelmäßigkeiten und Blut im Stuhl
- Hämaturie
- Absonderung von Blut oder Milch aus der Brustdrüse
- zyklusunabhängige oder postmenopausale Blutungen.

Anamnese: Die frühzeitige Erkennung von Malignomen beeinflusst die Prognose der Patienten entscheidend. Anamnestisch sollten in diesem Zusammenhang folgende Punkte besonders angesprochen werden:

Symptomanamnese: gezielte Fragen nach allgemeinen Tumorbegleitsymptomen (B-Symptomatik, Schwäche, Leistungsabfall, erhöhte Infektneigung) und charakteristischen Tumorbeschwerden (z. B. Heiserkeit, Husten, Hämoptoe, Dysphagie, Schmerzen, Veränderungen der Stuhlgewohnheiten).

Eigenanamnese: Fragen nach prädisponierenden Vorerkrankungen (z. B. Colitis ulcerosa, Cholelithiasis, Refluxösophagitis, Hepatitis, Immundefekte), genetischen Erkrankungen (z. B. FAP, HNPCC, Xeroderma pigmentosum, MEN), Medikamenteneinnahme (z. B. Hormontherapie) und Lebensgewohnheiten (z. B. Rauchen, Alkoholkonsum, Ernährungsgewohnheiten).

Familienanamnese: Fragen nach gehäuftem familiärem Auftreten maligner Erkrankungen (z. B. Mamma-, Kolonkarzinom) und vererbbaren Präkanzerosen bzw. Malignomen (z. B. FAP, Retinoblastom).

Berufsanamnese: Kontakt mit beruflichen Kanzerogenen?

Klinische Untersuchung: Zunächst sollte der Allgemeinzustand des Patienten abgeschätzt werden (kachektisch, erschöpft, verlangsamt?). Im Hinblick auf Malignome sollte v. a. auf Resistenzen in Abdomen, Mamma (Brustpalpation!), Hoden, Prostata und Rektum (rektal-digitale Untersuchung!), Uterus und Ovarien (bimanuelle Tastuntersuchung) geachtet und nach vergrößerten, derben und/oder druckindolenten Lymphknoten gesucht werden.

Labor: Tab. 1.3 zeigt wichtige Laborparameter, die bei Tumoren häufig verändert sind.

Tab. 1.3 Laboruntersuchungen bei Tumorsuche

Untersuchung	Veränderungen
(Differenzial-)Blutbild	• Zytopenien als Hinweis auf eine Knochenmarkinfiltration • Leukozytose bei Leukämien oder myeloproliferativen Erkrankungen • häufig Tumoranämie
Gesamtprotein	• ↓ bei Tumoren des Gastrointestinaltraktes, Tumorkachexie • ↑ bei Plasmozytom • Beachte: Die Albuminkonzentration nimmt proportional zur Tumormasse ab. Die Geschwindigkeit des Abfalls hat prognostische Bedeutung!
Akute-Phase-Proteine (z. B. Ferritin, CRP)	• häufig ↑ (erst nach Ausschluss von Entzündungen zur Beurteilung maligner Prozesse geeignet)
Immunglobuline	• ↓ bei Antikörpermangelsyndrom • ↑ bei mono- oder polyklonaler Gammopathie, Lymphomen, Plasmozytom, CLL
BSG	• ↑ bei Plasmozytom und Metastasen
Laktat	• häufig ↑
LDH, Harnsäure und Kalium	• ↑ durch erhöhten Zellumsatz
Urinstatus	• Hämaturie (z. B. bei Nierenzellkarzinom)
Hämoccult	• okkultes Blut im Stuhl (z. B. bei Kolonkarzinom)

1.4 Grundlagen der Tumordiagnostik

Bildgebende Verfahren: Radiologische und endoskopische Verfahren werden gezielt zur Abklärung eines klinischen Verdachtes eingesetzt – v. a. im Rahmen des **Stagings**. Am Anfang der radiologischen Diagnostik werden **einfache, nicht invasive Verfahren** wie Sonografie (Abdomen, Halsweichteile, gynäkologische Sonografie) und konventionelles Röntgen (Thorax, Skelett, Abdomen, Mammografie) eingesetzt. Aufwendige und **invasive bildgebende Verfahren** sind erst bei begründetem Verdacht indiziert. Hierzu zählen v. a. Kontrastmitteluntersuchungen (Kolonkontrasteinlauf, Ösophagusbreischluck, Uro-, Zysto- oder Pyelografie), endoskopische Verfahren mit Möglichkeit der Biopsieentnahme (Ösophagogastroduodeno-, Kolo- oder Bronchoskopie, ERCP, Endosonografie), CT und MRT (nativ oder mit Kontrastmittel) und nukleramedizinische Verfahren, z. B. Skelett- (**Abb. 1.1**), Schilddrüsen- und Lymphszintigrafie, PET, SPECT und Tumorantikörper-Szintigrafie.

1.4.2 Histologische und zytologische Diagnosesicherung

Prinzipiell sollte jeder **malignomverdächtige Befund** – soweit sich hieraus therapeutische Konsequenzen ergeben – vor Einleiten einer Therapie **histologisch gesichert** werden. Die **histologische** Untersuchung von Gewebeproben ermöglicht die Tumortypisierung und die Beurteilung von dessen Dignität, Malignitätsgrad (Grading) und Ausbreitung (Staging). **Zytologische** Untersuchungen sind für die Diagnosesicherung nicht ausreichend, da mit ihnen ausschließlich einzelne Zellen oder wenige Zellverbände hinsichtlich ihrer zytoplasmatischen und nukleären Veränderungen beurteilt werden können. Aufgrund der einfachen und kostengünstigen Gewebeentnahme eignen sie sich in erster Linie für Vorsorgeuntersuchungen, Therapiekontrollen und die Abklärung tumorverdächtiger Befunde. Die **Immunhistologie** (Nachweis spezifischer Antigene mithilfe monoklonaler Antikörper) kann u. U. die Diagnosesicherheit erhöhen und ermöglicht die Unterteilung in differenzialtherapeutisch wichtige Subgruppen (z. B. bei Lymphomen und Leukämien). Näheres zur Gewebeentnahme und zur Beurteilung der Dignität von Tumoren s. Pathologie [S. C335].

> **MERKE** Bei diagnostischen Eingriffen besteht die Gefahr einer **Tumorzellverschleppung**.

1.4.3 Staging

Staging-Untersuchungen werden nach der histologischen Diagnosesicherung durchgeführt und erfassen die **lokale** und **systemische Tumorausbreitung** mithilfe **bildgebender Methoden**. Sie sind entscheidend für die Festlegung des geeigneten Therapieverfahrens und die Abschätzung der Prognose. Für die einzelnen Tumoren existieren spezifische Staging-Programme, die sich an der Lokalisation und den häufigsten Metastasierungswegen der Tumoren orientieren. Sie werden bei den einzelnen Tumoren besprochen.

1.4.4 Karnofsky-Index

Nach der Diagnose eines Malignoms sollte der Allgemeinzustand des Patienten mithilfe des Karnofsky-Indexes in Hinblick auf Einschränkungen der normalen Aktivität, der Selbstversorgung und der Selbstbestimmung objektiviert werden (**Tab. 1.4**). Der Index hilft entscheidend bei

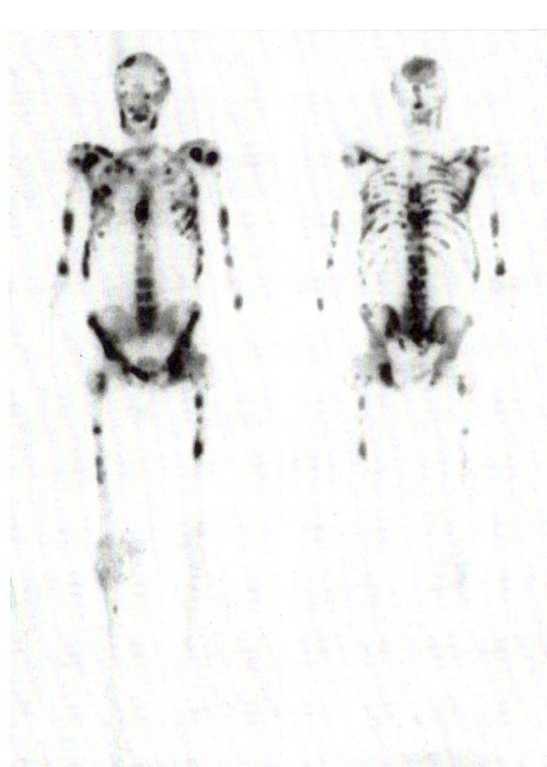

Abb. 1.1 **Multiple Knochenmetastasen in der Skelettszintigrafie** (Aufnahme links von vorne, rechts von hinten). (aus: Reiser, Kuhn, Debus, Duale Reihe Radiologie, Thieme, 2011)

Tab. 1.4 Karnofsky-Index

%	Allgemeinzustand
100	keine Beschwerden und Krankheitszeichen
90	normale Aktivität möglich, geringe Krankheitssymptome
80	normale Aktivität nur mit Anstrengung möglich, deutliche Krankheitssymptome
70	Patient kann sich selbst versorgen, normale Aktivität oder Arbeit nicht möglich
60	gelegentliche Hilfestellung nötig, aber Selbstständigkeit noch weitgehend erhalten
50	häufige Hilfe und medizinische Versorgung notwendig
40	überwiegend bettlägriger Patient, der qualifizierte Hilfe benötigt
30	schwerbehinderter Patient, Hospitalisation erforderlich
20	schwerkranker Patient, der intensive medizinische Maßnahmen benötigt
10	moribunder Patient, rasches Fortschreiten der Tumorerkrankung
0	Tod

der Einschätzung der Prognose und der Auswahl des geeigneten Therapiekonzeptes.

1.4.5 Tumormarker

Tumormarker (**Tab. 1.5**) sind Substanzen, die von Tumorzellen gebildet werden und im normal ausdifferenzierten Ursprungsgewebe nicht oder in nur geringem Ausmaß vorkommen. Es handelt es sich i. d. R. um:
- onkofetale Antigene
- tumorassoziierte Antigene
- Hormone
- Enzyme
- Serumproteine.

Abgesehen von wenigen Ausnahmen (z. B. prostataspezifisches Antigen) eignen sich Tumormarker **nicht** als **Screening-Parameter**, da sie wenig spezifisch und sensitiv sind (viele falsch positive und falsch negative Ergebnisse). Eine initiale Bestimmung ist daher meist nur bei Patienten sinnvoll, bei denen bereits ein konkreter klinischer Verdacht auf eine bestimmte Tumorerkrankung besteht. Da die Serumkonzentration der Tumormarker fast immer mit der Tumormasse und damit auch mit dem Tumorstadium korreliert, haben sie eine große Bedeutung bei der **Beurteilung** von **Therapieerfolg** und **Krankheitsverlauf** sowie in der **Rezidivdiagnostik**.

> **MERKE** Bei erhöhten Tumormarkern muss differenzialdiagnostisch immer auch an **gutartige Tumoren** und **chronische Entzündungen** gedacht werden.

1.4.6 Vorsorgeuntersuchungen („Krebsvorsorge")

Das Ziel ist es, maligne Erkrankungen in möglichst frühen und kurativ behandelbaren Stadien zu entdecken. Eine rationelle Vorsorge ist nur möglich, wenn die notwendigen Untersuchungen einfach, komplikationsarm, nicht schädlich, billig und aussagekräftig sind. Bei positiven Befunden ist eine gezielte weiterführende Diagnostik indiziert. Die gesetzlichen Krankenversicherungen haben für besonders häufige Tumoren ein generelles Früherkennungsprogramm aufgestellt (**Tab. 1.6**).

1.5 Internistische Tumortherapie

1.5.1 Therapieprinzipien

Die Therapie maligner Erkrankungen verändert sich dank intensiver Forschung ständig. Aktuell gültige Leitlinien zur Behandlung vieler Malignome werden u. a. von der AWMF (Arbeitsgemeinschaft der Wissenschaftlichen Medizinischen Fachgesellschaften) herausgegeben und können im Internet eingesehen werden. Das **multimodale Therapiekonzept** bei Krebserkrankungen umfasst stadien- und tumorabhängig chirurgische, medikamentöse

Tab. 1.5 Tumormarker (Auswahl)

Marker		Abkürzung	assoziierte Tumoren, Besonderheiten
onkofetale Antigene	karzinoembryonales Antigen	CEA	gastrointestinale, Bronchial- (**Cave:** auch bei Rauchern ↑), Mamma- und medulläres Schilddrüsenkarzinom
	$α_1$-Fetoprotein	AFP	Leberzellkarzinom, Keimzelltumoren (Dottersacktumoren, Teratome)
Hormone	humanes Kalzitonin	HCT	medulläres Schilddrüsenkarzinom
	humanes Choriongonadotropin	β-HCG	nicht seminomatöse Keimzelltumoren, Chorionkarzinom, Blasenmole
	Katecholamine und Metaboliten	–	Phäochromozytom
	Serotonin	–	Karzinoid
Enzyme	saure Phosphatase	SP	Prostatakarzinom
	neuronenspezifische Enolase	NSE	kleinzelliges Bronchialkarzinom, Neuroblastom
Proteine	carbohydrates Antigen	CA 19-9	Pankreas-, Magen-, Gallengangs- und Kolonkarzinom
		CA 125	Ovarialkarzinom
		CA 15-3	Mamma- und Ovarialkarzinom
		CA 72-4	Magen- und Ovarialkarzinom
	prostataspezifisches Antigen	PSA	Prostatakarzinom (zum **Screening** geeignet; **Cave:** Blutabnahme vor der digital-rektalen Untersuchung, da diese zu einer Erhöhung des PSA führen kann)
	Squamous-Cell-Carcinoma-Antigen	SCC	Plattenepithelkarzinome von Ösophagus, Vulva und Zervix
	Thyreoglobulin	TG	papilläres und follikuläres Schilddrüsenkarzinom
	Cytokeratin-21-Fragment	CYFRA 21-1	Plattenepithelkarzinom der Bronchien
	Bence-Jones-Proteine	BJP	Plasmozytom
	$β_2$-Mikroglobulin	$β_2$M	Plasmozytom, Lymphome, Leukämien

Tab. 1.6 Gesetzlich empfohlene Krebsvorsorgeuntersuchungen

Geschlecht	Untersuchungen
beide Geschlechter	Hautkrebs: ab dem 35. Lebensjahr: alle 2 Jahre gezielte Anamnese und Inspektion des gesamten Körpers (inkl. behaarter Kopf) auf/nach Hautveränderungen kolorektales Karzinom: • ab dem 50. Lebensjahr: einmal jährlich digital-rektale Untersuchung • 50.–54. Lebensjahr: jährlicher Hämoccult-Test • ab dem 55. Lebensjahr: einmalig Koloskopie (bei negativem Befund Wiederholung nach 10 Jahren); bei Ablehnung der Koloskopie Hämoccult-Test alle 2 Jahre
Männer	Prostatakarzinom, Genitalmalignome: ab dem 45. Lebensjahr jährliche Anamnese, Untersuchung von Leistenregion und äußerem Genitale, Urintest
Frauen	Gebärmutterhals- und Brustkrebs: • ab dem 20. Lebensjahr: jährliche Untersuchung von innerem und äußerem Genitale, Zervix- und Portioabstrich • ab dem 30. Lebensjahr: zusätzlich Palpation und Inspektion von Brustdrüsen und Achselhöhlen, gezielte Anleitung zur Selbstuntersuchung der Brust • 50.–69. Lebensjahr: alle 2 Jahre Mammografie

und/oder strahlentherapeutische Therapieprinzipien. Sehr wichtig ist auch eine adäquate **Supportivtherapie**.

Therapieansätze (Überblick): Spezifische Therapiekonzepte werden bei den einzelnen Tumorerkrankungen besprochen. Dieses Kapitel soll einen Überblick über die unterschiedlichen Therapieansätze geben und einige wichtige Grundbegriffe erläutern. Da sich die Therapie nach dem Stadium der Tumorerkrankung richtet, müssen vor Therapiebeginn folgende **Voraussetzungen** erfüllt sein:
- histopathologische Befundsicherung inkl. histologischem Grading
- vollständiges Staging, d.h. Klassifizierung des Tumors nach TNM oder anderem gültigem System
- hämatologische Neoplasien: Sicherung mit Knochenmarkstanze und Immunphänotypisierung.

Kurative Therapiekonzepte haben als Ziel die **Heilung der Tumorerkrankung**, d.h. die Lebenserwartung des Patienten bleibt bei erfolgreicher Therapie unbeeinflusst. Da viele Medikamente bzw. Therapien noch sehr neu und die Beobachtungszeiträume daher zu kurz sind, können häufig keine definitiven Aussagen über die tatsächliche Überlebensdauer gemacht werden. Man arbeitet stattdessen meist mit der **5-Jahres-Überlebensrate**.

Palliative Therapiekonzepte sollen die **Lebensqualität** und – falls möglich – auch die **Lebenserwartung** des Patienten **verbessern**. Eine geringfügige Lebensverlängerung darf aber **nicht auf Kosten der Lebensqualität** (z.B. durch Nebenwirkungen einer Chemotherapie) erreicht werden.

Supportive Therapie: Alle Therapiekonzepte sollten immer durch eine symptomorientierte Begleittherapie unterstützt werden (z.B. Therapie gegen Schmerzen und Übelkeit/Erbrechen, Hautpflege nach/bei Bestrahlung).

Neoadjuvante Therapie: Die Operationsmöglichkeiten und damit auch die Heilungsaussichten sollen durch eine präoperative Chemo- und/oder Radiotherapie verbessert werden (z.B. durch Verkleinerung des zu operierenden Tumors).

Adjuvante Therapie: Eine adjuvante Chemo- und/oder Strahlentherapie wird i.d.R. postoperativ im Anschluss an eine R0-Resektion begonnen und soll evtl. vorhandene Mikrometastasen, die sich bei manchen Tumoren (z.B. bei Mammakarzinom) bereits im lokalisierten Stadium abgesiedelt haben können, behandeln und so das Rezidivrisiko senken.

1.5.2 Chemotherapie

Bei hämatologischen Malignomen (z.B. ALL, AML, Lymphome) werden Chemotherapeutika in kurativer Absicht eingesetzt, bei soliden Tumoren sind sie eher im Rahmen neoadjuvanter, adjuvanter oder palliativer Therapiekonzepte wichtig.

Kurativ wird die **Chemotherapie** eingesetzt bei schwangerschaftsassoziierten Tumoren (Chorionkarzinom, maligne Blasenmole), Lymphomen, Leukämien (CLL eingeschränkt), Hodentumoren sowie bei Kindern bei Keimzelltumoren, Wilms-Tumoren, Knochen- und Weichteilsarkomen.

Wegen der oft schwerwiegenden Nebenwirkungen muss die Indikation immer mit größter Sorgfalt und unter Rücksichtnahme auf die körperliche Verfassung und die Wünsche des Patienten gestellt werden.

Prinzipien der Polychemotherapie

Häufig werden Chemotherapeutika in **Kombinationen** verabreicht, in denen sie **additiv** oder **synergetisch** wirken (z.B. CHOP-Schema zur Behandlung von malignen Lymphomen, s. Tab. 3.22). Spezielle Therapieschemata werden bei den einzelnen Malignomen erläutert. Ausführliche Informationen zu den einzelnen Zytostatika finden Sie im Kapitel Pharmakologie [S.C479]. Vorteile der Polychemotherapie:
- Kombination verschiedener Wirkungsweisen
- Dosisreduktion der einzelnen Zytostatika und damit Reduktion der jeweiligen Nebenwirkungen
- Erhöhung des zytotoxischen Effekts durch die Kombination von Zytostatika, die in verschiedene Phasen des Zellzyklus eingreifen.

Therapiephasen

Tab. 1.7 zeigt die verschiedenen Therapiephasen.

Applikationsformen

Da Tumoren meist einen unterschiedlich großen Anteil ruhender Zellen enthalten, die meisten Zytostatika aber nur proliferierende Tumorzellen abtöten (Proliferationsgifte), muss eine Chemotherapie meist über einen längeren Zeitraum erfolgen. Heute werden Zytostatika meist als **Stoßtherapie** verabreicht, damit sich die Patienten in den auf das Tumorwachstum abgestimmten behandlungsfreien Intervallen von den Nebenwirkungen erholen können.

Systemische Chemotherapie: Die intravenöse Applikation von Zytostatika ist über folgende Zugänge mit unterschiedlichen Vor- und Nachteilen möglich:

- **periphere Venenverweilkanüle:** Da Zytostatika häufig sehr **venenreizend** sind, ist es bei wiederholter Therapie oft schwierig, noch geeignete Venen zu finden. **Cave:** Paravasate können ausgedehnte Nekrosen verursachen!
- **ZVK:** Bei richtiger Pflege (regelmäßiges Spülen und Desinfizieren) ist ein ZVK auch längerfristig ein sicherer Zugang für eine Chemotherapie. Eine Sonderform ist der fest implantierte **Hickman-Katheter**, der subkutan untertunnelt ausgeleitet wird.
- **Port:** Die chirurgische Implantation eines Portsystems eignet sich für Patienten, die voraussichtlich mehrere intermittierende Chemotherapiezyklen erhalten werden. Nach der ersten Portpunktion, nach Abschluss einer Infusion bzw. Injektion sowie nach Blutentnahmen muss der Port mit 10 ml 0,9 % NaCl gespült werden. Regelmäßige Portspülungen bei Nichtgebrauch sind nicht erforderlich (dennoch empfehlen manche Hersteller eine Spülung alle 4 Wochen). Heparinspülungen werden kontrovers diskutiert (Cave: HIT II).

Regionale Tumortherapie: Bei lokal begrenzten Tumoren kann durch die regionale Applikation hoch dosierter Zytostatika bei reduzierter systemischer Toxizität eine effektive Tumorzellzerstörung erreicht werden.

- **intraperitoneale Zytostatikatherapie:** z. B. bei Ovarialkarzinom und gastrointestinalen Tumoren
- **intrakavitäre Zytostatikatherapie:** bei Tumoren in Liquorraum, Pleura-, Perikard-, Peritonealhöhle
- **intraarterielle Zytostatikainfusion:** Pankreas-, Mamma- und hepatozelluläres Karzinom, Sarkome der Extremitäten, Karzinome des HNO-Trakts, Lebermetastasen
- **Chemoembolisation** (intraarterielle Infusion gefäßokkludierender Substanzen): z. B. Lebermetastasen, hepatozelluläres Karzinom.

Risiken und Nebenwirkungen

Bei jeder Chemotherapie sind **regelmäßige Therapiekontrollen** notwendig, um den Behandlungserfolg und die aufgetretenen Nebenwirkungen zu beurteilen. Bei **toxischen Nebenwirkungen** (v. a. bei Hämato-, Kardio-, Neuro- und Nephrotoxizität) muss entschieden werden, ob die Therapie trotzdem fortgesetzt werden kann, die Dosis reduziert werden muss oder die Therapie zeitweise (1–2 Wochen) abgebrochen bzw. auf ein anderes (weniger oder anders toxisches) Zytostatikum umgestellt werden sollte. Bleibt die erwünschte Wirkung aus, kann bei fehlender oder nur geringer Toxizität die **Dosis** zur Wirkungssteigerung **erhöht** oder – falls vorhanden – auf ein alternatives Zytostatikum umgestellt werden.

> **MERKE** Ähnlich wie bei der antibiotischen Therapie sollte eine Chemotherapie nicht primär mit einer **zu niedrigen Dosierung** begonnen werden, da dies die Entwicklung von **Resistenzen** fördert.

Klinische Richtlinien helfen bei der Einordnung der Toxizität und erleichtern die Anpassung des individuellen therapeutischen Vorgehens (z. B. Hämoglobin 9,5–10,9 g/dl = Toxizitätsgrad 1 → Dosisreduktion um 50 %; Hämoglobin 6,5–7,9 g/dl = Toxizitätsgrad 3 → temporäres Aussetzen).

Akute Nebenwirkungen: Zytostatika hemmen die Proliferation aller Zellen mit hoher Teilungsrate. Akute Nebenwirkungen manifestieren sich daher v. a. an **schnell proliferierenden Geweben** (Tab. 1.8). Sie werden durch die **meisten Zytostatika** ausgelöst (allgemeine Toxizität) und sind meist **reversibel**, da sich die Gewebe nach Absetzen der Zytostatika regenerieren können. Akut lebensbedrohlich ist das **Tumorlysesyndrom** (Prophylaxe [S. A599]) durch den raschen Zerfall eines Tumors (meist bei Chemotherapie), bei dem eine große Menge an intrazellulären Metaboliten und Elektrolyten freigesetzt wird. Klinische Symptome sind Rhythmusstörungen (durch Hyperkaliämie und Hypokalzämie), akutes Nierenversagen

Tab. 1.7 Therapiephasen der Chemotherapie

Therapiephase	Ziel	Durchführung
Induktionstherapie	Induktion der Vollremission	intensivierte Chemotherapie
Konsolidierungstherapie	Sicherung der Vollremission, Reduktion noch vorhandener Tumorzellen	reduzierte Induktionstherapie
Erhaltungstherapie	Festigung des erreichten Zustandes	Dauertherapie oder intermittierende Behandlungszyklen

Tab. 1.8 Allgemeine akute Zytostatikanebenwirkungen

Gewebe	Nebenwirkungen
Knochenmark	Myelosuppression (Angabe in der Reihenfolge des Auftretens): • Leukopenie → erhöhte Infektanfälligkeit • Thrombopenie → erhöhte Blutungsneigung • Erythropenie → Anämie
Schleimhäute	Mukositis (Stomatitis, Enterokolitis) mit Übelkeit, Erbrechen, Durchfall
Haarfollikel	Alopezie

1.5 Internistische Tumortherapie

Tab. 1.9 Späte Zytostatikanebenwirkungen

Gewebe	Nebenwirkungen	auslösende Zytostatika
Herz	Kardiomyopathie, Herzinsuffizienz	Anthrazykline (Daunorubicin, Doxorubicin), Mitoxantron
Nervensystem	Polyneuropathie	Vincaalkaloide (Vincristin, Vinblastin)
	Ototoxizität	Cisplatin
	degenerative ZNS-Veränderungen	Taxane
Lunge	Lungenfibrose	Busulfan, Bleomycin, Methotrexat
Niere	tubuläre Nierenschädigung	Cisplatin
	hämorrhagische Zystitis	Alkylanzien (Cyclophosphamid, Ifosphamid)
Haut	palmare und plantare Hyperkeratosen	Bleomycin
Fortpflanzungsorgane	Azoospermie, sekundäre Amenorrhö Einschränkung bzw. Verlust der Fertilität teratogene Wirkung (Feto- und Embryopathien)	fast alle Zytostatika
mutagene Wirkung	Induktion von Zweittumoren	fast alle Zytostatika

Tab. 1.10 Hormontherapie

Form	Prinzip	Anwendungsgebiete	Nebenwirkungen
additive Hormontherapie	Zufuhr von Sexualhormonen	Östrogene bei Prostatakarzinom	Wasserretention, Hyperkalzämie
ablative Hormontherapie	Blockade zellulärer Hormonrezeptoren	Antiöstrogene bei metastasiertem Mammakarzinom	klimakterische Beschwerden, erhöhtes Risiko für Endometriumkarzinome und Thrombosen
		Antiandrogene bei metastasiertem Prostatakarzinom	Gynäkomastie, Libido- und Potenzverlust
	Unterdrückung der zellulären Umwandlung von Androstendion zu Östron	Aromatasehemmer bei metastasiertem Mammakarzinom	Symptome des Hormonentzugs
	Unterdrückung der körpereigenen Hormonproduktion („medikamentöse Kastration")	LHRH-Agonisten und -Antagonisten bei metastasiertem Mamma- oder Prostatakarzinom	Symptome des Hormonentzugs

(durch Hyperurikämie) und Muskelkrämpfe (durch Hypokalzämie und Hyperphosphatämie).

> **MERKE** Die **Erythrozyten** sind aufgrund ihrer langen Halbwertszeit von 100 Tagen erst **spät betroffen**.

Späte Nebenwirkungen: Betroffen sind häufig Herz, Nervensystem, Lunge, Nieren und Fortpflanzungsorgane (**Tab. 1.9**). Späte Nebenwirkungen sind meist substanzspezifisch (spezifische Toxizität) und – anders als die akuten Nebenwirkungen – häufig irreversibel.

> **MERKE** Alle Zytostatika können Mutationen in den Keimzellen auslösen und sind damit potenziell **karzinogen** (→ **Induktion von Zweittumoren**).

1.5.3 Hormontherapie

Da Hormone für das Wachstum hormonsensitiver Tumoren (z. B. Prostata- und Mammakarzinom) eine entscheidende Rolle spielen, können sie auch in der Tumortherapie eingesetzt werden (**Tab. 1.10**).

Die lymphoklastische und proliferationshemmende Wirkung von **Glukokortikoiden** (z. B. Dexamethason) wird in der Therapie von Lymphomen und Leukämien ausgenutzt. Glukokortikoide werden zudem bei Hirnfiliae mit perifokalem Ödem gegeben (Senkung des Hirndrucks mit Dexamethason).

1.5.4 Immuntherapie

Nach anfänglich bescheidenen Erfolgen etabliert sich die Immuntherapie inzwischen zunehmend in der Tumorbehandlung. Folgende Möglichkeiten der therapeutischen Einflussnahme auf das komplexe Immunsystem sind derzeit am wichtigsten:

Zytokintherapie: Die Behandlung zielt auf die gemeinsame Aktivierung inflammatorischer und zytotoxischer Komponenten des Immunsystems ab (Aktivierung von Signalkaskaden, T-Helfer- und NK-Zellen). Diese unspezifische Aktivierung des Immunsystems führt jedoch häufig zu schweren Nebenwirkungen, die den Einsatz der Zytokine bisher stark einschränken. Etabliert haben sich bislang die **Interferon-α-Therapie** bei myeloproliferativen Erkrankungen und die **Interleukin-2-Therapie** bei Nierenzellkarzinomen.

Antikörpertherapie: Monoklonale Antikörper gegen Tumorantigene ermöglichen eine gezielte Zerstörung maligner Zellen, z. B. Antikörper gegen das **CD-20-Antigen** (Rituximab) bei Lymphomen oder **Anti-HER2-neu** (Trastuzumab) bei Mammakarzinom. Ein Beispiel für den unspezifischeren Einsatz von Antikörpern ist die Hemmung der tumorassoziierten Gefäßproliferation bzw. Angioneogenese durch Antikörper gegen **VEGF**. Relativ neu und noch nicht endgültig klinisch erforscht sind Antikörper, die mit Radionukleiden (Radioimmuntherapie) oder Zellgiften konjugiert sind (z. B. bei Lymphomen).

1.5.5 Weitere Therapieansätze

Gentherapie: Denkbare Ansatzpunkte sind die Manipulation des Immunsystems, eine Verbesserung der Wirksamkeit von Chemotherapien oder die Beeinflussung von Tumorsuppressor- und Onkogenen. Aufgrund technischer Schwierigkeiten (z. B. Suche nach einem geeigneten Vektorsystem für den Gentransfer) und ethischer Bedenken befinden sich die meisten Präparate noch in der Entwicklungsphase und wurden – wenn überhaupt – bisher nur an wenigen Patienten getestet.

Lokale Hyperthermie (40–44 °C) in Kombination mit einer Radio- [S. A596] und/oder Chemotherapie wird zunehmend klinisch eingesetzt: Sie wirkt direkt zytotoxisch und zudem strahlen- und chemosensibilisierend.

Tyrosinkinaseinhibitoren (z. B. Imatinib) blockieren die intrazelluläre Signalübertragung und werden mit großem Erfolg bei Malignomen eingesetzt, bei denen die Tyrosinkinase durch eine Mutation konstitutionell aktiviert ist und zu einer unkontrollierten Zellteilung führt (z. B. CML, gastrointestinale Stromatumoren).

1.5.6 Stammzelltransplantation

Allogene Stammzelltransplantation:
Prinzip: Die kranken Stammzellen des Patienten werden durch gesunde Stammzellen eines Spenders ersetzt.

Indikationen: v. a. hämatoonkologische Erkrankungen.

Durchführung: Meist wird heute eine **periphere Stammzelltransplantation** durchgeführt, d. h. nach einer mehrtägigen Mobilisierung mit dem granulozytenkoloniestimulierenden Faktor G-CSF, der die Auswanderung hämatopoetischer Stammzellen in das periphere Blut stimuliert, werden die Stammzellen mittels Stammzellapherese aus dem Blut des Spenders gewonnen. Im Unterschied zur konventionellen Knochenmarktransplantation ist keine Knochenmarkentnahme notwendig. Nach intravenöser Applikation siedeln sich die Spenderzellen im Knochenmark des Empfängers an. Leukämiezellen, die die vorangehende myeloablative Chemotherapie „überlebt" haben, werden dabei im Idealfall durch das neu transplantierte Immunsystem zerstört.

Nebenwirkungen:
- **Graft-versus-Host-Disease** (GvHD): Die mittransfundierten T-Lymphozyten des Spenders infiltrieren das lymphatische Empfängergewebe und reagieren auf die fremden Wirtsantigene mit einer akuten oder chronischen zellulären Immunreaktion (s. auch Immunsystem und rheumatologische Erkrankungen [S. A455]).
- **Abstoßungsreaktionen** (s. Immunsystem und rheumatologische Erkrankungen [S. A455])
- **Immunsuppression** mit schweren opportunistischen Infektionen.

Autologe Stammzelltransplantation:
Prinzip: Anlage einer „Knochenmarkreserve" vor einer Hochdosis-Chemotherapie oder Radiatio.

Indikationen: Im Vorfeld einer myeloablativen Hochdosis-Chemotherapie oder Strahlentherapie.

Durchführung: Nach einer ersten, **konventionellen Chemotherapie** werden hämatopoetische Stammzellen mittels G-CSF in das periphere Blut mobilisiert, mithilfe der Stammzellapharese gewonnen (s. o.) und dann bis zu ihrem Einsatz tiefgefroren. Nun wird die myeloablative Hochdosis-Chemotherapie bzw. Radiatio durchgeführt und anschließend die **Stammzellen reinfundiert**. So bildet sich nach einer Aplasiephase von ca. 14 Tagen ein neues, funktionsfähiges Knochenmark aus.

1.5.7 Strahlentherapie

Prinzip und Richtlinien

Das Prinzip der Strahlentherapie besteht darin, Tumorzellen durch **elektromagnetische Strahlen** (Röntgen- und Gammastrahlung) oder **Teilchenstrahlung** (v. a. Elektronenstrahlen, Neutronen) so zu schädigen, dass sie untergehen. Das Umgebungsgewebe soll dabei so weit wie möglich geschützt werden. Basierend auf Staging, Grading und Untersuchung kann die Indikation zur Radiatio gestellt und ein Behandlungsplan erarbeitet werden, der Informationen über die Art der Therapie (kurative oder palliative Intention), die Gesamtdosis, die zeitliche Dosisverteilung und die Bestrahlungstechnik enthält. Der **Behandlungsplan** sollte auch die psychosoziale Betreuung des Patienten, Konzepte für die Therapie möglicher Nebenwirkungen (z. B. parenterale Ernährung, stationärer Aufenthalt) und die Planung der Nachsorge beinhalten. Um den Erfolg der Radiatio allgemein zu beurteilen und die Nebenwirkungen einzuschätzen, ist die **Dokumentation des Behandlungsverlaufs** in klinischen Krebsregistern essenziell.

Strahlensensibilität und Tumordosis

Voraussetzung für den Erfolg einer Radiatio ist die Strahlensensibilität des Tumors. Als **strahlensensibel** gilt ein Tumor, der ohne (allzu große) Beeinträchtigung des Umgebungsgewebes durch die Bestrahlung heilbar ist. Die Strahlenempfindlichkeit hängt von folgenden Faktoren ab:
- Tumorgröße (je größer, desto schlechter)
- Sauerstoffversorgung des Tumors (verringerte Strahlensensibilität bei Hypoxie durch verminderte Bildung freier Radikale)
- Differenzierungsgrad (G3 und G4 am strahlenempfindlichsten).

> **MERKE** Die **Strahlensensibilität** kann durch Radiosensitizer (→ vermehrte Bildung freier Radikale, z. B. Misonidazol), strahlensensibilisierende Zytostatika sowie lokale Hyperthermie oder Sauerstoffüberdruckbeatmung (→ stärkere Durchblutung) erhöht werden.

Sind die Strahlenempfindlichkeiten von Normal- und Tumorgewebe nahezu gleich oder ist das gesunde Gewebe

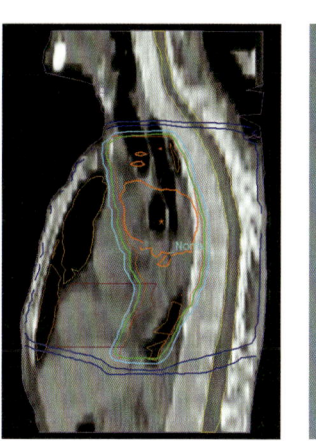

Abb. 1.2 Dosisverteilung zur Bestrahlung eines Ösophaguskarzinoms. Perkutane Radiotherapie mit einem Sicherheitsabstand von 5–8 cm nach proximal und distal, um eine submuköse Ausbreitung ggf. mitzuerfassen. (aus: Reiser, Kuhn, Debus, Duale Reihe Radiologie, Thieme, 2011)

sogar strahlensensibler, spricht man von **Strahlenresistenz**. Die Bestrahlungsdosis (**Abb. 1.2**) ist abhängig von (vgl. Radiologie [S. C514]):

- Art (Histologie), Größe und Lokalisation des Tumors
- Sauerstoffversorgung des Tumors
- Behandlungsabsicht (kurativ oder palliativ)
- Behandlungsstrategie: räumliche und zeitliche Dosisverteilung (Bestrahlungstechnik und Einzeit- vs. fraktionierte Bestrahlung).

Therapieziele und Indikationen der Strahlentherapie

Alleinige Strahlentherapie: Bei **ausreichend strahlensensiblen Tumoren** ist eine alleinige Radiatio indiziert, wenn die gleichen Heilungsaussichten wie bei einer Radikaloperation bestehen (z. B. bei HNO-Tumoren, Prostata- und Analkarzinom oder Hautmalignomen an exponierten Körperstellen). Häufig lassen sich so bessere funktionelle und kosmetische Ergebnisse erzielen.

Kombinierte Radiochemotherapie: Die Indikation ergibt sich aus der Art des Tumors, seiner Ausbreitung und Histologie. In folgenden Situationen wird sie empfohlen:

- Tumoren, die häufig **sehr früh metastasieren** (z. B. kleinzelliges Bronchialkarzinom, Weichteilsarkome).
- **primär disseminierte Tumoren**, bei denen durch zytostatische Therapie keine Remission erreicht werden kann (z. B. ZNS-Befall bei ALL, Hodgkin-Lymphome in fortgeschrittenen Stadien).
- **Strahlensensibilisierung** durch simultanen Einsatz von Zytostatika (z. B. bei Blasen- und Analkarzinom oder HNO-Tumoren).

Präoperative (neoadjuvante) Strahlentherapie: Therapieziele:

- Verkleinerung großer oder schlecht abgrenzbarer Tumoren, um eine kurative R0-Resektion zu ermöglichen
- Verringerung des Lokalrezidivrisikos bei infiltrativ wachsenden Tumoren mit Ausläufern ins Nachbargewebe
- Reduktion des Risikos einer intraoperativen Tumorzellverschleppung.

Postoperative (adjuvante) Strahlentherapie: Therapieziele:

- Beseitigung evtl. im Operationsgebiet verbliebener Tumorreste
- Devitalisierung verstreuter Zellen
- Ausschaltung okkulter oder bereits manifester Tumorabsiedlungen in der Umgebung des Primärtumors.

Prophylaktische Strahlentherapie: Die prophylaktische Bestrahlung bestimmter Körperkompartimente oder Organsysteme kann das Risiko einer Ausbreitung maligner Erkrankungen reduzieren (z. B. ZNS-Bestrahlung bei ALL).

Palliative Strahlentherapie: Etwa 70 % der Patienten mit unheilbaren Malignomen werden palliativ bestrahlt. Meist werden aufgrund der schweren Begleiterscheinungen niedrigere Gesamtdosen als bei kurativen Intentionen eingesetzt. **Indikationen** sind z. B. die Bestrahlung schmerzhafter und/oder frakturgefährdeter Knochenmetastasen oder von Tumoren bzw. Metastasen, die lebenswichtige Organe komprimieren (z. B. notfallmäßige Bestrahlung bei oberer Einflussstauung durch Kompression der V. cava superior, Rückenmarkkompression mit Querschnittsymptomatik, Liquorzirkulationsstörungen bei Hirnmetastasen).

Nebenwirkungen der Strahlentherapie

Akute Strahlenschäden treten per definitionem **innerhalb der ersten 90 Tage** nach der Bestrahlung auf und sind meist rasch **reversibel**. Die Ursache ist ein Untergang somatischer Stammzellen – das betroffene Gewebe ist für einige Zeit nicht regenerationsfähig. **Rasch proliferierende Gewebe** sind am stärksten betroffen:

- „Strahlenkater": Anorexie, Müdigkeit, Erbrechen, Kopfschmerzen
- Knochenmarksuppression bei großvolumiger Bestrahlung mit Leuko- (→ erhöhte Infektanfälligkeit), Thrombo- (→ erhöhte Blutungsneigung) und Erythropenie (→ Anämie)
- Schleimhautentzündungen: Ösophagitis, Gastritis (→ Erbrechen, Übelkeit), Enterokolitis, Proktitis (→ blutiger Durchfall), Paradontitis
- Haarausfall
- akute Strahlenpneumonitis (→ Dyspnoe, trockener Husten)
- Strahlendermatitis: am häufigsten Hautrötungen (ähnlich Sonnenbrand), bei schwerer Schädigung Hautnekrosen
- Nervenschädigung
- Gefäßwanddefekte von Kapillaren mit Störungen der Permeabilität (→ Ödembildung).

Chronische Strahlenfolgen treten erst **mehr als 90 Tage nach der Therapie** auf und sind meist **kaum reversibel**.

Betroffen sind v. a. **Gewebe mit niedriger Proliferationsrate**. Auch bei chronischen Schäden spielt der Verlust von Stammzellen eine Rolle. Daneben kann v. a. die mikrovaskuläre Versorgung strukturell und funktionell geschädigt werden. Im Rahmen von Reparaturvorgängen kommt es dann zur **bindegewebigen Umstrukturierung**:
- Lungenfibrose
- Schädigung der Speicheldrüsen mit Mundtrockenheit
- Fertilitätsstörungen
- bleibende Hautveränderungen (Röntgenoderm): Hautinduration und Verlust der Hautanhangsgebilde
- Radioosteonekrosen
- Strahlenkatarakt
- Strahlenulkus.

Strahleninduzierte Zweittumoren: Ionisierende Strahlung wirkt kanzerogen und kann die Entstehung von Zweitmalignomen induzieren. Besonders gefährdet sind Knochenmark, Brust, Magen-Darm-Trakt und Lunge. Die Latenzzeit ist meist recht lang (Leukämien 5–10 Jahre, solide Tumoren 10–30 Jahre).

Inwieweit eine Bestrahlung das Erbgut schädigt und damit Einfluss auf nachfolgende Generationen haben kann, ist noch nicht endgültig geklärt. Bisher wurden noch keine Erbleiden in Zusammenhang mit einer Stahlenbehandlung nachgewiesen. Ein erhöhtes Risiko ist theoretisch jedoch nicht auszuschließen.

Strahlenkrankheit: Siehe Radiologie [S. C505].

1.5.8 Supportive Therapie

Supportive Therapiemaßnahmen richten sich nicht primär gegen den Tumor, sondern haben die Prophylaxe und Behandlung von Komplikationen und Nebenwirkungen der Tumortherapie zum Ziel.

Schmerztherapie: 60–70 % aller Tumorpatienten haben in fortgeschrittenen Stadien starke Schmerzen. Die medikamentöse Schmerztherapie orientiert sich am **WHO-Stufenschema** (s. Anästhesie [S. B94]). Zu den **nicht medikamentösen Therapiemaßnahmen** zählen z. B. die Bestrahlung bei Knochenschmerzen oder die Sympathikusblockade bei therapieresistenten Rückenschmerzen (z. B. bei Pankreaskarzinom). Das Ziel ist eine größtmögliche Schmerzfreiheit bei erhaltenem Bewusstsein und bestmöglicher Mobilität und Selbstständigkeit.

Antiemese: Übelkeit und Erbrechen sind häufige akute Nebenwirkungen einer Chemo- oder Strahlentherapie. Sie treten **meist kurz nach Therapiebeginn** auf. Selten (z. B. bei Cisplatin und Carboplatin) tritt Erbrechen noch Tage nach der Therapie auf (verzögerte Emesis). Die Auswahl der Antiemetika richtet sich nach der emetogenen Potenz der Zytostatika (Tab. 1.11).

> **MERKE** Aufgrund der oft sehr großen **Erwartungsangst** treten **Übelkeit und Erbrechen** häufig bereits **vor der ersten Zytostatikaapplikation** auf (antizipatorische Emesis). Daher sollten Antiemetika (ggf. + Sedativum) bereits vor dem Beginn der Chemotherapie gegeben werden.

Zur **Prophylaxe der verzögerten Emesis** wird im Anschluss an die Akuttherapie eine Prophylaxe mit Metoclopramid (30–40 mg/d p. o.) und Dexamethason (2–3 × 4–8 mg/d p. o.) über 1–3 Tage durchgeführt.

Maßnahmen zur Infektprophylaxe:
- Achten auf eine keimarme Umgebung, evtl. Isolation des Patienten
- allgemeine Hygienemaßnahmen (Händedesinfektion, Mundschutz, kein Kontakt zu erkrankten Personen)
- Stomatitisprophylaxe (s. u.)
- selektive Darmdekontamination
- Vermeiden häufig kontaminierter Nahrungsmittel (z. B. Wurst, Schimmelkäse, Joghurt, rohe Eier, Salat)
- regelmäßige Kontrollen der Infektparameter
- regelmäßige Kontrollen und Desinfektion peripherer und zentraler Zugänge
- Vermeiden von offenen Wunden und Blutungen

Tab. 1.11 Stufentherapie zur Prophylaxe der akuten Emesis

emetogene Potenz	ursächliche Zytostatika (Auswahl)	Antiemetika bei akuter Emesis	Antiemetika bei verzögerter Emesis
minimal (< 10 %)	Bleomycin, Fludarabin, Vinblastin, Vincristin, Bevacizumab	keine Routineprophylaxe	keine Routineprophylaxe
gering (10–30 %)	Paclitaxel, Mitoxantron, Etopsid, Methotrexat, Permetrexed, Gemcitabin, Mitomycin, Cytarabin < 1000 mg/m², 5-Fluorouracil, Bortezomid, Trastuzumab	5-HT 3-Rezeptor-Antagonist oder Dexamethason oder Dopamin-Rezeptor-Antagonist	keine Routineprophylaxe
moderat (30–90 %)	Oxaliplatin, Cytarabin > 1000 mg/m², Carboplatin, Ifosfamid, Cyclophosphamid < 1500 mg/m², Doxo-, Dauno-, Epi-, Idarubicin, Alemtuzumab		
	• Antrazyklin/Cyclophosphamid-(AC)basierte Chemotherapie	5-HT 3-Rezeptor-Antagonist + Dexamethason + Aprepitant	Aprepitant
	• Nicht-AC-Chemotherapie	5-HT 3-Rezeptor-Antagonist + Dexamethason	Dexamethason
hoch (> 90 %)	Cisplatin, Cyclophosphamid ≥ 1500 mg/m², Streptozocin, Carmustin, Dacarbazin	5-HT 3-Rezeptor-Antagonist + Dexamethason + Aprepitant	Dexamethason + Aprepitant

- Gabe von G-CSF und Antibiotika bei starker Granulozytopenie.

Therapie bei Knochenmarkdepression:
- **Anämie:** Transfusion von Erythrozytenkonzentraten, Erythropoetin zur Stimulation der Blutbildung
- **Granulozytopenie:** allgemeine Infektprophylaxe (s. o.), Granulozytensubstitution, Gabe von G-CSF, bei Fieber Antibiose
- **Thrombozytopenie:** Transfusion von Thrombozytenkonzentraten
- **Antikörpermangelsyndrom:** Substitution von Immunglobulinen.

Stomatitisprophylaxe und -therapie:
- Zähneputzen nach jeder Mahlzeit
- Gurgeln mit desinfizierenden Lösungen
- regelmäßige Mundspülungen mit Chlorhexidinlösung
- absolute Alkohol- und Nikotinkarenz
- bei manifester Stomatitis: säurearme, weiche Kost, evtl. vorübergehende parenterale Ernährung und flüssige Oberflächenanästhetika zur Schmerzstillung
- bei Belägen: antimykotische Therapie mit Amphotericin-B-Suspensionen (Ampho-Moronal®)
- bei Herpes labialis: Aciclovir.

Alopezieprophylaxe: Eine Prophylaxe ist schwierig, eine Option ist die Skalphypothermie.

Therapie der Mangelernährung: Grundsätzlich sollten die Patienten so lange wie möglich oral ernährt werden, da dies die Lebensqualität und die Mobilität steigert. Zum Einsatz kommen hochkalorische Nahrungspräparate („Astronautenkost"), Vitamin- und Nährstoffzusätze. Eine Sonden- oder parenterale Ernährung sollte erst nach Ausschöpfen aller anderen Möglichkeiten eingeleitet werden.

Prophylaxe des Tumorlysesyndroms:
- ausreichende Flüssigkeitszufuhr
- Harnalkalisierung
- Gabe von Allopurinol.

1.5.9 Beurteilung des Therapieerfolges

Komplette Remission (Verschwinden aller bekannten Tumormanifestationen): Sie muss durch 2, mindestens 4 Wochen auseinanderliegende Untersuchungen bestätigt werden. Die histopathologische Remission (z. B. durch Knochenmarkpunktion gesichert) hat einen höheren Aussagewert als die klinisch beurteilte Remission.

Partielle Remission (Rückgang aller messbaren Tumorparameter [z. B. Größe, Blastenzahl] um ≥ 50 % der initial ermittelten Werte): Auch partielle Remissionen sollten durch 2, mindestens 4 Wochen auseinanderliegende Untersuchungen gesichert sein.

No Change (stationäres Verhalten des Tumors): Die Manifestationen haben sich unter Therapie um < 50 % zurückgebildet oder die messbaren Tumormarker haben um < 25 % zugenommen.

Progression (Fortschreiten der Krebserkrankung): Tumorzunahme ≥ 25 % oder Auftreten neuer Tumormanifestationen.

Rezidiv (erneutes Auftreten eines Malignoms nach einer zeitweilig erfolgreichen Therapie): Entwickelt sich nach der chirurgischen Entfernung eines Malignoms an der gleichen Stelle erneut eine Tumormanifestation, spricht man von einem **Lokalrezidiv**. Da jeder maligne Tumor infiltrativ und diskontinuierlich wachsen kann, ist auch bei einer R0-Resektion ein Verbleiben vereinzelter Tumorzellen jenseits der Schnittränder und damit das Risiko eines Lokalrezidivs nicht sicher auszuschließen.

1.6 Operative Tumortherapie

Siehe Chirurgie [S. B110].

1.7 Tumornachsorge

Für Ärzte steht bei der onkologischen Nachsorge meist die **Früherkennung von Rezidiven oder Zweittumoren** im Vordergrund, für die Patienten sind häufig **psychosoziale Faktoren** wie die Wiedereingliederung in den Beruf oder die Bewältigung der Krankheit und ihrer Folgen sehr wichtig. Eine optimale Nachsorge beinhaltet daher nicht nur regelmäßige klinische Untersuchungen inkl. krankheitsspezifischer Diagnostik, sondern auch eine umfassende Betreuung durch medizinisches Fachpersonal (z. B. Beratung von Stomapatienten, Logopädie bei Tracheostoma, Prothesenversorgung), Psychotherapeuten, Sozialarbeiter und Selbsthilfegruppen. Das **Zeitintervall** der Nachsorgeuntersuchungen richtet sich nach Art der Erkrankung und dem Zeitraum, der seit der primären Diagnose bzw. Therapie vergangen ist (anfangs engmaschig, danach z. B. nur noch halbjährlich oder jährlich). Neben der obligatorischen körperlichen Untersuchung ist bei der Nachsorge u. a. folgende Diagnostik wichtig:

- **Bildgebung:** Röntgen-Thorax (z. B. Lungenmetastasen bei Mammakarzinom?), Sonografie (z. B. Lebermetastasen bei Kolonkarzinom?), Endoskopie (z. B. Rezidiv bei Rektumkarzinom?), CT (z. B. Rezidiv bei Osteosarkom?), MRT (z. B. Lokalrezidiv eines Weichteilsarkoms?), Skelettszintigrafie (Knochenmetastasen?)
- **Tumormarker** (Tab. 1.5): z. B. AFP (hepatozelluläres Karzinom), CEA (kolorektales Karzinom), CA 125 (Ovarialkarzinom), PSA (Prostatakarzinom)
- **Laborparameter:** insbesondere bei hämatologischen Neoplasien (Tab. 1.3)
- **Knochenmarkbiopsie:** Rezidiv bei hämatologischen Erkrankungen?

Eine aufwendige, engmaschige Nachsorge inkl. Bildgebung und Laborkontrollen ist insbesondere bei Tumoren indiziert, deren Rezidiv noch gut kurativ behandelt werden kann, z. B. bei akuten Leukämien, Lymphomen, malignen Hodentumoren oder Neoplasien im Kindesalter. Auch Tumoren, bei denen durch die Entfernung eines Lokalrezidivs eine Verlängerung der Überlebenszeit erzielt werden kann (z. B. Kolonkarzinom) oder deren metastasiertes Stadium gut chemotherapeutisch beeinflussbar ist (z. B. Mammakarzinom), sollten regelmäßig nachuntersucht werden.

1.8 Prognosefaktoren bei Malignomen

Die Prognose eines Malignoms wird u. a. vom **Stadium** der Ausbreitung, dem **histologischen Typ**, der **Differenzierung** und dem **allgemeinen Gesundheitszustand** des Patienten bestimmt. Die **Prognose** ist generell **schlechter** einzustufen bei:
- **Fernmetastasen:** Metastasierte Tumoren gelten – mit wenigen Ausnahmen wie Lungenmetastasen bei Hodentumoren oder Lebermetastasen bei kolorektalem Karzinom – als nicht heilbar. Es wird daher meist ein palliatives Therapiekonzept verfolgt, das aber durchaus eine Lebensverlängerung zum Ziel haben kann.
- **Tumoren mit niedrigem Differenzierungsgrad:** infauste Prognose, z. B. anaplastisches Schilddrüsenkarzinom (G4) oder Glioblastom (WHO Grad 4)
- **schlechtem Allgemein- bzw. Gesundheitszustand** (Karnofsky-Index [S. A591]).

> **MERKE** Entscheidend für die Prognose einer Tumorerkrankung ist die **rechtzeitige Diagnosestellung**, z. B. im Rahmen einer Vorsorgeuntersuchung.

2 Herz- und Gefäßtumoren

2.1 Herztumoren

Epidemiologie: Primäre Herztumoren sind sehr selten und in 75 % der Fälle gutartig. **Sekundäre Herztumoren** sind deutlich häufiger. Sie gelangen entweder per continuitatem (v. a. Bronchial-, Mamma- und Ösophaguskarzinom) oder hämatogen (am häufigsten malignes Melanom, Leukämien, Lymphome, Nierenzell- und Hodenkarzinom) in das Herz (rechtes > linkes Herz).

Benigne primäre Herztumoren:
Myxom (häufigster primärer Herztumor, 46 % aller kardialen Tumoren): Es entsteht aus pluripotenten endokardialen Mesenchymzellen und kann prinzipiell in jedem Alter auftreten (am häufigsten bei Frauen im 30.–60. Lebensjahr). Myxome entwickeln sich zu > 75 % im linken Vorhof. Makroskopisch sind Myxome polypoide, gestielte Tumoren mit zottiger Oberfläche und gallertiger Schnittfläche. Histologische Kennzeichen sind eine schleimige Grundsubstanz mit sternförmigen Mesenchymzellen und spärlichem Zytoplasma.

Papilläres Fibroelastom: (ca. 10 % aller primären Herztumoren): Am häufigsten betroffen sind über 60-Jährige. Es ist meistens im Klappenbereich (v. a. Aortenklappen) lokalisiert. Makroskopisch handelt es sich um gestielte Tumoren mit multiplen, fingerartigen Auswüchsen. Histologisch erkennt man ein zentrales kollagenes Fasergerüst und lockeres Bindegewebe, das von einem einreihigen Endothel ausgekleidet ist.

Rhabdomyom (häufigster primärer Herztumor bei Kindern): Es ist in 50 % der Fälle mit einer tuberösen Sklerose (s. Pädiatrie [S. B604]) assoziiert. Das Rhabdomyom ist ein Hamartom, das von den Myozyten ausgeht, primär intramural wächst und sich in die Herzkammer vorwölben kann. Eine Resektion des häufig asymptomatischen Tumors ist nur bei Komplikationen (relevante intrakardiale Obstruktion, Herzrhythmusstörungen) indiziert.

Maligne primäre Herztumoren:
Rhabdomyosarkom (häufigster maligner Herztumor): Es tritt am häufigsten im 30.–50. Lebensjahr auf, ist meist im rechten Herzen lokalisiert und leitet sich von undifferenzierten mesenchymalen Zellen ab. Histologisch sind unregelmäßige, große Zellen mit gelegentlicher Querstreifung zu sehen. Die Prognose ist sehr schlecht.

Perikardmesotheliom (sehr selten): Der Tumor ist wie das Pleura- und das Peritonealmesotheliom mit einer erhöhten **Asbestexposition** assoziiert (Berufskrankheit!).

Klinik: Die Symptomatik hängt von Lokalisation, Größe und Mobilität (gestielt?) der Tumoren ab. Mögliche Symptome sind:
- **Füllungsdefizite** von Vorhof oder Ventrikel mit Entwicklung einer Rechts- oder Linksherzinsuffizienz (s. Herz-Kreislauf-System [S. A25])
- **Stenosierung** der Herzklappen mit entsprechender Symptomatik (s. Herz-Kreislauf-System [S. A62])
- **Synkopen, Myokardinfarkte, plötzlicher Herztod:** Gestielte Herztumoren (v. a. Myxom und papilläres Fibroelastom) können die Zirkulation durch vollständigen Verschluss der Klappenöffnung oder der Koronarostien akut blockieren.
- **Herzrhythmusstörungen:** Der Typ ist abhängig von der Tumorlokalisation.
- **Organinfarkte** aufgrund von Tumorembolisation
- **hämorrhagischer Perikarderguss** durch Infiltration des Perikards bei malignen Herztumoren.

> **MERKE** Typische **Symptome des Vorhofmyxoms:**
> - **Myxomkrankheit:** Symptomentrias aus intrakardialer Obstruktion, Embolisation und uncharakteristischen Symptomen wie Fieber, Exanthem, Arthralgien und Myalgien
> - **lageabhängige Obstruktion:** Verschlechterung der Symptome in Linksseitenlage.

2.2 Gefäßtumoren

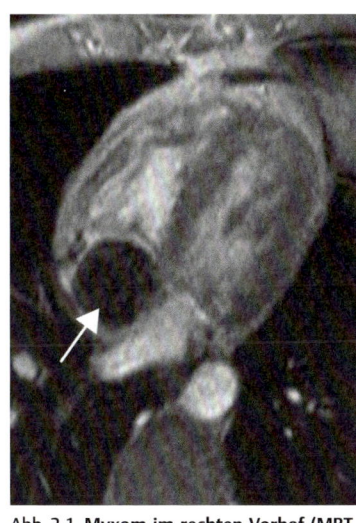

Abb. 2.1 Myxom im rechten Vorhof (MRT, T1-Wichtung).
(aus: Claussen et al., Pareto-Reihe Radiologie Herz, Thieme, 2007)

Diagnostik: Herztumoren sind meist gut durch eine transthorakale oder transösophageale **Echokardiografie** darstellbar. Insbesondere bei intramuralen Tumoren können die CT oder **MRT** weitere Informationen liefern. Bei Neoplasien des Endokards kann eine diagnostische **Herzkatheteruntersuchung** (ggf. mit Möglichkeit der Biopsie oder Abtragung) indiziert sein (**Abb. 2.1**).

Therapie und Prognose: **Primäre benigne** Tumoren sollten zur Vermeidung von Komplikationen operativ reseziert werden. Ihre Prognose ist gut. Eine vollständige Resektion **primärer maligner** Tumoren ist aufgrund ihres infiltrativen Wachstums und der Metastasierung häufig nur schwer möglich. Ihre Prognose ist sehr schlecht, die meisten Patienten versterben innerhalb weniger Wochen bis maximal 2 Jahre nach Symptombeginn. Die Therapie **sekundärer Herztumoren** richtet sich nach der Prognose des Primärtumors.

2.2 Gefäßtumoren

2.2.1 Benigne Gefäßtumoren

Hämangiom

> **DEFINITION** Blutgefäßwucherungen, die sich von den Endothelien bzw. den von ihnen gebildeten Kapillaren oder Gefäßräumen ableiten.

Epidemiologie: Hämangiome sind die **häufigsten** gutartigen Gefäßtumoren.

Klinische Pathologie:
- **Kapilläre Hämangiome** (häufigste Form) sind meist in der Haut des Kopf-Hals-Bereichs oder in der Schleimhaut lokalisiert und meist schon bei Geburt vorhanden. Histologisch bestehen sie aus englumigen, erythrozytenhaltigen Kapillarwucherungen, die dicht zusammenliegen und von einem feinen Netz aus Retikulumfasern umgeben sind. Sie können wenige Millimeter bis zu mehrere Zentimeter groß werden.
- **Kavernöse Hämangiome** sind am häufigsten in parenchymatösen Organen (Niere, Leber, Milz, Lunge) und in der Haut lokalisiert. Histologisch bestehen sie aus gewucherten, dilatierten, erythrozytenhaltigen Bluträumen, die mit Endothel ausgekleidet und nur teilweise von einer muskulären Wand umgeben sind.

Klinik: Hämangiome imponieren aufgrund ihres Gefäßreichtums als **bläulich-rote Knoten** (Blickdiagnose!). Gesichtshämangiome können entstellend sein. Hämangiome können durch Verdrängung und Zerstörung benachbarter Strukturen zu **Komplikationen** führen:
- Amblyopie bei Lokalisation am Lid
- Dysphagie und Dyspnoe bei Lokalisation an Hals- und Mediastinalorganen
- Mazerationen und Infektionen bei Lokalisation im Anogenitalbereich.

Kavernöse Hämangiome können arteriovenöse Gefäßfehlbildungen enthalten und daher stark **bluten**. In Riesenhämangiomen kann der Blutstrom in den dilatierten Gefäßen so verlangsamt sein, dass es zu einer **disseminierten intravasalen Gerinnung** kommen kann (**Kasabach-Merritt-Syndrom**).

> **MERKE** **Kapilläre Hämangiome** nehmen i. d. R. in den ersten 6 Lebensmonaten an Größe zu und bilden sich nach einer stationären Phase ab dem 5. Lebensjahr zurück.

Diagnostik: Oberflächliche Hämangiome sind eine Blickdiagnose. Ihre Wachstumstendenz sollte regelmäßig kontrolliert werden (Fotodokumentation). Der Befall **innerer Organe** kann mithilfe bildgebender Verfahren (Sonografie, CT, MRT) nachgewiesen werden.

Therapie: Bei kapillären Hämangiomen kann die **spontane Rückbildung** (s. o.) abgewartet werden. Bei **Komplikationen** sollten sie mittels Kryo- oder Lasertherapie entfernt werden. Dehnen sich Hämangiome auf innere Organe aus, wird eine regressionsinduzierende Therapie mit Prednisolon empfohlen. Eine relativ neue Therapieoption ist die Behandlung mit dem nicht selektiven β-Blocker Propranolol.

Generalisierte Hämangiomatosen

Hämangiome können Teil einer Systemerkrankung mit multiplen Fehlbildungen sein:
- **Sturge-Weber-Syndrom** (Phakomatose): verkalkende, kapilläre und kavernöse Hämangiome der weichen Hirnhäute und der Gesichtshaut, meist im Bereich des 2. Trigeminusastes, Glaukom
- **Von-Hippel-Lindau-Syndrom** (Phakomatose): retinale Hämangiome, Hämangioblastome in Kleinhirn, Hirnstamm und Rückenmark, gehäuft polyzystische Organe, Nierenzellkarzinome, Phäochromozytome und Polyzythämie

- **infantile Hämangiomatose der Leber:** multiple kapillär-kavernöse Hämangiome in Leber (arteriovenöse Fisteln), Haut und Schleimhäuten.

Seltene Gefäßtumoren

Lymphangiom

Lymphangiome sind seltene, vielfach bereits bei Geburt vorhandene, gutartige Tumoren der Lymphgefäße, die einzeln oder multipel als Lymphangiomatose auftreten können. Prädilektionsstellen sind Kopf, Hals, Achselhöhle, Mediastinum und obere Extremität. Sie imponieren als prallelastische, bläulich schimmernde Knoten und können chirurgisch oder mit dem Laser entfernt werden.

Histologisch besteht das Lymphangiom aus endothelial ausgekleideten, wuchernden Lymphgefäßschlingen, die – ähnlich wie beim Hämangiom – kapilläre und kavernöse Formen annehmen können.

Glomustumor

Synonyme: Glomangiom, Paragangliom

Der Glomustumor ist ein gefäßreicher, gutartiger Tumor der Haut und des submukösen Bindegewebes, der sich von perivaskulären Zellen ableitet, als bläulich-roter, wenige Millimeter großer Knoten imponiert und v. a. im Bereich der Hände und Finger (Nagelbett) sowie im Mittelohr auftritt.

Histologisch besteht der Glomustumor aus wild gewucherten, dickwandigen, arteriovenösen Kapillaranastomosen, die von Endothel ausgekleidet sind.

Gefäßtumoren unklarer Dignität

Hämangioperizytom: Dieser seltene, langsam wachsende Tumor leitet sich von den Perizyten der Gefäßadventitia ab und imponiert als kleines, weiches Knäuel aus kapillarartig engen und sinusoidal geweiteten Gefäßen. Der Altersgipfel liegt im 5. Lebensjahrzehnt. Der Tumor ist am häufigsten an der unteren Extremität oder im Retroperitoneum lokalisiert. Seine Dignität ist unklar: In ca. 30 % der Fälle metastasiert er (v. a. in die Lunge) und bildet bei unzureichender Resektion häufig Lokalrezidive.

Histologisch sind proliferierende, rundliche oder spindelförmige Zellen zu sehen, die gruppenförmig um eine zentrale Kapillare liegen und von einem Retikulumnetz umgeben sind.

Hämangioendotheliom: Der Tumor besteht aus epitheloid-dicht oder spindelzellig-dilatiert angeordneten Endothelien, die sich um erweiterte Bluträume gruppieren. Er wächst i. d. R. langsam, hat eine feste Konsistenz und ist schlecht gegenüber seiner Umgebung abzugrenzen. Am häufigsten ist er in Haut, Leber, Lunge oder Knochen lokalisiert. Er kann lymphogen metastasieren und neigt bei unvollständiger Resektion zu Lolalrezidiven.

2.2.2 Maligne Gefäßtumoren

Kaposi-Sarkom

Epidemiologie und Ätiologie: In den westlichen Ländern tritt das Kaposi-Sarkom i. d. R. nur bei Patienten mit geschwächtem Immunstatus (v. a. bei **AIDS**: AIDS-definierende Erkrankung) auf. Die Ursache ist eine Infektion mit dem humanen Herpesvirus 8 (HHV-8). Das **klassische**, nicht HIV-assoziierte **Kaposi-Sarkom** ist sehr selten und wird v. a. ältere Männern in Mittelmeerländern beobachtet. Das afrikanische Kaposi-Syndrom zeigt einen fulminant-aggressiven Verlauf.

Klinische Pathologie: Histologisch leitet sich das Kaposi-Sarkom von **Endothelien** und **glatten Muskelzellen** ab. Die frühen, fleckförmigen Hautläsionen erinnern an Granulationsgewebe. Im weiteren Verlauf fallen dünnwandige, schlitzlumige Gefäßwucherungen und ein Stroma aus uniformen Spindelzellen mit zahlreichen Mitosen auf.

Klinik: Das Kaposi-Sarkom manifestiert sich initial an der **Haut** (v. a. im Bereich der Spaltlinien). Zu Beginn bilden sich schmerzunempfindliche, rötlich-violette Flecken (**Maculastadium**, Abb. 2.2). Im weiteren Verlauf (häufig über Jahre) entstehen bräunlich-rote Hauterhebungen (**Plaquestadium**), aus denen sich schließlich aggressiv wachsende, braun-rote, z. T. ulzerierende Tumorknoten entwickeln (**Nodularstadium**). Im fortgeschrittenen Stadium dehnt sich der Tumor auch auf Schleimhäute, Lymph-

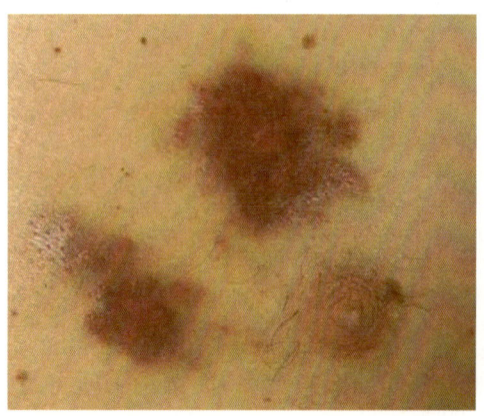
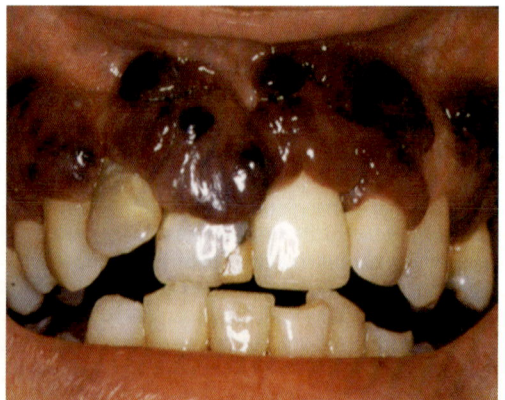

Abb. 2.2 **Kaposi-Sarkom. a** An der Haut. **b** An der Schleimhaut. (a: aus Moll, Duale Reihe Dermatologie, Thieme, 2010; b: aus Behrbohm et al., Kurzlehrbuch HNO, Thieme, 2009)

knoten und innere Organe (v. a. Gastrointestinaltrakt und Lunge) aus.

Therapie und Prognose: Bei lokalisiertem Befall wird das Kaposi-Sarkom **operativ** reseziert oder **mit dem Laser entfernt**. Bei systemischem Befall steht eine Verbesserung der Immunkompetenz durch eine **antiretrovirale Kombinationstherapie** (evtl. in Kombination mit Interferon-α) im Vordergrund. Die **Prognose** ist **schlecht**.

Angiosarkom

Das sehr **seltene** Angiosarkom leitet sich von **endothelialen Zellen** der Blut- oder Lymphgefäße ab. Die frühere Unterscheidung von Häm- und Lymphangiosarkomen ist heute nicht mehr gebräuchlich, da meist **Mischbilder** vorliegen. Angiosarkome sind häufig an der Haut im Kopf-Hals-Bereich, im Weichteilgewebe der Extremitäten und des Retroperitoneums oder in inneren Organen (z. B. Leber, Niere) lokalisiert. Die genaue **Ätiologie** ist unklar. Bekannt ist, dass Angiosarkome gehäuft in Bestrahlungsgebieten, in der Nähe von Fremdkörpern (z. B. Metallimplantate) oder im Bereich eines chronischen Lymphödems auftreten. Das Leberangiosarkom [S. A651] wird durch Exposition gegenüber Vinylchlorid, Arsen oder Thorotrast ausgelöst. An der Hautoberfläche imponieren Angiosarkome als **rötliche Plaques** oder Knoten, die im Verlauf ulzerieren können.

Das **makroskopische** Schnittbild zeigt schwammartige, hämorrhagische Strukturen neben markig weißen Bereichen. **Histologisch** erkennt man teleangiektatische, von atypischen Endothelzellen ausgekleidete Gefäße.

Therapie der Wahl ist die radikale operative Resektion mit adjuvanter Chemo- und/oder Strahlentherapie. Die **Prognose** ist **sehr schlecht**.

Intimasarkom

Das Intimasarkom geht von der Intima aus und ist ein **sehr seltener Tumor** der großen Gefäße wie Aorta oder A. pulmonalis. Durch Einengung des Lumens kann es zur **Embolisation** führen. Die **Prognose** ist meist **sehr schlecht**.

3 Hämatologische Neoplasien

3.1 Grundlagen

DEFINITION Benigne und maligne Neubildungen, die von den Zellen des Blutes, des Knochenmarks oder der Lymphknoten ausgehen.

Grundsätzlich unterscheidet man Neoplasien, die in Blut und Knochenmark nachweisbar sind (z. B. Leukämien, chronisch-myeloproliferative Erkrankungen) von solchen, die nur Lymphknoten oder Milz betreffen (Hodgkin- und Non-Hodgkin-Lymphome). Einige Neoplasien (z. B. Mastozytosen) manifestieren sich nicht in lymphatischen Organen, sondern solitär in anderen Geweben. Hämatologische Neoplasien werden nach ihrem Entstehungsort eingeteilt (**Tab. 3.1**).

3.1.1 Hämatologische Untersuchungsmethoden

Näheres s. Blut und Blutbildung [S. A137].

3.1.2 Leitbefunde hämatologischer Neoplasien

B-Symptomatik: Siehe Kap. Neoplastische Erkrankungen [S. A588].

Knochenmarkinsuffizienz: Die pathologischen Zellklone können die normale Blutbildung im Knochenmark ver-

Tab. 3.1 Wichtige hämatologische Neoplasien

Neoplasie	Definition	Krankheitsbilder
akute Leukämien	autonome, klonale Proliferation einer myeloischen oder lymphatischen Vorläuferzelle	• akute lymphatische Leukämie (ALL) • akute myeloische Leukämie (AML)
Lymphome	autonome Neoplasie einer lymphozytären Vorläuferzelle	• Morbus Hodgkin (B-Zell-Lymphom) • Non-Hodgkin-Lymphome der B-Zell-[1] und der T-Zell-Reihe
myeloproliferative Erkrankungen	monoklonale Erkrankungen der myeloischen Stammzelle mit autonomer Proliferation einer oder mehrerer hämatopoetischer Zellreihen	• Polycythaemia vera (PV) • essenzielle Thrombozythämie (ET) • chronische myeloische Leukämie (CML)[2] • Osteomyelofibrose (OMF)
myelodysplastische Syndrome	klonale Stammzellerkrankungen mit qualitativer und quantitativer Störung der normalen Hämatopoese	s. Tab. 3.13

[1] Zu den NHL der B-Zell-Reihe zählen auch das Plasmozytom und der Morbus Waldenström, die von den Plasmazellen ausgehen sowie die chronisch-lymphatische Leukämie, die vom lymphatischen System ausgeht, aber leukämisch verläuft.
[2] Die CML wird heute als eigene Entität beurteilt, aber traditionell nach wie vor bei den chronisch-myeloproliferativen Erkrankungen besprochen.

Tab. 3.2 Reaktionsmuster bei entzündlichen Läsionen der Lymphknoten

Bezeichnung	Vorkommen und Pathogenese	Morphologie
Sinushistiozytose	In den Lymphknotensinus findet die erste Reaktion mit nicht körpereigenem Material statt	Sinusverbreiterung durch Zunahme der Histiozyten, Sinusendothelien, Makrophagen und Lymphozyten
reaktive, follikuläre Hyperplasie	Hyperplasie der B-Zone durch immunologische Stimulation bei HIV-Lymphadenopathie, rheumatoider Arthritis, SLE oder Lues	zahlreiche hyperplastische Lymphfollikel mit vergrößerten Keimzentren, die Zentroblasten und Sternhimmelzellen (Makrophagen) enthalten
bunte Pulpahyperplasie	Hyperplasie der T-Zone durch immunologische Aktivierung und Vermehrung der T-Zellen bei Infektionen mit lymphotropen Viren (z. B. infektiöse Mononukleose, Röteln, Masern, Zytomegalie, Varicella zoster)	Hyperplasie der parakortikalen Zone (Pulpa) mit „buntem Zellbild": zahlreiche aktivierte T-Lymphozyten, T-Immunoblasten und lymphatische Plasmazellen
dermatopathische Lymphadenitis	reaktive Hyperplasie der T-Zone im Rahmen generalisierter kutaner Erkrankungen (z. B. Psoriasis vulgaris, atopisches Ekzem, Mycosis fungoides)	verbreiterte Parakortikalzone durch starke Vermehrung der interdigitierenden Retikulumzellen (enthalten phagozytiertes Melanin und Lipide) und T-Lymphozyten
retikulär-abszedierende Lymphadenitis	Katzenkratzkrankheit (Bartonella henselae), Lymphogranuloma venerum (Chlamydia trachomatis), pseudotuberkulöse Lymphadenitis (Yersina pseudotuberculosis), Tularämie (Francisella tularensis)	epitheloidzellige Granulome vom Pseudotuberkulosetyp und granulozytäre Infiltration mit Abszessbildung in der Pulpa
akut eitrige Lymphadenitis	bakterielle Infektionen (v. a. Strepto- und Staphylokokken) im Zustromgebiet eines Lymphknotens	granulozytäre Infiltration der Lymphsinus, häufig reaktive, follikuläre Hyperplasie, ggf. Abszedierung der Pulpa
granulomatöse, epitheloidzellige Lymphadenitis	mit Nekrose: Tuberkulose, tuberkuloide Form der Lepra, Lues ohne Nekrose: Toxoplasmose, Morbus Crohn, Sarkoidose, Sarcoid-like Lesions bei Malignomen	Umwandlung von Histiozyten in Epitheloidzellen mit Bildung kleiner interfollikulärer Epitheloidzellgranulome mit („verkäsend") oder ohne zentrale Nekrose, ausgeprägte Follikelhyperplasie

drängen. Dadurch werden weniger funktionsfähige Blutzellen gebildet, was zu folgenden Symptomen führt:
- normochrome oder hypochrome **Anämie**
- Granulozytopenie mit **erhöhter Infektneigung**
- Thrombozytopenie mit **gesteigerter Blutungsneigung** und Petechien.

Lymphadenopathie: Typisch für Lymphome sind **derbe, indolente Lymphknotenschwellungen**, die mit dem Untergrund verbacken sein können. Differenzialdiagnostisch sollte bei der **Anamnese** v. a. nach der zeitlichen Entwicklung gefragt werden. Palpatorisch muss auf **Konsistenz, Verschieblichkeit** und **Schmerzhaftigkeit** geachtet werden. Dabei gilt:
- Eine **langsame Zunahme** der Schwellung und harte, indolente, mit der Umgebung „verbackene" Lymphknoten sprechen für einen malignen Prozess oder eine Tuberkulose.
- Eine **akut** aufgetretene, **schmerzhafte Lymphknotenschwellung** mit weicher Konsistenz und guter Verschieblichkeit spricht eher für eine virale oder bakterielle Infektion.

Differenzialdiagnose der Lymphadenopathie: Häufiger als durch eine maligne Erkrankung sind Lymphknoten reaktiv im Rahmen entzündlicher Prozesse vergrößert (Tab. 3.2).

Splenomegalie: Siehe Leitsymptome [S. C100]

3.2 Akute Leukämien

3.2.1 Grundlagen

DEFINITION Autonome, klonale Proliferation von Leukozyten oder unreifen Vorläuferzellen, die meist mit einer peripheren Leukozytose (Leukämie = weißes Blut) einhergeht. Folgen der unkontrollierten Proliferation:
- Verdrängung des normalen Knochenmarkgewebes und der regulären Hämatopoese
- Ausschwemmung von pathologischen Leukozyten und unreifen Vorläuferzellen in das Blut.

Die Symptomatik bei **akuten Leukämien** beginnt rasch und ist progredient. Unbehandelt sterben die meisten Patienten innerhalb weniger Wochen. Charakteristisch ist der Nachweis **unreifer**, nicht funktionstüchtiger **Vorläuferzellen** (Blasten) im Blut (diagnostisches Kriterium!). Abhängig von der Differenzierung der hämatopoetischen Vorläuferzellen, aus denen die Leukämie hervorgeht, werden folgende Formen unterschieden:
- **akute myeloische Leukämie** (AML): aus Vorläuferzellen der Granulozyten
- **akute lymphatische Leukämie** (ALL): aus Vorläuferzellen der Lymphozyten.

Typisch für **chronische Leukämien** ist ein schleichender Beginn und ein langsames Fortschreiten, sodass sie lange Zeit unbemerkt bleiben können. Sie werden aufgrund ihres Ursprungs heute allerdings anderen hämatologischen Neoplasien zugerechnet:
- **Chronische myeloische Leukämie** (CML [S. A608]): Sie ist die Folge der malignen Entartung einer myeloischen

Stammzelle und wird bei den myeloproliferativen Erkrankungen [S. A608] besprochen. Bei der CML werden ungehemmt Granulozyten produziert, die die normalen Blutzellen und das Knochenmarkgewebe verdrängen.

- **Chronische lymphatische Leukämie** (CLL [S. A621]): Sie hat ihren Ursprung im lymphatischen System und gehört daher zu den Non-Hodgkin-Lymphomen [S. A619]. Kennzeichnend ist die unkontrollierte Proliferation eines B-Zell-Klons. Aufgrund ihres Verlaufes wird die CLL auch als leukämisch verlaufendes B-Zell-Lymphom bezeichnet.

> **MERKE** Während bei chronischen Leukämien praktisch immer eine periphere Hyperleukozytose nachweisbar ist, kann die Leukozytenzahl bei **akuten Leukämien** auch normal oder erniedrigt sein (aleukämischer Verlauf). Diagnostisch aussagekräftig für akute Leukämien ist daher nur der **Nachweis unreifer Blasten** im Blut.

3.2.2 Akute myeloische Leukämie (AML)

> **DEFINITION** Autonome, klonale Proliferation einer myeloischen Vorläuferzelle mit Ausschwemmung unreifer, nicht funktionstüchtiger Blasten unterschiedlichen Differenzierungsgrades in das Blut.

Epidemiologie: An einer AML erkranken jährlich etwa 2,5/100 000 Menschen. 80% der Fälle treten bei Erwachsenen auf (Erkrankungsgipfel um das 60. Lebensjahr). Bei Kindern ist die AML nach der ALL (s. Pädiatrie [S. B563]) die zweithäufigste Leukämieform.

Ätiologie: In den meisten Fällen bleibt die Ursache unklar. Bei etwa 2% der Patienten lassen sich kausale Noxen eruieren:
- **hämatologische Vorerkrankung** wie das myelodysplastische Syndrom (MDS [S. A614]), myeloproliferative Erkrankungen [S. A608], aplastische Anämie (s. Blut und Blutbildung [S. A150]) und die paroxysmale nächtliche Hämoglobinurie (s. Blut und Blutbildung [S. A147])
- Knochenmarkschädigung durch **Benzol, ionisierende Strahlen** (Bestrahlung) und verschiedene **Zytostatika** (v. a. Alkylanzien wie Cyclophosphamid und Topoisomerase-II-Inhibitoren wie Irinotecan)
- **genetische Erkrankungen** wie Trisomie 21, Bloom- und Wiskott-Aldrich-Syndrom sowie Fanconi-Anämie.

Klinik: Praktisch alle Patienten mit AML zeigen eine ausgeprägte **B-Symptomatik** [S. A588] und klinische Zeichen der **Knochenmarkinsuffizienz** (Anämie, erhöhte Blutungsneigung mit Petechien, erhöhte Infektanfälligkeit). Durch die Infiltration der Organe mit Blasten kommt es zu **Lymphknotenschwellungen** (30% der Fälle) und einer **Splenomegalie**. Durch die Kapselspannung innerer Organe treten außerdem Schmerzen auf. Bei exzessiv erhöhten Leukozytenwerten kann sich ein **Leukostasesyndrom** mit Mikrozirkulationsstörungen (Dyspnoe, Schwindel, Sehstörungen, Akrozyanose und Priapismus) entwickeln.

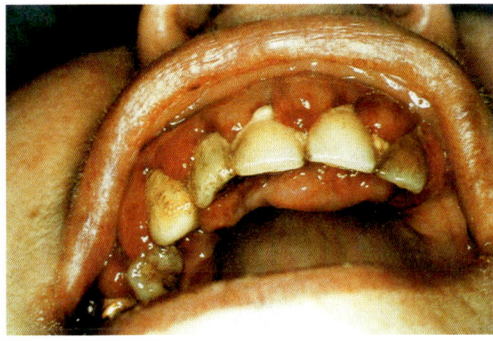

Abb. 3.1 Gingivahyperplasie bei AML. (aus: Baenkler et al., Kurzlehrbuch Innere Medizin, Thieme, 2010)

Einige AML-Subtypen (**Tab. 3.4**) zeigen sehr spezifische Symptome:
- **hypertrophische Gingivitis** bei myelomonozytärer (M4) und monozytärer (M5) Leukämie (Infiltration des Zahnfleisches mit Blasten, **Abb. 3.1**)
- **disseminierte intravasale Gerinnung** bei Promyelozytenleukämie (M3)
- **leukämische Hautinfiltrationen** v. a. bei monozytärer (M5) Leukämie.

Diagnostik: Das **Blutbild** zeigt in 60% der Fälle eine Hyperleukozytose. Da allerdings ca. 40% der Fälle subleukämisch oder aleukämisch verlaufen, schließt eine erniedrigte oder normale Leukozytenzahl eine Leukämie niemals aus! Diagnostisch wegweisend ist der Nachweis unreifzelliger Blasten in Blutausstrich und Knochenmark. Beweisend für die AML ist ein **Blastenanteil** im **Knochenmark > 20%**. Ein typischer Befund im **Knochenmarkausstrich** sind nadelförmige, violette Kristalle im Zytoplasma der Blasten, die **Auer-Stäbchen** (nach May-Grünwald-Färbung, **Abb. 3.2**). Im **Blutausstrich** (**Abb. 3.3**) erkennt man den **Hiatus leucaemicus**, d. h. ein Nebeneinander von leukämischen Blasten und reifen, segmentkernigen Granulozyten bei gleichzeitigem Fehlen der mittleren Entwicklungsstufen der Granulopoese. Die Knochenmarkinsuffizienz zeigt sich im Labor meist als Anämie, Thrombo- und Granulozytopenie. Die BSG sowie LDH und Harnsäure (gesteigerter Zellumsatz!) sind erhöht.

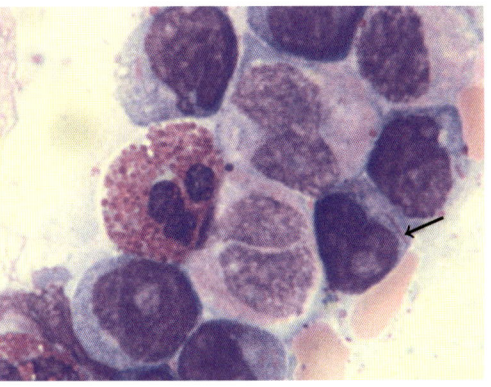

Abb. 3.2 Auer-Stäbchen (Pfeil). (aus: Baenkler et al., Kurzlehrbuch Innere Medizin, Thieme, 2010)

3 Hämatologische Neoplasien

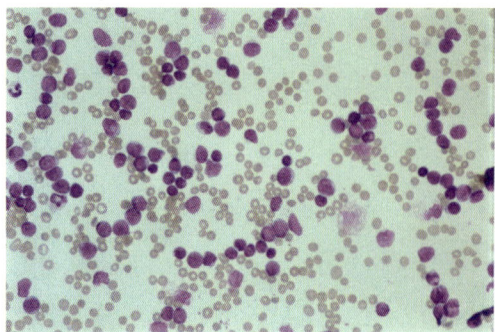

Abb. 3.3 **Blutausstrich bei AML.** Man erkennt große, mononukleäre Blasten mit schmalem Zytoplasmasaum. (aus: Krams et al., Kurzlehrbuch Pathologie, Thieme, 2010)

Weiterführende Untersuchungen dienen der genaueren Charakterisierung und Stratifizierung (nach FAB oder WHO, **Tab. 3.3**). So kann die AML in Subgruppen eingeteilt, eine gezieltere Therapie eingeleitet und prognostische Aussagen getroffen werden.

Einteilung der AML: Die **FAB-Klassifikation** (Tab. 3.4) teilt die AML-Subtypen nach dem Entwicklungsstadium der Blasten (Zytomorphologie) und zytochemischen Veränderungen ein.

Die **WHO-Klassifikation** teilt die AML nach zytomorphologischen, zytogenetischen und ätiologischen Kriterien in 4 große Gruppen ein (Tab. 3.5).

Therapie: Um eine adäquate Therapie zu gewährleisten, werden die Patienten in Abhängigkeit von ihren zytogenetischen und klinischen Befunden in 3 Risikogruppen

Tab. 3.3 Labordiagnostik bei akuter Leukämie

Untersuchungsverfahren		Beschreibung
Diagnosesicherung	Knochenmarkmorphologie	Nachweis leukämischer Blasten (Anteil > 20 %), Auer-Stäbchen
	Zytochemie	Nachweis von Myeloperoxidase, Esterase und PAS: Differenzierung zwischen AML (Myeloperoxidase und Esterase +, PAS −) und ALL (PAS +, Myeloperoxidase und Esterase −); Grundlage der FAB-Klassifikation
Subtypisierung	Immunphänotypisierung	Nachweis charakteristischer Expressionsmuster mithilfe fluoreszierender Antikörper gegen Oberflächenantigene der Blasten
	Zytogenetik	Nachweis spezieller chromosomaler Veränderungen (Translokationen, Inversionen; z. B. t(16;16), t(8;21), inv(16), t(15;17))
	Molekulargenetik	Nachweis spezifischer Genveränderungen (z. B. PML/RARα-Hybrid-Gen bei Promyelozytenleukämie)
	Genexpressionsprofil	Erstellung eines präzisen Genexpressionsprofils mit „Microarray"-Chips (→ erweiterte Erfassung von Risikofaktoren)*

* derzeit noch keine Relevanz in der klinischen Routine

Tab. 3.4 FAB*-Klassifikation der AML und Immunphänotypisierung

AML-Subtyp	Zytomorphologie	zytochemische Marker	Immunphänotypisierung und Zytogenetik	Häufigkeit
M0	AML mit minimaler myeloischer Differenzierung	Peroxidase (−) Esterase (−)	CD13 +, CD34 +, CD33 + häufig in Zusammenhang mit komplexen Chromosomenanomalien (z. B. Trisomie 13)	1–2 %
M1	akute Myeloblastenleukämie ohne Ausreifung	Peroxidase (+) Esterase (−)	CD13 +, CD34 +, CD33 + bislang keine spezifischen Chromosomenanomalien bekannt	15–20 %
M2	akute Myeloblastenleukämie mit Ausreifung	Peroxidase (++) Esterase (−)	CD13 +, CD34 +, CD33 +, CD15 + Translokation (8;21)	20–30 %
M3	akute Promyelozytenleukämie	Peroxidase (+++) Esterase (−)	CD13 +, CD33 +, CD15 + Translokation (15;17)	10 %
M4	akute myelomonozytäre Leukämie	Peroxidase (++) Esterase (++)	CD13 +, CD33 +, CD15 +, CD11b, CD14	30–40 %
M5	akute monozytäre Leukämie	Peroxidase variabel Esterase (+++)	CD13 +, CD33 +, CD15 +, CD11b, CD14	5–10 %
M6	akute Erythroleukämie	Peroxidase variabel Esterase (−)	PAS +, CD71 +	selten
M7	Megakaryoblastenleukämie	Peroxidase variabel Esterase (−)	PAS +, CD41 +, CD42 +, CD61 +	selten

* FAB = French-American-British Group

Tab. 3.5 Auszug aus der WHO-Klassifikation der AML (2002)

AML-Typ	Charakteristika
AML mit spezifischen chromosomalen Veränderungen (Beispiele)	• AML mit Translokationen: t(8;21) (q22;q22) • AML mit Inversionen: inv(16) (p13;q22) • akute Promyelozytenleukämie: t(15;17) (q22; q12) • AML mit Mutationen: 11q23
therapieinduzierte AML	• nach Bestrahlung oder Therapie mit Alkylanzien, Topoisomerase-II-Inhibitoren oder anderen Zytostatika
AML mit Multilineage-Dysplasie (≥ 2 Zelllinien betroffen)	• sekundäre AML nach MDS • ohne vorausgegangenes MDS, aber mit Dysplasien in > 50 % der übrigen kernhaltigen Zellen
andere AML-Formen (entspricht in weiten Teilen der FAB-Klassifikation)	• minimal differenzierte AML • AML ohne Ausreifung • AML mit Ausreifung • akute myelomonozytäre Leukämie • akute monozytäre Leukämie • akute Erythroleukämie • Megakaryoblastenleukämie • granulozytisches Sarkom • akute Basophilenleukämie • Myelofibrose, Panmyelose

eingeteilt („**Risikostratifizierung**") (**Tab. 3.6**) und in spezialisierten hämatologisch-onkologischen Schwerpunktkliniken behandelt. Intensität und Dauer der Therapie richten sich nach der jeweiligen Risikokonstellation.

In allen Risikogruppen beginnt die Therapie mit einer **Induktionschemotherapie** mit dem Ziel einer kompletten Remission. Am häufigsten werden 2 Zyklen einer Kombination aus Cytosin-Arabinosid und Daunorubicin verabreicht (AD-Regime). In 60–70 % der Fälle lässt sich so eine komplette zytologische **Remission** erreichen (**Kriterien**: Blastenanteil im Knochenmark < 5 %, keine Blasten im peripheren Blut, Thrombozyten > 100 000/µl, Neutrophile > 1000/µl). Allerdings bleiben im Laufe von 5 Jahren nur 30 % der Patienten rezidivfrei. Das weitere Vorgehen richtet sich nach der Risikostratifizierung (**Tab. 3.6**).

Spezielle Therapieverfahren: Bei der **Promyelozytenleukämie** (AML-M3) entsteht durch die Translokation t(15;17) ein abnormes Retinolsäurerezeptorprotein (PML/RARα-Hybrid-Gen), das die Ausreifung der Blasten verhindert. Hier kann ein Therapieversuch mit **All-Trans-Retinolsäure** (ATRA) unternommen werden, die zur Ausdifferenzierung unreifer Blasten zu Granulozyten führen soll (Heilungsraten: 60–70 %). Bei Rezidiven wird mit **Arsentrioxid** therapiert.

> **MERKE** Eine schwere Komplikation der Therapie mit Vitamin-A-Derivaten ist das **ATRA-Syndrom**: Die sich differenzierenden Blasten werden ins Blut ausgeschwemmt und lösen einen „Zytokinsturm" aus, der zu hohem Fieber, Lungeninfiltraten und Ergüssen führen kann.

Bei Philadelphia-Chromosom-positiver AML [S. A608] und bei Eosinophilenleukämie wird der Tyrosinkinaseinhibitor **Imatinib** eingesetzt.

In den USA war der **Anti-CD33-Antikörper** Gemtuzumab Ozogamicin im Handel, der an das Zytostatikum Mytolarg gekoppelt ist. Er wurde allerdings 2010 aufgrund unzureichend belegter Wirksamkeit und erheblicher Nebenwirkungen (z. B. Myelosuppression, Lebertoxizität) vom Markt genommen.

Wichtige **supportive Therapiemaßnahmen** sind:
- Infektprophylaxe [S. A598]
- Schmerztherapie: s. Anästhesie [S. B93]
- Prophylaxe eines Tumorlysesyndroms [S. A599]
- Substitutionstherapie bei Anämie, Granulo- und Thrombozytopenie.

Prognose: Ohne Behandlung versterben die meisten Patienten innerhalb von 3 Monaten an den Folgen der Knochenmarkinsuffizienz (v. a. Blutungen und Infektionen). Unter Therapie hängt die Prognose wesentlich vom **Alter des Patienten und den zugrunde liegenden zytogenetischen Veränderungen** ab. Bei jüngeren Patienten beträgt die 5-Jahres-Überlebensrate 40–50 %, bei älteren Patienten nur 10–15 %.

Tab. 3.6 Therapiestrategien nach Risikostratifizierung

Risikogruppe		Therapie
niedriges Risiko	• Promyelozytenleukämie t(15;17) (q22; q12) • Zytogenetik t(8;21), inv (16)	• Induktionschemotherapie (2 Zyklen) • konsolidierende Chemotherapie, meist hoch dosiertes Cytosin-Arabinosid (3 Zyklen) • alternativ bei Promyelozytenleukämie mit Translokation t(15;17): All-Trans-Retinolsäure (ATRA s. u.)
mittleres Risiko	weder niedriges noch hohes Risiko	• Induktionschemotherapie (2 Zyklen) • konsolidierende Chemotherapie (1 Zyklus) • anschließend bei Patienten ohne passenden Spender: 2 weitere Zyklen konsolidierende Chemotherapie • anschließend bei Patienten mit passendem Spender: Stammzelltransplantation
hohes Risiko	• AML mit Multilineage-Dysplasie • kein Ansprechen auf Induktionschemotherapie • sekundäre AML • zytogenetische Risikokonstellation	• Induktionschemotherapie (2 Zyklen) • Stammzelltransplantation (Ausnahme: über 65-Jährige): möglichst mit familiärem Spender, ansonsten HLA-kompatibler Fremdspender; Hochrisikopatienten ohne kompatiblen Spender: autologe Stammzelltransplantation*

* Spielt heutzutage nur eine geringe Rolle.

3.2.3 Akute lymphatische Leukämie (ALL)

DEFINITION Autonome, klonale Proliferation von Vorläuferzellen der lymphatischen B- und T-Zell-Reihe mit Ausschwemmung unreifer, nicht funktionstüchtiger Blasten unterschiedlichen Differenzierungsgrades in das Blut.

Die ALL tritt v. a. bei **Kindern** auf und wird daher ausführlich im Kapitel Pädiatrie [S. B564] besprochen. Bei Erwachsenen sind ca. 20 % der akuten Leukämien lymphatisch bedingt.

Die **Ätiologie** ist in den meisten Fällen unklar, manchmal lässt sich die Entstehung auf eine vorausgegangene Knochenmarkschädigung (z. B. durch ionisierende Strahlung, Benzol), Chromosomenaberrationen (z. B. Trisomie 21) oder Viren (HTL-1-Virus, evtl. EBV) zurückführen. Die Patienten leiden an den Folgen der **Knochenmarkinsuffizienz** (Infekt- und Blutungsneigung, Anämie) und einer **B-Symptomatik**. Eine **Lymphadenopathie** und die **Meningeosis leucaemica** durch Infiltration von Meningen und Liquor mit leukämischen Blasten (→ Hirndrucksymptomatik) sind häufiger als bei der AML. Die Prognose der Meningeosis leucaemica ist infaust und ein Zeichen der Terminalphase der Erkrankung. **Diagnostisch** wird wie bei der AML [S. A605] vorgegangen. Beweisend für die ALL ist ein lymphatischer Blastenanteil im Knochenmark > 25 %. Da ein ZNS-Befall bei der ALL häufig ist, gehört die Liquorpunktion (auch bei fehlender Symptomatik) zur Routinediagnostik. In der Zytochemie sind die Blasten immer peroxidase- und esterasenegativ, enthalten aber häufig schollenförmig verteiltes, PAS-positives Glykogen (PAS-positiv). Die **Einteilung der Subtypen** erfolgt anhand der Oberflächenmarker (Immunphänotypisierung) und zyto- bzw. molekulargenetischer Merkmale.

Die **Therapie** der ALL im Erwachsenenalter umfasst eine **Vorphasentherapie** (Prednisolon + Vincristin) zur langsamen Senkung der Zellzahl (→ Prophylaxe des akuten Nierenversagens durch ein Tumorlysesyndrom), eine **Induktionschemotherapie** (2 Zyklen) in Kombination mit einer **ZNS-Bestrahlung** und eine **risikoadaptierte Erhaltungstherapie**.

Die Philadelphia-Chromosom-positive ALL wird – analog der Ph+-CML – mit Tyrosinkinaseinhibitoren [S. A610] behandelt. Relativ neue Therapieansätze sind der Einsatz monoklonaler Antikörper (z. B. Anti-CD20-Antikörper Rituximab bei B-ALL und Anti-CD52-Antikörper Alemtuzumab bei T-ALL).

Die **Prognose** hängt entscheidend vom Alter und von zytogenetischen Merkmalen ab: Prognostisch ungünstige Faktoren sind eine hohe Leukozytenzahl bei Diagnosestellung (> 30 000/µl), pro-B-ALL und die Translokationen t(9;22; Philadelphia-Chromosom), t(8;14), t(4;11), t(2;8) und t(8;22). Bis zu 50 % der jüngeren Patienten überleben ohne Rezidiv, bei über 55-Jährigen sind es nur 10–15 %.

3.3 Myeloproliferative Erkrankungen (MPE)

3.3.1 Grundlagen

DEFINITION Die myeloproliferativen Erkrankungen entstehen durch eine monoklonale Proliferation einer myeloischen Stammzelle. Abhängig vom Differenzierungsgrad sind eine oder mehrere hämatopoetische Zellreihen betroffen.

MERKE Im Unterschied zum myelodysplastischen Syndrom und den akuten Leukämien [S. A604] sind die **Zellen** bei den MPE häufig **normal differenziert** und **funktionsfähig**.

Einteilung: Die chronisch-myeloische Leukämie wird heute als eigene Entität beurteilt, aber traditionell weiterhin bei den MPE besprochen. Laut WHO-Klassifikation (2008) werden folgende Erkrankungen zu den MPE gezählt:
- chronische myeloische Leukämie (CML)
- Polycythaemia vera (PV)
- essenzielle Thrombozythämie (ET)
- Osteomyelofibrose (OMF)
- chronische Neutrophilenleukämie
- chronische Eosinophilenleukämie
- systemische Mastozytosen
- hypereosinophiles Syndrom.

Ätiologie: Ähnlich wie bei den Leukämien werden auch bei den MPE ionisierende Strahlung, chemische Noxen (Benzol, Zytostatika) und Viren als mögliche Auslöser diskutiert. Typisch für die MPE sind bestimmte erworbene Chromosomenaberrationen:
- **Philadelphia-Chromosom** t(9;22) bei 95 % der Patienten mit CML
- **JAK-2-**(rezeptorassoziierte Januskinase)**Mutation** bei PV (90 % der Patienten), ET und OMF (jeweils 50 % der Patienten).

Differenzierung der MPE-Entitäten: Die Unterscheidung der einzelnen Erkrankungen ist gerade zu Beginn nicht einfach, da sie klinische, laborchemische und molekulargenetische Gemeinsamkeiten haben (Tab. 3.7).

Bei der extramedullären Blutbildung werden immer unreife Vorstufen in das periphere Blut ausgeschwemmt, da extramedulläre Organe – anders als das Knochenmark – keine „Ausschwemmsperre" haben, die dafür sorgt, dass die Zellen erst ab einer bestimmten Reifestufe (Metamyelozyt bzw. Retikulozyt) in das Blut übertreten.

3.3.2 Chronisch-myeloische Leukämie (CML)

DEFINITION Maligne Entartung der hämatopoetischen Stammzellen im Knochenmark mit exzessiv gesteigerter Produktion funktionstüchtiger Granulozyten.

Epidemiologie: Die Inzidenz der CML liegt bei ca. 1–2/100 000/Jahr (ca. 15 % aller Leukämien), das mittlere Erkrankungsalter bei 50 Jahren. Bei **Kindern** ist sie selten.

3.3 Myeloproliferative Erkrankungen (MPE)

Tab. 3.7 Gemeinsamkeiten und Unterschiede der MPE

Kriterium	Gemeinsamkeiten und Unterschiede
klinisch	• häufig Splenomegalie (am stärksten bei OMF) • im Verlauf häufig Knochenmarkfibrose mit Panzytopenie (am frühesten bei OMF) und extramedullärer Blutbildung in Leber und Milz mit erythroleukoblastischem Blutbild (Ausschwemmung unreifer Vorstufen der Granulo- und Erythropoese) • Blastenschub und Übergang in akute Leukämie (v. a. AML): am häufigsten bei CML
laborchemisch	• Veränderung aller 3 myeloischen Zellreihen: – Leukozyten: CML ↑↑, OMF ↑ oder ↓, PV und ET normal bis ↑ – Erythrozyten: CML, OMF und ET normal bis ↓, PV ↑↑ – Thrombozyten: CML ↑, OMF ↑ oder ↓, PV normal bis ↑, ET ↑↑ • EPO-unabhängige Erythrozytenbildung (am stärksten bei PV, nicht bei CML) • Basophilie • Harnsäure und LDH ↑ (erhöhter Zellumsatz)
zytochemisch	• alkalische Leukozytenphosphatase: – ↑ bei OMF, PV und ET – ↓ bei CML
Genetik	• Philadelphia-Chromosom bei CML • JAK-2-Mutation bei > 90 % der Patienten mit PV und jeweils 50 % der Patienten mit OMF und ET

CML = chronisch-myeloische Leukämie; OMF = Osteomyelofibrose; PV = Polycythaemia vera; ET = essenzielle Thrombozythämie

Die CML mit Philadelphia-Chromosom (adulter Typ) hat bei Kindern ihren Häufigkeitsgipfel im 10.–15. Lebensjahr, der juvenile Typ (juvenile myelomonozytäre Leukämie, JMML) im Kleinkindesalter.

Ätiopathogenese: In 95 % der Fälle ist bei CML das **Philadelphia-Chromosom** nachweisbar, das durch eine balancierte Translokation zwischen den langen Armen von Chromosom 9 und 22 **t(9;22)** entsteht (Ph + -CML oder typische CML). Ein auslösendes Ereignis für die Translokation lässt sich nur sehr selten eruieren (z. B. ionisierende Strahlen oder Benzol). Das c-abl-Protoonkogen von Chromosom 9 fusioniert mit dem bcr-Gen auf Chromosom 22, wodurch ein bcr-abl-Fusionsgen entsteht. Dieses codiert für eine dysregulierte, dauerhaft aktivierte **Tyrosinkinase**, die die Zellproliferation fördert und die Apoptose hemmt. Zwischen der initialen Mutation in einer hämatopoetischen Stammzelle und dem Überwiegen eines Ph + -Zell-Klons liegen etwa 6 Jahre. Die **Philadelphia-Chromosom-negative CML** ist **selten** (ca. 5 %, sog. atypische CML) und tritt v. a. bei älteren Menschen auf.

MERKE Die Translokation ensteht bereits sehr früh während des Differenzierungsweges der hämatopoetischen Stammzelle, sodass sich das **Philadelphia-Chromosom in allen hämatopoetischen Zellreihen** nachweisen lässt. Die CML kann daher im Blastenschub sowohl in eine AML als auch in eine ALL übergehen.

Klinik und Komplikationen: Die CML verläuft typischerweise in 3 Krankheitsphasen:

Chronisch-stabile Phase: Typisch ist ein langsam-schleichender Verlauf mit stabiler Symptomatik (3–5 Jahre). Leitbefunde sind eine **massive Splenomegalie** und eine **ausgeprägte periphere Leukozytose**, nicht selten mit **Leukostasesyndrom** (→ u. a. Priapismus [S. A605]). Anders als bei akuten Leukämien sind die Granulozyten initial funktionsfähig, die Infektanfälligkeit ist daher nicht erhöht. Eine B-Symptomatik ist häufig. Die in diesem Stadium häufige Thrombozytose kann Thrombembolien auslösen.

Akzelerationsphase: Diese Phase (ca. 1 Jahr) ist durch eine verstärkte Granulozytenproliferation mit vermehrtem Auftreten unreifzelliger Blasten in Blut und Knochenmark gekennzeichnet. Die Granuloyzten sind nun funktionsuntüchtig (→ **erhöhte Infektneigung**), die Thrombozytenzahl ist fast immer reduziert (→ **erhöhte Blutungsneigung**). Zusätzlich leiden die Patienten häufig an einer **Anämie**, Knochenschmerzen mit typischem Klopf- und Kompressionsschmerz des Sternums (durch die Knochenmarkproliferation) und **Pruritus** (durch leukämische Hautinfiltrate).

Blastenkrise: Durch eine massive Ausschwemmung unreifer Blasten ins Blut entwickelt sich dieses terminale Stadium mit Übergang in eine akute myeloische (75 % der Fälle) oder akute lymphatische (25 % der Fälle) Leukämie. Die **Symptomatik verschlechtert sich krisenhaft**, die Patienten versterben an der progredienten Knochenmarkinsuffizienz (mediane Überlebenszeit: 4–5 Monate).

MERKE Leitsymptome der CML sind eine **massive Splenomegalie** (Merke: **C**ML und **M**ilzschwellung) und eine **ausgeprägte Leukozytose**. Lymphknotenschwellungen sind – anders als bei der CLL [S. A621] – untypisch.

Diagnostik:
Blut- und genetische Untersuchung: Zu den typischen Befunden im (**Differenzial-**)**Blutbild** gehören:

- **ausgeprägte Leukozytose** (Werte zwischen 50 000–300 000/µl) mit **pathologischer Linksverschiebung** (Vorhandensein aller Reifungsstadien der Granulopoese)
- Basophilie und Eosinophilie
- initial Thrombozytose, später Thrombozytopenie
- bizarr geformte Thrombozyten (z. B. Riesenthrombozyten)
- normochrome, normozytäre Anämie.

Als Hinweis auf den erhöhten Zellumsatz finden sich ein Anstieg der LDH und eine Hyperurikämie. Die Zytochemie zeigt charakteristischerweise eine erniedrigte alkalische Leukozytenphosphatase (Abgrenzung zu den anderen MPE). In 95 % der Fälle ist das **Philadelphia-Chromosom** (Ph + -CML) nachweisbar. Die Menge der Blasten im Blut (bzw. Knochenmark) hängt vom Erkrankungsstadium ab (**Tab. 3.8**). **Abb. 3.4** zeigt je einen Blutausstrich in

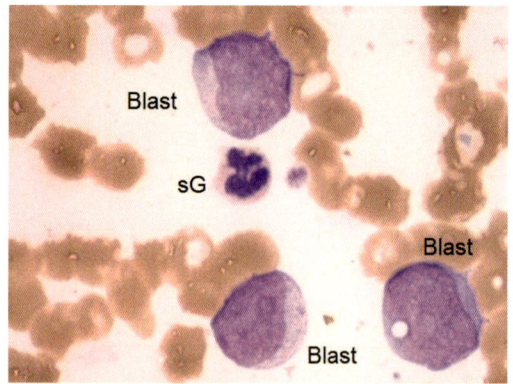

Abb. 3.4 **Blutausstrich. a** Chronisch-stabile Phase der CML: deutliche Linksverschiebung bis zum Promyelozyten (P), daneben reife segmentkernige Granulozyten (sG), Basophile (B), Eosinophile (E), Metamyelozyten (Me), Myelozyten (My) und Stabkernige (St). **b** Blastenkrise: Zwischenformen fehlen hier (Hiatus leucaemicus). (aus: Baenkler et al., Duale Reihe Innere Medizin, Thieme, 2009)

Tab. 3.8 Blastenanteil in den verschiedenen Phasen der CML

Phase	Blastenanteil im Blut/Knochenmark
chronisch-stabile Phase	< 10 %
Akzelerationsphase	10–30 %
Blastenkrise	> 30 %

der chronisch-stabilen Phase der CML und in der Blastenkrise (keine Zwischenstufen mehr sichtbar).

Knochenmarkzytologie: Durch die massive Infiltration mit leukämischen Zellen, die reichlich Myeloperoxidase (grünliche Eigenfarbe) enthalten, erscheint das Knochenmark **grünlich**. Histologisch zeigt sich eine **Hyperplasie der Myelo-** (Verlagerung des Gleichgewichts von Erythro- zu Granulopoese) **und Megakaryopoese** mit hochgradiger Verdrängung des Fettmarks. Typisch sind eine Vermehrung der myelopoetischen Zellelemente aller Reifungsgrade und das Auftreten von kleinen, hypolobulierten Megakaryozyten und **Pseudo-Gaucher-Zellen** (vermehrter Lysosomengehalt aufgrund des erhöhten Zellumsatzes → Bild wie bei einer Speicherkrankheit). Im Verlauf entwickelt sich meistens eine **Knochenmarkfibrose** mit einer Verdichtung des Retikulinfasernetzes. Außerdem finden sich zunehmend basophile und eosinophile Granulozyten sowie Blasten.

Therapie:

Pharmakotherapie: Standardtherapie der Ph+-CML ist die Gabe des **Tyrosinkinaseinhibitors** Imatinib, der gezielt die Aktivität der bcr-abl-Tyrosinkinase blockiert. Wird diese Therapie in der chronisch-stabilen Phase begonnen, kommt es in 90 % der Fälle zu einer zytogenetischen (Verschwinden aller Ph+-Zell-Klone) und in 98 % der Fälle zu einer hämatologischen Remission (Normalisierung des Blutausstrichs und Rückgang der Symptome). Bei Resistenzen stehen mittlerweile weitere Tyrosinkinaseinhibitoren zur Verfügung (z. B. Dasatinib, Nilotinib), die auch als Erstlinientherapie in der chronischen Phase zugelassen sind.

Die Therapie mit Imatinib sollte auch nach Erreichen einer Remission in unveränderter Dosierung (400 mg/d p. o.) fortgesetzt werden. Eine Dosisreduktion begünstigt die Entstehung resistenter Tumorzellen.

Die **kombinierte Gabe von IFN-α und Cytarabin** ist die Therapie der Wahl bei primärer oder sekundärer Therapieresistenz gegen Tyrosinkinaseinhibitoren bzw. bei Philadelphia-Chromosom-negativer CML und Kontraindikationen gegen eine Stammzelltransplantation. Bei Therapiebeginn in der chronisch-stabilen Phase lässt sich hierdurch in 70 % der Fälle eine hämatologische Remission erzielen. Eine zytogenetische Remission gelingt bei < 10 % der Patienten.

Hydroxyharnstoff (Hydroxycarbamid) oder **Busulfan** werden bei allen MPE zur initialen Zellreduktion eingesetzt. Eine Monotherapie ist nur erlaubt, wenn die CML weder auf Tyrosinkinaseinhibitoren noch auf IFN-α und Cytarabin anspricht. Eine zytogenetische Remission ist nicht möglich.

Allogene Stammzellentransplantation: Diese einzige kurative Therapieoption wird v. a. bei jüngeren Patienten, bei primärer oder sekundärer Therapieresistenz gegen Tyrosinkinaseinhibitoren oder bei Philadelphia-Chromosom-negativer CML eingesetzt. Die besten Erfolgsaussichten hat die Familienspende.

Therapie spezieller Probleme:
- massive Splenomegalie und Hypersplenismus: evtl. Splenektomie
- Leukostasesyndrom: Leukapherese
- Thrombozytopenie und Anämie: Substitutionstherapie.

Prognose. Patienten mit **Ph+-CML** haben die **beste Prognose**. Günstige Prognosekriterien sind eine niedrige Anzahl von Blasten im peripheren Blut, eine niedrige Thrombozytenzahl, eine geringe Milzgröße und ein niedriges Alter des Patienten bei Erstdiagnose. Wird eine zytogenetische Remission erzielt, liegt die **5-Jahres-Überlebensrate** bei ca. **90 %**. Bei Imatinibresistenz und Behandlung mit Hydroxyharnstoff und IFN-α sinkt sie auf ca. 70 %.

3.3.3 Chronisch-idiopathische Myelofibrose

Synonym: Osteomyelofibrose (OMF), primäre Myelofibrose, Osteomyelosklerose

> **DEFINITION** Klonale Stammzellerkrankung mit frühzeitiger Markfibrose und extramedullärer Blutbildung.

Epidemiologie: Die Inzidenz der OMF liegt bei etwa 1/100 000/Jahr.

Pathogenese: Bei ca. **50 %** der Patienten ist in der hämatopoetischen Stammzelle eine Mutation der Januskinase-2 (**JAK-2-Mutation**) nachweisbar, durch die es möglicherweise zu einer überschießenden Ausschüttung von Wachstumsfaktoren (z. B. EGF, TGF-β, PDGF) aus den hämatopoetischen Zellen kommt. Die Wachstumsfaktoren aktivieren die Knochenmarkfibroblasten. Das Knochenmark wird im Verlauf bindegewebig ersetzt und die blutbildenden Zellen werden verdrängt (→ extramedulläre Blutbildung).

Klinik und Diagnostik: Unterschieden werden die in Tab. 3.9 gezeigten Krankheitsphasen. In der **hyperproliferativen Phase** sind die Patienten häufig beschwerdefrei, manchmal ist die Milz gering vergrößert. In der **fibrotischen Phase** sind Milz und Leber häufig massiv vergrößert, die Patienten leiden an B-Symptomen und den Komplikationen der progredienten Knochenmarkinsuffizienz (Abb. 3.5).

> **MERKE Klassische Trias der OMF:**
> - Knochenmarkfibrose und -sklerose mit progredienter Knochenmarkinsuffizienz
> - extramedulläre Blutbildung (v. a. in Milz und Leber)
> - Splenomegalie.

Tab. 3.9 Klinische und diagnostische Befunde bei Osteomyelofibrose

Phase	Klinik und Komplikationen	Blutbild	Knochenmark
hyperproliferative Phase	• häufig Symptomfreiheit • evtl. leichte Hepatosplenomegalie, Anämie und Thrombembolien durch die Thrombozytose	• Leuko- und Thrombozytose • Erythrozytenzahl meist normal (evtl. leichte Anämie)	• hyperplastische Erythropoese
fibrotische Phase	• starke Splenomegalie • zusätzlich häufig Hepatomegalie, Glieder- und Gelenkschmerzen (radiologisch: Hyperostose), B-Symptomatik Komplikationen: • Anämie • hämorrhagische Diathese durch Thrombozytopenie • Infektneigung durch Granulozytopenie • Übergang in akute Leukämie in 10 % der Fälle	• Panzytopenie • leukoerythroblastisches Blutbild mit Dakryozyten, Normoblasten (kernhaltige Vorläuferzellen der Erythropoese) und pathologischer Linksverschiebung infolge extramedullärer Blutbildung, bizarr geformte Thrombozyten	• Punctio sicca (keine Knochenmarkaspiration möglich) Biopsie (Retikulinfaserfärbung): • verödete Markräume • Vermehrung von Retikulin- und Kollagenfasern • atypische Megakaryozyten mit aufgeblähten Kernen

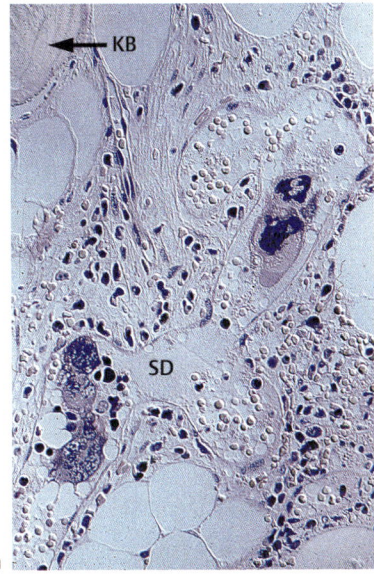
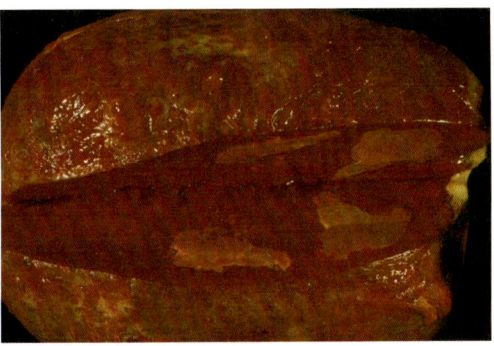

Abb. 3.5 Chronisch-idiopathische Myelofibrose. a Ausgeprägte Markfibrose mit dilatierten Sinusoiden (KB = Knochenbälkchen, SD = Sinusoiddilatation). **b** Massive Splenomegalie. (a: aus Riede, Werner, Schaefer, Allgemeine und spezielle Pathologie, Thieme, 2004; b: aus Krams et al., Kurzlehrbuch Pathologie, Thieme, 2010)

MERKE Der Index der **alkalischen Leukozytenphosphatase** ist erhöht.

Differenzialdiagnosen: Abgegrenzt werden müssen andere Ursachen einer Splenomegalie (s. Leitsymptome [S. C100]) und einer Anämie (s. Blut und Blutbildung [S. A139]) sowie sekundärer Knochenmarkfibrosen bei anderen MPE.

Therapie: Bei asymptomatischen Patienten kann abgewartet werden („Wait-and-watch"-Strategie). Eine symptomatische Anämie wird mit Erythropoetin und regelmäßigen Transfusionen behandelt. Die einzige kurative Option ist die **allogene Stammzelltransplantation** (allerdings aufgrund des häufig hohen Patientenalters und Fehlens geeigneter Spender nur selten möglich).

Indikationen für eine zytoreduktive Therapie mit **Hydroxyharnstoff** oder **Busulfan** sind starke Leuko- und/oder Thrombozytosen in der hyperproliferativen Phase oder eine exzessive extramedulläre Blutbildung mit ausgeprägter Hepatosplenomegalie. In klinischer Erprobung sind **Interferon-α** (→ Senkung der Thrombozyten- und Leukozytenzahl in der hyperproliferativen Phase) und **Thalidomid** (→ Reduktion des Transfusionsbedarfs).

Bei ausgeprägter Splenomegalie mit Verdrängungserscheinungen oder Hypersplenismus kann eine **Splenektomie** erwogen werden.

Prognose: Die häufigsten Todesursachen sind die **Komplikationen der Panzytopenie** und der Übergang in eine **akute Leukämie**. Die mittlere Lebenserwartung beträgt 3,5–5 Jahre. Damit ist die Prognose der OMF innerhalb der MPE eine der schlechtesten.

3.3.4 Polycythaemia vera (PV)

DEFINITION Monoklonale Erkrankung der myeloischen Stammzelle mit massiv gesteigerter, erythropoetinunabhängiger Erythropoese, häufig begleitet von einer Zunahme der Leuko- und Thrombopoese.

Epidemiologie: Die PV ist eine **seltene Erkrankung** (Inzidenz: 5–10/1 000 000/Jahr). Das mittlere Erkrankungsalter liegt bei 60 Jahren, Männer sind häufiger betroffen.

Ätiopathogenese:
- **Erworbene PV:** Bei 90–95% dieser Patienten ist eine Mutation der Januskinase-2 (**JAK-2-Mutation**) nachweisbar, die zu einer erythropoetinunabhängigen Aktivierung der Erythrozytenproliferation führt. Auch Granulopoese und Megakaryopoese sind gesteigert.
- **angeborene PV** (sehr selten): Mutation des Erythropoetinrezeptors.

Klinik und Komplikationen: Die Symptome sind Folgen der **Erythrozytose** und der **Zunahme** des **Hämatokrits**. Charakteristisch sind ein hochrotes Gesicht (**Plethora**) und eine frühzeitige **Lippenzyanose** (erhöhter Hämoglobingehalt → Zyanose bereits bei normalen arteriellen pO_2-Werten). Die gesteigerte Erythropoese kann durch den erhöhten Eisenbedarf zu einem **Eisenmangel** führen. Die gesteigerte Blutviskosität kann ein **Hyperviskositätssyndrom** mit Mikrozirkulationsstörungen auslösen. Typische Symptome der zerebralen Minderperfusion sind Kopfschmerzen, Schwindel, Sehstörungen, Tinnitus und Insult. Die Durchblutungsstörung kann sich auch am Herzen (→ Angina pectoris) oder in trophischen Störungen der Extremitäten ausdrücken. Ab einem Hämatokrit von 60% treten gehäuft **Thrombembolien** in z. T. ungewöhnlichen Lokalisationen auf (z. B. Portal- oder Sinusvenenthrombose, Budd-Chiari-Syndrom). Trotz Thrombozytose entwickeln etwa 5% der Patienten eine **hämorrhagische Diathese**, da die Blutplättchen nicht funktionstüchtig sind und die verstärkte Bindung des Von-Willebrand-Faktors ihre Adhäsion während der primären Blutstillung stört (erworbenes Von-Willebrand-Syndrom). Das **erhöhte Blutvolumen** kann eine **arterielle Hypertonie** bedingen. Etwa 70% der Patienten zeigen eine deutliche **Splenomegalie**. Brennende Schmerzen der Extremitäten beim Erwärmen der Haut (**Erythromelalgie**; s. Gefäße [S. A105]) sind nicht selten. Einige Patienten entwickeln im Verlauf ein **myelodysplastisches Syndrom**, eine **akute Leukämie** (Risiko: 15%/20 Jahre) oder eine **Osteomyelofibrose** (Risiko: 10%/20 Jahre).

MERKE Während Erythrozyten und Leukozyten meist funktionstüchtig sind, ist die Funktion der vermehrt gebildeten Thrombozyten häufig beeinträchtigt. Daher können sich bei PV sowohl **Thrombembolien** als auch eine **hämorrhagische Diathese** entwickeln.

Diagnostik: Tab. 3.10 zeigt die Diagnosekriterien der WHO. Im **Blutbild** finden sich eine **Polyglobulie** mit Erhöhung von Hämoglobin und Hämatokrit sowie eine **Leuko- und Thrombozytose**. Die Abgrenzung zu einer sekundären oder reaktiven Polyglobulie erfolgt durch den Nachweis der JAK-2-Mutation und den erniedrigten Erythropoetinspiegel. Alkalische Leukozytenphosphatase, LDH und Harnsäure sind typischerweise erhöht.

Tab. 3.10 WHO-Kriterien zur Diagnosestellung der Polycythaemia vera

Kategorie	Kriterien
A (Major-Kriterien)	• A1: Hb > 18,5 g/dl (Männer) bzw. > 16,5 g/dl (Frauen) • A2: Ausschluss einer sekundären Erythrozytose • A3: Nachweis der JAK-2-Mutation in kernhaltigen Blut- oder Knochenmarkzellen oder PRV1-Expression in reifen Neutrophilen • A4: In-vitro-Bildung erythropoetischer Kolonien in erythropoetinfreiem Milieu • A5: Splenomegalie
B (Minor-Kriterien)	• B1: Thrombozytose > 450 000/µl • B2: Leukozytose > 12 000/µl • B3: Knochenmarkproliferation mit Überwiegen der Erythopoese und Megakaryopoese • B4: erniedrigter Erythropoetinspiegel im Serum

Die Diagnose ist gesichert, wenn die Kriterien A1 + A2 + ein weiteres A-Kriterium oder die Kriterien A1 + A2 + 2 B-Kriterien vorliegen.

Der **Knochenmarkbefund** zeigt initial ein hyperzelluläres Knochenmark mit Proliferation aller 3 Blutzellreihen bei deutlichem Überwiegen der Erythropoese. Eindeutige Zellatypien lassen sich meist nicht nachweisen. Der Fettanteil ist stark reduziert (**Abb. 3.6**). Typisch ist ein völliges Fehlen von Speichereisen. Im Spätstadium entwickelt sich eine Knochenmarkfibrose.

Differenzialdiagnosen: Die primäre Polyglobulie muss von einer sekundären Polyglobulie mit isolierter Vermehrung der Erythrozyten abgegrenzt werden (**Tab. 2.2**).

Therapie: Therapieindikationen sind eine symptomatische PV oder ein Hämatokrit > 55 %.

Aderlasstherapie: Diese Therapie der Wahl ermöglicht eine schnelle Reduktion des Blutvolumens und eine Normalisierung der Blutviskosität (Hkt < 45 %). Der induzierte Eisenmangel darf auf keinen Fall ausgeglichen werden, um die Erythropoese nicht zu stimulieren. Initial werden Aderlässe von 250–500 ml alle 3 Tage durchgeführt.

> **MERKE** Die **Aderlasstherapie** reduziert das Risiko für Thrombembolien.

Pharmakotherapie: Eine medikamentöse **zytoreduktive Therapie** ist indiziert, wenn sich der Hämatokrit trotz Aderlässen nicht < 45 % senken lässt, die Aderlässe nicht vertragen werden oder Thrombembolien aufgetreten sind.
- **Interferon-α:** Mittel der 1. Wahl, da es den Übergang in eine Leukämie nicht fördert.
- **Hydroxyurea:** Heute nur noch Mittel der 2. Wahl, da gehäuft Übergänge in **akute Leukämien** beobachtet wurden.
- **Radiophosphor:** Bei älteren Patienten mit mangelnder Compliance eignet sich eine Therapie mit dem lang wirkenden (1–2 Jahre) Radiophosphor (**Cave:** häufig Übergänge in AML).

Bei ausgeprägter Thrombozytose werden **ASS** (100 mg, **Cave:** Blutungsneigung durch Thrombopathie!) oder **Anagrelid** eingesetzt.

Operative Therapie: Als Ultima Ratio kann eine Splenektomie durchgeführt werden (**Cave:** erhöhtes Operationsrisiko durch Thrombopathie).

Prognose: Unbehandelt versterben die meisten Patienten innerhalb der ersten 2 Jahre. Mit Therapie liegt die mittlere Überlebenszeit bei etwa 5–10 Jahren. Die häufigsten Todesursachen sind **Thrombembolien** und **Blutungen**.

3.3.5 Essenzielle Thrombozythämie (ET)

> **DEFINITION** Klonale Stammzellerkrankung mit starker Vermehrung der Thrombozyten.

Epidemiologie: Die Inzidenz der ET liegt bei 1–2/100 000/Jahr.

Ätiopathogenese: Bei etwa 50 % der Patienten ist eine **Mutation** der **Januskinase-2** (JAK-2-Mutation) nachweisbar, die zu einer autonomen Thrombozytenproliferation führt.

Klinik und Komplikationen: Die meisten Patienten sind asymptomatisch (Zufallsbefund). In ca. 30 % der Fälle führt die Thrombozytose zu **Mikrozirkulationsstörungen** mit Schwindel, Ohrensausen, Kopfschmerzen, akraler Ischämie und Erythromelalgie (s. Gefäße [S. A105]). Einige Patienten leiden an einer mäßig ausgeprägten **Splenomegalie**. Circa 30 % der Patienten entwickeln **Thrombembolien** und **Blutungen** (Bildung funktionsuntüchtiger Thrombozyten und sekundärer Von-Willebrand-Faktor-Mangel). Ein **Übergang in eine akute Leukämie** wird bei ca. 10 % der Patienten beobachtet.

Diagnostik: Im **Blutbild** fällt eine **ausgeprägte Thrombozytose** mit Werten > 450 000/μl auf. Im **Blutausstrich** sind häufig bizarr geformte und unterschiedlich große Thrombozyten zu sehen. Die Leukozytenzahl ist meist nicht erhöht.

In der **Knochenmarkbiopsie** findet sich eine hyperplastische Thrombopoese mit vergrößerten, reifen Megakaryozyten.

Differenzialdiagnosen: Entscheidend ist die Abgrenzung gegenüber reaktiven Thrombozytosen und anderen MPE (**Tab. 3.11**).

Therapie: Die Therapiestrategie richtet sich nach dem Thrombembolierisiko (**Tab. 3.12**).

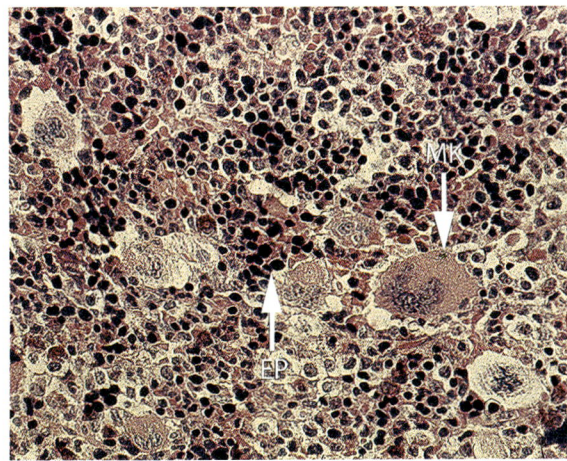

Abb. 3.6 Knochenmark bei Polycythaemia vera. Hyperplastische Erythropoese (EP), Granulozytopoese und Megakaryopoese (MK). Das Fettmark fehlt. (aus: Riede, Werner, Schaefer, Allgemeine und spezielle Pathologie, Thieme, 2004)

Tab. 3.11 Differenzialdiagnosen der ET

	Erkrankungen	typische Befunde
reaktive Thrombozytose	Infektionen und entzündliche Erkrankungen	Akute-Phase-Proteine wie CRP und Fibrinogen ↑
	chronische Blutverluste bzw. Eisenmangel	Hb ↓, Ferritin ↓
	nach Splenektomie	zusätzlich Erythro- und Granulozytose
Thrombozytose im Rahmen anderer MPE	PV	Hb ↑, Ferritin ↓
	OMF	Knochenmarkfibrose
	CML	Philadelphia-Chromosom nachweisbar, alkalische Leukozytenphosphatase ↓, ausgeprägte Leukozytose

Tab. 3.12 Risikoabhängige Therapiestrategien bei ET

Risiko	Charakteristika	Therapie
niedrig	• Erkrankungsalter < 60 J. • Thrombozytenzahl < 1,5 Mio./μl • keine Symptome • keine kardiovaskulären Risikofaktoren[1]	• „wait and watch"
mittel	• Erkrankungsalter < 60 J. und • Thrombozytenzahl > 1,5 Mio./μl und/oder • kardiovaskuläre Risikofaktoren[1]	• Ausschaltung kardiovaskulärer Risikofaktoren • ASS (100 mg) zur Thromboseprophylaxe
hoch	• Erkrankungsalter > 60 J. und/oder • Thrombose bzw. Blutung in der Vorgeschichte oder • Thrombozytenzahl > 1,5 Mio./μl	• Ausschaltung kardiovaskulärer Risikofaktoren • ASS (100 mg) zur Thromboseprophylaxe (Kontraindikation: Thrombozytenzahl > 1 Mio./μl → erhöhte Blutungsgefahr wegen Thrombopathie) • zytoreduktive Therapie mit Anagrelid (selektive Hemmung der Thrombopoese), Hydroxyurea (zurückhaltend bei jungen Patienten wegen potenzieller Leukämieinduktion) oder IFNα

[1] arterielle Hypertonie, Diabetes mellitus, Hypercholesterinämie, Nikotinabusus

3.4 Myelodysplastische Syndrome (MDS)

DEFINITION Sammelbegriff für klonale Stammzellerkrankungen mit quantitativer (Zytopenien) und qualitativer Bildungsstörung (dysplastische, funktionsgestörte Zellen) von einer oder allen 3 Zellreihen.

MERKE Die **Hämatopoese** bei MDS ist typischerweise **ineffektiv**: Die gebildeten Zellen sind undifferenziert, dysplastisch und nicht funktionsfähig.

Inzidenz: Das MDS ist eine Erkrankung des hohen Lebensalters (medianes Erkrankungsalter: ca. 70 Jahre, Inzidenz: 5/100 000/Jahr).

Ätiopathogenese: Ausgangspunkt ist die klonale Transformation der hämatopoetischen Stammzelle. In **>90% der Fälle** bleibt die **Ursache unbekannt** (primäres MDS). Nur in ca. 10% der Fälle sind anamnestisch **kausale Noxen** wie ionisierende Strahlung, Chemotherapeutika und Benzol (sekundäres MDS) eruierbar. **Hereditäre hämatologische Erkrankungen wie die Fanconi-Anämie und das Wiskott-Aldrich-Syndrom können in ein MDS übergehen.** Im Krankheitsverlauf akkumulieren die chromosomalen Schäden. Häufige **genetische Aberrationen** sind Deletionen der Chromosomen 5, 7 und 20 sowie die Trisomie 8.

In späten Stadien finden sich häufig Mutationen in verschiedenen Onkogenen (z. B. N-ras) oder Tumorsuppressorgenen (z. B. p53, IRF-1). Die funktionsdefizienten Zellen breiten sich im Knochenmark aus und verdrängen sukzessive die intakte Erythro-, Granulo- und Thrombopoese. Eine leukämische Ausschwemmung tritt erst im späten Krankheitsverlauf auf.

Einteilung: Die **WHO-Klassifikation** der MDS berücksichtigt die histopathologischen Befunde in Blut und Knochenmark und die zytogenetischen Aberrationen (Tab. 3.13).

MERKE Je höher der **Blastenanteil** im Knochenmark ist, desto schlechter ist die Prognose.

Klinik: Im Vordergrund stehen die **Auswirkungen der ineffektiven Hämatopoese** mit Verdrängung der normalen Blutbildung:
- Anämie mit Leistungsminderung, Müdigkeit, Schwindel und Dyspnoe
- Granulozytopenie mit erhöhter Infektneigung
- Thrombozytopenie mit erhöhter Blutungsneigung.

Diagnostik: Das **Blutbild** zeigt immer eine Anämie mit erniedrigten Retikulozytenzahlen, häufig begleitet von einer Leuko- und Thrombozytopenie (Mono-, Bi- oder Panzytopenie). Typisch ist der Nachweis **morphologisch abnormer Zellen** im **Blutausstrich**. Gesichert wird die Di-

3.4 Myelodysplastische Syndrome (MDS)

Tab. 3.13 WHO-Klassifikation der MDS

Bezeichnung	Blutbild	Knochenmark	Häufigkeit	Prognose
refraktäre Anämie (RA)	• Anämie • Blastenanteil ≤ 1 %	• alleinige Dyserythropoese • Blastenanteil < 5 % • Ringsideroblastenanteil < 15 %	5–10 %	• mediane Überlenszeit 66 Monate • leukämische Transformation in 5–10 % der Fälle
refraktäre Anämie mit Ringsideroblasten (RARS)	• Anämie • Blastenanteil ≤ 1 %	• alleinige Dyserythropoese • Blastenanteil < 5 % • Ringsideroblastenanteil ≥ 15 %	10–12 %	• mediane Überlebenszeit 72 Monate • leukämische Transformation in 1–2 % der Fälle
refraktäre Zytopenie mit multilineären Dysplasien (RCMD)	• Bi- oder Panzytopenie • Blastenanteil ≤ 1 % • keine Auer-Stäbchen • < 1000 Monozyten/µl	• 2–3 Zellreihen mit Dysplasien in > 10 % der Zellen • Blastenanteil < 5 % • Ringsideroblastenanteil < 15 % • keine Auer-Stäbchen	24 %	• variabler klinischer Verlauf • leukämische Transformation in 10 % der Fälle
refraktäre Zytopenie mit multilineären Dysplasien (RCMD) und Ringsideroblasten (RCMD-RS)	• Bi- oder Panzytopenie • Blastenanteil ≤ 1 % • keine Auer-Stäbchen • < 1000 Monozyten/µl	• mind. 2 Zellreihen mit Dysplasien in > 10 % der Zellen • Blastenanteil < 5 % • Ringsideroblastenanteil ≥ 15 % • keine Auer-Stäbchen	15 %	–
refraktäre Anämie mit Blastenexzess (RAEB-1)	• Zytopenie • Blastenanteil < 5 % • keine Auer-Stäbchen • < 1000 Monozyten/µl	• Dysplasien in 1–3 Zellreihen • Blastenanteil 5–9 % • keine Auer-Stäbchen	40 % (RAEB-1 und RAEB-2)	• im Verlauf meist Knochenmarkinsuffizienz • leukämische Transformation in 25 % der Fälle
refraktäre Anämie mit Blastenexzess (RAEB-2)	• Zytopenie • Blastenanteil 5–19 % • keine Auer-Stäbchen • < 1000 Monozyten/µl	• Dysplasien in 1–3 Zellreihen • Blastenanteil 10–19 % • Auer-Stäbchen vorhanden	selten	• im Verlauf meist Knochenmarkinsuffizienz • leukämische Transformation in 35 % der Fälle
MDS mit Deletion 5q	• Anämie • Blastenanteil < 5 % • normale Thrombozytenzahl	• normale oder vermehrte Megakaryozytenanzahl • Blastenanteil < 5 % • keine Auer-Stäbchen	selten	• langes Überleben
unklassifiziertes MDS	• Zytopenie • wenige Blasten • keine Auer-Stäbchen	• Dysplasie nur in Thrombo- oder Granulopoese	selten	• unbekannt

Tab. 3.14 Zeichen der Dyshämatopoese im Knochenmarkbefund

Dyshämatopoese	quantitative Veränderung
Dysgranulopoese	Blasten ↑, hypogranulierte Myelozyten, Auer-Stäbchen, Monozytose, Pseudo-Pelger-Zellen, Myeloperoxidasedefekt, Promyelozytenvermehrung, hypersegmentierte Neutrophile
Dyserythropoese	Ringsideroblasten (Hinweis auf vermehrte Eisenspeicherung im Knochenmark, Abb. 3.7), megaloblastäre Transformation (gestörte Kernreifung), Kernfragmentierung, Mehrkernigkeit, Kernentrundungen, Sideroblastose, PAS-positive Erythrozyten
Dysmegakaryopoese	Mikromegakaryozyten, mononukleäre Megakaryozyten

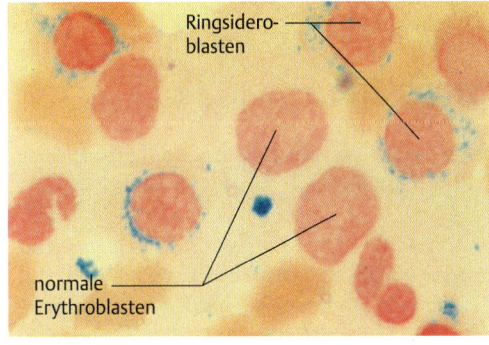

Abb. 3.7 **Ringsideroblasten.** (aus: Greten, Rinninger, Greten, Innere Medizin, Thieme, 2010)

agnose durch die **Knochenmarkzytologie und -histologie** (hyperzelluläres Knochenmark mit atypischen Zellen als Hinweis auf die Dyshämatopoese, Tab. 3.14). Zur Therapieplanung und Prognoseeinschätzung sollte eine **zytogenetische Diagnostik** durchgeführt werden.

> **MERKE** Im Gegensatz zu reaktiven Veränderungen der Erythro- oder Granulopoese liegt der **Anteil dysplastischer Zellen** im Knochenmark bei MDS typischerweise **> 10 %**.

Therapie: Die einzige kausale Therapie ist die **allogene Stammzelltransplantation**, die allerdings nur bei jüngeren Patienten infrage kommt. Bei älteren Patienten wird meist rein symptomatisch therapiert:
- Gabe von Erythrozytenkonzentraten und Erythropoetin bei symptomatischer Anämie
- Substitution von Thrombozytenkonzentraten bei blutungsbedingten Komplikationen
- G-CSF bei Leukopenie
- Antibiotia bei Infektionen.

3 Hämatologische Neoplasien

Tab. 3.15 Internationaler Prognose-Score (IPSS) bei MDS

Punkte	0	0,5	1	1,5
Blastenanteil im Knochenmark	<5%	5–10%	–	11–20%
Zytopenie	0–1 betroffene Zellreihen	2–3 betroffene Zellreihen	–	–
zytogenetische Risikogruppe	niedrig (normaler Karyotyp, 5q-, 20q-, -Y)	mittel (alle anderen Anomalien)	hoch komplexe Karyotypveränderungen (≥ 3 Anomalien), Chromosom-7-Defekte	–

Tab. 3.16 Risikogruppierung bei MDS

Punkte	AML-Risiko	mediane Überlebenszeit
0	niedrig	86 Monate
0,5–1	intermediär-1	42 Monate
1,5–2	intermediär-2	14 Monate
≥ 2,5	hoch	5 Monate

Die meisten MDS-Typen sind **chemotherapierefraktär**. Mit bestimmten Regimen (z. B. Cyclosporin bei MDS mit Trisomie 8) kann ein kurzfristiges Ansprechen erreicht werden. Eine neue Therapieoption sind **DNA-Methylierungshemmer** wie Azacytidin und Deoxycytidin: Die Blasten methylieren die DNA und hemmen dadurch die Expression von Differenzierungs- und Tumorsuppressorgenen. Werden diese blastenspezifischen DNA-Methylierungsmuster aufgehoben, können die Blasten **ausdifferenzieren**.

Prognose: Die meisten Patienten versterben an **Infektionen**, **Blutungen** oder an den Folgen einer **sekundären AML** (Tab. 3.15, Tab. 3.16).

3.5 Lymphome

DEFINITION Primär monoklonale Neoplasien lymphatischer Zellen, die sich sowohl in den Lymphknoten (= nodale Lymphome) als auch extranodal (z. B. Haut, Niere, Leber) manifestieren können. Im Frühstadium handelt es sich um lokale Erkrankungen, die auf die Lymphknoten beschränkt ist. Im fortgeschrittenen Stadium entwickelt sich durch Dissemination eine maligne Systemerkrankung.

Einteilung: Bei den Lymphomen werden grundsätzlich folgende Gruppen unterschieden:
- **Hodgkin-Lymphome** (HL): 25% aller Lymphome
- **Non-Hodgkin-Lymphome** (NHL): 75% aller Lymphome. Sonderformen der NHL sind das primär leukämische NHL (CLL) und das Plasmozytom (NHL mit primärer Manifestation im Knochenmark).

Stadieneinteilung: Lymphome werden nach der Ann-Arbor-Klassifikation eingeteilt (Tab. 3.17).

Tab. 3.17 Ann-Arbor-Klassifikation der Lymphome

Stadium	Befund
I	Befall von 1 Lymphknotenregion oder 1 extranodalen Herd
II	Befall von ≥ 2 Lymphknotenregionen auf einer Zwerchfellseite oder 1 extranodalen Herd + 1 Lymphknotenregion auf einer Zwerchfellseite
III	Befall von ≥ 2 Lymphknotenregionen beiderseits des Zwerchfells oder extranodale Herde + ≥ 1 Lymphknotenregion beiderseits des Zwerchfells • III1 Lymphknotenbefall oberhalb des Truncus coeliacus • III2 Lymphknotenbefall unterhalb des Truncus coeliacus
IV	disseminierter Organbefall mit oder ohne Lymphknotenbefall

A-Symptomatik: keine Allgemeinsymptome
B-Symptomatik: Fieber (> 38 °C, nicht durch Infekt erklärbar), Gewichtsverlust (> 10% des Körpergewichts in ½ Jahr) und ausgeprägter Nachtschweiß

3.5.1 Hodgkin-Lymphom (HL)

Synonym: Morbus Hodgkin, Lymphogranulomatose

DEFINITION Monoklonales, malignes B-Zell-Lymphom, bei dem in den meisten Fällen mehrkernige Riesenzellen (Sternberg-Reed-Zellen) und einkernige Hodgkin-Zellen nachweisbar sind.

Epidemiologie: Jährlich erkranken in Deutschland 2–3/100 000 Einwohner, **Männer** sind häufiger betroffen (m:w = ca. 3:2). Typisch ist eine **biphasische Häufigkeitsverteilung** mit Erkrankungsgipfeln um das 30. Lebensjahr und in der 5. Lebensdekade.

Ätiologie: Die Ursache ist in den meisten Fällen **unklar**. Da bei ca. 50% der Patienten das Genom des **Epstein-Barr-Virus** aus den Hodgkin-Zellen isoliert werden kann (bei Patienten aus Entwicklungsländern sogar in 90% der Fälle), wird ein Zusammenhang mit EBV-Infektionen vermutet. Begünstigend wirkt eine **zelluläre Abwehrschwäche** (z. B. immunsuppressive Therapie, HIV-Infektion).

Klinik und Komplikationen: Zu Beginn ist ein **einzelner Lymphknoten** betroffen, am häufigsten im Kopf-Hals-Bereich. Bei praktisch allen Patienten besteht zum Zeitpunkt der Diagnosestellung eine indolente, derbe Lymphadenopathie, deren Lokalisation sich wie folgt verteilt:
- zervikal (60%)
- mediastinal (30%)

- axillär (20 %)
- abdominal (10 %).

Die vergrößerten Lymphknoten sind typischerweise miteinander „**verbacken**" („Bulky-Disease", „Kartoffelsack") und oft gegenüber dem Untergrund nicht verschieblich. Eine ausgeprägte mediastinale Lymphadenopathie kann die zentralen Venen komprimieren und zu einer **oberen Einflussstauung** führen („Stoke'scher Kragen"). Selten, aber gefährlich, ist die **Kompression von Spinalnerven** durch retroperitoneale Lymphknotenpakete (Schmerzen, Beinschwäche, Inkontinenz!). Zusätzlich klagen die meisten Patienten über **B-Symptome [S. A588]** und **Pruritus**. Charakteristisch, aber eher selten, sind das **undulierende Pel-Ebstein-Fieber** und **Schmerzen nach Alkoholkonsum** in den betroffenen Lymphknoten. Durch die Funktionsstörung der T-Lymphozyten ist die **Infektanfälligkeit** insbesondere gegenüber **Viren, Pilzen und Mykobakterien erhöht** (Tuberkulinreaktion häufig negativ!). Im fortgeschrittenen Stadium entwickelt sich durch lokales Wachstum (per continuitatem) und lymphogene bzw. hämatogene Ausbreitung eine **maligne Systemerkrankung** mit Beteiligung extralymphatischer Organe (Hepatosplenomegalie sowie Knochenmarkinfiltration mit Verdrängung der Hämatopoese).

Diagnostik: Die ersten Hinweise ergeben sich aus der **Palpation** der vergrößerten, derben Lymphknoten. Das **Blutbild** zeigt häufig eine **absolute Lymphopenie** < 1000/µl (zu Beginn bei ca. 20 %, im Verlauf bei 60 % der Patienten), eine **Eosinophilie** und eine **Anämie**. Weitere häufige pathologische Laborbefunde sind:
- BSG ↑ (50 % der Fälle)
- Serumalbumin ↓ (< 4 g/dl prognostisch ungünstig)
- LDH ↑
- bei Leberbefall: alkalische Phosphatase, Transaminasen und γ-GT ↑.

Histologie: Zur Diagnosesicherung ist eine Lymphknotenexstirpation mit anschließender **histopathologischer Untersuchung** indiziert. Die Tumorzellen leiten sich von B-Lymphozyten des Keimzentrums ab (**Keimzentrum-Lymphom**). Neuere Charakterisierungsmöglichkeiten haben gezeigt, dass das Hodgkin-Lymphom folgende Krankheitsentitäten umfasst (**Tab. 3.18**), die sich bezüglich ihrer Pathogenese und Prognose unterscheiden:

Tab. 3.18 Histologische Klassifikation der Hodgkin-Lymphome nach WHO

Benennung	Histologie
nodulär, lymphozytenprädominantes Hodgkin-Lymphom (5 %) Immuntypisierung: CD20 +	partieller Lymphknotenbefall, charakteristische L&H-Zellen (lymphocytic and histiocytic cells) mit typischer polylobulierter Zellkernform (Popcorn-Zellen)
klassisches Hodgkin-Lymphom (95 %) Immuntypisierung: CD15 und CD30 +	pathognomonische, einkernige Hodgkin-Zellen (blastenartige, atypische, große Retikulumzellen mit breitem Zytoplasma und unregelmäßig konfiguriertem, großem, glasigem Kern mit prominent wirkendem eosinophilem Nucleolus im Zentrum, sog. „Eulenaugenzellen" Abb. 3.8a) und mehrkernige Sternberg-Reed-Zellen (entstehen durch Fusion mehrerer Hodgkin-Zellen, morphologisch mit den Hodgkin-Zellen vergleichbar, aber mehrere Zellkerne Abb. 3.8b)
• nodulär sklerosierender Typ (am häufigsten)	knotige Lymphknotenstruktur mit fibrotischer Septierung, variable Anzahl von Hodgkin- und Sternberg-Reed-Zellen; typische Lakunarzellen, die um den Zellkern große Lücken aufweisen (= Fixierungsartefakte, da das reichhaltig vorhandene Zytoplasma bei der Fixierung schrumpft)
• gemischtzelliger Typ	diffuse Durchsetzung der befallenen Lymphknoten mit buntem Zellbild (Lymphozyten, Eosinophile, Histiozyten, Granulozyten) und Hodgkin- und Sternberg-Reed-Zellen
• lymphozytenreicher Typ	diffuse Durchsetzung der befallenen Lymphknoten mit zahlreichen, kleinen Lymphozyten, wenige Hodgkin- und Sternberg-Reed-Zellen
• lymphozytenarmer Typ	diffuse Fibrosierung der betroffenen Lymphknoten, wenige Lymphozyten, aber relativ viele Hodgkin- und Sternberg-Reed-Zellen

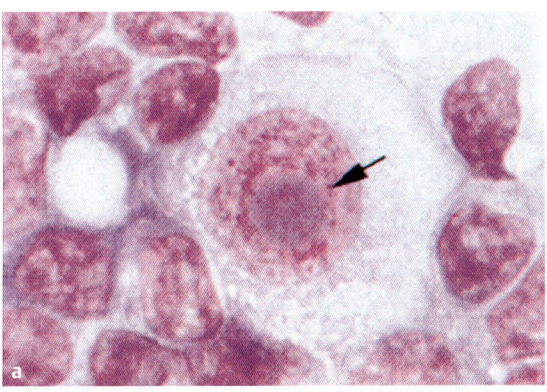
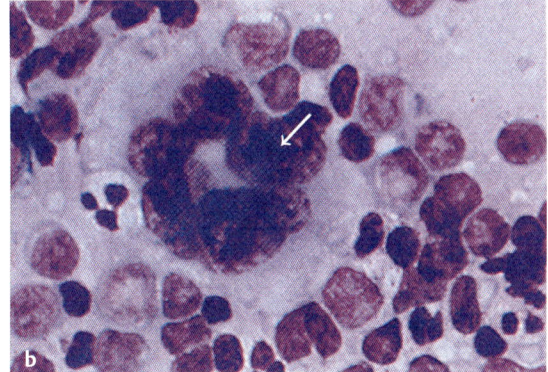

Abb. 3.8 **Morbus Hodgkin. a** Hodgkin-Zellen. **b** Sternberg-Reed-Zellen. (aus: Baenkler et al., Duale Reihe Innere Medizin, Thieme, 2009)

3 Hämatologische Neoplasien

- nodulär lymphozytenprädominantes Hodgkin-Lymphom (NLPHL, deutlich bessere Prognose)
- klassisches Hodgkin-Lymphom mit 4 Subtypen.

Im Gegensatz zu den NHL sind beim Hodgkin-Lymphom mikroskopisch in den betroffenen Lymphknoten viele **nicht maligne Bystander-Zellen** nachweisbar (= physiologische Zellen des Immunsystems oder Mesenchyms, v. a. reaktive Lymphozyten mit kleinem, dunklem, rundem oder leicht gekerbtem Kern). Die malignen Hodgkin-Zellen machen nur 0,1–1 % der Zellpopulation aus und liegen vereinzelt zwischen den reaktiven Zellen.

Staging: Die Tumorausdehnung wird mithilfe der **Staging-Untersuchungen** bestimmt. Hierzu gehören obligat:
- **Sonografie** der axillären, zervikalen und inguinalen Lymphknoten und des Abdomens
- **Röntgen-Thorax** in 2 Ebenen (Abb. 3.9)
- **CT** von Thorax (Abb. 3.10 a), Hals und Abdomen
- **Skelett- und Knochenmarkszintigrafie**
- **Knochenmarkbiopsie** mit Zytologie und Histologie verdächtiger Herde in der Knochenmarkszintigrafie

- **Leberbiopsie** bei infradiaphragmalem Befall.

Andere Staging-Untersuchungen (z. B. Gastroskopie) richten sich nach dem klinischen V. a. einen extranodalen Organbefall.

Bildgebende Verfahren: Sonografisch (Abb. 3.10 b) zeigen die befallenen Lymphknoten eine fast echoleere, zystische Binnenstruktur. Durch die Bildung von Lymphknotenpaketen sind die einzelnen Noduli oft bienenwabenartig miteinander verwachsen. Generell sprechen folgende morphologische Charakteristika für einen malignen Lymphknotenbefall:
- Größenzunahme des Lymphknotens (dringender Malignitätsverdacht ab 1 cm Querdurchmesser)
- Verschwinden des echodichten Zentrums
- unscharfe Begrenzung.

Die **Gefäßversorgung** der Lymphknoten ist meistens sehr gut. Die Gefäße dringen sowohl über den Hilus als auch von peripher über die Lymphknotenkapsel ein. Eine weitere Option zur Dignitätseinschätzung von Lymphadenopathien ist die **18FDG-PET**. Typisch für Lymphome ist ein gesteigerter Glukosestoffwechsel, der sich auf die erhöhte glykolytische Aktivität maligner Zellen zurückführen lässt.

Stadieneinteilung: Die Stadieneinteilung erfolgt anhand der **Ann-Arbor-Klassifikation** (Tab. 3.17).

Differenzialdiagnosen: Andere Ursachen einer Lymphadenopathie (s. Leitsymptome [S. C38]).

Therapie: Anhand der Stadieneinteilung nach Ann Arbor und unter Berücksichtigung der Risikofaktoren werden 3 Stadien unterschieden und stadienentsprechend therapiert. Die einzelnen Therapieschemata unterscheiden sich von Studie zu Studie. Der erste therapeutische Schritt ist aber immer eine **Chemotherapie**, auf die meistens eine **Bestrahlung** der betroffenen Region (**involved field**) folgt. Tab. 3.19 fasst die gemeinsamen Therapieprinzipien zu-

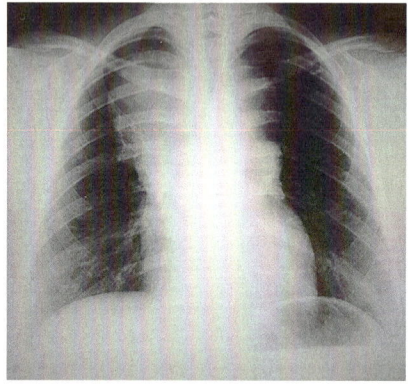

Abb. 3.9 **Röntgenologischer Befund bei Morbus Hodgkin (mediastinale Lymphome).** (aus: Baenkler et al., Duale Reihe Innere Medizin, Thieme, 2009)

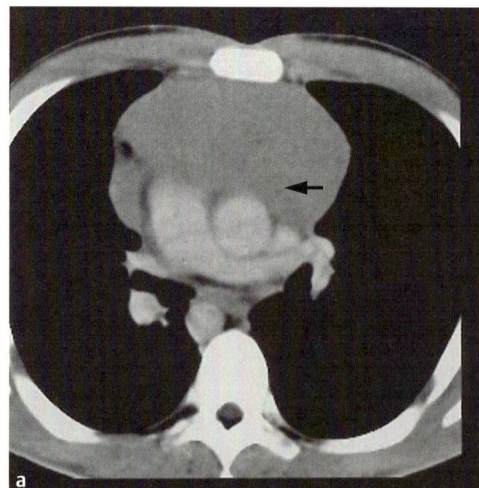
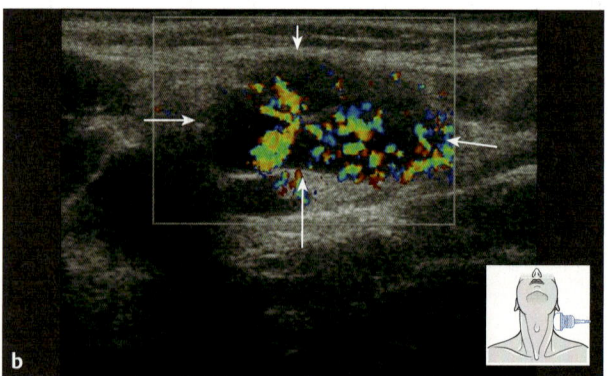

Abb. 3.10 **Malignes Lymphom. a** CT: Ventral der mediastinalen Gefäße erkennt man eine ausgedehnte Raumforderung. **b** Lymphknotensonografie: Die Lymphknoten liegen eng beisammen und sind kaum noch abgrenzbar. In der Doppler-Sonografie sind sie gefäßreich. (a: aus Reiser, Kuhn, Debus, Duale Reihe Radiologie, Thieme, 2011; b: aus Delorme, Debus, Duale Reihe Sonografie, Thieme, 2005)

Tab. 3.19 Therapieschemata beim Hodgkin-Lymphom

Verlaufsform	Definition	Therapie
lokalisiert (limited disease)	Stadien I und II ohne Risikofaktoren[1]	• Chemotherapie: 2 Zyklen ABVD[2] oder AVD • Anschlusstherapie: Involved-Field-Bestrahlung (insg. 30 Gy)
intermediär	Stadien I und II mit Risikofaktoren[1]	• Chemotherapie: 4 Zyklen ABVD[2] oder 2 Zyklen BEACOPP[3] • Anschlusstherapie: nach 4 Zyklen ABVD[2] Involved-Field-Bestrahlung (30 Gy), nach 2 Zyklen BEACOPP[3] keine Anschlusstherapie
fortgeschritten (advanced disease)	Stadium IIb mit Risikofaktoren[1] Stadien III und IV	• Chemotherapie: 8 Zyklen BEACOPP[3] (für 14 Tage) oder 6 Zyklen BEACOPP[3] eskaliert (1,5–2-fache Dosis) • Anschlusstherapie: wenn PET positiv, Involved-Field-Bestrahlung (30 Gy)

[1] Risikofaktoren: großer Mediastinaltumor (> ⅓ des Thoraxdurchmessers), extranodaler Befall, Befall von ≥ 3 Lymphknotenarealen, hohe BSG
[2] ABVD: Adriamycin, Bleomycin, Vinblastin, Dacarbazin
[3] BEACOPP: Bleomycin, Etoposid, Adriamycin, Cyclophosphamid, Vincristin, Procarbazin, Prednisolon

sammen. Patienten mit rezidivierendem oder primär progressivem Hodgkin-Lymphom werden mit einer intensivierten Chemotherapie, ggf. in Kombination mit einer Stammzelltransplantation behandelt.

Der **Anti-CD20-Antikörper** Rituximab, der in der Therapie der NHL eingesetzt wird, spielt beim klassischen Hodgkin-Lymphom **keine Rolle**. Nur die Zellen des nodulären, lymphozytenprädominanten Hodgkin-Lymphoms (NLPHL) exprimieren **CD20**. In ersten Studien konnte eine gute Wirksamkeit von Rituximab gegen NLPHL gezeigt werden. Gegenwärtig ist der Einsatz von Rituximab klinischen Studien vorbehalten.

Die Applikation folgender Substanzen stellt neue Therapieansätze für das Hodgkin-Lymphom dar:
- **Radioimmunkonjugate** (^{99}Tc-gebundene Anti-CD30-Antikörper), die sich an die befallenen Lymphknoten anlagern
- neuere Zytostatika, z. B. **Vinorelbin** und **Gemcitabin** (Erprobung in Studien)
- **bispezifische Antikörper** mit je 1 Bindungsstelle für Tumorantigene und für Epitope von Immunzellen (z. B. CD16).

Prognose: Die **5-Jahres-Rezidivfreiheit** liegt im lokalisierten Stadium bei > 90 %, im intermediären Stadium bei etwa 90 % und im fortgeschrittenen Stadium bei ca. 88 %. Die **Rückfallquote** ist jedoch bei allen Patienten relativ hoch. Vor allem bei Frührezidiven (Remission < 12 Monate) ist die Prognose deutlich ungünstiger. Die insgesamt recht günstige Prognose wird durch die **Langzeittoxizität** der Radio- und Chemotherapie verschlechtert: 10–20 % aller Patienten erkranken nach ihrer Heilung an Zweitneoplasien. **Tab. 3.20** zeigt bekannte Risiko- und Prognosefaktoren.

3.5.2 Non-Hodgkin-Lymphome (NHL)

Grundlagen

DEFINITION Heterogene Gruppe monoklonaler Neoplasien, die von Vorläuferzellen der T- oder B-Lymphozyten abstammen.

Epidemiologie: Circa **75 % aller Lymphome** sind NHL. Die Inzidenz liegt bei etwa 10–15/100 000 Einwohner/Jahr

Tab. 3.20 Risiko- und Prognosefaktoren bei Hodgkin-Lymphom

	Risikofaktoren
deutsche Hodgkin-Lymphom-Gruppe	• großer Mediastinaltumor (≥ ⅓ des Thoraxdurchmessers) • extranodaler Befall • Befall von ≥ 3 Lymphknotenarealen • hohe BSG (> 50 mm in der 1. Stunde bzw. > 30 mm in der 1. Stunde bei B-Symptomen)
internationaler Prognose-Score*	• Serumalbumin < 4 g/dl • Hämoglobin < 10,5 g/dl • Stadium IV • männliches Geschlecht • Alter < 45 Jahre • Leukozyten > 15 000/µl • Lymphozyten < 600/µl

* Jeder Risikofaktor wird mit 1 Punkt bewertet: 0–2 Punkte: günstige Prognose, ≥ 3 Punkte: ungünstige Prognose.

und steigt mit zunehmendem Lebensalter. Männer sind etwas häufiger betroffen (m:w = 1,5:1).

Ätiopathogenese: Die Ätiologie ist in den meisten Fällen unklar. Bekannte **Risikofaktoren** sind:
- **familiäre Prädisposition**
- **chemische Noxen, ionisierende Strahlung**
- angeborene oder erworbene **Immundefekte** (Wiskott-Aldrich-Syndrom, Fanconi-Anämie, AIDS, Zytostatikatherapie)
- **Infektionen** (z. B. EBV bei Burkitt-Lymphom, HTLV-1 bei T-Zell-Lymphomen, H. pylori bei MALT-Lymphom)
- **Chromosomenaberrationen:** Bei vielen NHL wurden charakteristische genetische Veränderungen identifiziert, mit folgenden gemeinsamen funktionellen Konsequenzen:
  - Suppression der Apoptose von Tumorzellen
  - Deregulation des Zellzyklus
  - gestörte Zelldifferenzierung
  - gesteigerte Proliferation.

Klassifikation der NHL:
WHO-Klassifikation (Tab. 3.21): Sie berücksichtigt nicht nur die Art des Lymphoms (B- oder T-Zell-Lymphom), sondern auch den Differenzierungsgrad der Zellen (Immunphänotypisierung, Zytogenetik).

Tab. 3.21 WHO-Klassifikation der NHL (2001)

	B-Zell-Lymphome (85 %); CD19+, CD20+	T-Zell-Lymphome (15 %); CD2+, CD3+
Lymphome der Vorläuferzellen	• B-lymphoblastische Leukämie • B-lymphoblastisches Lymphom	• T-lymphoblastisches Lymphom • blastisches NK-Zell-Lymphom
Lymphome der reifen Zellen	• chronisch-lymphatische Leukämie vom B-Zell-Typ und kleinzelliges lymphozytisches Lymphom • Haarzellleukämie • lymphoplasmozytisches Lymphom (Immunozytom) • B-Zell-Marginalzonenlymphom (nodal, extranodal [MALT-Lymphome], splenisch) • follikuläres Lymphom • Mantelzelllymphom • diffuses großzelliges B-Zell-Lymphom (mediastinales, intravaskuläres und primäres Ergusslymphom) • multiples Myelom • Burkitt-Lymphom	• T-/NK-Zell-Lymphom • NK-Zell-Leukämie • T-Zell-Prolymphozytenleukämie • T-Zell-großzelliges granuliertes lymphozytisches Lymphom • T-Zell-Lymphom mit Enteropathie • hepatosplenisches T-Zell-Lymphom • Mycosis fungoides/Sézary-Syndrom • angioimmunoblastisches T-Zell-Lymphom • anaplastisches großzelliges Lymphom

Klinische Klassifikation: Klinisch wird nach dem Malignitätsgrad zwischen indolenten und aggressiven NHL unterschieden:

- **Niedrig maligne (indolente) NHL** haben ihren Ursprung in der malignen Transformation einer reifen Zelle mit niedriger Teilungsaktivität (**kleinzellige Lymphome**). Ihre Progression ist langsam. Sie werden häufig erst spät entdeckt, weshalb bei Diagnosestellung meist bereits ein disseminiertes Stadium vorliegt. Sie sprechen schlecht auf eine Chemotherapie an, die Heilungschancen sind gering.
- **Hoch maligne (aggressive) NHL** gehen von einer unreifen, wachstumsaktiven Vorläuferzelle aus (**blastische Lymphome**). Typisch ist eine rasche Proliferation mit aggressivem Krankheitsfortschritt, sodass sie häufig bereits in lokalisierten Stadien entdeckt werden. Da sich viele Zellen gleichzeitig im Proliferationspool befinden, sprechen sie gut auf eine Chemotherapie an (die meisten Zytostatika sind Proliferationsgifte, d.h., sie wirken nur auf Tumorzellen, die sich in der Wachstumsfraktion bzw. im Proliferationspool befinden). Die Heilungschance liegt bei ca. 50 %.

MERKE Das **Häufigkeitsverhältnis** von niedrig zu hoch malignen Lymphomen beträgt 7:3.

Klassifikation nach Befallsmuster:
- **primär nodale NHL** (z.B. follikuläres, Mantelzell-, diffuses großzelliges B-Zell- und Burkitt-Lymphom)
- **primär extranodale NHL** (z.B. MALT-Lymphom)
- **disseminierte leukämische NHL** (z.B. B-CLL, Sézary-Syndrom, Plasmozytom).

Klinik: Die meisten Patienten klagen über unspezifische Allgemeinsymptome wie Müdigkeit, Leistungsminderung und **B-Symptome** [S. A588]. Charakteristisch ist eine persistierende, indolente **Lymphknotenvergrößerung**. Fast die Hälfte der NHL führt zu einer **Knochenmarkinfiltration** mit Verdrängung der normalen Hämatopoese (→ Anämie, erhöhte Infekt- und Blutungsneigung). Bei ca. 20 % der Patienten besteht eine **Splenomegalie**. Typische Hinweise auf einen **extranodalen Befall** sind papulöse Hautinfiltrate (v.a. T-Zell-Lymphome), gastrointestinale (v.a. B-Zell-Lymphome) und neurologische Symptome.

Diagnostik: Entscheidend für die Diagnosesicherung ist die **Exstirpation verdächtiger Lymphknoten zur histopathologischen Untersuchung**. Orientierend sollte eine **CT von Thorax und Abdomen** angefertigt werden, um suspekte Lymphknotenareale zu erkennen. Klinisch und in der konventionellen Bildgebung unauffällige, aber befallene Lymphknoten können mithilfe des **18-FDG-PET-Scans** entdeckt werden. Für die Charakterisierung des Lymphomtyps ist neben der zytomorphologischen auch eine **immunhistochemische** Untersuchung der Präparate obligat. Im **Labor** sollten insbesondere die Hämolyseparameter (s. Blut und Blutbildung [S. A146]), β_2-Mikroglobulin, BSG, Leber- und Nierenparameter und das Blutbild (Zytopenie?) bestimmt werden. Mithilfe der **Eiweißelektrophorese** kann ggf. ein Antikörpermangel aufgedeckt werden. Die **Immunfixation** dient dem Nachweis monoklonaler Immunglobuline (Paraproteine) und der Bestimmung des Immunglobulintyps (bei Plasmozytom, Immunozytom, CLL). **Zyto- und molekulargenetische Untersuchungen** können assoziierte Gendefekte nachweisen.

Staging:
- Knochenmarkpunktion und -biopsie zum Abklären einer Knochenmarkinfiltration (Zytochemie und Immuntypisierung)
- Lumbalpunktion: bei hoch malignen Lymphomen und neurologischen Symptomen
- Sonografie und/oder CT (Hals, Axillae, Leisten, Abdomen)
- Röntgen- und/oder CT-Thorax
- PET: nur bei fraglichen Befunden und therapeutischer Konsequenz bzw. im Rahmen klinischer Studien.

Stadieneinteilung: Mit Ausnahme der CLL und des Plasmozytoms werden NHL nach der **Ann-Arbor-Klassifikation** (Tab. 3.17) eingeteilt.

Differenzialdiagnosen:

- Hodgkin-Lymphom: Bei NHL sind keine Sternberg-Reed- und Hodgkin-Zellen nachweisbar.
- andere Ursachen einer Lymphadenopathie (z. B. EBV-Infektion; Näheres s. Leitsymptome [S. C38]).

Therapie (meist im Rahmen von Studienprotokollen): Sie richtet sich nach dem Krankheitsstadium und der Aggressivität (niedrig vs. hoch maligne).

Niedrig maligne NHL:

- **lokalisierte Stadien** (I/II): Radiatio in kurativer Intention oder „Wait-and-watch"-Strategie
- **disseminierte Stadien** (III/IV): Niedrig maligne NHL sprechen nur schlecht auf eine Chemotherapie an, da die Tumorzellen langsam proliferieren. Daher ist eine Heilung meist nicht möglich. Eine Therapieindikation besteht bei Symptomen durch die Verdrängung der normalen Hämatopoese wie Anämie, Thrombozytopenie sowie bei Kompression benachbarter Strukturen. Am häufigsten wird das **R-CHOP-Schema** eingesetzt, bei dem die Zytostatika Cyclophosphamid, Doxorubicin und Vincristin mit Prednisolon und dem CD20-Antikörper Rituximab kombiniert werden (Tab. 3.22). Alternativ kann Bendamustin in Kombination mit Rituximab gegeben werden.

Hoch maligne NHL sprechen gut auf eine Chemotherapie an. Standardtherapie ist das **R-CHOP-Schema** (Tab. 3.22). Restlymphome nach Chemotherapie werden **bestrahlt**. Therapieoptionen bei Rezidiven sind die **Stammzelltransplantation** und die **Radioimmuntherapie** mit radioaktiv markierten Anti-CD20-Antikörpern.

Die Bindung des Anti-CD20-Antikörpers **Rituximab** an den CD20-Marker der Lymphomzellen aktiviert das Komplementsystem und führt zu einer zellvermittelten Zytolyse. Da diese Therapie tumorzellspezifisch ist, hat sie relativ geringe Nebenwirkungen.

Prognose: Sie hängt vom **histologischen Subtyp** und vom Ausbreitungsstadium ab. Die Heilungschance der niedrig malignen Lymphome ist gering, durch die langsame Progression überleben die Patienten aber häufig jahrelang (mediane Überlebenszeit: 2–10 Jahre). Die Heilungschance der hoch malignen Lymphome liegt bei ca. 50 %.

Tab. 3.22 CHOP-Schema

Substanz	Wirkung/Phase des Zellzyklus	Nebenwirkungen
Cyclophosphamid	alkylierende Substanz (→ Einzel- und Doppelbrüche der DNA), mehrere Phasen des Zellzyklus	hämorrhagische Zystitis, Knochenmarkdepression, Übelkeit, Haarausfall
(**H**ydroxy-) Daunorubicin	Anthracyclinantibiotikum (→ Blockade der Transkription, Hemmung der Topoisomerase II), S-Phase des Zellzyklus	Kardio- und Nephrotoxizität, Knochenmarkdepression, Haarausfall, Übelkeit
Vincristin (**O**ncovin®)	Alkaloid (→ Hemmung der Bildung des Spindelapparats), M-Phase des Zellzyklus	Polyneuropathie, Obstipation, Haarausfall
Prednisolon	Glukokortikoid	s. Pharmakologie [S. C437]

MERKE Prognostisch **ungünstige Faktoren** sind:
- LDH ↑
- mehrere extranodale Krankheitsherde
- Alter > 60 Jahre
- schlechter Allgemeinzustand.

Chronisch-lymphatische Leukämie (CLL)

DEFINITION Niedrig malignes, leukämisch verlaufendes B-Zell-Lymphom mit klonaler Proliferation und Akkumulation reifer, aber immun**in**kompetenter B-Lymphozyten in Blut, Lymphknoten, Milz und Knochenmark.

Epidemiologie: Die CLL ist in den westlichen Ländern die **häufigste Leukämieform** (40 % aller Leukämien). Die Inzidenz steigt mit zunehmendem Lebensalter. Die meisten Patienten sind bei Diagnosestellung über 70 Jahre alt (Inzidenz bei über 50-Jährigen 5/100 000, bei 60- bis 70-Jährigen 20/100 000, bei > 80-Jährigen 30/100 000/Jahr). Männer sind doppelt so häufig betroffen wie Frauen.

Ätiopathogenese: Die genaue Ursache ist unklar. Die CLL ist häufiger bei angeborenen oder erworbenen **Immundefekten** (Wiskott-Aldrich-Syndrom, HIV). Bei > 80 % der Patienten sind **Chromosomenaberrationen** nachweisbar (häufig Trisomie 12). Eine **familiäre Häufung** wird beobachtet: Kinder von CLL-Patienten haben ein 3-fach erhöhtes Erkrankungsrisiko. Pathogenetisch liegen der Lymphozytenvermehrung Onkogenamplifikationen zugrunde, die zu einer Störung der Apoptose mit verlängerter Überlebenszeit der transformierten Zellen führen.

MERKE Die CLL beruht in **95 % der Fälle** auf einer malignen Transformation eines B-Zell-Klons (= **B-CLL**). T-CLL sind selten.

Klinik und Verlauf: Die CLL verläuft lange Zeit **asymptomatisch**, die meisten Fälle werden zufällig bei routinemäßigen Blutuntersuchungen entdeckt. Etwa 50 % der Patienten leiden zum Diagnosezeitpunkt unter **unspezifischen Allgemeinsymptomen** wie Leistungsminderung und Nachtschweiß. Im fortgeschrittenen Stadien besteht fast immer eine **schmerzlose Lymphknotenschwellung** (Merke: C**L**L: **L**ymphknotenschwellung!). Auch eine **Hepatosplenomegalie** ist häufig. Typisch ist eine **Hautbeteiligung** mit Pruritus, Urtikaria, Erythodermie und/oder knotigen Hautinfiltraten. Bei einigen Patienten sind die Tränen- und Speicheldrüsen befallen (Mikulicz-Syndrom).

Komplikationen:

- **erhöhte Infektanfälligkeit:** Ursachen sind die Granulozytopenie, die immunsuppressive Therapie und ein **Antikörpermangelsyndrom**, das durch die klonale Vermehrung immun**in**kompetenter Lymphozyten begünstigt wird (wird (B-Zell-Defekt → Anfälligkeit gegenüber

bakteriellen Infektionen wie einem Erysipel oder einer Pneumonie).
- **Autoimmunzytopenien:** Circa 10% der Patienten leiden an einer Coombs-positiven, autoimmunhämolytischen Anämie durch Wärmeautoantikörper. Das gemeinsame Auftreten von autoimmunhämolytischer Anämie und Autoimmunthrombozytopenie wird als **Evans-Syndrom** bezeichnet.
- **monoklonale Gammopathie** vom IgM-Typ (durch gestörte Lymphozytenregulation)
- **Leukostasesyndrom** (ausgeprägte Lymphozytose [S. A605])
- **Richter-Syndrom:** Übergang in ein aggressives, großzelliges B-Zell-Lymphom in ca. 1–2% der Fälle.

MERKE Etwa die Hälfte der Patienten verstirbt an **Infektionen**.

Diagnostik: Wegweisend ist eine **persistierende Leukozytose mit hohem Lymphozytenanteil** (70–95%) im Differenzialblutbild (Lymphozyten wirken morphologische reif). Die Lymphozytenwerte liegen > 10 000/µl. Wird die normale Blutbildung im Knochenmark verdrängt, kommen Anämie, Thrombozytopenie und Hypogammaglobulinämie hinzu. Im **Blutausstrich** erkennt man reife, ausdifferenzierte Lymphozyten. Typisch, aber nicht obligat, sind **Gumprecht'sche Kernschatten** (Abb. 3.11), Fragmente zerstörter Lymphozyten, die beim Ausstreichen des Blutes (fragile Lymphozyten) entstehen. Sie sind in geringem Ausmaß in jedem Blutausstrich nachweisbar und können auch bei anderen leukämisch verlaufenden Lymphomen auftreten. Die **Diagnose** wird mithilfe der **durchflusszytometrischen Immunphänotypisierung** gesichert. Hiermit gelingt der Nachweis der Expression der Oberflächenantigene, sodass die CLL einem B-Zell- oder T-Zell-Typ zugeordnet werden kann. In der Regel besteht ein B-CLL-Immunphänotyp (Nachweis der CD5-, CD19- und CD23-Oberflächenmarker und membranständiger Immunglobuline). Die Leichtkettenrestriktion (κ oder λ) beweist die Monoklonalität der Zellen. Weitere Diagnostik:
- **Knochenmarkpunktion:** zur Diagnosestellung nicht zwingend erforderlich, aber zur Therapiebestimmung hilfreich. Befunde: Infiltration mit reifen Lymphozyten (Anteil > 30%), die zu einer Verdrängung der physiologischen Hämatopoese führen kann. Die Infiltration kann sowohl nodulär in Form von Nestern (prognostisch günstiger) oder diffus auftreten.
- **Lymphknotenbiopsie:** sinnvoll, wenn die leukämische Ausschwemmung fehlt oder der Übergang in ein Richter-Syndrom vermutet wird. Befunde: aufgehobene Lymphknotenarchitektur, Verlust der Keimzentren, Infiltrate kleiner lymphatischer Zellen mit verklumptem Chromatin, meist rundem Kern und gelegentlich einem kleinen Nukleolus; häufig sind auch Herde von größeren lymphatischen Zellen (Pseudofollikel oder Proliferationszentren).
- **Coombs-Test:** zum Nachweis einer einer autoimmunhämolytischen Anämie Genetik: Nachweis einer 17p-Deletion mittels FISH
- Die **Staging-Untersuchungen** entsprechen denen der NHL [S. A620].

Eine **Knochenmarkpunktion** ist zur Diagnosestellung nicht zwingend erforderlich, kann aber zur **Therapiebestimmung** hilfreich sein. Typisch ist eine **Infiltration mit reifen Lymphozyten** (Anteil > 30%) mit Verdrängung der physiologischen Hämatopoese. Die Infiltration kann **nodulär** in Form von Nestern (prognostisch günstiger) oder **diffus** (Abb. 3.12) sein.

Risikofaktoren Für einen prognostisch ungünstigen Verlauf:
- 17-p-Deletion: del(17p)
- LDH ↑
- β₂-Mikroglobulin > 3,5 mg/dl
- hohe Spiegel des löslichen CD23
- erhöhte Aktivität der Thymidinkinase
- vermehrte Expression von CD38/ZAP-70
- Verdopplungszeit der Lymphozytenzahl < 12 Monate.

Stadieneinteilung: Klassifikationen nach Binet (Tab. 3.23) und Rai (Tab. 3.24). Für beide Stadieneinteilungen sind eine körperliche Untersuchung und ein Blutbild erforderlich.

Differenzialdiagnosen der Lymphozytose sind reaktive Lymphozytosen (z. B. bei Virusinfekten), andere Lymphome und die CML (granulopoetische Zellen). Für Differen-

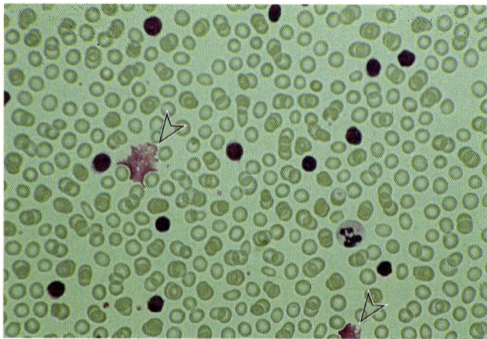

Abb. 3.11 **Gumprecht'sche Kernschatten** im Blutausstrich bei CLL (Pfeil). (aus: Greten, Rinninger, Greten, Innere Medizin, Thieme, 2010)

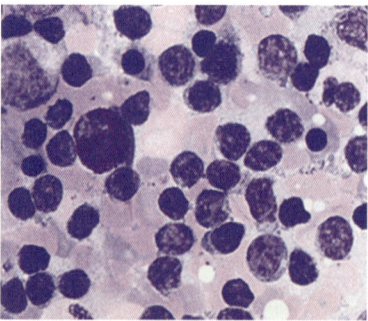

Abb. 3.12 **Knochenmarkzytologie bei CLL.** Die Lymphozyten sind stark vermehrt und diffus verteilt. (aus: Theml et al., Taschenatlas Hämatologie, Thieme, 2002)

Tab. 3.23 Klassifikation der CLL nach Binet

Stadium	Befund
A	Befall von < 3 Lymphknotenregionen • **Smoldering CLL:** geringe Aktivität, Lymphozytenzahlen < 30 000/μl, noduläre Knochenmarkinfiltration, Verdopplungszeit der Lymphozyten > 12 Monate • **Active CLL:** Stadium A ohne die Kriterien des Smoldering CLL
B	Befall von ≥ 3 Lymphknotenregionen
C	beliebige Anzahl von Lymphknotenregionen befallen, zusätzlich Anämie (Hb < 10 g/dl) und Thrombozytopenie (< 100 000/μl)

Tab. 3.24 Klassifikation der CLL nach RAI

Stadium	Befund
0	Lymphozyten im peripheren Blut > 5 000/μl, im Knochenmark > 30 %
I	zusätzlich Lymphadenopathien
II	zusätzlich Hepato- oder Splenomegalie
III	zusätzlich Anämie
IV	zusätzlich Thrombopenie

zialdiagnosen der Lymphknotenvergrößerung s. Leitsymptome [S. C38].

Therapie und Prognose: Die Diagnosestellung ist nicht gleichbedeutend mit einer Therapieindikation: Patienten in den Stadien Binet A und B bzw. RAI I und II werden nur bei Beschwerden behandelt, im Stadium Binet C (bzw. RAI III und IV) immer. Dabei werden v. a. Alkylanzien (Chlorambucil) und Purinanaloga (Fludarabin) eingesetzt. Durch den Zusatz des Antikörpers Rituximab lassen sich die Remissionsraten steigern. Eine hohe Lymphozytenzahl an sich stellt keine Therapieindikation dar. Tab. 3.25 zeigt die stadienabhängigen Therapieprinzipien und die Prognose der CLL. Wichtige **ergänzende Therapiemaßnahmen** sind:

- Strahlentherapie raumfordernder Lymphome
- Glukokortikoide und Immunsuppressiva (z. B. Rituximab, Ciclosporin) bei assoziierten Autoimmunzytopenien
- Splenektomie bei Hypersplenismus, therapierefraktärer autoimmunhämolytischer Anämie und Thrombozytopenie
- Infektprophylaxe [S. A598].

MERKE Eine **hohe Lymphozytenzahl** ist an sich **keine Therapieindikation**.

Plasmozytom

Synonyme: multiples Myelom, Morbus Kahler

DEFINITION Aggressives B-Zell-Lymphom mit klonaler Vermehrung eines maligne transformierten Plasmazellklons, das primär im Knochenmark auftritt (nur selten Befall des lymphatischen Gewebes). Typisch ist die Bildung großer Mengen monoklonaler Immunglobuline oder Leichtketten (Paraproteine).

Paraproteine sind intakte Antikörper der Klassen IgG, IgM, IgE, IgA oder IgD und/oder deren Leichtketten, die sich von einem Klon immunglobulinproduzierender Plasmazellen ableiten (= monoklonaler Ursprung).

Epidemiologie: Die Inzidenz liegt bei ca. 4/100 000/Jahr. Das mittlere Erkrankungsalter beträgt 60–65 Jahre. Männer erkranken häufiger als Frauen.

MERKE Das Plasmozytom ist der häufigste Tumor des Knochens und des Knochenmarks.

Ätiologie: Die genaue Ursache ist unbekannt. Wahrscheinlich liegt der unkontrollierten Proliferation des Plasmazellklons eine Onkogenmutation zugrunde. Bekannte Risikofaktoren sind ionisierende Strahlung, Virusinfektionen (HHV-8) und Lösungsmittel.

Tab. 3.25 Stadienabhängige Therapie der CLL

Symptome	Erstlinientherapie	Zweitlinientherapie
nein	keine („wait and watch"), ggf. supportive Maßnahmen (v. a. Infektprophylaxe)	–
ja		
• körperlich fitter Patient	Kombinationstherapie mit Fludarabin, Cyclophosphamid, Rituximab (bei Deletion 17p13 alternativ auch Alemtuzumab [Anti-CD52-Antikörper] und allogene Stammzelltransplantation)	bei Progression oder Frührezidiv: Chemoimmuntherapie mit allogener SZT (alternativ z. B. auch: Alemtuzumab oder R-CHOP) bei Spätrezidiv: Wiederholung der Primärbehandlung oder andere Chemoimmuntherapie
• körperlich unfitter Patient	Chlorambucil (bei Deletion 17p13 Alemtuzumab)	bei Progression oder Frührezidiv: Bendamustin und Rituximab (oder Alemtuzumab) bei Spätrezidiv: s. körperlich fitter Patient
• gebrechlicher Patient	supportive Therapie	supportive Therapie

Pathophysiologie: Die vermehrte Produktion osteoklastenaktivierender und osteoblastenhemmender Faktoren löst Osteolysen und eine diffuse Osteoporose aus (Tab. 3.26).

Einteilung: Die Erkrankung wird nach der Art des produzierten **monoklonalen Immunglobulins**, der primären **Lokalisation**, dem **Ausbreitungstyp** und dem **Verlauf** eingeteilt (Tab. 3.27).

Klinik und Komplikationen: Typisch sind eine ausgeprägte **B-Symptomatik** und **Knochenschmerzen** (v. a. in der Wirbelsäule) durch die diffuse Infiltration des Knochenmarks mit Zerstörung des Knochens (Osteolysen und Osteoporose). Wird die Erkrankung nicht rechtzeitig diagnostiziert, erleiden viele Patienten pathologische **Spontanfrakturen** ohne adäquates Trauma. Da die monoklonalen Immunglobuline immuninkompetent sind und durch die Knochenmarkinfiltration weniger funktionstüchtige Immunglobuline gebildet werden (sekundäres Antikörpermangelsyndrom), ist die **Infektanfälligkeit erhöht**. Weitere Komplikationen sind:

- **Panzytopenie** durch Verdrängung der normalen Hämatopoese
- **Nephropathie („Myelomniere",** ca. 30 % der Fälle) **durch die Ablagerung der Leichtketten in den Nierentubuli** oder eine immunglobulinassoziierte Amyloidose. Klinisch fällt ein nephrotisches Syndrom (s. Niere [S. A405]) auf. Etwa 10 % der Patienten werden dialysepflichtig.
- **Hyperviskositätssyndrom:** Die exzessive Bildung von Paraproteinen erhöht die Blutviskosität und führt zu Mikrozirkulationsstörungen mit zerebralen und peripheren Durchblutungsstörungen.
- **Hyperkalzämie** (30 % der Fälle) und **hyperkalzämische Krise** (Kalzium > 3,5 mmol/l) durch den verstärkten Knochenabbau
- **AL-Amyloidose** (s. Endokrines System und Stoffwechsel [S. A369]).

Diagnostik:

Labor und Elektrophorese: Häufige Befunde sind eine **extrem beschleunigte BSG** (1-h-Wert > 100 mm, „Sturzsenkung"), eine Anämie und eine Hyperkalzämie. Eine Kreatininerhöhung deutet auf eine Nierenschädigung hin. In der Serumelektrophorese zeigt sich der typische **M-Gradient** durch die Überhöhung der Gammaglobulinfraktion (Abb. 3.13). Für die Prognose relevant ist die **Erhöhung des β_2-Mikroglobulins** (s. u.). Mit der Immunfixationselektrophorese können der Immunglobulintyp bestimmt und dessen Monoklonalität nachgewiesen werden. **Bence-Jones-Proteine** (λ- und κ-Leichtketten) werden sehr schnell renal eliminiert und können in der Urin- oder auch Serumelektrophorese nachgewiesen werden.

MERKE Beim **Leichtkettenmyelom** können BSG und Serumelektrophorese normal sein.

Knochenmarkbiopsie: Sie zeigt eine nestförmige Infiltration des Knochenmarks mit **Plasmazellen** (Plasmazellanteil > 10 %), für die ein prominenter Kern, eine Radspeichenstruktur des angefärbten Chromatins und zytoplas-

Tab. 3.26 Osteoklastenaktivierende und osteoblastenhemmende Faktoren

Faktortyp	Faktoren
osteoklastenaktivierende Faktoren	• RANKL-Faktor (receptor activator of nuclear factor κB) • MIP-1α und MIP-1β (chemokinine makrophage inflammatoty protein) • SDF-1α (stromal-derived factor 12)
osteoblastenhemmende Faktoren	• DKK1-Faktor (Dickkopf-1) • sFRP2 (secreted frizzled-related protein-2)

Tab. 3.27 Einteilung des Plasmozytoms

Einteilungskriterium		Häufigkeit
Immunglobulinklasse	IgG	55 %
	IgA	25 %
	Leichtkettenmyelom (Bence-Jones-Myelom) mit Produktion der Leichtketten λ oder κ[1]	ca. 20 %
	IgM, IgE, IgD, asekretorisches Myelom	selten
Lokalisation	multiples Myelom (Knochenmark und Knochen)	ca. 90 %
	solitäres Plasmozytom des Skeletts	< 5 %
	Plasmazellleukämie	1-2 %
	solitäres extramedulläres Plasmozytom (z. B. Oropharynx, Haut, Lymphknoten, Leber, Milz)	< 1 %
Ausbreitung	disseminiertes Myelom mit **Ausbreitung in Knochenmark, Knochen und peripheren Organen**	häufig
	solitäre Plasmozytome	selten
Verlauf	progredientes multiples Myelom	90 %
	langsam progredientes, indolentes Myelom („smoldering myeloma")	10 %

[1] Der immunfixatorische Nachweis der Leichtketten λ oder κ bestätigt die Diagnose.

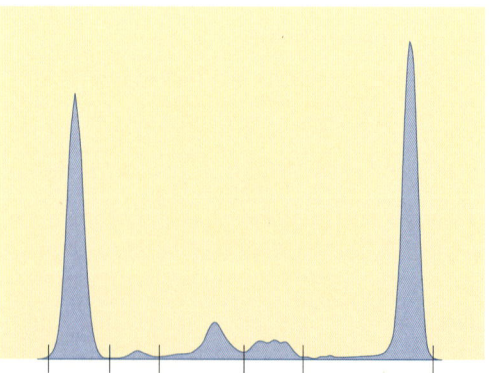

Abb. 3.13 **Elektrophorese bei Plasmozytom.** Charakteristisch ist der spitzzipfelige M-Gradient. (aus: Greten, Rinninger, Greten, Innere Medizin, Thieme, 2010)

matische Russel-Bodys (= atypische Immunglobuline) charakteristisch sind.

Bildgebende Verfahren: Röntgenaufnahmen zeigen osteolytische Knochenherde und eine diffuse Osteoporose. **Osteolysen** finden sich v. a. in den langen Röhrenknochen, im Becken, in der Wirbelsäule und in der Schädelkalotte („Schrotschuss-Schädel", **Abb. 3.14**). Im **Frühstadium** sind die Röntgenaufnahmen gelegentlich unauffällig. **CT** oder **MRT** können frühe Weichteilinfiltrationen darstellen.

> **MERKE** Da beim **Plasmozytom** im Gegensatz zu Knochenmetastasen nur die osteolytische, nicht aber die osteoblastäre Aktivität erhöht ist, **speichern** die ossären Herde **keine radioaktiven Marker** und sind in der Skelettszintigrafie nicht nachweisbar.

Tab. 3.28 fasst die Diagnosekriterien zusammen. Für die Diagnosesicherung müssen alle 3 Kriterien erfüllt sein.

Stadieneinteilung: Tab. 3.29 zeigt die Stadieneinteilung nach Durie und Salmon, **Tab. 3.30** die neuere ISS-Klassifikation.

Prognoseparameter: Wichtige Risikofaktoren für eine ungünstige Prognose sind:
- hohe Konzentrationen von β_2-Mikroglobulin, Thymidinkinase und monoklonalen Immunglobulinen im Serum (direkte Korrelation mit der Tumorzellmasse)

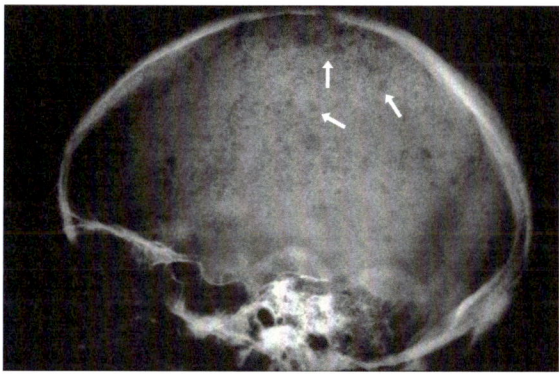

Abb. 3.14 „Schrotschuss-Schädel" mit generalisierten Osteolysen (Pfeile) bei Plasmozytom. (aus: Reiser, Kuhn, Debus, Duale Reihe Radiologie, Thieme, 2011)

Tab. 3.28 Diagnosekriterien des multiplen Myeloms (nach Durie et al. 2003)

Typ	Kriterien
1	≥ 10 % monoklonale Plasmazellen im Knochenmark und/oder bioptischer Nachweis eines multiplen Myeloms*
2	monoklonale Immunglobuline in Serum und/oder Urin
3	myelomassoziierte Veränderungen: • (C) Kalzium im Serum ↑ • (R) Niereninsuffizienz mit Serumkreatinin > 2 mg/dl • (A) Anämie mit Hb < 10 g/dl • (B) Osteolysen oder Osteoporose mit Kompressionsfrakturen

* ≥ 30 % monoklonale Plasmazellen im Knochenmark und/oder ein bioptischer Myelomnachweis sind erforderlich, wenn keine monoklonalen Immunglobuline nachweisbar sind.

- CRP und LDH ↑
- Deletion von Chromosom 13, Deletion 12p13, Hyperploidie.

Differenzialdiagnosen: Neben Knochenschmerzen anderer Ursache (z. B. osteolytische Knochenmetastasen, Osteoporose) müssen v. a. die **monoklonale Gammopathie unklarer Signifikanz** (MGUS) und das **Immunozytom** (Makroglobulinämie, Morbus Waldenström [S. A626]) abgegrenzt werden (**Tab. 3.31**). Selten werden Paraproteine bei Amyloidose, Kryoglobulinämie und anderen B-Zell-Lymphomen wie der B-CLL gefunden.

Tab. 3.29 Stadieneinteilung des Plasmozytoms nach Durie und Salmon

Stadium*	Befund
I	alle Kriterien müssen erfüllt sein: • Hb > 10 g/dl • Kalzium i. S. normal • Osteolysen: ≤ 1 ossärer Herd • Paraproteine: IgG < 5 g/dl, IgA < 3 g/dl, Bences-Jones-Proteinurie < 4 g/24 h
II	weder die Kriterien für Stadium I noch für Stadium III erfüllt
III	≥ 1 Kriterium muss erfüllt sein: • Hb < 8,5 g/dl • Kalzium i. S. ↑ • Osteolysen: ≥ 3 ossäre Herde • Paraproteine: IgG > 7 g/dl, IgA > 5 g/dl, Bences-Jones-Proteinurie > 12 g/24 h

* Zusatz A bei Serumkreatinin < 2 mg/dl bzw. B bei Serumkreatinin > 2 mg/dl

Tab. 3.30 Stadieneinteilung des Plasmozytoms nach der ISS-Klassifikation (2005)

Stadium	Befund
I	β_2-Mikroglobulin < 3,5 mg/dl Albumin ≥ 3,5 g/l
II	weder die Kriterien für Stadium I noch für Stadium III erfüllt
III	β_2-Mikroglobulin ≥ 5,5 mg/dl

Tab. 3.31 Charakteristika von Immunozytom und MGUS

	Immunozytom	MGUS
Epidemiologie	4-mal seltener als Plasmozytom, Altersgipfel im 7. Lebensjahrzehnt	häufigste Gammopathie (3 % aller > 70-Jährigen)
Paraproteine	ausschließlich IgM (> 3 g/dl)	IgM, IgG, IgA < 3 g/dl oder Bence-Jones-Proteine < 0,5 g/24h
Knochenmarkbiopsie	lymphozytoide Infiltration	< 10 % Plasmazellen
Skelett-Röntgen	keine Osteolysen	
Klinik	Anämie, Splenomegalie, Lymphome, Kryoglobulinämie, Hyperviskositätssyndrom, hämorrhagische Diathese	unauffällig **Cave:** Übergang in **Plasmozytom** (ca. 1 % der Fälle) oder AL-Amyloidose (ca. 2 % der Fälle) → regelmäßige Kontrollen

MERKE Die **monoklonale Gammopathie** ist der Leitbefund für das Plasmozytom, das Immunozytom und die monoklonale Gammopathie unklarer Signifikanz.

Therapie: Indikationen für den Therapiebeginn:
- symptomatische Patienten im Stadium I nach Durie
- asymptomatische Patienten im Stadium I nach Durie bei zunehmender Leichtkettenproteinurie (potenzielle Nierenschädigung!)
- alle Patienten ab Stadium II
- Nachweis von ≥ 1 CRAB-Kriterium (**Tab. 3.28**).

Die Therapie richtet sich nach dem Patientenalter und sollte im Rahmen von Studienprotokollen an spezialisierten Zentren erfolgen.
- **Patienten < 60 Jahre** ohne Begleiterkrankungen: Beginn mit einer **Induktionstherapie** mit Bortezomib (= Proteasomeninhibitor, der in die Stoffwechselregulation antiapoptotischer Proteine eingreift und die Apoptose in Myelomzellen induziert) und Dexamethason. Das VAD-Schema (Vincristin, Adriamycin, Dexamethason) gilt als überholt. Alternativen sind lenalidomid- oder thalidomidbasierte Ansätze. Anschließend wird eine **autologe Stammzelltransplantation** durchgeführt. Alternativ ist eine nicht myeloablative dosisreduzierte Chemotherapie mit nachfolgender **allogener Stammzelltransplantation** möglich. Die Erhaltungstherapie wird mit Lenalidomid und Steroiden durchgeführt. Die autologe Stammzelltransplantation soll das Blutbild rasch verbessern (hohe Knochenmarkstoxizität der Chemotherapie) und Infektionen vorbeugen.
- **Patienten > 60 Jahre** und/oder **mit Begleiterkrankungen**: **Kombinationstherapie** mit Melphalan, Prednisolon und **Bortezomib** oder **Thalidomid** oder **Lenalidomid** (Immunmodulation, Angiogenesehemmung der Myelomzellen im Knochenmark, Apoptoseinduktion). Eine Chemotherapie rein nach dem **Alexanian-Schema** (Melphalan und Prednisolon) gilt als veraltet, stellt aber die Basis bei einer kombinierten Gabe dar. Die Kombinationstherapie wird fortgesetzt, bis sich die Immunglobuline stabilisieren.

Zu den **supportiven Therapiemaßnahmen** zählen:
- Senkung der Frakturrate durch frühzeitige Gabe von **Bisphosphonaten** und/oder lokale Bestrahlung der osteolytischen Herde
- operative Fixierung frakturgefährdeter Skelettanteile
- Substitutionstherapie: Immunglobuline bei Antikörpermangelsyndrom, Erythrozytenkonzentrate und Erythropoetin bei Anämie, G-CSF bei Granulozytopenie
- Impfungen gegen Pneumokokken, Haemophilus influenzae und Influenza
- Plasmaseparation bei Hyperviskositätssyndrom
- ggf. Behandlung einer Hyperkalzämie (s. Niere [S. A427]) und einer Niereninsuffizienz (s. Niere [S. A382]).

Prognose: Eine **komplette Remission** kann nur durch **allogene Stammzelltransplantation** erreicht werden. Die 5-Jahres-Überlebenswahrscheinlichkeit nach autologer Stammzelltransplantation liegt bei ca. 60 %. Eine partielle Remission ist bei 50 % der Patienten, die nach dem Alexanian-Schema behandelt werden, möglich bzw. bei bis zu 70 % unter VAD-Therapie. Die häufigsten **Todesursachen** sind Infektionen und Niereninsuffizienz. Im Stadium I nach Salmon und Durie beträgt die **mittlere Überlebensdauer** 64 Monate, im Stadium II 32 Monate und im Stadium III 12 Monate.

Kleinzellige Lymphome

Haarzellleukämie: Dieses seltene, niedrig maligne B-NHL ist bei Männern deutlich häufiger (m:w = 4:1), der Altersgipfel liegt im 60. Lebensjahr. Klinisch stehen Spleno- und Hepatomegalie sowie eine Knochenmarkfibrose mit Panzytopenie im Vordergrund. Entscheidend für die Diagnosestellung sind der Nachweis charakteristischer **Haarzellen** im **Blutausstrich** (kleine B-Lymphozyten mit ausgefransten Zytoplasmaausläufern, **Abb. 3.15**), eine **Punctio sicca** mit ausgeprägter Markfibrose (Knochenmarkhistologie), der zytochemische Nachweis der **tartratresistenten Phosphatase** und die **Immuntypisierung** mit Nachweis einer CD103-, CD25-, CD11c-Expression. Therapeutisch werden das Purinanalogon **Cladribin** (Cave: starke Myelosuppression) oder alternativ **IFN-α** und **Pentostatin** eingesetzt. Mit Cladribin liegt die 5-Jahres-Überlebensrate bei > 90 %.

Lymphoplasmozytisches Lymphom (Immunozytom, Morbus Waldenström, Makroglobulinämie): Dieses niedrig maligne B-NHL (ca. 10 % aller NHL) ist durch die Bildung monoklonaler IgM-Paraproteine gekennzeichnet. Das mittlere Erkrankungsalter liegt bei 70 Jahren. Klinisch stehen neben Anämie, Splenomegalie und Lymphomen die **paraproteinassoziierten Symptome** im Vordergrund: Kryoglobulinämie (→ Raynaud-Syndrom, Purpura), Hyperviskositätssyndrom (→ akrale, zerebrale und myokardiale Durchblutungsstörungen) und hämorrhagische Diathese (Hemmung der Thrombozytenaggregation und Bindung von Gerinnungsfaktoren durch Makroglobuline). Diagnostisch ist der Nachweis der **monoklonalen IgM**

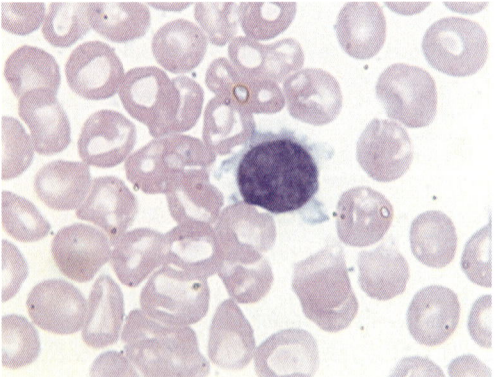

Abb. 3.15 Haarzelle im Blutausstrich. (aus: Baenkler et al., Kurzlehrbuch Innere Medizin, Thieme, 2010)

(> 3 g/dl) in Elektrophorese und Immunfixation und die **plasmalymphozytoide Infiltration** in der **Knochenmarkbiopsie** (kleine Lymphozyten mit plasmazytoider [zwischen Lymphozyten und Plasmazellen] oder plasmozytischer Ausreifung) entscheidend. In den Stadien I und II wird eine **kurative Radiatio** angestrebt. Die Therapie der Stadien III und IV entspricht derjenigen der CLL [S. A623]. Bei Hyperviskositätssyndrom ist eine Plasmapherese indiziert. Bei niedrigem Risiko beträgt die 5-JÜR ca. 87 %, bei hohem Risiko (Alter > 65 Jahre, Hb < 11,5 g/dl, Thrombozytopenie, β2-Mikroglobulin > 3 mg/l, IgM > 70 g/l) nur mehr rund 36 %.

Follikuläres Lymphom (zentrozytisch-zentroblastisches Lymphom): Dieses niedrig maligne B-NHL (ca. 10–20 % der NHL) geht von den Keimzentrumzellen (Zentrozyten, Zentroblasten) aus. Der Erkrankungsgipfel liegt im 55.–60. Lebensjahr. Charakteristisch ist die **Translokation t(14;18)**, die über eine konstitutionelle Aktivierung des bcl-2-Proteins die Apoptose der Tumorzellen hemmt. Klinisch stehen eine zervikale und inguinale **Lymphadenopathie** und der **Milz- und Knochenmarkbefall** im Vordergrund. **Histologisch** imitiert das Lymphom das follikuläre Wachstum normaler Keimzentren (Grade I und II). Typisch ist der Nachweis kleiner Lymphozyten mit unregelmäßig gefalteten Kernen (**Zentrozyten**). Bei etwa 30 % der Patienten sind überwiegend große Lymphozyten mit großen, runden Kernen und mehreren, meist randständigen Nukleoli (Zentroblasten) nachweisbar, die den **Übergang in ein zentroblastisches Lymphom** (follikuläres Lymphom Grad III) markieren. In lokalisierten Stadien (I/II) erhalten die Patienten eine kurative Radiatio (Heilungschance: 50 %). In generalisierten Stadien (III/IV; ca. 85 % der Patienten) wird mit einer Induktionschemotherapie (R-CHOP) und einer anschließenden Erhaltungstherapie über 2 Jahre mit Rituximab (alternativ INFα, aber schlechter verträglich) behandelt. Bei Rezidiven stehen radioaktiv beladene Antikörper (z. B. Ibritumomab) zur Verfügung. Die mediane Überlebenszeit beträgt 10 Jahre.

Mantelzelllymphom (zentrozytisches Lymphom): Dieses B-NHL (ca. 5 % der NHL) veläuft trotz reifzelliger Differenzierung **rasch progredient**. Der Altersgipfel liegt um das 65. Lebensjahr. Typisch ist die **Translokation t(11;14)**, die zu einer Überexpression des Zyklin-D-1-Proteins mit Deregulation des Zellzyklus und Proliferation inerter Mantelzellen führt. Klinisch zeigt sich eine **Lymphadenopathie** und häufig ein **extranodaler Organbefall** (z. B. Leber, Gastrointestinaltrakt, ZNS, Knochenmark). Die **Lymphknotenhistologie** zeigt knotige oder diffuse Infiltrate mittelgroßer, zentrozytenähnlicher Zellen mit unregelmäßig geformtem Kern und ausgesprochen schmalem Zytoplasmasaum. Sie haben ihren Ursprung im Follikelmantel. Die **Therapie** entspricht der des follikulären Lymphoms (s. o.). Die mediane **Überlebenszeit** beträgt ca. **3 Jahre**.

MALT-Lymphom: Diese primär extranodalen B-NHL (ca. 15-20 % aller NHL) gehen vom „mucosa associated lymphatic tissue" (MALT) aus und zählen zu den extranodalen Marginalzonenlymphomen. 90 % sind im **Magen** lo-

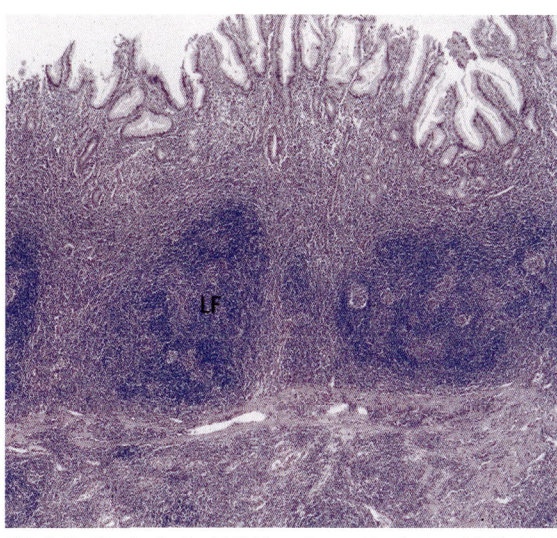

Abb. 3.16 **Histologie des MALT-Lymphoms.** Um die Lymphfollikel (LF) ist die Magenschleimhaut lymphoid infiltriert. (aus: Riede, Werner, Schaefer, Allgemeine und spezielle Pathologie, Thieme, 2004)

kalisiert. Bei > 95 % der Patienten ist eine **Helicobacter-pylori-Besiedlung** des Magens nachzuweisen. Eine Assoziation mit Autoimmunerkrankungen ist recht häufig. Charakteristisch ist die **Translokation t(11;18)**, die zur Bildung des Onkogens API2-MALT 1 mit Apoptosehemmung in den Tumorzellen führt. **Klinisch** imponiert die Erkrankung durch diffuse Oberbauchbeschwerden (Erbrechen, Schmerzen), bei Lokalisation im Kolon evtl. Obstipation. Wichtige **Komplikationen** sind gastrointestinale Blutungen, Perforationen, Ileus und die Transformation in ein höhergradiges Lymphom. In der **Histologie** (Abb. 3.16) sind zahlreiche, unregelmäßig geformte Lymphozyten mit gekerbten, zentrozytenähnlichen Zellkernen zu erkennen, die das gastrale Drüsenepithel infiltrieren und zerstören können (lymphoepitheliale Läsion). Die **Therapie** erfolgt stadienorientiert: MALT-Lymphome im Stadium IE werden mit einer Helicobacter-Eradikationstherapie (s. Verdauungssystem [S. A240]) therapiert (Heilung in 80 % der Fälle). Im Stadium IIE mit Nachweis der Translokation t(11;18) sind eine kurative Strahlentherapie und eine Operation, ab Stadium IIIE eine palliative Chemotherapie mit Rituximab (ggf. + Bestrahlung) indiziert. Auch die **Prognose** ist stadienabhängig: In frühen Stadien (Mehrheit der Patienten) wird oft eine vollständige Heilung erreicht.

Mycosis fungoides (MF) und Sézary-Syndrom (SS): Diese niedrig malignen lymphozytischen T-Zell-Lymphome exprimieren epidermale Homing-Rezeptoren und zeigen daher einen ausgeprägten **Dermatotropismus**. Die MF ist das häufigste kutane T-Zell-Lymphom. Die genaue Ätiopathogenese ist unbekannt, betroffen sind v. a. ältere Patienten. Die **Mycosis fungoides** manifestiert sich primär an der **Haut** (Ekzeme, Plaques, Tumor), innere Organe sind erst sehr spät befallen (Stadium IV). Für Einzelheiten s. Dermatologie [S. B735].

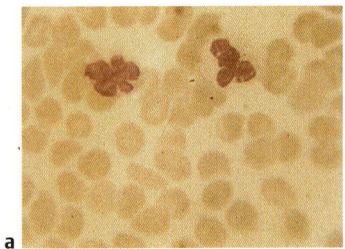
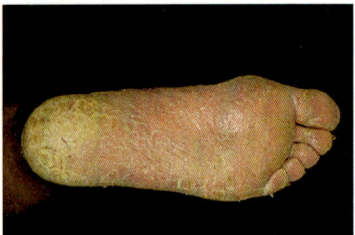
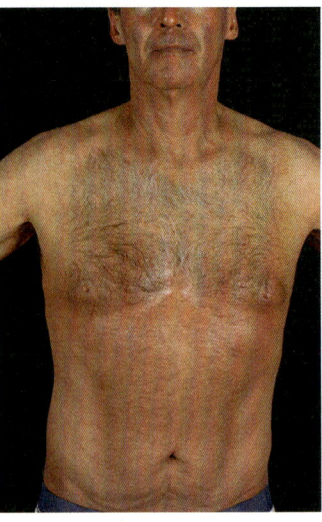

Abb. 3.17 **Sézary-Syndrom. a** Sézary-Zellen. **b** Plantare Hyperkeratose. **c** Erythrodermie. (a: aus Baenkler et al., Duale Reihe Innere Medizin, Thieme, 2009; b und c: Sterry et al., Kurzlehrbuch Dermatologie, Thieme, 2011)

Das **Sézary-Syndrom** manifestiert sich bereits zu Beginn mit einer generalisierten **Lymphadenopathie**, einer stark juckenden **Erythrodermie** und einem **leukämischen Blutbild** mit atypischen T-Lymphozyten mit lobuliertem, zerebriform gefurchtem Zellkern (**Sézary-** bzw. **Lutzner-Zellen**, Abb. 3.17). Weitere Hautsymptome sind **Hyperkeratosen der Handflächen und Fußsohlen**, Nagelveränderungen, Hyperpigmentierungen und eine Alopezie. Die **Immunphänotypisierung** zeigt eine Expression der CD2-, CD3-, CD4- und CD5-Oberflächenmarker. In der Hautbiopsie betroffener Areale lassen sich analog zur MF Sézary-Zellen, Pseudoabszesse (intradermale Lymphozytenanhäufungen) und Mykosezellen (große basophile Zellen mit großen Nukleolen) nachweisen. Die **Therapie** besteht in einer Chemotherapie (Chlorambucil + Prednisolon) und einer PUVA (Psoralen + UVA-Licht) der Hautläsionen. Die **Prognose** ist ungünstig, die meisten Patienten versterben innerhalb von 5 Jahren nach Diagnosestellung.

Blastische Lymphome

Diffuses, großzelliges B-Zell-Lymphom (DLCBL): Dieses **hoch aggressive B-NHL** (ca. 30 % aller NHL) kann in jedem Alter auftreten, Risikofaktoren sind Immundefekte und ein Z. n. Hodgkin-Lymphom. Bei 40 % der Patienten lässt sich zum Diagnosezeitpunkt bereits ein **extranodaler Befall** (Gastrointestinaltrakt, ZNS, Lunge, Hoden) nachweisen. Die **Histologie** zeigt typischerweise unreife Lymphozyten mit großen Kernen. Abhängig von der Differenzierung werden die **zentroblastische** (Morphologie: s. follikuläres Lymphom Grad III), die **immunoblastische** (große Zellen mit rundlich-ovalem Kern, solitärem zentralem Nukleolus und basophilem Zytoplasma, die zytoplasmatische Immunglobuline produzieren) und die **anaplastische** (anaplastische große Zellen) Form unterschieden. **Therapeutisch** stehen eine intensive Chemotherapie mit R-CHOP (Tab. 3.22) und die Radiatio von Restlymphomen im Vordergrund. Bei schneller und intensiver Chemotherapie ist die Erkrankung auch im fortgeschrittenen Stadium prinzipiell heilbar (35–60 % der Fälle).

Primäres zerebrales Lymphom: Dieses maligne B-NHL ist sehr selten (1–2 % aller NHL), manifestiert sich ausschließlich im ZNS und wird v. a. bei Patienten mit Abwehrschwäche beobachtet (starke Assoziation mit kongenitalen oder erworbenen Immundefekten, v. a. HIV: AIDS-definierende Erkrankung). Sie sind am häufigsten oberhalb des Tentoriums lokalisiert (DD: sekundäre ZNS-Lymphome meistens leptomeningeal oder epidural), im Verlauf kommt es regelmäßig zu einer meningealen Aussaat. Typische **Symptome** sind Persönlichkeitsveränderungen, kognitive Störungen, psychomotorische Verlangsamung, fokale neurologische Ausfälle, Kopfschmerzen oder eine Hirndrucksymptomatik. In der **CCT** oder **MRT** imponieren sie als mäßig begrenzte, iso- bis leicht hyperdense Strukturen mit homogener Kontrastmittelaufnahme. **Histologisch** handelt es sich in 90 % der Fälle um ein diffuses, großzelliges B-Zell-Lymphom. **Therapiert** wird mit einer Radiochemotherapie (verschiedene Protokolle), als wirksamste Substanz gilt Methotrexat (gravierende Nebenwirkungen: Hirnatrophie, Leukenzephalopathie). Die **Prognose** hinsichtlich des Langzeitüberlebens ist schlecht.

Burkitt-Lymphom: Dieses **hoch maligne**, schnell wachsende B-NHL ist in den westlichen Industrienationen selten (1–2 % der NHL), in Zentralafrika jedoch endemisch. Es besteht eine enge Assoziation mit **EBV**-Infektionen. Der entscheidende Risikofaktor in der westlichen Welt ist die Immunsuppression (v. a. **HIV**). Charakteristisch ist die **Translokation t(8;14)**, die über eine vermehrte Expression des c-myc-Protoonkogens die Differenzierung der Tumorzellen blockiert. **Histologisch** zeigen sich zusammengelagerte, große Blasten mit dunkelblauem, basophilem Zytoplasmasaum, rundlichen Kernen und prominenten, zentralen Nukleolen. Das Infiltrat ist typischwerweise diffus von phagozytierenden Makrophagen („**Sternenhimmelbild**") durchsetzt (**Abb. 3.18**). Die Therapie besteht aus einer **intensivierten Chemotherapie** mit Zytostatika und Rituximab und einer intrathekalen Prophylaxe (Methotrexat, Cytosin-Arabinosid, Dexamethason oder Radiatio des Schädels). Bei adäquater Therapie ist das Burkitt-Lymphom in 50 % der Fälle heilbar.

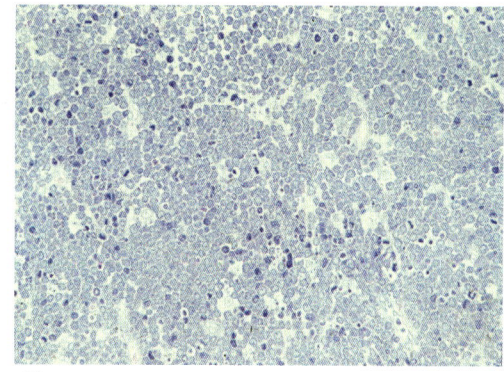

Abb. 3.18 Burkitt-Lymphom. Kleine basophile Blasten und Makrophagen ergeben den Aspekt eines Sternenhimmels. (aus: Krams et al., Kurzlehrbuch Pathologie, Thieme, 2010)

4 Tumoren von Lunge und Pleura

4.1 Bronchialkarzinom

Synonym: Lungenkrebs

> **DEFINITION** Maligne Tumoren, die vom Bronchialepithel ausgehen.

Epidemiologie: Pro Jahr erkranken etwa 60/100 000 Einwohner. Es ist bei Männern und Frauen die dritthäufigste Krebserkrankung. Während die Erkrankungshäufigkeit bei Männern in etwa gleich bleibt, haben die Neuerkrankungen bei Frauen (mehr Raucherinnen!) in den letzten Jahren deutlich zugenommen. Der Häufigkeitsgipfel liegt im 60. Lebensjahrzehnt, 5 % der Tumoren treten bei unter 40-Jährigen auf. Aufgrund der schlechten Prognose steht das Bronchialkarzinom bei den Krebssterbefällen bei Männern an erster und bei Frauen an dritter Position: Jährlich sterben daran von 100 000 Einwohnern etwa 45 Männer und 9,6 Frauen.

Ätiologie und Risikofaktoren:

Rauchen: Der Hauptrisikofaktor ist das Rauchen (etwa 85 % der Patienten sind Raucher). Das Risiko gegenüber Nichtrauchern ist um das 12- bis 22-Fache erhöht und korreliert mit der Dauer und Menge des Zigarettenkonsums (**Pack Years** = täglich konsumierte Packungen × Anzahl der Raucherjahre): 40 Pack Years steigern das Krebsrisiko auf das 10-Fache. Auch Passivrauchen erhöht das Krebsrisiko!

Berufliche Karzinogene: Etwa 5 % der Fälle werden durch berufliche Karzinogene verursacht (z. B. Asbest, Nickel, Arsen- und Chrom-VI-Verbindungen, polyzyklische Kohlenwasserstoffe, Kokereigase, Radon, Uran und Haloäther).

Umweltverschmutzung: Inhalation von Feinstaub.

Familiäre Disposition: Ist ein Elternteil an einem Bronchialkarzinom erkrankt, erhöht sich das Risiko für die Kinder um das 2- bis 3-Fache.

Vorerkrankungen der Lunge: Lungennarben und Kavernen (z. B. nach Tuberkulose).

Pathogenese: Das Bronchialkarzinom entsteht stufenweise: Das Bronchialepithel reagiert auf chronisch-entzündliche Reizung und kanzerogene Noxen zunächst mit einer **Hyperplasie** der **pluripotenten Basalzellen**, die sich zu Plattenepithelien, Becherzellen und endokrinen Zellen differenzieren können. Im weiteren Verlauf entwickeln sich eine Plattenepithelmetaplasie (Verlust des zilientragenden Epithels), eine Becherzellhyperplasie und eine Vermehrung neuroendokriner Zellen. Über **Zellatypien** und **-dysplasien** kommt es zu einer schrittweisen Entdifferenzierung mit Entstehung der verschiedenen Karzinomsubtypen.

Einteilung:
Nach der Lage im Bronchialsystem:
- **zentrale, hilusnahe Karzinome** (70 %) sind radiologisch oft schwer diagnostizierbar, aber bronchoskopisch gut zugänglich. Sie können die Bronchien ummauern und einengen, was häufig zu einer poststenotischen Retentionspneumonie führt. Histologisch handelt es sich meist um kleinzellige oder Plattenepithelkarzinome.
- **periphere Karzinome** (25 %) liegen meist im Lungengewebe und haben keinen direkten Kontakt zu größeren Bronchien. Röntgenologisch imponieren sie als Rundherde. Histologisch handelt es sich meistens um Adeno- oder großzellige Bronchialkarzinome.
- **diffus infiltrierende Karzinome** (selten) werden aufgrund ihrer durchsichtig-schleimigen Infiltrate röntgenologisch leicht mit Pneumonien verwechselt

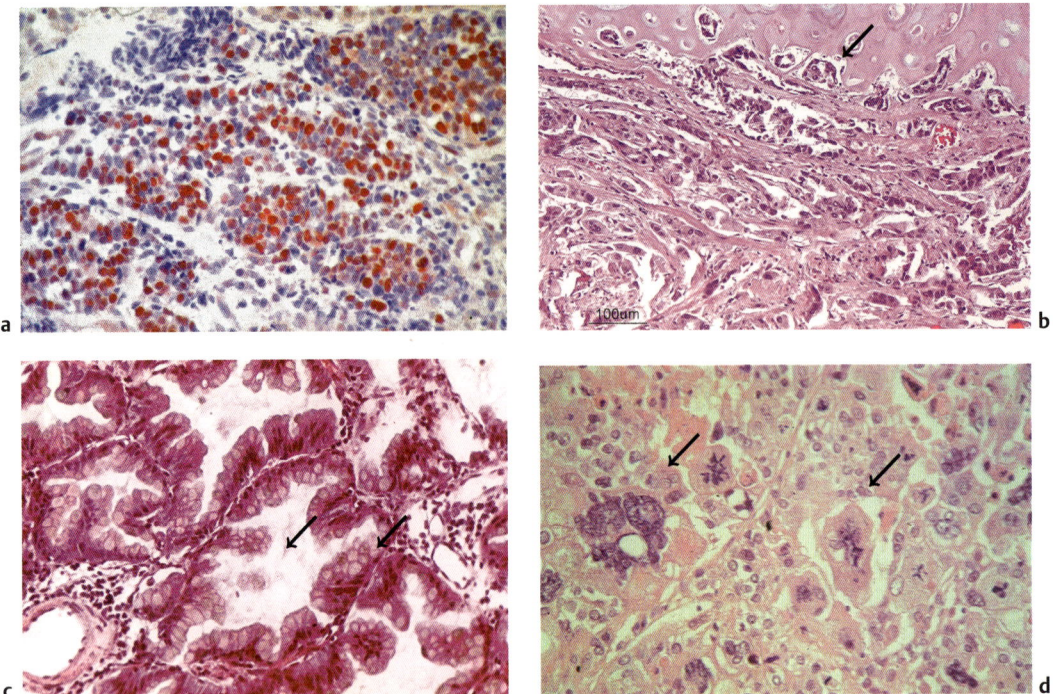

Abb. 4.1 **Histologische Befunde. a** Kleinzelliges Bronchialkarzinom. **b** Adenokarzinom der Lunge mit Infiltration des Bronchialknorpels (Pfeil). **c** Bronchioalveoläres Karzinom: Zylindrische Tumorzellen kleiden die Alveolen aus (Pfeil). **d** Großzelliges Karzinom: Man erkennt große, atypische Zellen (Pfeile). (aus: Krams et al., Kurzlehrbuch Pathologie, Thieme, 2010)

(Abb. 4.1). Histologisch handelt es sich meistens um bronchioalveoläre Karzinome.

Nach der Histologie (s. Tab. 4.1): Die histologische Differenzierung ist wichtig für die Therapieplanung (Tab. 4.1).
- **Kleinzellige Bronchialkarzinome** (SCLC = small cell lung cancer) wachsen sehr schnell, die Tumorverdopplungszeit beträgt 10–50 Tage. Aufgrund der hohen Teilungsrate sind die malignen Zellen sehr chemosensibel, sodass die Standardtherapie aus einer Polychemotherapie besteht. Da die meisten SCLC erst in fortgeschrittenen Stadien entdeckt werden (80 % sind bei Diagnosestellung bereits metastasiert), ist eine operative Therapie meist nicht möglich.
- **Nicht kleinzellige Bronchialkarzinome** (NSCLC = non small cell lung cancer ; Plattenepithel-, Adeno- und großzellige Karzinome) wachsen deutlich langsamer, werden häufig in lokalisierten Stadien entdeckt und können daher primär operativ therapiert werden.

Klinik: Im **Frühstadium** sind die Patienten häufig **asymptomatisch** oder präsentieren sich mit unspezifischen Symptomen wie Husten, Auswurf und Dyspnoe. Stenosiert der Tumor einen Bronchus, kann eine **Retentionspneumonie** oder eine **Atelektase** das erste Zeichen des Tumors sein. **Hämoptoe** (bei Infiltration pulmonaler Gefäße), thorakale **Schmerzen** und **Gewichtsverlust** treten erst im späteren Verlauf hinzu.

MERKE Da die meisten Patienten (Raucher!) an einer **begleitenden COPD** leiden, führen die Frühsymptome wie Husten, Auswurf und Dyspnoe nur selten zum Arzt.

In **fortgeschrittenen Stadien** überschreitet der Tumor die Organgrenzen und kann Nachbarstrukturen komprimieren und infiltrieren. Typische Symptome sind:
- Heiserkeit bei Infiltration des N. laryngeus recurrens
- ipsilateraler Zwerchfellhochstand bei Infiltration des N. phrenicus
- Dysphagie durch Ösophaguskompression
- Belastungsdyspnoe durch einen Pleuraerguss (häufig blutig)
- Hypotonie durch einen Perikarderguss
- obere Einflussstauung bei Stenosierung der V. cava superior.

Insbesondere **kleinzellige Bronchialkarzinome** sind häufig von **paraneoplastischen Syndromen** [S. A589] begleitet:
- Cushing- und Schwartz-Bartter-Syndrom, Hyperkalzämie
- Polymyositis und Dermatomyositis
- Lambert-Eaton-Syndrom
- erhöhte Thromboseneigung und Thrombophlebitis migrans
- Pierre-Marie-Bamberger-Syndrom (= hypertrophe pulmonale Osteoarthropathie: ausgeprägte, schmerzhafte Periositis im Bereich der Diaphysen der langen Röhrenknochen mit Trommelschlägelfingern und Uhrglasnägeln).

Pancoast-Tumor: Dieses in der Lungenspitze gelegene Bronchialkarzinom (meist Plattenepithelkarzinom) neigt zur raschen Infiltration von Rippen, Halsweichteilen, Nervenplexus und Wirbelkörpern. Daraus resultieren typische Symptome:

4.1 Bronchialkarzinom

Tab. 4.1 Histologische Einteilung des Bronchialkarzinoms (BC)

Subtyp	Lokalisation und Morphologie	Besonderheiten
kleinzelliges BC (ca. 25–30 % der Fälle)	• **Ausgangspunkt:** neuroendokrine APUD-Zellen der Bronchialschleimhaut • **Lokalisation:** häufig zentral • **Ausbreitung:** in peribronchiale und perivaskuläre Lymphspalten • **Makroskopie:** regressive Veränderungen mit Nekrosen durch das schnelle Wachstum • **Histologie:** extrem zytoplasmaarme, kleine Zellen mit heterochromatischen Zellkernen (Haferkörner bzw. „oat cell carcinoma") und neuroendokriner Differenzierung (pseudorosettenartiges Wachstumsmuster)	• hoch maligner, rasch wachsender Tumor • sehr frühe lymphogene und hämatogene Metastasierung • immunhistochemischer Nachweis von Synaptophysin in 70 % der Fälle • häufig endokrine Paraneoplasien
nicht kleinzelliges BC (70–85 % der Fälle)		
Plattenepithelkarzinom (ca. 45 % der Fälle)	• **Ausgangspunkt:** Schleimhautepithelien an Aufzweigungsstellen von Segment- und Subsegmentbronchien • **Lokalisation:** häufig zentral • **Ausbreitung:** zunächst ins Bronchuslumen (Sputumzytologie!), danach Infiltration des Lungenparenchyms • **Makroskopie:** exophytischer, grauweißer Tumor, häufig Ulzerationen, Nekrosen, Blutungen, Zysten • **Histologie:** verhornender, differenzierter Typ (gleichförmige Epithelkomplexe mit Zellatypien und zwiebelschalenartigen Hornperlen, bessere Prognose) und nicht verhornender, entdifferenzierter Typ (schlechtere Prognose)	• langsam wachsender Tumor (Tumorverdopplungszeit ca. 300/d) • frühe Metastasierung in Hiluslymphknoten
Adenokarzinom (ca. 15 % der Fälle)	**bronchogenes Adenokarzinom:** • **Ausgangspunkt:** schleimbildendes Bronchialepithel, Entwicklung häufig aus Narben („Narbenkarzinom") • **Lokalisation:** häufig peripher • **Histologie:** Drüsenformationen mit azinären und tubulären Anteilen	• Rauchen nicht relevant (häufigstes BC des Nichtrauchers, bei Frauen und Männern gleich häufig) • frühe lymphogene, hämatogene und kavitäre Metastasierung (Pleurakarzinose), häufig intrapulmonale Metastasen, Hirnmetastasen oft Erstsymptom
	bronchoalveoläres Adenokarzinom („Alveolarzellkarzinom"): • **Ausgangspunkt:** Clara-Zellen oder Alveozyten Typ II • **Lokalisation:** meist multifokal mit diffuser Infiltration des Lungengewebes • **Histologie:** schleimbildende Zylinderepithelzellen, die die Alveolarräume tapetenartig auskleiden, Lungenarchitektur bleibt erhalten, diffuse Infiltration der Lunge	• gehäuft bei Lungenfibrosen • ahmt Bild einer Lobärpneumonie nach • produziert sehr große Schleimmassen • tapetenartige Ausbreitung entlang der Alveolarsepten
großzelliges Karzinom (ca. 10 %)	• Sammelbegriff für entdifferenzierte Plattenepithel-, Adeno- und vereinzelt auch neuroendokrine Karzinome, die aus großen, plumpen zytoplasmareichen Zellen bestehen. • **Lokalisation:** v. a. Lungenperipherie	• frühe hämatogene Metastasierung mit vorwiegend intrapulmonalen Metastasen

- Destruktion der 1. und 2. Rippe
- Horner-Syndrom (Ptosis, Miosis, Enophthalmus) durch Schädigung des Halssympathikus oder des Ganglion stellatum
- Schmerzen, Parästhesien und Lähmungen des Arms durch Schädigung des Plexus brachialis
- Armschwellung durch Venenenstauung und Lymphödem bei Gefäßinfiltration.

Metastasierung: Lymphogen metastasiert das Bronchialkarzinom in die regionären Lymphknoten. **Hämatogene** Metastasen finden sich in folgenden Organen am häufigsten:
- Leber (→ Druckschmerz, Ikterus)
- Gehirn (→ zerebrale Krampfanfälle)
- Knochen (→ Schmerzen, pathologische Frakturen)
- Nebennieren.

Stadieneinteilung: Tab. 4.2 zeigt die TNM-Klassifikation des Bronchialkarzinoms.

Kleinzelliges Bronchialkarzinom: Da die TNM-Stadieneinteilung hier kaum brauchbar ist (etwa 85 % der Patienten bei Erstdiagnose in Stadium III oder IV) werden nur die Stadien „limited" und „extensive disease" unterschieden (Tab. 4.3).

Nicht kleinzelliges Bronchialkarzinom: Die Stadieneinteilung richtet sich nach der TNM-Klassifikation (Tab. 4.4).

Diagnostik: Da das BC lange Zeit asymptomatisch ist, wird es häufig erst in fortgeschrittenen Stadien entdeckt. **Klinische** und **anamnestische Warnhinweise** sind:
- langjähriger Zigarettenkonsum
- beruflicher Kontakt mit Karzinogenen
- therapieresistente Erkältungen bei über 40-Jährigen
- zunehmender Husten, Auswurf oder Dyspnoe bei bekannter COPD
- rezidivierende Pneumonien oder Atelektasen.

Tab. 4.2 TNM-Klassifikation des Bronchialkarzinoms (2010)

TNM	Befunde
Primärtumor (T)	
T 1	• Tumor ≤ 3 cm • Hauptbronchus frei • keine Pleurainfiltration (T 1a: Läsion ≤ 2 cm; T 1b: Läsion > 2–3 cm)
T 2	• Tumor > 3–7 cm • Hauptbronchus befallen (≥ 2 cm distal der Karina) **oder** • Infiltration der viszeralen Pleura **oder** • Teilatelektase oder obstruktive Entzündung bis zum Hilus (T 2a: Läsion > 3–5 cm; T 2b: Läsion > 5–7 cm)
T 3	• T 2-Tumor > 7 cm • Tumor jeder Größe mit Infiltration von Brustwand, Zwerchfell, mediastinaler Pleura oder parietalem Perikard • Befall des Hauptbronchus (≤ 2 cm distal der Karina, Karina selbst frei) • Totalatelektase oder obstruktive Entzündung einer Lunge • getrennte Tumorherde im gleichen Lungenlappen
T 4	• Tumor jeder Größe mit Infiltration von Mediastinum, Herz, großen Gefäßen, Trachea, Ösophagus, Wirbelkörper oder Karina • Tumorknoten in anderen ipsilateralen Lungenlappen
regionäre Lymphknoten (N)	
N1	• ipsilaterale peribronchiale und/oder hiläre Lymphknotenmetastasen
N2	• ipisilaterale mediastinale und/oder subkarinale Lymphknotenmetastasen
N3	• kontralaterale mediastinale Lymphknoten und/oder hiläre Lymphknotenmetastasen oder Befall von Skalenus- oder supraklavikulären Lymphknoten
Fernmetastasen	
M0	• keine Fernmetastasen
M1	• M1a: maligner Pleura- oder Perikarderguss oder Tumorherde in der kontralateralen Lunge • M1b: Fernmetastasen

Tab. 4.3 Stadieneinteilung des kleinzelligen Bronchialkarzinoms (nach International Association for the Study of Lung Cancer [IASLC])

Stadium	Häufigkeit	TNM-Entsprechung	Ausdehnung
„limited disease"	30 % der Fälle	Stadien I–III	Primärtumor ist auf eine Thoraxhälfte begrenzt mit/ohne • Befall von ipsilateralen supraklavikulären oder Skalenuslymphknoten • Befall ipsi- und kontralateraler hiliärer Lymphknoten • Pleuraerguss ohne Nachweis maligner Zellen • Atelektase
„extensive disease"	70 % der Fälle	Stadium IV	Befall beider Throraxhälften und/oder • Infiltration von Nachbarstrukturen (Herz, Ösophagus, Perikard, N. recurrens, N. phrenicus, V. cava superior), maligner Pleuraerguss • extrathorakale Metastasierung

Tab. 4.4 Stadieneinteilung des nicht kleinzelligen Bronchialkarzinoms (nach TNM)

Stadium	TNM-Klassifikation
IA	T 1 N0 M0
IB	T 2 N0 M0
IIA	T 1 N1 M0
IIB	T 2 N1 M0 **oder** T 3 N0 M0
IIIA	T 1–3 N2 M0 **oder** T 3 N1 M0
IIIB	jedes T N3 M0 **oder** T 4 jedes N M0
IV	Fernmetastasen

Bildgebende Verfahren: Der erste diagnostische Schritt ist eine **Röntgen-Thorax-Aufnahme**. Dabei gilt: Das Bronchialkarzinom ist ein **radiologisches Chamäleon**. Praktisch hinter jeder Veränderung kann sich ein Karzinom verbergen:
- pulmonaler Rundherd mit „Krebsfüßchen" (v. a. peripheres Karzinom, **Abb. 4.2a**)
- diffuse Vergrößerung des Hilusschattens (v. a. zentrales Karzinom **Abb. 4.2b**)
- Bronchusstenose mit distaler Atelektase
- Überblähung oder Pneumonie distal des Tumors
- Pleuraerguss
- Vergrößerung der mediastinalen, hiliären, paratrachealen, subkarinalen oder parabronchialen Lymphknoten
- Einschmelzung des Tumors mit Kavernenbildung.

Verdächtige Befunde sollten durch eine thorakale CT bzw. HR-CT weiter abgeklärt werden (bessere Beurteilung von Tumorausdehnung und Lymphknotenmetastasen).

Radiologische Differenzialdiagnosen: Pulmonale Rundherde können auch bei folgenden Erkrankungen auftreten:

- Infektionen (z. B. Lungenabszess, Tuberkulose, Aspergillom)
- chronische Lungenerkrankungen (z. B. pulmonale Infiltrate bei Wegener'scher Granulomatose, benigne Lungentumoren, Echinokokkuszysten, Rundatelektasen bei Asbestose, silikotische Schwielen)
- Lungenmetastasen.

> **MERKE** Jeder **unklare Lungenrundherd** ist bis zum Beweis des Gegenteils **potenziell maligne**! Karzinomverdächtig sind:
> - Lungenrundherde bei über 40-jährigen Rauchern
> - Größenzunahme des Lungenrundherdes
> - Rundherde mit unscharfer Begrenzung und Ausläufern („Krebsfüßchen") in die Umgebung (Corona radiata)
> - Rundherde ohne Verkalkung.

Biopsie: Jeder auffällige Röntgenbefund muss **histologisch** abgeklärt werden. Nach Möglichkeit sollten Biopsien aus mehreren suspekten Arealen entnommen werden. Die

4.1 Bronchialkarzinom

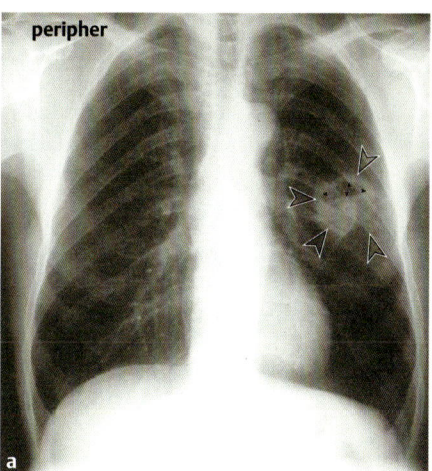
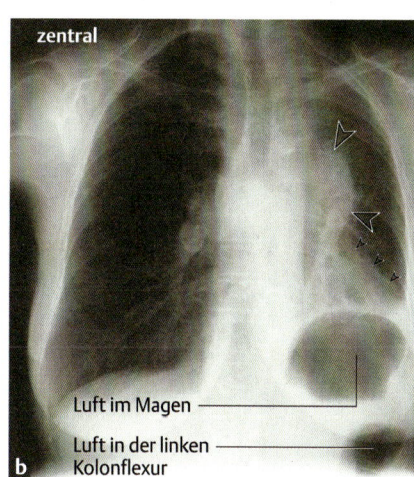

Abb. 4.2 **Bronchialkarzinom.**
a Peripheres Bronchialkarzinom links mit zentraler Einschmelzung.
b Zentrales Bronchialkarzinom links mit Atelektasen im Unterlappen. (aus: Greten, Rinninger, Greten, Innere Medizin, Thieme, 2010)

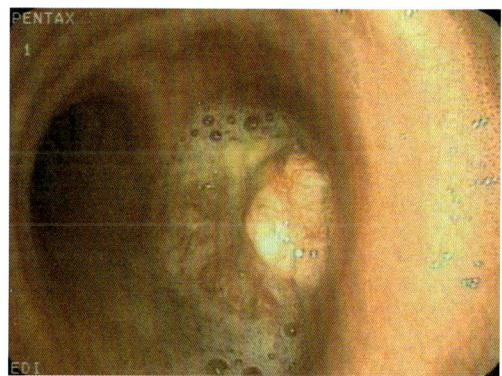

Abb. 4.3 **Bronchialkarzinom.** Die Bronchoskopie zeigt ein zentrales Karzinom, das den rechten Hauptbronchus verschließt. (aus: Greten, Rinninger, Greten, Innere Medizin, Thieme, 2010)

Gewinnung des Biopsiematerials hängt von der **Tumorlokalisation** ab:
- **Bronchoskopie** (Abb. 4.3) mit Bronchiallavage bei zentral wachsenden Karzinomen (dank dünner, flexibler Bronchoskope aber heute auch bei weiter peripher gelegenen Karzinomen möglich)
- bronchoskopische periphere **Zangenbiopsie** oder CT- bzw. sonografiegesteuerte **transthorakale Punktion** bei peripheren Karzinomen
- **endosonografiegesteuerte Feinnadelbiopsie** mediastinaler Lymphome
- **Thorakoskopie** bei V. a. pleuralen Befall oder nahe an der Lungenoberfläche gelegenen Befunden (nach Schnellschnittdiagnose eines Karzinoms ggf. Thorakotomie mit onkologischer Tumorresektion in gleicher Sitzung)
- **Probethorakotomie** bei suspekten zentralen Rundherden, die bronchoskopisch nicht erreichbar sind.

Eine Erweiterung der bronchoskopischen Diagnostik ist die **endobronchiale Sonografie** (EBUS), mit der sich z. B. die Wandschichten des Bronchus bzw. die Eindringtiefe des Tumors beurteilen lassen.

MERKE Die **Diagnose** des Bronchialkarzinoms wird **durch den histopathologischen Befund** gesichert. Der zytologische Nachweis maligner Zellen ist nicht ausreichend!

Nach der histologischen Diagnosesicherung werden **Staging-Untersuchungen** zur Erfassung der Tumorausdehnung durchgeführt. Hierzu zählen:
- Sonografie bzw. CT des Abdomens
- bei zerebralen Symptomen CCT
- bei Knochenschmerzen Skelettszintigrafie.

Wenn vorhanden, ist – gerade vor operativen Eingriffen – eine **PET-CT** zur Stadieneinteilung und Therapieplanung sinnvoll. Der **Karnofsky-Index** [S. A591] besitzt eine große Bedeutung für die Therapieplanung und die Prognose und sollte daher immer erfasst werden. Die Labordiagnostik spielt für die Diagnosestellung keine Rolle. Folgende **Tumormarker** werden zur Verlaufsdiagnostik bestimmt:
- **CEA:** kleinzelliges, großzelliges und Adenokarzinom
- **NSE:** kleinzelliges Bronchialkarzinom und andere neuroendokrine Neoplasien
- **ProGRP** (Progastrin-releasing-Peptid): hochspezifisch für das kleinzellige Bronchialkarzinom
- **SCC und CYFRA 21-1:** Plattenepithel- und (geringere Sensitivität) andere nicht kleinzellige Bronchialkarzinome.

Präoperative Lungenfunktionsdiagnostik: Der wichtigste Parameter zur Beurteilung der postoperativ zu erwartenden Lungenfunktion und damit der funktionellen Operabilität ist die **absolute Einsekundenkapazität** (FEV_1). Eine noch genauere Prognose kann in Kombination mit der **Lungenperfusionsszintigrafie** getroffen werden. Bei einer $FEV_1 < 40\%$ des Solls bzw. einem Ergebnis der Lungenperfusionsszintigrafie < 0,8 l gilt der Patient als inoperabel (s. auch Chirurgie [S. B190]).

Therapie und Prognose: Die Therapie richtet sich nach der **Histologie** und dem **Tumorstadium**. Tab. 4.5 und Tab. 4.6 zeigen die stadienabhängigen Therapieprinzipien des SCLC und des NSCLC. Näheres zur Resektion s. Chirurgie [S. B190].

Tab. 4.5 Stadienabhängige Therapie des kleinzelligen Bronchialkarzinoms

Stadium	Therapie	mittlere Überlebenszeit
„limited disease"	• bis T2 N0 M0 (< 15% der Fälle): kurative Tumorresektion + adjuvante Polychemo- und Strahlentherapie (PE-Schema = Cisplatin + Etoposid oder ACO-Schema = Adriamycin + Cyclophosphamid + Vincristin) • sonst: kurative Polychemo- und Strahlentherapie (Cisplatin + Etoposid); bei Vollremission prophylaktische Schädelbestrahlung (Überlebensrate ↑)	12–16 Monate
„extensive disease"	• palliative Polychemotherapie (PE-Schema) • Strahlentherapie: bei ZNS- oder Skelettmetastasen oder oberer Einflussstauung, prophylaktische Schädelbestrahlung bei Vollremission	8–12 Monate

Tab. 4.6 Stadienabhängige Therapie des nicht kleinzelligen Bronchialkarzinoms (5JÜ = 5-Jahres-Überlebensrate)

Stadium	Therapie	Prognose*
IA	primär chirurgisch mit kurativer Zielsetzung: • Tumorresektion mit mediastinaler Lymphadenektomie • IIA und B: adjuvante Chemotherapie • IIIA: ggf. neoadjuvante Strahlentherapie; immer adjuvante Chemo- und Strahlentherapie	5JÜ: ca. 60%
IB		5JÜ: ca. 40%
IIA		5JÜ: ca. 50–70%
IIB		
IIIA	bei Inoperabilität: kurative hoch dosierte Strahlentherapie (60–70 Gy)	5JÜ: ca. 30–40%
IIIB	kombinierte Strahlen- und Chemotherapie; in Erprobung: Tyrosinkinaseinhibitoren und VEGF-Antikörper	5JÜ: ca. 25–30%
IV	palliative Chemotherapie	mittlere Überlebenszeit: 10–12 Monate

Wichtige **palliative Therapiemöglichkeiten** sind:
- bei **Dyspnoe** durch Bronchusstenose: palliative Strahlentherapie, Endobrachyradiotherapie, endoskopische Stent-Einlage oder Lasertherapie
- bei **Schmerzen**: palliative Strahlen- und/oder Chemotherapie, Bisphosphonate bei Knochenmetastasen, medikamentöse Schmerztherapie nach WHO-Schema (s. Anästhesie [S. B94])
- bei **Übelkeit**: Antiemetika [S. A598]
- bei **Anämie**: Erythropoetin und Erythrozytenkonzentrate.

Prophylaxe: Am wichtigsten ist es, **nicht zu rauchen** und den Kontakt zu kanzerogenen Stoffen (z. B. Asbest, Radon) zu vermeiden bzw. entsprechende Schutzkleidung zu tragen.

4.2 Weitere Lungentumoren

Tab. 4.7 zeigt weitere Lungentumoren.

Gutartige mesenchymale Lungentumoren (Lipome, Fibrome, Neurofibrome, Leiomyome, Angiome und Hamartochondrome) sind sehr selten. Wichtig ist v. a. ihre Abgrenzung von malignen Prozessen.

4.3 Pleuramesotheliom

Epidemiologie: Die Inzidenz beträgt ca. 1,1/100 000 Einwohner/Jahr, etwa 80% der Patienten sind **Männer**. Der Häufigkeitsgipfel liegt im 40.–60. Lebensjahr. Das Pleuramesotheliom ist das weitaus häufigste Mesotheliom.

Ätiologie und Risikofaktoren: In etwa 90% der Fälle ist eine berufliche Asbeststaubexposition nachweisbar (z. B. Arbeit in Stahlindustrie, Bergbau). Das hohe kanzerogene Potenzial der Asbestfasern (**Abb. 4.4**) lässt sich von ihrer Fasergeometrie ableiten (kritische Größe: Länge > 5 µm, Durchmesser < 3 µm). Das Tumorrisiko wird anhand der Anzahl der Faserjahre abgeschätzt: 1 Faserjahr entspricht

Tab. 4.7 Weitere Lungentumoren im Überblick

Tumor	Herkunft und Besonderheiten	Klinik und Besonderheiten	Therapie und Prognose
Bronchialadenom	• benigne, ausgehend vom bronchialen Drüsengewebe • Altersgipfel: 30.–40. Lebensjahr	• oft asymptomatisch • evtl. Bronchusstenosierung mit Atelektase und rezidivierenden Pneumonien, Hämoptysen	Resektion
Papillom	• ausgehend von den Bronchialepithelzellen • endobronchiales Wachstum mit blumenkohlartiger Geschwulst • Assoziation mit HPV-Infektion	• oft asymptomatisch • evtl. Bronchusstenosierung mit Atelektase und rezidivierenden Pneumonien, Hämoptysen	wegen möglicher Entartung Resektion empfohlen
Bronchuskarzinoid	• niedrig maligner Tumor des neuroendokrinen Systems • häufig bei 30- bis 60-jährigen Frauen • meist hilusnah lokalisiert • Expression von Chromogranin und NSE • Produktion von Serotonin	• Husten, Hämoptysen, Fieber • selten Karzinoidsyndrom [S. A657]	Therapie: Resektion Prognose: langsames Wachstum, selten Metastasierung, daher gute Prognose: 5-JÜR 90%
adenoid-zystisches Karzinom (= Zylindrom)	• Tumor geht vom Drüsengewebe aus • Histologie: zystische, mit Epithel ausgekleidete Hohlräume, meist zentral lokalisiert • langsames Wachstum mit diffuser Infiltration und Metastasierungsneigung (→ vollständige Resektion oft schwierig)	• Bronchusstenosierung mit Atelektase und rezidivierenden Pneumonien, Hämoptysen	keine Chemotherapie bekannt trotz chirurgischer Resektion häufig langsame, aber unaufhaltsame Progredienz: 5-JÜR 85%, 15-JÜR 40%

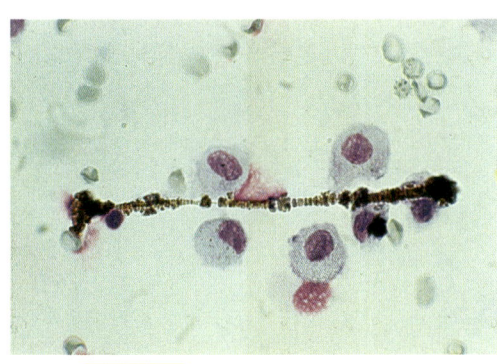

Abb. 4.4 **Asbestfaser.** (aus: Greten, Rinninger, Greten, Innere Medizin, Thieme, 2010)

einer Arbeitsplatzkonzentration von 1×10^6 Asbestfasern pro m^3 Atemluft und Jahr. Eine beruflich relevante Asbestexposition besteht bei > 25 Faserjahren. Das Pleuramesotheliom ist eine anerkannte **Berufskrankheit** (s. Arbeits- und Sozialmedizin [S. C239]).

Die **Latenzzeit** zwischen Asbestexposition und Tumorentstehung beträgt etwa **30 Jahre**. Da Asbest erst seit 1993 in Deutschland verboten ist, wird die Inzidenz der Pleuramesotheliome etwa 2020 ihren Gipfel erreichen.

Klinik: Meist fallen Dyspnoe, Schmerzen in der Brustwand, Reizhusten, Schluckbeschwerden, Leistungsknick und Gewichtsverlust auf. Auch ein Horner-Syndrom kann wegweisend sein. Typisch ist ein **einseitiger, häufig blutiger Pleuraerguss**. Im weiteren Verlauf entwickeln sich diffuse thorakale Druckschmerzen, die nahezu unerträglich werden, wenn der Tumor die Fascia endothoracica durchbrochen hat und die Interkostalnerven infiltriert. Sind das Zwerchfell oder das Peritoneum befallen, kann sich ein **Aszites** entwickeln. Weitere häufige Komplikationen sind eine obere Einflussstauung und eine Rekurrensparese.

Metastasierung: Das Mesotheliom **breitet sich kontinuierlich** über die gesamte Pleura aus infiltriert die angrenzenden Strukturen (Brustwand, Zwerchfell, Lunge). Nur knapp die Hälfte der Tumoren metastasiert hämatogen.

Diagnostik: Anamnestisch ist der Hinweis auf eine **Asbestexposition** wegweisend. Bei der **körperlichen Untersuchung** fallen häufig ein abgeschwächtes Atemgeräusch, eine perkutorische Dämpfung und ein verminderter Stimmfremitus als Hinweis auf einen Pleuraerguss auf. Bestätigt sich sonografisch und im Röntgen-Thorax der V. a. einen Pleuraerguss, ist eine **Pleurapunktion** mit **zytologischer Untersuchung** des Punktats obligat. Allerdings sind nur in 30–50% d. F. maligne Zellen nachweisbar.

Im **Röntgen-Thorax** fallen neben einem Pleuraerguss thoraxwandständige, noduläre bis knotige Verschattungen auf. Weiteren Aufschluss kann eine CT geben.

Nach einer **Biopsie** sollte der Stichkanal aufgrund der hohen Gefahr von **Implantationsmetastasen** bestrahlt werden. Ist eine chirurgische Therapie geplant, sollte die Entnahmestelle im Operationsgebiet liegen.

Das Pleuramesotheliom geht aus pluripotenten subserösen oder mesothelialen Zellen hervor. Während gutartige Neoplasien der Pleura meist umschriebene, derbe Knoten bilden, manifestiert sich das Pleuramesotheliom mit diffusen, weißlichen, emphysemartigen Knötchen. Abhängig davon, ob die bindegewebige oder seröse (mesotheliale) Komponente überwiegt, unterscheidet man das **fibröse**, das **mesotheliale** und das **biphasische** (**gemischte**) **Mesotheliom**. Beim Pleuramesotheliom gelingt der Nachweis von **Zytokeratin** und **Calretinin**. Bei den fibrösen Mesotheliomen kann zusätzlich **Vimentin** nachgewiesen werden. Leu-M1-Antikörper finden sich hingegen eher bei Adenokarzinomen.

Differenzialdiagnosen: Pleurakarzinose, Lymphangiosis carcinomatosa [S. A635] und gutartige Neoplasien der Pleura.

Therapie: Eine Standardtherapie des Pleuramesothelioms existiert nicht. Die Entscheidung zwischen einer **palliativen Chemotherapie** (Cisplatin, Pemetrexed) **und Radiatio** oder einer **kurativ intendierten radikalen Pleuropneumektomie** mit begleitender Perikard- und Zwerchfellresektion wird individuell getroffen. Aufgrund der hohen intraoperativen Mortalität kommt die chirurgische Therapie nur bei gutem Allgemeinzustand und noch nicht weit fortgeschrittenem Befund infrage. Unter palliativen Gesichtspunkten kann eine **Pleurodese** (Verklebung der Pleurablätter zur Verhinderung von Pleuraergüssen; s. Chirurgie [S. B188]) erwogen werden.

Prognose: Selbst bei radikaler Pleuropneumektomie beträgt die mittlere Überlebensdauer nach Diagnosestellung nur ca. 1 Jahr.

Prophylaxe: **Asbestexpositionen** sollten **gemieden** und die gesetzlichen **Grenzwerte** für Asbest **eingehalten** werden, was u. U. aufwendige Gebäudesanierungen nötig macht.

4.4 Lungen- und Pleurametastasen, pulmonale Lymphangiosis carcinomatosa

Tab. 4.8 zeigt häufige Primärtumoren, die in Lunge und/oder Pleura metastasieren. Die pulmonale Lymphangiosis carcinomatosa bezeichnet eine disseminierte Lungeninfiltration infolge eines Tumoreinbruchs in die pulmonalen Lymphbahnen.

Klinik: Lungenmetastasen sind **häufig asymptomatisch**, können aber prinzipiell alle Symptome des Bronchialkarzinoms [S. A630] hervorrufen. Das Leitsymptom der **Lymphangiosis carcinomatosa** ist **Dyspnoe**. **Pleurametastasen** verursachen fast immer einen malignen **Pleuraerguss**, der zu einer restriktiven Ventilationsstörung mit **Dyspnoe** führen kann. Schmerzen sind eher selten.

Diagnostik: **Lungenmetastasen** imponieren im Röntgen-Thorax meist als scharf begrenzte, im Gegensatz zum primären Bronchialkarzinom häufig **multiple Rundherde**.

Tab. 4.8 Häufige Primärtumoren, die in Lunge und Pleura metastasieren

Metastasentyp	Primärtumoren
Lungenmetastasen	Primärtumoren im Abflussgebiet der V. cava: Mamma-, kolorektales, Anal-, Nierenzell-, Ovarial-, Hoden- und Prostatakarzinom, malignes Melanom, Knochenmalignome **Merke:** Fast die Hälfte aller Malignome metastasiert in die Lunge!
pulmonale Lymphangiomatosis carcinomatosa	Magen-, Pankreas- und Mammakarzinom, Leukämien
Pleurametastasen	Mamma- und Bronchialkarzinom, Lymphome

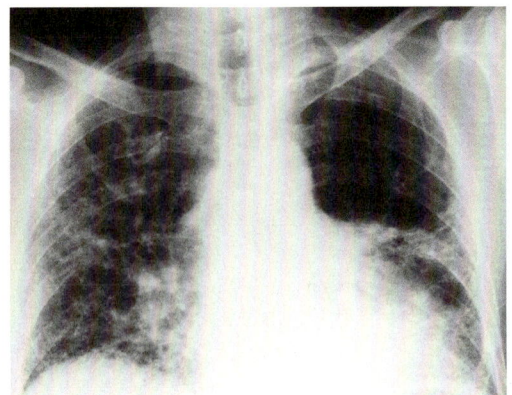

Abb. 4.5 **Lymphangiomatosis carcinomatosa** mit streifig retikulärer Zeichnungsvermehrung. (aus: Baenkler et al., Kurzlehrbuch Innere Medizin, Thieme, 2010)

Die **Lymphangiosis carcinomatosa** breitet sich strangartig aus. Radiäre, zarte Streifen ziehen zum Hilus und gehen mit einer nodulären Zeichnungsvermehrung einher (Abb. 4.5). Bei V. a. **Pleurametastasen** sind eine Sonografie und ein Röntgen-Thorax zum Nachweis eines **Pleuraergusses** indiziert (→ anschließend Pleurapunktion zum Nachweis maligner Zellen). Kleine Metastasen und die Lymphangiosis carcinomatosa werden in der CT besser erkannt. Meist wird die Diagnose **thorakoskopisch** gesichert. Anschließend muss nach weiteren Metastasen und – wenn unbekannt – dem Primärtumor gesucht werden.

Therapie:
- **Lungenmetastasen:** Die Entscheidung, ob und wie operiert, bestrahlt oder chemotherapeutisch behandelt wird, richtet sich nach Art und Ausdehnung des Primärtumors. Ist dieser bereits saniert oder sanierbar, können solitäre Metastasen reseziert werden. Bei diffuser Metastasierung kommt eine palliative Chemo- und/oder Strahlentherapie in Betracht.
- **Lymphangiosis carcinomatosa:** Die Tumorerkrankung gilt in dieser Situation als nicht mehr heilbar. Die Therapie erfolgt symptomorientiert (Besserung der Luftnot und Behandlung des Primärtumors).
- **Pleurametastasen** sind meist nicht resezierbar. Häufig wird eine palliative Chemo- oder Strahlentherapie eingeleitet. Ein Pleuraerguss kann ggf. durch eine Pleurapunktion entlastet werden.

5 Tumoren des Gastrointestinaltrakts

5.1 Ösophaguskarzinom

Epidemiologie: Pro Jahr erkranken in Europa ca. 6/100 000 Einwohner an einem Ösophaguskarzinom. Vor allem die Inzidenz des Adenokarzinoms ist in den westlichen Ländern angestiegen, sodass heute Plattenepithel- und Adenokarzinome etwa gleich häufig sind. Starke regionale Häufungen (z. B. in China) unterstreichen die Relevanz von Ernährungs- und Umwelteinflüssen (s. u.). Der Häufigkeitsgipfel liegt im 6. und 7. Lebensjahrzehnt. Männer sind wesentlich häufiger betroffen (m:w = 5:1).

Ätiologie und Risikofaktoren: Die genaue Ätiologie ist **unklar**. Folgende **Risikofaktoren**, die eng mit dem histologischen Subtyp zusammenhängen, konnten identifiziert werden:

Plattenepithelkarzinom:
- Konsum von Alkohol (v. a. Hochprozentiges), Nikotin und heißen Getränken
- Karzinogene: Nitrosamine, Aflatoxine, Betelnüsse
- Präkanzerosen: Narbenstrikturen nach Bestrahlung oder Laugenverätzung, Achalasie (s. Verdauungssystem [S. A230]), Plummer-Vinson-Syndrom (s. Blut und Blutbildung [S. A142]).

Adenokarzinom:
- **Barrett-Ösophagus** (> 50 % der Patienten): Als Folge einer Defektheilung der Schleimhaut bei chronischem Reflux wandelt sich das ösophageale Plattenepithel in becherzellhaltiges Zylinderepithel um. Anders als beim Plattenepithelkarzinom sind Rauchen und Alkoholkonsum keine relevanten Risikofaktoren!

Klinische Pathologie: Am häufigsten sind **Plattenepithel-** und **Adenokarzinome**. Andere maligne Tumoren wie Melanome, Lymphome oder Sarkome sind sehr selten.

Plattenepithelkarzinom:
- **Makroskopie:** Der Tumor wächst vorwiegend endophytisch-ulzerierend (60 %), dringt horizontal in die Ösophaguswand ein, durchbricht diese und infiltriert relativ schnell Nachbarorgane. Ein primär intramurales

5.1 Ösophaguskarzinom

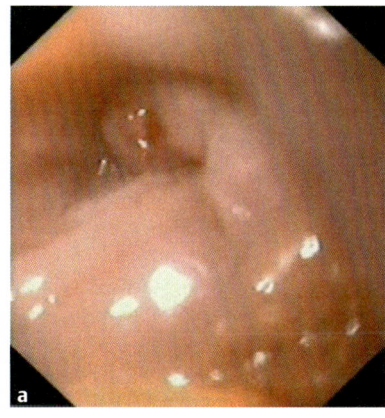
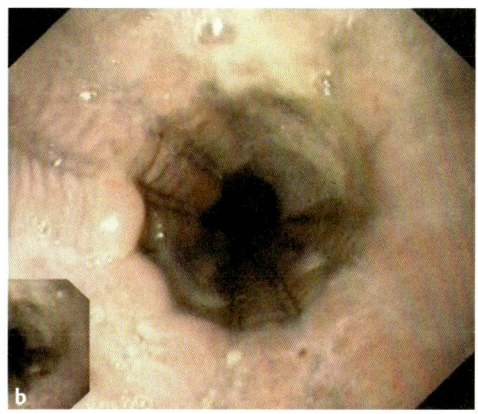

Abb. 5.1 **Plattenepithelkarzinom des Ösophagus (Ösophagoskopie). a** Subtotale Stenose. **b** Nach Einsetzen eines Metall-Stents. (aus: Greten, Rinninger, Greten, Innere Medizin, Thieme, 2010)

Wachstum oder eine Wucherung ins Ösophaguslumen sind wesentlich seltener.
- **Histologie:** Auffällig sind plattenepithelartige Komplexe aus atypischen Keratinozyten, die keine Hornperlen bilden.
- **Lokalisation:** Die Karzinome befinden sich vorwiegend im Bereich der physiologischen Engstellen (Ösophaguseingang, Aortenbogen/Hauptbronchus, Zwerchfellenge) und sind zu ca. 20 % im oberen, zu 35 % im mittleren und zu 45 % im unteren Ösophagusdrittel lokalisiert.

Adenokarzinom:
- **Makroskopie:** Die Morphologie ähnelt der des Plattenepithelkarzinoms, der Tumor wächst jedoch etwas häufiger polypoid in das Ösophaguslumen.
- **Histologie:** Entsprechend der Ätiologie (Barrett-Ösophagus) zeigt sich neben metaplastischen Drüsen mit Becherzellen und Zylinderepithelien ein atypisch verzweigtes, kleintubuläres Drüsengewebe.
- **Lokalisation:** fast immer im unteren Ösophagusdrittel.

Klinik: Leit- und häufig erstes Symptom ist die **Dysphagie**. Da diese aber meist erst ab einer Lumeneinengung > 60 % auftritt, ist das Karzinom bei Diagnosestellung häufig weit fortgeschritten. Auch Hämatemesis, retrosternale Schmerzen und Gewichtsverlust sind mögliche Symptome. Greift der Tumor auf die Trachea über, kann sich eine ösophagobronchiale **Fistel** mit Husten und Aspirationspneumonie entwickeln. Bei Infiltration des N. recurrens leiden die Patienten unter **Heiserkeit**.

> **MERKE** Die wichtigste Ursache der **Dysphagie** bei über 45-Jährigen ist das Ösophaguskarzinom.

Metastasierung:
- **per continuitatem:** frühzeitig intramurales und submuköses Wachstum mit Infiltration von Nachbarstrukturen
- **lymphogen:** durch den fehlenden Serosaüberzug des intrathorakalen Ösophagus frühzeitiger Befall von regionalen, nuchalen, zervikalen und zöliakalen Lymphknoten
- **hämatogen:** meist relativ spät in Lunge, Leber oder Knochen.

Diagnostik: Entscheidend ist die **Ösophagoskopie** (Abb. 5.1), bei der mehrere **Biopsien** aus suspekten Arealen entnommen und histopathologisch (s. o.) untersucht werden.

Der **Röntgen-Ösophagusbreischluck** gibt bei fortgeschrittenen Ösophaguskarzinomen Auskunft über Lokalisation, Längenausdehnung und die funktionelle Einschränkung durch die Stenosierung. Auch ösophagobronchiale Fisteln lassen sich so darstellen (Abb. 5.2). Für die Diagnosesicherung ist er allerdings nicht sensitiv genug.

Staging: Mit der **Endosonografie** werden die lokale Infiltrationstiefe und der Befall regionaler Lymphknoten beurteilt, in **CT** und **MRT** Tumorausdehnung, Lymphknotenbefall und Fernmetastasierung. Weitere Methoden sind:
- Knochenszintigrafie zum Nachweis von Knochenmetastasen
- Oberbauchsonografie zum Nachweis von Lebermetastasen
- PET-CT zum Nachweis von Fernmetastasen
- Laryngo- bzw. Bronchskopie zum Nachweis einer Infiltration der Atemwege.

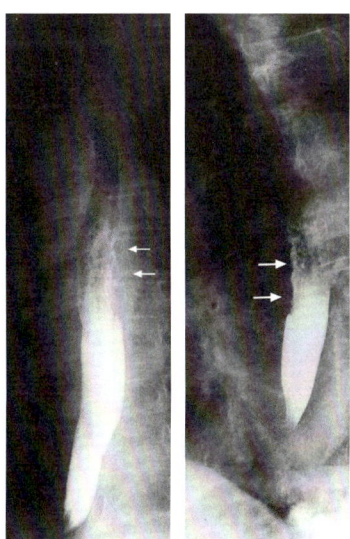

Abb. 5.2 **Ösophaguskarzinom im Frühstadium (Ösophagusbreischluck).** Im distalen Drittel sieht man eine deutliche Zerstörung des Faltenreliefs (Pfeile). Das Lumen ist nur gering eingeengt. (aus: Reiser, Kuhn, Debus, Duale Reihe Radiologie, Thieme, 2011)

Stadieneinteilung: Siehe **Tab. 5.1** und **Tab. 5.2**.

Differenzialdiagnosen: Neben den seltenen gutartigen Tumoren kommen u. a. Ösophagusdivertikel (s. Verdauungssystem [S. A236]), eine Achalasie (s. Verdauungssystem [S. A230]), Narbenstenosen nach Verätzung und ein Kardiakarzinom des Magens [S. A639] in Betracht. Weitere Differenzialdiagnosen finden Sie im Kapitel Leitsymptome [S. C88].

Therapie: Die Therapie hängt von der Lokalisation und dem Tumorstadium ab. Eine Operation in kurativer Absicht sollte immer angestrebt werden (nicht mehr möglich bei T4 oder M1). Palliative Eingriffe dienen z. B. der Gewährleistung der Schluckfähigkeit).

Kurative Operationen sind nur möglich, wenn der Tumor lokal begrenzt ist, keine Lymphknoten- oder Fernmetastasen vorliegen (bis Stadium IIA) und der Tumor im mittleren oder unteren Ösophagusdrittel lokalisiert ist. Bei Tumoren des oberen Ösophagusdrittels kann der notwendige Sicherheitsabstand aufgrund der anatomischen Nähe zu Aorta und Kehlkopf nicht eingehalten werden.

- **Carcinoma in situ** und **intramukosale Frühkarzinome:** endoskopische Mukosaresektion (schonendes Verfahren mit hoher Heilungsrate; immer Schnellschnittdiagnostik → bei Infiltration der Submukosa subtotale Ösophagektomie).
- **Stadien I–IIA:** Standardeingriff ist die subtotale Ösophagektomie mit kompletter Lymphadenektomie im Bereich von Mediastinum und Truncus coeliacus sowie Ösophagusersatz durch Magenhochzug (s. Chirurgie [S. B128]). Da die Letalität der Operation hoch ist, sollte bei der Indikationsstellung der Allgemeinzustand des Patienten sorgfältig beachtet werden. Bei Adenokarzinomen verbessert eine perioperative Chemotherapie (Epirubicin, Cisplatin, 5-FU) das Überleben.
- **Stadien IIB und III:** Vor allem bei primär nicht operablen Plattenepithelkarzinomen können ein Downstaging durch eine neoadjuvante Radiochemotherapie (50 GY, Cisplatin, 5-FU) durchgeführt und eine kurative Operation angeschlossen werden.

MERKE Nur 30 % der Ösophaguskarzinome werden in den Stadien I und IIa entdeckt und können **primär kurativ operiert** werden.

Kurative Strahlen- und Chemotherapie: Bei inoperablen Tumoren oder Plattenepithelkarzinomen im oberen Ösophagusdrittel kann eine Radiatio erwogen werden. Die Heilungsaussichten sind jedoch auch in Kombination mit einer Chemotherapie (z. B. 5-FU/Cisplatin) sehr gering. Das Adenokarzinom spricht auf eine Bestrahlung nicht an.

Für Patienten im Stadium T(1–2) N0 M0, die aufgrund von Komorbiditäten nicht operiert werden können, wird derzeit eine **photodynamische Therapie** erprobt, bei der eine photosensibilisierende Substanz (z. B. 5-Aminolävulinsäure) injiziert und der Tumor anschließend endoskopisch laserbehandelt wird.

Palliative Therapieoptionen: Das Hauptziel ist die **Aufrechterhaltung der Nahrungspassage**, z. B. durch Bestrahlung (evtl. auch endoluminal), Bougierung, Lasertherapie, Tubus- bzw. Stent-Einlage oder (Ultima Ratio) PEG-Anlage. Die Chemotherapie hat wegen der geringen Remissionsraten keinen hohen Stellenwert.

Prognose: Auch nach R0-Resektion liegt die 5-Jahres-Überlebensrate bei nur ca. 35 %. Palliativ behandelte Patienten überleben meist < 1 Jahr.

5.2 Magenkarzinom

Epidemiologie: Die Inzidenz in Deutschland liegt bei ca. 20/100 000/Jahr. Männer sind doppelt so häufig betroffen wie Frauen, der Altersgipfel liegt jenseits des 50. Lebensjahres (aber: ca. 10 % d. F. im 4. Lebensjahrzehnt). Insgesamt hat die Inzidenz in den letzten Jahren abgenommen.

Tab. 5.1 TNM-Klassifikation des Ösophaguskarzinoms

Stadium	Befund
T-Klassifikation	
Tis	Carcinoma in situ
T1a	Infiltration der Laminae propria und Muscularis mucosae
T1b	Infiltration der Submukosa
T2	Infiltration der Muscularis propria
T3	Infiltration der Adventitia
T4a	Infiltration von Pleura, Perikard oder Zwerchfell
T4b	Infiltration von Aorta, Wirbelkörper oder Trachea
N-Klassifikation	
N0	regionale Lymphknoten nicht befallen
N1	1-2 regionale Lymphknoten befallen
N2	3-6 regionale Lymphknoten befallen
N3	>6 regionale Lymphknoten befallen
M-Klassifikation	
M0	keine Fernmetastasen
M1	Fernmetastasen

Tab. 5.2 Stadieneinteilung des Ösophaguskarzinoms

Stadium	TNM-Klassifikation
0	Tis N0 M0
IA	T1 N0 M0
IB	T2 N0 M0
IIA	T3 N0 M0
IIIA	T4a N0 M0
	T3 N1 M0
	T(1–2) N2 M0
IIIB	T3 N2 M0
IIIC	N3 M0
IV	jedes T jedes N M1

5.2 Magenkarzinom

Tab. 5.3 Einteilung des Magenkarzinoms

Kriterien	Einteilung
makroskopische Einteilung (nach Borrmann, Abb. 5.3)	• **I:** polypös, blumenkohlartig • **II:** polypös-ulzerierend • **III:** exulzerierend • **IV:** diffus-infiltrierend
histologische Einteilung (WHO)	• **Adenokarzinom** (95 % d. F.): papillärer, tubulärer und muzinöser Typ, Siegelringzellkarzinom (**Abb. 5.4**) • adenosquamöses Karzinom (4 %) • Plattenepithelkarzinom (< 1 %) • kleinzelliges Karzinom (< 1 %) • undifferenziertes Karzinom (< 1 %)
Wachstumsmuster (nach Lauren)	• **intestinaler Typ** (40 %): gut begrenzt, wächst polypös oder mit Ringwall, häufig Adenokarzinom, erst späte lymphogene Metastasierung, vergleichsweise gute Prognose • **diffuser Typ** (50 %): häufig undifferenziert, diffus infiltrierendes, unscharf begrenztes Wachstum, frühe lymphogene Metastasierung, schlechtere Prognose • **Mischtyp** (10 %): je infiltrativer das Wachstum, desto schlechter die Prognose

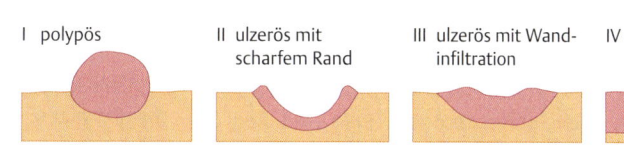

Abb. 5.3 **Borrmann-Klassifikation des Magenkarzinoms.** (aus: Hirner, Weise, Chirurgie, 2008)

Ätiologie und Risikofaktoren: Die genaue Ätiologie ist unklar. Wichtige Risikofaktoren sind:
- **Ernährungsfaktoren:** Lebensmittel mit hohem Nitratgehalt (z. B. stark gesalzene [gepökelte] oder geräucherte Speisen: hohe Inzidenz z. B. in Japan, Chile und Finnland), Tabak und Alkoholkonsum, Übergewicht sowie eine ballaststoff-, obst- und gemüsearme Kost erhöhen das Risiko.
- **Vorerkrankungen:** Helicobacter-pylori-Gastritis (Typ B) mit intestinaler Metaplasie, chronisch-atrophische Autoimmungastritis (Typ A), Z. n. Magenteilresektion (Latenzzeit: 15–20 Jahre), Morbus Ménétrier (Entartungsrisiko 10 %), adenomatöse Magenpolypen (Entartungsrisiko ca. 20 %), chronisches Ulcus ventriculi
- **genetische Faktoren:** positive Familienanamnese, Blutgruppe A, hereditäre Karzinomsyndrome (HNPCC [S. A644]; FAP und Peutz-Jeghers-Syndrom, Tab. 5.6), Mutation des E-Cadherin-Gens (Gruppe des heriditary diffuse gastric cancer).

Lokalisation: meist im Antrum-Pylorus-Bereich und an der kleinen Kurvatur.

Klinische Pathologie: Tab. 5.3 zeigt die Einteilung des Magenkarzinoms nach makroskopischen und histopathologischen Kriterien sowie nach dem Wachstumsmuster. Für das Grading s. Pathologie [S. C341].

Klinik: Das Magenkarzinom beginnt meist **asymptomatisch**. Einige Patienten verspüren eine Abneigung gegen Fleisch und Wurst und klagen über unspezifische dyspeptische Beschwerden. **Kardianahe Magenkarzinome** verursachen relativ früh eine Dysphagie, **pylorusnahe Karzinome** können den Magenausgang stenosieren (maligne Magenausgangsstenose). Zeichen eines fortgeschrittenen Tumors sind Gewichtsabnahme (häufig ausgeprägte Tumorkachexie), Leistungsknick, tastbarer Oberbauchtumor, Anämie durch chronische Tumorblutungen und Zei-

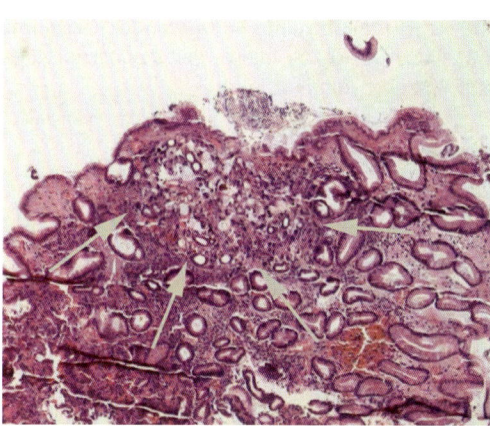

Abb. 5.4 **Siegelring-Magenfrühkarzinom (Pfeile).**
(aus: Krams et al., Kurzlehrbuch Pathologie, Thieme, 2010)

chen der Metastasierung wie Aszites, Hepatomegalie und vergrößerte supraklavikuläre Lymphknoten (Virchow-Drüse). Im Verlauf kann der Tumor ulzerieren und massive Blutungen mit kaffeesatzartigem Erbrechen und Teerstuhl auslösen.

Metastasierung:
- **lymphogen** (frühzeitig) in die regionalen Lymphknoten:
  - Kompartiment I: perigastrische Lymphknoten entlang der großen und kleinen Kurvatur
  - Kompartiment II: Lymphknoten entlang des Truncus coeliacus
  - Kompartiment III: paraaortale und mesenteriale Lymphknoten
- **per continuitatem** in Nachbarorgane (Infiltration von Ösophagus, Duodenum, Kolon, Pankreas)
- **intrakavitär** in Peritoneum und Ovar (Krukenberg-Tumor)

5 Tumoren des Gastrointestinaltrakts

- **hämatogen** (spät) über die Pfortader in die Leber und anschließend über die V. cava in Lunge, Knochen und ZNS.

Der **Krukenberg-Tumor** des Ovars entsteht durch meist bilaterale Abtropfmetastasierung eines gastralen Siegelringzellkarzinoms und zeigt daher histologisch schleimbildende Siegelringzellen.

Diagnostik: Methode der Wahl ist die **Gastroskopie** (Abb. 5.5 a) mit multiplen **Biopsien** zur histopathologischen Diagnosesicherung.

> **MERKE** Da die Prognose des fortgeschrittenen Magenkarzinoms sehr schlecht ist, ist die **Frühdiagnose** entscheidend. Bei Risikopatienten (s. o.) ist eine jährliche Gastroskopie indiziert.

Die **Röntgendarstellung** des Magens **in Doppelkontrasttechnik** ermöglicht eine Aussage über Lokalisation und Ausdehnung des Tumors (Abb. 5.5 b). Insgesamt spielt sie heute jedoch nur eine untergeordnete Rolle (radiologische Malignomkriterien; s. Verdauungssystem [S.A224]), ein Magenfrühkarzinom lässt sich nicht erfassen. Geeignet ist sie zur Beurteilung **diffus infiltrierender Karzinome** (typische Wandstarre), da diese der endoskopischen Diagnostik entgehen können.

Staging: Die Eindringtiefe des Tumors in die Magenwand und der Befall der perigastrischen Lymphknoten werden **endosonografisch** beurteilt (lokales Staging). Zum Ausschluss bzw. Nachweis von Fernmetastasen dienen folgende Untersuchungen:
- CT und Sonografie Abdomen
- Röntgen-Thorax
- Skelettszintigrafie.

Laboruntersuchungen sind wenig wegweisend. Häufig besteht eine Eisenmangelanämie. Die **Tumormarker** CA 72-4 (am sensitivsten), CEA und CA 19-9 (eingeschränkt) dienen nur der Verlaufskontrolle.

Stadieneinteilung: Siehe Tab. 5.4 und Tab. 5.5.

> **MERKE** Das **Magenfrühkarzinom** ist auf die Mukosa oder Submukosa beschränkt (Stadium T 1). Da es – anders als das Carcinoma in situ (= rein epithelialer Tumor) – die **Basalmembran** bereits **durchbrochen** hat, kann es **metastasieren**.

Differenzialdiagnosen: Abzugrenzen sind Magenulkus (s. Verdauungssystem [S.A240]), Refluxkrankheit (s. Verdauungssystem [S.A232]), andere benigne oder maligne Magentumoren (z.B. MALT-Lymphom) und Erkrankungen von Leber, Gallenwegen oder Pankreas.

Therapie:
Lokalisiertes Magenkarzinom: Eine **kurative Therapie** ist nur durch eine **vollständige operative Tumorentfernung** möglich (s. Chirurgie [S.B136]). Allerdings können nur

Tab. 5.4 TNM-Klassifikation des Magenkarzinoms

Stadium	Befund
T-Klassifikation	
Tis	Carcinoma ins situ
T 1a	Tumor infiltriert Lamina propria und Muscularis mucosae
T 1b	Tumor infiltriert Submukosa
T 2	Tumor infiltriert Muscularis propria
T 3	Tumor infiltriert Subserosa
T 4	Tumor durchbricht Serosa
T 4b	Tumor infiltriert Nachbarstrukturen (Milz, Leber, Colon transversum, Zwerchfell, Niere, Retroperitoneum)
N-Klassifikation	
N0	keine Lymphknotenmetastasen
N1	1-2 regionäre Lymphknotenmetastasen
N2	3-6 regionäre Lymphknotenmetastasen
N3a	7-15 regionäre Lymphknotenmetastasen
N3b	>15 regionäre Lymphknotenmetastasen
M-Klassifikation	
M0	keine Fernmetastasen
M1	Fernmetastasen

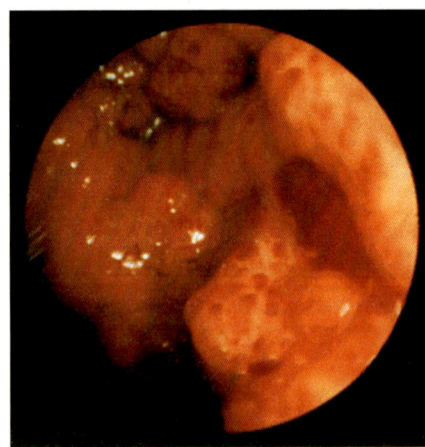

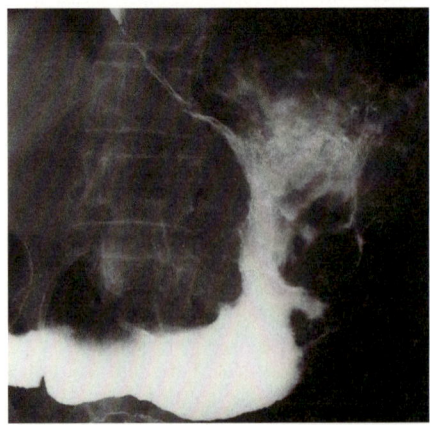

Abb. 5.5 **Polypoides Magenkarzinom. a** Gastroskopie. **b** Magendarmpassage. (aus: Reiser, Kuhn, Debus, Duale Reihe Radiologie, Thieme, 2011)

Tab. 5.5 Stadieneinteilung des Magenkarzinoms

Stadium	TNM-Klassifikation
0	Tis N0 M0 (Carcinoma in situ)
IA	T 1 N0 M0 (Magenfrühkarzinom[1])
IB	T 1 N1 M0 (Magenfrühkarzinom) oder T 2 N0 M0
II	T 1 N2 M0 (Magenfrühkarzinom), T 2 N1 M0 oder T 3 N0 M0
IIIA	T 2 N2 M0, T 3 N1 M0 oder T 4 N0 M0
IIIB	T 3 N2 M0
IV	T 1–3 N3 M0, T 4 jedes N M0 oder jedes T jedes N M1

[1] Die Prognose des Magenfrühkarzinoms ist deutlich besser als die fortgeschrittener Karzinome. In Deutschland liegt ihr Anteil jedoch nur bei etwa 10 % (Problem der Frühdiagnose).

30 % der Patienten primär kurativ operiert werden. Standardeingriff ist die **komplette Gastrektomie mit Lymphadenektomie und Resektion des großen und des kleinen Netzes**, evtl. zusätzlich Splenektomie. Bei **Kardiakarzinomen** erfolgt zusätzlich eine distale Ösophagusresektion, um den notwendigen Sicherheitsabstand (> 3 cm) einzuhalten. Eine **perioperative Chemotherapie** mit Epirubicin, Cisplatin und 5-FU verlängert die Überlebenszeit. Bei **kleinen Antrumkarzinomen** kann unter Einhaltung eines ausreichenden Sicherheitsabstandes eine partielle Magenresektion mit Lymphadenektomie und Netzentfernung ausreichen. Die Wiederherstellung der Kontinuität erfolgt durch eine **Ösophago- oder Gastrojejunostomie**. Bei nicht metastasierten **intramukosalen Magenfrühkarzinomen** ist eine **endoskopische Mukosaresektion** ausreichend. Bei primär nicht kurativ operablen Karzinomen ohne Fernmetastasen kann durch eine **neoadjuvante Chemotherapie** (evtl. kombiniert mit einer Radiatio) eine kurative Operation ermöglicht werden.

Fortgeschrittenes Magenkarzinom mit Fernmetastasen: Hier sind nur palliative Therapiemaßnahmen möglich:
- bei Blutung oder Stenosierung: palliative Resektion oder – falls möglich – endoskopische Lasertherapie
- bei Magenausgangsstenose: Anlage einer Umgehungsanastomose
- bei stenosierendem Kardiakarzinom: endoskopische Stent- oder Tubuseinlage
- Ernährungsfistel
- Verbesserung der Lebensqualität durch eine Chemotherapie (z. B. 5-FU, Folinsäure) oder kombinierte Radiochemotherapie.

Prognose: Auch nach R0-Resektion liegt die 5-Jahres-Überlebensrate bei nur 45 %, Patienten mit R1- oder R2-Resektion überleben selten die nächsten 5 Jahre. Nur beim nicht metastasierten Magenfrühkarzinom liegt die 5-Jahres-Überlebensrate nach R0-Resektion bei 90 %.

> **MERKE** Der wichtigste Prognosefaktor ist das Vorhandensein von **Lymphknotenmetastasen**.

Prophylaxe: Wichtig sind eine frühzeitige Gastroskopie bei unklaren Magenbeschwerden, regelmäßige Kontrollen von Risikopatienten und evtl. eine Helicobacter-pylori-Eradikation.

5.3 Andere Magentumoren

Der häufigste maligne Magentumor nach dem Magenkarzinom ist das **MALT-Lymphom** [S. A627], ca. 3 % aller Magentumoren. Andere Magentumoren sind sehr selten:
- **benigne Tumoren:** v. a. Leiomyome, Lipome und Schleimhautpolypen
- **maligne Tumoren:** gastrointestinale Stromatumoren (GIST, ausgehend von nicht neuronalen gastrointestinalen Schrittmacherzellen), Sarkome und gastrale Karzinoide.

Die Tumoren sind **häufig asymptomatisch**, mögliche Symptome sind Oberbauchschmerzen, Völlegefühl und Appetitlosigkeit. Die wichtigste Komplikation sind **gastrointestinale Blutungen**. Die **Diagnose** wird meist durch Gastroskopie mit Biopsieentnahme, Histologie, Sonografie, Endosonografie und Abdomen-CT gestellt. Bei den GIST-Tumoren ist immunhistochemisch eine CD-117-Expression nachweisbar (Mutation im Tyrosinkinaserezeptor KIT). Die Tumoren werden nach Möglichkeit **operativ entfernt**, metastasierte und lokal ausgedehnte GIST-Tumoren werden primär mit dem Tyrosinkinaseinhibitor Imatinib behandelt.

5.4 Dünndarmtumoren

Epidemiologie: Dünndarmtumoren sind sehr selten (Inzidenz: 1/100 000/Jahr, ca. 2–3 % aller gastrointestinalen Tumoren) und in 75 % d. F. benigne.

Klinische Pathologie: Benigne Dünndarmtumoren können mesenchymalen (v. a. Leiomyome, Fibrome und Lipome) und epithelialen (Adenome) Ursprungs sein. Zu den **malignen** Tumoren zählen:
- epitheliale Tumoren: Adenokarzinome
- mesenchymale Tumoren: Sarkome, gastrointestinale Stromatumoren (GIST), Kaposi-Sarkome
- neuroendokrine Tumoren (NET): am häufigsten Karzinoide [S. A657].

Ätiologie und Risikofaktoren: Die genaue Ätiologie ist unbekannt. Mögliche Risikofaktoren sind u. a. Morbus Crohn, Zöliakie, das Peutz-Jeghers- und das Gardner-Syndrom (Tab. 5.6). Bei ca. 90 % der GIST ist eine Mutation im Tyrosinkinaserezeptor KIT nachweisbar.

Metastasierung: Maligne Tumoren metastasieren lymphogen v. a. in die **mesenterialen Lymphknoten** und hämatogen v. a. in die **Leber**.

Klinik: Dünndarmtumoren sind häufig lange **asymptomatisch**. Im Verlauf können sie abdominelle **Schmerzen**, einen **Ileus** und eine chronische **Blutungsanämie** auslösen. Das metastasierte Karzinoid [S. A657] verursacht typische Symptome.

Tab. 5.6 Autosomal-dominant vererbbare polypöse Erkrankungen des Magen-Darm-Trakts

Polyposetyp		Genlokalisation	Lokalisation der Polypen	extraintestinale Symptome	Entartungsrisiko zum kolorektalen Karzinom
adenomatöse Polyposeformen	familiäre adenomatöse Polyposis (FAP)	APC-Tumorsuppressorgen (Chromosom 5) (in 25 % der Fälle Neumutationen)	>100 Adenome v. a. in Kolon und Rektum (seltener in Magen und Duodenum)	in 85 %: CHRPE (kongenitale Hypertrophie des retinalen Pigmentepithels) [1] FAP-Varianten: • Gardner-Syndrom: Epidermoidzysten, Osteome, Fibrome und Desmoide • Turcot-Syndrom: Glio- und Medulloblastome	fast 100 % (obligate Präkanzerose) Beginn der malignen Transformation ab dem 15. Lebensjahr
	attenuierte adenomatöse Polyposis (AAPC)	s. FAP	5–100 Adenome, v. a. im rechten Kolon	–	fast 100 % (obligate Präkanzerose) Beginn der malignen Transformation ab dem 50. Lebensjahr
hamartöse Polyposeformen	familiäre juvenile Polyposis	MADH4-Gen	Kolon und Rektum (häufig Invagination, Obstruktion, Blutungen)	–	8–10 %
	Peutz-Jeghers-Syndrom	STK11/LKB1-Gen (in 50 % der Fälle Neumutationen)	Magen, Dünndarm und Kolon	Pigmentation von Mundschleimhaut, Lippen und perioral benigne endokrine Ovarial- und Hodentumoren → erhöhtes Risiko für Mamma-, Ovarial- und Pankreaskarzinome	2–3 %
	Cowden-Syndrom	PTEN/MMAC1-Gen	Magen und Kolon	hamartomatöse Tumoren der Ovarien, Mamma und Schilddrüse, Papeln in Gesicht, Händen und Füßen, Papillome der Mundschleimhaut	–

[1] harmloser retinaler Befund, hilfreich bei der Identifizierung betroffener Familienangehöriger

Diagnostik: Die Methoden der Wahl sind das **Enteroklysma** nach **Sellink** und die **abominelle CT**. Weitere Verfahren sind Hydro-MRT, die Doppelballonenteroskopie und die Videokapselendoskopie. Bei V. a. Karzinoid wird die 5-Hydroxy-Indolessigsäure im Urin bestimmt.

Differenzialdiagnosen:
- andere Ursachen eines Dünndarmileus (z. B. Briden, Entzündungen)
- Mesenterialzysten (flüssigkeitsgefüllter Hohlraum zwischen den Mesenterialblättern)
- Mesenterialinfarkt (s. Gefäße [S. A126])
- Enterozystom (angeborene Zyste als Rest des Dottergangs).

Therapie der Wahl ist die **En-bloc-Resektion des betroffenen Dünndarmsegments inklusive der Lymphabflusswege mit anschließender Anastomosierung**. Aufgrund der großen Ileusgefahr sollten auch gutartige und metastasierte Tumoren operiert werden.

Bei malignen Lymphomen kann die Heilungsrate durch die Kombination mit einer **Radiochemotherapie** erhöht werden. Bei GIST wird eine adjuvante Therapie mit **Tyrosinkinaseinhibitoren** (z. B. Imatinib) durchgeführt.

Prognose: Die Prognose benigner Tumoren ist gut. Bei Malignomen liegt die durchschnittliche 5-Jahres-Überlebensrate (abhängig vom histologischen Typ) bei ca. 35 %. Die günstigste Prognose haben Karzinoide und Lymphome.

5.5 Kolonpolypen

DEFINITION Polypen sind solitäre oder multiple Gewebewucherungen, die sich über das Schleimhautniveau erheben. Bei ≥ 50 Polypen spricht man von einer Polyposis.

5.5 Kolonpolypen

Tab. 5.7 Einteilung der Kolonpolypen und assoziiertes Karzinomrisiko

Formen			Entartungsrisiko
nicht neoplastische Polypen (5 %)	hyperplastische Polypen	Schleimhauthyperplasie durch Ansammlung regulärer Gewebekomponenten	–
	entzündliche Polypen	Pseudopolypen aus entzündlichem Granulationsgewebe, häufig bei chronisch-entzündlichen Darmerkrankungen; charakteristischer Sägeblattaspekt durch die aufgeworfenen Epithelfalten	–
	hamartöse Polypen bei juveniler Polyposis und Peutz-Jeghers-Syndrom	tumorartige Fehlbildungen durch fehlerhafte Differenzierung von Keimgewebe während der Embryonalphase; atypische Zusammensetzung der Gewebeanteile	vereinzelt Entartung möglich
neoplastische Polypen (95 %)	epitheliale Polypen (Adenome)	ca. 75 % aller Polypen; bei 3 % der Adenome ist bei Diagnosestellung eine Schleimhautinfiltration nachweisbar. echte Neoplasien aus epithelialem Schleimhautgewebe, die über Epitheldysplasien entarten können (Adenom-Karzinom-Sequenz [S. A644]). Abhängig vom histologischen Aufbau werden unterschieden:	Korrelation mit Größe, Aufbau und Dysplasiegrad
		• tubuläre Adenome (45 %): breitbasig oder gestielt, glatte Oberfläche, mikroskopisch drüsig-tubuläre Wucherungen der Kryptenschläuche	• < 1 cm: 1 % • 1–2 cm: 5 % • > 2 cm: 20 %
		• tubulovillöse Adenome (45 %): Mischformen mit zottiger Oberfläche, die aus tubulären Adenomen hervorgehen	abhängig von der Größe bis zu 30 %
		• villöse Adenome (10 %): häufig breitbasig aufsitzend mit zottiger Oberfläche, mikroskopisch ausgestülpte, fingerartige Zotten mit zystischer Erweiterung der Drüsen, evtl. exzessive Schleimbildung	abhängig von der Größe bis zu 40 %
	nicht epitheliale Polypen	submuköse Polypen durch eine submuköse Gewebeansammlung mit Vorwölbung der Schleimhaut in das Lumen (z. B. Lipome, Fibrome, Hämangiome)	praktisch nie

Nicht alle Polypen sind neoplastische Erkrankungen (s. u.), sie werden aber der Vollständigkeit halber ebenfalls in diesem Kapitel besprochen.

Epidemiologie: Die Häufigkeit von Kolonpolypen nimmt im Alter stark zu. Männer sind etwas häufiger betroffen.

Ätiologie: Meist treten Polypen des Kolons **sporadisch** auf. Als Risikofaktor wird u. a. eine ballaststoffarme, fett- und eiweißreiche Kost diskutiert. Erbliche Polypenerkrankungen sind deutlich seltener (Tab. 5.6).

Das **Cronkhite-Canada-Syndrom** ist eine seltene, ätiologisch ungeklärte, nicht erbliche, generalisierte Polyposis des Gastrointestinaltrakts, häufig mit therapierefraktärer Diarrhö und Elektrolytverlusten. Eine maligne Entartung wird nicht beobachtet. Extraintestinale Manifestationen sind bräunliche Hyperpigmentierungen, Alopezie und Nageldystrophie.

Klinische Pathologie: Histopathologisch werden **neoplastische** und **nicht neoplastische** Polypen unterschieden (Tab. 5.7 und Abb. 5.6). Das **Entartungsrisiko** hängt vom histologischen Typ (v. a. villöse Adenome), der Wuchsform (v. a. breitbasig) und der Größe der Polypen ab. Adenome neigen am stärksten zur malignen Entartung (Adenom-Karzinom-Sequenz).

Klinik und Diagnostik: Die Polypen sind meist **asymptomatisch** und werden häufig zufällig bei **Koloskopien** (Abb. 5.7) entdeckt. Große Polypen können einen Ileus oder Blut- und Schleimbeimengungen im Stuhl verursachen.

Therapie: Adenome müssen **vollständig** (inkl. Stiel) **entfernt** (Polypektomie) und **histologisch** untersucht werden. Die Auswahl des Polypektomieverfahrens hängt von der Größe und Konfiguration ab:

- Gestielte Adenome < 3 cm Durchmesser können während der Koloskopie mit einer Biopsiezange (< 5 mm) oder Schlinge (> 5 mm) abgetragen werden.
- Adenome > 3 cm oder breitbasig aufsitzende Adenome werden primär chirurgisch entfernt (transanale endoskopische Mukosaresektion, chirurgische Exzision).
- Bei **FAP** ist eine **prophylaktische Kolektomie** mit Proktomukosektomie und ileoanaler Pouch-Anastomose zum Diagnosezeitpunkt (vor dem 20. Lebensjahr) indiziert.

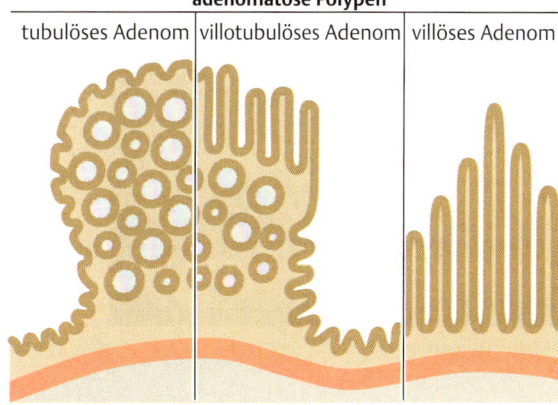

Abb. 5.6 **Adenomatöse Polypen.** (aus: Riede, Werner, Schaefer, Allgemeine und spezielle Pathologie, Thieme, 2004)

Tab. 5.8 Diagnosekriterien des Lynch-Syndroms

Kriterientyp	Kriterien
Amsterdam-II-Kriterien (alle Kriterien müssen erfüllt sein)	• ≥ 3 Familienangehörige mit HNPCC-assoziiertem Karzinom (Kolon, Rektum, Endometrium, Dünndarm, Magen, Ovar), wobei ≥ 1 von ihnen mit den anderen beiden erstgradig verwandt sein muss. • Krebserkrankungem in ≥ 2 aufeinanderfolgenden Generationen • ≥ 1 Krebserkrankung vor dem 50. Lebensjahr
Bethesda-Kriterien (mind. 1 Kriterium muss erfüllt sein)	**Beachte:** Diese Kriterien sind weniger spezifisch und deshalb klinisch nicht so weit verbreitet, erlauben aber auch in kleinen Familien eine Diagnose: • positive Familienanamnese entsprechend den Amsterdam-Kriterien • synchrone oder metachrone Tumoren des HNPCC-Spektrums • Patienten mit KRK oder erstgradig Verwandtem mit KRK und/oder HNPCC-assoziierten Tumoren (≥ 1 vor dem 45. Lebensjahr) und/oder kolorektalem Adenom (vor dem 40. Lebensjahr) • Kolon- oder Endometriumkarzinom vor dem 45. Lebensjahr • Adenome vor dem 40. Lebensjahr

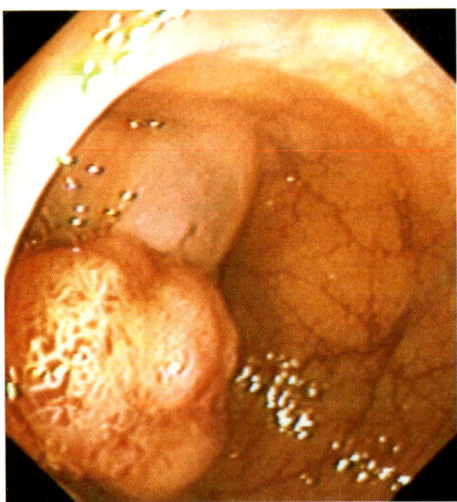

Abb. 5.7 Kolonpolyp. (aus: Baenkler et al., Kurzlehrbuch Innere Medizin, Thieme, 2010)

MERKE Zeigt sich histologisch eine **hochgradige intraepitheliale Dysplasie** oder ein **Adenokarzinom**, wird **nachreseziert**.

Nachsorge: Bei nicht neoplastischen Polypen reicht eine **koloskopische Kontrolle** nach 5 Jahren. Wurde ein Adenom im Gesunden entfernt, sollte die erste Kontrollkoloskopie nach 3 Jahren erfolgen (anschließend bei unauffälligem Befund alle 5 Jahre). Wurde das Adenom nicht sicher im Gesunden reseziert, sollte bereits nach 3 Monaten kontrolliert werden. Bei erblicher Polyposis müssen die Patienten und Familienangehörigen regelmäßig kontrolliert werden (bei Familienangehörigen von FAP-Patienten jährliche Koloskopie ab dem 10. Lebensjahr).

Bei 60 % aller **FAP-Patienten** ist bei Diagnosestellung bereits ein Karzinom nachweisbar. Entscheidend für die Prophylaxe sind die Identifizierung betroffener Familienangehöriger (Augenhintergrundspiegelung!), regelmäßige Koloskopien ab dem 10. Lebensjahr und die prophylaktische Kolektomie.

5.6 Kolorektales Karzinom (KRK)

Epidemiologie: In Mitteleuropa erkranken jährlich etwa 30/100 000 Einwohner an einem kolorektalen Karzinom. Damit ist es das zweithäufigste Malignom bei Männern und Frauen (Altersgipfel: 7. Lebensjahrzehnt). Männer sind etwas häufiger betroffen.

Ätiologie und Risikofaktoren: 95 % aller kolorektalen Karzinome entstehen aus Adenomen (Adenom-Karzinom-Sequenz s. u.). Zu den Risikofaktoren zählen:
- **Nahrungs- und Genussmittel:** Rauchen, Alkohol, fett- und fleischreiche und (umstritten) faserarme Ernährung, Übergewicht
- **genetische Faktoren:**
  - Bei positiver Familienanamnese beträgt das Karzinomrisiko ca. 10 % (ca. doppelt so hoch wie in der Normalbevölkerung).
  - erbliche polypöse Erkrankungen, z. B. FAP (Tab. 5.6)
  - Lynch-Syndrom mit autosomal-dominanter Vererbung (s. u.): Etwa 5 % aller KRK entstehen bei Patienten mit Lynch-Syndrom.
- **Risikoerkrankungen:** Kolonadenome (Tab. 5.7), Mamma-, Korpus- und Ovarialkarzinom, langjährige Pancolitis ulcerosa (etwa 20 % nach 15 Jahren), Morbus Crohn (seltener).

Lynch-Syndrom (hereditäres, nicht polypöses Kolonkarzinom, HNPCC): Die Ursache sind autosomal-dominant vererbbare Mutationen in verschiedenen DNA-Reparaturgenen (Mismatch-Reparaturgene, z. B. MSH2, MLH1 und 3, MSH6) mit Auftreten typischer Mikrosatelliteninstabilitäten. Etwa 75 % der Patienten entwickeln im Laufe ihres Lebens ein KRK (medianes Erkrankungsalter: 45 Jahre). Zudem ist das Risiko für Karzinome von Endometrium (bis zu 60 %) sowie für bösartige Tumoren des Magens, der ableitenden Harnwege (z. B. Urothelkarzinom), der Haut (z. B. Keratoakanthom) und des Ovars erhöht. Sind die in Tab. 5.8 gezeigten Kriterien erfüllt, ist eine genetische Diagnostik indiziert.

Klinische Pathologie: 95 % der KRK sind **Adenokarzinome**, die sich aus **Adenomen** (am häufigsten) oder aus **Epitheldysplasien** (z. B. Colitis ulcerosa) entwickeln. Zwischen dem Beginn der Adenomentstehung und der karzinomatösen Entartung liegen meist 10 Jahre. Für die Entwicklung vom Normalgewebe über das Adenom und die intraepitheliale Dysplasie bis hin zum Karzinom (**Adenom-Karzinom-Sequenz**) sind mehrere, stufenweise genetische Veränderungen notwendig (Tumorprogressionsmodell nach Vogelstein):
- Mutation des Tumorsuppressorgens APC (→ veränderte Signalübertragung) → Adenome < 1 cm mit geringgradiger Dysplasie
- Mutation des Onkogens K-RAS → Wachstum der Adenome (1–2 cm) und Zunahme der Dysplasie (mittelgradige Dysplasie)

- Mutation oder Verlust des Tumorsuppressorgens DCC (→ Zelladhäsionsproteindefekt) → Wachstum der Adenome (> 2 cm) und Zunahme der Dysplasie (hochgradige Dysplasie)
- Mutation oder Verlust des Tumorsuppressorgens p53 → maligne Entartung (Karzinom).

80 % der Adenokarzinome sind **Low-Grade-Karzinome** (G1, G2), mit histologisch tubulären, azinären, kribriformen oder papillären Strukturen. Abhängig von der Differenzierung kann Schleimsekretion nachweisbar sein. Zu den **High-Grade-Karzinomen** (G3, G4) zählen das muzinöse Adenokarzinom (massive Schleimproduktion und -retention mit gallertig-glasiger Schnittfläche, sog. Gallertkarzinom), das Siegelringkarzinom (intrazelluläre Schleimanhäufung) und das undifferenzierte (anaplastische) Adenokarzinom. Die übrigen 5 % der KRK sind Plattenepithelkarzinome, Leiomyosarkome, maligne Karzinoide, maligne Melanome und intestinale Kaposi-Sarkome (bei AIDS).

Lokalisation:
- Rektum: ca. 60 %
- Sigma: ca. 20 %
- Colon transversum und descendens: ca. 10 %
- Colon ascendens und Zäkum: ca. 10 %.

Klinik: Kolorektale Karzinome sind lange **asymptomatisch**. Blut- und Schleimabgang, ungewollter Gewichtsverlust, verändertes Stuhlverhalten, Schwäche, Anämie, tastbarer Tumor oder Ileus sind relativ späte Symptome. Manche Patienten klagen über zunehmende Kreuzschmerzen.

Karzinome im **linken Kolon** (v. a. Rektosigmoid) werden i. d. R. **früher symptomatisch** als Karzinome im übrigen Kolon: Da der Stuhl im linken Kolon bereits eingedickt und fest ist, kann er Engstellen wie einen stenosierenden Tumor nur schlecht passieren. Weiter oral ist der Stuhl dünnflüssiger und kann Stenosen daher leichter überwinden.

Metastasierung:
lymphogene Metastasierung: Das KRK metastasiert über die regionalen perikolischen bzw. perirektalen Lymphknoten in weiter entfernte Lymphknoten entlang der mesenterialen Gefäße. Beim Rektumkarzinom hängt die Lokalisation der lymphogenen Metastasierung von der Tumorlokalisation ab:
- oberes Rektumdrittel (> 8 cm ab ano): paraaortale Lymphknoten (günstigste Prognose)
- mittleres Rektumdrittel (4–8 cm ab ano): paraaortale Lymphknoten und Lymphknoten der Beckenwand
- unteres Rektumdrittel (< 4 cm ab ano): paraaortale Lymphknoten, Lymphknoten der Beckenwand und inguinale Lymphknoten (ungünstigste Prognose).

MERKE Je tiefer das Rektumkarzinom liegt, **umso schlechter** ist die Prognose.

hämatogene Metastasierung:
- Kolonkarzinome und hoch sitzende Rektumkarzinome: über die Pfortader v. a. in die **Leber**
- Karzinome des unteren Rektumdrittels: über die V. cava inferior auch direkt in die **Lunge**.

Diagnostik: Mit der **digitalen rektalen Untersuchung** können etwa 30 % der Rektumkarzinome ertastet werden. Ein **positiver Hämoccult-Test** kann ein erster Hinweis auf ein KRK sein. **Cave:** Ein negatives Testergebnis schließt ein Karzinom nicht sicher aus! Entscheidend für die Diagnosestellung ist die **Koloskopie** mit Biopsieentnahme (Abb. 5.8). Da KRK in ca. 5 % der Fälle multipel auftreten, muss auch bei einem bereits rektoskopisch gesicherten Rektumkarzinom immer eine komplette Koloskopie durchgeführt werden.

Ist eine komplette Koloskopie nicht möglich, kann der Darm mithilfe der CT- oder MRT-Kolonografie (**virtuelle Koloskopie**) untersucht werden. Der **Röntgen-Kolonkontrasteinlauf** dient der Dokumentation von Tumorausdehnung und -lokalisation, insbesondere bei endoskopisch nicht passierbaren Stenosen.

Staging: Die regionale Tumoreindringtiefe und der Befall der regionalen Lymphknoten werden mit der **Endosonografie** und **MRT** bestimmt. Zum Staging gehören außerdem eine **Abdomensonografie** und eine **CT** (Lebermetastasen?) sowie eine **Röntgen-Thorax-Aufnahme** (Lungenmetastasen bei Rektumkarzinom?). Bei V. a. Infiltration von Blase, Uterus oder Ovarien ist eine Zystoskopie bzw. eine gynäkologische Ultraschalluntersuchung indiziert.

Eine prädiktive genetische Testung wird erst empfohlen, wenn die Risikopersonen volljährig sind (ab dem 18. Lebensjahr). Dies liegt v. a. an der starken psychischen Belastung, die die Diagnose eines HNPCC mit sich bringt.

Zur Verlaufs- und Therapiekontrolle eignen sich die **Tumormarker** CEA und (fakultativ) CA 19-9. Sensitiver als

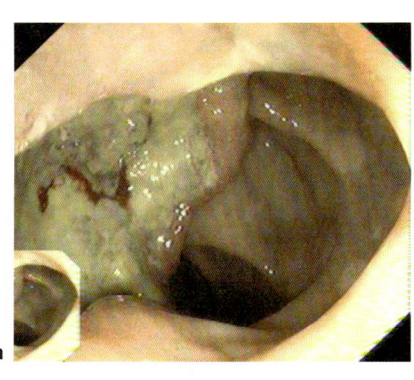
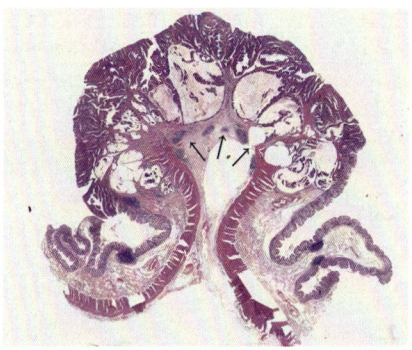

Abb. 5.8 **Kolonkarzinom.**
a Koloskopischer Befund.
b Histologie: Kolonkarzinom in einem tubulovillösen Adenom, das die Muscularis propria infiltriert (Pfeile). (a: aus Greten, Rinninger, Greten, Innere Medizin, Thieme, 2010; b: aus Krams et al., Kurzlehrbuch Pathologie, Thieme, 2010)

CEA ist der Nachweis der mRNA des tumorassoziierten Antigens HL-6.

Stadieneinteilung: Siehe Tab. 5.9 und Tab. 5.10.

Differenzialdiagnosen: Gutartige kolorektale Tumoren (Adenome, Polypen), **entzündliche Darmerkrankungen** (Morbus Crohn, Colitis ulcerosa, Divertikulose), Reizdarmsyndrom, Hämorrhoiden.

Therapie und Prognose:
Chirurgische Therapie: Eine kurative Therapie ist nur durch eine **radikale Tumorresektion** möglich und sollte bis zum **Stadium III** (Dukes C) versucht werden. Die tumortragenden Darmabschnitte werden laparoskopisch oder offen in **No-Touch-Technik** entfernt (Ligatur der zu- und abführenden Gefäße), um eine Tumorzellverschleppung zu vermeiden. Das zugehörige **Mesenterium** und das **regionale Lymphabflussgebiet** sollten ebenfalls reseziert werden.

- **Kolonkarzinom:** Die onkologische Kolonresektion erfolgt je nach Tumorlokalisation als rechts- oder linksseitige Hemikolektomie, Transversum- oder Sigmaresektion (s. Chirurgie [S. B149]).
- **Rektumkarzinom:** Abhängig von der Lokalisation wird eine sphinktererhaltende Operation (anteriore Rektumresektion mit totaler Mesorektumexstirpation) oder eine abdominoperineale Rektumexstirpation mit Anlage eines Anus praeter durchgeführt (s. Chirurgie [S. B150]). Bei Low-Grade-T1-Tumoren ohne Lymph-

gefäßinvasion ist eine lokale transanale endoskopische Mukosaresektion möglich (s. Chirurgie [S. B151]).

> **MERKE** Isolierte Leber- und Lungenmetastasen können kurativ entfernt werden. Die 5-Jahres-Überlebensrate beträgt ca. 40 %.

Neoadjuvante Therapie: Eine präoperative Radiochemotherapie (5-FU) wird beim **Rektumkarzinom** in den **Stadien II und III** (Dukes B und C) empfohlen, da sie das Lokalrezidivrisiko senkt, die 5-Jahres-Überlebensrate erhöht und eine sphinktererhaltende, kurative R0-Resektion ermöglicht. Bei Kolonkarzinomen werden neoadjuvante Therapieverfahren nur selten eingesetzt.

Adjuvante Therapie:
- **Kolonkarzinom:** Die postoperative, 6-monatige Gabe von 5-FU/Folinsäure (evtl. kombiniert mit Oxaliplatin oder Irinotecan) verbessert das Langzeitüberleben im **Stadium III (Dukes C)**.
- **Rektumkarzinom:** Nach der neoadjuvanten Radiochemotherapie wird postoperativ die Chemotherapie vervollständigt (keine Bestrahlung mehr).

Palliative Therapie: Bei **fortschreitender Darmstenosierung** können Umgehungsanastomosen oder ein Anus praeter angelegt werden. Bei Kolonkarzinomen kommen auch endoskopische Therapieverfahren (Kryo-, Lasertherapie, Operation) infrage.

Bei **Metastasen** kann eine palliative Chemotherapie mit 5-FU, bei unzureichendem Effekt auch in Kombination mit Oxaliplatin oder Irinotecan durchgeführt werden. So ist eine durchschnittliche Lebensverlängerung > 20 Monate erreichbar.

Prognose und Nachsorge: Tab. 5.11 gibt eine Übersicht über die stadiengerechten Therapiestrategien und die Prognose des KRK. Da **lokoregionale Tumorrezidive** relativ **häufig** sind, ist insbesondere ab dem Stadium II in den ersten 2 Jahren eine **engmaschige Nachsorge** indiziert (alle 6 Monate klinische Untersuchung, Bestimmung des Tumormarkers CEA, Abdomensonografie und Rektumbiopsie bei Rektumkarzinom).

Tab. 5.9 TNM-Klassifikation des kolorektalen Karzinoms

Stadium	Befund
T-Klassifikation	
Tis	Carcinoma in situ
T1a	Infiltration der Lamina propria und Muscularis mucosae
T1b	Infiltration der Submukosa
T2	Infiltration der Muscularis propria
T3	Infiltration der Subserosa
T4a	Infiltration des viszeralen Peritoneums
T4b	Infiltration von Nachbarorganen
N-Klassifikation	
N0	regionale Lymphknoten nicht befallen
N1a	1 regionaler Lymphknoten befallen
N1b	2–3 regionale Lymphknoten befallen
N1c	Satellitenmetastasen im Fettgewebe der Subserosa, kein regionärer Lymphknotenbefall
N2a	4–6 regionäre Lymphknoten befallen
N2b	> 6 Lymphknoten befallen
M-Klassifikation	
M0	keine Fernmetastasen
M1a	Fernmetastasen in einem Organ
M1b	Fernmetastasen in mindestens 2 Organen oder im Peritoneum

Tab. 5.10 Stadieneinteilung des kolorektalen Karzinoms nach Dukes und UICC

UICC	Dukes	TNM	Definition
0		Tis N0 M0	Carcinoma in situ (Submukosa intakt)
IA	A	T1 N0 M0	Tumor auf Mukosa und Submukosa begrenzt
IB		T2 N0 M0	Tumor infiltriert Muscularis propria
IIA	B	T3–4 N0 M0	Tumor infiltriert alle Wandschichten und überschreitet die Darmwand
III	C	jedes T N1–2 M0	regionale Lymphknotenmetastasen
IV	D	jedes T/N M1	Fernmetastasen

Tab. 5.11 Stadiengerechte Therapie und Prognose des kolorektalen Karzinoms

Dukes	UICC	Kolonkarzinom	Rektumkarzinom	5-Jahres-Überlebensrate
A	I	• kurative En-bloc-Resektion	• kurative En-bloc-Resektion	>90%
B	II		• neoadjuvante Radiochemotherapie (→ Downstaging)	70–85%
C	III	• Versuch einer kurativen En-bloc-Resektion • adjuvante Chemotherapie (Oxaliplatin + 5-FU/Folinsäure)	• Versuch einer kurativen En-bloc-Resektion • adjuvante Chemotherapie (5-FU)	30–60%
D	IV	• isolierte Lungen- und Lebermetastasen: Resektion • Polychemotherapie (5-FU, Folinsäure und Oxaliplatin oder Irinotecan) und monoklonale Antikörper gegen EGF oder VEGF (Cetuximab oder Bevacizumab)		0–5%

Prophylaxe: Risikofaktoren (s.o.) sollten gemieden werden. Außerdem ist eine regelmäßige körperliche Betätigung im aeroben Bereich empfehlenswert. Zur Früherkennung dienen **Vorsorgeuntersuchungen** (s. Prävention [S.C768]). Bei erhöhtem Risiko oder auffälligem Befund sollte entsprechend öfter bzw. früher koloskopiert werden (Sekundärprävention **Tab. 5.12**). Zum jährlichen HPNCC-Früherkennungsprogramm gehören neben der Koloskopie außerdem die Abdomensonografie, gynäkologische Untersuchung und Sonografie sowie die Ösophagoduodenoskopie.

5.7 Analkanal- und Analrandkarzinom

DEFINITION

- **Analkanalkarzinome** liegen zwischen der Linea anorectalis und der Linea anocutanea und gehen meist vom Plattenepithel aus.
- **Analrandkarzinome** liegen unterhalb der Linea anocutanea und zählen zu den Hauttumoren.

Häufige **Symptome** sind Juckreiz, Fremdkörpergefühl, Schmerzen, Nässen, Kontinenzstörungen und Blutungen. **Lymphogen metastasieren** die Karzinome in die perirektalen, iliakalen und inguinalen Lymphknoten, **hämatogen** in Leber, Niere und Knochen und per continuitatem in

Tab. 5.12 Koloskopien bei Risikogruppen

Risikogruppe	Koloskopien
FAP	• ab dem 10. Lebensjahr jährliche Koloskopien
Lynch-Syndrom	• ab dem 25. Lebensjahr bzw. 5 Jahre vor dem niedrigsten Erkrankungsalter in der Familie jährliche Koloskopie
kolorektale Adenome	• nach kompletter Abtragung im Gesunden (Darm vollständig untersucht und gut beurteilbar): 1. Kontrolle nach 3 Jahren, danach bei unauffälligem Befund im 5-Jahres-Intervall • nach unvollständiger Abtragung oder inkompletter Koloskopie: 1. Kontrolle nach 3 Monaten, 2. und 3. Kontrolle nach 1 und 3 Jahren, danach bei unauffälligem Befund im 5-Jahres-Intervall
Pancolitis ulcerosa	• ab dem 8. Jahr nach Erkrankungsbeginn jährliche Koloskopie
KRK oder kolorektale Adenome in der Verwandschaft	• 1. Koloskopie mit 40 Jahren (mit 30 Jahren, wenn KRK-Patient <45 Jahre)

Analsphinkter, Blase, Urethra, Vagina und Prostata. Die **Diagnose** wird durch Inspektion, rektal-digitale Untersuchung und eine Prokto- bzw. Rektoskopie mit Probenentnahme und anschließender histologischer Untersuchung gestellt. Für die stadienabhängige **Therapie** s. Chirurgie [S.B158].

6 Tumoren von Leber und Gallensystem

6.1 Gutartige Lebertumoren

6.1.1 Leberhämangiom

Dieser angeborene Gefäßtumor ist der **häufigste benigne Lebertumor** und tritt v. a. bei **Frauen** im mittleren Lebensalter auf (w:m = 5:1). Ätiologisch wird ein Einfluss von Sexualhormonen vermutet, da das Hämangion **hormonabhängig wächst** (Größenzunahme unter Östrogen- bzw. Progesterontherapie sowie in Schwangerschaft und Pubertät).

Hämangiome treten solitär oder multipel auf (häufig subkapsulär), ihr Durchmesser beträgt i. A. < 4 cm, meist sind sie asymptomatische sonografische **Zufallsbefunde**. Sehr große Hämangiome (> 10 cm) können durch Verdrängungserscheinungen Symptome auslösen. **Komplikationen** durch Spontanruptur und Blutungen sind selten. Hämangiome **entarten nicht**. Eine **Therapie** (Embolisation oder Resektion) ist nur bei Blutungen indiziert.

Sonografisch imponiert das Hämangiom als scharf begrenzter, echoreicher Rundherd mit homogener Binnenstruktur und dorsaler Schallverstärkung. In der Kontrastmittelsonografie und in der Angio-CT zeigt sich ein charakteristisches **Irisblendenphänomen** (Kontrastmittel-Enhancement von peripher nach zentral, Abb. 6.1). Mit zunehmender Größe wird die Binnenstruktur komplexer und die sonografische Abgrenzung gegenüber anderen Leberaffektionen schwieriger. In diesen Fällen ist die **MRT** mit leberspezifischen Kontrastmitteln und dynamischen Sequenzen das Verfahren der Wahl.

Nur zentral gelegene Hämangiome sollten **biopsiert** werden, da die Blutungsgefahr bei oberflächlichen Tumoren groß ist. **Makroskopisch** imponiert der Tumor weinrot mit weicher, schwammiger Konsistenz. **Histologisch** zeigt sich das typische Bild eines kavernösen Hämangioms [S. A601].

6.1.2 Fokale noduläre Hyperplasie (FNH)

Diese benigne, **hamartöse Wucherung** ist nach dem Leberhämangiom der zweithäufigste benigne Lebertumor und tritt überwiegend bei **Frauen** (70–90 %) im mittleren Lebensalter auf. Die genaue Ursache ist unbekannt. Auch die FNH zeigt – ähnlich wie das Hämangiom – ein **hormonabhängiges Wachstum** mit Größenzunahme unter Kontrazeptivaeinnahme (Regression nach dem Absetzen), in Schwangerschaft und Pubertät. Die FNH tritt meist solitär mit einem Durchmesser < 5 cm auf. Die Patienten sind i. d. R. **asymptomatisch**, manchmal klagen sie über unspezifische abdominelle Beschwerden. Die FNH **entartet nicht** maligne.

Meistens wird die FNH zufällig im Rahmen einer **Routinesonografie** entdeckt. Hier imponiert sie als **rundliche, glatt begrenzte, grob strukturierte Struktur (ähnlich einer Leberzirrhose)**, die geringfügig echoärmer ist als das umgebende Lebergewebe und eine **dorsale Schallabschwächung** zeigt. Die in der Angiografie typische Radspeichenstruktur (s. u.) ist sonografisch nur selten erkennbar. Im **Farb-Doppler** sind radiäre Gefäße nachweisbar. In der **Angio-CT** zeigt sich typischerweise eine **iso- bis hypodense Raumforderung** mit rascher Kontrastmittelanreicherung über das zentrale Gefäß (Radspeichenphänomen Abb. 6.2). Während des Zu- und Abstroms ist eine **zentrale, sternförmige Narbenfigur** zu erkennen.

Bei diagnostischer Unsicherheit sollte biopsiert werden. **Histologisch** zeigt sich eine „fokale Leberzirrhose" mit zentraler, sternförmiger Narbe, von der Bindegewebssepten in die Peripherie ziehen („Radspeichenstruktur"). Im Zentrum befinden sich zahlreiche mittelgroße Gefäße (Hypervaskularisation). Der Glykogen- und Fettgehalt der Leberzellen ist deutlich erhöht.

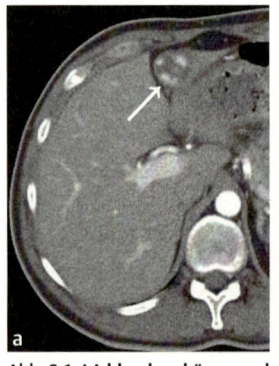 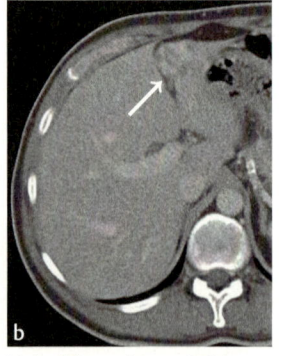

Abb. 6.1 **Irisblendenphänomen bei Leberhämangiom. a** Peripher noduläre Kontrastmittelaufnahme in der arteriellen Phase. **b** Zentripetale KM-Anreicherung (auch der zentralen Anteile) in der venösen Phase. (aus: Reiser, Kuhn, Debus, Duale Reihe Radiologie, Thieme, 2011)

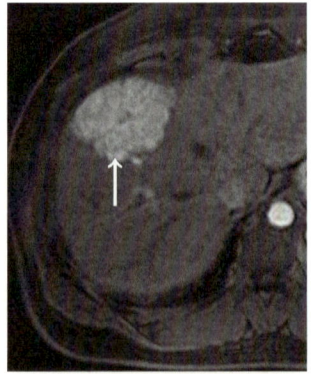

Abb. 6.2 **Fokale noduläre Hyperplasie in der MRT.** In der arteriellen Phase reichert die FNH stark Kontrastmittel an, wobei der zentrale Bereich ausgespart bleibt. Eine radiäre Zeichnung ist sichtbar (Radspeichenphänomen). Ursache sind von zentral nach peripher ziehende Bindegewebssepten und darin verlaufende Gefäße. (aus: Reiser, Kuhn, Debus, Duale Reihe Radiologie, Thieme, 2011)

Die **oralen Kontrazeptiva** sollten **abgesetzt werden**, eine Resektion ist nur bei Symptomen oder Größenzunahme indiziert.

6.1.3 Leberadenom

Synonym: hepatozelluläres Adenom

Das Leberadenom ist **selten**. Über 90 % d. F. werden bei Frauen unter der Einnahme von **Kontrazeptiva** beobachtet. Bei Männern besteht eine Assoziation mit Androgen- und Anabolikaeinnahme, bei Kindern mit Glykogenspeicherkrankheiten. Leberadenome treten häufig **solitär** auf und können einen Durchmesser > 10 cm erreichen. Viele Patienten klagen über unspezifische **Oberbauchbeschwerden**, eine Infarzierung (→ akuter Abdominalschmerz) oder Ruptur (→ massive, lebensbedrohliche Blutung) sind selten. Im Langzeitverlauf entarten etwa 10 % der Adenome zum **Leberzellkarzinom**.

Sonografisch zeigt sich eine echogleiche oder -arme runde, scharf begrenzte Struktur mit inhomogener Binnenstruktur, echoarmem Randsaum und dorsaler Schallabschwächung. In der **CT** imponiert das Adenom als iso- bis hypodense Raumforderung. Die **Leberenzyme** können erhöht sein.

Da die Abgrenzung zum Leberzellkarzinom in der Bildgebung häufig schwierig ist, ist eine Biopsie mit **Histologie** sinnvoll. Typisch sind mehrlagige Trabekel (Normalbefund: einschichtige Trabekel) aus nicht lobulär angeordneten Hepatozyten, die strukturell normalen Leberzellen sehr ähnlich sind. Die Hepatozyten erscheinen aufgrund ihres glykogenreichen Zytoplasmas sehr hell. Typisch ist das Fehlen von Zentralvenen und Gallengängen.

Makroskopisch ist das Adenom gelb-braun, glatt berandet und von einer bindegewebigen Pseudokapsel umgeben, die durch Kompression des umgebenden Lebergewebes entsteht. Regressive Veränderungen wie Nekrosen und zentrale Einblutungen sind häufig.

Die **oralen Kontrazeptiva** sollten **abgesetzt** werden. Eine Resektion ist nur bei Komplikationen und Größenzunahme indiziert.

6.1.4 Seltene benigne Lebertumoren

Seltene benigne Lebertumoren sind in **Tab. 6.1** zusammengefasst.

6.2 Bösartige Lebertumoren

6.2.1 Hepatozelluläres Karzinom (HCC)

Synonym: primäres Leberzellkarzinom

Epidemiologie: In Mitteleuropa erkranken ca. 3–5/100 000 Einwohner/Jahr an einem HCC, Tendenz steigend. Männer sind 3-mal häufiger betroffen als Frauen. Der Häufigkeitsgipfel liegt im 6. Lebensjahrzehnt. In Afrika und Asien ist das HCC wegen der hohen Prävalenz der chronischen Hepatitis B und C weitaus häufiger (Inzidenz: 150/100 000) und mit einem Anteil von 20–30 % das häufigste Malignom.

Ätiologie und Risikofaktoren: 80 % der HCC entwickeln sich bei vorbestehender **Leberzirrhose** (jeder Genese!). Pro Jahr erkranken etwa 5 % aller Patienten mit Leberzirrhose an einem HCC. Das Risiko ist am höchsten bei Leberzirrhose aufgrund einer Hämochromatose oder einer chronischen Hepatitis B oder C. **Weitere Risikofaktoren** sind die Aufnahme von Nitrosaminen oder Aflatoxin B, die Schistosomiasis, der angeborene α$_1$-Antitrypsinmangel und das früher häufig verwendete Röntgenkontrastmittel Thorotrast. Diskutiert wird eine Induktion des HCC durch die langjährige Einnahme von Androgen- oder Östrogenpräparaten.

> **MERKE** 50 % der HCC sind auf eine chronische **Hepatitis B**, 25 % auf eine chronische **Hepatitis C** zurückzuführen.

Klinische Pathologie: Das HCC ist eine **epitheliale Neoplasie** der Hepatozyten. Seiner Manifestation gehen meist eine klein- oder großzellige Leberzelldysplasie und die Entwicklung dysplastischer Knoten (Präkanzerose) voraus. Abhängig vom makroskopischen Wachstumsverhalten werden der **massive** (solitärer großer Tumorknoten, Abb. 6.3a), der **multinodulär-multizentrische** (multiple Tumorknoten) und der **diffuse Typ** (diffuse Infiltration der Leber) unterschieden. **Histologisch** zeigen sich häufig in mehrlagigen Trabekeln angeordnete, polygonale, vergrößerte Tumorzellen mit heterochromatischen Zellkernen, schollig-basophilem Zytoplasma und verschiedenen Zytoplasmaeinschlüssen (z. B. Mallory-Körper). Hochdifferenzierte Tumoren können Galle produzieren (→ Gallenthromben). Nach dem **histopathologischen Wachstumsmuster** werden die in Tab. 6.2 gezeigten Typen unterschieden.

Tab. 6.1 Seltene benigne Lebertumoren

	Gallengangsadenom	Zystadenom
Epidemiologie	v. a. im mittleren Lebensalter	v. a. bei Frauen um das 50. Lebensjahr
Klinik	Durchmesser meist < 1 cm, solitäres Auftreten, praktisch immer asymptomatisch; bei Durchmesser > 1 cm signifikantes Entartungsrisiko	Durchmesser > 30 cm möglich, Neigung zur malignen Entartung
Histologie	zahlreiche englumige, mit regelrechtem kubischem Zylinderepithel ausgekleidete Gallengänge (DD Cholangiokarzinom: kein Pleomorphismus)	mit kubischem Zylinderepithel ausgekleidete und mit schleimiger, gelb-brauner Flüssigkeit gefüllter Zysten
Therapie	Resektion bei Durchmesser > 1 cm wegen Entartungstendenz	Resektion wegen Entartungstendenz

6 Tumoren von Leber und Gallensystem

Tab. 6.2 Histopathologische Typen des HCC

Typ	Charakteristika
trabekulär-sinusoidaler Typ	• häufigster Typ • hochdifferenzierte Tumoren (meist GI–II) • hochdifferenzierte Zellstränge aus hepatozytenähnlichen Tumorzellen, dazwischen weite, mit Endothelzellen ausgekleidete Bluträume
pseudoglandulärer Typ	• häufig gleichzeitig mit trabekulär-sinusoidalem Typ • hochdifferenzierte Tumoren, die drüsenartige Strukturen bilden • differenzialdiagnostisch häufig schwierig vom cholangiozellulären Karzinom [S. A653] abzugrenzen
solider Typ	• selten • undifferenzierte Tumoren mit Verlust des trabekulären Gewebemusters und polymorphen Tumorzellen
szirrhöser (spindelzelliger) Typ	• mäßig differenzierte Tumorstränge, dazwischen zellarmes, fibröses, hyalinisiertes Gewebe • häufig nach Radio- oder Chemotherapie
fibrolamellärer Typ	• nicht mit Leberzirrhose assoziiert, v. a. bei jüngeren Patienten • große, in soliden Formationen oder Trabekeln angeordnete Tumorzellen mit großen Kernen und eosinophilem Zytoplasma; bindegewebige Septen zwischen den Tumorzellen, von einer Kapsel umgebener Tumor (→ daher häufig resezierbar, prognostisch günstig)
sklerosierender Typ	• zentral betonte Sklerosierung • vermutlich Sonderform des cholangiozellulären Karzinoms

Zytologisch werden ein Verfettungs- (fein-/grobtropfige Verfettung), ein Klarzell- (Glykogenspeicherung im Zytoplasma) und ein vielkerniger Riesenzelltyp (undifferenziertes HCC) unterschieden.

Klinik: Das HCC verläuft lange asymptomatisch bzw. wird die Symptomatik von der meist vorbestehenden Leberzirrhose überdeckt. Mögliche **Spätsymptome** sind Druckschmerz im rechten Oberbauch, tastbarer Tumor, Gewichtsabnahme und Zeichen der dekompensierten Leberzirrhose (Ikterus, Pruritus, Aszites, Leberhautzeichen; s. Verdauungssystem [S. A279]). **Paraneoplastische Symptome** wie Fieber, Polyglobulie, Hyperkalzämie, -triglyzeridämie und -cholesterinämie sind häufig. Die meisten Patienten sterben rasch an den Folgen der Tumorkachexie, eines Leberversagens oder einer Ösophagus- bzw. Fundusvarizenblutung.

Metastasierung: Lymphogen metastasiert das HCC in die Lymphknoten des Lig. hepatoduodenale und kann dann ein Courvoisier-Zeichen (s. Verdauungssystem [S. A290]) auslösen. **Hämatogene** Metastasen siedeln sich in anderen Bereichen der Leber sowie in Lunge, Gehirn und Knochen ab.

MERKE Etwa ¼ der Patienten leidet zum Zeitpunkt der Diagnosestellung an einer **Pfortaderthrombose** oder zeigt eine **Infiltration von Lebervenen und V. cava inferior**.

Diagnostik: Anamnestisch ist der Hinweis auf eine Leberzirrhose entscheidend. Bei ca. 50 % der Patienten ist das **α$_1$-Fetoprotein im Serum erhöht** (AFP, Normwert < 15 µg/l). Beweisend für ein HCC sind Werte > 200–300 µg/l. Neben einem großen Blutbild und den Entzündungswerten sollten alle **Leberfunktionsparameter** bestimmt werden (Gerinnung, Leberenzyme, Albumin, Bilirubin).

Andere Ursachen für eine **AFP-Erhöhung** sind Schwangerschaft, nicht seminomatöse Hodentumoren, gastrointestinale Tumoren, Bronchialkarzinome und chronische Hepatitiden.

Mit der **Oberbauchsonografie**, der **Farbduplex-** und der **Kontrastmittelsonografie** lässt sich das HCC häufig von gutartigen Raumforderungen abgrenzen: Typisch sind solitäre oder multiple, echoarme, -gleiche oder -reiche Strukturen, die häufig schlecht vom umgrenzenden Lebergewebe abgrenzbar sind (häufig kein Randsaum, Abb. 6.3a). Die umgebende Leber ist in meistens zirrhotisch verändert (DD: Metastasen in intakter Leber). Häufig sind regressive Veränderungen (z. B. Einblutungen, Verkalkungen) und eine dorsale Schallabschwächung nachzuweisen. Zur Diagnosesicherung dient eine **MRT** (Abb. 6.3b) oder **CT**.

MERKE Die sonografie- oder CT-gesteuerte Feinnadelbiopsie karzinomverdächtiger Areale wird bei kurativ operablem Befund kontrovers diskutiert: Wegen der relativ großen Gefahr von Impfmetastasen kann eine **Operation auch ohne histologische Diagnosesicherung** durchgeführt werden.

Staging: Röntgen oder CT des Thorax, Skelettszintigrafie, CCT.

Stadieneinteilung: Siehe Tab. 6.3.

Therapie: Die einzige kurative Option ist die operative **Tumorresektion**. Je nach Lokalisation und Ausdehnung des Tumors ist eine Leberteilresektion oder (in Einzelfällen) eine totale Hepatektomie mit anschließender Lebertransplantation indiziert (s. Chirurgie [S. B161]). Bei multilokulären oder diffus wachsenden Tumoren ohne Fernmetastasen oder Gefäßinvasion ist die **Lebertransplantation** eine Alternative mit guter Langzeitprognose. Kleinere, **inoperable Tumoren** können durch **lokale ablative Therapieverfahren** wie Radiofrequenzablation, perkutane Ethanolinjektion oder die transarterielle Chemoembolisation verkleinert bzw. fraglich kurativ behandelt werden.

Die systemische Gabe von **Multi-Tyrosinkinaseinhibitoren** (z. B. Sunitinib, Sorafenib) kann das Überleben verlängern. Die palliative konventionelle Chemotherapie besitzt keine lebensverlängernde Wirkung.

6.2 Bösartige Lebertumoren

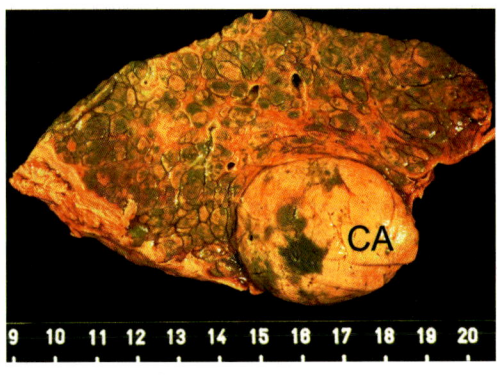
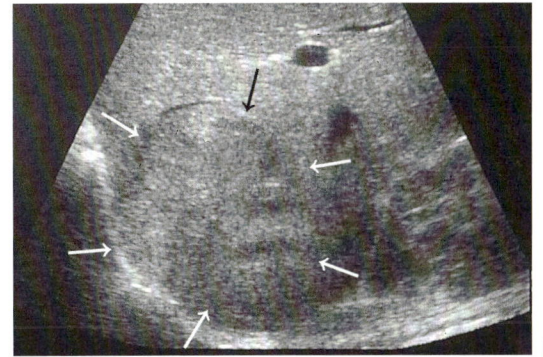
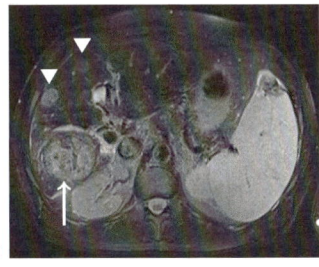

Abb. 6.3 **Hepatozelluläres Karzinom. a** Makroskopischer Aspekt eines HCC in einer großknotigen Leberzirrhose (CA). **b** Sonografie. **c** MRT (T 2-Wichtung): Tumor im rechten Leberlappen mit zentraler Nekrose (Pfeil) und Satellitenherden (Pfeilspitze). (a: aus Krams et al., Kurzlehrbuch Pathologie, Thieme, 2010; b: aus Baenkler et al., Duale Reihe Innere Medizin, Thieme, 2009; c: aus Reiser, Kuhn, Debus, Duale Reihe Radiologie, Thieme, 2011)

Tab. 6.3 TNM-Klassifikation des hepatozellulären Karzinoms

Stadium	Ausbreitung
T 1	solitärer Tumor ohne Gefäßinvasion
T 2	solitärer Tumor mit Gefäßinvasion oder multiple Tumoren mit Durchmesser ≤ 5 cm
T 3	multiple Tumoren mit Durchmesser > 5 cm oder Tumor mit Befall eines größeren Astes der Pfortader oder der Vv. hepaticae
T 4	solitärer Tumor oder multiple Tumoren mit Invasion von Nachbarorganen (Ausnahme: Gallenblase) oder Perforation des viszeralen Peritoneums
N0	keine regionären Lymphknotenmetastasen
N1	regionäre Lymphknotenmetastasen
M0	keine Fernmetastasen
M1	Fernmetastasen

Prognose und Prophylaxe: Die mittlere Überlebenszeit liegt bei 4–12 Monaten. Entscheidend sind:
- Schutz vor Hepatitis B und C (z. B. Hepatitis-B-Impfung, Safer Sex)
- regelmäßige Kontrolluntersuchungen und rechtzeitige Therapie bei Hepatitis B bzw. C und Hämochromatose.

> **MERKE** Da Frühsymptome fehlen, sind bei **Risikopatienten** (Leberzirrhose, chronisch-aktive Hepatitis) **halbjährliche Kontrolluntersuchungen** (Sonografie und AFP-Bestimmung) indiziert.

6.2.2 Angiosarkom der Leber

Dieser **seltene**, maligne, häufig multizentrische, mesenchymale Tumor besteht aus **Blutgefäßschlingen** mit **atypischem Endothel**. Bekannte Risikofaktoren sind die Exposition gegenüber Vinylchlorid, Arsen oder Thorotrast. Der Altersgipfel liegt im 6. Lebensjahrzehnt. Männer sind häufiger betroffen. Häufig klagen die Patienten über **Schmerzen** im rechten Oberbauch und allgemeine Tumorzeichen. **Therapie** der Wahl ist die Tumorresektion oder eine Lebertransplantation. Die **Prognose** ist **schlecht**: Ohne kurative Therapie versterben die Patienten meist innerhalb von 6 Monaten nach der Diagnosestellung.

6.2.3 Hepatoblastom

Siehe Pädiatrie [S. B612].

6.2.4 Lebermetastasen

Metastasen sind die **häufigsten malignen Lebertumoren** (ca. 20-mal so häufig wie das primäre Leberzellkarzinom). Sie treten oft multipel auf und gehen am häufigsten von **Primärtumoren** im **Gastrointestinaltrakt** (v. a. kolorektales, Magen- und Pankreaskarzinom) aus. Über den Systemkreislauf metastasieren v. a. Bronchial- und Mammakarzinome sowie maligne Melanome in die Leber. Die Patienten sind häufig **asymptomatisch**. Treten Symptome auf, ähneln sie denjenigen des hepatozellulären Karzinoms [S. A649].

Makroskopisch imponieren Lebermetastasen prinzipiell als weißliche Knoten, Melanommetastasen sind pigmentiert. Von der Art der Metastasenverteilung lässt sich grob auf den Primärtumor rückschließen:
- wenige und große Knoten: Kolonkarzinom
- viele kleine Knoten: Bronchial- und Mammakarzinom
- viele kleine, schwarze Knoten: malignes Melanom.

In der **Sonografie** imponieren Lebermetastasen als runde bis polyzyklische, echodichte bis -arme Herde mit inhomogener Binnenstruktur und echoarmem Randsaum. Sie sind gut vom umgebenden Leberparenchym abgrenzbar.

Die **Therapie** richtet sich nach Art und Stadium der Grunderkrankung. **Lebermetastasen** bei sanierbarem Primärtumor und Ausschluss weiterer Organmetastasen (Ausnahme: vereinzelte, resezierbare Lungenmetastasen) können unter kurativen Gesichtspunkten **reseziert** werden (Segmentresektion, z.B. Metastasen bei Kolon- oder Bronchialkarzinom). **Multiple, nicht kurativ resektable Lebermetastasen** werden **palliativ** mit einer systemischen Chemotherapie oder lokal ablativen Verfahren [S.A650] behandelt. Die Prognose ist v.a. abhängig vom Primärtumor.

6.3 Gallenblasenkarzinom

Epidemiologie: Das Gallenblasenkarzinom ist selten (Inzidenz: ca. 2–3/100 000 Einwohner/Jahr). Frauen erkranken deutlich häufiger (w:m = 4:1). Der Altersgipfel liegt jenseits des 70. Lebensjahres.

Risikofaktoren: Als Risikofaktoren gelten die **Cholelithiasis** und die **chronische Cholezystitis** (v.a. Porzellangallenblase) – bei 95% der Patienten sind zeitgleich Gallensteine nachweisbar. Zudem wurde ein gehäuftes Auftreten bei Salmonellendauerausscheidern und in größeren Gallenblasenpolypen beobachtet.

Klinische Pathologie und Pathogenese: In 90% d. F. handelt es sich um papilläre oder tubuläre **Adenokarzinome** unterschiedlichen Differenzierungsgrads. Ähnlich wie beim kolorektalen Karzinom folgt die Entstehung der **Adenom-Dysplasie-Karzinom-Sequenz** mit einer Akkumulation genetischer Mutationen (z.B. im Tumorsuppressorgen p53 und im RAS-Onkogen). Adenokarzinome können diffus-infiltrierend, polypoid-exophytisch oder knotig wachsen. Typisch sind eine Infiltration der Leber und des Lig. hepatoduodenale sowie ein „Einziehen" der Gallenblase in die Leber. Plattenepithelkarzinome oder adenosquamöse Karzinome der Gallenblase sind deutlich seltener.

Klinik: Symptome treten meist erst relativ **spät** auf. B-Symptomatik, Anämie, tastbarer Tumor oder Verschlussikterus weisen auf ein fortgeschrittenes Tumorstadium hin. Ummauert der Tumor den Gallengang, kann sich ein **Courvoisier-Zeichen** mit schmerzloser Gallenblasenvergrößerung und Ikterus entwickeln.

Metastasierung: Gallenblasenkarzinome metastasieren **frühzeitig lymphogen** in die Leberpforte (bei Diagnosestellung meist bereits Lymphknotenmetastasen) und infiltrieren **per continuitatem** das umgebende Lebergewebe und Nachbarstrukturen. **Hämatogene Metastasen** siedeln sich über die Pfortader in der Leber und anschließend über den Systemkreislauf in Lunge, Knochen, Niere, Nebenniere, Haut und Ovarien ab.

Diagnostik: Bei der **körperlichen Untersuchung** lässt sich häufig ein derber Tumor im rechten Oberbauch palpieren. Die **Cholestaseparameter** sind meist erhöht. Die Diagnose wird mithilfe bildgebender Verfahren und histologisch gestellt. **Sonografisch** erkennt man eine irreguläre, echoarme Struktur, die das Gallenblasenbett infiltriert, und eine Erweiterung der intrahepatischen Gallengänge. Die Gallenblasenwand ist verdickt, die Gallenblase häufig unregelmäßig verformt; im Lumen sind häufig Steine nachweisbar (Abb. 6.4). Ergänzend sollten eine **ERC** (alternativ: perkutane transhepatische Cholangiografie), eine **Endosonografie** und eine **CT** durchgeführt werden. Die Tumorausdehnung kann am besten mithilfe der **MRC** beurteilt werden.

> **MERKE** In einer durch chronische Entzündungen verdickten und mit Steinen gefüllten Gallenblase kann ein **Karzinom leicht übersehen** werden.

Stadieneinteilung: Siehe Tab. 6.4.

Differenzialdiagnosen: Die Abgrenzung gegenüber chronisch-entzündlichen Veränderungen und Gallenblasenpolypen ist oft schwierig.

Gallenblasenpolypen sind gutartige Tumoren der Gallenblasenwand. Sie werden meist zufällig im Rahmen einer Oberbauchsonografie entdeckt und sollten wegen der Entartungsgefahr bei einer Größe > 1 cm oder Größenzunahme entfernt werden.

Differenzialdiagnostisch kommen alle Ursachen einer extrahepatischen Cholestase in Betracht (s. Verdauungssystem [S.A265]), z.B. **Mirizzi-Syndrom**, Pankreaskopf- oder Gallengangskarzinom, Pankreaspseudozysten, benigne oder maligne Papillenstenose und Gallengangssteine.

Therapie: Gallenblasenkarzinome sind bei Diagnose häufig bereits **inoperabel**. Eine **Cholezystektomie** ist nur bei

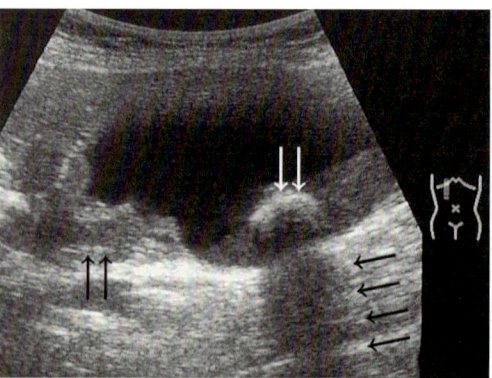

Abb. 6.4 **Gallenblasenkarzinom.** Neben dem Tumor (schwarzer Doppelpfeil), der auf das Lebergewebe übergreift, erkennt man einen Gallenblasenstein (weißer Doppelpfeil) mit Schallschatten (schwarze Pfeile). (aus: Baenkler et al., Duale Reihe Innere Medizin, Thieme, 2009)

Tab. 6.4 Stadieneinteilung des Gallenblasenkarzinoms

Stadium	Ausdehnung
T1	Tumor auf Gallenblasenwand begrenzt • T1a: Infiltration der Gallenblasenschleimhaut • T1b: Infiltration der Gallenblasenmuskulatur
T2	Tumor infiltriert perimuskuläres Bindegwebe (aber keine Ausbreitung jenseits der Serosa oder auf Lebergewebe)
T3	Tumor hat Serosa durchbrochen und infiltriert die Leber und/oder ein Nachbarorgan/eine Nachbarstruktur (Magen, Duodenum, Kolon, Pankreas, extrahepatische Gallenwege, Omentum)
T4	Tumor infiltriert V. portae, A. hepatica oder ≥ 2 Nachbarorgane/-strukturen
N1	Befall regionaler Lymphknoten entlang des Ductus cysticus bzw. choledochus oder im Ligamentum hepatoduodenale
N2	Befall der Lymphknoten des Pankreaskopfes oder der periduodenalen, periportalen oder zöliakalen Lymphknoten
M0	keine Fernmetastasen
M1	Fernmetastasen

Carcinoma in situ oder im Stadium **T1 N0 M0** ausreichend. Bei fortgeschrittenen lokoregionalen Stadien muss erwogen werden, ob eine ausgedehntere Operation unter kurativer Zielsetzung möglich ist und ob sich die Erfolgschancen durch eine neoadjuvante Chemo- und/oder Strahlentherapie verbessern lassen. Näheres s. Chirurgie [S. B169]. Ist der Tumor inoperabel, können **Galleabflussstörungen palliativ** durch Einlage eines Stents, eine photodynamische Therapie, die Anlage einer biliodigestiven Anastomose (s. Chirurgie [S. B168]) oder eine perkutane transhepatische Drainage behoben werden. Eine palliative Chemo- oder Strahlentherapie bringt keine wesentlichen Vorteile.

Prognose: Die Prognose ist **schlecht**, da der Tumor meist in einem weit fortgeschrittenen Stadium entdeckt wird. Ohne R0-Resektion überleben die meisten Patienten nur wenige Monate nach Diagnosestellung.

6.4 Gallengangkarzinom und Klatskin-Tumor

Synonyme:
- **Gallengangkarzinom:** cholangiozelluläres (CCC), Cholangio- oder hepatobiliäres Karzinom
- **Klatskin-Tumor:** Bifurkationskarzinom, Karzinom der Hepatikusgabel

Epidemiologie: Die Inzidenz beträgt etwa 2–3/100 000 Einwohner/Jahr. Die meisten Erkrankungen treten im 6. Lebensjahrzehnt auf.

Einteilung:
- **intrahepatische** Cholangiokarzinome
- **extrahepatische** Cholangiokarzinome mit Klatskin-Tumoren am Zusammenfluss von linkem und rechtem Ductus hepaticus.

Ätiologie: Prädisponierende Faktoren sind die **primär sklerosierende Cholangitis** (häufig bei Colitis ulcerosa), parasitäre Gallenwegserkrankungen (z. B. Leberegel, v. a. in Südostasien), intrahepatische Gallensteine, Leberzysten und das Caroli-Syndrom (autosomal-rezessiv vererbte, intrahepatische Choledochuszysten mit Neigung zu rezidivierenden Cholangitiden).

Klinische Pathologie: Das CCC leitet sich von den extra- bzw. intrahepatischen Gallengängen ab. Beim Erwachsenen handelt es sich meist um gut differenzierte **Adenokarzinome** mit tubulär-papillären, gallengangsähnlichen Strukturen und ausgeprägtem fibrösem Stromagehalt (derb-weiße Schnittfläche). **Immunhistochemisch** kann in den schleimbildenden Tumorzellen **Zytokeratin CK-19** nachgewiesen werden. Die Tumoren sind meistens klein, umrahmen das Gallengangslumen ringförmig und breiten sich langsam entlang der Gallenwege aus. Bei **Kindern** sind embryonale Rhabdomyosarkome am häufigsten.

Klinik: Typische Symptome sind ein **schmerzloser Verschlussikterus** und eine **ausgeprägte Tumorkachexie**. Typisch für das distale CCC ist das **Courvoisier-Zeichen** (schmerzloser Ikterus und vergrößert tastbare Gallenblase).

MERKE Das **Courvoisier-Zeichen** ist charakteristisch für **papillennahe Tumoren** wie distale CCC, Papillen- oder Pankreaskopfkarzinome, die zu einem chronischen, langsam progredienten Choledochusverschluss führen, sodass sich die Gallenblasenwand an die Stauung adaptieren kann (DD: schmerzhafte Gallenblasenvergrößerung bei akuten Gangverschlüssen, z. B. bei Choledocholithiasis).

Diagnostik: Die **Cholestaseparameter** sind meistens erhöht (s. Verdauungssystem [S. A265]). Der entscheidende **Tumormarker** ist **CA 19-9**.

Der Ablauf der Diagnostik entspricht der des Gallenblasenkarzinoms [S. A652]. **Sonografisch** imponiert das CCC als echoarme bis echogleiche Struktur, die diffus infiltrativ in die Umgebung wächst. Häufig sind zum Diagnosezeitpunkt bereits lokoregionale Metastasen und ein Aszites nachweisbar. Abb. 6.5 zeigt ein CCC in der **ERCP** mit massiver Stenose des proximalen Ductus choledochus.

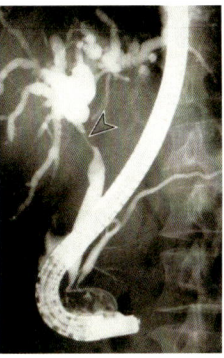

Abb. 6.5 **Cholangiozelluläres Karzinom (ERCP)** mit hochgradiger Stenose des Ductus choledochus. (aus: Greten, Rinninger, Greten, Innere Medizin, Thieme, 2010)

Tab. 6.5 TNM-Klassifikation des intrahepatischen Gallengangkarzinoms

Stadium	Ausdehnung
T1	Tumor auf das subepitheliale Bindegewebe oder die fibromuskuläre Schicht begrenzt
T2	Tumor infiltriert perifibromuskuläres Bindegewebe
T3	Tumor infiltriert Leber, Gallenblase, Pankreas und/oder unilaterale Äste der Pfortader oder der A. hepatica propria
T4	Tumor infiltriert Nachbarstrukturen (Hauptstamm der Pfortader oder bilateraler Astbefall, A. hepatica communis, Kolon, Magen, Duodenum, Abdominalwand)
N0	keine regionalen Lymphknotenmetastasen
N1	regionale Lymphknotenmetastasen
M0	keine Fernmetastasen
M1	Fernmetastasen

Tab. 6.6 Einteilung der Klatskin-Tumoren nach Bismuth

Typ	Ausdehnung
I	Tumor befällt den Ductus hepaticus communis, aber nicht die Hepatikusgabel
II	Tumor ist auf die Hepatikusgabel ausgedehnt
III	Tumor reicht bis an die Segmentabgänge heran: • IIIa: rechter Hepatikushauptast • IIIb: linker Hepatikushauptast
IV	Tumor dehnt sich auf die sekundären Segmentabgänge aus

Stadieneinteilung: Das intrahepatische Gallengangkarzinom wird nach den TNM-Stadien eingeteilt (**Tab. 6.5**), Klatskin-Tumoren anhand ihrer Ausdehnung nach **Bismuth** (**Tab. 6.6**).

Differenzialdiagnosen: Infrage kommen alle Ursachen einer **extrahepatischen Cholestase** (s. Verdauungssystem [S. A265]). Besonders schwierig ist die Abgrenzung zwischen einem distalen CCC und einem **Pankreaskopf-** oder **Papillenkarzinom** (Histologie). Ähnliche Symptome können auch durch eine sklerosierende Cholangitis oder Gallensteine (Verschlussikterus mit Gallenkolik) verursacht werden.

Therapie: Am wichtigsten ist die **Operation** des Tumors. Das Resektionsausmaß ist abhängig von der Tumorlokalisation (s. Chirugie [S. B169]). Beim nicht metastasierten Klatskin-Tumor kann eine **Lebertransplantation** erwogen werden. Die meisten Gallengangkarzinome sind zum Diagnosezeitpunkt bereits inoperabel. **Palliative Therapiemaßnahmen** zielen v. a. auf den Erhalt des Galleabflusses [S. A652] ab.

Prognose: Die Prognose ist **ungünstig**. Ist eine R0-Resektion nicht möglich, liegt die 5-Jahres-Überlebensrate < 5 %.

7 Pankreastumoren

7.1 Grundlagen

Generell werden Tumoren des **exokrinen** (häufiger, ca. 10 % aller Neoplasien des Vedauungstrakts) und des **endokrinen Pankreas** unterschieden, mesenchymale Tumoren sind eher selten. Die endokrinen Tumoren werden im Kap. Neuroendokrine Tumoren des gastroenteropankreatischen Systems [S. A657] besprochen. Der häufigste Pankreastumor ist das Pankreaskarzinom. Benigne Tumoren wie Adenome und Zystadenome sind selten. Adenome werden durch eine komplette Resektion des betroffenen Pankreasabschnittes entfernt (s. Chirurgie [S. B172]), da sie potenziell Low-Grade-Karzinome sein können. Zystische Tumoren sollten radikal entfernt werden.

7.2 Pankreaskarzinom

Epidemiologie: An einem Pankreaskarzinom erkranken ca. 10/100 000 Einwohner/Jahr (dritthäufigster Tumor des Gastrointestinaltrakts nach dem Kolon- und dem Magenkarzinom). Männer sind etwa doppelt so oft betroffen. Der Altersgipfel liegt im 7. Lebensjahrzehnt.

Ätiologie: Zu den Risikofaktoren zählen Rauchen, chronische Pankreatitis sowie hoher Kaffee-, Fett- und Alkoholkonsum. Prädisponierende Gendefekte sind in **Tab. 7.1** dargestellt.

Lokalisation:
- **Pankreaskopf** inkl. Proc. uncinatus (75 % der Fälle)
- Pankreaskörper
- Pankreasschwanz.

Klinische Pathologie: Das Pankreaskarzinom entsteht aus den exokrinen Anteilen der Bauchspeicheldrüse (Adenokarzinom):
- **Duktale Adenokarzinome** (ca. 75 %) gehen vom Epithel der kleinen Pankreasgänge aus und sind histologisch durch atypische, aber meist gut differenzierte Drüsenstrukturen mit Schleimproduktion charakterisiert (**Abb. 7.1**). Die Tumorzellen sind kubisch mit rundem Zellkern und prominentem Nukleolus. Histologische Varianten:
  - adenosquamöses Adenokarzinom (Mischung aus atypischen Drüsen und Plattenepithelstrukturen)
  - muzinöses nicht zystisches Adenokarzinom (ausgeprägt starke Schleimbildung mit Siegelringzellen)
  - anaplastisches Adenokarzinom (polymorphe, ungeordnet liegende Zellen).

- azinäre Adenokarzinome
- **Zystadenokarzinome** (< 1 %).

Makroskopisch ist der Tumor grau-gelb mit vielen Ulzera und Nekrosen und von derber Konsistenz. Die Entwicklung des duktalen Adenokarzinoms folgt – ähnlich wie bei kolorektalen Karzinomen – einer mehrstufigen Tumorprogression mit Akkumulation verschiedener Genmutationen (Aktivierung des Onkogens K-RAS und Inaktivierung der Tumorsuppressorgene p53, p16 und DPC 4). Typische präneoplastische Entwicklungsschritte umfassen:
- muzinöse Gangzellhyperplasie (PanIN1A)
- duktale papilläre Hyperplasie (PanIN1B)
- duktale papilläre Hyperplasie mit mäßiger intraepithelialer Neoplasie (PanIN2)
- schwere duktale intraepitheliale Neoplasie (PanIN3).

Tab. 7.1 Genetische Syndrome mit erhöhtem Risiko für Pankreaskarzinome

Syndrom	Gendefekt und Beschreibung	Risikoerhöhung
Peutz-Jeghers-Syndrom	Defekt des STK11-Gens, Hamartome im Gastrointestinaltrakt, Pigmentation der Mundschleimhaut und perioral	> 100-fach
hereditäre Pankreatitis	Defekt des PRSS 1-Gens	85-fach
familiäres Pankreaskarzinom	kein Genlokus bekannt, Definitionskriterien: • ≥ 2 Verwandte 1. Grades erkrankt • ≥ 2 Verwandte 2. Grades, davon ein Patient vor dem 50. Lebensjahr erkrankt	ca. 40-fach, wenn ein erstgradig Verwandter betroffen ist
familiäres Mamma- und Ovarialkarzinom	BRCA2-Mutation, erhöhtes Risiko für Pankreas-, Mamma- und/oder Ovarialkarzinom	5-fach
FAMMM-Syndrom	multiple, z. T. dysplastische Nävi, ≥ 1 malignes Melanom (kutan oder intraokular), Pankreaskarzinom	Pankreaskarzinom bei 12 % der Patienten

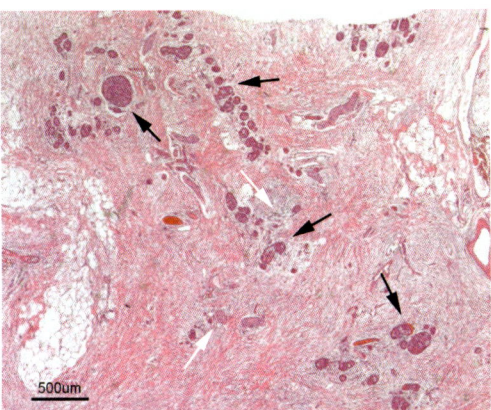

Abb. 7.1 **Duktales Pankreaskarzinom.** Das Bild ähnelt einer chronischen Pankreatitis. Die Drüsenkörper sind atrophisch. Die schwarzen Pfeile deuten auf die Inselorgane, die weißen auf kleine Karzinomausläufer. (aus: Krams et al., Kurzlehrbuch Pathologie, Thieme, 2010)

Klinik: Frühsymptome fehlen. Bei fortgeschrittener Erkrankung klagen die Patienten häufig über unspezifische Beschwerden wie **Ober- und Mittelbauchschmerzen mit gürtelförmiger Ausstrahlung** in den Rücken und **Inappetenz**, die an eine chronische Pankreatitis erinnern. **Schmerzloser Ikterus**, massiver **Gewichtsverlust**, ein **tastbarer Tumor** oder **paraneoplastische Symptome** wie die Thrombophlebitides migrans et saltans (s. Gefäße [S. A118]) und rezidivierende Phlebothrombosen sind typische Zeichen eines fortgeschrittenen Karzinoms. Komplikationen des lokal-infiltrativen Wachstums sind eine Pylorus- oder Duodenalstenose und die Obstruktion von Blutgefäßen und Gallengängen mit Cholestase. Starke, häufig **therapieresistente Rückenschmerzen** deuten auf eine **Infiltration** des **Plexus coeliacus** hin durch einen ausgedehnten, inoperablen Tumor.

> **MERKE** Das **Pankreaskopfkarzinom** hat von allen Pankreaskarzinomen die beste Prognose, da es durch seine papillennahe Lage in 25 % der Fälle relativ früh durch ein **Courvoisier-Zeichen** (Verschlussikterus mit schmerzloser Gallenblasenvergrößerung) auffällt.

Metastasierung: Das Pankreaskarzinom metastasiert früh **lymphogen** in die peripankreatischen Lymphknoten und in die Lymphknoten im Lig. hepatoduodenale bzw. entlang der A. mesenterica superior. **Hämatogene Metastasen finden sich in Leber**, Lunge und Peritoneum.

Diagnostik: Entscheidend für die **Früherkennung** ist die **Endosonografie**. Sie liefert bessere Informationen über Tumorausdehnung und Lymphknotenbefall als die klassische Sonografie. **Sonografisch** imponiert das Pankreaskarzinom meist als echoarme Struktur mit feinen Ausläufern in die Umgebung und umschriebenen Einschmelzungen (häufig schlecht darstellbar). Die Organkontur erscheint verwaschen und unregelmäßig, der Pankreasgang ist meist erweitert, die prästenotischen Gallengänge sind dilatiert. Mit der **ERCP** (Abb. 7.2) können Gangveränderungen (Gangabbrüche, Stenosen und prästenotische Dilatationen) nachgewiesen und **Biopsien** bzw. Pankreassekret zur weiteren Untersuchung entnommen werden. Bei Tumoren im Kopfbereich ist häufig das „**double-duct sign**" nachweisbar (Kompression von Gallen- und Pankreasgang). Ist eine ERCP nicht möglich, muss auf vergleichbare Verfahren (z. B. MRCP) ausgewichen werden. Eine Alternative ist die „**One-stop-shop**"-**MRT**, bei der eine MRCP und eine 3-D-MR-Angiografie kombiniert werden. So lassen sich der Tumor, die Gangveränderungen und die Gefäßabbrüche sicher nachweisen. Bei begründetem Verdacht kann eine **PET-CT** mit Fluorodeoxyglukose durchgeführt werden, mit der auch kleinste Tumoren nachweisbar sind.

Staging: Zum Nachweis der Tumorausdehnung und zur Beurteilung der Operabilität werden eine **CT** bzw. **MRT** des Abdomens und eine **Angiografie** bzw. **MRT-Angiografie** zur Darstellung der zöliakalen und mesenterialen Ge-

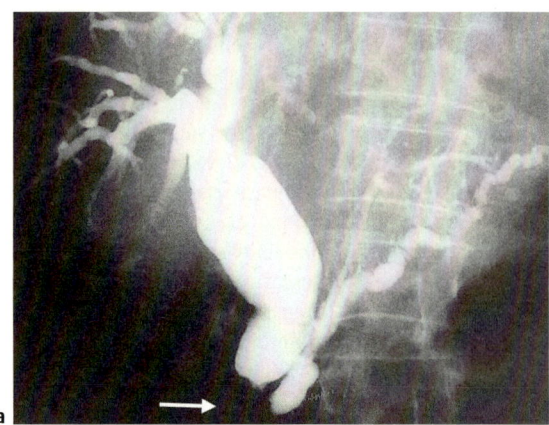
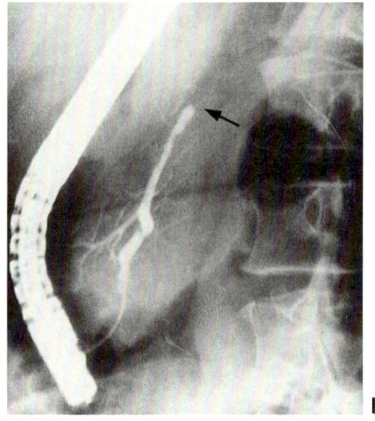

Abb. 7.2 **ERCP bei Pankreaskarzinom. a** Karzinom im Bereich der Papille mit Obstruktion und Dilatation der Pankreasgänge. **b** Gangabbruch im Pankreaskörper. (aus: Reiser, Kuhn, Debus, Duale Reihe Radiologie, Thieme, 2011)

Tab. 7.2 TNM-Klassifikation des Pankreaskarzinoms

Stadium	Ausdehnung
T1	Tumor auf Pankreas begrenzt, Durchmesser < 2 cm
T2	Tumor auf Pankreas begrenzt, Durchmesser > 2 cm
T3	Tumor infiltriert das peripankreatische Gewebe (kein Befall des Truncus coeliacus und der A. mesenterica superior)
T4	Tumor infiltriert Truncus coeliacus und A. mesenterica superior
N0	keine regionalen Lymphknotenmetastasen
N1	regionale Lymphknotenmetastasen
M0	keine Fernmetastasen
M1	Fernmetastasen

fäße (Tumorinfiltration?) durchgeführt. Ein **Röntgen-Thorax** dient der Abklärung von Lungenmetastasen.

> **MERKE** Auf eine Sonografie- oder CT-gesteuerte **Feinnadelbiopsie** sollte bei potenziell resektablen Tumoren wegen der großen Gefahr der Tumorzellverschleppung **verzichtet** werden.

Amylase und Lipase im Blut sind häufig erhöht (Hinweis auf eine Begleitpankreatitis). **Tumormarker** in Blut oder Pankreassekret eignen sich ausschließlich in der Verlaufskontrolle. Neben **CEA** und **CA 19-9** ist manchmal auch das mutierte K-ras nachweisbar.

Stadieneinteilung: Siehe Tab. 7.2.

Differenzialdiagnosen: Da eine Begleitpankreatitis bei Pankreaskarzinom häufig ist, fällt v. a. die Abgrenzung zu einer **chronischen Pankreatitis** mitunter schwer (s. Verdauungssystem [S. A301]). Zur Differenzierung von Papillenkarzinom und Pankreasadenom ist meist eine histologische Untersuchung notwendig. Auch Tumoren des endokrinen Pankreas müssen berücksichtigt werden.

Therapie: Die einzig kurative Option ist die **operative Tumorresektion** (nur bei 10–20 % der Patienten möglich).

Meist sind zum Diagnosezeitpunkt bereits Metastasen nachweisbar (→ inoperabler Tumor). Bei lokalisierten Pankreaskopfkarzinomen ohne Einbruch in größere Gefäße sind die **pyloruserhaltende subtotale Duodenopankreatektomie** mit Lymphadenektomie oder die klassische **Operation nach Whipple** (s. Chirurgie [S. B172]) die Therapie der Wahl. Bei operablen Pankreasschwanzkarzinomen erfolgt eine Resektion des linksseitigen Pankreas mit Splenektomie (s. Chirurgie [S. B172]).

Eine **adjuvante Chemotherapie** mit Gemcitabin kann die Überlebenswahrscheinlichkeit verbessern.

Eine palliative **Chemotherapie** (Gemcitabin und Erlotinib) kann bei jüngeren Patienten in gutem Allgemeinzustand und mit Behandlungswunsch die Überlebenszeit geringfügig verlängern. Bei Cholestase wird versucht, den Galleabfluss durch Einlage von **Drainagen** oder **Stents** oder Anlage einer biliodigestiven Anastomose sicherzustellen. Eine Magenausgangs- oder Duodenalstenose kann operativ durch eine Gastroenterostomie behoben werden. Therapieoptionen bei **therapierefraktären Tumorschmerzen** sind die **Blockade das Ganglion coeliacum** oder eine palliative **Bestrahlung**.

Sinnvolle postoperative Maßnahmen sind:
- mehrere kleine Mahlzeiten über den Tag verteilen
- Substitution von Pankreasenzymen zu den Mahlzeiten (→ Ausgleich der exokrinen Pankreasinsuffizienz)
- Anpassung einer evtl. bestehenden Insulintherapie (häufige Gaben eines kurz wirksamen Insulins)
- Substitution von fettlöslichen Vitaminen (A, D, E, K).

Prognose: Die Prognose ist **sehr schlecht**. 90 % der Patienten sterben im 1. Jahr nach Diagnosestellung. Die Prognose von Pankreaskopfkarzinomen ist etwas besser, da sie früher symptomatisch werden. Die palliative Therapie kann die Überlebenszeit geringfügig verlängern, im Mittel beträgt sie dennoch nur 8–12 Monate.

7.3 Papillenkarzinom

Papillenkarzinome gehen von der Schleimhaut der Papille (duktales Adenokarzinom), dem peripapillären Duodenum oder dem distalen Ductus choledochus aus und wölben sich als kleiner Tumor ins Lumen des Duodemus vor. Sie sind **selten** (< 1 % aller Pankreaskarzinome). Da sie schon **früh** durch einen **cholestatischen Ikterus** oder ein **Courvoisier-Zeichen** symptomatisch werden, wird die Diagnose (ERCP, MRCP, CT) häufig noch rechtzeitig gestellt. Die **5-Jahres-Überlebensrate** nach der Radikaloperation (Whipple-OP) beträgt daher immerhin **30 %**.

8 Neuroendokrine Tumoren des gastroenteropankreatischen Systems (NET)

8.1 Grundlagen

In den letzten Jahrzehnten haben die Bezeichnungen für die neuroendokrinen Tumoren des gastroenteropankreatischen Systems wiederholt gewechselt (APUDome, Karzinoide, Neuroendokrinome). Heute werden sie in ihrer Gesamtheit als NET (**neuroendokrine Tumoren**) bezeichnet und nach ihren Sekretionsprodukten eingeteilt (z. B. Insulinom, Gastrinom).

Physiologie: Das **disseminierte** oder **diffuse neuroendokrine System** umfasst alle neuroendokrinen Zellen, die nicht als kompakte Organe oder Gewebe organisiert sind, sondern **einzeln** oder **gruppenweise verstreut** in unterschiedlichen Organsytemen vorkommen. Diese Zellen sind z. T. an Aufbau und Funktion der klassischen endokrinen Organe beteiligt (z. B. C-Zellen der Schilddrüse, Inselzellen des Pankreas, neuroendokrine Zellen des Nebennierenmarks), finden sich aber auch verstreut in den Schleimhäuten des Gastrointestinal- und Respirationstrakts sowie in den Gonaden. Auch die Melanozyten und Merkel-Zellen der Haut zählen zu diesem System. Eine Gemeinsamkeit dieser Zellen ist, dass sie **biogene Amine** oder **Peptide** produzieren und speichern. Immunhistochemisch sind sie durch den Nachweis der **neuronenspezifischen Enolase** (**NSE**), das in Sekretgranula gespeicherte **Chromogranin-A** und das in präsynaptischen Vesikeln gespeicherte **Synaptophysin** charakterisiert.

Aufgrund seiner Funktion wurde das neuroendokrine System früher als **APUD-System** („Amine Precursor Uptake and Decarboxylation") bezeichnet.

Epidemiologie: NET sind insgesamt sehr selten (Inzidenz: ca. 0,1–1,5/100 000 Einwohner/Jahr).

Ätiologie: Endokrine Pankreastumoren können im Rahmen eines MEN-I-Syndroms [S. A663] auftreten. Sonst sind keine Risikofaktoren bekannt.

Einteilung: Die Tumoren lassen sich nach histopathologischen (Grading, Tab. 8.1) und funktionellen Gesichtspunkten (endokrin aktiv/inaktiv) klassifizieren. Endokrin aktive und inaktive Tumoren sind etwa gleich häufig.

Diagnostik: Der erste diagnostische Schritt ist die Bestimmung des jeweiligen **Hormonspiegels**. Bestätigt sich der Verdacht, wird der Tumor mithilfe von Endosonografie, CT, MRT und/oder Octreotid- bzw. Somatostatin-Rezeptor-Szintigrafie lokalisiert. Bei NET im Gastrointestinaltrakt oder im Bronchialbaum werden zusätzlich Ösophagogastroduodeno-, Kolo- bzw. Bronchoskopie eingesetzt. Chromogranin-A kann als Tumormarker zur Therapiekontrolle verwendet werden, wenn die Werte zum Zeitpunkt der Diagnosestellung erhöht waren.

Differenzialdiagnosen:
- benigne hormonproduzierende Tumoren
- Erkrankungen, die mit einem erhöhten Hormonspiegel einhergehen (z. B. exogener Hyperinsulinismus: niedriges C-Peptid bei hohem Insulin, iatrogene Hypoglykämien)
- Paraneoplasien mit ektoper Hormonproduktion
- Raumforderungen anderer Genese.

Therapie: Die spezifische Therapie wird bei den einzelnen Tumoren besprochen.

8.2 Karzinoid

DEFINITION Epitheliale Tumoren, die sich von den enterochromaffinen Zellen (EC-Zellen) des diffusen neuroendokrinen Systems ableiten und Serotonin, Kallikrein, Prostaglandine und Tachykinine produzieren.

Epidemiologie: Die Inzidenz liegt bei ca. 1/100 000 Einwohner/Jahr, der Häufigkeitsgipfel im 40.–70. Lebensjahr.

Lokalisation und Dignität: 90 % der Karzinoide sind im Gastrointestinaltrakt (Appendix 45 %, distales Ileum 30 %, Rektum 10 %) lokalisiert, 10 % im **Bronchialsystem** (Bronchuskarzinoide). Karzinoide der Appendix sind meist benigne. Die übrigen Karzinoide sind maligne und metastasieren v. a. in die Leber.

Klinik: Das **nicht metastasierte Karzinoid** verursacht manchmal **Stenosesymptome** wie uncharakteristische Bauchschmerzen und rezidivierende Subileuszustände (Gastrointestinaltrakt) oder Hämoptysen, Husten und rezidivierende Retentionspneumonien (Bronchialsystem).

Tab. 8.1 Grading der NET

Kategorie	Charakteristik	Dignität
1a	hochdifferenzierter Tumor	benigne oder unklar
1b	hochdifferenziertes Karzinom	niedrig maligne
2	niedrigdifferenziertes Karzinom	hoch maligne

Da Serotonin durch die hepatischen Monoaminooxidasen abgebaut wird, treten die folgenden typischen Symptome des **Karzinoidsyndroms** erst bei **Lebermetastasen** auf:
- Flush
- diffuse oder kolikartige Bauchschmerzen
- Diarrhö
- Asthmaanfälle
- paroxysmale Tachykardie
- Hedinger-Syndrom: Endokardfibrose der Trikuspidalklappe mit Trikuspidalinsuffizienz, evtl. auch der Pulmonalklappe mit Pulmonalstenose.

In manchen Fällen wird das Karzinoidsyndrom durch Stress, Alkohol und Essen provoziert.

Diagnostik: Der erste diagnostische Schritt ist die Bestimmung des Serotoninabbauprodukts **5-Hydroxy-Indolessigsäure** im **angesäuerten 24-h-Urin**. Interferierende Medikamente (z. B. Antihistaminika) und Nahrungsmittel (Käse, Bananen) müssen im Vorfeld abgesetzt bzw. vermieden werden.

Zur **Lokalisationsdiagnostik** dienen Endosonografie, Gastroskopie, Koloskopie, Bronchoskopie, Sonografie (Leberfiliae?), CT, MRT und Angiografie (typisch: gefäßreicher Tumor). Die Octreotidszintigrafie ermöglicht einen sehr sensitiven Nachweis des Primärtumors und ggf. der Metastasen.

Die Diagnose wird durch eine Feinnadelbiopsie gesichert. **Abb. 8.1** zeigt den pathologischen Befund bei einem Karzinoid im Jejunum.

Therapie: Primäres Therapieziel ist die kurative **Tumorresektion**.
Bei inoperablen Tumoren kann die Hormonfreisetzung durch die Somatostatinanloga **Octreotid** oder **Lanreotid** unterdrückt werden.

Prognose: Die Prognose des nicht metastasierten Karzinoids ist gut. Ist der Tumor nicht resezierbar, liegt die 5-Jahres-Überlebensrate nur bei 30–40 %.

8.3 Insulinom

Synonym: Inselzelltumor

> **DEFINITION** Tumor der Inselzellen (B-Zellen) des Pankreas mit autonomer Insulinproduktion.

Epidemiologie und Dignität: Das Insulinom ist der **häufigste endokrine Pankreastumor** (ca. 75 % der endokrinen Pankreastumoren). Frauen sind etwa doppelt so häufig betroffen wie Männer. 4 % der Insulinome treten im Rahmen eines MEN-I-Syndroms [S. A663] auf. Der Tumor ist in > 90 % d. F. **gutartig** und tritt solitär auf. 5 % der Insulinome liegen außerhalb des Pankreas.

Klinik: Die autonome, vom Blutzuckerspiegel unabhängige Insulinproduktion führt zur sog. **Whipple-Trias**:
- Spontanhypoglykämien bei Nahrungskarenz (BZ < 40 mg/dl)

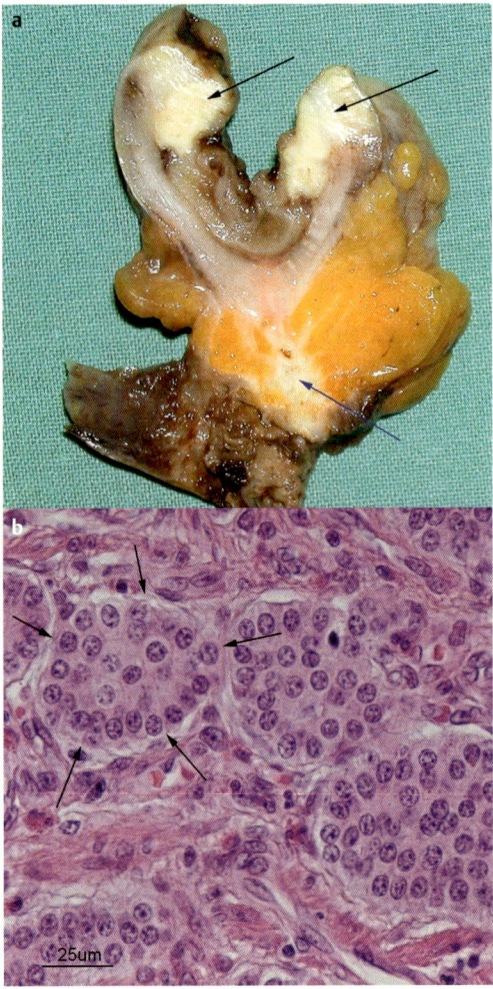

Abb. 8.1 Karzinoid im Jejunum. a Tumor mit Durchsetzung aller Wandschichten. **b** Mikroskopisch multiple Karzinoidgruppen. (aus: Krams et al., Kurzlehrbuch Pathologie, Thieme, 2010)

- hypoglykämische vegetative und neurologische Symptome (Schwitzen, Tachykardie, Heißhunger, Übelkeit, Schwindel, Verwirrtheit, Parästhesien, Hemiplegie, Krampfanfälle, Koma)
- prompte Besserung der Symptome nach Glukosegabe.

Die Hypoglykämien steigern das Hungergefühl mit **Gewichtszunahme** („Insulinmast"). Auf Dauer kann die Glukoseunterversorgung des Gehirns zu **Sehstörungen**, **Verhaltensänderungen** und **Psychosen** führen.

Diagnostik: Der erste diagnostische Schritt ist der **72-h-Hungerversuch** (Fastentest), bei dem während einer 72-stündigen Nahrungskarenz regelmäßig die Blutzucker-, Insulin- und C-Peptid-Konzentrationen bestimmt werden (**Cave**: engmaschige klinische Überwachung und ausreichende Flüssigkeitszufuhr). Typisch für das Insulinom ist die fehlende physiologische Suppression der Insulinsekretion bei Hypoglykämie (Insulin-Glukose-Quotient > 0,3).

Die wichtigsten bildgebenden Verfahren für die **Lokalisationsdiagnostik** sind Endosonografie, CT, MRT und Somatostatin-Rezeptor-Szintigrafie.

Differenzialdiagnosen: Abzugrenzen sind v. a. die **Hypoglycaemia factitia** durch **exogene Insulinzufuhr** (Insulin ↑, C-Peptid ↓; bei Insulinom: Insulin und C-Peptid ↑), **psychische Erkrankungen** (Panikattacken, Hyperventilationssyndrom) und andere **endokrin aktive Tumoren** wie Phäochromozytom oder Karzinoid.

Therapie: Die kurative Tumorentfernung ist die Therapie der Wahl.
Bei **Inoperabilität** wird die Insulinsekretion durch **Octreotid** oder **Diazoxid** gehemmt (allerdings nur wirksam bei Insulinomen mit typischen Sekretgranula [50 % d. F.]). Eine Chemotherapie mit Streptozotocin und 5-FU ist nur selten indiziert. Bei inoperablen Somatostatin-Rezeptor-exprimierenden Tumoren ist eine **Radionuklidtherapie** möglich.

8.4 Gastrinom (Zollinger-Ellison-Syndrom)

DEFINITION Gastrinproduzierender Tumor, der zu einer überschießenden Magensäuresekretion durch die Belegzellen führt (Zollinger-Ellison-Syndrom).

Lokalisation und Dignität: In 80 % d. F. ist das Gastrinom im **Pankreas**, seltener in der Duodenalwand, im Antrum oder im Lig. hepatoduodenale lokalisiert. Circa 70 % der Tumoren sind maligne, bei ca. 50 % der Patienten sind bei Diagnosestellung bereits Metastasen nachweisbar. 25 % d. F. sind mit einem MEN-I-Syndrom assoziiert.

Klinik: Das Leitsymptom sind rezidivierende, therapieresistente **Magen-** und **Duodenalulzera** infolge der exzessiven Säuresekretion. Auch Ulzera an atypischen Lokalisationen wie Ösophagus oder Jejunum sind häufig. 50 % der Patienten leiden an **chronischer Diarrhö**. Auch eine Steatorrhö ist relativ häufig, da die übermäßig produzierte Magensäure die Lipase inaktiviert.

Diagnostik: Zunächst werden der **nüchterne, basale Gastrinspiegel** (wichtig: Absetzen von Protonenpumpenhemmern 2 Wochen zuvor) und der Gastrinspiegel nach i. v. Applikation von Sekretina (**Sekretintest**) bestimmt. Typisch für das Gastrinom sind ein erhöhter basaler Gastrinspiegel (beweisend: > 1000 ng/l) und ein starker Anstieg (> 100 %) nach Sekretingabe. Zur **Lokalisationsdiagnostik** werden Endosonografie, CT, MRT, Somatostatin-Rezeptor-Szintigrafie und Endoskopie eingesetzt. **Histologisch** zeigt sich eine Belegzell- bzw. glanduläre Hyperplasie.

Differenzialdiagnosen: Abzugrenzen ist eine **reaktive Hypergastrinämie**, z. B. bei Therapie mit Protonenpumpenhemmern, chronisch-atrophischer Gastritis oder Magenausgangsstenose (kein Anstieg des Gastrinspiegels nach Sekretingabe).

Therapie: Operable Gastrinome werden in kurativer Intention **operativ entfernt**.
Bei Inoperabilität (häufig, da frühe Metastasierung) wird eine symptomatische Therapie mit hoch dosierten **Protonenpumpeninhibitoren** und **Somatostatinanaloga** eingeleitet. Eine Chemotherapie mit Streptozotocin und 5-FU ist nur selten indiziert. Eine **Radionuklidtherapie** ist bei inoperablen, Somatostatin-Rezeptor-exprimierenden Tumoren möglich.

8.5 VIPom

Synonym: Werner-Morrison-Syndrom

Dieser sehr seltene Tumor des Pankreas oder des Retroperitoneums ist in 80 % d. F. maligne. Kennzeichen ist die autonome Produktion des vasoaktiven intestinalen Polypeptids (**VIP**), das – ähnlich wie das Choleratoxin – die Adenylzyklase aktiviert und so die Pankreas- und Dünndarmsekretion massiv steigert. Hinweisend ist das **WDHA-Syndrom** („pankreatische Cholera") mit **w**ässrigen **D**urchfällen, **H**ypokaliämie und **A**chlorhydrie. Im Verlauf können sich Dehydratation, Gewichtsverlust, Diabetes mellitus und eine tubuläre Nephropathie (durch die Hypokaliämie) entwickeln. Zunächst wird die **VIP-Konzentration** im Serum bestimmt. Die **Lokalisation** erfolgt mithilfe der Endosonografie, CT, MRT und Somatostatin-Rezeptor-Szintigrafie. **Therapeutisch** sollte der Tumor – wenn möglich – entfernt werden. Ist der Tumor (wie in den meisten Fällen) inoperabel, wird eine symptomatische Therapie mit Somatostatinanaloga, eine Chemotherapie mit Streptozotocin und 5-FU und/oder eine Radionuklidtherapie (bei Somatostatin-Rezeptor-exprimierenden Tumoren) eingeleitet.

8.6 Glukagonom

Dieser sehr seltene, meist maligne Inselzelltumor geht von den A-Zellen des Pankreas aus und produziert autonom und blutzuckerspiegelunabhängig Glukagon. Zu den klinischen Symptomen zählen:
- Erythema necrolytica migrans (häufig im Gesicht oder an den Akren)
- pathologische Glukosetoleranz bzw. Diabetes mellitus
- Hypoaminoazidämie
- atrophische Glossitis und Stomatitis

Die **Diagnose** wird anhand der erhöhten Glukagonkonzentration im Serum gestellt, evtl. nach Stimulation mit Arginin oder Tolbutamid. In der bildgebenden Diagnostik werden Endosonografie, CT, MRT und Somatostatin-Rezeptor-Szintigrafie eingesetzt. **Therapie** der Wahl ist die chirurgische Tumorentfernung. Bei Inoperabilität können Somatostatinanaloga zur Hemmung der Hormonsekretion eingesetzt werden.

8.7 Somatostatinom

Dieser sehr seltene, häufig maligne Pankreastumor leitet sich von den D-Zellen des Inselapparats ab. Somatostatin hemmt die Sekretion von Insulin, Glukagon, GH und TSH. Klinische Symptome umfassen:

- pathologische Glukosetoleranz bzw. Diabetes mellitus
- Steatorrhö
- gastrale Hypochlorhydrie
- erhöhte Inzidenz von Gallensteinen.

Die Serumkonzentration von **Somatostatin** ist **erhöht**. **Therapie** der Wahl ist die Tumorentfernung.

9 Endokrine Tumoren

9.1 Benigne endokrine Tumoren

Tab. 9.1 zeigt die wichtigsten gutartigen endokrinen Tumoren.

9.2 Maligne endokrine Tumoren

9.2.1 Schilddrüsenkarzinom

Synonym: Struma maligna

Epidemiologie, Ätiologie und Histologie: Das Schilddrüsenkarzinom ist das häufigste endokrine Malignom (Inzidenz: ca. 3/100 000 Einwohner/Jahr). Tab. 9.2 zeigt die Epidemiologie, Ätiologie und Histologie der verschiedenen histologischen Typen.

Klinik: Schilddrüsenkarzinome können lange Zeit **asymptomatisch** sein. Das erste Symptom ist häufig ein schnell wachsender, derber und schmerzloser **Strumaknoten**, der mit der Umgebung „verbacken" ist. Manchmal ist am Hals eine derbe Lymphknotenvergrößerung tastbar. Klinische Symptome treten auf, wenn der Tumor wächst und folgende Nachbarstrukturen infiltriert oder komprimiert:

- Ösophagus → **Dysphagie** und **Globusgefühl**
- N. laryngeus recurrens → **Heiserkeit**
- Trachea → **inspiratorischer Stridor** und **Dyspnoe**
- Ganglion stellatum → **Horner-Syndrom**.

Diagnostik: Die **Familienanamnese** ist v. a. beim medullären Schilddrüsenkarzinom (familiäre Häufung) wichtig. Bei der **klinischen Untersuchung** fallen häufig ein derber, mit der Umgebung verwachsener Strumaknoten (Schilddrüse nicht schluckverschieblich!) und eine derbe Lymphknotenvergrößerung am Hals auf.

Bildgebung: Der erste diagnostische Schritt ist die **Schilddrüsensonografie**, Abb. 9.2. Malignitätsverdächtig sind unscharf begrenzte, echoarme Areale mit einem Durchmesser > 1 cm. Manchmal ist Mikrokalk darstellbar. Auch vergrößerte Halslymphknoten können sonografisch beurteilt werden. In der **Schilddrüsenszintigrafie** wird die Stoffwechselaktivität der Schilddrüse beurteilt. Malignitätsverdächtig sind funktionell inaktive, **„kalte" Knoten**.

Tab. 9.1 Benigne endokrine Tumoren

Tumor	Klinik	Therapie
Hypophysenadenome	**endokrin-aktive Tumoren:** Symptome der übermäßigen Hormonproduktion bei: • Prolaktin ↑ (Prolaktinom; s. Endokrines System und Stoffwechsel [S. A312]) • STH ↑ (Akromegalie; s. Endokrines System und Stoffwechsel [S. A313]) • ACTH ↑ (Morbus Cushing; s. Endokrines System und Stoffwechsel [S. A335]).	s. Chirurgie [S. B219]
	Makroadenome: Symptome durch intrakraniale Raumforderung und Druck auf Nachbarstrukturen • chronische Kopfschmerzen • Gesichtsfeldausfälle, Sehverlust • partielle oder komplette Hypophyseninsuffizienz (s. Endokrines System und Stoffwechsel [S. A309])	
Schilddrüsenadenome	evtl. Hyperthyreose (autonomes Adenom; s. Endokrines System und Stoffwechsel [S. A321])	s. Chirurgie [S. B121]
Nebenschilddrüsenadenome	primärer Hyperparathyreoidismus (s. Endokrines System und Stoffwechsel [S. A330])	s. Chirurgie [S. B122]
Nebennierenrindenadenome	• primärer Hyperaldosteronismus (Conn-Syndrom; s. Endokrines System und Stoffwechsel [S. A340]) • Hyperkortisolismus (Cushing-Syndrom; s. Endokrines System und Stoffwechsel [S. A335]) • Virilisierung (s. Leitsymptome [S. C128])	s. Chirurgie [S. B183]
Phäochromozytom (in 90 % d. F. benigne)	Adrenalin und Noradrenalin ↑: paroxysmale oder persistierende Hypertonie (s. Endokrines System und Stoffwechsel [S. A344])	s. Chirurgie [S. B184]

9.2 Maligne endokrine Tumoren

> **MERKE** Szintigrafisch „kalte", sonografisch **echoarme Knoten** sind immer **malignomverdächtig**. Ein szintigrafisch „kalter", sonografisch echofreier Knoten spricht für eine Zyste.

> **MERKE** Bei Verdacht auf ein Schilddrüsenkarzinom dürfen **keine jodhaltigen Kontrastmittel** verwendet werden, da Metastasen durch die funktionelle Jodblockade in szintigrafischen Verfahren (z. B. ^{131}Jod-Ganzkörperszintigrafie) nicht mehr dargestellt werden können.

Tab. 9.2 Übersicht über Schilddrüsenmalignome

	papilläres Karzinom	follikuläres Karzinom	anaplastisches Karzinom	medulläres Schilddrüsenkarzinom
Epidemiologie	häufigster Typ (50 % d. F.); w:m = 3:1; Altersgipfel 25.–50. Lebensjahr	20 % d. F.; w:m = 3:1; Altersgipfel 25.–50. Lebensjahr	10 % d. F.; w:m = 1:1; Altersgipfel um das 70. Lebensjahr	5 % d. F.
Ätiologie	Bestrahlung (je jünger der Patient zum Bestrahlungszeitpunkt war, desto höher ist das Risiko)		unbekannt	hereditäre Form (ca. 25 %): autosomal-dominant vererbte Mutationen des RET-Protoonkogens (isoliertes C-Zell-Karzinom, MEN II) sporadisch (ca. 75 %): unbekannt
Ausgangsgewebe	Follikelepithelien der Schilddrüse			C-Zellen (neuroendokrine Neoplasie)
Histologie	differenziertes Karzinom, papilläre (obligat!) und follikuläre Strukturen; charakteristische blasse, große Zellkerne (Milchglaskerne) und Kalkablagerungen (Psammomkörperchen); Abb. 9.1a	differenziertes Karzinom, starke Ähnlichkeit mit ausgereiftem oder sich entwickelndem Schilddrüsengewebe, definitionsgemäß keine papillären Strukturen (Abb. 9.1b)	undifferenziertes Karzinom, keine papillären oder follikulären Strukturen, vielfältige Zellgestalten (Spindelzellen, kleine und große undifferenzierte Epithelzellen)	runde bis spindelförmige Tumorzellen; charakteristische AE-Amyloidablagerungen
Immunhistochemie	Thyreoglobulin positiv		Thyreoglobulin negativ	CEA, Somatostatin und Serotonin positiv
Besonderheiten	gehäuft in Gebieten ohne Jodmangel	gehäuft in Jodmangelgebieten	sehr aggressives Wachstum; keine Teilnahme am Jodstoffwechsel (→ Radiojodtherapie nicht sinnvoll)	keine Teilnahme am Jodstoffwechsel (→ Radiojodtherapie nicht sinnvoll); Tumorzellen produzieren Kalzitonin (→ bei ca. 30 % der Patienten therapierefraktäre Diarrhö)
Metastasierung	v. a. lymphogen in regionale Halslymphknoten	v. a. hämatogen in Lunge und Knochen, selten ZNS	hämatogen in Lunge, ZNS, Leber und Knochen, lymphogen in regionale Halslymphknoten, rasches infiltratives Wachstum	hämatogen in Lunge, ZNS, Leber und Knochen, lymphogen in regionale Halslymphknoten
Tumormarker	Thyreoglobulin		–	Kalzitonin
Therapie	siehe Text			
Prognose	10-Jahres-Überlebensrate: 70–90 %	10-Jahres-Überlebensrate: 70–80 %	mittlere Überlebenszeit: 6 Monate	10-Jahres-Überlebensrate: ca. 50 %

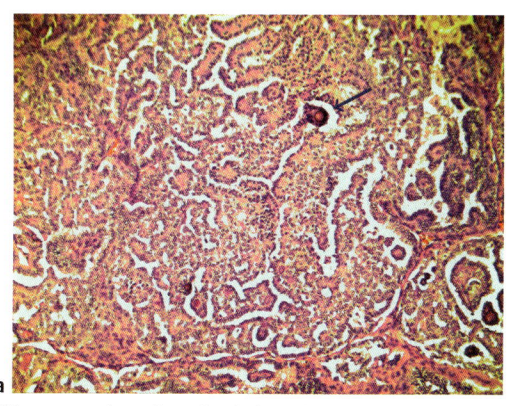 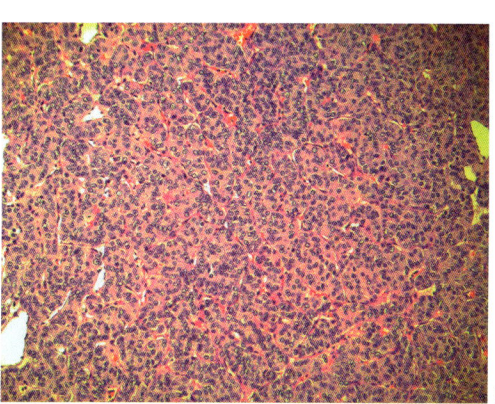

Abb. 9.1 **Histologische Befunde bei Schilddrüsenkarzinom. a** Papilläres Schilddrüsenkarzinom. **b** Follikuläres Schilddrüsenkarzinom. (aus: Krams et al., Kurzlehrbuch Pathologie, Thieme, 2010)

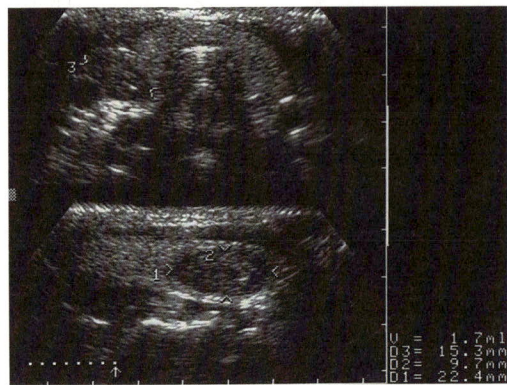 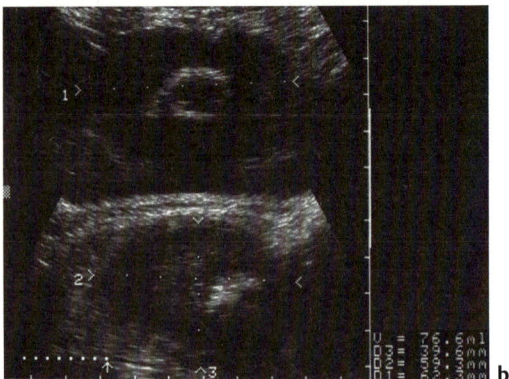

Abb. 9.2 **Sonografie bei Schilddrüsenkarzinom. a** Follikuläres Schilddrüsenkarzinom: Inhomogener und echoarmer Knoten. **b** Anaplastisches Karzinom: Inhomogener und echoarmer Knoten, der von der Umgebung nur schwer abgrenzbar ist. (aus: Baenkler et al., Duale Reihe Innere Medizin, Thieme, 2009)

Punktion: Auffällige sono- und/oder szintigrafische Befunde erfordern eine umgehende sonografiegesteuerte **Feinnadelpunktion mit zytologischer Untersuchung** des entnommenen Materials. Etwa 10 % aller „kalten" Knoten sind maligne. 80 % dieser Malignome können zytologisch verifiziert werden. Ein negativer Zytologiebefund schließt ein Malignom daher nicht aus. Patienten mit klinischem Malignomverdacht sollten daher **auch bei negativer Zytologie operiert** und das Resektat histologisch (Tab. 9.2) untersucht werden.

MERKE Zytologisch kann ein **Karzinom nicht ausgeschlossen** werden.

Staging: Wichtig sind eine CT und MRT der Halsregion. Zur Suche nach Metastasen dienen eine Ganzkörperszintigrafie (z. B. mit ^{131}Jod- oder als PET-Szintigrafie), ein Röntgen-Thorax und eine Skelettszintigrafie.

Weitere Diagnostik: Im **Labor** sollte die **Schilddrüsenfunktion** (T_4, T_3, TSH im Serum, meist Euthyreose) überprüft werden. Typisch für das **medulläre Schilddrüsenkarzinom ist eine erhöhte Kalzitoninkonzentration** (im Frühstadium evtl. nur nach Pentagastrinstimulation nachweisbar). Bei Diagnose eines medullären Schilddrüsenkarzinoms sind eine Genanalyse (Nachweis einer Punktmutation im **RET-Protoonkogen**) und eine genetische Familienberatung indiziert. Die wichtigsten Tumormarker in der postoperativen Verlaufskontrolle sind **Thyreoglobulin** (bei differenzierten Karzinomen) bzw. **Kalzitonin** (bei medullärem Schilddrüsenkarzinom).

MERKE Die Bestimmung von **Thyreoglobulin als Tumormarker** ist erst nach der Thyreoidektomie und der thyreoablativen Radiojodtherapie sinnvoll: Das gesamte Schilddrüsengewebe ist entfernt, jeder Anstieg deutet daher auf ein Rezidiv oder eine Metastase hin.

Präoperative Funktionsdiagnostik: Vor Eingriffen an der Schilddrüse sollte immer die Funktion beider **Rekurrensnerven** laryngoskopisch beurteilt werden.

Differenzialdiagnosen: Da > 80 % der Malignompatienten eine vorbestehende Struma haben, ist v. a. die **Abgrenzung zu gutartigen regressiven Knoten** (Struma nodosa) schwierig. Oft ist trotz ausführlicher Diagnostik keine sichere Aussage möglich, sodass bei fortbestehendem Karzinomverdacht eine operative Resektion mit histologischer Untersuchung des Resektats empfehlenswert ist. Auch andere Raumforderungen der Schilddrüse wie **Zysten**, **Adenome** oder **Metastasen** und **Thyreoiditiden** müssen abgegrenzt werden.

Stadieneinteilung: Siehe Tab. 9.3.

Therapie:
Chirurgische Therapie: Therapie der Wahl bei allen Karzinomtypen ist die **komplette Entfernung der Schilddrüse (Thyreoidektomie) unter Mitnahme der ipsilateralen und zentralen Halslymphknoten** (Neck Dissection; s. HNO [S. B777]). Ausnahme: Beim papillären Mikrokarzinom (< 1,0 cm Durchmesser) kann eine Hemithyreoidektomie diskutiert werden. Anaplastische Karzinome können aufgrund ihres aggressiven und infiltrativen Wachstums häufig nicht komplett entfernt werden.

Tab. 9.3 TNM-Klassifikation des Schilddrüsenkarzinoms

Stadium	Ausdehnung
T1	Tumor auf Schilddrüse begrenzt, Durchmesser ≤ 2 cm
T2	Tumor auf Schilddrüse begrenzt, Durchmesser 2–4 cm
T3	Tumor auf Schilddrüse begrenzt, Durchmesser > 4 cm oder minimale extrathyreoidale Ausbreitung (Infiltration des M. sternocleidomastoideus oder des perithyreoidalen Weichteilgewebes)
T4	Tumor durchbricht Schilddrüsenkapsel und infiltriert subkutanes Weichteilgewebe, Larynx, Trachea, Ösophagus oder N. recurrens
N0	keine regionären Lymphknotenmetastasen
N1	regionäre Lymphknotenmetastasen
M0	keine Fernmetastasen
M1	Fernmetastasen

Nuklearmedizinische und strahlentherapeutische Verfahren: Bei differenzierten Schilddrüsenkarzinomen sollte 2 Wochen nach Thyreoidektomie eine ¹³¹**Jod-Ganzkörperszintigrafie** zum Nachweis jodspeichernder Schilddrüsenreste und Metastasen erfolgen (→ ggf. Nachresektion). Im Anschluss wird eine thyreoablative **Radiojodtherapie** durchgeführt.

Mögliche Nebenwirkungen der Radiojodtherapie sind z. B. eine Sialadenitis oder Gastritis.

> **MERKE** Anaplastische und medulläre Schilddrüsenkarzinome speichern kein Jod, sodass eine Radiojodtherapie unwirksam ist.

Eine **perkutane Bestrahlung** wird bei fortgeschrittenen (T4) differenzierten Karzinomen und bei anaplastischen Karzinomen empfohlen, die nicht komplett entfernt werden konnten oder primär inoperabel sind.

Pharmakotherapie: Bei differenzierten Karzinomen wird nach der Thyreoidektomie und der Radiojodtherapie eine Therapie mit **L-Thyroxin** in TSH-supprimierender Dosis begonnen, um den TSH-vermittelten Wachstumsreiz auf Metastasen zu unterbinden (Zielwert: TSH < 0,1 mU/l).

9.2.2 Nebenschilddrüsenkarzinom

Synonym: Parathyreoideakarzinom

Das Nebenschilddrüsenkarzinom ist **sehr selten**. Die wichtigste **Differenzialdiagnose** ist das **Nebenschilddrüsenadenom**, von dem es klinisch (in beiden Fällen **primärer Hyperparathyreoidismus**, s. Endokrines System und Stoffwechsel [S. A330]) und häufig auch sonografisch kaum zu unterscheiden ist. Häufig wird das Karzinom erst intraoperativ (verbackenes, infiltratives Wachstum) oder in der histologischen Untersuchung als maligne (Kapselinvasion, Gefäßeinbrüche, Einblutungen, Mitosen) identifiziert. Selten verursachen Nebenschilddrüsenkarzinome eine Rekurrensparese, was die Abgrenzung zum Adenom erleichtert. **Therapie** der Wahl ist die operative Entfernung der Nebenschilddrüsen, der Schilddrüse und der regionalen Lymphknoten der betroffenen Seite (s. Chirurgie [S. B122]).

9.2.3 Nebennierenrindenkarzinom

Synonym: adrenokortikales Karzinom

Epidemiologie: NNR-Karzinome sind **sehr selten** (Inzidenz ca. 2/1 000 000 Einwohner/Jahr). Der Altersgipfel liegt im 6. Lebensjahrzehnt.

Klinische Pathologie: NNR-Karzinome können von allen Zellen der Nebennierenrinde ausgehen und sehr groß werden (Gewicht evtl. > 5 kg!). Die **Schnittfläche** ist gelbbraun und zeigt häufig ausgedehnte Nekrose und Einblutungen. **Histologische Charakteristika** sind polymorphe Zellen mit vergrößerten, chromatinreichen Zellkernen. Die Gewebestruktur ist meist medullär. Unverlässliche **immunhistochemische Marker** sind Vimentin, Chromogranin-A und Zytokeratin oder das Fehlen von epithelialem Membranantigen (= EMA). Die Hormonproduktion entspricht dem zugrunde liegenden Zelltyp.

> **MERKE** Aldosteron- und kortisolproduzierende NNR-Tumoren (→ Conn-Syndrom) sind meist gutartig. Androgenbildende Tumoren sind in 75 % d. F., östrogenproduzierende Tumoren praktisch immer bösartig.

Klinik: Die Symptome sind die Folge der **überschießenden Hormonproduktion** (Kortison, Aldosteron, Androgene, Östrogene) mit dem Bild eines **adrenalen Cushing-** (s. Endokrines System und Stoffwechsel [S. A335]) oder **Conn-Syndroms** (s. Endokrines System und Stoffwechsel [S. A340]), **Hirsutismus** oder **Virilisierung** (s. Leitsymptome [S. C128]). Zudem können die Tumoren durch ihr massives Wachstum auffallen.

Differenzialdiagnosen: Nebennierenrindenadenome, seltene nicht epitheliale Tumoren (z. B. Myelolipom).

Diagnostik: Da NNR-Karzinome häufig hormonell aktiv sind, sind **Hormonanalysen** inkl. **Belastungs-** und **Suppressionstests** (z. B. Dexamethasonhemmtest, Cortisolbestimmung im Serum, Aldosteron-Renin-Quotient) sehr wichtig. Größere Tumoren sind meist gut **sonografisch** darstellbar, zur Befundsicherung empfehlen sich **MRT** oder **CT**. Bei hormonrezeptorpositiven Tumoren kann eine ¹³¹**J-MIBG-Szintigrafie** weiteren Aufschluss bringen.

Therapie der Wahl ist die **vollständige Entfernung** des Tumors (Adrenalektomie mit Lymphadenektomie; s. Chirurgie [S. B183]). Ist dies nicht möglich, wird eine Tumorreduktion und ggf. auch eine Metastasenresektion empfohlen.

Medikamentöse Optionen sind eine adrenolytische Therapie mit o,p'-DDD (**Mitotane**), einem DDT-Abkömmling mit relativ selektiver zytotoxischer Wirkung auf glukokortikoidsezernierende Zellen, jedoch sehr starken Nebenwirkungen (Schwindel, Lethargie, Übelkeit, Diarrhö, Knochenmarkdepression), eine Chemotherapie oder eine Hormontherapie mit dem Aromatasehemmer Aminoglutethimid. Beim inoperablen NNR-Karzinom ist Mitotane allerdings noch immer Standardtherapie.

Prognose: sehr schlecht.

9.2.4 Neuroblastom

Siehe Pädiatrie [S. B610].

9.3 Multiple endokrine Neoplasien (MEN)

> **DEFINITION** Autosomal-dominant vererbte Erkrankungen mit charakterischen Kombinationen verschiedener neuroendokriner Tumoren.

Epidemiologie: Die Häufigkeit von MEN I und MEN II beträgt jeweils 1: 50 000. Der Typ MEN IIa (70%) ist wesentlich häufiger als der Typ MEN IIb (10%) und das familiäre medulläre Schilddrüsenkarzinom (20%).

Ätiologie: Die Syndrome werden autosomal-dominant vererbt (**Familienanamnese!**). Sporadische Fälle erklären sich durch **Neumutationen**. Bei **MEN I** ist das **Menin-Gen** (Tumorsuppressorgen), bei **MEN II** das **Ret-Protoonkogen** mutiert.

Einteilung: Siehe Tab. 9.4.

Therapie und Prophylaxe: Die Tumoren werden **operativ entfernt**. **Prophylaktische Maßnahmen** sind eine genetische Diagnostik und Beratung von Familienangehörigen, regelmäßige Vorsogeuntersuchungen bei Mutationsträgern und eine Thyreoidektomie bei MEN II.

Tab. 9.4 MEN-Syndrome

Syndrom	Konstellation
MEN I (Wermer-Syndrom)	• Nebenschilddrüsenadenom (95%) mit primärem Hyperparathyreoidismus (pHPT) • endokrine Pankreastumoren (50%): am häufigsten Insulinom, Gastrinom • Hypophysentumoren (30%): Prolaktinom, Akromegalie, Morbus Cushing
MEN IIa (Sipple-Syndrom)	• medulläres Schilddrüsenkarzinom (100%) • Phäochromozytom (50%) • Nebenschilddrüsenadenom (20%) mit pHPT
MEN IIb (Gorlin-Syndrom)	• medulläres Schilddrüsenkarzinom • Phäochromozytom • Schleimhautneurinome an der Zunge und gastrointestinal (schmerzhafte „Knötchen" an der Zunge, Megakolon) • marfanoider Habitus
familiäres medulläres Schilddrüsenkarzinom (FMTC-only)	• nur medulläres Schilddrüsenkarzinom

10 Tumoren der Niere

10.1 Benigne Nierentumoren

Gutartige Nierentumoren sind selten (Tab. 10.1).

10.2 Maligne Nierentumoren

10.2.1 Nierenzellkarzinom

Synonym: Hypernephrom, Grawitz-Tumor

> **DEFINITION** Parenchymatöser Nierentumor, der von renalen Tubulusepithelien ausgeht.

Epidemiologie: Nierenzellkarzinome machen mit einer Inzidenz von 8/100 000 Einwohner/Jahr 3% aller Malignome bei Erwachsenen aus (m:w = 2:1) und treten gehäuft nach dem 50. Lebensjahr auf. Familiäre Formen entwickeln sich häufig bereits im 20.–40. Lebensjahr.

Ätiologie: Zu den **Risikofaktoren** zählen Rauchen, Analgetikaabusus (Analgetikanephropathie; s. Niere [S.A403]), eiweißreiche Ernährung, Adipositas, berufliche Schadstoffe (Asbest, Kadmium, Blei, Trichlorethylen) und erworbene Nierenzysten bei Dialysepatienten. Das früher verwendete Röntgenkontrastmittel Thorotrast spielt heute keine Rolle mehr. 5% d. F. treten familiär gehäuft auf (chromosomale Aberrationen, Von-Hippel-Lindau-Syndrom).

Klinische Pathologie: Das Nierenzellkarzinom geht von den **renalen Tubulusepithelien** aus und ist bei Diagnosestellung meist schon 3–15 cm groß. Es entsteht meistens im Bereich des Nierenpols. Im Frühstadium imponiert es als gut differenzierte Gewebswucherung und ist von einer dicken **Pseudokapsel** umgeben (→ einfache Tumorresektion und gute Prognose). Im Verlauf wölbt sich der Tumor am Nierenpol vor oder destruiert große Anteile des Nierenparenchyms. Dabei bricht es in die Capsula adiposa, das Nierenbecken oder das Gefäßsystem ein. **Makroskopisch** zeigen sich Blutungen, Verkalkungen, Narben, Regressionszysten und Nekrosen. **Histologisch** handelt es sich um Adenokarzinome, bei denen verschiedene Typen (Tab. 10.2) unterschieden werden.

Das klarzellige Nierenzellkarzinom erinnert histologisch stark an Nebennierenrindenzellen (→ früher gebräuchliche Bezeichnung Hypernephrom).

Klinik: Im Frühstadium sind die Patienten meist asymptomatisch. **Schmerzlose Makrohämaturie** und **kolikartige Flankenschmerzen** sind die häufigsten Erstsymptome, entwickeln sich aber erst mit Einbruch des Tumors in das Sammelrohrsystem. Nicht selten bricht der Tumor in die **linke V. renalis** (→ im Liegen persistierende Varikozele des linken Hodens durch Behinderung des venösen Abstroms aus der linken V. testicularis und dem Plexus pampiniformis) oder die **V. cava inferior** ein (→ Kavathrombose mit Emboliegefahr). Palpabler Tumor, Gewichtsverlust und intermittierendes Fieber kennzeichnen fortgeschrittene Tumorstadien. Häufige **paraneoplastische Syndrome** sind Hyperkalzämie (durch PTHrP-Produktion), Hypertonie (durch Reninproduktion), Polyglobulie (durch Erythropoetinproduktion), Cushing-Syndrom (durch ACTH-Produktion), das Lambert-Eaton- (Antikörper gegen präsynaptische Kalziumkanäle) und das Stauffer-Syndrom (Leberfunktionsstörung mit erhöhter AP).

10.2 Maligne Nierentumoren

Tab. 10.1 Benigne Nierentumoren

Tumor	klinische Pathologie	Histologie	Besonderheiten
Angiomyolipom (häufigster benigner mesenchymaler Nierentumor)	Mischtumor aus Fett, glatten Muskelzellen und dickwandigen Gefäßen, ausgehend von perivaskulären epitheloiden Zellen **Makroskopie:** häufig multiple Einblutungen, Nekrosen, Kalkeinlagerungen	„buntes Bild", proliferierendes Fett- und Muskelgewebe, Blutgefäße, Kernatypien	in 50 % d. F. familiär, z. B. bei tuberöser Sklerose bei Verdrängungssymptomen (selten) operative Entfernung sehr selten maligne Entartung
Nierenzelladenom (Zufallsbefund in 10 % aller Autopsien)	ausgehend vom Nierenparenchym (Nephron- und Sammelgangsystem), keine Malignitätszeichen, einzeln oder multipel, häufig in der Nierenrinde **Makroskopie:** gelbe, bohnengroße Knötchen mit scharf begrenztem Rand	monomorphe Zellen ohne Zellatypien, häufig Expression von Vimentin, Keratin und Antigenen des jeweiligen Tubussegments, Differenzierung in papillären, onkozytären oder metanephrogenen Typ	• papillärer und onkozytärer Typ: meistens asymptomatisch • metanephrogener Typ: häufig Hypertonie, Polyzythämie und Hämaturie → bei Symptomen Entfernung Entartungstendenz (Adenom-Karzinom-Sequenz)
Nierenonkozytom	ausgehend vom Nierenepithel **Makroskopie:** rotbraune Schnittfläche mit zentraler, sternförmiger Narbe	==große Zellen mit granulärem, eosinophilem Zytoplasma==	langsames Wachstum, Durchmesser > 10 cm möglich
Nierenkapseltumor („Kapsulom", Zufallsbefund in 10 % aller Autopsien)	ausgehend von pluripotenten Nierenblasten der Nierenkapsel	Leiomyome, Fibrome, Lipome oder Mischtumoren	keine Therapie notwendig
renomedullärer Interstitialzelltumor (oft Zufallsbefund)	Tumor der Markpyramiden, ausgehend von Interstitiumzellen **Makroskopie:** kleine, gräuliche Knötchen	sehr kollagenfaserreich, Amyloidablagerungen im Tumorzentrum	Prostaglandinproduktion ohne Beziehung zur Blutdruckregulation meist keine Therapie notwendig
Juxtaglomerularzelltumor (sehr selten)	ausgehend von juxtaglomerulären Zellen **Makroskopie:** grau-weiße bis gelbliche Schnittfläche	uniforme, runde bis spindelzellige, eosinophile Zellen mit intrazytoplasmatischen Reninkörnchen	Erkrankungsgipfel um das 20. Lebensjahr, mehr Frauen betroffen Reninproduktion → Hypertonie, Hypokaliämie und Hyperaldosteronismus Therapie: Tumorexstirpation

Tab. 10.2 Histologische Typen des Nierenzellkarzinoms

Typ	Häufigkeit	Charakteristika
klarzelliges Karzinom	75 % (häufigster Typ)	• ausgehend von den proximalen Tubuluszellen • große Zellen mit transparentem, hellem Zytoplasma (hoher Glykogen- und Lipidgehalt) und scharf begrenzten Zellgrenzen („pflanzenzellartig") • meist solides Wachstumsmuster
papilläres Karzinom (Abb. 10.1)	10 %	• ausgehend von den proximalen Tubuluszellen • kubische oder eosinophil-zylindrische Zellen, die verzweigten Bindegewebsstielen aufsitzen
chromophober Typ	5 %	• ausgehend von den Schaltzellen des Sammelrohrs • voluminöse Zellen mit nicht transparentem, feinretikulärem Zytoplasma und zahlreichen Mikrovesikeln (Anfärbung mit kolloidalem Eisen)
Sammelgangtyp	1 % (schlechteste Prognose)	• ausgehend von den Sammelrohrzellen • tubuläre Strukturen, Desmoplasie des Tumorstromas, häufig sarkomartige Areale mit Spindelzellen
tubulomuzinöser Typ	selten (sehr gute Prognose)	• ausgehend vermutlich von Abschnitten des distalen Nephrons und dem Sammelrohr • charakteristische interstitielle Schleimablagerungen zwischen homogenen, trabekulären Epithelien
transitionalzelliger Typ	sehr selten	• ausgehend von der zentralen Markregion (Bellini-Gänge) • Tumorzellen mit urothelialer Differenzierung
neuroendokriner Typ	sehr selten	• Nachweis von Chromogranin-A, Synaptophysin und NSE
unklassifizierter Typ	selten (schlechte Prognose)	• Diagnose nur nach Ausschluss der übrigen Typen erlaubt • sarkomartiges und mitosereiches Tumorgewebe • frühe Infiltration von Nachbarstrukturen

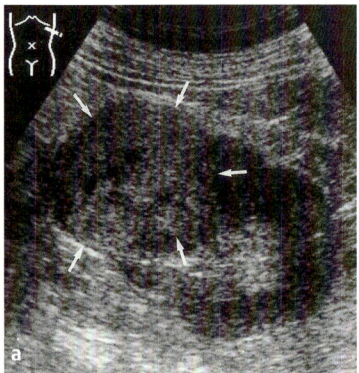

Abb. 10.1 **Papilläres Nierenzellkarzinom.** (aus: Krams et al., Kurzlehrbuch Pathologie, Thieme, 2010)

> **MERKE** Das klassische Warnsignal des Nierenzellkarzinoms ist die **schmerzlose Hämaturie**.

Metastasierung: Hämatogen metastasiert das Nierenzellkarzinom in Lunge, Mediastinum, Leber, Gehirn und Skelett. Die **lymphogene** Ausbreitung (seltener) erfolgt primär über die Lymphknoten des Nierenhilus sowie die paraaortalen und parakavalen Lymphknoten.

Diagnostik: Eine **Hämaturie** (insbesondere ohne Zeichen einer Harnwegsinfektion) ist stets verdächtig und sollte eine umfassendere Diagnostik nach sich ziehen. **Sonografisch** (Abb. 10.2a) imponiert das Nierenzellkarzinom als solider Tumor mit ausgeprägter Konturvorwölbung und inhomogener Binnenstruktur ohne dorsale Schallverstärkung. Häufig sind zystische Einschmelzungen, Verkalkungen und eine Infiltration von Nierenvenen und/oder V. cava nachweisbar. Die **farbcodierte Duplexsonografie** und die **Angio-CT** (Abb. 10.2b und c) zeigen typische **Hypervaskularisationen** und können **Tumorzapfen** in der Nierenvene und/oder V. cava inferior darstellen. Mithilfe der **i. v. Pyelografie** können das Ausmaß der tumorbedingten Gewebeverdrängung und ggf. ein Einbruch ins Nierenbecken beurteilt werden. Nach gesicherter Diagnose sollten zum weiteren **Staging** ein Röntgen-Thorax, eine Oberbauchsonografie und bei klinischem Verdacht eine Skelettszintigrafie oder eine CCT durchgeführt werden.

Häufige **Laborbefunde** sind eine Anämie (in 20–30 % d. F.) oder auch eine Polyglobulie, eine Leuko- und Thrombozytose, erhöhte Entzündungsparameter und pathologische Nieren- und Leberparameter. Im **Urinstatus** finden sich häufig eine Erythrozyturie und eine Proteinurie. Verlässliche Tumormarker sind nicht verfügbar.

Stadieneinteilung: Siehe Tab. 10.3 und Tab. 10.4.

Differenzialdiagnosen: Infrage kommen alle Ursachen einer **Hämaturie** (s. Leitsymptome [S. C109]). Insbesondere die klinische Abgrenzung zur **Nephrolithiasis** kann schwerfallen, da auch diese kolikartige Flankenschmerzen auslösen kann. Sonografisch sollten andere **Raumforderungen** wie Nierenzysten (scharf begrenzte, echofreie Rundherde mit dorsaler Schallverstärkung), Hämatome

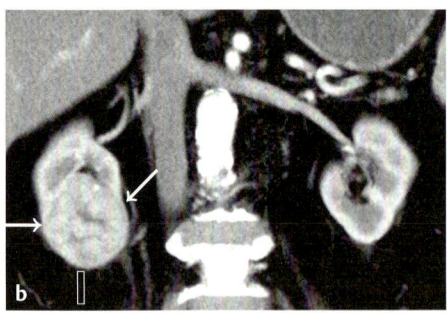
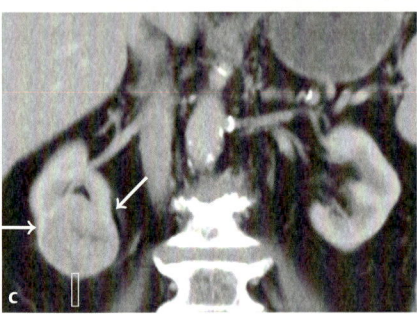

Abb. 10.2 **Nierenzellkarzinom. a** Sonografisch echoarmer Tumor in der linken Niere. **b** und **c** Nierenzellkarzinom am rechten unteren Nierenpol mit Hypervaskularisation in der arteriellen Phase (**b**) und Hypodensität in der portalen Phase (**c**). (aus: Reiser, Kuhn, Debus, Duale Reihe Radiologie, Thieme, 2011)

(heterogene, echoreiche und -arme, unscharf begrenzte Raumforderung), benigne Tumoren und Metastasen ausgeschlossen werden.

Therapie: Die chirurgische Therapie ist die Behandlung der Wahl. Man unterscheidet dabei zwischen einer partiellen und einer radikalen Nephrektomie. Indiktionen zur **partiellen Nephrektomie**:
- Einzelniere (anatomisch oder funktionell)
- Stadium T1
- erhöhtes Niereninsuffizienzrisiko (z.B. arterielle Hypertonie, Diabetes mellitus)
- hereditäre Nierenzellkarzinom-Syndrome.

Die **radikale Nephrektomie** umfasst die En-bloc-Entfernung von Niere, perirenaler Fettkapsel, Nebenniere, Harnleiter und Spermatika- bzw. Ovarialgefäßen mit Lymphadenektomie (Ausräumung der parakavalen und paraaortalen Lymphknoten) und ggf. Entfernung eines Tumorzapfens aus der V. cava inferior.

Tab. 10.3 TNM-Klassifikation des Nierenzellkarzinoms

Stadium	Ausdehnung
T 1	Tumor ≤ 7 cm, auf Niere begrenzt • T 1a: Tumor ≤ 4 cm • T 1b: Tumor 4–7 cm
T 2	Tumor > 7 cm, auf Niere begrenzt
T 3	Tumor infiltriert Venen, Nebenniere oder perirenales Gewebe, Gerota-Faszie aber nicht durchbrochen: • T 3a: Tumor infiltriert Nebenniere oder perirenales Gewebe • T 3b: Tumor infiltriert makroskopisch Nierenvenen oder V. cava unterhalb des Zwerchfells • T 3c: Tumor infiltriert V. cava auch oberhalb des Zwerchfells
T 4	Tumor durchbricht Gerota-Faszie
N0	keine Lymphknotenmetastasen
N1	solitäre regionale Lymphknotenmetastasen
N2	mehrere regionale Lymphknotenmetastasen
M0	keine Fernmetastasen
M1	Fernmetastasen

Bei **Metastasen** kann eine Nephrektomie auch aus palliativen Gründen (Blutungen, Schmerzen) indiziert sein, eine Heilung ist allerdings äußerst selten möglich (< 0,8 % d. F.). Einzelne Lungen- oder Lebermetastasen können reseziert werden. Bei multiplen Metastasen kommen folgende Therapieansätze infrage:

Tab. 10.4 AJCC-Klassifikation und Prognose des Nierenzellkarzinoms

Stadium	Ausdehnung	5-Jahres-Überlebensrate
I	Tumor auf Niere begrenzt (T 1 N0 M0)	70–85 %
II	Tumor auf Niere begrenzt (T 2 N0 M0)	50–65 %
III	Infiltration von perirenalem Fettgewebe, V. renalis und/oder V. cava und/oder Lymphknoten (T 1–3 N0–1 M0)	N0: 25–50 % N1: 5–15 %
IV	Infiltration benachbarter Organe oder Fernmetastasen (T 4 N0 M0 oder jedes T M1)	≤ 5 %

- Immuntherapie mit Interferon-α und Interleukin-2
- monoklonaler VEGF-Antikörper Bevacizumab
- Tyrosinkinasehemmer wie Sunitinib
- mTOR-Inhibitor Temsirolimus.

MERKE Das Nierenzellkarzinom spricht sehr **schlecht** auf eine **Chemo- und Strahlentherapie** an.

Prognose: Die 5-Jahres-Überlebensrate nach Radikaloperation hängt stark vom Stadium zum Diagnosezeitpunkt ab (s. Tab. 10.4).

10.2.2 Nephroblastom

Siehe Pädiatrie [S. B606].

11 Tumoren in bestimmten Kompartimenten

11.1 Tumoren des Mediastinums

Epidemiologie: Mediastinaltumoren sind insgesamt **selten**. Am häufigsten sind Lymphome, Thymome (ca. 20 % der Fälle, mittleres Erkrankungsalter 40. Lebensjahr) und neurogene Tumoren.

Einteilung: Die Tumoren können von verschiedenen mediastinalen Strukturen ausgehen und werden nach ihrer **Lokalisation** eingeteilt (Tab. 11.1).

Thymome (ca. 20 % aller Mediastinaltumoren, mittleres Erkrankungsalter: 40. Lebensjahr): 75 % der Tumoren sind primär benigne, 25 % maligne (= Thymuskarzinom). Da gutartige Thymome aber häufig entarten, werden sie generell als bösartig eingestuft. Die WHO unterscheidet abhängig vom Wachstumsverhalten folgende Typen:
- A-Thymome: abgekapselte Tumoren ohne infiltratives Wachstum oder Metastasen
- B-Thymome: lokal infiltratives Wachstum, intrathorakale Metastasen
- C-Thymome: hoch maligne Karzinome mit infiltrativem Wachstum und Fernmetastasen.

Tab. 11.1 Tumoren des Mediastinums

Lokalisation	Mediastinaltumoren und -zysten
vorderes Mediastinum	• Thymome • Schilddrüsentumoren • maligne Lymphome: Hodgkin- (v. a. nodulär-sklerosierender Typ) und Non-Hodgkin-Lymphome • Lymphknotenmetastasen (z. B. bei Bronchialkarzinom) • benigne Lymphome: angiofollikuläre Lymphknotenhyperplasie bzw. Morbus Castleman • Weichteilsarkome • Lipome • Teratome • Dermoide
mittleres Mediastinum	• Perikard-, Pleura- und bronchogene Zysten • Teratome • maligne Lymphome • Lymphknotenmetastasen • benigne Lymphome
hinteres Mediastinum	• **neurogene Tumoren**: Schwannome, Neurofibrome, Ganglioneurome, Neuroblastome • Ösophaguszysten und -tumoren

Makroskopisch imponieren Thymome als feste, gelbbraune, septierte Strukturen. In großen Tumoren finden sich häufig Zysten, Einblutungen und Nekrosen. Mikroskopisch werden lymphoepitheliale, spindelzellige und epitheliale Formen unterschieden.

Klinik: Mediastinaltumoren werden häufig zufällig im Rahmen einer Bildgebung des Thorax (Röntgen, CT, MRT, TEE) entdeckt. Größere Tumoren können durch **verdrängendes Wachstum** symptomatisch werden (Dysphagie, Stridor, Dyspnoe, Reizhusten, Heiserkeit, obere Einflussstauung, Schmerzen). **Thymome** sind häufig (40 %) mit einer **Myasthenia gravis** (s. Neurologie [S. B998]) assoziiert. Weitere Paraneoplasien sind Hypogammaglobulinämie, aplastische Anämie, Cushing- und Schwartz-Bartter-Syndrom.

Diagnostik: Im Röntgen-Thorax imponieren Mediastinaltumoren als umschriebene Mediastinalverbreiterung. Mit der **thorakalen CT** können Lokalisation, Ausdehnung, Hilusbefall und Gefäßinvasion beurteilt werden. Ergänzende Untersuchungen sind MRT, transösophageale Sonografie, Ösophago-, Broncho- und Mediastinoskopie (ggf. mit Biopsieentnahme).

Therapie: Das Vorgehen hängt von der Tumorart ab. Maligne und symptomatische Tumoren werden meist **operativ reseziert**. **Thymome** werden postoperativ **bestrahlt**. Bei malignen **Lymphomen** ist eine **Chemo- und Strahlentherapie** indiziert ([S. A616]). Die Therapie von **Lymphknotenmetastasen** ist abhängig vom Primärtumor. **Zysten** können punktiert werden.

Prognose: Benigne Tumoren und Zysten sind meist durch Resektion heilbar. Die Prognose der A- und B-Thymome nach R0-Resektion ist gut (5-Jahres-Überlebensrate: 70–100 %). Teratome und C-Thymome haben eine schlechte Prognose

11.2 Tumoren des Retroperitoneums

Ätiologie: Bei diesen insgesamt sehr **seltenen** Raumforderungen werden unterschieden:
- Lymphknotenmetastasen und Lymphome (am häufigsten)
- Weichteiltumoren: Liposarkome und Lipome, Leiomyosarkome, maligne Hämangioperizytome, Fibrohistiozytome und Nervenscheidentumoren, semimaligne aggressive Fibromatose (Desmoidtumor)
- neurogene Tumoren.

Risikofaktoren: Die Tumoren sind z. T. mit Syndromen assoziiert (z. B. Li-Fraumeni-Syndrom, Morbus Recklinghausen) oder treten nach einer Bestrahlung auf.

Klinik: Die Tumoren werden i. d. R. erst relativ spät durch **Größenzunahme** symptomatisch und können dann zu Schwellungen, Schmerzen, Kompressionen und Infiltrationen benachbarter Strukturen, Parästhesien (bei Plexusinfiltration) und Stauungsödemen der Beine, B-Symptomatik und Anämie führen.

Diagnostik: Wichtige Methoden sind Sonografie, CT, MRT und evtl. PET-CT. Bei V. a. Gefäßeinbruch ist eine Angiografie sinnvoll.

Therapie: Eine **R0-Resektion** ist anzustreben, wird aber häufig nur durch ausgedehnte Operationen mit Resektion von Nachbarorganen (z. B. Nephrektomie) oder -strukturen (V. cava) erreicht. Adjuvante Verfahren sind eine **Radiochemotherapie** und eine **regionale Hyperthermie**.

11.3 Tumoren des Peritoneums

11.3.1 Peritonealmesotheliom

DEFINITION Mit Asbestexposition assoziierter Primärtumor des Peritoneums mit mesothelialer Differenzierung.

Die **Symptomatik** umfasst Verdauungsstörungen, Blähbauch, hämorrhagischen Aszites und Ileus. Die **Diagnose** wird mittels CT und diagnostischer Laparotomie mit histologischer Aufarbeitung des Präparats gestellt. **Therapie** und **Prognose** entsprechen dem Pleuramesotheliom [S. A635].

11.3.2 Peritonealkarzinose

DEFINITION Disseminierte peritoneale Metastasierung verschiedener Karzinome.

Ätiologie: Eine Peritonealkarzinose ist häufig bei Ovarial- oder Siegelringkarzinomen des Magens und seltener bei Pankreas-, kolorektalen und Siegelringkarzinomen von Mamma oder Appendix.

Klinik:
- Verdauungsstörungen
- Ileus
- hämorrhagischer Aszites
- Infiltation der abdominalen Organe.

Diagnostik: Wegweisend ist die sonografiegesteuerte Aszitespunktion (→ Zytologie und Tumormarker). Zum Staging dient eine CT. Eine diagnostische Laparoskopie mit Biopsieentnahme und Peritoneallavage kann sinnvoll sein.

Therapie und Prognose: Methode der Wahl ist die **kurative Resektion** (totale parietale Peritonektomie; häufig nicht möglich), kombiniert mit einer intraoperativen **Chemotherapie**. Palliative Maßnahmen umfassen die **operative Verkleinerung** des Tumors und die operative Versorgung von Komplikationen (z. B. Ileus). Die **Prognose** ist **schlecht**.

11.3.3 Pseudomyxoma peritonei

Synonym: Gallertbauch

DEFINITION Massive Schleimansammlung mit Tumorzellen im Intraperitonealraum durch Ruptur oder Metastasierung intraperitonealer muzinöser Tumoren (z. B. Mukozele oder Kystom der Appendix, Kystom oder Zystadenokarzinom des Ovars).

Die **Symptomatik** wird durch die **Schleimansammlungen** bestimmt (Blähbauch, schleimiger Aszites, Schmerzen, Übelkeit, Schleimansammlung in Hodensack oder Leistenkanal). **Diagnostische Methoden** sind Sonografie, CT und Histologie. Die **Therapie** besteht in der vollständigen **Resektion** des Pseudomyxoms, häufig unter Mitnahme benachbarter Organe. Eine kombinierte hypertherme, intraperitoneale **Chemotherapie** kann angedacht werden. Die **Prognose** ist abhängig vom Ausmaß der Resektion und der Dignität der Tumorzellen.

Anhang

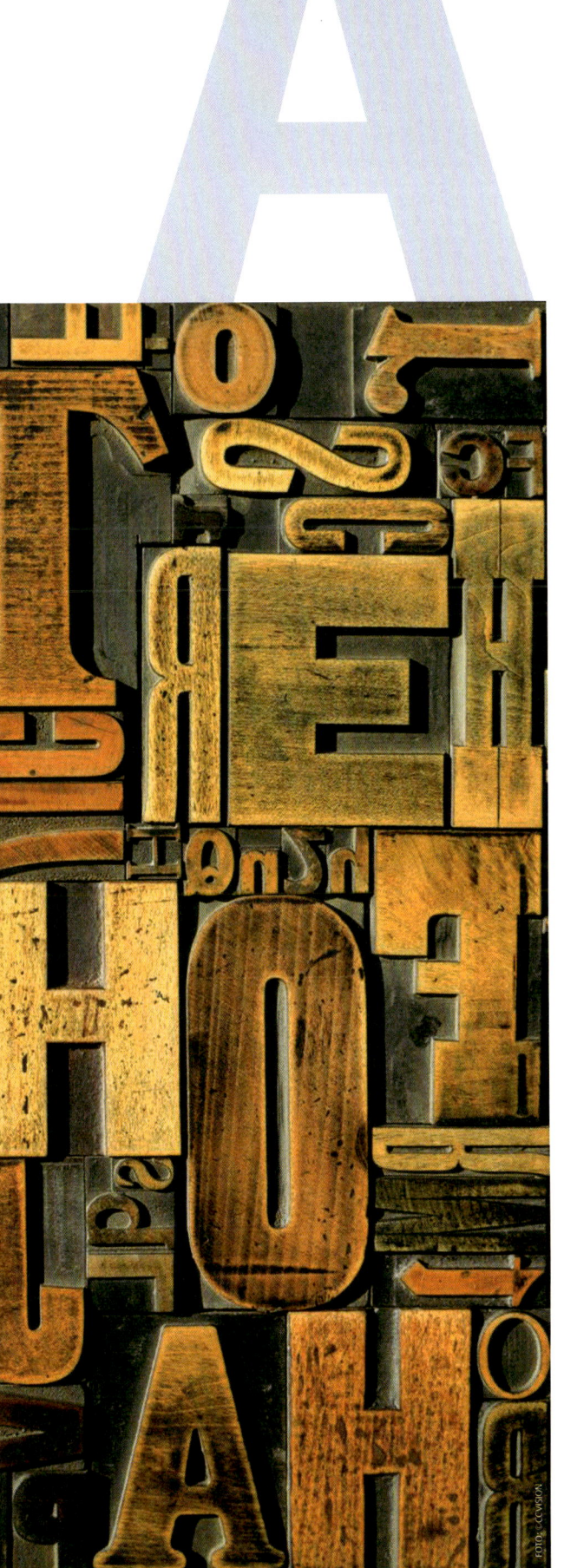

Abkürzungen 672

Sachverzeichnis 679

Lernplaner 744

Abkürzungen

A.	Arteria
AAA	abdominelles Aortenaneurysma
AABG	Arzneimittelausgaben-Begrenzungsgesetz
AAT	α1-Antitrypsin
Abb.	Abbildung
ABM-AK	Antibasalmembran-Antikörper
ABPA	allergische bronchopulmonale Aspergillose
ACE	angiotensin converting enzyme
ACh	Acetylcholin
ACL	vorderes Kreuzband
A(C)LS	advanced (cardiac) life support
ACS	akutes Koronarsyndrom
ACTH	adrenocorticotropes Hormon
ACVB	aortokoronarer Venenbypass
ADCC	antibody dependent cellular cytotoxicity
ADH	antidiuretisches Hormon (Vasopressin, Adiuretin)
ADHS	Aufmerksamkeitsdefizit- und Hyperaktivitäts-Syndrom
ADP	Adenosindiphosphat
ADPKD	autosomal dominant polycystic kidney disease
AED	automatischer externer Defibrillator
AEP	akustisch evozierte Potentiale
AFLD	alkoholische Fettlebererkrankung
AFP	Alpha-Fetoprotein
Ag	Antigen
AGA	Anti-Gliadin-Antikörper
AGS	adrenogenitales Syndrom
AHB	Anschlussheilbehandlunng
AI	Apnoeindex
AIDS	acquired immundeficiency syndrome
AIH	Autoimmunhepatitis
AIHA	autoimmunhämolytische Anämie
AION	anteriore ischämische Optikusneuropathie
AIP	akute interstitielle Pneumonie
AK	Antikörper
AKdÄ	Arzneimittelkommission der deutschen Ärzteschaft
ALAT	Alanin-Aminotransferase (= GPT)
ALE	anscheinend lebensbedrohliches Ereignis
ALI	acute limb ischemia
ALL	akute lymphatische Leukämie
ALP	alkalische Phosphatase
ALS	amyotrophe Lateralsklerose
ALTE	apparent life-threatening event
AMA	antimitochondriale Autoantikörper
AMD	altersbezogene Makuladegeneration
AMH	Anti-Müller-Hormon
AMI	akuter Myokardinfarkt
AMNOG	Arzneimittelmarktneuordnungsgesetz
AMP	Adenosinmonophosphat
ANA	antinukleäre Antikörper
ANCA	antineutrophile cytoplasmatische Antikörper
ANP	atriales natriuretisches Peptid
ANV	akutes Nierenversagen
AOK	Allgemeine Ortskrankenkassen
AP	Angina pectoris; alkalische Phosphatase
APC	Antigen präsentierende Zellen
APLA	Antiphospholipidantikörper
APS	Antiphospholipid-Antikörpersyndrom
aPTT	aktivierte (partielle) Thromboplastinzeit
ARA	antiribosomale Antikörper
ArbSchG	Arbeitsschutzgesetz
ArbStättV	Arbeitsstättenverordnung
ArbZG	Arbeitszeitgesetz
ARDS	adult (acute) respiratory distress syndrome
ARI	akute respiratorische Insuffizienz
ARM	anorektale Malformation
ARPKD	autosomal rezessive polycystic kidney disease
ARR	absolute Risikoreduktion
ARVC	arrhythmogene, rechtsventrikuläre Kardiomyopathie
ASA	American Society of Anesthesiologists
ASAT	Aspartat-Aminotransferase (= GOT)
ASD	Vorhofseptumdefekt
ASiG	Arbeitssicherheitsgesetz
ASL	Argininosuccinat-Lyase
ASP	ankylosierende Spondylitis
ASS	Acetylsalizylsäure; Argininosuccinatsynthase
AT	Angiotensin
AT III	Antithrombin III
ATP	Adenosintriphosphat
ATS	American Thoracic Society
AU	Arbeitsunfähigkeit
AV	atrio-ventrikulär
AVK	arterielle Verschlusskrankheit
AVSD	atrioventrikulärer Septumdefekt
AWO	Arbeiterwohlfahrt
ÄZQ	Ärztliches Zentrum für Qualität in der Medizin
AZV	Atemzugvolumen
BA	Basenabweichung
BAA	Bauchaortenaneurysma
BAK	Blutalkoholkonzentration
BÄK	Bundesärztekammer
BAL	bronchoalveoläre Lavage
BÄO	Bundesärzteordnung
BAT	Biologischer Arbeitsplatz-Toleranzwert
BB	Blutbild
BE	Basenexzess
BEL	Beckenendlage
bes.	besonders
BET	Basiseffektivtemperatur
BfArM	Bundesinstitut für Arzneimittel und Medizinprodukte
BGA	Blutgasanalyse
BGB	Bürgerliches Gesetzbuch
BGW	biologischer Grenzwert
BIL	Bilirubin
BIP	Bruttoinlandprodukt
BIPAP	biphasic positive airway pressure
BK	Bradykinin; Berufskrankheit
BKA	Bundeskriminalamt
BKK	Betriebskrankenkassen
BKV	Berufskrankheitenverordnung
BLS	basic life support
BMG	Bundesministerium für Gesundheit
BMI	body mass index
BNP	brain-derived natriuretic peptide
BNS	Blitz-Nick-Salaam(-Krämpfe)
Bp	Basenpaare
BPD	bronchopulmonale Dysplasie
BPH	benigne Prostatahyperplasie
BRCA-1/-2-Gen	Breast-Cancer-1/-2-Gen
BSG	Blutkörperchensenkungsgeschwindigkeit
BTM, BtM, BtmG	Betäubungsmittelgesetz
BtmVV	Betäubungsmittelverschreibungsverordnung
BU	Berufsunfähigkeit
BVA	Bundesversicherungsamt
BWS	Brustwirbelsäule
BZ	Blutzucker
BZgA	Bundeszentrale für gesundheitliche Aufklärung
C	Coulomb
CA	Karzinom
CACT	Carnitin-Acylcarnitin-Translokase
cANCA	cytoplasmatic antineutrophil cytoplasmatic antibodies
CAP	community-acquired pneumonia
CAPD	continous ambulant peritoneal dialysis
cave	lat.: beachte!
CBAVD	kongenitale bilaterale Aplasie der Vasa deferentia
CBQ	cruro-brachialer Quotient, Knöchel-Arm-Index
CBR	Komplementbindungsreaktion
CBS	Zystathionin-β-Synthase
CCC	cholangiozelluläres Karzinom
CCK	Cholezystokinin
CCP	zyklisch zitrulliniertes Peptid

CCPD	continous cyclic peritoneal dialysis	DKG	Deutsche Krankenhaus-Gesellschaft
CCT	kranielle Computertomografie	DM	Dermatomyositis
CD	cluster of differentiation	DMAP	4-Dimethylaminopyridin
CDC	Centers for Disease Control and Prevention	DMARD	disease-modifying antirheumatic drugs
CDLE	chronisch diskoidaler Lupus erythematodes	DMP	Disease-Management-Programm
CDT	carbohydrate deficient transferrin	DMPS	Dimercaptopropansulfonsäure
CEA	karzinoembryonales Antigen	DMSA	Dimercaptobernsteinsäure (Dimercapto-succinic acid)
CED	chronisch entzündliche Darmerkrankungen	DNS/DNA	Desoxyribonukleinsäure
CF	zystische Fibrose	DORV	double outlet right ventricle
CFR	Code of Federal Regulations	DPLD	diffuse parenchymal lung disease
CFS	Chronic-Fatigue-Syndrom	DRG	diagnosis-related groups
CFTR	cystic fibrosis transmembrane receptor	DRK	Deutsches Rotes Kreuz
CHE	Cholinesterase	DSA	digitale Subtraktionsangiografie
ChemG	Chemikaliengesetz	DSD	disorders of sex development
CIN	cervikale intraepitheliale Neoplasie	DSM	Diagnostic and Statistical Manual of Mental Disorders
Cis	Carcinoma in situ	DSO	Deutsche Stiftung für Organtransplantation
CJK/CJD	Creutzfeldt-Jacob-Erkrankung	DSS	Dengue-Schock-Syndrom
CK	Kreatininkinase	DTH	delayed type hypersensitivity
CLE	clear lens extraction	dxa	dual energy x-ray absorptiometry
CLI	critical limb ischemia	EAA	exogen allergische Alveolitis
CLL	chronische lymphatische Leukämie	EBD	Epidermolysis bullosa dystrophica
CMI	Casemix-Index	EBJ	Epidermolysis junctionalis
CMPE	chronisch myeloproliferative Erkrankungen	EBM	einheitlicher Bewertungsmaßstab; Ethambutol
CMR	child mortality rate	EBS	Epidermolysis bullosa simplex
CMV	Cytomegalievirus; continuos mandatory ventilation	EBV	Epstein-Barr-Virus
CNET	korrigierte Normaleffektivtemperatur	ECCE	extrakapsuläre Kataraktextraktion
CO-Hb	an Kohlenstoffmonoxid gebundenes Hämoglobin	ECLA	extrakorporale Lungenassistenz
COMT	Catechol-O-Methyltransferase	ECMO	extrakorporale Membranoxygenierung
COP	kryptogen organisierende Pneumonie	ECP	eosinophiles kationisches Peptid; extrakorporale Photopherese
COPD	chronic obstructive pulmonary disease	ECT	Emissions-Computertomografie
COX	Cyclooxygenase	ED	Effektivdosis; erektile Dysfunktion
cP	chronische Polyarthritis	EDHF	endothelium-derived hyperpolarizing Factor
CPAP	continuous positive airway pressure	EDSS	expanded disability status scale
CPEO	chronisch-progressive externe Ophthalmoplegie	EDTA	Ethylendiamintetraacetat
CPPS	chronic pelvic pain syndrome	EEG	Elektroenzephalografie
CPPV	continuous positive pressure ventilation	EEM	Erythema exsudativum multiforme
CPR	kardiopulmonale Reanimation	EF	Ejektionsfraktion
CPRS	komplexes regionales Schmerzsyndrom	EGFR	epidermal growth factor receptor
CPS	Carbamoylphosphatsynthetase	EHEC	enterohämorrhagische Escherichia coli
CPT	Carnitin-Palmitoyl-Transferase	EIA	Enzymimmunoassay
CRH	corticotropin releasing hormone	EIEC	enteroinvasive Escherichia coli
CRP	C-reaktives Protein	EK	Erythrozytenkonzentrat
CRPS	complex regional pain syndrome	EKA	Expositionsäquivalent für krebserzeugende Stoffe
Csf	cerebrospinal fluid	EKG	Elektrokardiografie
CSS	Churg-Strauss-Syndrom	EKT	Elektrokrampftherapie
CT	Computertomografie	ELBW	extremely low birth weight infant
CTA	CT-Angiografie	ELISA	enzyme-linked immunosorbent assay
CTG	Kardiotokographie	EMG	Elektromyografie
CU	Colitis ulcerosa	EN	epidermaler Nävus
CVI	chronisch-venöse Insuffizienz	ENA	extrahierbare nukleäre Antigene
CVID	common variable immunodeficiency	ENG	Elektroneurografie; Elektronystagmografie
CVSS	chronisch-venöses Stauungssyndrom	engl.	englisch
CYP	Cytochrom-P	EntgFG	Engeltfortzahlungsgesetz
d	dies, Tag	entspr.	entsprechend
d. F.	der Fälle	EPEC	enteropathogene Escherichia coli
d. h.	das heißt	EPO	Erythropoetin
DAG	Diacylglycerin	EPP	erythropoetischen Protoporphyrie
DALY	disabilty adjusted live years	EPS	extrapyramidal-motorische Störungen
D-Arzt	Durchgangsarzt	ERC	endoskopische retrograde Cholangiografie
dB	Dezibel	ERCP	endoskopische retrograde Cholangio-Pankreatikografie
DC	dendritische Zellen	ERD	erosive esophageal reflux disease, Refluxösophagitis
DCP	Diphenylcyclopropenon	ERG	Elektroretinogramm
DD	Differenzialdiagnose	ERP	endoskopische retrograde Pankreatikografie
DDAVP	Desmopressin	ERV	exspiratorisches Reservevolumen
DEC	Diethylcarbamazin	ESBL	extended spectrum beta-lactamases
DF	Dengue-Fieber	ESWL	extrakorporale Stoßwellenlithotripsie
DGUV	Verband Deutsche Gesetzliche Unfallversicherung	ETEC	enterotoxische Escherichia coli
DHEA	Dehydroepiandrosteron	EU	Erwerbsunfähigkeit
DHEAS	Dehydroepiandrosteronsulfat	EUG	Extrauteringravidität
DHF	dengue hemorrhagic fever; Dihydrofolsäure	eV	Elektronenvolt
DHS	dynamische Hüftschraube	EVAR	endovascular aneurysm repair
DIC	disseminated intravascular coagulation	evtl.	eventuell
DIMDI	Deutsches Institut für medizinische Dokumentation und Information	EZR	Extrazellulärraum
DIP	desquamative interstitielle Pneumonie; distale Interphalangealgelenke	FAB	French-American-British (Klassifikation Leukämien)

Abkürzungen

FACS	fluoreszenzaktivierte Zellsortierung	hCG/HCG	humanes Choriongonadotropin
FAS	fetales Alkoholsyndrom	HCM	hypertrophe Kardiomyopathie
FEP	freies Erythrozytenporphyrin	HCV	Hepatitis-C-Virus
FEV1	Einsekundenkapazität	HDL	high density lipoproterin
FFP	fresh frozen plasma, Frischplasma	HDV	Hepatitis-D-Virus
FG	Frühgeborenes	HE	Hämatoxylin-Eosin (Färbeverfahren); Hounsfield-Einheiten
FGF	Fibroblasten-Wachstumsfaktor	HELLP	hemolysis elevated liverenzymes and low platelets
FiO2	inspiratorische Sauerstofffraktion	HES	Hydroxyethylstärke
FISH	Fluoreszenz-in-situ-Hybridisierung	HEV	Hepatitis-E-Virus
FKDS	farbcodierte Duplexsonografie	hGH	Wachstumshormon (= SGH)
FRC	funktionelle Residualkapazität	HHL	Hypophysenhinterlappen
FSGS	fokale segmentale Glomerulosklerose	HHV	humanes Herpesvirus
FSH	follikelstimulierendes Hormon	HIE	hypoxisch-ischämische Enzephalopathie
FSME	Frühsommer-Meningoenzephalitis	HIFU	high-intensitiy focused ultrasound
FTA-Abs-Test	Fluoreszenz-Treponemen-Antikörper-Absorptionstest	HIT	Heparin-induzierte Thrombozytopenie
FUO	fever unknown origin	HIV	humanes Immundefizienz-Virus
FVC	forcierte Vitalkapazität	Hkt	Hämatokrit
g	Gramm	HLA	Histokompatibilitätsantigene
G6PD/G6PDH	Glukose-6-Phosphat-Dehydrogenase	HLHS	hypoplastisches Linksherz-Syndrom
GA	Gestationsalter	HLTX	Herz-Lungen-Transplantation
GA I	Glutazidurie Typ I	HMG	humanes menopausales Gonadotropin
GAA	Gewerbeaufsichtsamt	HMPV	humanes Metapneumovirus
GABA	γ-Aminobuttersäure	HMSN	hereditäre motorische und sensible Neuropathie
GALT	Galaktose-1-Phosphat-Uridyltransferase	HNA	human neutrophil antigenes
gamma-GT	gamma-Glutamyltransferase	HOCM	hypertrophisch obstruktive Kardiomyopathie
GAS	Streptokokken der Gruppe A	HPA	Hyperphenylalaninämie; human platelet antigens
G-BA	Gemeinsamer Bundesausschuss	HPLC	Hochdruckflüssigkeitschromatographie
GBM	glomeruläre Basalmembran	HPRT	Hypoxanthin-Guanin-Phosphoribosyltransferase
GCDH	Glutaryl-CoA-Dehydrogenase	HPT	autonomer Hyperparathyreoidismus
GCS	Glasgow Coma Scale	HPV	humane Papillomviren
G-CSF	Granulozyten-Kolonie-stimulierender Faktor	HRCT	high resolution CT
GD	Glutamat-Dehydrogenase	HRT	hormone replacement therapy
GdB	Behinderungsgrad	HSC	hämatopoetische Stammzelle
GefStoffV	Gefahrstoffverordnung	HSV	Herpes-simplex-Virus
GERD	gastroösophageale Refluxkrankheit	HSZT	hämatologische Stammzelltransplantation
GFR	glomeruläre Filtrationsrate	5-HT	5-Hydroxytryptamin, Serotonin
GG	Geburtsgewicht	HT	Herzton
ggf.	gegebenenfalls	HTX	Herztransplantation
GHRH	Growth-Hormone-Releasing-Hormon	HUS	hämolytisch-urämisches Syndrom
GI	gastrointestinal	HVL	Hypophysenvorderlappen
GIP	gastric inhibitory peptide	HWI	Harnwegsinfektion
GIT	Gastrointestinaltrakt	HWS	Halswirbelsäule
GK	Granulozytenkonzentrat	HWZ/HWT	Halbwertzeit
GKV	gesetzliche Krankenversicherung	HZV	Herzzeitvolumen
Gl.	Glandula	i. d. R.	in der Regel
GLDH	Glutamat-Dehydrogenase	i. L.	im Liquor
GLP	Glucagon-like Peptide	i. m.	intramuskulär
GM-CSF	Granulozyten-Makrophagen-stimulierender Faktor	i. S.	im Serum
GMP	Guanosinmonophosphat	i. U.	im Urin
GN	Glomerulonephritis	i. v.	intravenös
GnRH	Gonadotropin-Releasing-Hormon	IABP	intraaortale Ballonpumpe
GOÄ	Gebührenordnung für Ärzte	ICCE	intrakapsuläre Kataraktextraktion
GOT	Glutamat-Oxalacetat-Transaminase (= ASAT)	ICD	International Statistical Classification of Diseases and Related Health Problems; implantierbarer Kardioverter/Defibrillator
GP	Glomerulopathie		
GPSG	Geräte- und Produktsicherheitsgesetz	ICDH	Isovaleryl-CoA-Dehydrogenase
GPT	Glutamat-Pyruvat-Transaminase (= ALAT)	ICP	intracranieller Druck
GREF	glykopeptidresistenter Enterococcus faecium	ICPM	International Classification of Procedures in Medicine
griech.	griechisch	ICR	Interkostalraum
GS-ANA	granulozytenspezifische antinukleäre Antikörper	IFE	Immunfixationselektrophorese
GSH	Glukokortikoid-supprimierbarer Hyperaldosteronismus	IFN	Interferon
GT	Glutamyltransferase	IfSG	Infektionsschutzgesetz
GTN	Glyceroltrinitrat	Ig	Immunglobulin
GvHD	Graft-versus-Host-Disease	IGeL	Individuelle Gesundheitsleistungen
Gy	Gray	IGF	insulinlike growth factor
HAART	highly active antiretroviral therapy	IIP	idiopathische interstitielle Pneumonien
HAES	Hydroxyethylstärke	IKER	Inkrementelles Kosten-Effektivitäts-Verhältnis
HAMA	Humane-anti-Maus-Antikörper	IKK	Innungskrankenkassen
HAP	hospital-acquired pneumonia	IL	Interleukin
HAV	Hepatitis-A-Virus	ILD	interstitial lung disease
Hb	Hämoglobin	IMPP	Institut für medizinische und pharmazeutische Prüfungsfragen
HBDH	Hydroxybutyrat-Dehydrogenase	IMR	infant mortality rate
HbF	fetales Hämoglobin	inf.	inferior
HBM	Human-Biomonitoring	inkl.	inklusiv
HBV	Hepatitis-B-Virus	INR	international normalized ratio

INSS	International Neuroblastoma Staging System	LPS	Lipopolysaccharid
IOD	intraokulärer Druck (Augendruck)	LR	Likelihood Ratio
IOL	intraokulare Linse	LSD	Lysergsäurediethylamid
IP3	Inositoltriphosphat	LSR	Lese- und Rechtschreibschwäche
IPF	idiopathische Lungenfibrose	LTR	Long-terminal-repeat
IPP	Induratio penis plastica	LTT	Lymphozytentransformationstest
IPPB	intermittent positive pressure breathing	LTX	Lebertransplantation
IPPV	intermittent positive pressure ventilation	LWK	Lendenwirbelkörper
IPSS	International Prostate Symptom Score	LWS	Lendenwirbelsäule
IPT	interpersonelle Psychotherapie	LZH	Langerhans-Zell-Histiozytose
IQ	Intelligenzquotient	M.	Musculus
IQWiG	Institut für Qualität und Wirtschaftlichkeit im Gesundheitswesen	MAC	minimale alveoläre Konzentration
IRV	inspiratorisches Reservevolumen; inversed ratio ventilation	MAI	Mycobacterium avium intracellulare
ISCN	International Standard of Cytogenetic Nomenclature	MAK	maximale Arbeitsplatzkonzentration
ISDN	Isosorbiddinitrat	MAO	Monoaminooxidase
ISMN	Isosorbid-5-mono-nitrat	MAP	arterieller Mitteldruck
ISS	Injury Severity Score	MAPCAS	major aortopulmonary collateral arteries
ISTA	Aortenisthmusstenose	MAS	Mekoniumaspirationssyndrom
ITP	idiopathische thrombozytopenische Purpura	MC	Morbus Crohn
IUGR	intrauterine Wachstumsretardierung	MCAD	Medium-Chain-Acyl-CoA-Dehydrogenase
IUP	Intrauterin-Pessar	MCH	mittlerer korpuskulärer Hämoglobingehalt
IUPAC	International Union for Pure and Applied Chemistry	MCHC	mittlere korpuskuläre Hämoglobinkonzentration
IVA	Isovalerianazidurie	MCKD	medullary cyctic kidney disease
IVIG	intravenös Immunglobuline	MCS	multiple Chemikalien-Überempfindlichkeit
IZR	Intrazellulärraum	MCTD	mixed connective tissue disease
JArbSchG	Jugendarbeitsschutzgesetz	MCU	Miktionszystourethrografie
JIA	juvenile idiopathische Arthritis	MCV	mittleres korpuskuläres Volumen
5-JÜR	5-Jahres-Überlebensrate	MdE	Erwerbsminderung
KBR	Komplementbindungsreaktion	MdK	Medizinischer Dienst der Krankenkassen
KBV	Kassenärztliche Bundesvereinigung	MDMA	3,4-Methylendioxy-N-methylamphetamin (Ecstasy)
KEV	konstitutionelle Entwicklungsverzögerung	MDP	Magen-Darm-Passage
kg	Kilogramm	MDR	multidrugresistance
KG	Körpergewicht	MDT	Magen-Darm-Trakt
KHK	koronare Herzkrankheit	MEF	maximal expiratory flow
KISS	Krankenhaus-Infektions-Surveillance-System	MELAS	mitochondriale Enzephalopathie mit Laktatazidose und schlaganfallähnlichen Ereignissen
KM	Kontrastmittel; Knochenmark	MEN	multiple endokrine Neoplasie
KMF	künstliche Mineralfasern	MEP	motorisch evozierte Potentiale
KPE	komplexe physikalische Entstauungstherapie	MER	Muskeleigenreflex(e)
KSS	Kearns-Sayre-Syndrom	MERRF	Myoklonusepilepsie mit „red ragged fibers"
KTW	Krankentransportwagen	MFH	malignes fibröses Histiozytom
KV	Kassenärztliche Vereinigung	MHC	Major-Histokompabilitäts-Komplex
l	Liter	MIBE	Masern-Einschlusskörperchen-Enzephalitis
LAD	Leukozytenadhäsionsdefekt	MIBG	Metaiodobenzylguanidin
LAE	Lungenarterienembolie	MIC	minimalinvasive Chirurgie
LAI	Länderausschuss für Immissionsschutz	MIDCAB	minimally invasive direct coronary artery bypass
LÄK	Landesärztekammer	MIH	Melanotropin-Inhibiting-Hormon
LAP	Leucin-Aminopeptidase	min	Minute
LASEK	Laser-epitheliale Keratomileusis	mind.	mindestens
LASIK	Laserassistierte In-situ-Keratomileusis	Mio.	Million
LBW	low birth weight infant	ml	Milliliter
LCA	linke Koronararterie	MLCK	Myosin-Leichtketten-Kinase
LD	Letaldosis	MLF	Fasciculus longitudinalis medialis
LDH	Laktatdehydrogenase	MMF	Mycophenolatmofetil
LDL	low density lipoprotein	MMS	Methylmethansulfonat
LE	Lupus erythematodes; Lungenembolie	MMV	mandatory minute ventilation
LED	Lupus erythematodes disseminatus	MÖT	Mitralöffnungston
LEMS	Lambert-Eaton-myasthenes Syndrom	MOTT	mycobacertia other than tubercle bacilli
LET	linearer Energietransfer	MPA	mikroskopische Polyangiitis
LH	luteinisierendes Hormon	mPAN	mikroskopische Panarteriitis nodosa
LHCAD	Long-Chain-Acyl-CoA-Dehydrogenase	MPS	Mukopolysaccharidose
LHON	hereditäre Leber'sche Optikusatrophie	MPV	mittleres Thrombozytenvolumen
LIA	Lumineszenzimmunoassay	MRA	MR-Angiografie
Lig.	Ligamentum	MRCP	MR-Cholangio-Pankreatografie
LINE	long interspersed nuclear elements	MRGN	multiresistente gramnegative Bakterien
LIP	lymphoide interstitielle Pneumonie	MRH	Melanotropin-Releasing-Hormon
LK	Lymphknoten	MRKH	Mayer-Rokitansky-Küster-Hauser-Syndrom
LKGS	Lippen-Kiefer-Gaumen-Spalte	MRSA	Methicillin-resistenter Staphylococcus aureus
LM	Lebensmonat	MRT	Magnetresonanztomografie
LNA	leitender Notarzt	MS	Multiple Sklerose
LOD	logarithm of the odds	MSUD	Maple Syrup Urine Disease (Ahornsirupkrankheit)
LORA	late-onset rheumatoide Arthritis	MTT	medizinische Trainingstherapie
LOS	Low-Output-Syndrom	MTX	Methotrexat
LP	Lumbalpunktion	MuBO(-Ä)	Musterberufsordnung (für Ärzte)
Lp(a)	Lipoprotein a		

Abkürzungen

MuSchG	Mutterschutzgesetz		paO2	arterieller Sauerstoffpartialdruck
mV	Millivolt		PAOD	peripheral artery occlusive disease (= pAVK)
MVZ	medizinische Versorgungszentren		PAP	Papanicolaou (Färbeverfahren); pulmonal-arterieller Druck
N.	Nervus		PAS	Perjodsäure-Schiff (Färbeverfahren); Paraaminosalicylsäure
NAD	Nicotinamid-Adenin-Dinukleotid		PAT	perkutane Aspirationsthrombektomie
NAFLD	nichtalkoholische Fettlebererkrankung		pAVK	periphere arterielle Verschlusskrankheit
NAGS	N-Acetylglutamatsynthetase		PBC	primär biliäre Zirrhose
NAST	Nierenarterienstenose		PBP	Pencillin-bindendes Protein
NAT2	N-Acetyltransferase 2		PC	Prostatakarzinom
NAW	Notarztwagen		PCA	portokavale Anastomose; patient-controlled analgesia
NEC	nekrotisierende Enterokolitis		PCB	polychlorierte Biphenyle
NEF	Notarzteinsatzfahrzeug		PCEA	patient-controlled epidural analgesia
NERD	non-erosive esophageal reflux disease		PCI	perkutane transluminale koronare Angioplastik
NET	Normaleffektivtemperatur		PCL	hinteres Kreuzband
NF	Neurofibromatose		PCO	polyzystisches Ovar
ng	nanogramm		PCOG	primäres chronisches Offenwinkelglaukom
NG	Neugeborenes		PCP	Pentachlorphenol; Phenylcyclohexylpiperidin (Phencyclidin)
NGNCU	nichtgonorrhoische Nicht-Chlamydien-Urethritis		PCR	Polymerase-Kettenreaktion
NGU	nichtgonorrhoische Urethritis		PCRA	patient-controlled regional analgesia
NIH	National Institute of Health		PCT	Procalcitonin
NIHSS	NIH Stroke Scale		PCV	druckgesteuerte Beatmung
NKF	National Kidney Foundation		PD	Phlebodynamometrie
NK-Zellen	natürliche Killer-Zellen		PDA	Periduralanästhesie; persistierender Ductus arteriosus
NLG	Nervenleitgeschwindigkeit		PDE	Phosphodiesterase
Nll.	Nodi lymphatici		PDW	Größenverteilungsbreite der Thrombozyten
NMDA	N-Methyl-D-Aspartat		PEEP	positiver endexspiratorischer Druck
NMH	niedermolekulares Heparin		PEF	peak exspiratory flow
NNH	Nasennebenhöhlen; number needed to harm		PEG	perkutane endoskopische Gastrostomie; Polyethylenglykol
NNM	Nebennierenmark		PEJ	perkutane endoskopische Jejunostomie
NNR	Nebennierenrinde		PEP	postexpositionelle Prophylaxe
NNS	number needed to screen		PER	Perchlorethylen
NNT	number needed to treat		PET	Positronenemissionstomografie
NOMI	non-okklusive Mesenterialischämie		PETN	Pentaerithrityltetranitrat
NOTES	natural orifice transluminal endoscopic surgery		PFC	persistierende fetale Zirkulation
NPH	Normaldruckhydrozephalus; Nephronophtise		PHA	primärer Hyperaldosteronismus
NPW	negativer prädiktiver Wert		PHPV	persistierender hyperplastischer primärer Glaskörper
NRS	numerische Ratingskala		PI	Protease-Inhibitoren
NRTI	nukleosidische Reverse-Transkriptase-Inhibitoren		PiCCO	pulscontour continuous cardiac output
NSAR	nichtsteroidale Antirheumatika		PID	Präimplantationsdiagnostik; primäre Immundefekte; pelvic inflammatory disease
NSE	neuronenspezifische Enolase		PIF	Prolaktin-Release-Inhibiting-Faktor (Dopamin)
NSIP	nichtspezifische interstitielle Pneumonie		PIP	proximale Interphalangealgelenke
NTM	nichttuberkulöse Mykobakteriosen		PK	Pyruvatkinase
NTX	Nierentransplantation		PKC	Proteinkinase C
NW	Nebenwirkungen		PKU	Phenylketonurie
NYHA	New York Heart Association		PKV	private Krankenversicherung
NZN	Nävuszellnävus		PLC	Phospholipase C
o.ä.	oder ähnliches		PM	Polymyositis
o.g.	oben genannt		PMK	Produktionsmöglichkeitenkurve
OAE	otoakustische Emissionen		PML	progressive multifokale Leukenzephalopathie
OCA	okulokutaner Albinismus		PMR	Polymyalgia rheumatica; progressive Muskelrelaxation
ODA	outdoor air		PMT	perkutane mechanische Thrombektomie
ÖGD	Ösophagogastroduodenoskopie; Öffentlicher Gesundheitsdienst		PNET	peripherer neuroektodermaler Tumor
oGTT	oraler Glukosetoleranztest		PNF	propriozeptive neuromuskuläre Fazilitation
OKB	oligoklonale Banden		PNMT	Phenylethanolamin-N-Methyltransferase
OMP	outer membrane proteins		PNP	Polyneuropathie
OP	Operation		POCT	patientennahe Sofortdiagnostik (point-of-care testing)
OPCAB	off pump coronary artery bypass		PONV	postoperative nausea and vomiting
OPS	Operationenschlüssel		POTS	posturales orthostatisches Tachykardie-Syndrom
OPSI	overwhelming post splenectomy infection		pp	post partum
OR	Odds Ratio		PPHN	persistierende pulmonale Hypertonie des Neugeborenen
OSAS	obstruktives Schlafapnoe-Syndrom		PPI	Protonenpumpeninhibitoren
OTA	Operationstechnische Assistentin		PPRF	paramediane pontine retikuläre Formation
OTC	Ornithin-Transcarbamylase		PPSB	Prothrombinkomplex
p. o.	per os		PPW	positiver prädiktiver Wert
p. c.	post conceptionem		PR3	Proteinase 3
p. m.	post menstruationem; punctum maximum		PRA	Pyrazinamid
PABS	Para-Aminobenzoesäure		PRCA	pure red cell aplasia
paCO2	arterieller Kohlendioxidpartialdruck		PRL	Prolaktin
PAE	Pulmonalarterienembolie		PROMM	proximale myotone Myopathie
PAGE	Polyacrylamid-Gelelektrophorese		PSA	prostataspezifisches Antigen
PAH	Phenylalaninhydroxylase		PSARP	posteriore sagittale Anorektoplastik
PAI	Plasminogenaktivator-Inhibitor		PSC	primär sklerosierende Cholangitis
PAIN	perianale intraepitheliale Neoplasie		PSE	portosystemische Enzephalopathie
pANCA	perinuclear antineutrophil cytoplasmatic antibodies			

PSS	progressiv systemische Sklerose	SGB	Sozialgesetzbuch
PST	palliative Sedierungstherapie	SHT	Schädel-Hirn-Trauma
PSV	pressure support ventilation	SI	Schockindex
PsychKG	Psychisch-Kranken-Gesetz	SIADH	Syndrom der inadequaten ADH Sekretion
PTA	perkutane transluminale Angioplastie	SIDS	sudden infant death syndrome
PTC	perkutane transhepatische Cholangiografie	SINE	short interspersed nuclear elements
PTCA	perkutane transluminale Koronarangioplastie	SIRS	systemic inflammatory response syndrome
PTH	Parathormon	SJS	Stevens-Johnson-Syndrom
PTS	postthrombotisches Syndrom; permanent threshold shift	SL	Schädellage
PTT	partielle Thromboplastinzeit	SLCS	small left colon syndrome
PUVA	UVA-Phototherapie	SLE	systemischer Lupus erythematodes
PV	Patientenverfügung	SMA	spinale Muskelatrophie
PVHI	parenchymaler ischämischer Infarkt	SMS	Surfactantmangel-Syndrom
PVK	peripherer Venenverweilkatheter	SNP	single nucleotide polymorphism
PVP	Polyvinylpyrrolidon	SNRI	selektive Noradrenalin-Wiederaufnahme-Inhibitoren
QALY	qualitätsadjustierte Lebensjahre	sog.	sogenannt
QAV	quaternäre Ammoniumverbindungen	SPA	Spondarthritiden
QBC	Quantitative Buffy Coat	SPD	selektive periphere Denervierung
RA	rheumatoide Arthritis	SPECT	Einzelphotonen-Emissions-Computertomografie
RAAS	Renin-Angiotensin-Aldosteron System	SpO2	partielle Sauerstoffsättigung
RAST	Radio-Allergen-Sorbens-Test	SPS	Stiff-person-Syndrom
RBW	relative biologische Wirksamkeit	SPV	selektive proximale Vagotomie
RCA	rechte Koronararterie	SRY	Sex-determining region of Y
RDS	Respiratory-Distress-Syndrom	SSL	Scheitel-Steiß-Länge; Steinschnittlage
RDW	Größenverteilungsbreite der Erythrozyten	SSNRI	selektiver Serotonin- und Noradrenalinwiederaufnahme-Inhibitor
REA	reaktive Arthritis	SSPE	subakut sklerosierende Panenzephalitis
RES	retikuloendotheliales System	SSRI	selektive Serotonin-Wiederaufnahme-Inhibitoren
resp.	respektive	SSSS	staphylococcal scaled skin syndrome
RF	Rheumafaktor	SSW	Schwangerschaftswoche
RFLP	Restriktionsfragment-Längenpolymorphismus	STD	sexually transmitted diseases
RG	Rasselgeräusche	STEC	Shiga-like-Toxin produzierende E. coli
Rh	Rhesus	StGB	Strafgesetzbuch
RIA	Radioimmunoassay	STH	somatotropes Hormon (= hGH)
RKI	Robert-Koch-Institut	STIKO	ständige Impfkommission des Robert-Koch-Instituts
RMP	Rifampicin	StPO	Strafprozessordnung
RMS	Rhabdomyosarkome	StrlSchV	Strahlenschutzverordnung
RNA/RNS	Ribonukleinsäure	STV	selektive totale Vagotomie
RöV	Röntgenverordnung	StVG	Straßenverkehrsgesetz
RPGN	rapid progressive Glomerulonephritis	SUID	sudden unexpected infant death
RPR	Radiusperiostreflex	Sv	Sievert
RR	Riva-Rocci (Blutdruckmessung)	SVT	Sinusvenenthrombose
RRR	Relative Risikoreduktion	Syn.	Synonym
RSV	respiratory syncytial virus	T3	Triiodthyronin
RT	Reverse Transkriptase	T4	Thyroxin
RTA	renal-tubuläre Azidose	TAA	thorakales Aortenaneurysma
RTH	Rettungshubschrauber	Tab.	Tabelle
r-TMS	repetitive transkranielle Magnetstimulation	TAC	Truncus arteriosus communis
RTS	Revised Trauma Score	TAPP	transabdominale präperitoneale Technik
RTW	Rettungstransportwagen	TAPVC	totale Lungenvenenfehlmundung
RV	Residualvolumen; Rentenversicherung	Tbc	Tuberkulose
RVO	Reichsversicherungsordnung	TBG	thyroxinbindendes Globulin
RVVT	Russels viper venom Test	TCMS	transcranielle Magnetstimulation
s	Sekunde	TCPC	totale cavopulmonale Anastomose
s.	siehe	TDM	therapeutisches Drug Monitoring
S.	Seite	TEA	Thrombendarteriektomie
s. c.	subcutan	TEE	transösophageale Echokardiographie
s. o.	siehe oben	TEN	toxische epidermale Nekrolyse
s. u.	siehe unten	TEOAE (= OAE)	transitorisch evozierte otoakustische Emissionen
SA	sinuatrial	TEP	total extraperitoneale Technik
SAB	Subarachnoidalblutung	TERPT	transanal endorectal pull-through
SaO2	arterielle Sauerstoffsättigung	TF	Transkriptionsfaktor
SAP	standardisierte automatisierte Perimetrie	TFG	Transfusionsgesetz
SARS	schweres akutes respiratorisches Syndrom	TFR	Transferrinrezeptor
SBAS	schlafbezogene Atmungsstörungen	TGA	Transposition der großen Arterien
SBP	spontane bakterielle Peritonitis	TGF	transforming growth factor
SBS	Sick-Building-Syndrom	THC	Tetrahydrocannabinol
SCA	spinocerebelläre Ataxie	THF	Tetrahydrofolsäure
SCC	squamous cell carcinoma antigen	THP	Tamm-Horsfall Protein
SCID	severe combinded immunodeficiency	THS	tiefe Hirnstimulation
SCLC	kleinzelliges Bronchialkarzinom (small cell lung cancer)	TIA	transitorische ischämische Attacke
SD	Standarddosis	TIPS	transjugulärer intrahepatischer portosystemischer Stent-Shunt
SEP	somatosensibel evozierte Potentiale	TIVA	totale intravenöse Anästhesie
SERM	selective estrogene receptor modulators	TK	Thrombozytenkonzentrat
SGA	small for gestational age	TLC	totale Lungenkapazität

TNF	Tumornekrosefaktor
TÖT	Trikuspidalöffnungston
TPA	tissue-polypeptide antigen
t-PA	Tissue-Plasminogen-Aktivator
TPG	Transplantationsgesetz
TPHA	Treponema-pallidum-Hämagglutinationstest
TPO	Thyreoperoxidase
TPPA	Treponema-pallidum-Partikelagglutinationstest
TPZ	Thromboplastinzeit
TRALI	transfusionsassoziierte Lungeninsuffizienz
TRBA	Technische Regeln für biologische Arbeitsstoffe
TRH	Thyreotropin-Releasing-Hormon (Thyeroliberin)
TRISS	Trauma and Injury Severity Score
TRK	technische Richtkonzentration
TRUS	transrektaler Ultraschall
TSE	transmissible spongioforme Enzephalopathien
TSH	Thyroidea-stimulierendes Hormon
TSST	toxic shock syndrome toxin
TTE	transthorakale Echokardiographie
TTF-1	Thyroid Transcription Factor-1
TTP	thrombotisch-thrombozytopenische Purpura
TTS	temporary threshold shift
TUR	transurethrale Resektion
TUV	transurethrale Vaporisation
TV	trunkuläre Vagotomie
TVT	tiefe Venenthrombose
TZA	trizyklische Antidepressiva
u. a.	unter anderem / und andere
u. U.	unter Umständen
UAW	unerwünschte Wirkung
UCTD	undetermined connective tissue disease
UDCA	Ursodeoxycholsäure
UDP	Uridindiphosphat
UFH	unfraktioniertes Heparin
ugs.	umgangssprachlich
UPDRS	Unified Parkinson's Disease Ranking Scale
USA	United States of America
UTS	Ullrich-Turner-Syndrom
V.	Vena
v. a.	vor allem
V. a.	Verdacht auf
VAIN	vaginale intraepitheliale Neoplasie
VAS	visuelle Analogskala
VATS	Video-assistierte Thorakoskopie
VC	Vitalkapazität
VCV	volumengesteuerte Beatmung
VdEK	Verband der Ersatzkassen
VEGF	vascular endothelial growth factor
VEP	visuell evozierte Potenziale
VF	ventrikuläres Flimmern
VIN	vulväre intraepitheliale Neoplasie
VL	viszerale Leishmaniose
VLBW	very low birth weight infant
VLCAD	very long chain acyl-CoA dehydrogenase
VLCFA	very long chain fatty acids
VLDL	very low density lipoprotein
VNTR	variable number tandem repeats
VOC	volatile organic compounds (flüchtige organische Verbindungen)
VOR	vestibulookulärer Reflex
VRE	vancomycinresistente Enterokokken
VRS	verbale Ratingskala
VRSA	vancomycinresistenter Streptococcus aureus
VSD	Ventrikelseptumdefekt
VT	ventrikuläre Tachykardie
VTEC	verotoxinproduzierende E. coli
VUR	vesikoureteraler Reflux
VVP	Venenverschlussplethysmografie
vWF	von-Willebrand-Faktor
vWS	von-Willebrand-Jürgens-Syndrom
VZV	Varizella-zoster-Virus
WAS	Wiskott-Aldrich-Syndrom
WASP	Wiskott-Aldrich-Syndrom-Protein
WHO	World Health Organisation
WPW	Wolff-Parkinson-White
YF	yellow fever
z. B.	zum Beispiel
Z. n.	Zustand nach
z. T.	zum Teil
ZNS	zentrales Nervensystem
ZPO	Zivilprozessordnung
ZVD	zentraler Venendruck
ZVK	zentraler Venenkatheter
γ-GT	γ-Glutamyl-Transferase

Sachverzeichnis

Fette Seitenzahlen verweisen auf Hauptfundstellen, *kursive Seitenzahlen* auf Abbildungen.

A

A(C)LS (Advanced [Cardiac] Life Support) B31, *B31*
A-E-I-O-U-Regel C256
A-Mode C511
A-Streptokokken C610
A.-carotis-Sinus-cavernosus-Fisteln B958
AAPC (attenuierte adenomatöse Polyposis) A642
AAT (Aachener-Aphasie-Test) C139
AB0-Identitätstest A461
AB0-Kompatibilität **A453**, A458
AB0-System, Laboranalytik C555
Abacavir C476
Abatacept C489
ABC-Klassifikation A238
ABCD-Schema B27
ABCDE-Regel B733
Abciximab C396
Abdecktest B830, *B830*
Abdomen
– akutes A226, B116, **B116**, C94
– – Differenzialdiagnosen C95
– – Mesenterialarterienverschluss A263
– – Notfallmedizin B50
– brettharts B160
– klinische Untersuchung C198
– Leitsymptome C94
– Resistenz C100
– Totenstille B139
– unklares B116
Abdomenübersichtsaufnahme A223
– Strahlendosis C506
Abdominalgravidität B406
Abdominoplastik B228
Abduktion
– Hüftgelenk B291
– Plattfuß B317
– Schultergelenk B267
– Schultergelenkluxation B273
Abduzensparese B965
Abetalipoproteinämie A362, **B540**
Abführmittel C402
Abhängigkeit C207, **B1038**
– Alkohol B1040
– Cannabinoide B1043
– Entwicklung *B1039*
– Halluzinogene B1045
– Hypnotika B1044
– Kokain B1044
– Lösungsmittel B1047
– Opioide B1042
– Sedativa B1044
– Stimulanzien B1045
ABI (ankle-brachial index) A91
abl-Gen, Onkogen C332
Ablatio
– retinae B876, *B877*
– testis B660
Ablatio mammae B381
Abnutzungsdermatose, Berufskrankheiten C242
Abort B411
– Blutung B417
– Genitalblutung C122
– habitueller C121, B411
Abortivei B411
Abrissfraktur B236
Abruptio, placentae B426
Abscheidungsthrombus A119
– arterielle Thrombose A96

– Hämostase A155
Abscherfraktur B236
Abschnürung, amniotische B489
Abschürfung, Forensik C265
Absencen B960
Absolutskala C872
Absorption
– Arzneimittel C353
– Enzymdiagnostik C541
– Sonografie C511
Absorptionsfotometrie C528
– Bilirubin C567
Absorptionsspektroskopie C529
Abspreizbehandlung B293
Abspreizhemmung B292
Abstammungsdiagnostik B439
Abstandsquadrat-Gesetz C506
Abstillen B432
Abstinenzregel B1018
Abstinenzsyndrom, neonatales B486
Abstoßungsreaktion A455
Abstreifung C268
Abstrich
– gynäkologische Zytologie B336
– Zervix B338, *B338*
Abszess B113
– Augenlid B834
– Bartholinitis B351
– Brodie– B249
– eitrige Entzündung C325
– Gehirn B915, *B915*, **B943**
– Glaskörper B871
– intraabdomineller B160
– Leber B163, *B164*
– Lunge B192, **A199**
– Mundboden B759
– Niere B646
– Oropharynx B772
– Osteomyelitis B248
– paranephritischer B646
– perianaler **B113**, B152, *B152*
– Prostata B647
– Pyoderma fistulans significa B155
– retropharyngealer B772
– spinaler B976
– Spondylitis B263
– subperiostaler B811
– subphrenischer, akutes Abdomen C96
– Zunge B759
Abt-Letter-Siwe-Krankheit B736
Abwehr, *siehe* Immunabwehr
Abwehrmechanismen B1017
Abwehrspannung, Peritonitis B160
Abwehrverletzung C268
AC-Gelenk
– Arthrose B268
– Luxation B274
– Zielaufnahme B268
Acamprosat B1042
Acanthamoeba C647
Acanthosis nigricans maligna B738
Acarbose C441
acceptable daily intake C817
ACE-Hemmer C370
– Schwangerschaft B486
Acetazolamid C385
Aceton C843
Acetylcholin
– motorische Endplatte C366
– Neurotransmitter C362
Acetylcholinesterase
– Alkylphosphate C821
– Laboranalytik C566

Acetylcholinrezeptor C362
– Myasthenia gravis B998
– Pyrantel C472
Acetylsalicylsäure C430
– Schmerztherapie B94
– Schwangerschaft B486
– Thrombozytenaggregationshemmung C394
Achalasie A230
– chirurgische Therapie B124
Achillessehne
– entzündliche Veränderungen B320
– Ruptur B322
Achillessehnenreflex B903
– Nervenwurzelläsion B982
Achillodynie B320
Achlorhydrie A237
Achondroplasie B521, *B521*
Achromasie B880
Achsenhypermetropie B888
Achsenmyopie B888
Aciclovir C473
Acinetobacter C613
Acitretin C490
Acne
– neonatorum B473
– rosacea B751
– vulgaris B749, *B750*
Acrodermatitis
– chronica atrophicans A515, *A515*
– enteropathica B522
Acrokeratosis Bazex B738
Acrylamid C849
– Human-Biomonitoring C821
ACS (akutes Koronarsyndrom) B42, **A54**
ACTH (adrenokortikotropes Hormon)
– Hyperkortisolismus A337
– Hypophysenvorderlappeninsuffizienz A309
– Laboranalytik C571
– Paraneoplasie A589
ACTH-Mangel, Nebennierenrindeninsuffizienz A339
ACTH-Stimulationstest **A335**, A340, C574
Actinomyces, israelii C631, *C631*
Acylaminopenicilline C450, **C451**
Adalimumab C489
Adams-Stokes-Anfall C142
– AV-Block A37
– Differenzialdiagnose epileptischer Anfall B962
– Synkopen C61
Adams-Test B258
Adamsapfel B778
Adapalen C491
Adaptation
– Desinfektionsmittel C800
– physikalische Medizin C783
Adaptationstherapie C783
Adäquanztheorie C264
ADCA (autosomal-dominant erbliche zerebelläre Ataxie) B977
Addison-Krise A339
Addition
– Hüftgelenk B291
– Schultergelenk B267
– Schultergelenkluxation B273
– Sichelfuß B319
Adduktorenreflex B903
Adefovir C475

ADEM (akute disseminierte Enzephalomyelitis) B949
Adenoide B769
Adenokarzinom C343
Adenom A342
– autonomes A325, *A326*
– GH-produzierendes A313
– hepatozelluläres A649
– pleomorphes C343
– – Speicheldrüse B766, *B766*
– – Tränendrüse B837
– Prostata B653
Adenom-Karzinom-Sequenz A644
Adenomyosis B383
Adenosin C375
Adenosis vaginae B360
Adenotomie B770, *B770*
Adenovirus C680
– Arbeitsmedizin C238
– Gastroenteritis A559
Adenylatzyklase C350
Aderhaut B824
– Naevus B862, *B863*
– Ruptur B864
Aderhautmelanom B863, *B863*
Aderlass A367
– Naturheilkunde C793
– Polycythaemia vera A613
ADH (antidiuretisches Hormon) A315, C572
ADHS (Aufmerksamkeitsdefizit- und Hyperaktivitäts-Syndrom) B1068
ADI-Wert C817
Adie-Pupille, Leitsymptom C162
Adie-Syndrom B967
Adipocire C259
Adiponektin A358
Adipositas C27, **A356**
– Magenoperationen B137
Adiposogigantismus, Hochwuchs C132
Adnexitis B354
Adoleszentenkyphose B260
Adonisglöckchen C792
ADP-Rezeptor-Antagonist C395
ADP-Rezeptordefekt A160
ADPKD (adulte polyzystische Nierenerkrankung) A408
Adrenalektomie A338
Adrenalin C357
– Antidot B67
– Kinder B32
– Laboranalytik C576
Adrenalinumkehr C360
Adrenarche B477
Adrenochrom-Pseudozyste B845
Adrenozeptor
– α₁-Adrenozeptor-Antagonist C359
– α-Adrenozeptor-Antagonist, nicht selektiver C360
– α₂-Adrenozeptor-Agonist, zentral wirksamer C361
– β₂-Adrenozeptor-Agonist, Bronchodilatatoren C378, *C379*
– β-Adrenozeptor-Antagonist C360
– – Antiarrhythmika C374
– – Sympathikus C355
Adson-Manöver B985
Adsorption, Viren C667
Advanced (Cardiac) Life Support B31, *B31*
Adynamie C28

Aedesmücke
- Dengue-Fieber A560
- Gelbfieber A560
AEP (akustisch evoziertes Potenzial) B803, **B918**
Affekt B1014
Affektivität, Autismus B1066
Affektivitätsstörung B1014
Affektstarre B1014
Affektstörung B1023
- anhaltende B1030
- bipolare B1030
- Kindesalter B1071
Affenpockenvirus C684
Afferent-Loop-Syndrom, Erbrechen C83
Affinität C351
Afibrinogenämie A164
Aflatoxin C333
Aflatoxin B C638
AFLD (alkoholische Fettlebererkrankung) A273
AFP ($α_1$-Fetoprotein)
- Tumormarker **C588**, A592
- Triple-Test B400
AFP-Test B400
Agammaglobulinämie, kongenitale A440
Aganglionose, Morbus Hirschsprung B509
Agardiffusionstest C447
AGE (advanced glycosylated endproducts) A349
- diabetische Nephropathie A398
Agenesie C304
- Niere B630
- Ösophagus B504
- Pankreas B170
Aggregometrie C554
Agnosie B913
Agonie **C256**, C301
Agonist C351
- GnRH-Rezeptor C442
- Opioid-Analgetika C425
Agoraphobie B1048
Agranulozytose A153
- Mianserin C414
AGS (adrenogenitales Syndrom) A343, **B545**
Agyrie B922
Ähnlichkeitsprinzip C792
Ahornsirupkrankheit B536
AIDP (akute inflammatorische demyelinisierende Polyradikulitis) B983
AIDS A548
- Neugeborene B560
- somatopsychische Folgen B1078
- Virostatika C476
AIH (Autoimmunhepatitis) A272
AIHA (autoimmunhämolytische Anämie) A150
AION (anteriore ischämische Optikusneuropathie) B884, *B884*
AIP (akute intermittierende Porphyrie) A365
AIP (akute interstitielle Pneumonie) A202
Aitken-Fraktur B237, *B237*
AJCC-Klassifikation **B661**, A666
Ajmalin C373
Ajmalin-Test A48
Akanthamöbenkeratitis B850
Akantholyse
- Pemphigus B744
- Pemphigus vulgaris B744
Akanthozyten A136

Akanthozytose
- Abetalipoproteinämie B540
- epidermolytische Ichthyose B741
- Psoriasis B690, *B693*
- seborrhoische Keratose B727
Akathisie **C410**, B907, B1015
AkdÄ (Arzneimittelkommission der deutschen Ärzteschaft) C731
Akinese B907
- akinetische Krise B933
Akkommodation B827
Akkommodationsbreite B826
Akkommodationskrampf B891
Akkommodationslähmung B891
Akkommodationsspasmus B891
Akkommodationsstörung B891
Akkordarbeit C231
Akne B749, *B750*
Akoasmen B1013
Akromegalie A313, *A314*
- anästhesiologisches Risiko B71
Akromioklavikulargelenk, siehe AC-Gelenk
Akrosomenreaktion B392
Akrozephalosyndaktylie B601
Akrozyanose A105
Aktinomykose A514
- kutane B713
Aktinomyzeten C631
Aktionspotenzial, Antiarrhythmika *C372*
Aktionstremor B936
Aktivität
- intrinsische C351
- körperliche C253
- Rehabilitation C774
Aktivitätstest
- Plasminogenaktivator-Inhibitor-1 C562
- Protein C C559
- Protein S C559
Akupunktur C793
Akustikusneurinom B929
Akute-Phase-Protein
- Entzündungssymptome C322
- Transferrin C540
- $α_1$-Antitrypsin-Mangel A369
Akute-Phase-Proteine, Tumorsuche A590
akutes Abdomen *B116*
Akzeleration, Kardiotokografie B401, *B403*
Akzelerationsphase, CML A609
Akzeptanz, Palliativmedizin C719
Ala-Aufnahme **B290**, B291
Alaninaminotransferase (ALAT) C566
Albendazol C472
Albinismus **B738**, B860
Albinoidismus B860
Albright-Osteodystrophie A333
Albtraum B1060
Albumin C538
- Liquoruntersuchung C592
Albuminurie C115
- diabetische Nephropathie A398
ALCAPA (anomalous left coronary artery from the pulmonary artery) B576
Alcuronium, balancierte Narkose B78
Aldehyde
- flüchtige organische Verbindungen C833
- Formaldehyd C846
- multiple Chemikalienüberempfindlichkeit C824
- Richtwerte C833

Aldosteron A334
- Laboranalytik C575
- Renin-Angiotensin-Aldosteron-System, Pharmakologie C370
Aldosteron-Renin-Quotient A341
Aldosteron-Suppressionstest A335
Aldosteronantagonist C385, **C387**
Alemtuzumab C487
Alendronat C445
Alfentanil C425, **C426**
- balancierte Narkose B78
Algesie B904
Algurie **C107**, A378
ALI (acute limb ischemia) A97
Alien-limb Phänomen B934
Aliskiren C370
Alkaloide, Obduktionsbefund C278
Alkalose A432
Alkane, Richtwerte C833
Alkaptonurie
- Harnverfärbung C113
- Konjunktiva B846
Alken-Stadien B654
Alkmaion von Kroton C896
Alkohol C250
- Abbau C284
- Abhängigkeit B1038
- Desinfektion B104
- flüchtige organische Verbindungen C833
- Lösungsmittel C842
- Nachweis C285
- Schwangerschaft B396
- Stoffwechsel C284
- Straßenverkehr C284
- Unfälle C253
- Wirkung C285
Alkoholabusus B1040
- chronischer C286
- Enzephalopathie B941
- Gesundheitsökonomie C252
- Gesundheitsverhalten C736
- Prävention C252
Alkoholembryopathie B485
Alkoholentwöhnung B1042
Alkoholentzug B1042
Alkoholhalluzinose B1041
Alkoholintoxikation B1041
Alkoholkonsum, Arbeitsplatz C251
Alkoholkrankheit C207
Alkoholschmerz A617
Alkopopsteuer C250
Alkylanzien C480
- Wirkprinzip C479
Alkylierung, DNA B441
Alkylphosphate C364
- Human-Biomonitoring C821
- Intoxikation B67
Alkylsulfonate C481
ALL (akute lymphatische Leukämie) A604, **A608**
Allantoin C433
Allele B437
Allelie, multiple B442
Allen-Test *B74*, A91
Allergen A438, **A446**
- Arbeitsmedizin C241
allergic march A446
Allergie A445, *A447*
- Hauterkrankung B700
Allergiediagnostik A448
- Lunge A177
Alloantigen A457
Alloantikörper A457
Allodynie B909
Alloimmunisierung A461

Allokation C738
Allopurinol C432
Allylamine C465
ALM (akrolentiginöses Melanom) B733
Almotriptan C399
Alopezie **C44**, C189, *B747*
- androgenetische B748, *B748*
- vernarbende B748
Alpha-Wellen B917
Alphatrinker B1040
Alphavirus C673
Alport-Syndrom A395, **B526**
- X-chromosomal dominante Vererbung B455
Alprazolam C406
Alprostadil C396
ALS (amyotrophe Lateralsklerose) B979, *B979*
ALT-Lappen B224
ALTE (apparent life-threatening event) **B613** C263
Altenarbeit C219
Altenheim C219
Altenpflege C218
Alteplase C396
Alter, siehe Geriatrie
Alternativhypothese C876
Altersappendizitis B143
Altersatrophie C305
Altersfleck B724
Altershyperthyreose A321
Altersphimose B639
Altersschwerhörigkeit B816
Alterssichtigkeit B891
Altersstruktur C734
Alterswarze B727
Altersweitsichtigkeit B891
Altinsulin C439
Aluminium, Arbeitsmedizin C240
Aluminiumhydroxid C401
Alveolar hydatide Disease A580
Alveoläratmen A193
Alveolarproteinose A206
Alveolarzellkarzinom A631
Alveolen, Anatomie A170
Alveolitis, exogen allergische C240
Alveolitis, exogen allergische **A202**
Alzheimer-Demenz B939, *B939*
Amalgam C854
AMAN (akute motorische axonale Neuropathie) B984
Amantadin **C417**, C474
Amatoxine C859
Amaurose, Gesichtsfeldausfall C157
Amaurosis fugax B952
- Arteriitis temporalis A494
- Sehstörung C164
Ambientmonitoring C819
Ambivalenz B1015
Amblyopie B892
Ambrisentan C384
Ambulanzkosten C745
Amelie B238
Amenorrhö A344, **B345**
- Leitsymptom C117
Ametropie B888
Amidtyp-Lokalanästhetika C368
Amikacin C454
Amilorid C387
Amine, aromatische C862
Aminoazidopathie B536
Aminoazidurie, renale A377
Aminoglykosid-Antibiotika C453
- Schwangerschaft B486
δ-Aminolävulinsäure A365
- Bestimmung C552
δ-Aminolävulinsäuresynthetase, Hämsynthesediagnostik C552

Aminopenicilline C450, **C451**
Aminosäuren
– Laboranalytik C537
– parenterale Ernährung B92
– Sequenzierung C537
Amiodaron C374
Amisulprid C411
Amitriptylin C412
AML (akute myeloische Leukämie) A605
Amlodipin C382
Ammenphänomen C621
Ammoniak, hepatische Enzephalopathie A286
Amnesie B912
– alkoholbedingte C285
– anterograde B1011
– dissoziative B1052
  organisches amnestisches Syndrom B1036
– psychopathologischer Befund B1011
– retrograde B1011
– transiente globale B912
– transitorische globale B1011
Amnion Fluid Index B400
Amnioninfektionssyndrom B417
Amniozentese B401
Amöben C645
– Wirkstoffe C468
Amöbenleberabszess A581
Amöbenruhr A569
Amöbiasis A569, *A569*
Amöbom A569
Amorolfin C465
Amotio retinae B876
Amoxicillin C450, **C451**
Amphetamine C359, **C423**
– Abhängigkeit B1038
– Intoxikation B67
– Screening C595
– Straßendrogen C858
Amphotericin B C465
Ampicillin C450, **C451**
Ampicillinexanthem B703, *B703*
AMPLE-Schema B328
Amputation B235
– Finger B288
– Wundversorgung B112
Amputationshöhe B235
Amsler-Netz B831
α-Amylase A297, C564
Amylo-(1,4→1,6)-Transglukosylase-Defekt B533
Amylo-1,6-Glukosidase-Defekt B533
Amyloid C314
β-Amyloid B939
amyloid senile brain C315
Amyloidhyalose B870
Amyloidmarker C592
Amyloidose C315, A369
ANA (antinukleäre Antikörper), Kollagenosen A477
Anakinra C489
Analabszess B152, *B152*
Analatresie B510
Analekzem, Defäkationsschmerzen C79
Analfissur B157
Analfistel B152, *B153*
Analgesie **B39**, B909
Analgetika
– Nicht-Opioid-Analgetika C428
– Opioide C425
– Schwangerschaft B416
Analgetika-Kopfschmerz, COX-Hemmer C429
Analgetikanephropathie A404

Analgosedierung B91
Analkanal, Anatomie B151, *B151*
Analkarzinom **B158**, A647
Analogskala, visuelle *B94*, C873
Analprolaps B157
Analreflex B903
Analvenenthrombose B156, *B156*
Analytik, klinisch-chemische C526
Anämie A139, A150
– Alter C698
– aplastische A150
– autoimmunhämolytische A150
– blutungsbedingte A143
– Eisenmangel A140
– hämolytische A145
– hyperchrome makrozytäre A139
– hypochrome
– – Blei C851
– – mikrozytäre **A139**, A149
– – Tumoranämie A152
– Kinder B563
– megaloblastäre A144
– mikrozytäre *A140*
– nicht mikrozytäre *A140*
– normochrome
– – normozytäre A139
– – Sichelzellanämie A150
– Paraneoplasie A589
– perniziöse A144
– refraktäre A615
– renale A152, A385, A389
– Schwangerschaft B394, **B407**
– sekundäre A152
– sideropenische A140
– tumorassoziierte A588
– Vitamin-B$_{12}$-Mangel A144
Anamnese C185
– allgemeinärztliche C203
– alte Patienten C210
– dermatologische B686
– geburtshilfliche B397
– gynäkologische B335
– Kinder B466
– Naturheilkunde C216
– präoperative B70
– psychiatrische B1010
– Schmerzdiagnostik B93
– spirituelle C722
– tiefenpsychologische B1010
– Umweltmedizin C818
– urologische B622
Anasarka C313
Anästhesie **B70**, C403, B909
– dissoziative C404
– Lokalanästhetika C368
– totale intravenöse B78
Anästhesieverfahren, Auswahl B72
Anästhetika C403
Anastomose
– biliodigestive B168
– Definition B100
– Dünndarm B141
– portokavale B165
Anastrozol C445
Anaximander C895
Anaximenes von Milet C895
ANCA (antineutrophile zytoplasmatische Antikörper), rapid progrediente Glomerulonephritis A401
Ancylostoma, duodenale A582, **C658**
Andersen-d'Alonzo-Typen B265
Anderson-Fabry-Syndrom B543
Anderson-Hynes-Plastik B633
Androblastom B372
Androgene A335, **C443**
Androgenexzess A343
Androgeninsensitivitätssyndrom B550
Androgenmangel C125

Androgenresistenz, komplette B550
Androgenrezeptor-Antagonist C443
Anenzephalie B921
Anergie A437
Aneurysma A94, A106
– Aorta A107
– – chirurgische Therapie B206
– dissecans A94, **A106**, *A106*
– Herzwand B205
– Hirnbasis A111
– Nierenarterien A111
– Poplitealarterie A111
– spurium *A106*, A111
– verum A94, *A106*
– Viszeralarterien A111
– – chirurgische Therapie B211
– zerebrales B957
Aneurysma nach Infarkt A58, **B205**
ANF (atrialer natriuretischer Faktor) C384
Anfall
– Differenzialdiagnosen C142
– epileptischer B959
– – komplex-fokaler B960
– – Notfallmedizin B55
– – Palliativmedizin C711
– – primär generalisierter B960
– Neugeborene B495
– psychogener C142
Anfallserkrankung B959
Angebotsuntersuchung, arbeitsmedizinische C229
Angehörige, Schweigepflicht C291
Angel Dust B1045–B1046
Angelman-Syndrom, Imprinting B453
Angiitis, kutane leukozytoklastische A493
Angina
– abdominalis A263
– agranulocytotica, Halsschmerzen C172
– ludovici B759
– pectoris A50
– Plaut-Vincenti B772
– tonsillaris B771, *B771*
– ulceromembranacea B772
– ulcerosa B772
Angiodysplasie
– AV-Fistel A111
– Hämatemesis C85
Angiofibrom B727
– juveniles B770
Angiografie A92
Angiokeratom, diffuses B543
Angiomatose, enzephalotrigeminale B604
Angiomyolipom A665
Angioneogenese, Tumorwachstum C338
Angioödem B700, *B701*
– Quincke-Ödem A444
Angiophakomatose B604
Angioplastie, perkutane transluminale C519
Angiosarkom A603
– Leber A651
– Tumorsystematik C345
Angiotensin II A334
Angiotensin-Converting-Enzyme A334, C370
Angiotensin-II-Rezeptor-Antagonist C371
Angst B1049
Angstbewältigung B1020
Angsterkrankung, Umweltangst C824
Angstkreis *B1048*

Angstneurose B1049
Angststörung B1047
– generalisierte B1049
– organische B1037
Angulusfalte B505
Anhedonie B1014
Anidulafungin C466
Anionenaustauscherharze C433, **C434**
Anionenlücke A431
Aniridie B859
– traumatische B864
Anisokonie B889
Anisokorie, Leitsymptom C160
Anisometropie B889
Anisozytose A136
Ankylose C105
Anlage, überwachungsbedürftige C222
Ann-Arbor-Klassifikation A616
Anode C498
Anodontie B477
Anomalie
– autosomal dominante B452
– Chromosomen B446
– Ebstein- B573
– Urachus- B594
Anophelesmücke, Malaria A571
Anorchie C126, B639
Anorexia nervosa B1061, *B1062*
Anorexie-Kachexie-Syndrom C713
Anosmie C138, B963
Anosognosie B913
Anotie B806
ANP (atriales natriuretisches Peptid)
– Laboranalytik C547
– Niere A376
– Volumenhaushalt A417
Anpassungsreaktion C304
Anpassungsstörung B1050
Ansamycine, Rifampicin C462
Anschlussheilbehandlung C779
Anschlussrehabilitation C779
Antagonist
– Adrenozeptor C359
– Androgenrezeptor C443
– Definition C351
– Endothelinrezeptor C384
– funktioneller C352
– GnRH-Rezeptor C442
– kompetitiver C351
– Muskelrelaxanzien C366
– nicht kompetitiver C351
– Opioidrezeptor C428
– α$_1$-Adrenozeptor C359
– β-Adrenozeptor C360
Antazida C401
Anteflexio, uteri B331
Anteversio, uteri B331
Anthelminthika C471
Anthrachinone C402
Anthrakose C309
Anthrax A532
Anthrazykline C483
Anthropozoonose
– Brucella C620
– Leptospiren C632
Anti-Endomysium-Antikörper B588
Anti-FXa-Aktivität C392
Anti-Gliadin-Antikörper B588
Anti-HBc A270
Anti-HBe A270
Anti-HBs A270
Anti-Histon-Antikörper A480
Anti-Müller-Hormon, Geschlechtsdifferenzierung B445
Anti-Parkinson-Mittel C416
α$_2$-Antiplasmin, Laboranalytik C561

Anti-PM-Scl-Antikörper, Polymyositis A485
Anti-SRP-Antikörper, Polymyositis A485
Anti-Topoisomerase-Antikörper A483
Anti-TPO A324
α$_1$-Antitrypsin
– Clearance A247
– Eiweißverlustsyndrom A248
– Laboranalytik C540
– Mangel A276, **A368**
Anti-Zentromer-Antikörper A483
Antiandrogen C443
Antianginosa, Operationstag B70
Antiarrhythmika A33, **C372**
Antibiotika C447
– Haut B688
– interkalierende C483
– Nephrotoxizität A403
– pseudomembranöse Kolitis A257
– Schwangerschaft B416
– Sepsis A513
– zytostatisch wirkende C479, **C482**
Antibiotikaprophylaxe **C449**, A505
– chirurgische B102
– perioperative C449, **C807**
Antibiotikaresistenz C448
Antibiotikatherapie C449
Anticholinergika C379
Antidepressiva **C412**, B1026
– atypische B1027
– tetrazyklische **C414**, B1027
– trizyklische C412
Antidiabetika, orale A354, *C439*
– Operationstag B70
Antidiuretika C384, **C388**
Antidot B67
Antiemese A598
Antiemetika
– 5-HT$_3$-Rezeptor-Antagonisten C399
– Schwangerschaft B416
Antiepileptika C419, B962
– Schwangerschaft B486
Antigen A438
– carbohydrates A592
– erythrozytäres A457
– karzinoembryonales A592
– leukozytäres A457
– prostataspezifisches A592
– thrombozytäres A457
Antigen H C674
Antigen N C674
Antigen-Antikörper-Reaktion, immunologische Methoden C530
Antigen-Drift A554, **C668**
Antigen-Shift A554
Antigenität, Bakterien C605
Antigennachweis
– Helicobacter pylori C625
– HIV C677
– Legionella C621
– Pilze C639
Antigenshift **C668**
– Influenzavirus C674
Antigenvariabilität A554
Antigestagene C445
Antihistaminika C397
Antihypertensiva A82, *A83*
– Operationstag B70
– Schwangerschaft B416
Antikoagulanzien
– Cumarine C393
– Heparine C391
– neue orale C394
Antikoagulation A158
– Arterienverschluss A99
– Beinvenenthrombose A124
– Herz-Lungen-Maschine B195
– Herzklappenersatz B200
– Herzklappenfehler A62
– Lungenembolie A211
– Phlebothrombose A120
– Schwangerschaft B416
– Thrombembolie A121
– Vorhofflimmern A41
Antikonvulsiva C419
Antikörper
– antimitochondriale A477
– antinukleäre A477
– Glomerulopathie A391
– heterophiler C532
– Kreuzprobe A460
– Laboranalytik C585
– monoklonale *C486*
– Morbus Basedow **A323**, A324
– passive Immunisierung A509
– präformierter A458
– Rhesussystem C555
– Schilddrüse C573
– schilddrüsenspezifische A318
– Thyreoiditis A328
– Transfusionsreaktion A461
Antikörpermangelsyndrom A439
– Elektrophorese C539
Antikörpersuchtest A460
– Geburtshilfe B399
Antikörpertherapie, Tumoren A595
Antimalariamittel C469
Antimetaboliten C480
Antimonpräparate C469
Antimykotika C463
Antionkogen C332
Antiphlogistika **C430**
– Schwangerschaft B416
Antiphospholipidsyndrom A167
– habitueller Abort B411
– sekundäres A479
Antiprotozoika C468
Antipsychotika C409
Antirefluxplastik B635
Antisemitismus C901
Antisepsis B103
Antistreptolysin-O C586
Antisympathotonika C361
Antithrombin C559
Antithrombin III, unfraktioniertes Heparin C391
Antithrombin-III-Mangel A167
Antituberkulotika **C461**, A542
Antitussiva C427
Antizipation B440
– paternale B441
Antonovsky C761
Antrieb B1015
Antriebsstörung C178, B1015
Anulozyten A136
Anurie **C107**, A378
– blutige B681
– Nierenversagen A383
– postoperative B109
Anus praeter, Morbus Hirschsprung B509
ANV (akutes Nierenversagen) A382
Anxiolyse
– Notfallmedizin B38
– Prämedikation B72
Anxiolytika, Benzodiazepine C406
AO-Klassifikation B236, *B237*
Aorta B193
– Atherosklerose *A94*
Aortenaneurysma
– abdominelles A107
– chirurgische Therapie B211
– thorakales A109
– chirurgische Therapie B206, *B207*
Aortenbogenersatz B207, *B207*
Aortenbogensyndrom A496
Aortendissektion A59
– thorakale A109
– – chirurgische Therapie B206
Aortenelongation, Röntgen-Thorax A22
Aorteninsuffizienz, Herzgeräusch **C59**
Aortenisthmusstenose A61, B200, **B575**
Aortenklappe
– Auskultation C194
– Obstruktion linksventrikulärer Ausflusstrakt B199
– Prothese, Herzgeräusch C59
– Rekonstruktion B200
Aortenklappeninsuffizienz A64
– chirurgische Therapie B201
Aortenklappenstenose A59, A62, **B575**
– chirurgische Therapie B199, **B201**
Aortenruptur
– Herzverletzung B206
– traumatische B208
APC C334
– Onkogen C332
APC-Resistenz A167, C560
Apert-Syndrom B601
Apfelform (Adipositas) A356
Apgar-Score B471
Aphasie C139, B912
– amnestische C139
– Broca-Aphasie B912
– globale **C139**, B913
– Wernicke-Aphasie B913
Aphonie, psychogene B789
Aphthen B759
Aphthovirus C670
Apical Ballooning A69
Apixaban C394
Aplasie C304
– Bauchdecken B594
– Müller-Gang B595
– Niere B630
– Vagina B331
– Zwerchfell B501
Apley-Zeichen B305
Apnoe C69
Apnoe-Bradykardie-Syndrom B498
Apolipoprotein B C546
Apomorphin C417
Apomorphin-Test B932
Apoplex B951
– Notfallmedizin B55
Apoplexia papillae B884
Apoptose C309
Appendektomie B144, *B145*
Appendix B143
– testis B621
Appendizitis B143
Appetit, Gewichtsabnahme C26
Appetitlosigkeit C103
Applanationstonometrie B828
Apprehension-Test
– Patella B305
– Schultergelenk B267
Approbation C289
Apraxie C142, B913
Aprindin C373
Aprotinin, Fibrinolytika C397
APSAC (Anistreplase) C396
APUD-System, *siehe* NET
APUD-Zelle A223
Äquivalenzdosis C496
Äquivalenzprinzip C728
– Krankenkassenbeitrag C743
Äquivalenztheorie C264
Arabinogalaktan *C462*
Arachnida C663
– Dermatophagoides pteronyssinus C663
– Ixodes ricinus C663
– Sarcoptes scabiei C663
Arbeit C231
– körperlich belastende C234
Arbeitgeber, Medizinischer Dienst der Krankenkassen C224
Arbeitskleidung C230
Arbeitsmedizin C221
– Asbest C239
– EU-Richtlinien C227
– Infektionskrankheiten C238
– Quarzstaub C239
Arbeitsplatz C234
– Alkoholkonsum C251
– Anamnese C818
– Beleuchtungsstärke C235
– Ergonomie C234
– sozialmedizinische Bedeutung C246
– Übermüdung C231
Arbeitsplatzbelastung C231
Arbeitsplatzgrenzwert C816
Arbeitsplatzkonzentration, maximale C816
Arbeitsplatztoleranzwert, biologischer C816
Arbeitspsychologie C232
Arbeitsschutz C235
– persönlicher C230
– staatlicher C228
– technischer C230
Arbeitsschutzgesetz C222
Arbeitsschutzvorschrift C222
Arbeitssicherheitsgesetz C222
Arbeitssitz C234
Arbeitsstättenverordnung C227
Arbeitsunfähigkeit C244
– Engeltfortzahlungsgesetz C223
Arbeitsunfähigkeitsbescheinigung C244
Arbeitsunfall C243
– Alkoholkonsum C251
– Berufsgenossenschaft C228
– chronische Erkrankungen C243
– Verletzungsarten C244
Arbeitsunzufriedenheit C233
Arbeitszeitgesetz C226
Arbeitszufriedenheit C233
Arcus
– lipoides corneae B851
– senilis B851
ARDS (acute respiratory distress syndrome) A178
Areflexie, Leitsymptom C149
Arenaviren C676
Areolenrekonstruktion B227
Argatroban C392
Argentum-Katarrh B839, **B844**
Arginasemangel B538
Argininbernsteinsäurekrankheit B538
Argininosuccinatlyase-Mangel B538
Argininosuccinatsynthase-Mangel B538
Argyll-Robertson-Phänomen, Leitsymptom C162
Argyll-Robertson-Pupille B967
Argyrose, Pigmentveränderungen C53
Argyrosis, conjunctivae B845
Arierparagraf C902
Aripiprazol C411
Aristoteles C896
Arlt-Reposition B273
Armanni-Ebstein-Zelle A398

Sachverzeichnis

Armplexusläsion B984
Armvenenthrombose, tiefe A125
Armvorfall B424
Arnika C792
Arnold-Chiari-Anomalie B921
Aromatasehemmer C445
Arrhythmie, absolute A40
Arsen C852, **C857**
– Obduktionsbefund C279
Artefaktkrankheit B754
Artemether C470
Arteria, pulmonalis, Pulmonaliskatheter B74
Arteria-spinalis-anterior-Syndrom B972
Arteria-spinalis-posterior-Syndrom B972
Arterien
– Funktionstest C197
– klinische Untersuchung C196
Arterienerkrankung A88
Arterienverletzung B208
Arterienverschluss
– akuter A96
– – Extremitäten B51
– – Mesenterialarterie A262
– chirurgische Therapie B209
– chronischer A99
– embolischer A97
– Leberarterie A288
– Niere A411
– peripherer A96
– Prädilektionsstelle A97
– thrombotischer A97
Arteriitis
– cranialis B1004
– temporalis A494, *A495*
Arteriolonekrose A93
Arteriolosklerose A88, **A93**
Arteriosklerose A93
Artesunat C470
Arthralgie, Leitsymptom C170
Arthritis
– eitrige B249
– enteropathische A476
– Felty-Syndrom A468
– infektassoziierte A466
– infektiöse A466
– juvenile idiopathische B562
– Morbus Felty A468
– parainfektiöse A474
– postinfektiöse A474
– Psoriasis **A475**, B691
– reaktive A474, *A474*
– rheumatoide **A466**
– Schultergelenk B271
– Sklerodermie A482
– symmetrische A467
– systemische B562
– tuberkulöse B250
– urica A363, *A363*
Arthrodese B245
– Gonarthrose B308
– Hallux valgus B319
Arthrografie C514
Arthrogryposis multiplex congenita B603
Arthropathia psoriatica A475
Arthropathie
– Chondrokalzinose B246
– intestinale A476
– stoffwechselbedingte A466
Arthropoden C662
Arthrose B244, A466
– Akromioklavikulargelenk B268
– aktivierte B245
– Ellenbogengelenk B276
– Fingergelenke B280, *B281*
– Gelenkschmerzen C171

– Handgelenk B281
– Hüftgelenk B298
– Kniegelenk B306
– Schultergelenk B268
– Sprunggelenk B320
Arthroskopie B234
– Chondromalacia patellae B310
– Gonarthrose B307
Arthus-Reaktion A447
Articain C368
Artikulation, Poltern B790
ARVC (arrhythmogene rechtsventrikuläre Kardiomyopathie) A72
Aryknorpel B778
Arylsulfatase-A-Defekt B542, **B542**
Arylsulfatase-B-Defekt B535
Arzneimittelexanthem B702
Arzneimittelkommission der deutschen Ärzteschaft C731
Arzneimittelstudie C297
Arzneimittelwirkung, unerwünschte (bei Kindern) B468
Arzt
– Sachverständiger C297
– Verantwortlichkeit C294
Arzt-Patient-Beziehung C184, **C920**, B1075
Arzt-Patienten-Vertrag C292
Ärztekammer C730
Ärzteschule C896
Arztethik C919
Arzthaftung C294
Ärztliches Zentrum für Qualität in der Medizin C731
ASA-Klassifikation B72
Asbest C239
Ascaris lumbricoides A582, **C657**, *C658*
Aschoff-Knötchen A80, **C327**
Ascorbinsäuremangel A370
Ascospore C638
Asepsis B103
Asherman-Syndrom B346
Asigmatismus B790, **B1066**
Asklepioskult C895
ASL (Antistreptolysin-O) C586
Asparaginase C485
– Wirkprinzip C479
Aspartat-Aminotransferase (ASAT) C565
Asperger-Syndrom B1065
Aspergillom A564, *A565*
– chirurgische Therapie B192
Aspergillose A563, *A565*
– allergisch bronchopulmonale A206, **A564**
– invasive pulmonale A564, *A565*
Aspergillus fumigatus C641
Aspermie B624
Asphyxie C269
– blaue B471, **B494**
– Enzephalopathie B495
– fetale B426
– perinatale, Neugeborenenhyperexitabilität C131
– peripartale B494
– weiße B471, **B494**
Aspiration **C66**, B81
– Ertrinken B64
– Fremdkörper B783
– vitale Reaktionen C265
Aspirationsembolektomie C519
Aspirationspneumonie **A198**, B496
Assay, immunometrischer C531
Asservierung C274
– Blut C274
– sexueller Missbrauch C282

Assessment, geriatrisches C211
Assessmentverfahren C782
Assman-Frühinfiltrat A539
Assoziation
– Definition B518
– freie B1018
– Genetik B457
Asterixis C148, A286
Asteroid Bodies A203, C307, *C328*
Asthenozoospermie B624
Asthenurie A377
– Diabetes insipidus A315
Ästhesie B904
Ästhesiometer B828
Asthma
– bronchiale **A182**, *A183*
– – psychosomatische Sicht B1076
– cardiale A26, **A207**
Asthmaanfall
– klinische Untersuchung C194
– Therapie A186
Astigmatismus B889
5-A-Strategie C763
Astrozytom
– anaplastisches B927
– chirurgische Therapie B219
– differenziertes B927
– Kindesalter B606
– Papille B885
– pilozytisches B927
– Retina B882
Asynklitismus B423
Aszites **C97**, A284
– klinische Untersuchung C198
AT₁-Blocker C371
AT₁-Rezeptor C371
Ataraktikum, Benzodiazepine C406
Ataxia teleangiectasia (teleangiectatica) C53, B604, **B978**
– Karzinogenese C334
Ataxia teleangiectatica A442
Ataxie **C142**, B907
– periphersensorische B907
– progressive zerebelläre A442
– spinozerebelläre B977
– zentralsensorische B907
– zerebelläre B911, **B977**
Atazanavir C477
Atelektase A181, C194
Atemalkoholbestimmung C286
Atemfrequenz C188
– Kinder B467
– Pneumonie B580
– Veränderungen C77
Atemgeräusch C193
Atemlähmung, Nikotin C368
Atemnotsyndrom B496, *B497*
Atempumpstörung A171
Atemrhythmusstörung C69
Atemstillstand B30, **C69**
– Tod C256
Atemstörung, schlafbezogene B774
Atemwege
– Anatomie A170
– Freimachen *B37*
– Notfallmaßnahmen B37
– Verlegung B40
Atemwegsdruck *B89*
Atemwegserkrankung
– chronisch-obstruktive A187
– obstruktive, Berufskrankheiten C241
Atemwegsmanagement B36
Atemwegswiderstand A173
Atemzugvolumen *A173*
Atenolol C360
Atherosklerose A88, **A93**
Athetose B907, **B936**, *B936*
Ätiologie C300

ATL (Aktivität des täglichen Lebens)
– Altersphysiologie C688
– Barthel-Index C690
– Ergotherapie C785
Atlasassimilation B921
Atlasfraktur B265
ATLS (advanced trauma life support) B327
Atmung
– Beurteilung C192
– inverse C74
– paradoxe C74
– periodische B498
– postoperatives Monitoring B88
– stöhnende C76
– Typen **C70**
– verlangsamte C77
Atmungsform, pathologische A171, *A171*
Atom, Ionisation C494
Atomabsorptionsspektrometrie, Human-Biomonitoring C822
Atomgesetz **C226**, C507
Atopie **A445**, B703
– Risikofaktoren C818
Atovaquon C471
Atovarstatin C433
Atracurium C366
Atresie C304
– Choanen B791
– Dünndarm B507
– Duodenum B506
– Gallengänge B510
– Gehörgang B806
– Glottis B781
– Hymen B331, **B595**
– Kolon B507
– Ösophagus B503
– Pulmonalklappe, chirurgische Therapie B197
– Pylorus B505
– Trikuspidalklappe B573
– – chirurgische Therapie B197
– Vagina B331, **B595**
Atriumseptumdefekt B568, *B569*
Atrophie C304
– blanche *A128*
– braune C308
– Haut **C42**, B687
– Muskulatur *B990*
– N. opticus B884
– olivopontozerebelläre B934
– Tränendrüse B836
Atropin C364
– Antidepressiva C414
– Intoxikation B67
– Pflanzengifte C858
– Prämedikation B72
Attacke, transitorisch-ischämische B952
Auer-Stäbchen A605, *A605*
Aufbewahrungsfrist C292
Aufdecktest *B830*, B831
Auffassungsstörung B1011
Aufhellung, Röntgen-Thorax A177
Aufklärung B101, C294
Aufklärungspflicht, Medizinrecht C293
Auflichtmikroskopie B687
Auflösungsphase B350
Auflösungsschärfe B826
Aufmerksamkeit
– akute Belastungsreaktion B1051
– Delir B1037
– Demenz B1037
– Depression B1037
– frei schwebende, und Hyperaktivitäts-Syndrom B1018

Sachverzeichnis

Aufmerksamkeitsdefizit- und Hyperaktivitäts-Syndrom B1068
Aufmerksamkeitsstörung C178, B1011
Aufrichtetest B260
Aufstoßen C77
Aufwachraum B81
Auge
– Entwicklung B393
– Fremdkörpergefühl C156
– Gefäßversorgung B822
– Gesamtbrechkraft B826
– Innervation B822
– Leitsymptome C155
– Linse B824
– rotes **C163**, *B839*
– Strahlenempfindlichkeit C504
– trockenes **C165**, B836
Augendruck B825
Augenhintergrund, Ophthalmoskopie *B828*
Augenlider B823
– Ektropionieren B827
– Fehlbildung B832
Augenmuskelfunktionen B822
– Paresen B964
Augenmuskeln B964
Augenschäden
– Infrarotstrahlung C831
– Röteln B555
Augenschmerzen, Leitsymptom C166
Augenwurm, afrikanischer C661
Augmentation, Mamma B227
Aura, Migräne B1002
Auranofin C490
Aurikularanhang B805
AUROC (Area under the ROC Curve) C870
Aurothioglucose C490
Außenluft C832
– Schadstoffe C832
– Umweltmedizin C819
Außenrotation
– Hüftgelenk B291
– Kniegelenk B304
– Schultergelenk B267
– Schultergelenkluxation B273
Ausfall
– peripher neurogener B901
– segmentaler B901
Ausfluss, Ohren C134
Auskultation
– Abdomen C198
– Arterien C197
– Herz A18, C194
– Lunge C192
Ausleitung C793
Auspitz-Phänomen **C46**, B693
Ausscheidung, Arzneimittel C354
Ausscheidungsurografie A381, B625
Ausschusszeichen C268
Austauschgrenze (Hyperbilirubinämie) B491
Austin-Flint-Geräusch A65
Austrag (Emission) C816
Austreibungsperiode B419
– Geburtsstillstand B424
Austreibungston A19
Austrittsdosis C496
Ausübung Heilkunde C289
Auswärtsschielen B894
Auswertungsverfahren, deskriptive C872
Auswurf C66
Aut-simile-Prinzip C792
Autismus, frühkindlicher B1065
Autoantikörper A452
– antimitochondriale A277

– Autoimmunhepatitis A273
– Kollagenosen A477
– Laboranalytik C587
– myositisassoziierte A485
– Pemphigoid B745
– Pemphigus B744–B745
– Polymyositis A485
– rapid progrediente Glomerulonephritis A401
– rheumatische Erkrankung A465
– Sjögren-Syndrom A486
– Sklerodermie A483
– SLE A479
– Wegener-Granulomatose A488
Autoimmunadrenalitis A339
Autoimmunerkrankung C320, **A451**
– Haut, blasenbildende B744
– Immundefekt A440
– Lichen ruber B695
– Myasthenia gravis B998
– Neuromyotonie B995
– oligoklonale Banden B920
– organspezifische A452
– primär biliäre Zirrhose A277
– rheumatische Erkrankung A464
– systemische A452
– Zöliakie B587
Autoimmungastritis A238
Autoimmunhepatitis A272
Autoimmuninsuffizienz, multiglanduläre A345
Autoimmunisierung A451
Autoimmunreaktion, physiologische C320
Autoimmunthyreoiditis A328
Autoinvasion C659
Autolyse C258
Automatismus B1015
Autonomie, Schilddrüse A325
Autonomie-Prinzip C920
Autophagie C308
Autophonie B809
Autoreaktivität A451
Autoregulation, Gefäßsystem A99, C380
Autosomen B442
– Fehlverteilung B449
– numerische Aberrationen B518
Autosplenektomie A150
Autotopagnosie B913
Autotransplantation, Nebenschilddrüsen B122
AV-Block A35, *A36*
AV-Dissoziation **A36**, A46
AV-Fistel A111
– chirurgische Therapie B212
– durale B972
– zerebrale B958
AV-Kanal B569
AV-Knoten-Reentry-Tachykardie A42
AV-Malformation *B958*
– Lunge B191
– Rückenmark B973
Aversion, sexuelle B1060
Aversionstherapie B1020
Avicenna C896
AVSD (atrioventrikulärer Septumdefekt) B569
Avulavirus C674
Avulsio, nervi optici B885
AWMF (Arbeitsgemeinschaft der Wissenschaftlichen Medizinischen Fachgesellschaften) C908
Axial-pattern-Flap B224
Axisfraktur B265
Axonotmesis **B221**, B985
Azan-Färbung C303

Azathioprin C487
Azelastin C398
Azetabulumfrakturen B290
Azetazolamid, Glaukom B865
Azetylsalizylsäure, Reye-Syndrom B590
Azidocillin C450
Azidose A431
– hyperchlorämische A432
– metabolische A431
– perinatale B402
– renal-tubuläre A377, **A407**
– respiratorische A431
Azinuszellkarzinom B767
Azithromycin C456
Azole C463
Azoospermie B624
Azotämie A387
Aztreonam C453
ÄZQ (Ärztliches Zentrum für Qualität in der Medizin) C731

B

B-Lymphozyten A436
– sekundärer Immundefekt A445
B-Mode C511
– Echokardiografie A23
B-Streptokokken C611
B-Symptomatik **C29**, A588
B-Zell-Lymphom A620
– diffuses, großzelliges A628
– kutanes B735
B-Zell-Pseudolymphom B737
BAA (Bauchaortenaneurysma) A107
Babcock-Operation B212
Babinski-Reflex, Neugeborene B472
Babinski-Zeichen B904
Baby-Blues B429
Bacillus anthracis A238, A532, **C627**
Bacitracin C460
– Wirkprinzip C447
Backwash-Ileitis A254
Bacon, Francis C897
Bacteroides C625
Badedermatitis A585
Baderchirurg B895
Badetod C272
Badewasserhygiene C813
Baglivi, Giorgio C898
Bagolini-Test B831
Bahnen
– kortikobulbäre, Pseudobulbärparalyse B911
– sensible B907, *B908*
– spinale, Querschnittsyndrom B909
Bailey-Anstoßtest C199
Bajonettstellung
– Lunatumluxation B285
– Madelung-Deformität B280
– Radiusfraktur B284
Baker-Zyste B306
Bakteriämie C321, A511
Bakterien C603
– Färbung C605
– Genetik C605
– Konjugation C606
– Sporen C604
– Systematik C608
– Transduktion C606
– Vermehrung C604
– Wachstum C604
– Zellwand C603, *C604*
– Zytoplasmamembran C604
Bakterienflora, siehe siehe Flora
Bakterienruhr A534
Bakteriophagen C606

Bakteriostase C447
Bakteriurie **C109**, A378
– asymptomatische B642
Bakterizidie C447
Balbutismus **B790**, B1066
Baldrian C792
Balkenblase B654
Ballard-Score B472
Ballastrate C888
Ballenhohlfuß B318
Ballismus B907, **B935**
Ballonangioplastie A93
Ballondilatation, Komplikationen A93
Ballongegenpulsation, intraaortale B195
Ballonimplantation, Adipositas B138
Ballonvalvuloplastie A66
Ballonvalvulotomie A64
Balneotherapie C789
Bambusstabwirbelsäule A473, *A473*
Bandapparat
– Kniegelenk B311
– – Kreuzbandverletzung B312
– – Seitenbandverletzung B311
– Sprunggelenk B316
– – Seitenbandverletzung B323
Banden, oligoklonale **C592**, B920
– isoelektrische Fokussierung C528
Bandscheibenvorfall B980
– chirurgische Therapie B220
Bandwurmerkrankung A578, C654
Bankart-Läsion B273, *B274*
Banking B227
Bannwarth-Meningoradikulitis A515
Barber-Psoriasis B691
Barbiturate C408
– Abhängigkeit B1038, **B1044**
– Anästhetika C404
– Antiepileptika C419
– balancierte Narkose B78
– Intoxikation B67
– Screening C595
– Vergiftung C278
Bärentraube C792
Barium, Kontrastmittel C512
Barlow-Syndrom A68
Barlow-Zeichen B292
Barotrauma B64, C135, C176, **B814**, *B814*, C828
Barr-Körperchen B445
Barrett-Ösophagus A233
– Präkanzerose C337
Barrett-Ulkus A233
Barthel-Index C690
– Rehabilitation C777
Bartholin-Drüsen B330
Bartholinitis B351, *B351*
Bartonella henselae, Katzenkratzkrankheit A524
Bartter-Syndrom A407
Basalganglien
– Chorea Huntington B934
– Erkrankungen B931
Basalgangliensyndrom B910
Basaliom B731
Basalmembran
– Bowman-Membran B823
– glomeruläre A374
Basaltemperaturmethode B387
Base Excess A431, B562
Basic Life Support B30
Basidiospore C638
Basilarismigräne B1002
Basiliximab C489
Basis-Bolus-Prinzip A352
Basiseffektivtemperatur C234
Basophilie A153

Sachverzeichnis

Bassen-Kornzweig-Syndrom A362
Bassini-Operation B179
BAT-Wert C816
Batroxobinzeit C558
Battered-child-Syndrom B617
Bauchaortenaneurysma A107
Bauchdeckenaplasie-Syndrom B594
Bauchfell, *siehe* Peritoneum
Bauchglatze C189
Bauchhautreflex B903
Bauchhoden B638
Bauchlagerung, OP B103
Bauchschmerzen C166
– akutes Abdomen B116
Bauchspeicheldrüse, *siehe* Pankreas
Bauchtrauma B118
Bauchtyphus A531
Bauchwand B176
Bauchwandspalte B511
Bauchwandvarizen, portale Hypertension A282
Bauer-Reaktion B472
Baumaterialmessung C820
Bayes-Formel C866
Bayliss-Effekt C380
BCG-Impfung, Lübecker Totentanz C907
Beanspruchung C231
– mechanische C826
– Monitoring C820
Beatmung
– assistierte B90
– Atemwegsdruck *B89*
– druckgesteuerte B90
– Intensivmedizin B89
– kontrollierte B90
– lungenprotektive B90
– maschinelle B38
– Maske B38, *B38*
– nichtinvasive B89
– Notfallmedizin *B31*, B38
– Steuerung B90
– volumengesteuerte B90
Beatmungssystem B77
Beau-Querfurchen C51
Beck-Ischiadikusblockade B85
Becken
– Frakturen B289
– Traumatologie B289
– weibliches
– – Durchmesser *B418*
– – Ebenen *B419*
Beckenboden
– Anatomie B334
– Descensus uteri B385
Beckenendlage B420, *B421*
Beckenschmerz-Syndrom B648
Beckentrauma, Notfallmedizin B58
Becker-Kiener-Muskeldystrophie B991, *B992*
Becker-Myotonie B993
Becker-Naevus B724
Beckwith-Wiedemann-Syndrom B529
– Hochwuchs C132
– Omphalozele B511
Beclometason C437
Bedside-Test A461
Beeinflussungserlebnis B1014
Beeinträchtigungswahn B1013
Befehlsautomatie B1015
Befeuchterlunge A202
Befund
– klinisch-chemischer C522
– psychopathologischer **B902**, B1010
Begleitorchitis B649
Begleitschielen B893
– Frühgeborenenretinopathie B876
– Morbus Coats B875

Begriffsverschiebung B1012
Begriffszerfall B1012
Begutachtung
– Arbeitsunfähigkeit C244
– Behandlungsfehler C295
– Berufsunfähigkeit C245
– chirurgische B111
– Erwerbsminderung C245
– Erwerbsunfähigkeit C245
Behaarungstyp B189
Behandlung, ambulante C732
Behandlungsfehler C295
Behandlungsfreiheit C292
Behandlungszustimmung C921
Behçet-Erkrankung A496, *A496*
Behinderung C225, C774
– Grad der C245
– Kindesalter B616
– vorgeburtliche Selektion C924
Beikost B484
Beinaheertrinken B64
Beinlängendifferenz B292
Beinlängenmessung B291
Beinschmerzen, Differenzialdiagnose **C56**, A124
Beinschwellung, Differenzialdiagnose A124
Beinvenenthrombose
– Hautbefund B753
– Phlegmasia coerulea dolens A125
Belastung C231
– Human-Biomonitoring C820
Belastungs-EKG A21
Belastungsdyspnoe C66
Belastungsinkontinenz C111
Belastungsischämie A89
Belastungsmonitoring C820
Belastungsreaktion, akute B1051
Belastungsstörung B1050, *B1051*
– posttraumatische B1051
Belegarzt C745
Beleuchtung C235
Bell-Phänomen B969
Bellypress-Test B267
Benazepril C370
Bence-Jones-Proteine
– Laboranalytik C540
– Plasmozytom A624
– Tumormarker A592
Bending-Aufnahme B259
Benefizienz-Prinzip C920
Bennett-Fraktur B286
Benommenheit C179, B1010
Benperidol C409
Benserazid C416
Benzaldehyd, Richtwerte C833
Benzamid C409
Benzathin-Penicillin C450
Benzbromaron C432
Benznidazol C468
Benzocain C368
Benzochinon C862
Benzodiazepine C406
– Abhängigkeit B1044
– Analgosedierung B91
– Antiepileptika C419, **C422**
– Intoxikation B67
– K.-o.-Tropfen C857
– Notfallsedierung B39
– Prämedikation B72
– Screening C595
Benzol C840
Benzothiadiazin C386
Benzothiazepin B382
Benzylalkohol, Richtwerte C833
Benzylpenicilline C450
Beobachtungsgleichheit, Studie C871
Beobachtungsstudie C864

BERA (brainstem-evoked response audiometry) B803
Beratung
– genetische B460
– humangenetische C769
– Kontrazeption B386
– Schwangerschaftsabbruch C296, **B389**
– telefonische C209
– Wochenbett B429
Bereich, therapeutischer C593
Bergmeister-Papille B869
Berlin-Netzhautödem B882
Berliner-Blau-Färbung C303
Bernard-Soulier-Syndrom A160
Berufsanamnese B186
Berufsbelastung C231
Berufsgenossenschaft C228
Berufsgericht, ärztliches C290
Berufskrankheit C236
– Berufsgenossenschaft C228
– BK-Nummer C237
– Vorsorge C229
Berufskrankheitenverordnung C227
Berufsordnung C289
Berufsunfähigkeit C245
Berufsverbot C290
Berührungsempfinden B904
Berylliose C856
Beryllium C852, **C856**
Beschäftigungspflicht, Behinderung C225
Besenreiser A115
Best-Aktivitätsindex A252
Bestattungsgesetz, Offenbarungspflichten C290
Bestrahlung C515
Bestrahlungsplanung C516
Beta-Wellen B917
Betablocker
– Intoxikation B67
– Lungenödem B41
– maligne Hyperthermie B81
– Prämedikation B73
Betamethason C437
Betatrinker B1040
Betäubungsmittelgesetz, Rauschgift C279
Betäubungsmittelverschreibungsverordnung B95
Betaxolol C360
Bethanechol C364
BETHESDA-Nomenklatur B362
Betreuungsrecht C287
– Unterbringung C296
Betreuungsverfügung C293
Betriebssicherheitsverordnung C222
Betriebsunfall C243
Bettnässen B598
Bettwanze C663
Beugekontraktur
– Gonarthrose B306
– Hammerzehe B319
– Krallenzehe B319
– Palmarfibromatose B282
– Thomas-Handgriff B291
Beugereflex B903
Beulenpest A544
Beurteilung, sozialmedizinische C778
Bevacizumab C487
Beveridge-Modell C733
Beweglichkeit, abnorme C105
Bewegung, orientierende Untersuchung C188
Bewegungsbestrahlung C515
Bewegungsstereotypie B1015
Bewegungsstörung
– dissoziative B1052
– nächtliche rhythmische B1060

Bewegungssystem, Leitsymptom C105
Bewegungstherapie, konzentrative B1022
Bewegungstremor, Leitsymptom C153
Beweissicherung, Aufklärung C294
Bewertungskala C753
Bewertungsmaßstab, einheitlicher C745
Bewertungsrelation C887
Bewusstseinseinengung
– Bewusstseinsstörung C179
– Hypnose B1021
– psychopathologischer Befund B1010
Bewusstseinsstörung C178, B912
– Glasgow Coma Scale B29
– Notfallmedizin B53
– orientierende Untersuchung B30, C187
– psychopathologischer Befund B1010
– qualitative B1010
– quantitative B1010
Bewusstseinstrübung C179, B1010
Bewusstseinsverlust, Grand-Mal-Epilepsie B960
Bewusstseinsverschiebung C179, B1011
Bezafibrat C434
Beziehungswahn B1013
Bezold-Mastoiditis B811
BfArM (Bundesinstitut für Arzneimittel und Medizinprodukte) C729
BI-RADS-System B339
Bias C865
Bicalutamid C443
Bichat, Marie François C898
Biegungsfraktur B236
Bielschowsky-Phänomen B965
Bier-Block B87
Bifonazol C463
Bifurkationskarzinom A653
Bigeminus A45
Biguanid C441
Bilanzsuizid B1072
Bilderleben, katathymes B1019
Bilharziose A584
Biliopancreatic Diversion *B137*
Bilirubin C567
– Ikterus C36
– Zellalterung C309
Bilirubin-Pigmentsteine A292
Bilirubinenzephalopathie B490
Bilirubinstoffwechsel
– familiäre Hyperbilirubinämie A275
– Konjugationsstörung A275
– Sekretionsstörung A276
Bilirubinzylinder A380
Billings-Ovulationsmethode B387
Billroth-Rekonstruktion *B134*
Billroth-Resektionen, Ulkuschirurgie B134
Bimalleolarfraktur B323
Bindegewebe
– Fehlbildungen B238
– Hauttumoren B734
– Metaplasie C306
– Pseudoxanthoma elasticum B742
– Sarkoidose B698
– Schwangerschaft B395
– Striae distensae B700
– Subkutis B684
Bindegewebsmassage C786
Bindegewebstumor, Fibrom B727

Bindehaut B823
– Austrocknung B845
– degenerative Veränderung B844
– Erkrankungen B838
– Naevus B846, *B846*
– Pterygium B845
– Tumoren B846
Bindungsstörung, reaktive B1071
Binet-Klassifikation A623
Bing-Horton-Syndrom B1003
Binge Eating Disorder B1064
Binokularsehen B826
– Prüfung B831
Bioethik C919
Biofeedback B1020
Biologika C486
Biomarker, Myokardinfarkt A57
Biometrie, medizinische C871
Biopolitik C919
Biopsie B107
– Chorionzotten B401
– Gehirn B217
– Haut B687
– Mamma B337
– Muskulatur B990, *B990*
– – myopathisches Grundmuster B990
– – ragged red fibres B996
– Neurologie B920
– Niere A381
Biosynthese, Viren C667
Biot-Atmung A171
Biotinidasemangel B540
Biotransformation C354
Bioverfügbarkeit, Arzneimittel C353
BIPAP (Biphasic Positive Airway Pressure) B90
Biperiden B418
– Antidot B67
Biphenyle, polychlorierte C844, **C845**
Birbeck-Granula B737
Birkenblätter C792
Birnenform (Adipositas) A357
Bisacodyl C402
Bishop-Score B398
Bismuth-Klassifikation A654
Bisoprolol C360
– Prämedikation B73
Bisphenol A C843
Bisphosphonat C445
Bisphosphonate
– Osteoporose B240
– Schmerztherapie B95
Bispyridinium-Verbindung C847
Bissverletzung
– Forensik C265
– Mundhöhle B761
– Notfallmedizin B65
Bisswunde B111
Bittersalz C402
Biuretmethode C538
Bizepssehnenreflex B903
– Nervenwurzelläsion B982
Bizepssehnenruptur B277, *B277*
Bjerrum-Skotom B866
Blähung, *siehe* Meteorismus
Bland-White-Garland-Syndrom B576
Bläschen B687
Bläschendrüse B621
Blaschko-Linien B685
Blase (Haut) B42, B687
Blasenaugmentation B629
Blasenbilharziose B653
Blasendivertikel B635, *B636*
Blasenekstrophie B635
Blasenhypersensitivität B672

Blasenkatheter, Harnwegsinfektion C803
Blasenmole B403
– destruierende B404
Blasenschrittmacher B668
Blasensprung
– frühzeitiger, Definition B469
– rechtzeitiger B419
– vaginale Flüssigkeit C123
– vorzeitiger B413
Blasensteinlithotripsie B666
Blasentamponade B677
Blasentraining B667
Blasentuberkulose B647
Blässe C43
– periorale B553
Blastenkrise, CML C609
Blastogenese, Strahlenempfindlichkeit C504
Blastom, Tumorsystematik C346
Blastomykose, europäische A567
Blastozyste B392
Blausäure C851
Blei **C851**, C852
– Human-Biomonitoring C821, **C822**
– Obduktionsbefund C279
Bleilähmung C851
Bleivergiftung C851
Blendensystem C500
Blendung C155, C235
Blenorrhö B839
Bleomycin C484
Blepharitis B833
Blepharoplastik B228
Blepharospasmus C155, **B833**, B935
Blickdiagnose C204
Blickparese C165, B965
Blickrichtungsnystagmus B966
Blind-Loop-Syndrom B138
Blinddarm, *siehe* Appendix
Blindsack-Syndrom B141
Blinkreflex, Elektroneurografie B917
Blitz-Nick-Salaam-Krämpfe B960
Blitzintubation B39
Blitzschlag C274
Blitzstar B858
Bloch-Sulzberger-Syndrom B524
Block
– atrioventrikulärer A35, *A36*
– bifaszikulärer A37
– inkompletter A37
– intraventrikulärer A37, *A38*
– sinuatrialer *A34*, A35
3-in-1-Blockade B84, *B85*
Blockrandomisierung C871
Blockwirbel B258
Bloom-Syndrom, Karzinogenese C334
Blow-out-Fraktur B896
BLS (Basic Life Support) B30
blue spells B570
blue tooth syndrome A412
blueberry muffin B555
Blumberg-Zeichen B144
Blumenbach, Johann Friedrich C901
Blumenkohlohr B808
Blut
– Aufgaben A134
– Forensik C274
– Hämatopoese A134
– Infektabwehr A137
– okkultes C77
– Schwangerschaft B394
– Stoffwechselerkrankungen B531
– Urinstatus C580
– Zellen A134
– Zytokine A136

Blut im Stuhl C77
– Laboranalytik C564
Blut-Hirn-Schranke
– Inhalationsanästhetika C404
– L-Tryptophan C409
Blutalkoholbestimmung C285
Blutalkoholkurve *C285*
Blutausstrich **A137**, C553
Blutbild A137, C548
– Kinder, Normwerte B564
Blutbildung A134, *A134*
– Beeinflussung C390
Blutdruck
– arterieller, Schock B46
– Kinder B467
Blutdruckdifferenz, Aortenisthmusstenose A61
Blutdruckmessung A19, C196
Blutdruckregulation, Niere A375
Blutegeltherapie C794
Blutentnahme C522
– Alkohol im Straßenverkehr C285
– Störfaktoren C525
Bluterbrechen, *siehe* Hämatemesis
Blutgasanalyse C562
– arterielle B88, **A175**
– Mikroblutanalyse B402
– Nabelschnurblut B471
Blutgerinnung
– Beeinflussung C391
– Cumarine C393
– Heparine C391
– Inhibitoren A156
– plasmatische C557
– Störungen A155
– Untersuchungen C522
Blutglukose C577
Blutgruppenbestimmung C556
– Geburtshilfe B399
Blutgruppennachweis C533
– Forensik C274
Blutgruppenserologie C554
Bluthusten, *siehe* Hämoptyse
Blutkomponenten C389
Blutkörperchensenkungsgeschwindigkeit (BSG) C584
Blutkreislauf, William Harvey C897
Blutkultur, abnehmen C522
Blutschwamm B726
Blutstillung, OP-Technik B105
Blutung C29
– arterielle, Notfallmaßnahmen *B52*
– gastrointestinale A226
– – chirurgische Therapie B118
– – Notfallmedizin B52
– Gehörgang C134
– genital C117, *C118*
– heparininduzierte C392
– intrakranielle B956
– intrazerebrale B956
– – traumatische B950
– Magen B133
– Notfallmedizin B51
– Ösophagusvarizen A282
– retroperitoneale B183
– Schwangerschaft C121, B416
– spinale B973
– subdurale, Neugeborene B485
– subgaleatische B485
– thrombozytopenische, Wiskott-Aldrich-Syndrom B526
– Ulkuschirurgie B135
– vaginale, Neugeborene B473
– Volumensubstitution B52
– Wochenbett B431
Blutungsanämie A143
Blutungsneigung C29
Blutungszeit A156

Blutverlust B51
Blutzuckerentgleisung B54
Blutzuckerteststreifen C529
BMI (Body-Mass-Index) A356, C770
BNP (brain natriuretic peptide)
– Herzinsuffizienz A27
– Laboranalytik C547
– Niere A376
– Volumenhaushalt A417
BNS-Krämpfe B960
Bobath-Konzept C784
Bochdalek-Dreieck B124
Bochdalek-Hernie **B129**, B501
Bocksbeutelform A75
– Ebstein-Anomalie B574
Bodypacking C280
Bodyplethysmografie A173
Boerhaave-Syndrom A59, **B127**
Bogengänge B799
– vestibuläres System B800
Böhler-Winkel B284
Böhler-Zeichen B305
Bohrlochtrepanation B218
Bolustod C271
Bombay-Phänotyp C555
Bonus-/Malusprogramm C747
Boorse, Christopher C914
Boosterung, Proteaseinhibitor C478
Borborygmen C198, A248
Borderline-Lepra A525
Borderline-Tumor C336
– Ovarialkarzinom B374
Borderline-Typ, Persönlichkeitsstörung B1057
Bordet-Gengou-Blutagar C623
Bordetella pertussis C622
Borke, Nase C136
Borkenkrätze B721
Bornholm Krankheit A59
Borrelien C633
Borreliose A514
Borrmann-Klassifikation *A639*
Bosentan C384
Bosworth-Operation B276
Botulinumtoxin B944
– Achalasie A231
– Blasenentleerungsstörung B668
Botulismus A258, C628, **B944**
Bouchard-Arthrose B280
Bowen-Karzinom B729
Bowman-Membran B823
Boxerohr B808
Boxplot C875, *C875*
Boyd-Venen A112
BPH (benigne Prostatahyperplasie) B653
BPHS (benign prostatic hyperplasie syndrome) B654
Brachioradialisreflex B903
Brachymenorrhö B344
Brachytherapie C515
Brachyzephalus B601
Braden-Skala C692
Bradyarrhythmia absoluta A40
Bradykardie
– Herzrhythmusstörung A31
– relative A531
Bradykinese B907
– Morbus Parkinson B931
Bradykinin, ACE-Hemmer C370
Bradypnoe C77
Bradyzoiten A574
Bragard-Zeichen, Untersuchung B902
brain drain C736
Brain-Sparing-Effekt B400
Brandgasintoxikation B61
Brandwunde, Versorgung B229
Braun-Fußpunkt-Anastomose B134

Sachverzeichnis

BRCA-1 C332, **C334**, B378
BRCA-2 C332, **C334**, B378
Breakbone Fever A560
Brechung, Sonografie C511
Brechungshypermetropie B888
Brechungsmyopie B888
– Linsenluxation B856
Breite, therapeutische C352
Breitspektrumpenicilline C450
Bremse C665
Bremsstrahlung C495, **C499**
Brenner-Tumor B373
Brennnesselwurzel C792
Brennpunktlosigkeit B889
Brescia-Cimino-Fistel B212
Briden, fibrinöse Entzündung C324
Briefträgerschiene B270
Brillantkresylblau, Retikulozyten C551
Brillengläser B889
Brillenhämatom, Mittelgesichtsfraktur B797
Brillenokklusion B892
Brinzolamid C385
Brivudin C473
Broca-Aphasie C139, B912
Broca-Formel **C26**, A356
Brodie-Abszess B249
Broken-Heart-Syndrom A69
Bromazepam C406
Bromcresolgrün C538
Brommethan C847
Bromocriptin C417
Bronchialadenom A634
Bronchialatmen C193
Bronchialkarzinom A629, *A633*
– chirurgische Therapie B192
Bronchiektasen A180
– chirurgische Therapie B192
Bronchien C363
Bronchiolitis
– Kinder B578, *B579*
– obliterans A202
Bronchitis
– akute A182
– Berufskrankheit C242
– chronische A187
– eitrige C325
– Kinder B578
Bronchodilatator C378
Bronchografie A176
Bronchophonie C193
Bronchopneumogramm A195
Bronchopneumonie A194, *A195*
Bronchoskopie **A177**, B185
Bronchospasmolysetest A174
Bronchuskarzinoid A634
Bronchusruptur B193
Bronzediabetes A366
Brooke-Ileostoma B141
Brotizolam C406
Brown-Séquard-Syndrom B910, *B910*
Brucella C620
– Arbeitsmedizin C238
Brucellose A516
– Fieber C35
Brückennekrose, Hepatitis A268
Brückner-Test B830
Brudzinski-Zeichen B902
Brugada-Syndrom A46, **A48**, *A48*
Brügger-Therapie C784
Brugia C660
– malayi C661
– timori C661
Brunkow-Stemmübungen C785
Brust, Untersuchung C191
Brustkrebs, *siehe* Mammakarzinom

Brustschmerz **A59**, C168
– atemabhängiger A218
Brustvergrößerung B227
Brustwandableitung A20, *A20*
Brustwirbelsäule
– Ott-Zeichen B257
– Verletzung B265
Brutkapsel B245
Bruton-Syndrom A440
Bruxismus B764
BSE (bovine spongiforme Enzephalopathie) C686
BSG (Blutkörperchensenkungsgeschwindigkeit) C584
Bubonenpest A544
Budd-Chiari-Syndrom A289
Budding C667
Budenosid C437
Bülau-Drainage B105, **B187**, *B188*
Bulbärhirnsyndrom B911, **B924**
Bulbärparalyse B911
– ALS B979
Bulbokavernosusreflex B903
Bulbustrauma, stumpfes B896
Bulimia nervosa B1063
Bulky-Disease A617
Bulla B687
– Hautblasen C42
Bumetanid C386
Bundesagentur für Arbeit, Rehabilitation C777
Bundesärztekammer C289
Bundesärzteordnung C289
Bundesimmissionsschutzverordnung, elektromagnetische Felder C832
Bundesinstitut für Arzneimittel und Medizinprodukte C729
Bundesmantelvertrag für Ärzte, Hausbesuch C208
Bundesministerium für Gesundheit C729
Bundestag, Gesundheitswesen C729
Bundesversicherungsamt C729
Bundeszentrale für gesundheitliche Aufklärung C729
Bunyaviren C676
Buphthalmus B868, *B869*
Bupivacain C368
Buprenorphin C425, **C427**
Burking C271
Burkitt-Lymphom A628, *A629*
Burnout-Syndrom C233
Bursitis B247
– Kniegelenk B311
– olecrani B276
– praepatellaris B247
– subacromialis, Impingement B269
– trochanterica B247
Buschgelbfieber A560
Buserelin C442
Buspiron C409
Busse-Buschke-Krankheit A567
Busulfan C481
Butylscopolamin C365
Butyrophenone C409
BWS-Syndrom B262
Bypass-Operation *B204*
– aortokoronare B203
– Gefäße B207
– KHK A53, *A53*, **B203**
– Komplikationen A93
– Magen B137
– pAVK A103
Byssinose C241
Bystander-Zelle A618

BZgA (Bundeszentrale für gesundheitliche Aufklärung) C729

C

C1-Esterase-Inhibitor, Mangel A444
C-Griff B38
c-myc, Onkogen C332
C-Peptid A352, C577
C-Zell-Hyperplasie, Präkanzerose C337
CA 15-3
– Laboranalytik C589
– Mammakarzinom B379
– Tumormarker A592
CA 19-9
– Gallengangskarzinom A653
– Laboranalytik C589
– Tumormarker A592
CA 72-4
– Ovarialkarzinom B374
– Tumormarker A592
CA 125
– Laboranalytik C589
– Ovarialkarzinom B374
– Tumormarker A592
CA-MRSA (community aquired MRSA) C809
Cabergolin C417
– Morbus Parkinson B932
Cabrera-Kreis *A21*
Cadmium C852, **C855**
– Human-Biomonitoring C822
Café-au-lait-Fleck B724, *B724*
CAGE-Test B1040
Caisson-Krankheit **B64**, C828
Calciferol C446
Calcineurininhibitor
– atopisches Ekzem B705
– Haut B688
Caliciviren C671
Calor C322
Calot-Dreieck B166
Campbell-Einteilung *B637*
Campylobacter jejuni C624
cANCA, Wegener-Granulomatose A489
Candesartan C371
Candida C639
Candidiasis **A564**, B720
– Berufskrankheiten C242
– genitale B352, A566
– intertriginöse *A566*
– orale A566, B759
– submammäre *B720*
Cannabinoide, Abhängigkeit B1038
Cannabis C424
– Abhängigkeit **B1043**
– Screening C595
– Straßendrogen C858
Cannon-Böhm-Punkt B146
Canon medicinae C896
CAP (community-acquired pneumonia) A193
Capecitabin C482
Capsula-interna-Syndrom B910
Captopril C370
Captoprilszintigrafie A414
Captopriltest A84, C575
Caput
– medusae A282, *A282*
– succedaneum B484, *B484*
Carbachol C364
Carbamazepin C420
– Antiepileptika C419
Carbamoylphosphatsynthetase-Defekt B538
Carbapeneme C453

Carbidopa C416
Carbimazol C436
Carboanhydrase, Wirkungen *C385*
Carboanhydrasehemmer C385, **C385**
Carboplatin C481
Carcinoma in situ C337
Carhart-Senke B801, **B813**
Carmustin C481
Carnitinzyklusdefekt B541
Carter-Effekt B462
Caruncula lacrimalis B823
Carvedilol C360
Case-Mix **C745**, C887
Case-Mix-Index **C745**, C888
Caspase, Apoptose C310
Casper-Regel C259
Caspofungin C466
Cassiodor C896
Cataracta
– coronaria B857
– corticalis B856
– diabetica A350
– membranacea B869
– nuclearis B856, *B857*
– secundaria B858
Catterall-Klassifikation B295, *B295*
Cavatyp (Metastasierung) C341
CBQ (cruro-brachial quotient) A91
– pAVK A101
CCC (cholangiozelluläres Karzinom) A653, *A653*
CCD-Winkel B294
CCR5-Rezeptor-Antagonist C478
CDT (carbohydratdefizientes Transferrin), Alkoholmissbrauch B1040, C286
CEA (karzinoembryonales Antigen)
– Laboranalytik C588
– Mammakarzinom B379
– Tumormarker A592
CED (chronisch-entzündliche Darmerkrankung) A250
CEDIA-Verfahren C532
Cefaclor C451, **C452**
Cefadroxil C451, **C452**
Cefalexin C451, **C452**
Cefazolin C451, **C452**
Cefepim C452
Cefixim C452, **C453**
Cefotaxim C452
Cefotiam C451, **C452**
Cefpodoximproxetil C452, **C453**
Ceftazidim C452
Ceftibuten C452, **C453**
Ceftriaxon C452
– Kinder B468
Cefuroxim C451, **C452**
Cefuroximaxetil C451, **C452**
Ceiling-Effekt C352, **C353**
– Buprenorphin C427
– Diuretika C384
Celecoxib C429, **C431**
Celiprolol C360
Centesimalpotenz C792
Centrum-Collum-Diaphysenwinkel B294
Cephalosporine C451
CERA (cortical-evoked response audiometry) B803
Cerclage, vorzeitige Wehen B412
Cerumen obturans B806
Cervix, uteri
– Anatomie B331
– Histologie B332
Cervix uteri
– Ektopie B361
– Entzündung B353
– Karzinom B363, *B363*
– Tumoren B360

Cetirizin C398
Cetrorelix C442
Cetuximab C487
CFS (Chronic-Fatigue-Syndrom) C824
CFTR (cystic fibrosis transmembrane conductance regulator) B581
^{14}C-Glykocholat-Atemtest A247
Chaddock-Zeichen B904
CHADS$_2$-Score A42
Chagas-Krankheit A576
– Antiprotozoika C468
Chalazion B834, *B835*
Chamberlain, Houston Stewart C901
Chandler-Syndrom B848
Charcot-Trias
– Cholangitis A296
– Multiple Sklerose B947
CHARGE-Assoziation B518
Charles-Operation B213
^{13}C-Harnstoff-Atemtest A237
Chayen-Blockade B84
Check-up 35 C766
Chediak-Higashi-Syndrom A154, **A444**, B738
Cheilitis B760
Cheilognathopalatoschisis, *siehe* Lippen-Kiefer-Gaumenspalte
Chemie, klinische C521
Chemikaliengesetz C222
Chemikalienüberempfindlichkeit, multiple C824
Chemilumineszenzimmuno-assay C532
Chemodektom B777
Chemokine, Zytokine A136
Chemolitholyse B665
Chemoprophylaxe A505
– HIV A552
– Malaria A573
– Meningitis B943
Chemosis B822
– Endophthalmitis B871
Chemotherapie A593
Chevron-Osteotomie B319
Cheyne-Stokes-Atmung A171, C69
Chiasma opticum B825
Chiasma-Syndrom B885
Child-Pugh-Kriterien A280
Chinidin C373
Chinin C470
Chinolin C469
Chiragra A363
Chirurgie
– ästhetische B222, **B228**
– endoskopisch assistierte B224
– Grundbegriffe B100
Chlamydia trachomatis C636
– Arbeitsmedizin C239
Chlamydienpneumonie A198
– Neugeborene B513
Chlamydophila
– pneumoniae C637
– psittaci C637
Chloasma B740
Chlorakne
– Berufskrankheiten C242
– Dioxine C861
– Pentachlorphenol C848
– polychlorierte Biphenyle C845
Chloralhydrat C408
Chlorambucil C481
Chloramphenicol C460
– Kinder B468
– Wirkprinzip C447
Chlorbenzole, Lösungsmittel C840
Chlordiazepoxid C406
Chlorethan, Lösungsmittel C839
Chloridkanalmyotonie B993

Chloroquin C469
– Immunsuppression C490
Chlorprothixen C409
Chlorthalidon C386
Choanalatresie B512, **B791**
Choanalstenose B512
Cholangiografie C513
– perkutane transhepatische A224
Cholangitis
– akute A296
– primär sklerosierende A278
Cholecalciferol C446
Choledochojejunostomie B168
Choledocholithiasis A291, **A292**
Choledochotomie B168
Choledochusrevision B168
Cholelithiasis A291
Cholera A519
– pankreatische A659
Cholestase A265
Cholesteatom B812
Cholesterin
– Befundinterpretation C545
– Glaskörpertrübung B870
– Laboranalytik C544
Cholesterinemboliesyndrom A412
Cholesterinester, Laboranalytik C544
Cholesterinsenker C433
Cholesterinsteine A291
Cholesterintransport, reverser A359
Cholezystektomie
– konventionelle B167
– laparoskopische B168
Cholezystitis A294
Cholezystografie C513
Cholezystokinin A222
Cholezystolithiasis A291
Cholinesterase
– Alkylphosphate C821
– Laboranalytik C566
– Organophosphate C848
– Oxydemeton-Methyl C847
Cholinesterasehemmer C364
Cholinozeptor C362
Chondroblastom B252
Chondrokalzinose B246
Chondrom B251, C345
Chondromalacia patellae B309
Chondromatose B246
Chondromyxoidfibrom B252
Chondropathia patellae B310
Chondrosarkom B253, **B255**, C345
Chondrose B262
Chondrotoxizität C457
CHOP-Schema A621
Chopart-Gelenk B325
– Exartikulation *B235*
– Verletzungen B325, *B325*
Chordom, Tumorsystematik C346
Chordotomie B97
Chordozentese B401
Chorea B907
– benigne hereditäre B935
– gravidarum B935
– Huntington B934
– – dynamische Mutation B440
– infektbedingte B935
– major B934
– medikamenteninduzierte B935
– minor B935
– Sydenham B935
Choreoathetose B936
Chorionepitheliom B404
Chorionkarzinom B404
– Hoden B659
– Tumorsystematik C346
Chorionzotten
– Biopsie B401

Blasenmole B403
Chorioretinitis B861
Chorioretinopathia
– centralis serosa B879, *B879*
– traumatica B864
Choristom C347
Choroidea B824
– Melanom B863
Choroiditis B861
Chrom C852, **C853**
Chromatografie C530
Chromoendoskopie A225
Chromosomen B442
– Nondisjunction B446
– Robertson-Translokation B449
Chromosomenaberration B446
– numerische
– – Autosomen B449, **B518**
– – Gonosomen B447, **B520**
– – meiotische Nondisjunction B446
– strukturelle
– – Autosomen B449
– – Prader-(Labhard-)Willi-Syndrom B529
– unbalancierte B449
– Wiederholungsrisiko B462
– Zwillinge B460
Chromosomenbruch B450
Chromosomenmutation B440
– Strahlenschäden C501
Chronic-Fatigue-Syndrom C824
Churg-Strauss-Syndrom A206, **A491**
Chvostek-Zeichen A333
Chylomikronämie A360
Chylomikronen A359
Chyloperikard A75
Chylothorax A218, **A220**
Chymotrypsin A297, C565
Chyriasis B846
Cicatrix B687
Ciclopirox C467
Ciclosporin C488
– Chloroquin C470
CID (Cytomegalic Inclusion Disease) A562
Cidofovir C474
CIDP (chronisch inflammatorische demyelinisierende Polyneuropathie) B984
Cilazapril C370
Cimetidin C400
Cimikose B723
CIN (zervikale intraepitheliale Neoplasie) B362, *B362*
Ciprofloxacin C457
Cirrhose cardiaque **A26**, A290
Cisatracurium C366
Cisplatin C481
Citalopram C414
Citrobacter C614
Civatte-Körperchen B696
CK-MB A57, **C547**
Cladribin C482
Clarithromycin C456
Clark-Elektrode C529
Clauber-Medium C626
Claudicatio
– abdominalis C55
– intermittens C55
– – Arteriitis temporalis A494
– – Distanz A91
– – Leitsymptom C55
– – masseterica C55, A494
– – spinalis C56, B983
– venosa C56
Clauss-Methode C558
Clear Lens Extraction B891

Clearance
– Arzneimittel C354
– Diuretika C387
– mukoziliäre B581
– renale C354, **C583**
Clemastin C398
CLI (critical limb ischemia) A101
Client-Server-Architektur C889, *C889*
Climacterium praecox **C120**, B348
Clindamycin C459
CLL (chronische lymphatische Leukämie) A605, **A621**
Clobazam C406
Clock-Test C690
Clodronat C445
Clofibrat C434
Clomethiazol C408
– Alkoholentzug B1042
Clomifen C444
Clomipramin C412
Clonazepam **C406**, C419
Clonidin C361
Clonidin-Hemmtest A344
Clonidin-Suppressionstest A335
Clonidintest C576
Clopidogrel C395
Clostridien C627
Clostridium C627
– botulinum C628
– – Nitrite C850
– difficile A519, C629
– perfringens C629
– – Trinkwasserhygiene C813
– tetani C627, *C628*
Clotrimazol C463
Clozapin C411
CLP (Classification, Labelling and Packaging of Substances and Mixtures) C227
Clue Cells B336
Clumping-Faktor C608
Clumping-Zelle B729
Cluster-Kopfschmerz B1003, *B1003*
CML (chronische myeloische Leukämie) A604
– Philadelphia-Chromosom C331
CMV (continuous mandatory ventilation) B90
CMV (Zytomegalievirus) C683
– Retinitis A562, **B881**
CNV (chronisches Nierenversagen) A385
CO$_2$-Partialdruck, Messung C529
CO-Bestimmung C594
CO-Hämoglobin C552
Coalitio calcaneonavicularis B321
Coarctatio aortae A61, **B575**
Cobalamin
– Mangel A144
– Stoffwechsel A144
Cobb-Winkel B259, *B259*
Cockett-Venen A112
Cockroft-Gault-Formel A381
Cocktailpartyeffekt B816
Codein C425, **C427**, C858
Codman-Dreieck B254, *B608*, *B609*
Codman-Tumor B252
Coeruloplasmin A367, C540
Cogan-Syndrom B817
Coitus interruptus B387
Colchizin A364, **C432**
cold spots C517
Cold-in-hot-spot-Zeichen B300
Colesevelam C434
Colestyramin C434
Colistin C461
Colitis ulcerosa A250, **A253**
– chirurgische Therapie B148

Sachverzeichnis

Colles-Fraktur B284
Colon irritabile A248
Coltivirus C680
Coma
– diabeticum A349
– vigile B912
common cold A555, **B793**
Commotio
– retinae B882
– spinalis B973
– thoracis B189
Compliance
– Lunge A175
– Pharmakotherapie C212
Compressio
– cerebri B949
– thoracis B189
Compton-Effekt C495
– Megavolttherapie C515
– Streustrahlung C507
Computertomografie C509, *C509*
– Hirnblutung B957
– Strahlendosis C506
– Strahlenschutzverordnung C227
COMT-Hemmer C418
Condyloma
– acuminatum B356, *B357*, **A557**, *A557*, B716
– giganteum Buschke Löwenstein **A557**, B716
– latum *A529*
– planum B356, **A557**
– – Cervix uteri B361
– – Vaginalkarzinom B360
Confounder-Bias C865
Conjunctiva B823
Conjunctivitis
– allergica B843
– lignosa B844
– vernalis B843
Conn-Syndrom A340
– chirurgische Therapie B183
Constantinus Africanus C896
Conte de Gobineau, Joseph Arthur C901
Contingent-Valuation-Methode C754
Contraria-Prinzip C895
Contrecoup-Verletzung C266, B949
Controller A185
Contusio
– bulbi B896
– cerebri B949
– spinalis B973
– thoracis B189
Cooley-Anämie A149
Coombs-Test A460, **C533**, *C533*
– Geburtshilfe B399
– hämolytische Anämie A146
COP (kryptogen organisierende Pneumonie) A202
COPD (chronic obstructive pulmonary disease) A187
Coping, Sterbephase C719
Cor pulmonale A212
– akutes A208
– COPD A188, **A189**
Cormack-Lehane-Klassifikation B75, *B75*
Cornea verticillata B851
Corona phlebectatica *A128*
Coronaviren C672
Corpora
– amylacea B648
– cavernosa
– – Induratio penis plastica B672
– – Penisfraktur B681
– – Priapismus B677

Corpus
– albicans B342
– ciliare B824
– luteum B342
– uteri B331
– – Histologie B332
– – Veränderungen B365
– – vitreum B824
– – Erkrankungen B869
– – Fehlbildungen B869
Corpus Hippocraticum C896
Corpus-luteum-Zyste B371, *B371*
Corrinoide C390
Corti-Organ B799, *B799*
Corynebacterium
– diphtheriae C625, *C626*
– – Konjunktivitis B842
– minutissimum B713
cost weight C887
Cotrimoxazol C458
Cotton-Wool-Herde
– hypertensive Retinopathie *B875*
– Zentralvenenverschluss B874
Coulomb C496
Councilman-Körperchen A268, **C307**
Coup-Herd B949
Couplets A45
Courvoisier-Zeichen **A291**, A653
– abdominelle Resistenz C100
– Pankreaskarzinom A655
Couvelaire-Syndrom B426
Cover-Test B830, *B830*
Cover-Uncover-Test *B830*, B831
Cowden-Syndrom A642
Cowdry-Einschlusskörperchen B945
COX-Hemmer C428
– nicht selektive **C430**
– selektive (COX-II-Hemmer, Coxibe) C431
Coxa
– antetorta B294
– retrotorta B294
– saltans B247
– valga B294
– vara B294
– – Osteogenesis imperfecta B528
– vara adolescentium B296
Coxiella burnetii C636
– Arbeitsmedizin C238
Coxitis fugax **B297**, B600
Coxsackie-Viren C671
– Neugeborene B513
Cozen-Test B276
CP (chronische Polyarthritis) A466
CPAP (continuous positive airway pressure) B90
CPEO (chronisch-progrediente externe Ophthalmoplegie) B996
CPP (zerebraler Perfusionsdruck) B924
CPPS (chronisches Beckenschmerz-Syndrom) B648
CPPV (continuous positive pressure ventilation) B90
CPR (kardiopulmonale Reanimation) B30
– Hypothermie B63
– Kinder B32
– Neugeborene B32
– Schwangerschaft B33
Crack C858, **B1044**
Crash-Einleitung B79
Craurosis penis/vulvae B697
Craving B1038
CRB-65 A196
Credé-Handgriff B427
Credé-Prophylaxe B841
– Argentum-Katarrh B844
Creme B688

Crescendo-Reaktion A448
CREST-Syndrom A481
Creutzfeldt-Jakob-Krankheit C686, **B946**
CRH-Stimulationstest A335, **C571**
Cri-du-chat-Syndrom B519
crib death B614
Cricothyreoidotomie B780
Crigler-Najjar-Syndrom **A276**, B591
Cronkhite-Canada-Syndrom A643
Cross Sectional Studies C865
Cross-Face-Nerventransplantation B226
Crossing-over, Genkopplung B457
Crossmatch A455
Crouzon-Syndrom B601
CRP (C-reaktives Protein) C584
CRPS (komplexes regionales Schmerzsyndrom, Morbus Sudeck) B1006
Crusta B687
Cryptococcus, gatti, Kryptokokkose A567
Cryptococcus neoformans C640, *C640*
Cryptosporidium parvum C651
CSS (Churg-Strauss-Syndrom) A491
Ctenocephalis C664
CTG (Kardiotokografie) B401, *B402*
– Oszillationstypen B401
– Veränderungen *B403*
Cubitus
– valgus B275
– varus B275
Cuff B75
Cuffing, peribronchiales A23
Culicidae C664
Cullen-Zeichen B117, A299
Cumarinderivat A158
Cumarine C393
– perioperativ B70
– Wirkmechanismus *C393*
Cumarinnekrose C393
Curare C366
Curschmann-Steinert-Muskeldystrophie B992
Cushing-Schwelle A338, C437
Cushing-Syndrom A335
– anästhesiologisches Risiko B71
– chirurgische Therapie B183
– CRH-Stimulationstest A335
– Dexamethasontest A335
– iatrogenes C438
– Paraneoplasie A589
Cut-off-Wert C525, **C869**
– Drogenscreening C595
Cutis
– hyperelastica B743
– – Ehlers-Danlos-Syndrom B527
– laxa B743
CVI (chronisch-venöse Insuffizienz) A127
CVID (common variable immunodeficiency) A441
Cyanid, Nitroprussidnatrium C381
Cyclooxygenase
– Formen C428
– Hemmstoffe C428
– Thrombozytenaggregationshemmung C394
Cyclophosphamid C481
Cycloserin C463
CYFRA 21-1, Tumormarker A592
Cyproteronacetat **C443**, C445
Cystatin C A379, C583
Cysticercus
– bovis C654
– cellulosus C655

– racemosus C655
Cystosarcoma phylloides B378
Cytarabin C482
Cytochrom P450
– Allylamine C465
– Antiepileptika C420
– Azole C464
– Biotransformation C354
– Pharmakogenetik B464
– Rifampicin C462
Cytokeratin-21-Fragment, Tumormarker A592
Cytosindesaminase C467

D

D-Arzt B111, C243
D-Dimere A122, C561
– Lungenembolie A209
– Verbrauchskoagulopathie A165
D-Hormon C446
d-Penicillamin, Immunsuppression C490
D-Potenz C792
D-TGA (Transposition der großen Arterien) B571
D-Wert C799
D-Xylose-Test A247
d2-Test B1011
Da-Costa-Syndrom, Brustschmerz C169
Dabigatran C394
Dacarbazin C481
Dakryoadenitis B836, *B836*
Dakryostenose, kongenitale B838
Dakryozystitis B837, *B837*
Dakryozystografie B827
Dakryozyten A136
Dalfopristin C461
Dalrymple-Zeichen A324, *A324*
damage control B328
Dämmerzustand, Bewusstseinsstörung C178
Damminfiltration B420
Dammriss B425
Dammschnitt B428, *B428*
Dampfsterilisation C801
Danaparoid C392
Dandy-Fieber A560
Dandy-Walker-Syndrom B921
Daniels-Test C691
Dantrolen C367
– maligne Hyperthermie B81
Dapson C463
Daptomycin C459
Darbepoetin C390
Darier-Zeichen B686
Darifenacin C364
Darm A245
– Amyloidose C316
– Funktionsdiagnostik A248
– Laboranalytik C564
– Malrotation B506
– Motilitätsstörung B589
– Nematodeninfestation A582
– Resorptionsstörung A245
Darmamöben C645
Darmatonie B109
Darmbilharziose C653
Darmbrand A521
Darmerkrankung, chronisch-entzündliche A250
– psychosomatische Sicht B1076
Darmersatzblase B629, *B629*
Darmparasit, opportunistischer A574
Darmtrichinen C659
Darmverschluss, *siehe* Ileus

Darunavir C477
Darwin, Charles C899
Dasatinib C485
dashboard injury B290
Datenschutz, elektronische Gesundheitskarte C891
Dauerkatheter, suprapubischer B628
Dauerschallpegel, äquivalenter C828
Daumen
- Rhizarthrose B280
- Sattelgelenkfrakturen B286
- Seitenbandruptur B287
Daunorubicin C483
Dawn-Phänomen A353
day one surgery B328
DCIS (duktales Carcinoma in situ) B379
DCM (dilatative Kardiomyopathie) A71
DDAVP-Test C572
De Musset-Zeichen A64
De-Quervain-Luxationsfraktur B285
De-Quervain-Thyreoiditis A328
De-Ritis-Quotient A267
Dead-fetus-Syndrom B417
Deafferenzierungsschmerz B93
DeBakey-Einteilung, Aortendissektion A109
Debilität B1065
Débridement, Verbrennung B229
Decarboxylasehemmer C416
Decollement
- Forensik C265
- Morell-Lavallé-Läsion B289
Defäkationsschmerzen C79
Defäkationsstörung B158
Defäkografie B152
Defektheilung
- Entzündung C328
- Leber C331
- Niere C331
- permanentes Gewebe C329
Defektkoagulopathie A161
Deferoxamin C390
Defibrillation
- Advanced (Cardiac) Life Support B32
- Elektroden *B32*
- Herz-Kreislauf-Stillstand A49
- Kammerflimmern A48
Defibrillatorelektrode B28
Deflexionslage B422
Degeneration C306
- hepatolentikuläre A367
- Hornhautband B851
- Kornea B851
- kortikobasale B934
- Makula B877
- mukoide C314
- Netzhaut B876
- periphere Nerven C330
- Retina B876
- striatonigrale B934
- vitreoretinale B870
- Zellalterung C308
DEGUM-Kriterien, Hirnblutung B494
Dehnungsriss, Forensik C265
Dehydratation C31, A418
- Diabetes insipidus A315
- hypotone, adrenogenitales Syndrom B546
- Kinder B598
7-Dehydrocholesterinreduktase-Mangel B524
Dehydroepiandrosteron A335
Dehydroepiandrosteronsulfat C576

Dehydroorotat-Dehydrogenase C487
Déjerine-Klumpke-Lähmung B985
Deklaration von Helsinki C908
Dekompressionskrankheit **B64**, C828
Dekontamination C799
Dekortikation B911
- Perikarditis B206
Dekubitus B109, **C693**
- Braden-Skala C692
- Prophylaxe C694
Deletion B440
Delikthaftung C295
Delir B1036
- Clomethiazol C408
- Differenzialdiagnostik B1037
- Geriatrie C695
- Palliativmedizin C711
Deliranzien B1046
Delirium tremens B1042
Dellwarze B717
Delta-Wellen B917
- WPW-Syndrom A44, *A44*
Deltaretrovirus C677
Deltatrinker B1040
Deltavirus C672
Dementia infantilis B1065
Demenz B937
- DemTec C690
- Differenzialdiagnostik B1037
- frontale B938
- frontotemporale B940
- Geriatrie C695
- kortikale B938
- Mini-Mental-State-Test C690
- Prophylaxe C695
- Schweregrade C695
- subkortikale B938
- Uhrentest C690
- vaskuläre B940
Deming-Kreislauf C755
DemTec C690
Demyelinisierung
- chronisch inflammatorische demyelinisierende Polyneuropathie B984
- Elektroneurografie B917
- multiple Sklerose B946
- Neuromyelitis optica B949
Dengue-Fieber A560
Dengue-Schock-Syndrom A561
Dengue-Virus **C678**
Denis-Einteilung B289
Denken, umständliches B1011
Denkhemmung B1011
Denkstörung
- Demenz B937
- formale B1011
- inhaltliche B1012
- psychopathologischer Befund B1011
Denkverlangsamung B1011
Dennie-Morgan-Falte B705
Denosumab B240
Dens-Zielaufnahme B258
Dense Media Sign B955
Densfraktur B265
Dentalamalgam C854
Denver-Klassifikation B442
Depersonalisation B1014
Depotneuroleptika C412
Depotpenicilline C450
Depression B1023
- Antidepressiva C412
- Antriebsstörung C178
- atypische B1026
- Differenzialdiagnostik B1037
- Elektrokrampftherapie B1016

- Jugendalter B1071
- Kokain C423
- larvierte B1026
- multifaktorielle Genese *B1024*
- postpartale B432
- postschizophrene B1033
- Psychotherapie B1028
- repetitive transkranielle Magnetstimulation B1017
- saisonale B1026
- Schlafentzugstherapie B1016
- Schweregradeinteilung B1026
- Sonderformen B1026
Depressionsskala, geriatrische C691
Derealisation B1014
Dermabrasio B225, **B689**
Dermatitis
- atopische B703
- - Allergie A446
- - psychosomatische Sicht B1077
- exfoliativa Ritter B712
- herpetiformis Duhring B746, *B747*
- Lidhaut B833
- periorale B751
- photoallergische B708
- pratensis B708
- seborrhoische B706
- solaris B708
- Windeldermatitis B707
Dermatofibrosarcoma protuberans B734
Dermatom, Definition B900
Dermatomyositis **A484**, *A484*, B997
- Autoantikörper A477
- Paraneoplasie A589
Dermatophagoides pteronyssinus C663
Dermatophyten C639, B717
Dermatose
- atrophisierende B698
- bakterielle B709
- blasenbildende B742
- chemisch bedingte B707
- ekzematöse B703
- erythematöse B690
- erythrosquamöse B690
- granulomatöse B698
- lichenoide B695
- lineare B746
- Mykosen B717
- papulöse B695
- parasitäre B721
- physikalisch bedingte B707
- virale B714
Dermatoskopie B687
Dermatozoenwahn **B754**, B1013
Dermis, Aufbau B684
Dermografismus B687
- weißer B704
Dermoidzyste *C346*, B727
- Orbita B887
- Ovar B372
Desaminierung, DNA B441
Desault-Verband *B271*
Descartes, René B897
Descemet-Membran B823
- infantiles Glaukom B869
Descemetozele B849
Descensus uteri B385
Desensibilisierung, systematische B1020
Desferoxamin A367
Desfluran C403
- balancierte Narkose B78
Designerdroge B1045
Desinfektion C799
- Hände B104, **C796**
- Medizinprodukte C797

- OP-Gebiet B103
Desipramin C412
Desloratadin C397
Desmopressin C388
- Hämophilie A162
- Von-Willebrand-Jürgens-Syndrom A163
Desmopressin-Test C572
Desobliteration B209
Desogestrel C445
Desquamation C45
Detection Bias C768
DeToni-Debré-Fanconi-Syndrom B597
Detrusorhyperaktivität B672
Detrusorhyperreflexie B667
Detrusorhyporeflexie B667
Deuteranopie B880
Deuteromyzeten C638
Deutung B1018
Déviation
- conjugée, Leitsymptome C165
- Nasenseptum B792
- sexuelle B1060
Devic-Syndrom B949
Dexamethason C437
Dexamethasontest A335, C574
Dextrane C389
Dezeleration, Kardiotokografie B401, **B402**, *B403*
Dezibel C828
Dezimalpotenz C792
DFS (diabetisches Fußsyndrom) A351
DHEAS (Dehydroepiandrosulfat) C576
DHS
- Dermatophyten, Hefen, Schimmelpilze B717
- dynamische Hüftschraube B234
Diabetes
- insipidus **A315**, A378
- mellitus A346
- - Alter C696
- - anästhesiologisches Risiko B71
- - Diagnosekriterien A351
- - Gesundheitsverhalten C736
- - Glaskörpertrübung B870
- - Glomerulopathie A398
- - Herzfehler B566
- - Insulin C439
- - pAVK A100
- - Polyneuropathie B988
- - Prävention C771
- - Retinopathie B872, *B873*
- - Rubeosis iridis B862
- - Schwangerschaft **B409**, B487
- - sozialmedizinische Aspekte C248
Diacetylmorphin C426
Diadochokineseprüfung B905
Diagnoseaufklärung C293
Diagnosenklassifikation C883
Diagnostik
- Allgemeinmedizin C204
- dermatologische B686
- genetische B460
- Hirntod C260, *C260*
- histologische C302
- intravitale C302
- nuklearmedizinische C517
- orthopädische B232
- postmortale C304
- präoperative B102
- Schmerzen C83
- Umweltmedizin C818
- urologische B622
- zytologische C302

Sachverzeichnis

Dialyse-Dysequilibrium-Syndrom B941
Dialyseenzephalopathie B941
Dialysekatarakt B858
Dialyseshunt B212
Diaminopyrimidine C458
– Wirkprinzip C447
Diaphanoskopie B622
Diaphenylsulfon C463
Diaphragma
– Kontrazeption B387
– laryngis B781
– oris B756
– pelvis B334
– urogenitale B334
– Zwerchfell B123
Diarrhö C79
– chologene A246
– Diagnostik C79, *C82*
– irritables Kolon B584
– Palliativmedizin C710
Diastolikum A19
– Aortenklappeninsuffizienz A65
Diathese, hämorrhagische **C29**, A155
– vaskuläre A166
– Verbrauchskoagulopathie A165
Diathese-Stressmodell B1074
Diazepam **C406**, **C422**
Diazoxid C383
Dibenzofuran *C860*
Dichlormethan
– Lösungsmittel C839
– Richtwerte C839
2,4-Dichlorphenol C847
Dichromasie B880
Dichte
– Computertomografie C509
– optische C500
Dickdarm
– Flora C607
– Funktionen A245
Dickdarmileus B139
Diclofenac C428, **C430**
– Schmerztherapie B94
Dicloxacillin C450
DICOM (digital imaging and communication in medicine) C890
Didanosin C476
Dienogest C445
DIEP-Lappen B224
– Mammarekonstruktion B227, *B227*
Diethylhexylphthalat C844, **C844**
Dieulafoy-Ulkus A241
Differenzialblutbild **A137**, **C553**
Differenzierung
– sexuelle B444
– Tumoren C335, C341
Diffusion, Lunge A170
Diffusionskapazität A175
Diffusionsstörung, Lunge A171
Diffusionswichtung, Neurologie B915
DiGeorge-Syndrom A441
Digitalisantitoxin B67
Digitalisintoxikation C377
Digitoxin B67, C376
Digitus
– hippocraticus C76
– mortuus A105
– saltans B283
Dignität, Tumor C335
Digoxin C376
Dihydralazin C381
Dihydrocodein C427
α-Dihydroergocriptin C417
Dihydrofolatreduktase C471, **C482**
Dihydropyridin C382
Diltiazem C375, **C382**

DIMDI (Deutsches Institut für medizinische Dokumentation und Information) C729
Dimenhydrinat C398
Dimethylquecksilber C854
Dimetinden C398
Dimple-Phänomen B727
DIN 130 EN ISO 9001 C756
Dinoprost C399
Diodenarrayfotometrie C529
Dioxin C860, *C860*
DIP (desquamative interstitielle Pneumonie) A202
DIP (distales Interphalangealgelenk), Arthrose B280
Dipeptidyl-Peptidase-4 C441
Diphenhydramin C398
– Vergiftung C278
Diphenylbutylpiperidine C409
Diphenylmethanderivate C402
Diphtherie A519
Diphyllobothrium latum A578, C654
Diplopie, siehe Doppelbilder
Diptera C664
Dipyridamol C396
Diquat, Vergiftung C278
Discrete-Choice-Analyse C754
Disease-Management-Programm **C212**, C780
Diskontierung C752
Diskontinuitätsresektion B147
Diskordanz B459
Diskushernie, siehe Bandscheibenvorfall
Dislokation
– Fraktur B236
– Frakturzeichen B236
Disopyramid C373
Disposition A502
– Krankheit C301
Dispositionsprophylaxe A505
Dissektion A106
Dissoziation
– Psyche B1052
– zytoalbuminäre B984
Dissoziativa B1046
Distickstoffmonoxid C403, **C404**
Distigmin C364
Distorsion, Wirbelsäule, Forensik C266
Distress C232
Dithranol B689
Diurese A377
Diuretika C358
Diversion, biliopankreatische B137
Divertikel B125
– echter A236
– epiphrenales B127
– Harnblase B594, **B635**
– Meckel-Divertikel B141
– Ösophagus A236
– Urachus B636
– Urethra B673
Divertikelkarzinom, Harnblase B636
Divertikulitis A260
– chirurgische Therapie B148
Divertikulose A260
– chirurgische Therapie B148
DMPs C747
DNA, Transkription B437
DNA (Desoxyribonukleinsäure) **B436**, C542
– Strahlenempfindlichkeit C504
DNA-Analyse C275, **B438**
DNA-Fingerprinting B439
DNA-Polymorphismen B438
– Nachweis C543
– Pharmakogenetik B462
DNA-Reparaturgenen C332

DNA-Tumorviren, Karzinogenese C333
DNA-Viren C666, **C680**
Dobutamin C358
Docetaxel C482
Dodd-Venen A112
Döderlein-Bakterien **B330**, C607
Dog-Ear-Korrektur B228
Dokumentation
– Allgemeinmedizin C205
– Beweislast C295
– medizinische
– – Gütemaße C888
– – ICD-10 C883
Dolichozephalus B601
Dolor C322
Donepezil C364
Dopa-Entzugssyndrom B933
Dopamin C358
– Antidot B67
– Nebennierenmark A343
– Synthese *C357*
Dopaminmangel B931, B1065
Dopaminrezeptor
– Agonist C417
– Neuroleptika C409
Doppelballonendoskopie A225
Doppelbilder C155
Doppelentnahme C286
Doppelflintenphänomen A266
Doppelkontrastuntersuchung A224
Doppellumentubus B75
Doppelniere B631
Doppelstriemen, Forensik C265
Doppler-Echokardiografie, farbcodierte A23
Doppler-Sonografie
– Arterienverschluss A98
– AVK A91
– Gefäßerkrankung A91
Dopplersonografie C511
– Hirngefäße B955
– Kardiotokografie B401
– Neurologie B915
– Schwangerschaft B400
Dornwarze B716
Dorsalextension
– Handgelenk B280
– Sprunggelenk B316
DORV (double outlet right ventricle) **B199**, B572
Dorzolamid C385
Dosierungsintervall C355
Dosis
– effektive C497
– optimale C594
Dosis-Effekt-Kurve C502, *C502*
Dosis-Wirkungs-Kurve C352, *C352*
Dosisbegriff C496
Dosisquerprofil C496
Dosisverteilung C500, **C501**, C515
Dosisvorausberechnung C594
Dottergang, Meckel-Divertikel B141
Dottergangfistel B142
Dottergangzyste B142
Dottersacktumor B659
double bubble sign B506, *B506*
double line sign B300
double outlet right ventricle (DORV) **B199** , B572
Douglas-Raum B331
Douglas-Schmerz B144
Dowling-Meara-Epidermolyse B742
Down-Syndrom B519
Downbeat-Nystagmus B966
Doxazosin C359
Doxepin C412
Doxorubicin C483
Doxycyclin C455

DPLD (diffuse parenchymal lung disease) A199
Dracunculus medinensis C662
Drainage B105
– interventionelle Radiologie C520
Drakunkulose C662
Dranginkontinenz **C111**, B672
Drehfraktur B236
Drehmann-Zeichen B291
– Epiphysiolysis capitis femoris B297
Drehschwindel
– benigner paroxysmaler Lagerungsschwindel B818
– Vestibularisausfall B818
Drei-Finger-Regel B179, *B180*
Drei-Gläser-Probe C591
Drei-Phasen-Test B291
Drei-Tage-Fieber B558
Dreifuß-Zeichen, Meningismus C147
Dreimonatskolik C131, B584
Dressler-Syndrom A74
DRG (Diagnosis Related Groups), ICD-10 C883
DRG-Finanzierungssystem C744
DRG-Kennzahlen C887
Drogen C279, **C858**
– Fahrtüchtigkeit C286
– Nachweis C594
– Screening C595
– Straßenverkehr C284
Drogenabhängigkeit C207
Drogenmissbrauch C279
Drogentodesfall C279
Dronabinol, Schmerztherapie B95
drop attack B952
– Anfall C142
– Differenzialdiagnose epileptischer Anfall B962
drop sign B267
Drop-Arm-Zeichen B267
Droperidol C409
– Prämedikation B72
Drosselmarke C271
Druck
– hydrostatischer A417
– intraokulärer B828
– kolloidosmotischer A417
– mechanischer C826
– ökonomischer, Krankenhausinformationssystem C889
– osmotischer A417
– pulmonalarterieller B74, **B88**
– zentralvenöser, Globalinsuffizienz C195
Druckatrophie C305
Druckgradient, Aortenklappenstenose *A63*
Druckluftschaden C827
Drucksteigerung, intrakranielle, chirurgische Therapie B219
Druckverband B233
Drug Monitoring C593
Drüse
– apokrine B685
– Schweißdrüsen B685
– Talgdrüsen B685
Drusenpapille B883
DRVVT-Reagens C560
ds-DNA-Autoantikörper A479
DSA (digitale Subtraktionsangiografie) A92
DSS (Dengue-Schock-Syndrom) A561
Dualistik C743
Duane-Syndrom **B894**, B965

Dubin-Johnson-Syndrom **A276**, *A277*, B591
Dubowitz-Farr-Schema B472
Duchenne-Muskeldystrophie B991
Duchenne-Zeichen B291
Ductus
– arteriosus B196, **B569**
– – Obliteration B469
– choledochus B168
– cysticus, Variabilität B166, *B167*
– omphaloentericus B142
Duftstoff C838
Duke-Blutungszeit A156
DUKE-Kriterien A78
Dukes-Klassifikation A646
Duloxetin C414
Dum-Dum-Geschoss C269
Dumdumfieber A576
Dumping-Syndrom B138
Dunkelfeldmikroskopie, Leptospira C632
Dunkelziffer, Hypertonie C247
Dunn-Rippstein-Aufnahme **B291**, B294
Dünndarm
– Anastomosen B141
– Anatomie B140
– Atresie B507
– Fehlbildung B141
– Fisteln B142
– Flora C607
– Funktionen A245
– Resektion B141
– Transplantation B216
Dünndarmileus B139
Dünndarmpassagezeit A247
Dünndarmtumor A641
Dünndarmvolvulus B506
Duodenalstenose B506
Duodenopankreatektomie B172, *B173*
Duodenum A236
– Anatomie B132
– Verletzungen B133
Duplexsonografie C511
Duplikation B440
Dupuytren-Kontraktur B282
Durchblutungsreserve A99
Durchblutungsstörung A88, A104
– Darm A262
– Leber A288
– Rückenmark B972
– zerebrale B951
Durchflusszytometrie, Thrombozytenfunktion C554
Durchlassstrahlung C498
Durchleuchtung C508
Durchschuss C269
Durst C104
– Alter C693
Durstversuch A315, **C572**
DXA (dual energy x-ray absorptiometry) B240
Dynorphine C425
Dysarthrie (Dysarthrophonie) C139, B913
Dysarthrophonie C139
Dysästhesie C151, B909
Dysbetalipoproteinämie A360
Dyschylie B767
Dysdiadochokinese B907
Dysenterie A534
Dyserythropoese, myelodysplastisches Syndrom A615
Dysfibrinogenämie A164
Dysfunktion
– erektile C124, **B669**
– kraniomandibuläre B764

– serotonerge, Suizidalität B1072
Dysgeusie C138
Dysglossie C139
Dysgnathie B758
Dysgranulopoese, myelodysplastisches Syndrom A615
Dyshidrose B706
Dyskalkulie B1067
Dyskeratosis follicularis B741
Dyskinesie B907
– L-Dopa C417
– primäre ziliäre B523
Dyskrasie C895
Dyslalie C139, **B790**, B1066
Dyslipoproteinämie, *siehe* Hyperlipoproteinämie
Dysmegakaroypoese, myelodysplastisches Syndrom A615
Dysmenorrhö B344
Dysmetrie B907
Dysmorphie C31, B525
Dysmorphophobie B1055
Dysmorphopsie B1014
Dysosmie C138
Dysostosis B238
– craniofacialis B601
– mandibulofacialis B522
– multiplex, Mukopolysaccharidose B535
Dyspareunie C118, B1060
Dyspepsie C82, A226
– funktionelle B1054
Dysphagie C88
– Alter C693
– Prüfung C691
– psychogene B1055
Dysphonie C140, B788
Dysphorie B1014
Dysplasie C336
– bronchopulmonale B498
– chondroektodermale B523
– fibromuskuläre A413
– fibröse B253, B887
– Mamma B376
– Niere B630
– Ohrmuschel B805
– Skelett **B238**, B600
Dyspnoe C66
– Kinder B577
– Notfallmedizin B40
– Palliativmedizin C710
Dysregulation, orthostatische C60, **A85**
– Notfallmedizin B44
Dysrhaphie B921
– frontobasale B792
Dyssomnie B1058
Dyssynergie B907
Dysthymia B1031
Dystonie C144, B907, **B935**
– vegetative B1055
Dystrophia, adiposogenitalis B242
Dystrophia canaliformis mediana C51
Dystrophie C307
– atrophische, Vulva B356
– Gedeihstörung C104
– Hornhaut B851
– komplexes regionales Schmerzsyndrom B1006
– Muskulatur B990
– myotone B992
– myotonische, Ptosis C160
– vitreoretinale B870
Dysurie C107, A378
D'Acosta-Krankheit C828

E

EAA (exogen allergische Alveolitis) A202
Eagle-Barrett-Syndrom B594
early antigen C683
Early-Onset-Sarkoidose A204
Eastern-Equine-Enzephalitis-Virus C673
EBM (einheitlicher Bewertungsmaßstab) C745
Ebola-Fieber A561, C672
Ebstein-Anomalie B198, **B573**
EBV (Epstein-Barr-Virus) C683
Echinocandine C466
Echinococcus
– granulosus A578, **A580**, C655, *C656*
– multilocularis A578, **A580**, C656
Echinokokkose **A580**, C656
– zerebrale B946
Echinokokkuszyste *B163*
Echokardiografie A23
Echolalie B1015
Echopraxie B1015
Echoviren, Neugeborene B513
ECMO (extracorporal membrane oxygenation) B91, B195
Ecstasy C858, **B1045**
Ectopia testis B595
Eczema
– herpeticatum A546, *B704*, **B705**
– verrucatum B715
EDHF (endothelium-derived hyperpolarizing factor), Gefäßtonus C380
Edrophoniumchloridtest B999
EDTA-Vollblut C523, C548
Edwards-Syndrom B449, **B518**
Edwardsiella B614
EEG, epileptische Potenziale B961
EEG (Elektroenzephalografie) B916
Efavirenz C477
Effekt
– adverser C245
– zytopathischer C319
Effektivdosis 50 C352, *C353*
Effektmonitoring C820
Effendi-Einteilung B265
Effizienz C738
Effloreszenz B686
Effluvium C44
Eflornithin C468
EFQM (european foundation for quality management) C756
Egel C652
EHEC (enterohämorrhagische Escherichia coli) **A521**, C617
Ehlers-Danlos-Syndrom B527
Ehrlichiose A535
Eichenrinde C792
Eicosanoide C399
EIEC (enteroinvasive Escherichia coli) **A521**, C617
Eierstock, *siehe* Ovar
Eifersuchtswahn B1013
– alkoholischer B1041
Eigenanamnese C185
Eigengefährdung, Unterbringung C296
Eigenreflex B903
Eileiter
– Anatomie B332
– Endometriose B384
– Fehlbildungen B333
– Veränderungen B370
– Zysten B370, *B370*
Eileiterkarzinom B371

Einatemzug-CO-Transferfaktormessung A175
Eineinhalb-Syndrom B966
Einetagenerkrankung A100
Einfachkontrastuntersuchung A224
Einflussgröße, Präanalytik C523
Einflussstauung C56
Eingriff, ärztlicher C293
Einkammerschrittmacher A33
Einnässen B1069
Einschlusskörperchen A545
Einschlusskörperchen-Konjunktivitis B513, **B840**, C637
Einschlusskörperchenkrankheit, zytomegale A562
Einschlusskörpermyositis B997
Einschneiden (Geburt) B419
Einschusszeichen C268
Einschwemmkatheter B74
Einsekundenkapazität A172, *A173*
Einsichtsfähigkeit C288
Einstellung (Geburt) B418
– Anomalie B423, *B423*
Einstichaktivität B917
Einthoven-Ableitung A20
Eintrag (Immission) C816
Einwärtsschielen B888, **B893**
Einweisung, Hausarzt C217
Einwilligung B101, C294
Einzeitbestrahlung C500
Einzelfeldbestrahlung C515
Einzelphotonen-Emissions-Computertomografie C518
Eisbeutel-Test B999
Eisen A141, C857
Eisenbindungskapazität, gesättigte A141
Eisenindex, hepatischer A366
Eisenmangelanämie A140
– Schwangerschaft B407
Eisenmenger-Reaktion B567
Eisensalz F390
Eisenspeicherkrankheit A366
Eisprung B342
Eitersackniere B646
Eiweißfehler C800
Eiweißstoffwechsel B536
Eiweißverlustsyndrom A247
Ejaculatio, praecox B1060
Ejakulatdiagnostik B624
ejection click A19
EKA-Wert C817
Ekchymose C44
– vitale Reaktionen C265
EKG (Elektrokardiogramm) A19
– Lagetypen A21
– Notfallmedizin B27
– präoperatives B70
Eklampsie C409, **B417**
Ekstrophie B594
– Harnblase B635
Ektasie, Sklera B854
Ekthyma B710
– contagiosum B717
Ektomie, Definition B100
Ektopie B361, *B361*
– Hoden B638
– physiologische B332
Ektopionieren B827
Ektropium B832, *B832*
Ekzem C44
– atopisches B703, *B704*
– dyshidrotisches B706
– endogenes B703
– nummuläres B706
– seborrhoisches B706, *B707*
– superinfiziertes B713
Elastase, Laboranalytik C565
Elastase-1 A297

Elastica-van-Gieson-Färbung C303
Elastofibromata dorsi B727
ELBW (extremely low birth weight infant) B469
Elek-Test C626
Elektrochemilumineszenz-Immunoassay C532
Elektroenzephalografie B916
– epileptische Potenziale B961
– Frequenzbereiche B917
Elektrokardiogramm, siehe EKG
Elektrokochleografie B803
Elektrokrampftherapie B1016
Elektrolytlösung C389
Elektrolytverteilung A417
Elektromyografie (EMG) B917
Elektronen, Teilchenstrahlung C494
Elektronenmikroskopie C304
Elektroneurografie (ENG) B917
Elektrophorese C527, **C539**
– Immunfixation C531
Elektroretinogramm B831
Elektrosmog C832
Elektrotherapie C787
Elektrounfall B63, C244
Elephantiasis, tropica A584
Eletriptan C399
Elfin-Face-Syndrom B521
Elimination C354
– chemische Noxen C316
ELISA C532, C587
Ellenbogengelenk B276
– Vibrationsschäden C827
Ellis-Damoiseau'sche Linie A218
Ellis-van-Creveld-Syndrom B523
Ellsworth-Howar-Test A333
Embolektomie B209
Embolie
– arterielle A96, **A96**
– Fruchtwasser B427
– gekreuzte A96
– kardiale A96
– Lunge, siehe Lungenembolie
– paradoxe A96
– vitale Reaktionen C265
Embolisation, interventionelle Radiologie C520
Embryoblast B392
Embryonenschutzgesetz B390, C923
Embryopathie
– Alkohol B485
– Röteln B555
– Varizellen B556
Emery-Dreyfuß-Muskeldystrophie B993
Emesis, siehe Erbrechen
– Schwangerschaft B407
EMG-Syndrom (Exomphalos-Makroglossie-Gigantismus-Syndrom) B529
Emission B816
– otoakustische B803
Emissions-Computertomografie C518
Emmetropie B826
Empathie
– Allgemeinarzt C203
– Palliativmedizin C719
– Psychotherapie B1019
Empedokles v. Agrigent C896
Empfängnisverhütung B386
Empfindlichkeitsmonitoring C821
Empfindungsstörung
– dissoziative B1052
– dissoziierte B909
– funikuläre Myelose B977
– Guillain-Barré-Syndrom B983
– N. trigeminus B968
– Rückenmarkstumor B974

– Tarsaltunnelsyndrom B987
Emphysem
– Leichenschau C259
– Lunge A192
– Mediastinum B186
Emphysema malignum A521
Empirismus, logischer C911
Empty-Sella-Syndrom A312
Empyem B114, C325
– Arthritis B249
– Gallenblase A295
– Kniegelenk B310
– Schultergelenk B271
Emtricitabin C476
ENA, Kollagenosen A477
Enalapril C370
Enanthem, Leitsymptom C44
Enantiomer C350
Enchondrom B251
End-zu-End-Anastomose B100
End-zu-Seit-Anastomose B100
Endangiitis obliterans A497
Endemie C599
Endobrachyösophagus A233
Endokarditis
– bakterielle *A78*
– infektiöse A76
– Kinder B576
– lenta, Splenomegalie C101
– Libman-Sacks A478
– Löffler– A80
– nichtinfektiöse A80
– Prophylaxe A79
– verruköse A79
Endokardkissendefekt B569
Endometriose B383, *B383*
Endometritis **B353**, B430
Endometrium
– Asherman-Syndrom B346
– Hyperplasie B367, *B367*
– Phasen B342
– Polypen B366, *B367*
– Sarkom B370
Endometriumkarzinom B368
Endophthalmitis B871
Endoprothese B234
Endorphine C425
Endosalpingose B370
Endoskopie **A225**
– Fundusvarizen A282
– Gynäkologie B336
– HNO B780, B791
– interventionelle B100
– Neurochirurgie B218
– Thoraxorgane B185
Endosonografie, Abdominalorgane A223
Endothel
– Atherosklerose A93
– Gefäßtonus C379
– Hornhaut B823
Endothelin, Gefäßtonus C380
Endothelinrezeptor-Antagonist C384
Endothelzelle, Entzündung C323
Endotoxine A502
– Lipopolysaccharid C603
– Waterhouse-Friederichsen-Syndrom B943
Endotrachealtubus B75, *B75*
Endplatte, motorische C366
– Elektromyografie B918
Endwirt C652
Energiebedarf
– Kinder B482
– Schwangerschaft B396
– Tumoren C334

Energiedosis C496
– relative biologische Wirksamkeit C500
Energietransfer, linearer **C495**, C500
Energieumsatz, Arbeitsphysiologie C231
Enfluran C403
Enfuvirtid C478
Engpass-Syndrom
– Armnerven B283
– subakromiales B269
Enkephaline C425
Enkopresis B1069
Enneking-Einteilung B254
Enolase, neuronenspezifische, Tumormarker A592
Enophthalmus
– Blow-out-Fraktur B897
– Horner-Syndrom B967
Enoxacin C457
Enoximon C377
Entacapon C418
Entamoeba, histolytica *C647*
– Amöbiasis A569
Entamoeba histolytica C645
Entecavir C475
Entenschnabelfraktur B322
Enteritis necroticans A521
Enterokolitis A255
Entero-Behçet A497
Enterobacter C618
Enterobakterien C614
Enterobius vermicularis A582, **C657**
– kindliche Parasitosen B560
Enterohormone A223
Enteroklysma, Dünndarmtumor A642
Enterokokken C612
– multiresistente Erreger C810
– Trinkwasserhygiene C813
– vancomycinresistente C810
Enterokolitis, nekrotisierende B502
Enterokystom B142
Enteropathie
– exsudative A247
– glutensensitive A249, **B587**
– nahrungsmittelproteininduzierte B587
Enterostomie, Definition B100
Enterotomie, Definition B100
Enterozele B385
Entfaltungsknistern C193
Entfremdungserlebnis B1014
Entgeltfortzahlungsgesetz C223
Entgiftung, Arzneimittel C354
Entmarkungserkrankung B946
Entropium B832, *B832*
Entry-Inhibitor C478
Entscheidungsgrenze, klinische Chemie C525
Entspannungsverfahren B1021
Entwicklung B479
– neurotische B1017
– psychosexuelle B1017
– suizidale *B1073*
Entwicklungsstörung B1064
Entwicklungsverzögerung, konstitutionelle B550
Entwöhnung B1039, B1042
Entzug
– Abhängigkeit B1038
– Alkohol B1042
– Nikotin B1046
– Opioide B1043
Entzügelungshyperprolaktinämie C127, **A310**
Entzugssyndrom
– Abhängigkeit B1038

– Alkohol B1042
– Drogenabusus in der Schwangerschaft B486
Entzündung C320
Entzündungsanämie A152
Entzündungsparameter C584
Enukleation **B100**
– Prostataadenom B655
Enuresis **B598**, B1069
Envelope C665
Enzephalitis
– paraneoplastisches Syndrom B912
– virale B944
Enzephalomyelitis , siehe Multiple Sklerose
Enzephalopathie
– Blei C851
– Chorea Huntington B934
– Dialyse B941
– hepatische A286
– HIV-assoziierte **A550**, B946
– hypoxämisch-ischämische B495
– Leberzirrhose A281
– nekrotisierende B941
– portosystemische A286
– septische A512
– subkortikale arteriosklerotische B940, *B940*
– transmissible spongiforme C686
– Wismut C857
Enzephalopathie-Syndrom, posteriores reversibles B941
Enzephalozele B921
Enzymaktivität C540
– Störung B454
Enzyme
– erythrozytäre C550
– Herz-Kreislauf-System C546
– Laboranalytik C540
– Leber C565
– Pankreas C564
Enzymhemmung, Kalziumkanalblocker C382
Enzymimmunoassay C532
Enzyminduktion
– Cumarine C394
– Kalziumkanalblocker C382
Eosinophilie A153
– Lungenerkrankungen A206
EPA (Europäisches Praxisassessment) C756
Epaulettenphänomen B273
EPEC (enteropathogene Escherichia coli) A521, C617
Ependymom
– chirurgische Therapie B219
– Kindesalter B606
EPH-Gestose B408
Ephedrin C359
Epheliden B724
Epichlorhydrin C844
Epidemie C599
Epidemiologie C864
– Maßzahlen C866
– statistische Testverfahren C870
Epidermiolysis bullosa hereditaria B742
Epidermis B684
Epidermodysplasia verruciformis B716
Epidermoidzyste B727
– Orbita B887
Epidermophyton C639
Epididymis, Anatomie B621
Epididymitis **B649**, *B649*, B676
Epiduralanästhesie B86

694 Sachverzeichnis

Epiduralhämatom *B950*
– chirurgische Therapie B218
– Forensik C266
– spinales B973
Epiglottitis B578, **B782**
Epikanthus medialis B832
Epikondylitis B276
Epikutantest A448
Epilepsie B959
– anästhesiologisches Risiko B71
– Antiepileptika C419
– Differenzialdiagnose C142
– juvenile myoklonische B960
– Schwangerschaft B415
Epinephrin C357
Epiorchium B621
Epipharynx B768
Epiphora **C165**, B822
Epiphysenfuge
– Chondroblastom B252
– Chondrom B251
– Madelung-Deformität B280
– Osteomyelitis B248
– Verletzungen B237
Epiphysenlösung B237
Epiphysiolysis capitis femoris B296, *B297*
Epirubicin C483
Episiotomie B428, *B428*
Episkleritis B854
Episode, depressive B1023
– Kindesalter B1071
Epispadie B594, **B637**, *B637*
Epispadie-Ekstrophie-Komplex B594
Epistaxis, Leitsymptom C136
Epitheloidzellansammlung C327, *C328*
Epitheloidzelle C323
Epitheloidzellgranulom *A204*, **C327**
Epitheloidzellnaevus B725
Epithelzylinder A380
Epitympanon B798
Epizoonose B721
EPL (extrakorporale piezoelektrische Lithotripsie) B665
Eplerenon C387
Epoetin C390
Eprosartan C371
Epsilontrinker B1040
Epstein-Barr-Virus A553, **C683**
Eptifibatid C396
Epulis C338
EQ-5D-Fragebogen C753
ERA (elektrische Reaktionsaudiometrie) B803
Erb-Duchenne-Lähmung B485, **B985**
Erb-Punkt C194
Erbgangsnachweis, Heterogenität B457
Erbgesundheitsgericht C904
Erblindung C164
Erbpflege C903
Erbrechen C82
– Palliativmedizin C709
– postoperatives B109
ERC (endoskopische retrograde Cholangiografie), Choeldocholithiasis A293
ERCP (endoskopische retrograde Cholangio-Pankreatikografie) *A225*, *A293*
ERD (erosive esophageal reflux disease) A232
Erdbeerzunge C94, A537, B561
Erdrosseln C271
Erektionsstörung B1060

Erfahrungsheilkunde C790
Erfrierung
– Forensik C273
– Notfallmedizin B62
Ergebnisqualität C755
Ergonomie, Arbeitsplatz C234
Ergosterol C463, *C464*
Ergotamin-Derivat C417
Ergotamine, Migräne B1003
Ergotherapie C785
– Geriatrie C689
– Orthopädie B233
Erguss C313
– hämorrhagischer A219
– Pleura A218
Erhängen C270
Erinnerungsbias C866
Erklärungswahn B1012
Erkrankung
– gastrointestinale, Leitsymptome A226
– myeloproliferative A603, **A608**
– mykobakterielle B559
– rheumatische A464
– Kinder B561
– sexuell übertragbare C356, **A510**
– übertragbare C864
– umweltmedizinische C823
Erkrankungshäufigkeit B459
Erleichterungstrinker B1040
Erlenmeyerkolbendeformität B544
Erlotinib C486
Ermächtigung C746
Ermüdung C231
Ermüdungssyndrom B1055
Ernährung
– Atheroskleroseprävention A95
– Diabetes mellitus A352
– Geriatrie C689, **C692**
– Intensivmedizin B92
– Karzinogenese C334
– Kinder B482
– parenterale B92
– Präanalytik C524
– Säuglinge B483
– Schwangerschaft B395
– sozialmedizinische Aspekte C252
– Sterbephase C718
– vollwertige C771
Ernährungstherapie C791
Erntekrätze B721
Eröffnungsperiode B418
Erosio corneae B852
Erosion A244
– Cervix uteri B362
– dentale B763
– Haut B687
– Hornhaut B852
– Magen A239
Erreger
– Diagnostik A503
– Eigenschaften A501
– ESBL-produzierende C811
– multiresistente C808
– opportunistische A198
Erregerpostulate C898
Erregertheorie C898
Erregung, sexuelle, Störungen B1060
Erregungsbildungsstörung, Herzrhythmusstörung A32
Erregungsleitungsstörung, Herzrhythmusstörung A35
Erregungsphase B350
Erregungsübertragung, Skelettmuskel C366
Erregungszustand B56
Erschöpfung, vorzeitige ovarielle B347

Erste Hilfe B25
Ersticken C269
– akzidentelles B614
– Erstickungsgase C834
– Nitrite C850
Erstickungs-T A56
Erstickungsgas C834
Erstinterview B1010
Ertapenem C453
Ertrinkungstod C271
Ertrinkungsunfall B64
Erwartungswert **C875**, C876
Erwerbsminderung C245
Erwerbsunfähigkeit C245
Erwürgen C271
Erysipel B710, *B711*
Erysipeloid B711
Erythem C44, C49
Erythema
– ab igne B709
– chronicum migrans A515, *A515*
– exsudativum multiforme B701
– gyratum repens Gammel B738
– necroticans migrans B738
– nodosum B752, *B752*
Erythrasma B713, *B713*
Erythrodermie C44, B695
Erythroleukämie A606
Erythromelalgie A105
Erythromycin C456
Erythroplasia Queyrat A557, **B729**
Erythropoetin C390
– Erythropoese A134
– Niere A152
– Polyglobulie A140
– renale Anämie A152
Erythrozyten
– ABO-inkompatible A461
– Anämie B563
– Blei C851
– Enzymdefekte A147
– Erythropoese A135
– Hämaturie C109
– hämorrhagische Entzündung C325
– Laboranalytik C549
– Liquor C591
– Membrandefekte A146
– Neugeborene B563
– Normwerte A137
– osmotische Resistenz C550
– Sedimentanalyse A379
– Urinstatus C580
– Veränderungen A136
Erythrozytenindizes A137, C549
Erythrozytenkonzentrat C389, **A459**
– leukozytendepletiertes A459
Erythrozytenkonzentration C534
Erythrozytenverteilungsbreite C550
Erythrozytenzahl, Bestimmung C550
Erythrozytenzylinder A380
Erythrozytose, Polycythaemia vera A612
Erythrozyturie
– Glomerulopathie A391
– Urinstreifentest A379
ESBL (Extended-Spectrum-β-Laktamase) C811
Escape-Phänomen A341
Escharotomie, Verbrennung B229
Escher-Klassifikation B797, *B797*
Escherichia coli C616, *C616*
– Hygiene C813
– Infektionen A520
Escitalopram C414
Esmarch-Handgriff B37, *B37*
Esmolol C360
Esomeprazol C401

Esotropie, kongenitale B893
Ess-Brech-Sucht B1063
Essattacke C104
Esslinger Transferskala C690
Essstörung B1061
– Kindesalter B1069
Esterase, AML A606
Estertyp-Lokalanästhetika C368
Esthesioneuroblastom B796
Estradiol C443
Estriol C443
Estrogenvalerat C443
ESWL (extrakorporale Stoßwellenlithotripsie) B665
ET (essenzielle Thrombozythämie) A613
Etagenprinzip, pAVK A100
Etanercept C489
Etappenlavage, Pankreatitis B171, *B171*
ETEC (enterotoxinbildende Escherichia coli) A521, C617
Ethambutol A542, C461
Ethanol
– Antidot B67
– Lösungsmittel C842
– Obduktionsbefund C278
Ethik C907, C919
Ethikberatung C929
Ethikkomitee C929
Ethikkommission C929
– klinische Prüfung C297
Ethinylestradiol C443
Ethosuximid C419, **C421**
Ethylalkohol C638
Ethylenglykol, Lösungsmittel C842
Ethylenimine C481
Etidocain C368
Etilefrin C358
Etomidat C404
– balancierte Narkose B78
Etoposid C484
Etoricoxib C429, **C431**
Etravirin C477
Euchromatin B442
EUG (Extrauteringravidität) B406
Eugenik C900
Eukrasie C895
Eulenaugenzelle A562, C683
Eulenburg-Paramyotonie B995
Euler-Rüedi-Einteilung B272
Euphorie B1014
– Amphetamin C423
– Cannabis C424
– Kokain C423
– Opioidrezeptoragonist C425
Eustachische Röhre B798
Eustress C232
Euthanasie C904
EVAR (endovascular aneurysm repair) B211
Event Recorder A22
Everolimus C488
Eversionsendarteriektomie B210
Evidenzbasierte Medizin C757, C908
– Rehabilitation C782
Evolutionismus C899
Ewing-Sarkom B253, **B609**, *B609*
Exanthem C44
– Arzneimittel B702, *B703*
– Exanthema subitum B558
– Fieber C34
– Herpes zoster **A547**, B945
– Infektionskrankheiten B553
– Kawasaki-Syndrom B561
– Masern B554
– Parapsoriasis en plaque B694
– Pityriasis rosea B694

Sachverzeichnis

- Pocken B716
- Psoriasis *B692*
- Ringelröteln B556
- Röteln B555
- Scharlach B553
- Skabies B721
- Staphylococcal scalded skin syndrome B712
- Stevens-Johnson-Syndrom B702
- Still-Syndrom B562
- Windpocken B556

Exanthema
- infectiosum B555
- subitum B558

Exartikulation B235, *B235*
Exemestan C445
Exenatid C440
Exfoliativzytologie C302
Exhairese, Definition B100
Exhibitionismus B1060
Exkoriation C265, B687
Exomphalos-Makroglossie-Gigantismus-Syndrom (EMG-Syndrom) B529
Exon B436
Exophthalmus C156
- Morbus Basedow A324, *A324*

Exostose, osteokartilaginäre B251
Exotoxine A501
- Corynebacterium diphtheriae C625

Exotropie B894
Expanderprothese B226
Expektoration, maulvolle A180
Experiment, klinisches C297
Exploration, psychiatrische B1010
Explosionstrauma B815
Exposition C816
Expositionsbestimmung C819
Expositionskeratitis B850
Expositionsmonitoring C820
Expositionsprophylaxe A505
- Antibiotika C449
- Malaria **A573**, C651
- Salmonellose C615
- Shigellose C616
- Typhus C615

Expositionstherapie B1020
Expressivität B452
Exsikkationsekzem B706
Exsikkose C31
- Alter C693

Exstirpation, Definition B100
Exsudat A219, **C313**
Exsudationsphase, Wundheilung C330
Extended-Spectrum-β-Laktamase C811
Extension
- Beckenbeweglichkeit B291
- Großzehengrundgelenk B316
- Kniegelenk B304
- Schultergelenk B267
- Zehengrundgelenk B316

Extensionsfraktur, Radius B284
extensive disease A634
Externamyringitis B810
Extinktion B1020
Extraktion
- interventionelle Radiologie C520
- Laboranalytik C527

Extrapyramidalmotorik, Morbus Wilson A367
Extrasystole
- supraventrikuläre A39
- ventrikuläre A44, *A45*

Extrauteringravidität B406
Extravasation, Metastasierung C340
Extrazellulärraum A416–A417

Extremität
- pulslose C58
- Untersuchung C200

Extremitätenableitung A20
Extremitätenataxie, Leitsymptom C143
Extremitätenfehlbildung B238
Extremitätenischämie A97
- kritische A101

Extremitätenschiene B35
Extremitätenschmerz B50
Extremitätentrauma, Notfallmedizin B58
Extremwertüberprüfung C526
Extubation B79
Exulceratio simplex Dieulafoy A241
Exzessrisiko C868
Exzision
- Dcfinition B100
- Haut B689

Eye Movement Desensitization and Reprocessing (EMDR) B1022
Ezetimib C433, **C434**

F

F_iO_2, nichtinvasive Beatmung B89
F-Plasmid C605
F-Welle, Elektroneurografie B917
FAB-Klassifikation B564, **A606**
FABP (fatty acid binding protein) A57
Facetten-Syndrom B980
Facies
- adenoidea B769
- Cri-du-chat-Syndrom B519
- mitralis A65
- myopathica B992
- Potter-Sequenz B500
- thalassaemica A149

Fadenpilze B718
Fadenwürmer C657
Fadenwurmerkrankung A581
Fahreignung C283
Fahrlässigkeit C264, C295
Fahrradschlauch-Kolon *A254*
Fahrtauglichkeit C283
- epileptischer Anfall B962

Fahrtüchtigkeit C283
Faktor
- atrialer natriuretischer C384
- testisdeterminierender B444

Faktor Xa
- Antithrombinbestimmung C559
- niedermolekulares Heparin C391
- unfraktioniertes Heparin C391

Faktor-V-Leiden-Mutation A167
Faktor-Xa-Inhibitor C394
Faktorenkonzentrat, Hämophilie A162
Fall-Kohortenstudie C865
Fall-Kontroll-Studie C865
Fallbericht C866
Fallhand B986, *B986*
Fallot-Tetralogie B570, *B570*
- chirurgische Therapie B197, *B197*

Fallpauschale C747
Fallpauschalen-Finanzierungssystem C744
Fallserie C866
Falsifikationismus, methodologischer C911
Famciclovir C473
Familie, Palliativmedizin C706
Familienanamnese C186
- genetische B460
- Icterus neonatorum B491
- Kinder B466

Familientherapie B1021
Familiy-Cancer-Syndrom C333
FAMMM-Syndrom A655
Famotidin C400
Fanconi-Anämie B523
Fanconi-Syndrom, renales B597
FAP (familiäre adenomatöse Polyposis) A642
Farbanomalie B859
Farbdopplersonografie, Morbus Basedow *A325*
Farbduplexsonografie A92, A114
Färbemethode C302
Färbung, Bakterien C605
Farmerlunge A202
Farnsworth-Farbfleckverfahren B829
FAS-Ligand, Apoptose C310
Fasciola hepatica C653
Fasciolopsis buski C654
Faser C837
Fassthorax **C70**, A192, B581
FAST (focused assessment with sonografy for trauma) B327
Fastentest (Hungerversuch) B530, **C577**, A658
Fasttrack-Konzept B110
Fasziitis
- eosinophile A483
- nekrotisierende B711
- – Fournier-Gangrän B678

Faszikulationen **C144**, B907
Fasziolose A586
Fathalla-Hypothese B373
Fatigue, Palliativmedizin C712, *C712*
fatty streaks A93
Faustschlussprobe A91
Favismus A148, **B464**
Favus B719
Fazialisparese B968, *B969*
- Nervenrekonstruktion B226
- Neugeborene B485

FBL (funktionelle Bewegungslehre) C784
Febuxostat C432
Fechterstellung C273
Federtest B257
Fehlbildung
- genetisch bedingte B518
- Lunge B500
- Pleura B500

Fehler
- Analyse C755
- Management, strukturiertes C755
- α-, β-Fehler C877

Fehlernährung, *siehe* Malnutrition
Fehlerwahrscheinlichkeit C877
Fehlgeburt, Definition B469
Fehlsichtigkeit B888
Fehlwirt C652
Feigwarze B716
Feinnadelbiopsie C302
Feinnadelpunktion, Thyreoiditis A328
Feinstaub C240, **C836**
Feiung, stille C598
Felbamat C419, **C421**
Felderhaut B684
Felodipin C382
Felsenbeinfraktur, Schwerhörigkeit C134
Felty-Syndrom A468
Femidom B387

Feminisierung, testikuläre B550
Femoralhernie B181
Femoralisparese B988
Femurfraktur B301
Femurkopfnekrose B300, *B301*
- juvenile B294

Femurschaftfraktur B303
Fenchel C792
Fenestrotomie B981
Fenofibrat C434
Fensterteknik C509
Fentanyl C425, **C426**
- balancierte Narkose B78
- Schmerztherapie B94

Fentanyl-Gruppe C426
Fenticonazol C463
Fernlappen B224
Fernmetastase C340
Fernschuss C268
Fernvisus B829
Ferritin
- Eisenmangelanämie A142
- Hämochromatose A366
- Liquoruntersuchung C591

Fersensporn B321
Fertilisation, Schwangerschaft B392
Festkörperdetektor C497
Fetischismus B1060
Fetogenese, Strahlenempfindlichkeit C504
Fetopathie, diabetische B410, **B487**
$α_1$-Fetoprotein **A592**, C588
Fetoskopie B403
Fettabsaugung B228
Fette
- Kinder B482
- Laboranalytik C544
- Leber A265
- Lipidsenker C433
- Malassimilation A246
- parenterale Ernährung B92

Fettembolie A212
Fettgewebe
- Human-Biomonitoring C821
- subkutanes B752

Fettgewebsnekrose C312, *C312*
Fettkörnchenzelle C323
Fettlebererkrankung A273
Fettleberhepatitis A274
Fettsäureoxidationsdefekt B541
Fettunverträglichkeit C104
Fettwachs C259
Feuchtinhalation C788
Feuchtwarze B716
Feuerlamelle C831
Feuermal B726
Feuerstar **C831**, B857
FEV1 A172, *A173*
Fexofenadin C398
FFP (fresh frozen plasma) A459, C389
- intraoperativ B83

Fibrate C433, **C434**
Fibrillationen B907
Fibrinkleber B108
Fibrinogenwert A158, C558
Fibrinolyse A156, *A157*
- akutes Koronarsyndrom A59
- Arterienverschluss A99
- Beinvenenthrombose A125
- Inhibitoren A156
- Laboranalytik C561
- Phlebothrombose A120
- präklinische B43
- Störungen A166

Fibrinolytika C396
Fibroadenom C343, **B377**, *B378*
Fibroblast, Entzündung C323
Fibroelastom, papilläres A600

Fibrom C345, B727, *B727*
Fibromatose, Palmaraponeurose B282
Fibromyalgie-Syndrom B1007, *B1007*
Fibroplasie, retrolentale B876
Fibrosarkom C345, B735
Fibrose
– interstitielle, Alveolitis A202
– zystische, *siehe* Mukoviszidose
Fibrosteoklasie A330
Fichtennadel C792
Fieber C31, *C32*
– Entzündungssymptome C322
– hämorrhagisches A561
– pharyngokonjunktivales B842
– postoperatives B109
– rheumatisches A79
– schwarzes A576
– unklarer Genese, Alter C699
Fieberkrampf B612
Fiedler-Myokarditis A73
FIGO-Klassifikation
– Endometriumkarzinom B369
– Mammakarzinom B381
– Ovarialkarzinom B375
– Vaginalkarzinom B360
– Vulvakarzinom B359
– Zervixkarzinom B364
Filarien C660
Filariose A584
Film-Folien-Kombination C499
Filoviren C672
Filterfotometrie C529
Filtersystem C500
Filtration, glomeruläre A374
Filtrationsrate, glomeruläre, *siehe* glomeruläre Filtrationsrate
Filzlaus C664, **B722**
Fimbrien C604
Finalitätsprinzip C775
Finanzierung
– Gesundheitssystem C740
– Krankenhauskosten C743
Finger
– Amputation B288
– Fraktur B286
– schnellender B283
– Vibrationsschäden C827
Finger-Boden-Abstand B257
Finger-Finger-Versuch B904
Finger-Nase-Versuch B904
Fingerknöchelpolster B282
Fingerkuppennekrose, Raynaud-Syndrom A105
Finkelstein-Test B283
Finnen, Bandwurmerkrankung A578
First-pass-Effekt C353
Fischauge, gekochtes B895
Fischbandwurm A578, **C654**
Fischer-Score B401
Fischwirbel B240, *B240*, **B258**
Fisher-Test C880
Fissur, anale B157
Fissura-orbitalis-superior-Syndrom B971
Fistel
– Analkanal B152
– arteriovenöse A111
– – chirurgische Therapie B212
– Ductus omphaloentericus B142
– Dünndarm B142
– Entzündung C329
– Hals B120
– Lymphgefäße A130
– Steißbein B154
– tracheoösophageale B504
– urethrovaginale B673
– vesikovaginale B673

Fistel-Syndrom, Prüfung B804
Fitz-Hugh-Curtis-Syndrom A523
Fitzpatrick-Hauttypen B685
Fixateur B234
Fixationsmethode B1021
Fixationsnystagmus B966
Flaccidacholesteatom B812, *B812*
Flächendesinfektion C798
– MRSA C809
– Wirkstoffe C799
Flachlagerung B34
Flachrücken C105
Flachwarze B715
Flackerpunkt B830
Flagellaten C642
– Wirkstoffe C468
Flankendämpfung A284
Flankenschmerzen, Leitsymptom C170
flapping tremor C148, A286
Flaschenzeichen, positives B986
Flashback C180, C424
– Halluzinogene B1046
– posttraumatische Belastungsstörung B1051
Flaviviren C678
– Arbeitsmedizin C239
Flecainid C373
Fleck **C48**, B687
– blinder B825
– kirschroter *B874*
– Lidspalte B844
Fleckfieberimpfversuche C906
Fleckschatten (Röntgen-Thorax) A176
Fleckskiaskopie B829
Flexion
– Beckenbeweglichkeit B291
– Großzehengrundgelenk B316
– Hawkins-Kennedy-Test B267
– Kniegelenk B304
– Schultergelenk B267
– Zehengrundgelenk B316
Flexionsfraktur, Radius B284
Fliege C665
Fliegenpilz C859
Fließbandarbeit C231
floating shoulder B272
Flöhe C664
– Hauterkrankungen B722
Flohsamen C402
Flooding B1020
floppy infant C154
– Morbus Pompe B533
– Zellweger-Syndrom B524
Floppy-Infant-Syndrom, Benzodiazepine C407
Floppy-Valve-Syndrom A68
Flora C606
Flucloxacillin C450
Fluconazol C463
Flucytosin C467
Fludarabin C486
Fludrocortison C437
Fludrocortison-Suppressionstest A341
Flügelfell B845
Fluid-Challenge-Test B87
Flumazenil C407
– Antidot B67
Flunisolid C437
Flunitrazepam C406
– K.-o.-Tropfen C857
Fluocortolon C437
Fluor
– genitalis **C118**
– Urethra C108
Fluorchinolone C456
– Wirkprinzip C447

Fluoreszeinprobe, konjunktivale B827
Fluoreszenz-in-situ-Hybridisierung, Chromosomen B443, *B443*
Fluoreszenz-Treponema-Antikörper-Absorbens-Test C633
Fluoreszenzangiografie
– Aderhautmelanom *B863*
– Fundus myopicus B879
– Makulaödem *B878*
– retinale Vaskulitis B881
– Retinopathia centralis serosa B879, *B879*
– Zentralvenenverschluss B874
Fluorid C446
5-Fluorouracil C482
Fluoruridin-Monophosphat C482
Fluorverbindung C861
Fluoxetin C414
Flupentixol C409
Flupentixoldecanoat C412
Fluphenazin C409
Fluphenazindecanoat C412
Flurazepam C406
Flurbiprofen C428, **C430**
Flush, Hautfleck C49
Fluspirilen C409
Flussblindheit **A584**, C661
Flüssigkeitsabgang, vaginaler C123
Flüssigkeitsbedarf
– intraoperativer B82
– Kinder B482
Flüssigkeitsgabe
– intraoperative B82
– Sterbephase C718
Flüssigkeitslunge B496, **B498**
Flüssigkeitsspiegel, Abdomenübersichtsaufnahme A224
Flüssigkeitsumsatz A416
Flusssäure C861
Flüstertest B801
Flutamid C443
Fluticason C437
Fluvastatin C433
Fluvoxamin C414
FNH (fokale noduläre Hyperplasie) A648, *A648*
Foetor ex ore **C84**, C190
Fogarty-Embolektomie B209
Fokussierung, isoelektrische **C528**, C592, *C592*
Folgenahrung B484
Folie à deux B1013
Follikel
– Entwicklung *B343*
– Konjunktivitis *B839*
– Reifung B333
Follikelatresie, vorzeitige ovarielle Erschöpfung B347
Follikelphase B342
Follikelzyste B371
Follikularkeratose B741
Follikulitis C325, B711
– gramnegative bakterielle B713
Fölling-Krankheit B536
Follow-up-Studie C865
Folsäure C390
– Malassimilation A246
– Mangel A144
– Schwangerschaft B395
– Stoffwechsel A144
Folsäureantagonist C482
Fondaparinux C391
Fontaine-Stadien, pAVK A101
Fontan-Operation B198
Fontanelle
– abnormer Tastbefund C131
– Entwicklung B476

Foramen-jugulare-Syndrom B971
Forensik C264
Formaldehyd C846
Formalin C846
Formatio reticularis, Mittelhirnsyndrom B911
Formestan C445
Formula-Nahrung B483
Forrest-Klassifikation A242
Forschungsethik C929
Fortbildung, ärztliche C289
Fortpflanzungsmedizin, ethische Fragen C792
Forzepsentbindung B428
Fosamprenavir C477
Foscarnet C474
Fosfomycin C460
– Wirkprinzip C447
Fosinopril C370
Foster-Kennedy-Syndrom, Stauungspapille B883
Fotometrie C529
– Bilirubin C567
Fototherapie **C788**, B1016
Fourchette-Stellung, Radiusfraktur B284
Fournier-Gangrän **B678**, B711
Fournier-Zähne B516
Fovea B824
Fowler-Stephens-Operation B639
Frage, offene C184
Fragiles-X-Syndrom B525
Fragmentgelanalyse C543
Fragmentozyten A136, A415, *A415*
Frailty C692
Fraktur **B236**, B289
– Azetabulum B290
– Femur B301, B304
– Finger B286
– Humeruskopf B277
– Humerusschaft B278
– Kahnbein B284
– Kalkaneus B325
– Klavikula B272
– Knochenschmerzen C173
– Mittelfußknochen B325
– Mittelhandknochen, 1. *B286*
– Nase B796
– Olekranon B279
– Os sacrum B289
– Patella B314
– pertrochantäre B303
– Radiusköpfchen B279
– Schenkelhals B302
– Skapula B272
– Sprunggelenk B323
– suprakondyläre B278
– Talus B324
– Unterarmschaft B283
– Unterkiefer B797
– Unterschenkelschaft B321
– Zahn B763
– Zehen B325
Frakturform, Forensik C266
Frakturheilung C330
Frakturneigung C105
Frakturzeichen B236
Frameshift-Mutation B440
Franceschetti-Syndrom B522
Frank-Starling-Mechanismus A25
FRC (funktionelle Residualkapazität) *A173*
Freezing B907
Fremdbeibringung C268
Fremdgefährdung, Manie B1029
Fremdkörper B678
– Atemwege B36, *B36*
– Auge B896
– Gastrointestinaltrakt B592

Sachverzeichnis

– Gehörgang C134, **B806**
– Hornhaut B852
– Magen B133
– Nase C138
– Ösophagus B127
– Peritonitis B160
– postoperatives Fieber B110
Fremdkörper-Riesenzelle C323
Fremdkörperaspiration B783
Fremdkörpergefühl Auge C156
Fremdkörpergranulom C327, *C328*
Fremdreflex B903
Frequency-urgency-Syndrom B672
Fresh frozen Plasma A459
Fressattacke B1062
Frey-Syndrom B767
Friede, fauler A262
Friedewald-Formel A361, **C545**
Friedman-Test C880
Friedreich-Ataxie B978
Friedreich-Fuß B978, *B978*
Friedrich-Exzision B112
Frischplasma, gefrorenes A459, **C389**
– intraoperativ B83
Fritsch-Handgriff B427
Froment-Zeichen B987
– Guyon-Logen-Syndrom B283
Frontalhirn-Syndrom B911
Frontobasisfraktur B797, *B797*
Fröschlein-Geschwulst B766
Frostbeule C273, **B753**
Frostgangrän *C317*
Frotteurismus B1061
Frovatriptan C399
frozen shoulder B270
Fruchttod, intrauteriner *B412*, B416
Fruchtwasser B393
Fruchtwasserembolie A212, **B427**
Früh-Dumping-Syndrom B138
Frühabort B411
Frühamniozentese B401
Frühdyskinesie C410, **B907**
Früherkennung
– beruflich bedingte Schäden C229
– Prostatakarzinom B657
Früherkennungsuntersuchung C765
Frühgeborene
– Atemfrequenz B467
– Atemnotsyndrom B496
– Blutdruck B467
– Definition B466, **B469**
– Erkrankungen B484
– Herzfrequenz B467
– Hirnblutungen B493
– Pharmakotherapie B468
Frühgeborenenretinopathie B875
Frühgeburtlichkeit C121
Frühgestose B407
Frühjahrskatarrh B843
Frühkarzinom C337
Frühpneumonie B803
Frührehabilitation C779
– geriatrische C700
Frühsommermeningoenzephalitis (FSME) B945
Fruktose-1,6-Bisphosphatase-Mangel B532
Fruktose-1-Phosphat-Aldolase-B-Defekt B532
Fruktoseintoleranz, hereditäre B532
FSGS (fokal-segmentale Glomerulosklerose) A397
FSH (follikelstimulierendes Hormon) C442, **C570**
FSME-Virus C679
fT₃ C573
fT₃ A318
fT₄ C573

fT₄ A318
FTA-Abs-Test C633
Fuchs-Endotheldystrophie B852
Fuchs-Fleck B879
Fuchsbandwurm A578, **C656**
Fuchsinfärbung, Bakterien C605
Fugue, dissoziative B1052
Füllmittel C402
Functio laesa C322
Fundoplicatio B125
Fundus
– arteriosclerotikus B875
– hypertonicus B875
– myopicus B879, *B879*
Fungizide C848
– multiple Chemikalienüberempfindlichkeit C824
Funikulolyse B639
Funktionsdiagnostik B783
– Kniegelenk B304
– orthopädische B232
– Schultergelenk B267
– Sprunggelenk B316
– Wirbelsäule B257
Funktionsstörung
– sexuelle B1060
– somatoforme autonome B1054
Funktionsszintigrafie C517
FUO (fever of unknown origin) C31
– Alter C699
Furosemid C386
Furunkel C325, B712
– Ohr B807
Fuß
– Deformitäten B316
– diabetischer A351, *A351*
– ischämisch-gangränöser A351
– neuropathischer A351
Fußgangrän *C311*
Fusidinsäure C460
– Wirkprinzip C447
Fusionsinhibitor, HIV A552
Fußlage B420
Fußsohle, Untersuchung B316
Fußsohlenwarze B716
Fußwurzelknochen, akzessorischer B321
Fusobacterium C625
Fütterstörung B1069
FVC (forcierte Vitalkapazität) *A173*

G

G-BA (Gemeinsamer Bundesausschuss) C730
G-DRG (German Diagnosis Related Groups) C886
– Aufbau *C887*
– Erlösberechnung C887
GABA-Rezeptor-Agonist, Antiepileptika C419
Gabapentin C419, **C422**
Gabelschwanzzerkarie C652
Gadolinium C512
Gage-Zeichen B295
gain of function C331
Galaktografie B337
Galaktorrhö, Leitsymptom C127
Galaktosämie, klassische B531
Galaktose C579
Galaktose-1-P-Uridyltransferase C579
Galaktose-1-Phosphat-Uridyltransferase B531
Galaktosebelastungstest C568
α-Galaktosidase-A-Defekt B542, **B543**
β-Galaktosidase-Defekt B542, **B543**

Galaktozerebrosidase-Defekt B542, **B544**
Galant-Reflex B472
Galantamin C364
Galeazzi-Verletzung B283
Galen C895
Galle
– Funktionen A290
– Schwangerschaft B394
Gallenblase **B166**, A290
– Empyem A295
– Entzündung A294
– Hydrops A292
– Karzinom A652, *A652*
– – chirurgische Therapie B169
– Palpation C199
– Perforation A295
Gallenfarbstoff C567
Gallengang
– Adenom A649
– Atresie B510
– Drainage B169, *B169*
– Karzinom A653
– – chirurgische Therapie B169
Gallenkolik A59, **A292**
– Aufstoßen C78
– Brustschmerz C169
– Erbrechen C83
Gallensäuren C567
– Anionenaustauscherharze C434
– Malabsorption A246
– Malassimilation A246
Gallensäureverlustsyndrom A246
Gallensteine A291
Gallensteinileus A295
Gallenwege A290, **B166**
– bildgebende Diagnostik C513
– Drainage B169
Gallertbauch A669
Gallopamil C375, **C383**
Galton, Francis C900
Galvanisation C787
Gammabutyrolacton C857
Gammahydroxybuttersäure B1046
Gammahydroxybutyrat C857
Gammatrinker B1040
Gammazismus **B790**, B1066
Gammopathie, monoklonale A626
Ganciclovir C473
Gangapraxie C153
Gangataxie, Leitsymptom C143
Ganglion B282
– cervicale superius, Blockade B96
– cervicothoracicum, Blockade B96
– intraossäres B252
Gangprüfung B905
Gangrän, Frost *C317*
Gangstörung C153
– Normaldruckhydrozephalus B926
Ganirelix C442
Gänsegurgelureter B647
Gänsehaut C258
Ganser-Syndrom B1052
Ganzkörperplethysmografie **A173**, B185
Ganzkörperschwingung C826
Garantenpflicht C292
Garden-Einteilung B302, *B302*
Gardnerellakolpitis B352, *B352*
Gargoylismus, Mukopolysaccharidose B535
Garré-Krankheit B249
Gas-bloat-Syndrom B125
Gasaustauschstörung A171
Gasaustauschverfahren, extrakorporales B91
Gasbrand A521, *A522*
– Leichenschau C259

Gaschromatografie C530
– Human-Biomonitoring C822
Gasembolie, Druckluftschaden C828
Gasser-Syndrom A414
Gassterilisation C801
Gastrektomie, Magenkarzinom B136
Gastric Banding B137, *B137*
Gastric Pacing B138
Gastrin A222, C564
Gastrinom A659
Gastrinstimulationstest C564
Gastritis A237
– Kinder B585
Gastroenteritis A255
– E. coli A521
– eosinophile, Aszites C98
– Kinder B589
– Salmonellen A530
– virale A559
Gastrointestinalblutung A226
– chirurgische Therapie B118
– Meckel-Divertikel B141
Gastrointestinaltrakt
– bildgebende Diagnostik C513
– Flora C607
– Funktion A222
– Schwangerschaft B394
– Strahlenempfindlichkeit C503
– Tumoren A636
Gastroparese, diabetische A350
Gastropathie, hypertrophe exsudative A240
Gastroplastik B137, *B137*
Gastroschisis B511, *B512*
Gastrostomie, perkutane endoskopische B136, *B136*
Gaucher-Zelle B544
Gauer-Henry-Reflex A417
Gaumen, Anatomie B756
Gaumenbogen B756
Gaumenmandel B756
– Entzündungen B771
– Waldeyer-Rachenring B769
Gaumensegel B756
– Rhinophonie B789
Gaumensegeltremor C154
Gauß-Verteilung C876, *C876*
GdB (Grad der Behinderung) C225, **C245**
Gebührenordnung für Ärzte C746
Geburt B418
Geburtenrate, differenzielle C900
Geburtsanamnese B466
Geburtseinleitung B420
Geburtsgeschwulst B484
Geburtshilfe B397
Geburtskanal B418
Geburtsmechanik B418
Geburtsstillstand B424
Geburtsverlauf
– regelhafter B418
– regelwidriger B420
Geburtsverletzung B484
– diabetische Mutter B488
Geburtsvorbereitung B397
Gedächtnisstörung
– Demenz B937
– demenzielles Syndrom B937
– psychopathologischer Befund B1011
Gedächtnistäuschung B1011
Gedankenabreißen B1012
Gedankenausbreitung B1014
Gedankendrängen B1012
Gedankeneingebung B1014
Gedankenentzug B1014
Gedankenlautwerden B1014
Gedeihstörung **C104**, B481

Sachverzeichnis

Gefahrstoff
- Angebotsuntersuchung C229
- Pflichtuntersuchung C229

Gefahrstoffverordnung C226
Gefäßaneurysma, *siehe* Aneurysma
Gefäßchirurgie B207
Gefäßdissektion, *siehe* Dissektion
Gefäße
- Hals C190
- Kontrastmitteluntersuchung C513
- Parasympathikus C363
- parasympatholytische Effekte C365
- Relaxanzien C379

Gefäßerkrankung
- arterielle A88
- venöse A112

Gefäßhaut, *siehe* Uvea
Gefäßmuskulatur
- Dihydralazin C381
- NO-Donator C380
- Relaxanzien C379
- Tonusregulierung C379

Gefäßnaevus B726
Gefäßspasmus
- Akrozyanose A105
- Raynaud-Syndrom A104

Gefäßspinnen A266
Gefäßtonusregulierung C379
Gefäßtumor A601
Gefäßverletzung, Arterien B208
Gefäßverschluss
- arterieller A96
- Mesenterialarterie A262
- Niere A411
- Notfallmedizin B50
- pAVK A100
- Zentralarterie B873
- Zentralvene B874, *B874*

Gefäßzugang
- Anästhesie B73
- arterieller B74

Geflechtknochen, Morbus Paget B242
Gefügedilatation, Entzündung C329
Gefühl der Gefühllosigkeit B1014, B1025
Gegenfeldbestrahlung C515
Gegenkonditionierung B1020
Gegenübertragung B1018
Geheimnisbruch C291
Gehirn
- Erkrankungen B921
- Fehlbildungen B921
- Hypoxie C319

Gehörgang B798
- Blutung C134
- Entzündungen B807
- Fremdkörper C134, **B806**

Gehörimplantat B804
Gehörschnecke B799
Gehstrecke A91
- pAVK A101

Gehtest A91
Geißel C603
Gel B688
Gelatine C389
Gelbfieber A559
Gelbfiebervirus C678
Gelbsucht, *siehe* Ikterus
Gelegenheitstrinker B1040
Gelenk B244
- Chondromatose B246
- Punktion B244, *B244*
- Synovia B244

Gelenkeingriff B234
Gelenkerkrankung B244
Gelenkersatz, künstlicher B234
Gelenkmaus B243
- Osteochondrosis dissecans B308

Gelenkschmerzen, Leitsymptom C170
Gelenkschwellung, Leitsymptom C105
Gelenkspiegelung B234
Gelenksteife, Leitsymptom C105
Gellé-Versuch B801
Gellerschuss C269
Gemcitabin C482
Gemeprost C399
Gemfibrozil C434
Geminischwangerschaft B413, *B414*
Gen B436
Genaktivität B436
Genetik B436
- Bakterien C605
- Eugenik C900
- forensische C275
- formale B451
- Karzinogenese C333
- Viren C668

Genfer Gelöbnis C909
Genfrequenz B458
Genitalblutung
- abnorme C117, *C118*
- Schwangerschaft C121

Genitalorgane
- Leitsymptome C116
- männliche, Leitsymptome C124
- Schwangerschaft B394
- weibliche B330, C117

Genitaltuberkulose B355
Genkartierung B438, **B439**
Genkopplung B457
Genlokalisation B439
Genmutation B440
Genokopie B442
Genom B436
- bakterielles C605
- Variabilität B437

Genommutation, Strahlenschäden C502
Gentamicin C454
Gentherapie A596
Gentransfer, horizontaler C605
Genu
- recurvatum B305
- valgum B305
- varum B305

Geradstand, hoher B423
Geräte- und Produktsicherheitsgesetz C222
GERD (gastroesophageal reflux disease) A232
Gerechtigkeitsprinzip C920
Gereiztheit B1014
Gerhard von Cremona C896
Geriatrie C688
- Frailty C692
- Immobilität C694
- Mobilität C690
- Pflegebedürftigkeit C701
- Rehabilitation C700
- Sozialdienst C689
- Versorgungsstrukturen C700

Gerinnung A155
- disseminierte intravasale (Verbrauchskoagulopathie) A164
- plasmatische C557

Gerinnungsfaktor *A157*
- Mangel A163
- Vitamin-K-abhängiger C393

Gerinnungsstörung A155
- Diagnostik A156, C557
- Hämophilie A161
- plasmatische A161, *A161*
- Prothrombinkomplexmangel A163
- thrombozytär bedingte A159
- Verbrauchskoagulopathie A164
- Von-Willebrand-Jürgens-Syndrom A163

Gerinnungssystem, Pharmakologie A156, C391
Gerinnungsthrombus A119
Gerinnungszeit C535, C557
Germinalzellaplasie B669
Germinom, chirurgische Therapie B219
Gerodontologie C698
Geröllzyste B245
Gerontoxon B851
Gerstenkorn B834
Gerstmann-Sträussler-Scheinker-Syndrom B946
Gerstmann-Syndrom B913
Geruchssinn B791
Geruchssinnstörung C138
Geruchsstoff C838
Gesamtamylase, Laboranalytik C564
Gesamtkalzium A329
Gesamtkreatinkinase C590
Gesamtproteine C538
- Liquor C591, **C592**, B920

Geschäftsfähigkeit C287
Geschichte der Medizin C894
Geschlecht
- chromosomales, Intersexualität B549
- Karzinogenese C334

Geschlechtsdeterminierung, chromosomale B444
Geschlechtsdifferenzierung, chromosomale *B445*
Geschlechtsentwicklung, Störungen B548
Geschlechtsidentitätsstörung B1061
Geschlechtskrankheit, *siehe* sexuell übertragbare Erkrankungen A510
Geschlechtszuweisung, Intersexualität B549
Geschmackssinn B757
Geschmackssinnstörung C138
Geschosstypen C269
Gesellschaft, Gesundheitsförderung C760
Gesetz
- Arbeitsschutzgesetz C222
- Arbeitsschutzvorschrift C222
- Arbeitssicherheitsgesetz C222
- Arbeitszeitgesetz C226
- Atomgesetz C226
- Entgeltfortzahlungsgesetz C223
- Geräte- und Produktsicherheitsgesetz C222
- Immissionsschutzgesetz C226
- Jugendarbeitsschutzgesetz C225
- Mutterschutzgesetz C226

Gesicht
- Asymmetrie B758
- Rekonstruktionschirurgie B225
- Verletzungen B112

Gesichtsfeld, Prüfung C188
Gesichtsfeldausfall C156
Gesichtslage B422
Gesichtsneuralgie B1005
Gesichtsschmerz B1005
Gesprächsführung C184
- psychosomatische Grundversorgung C207

Gesprächspsychotherapie B1019
Gesprächstherapie, Depression B1028

Gestagene C445
- Kontrazeption B387
- Mamma B335
- Schwangerschaft B416
- Sexualhormone C442
- Synthese B333

Gestagenmangel, Mastopathie B376
Gestagenspirale B388
Gestagentest, Amenorrhö B345
Gestaltungstherapie B1022
Gestationsalter, Definition B469
Gestationsdiabetes A347, **B409**
- Screening B400

Gestationshypertonie B408
Gestoden C445
Gesundheit
- Ausgaben C741
- Definition C300
- körperliche Aktivität C253
- Menschenrecht C736

Gesundheitsbegriff C913
Gesundheitsberatung
- 5-A-Strategie C763
- individuelle C762, *C763*
- Verhaltensänderung C763

Gesundheitsberichterstattung C864
Gesundheitsbildung C214
Gesundheitsfonds C742
Gesundheitsförderung C760
- Kinder C765
- Salutogenese C761
- Verhaltensänderung C763

Gesundheitskarte, elektronische C890
Gesundheitsleistung
- Finanzierung C740
- Nachfrage C740

Gesundheitsmarkt C739
- Dreiecksbeziehung C747

Gesundheitsökonomie C737
- Evaluationen C748

Gesundheitspolitik C736
Gesundheitsreform C739
Gesundheitssport C771
Gesundheitssystem C727
- Finanzierung C740
- Reformen C739

Gesundheitstheorie C916
Gesundheitsuntersuchung C766
Gesundheitsvorsorge C864
Gesundheitswesen C747
Gewalt
- halbscharfe C267
- scharfe C267
- stumpfe C265

Gewebe
- Anpassungsreaktionen C304
- labiles C329
- permanentes C329
- stabiles C329

Gewebeentnahme C302
Gewebekleber B108
Gewebetransplantation B222
Gewebshormone C397
Gewebsmastzelle, Entzündung C323
Gewebstransglutaminase 2 B587
Gewerbearzt, staatlicher C228
Gewerbeaufsichtsamt, staatliches C228
Gewicht, Perzentilenkurve B474
Gewichtsabnahme C26
Gewichtszunahme C27
Gewohnheitstrinker B1040
GFR (glomeruläre Filtrationsrate) A380, C583
GH (Growth hormone) A313
Ghon-Herd A538
Ghost-Cell-Glaukom B870
GHRH-Test, Laboranalytik C570

Sachverzeichnis

GHS (Global Harmonizing System) C226
Giardia lamblia (duodenalis) A570, **C643 n;**
– Antiprotozoika C469
Gibbus B260
Gicht A363, *A364*
– Nephropathie A406
Gichtanfall A363
Gichttophus A363, *A364*
Giemen, Atemwegsverlegung B41
Giemsa-Färbung C303
– Chromosomen B443
– Lamblien *A570*
Gießkannenschimmel C641
Gift
– Aufnahme C277
– Elimination B68
– Paracelsus C826
– Pflanzen C858
– Pilze C859
– Schlangen C859
– tierisches C859
Gigantismus, hypophysärer A313
Gilbert-Meulengracht-Syndrom B591
Gilchrist-Verband *B271*
Gilles-de-la-Tourette-Syndrom B1070
Gingivahyperplasie *A605*, B762
Gingivitis B762
– AML A605
Gingivostomatitis herpetica A546
GIP (gastric inhibitory peptide) A222
Gips, Orthopädie B233
Gitelman-Syndrom A407
Gitterlinienbeete B876
giving way B312
GKV (gesetzliche Krankenversicherung) C742
Glabellareflex B472, **B903**
Glandula
– lacrimalis B823
– parotidea B764
– sublingualis B764
– submandibularis B764
Glasbläserstar C831
4-Gläser-Probe B624
Glasgow Coma Scale, Notfallmedizin B29
Glasknochenkrankheit B527
Glaskörper B824
Glaskörperabhebung B871
Glaskörperblutung, Sehstörung C164
Glaskörpereinblutung B870
Glaskörpertrübung B870
Glaskörperverflüssigung B870
Glasspatel B687
Glaswolle C837
Glaube C722
Glaubersalz C402
Glaukom B864, *B866*
– diabetische Retinopathie A350
– infantiles B868
– phakolytisches B857
Glaukomanfall (akutes Winkelblockglaukom) B867
GLDH (Glutamat-Dehydrogenase), Leberzellschädigung A266
Gleason-Score B656
Gleichgewichtsorgan B799
Gleichgewichtsprüfung B803
Gleichgewichtsreaktion B479
Gleichgewichtsstörung, Leitsymptom C149
Gleichschaltung, Medizin C902

Gleichstromtherapie C787
Gleithernie B177
Gleithoden B595, **B638**
Gleitmittel C402
Glenn-Anastomose B198
Glenohumeralgelenkluxation B273
Gliadin B587
Gliamarker C592
Glibenclamid C440
Gliedergürteldystrophie B993
Gliederfüßler C662
Gliedmaßendefekt B238
Gliedmaßenschwellung C41
Glimepirid C440
Glinid C440
Glioblastom B927
Gliom B927
– Kindesalter B606
– N. opticus B885
Gliose, epiretinale B872
Glipizid C440
Gliptin C440
Gliquidon C440
Glitazon C441
Glitzerpunktbeete B876
Globalinsuffizienz, respiratorische **B89**, A171
Globalisierung
– epidemiologische Transition C734
– Medizin C736
– Mobilität C735
– Public Health C726
Globe-Thermometer C234
Globoidzellleukodystrophie B544
α₁-Globulin, Elektrophorese C539
α₂-Globulin, Elektrophorese C539
β-Globulin
– Amyloidose C315
– Elektrophorese C539
γ-Globulin, Elektrophorese C539
Globus hystericus B1055
Globusfraktur C266
Globusgefühl C84
– psychogenes B1055
Glomangiom A602
Glomerulonephritis
– Kinder B596
– membranoproliferative A401
– membranöse A396
– minimal proliferierende interkapilläre A397
– pauciimmune A490
– postinfektiöse A400
– rapid progrediente A401
Glomerulopathie A391
– Alport-Syndrom A395
– Amyloidose A399
– benigne familiäre Hämaturie A395
– chronische A392
– fokal segmental sklerosierende A397
– IgA-Nephropathie A394
– nephritisches Syndrom A394
– nephrotisches Syndrom A396
Glomerulosklerose
– fokal-segmentale A397
– noduläre diabetische (Kimmelstiel-Wilson) **A398**, A350
Glomerulum A374
Glomustumor A602, B813
Glossinidae C665
Glossitis B761
– atrophicans B762
– Candidiasis A566
– rhombica mediana B762
Glossodynie C92
Glossopharyngeusneuralgie B1005

Glottis B778
– Atresie B781
– Phonation B779
Glottiskarzinom B785, *B786*
GLP (Glucagon-like Peptide) C440
GLP-1-Analoga C440
Glücksspiel, pathologisches B1058
Glukagonom A659
Glukansynthese C466
Glukokortikoide C490
– Antidot B67
– Dermatologie B688
– perioperativ B70
– Schmerztherapie B95
Glukose
– Blut C577
– Blutzuckerteststreifen C529
– Liquor **C591**, B920
– parenterale Ernährung B92
– Urin C578
Glukose-6-phosphat-Dehydrogenase-Mangel **A148**, B464, C550
Glukose-6-Phosphatase-Defekt B533
Glukosebelastungstest B530, C570
Glukosestoffwechsel A346
Glukosetoleranz, pathologische A351
Glukosetoleranztest, oraler A351
– GH-Überproduktion A314
– Schwangerschaft B400
Glukosetoleranztest, oraler C578
α-Glukosidase C441
α-1,4-Glukosidase-Defekt B533
Glukosidasehemmstoff C441
Glukosurie A378, C109
β-Glucuronidase-Defekt B535
β-Glukozerebrosidase-Defekt B542, **B543**
Glutamat-Dehydrogenase A266, C567
Glutamat-Oxalacetat-Transaminase A266, C565
Glutamat-Pyruvat-Transaminase A266, C566
γ-Glutamyl-Transferase C566
– Alkoholmissbrauch C286
– Cholestaseparameter A267
Glutarazidurie A397
Glutaryl-CoA-Dehydrogenase-Mangel B539
Glutathion, Paracetamol C431
Gluten A249
Glyceroltrinitrat C380
Glycidamid C849
Glykogenose B533, *B534*
Glykogensynthase-Defekt B533
Glykopeptid-Antibiotika C459
– Wirkprinzip C447
β₂-Glykoprotein-Antikörper C560
Glykoprotein-IIb/IIIa-Antagonist C396
Glykoprotein-IIb/IIIa-Rezeptor, ADP-Rezeptor-Antagonist C395
Glykosaminoglykane, Mukopolysaccharidose B535
Glykosid C376
– herzwirksames C376
Glyzylzykline C455
– Wirkprinzip C447
GM1-Gangliosidose B542, **B543**
GM2-Gangliosidose B542, **B543**
Gneis B706
GnRH (Gonadoliberin) C442
GnRH-Rezeptor-Agonist C442
GnRH-Rezeptor-Antagonist C442
GnRH-Test **C569**, B671
Gold C857
Goldberg-Maxwell-(Morris)-Syndrom B550

Goldberger-Ableitung A20
Goldblatt-Mechanismus A413
Goldenhar-Syndrom B846
Goldverbindung, Immunsuppression C490
Golferellenbogen B276
Golgi-Färbung C303
Gomori-Färbung C303
Gonadarche B477
Gonaden
– Dysgenesie B333
– Entwicklung **B393**, B444
– Hypogonadismus B547
– Laboranalytik C574
– Sexualentwicklung B477
– Strahlenempfindlichkeit C504
– Tumoren B611
Gonadoliberin C442
Gonadorelin C442
Gonadotropin C442
Gonadotropine, Hypophysenvorderlappeninsuffizienz A309
Gonarthrose B306, *B307*
– Röntgenbild *B307*
Gonioskopie B827
Goniotomie B866
Goniotrepanation B865
Gonitis B310
Gonoblennorrhö B839, *B841*
Gonokokken *A523*, C612
Gonorrhö A522
Gonosomen B442
– Fehlverteilung B447
– numerische Aberration B447, **B520**
Goodpasture-Syndrom A391, **A401**
– Hämoptyse C72
Gordon-Syndrom A343
Gordon-Zeichen B904
Gorlin-Syndrom A345, **A664**
Goserelin C442
GOT (Glutamat-Oxalacetat-Transaminase) C565
– Leberzellschädigung A266
– Myokardinfarkt A57
GOT/GPT-Quotient A267
Gottron-Zeichen A484
Gottstein/Heller-Operation B124
Gowers-Zeichen, Muskeldystrophie B991
GPBB (Glykogenphosphorylase Isoenzym BB) A57
GPT (Glutamat-Pyruvat-Transaminase) C566
– Leberzellschädigung A266
Graaf-Follikel B342, *B342*
Grabmilbe C663
Gradenigo Syndrom B971
Grading C341
– Knochentumoren B254
– neuroendokrine Tumoren A657
Graefe-Zeichen A324
Graf-Einteilung B293
Graft-versus-Host-Reaktion **A455**, A456
Graham-Steel-Geräusch A66
Gram-Färbung C303, *C611*, *C626*
Grand-Mal-Epilepsie B960
Granisetron C399
Granularatrophie, rote A413
Granulationsgewebe, Epulis C338
Granulom, Tuberkulose A538
Granuloma anulare B699, *B700*
Granulomatose
– mit Polyangiitis (Wegener'sche Granulomatose) A488
– septische A443
Granulomtypen C327

Granulopoese A134
Granulosazelltumor B372
Granulozyten A153, C322
– Funktionsstörungen A154
– Normwerte A137
Granulozytenfunktionstest C554
Granulozytenkonzentrat A459
Granulozytenszintigrafie C518
Granulozytopenie A153
Gratifikationskrise C246
Grave's Disease, siehe Morbus Basedow
Gravidometer B396
Grawitz-Tumor A664
Gray C496
Gregg-Syndrom B555
Greifreflex B472, **B904**
Greisenbogen B851
Grenzdivertikel B126
Grenzstrangblockade B96
Grenzwächterlymphknoten C340
Grenzwert, biologischer C816
Grenzzoneninfarkt B954, *B954*
Grey-Syndrom C460
Grey-Turner-Zeichen B117, **A299**
Grind-Test B280
Grippe A554
Grippeotitis B807, *B808*
Grippepneumonie, hämorrhagische *C326*
Griseofulvin C467
Größe, Perzentilenkurve B474
Größenwahn B1013
Großgefäßvaskulitis A488, **A494**
Großrassenkreis C901
Grübeln B1011
Grubenpapille B883
Grundimmunisierung A507
Grundmessgröße C188
Grundumsatz, Arbeitsphysiologie C231
Grünholzfraktur B238
Gruppenberatung C765
Gruppenpsychotherapie B1021
Guanaritovirus C676
Guanethidin, Antidepressiva C414
Guedel-Narkosestadien B77
Guedel-Tubus B37, *B37*
Guillain-Barré-Syndrom B983
Gummibauch A298
Gumprecht'scher Kernschatten A622, *A622*
Gunn-Kreuzungszeichen B875
Gürtelrose A547
Gutachtertätigkeit, rechtliche Grundlagen C297
Guthrie-Testkarte B473
Gynäkologie
– bildgebende Diagnostik B336
– Endoskopie B336
– Entzündungen B351
– soziokulturelle Aspekte B350
– Vorsorgeuntersuchung B338
Gynäkomastie C127, *C127*
– chirurgische Therapie B228
– Untersuchung C191
Gyrasehemmer C456
– Kinder B468

H

H₁-Histamin-Rezeptor-Antagonist C397
– Tranquilizer C408
H₂-Atemtest A247
H₂-Histamin-Rezeptor-Antagonist C400, *C400*
H-Arzt B111
H-Fistel B504
H-Reflex, Elektroneurografie B917
H-Substanz C555
HA-MRSA (hospital aquired MRSA) C809
Haab-Linien B869
Haarausfall C44, B747
Haare
– Erkrankungen B747
– Forensik C275
– Human-Biomonitoring C821
Haarfollikel B685
Haarleukoplakie C93, *A551*, B760
HAART (highly active antiretroviral therapy) A552
Haarzelle *A626*
– Innenohr B800
Haarzellleukämie A626
Haarzunge C93
Haber-Regel C826
Hackenfuß B319
Haemophilus C621
– ducreyi C622
– influenza C621
– influenzae C621
Haftfähigkeit C288
Hagelkorn B834
Hahnemann C792
Hairless-women-Syndrom B550
Hakenwurm A582, **C658**
Hakim-Trias B926
Halberstädter-Prowazek-Einschlusskörperchen B840
Halbmetalle C851
Halbmond-Glomerulonephritis A401
Halbseitenlähmung C146, *B953*
Halbseitensyndrom B910, *B910*
Halbwertsschichtdicke C498
Halbwertszeit
– Human-Biomonitoring C821
– Radiopharmakologie C518
– therapeutisches Drug Monitoring C593
Halitosis C84
Hallopeau-Siemens-Epidermolyse B742
Hallpike-Manöver B818, *B819*
Hallux
– rigidus B319, **B320**
– valgus B318, *B319*
Halluzination
– akustische, Alkohol B1041
– Delir B1037
– Demenz B1037
– Depression **B1025**, B1037
– hypnagoge B1060
– Kokain C423
– organische Halluzinose B1037
– Schizophrenie B1032
– Wahrnehmungsstörung B1013
Halluzinogene C424
– Abhängigkeit B1038, **B1045**
– Pilzgifte C859
– Straßendrogen C858
Halluzinose
– Alkohol B1041
– chronisch-taktile B1013
– organische B1037
Halmagyi-Test B818
Halo-Naevus B725, *B725*
Haloperidol C409
Haloperidoldecanoat C412
Halothan C404, **C857**
Hals B119
– Entzündungen B776
– Gefäße C190
– Lymphknoten C190, *C191*
– Lymphknotenschwellung B776
– Tumoren B777
Halsband der Venus A529
Halsrippe B120
Halsschmerzen, Leitsymptom C171
Halswirbelsäule
– basiläre Impression B921
– Klippel-Feil-Syndrom B921
– Verletzungen B264
Halszyste B120, *B120*
Haltetremor C153, B936
Haltung, orientierende Untersuchung C188
Haltung (Geburt) B418
Haltungsanomalie B422, *B422*
Haltungsfehler C105
Häm A364
Hämagglutinin, Influenzavirus C674
Hamamelis C792
Hämangioendotheliom A602
Hämangiom C345, **A601**, B726
– Konjunktiva B846
– Leber A648
– Papille B885
Hämangiomatose A601
Hämangioperizytom A602
Hämarthros
– Koagulopathie A162
– Patellaluxation B314
Hamartom C346
– astrozytisches B882
– Mamma B378
Hämatemesis **C85**, A227
Hämatochezie C77, **A227**
Hämatoidin C308
Hämatokolpos B331
Hämatokrit A137, C549
– kindlicher B470
Hämatologie, Laboranalytik C548
Hämatom C44
– epidurales B950, B973
– – chirurgische Therapie B218
– Forensik C265
– granulierende Entzündung C326
– intrakranielles, chirurgische Therapie B218
– intrazerebrales B950
– – chirurgische Therapie B219
– Ohr B808, *B808*
– subarachnoidales B957, B973
– subdurales B973
– subgaleatisches B485
Hämatometra B331
Hämatopoese A134, B470
– myelodysplastisches Syndrom A614
Hämatosalpinx B331
Hämatothorax A218, **A219**
Hämatotympanum, Barotrauma B814
Hämatoxylin-Eosin-Färbung C303
Hämatozoidin C308
Hämaturie **C109**, A378
– benigne familiäre A395
Hamburger Modell C244
Hämiglobinzyanose C62
Hamilton-Handgriff B427
Hammerzehe **B319**, A467
Hämoccult, Tumorsuche A590
Hämochromatose *C308*, A366
Hämodialyse A390
Hämofiltration A390
Hämoglobin A148
– Anämie B563
– Bestimmung C534
– fetales B470
– Fraktionen C552
– Gene B442
– Ikterus C36
– Laboranalytik C551
– Neugeborene B563
– Normwert A137
– Polyglobulie B492
– Sauerstoffbindungskurve *C563*
– Totenflecke C257
– Urinstatus C580
– Varianten C552
– Verwesung C258
Hämoglobinkonzentration A137
Hämoglobinopathie A148
Hämoglobinurie, paroxysmale nächtliche A147
Hämoglobinzyanose C62
Hämoglobinzylinder A380
Hämolyse
– Alloantikörper A458
– Anämie A145
– Blutentnahme C525
– α-Hämolyse C610, *C610*
– β-Hämolyse C610, *C610*
– γ-Hämolyse C610, *C610*
– Streptokokken C610, *C610*
– Transfusionsreaktion A462
Hämolysin C611
– bispezifisches A150
Hämoperikard A75, B206
Hämophilie A161
Hämoptoe C70
– Palliativmedizin C711
Hämoptyse C70
Hämorrhagie, Alter C699
Hämorrhoidektomie B156
Hämorrhoiden B155
Hämorrhoidopexie B156
Hämosiderin, Zellalterung C308, *C308*
Hämosiderose A366
Hämospermie, Leitsymptom C124
Hämostase A155, *A156*
– Laboranalytik C557
– Messverfahren C535
Hämpolymerase-Inhibitor C469
Hämsynthese, Laboranalytik C552
Hand
– Diagnostik B280
– Fehlentwicklung B280
– Sehnenverletzung *B286*, B287
– Verletzungen B112
Hand-Fuß-Mund-Exanthem **B715**, B773
Hand-Schüller-Christian-Krankheit B736
Handblock B84
Händedesinfektion B104
– chirurgische C797
– hygienische C796
– Wirkstoffe C799
Händehygiene C796
Händewaschen C797
Handgelenk
– Arthrose B281
– Beweglichkeit B280
– Engpass-Syndrom B283
– Lunatumnekrose B281
– Vibrationsschäden C827
Handlung, autoerotische C271
Handschuh-Socken-Syndrom B556
Handschuhe C797
Hang-over, Benzodiazepine C407
hanged man's fracture B265, *B265*
Hängemattenphänomen A68
Hanken-Büngner-Band C330
Hantaan-Fieber A561
Hantavirus C676
Hantavirus Pulmonary Syndrome A545
Hantavirus-Infektion A544

Sachverzeichnis

HAP (hospital-acquired pneumonia) A193
Hapten A438
Haptoglobin, Hämolyse A146
Hardy-Weinberg-Gleichgewicht B458
Harn
– schäumender C115
– spezifisches Gewicht C583
Harnabflussstörungen C111
Harnblase
– Anatomie B620
– Divertikel B594, B635, *B636*
– Druckmessung B624
– Ekstrophie B635
– Entleerung B621, *B622*
– Entleerungsstörungen B666
– Fehlbildungen B635
– hyperbare B672
– Ostienkonfiguration *B634*
– Parasympathikus C363
– parasympatholytische Effekte C365
– Reflux B633
– schlaffe B667
– Sonografie B625, *B625*
– Sphinkter B620
– Tumoren B650
– Zystitis B643
Harnblasendauerkatheter B628
Harnblasenkarzinom B652
Harnblasenruptur B680
Harnblasentamponade B677
Harndrainage B628
Harndrang
– Harnblasenruptur B680
– Harnröhrenverletzung B681
– Harnverhalt B674
– Prostatahyperplasie B654
– Prostatitis B648
– Reizblase B672
– Zystitis B673
Haarnestgrübchen B154
Harninkontinenz C111
– kindliche B598
Harnleiter
– Anatomie B620
– ektoper B631
– Fehlbildungen B631
– retrokavaler B635
– Sonografie B625
– Steineinklemmung *B664*
– Tuberkulose B647
– Tumoren B650
– Verletzung B680
Harnleiterersatz B629
Harnleiterkarzinom B651
Harnleiterkatheter B628
Harnleiterstenose, subpelvine B632
Harnröhre
– Anatomie B620
– Ausfluss C108
– Epispadie-Ekstrophie-Komplex B594
– Fehlbildungen B636
– Hypospadie B594
– Klappen B593, **B637**
– Striktur B666
– Urethralklappen B593
– Urethritis B643
– Verletzung B681, *B681*
Harnsäure
– Absorptionsfotometrie C528
– Gicht A363
– Hyperurikämie A363
– Lesch-Nyhan-Syndrom B525
– Urikostatika C432
Harnsäurenephropathie A406
Harnsäurestein B664

Harnstarre A377
Harnstauungsniere, Sonografie B632
Harnstein B663
– Lokalisation *B664*
– Verhütung B666
Harnstoff A379, C582
Harnstoff-Lost-Verbindung C481
Harnstoffzyklusdefekt B538
Harnteststreifen C580
Harntrübung C113
Harnuntersuchung, mikroskopische C580
Harnverfärbung C113
Harnverhalt C114, **B674**
Harnwege, ableitende, Fistelbildung B673
Harnwegsinfektion B642
– Bakteriurie C109
– Harnverfärbung C114
– Kinder B595
– nosokomiale C801, **C802**
– persistierende B643
Harrington-Spondylodese B260
Harrison-Furche B602
Harte-Wasser-Syndrom A332
Hartmann-Operation B147
Hartnup-Krankheit A377, **B597**
Hartstrahltherapie C514
Harvey, William C897
Haschisch **C858**, B1043
Hasenscharte B757
Hashimoto-Thyreoiditis A328, *A328*
Hasner-Membran B823
– Dakryozystitis B838
Häufigkeit, Epidemiologie C866
Hauptwirt C652
Hausarzt C202
Hausarztmodell C747
Hausbesuch C202, **C208**
Hausfrauenhände B706
Hausmittel C215
Hausstaubmessung C820
Hausstaubmilbe C663
Haut B684, *B684*
– Forensik C275
– Leitsymptome C42
– leukämische Infiltrate B736
– Präkanzerosen B728
– Schwangerschaft B395
– UV-Strahlung C504, C830
Hautanhangsgebilde B685
– Erkrankungen B747
Hautatrophie C42
Hautblutung, Leitsymptom C44
Häutchen, letztes B693
Hautdesinfektion
– peripherer Venenkatheter C805
– Wirkstoffe C799
Hautemphysem C45
Hauterkrankung
– atrophisierende B698
– bakterielle B709
– Berufserkrankungen C242
– blasenbildende B742
– chemisch bedingte B707
– ekzematöse B703
– erythematöse B690
– erythrosquamöse B690
– granulomatöse B698
– Krebsfrüherkennung C768
– lichenoide B695
– lineare B746
– Mykosen A566, B717
– papulöse B695
– parasitäre B721
– physikalisch bedingte B707
– Tumoren B723
– virale B714

Hautflora C606
– Desinfektion B104, C796
– Hautflüglergift C859
Hautkandidose A566
Hautmetastase B737
Hautmilzbrand A532
Hautphänomen B686
Hautsarkoidose B698
Hautschäden, UV-Strahlung B686
Hautschuppung, Leitsymptom C45
Hautspaltlinien **B105**, *B105*, B685
Hauttest A448, *A449*
Hauttransplantation B222
Hauttuberkulose B714
Hautturgor C189
Hawkins-Einteilung B324
Hawkins-Kennedy-Test B267
HbA$_{1C}$ C578
HbA$_{1C}$ A352
HBe-Antigen A270
HBM-Wert C817
HBs-Antigen A270
HCC (hepatozelluläres Karzinom) A649, *A651*
HCG (humanes Choriongonadotropin) C588
– Schwangerschaftsfeststellung B395, *B395*
– Tumormarker B623
HCG-Test
– Hodenfehllage B639
– Infertilitätsdiagnostik B671
HCM (hypertrophische Kardiomyopathie) A70
HDL (High-Density-Lipoprotein) A359
HDL-Cholesterin, Befundinterpretation C545
Healthy-Worker-Effekt C246
Heat-Stress-Index C234
Heberden-Arthrose B280, *B281*
HEDE-Kontinuum C761
Hedinger-Syndrom B658
Heerfordt-Syndrom A204
Hefemykose B717, **B720**
Hefen C639
Heidelberg-Retina-Tomografie B829
Heidelberger-Klassifikation A108
Heidelberger-Kurve *C531*
Heilkunde, Medizinrecht C289
Heilung, Entzündung C328
Heilversuch C297
Heimlich-Manöver B36, *B36*
Heinz-Innenkörperchen A136
Heiserkeit, Leitsymptom C140
Heißluftsterilisation C801
Helfervirus C665
Helicobacter pylori C624
– Diagnostik A237
– Eradikationstherapie A239
Helio-Balneo-Therapie B690
Helio-Thalasso-Therapie B690
Heliotherapie B690, **C788**
Heller-Syndrom B1065
Hellin-Regel B413
HELLP-Syndrom B409
Helmabnahme B34
Helmholtz-Ophthalmometer B828
Helminthen C651
Helminthose A578
Helsinki-Deklaration C908, **C930**
Hemi-Neglect B913
Hemianopsie C157
Hemiballismus B935
Hemiblock A37
Hemifontan B198
Hemifundoplicatio, gastroösophagealer Reflux B125
Hemihepatektomie B162

Hemihypästhesie, Definition B900
Hemikolektomie B147
Hemikranie, paroxysmale **B1004**, C174
Hemiparese B900
– Capsula-interna-Syndrom B910
Hemiplegia alternans B911
Hemispasmus, facialis B969
Hemisphärensyndrom B910
Hemmkonzentration, minimale C447
Hemmkörperhämophilie **A162**, C699
Hemmung, allosterische C351
Hendravirus C674
Henipavirus C674
Henle-Koch-Postulate C598
Henle-Schleife A375
Hepadnaviren C685
Heparin **A158**, C391
– Intoxikation B67
– perioperativ B70
Heparinanalogon A158
Heparinisierung
– Herz-Lungen-Maschine B195
– Thrombophlebitis A118
Heparinoid A158
Hepatikojejunostomie B168, *B168*
Hepatisation, graue *A193*
Hepatitis A267
– bei Neugeborenen B514
Hepatitisviren
– Arbeitsmedizin C238
– Hepatitis-A-Virus C671
– Hepatitis-B-Virus C667, **C685**
– Hepatitis-C-Virus C679
– Hepatitis-D-Virus C668, C672
– Hepatitis-E-Virus C672
– Virostatika C475
Hepatoblastom B612
Hepatomegalie C98
Hepatostomie B165
Hepatotomie B165
Hepatotoxine A275
Hepcidin A141
Hepeviren C672
Heptan, Lösungsmittel C839
HER2/neu C332, B379, **C589**
Heraklit v. Ephesos C895
Herbert-Klassifikation B284
Herbert-Schraube B285
Herbizide C848
– Vergiftung C278
Herbstgrasmilbe B721
Herbstlaubleber A290
Herdenimmunität C769
Herdenzephalitis B944
Herdpneumonie A194
Hering-Regel C793
Herlitz-Epidermolyse B742
Hermansky-Pudlak-Syndrom B738
Hermaphroditismus verus B548
Hernie
– Bauchwand B177, *B177*
– epigastrische B178
– klinische Untersuchung C199
– lumbokostale B129
– Nabel B178, **B512**
– Ösophagus A236
– paraösophageale B130
– parasternale B129
– retrosternale B129
– Zwerchfell B501
Herniotomie, Wundinfektion C806
Heroin C426, **C858**
Herpangina B773
Herpes
– conjunctivae B842
– genitalis A545

- gestationis B746
- labialis A545
- neonatorum B514
- vegetans A546
- zoster **A547**, *A547*, B807, B945

Herpes-Panaritium A546
Herpes-simplex-Virus, Infektionen A545
Herpesenzephalitis B945
Herpesviren C681
Herring-Klassifikation B295
Hertel-Exophthalmometer B827
Hertoghe-Zeichen A310, B705
Herz
- Amyloidose C316
- Anatomie B193
- Entwicklung B393
- Hypoxie C319
- klinische Untersuchung C193
- Kontrastmitteluntersuchung C513
- muskarinerge Nebenwirkungen C364
- Parasympathikus C363
- parasympatholytische Effekte C365
- Transplantation B214
- Tumoren A600
- Verletzungen B206
- Zellverfettung C307

Herz-Kreislauf-Erkrankung
- Diagnostik A18
- psychosomatische B1076

Herz-Kreislauf-Funktion, Sicherung B38
Herz-Kreislauf-Stillstand B30, **A48**
Herz-Kreislauf-System A18
- Laboranalytik C546
- Leitsymptome C55
- Monitoring B87
- Neugeborene B469
- Schwangerschaft B394

Herz-Lungen-Maschine B195
Herz-Lungen-Transplantation B217
Herz-Thorax-Quotient A22
- Neugeborene B496
Herzachse, elektrische A20
Herzangststörung B1054
Herzbeutelentzündung, *siehe* Perikarditis
Herzbeuteltamponade A75
Herzenzyme, Myokardinfarkt A57, *A57*
Herzfehler A61
- angeborene A61, **B566**
- - chirurgische Therapie B196
- - Links-rechts-Shunt B567
- - Rechts-links-Shunt B570
- erworbene A62
- - chirurgische Therapie B201
- Schwangerschaft B415
Herzfehlerzelle C308
Herzfrequenz
- EKG A20
- Kinder B467
Herzgeräusch A19, **C59**, C195
Herzglykosid C376
- perioperative Gabe B70
Herzhypertrophie A26
Herzinfarkt A54
Herzinsuffizienz A25
- Alter C697
- anästhesiologisches Risiko B71
- Kinder B577
- klinische Untersuchung C195
Herzkatheter A24, A58
Herzklappen B200
- Auskultation A19
- Ersatz A62, **B200**

Herzkrankheit A49
- koronare A49
Herzkranzgefäße, Anatomie B193
Herzlagerung, Lungenödem B41
Herzmuskelhypertrophie C305
Herzneurose B1054
Herzrhythmusstörung B44
- bradykarde A33
- chirurgische Therapie B202
- Dyspnoe C69
- Herzinsuffizienz A27
- Kinder B576
- tachykarde A38
Herzschrittmacher, *siehe* Schrittmacher
Herzspitzenstoß A18
- Aortenklappenstenose A63
- Herzinsuffizienz A27
Herztod, plötzlicher A48
Herzton A19, **C59**, C195
Herztumor, chirurgische Therapie B205
Herzvergrößerung, Röntgen-Thorax A22
Herzwandaneurysma B205
HES (Hydroxyethylstärke) C389
Heterochromatin B442
Heterochromie B859
Heterodisomie B446, *B447*
Heterogenie B457
Heterogenität, genetische B457
Heterophorie B892, **B894**
- Aufdecktest B831
- Maddox-Kreuz B831
Heteroplasmie B456
Heterosis B459
Heterotropie B892
Heterozygotenfrequenz, Wiederholungsrisiko B461
Heterozygotennachweis B454
Heterozygotenwahrscheinlichkeit B459
Heterozygotie B437
- Dominanz B452
Heublume C792
Heubner-Sternenkarte B556
Heuschnupfen B793, B843
Hexapoda C663
Hexenmilch C127, **B472**
Hexosaminidase-Defekt B542, **B543**
HFRS (hämorrhagisches Fieber mit renalem Syndrom) A545
HHV (humanes Herpesvirus) C681
Hiatus
- aorticus B123
- leucaemicus A605
- oesophageus B123
Hiatushernie B129, *B130*
Hidradenitis B750
Hidrozystom B835
High-Ceiling, Diuretika C384
High-dose-Heparinisierung C391
High-flow-Priapismus B677
High-grade-Tumor, Chondrosarkom B255
High-output-Fistel B142
High-Output-Herzversagen A25
High-Turnover-Osteopathie A388
High-Turnover-Osteoporose B239
Highoumenakis-Zeichen B516
Hilfeleistungspflicht, ärztliche C292
Hilflosigkeit, erlernte B1025
Hilfsmittel
- orthopädische B233
- Rehabilitation C211
- Vergütung C745
Hill-Sachs-Läsion B273
Hinderer-Operation B230
Hinterhauptslage, hintere B423

Hinterkammerlinse B859
Hinterstrangataxie B907
Hinterstrangsyndrom B909
Hinterstrangsystem B907
Hinterwandinfarkt A57
Hippel-Lindau-Syndrom, Hämatemesis C85
Hippokrates C896
Hippokrates-Reposition B273
Hippokratischer Eid C896
Hippotherapie C790
Hirnabszess *B915*, B943
Hirnbiopsie B217
Hirnblutung
- Neugeborene B493
- Notfallmedizin B55
Hirndrucksteigerung, chirurgische Therapie B219
Hirndrucksyndrom B923
Hirninfarkt B952
Hirnmetastase *B931*
- chirurgische Therapie B219
Hirnnerven B963
Hirnnervenkerne, motorische, Bulbärparalyse B911
Hirnödem B923, *B950*
- Leberversagen A287
Hirnrindenaudiometrie B803
Hirnstamm, Opsoklonus B966
Hirnstammaudiometrie B803
Hirnstammenzephalitis, paraneoplastisches Syndrom B912
Hirnstamminfarkt B954
Hirnstammläsion, Lähmung C146
Hirnstammreflex B903
Hirnstammsyndrom B911
Hirntod C301
- Diagnostik C260, *C260*
- ethische Fragen C926
- Rechtsmedizin C256
Hirntumor B926
- chirurgische Therapie B219
- Kinder B606
Hirsutismus **B749**, C128, C189
Hirudin C394
Hirudo medicinalis C654
His-Bündel-EKG A32
Histamin A222, **C397**
- Freisetzung, Muskelrelaxanzien C366
- Magensäuresekretion *C400*
Histaminrezeptor C397
Histiozytom B727
- malignes fibröses B256
Histiozytose B736
Histiozytosis X B736
Histogramm C875, *C875*
Histologie C302
Histon B442
Histoplasma, capsulatum, Histoplasmose A567
Histoplasmose A567
HIT (heparininduzierte Thrombozytopenie) C392
Hitze C317
Hitzearbeit C234
Hitzekollaps, Hypotonie C64
Hitzeschäden C272
- Notfallmedizin B62
Hitzschlag
- Forensik C272
- Notfallmedizin B62
HIV (humanes Immundefizienzvirus) C667, **C677**
- Virostatika C476
HIV-Enzephalopathie (HIV-Demenz) B946

HIV-Infektion A548
- Neugeborene B560
- Schweigepflicht C291
- somatopsychische Folgen B1078
HIV-Retinopathie B881
HIV-Test A550
HL7 (Health Level Seven) C890
HLA-Antikörper A458, C556
HLA-B27
- Psoriasis B690
- reaktive Arthritis A474
- Spondylarthritis A471
HLA-Kompatibilität A453
HLA-Polymorphismus A436
HLA-Restriktion A436
HLA-Sensibilisierung A461
HLA-System A436
HLHS (hypoplastisches Linksherzsyndrom) B572
HMG (humanes Choriongonadotropin) C443
HMSN (hereditäre motorische und sensible Polyneuropathie) B989
HNA (human neutrophil antigenes) C556
HNCM (hypertrophisch nichtobstruktive Kardiomyopathie) A70
HNO-Status C189
Hobelspanphänomen C46, **B696**
Hochdruckflüssigkeitschromatografie, Human-Biomonitoring C822
Hochfrequenzkinetmatografie B769
Hochfrequenzoszillation A179
Hochfrequenztherapie B787
Hochschulambulanz C746
Hochspannungsunfall **B63**, C273
Hochtonverlust B814
Hochwuchs C131, B481
Höckernase *B792*
HOCM (hypertrophisch obstruktive Kardiomyopathie) A70
Hoden
- Anatomie B621
- Hormone A306
- Lageanomalien (Ektopie) C124, B638
- Sonografie B625
Hodenbiopsie, Infertilität B670
Hodenentzündung B649
Hodenhochstand B595, **B638**
Hodenschmerzen, Leitsymptom C171
Hodentorsion B676
Hodentrauma B682
Hodentuberkulose B647
Hodentumor B658
Hodge-Parallelebenen *B419*
Hodgkin-Lymphom A616, *A618*
Hodgkin-Zelle A617, *A617*
Hoffmann-Tinel-Zeichen **B221**, B283, B986
Höhenhirnödem B924
Höhenkrankheit C828
Höhenschielen B892
Hohlfuß B316, **B318**
Hohlrücken C105
Hohmann-Operation B276
Holiday-Heart-Syndrom A40
Holmes-Tremor **C153**, B936
Holocaust C906
Holoprosenzephalie B922
Holzarbeiterlunge A202
Holzbock, gemeiner C663
Holzer-Blasen C278
Holzschutzmittel C846
- multiple Chemikalienüberempfindlichkeit C824

Homöopathie C792
Homoplasmie B456
Homozygotenwahrscheinlichkeit B459
Homozygotie B437
Homozystinurie, klassische B537
Hook-Effekt C533
Hook-Test B277
Hopfen C792
Hörbahn B799
Hordeolum B834, *B834*
Hörgerät B804
Hormon A306
– antidiuretisches, Nierenfunktion C384
– blutzuckersenkendes A346
– insulinantagonistisches A346
– Knochenstoffwechsel C446
– Kokarzinogen C333
– Niere A376
– Plazenta B393
– somatotropes A313
– Tumormarker A592
– Tumorwachstum C487
Hormonbestimmung C569
– Infertilität B671
Hormonersatztherapie B349
Hormonimplantat B388
Hormonsekretion A306
Hormonsubstitution, Östrogene C444
Hormontherapie A595
– Prostatakarzinom B658
Horner-Syndrom B967
Hornhaut B823
– Degeneration B851
– Dystrophie B851
– Erkrankungen B847
– Fehlbildungen B847
– Fremdkörper B852
– Refraktionskorrektur B890
– Sensibilitätsprüfung B828
– Verletzungen B852
Hornhautflap B891
Hornhautkegel B847
Hornhauttrübung, Leitsymptom C158
Hornhautverkrümmung B889
Hörorgan B799, *B799*
Hörprüfung B801
Horrortrip B1046
Hörschwelle C828
Hörstörung B804
Hörsturz B817
Hörverlust C134
Hörvermögen C188
Hörvorgang B800
Hospitalkeim A503
Hospizhelfer, ehrenamtlicher C724
Hospizinitiative C705
Host-versus-Graft-Reaktion **A455**, A456
Hostienwunder C619
hot spots C517
Hotelling's-T² -Test C880
Hounsfield-Einheit C509
Howell-Jolly-Körperchen **A136**, B175
HPA (human platelet antigenes) C556
HPLC-Diodenarraydetektor C530
HPLC-Massenspektrometrie C530
HPS (Hantavirus pulmonary syndrome) A545
HPV (humanes Papillomavirus) C681
– Abstrich B336
– Neugeborene B515

HR-CT
– Alveolitis A203, *A203*
– COPD A189
– interstitielle Lungenerkrankung *A200*, A201
– Sklerodermie A483
HRT (hormone replacement therapy) B349
5-HT₁-Rezeptor-Agonist C398
5-HT₃-Antagonisten, Prämedikation B73
5-HT₃-Rezeptor-Antagonist C399
HTCL-Manöver (Head tilt and chin lift) B37, *B37*
HTLV (humanes T-Zell-Leukämie-Virus) C678
Hudson-Stähli-Linie B851
Hufeisenniere B630
Hüftdysplasie B291, *B292*
Hüfte, schnellende B247
Hüftendoprothese B299
– Wundinfektion C806
Hüftfraktur, Alter C700
Hüftgelenk
– Arthrose B298
– Diagnostik B291
– Dysplasie B291
– Entzündung B299
– Luxation B291, **B301**
– Punktion *B244*
– Totalendoprothese B299
Hüftkopffraktur B301, *B302*
Hüftkopfnekrose, siehe Femurkopfnekrose
– juvenile, siehe Morbus Perthes
Hüftschnupfen B297
Hüftschraube, dynamische B234
Hühnerbrust B266
Human-Biomonitoring C819, **C820**
Humanalbumin C389
Humanes Metapneumovirus C674
Humanes Parvovirus B19 C685
Humanwissenschaft C911
Humeruskopffraktur B277
Humerusschaftfraktur B278
Humoralpathologie C895
Hundebandwurm A578, **C655**
Hundebiss B65
Hundefloh C664
Hundehalsband B261
Hungerdystrophie C308
Hungerödem C40
Hungerversuch, siehe Fastentest
Hunner-Ulzera B673
Hunt-Hess-Stadien B957
Hunter-Glossitis **A144**, *A144*, B762, C93
Hürthle-Zelle A328
HUS (hämolytisch-urämisches Syndrom) A414
Husten C72
Hustenreflex B903
Hutch-Divertikel B635
Hutchinson-Gilford-Syndrom B743
Hutchinson-Trias B516
Hutchinson-Zeichen B833
Hutkrempenregel C266, *C267*
HWS-Syndrom B262
Hyalin C314
Hyaloidea-Körperchen B869
Hybridisierung, Chromosomen B443
Hydatide C655
– Eileiter B370
Hydatiden **A580**
Hydatidentorsion B676
Hydatidose A580
Hydro-MRT, Morbus Crohn A252
Hydrochlorothiazid C386

Hydrokalikose B635
Hydromorphon C425
– Schmerztherapie B94
Hydromyelie B976
Hydronephrose *B592*, B632
– Kinder B592
Hydroperikarderguss A75
Hydrophobie A558
Hydrophthalmus B868, *B869*
Hydrops fetalis, Ringelröteln B556
Hydrotherapie C789
Hydrothorax, Aszites A284
Hydroxycarbamid C485
Hydroxycobalamin, Antidot B67
Hydroxyethylstärke C389
Hydroxyharnstoff C485
– Wirkprinzip C479
5-Hydroxy-Indolessigsäure A658
– Laboranalytik C577
11β-Hydroxylase-Defekt B547
17α-Hydroxylase-Defekt B547
21-Hydroxylase-Defekt B545
11β-Hydroxylase-Mangel A343
21-Hydroxylase-Mangel A343
Hydroxyprolin, Morbus Paget B242
5-Hydroxytryptamin C398
Hydrozele B640, *B640*
Hydrozephalus B925
– Mukopolysaccharidose B535
Hydrozinderivate C481
Hygiene
– Hände C796
– Krankenhaus C795
Hygiogenese C791
Hymen B330
Hymenalatresie **B331**, B595
Hymenolepis
– diminuta C657
– nana C657
Hypalbuminämie, Aszites A284
Hypästhesie B909
Hyper-IgE-Syndrom A154
Hyper-IgM-Syndrom A441
Hyperabduktionssyndrom B985
Hyperadduktionstest B268
Hyperaktivität B1068
Hyperaldosteronismus, siehe Conn-Syndrom
Hyperalgesie B909
Hyperämie, Raynaud-Syndrom A104
Hyperammonämie
– Harnstoffzyklusdefekt B538
– Stoffwechselerkrankungen B531
Hyperargininämie B538
Hyperbilirubinämie
– Bilirubinwerte C568
– familiäre **A275**, B591
– hereditäre nichthämolytische B590
– Neugeborene B487, **B489**
Hyperchlorhydrie A236
Hypercholesterinämie A360
– Glaskörpertrübung B870
– sozialmedizinische Aspekte C247
Hyperdontie B477
Hyperemesis gravidarum B407
Hyperexitabilität, Neugeborene C131
Hyperfibrinolyse A161, **A166**
Hyperforin C415
Hypergammaglobulinämie
– Autoimmunhepatitis A272
– primär biliäre Zirrhose A277
– SLE A479
Hyperglykämie A348
– Bewusstseinsstörung B54
– Insulintherapie A353
Hypergonadismus, hypergonadotroper B551

Hyperhidrosis C39, **B752**
Hyperhomozysteinämie B537
Hyperhydratation C33, **A419**, B599
Hyperinsulinismus, kongenitaler B488
Hyperkaliämie A423, **A425**
Hyperkalzämie A427
Hyperkalzämiesyndrom **A330**, A371
– Paraneoplasie A589
Hyperkalzurie
– Hyperparathyreoidismus A330
– Markschwammniere A410
Hyperkapnie A175
– laparoskopische Eingriffe B77
– Notfallmedizin B28
– peripartale Asphyxie B494
Hyperkeratose C46
Hyperkinese B907
Hyperkinesie C145
Hyperkoagulabilität, Alter C699
Hyperkortisolismus, siehe Cushing-Syndrom
Hyperlaxität, Schultergelenk B273
Hyperlipidämie, Hämoglobinbestimmung C552
Hyperlipoproteinämie A359
Hypermagnesiämie A429
Hypermenorrhö B344
Hypermetropie B888
Hypernatriämie A421
Hypernephrom A664
Hyperodontie B763
Hyperopie B888
Hyperosmie, Leitsymptom C138
Hyperostosesyndrom, akquiriertes A476
Hyperostosis
– ancylosans vertebralis senilis B263
– triangularis ilei B288
Hyperparathyreoidismus
– primärer A330
– sekundärer A332
– – renale Osteopathie B241, **A388**
– tertiärer A332
Hyperpathie B909
– Sensibilitätsstörungen C151
Hyperphänomen, motorisches B907
Hyperphosphatämie A429
Hyperphosphaturie, Hyperparathyreoidismus A330
Hyperpigmentierung C52, B740
– Nebennierenrindeninsuffizienz A339
Hyperplasie C306
– atypische duktale, Präkanzerose C337
– Endometrium B367, *B367*
– erythropoetische A145
– fokale noduläre A648, *A648*
– foveoläre A240
– Gingiva B762
– kongenitale adrenale B545
– reaktive, follikuläre A604
– Rhinophym B795
– Tonsilla pharyngea B769
Hyperprolaktinämie C127
– Prolaktinom A312
Hyperproteinämie C538
Hyperreflexie, Leitsymptom C149
Hypersalivation C90
Hypersekretionsglaukom B856
Hypersensitivitätsreaktion A438
Hypersensitivitätssyndrom B703
Hypersensitivitätsvaskulitis A493
– allergieassoziierte A488
Hypersomnie C181
– primäre B1059

Hypersplenismus C100
Hypertension, portale A281
– chirurgische Therapie B165
Hyperthermie A596
– Fieber C31
– maligne **B81**, B998
– – Pharmakogenetik B464
– postoperative B82
Hyperthyreose A321
– anästhesiologisches Risiko B71
– immunogene, *siehe* Morbus Basedow
– Laborwerte A318
Hypertonie C62, A82–A83
– arterielle A81
– – renale A83
Hypertonie, arterielle
– anästhesiologisches Risiko B71
– Differenzialdiagnosen C63
– Kinder B577
– Notfallmedizin B49
– pulmonale A212
– schwangerschaftsinduzierte B408
– sozialmedizinische Aspekte C247
Hypertonie, muskuläre C154
Hypertonie, venöse A120
Hypertrichose **B749**, C46, C189,
Hypertrichosis languinosa acquisita B738
Hypertriglyzeridämie A360
Hypertrophie C305
– numerische C306
– rechtsventrikuläre, Fallot-Tetralogie B570
Hypertropie B892
Hyperurikämie A363
– tumorassoziierte A588
Hyperventilation C74, A179
Hyperviskositätssyndrom B492, **A612**
– Plasmozytom A624
Hypervitaminose A370
Hypervolämie A418
– Niereninsuffizienz A385
Hyphäma B822, B860
Hyphe C638
Hypnose B1021
Hypnotikum C406
– Abhängigkeit B1044
Hypnozoit C649
Hypoaldosteronismus A342
– hyporeninämischer A349
Hypoalphalipoproteinämie A362
Hypochondrie B1054
Hypodontie **B477**, B763
Hypofibrinolyse A166
Hypoglykämie A355
– Bewusstseinsstörung B54
– neonatale B487
– Paraneoplasie A589
Hypogonadismus B547
– männlicher C125
– weiblicher C130
Hypohidrosis C39
Hypokaliämie A423, **A424**
Hypokalzämie A427
Hypokalzämiesyndrom, Opisthotonus C148
Hypokalzurie, Gitelman-Syndrom A408
Hypokapnie A175
– Notfallmedizin B28
Hypokinese B907
Hypokinesie C144
Hypokortisolismus A338
Hypolipoproteinämie A362
Hypomagnesiämie A429
– Gitelman-Syndrom A408
– Neugeborene B487

Hypomanie B1028
Hypomelanosis Ito B739
Hypomenorrhö A344
Hypomimie, Leitsymptom C144
Hyponatriämie A420
Hypoparathyreoidismus A332
Hypophänomen, motorisches B907
Hypopharynxkarzinom B775
Hypophosphatämie A429
– Rachitis B602
Hypophyse A308
– Hormone A306
– Laboranalytik C569, C571
Hypophysenadenom *A312*, A660, **B929**
– chirurgische Therapie B219
Hypophysenhinterlappen, Laboranalytik C572
Hypophysenhinterlappen, Erkrankungen A315
Hypophysentumor A311
Hypophysenvorderlappeninsuffizienz A309
Hypopigmentierung C52, B738
Hypoplasie C304
– hypoplastisches Linksherzsyndrom B572
– Kleinhirn B921
– Leydig-Zellen B548
– Lunge B500
– Niere B630
– Pankreas B170
– pontozerebelläre C305
– Pulmonalarterien B570
– Tuben B333
Hypoproteinämie C538
Hypopyon B860
Hyporeflexie, Leitsymptom C149
Hyposensibilisierung A450
Hyposmie C138, B963
Hypospadie B594, **B636**, *B637*
Hypospermie B624
Hyposphagma C163
Hyposthenurie A377
Hypothalamus A308
– dienzephale Störungen B910
– Funktionstest A307, **C569**
– Hormone A306
Hypothalamus-Hypophysen-System *A308*
Hypothermie **C35**, B195
– Notfallmedizin B62
– Polytrauma B328
– postoperative B82
Hypothese, statistische C876
Hypothesentest C876
Hypothyreose A326
– anästhesiologisches Risiko B71
– Laborwerte A318
Hypotonie, arterielle C62, **A85**
Hypotonie, muskuläre, muskuläre C154
Hypotonie, permissive B52
Hypotrichose C189
Hypotropie B892
Hypotympanon B798
Hypoventilationsatelektase A181
Hypovitaminose A370
Hypovolämie A418
– Notfallmedizin B44
Hypoxämie A175
Hypoxanthin, Allopurinol C432
Hypoxanthin-Guanin-Phosphoribosyl-Transferase A363
Hypoxanthin-Guanin-Phosphoribosyltransferase, Mangel B525
Hypoxidose C318

Hypoxie C269, C318
– Notfallmedizin B28
Hypsarrhythmie B961
Hysterosalpingografie B337
Hysteroskopie B337

I

IABP (intraaortale Ballongegenpulsation) B195
Ibandronat C445
Ibritumomab-Tiuxetan C486
IBS (irritable bowel syndrome) A248
Ibuprofen C428, **C430**
ICD (Kardioverter-Defibrillator) B202
– Herzrhythmusstörung A33
– Kammertachykardie A47
ICD-10 C883
ICD-O-3 C885
ICER (inkrementelles Kosten-Effektivitäts-Verhältnis) C750
ICF (international classification of functioning, disability and health) C774
Ich-Schwäche
– Alkoholabusus B1040
– Psychoanalyse B1017
– Zwangsstörung B1050
Ich-Störung B1014
– Schizophrenie B1032
Ichthyose B740
Ichthyosis vulgaris B740, *B741*
ICP (infantile Zerebralparese) B922
ICPM (international classification of procedures in medicine) C886
ICSI (intrazytoplasmatische Spermieninjektion) B391
Icterus
– intermittens juvenilis (Morbus Gilbert-Meulengracht) C36
– neonatorum B489
– prolongatus B490
Idarubicin C483
Idee, überwertige B1013
Ideenflucht B1012
– Manie B1029
Identifikation B1017
Identitätsstörung, dissoziative B1052
Idiotie B1065
IDL (Intermediate Density Lipoprotein) A359
Iduronat-2-Sulfatase-Defekt B535
α-L-Iduronidase-Defekt B535
Ifosphamid C481
IgA A436
– Referenzbereiche C586
IgA-Dermatose, lineare B746
IgA-Mangel A439
IgA-Nephropathie A394
IgA-Pemphigoid B746
IgE A436
IGeL (individuelle Gesundheitsleistung) C746
IGF-I, Laboranalytik C570
IgG A436
– Liquoruntersuchung C592
– Referenzbereiche C586
IgG-Subklassen-Defekt A440
IgM A436
– Referenzbereiche C586
IIP (idiopathische interstitielle Pneumonie) A200, **A201**
Ikterus C36
– Blutentnahme C525
– Neugeborenes B490

– Untersuchung C189
ILD (interstitial lung disease) A199
Ileitis, terminalis A250
Ileostoma B141, *B141*
Ileum, Flora C607
Ileum-Conduit B629
Ileus B139
– Auskultation C198
– Kinder B585
Ileuseinleitung
– Anästhesie B79
– Notfallmedizin B39
Ileuskrankheit B139
Iliosakralgelenk, Dysfunktion B288
Illusion B1013
IMA (ischämiemodifiziertes Albumin) A57
Imantinib C485
Imbalancehypothese B1025
Imbezilität B1065
Imidazole C463
Imipenem/Cilastatin C453
Imipramin C412
Imiquimod B688
Immediatgedächtnis B1011
Immission C816
Immissionsschutzgesetz C226
Immobilität, Geriatrie C694
Immotile-Zilien-Syndrom B523
Immunabwehr
– humorale A436
– – Defekte **A439**
– physiologische A436
– zelluläre A436, **A441**
Immunantwort, spezifische A436
Immundefekt A439
– Agammaglobulinämie A440
– Hyper-IgM-Syndrom A441
– IgA-Mangel A440
– IgG-Subklassen-Defekt A440
– Impfungen A509
– kombinierter A441
– opportunistische Infektion A504
– primärer A439
– schwerer kombinierter A442
– sekundärer A445
– severe combined immunodeficiency A442
– Wiskott-Aldrich-Syndrom A442
Immundefektsyndrom, variables A441
Immunescape C335
Immunfixationselektrophorese C531
Immunglobuline C585–C586
Immunhistochemie C302
Immunisierung
– aktive A505
– passive A509
Immunität
– erworbene A502
– unspezifische A502
– zellvermittelte, Tumorabwehr C335
Immunkoagulopathie A161
Immunkomplexablagerung, Glomerulonephritis A402
Immunkomplexanaphylaxie A448
Immunkomplexbildung
– Glomerulopathie A391
– SLE A478
Immunkomplexerkrankung A447
Immunkomplexvaskulitis
– essenzielle Kryoglobulinämie A492
– Mischkollagenose A487
– Morbus Behçet A496
– Panarteriitis nodosa A493

- Purpura Schoenlein-Henoch A491
Immunnephelometrie C531
Immunoassay C531
Immunogen A438
Immunophiline C488
Immunozytom A625, **A626**, B735
Immunparalyse, Sepsis A511
Immunpathologie A437
Immunreaktion C320, **A437**
- pathogene **A437**
- permissive **A437**
- zelluläre, Graft-versus-Host-Disease A456
Immunsuppresiva C487
Immunsystem A436
Immunthrombozytopenie A159
Immuntoleranz A437
Immunturbidimetrie C531
Immunvaskulitis, T-Zell-vermittelte A488
Impedanzaudiometrie B802
Impetigo
- bullosa B517
- contagiosa B709, *B710*
Impfempfehlung A507
Impfmasern B554
Impfmetastase C341
Impfmüdigkeit C214
Impfreaktion A509
Impfschäden A509
Impfschutz A507
Impfstoff A506
Impftechnik A507
Impfung A505
- Allgemeinmedizin C214
- Krankenhauspersonal C798
- Schwangerschaft B396
Impingement, subakromiales B269
Impingement-Test, Schultergelenk B267
Implantation
- Definition B100
- Schwangerschaft B392
Implantatlockerung B235
Impotentia
- coeundi **B668**, B1060, C124
- generandi B390, **B669**
- satisfactionis B1060
Impotenz, psychogene B1060
Imprägnation B392
Impression, basiläre B921
Impressionsfraktur, SHT B218
Imprinting B453
Impulsiv-Petit-Mal-Epilepsie B960
Impulsivität, Sozialverhaltensstörung B1068
Impulskontrolle, Störungen B1058
In-situ-Melanom B729
In-situ-Neoplasie C337
In-vitro-Blutungszeit C554
In-vitro-Fertilisation B391, C923
In-vivo-Blutungszeit C554
Inaktivitätsatrophie C305
Inanitionsatrophie C305
Incontinentia pigmenti B524
Index, therapeutischer C352
Indian Childhood Cirrhosis C853
Indifferenttyp A21
Indikation B101
Indikationsimpfung A506
Indikatorreaktion, Enzymdiagnostik C541
Indinavir C477
Individualtod C256
Indometacin C428, **C430**
- Kinder B468
Induratio penis plastica B671, *B672*

Infarkt
- anämischer A89
- Darm A262
- Gehirn B951
- hämorrhagischer A89
- Herz A54
- Hypoxidose C318
- Leber *A288*
- Lunge A208
- Niere A411
Infarzierung, hämorrhagische A89
Infektallergie A448
Infektanämie A142, C322
Infektion
- Alter C699
- chirurgische B113
- Definition C598
- Endoprothese B235
- Hirnhäute B942
- nosokomiale C801
- opportunistische A504
- putride B113
- venenkatheterassoziierte C804
- venerische A510
Infektionserkrankung
- Diagnostik A504
- Erregerherkunft A503
Infektionserkrankungen A500
- Arbeitsmedizin C238
- bakterielle A514
- Exantheme B553
- Haut B709
- parasitäre A569
- Prävention A505, **C769**
- tiervermittelte C238
- virale A544
Infektionskette A500
Infektionslehre C598
Infektionsquelle A500
Infektionsschutzgesetz
- Hausarzt C215
- Krankenhaushygiene C796
- Meldepflichten A509
- Obduktion C262
Infektionsverlauf A504
Infektiosität A502
Infektneigung C129
Infektstein B664
Infertilität C116, **B390**, B669
Infestation A578, **C652**
Infiltration, interventionelle Radiologie C520
Infiltrationsanästhesie **B83**, C368
Infliximab C489
Influenza A554
Influenzavirus C674
- Virostatika C474
Informatik, medizinische C882
Informationslogistik C882
informed consent C921
Infrarotstrahlung C831
Infusionstherapie, Gesamtprotein C538
Ingestion C316
Inguinalhernie B178
Ingwer C792
Inhalation C316
Inhalationsallergen A446
Inhalationsanästhetika C403
- balancierte Narkose B78
- Muskelzittern B82
Inhalationstherapie C788
Inhalationstrauma B61
Inhibin B334
Initiation, Kanzerogenese C332
Injektion, Definition B100
Injektionsallergen A446
Injektionsanästhetika C404
- balancierte Narkose B78

Inkarzeration, Hernie B177
Inkohärenz B1012
Inkompatibilitätsreaktion A461
Inkontinenz
- Defäkation B158
- fäkale C91
- Geriatrie C692
- Harn C111
Inkoovirus C676
Inkretin-Mimetikum C440
Inkubation, Asklepioskult C895
Inkubationsstadium A503
Inkubationszeit C599
Innenohr
- Anatomie B799
- Barotrauma C828
- Entzündungen B816
- Hörvorgang B800
- toxische Schäden B815
Innenohrimplantat B805
Innenohrschwerhörigkeit B814
Innenraumluft C819
- Schadstoffe C833
Innenrotation
- Hüftgelenk B291
- Kniegelenk B304
- Schultergelenk B267
- Schultergelenkluxation B273
Innervation, Haut *B900*
INO (internukleäre Ophthalmoplegie) B965
Inoperabilität B102
Inosinmonophosphat-Dehydrogenase C487
Inositoltriphosphat C351
INR (international normalized ratio) A157, C557
Insekten C663
Insektenallergen A446
Insektizide C848
Insellappen B224
Inselzelltumor A658
Insemination B391
Insertion B440
Insertionstendopathie, Morbus Sinding-Larsen-Johansson B309
Insomnie C695
- fatale familiäre B946
- Leitsymptom C181
- primäre B1058
Inspektion C187
Inspirations-Exspirations-Verhältnis, Beatmung B90
Instabilität
- Beckenfraktur B289
- emotionale B1057
- Geriatrie C692
- Hüftdysplasie B292
- posterolaterale B311
- posturale B932
- Schultergelenk B273, **B274**
- Sprunggelenk B323
Institut für Qualität und Wirtschaftlichkeit im Gesundheitswesen C730
Instrument, chirurgisches B104
Instrumentendesinfektion C797, **C800**
- Wirkstoffe C799
Insuffizienz
- chronisch-venöse A127
- respiratorische A171
- vertebrobasiläre, zentral-vestibuläre Störung B820
Insulin A346, **C438**
- Intoxikation B67, C278
Insulinhypoglykämietest C570
Insulinmangel A348

Insulinom A658
Insulinpumpentherapie A353
Insulinresistenz A348
Insulinsensitizer C441
Insulintherapie A352
Insulitis, autoreaktive A347
Insult, *siehe* Infarkt
Integrase-Inhibitor, Virostatika C478
Integraseinhibitor, HIV A552
Integration, soziale C774
Intellektualisierung B1017
Intelligenzminderung B1064
Intensivmedizin B87
Intensivpflege B92
Intensivtherapie, postoperative B82
Intentionstremor C153, B936
Interface-Dermatitis B696
Interferone A136
- Interferon-α C475
- Interferon-γ-Test A540
Interkostalneuralgie, Schmerzen C177
Interleukin, Interleukin 6 C585
Interleukine A136
Intermediärfilament, Tumorsystematik C342
Intermediärinsulin C439
Interphalangealgelenk, Arthrose B280
Interquartilabstand C874
Intersexualität B448, **B548**
- chirurgische Therapie B229
Interstitialzelltumor, renomedullärer A665
Interstitium
- Ödeme A420
- Wasserverteilung A416
Intervallskala C872
Interventionsstudie C864, **C865**
Intestinaltrakt, Flora C607
Intima-Media-Dicke A91
Intimasarkom A603
Intoleranzsyndrom A450
Intoxikation
- Antidepressiva C414
- Lithium C416
- Notfallmedizin B66
Intrakutantest A448, *A449*
Intramedullärblutung B973
Intrauterinmethode B388
Intravasation, Metastasierung C339
Intrazellulärraum
- Elektrolytverteilung A417
- Wasserverteilung A416
Intrinsic Faktor A144
- Antikörper A238
Intron B436
Intubation B74, B76–B77
Intubationsgranulom B788
Intubationsnarkose B78
Intubationsschäden B788
Invagination B586, *B586*
Invasion
- Kanzerogenese C332
- Tumorwachstum C339
Inversion B440
Involutio uteri B429
Involutionsatrophie C305
Inzest C281
Inzidenz C599, **C866**
Inzision, Definition B100
Ionendosis C496
Ionenkanalerkrankung, Myotonie B993
Ionisation C495
Ionisationskammer C497, *C497*
Iontophorese C787
IPF (idiopathic pulmonary fibrosis) A202

IPPB (intermittent positive pressure breathing) B90
IPPV (intermittent positive pressure ventilation) B90
Ipratropiumbromid C365, **C379**
IQWiG (Institut für Qualität und Wirtschaftlichkeit im Gesundheitswesen) C730, **C749**
IRA-Prinzip A103
Irbesartan C371
Iridektomie, periphere B865
Iridodialyse B864
Iridodonesis B856
Iridozyklitis B860
Irinotecan C484
Iris B824
– Kammerwasser B825
– Kolobom B859
– Melanom B863
– Naevus B862
– Zyste B862
Irisatrophie, essenzielle B848
Irisblendenphänomen A648, *A648*
Iritis B860
IRV (Inversed Ratio Ventilation) B90
Isaacs-Syndrom B995
Ischämie A88
– Magnetresonanztomografie B914
– relative B952
– retinale B881
– Sehnerv B963
– totale B952
– zerebrale B951
Ischämiesyndrom A97
Ischämietoleranz A89
– Transplantation B213
Ischiadikusblockade B85, *B85*
Ischiadikusparese B988
Ischuria paradoxa C111
Ishihara-Tafel B829
Isidor von Sevilla C896
Isoalkane, Richtwerte C833
Isoconazol C463
Isocyanate C844
Isodisomie B446, *B447*
Isodose C496
Isoenzym C542
– alkalische Phosphatase C567
– knochenspezifische AP C590
– Kreatinkinase C590
Isofluran C403
– balancierte Narkose B78
Isolat B453
Isolierung, Krankenhaushygiene C798
Isoniazid C461
Isosorbid-5-mononitrat C380
Isosorbiddinitrat C380
Isosporose A574
Isosthenurie A377
Isotonie A417
Isotop C494
Isotopenherstellung C516
Isotretinoin C490
– Herzfehler B566
– Schwangerschaft B486
Isovalerianazidurie B539
Isovaleryl-CoA-Dehydrogenase-Defekt B539
Isoxazolylpenicilline C450
Isradipin C382
Isthmus uteri B331
Ito-Naevus B724
ITP (idiopathische thrombozytopenische Purpura) A160
Itraconazol C463
IUGR (intrauterine Wachstumsretardierung) B405
Ixodes ricinus C663

J

J1-Untersuchung B475, C766
Jaccoud-Arthropathie A478
Jacobsen-Muskelentspannung C785, **B1021**
Jaffé-Lichtenstein-Uehlinger-Krankheit B253
Jaffé-Reaktion C582
Jäger-Einteilung B272
JAK-2-Mutation A608
Janetta-Dekompression B1005
Janeway-Läsion A77
Japanisches Enzephalitis-Virus C678
Jarisch-Herxheimer-Reaktion A530
Jeep's disease B154
Jefferson-Fraktur B265
Jellinek-Typen B1040
Jervell/Lange-Nielsen-Syndrom A47
Jeune-Syndrom B601
Jirásek-Zuelzer-Wilson-Syndrom B509
Jo-1-Antikörper-Syndrom A484
Jochbogenfraktur B796
Jod
– Desinfektion B104
– Kontrastmittel C512
– Neugeborenenprophylaxe B473
Jodid C436
Jodmangel, Struma A319
Johanniskraut **C415**, C792
Jones-Fraktur B325
Jones-Kriterien A80
Juckreiz C47
– Palliativmedizin C714
Jugendarbeitsschutzgesetz C225
Junin-Fieber A561
Juninvirus C676
Junktionszone, dermoepidermale B684
Juxtaglomerularzelltumor A665

K

k-ras, Onkogen C332
K.-o.-Tropfen C279, **C857**
K7-Syndrom B1052
Kachexie
– Gewichtsabnahme C26
– pulmonale A189
Kahmhaut C620
Kahnbeinfraktur B284
Kahnbeinquartett B285
Kaiserschnitt, *siehe* Sectio caesarea
Kakosmie B963
Kala-Azar A576
Kalaber-Schwellung A584
Kalender-Methode B387
Kalibration C536
Kalibrator, Enzymdiagnostik C541
Kalium A422
Kalium-Canrenoat C387
Kaliumdichromat C852
Kaliumjodid C436
Kaliumkanalblocker, Antiarrhythmika C374, *C374*
Kaliumkanalöffner C383
Kaliumnitrit C850
Kaliumverlustniere A407
Kaliumzyanid C851
Kalkaneus
– Coalitio calcaneonavicularis B321
– Fersensporn B321
– Frakturen B325
Kalkaneushohlfuß B318
Kalkinfarkt B845
Kalkspritzablagerung *C312*
Kallidin, ACE-Hemmer C370

Kallmann-Syndrom
– Androgenmangel C126
– Hypogonadismus C130
Kallus C331
Kalottenfraktur B218
Kalottenklopfschmerz B902
Kälteangina A51
Kälteantikörper A150
Kältearbeit C235
Kälteidiotie C273
Kälteprovokationstest, Raynaud-Syndrom A105
Kälteschäden B62, **C273**, C317
Kältetherapie C789
Kalzidiol A329
Kalziferol C446
Kalzitonin A329, **C446**
– Laboranalytik C573
Kalzitriol A329, **C446**
– Laboranalytik C573
Kalzium A329, **A426**
– Antidot B67
– Substitution C445
Kalziumantagonist, Gefäßmuskulatur C382
Kalziumglukonat C445
Kalziumkanalblocker C382
– Antiarrhythmika C375
– Antiepileptika C419
– Intoxikation B67
Kalziumkanaldefekt, periodische Lähmung B994
Kalziumkarbonat C401, **C445**
Kalziumoxalatstein B664
Kalziumphosphatstein B664
Kalziumzitrat C445
Kamerun-Beule A584
Kamille C792
Kammerflattern A47
Kammerflimmern A47, *A48*
Kammertachykardie A45, *A46*
Kammerwasser B825
Kammerwinkel, infantiles Glaukom B868
Kammerzählung, Leukozytenzahl C553
Kanalikulitis B837
Kanalolithiasis B818
Kanamycin C454
Kandidaymykose A564
Kandidose A564
– *Siehe auch siehe* Candidiasis
– intertriginöse *A566*
Kanfer-Modell B1019
Kanner-Syndrom B1065
Kanonenschlag C195
Kantenschmerz B353
Kantharidenpflaster C794
Kanzerogenese C331, C505
Kanzerogenität
– Glasfasern C838
– Rauchen C249
Kapazitation B392
Kapillarblut, Entnahme C523
Kapillarmikroskopie B687
Kapillarpermeabilität, Ödementstehung C313
Kaplan-Meier-Methode C881
Kapnografie B77
Kapnometrie, Notfallmedizin B28
Kaposi-Sarkom A602, *A602*
Kapsid C665
Kapsulitis, adhäsive B270
Kapsulom A665
Kapsulorhexis B858
Karbunkel C325, B712
Kardiaachalasie B585
Kardio-MRT A51
Kardiolipin-Antikörper C560

Kardiomegalie, Aorteninsuffizienz A65
Kardiomyopathie A69
– Kinder B577
Kardioplegie B195
Kardiotokografie B401, *B402*
Kardiotoxizität, Anthrazykline C484
Kardioversion, elektrische, externe A33
Kardioversion, elektrische externe, Herzrhythmusstörungen (Notfall) B44
Kardioverter-Defibrillator A33, B202
Karies B762
Kariesprophylaxe B474
Karnifikation C325
Karnofsky-Index A591
Karotis-Kavernosus-Fistel B959
Karotis-Sinus-Syndrom A35
Karotis-Thrombendarteriektomie B210
Karotisdruckmassage A32
Karotisdruckversuch A35
Karotisstenose B210, B952
Karpaltunnelsyndrom B283, **B986**
Kartagener-Syndrom B523
Kartoffelnase B795
Kartoffelsack B617
Karunkel B823
– Urethra B673
Karyogramm B443
Karyotyp B442, *B443*
Karyotypisierung, Amniozentese B401
Karzinogen C332
Karzinoid A657, *A658*
Karzinom
– adenoid-zystisches
– Lunge B634
– Tränendrüse B837
– adenoidzystisches B767
– adrenokortikales A663
– anaplastisches C344
– Bindehaut B847
– Cervix uteri B363
– cholangiozelluläres A653, *A653*
– embryonales C346, B659
– Endometrium B368
– Gallenblase B652
– Gallengänge A653
– Grading C342
– hepatozelluläres A649, *A651*
– Hypopharynx B775
– invasives C338
– kolorektales B149, **A644**
– Larynx B785
– Lippe B760
– Mamma B378
– mikroinvasives C337
– Mundhöhle B761
– muzinöses, Tumorsystematik C343
– Nebennierenrinde A663
– Nebenschilddrüse A330
– neuroendokrines B732
– Ovar B373, *B374*
– Pankreas A654
– Penis B662
– Prostata B656
– Schilddrüse A660
– spinozelluläres B730
– undifferenziertes C344
– Vagina B360
– verruköses B730
– Vulva B359
Kasabach-Merritt-Syndrom **A166**
Kasabach-Merritt-Syndrom C30
Kasai-Portoenterostomie B511
Käsewäscherlunge A202

Sachverzeichnis

Kass-Zahl B642
Kassenärztliche Bundesvereinigung C730
Kassenärztliche Vereinigung C730
Kassenzulassung, NS-Zeit C902
Kastenwirbel B258
Kastenzeichen A131
Katalepsie B1015
Katarakt B856
Kataraktextraktion B858
Katatonie C180, B1032
Katayama-Fieber A585
Katecholamine C355
Katgut B107
Katheter
– Harnleiter B628
– Harnwegsinfektion C802
– peripher arterieller C805
– pulmonalarterieller C805
– Spinalanästhesie B86
– suprapubischer **B628**, C803
– transurethraler B628
– Veneninfektion C804
– zentralvenöser B73
Katheterablation A33
Kathode C498
Katzenfloh C664
Katzenkratzkrankheit A524
Katzenpilz B719
Kaudalanästhesie B87
Kaudalblock B87
Kaudasyndrom C152, B974
Kauffmann-White-Schema C614
Kausalgie, Sensibilitätsstörungen C152
Kausalitätsprinzip C264
Kausalzusammenhang, Beweislast C295
Kausch-Whipple-Operation B172
Kava-Kava C792
Kavaschirm C520
Kawasaki-Syndrom A494, **B561**
Kayser-Fleischer-Korneaalring A367, *A368*
KBV (Kassenärztliche Bundesvereinigung) C730
Kearns-Sayre-Syndrom B996
– mitochondriale Vererbung B456
KED-System B35
Kehlkopf, *siehe* Larynx
Kehlkopfmaske B37
Kehr-Zeichen B174
Keilbeinhöhle B791
Keilwirbel B240, *B240*
Keimbahnmutation B440
Keimstrang-Stroma-Tumor B372
Keimzellenmutation C504
Keimzellmosaik B461
Keimzelltumor C345, B611
– Hoden B659
– Ovar B372
– Teratome C345
Keimzentrum-Lymphom A617
– kutanes B735
Kelchdivertikel B635
Kell-System C556
Kelley-Seegmiller-Syndrom A363
Kellgren-Lawrence-Einteilung B245
Keloid C330, **B728**
Kendrick Extrication Device B35
Kennedy-Syndrom B979
Kenngröße, epidemiologische C866
Kephalhämatom B484, *B484*
Keramikfaser C837
Keratektasie B890
Keratektomie, photorefraktive B890
Keratinozyten B685
Keratitis B836
– bakterielle B848

– dendritica *B850*
– e lagophthalmo B850
– epitheliale B849
– infektiöse B848
– mykotische B850
– neuroparalytica B851
– nichtinfektiöse B850
– photoelectrica B852
– Ringinfiltrat *B849*
– virale B849
Keratoakanthom B732
Keratoconjunctivitis
– epidemica B841
– phlyctaenulosa B844
– photoelectrica, rotes Auge C163
– sicca A486, **B836**
Keratoglobus B848
Keratokonus B847, *B847*
Keratolysis sulcata plantaris B713
Keratolytika B689
Keratomalazie B845
Keratomykose B850
Keratopathie, bandförmige B851
Keratoplastik B853
Keratose
– aktinische B728
– palmoplantare B741
– seborrhoische B727, *B728*
– senile B728
Keratosis
– follicularis B741
– palmoplantaris diffusa B741
Keratotomie, astigmatische B891
Keratouveitis B849
Kerley-Linien **A23**, A207
Kernäquivalent C605
Kernig-Zeichen B902
Kernikterus B490
Kernladungszahl C494
Kernpolymorphie *C336*
Kernspintomografie, *siehe* Magnetresonanztomografie
Kernstar B856
Kerzenwachsexsudat B881
Kerzenwachsphänomen C46, **B693**
Ketamin C404, B1046
– Atemwegsverlegung B41
– balancierte Narkose B78
– K.-o.-Tropfen C857
Ketoazidose, diabetische A349
Ketoconazol C463
Ketonkörper C579
Ketoprofen, Schmerztherapie B94
Ketotifen C398
Keuchhusten B558
Kiefernomalie B758
Kiefergelenk
– Anatomie B756
– kraniomandibuläre Dysfunktion B764
Kieferhöhle B791
Kieferhöhlen-Jochbein-Fraktur B796
Kieferklemme C106
Kiefersperre C106
Kieferzyste B763
Kielbrust B266
Kielschädel B601
Kilian-Dreieck B123
Kiloh-Nevin-Syndrom B986, *B987*
Kindbettfieber B430
Kinder, Normwerte, Thrombozyten B563
Kindesmisshandlung C282, **B616**
Kindsbewegung, verminderte C123
Kindstod, plötzlicher B614
Kindstötung C262
Kinetik 0. Ordnung/1. Ordnung C354
Kirchhofrose C258

Kirschner-Draht-Osteosynthese B233
KIS (klinisch isoliertes Syndrom) B947
KISS (Krankenhaus-Infektions-Surveillance-System) C802
kissing disease, *siehe* Mononukleose, infektiöse
Kissing-spine-Syndrom B263
Klammern B108
Klarifikation B1019
Klatskin-Tumor A653
Klaustrophobie B1049
Klaviertastenphänomen B274
Klavikula
– federnde B274
– Fraktur B272, *B272*
– Luxation B274
– Pseudarthrose B268
Klebsiella C618
Klebstoff
– Umweltnoxen C846
– Wundverschluss B108
Kleeblattpupille B860
Kleiderlaus C664, **B722**
Kleiepilzflechte B720
Kleinert-Tangente *B297*
Kleingefäßvaskulitis A488
– ANCA-assoziierte A488
Kleinhirn
– Hypoplasie B921
– Infarkt B954
Kleinhirn-Brückenwinkel-Tumor, zentral-vestibuläre Störung B820
Kleinhirnataxie B907
Kleinhirnatrophie, Ataxia teleangiectatica B978
Kleinhirndegeneration, paraneoplastisches Syndrom B912
Kleinhirnsyndrom B911
Kleinwuchs C132, B481
Kleptomanie B1058
Klick (Herzton) A19, C59
Klick-Murmur-Syndrom A68
Klima C234
Klimakterium C117, B348
Klimamaße C234
Klimatherapie B690, **C789**
Klinefelter-Syndrom B448, **B520**
Klippel-Feil-Syndrom B921
Klitorishypertrophie, Intersexualität B548
Klitorispenoid B230
Kloni B903
Klopfschall
– Abdomen C198
– Thorax C192
Klostermedizin C895
Klumpfuß B316, *B317*
Klumphand B238
Klumpke-Lähmung B485
Knalltrauma B815
Knaus-Ogino-Methode B387
Kneipp, Sebastian C215
Kneipp-Therapie C790
Knick-Senkfuß B318
Knie-Hacke-Versuch B905
Kniegelenk
– Arthrose B306
– Bandapparat B311
– Bursitis B311
– Diagnostik B304
– Entzündungen B310
– Fehlstellungen B305
– Neutral-null-Methode B232
– Oberflächenprothese *B308*
– Punktion *B244*
– Traumatologie B311

Kniekuss-Zeichen, Meningismus C147
Knielage B420
Knoblauch C792
Knöchel-Arm-Index A91
Knöchelarteriendruck A92
Knöchelödem C41
Knöchelperfusionsdruck
– Mediasklerose A93
– pAVK A101
Knochen
– Entwicklung B476
– Kalziumsubstitution C445
– Laboranalytik C590
– Tumoren B250
Knochenalter B477, *B479*
Knochendachwinkel B292
Knochendichtemessung B240
Knochenerkrankungen B239
Knochenfibrom, nichtossifizierendes B253, *B253*
Knochenglatze B245
Knochenheilung B236
Knochenkörperchen B880, *B880*
Knochenmark A138
– Untersuchung A138
Knochenmarkschädigung, Chloramphenicol C460
Knochenmetastase B255
Knochennekrose, avaskuläre B242
Knochenschmerzen, Leitsymptom C171
Knochentumor B250
Knochenzement B234
Knochenzyste B253
Knollenblätterpilz C859
– Obduktionsbefund C279
Knollennase B795
Knopflochdeformität B287, A467
Knorksen C76
Knorpel
– Arthrose B244
– Chondrom B251
Knorpelglatze, Chondromalazie B309
Knorpelwinkel B292
Knötchen C50, B687
Knötchenflechte, *siehe* Lichen ruber planus
Knoten
– Dermatologie C48, B687
– Mamma C120
– Nahttechnik B108
– Schilddrüse A319, A320, **A660**
knuckle pads B282
Koagulasetest C608
Koagulationsnekrose C310
Koagulopathie A155, **A161**
Köbner-Epidermolyse B742
Köbner-Phänomen B686
Koch-Weeks-Konjunktivitis B842
Kocher-Kragenschnitt B121
Kocher-Manöver B134
Kochlea B799, *B799*
Kochleaimplantat B804, **B804**
Kochsalzbelastungstest A341
Kock-Reservoir *B141*
Kognition, Geriatrie C690
Kohärenzgefühl C761
Kohärenztomografie (OCT) B829
Kohlendioxid C835
– Obduktionsbefund C278
Kohlenhydrate
– Kinder B482
– Laboranalytik C577
– Leber A265
– Malassimilation A245
– Schwangerschaft B395
– Stoffwechselerkrankungen B531

Kohlenhydratstoffwechsel
- Erkrankungen B531
- Insulinmangel A347
Kohlenmonoxid C835
- Grenzwerte C835
- Intoxikation B67
- Obduktionsbefund C277
- Passivrauch C838
- Vergiftung, Totenflecke C257
Kohlensäurebad C789
Kohlenstaub, Pigmentablagerung C309
Kohlenstoffdisulfid C843
Kohlenwasserstoff C833, C839
Kohortenstudie C865
Koilonychie C51
Koilozyten *B361*
Kokain C423
- Abhängigkeit B1038, **B1044**
- Intoxikation B67, **B1045**
- Schwangerschaft B486
- Screening C595
- Straßendrogen C858
Kokainpsychose B1045
Kokainschock B1045
Kokarde, Invagination B586
Kokardenphänomen B144
Kokarzinogen C333
Kokken
- gramnegative C612
- grampositive C608
Kokzygodynie B288
Kolbenfinger C76
Kolektomie B147
Kolik
- Niere B675
- Säuglinge C131
Kolitis A255
- Amöbiasis A569
- ischämische **A257**, A263
- kollagene A259, *A259*
- lymphozytäre A259, *A259*
- mikroskopische A259, *A259*
- pseudomembranöse **A257**, *A258*, *C324*, A519
Kollagennekrose C312
Kollagenosen **A477**
Kollagensynthese, überschießende C314
Kollaps C60, A85
Kollateralband, *siehe* Seitenband
Kollateralkreislauf
- AVK A99
- portale Hypertension A281
- zerebraler *B952*
Kollath-Ernährung C791
Kolliquationsnekrose C311
Kollodiumbaby B741
Kolloide C389
Kolmogoroff-Smirnov-Test C879
Kolobom B822
- Iris B859
- Lider B832
- Papille B883
Kolon
- Anatomie B146
- Atresie B507
- hypoplastisches linkes B509
- irritables **A248**, B584
- spastisches A248
Kolon-Conduit B629
Kolonisation C598
Kolonkarzinom A644, *A645*
- chirurgische Therapie B149
Kolonkontrasteinlauf
- Analatresie B510
- Divertikulose *A261*
- ischämische Kolitis A259
- Mekoniumileus B508, *B508*

- Morbus Hirschsprung B509, *B509*
Kolonpolyp A642, *A644*
- chirurgische Therapie B149
Kolonresektion, *siehe* Kolektomie
Koloskopie A225
Kolostoma B147, *B147*
Kolpitis B351
- Zytologie B336
Kolposkopie B336
Koma
- alkoholisches B1041
- Bewusstseinsstörung C179
- diabetisches A349, B54
- hyperosmolares A349
- hypoglykämisches B54
- hypophysäres A311
- ketoazidotisches A349
- psychopathologischer Befund B1010
Kombinationsimpfstoff A507
Kombinationstherapie
- Antibiotika C449
- Antituberkulotika C461
- Fosfomycin C460
- Proguanil C471
Komedonen B749
Kommunikation
- Allgemeinarzt C203
- Behandlungsteam C723
- multiprofessionelle C724
- Palliativmedizin C719
- Sterbephase C721
Kommunikationsstandard C890
Komorbidität C210
Kompartmentsyndrom B247
- Unterschenkel B322
Kompensation, pH-Wert A431
Kompetenztraining, soziales B1020
Komplementärmedizin C790
Komplementdefekt A439, **A444**
Kompressionsatelektase A181
Kompressionsatmen A218
Kompressionssonografie A114, *A123*
Konditionierung, Angststörung B1047
Kondom B387
Kondylom
- Feuchtwarzen B716
- Vulva B356
Konfabulation C180, B1011
Konfidenzintervall **C875**, C877
Konfrontationstest C188
Kongorot-Färbung C303, C316
Kongruenz
- Palliativmedizin C720
- Psychotherapie B1019
Koniotomie B120, **B780**, *B780*
Konjugatimpfstoff A506
Konjugation, Bakterien C606
Konjugationsstörung A275
Konjunktiva
- Austrocknung B845
- degenerative Veränderung B844
- Erkrankungen B838
- Melanom B847
- Naevus B846, *B846*
- Pterygium B845
- Tumoren B846
Konjunktivitis B838, *B840*
Konkordanz B459
- Anorexia nervosa B1061
- Depression B1024
- Intelligenzminderung B1064
- Persönlichkeitsstörung B1056
- Zwangsstörung B1049
Konsil C217
Konsiliararzt C292
Konsiliardienst, palliativmedizinischer C705

Konsumenten-Modell C921
Kontagiosität A502, **C599**
Kontaktallergen A446, C853
Kontaktdermatitis *A447*, A448
Kontaktekzem
- allergisches B705
- irritativ-toxisches B706
- subtoxisch-kumulatives, Berufskrankheiten C242
Kontaktgranulom B783, *B783*
Kontaktheilung C330
Kontaktlinsen B889
Kontaktulkus B783
Kontamination C598
- Human-Biomonitoring C821
Kontextfaktor C774
Kontingenzkoeffizient C874
Kontingenztafel C867
Kontraktur C106, B603
Kontrastmittel C512
Kontrastmitteluntersuchung, Abdominalorgane A224
Kontrazeption B386
Kontrollverlust
- Abhängigkeit B1038
- Bulimie B1063
Konturometrie C828
Kontusion, Muskelverletzung B115
Kontusionskatarakt B857
Konussyndrom B974, C152
Konvergenz, biochemische C334
Konvergenzreaktion C188
Konversionsstörung B1052
Konzentration
- minimale bakterizide C447
- mittlere alveoläre C403
Konzentrations-Wirkungs-Kurve C352
Konzentrationsstörung B1011, C178
Konziliatorien C896
Koordination, Untersuchung B904
Kopf, Untersuchung B902
Kopfblutgeschwulst B484
Kopflaus **B722**, C664
Kopfpauschale **C745**, C748
Kopfschmerzen **B1001** , C173
- Notfallmedizin B49
- postpunktionelle B919
- primäre B1001
Kopfschwartenverletzung B218
Kopfspeicheldrüsen B764
Koplik-Flecken B554
Kopplungsanalyse B439
- Heterogenität B457
Korezeptorinhibitor, HIV A552
Korkenzieherösophagus A231
Kornea B823
- Degeneration B851
- Erkrankungen B847
- Fehlbildungen B847
- Fremdkörper B852
- Kammerwasser B825
- Morbus Wilson A367
- Verletzungen B852
Kornealreflex B903, **B967**
Körnerkrankheit, ägyptische B840
Kornzweig-Bassen-Syndrom B540
Koronarangiografie A24
Koronarangioplastie, perkutane transluminale (PTCA) A53
Koronargefäße A49, B193
Koronarreserve A50
Koronarsyndrom, akutes **A54**, B42
Körperdosis C497
Körpergeruch C27
Körpergewicht
- Durstversuch C572
- Präanalytik C524
- Schwangerschaft B393

Körpergröße, Osteogenesis imperfecta B528
Körperhalluzination B1014
Körpersäfte C895
Körperschemastörung C180, *B1062*
Körperschutz, Arbeitsschutz C230
Körpertemperatur
- Hitzschlag B62
- postmortale C258
- postoperatives Monitoring B88
- SIRS A511
Körperverletzung C264, C293
Korpusgastritis A238
Korrelation, Genetik B457
Korrelationsanalyse C880
Korrelationskoeffizient C874
Korsakow-Syndrom B1042
Korsett, Skoliose B259
Kortikosteroid C437
Kortisol A334, **C437**, C574
Kortisol-Tagesprofil A337
Kortison C437
Kostaufbau B110
Kosten, Gesundheitssystem C751
Kosten-Effektivitäts-Analyse *C750*, **C752**
Kosten-Minimierungs-Analyse C749
Kosten-Nutzen-Analyse C749, **C752**
Kosten-Nutzwert-Analyse C749
Kostenbeteiligung C747
Koterbrechen, *siehe* Miserere
Kotyledonen B392
Koxarthrose B298
Koxitis B299
Kraftgrade B904
Kragen, spanischer B678
Kragenknopf-Melanom B863
Kragenschnitt B121
Krähenfüße C265, **C273**
Krallenhand B987
Krallenzehe **B319**, A467
Krampfadern A114
Krampfanfall
- dissoziativer B1052
- Eklampsie B417
- Elektrokrampftherapie B1016
- epileptischer B960
- Fieberkrampf B612
- Neugeborene B495
- Notfallmedizin B55
Kranialisierung, Lungenödem A207
Kraniopharyngeom **A312**, B930
Kraniosynostose B601
Kraniotabes B602
Krankengeld C224, C244
Krankengeschichte C185
Krankengymnastik, *siehe* Physiotherapie
Krankenhaus, Qualitätssicherung C756
Krankenhausfinanzierung C743
Krankenhaushygiene C795, C798
Krankenhausinformationssystem C889
Krankenkasse C730
- Beitragserhöhung C743
- Krankengeld C244
- Krebsfrüherkennung C768
- Leistungen C224
- Medizinischer Dienst der Krankenversicherung C224
- SGB V C223
Krankenpflege C218
Krankentransportwagen B24
Krankenversicherung
- gesetzliche C742
- - Leistungen C224
- - Rehabilitation C776
- - - Rehabilitationsziele C778

Sachverzeichnis

– – Sozialgesetzbuch C223
– Gesundheitsfonds C742
– private C743
– Schwächen C740
Krankheit
– arbeitsbezogene C236
– chronische C210
– Landbevölkerung C246
– Medizinziele C909
– Pathogenese C300
– sozialdemografische Faktoren C246
– theurgische Medizin C894
Krankheitsbegriff C913
Krankheitsbelastung C732
Krankheitsbewältigung, Sterbephase C719
Krankheitsfolge, psychosoziale C780
Krankheitsgewinn B1075
Krankheitskonzept C894
Krankheitskriterien C916
Krankheitssystematik C917
Krankheitstheorie C914
Kranzstar B857
Krätze C663, **B721**
Krätzmilbe C663
Kreatinin A379, C582
Kreatinin-Clearance A381
Kreatininblindheit A379
Kreatininase C582
Kreatinkinase
– CK-MB C547
– Skelettmuskelmarker C590
Kreationismus C899
Krebserkrankung, *siehe* Tumor
Krebsfrüherkennung C767
– sozialmedizinische Aspekte C248
– Zervixkarzinom B365
Krebsregister A588, **C864**
Krebsrisikofaktoren C332
Krebsvorsorge A592
Kreisdiagramm *C875*
Kreislaufinsuffizienz, klinische Untersuchung C196
Kreislaufstillstand, Tod C256
Kremasterreflex B903
Krepitation, Fournier-Gangrän B679
Kretinismus A326
Kreuzallergie A446
Kreuzband B311
– Funktionstest B304
– hinteres B311
– vorderes B311
Kreuzfixation B893
Kreuzprobe A460
Kreuzreaktivität, Immunoassays C532
Kreuzresistenz C448
Kreuzschmerzen, Leitsymptom C176
Krickenbeck-Klassifikation B510
Kriebelmücke C665
Krim-Kongo-Fieber A561
Krim-Kongo-hämorrhagisches Fieber-Virus C676
Krise
– akinetische C417, **B933**
– cholinerge B1000
– hämolytische A147
– hyperkalzämische **A331**, A427
– hypertensive B49, A59, **A81**
– myasthene B1000
– thyreotoxische **A321**, A323
Kristallarthropathie A466
Kristalloide C389
Krokodilstränen B969
Krönlein-Schuss C269
Kropf, *siehe* Struma

Krossektomie B212
Krukenberg-Tumor B375
Krümelnägel, Psoriasis B692
Krupp, echter, *siehe* Diphtherie
Krupp, spasmodischer B578
Krupp-Syndrom, *siehe* Laryngitis subglottica
Kruskal-Wallis-Test C879
Kryoanalgesie B96
Kryoglobulinämie, essenzielle A492
Kryolith C861
Kryotherapie C97, B689
Kryptenabszess, Colitis ulcerosa A250, **A254**
Kryptokokkose **A567**, B720
Kryptorchismus, echter B638
Kryptosporidien C651
Kryptosporidiose A574
KTQ (Kooperation für Transparenz und Qualität) C756
Kugelberg-Welander-Muskelatrophie B979
Kugelkoagulometrie C535
Kugelzellanämie A146
Kuhmilchallergie B587
Kuhmilchproteinintoleranz B587
Kuhpockenvirus C684
Kulissenphänomen *B970*
Kümmel C792
Kumulation, Arzneimittel C355
Kündigungsschutz C225–C226
Kunstfehler C295
Kunstherz B195
Kunsttherapie B1022
Kupfer C309, C853
Kupferdrahtarterien B875, *B875*
Kupferfinne B751
Kupferspeicherkrankheit, *siehe* Morbus Wilson
Kupferspirale B389
Kupfervergiftung C853
Kupolithiasis B818
Kürettage
– Adenotomie B770
– Haut B689
– Schwangerschaftsabbruch B389
Kurierfreiheit C289
Kuru C686
Kurzdarm-Syndrom B142
Kurznase *B792*
Kurzsichtigkeit, *siehe* Myopie
Kußmaul-Atmung C69, A171
Kußmaul-Zeichen A74
Küttner-Tumor B765
KV (Kassenärztliche Vereinigung) **C290**, C730
Kveim-Siltzbach-Test A205
Kwashiorkor C103
Kyasanur-Forest-Disease-Virus C678
Kyphoplastie B241
Kyphose B260
Kystom B372
KZ-Medizin C906

L

L-Dopa **C416**, B932
L-Dopa-Test B932
L-Thyroxin C435
– perioperativ B70
L-Trijodthyronin C435
L-Tryptophan C409
Labien B330
Labiensynechie **B331**, B595
Laboranalytik C526
Laborarbeiterlunge A202

Labyrinthitis B816
Labyrinthstellreflex B479
Lachgas C403, **C404**, B1046
– balancierte Narkose B78
Lachman-Test B304
Lacklippen **A266**, B561
Lacksprünge B879
Lackzunge A266
Lacosamid C419, **C422**
Lactatdehydrogenase (LDH) C551
Lactational Amenorrhoea Method B387
LAD-1 A154, **A443**
LAD-2 A154
LADA (latent autoimmune diabetes in adults) A348
Lag sign B267
– subakromiales Impingement B269
Lage (Geburt) B418
– Anomalie B420
Lageempfinden B904
Lagemaße *C873*
Lagearzt C906
Lagerung
– hyperbare Lösung B85
– Notfallmedizin B34
– OP B103
– sitzende B34
Lagerungsnystagmus B966
Lagerungsschaden B80
Lagerungsschwindel, benigner paroxysmaler B818
Lagetyp (Herz) A20
Lagophthalmus B969
Lähmung A145
– dyskaliämische periodische B994
– Stimmlippen B786
Lähmungsschielen B893, **B894**
LAI (Länderausschuss für Immissionsschutz) C817
Laienabtreibung C297
β-Laktam-Antibiotika C449
– Wirkprinzip C447, **C449**
β-Laktamase C450
β-Laktamase-Inhibitor C451
Laktasemangel B589
Laktat
– Laboranalytik C563
– Liquor C591, B920
Laktatazidose, Metformin C441
Laktatdehydrogenase
– Leberzellschädigung A266
– Tumormarker B623
Laktation B432
Laktobakterien B330
Laktose-Toleranztest A247
Laktoseintoleranz
– erworbene B589
– kongenitale B532
Laktulose C402
Lakunarzelle A617
Lambda-Zeichen B414, *B415*
Lambdazismus **B790**, B1066
Lambert-Beer-Gesetz C528
Lambert-Eaton-Syndrom B999, **B1000**
– Paraneoplasie A589
Lamblien, Giemsa-Färbung *A570*
Lambliasis A570
Lamivudin C476
Lamorfrequenz C510
Lamotrigin C419, **C421**
Lancefield-Gruppierung C610
Landau-Reflex B479
Landbevölkerung, Krankheiten C246
Landesärztekammer C289
Landkartenzunge B762

Langer-Linien B105, *B105*
Langhans-Granulom B737
Langhans-Riesenzelle C323, *C328*
Langerhans-Zell-Histiozytose B736
– pulmonale A206
Längsmagnetisierung C510
Längsschädel B601
Längsschnittstudie C864, **C865**
Langzeit-EKG A22
Langzeitgedächtnis B1011
Langzeitinsulin C439
Lanosterol-Demethylase C463
Lansoprazol C401
Lanugohaare B685
Lanz-Punkt B144
Laparaskopie, gynäkologische B337
Laparoskopie B106
Laparotomie, Bauchtrauma B118
Laplace Gesetz A107
Lappen, freier B224
Lappenplastik B222
Lärm
– Berufskrankheiten C237
– Umweltmedizin C828
Lärmschwerhörigkeit **B814**, C829
Larrey-Hernie B129
Larrey-Spalte B124
Larva migrans B723
Laryngitis
– acuta B578, **B781**
– subglottica (Krupp-Syndrom, Pseudokrupp) B782
– supraglottica B782
– unspezifische B783
Laryngomalazie B781
Laryngoskopie B779
Laryngotracheobronchitis B578
Laryngozele B781
Larynx
– Anatomie B778
– Entzündungen B781
– Funktion B779
– Papillom B785
– Phonation B779
– Tumoren B784
– Verletzungen B788
Larynxkarzinom B785
Larynxmaske B37, *B37*, B78
Larynxödem
– Dyspnoe C68
– Quincke-Ödem **A444**
Larynxpapillom, Papillomaviren B515
LAS (Lymphadenopathiesyndrom) A550
Lasègue-Zeichen
– Bandscheibenvorfall B981
– Meningismus C147
– umgekehrtes B902
– Untersuchung B902
LASEK (Laser-epitheliale Keratomileusis) B890
Laser-Iridotomie B865
Laser-Trabekuloplastik (LTP): B864
Laserchirurgie C97
Laserstrahlen C494
Lasertherapie B689
LASIK (Laser-in-situ-Keratomileusis) B890
Läsion
– osteochondrale B242
– tumorartige **B252**, C338
Lassa-Fieber A561
Lassavirus C676
Late-Onset
– AGS A343
– Hypogammaglobulinämie A441
– Pneumonie A194
– RA A468

Latenzgift C279
Latenzzeit
– Kanzerogenese C332
– Strahlenrisiko C506
Lateralsklerose, amyotrophe B979, *B979*
Lattice Degeneration B876
Laubbaum-Phänomen B765
Lauenstein-Aufnahme B291
Lauge C859
Laugenunfall C244
Lausbefall B721
Läuse C664
Lavage, bronchoalveoläre A176
Laxanzien C401–C402
– Abusus C402
LBP (Lipopolysaccharid-bindendes Protein) C585
LBW (low birth weight infant) B469
LDH (Laktatdehydrogenase) C551
– Leberzellschädigung A266
– Myokardinfarkt A57
LDL (low density lipoprotein) A359, C545
Lead-Time Bias C768
Leben, intermediäres C256
Lebendgeburt, Definition B469
Lebendimpfstoff A506
Lebendspende A454, **C929**
– somatopsychische Folgen B1078
Lebensmittelschadstoffe C849
Lebensmittelvergiftung A257
Lebensstilberatung C762
Lebenszeitinzidenz C867
Lebenszeitrisiko C867
Leber **B161**, A264
– Grenzen *B161*
– Laboranalytik C565
– Palpation C199
– Schwangerschaft B394
– Stoffwechselerkrankung A275
– Trauma B164
– Zellverfettung C307
– zystische Raumforderung A581
Leber-Miliaraneurysmen B875
Leberabszess **B163**, *B164*, A581
Leberadenom A649
Leberarterienverschluss A288
Leberausfallkoma A286, **A287**
Leberegel C653
Leberhämangiom A581, **A648**, *A648*
Leberhämatom A581
Leberhautzeichen A266, *A266*
Lebermetastasen A581
Leberphosphorylase-Defekt B533
Leberresektion **B161**, *B161*, B165
Leberschädigung
– alkoholbedingte A274
– cholestatische A275
– medikamenteninduzierte A275
– zytotoxische A275
Leberschmerz, Herzinsuffizienz A27
Lebertransplantation B165
Lebervenenthrombose A126
Lebervenenverschluss A289
Leberverfettung A273
Leberversagen A287
Leberzellkarzinom A649, *A651*
Leberzellschädigung A266
Leberzirrhose A279
– Kinder B590
Leberzyste B162, *B163*
– solitäre A581
Leber'sche Optikusatrophie B941
LED (Lupus erythematodes, disseminatus), *siehe* SLE
Lederhaut B824
– Erkrankungen B854
Leflunomid C487

LeFort-Klassifikation B797, *B797*
Legasthenie B1067
Legionella C620
– micdadei C620
– pneumophila C620, *C621*
Legionellen, multiresistente C812
Legionellenpneumonie **A198**, C812
Legionellose, Krankenhaushygiene C812
Leibhalluzination B1014
Leichenfäulnis C258, *C259*
Leichenflecke C257
Leichengift C259
Leichenlipid C259
Leichenöffnung C262
Leichenrecht C262
Leichenschau C259
Leichenspende A453
Leichenveränderung C257
Leichtketten-Amyloid C315
Leichtkettenproteinämie, Myelomniere A405
Leime C846
Leinsamen C402
Leiomyom C345, B365, *B366*
Leiomyosarkom C345, B369
Leishman-Donovan-Körperchen A577, *A577*
Leishmania *C644*, C645
– Arbeitsmedizin C239
– Wirkstoffe C469
Leishmaniose A576
– viszerale A576
Leistenbruch, *siehe* Leistenhernie
Leistenhaut B684
Leistenhernie B178
Leistenhoden B638
Leistenkanal B176
Leistenschmerzen, Leitsymptom C174
Leistenschwellung C98
Leistung, teilstationäre C746
Leistungsbeurteilung, sozialmedizinische C778
Leistungsmedizin, NS-Zeit C903
Leistungsminderung C28
Leistungsträger
– Qualitätsmanagement C781
– Rehabilitation C776
Leitenzym C542
Leitlinien C782, **C908**
Leitungsanästhesie C368
– periphere B84
Leitungsbahn, akzessorische A43, *A43*
Leitveneninsuffizienz A113
Lendenwirbelsäule
– Schober-Zeichen B257
– Verletzung B265
– Vibrationsschäden C827
Length-Time Bias C768
Lentigo
– maligna B729
– senilis B724
– simplex B724
Lentigo-maligna-Melanom B733, *B733*
Lentikonus B856
Lentivirus C677
Leopold-Handgriffe B398, *B398*
Lepidurin C394
Lepra A525
Leptospira C632
Leptospirose A525
Lercarnidipin C382
Leriche-Syndrom A97, **A100**
Lermoyez-Syndrom B819
Lerntheorie
– Angststörung B1047

– Psychosomatik B1075
– Suizidalität B1072
Lesch-Nyhan-Syndrom A363, **B525**
Lese- und Rechtschreibschwäche B1067
LET (linearer Energietransfer) C495
Letaldosis 50 C352
Letalität C599, **C867**
lethal triad B328
Letournel-Einteilung B290
Letrozol C445
Leuchtdichte C235
Leuchtstofffolie C499
Leucin-Aminopeptidase, Cholestaseparameter A267
Leukämie
– akute A603–A604
– – lymphatische (ALL) **B563**, A604, A608
– – myeloische (AML) A605
– chronische
– – lymphatische (CLL) A605, **A621**
– – myeloische (CML) C331, B450, A604, **A608**
Leukenzephalopathie, progressive multifokale B945
Leukodystrophie C308
– metachromatische B542, **B542**
Leukokorie C160
– konnatale B869
– Retinoblastom B882
Leukomalazie, periventrikuläre B494
Leukopenie
– Morbus Pfeiffer A554
– Neugeborenensepsis B552
– relative A526
– SIRS A511
Leukoplakie C337, *C337*
– Cervix uteri B362
– orale B760, *B760*
– Präkanzerose C337
– Vulva B356
Leukopoese A136
Leukotrien-Rezeptor-Antagonist C399
Leukotriene, COX-Hemmer C429
Leukozyten
– Antigene C556
– Kinder B563
– Laboranalytik C553
– Normwerte A137
– Sedimentanalyse A380
– Urinstatus C580
– Zählung C535
Leukozytenadhäsionsdefekt 1 und 2, *siehe* LAD-1 und LAD-2
Leukozytenphosphatase, alkalische A609, A612
Leukozytenzylinder A380
Leukozytopenie, Typhus A532
Leukozytose A153
Leukozyturie C114, A378
Leuprorelin C442
Leuzinose B536
Levetiracetam C419, **C422**
Levocetirizin C398
Levofloxacin C457
Levomepromazin C409
Levomethadon C425, **C426**
Levonorgestrel C445
Levurose B720
Lewy-body-Demenz B934
Leydig-Zell-Tumor B660
Leydig-Zelle B621
LGL-Syndrom A43

LH (luteinisierendes Hormon) C442, C570
– Mifepriston C445
Lhermitte-Zeichen B902
LHON (hereditäre Leber'sche Optikusatrophie), mitochondriale Vererbung B456
LHRH-Test B671
Li-Fraumeni-Syndrom, Karzinogenese C334
Liber continens C896
Libidoverlust, Leitsymptom C129
Libman-Sacks-Endokarditis **A80**, A478
Lichen
– pilaris B741
– ruber B695, *B696*
– sclerosus et atrophicans B356, **B697**, *B697*
– vidal B705
Lichenifikation B687
– Acanthosis nigricans B738
– atopisches Ekzem B704
Licht C235
Lichtabsorption, Laboranalytik C528
Lichtdermatose B707
– Acne aestivalis B750
– polymorphe B708, *B709*
Lichtenstein-Operation B179
Lichtmann-Einteilung B281
Lichtreaktion B826, **B831**
Lichtreflex B826
Lichtreflexionsrheografie A114
Lichtscheu, *siehe* Photophobie
Lichtschutzfaktor C830
Lichtschweiftest B831
Lichtstärke C235
Lichttherapie B1016
Lidabszess B834
Liddle-Syndrom A84, A342, **A342**
Lider
– Anatomie B823
– Ektropionieren B827
– Fehlbildungen B832
– Kolobom B832
– Tumoren B835
Lidheberapraxie B935
Lidocain
– Anästhetika C368
– Antiarrhythmika C373
– Spinalanästhesie B86
Lidödem C159
Lidphlegmone B834
Lidrandentzündung B833
Lidschwellung C159
Lidspaltenfleck B844
Liebeswahn B1013
Lift-off-Test B267
Ligamentum
– anulare radii, Subluxation Radiusköpfchen B279
– calcaneofibulare B316
– capitis femoris, Femurkopf B300
– cardinale uteri B334
– collatarale ulnare, Ellenbogenluxation B279
– cruciatum anterius B311
– cruciatum posterius B311
– deltoideum B316
– gastrolienale, Splenektomie B175
– hepatoduodenale B161
– – Cholezystektomie B167
– – Gallenblasenkarzinom B169
– – Gastrektomie B136
– – Pringle-Manöver B165
– inguinale
– – Leistenhernie B178
– – Leistenkanal B176
– latum uteri B334

- Mackenrodt B334
- ovarii proprium B334
- sacrouterinum B334
- suspensorium ovarii B334
- talofibulare B316
- teres uteri B334

Ligand-Rezeptor-Komplex C351
Ligatur B105
- Hämorrhoiden B156

Likelihood Ratio C869
Lilliefors-Modifikation C879
Limbus corneae B822
limited disease A634
Lincosamide C459
- Wirkprinzip C447

Linezolid C459
Lingua
- geografica **C93**, B762
- pilosa C93
- plicata C93

Linienspektrum C499
Links-rechts-Shunt
- atrioventrikulärer Septumdefekt B569
- persistierender Ductus arteriosus Botalli B569
- Ventrikelseptumdefekt B567, *B567*
- Vorhofseptumdefekt B568

Linksappendizitis A260
Linksherzhypertrophie A58
Linksherzinsuffizienz A25, C58
Linksherzsyndrom, hypoplastisches **B572**, *B572*
Linksherzsyndrom, hypoplastisches B198
Linksschenkelblock A37
Linkstyp A21
Linksversorgungstyp *A50*
Linse B824
- Entfernung B858
- Erkrankungen B856
- intraokulare B858
- Kammerwasser B825
- künstliche B891

Linsenluxation, Doppelbilder C155
Linsentrübung B856
Linton-Shunt B166
- Splenektomie B175

LIP (lymphoide interstitielle Pneumonie) A202
Lipämie, Blutentnahme C525
Lipase A297, C565
Lipide
- Atherosklerose A94
- Laboranalytik C544
- Stoffwechselstörung A358

Lipidelektrophorese C546
Lipidpneumonie A206
Lipidsenker C433
Lipidspeichermyopathie B996
Lipidstoffwechsel B540
- Carnitin-Acylcarnitin-Translokase-Mangel B541
- Carnitin-Palmitoyl-Transferase-Mangel B541

Lipödem B753
Lipodystrophie C308
Lipofuszin C308, *C308*, C688
Lipogranulomatose, Farber B545
Lipoidnephrose A397
Lipom B728
- Mamma B378
- Tumorsystematik C345

Lipomastie C127
Lipomatose **C307**, B777
- Wirkprinzip C447

Lipophagen C323
Lipopolysaccharid C603
Lipoprotein (a) C546
Lipoprotein-induced-atherosclerosis-Hypothese A94
Lipoproteine A358
Lipoproteinlipase
- Fibrate C434
- Nicotinsäure C435

Liposarkom B256, C345
Liposuktion B228
Lippe
- Entzündungen B760
- Karzinom B760
- Rekonstruktion B225

Lippen-Kiefer-Gaumen-Spalte B512, **B757**
- Wiederholungsrisiko B462

Lippenbremse **C69**, A192
Liquid Ecstasy C857
Liquor
- amnii B393
- Gewinnung C591, **B919**
- Meningitis B943
- Normwerte B920
- oligoklonale Banden C592
- Proteinanalytik C591
- Stoffwechselerkrankungen B531
- Untersuchung C591, **B919**

Liquor-Serum-Quotient *C592*
Liquorräume B925
Liquorrhö, Leitsymptom C146
Liquorunterdrucksyndrom B919
Liraglutid C440
Lisfranc-Gelenk B325
- Exartikulation *B235*
- Verletzungen B325, *B325*

Lisinopril C370
Lispeln **B790**, B1066
Lissenzephalie B922
Listeria monocytogenes C626
- Arbeitsmedizin C239

Listerose, Neugeborene B515
Lisurid C417
Lithium C415
Lithotripsie B665
Littré-Hernie B177
Livedo reticularis A493
Livedovaskulitis, Hautulkus C54
Livores C257
Loa Loa A584, **C661**
LOAEL (lowest observed adverse effect level) C817
Loaiasis A584
- Konjunktivitis B843

Lobäremphysem B192
Lobärpneumonie *A193*, A194, *A195*
Lobektomie B191
- Leber B162

Lobstein-Osteogenesis B527
Lochfraktur, Forensik C266
Lochialstau B430
Lochien B429
Locked-in-Syndrom B912
- Lähmung C146

Löffler-Endokarditis A80
Löffler-Infiltrat A582
Löffler-Serum C626
Löffler-Syndrom A206
Löfgren-Syndrom **A204**, B698
Log-Rank-Test C881
Logopädie, Geriatrie C689
Logorrhö
- Alkoholintoxikation B1041
- Manie B1029

Löhlein-Herdnephritis A78
Lohnfortzahlung
- Arbeitsunfähigkeit C244
- GKV-Leistungen C224

Lokalanästhesie, Neuraltherapie C793
Lokalanästhetika
- akute Schmerzen B95
- hyperbare B86
- isobare B86
- Periduralanästhesie B86
- Regionalanästhesie B83

Lokalanästhetikum C368
Lokalinfektion A503
Lomustin C481
Long-QT-Syndrom A46, **A47**
Long-Segment-Barrett-Ösophagus A234
Longo-Hämorrhoidopexie B156
Loop Recorder A22
Loperamid C402
Lopinavir C477
Loracarbef C451, **C452**
Loratadin C397
Lorazepam C406
Lormetazepam C406
Los-Angeles-Klassifikation A233
Losartan C371
Loslassschmerz B144
Löslichkeitskoeffizient, Inhalationsanästhetika C404
loss of function C332
Loss-of-Resistance-Methode B86
Lösungsmittel C839
- Abhängigkeit B1047
- Berufskrankheiten C237
- multiple Chemikalienüberempfindlichkeit C824
- Vergiftung C278

Lotion B688
Louis-Bar-Syndrom **A442**, B604, B978
Lovastatin C433
Low-Ceiling, Diuretika C384
Low-Compliance-Blase B672
Low-Density-Lipoprotein, Atherosklerose A94
Low-Dose-Heparinisierung C391
- Beatmung B91

Low-Flow-Priapismus B677
Low-Grade-Tumor, Chondrosarkom B255
Low-Output-Fistel B142
Low-Output-Herzversagen A25
Low-Output-Syndrom B195
Low-Renin-Hypertonie A342
Low-T_3/T_4-Syndrom A327
Low-Turnover-Osteopathie A388
Low-Turnover-Osteoporose B239
Löwenzahn C792
Lown-Ganong-Levine-Syndrom A43
LQTS (Long-QT-Syndrom) A47
LTA (Leistungen zur Teilhabe am Arbeitsleben) C780
LTR-Transposon B436
Lübecker Totentanz C907
Lues, connata B515
Luft
- freie A244
- Schadstoffe C832

Luft-Flüssigkeits-Spiegel B140
Luftembolie A212
- Druckluftschaden C828

Luftemphysem, Blow-out-Fraktur B897
Luftimpulstonometrie B828
Luftkammerschiene B35
Luftröhre, *siehe* Trachea
Lugano-Klassifikation B661
Lumbalkanalstenose B983
Lumbalpunktion C591, **B919**, *B919*
Lumboischialgie, Leitsymptom C175

Lumefantrin C470
Lumineszenz-Immunoassayverfahren C532
Lunatumluxation B285, *B285*
Lunatumnekrose B281, *B281*
Lunge A170
- Anatomie B184
- Auskultation C192
- Barotrauma C828
- Fehlbildung B500
- Fehlbildungen B191
- Hypoplasie B500
- Manschettenresektion B191
- Schwangerschaft B394
- Segmentresektion B191
- Strahlenempfindlichkeit C503
- Transplantation B217
- Tumoren A629
- Untersuchung C192
- Verletzungen B193
- weiße A207
- Zysten B191, B500

Lungenabszess A199
- chirurgische Therapie B192

Lungenarterienembolie, *siehe* Lungenembolie
Lungencompliance A175
Lungenembolie A59, **A208**
- Notfallmedizin B43

Lungenemphysem A192
- kongenitales lobäres B500
- $α_1$-Antitrypsin-Mangel A368

Lungenentzündung, *siehe* Pneumonie
Lungenerkrankung
- eosinophile A205
- interstitielle A199
- Kinder B578

Lungenfibrose
- ARDS A178
- Beryllium C856
- idiopathische A202
- interstitielle Lungenerkrankung A200
- klinische Untersuchung C194
- Linksherzinsuffizienz A26

Lungenfunktionsdiagnostik **A172**, B185
- Asthma bronchiale A184
- Operabilität *D190*

Lungeninfarkt A208, *A210*
Lungeninsuffizienz, transfusionsassoziierte A463
Lungenkapazität, totale *A173*, A174
Lungenkrebs A629
Lungenkreislauf, Erkrankungen A209
Lungenmetastasen A636
Lungenmilzbrand A532
Lungenödem A206
- Notfallmedizin B41

Lungenparasitose B192
Lungenpest A544
Lungenreifung B412
Lungenresektion B190
Lungenruptur B193
Lungenschwimmprobe B262
Lungensequester B191, **B501**
Lungenstauungszeichen A23
Lungenszintigrafie A209
Lungentyp (Metastasierung) C341
Lungenvenenfehlmündung B572
Lungenvenenfehlmündung, totale B199
Lungenversagen, akutes A178
Lungenvolumina *A173*
Lupenlaryngoskopie B779, *B779*

712   Sachverzeichnis

Lupus
- erythematodes, medikamenteninduzierter A480
- erythematodes
- – kutaner A480
- – systemischer A477
- pernio B699, *B699*
- vulgaris B714

Lupus-Glomerulonephritis A402
Lupus-like-Syndrom A480
Lupusantikoagulans A479, C560
Lupusband A480
Lupusnephritis A402
Lutealphase B342
Lutzner-Zelle A628
Luxation
- Akromioklavikulargelenk B274
- Ellenbogengelenk B278
- Hüftgelenk
- – kindliche B291
- – traumatische B301
- Linse B856
- Os lunatum B285, *B285*
- Patella B314
- perilunäre B285
- Schultergelenk B272
- Zahn B763

LWS-Syndrom B262
Lyell-Syndrom, *siehe* Nekrolyse, toxisch epidermale
- staphylogenes B712
Lyme-Arthritis A466
Lyme-Borreliose A514
Lymphadenektomie B176
Lymphadenitis A129
- akut eitrige A604
- colli B776
- cutis benigna *A515*
- dermatopathische A604
- granulomatöse, epitheloidzellige A604
- mesenterica A543
- retikulär-abszedierende A604
Lymphadenopathie C38
Lymphadenopathiesyndrom A550
Lymphadenosis, cutis benigna A515
Lymphangioleiomyomatose A206
Lymphangiom A345, A602
Lymphangiomatosis, carcinomatosa, pulmonale A636, *A636*
Lymphangiomatosis carcinomatosa
- Mammakarzinom B380
- Tumormetastasierung C340
Lymphangitis A129
- chirurgische Therapie B213
Lymphdrainage C787
Lymphfistel A130
Lymphgefäßsystem A129
Lymphgranulomatose A616
Lymphknoten B176
- bunte Pulpahyperplasie A604
- Einzugsgebiete *C340*
- Hals C190, *C191*, B776
- Leiste C199
- Metastase C340
- Sinushistiozytose A604
Lymphknotenlevel Mammakarzinom B379
Lymphknotenschwellung C38
Lymphknotensyndrom, mukokutanes A494
Lymphknotensyndrom, mukokutanes **B561**
Lymphknotenuntersuchung, Hals C190
Lymphödem **A130**, C313
- chirurgische Therapie B213
- Differenzialdiagnosen A131

- Hautbefund B753
- Ödeme C40
Lymphografie A129, **C514**
Lymphogranuloma venereum **A518**, *A518*, C637
Lymphom A603, **A616**
- blastisches A620, **A628**
- CD30-positives B736
- follikuläres A627
- Haut B735
- kleinzelliges A620, **A626**
- Konjunktiva B847
- lymphoplasmozytisches A626
- mediastinales *A618*
- nodales A616
- Orbita B887
- primäres zerebrales A628, **B930**
- Tumorsystematik C344
- zentrozytisch-zentroblastisches A627
- zentrozytisches A627
Lymphopenie, Hodgkin-Lymphom A617
Lymphozyten A155
- CLL A622
- Entzündung C323
- Immunabwehr A436
- monoklonale Antikörper A489
- Normwerte A137
Lymphozytentransformationstest C553
Lymphozytopenie A155
Lymphozytose A153
Lymphszintigrafie A129
Lynch-Syndrom A644
- Karzinogenese C334
Lynestrenol C445
Lyon-Hypothese B445
Lypmphknoten, Axilla, Untersuchung C192
Lysergsäurediethylamid C424, **C858**
Lysosomen, Speicherkörper C309
Lysotypie C605
Lyssa, *siehe* Tollwut
Lyssavirus C675

M

M-Cholinozeptor C362
M-Cholinozeptor-Agonist C364
M-Cholinozeptor-Antagonist **C364**, C418
M-Gradient A624, *A624*
M-Mode C511
- Echokardiografie A23
MAC (mittlere alveoläre Konzentration) C403
Machupovirus C676
Macula, *siehe* Makula
- lutea B824
Macular Pucker B872
Madarosis B833
Maddox-Kreuz B831
Madelung-Deformität B280
Madelung-Fetthals B777
Madenbefall C259
Madenwurm A582, **C657**
Madenwurmbefall, Kinder B560
Madonnenfinger A482
Mafucci-Syndrom B251
Magen A236
- Anatomie B132
- Fremdkörper B133
- MALT-Lymphom A627
- Metaplasie C306
Magen-Darm-Passage A224
Magen-Darm-Schwimmprobe C262
Magenausgangsstenose A243

Magenbypass B137
Magenentleerungsstörung A236
Magenkarzinom A638, *A640*
- chirurgische Therapie B136
Magenmotilitätsmessung A237
Magensäuresekretion C400
- Analyse A237
Magenschrittmacher B138
Magenteilresektion, Ulkuschirurgie B134
Magerl-Einteilung B265
Magersucht B1061
Magill-Tubus B75, *B75*
Magill-Zange, Atemwege freimachen *B36*
Magnesium C376, **A429**
Magnesium-Ammonium-Phosphat-Stein B664
Magnesiumsulfat C402
Magnetresonanztomografie (MRT) C510
- Kontrastmittel C512
Magnetstimulation, repetitive transkranielle B1017
Mahaim-Syndrom A43
Maiglöckchen C792
Maillard-Reaktion C849
Mainz-Pouch B629
Maisonneuve-Fraktur B323
Maitland-Konzept C784
Major-Antigen A457
Major-Kriterien
- Pneumonie A196
- Polycythaemia vera A612
Major-Test A460
MAK-Wert C816
Makro-Reentry, Vorhofflattern A39
Makroadenom
- Hypophyse A311
- Prolaktinom A313
Makroalbuminurie A378
- diabetische Nephropathie A398
Makroamylasämie C564
Makroangiopathie A88
- Diabetes mellitus A349
Makroglobulinämie A625, **A626**
Makroglossie
- Akromegalie *A314*
- Mukopolysaccharidose B535
Makrogol C402
Makrohämaturie **C109**, A378, B677
- IgA-Nephropathie A394
- Urothelkarzinome B651
Makrolide C455
- Wirkprinzip C447
Makromastie B335
Makrophagen
- chemische Noxen C316
- Entzündung C322
- Zeroid C308
Makropsie B1014
- Definition B822
- Makuladegeneration B878
Makrosatellit B436
Makrosomie, Neugeborene B487, *B487*
Makrozephalie C132, B922
Makrulie B762
Makula (Haut) **C48**, B687
Makula (Netzhaut) B824
- Degeneration B877, *B878*
- Foramen *B876*
- Makulafleck, kirschroter B544
- Makulaödem
- – diabetische Retinopathie B873
- – Formen B873
- – Morbus Coats B875
Makulaorgan B800

Makulopathie
- Diabetes mellitus B872
- epiretinale Gliose B872
- myopische B879
Malabsorption A245
malady C915
Malaria **A570**, C651
- Antiprotozoika C469
- Blutausstrich *A572*
- zerebrale B946
Malassezia C641
Malassimilationssyndrom A245
- Zöliakie B587
Maldescensus testis **B595**, B638, C124
Maldigestion A245
Malformation
- anorektale B510
- arteriovenöse, Rückenmark B973
- spinale vaskuläre B972
- zystisch-adenomatoide B500, *B501*
Mallampati-Klassifikation B74, *B75*
Mallorcaakne B750
Mallory-Körperchen A274, **C307**
Mallory-Weiss-Syndrom A226
Malnutrition C103
- Geriatrie C692
Malrotation B506
MALT-Lymphom A627, *A627*
Malum perforans A351, *A351*
Malzarbeiterlunge A202
Mamille
- Hautveränderungen C49
- Mammakarzinom *B380*
Mamillenrekonstruktion B227
Mamillensekretion C117
Mamma B334, *B334*
- Schwangerschaft B394
- Veränderungen B376
Mammaaugmentation B227
Mammachirurgie B226
Mammadysplasie B376
Mammakarzinom B378
- duktales B379, *B379*
- inflammatorisches B380, *B380*
- Knoten in der Brust C120
- Krebsfrüherkennung C768
- lobuläres B379
- Schwangerschaft B416
- Untersuchung C191
Mammareduktionsplastik B227
Mammarekonstruktion B226, *B227*
Mammografie **B337**, C508
- Vorsorgeuntersuchungen B339
Mandelentzündung B771
Mandibulafraktur B797
Mangan C852, **C856**
Mangeldystrophie C308
Manie B1028
Manie-Selbstbeurteilungsskala B1029
Manierismus B1015
Manifestationsindex C599
Manipulation, manuelle Therapie C786
Mannit C387
Mannitol, Glaukom B865
Manöver, vagales **A32**, A42
Manschettenresektion B191
Mansour-Ischiadikusblockade B84
Mantelkanten-Syndrom B911
Mantelkantenläsion, Lähmung C146
Mantelpneumothorax A216
Mantelzelllymphom A627
MAO-Hemmer C415
- Depression B1027
Maple Syrup Urine Disease B536
Maprotilin C414

Sachverzeichnis

Marasmus **C103**, C308
Maraviroc C478
Marburg-Virus C672
Marfan-Syndrom B522
Marfan-Zeichen B602
Marginalzonenlymphom B735
Mariendistel C792
Marihuana **B1043**, C858
Marine-Lenhart-Syndrom A321
Marisken B157
Marker-X-Syndrom B525
Markererkrankung A101
Marknagelung B234
– Femurschaftfraktur B304
– Unterschenkelschaftfraktur B322
Markov-Modell C750
Markschwammniere A408, **A410**
Markt (Gesundheitsökonomie) C738
Marmorknochenkrankheit B238
Marschall-Einteilung A116
Marschfraktur B325
Marsupialisation, Bartholinitis B351
Martegiani-Ring B824
Martin-Bell-Syndrom B525
Maßeinheit C536
Masern B554
– Arbeitsmedizin C238
Masern-Einschlusskörperchen-Enzephalitis B554
Masernenzephalitis B554
Masernimpfung B554
Masernvirus C675
– Konjunktivitis B843
Maskenbeatmung B38, *B38*
Maskennarkose B78
Maßnahme, notfallmedizinische B26
Masochismus B1061
Mason-Einteilung B279
Maßregelvollzug C296
Massage C786
Massenanfall von Verletzten B26
Massenblutung, intrazerebrale *B957*
Massenprolaps, chirurgische Therapie B220
Massenspektrometrie C530
– Human-Biomonitoring C822
Massenzahl C494
Masseterreflex B967
– Elektroneurografie B917
Mastadenoviren C680
Mastalgie **B376**
Mastektomie B381
Mastitis
– interstitielle B431
– nonpuerperalis B355, *B355*
– parenchymatöse B431
– puerperalis B431
Mastodynie C120, B376
Mastoiditis B810, *B811*
Mastopathia neonatorum B472, *B472*
Mastopathia cystica fibrosa *B376*
Mastopathie B376
Mastoptose B335
Mastozytom B737
Mastozytose B737
– Darier-Zeichen B686
– systemische B737
Maßzahl, epidemiologische C866
Matched-pairs-Technik C866
Matrix, extrazelluläre, Gewebereparatur C329
Matrixveränderung C313
Matthias-Haltungstest C105
Maturation, Viren C667
Maul- und Klauenseuche, falsche B715
Maul-und-Klauenseuche-Virus C670

Maximum C873
May-Grünwald-Giemsa-Färbung C303
May-Hegglin-Syndrom A160
May-Thurner-Syndrom A121
Mayer-Rokitansky-Küster-Hauser-Syndrom **B332**, B595
Mayfield-Klemme B218, *B218*
Mayr-Darmreinigung C791
Maze-Prozedur B203
Mazzotti-Test C661
MBK (minimale bakterizide Konzentration) C447
McBurney-Punkt B144
MCH (mittlerer korpuskulärer Hämoglobingehalt) A137
– Anämie A139
– Befundinterpretation C550
– Neugeborene B563
MCHC (mittlere korpuskuläre Hämoglobinkonzentration) A137
– Befundinterpretation C550
McKenzie-Konzept C784
McMurray-Zeichen B305
McRoberts-Manöver B424
MCS (multiple Chemikalienüberempfindlichkeit) C824
MCTD (mixed connective tissue disease) A487
MCV (mittleres korpuskuläres Volumen) A137
– Alkoholmissbrauch C286
– Anämie A139
– Bestimmung C534
– Befundinterpretation C550
– Neugeborene B563
McVay/Lotheisen-Operation B179
MdE (Minderung der Erwerbsfähigkeit) C245
MdK (Medizinischer Dienst der Krankenkassen) C731
MDRD-Formel C583
MDS (myelodysplastisches Syndrom) A614
Meatus acusticus externus B798
Meatusstenose **B593**, B673
Mebendazol C472
Meckel-Divertikel B141
Median C873
Medianekrose Erdheim-Gsell A106
Medianusparese B986, *B987*
Mediasklerose A93
Mediastinalemphysem B186
Mediastinaltumor B187, **A667**
Mediastinalverschiebung B186
Mediastinitis A59, **B186**
Mediastinoskopie B185
Mediastinum B186
Medikalisierung C900
Medikamentenanamnese C186
Medinawurm C662
Medizin
– evidenzbasierte **C757**, C908
– Leitlinien C908
– physikalische C216, **C782**
– psychosomatische B1074
– theurgische C894
– Wissenschaft C909
Medizinethik C919
Medizingeschichte C894
Medizinischer Dienst der Krankenkassen C731
– Aufgaben C224
– GKV-Leistungen C224
– Pflegestufen C245
Medizinkonzepte C894
Medizinmann C894

Medizinprodukte, Aufbereitung C797
Medizinrecht C289
Medizintheorie C908
Medroxyprogesteronacetat C445
Medulloblastom C346, B930
Meerzwiebel C792
Mees-Nagelbänder C857
MEF (maximal exspiratory flow) A172
Mefloquin C470
Mefrusid C386
Megacolon congenitum B509
Megakalikose B635
Megakaryoblastenleukämie A606
Megakaryozyten A136
Megakolon
– angeborenes B509
– Colitis ulcerosa A253
– toxisches B149
Megaloblasten A145
Megalokornea B848
Megalozyten A145
Megaösophagus A230
Megaureter B633
Megavolttherapie C515
Megestrolacetat C445
Megluminantimonat C469
Mehretagenerkrankung A100
Mehrfeldbestrahlung C515
Mehrlingsgeburt B420
Mehrlingsschwangerschaft B413
Meibom-Drüse B823
– Chalazion B834
– Hordeolum B834
– Kalkinfarkt B845
– Talgdrüsenkarzinom B835
– Tränenflüssigkeit B823
Meige-Syndrom B935
Meigs-Syndrom, Aszites C98
Meiose, autosomal dominante Vererbung B461
Mekonium B470
Mekoniumaspiration B499, *B500*
Mekoniumileus B508, *B508*
Mekoniumpfropfsyndrom B508
Melaena **C92**, A227
Melanin C308
– UV-Strahlung C830
Melanom
– Aderhaut B863, *B863*
– in situ B729
– Iris B863
– Konjunktiva B847
– malignes B732, *B733*
– – Lidinnenwinkel *B847*
– – Uvea B863
– Vulva B358
– Ziliarkörper B863
Melanose, okuläre B854
Melanosis
– coli, Laxanzienabusus C402
– conjunctivae B846
– naeviformis B724
– sclerae B854
Melanozyten
– Albinismus B738
– Naevus B723
– Vitiligo B739
Melanozytom B885
Melarsoprol C468
MELAS-Syndrom B996
– mitochondriale Vererbung B456
Melasma B740
Melatonin
– Lichttherapie B1016
– Nachtarbeit C232
– Schichtarbeit C232
– Schlafstörung C696

Meldepflicht C769
Melkerknoten B717
Melkerknotenvirus C684
Melkersson-Rosenthal-Syndrom B969
Meloxicam C428, **C430**
Melperon C409
Melphalan C481
Membran, pulmonale hyaline C314
Membrankrankheit, hyaline B496
Membranoxygenierung, extrakorporale B195
MEN (multiple endokrine Neoplasie) A345, **A663**
Menarche **B342**, B478
Mendel-Gesetze C900
Mendel-Mantoux-Test A539
Mendelson-Syndrom A199, **B81**
Ménétrier-Faltendysplasie A240
Mengele, Josef C906
Menière-Krankheit B818
Meningeom B928
– chirurgische Therapie B219
– Computertomografie B914
– Optikusscheide B885
– spinales *B975*
– Tumorsystematik C345
Meningeosis leucaemica A608
Meningismus C146, B902
Meningitis
– akute bakterielle B942
– Arbeitsmedizin C238
– Liquoruntersuchung C591
– Meningismus C147
– Prophylaxe B943
– tuberkulöse A539, B944
– virale B944
Meningokokken C613
Meningokokkenmeningitis B942, *B942*
Meningomyelozele B921
Meningoradikulitis Bannwarth B983
Meningozele B921, *B922*
Meniskustest B304
Meniskusverletzung B313, *B313*
Mennell-Griff A472
Mennell-Test B257
Mennell-Zeichen B291
Menopause B348
– vorzeitige C120
Menorrhagie B344
Menschenbiss B66
Menschenversuche C906
Menstruationszyklus B342
– Störungen B344
Mentzer-Index A149
MEP (motorisch evoziertes Potenzial) B919
Mepivacain C368
6-Mercaptopurin C482
– Spinalanästhesie B86
Mercedes-Stern-Schnitt B215
Mercurialismus C279, **C854**
– Konjunktiva B846
Merkelzellkarzinom B732
Merkmal, Studienauswertung C872
Meropenem C453
Merozele B181
Merozoit C649
MERRF-Syndrom B996
– mitochondriale Vererbung B456
Merseburger Trias A324
Mesenterialarterienverschluss, akuter (Mesenterialinfarkt) A262
Mesenterialischämie
– chronische A263
– non-okklusive A263
Mesenterialvenenthrombose A126, A263, **A264**

Sachverzeichnis

Mesh-Graft B222
Meskalin C424
Mesopharynx B768
Mesotheliom
– Peritoneum A668
– Pleura A634
Mesotympanon B798
Messerer-Keil C266, *C266*
Messgröße C522
Mesterolon C443
Mestranol C443
Metabolisierung, chemische Noxen C316
Metaidoioplastik B230
Metalle
– Berufskrankheiten C237
– Umweltmedizin C851
Metallstaub, Arbeitsmedizin C240
Metamizol C428, **C431**
Metamorphopsie **C166**, B822, B1014
Metaphylaxe B666
Metaphyse
– Chondromyxoidfibrom B252
– Gage-Zeichen B295
– Knochenzyste B253
– Osteochondrom B251
– Osteomyelitis B248
– Wulstfraktur B238
Metaplasie C306
– Barrett-Ösophagus A233, *A234*
– Cervix uteri B361
– drüsige C306
– Formen C306
– intestinale A239
– Magen A239
– Myositis ossificans C338
– Plattenepithelkarzinom C344
Metaplasietheorie Endometriose B383
Metapneumovirus C674
Metastasen
– Computertomografie B914
– Haut B737
– Knochen B255, *B256*
– Leber A651
– Lunge A636
– Pleura A636
– zerebrale B931, *B931*
Metastasierung C339
Metasystox C278
Meteorismus, Leitsymptom C99
Metformin A354, **C441**
Methacholin-Test A449
Methadon C858
Methämoglobin C552
– Bestimmung C594
– Nitrite C850
Methämoglobinämie
– Missense-Mutation B441
– Zyanose C65
Methanol
– Intoxikation B67
– Lösungsmittel C842, **C842**
– Obduktionsbefund C279
Methicillinresistenz C809
Methionin, Vitamin B_{12} A144
Methode, scholastische C896
Methohexital C404
– balancierte Narkose B78
Methotrexat C482
Methylbenzol C840, **C841**
Methylbromid C847
Methylenblau, Antidot B67
Methylenblaufärbung, Bakterien C605
α-Methyldopa C361
Methylnaltrexon C428
Methylphenidat B1068
6-Methylprednisolon C437

Methylquecksilber C854
Methylxanthin C378
Methysergid, Serotonin-Syndrom C415
Metixen C418
Metoclopramid C410
– Kinder B468
Metoprolol C360
Metronidazol C457
Metrorrhagie B344
Metz-Recruitment B803
Mevalonsäure C433
Mexiletin C373
Meyer-Weigert-Regel B631
Meyerding-Einteilung B261, *B261*
Mezlocillin C450, **C451**
Mg^{2}-hydroxid C401
Mg^{2}-trisilikat C401
MGUS (monoklonale Gammopathie unklarer Signifikanz) A625
MHK (minimale Hemmkonzentration) C447
Mi-2-Autoantikörper, Polymyositis A485
Mianserin C414
MIBE (Masern-Einschlusskörperchen-Enzephalitis) B554
Micafungin C466
Michaelis-Raute B397
Miconazol C463
Microsporum C639
Midazolam C406
– Analgosedierung B91
– Antiepileptika C422
MIDCAB (minimally invasive direct coronary artery bypass) B204
Midline-Katheter C805
Mifepriston C445
– Schwangerschaftsabbruch B389
Miglitol C441
Migräne B1001
Migrationstheorie Endometriose B383
Mikroadenom
– Hypophyse A311
– Prolaktinom A313
Mikroalbuminurie A377, **A378**, C116
– diabetische Nephropathie A398
Mikroangiopathie A88
– Diabetes mellitus A349
– Koronargefäße A50
– Multiinfarktdemenz B940
– Nierengefäße A414
– subkortikale arteriosklerotische Enzephalopathie B940
– thrombotische **A159**, A411
– vaskuläre Demenz B940
Mikroblutanalyse B402
Mikrochirurgie B107, B218
Mikrodeletion
– FISH B444, *B444*
– Prader-(Labhard-)Willi-Syndrom B529
Mikrodeletionssyndrom B521
Mikrodontie B477
Mikrofibrille C604
Mikrofilarien A584, **C660**
$β_2$-Mikroglobulin
– CLL A622
– Plasmozytom A625
– Tumormarker A592
Mikrohämaturie A378, **C109**A482
Mikrostrabismus B894
Mikrothrombus, hyaliner **A119**, C307
Mikrotie B806
Mikrozephalie C132, B922

Miktion B621
Miktionsreflex B621
Miktionszystometrie B624
Miktionszystourethrografie B626, *B626*
Mikulicz-Syndrom B837
– CLL A621
Milben, Hauterkrankungen B721
Milch-Reposition B273
Milchgebiss B477
Milchglashepatozyten A268
Milchschorf B704, *B704*
Miliartuberkulose, Hauttuberkulose B714
Milien B472, B727
Mill-Test B276
Milleniumsdeklaration C736
Miller-Fisher-Syndrom B984
Milligan-Morgan-Operation B156
Milrinon C377
Miltefosin C469
Milz B173
– Amyloidose C316
– Palpation C199
– Splenektomie B175
Milzbrand A532
Milzinfarkt A89, C96
Milzruptur B174
Milzvenenthrombose A126
Mimikry, molekulare A451
Minamata-Krankheit C854
Minderbegabung B1064
Minderjährige
– Aufklärung C294
– Kontrazeption B386
Minderwuchs C133
– dysproportionierter
– – Achondroplasie *B521*
– – Osteogenesis imperfecta B527
– – hypothalamischer, Prader-(Labhard-)Willi-Syndrom B529
Mineralfaser, künstliche C837
Mineralstoff, Knochenstoffwechsel C445
Mini-Mental-State-Test C690
Mini-Nutritional-Assessment C692
Minimal-Change-Glomerulonephritis A397
Minimum C873
Minipille B388
Minisatellit B436
Minocyclin C455
Minor-Antigen A457
Minor-Kriterien
– Pneumonie A196
– Polycythaemia vera A612
Minor-Test A460
Minoramputation A103
Minoxidil C383
Minusgläser B888
Minussymptome, Schizophrenie B1032
6-Minuten-Gehtest A175
Miosis B967, C160
Mirazidie C652
Mirizzi-Syndrom A292
Mirtazapin C414
Mischinsulin C439
Mischkollagenose A487
Mischtumor C343
– Speicheldrüsen B766
Miserere C86
Misoprostol A245, **C399**
Missbrauch B616
– Abhängigkeit B1038
– körperlicher B617
– sexueller **B617**, C280
Missed Abortion B411
Missense-Mutation B441

Missing Ratio C888
Mistelkraut C792
Mitbestimmung, Gesundheitssystem C728
Mitomycin C484
Mitosehemmstoffe C482
– Wirkprinzip C479
Mitoxantron C483
Mitralklappe
– Auskultation C194
– Rekonstruktion B200
Mitralklappeninsuffizienz A67
Mitralklappenprolaps A59, **A68**
Mitralklappenstenose A64
– chirurgische Therapie B201
Mitralöffnungston A66
Mitscherlich, Alexander C907
Mittel
– arithmetisches C873
– geometrisches C873
– harmonisches C873
Mittelfrequenztherapie C787
Mittelfußknochenfraktur B325
Mittelgesichtsfraktur B796, *B797*
Mittelhandfraktur B286
Mittelhirninfarkt B954
Mittelhirnsyndrom B911, **B924**
Mittellinienverlagerung *B950–B951*
Mittelmeerfieber, familiäres B523
Mittelohr B798
– Barotrauma C828
– Entzündungen B810
– Hörvorgang B800
– Otosklerose B812
– Tumoren B813
Mittelschmerz C121
Mittelstrahlurin
– Bakteriurie C109
– Harnuntersuchung C581
Mittelwert C873
Mittendorf-Fleck B869
Mitwirkungspflicht, Rehabilitation C775
Mivacurium C366
– balancierte Narkose B78
– TIVA B78
Mizelle A359
MMN (multifokale motorische Neuropathie) B989
MMST (Mini-Mental-State-Test) C690
MMV (mandatory minute ventilation) B90
MN-Blutgruppe B451
Mobbing C232
Mobilisation
– manuelle Therapie C786
– postoperative B110
Mobilität C735
– alltagsrelevante C690
– Geriatrie C690
– Tinetti-Test C690
Mobitz-Typ
– AV-Block A36
– SA-Block A35
Möbius-Zeichen A324
Moclobemid C415
Modalwert C873
Modell
– additives C882
– bio-psycho-soziales C918
– biomedizinisches C918
– lineares C881
– nichtlineares C881
– nichtparametrisches C881, *C882*
Modelllernen B1020
MODY (maturity-onset diabetes of the young) A348
Moexipril C370

Sachverzeichnis

Mola hydatidosa B403
Molekularbiologie, Blutgruppenserologie C534
Molekularpathologie C304
Molimina menstrualis B331
Moll-Drüse B823
– Hordeolum B834
Möller-Barlow-Erkrankung A371
Molluscipoxvirus C684
Molluscum contagiosum B717, *B717*
Molluscum-contagiosum-Virus C684
Molluskizide C848
Molsidomin C380
– NO-Freisetzung *C381*
Monaldi-Drainage B187
Monarthritis urica A363
Mönckeberg-Sklerose A93
Mondscheinkinder B743
Mongolenfalte B832
Mongolenfleck B724, *B724*
MONICA-Studie A50, C770
Monistik C744
Monitoring
– Intensivmedizin B87
– Medikamente C593
– Narkose B77
– Notfallmedizin B27
– postoperative Versorgung B81
– Umwelt C819
Monoamin-Wiederaufnahme-Hemmer C412
Monoaminmangelhypothese B1024
Monobactame C453
Monochlorethen C844
Monochromasie B880
Monokelhämatom, Mittelgesichtsfraktur B797
Mononukleose, infektiöse A553, *A553*
Monophosphin C847
Monoradikulitis B983
Monosomie
– Cri-du-chat-Syndrom B519
– gonosomale B520
– Robertson-Translokation B450
– Ullrich-Turner-Synrom B447
Monotherapie, Antibiotika C449
Monozyten, Normwerte A137
Monozytose A153
Montagssymptomatik C241
Monteggia-Verletzung B279, **B283**
Montelukast C399
Montgomery-Drüsen B335
Mood Stabilizer C415
Moore-Einteilung B164
Moral Hazard C740
Moraxella
– catarrhalis C613
– Keratitis B848
Morbidität C599, **C732**
– Kindesalter B615
Morbiditätsausgleich C742
Morbillivirus C674
Morbus
– Addison A338
– Ahlbäck B308
– Alzheimer B939, *B939*
– Andersen B533
– Baastrup B263
– Basedow A323
– Bechterew A471, *A473*
– Behçet A496, *A496*
– Berger A394
– Besnier-Boeck-Schaumann, *siehe* Sarkoidose
– Binswanger B940, *B940*
– Bornholm B997
– Bourneville-Pringle B604

– Bowen A557, **B729**
– Buerger A497
– Coats B875, *B875*
– Cori B533
– Crohn A250
– Cushing A335
– Darier B741
– Dubreuilh B729
– Dupuytren B282, *B282*
– Durand-Nicolas-Favre A518
– Eales B881
– Fabry B542, **B543**
– Fahr B933
– Fanconi-Bickel B534
– Farber B542, **B545**
– Felty A468
– Forestier B263
– Friedreich, Ataxie C143
– Fröhlich B242
– Gaucher B542, **B543**
– Gilbert-Meulengracht A275
– – Ikterus C36
– Günther A365
– haemolyticus, fetalis A462
– haemolyticus neonatorum A150
– haemorrhagicus neonatorum B489
– Hailey-Hailey B741
– Her B533
– Hirschsprung B509, *B509*
– Hodgkin A616, *A618*
– Horton A494
– Hunter B535
– Kahler A623
– Kienböck B281
– Koch A537
– Köhler I B320
– Köhler II B321
– Krabbe B542, **B544**
– Ledderhose B282
– Legg-Calvé-Perthes B294
– Leigh B941
– Lewis B533
– Maroteaux-Lamy B535
– McArdle B534
– Ménétrier A240
– Menière B818
– Meulengracht B591
– Mondor A118
– Morquio B535
– Moschkowitz A414
– Neisser A522
– Niemann-Pick B542, **B544**
– Ollier B251
– Ormond B650
– Osgood-Schlatter B309
– Osler B191
– Osler-Weber-Rendu A166
– Paget B242
– – extramammärer B732
– – Mamille **B379**, *B380*, B732
– Panner B276
– Parkinson B931
– Perthes B294, *B295*
– Pfaundler-Hurler B535
– Pfeiffer A553, *A553*
– Pick B940
– Pickwick A179
– Pompe B533
– Raynaud A104
– Recklinghausen B604
– Refsum, Ataxie C143
– Ritter von Rittershain B712
– Sandhoff B543
– Sanfilippo B535
– Schamberg B703
– Scheie B535
– Scheuermann B260

– Shulman A483
– Simmonds A309
– Sinding-Larsen-Johansson B309
– Sly B535
– Still B562
– Sturge-Weber B604
– Sudeck B1006, *B1006*
– Tarui B533
– Tay-Sachs B543
– Uhl A72
– von Gierke B534
– von Hippel-Lindau B604
– von Recklinghausen *B605*
– Wagner B870
– Waldenström A625, **A626**
– Wegener A488, *A489*
– Weil A526
– Werlhof A160
– Whipple A250
– Wilson A367
– Winiwarter-Buerger A497
Mord C264
Morell-Lavallé-Läsion B289
Moreno-Psychodrama B1021
Morgagni, Giovanni C898
Morgagni-Hernie B129
Morgagni-Hydatide B370
Morgan B439
Morganella C614
Morgensteifigkeit C106, A467
Morgenurin C523
– Harnuntersuchung C581
– Referenzwerte C581
Morning-Glory-Syndrom B883
Moro-Reaktion B472
Morphin C425, **C426**
– Schmerztherapie B94
Morpholine C465
Mortalität C599, C732, **C866**
– Kindesalter B615
– perinatale B350
Morton-Metatarsalgie B987
Motilitätshemmer C402
Motilitätsstörung
– Darm C91
– – Kinder B589, *B590*
– Ösophagus A230
Motoneuron, Störungen B905
Motorik
– Störungen B905
– Untersuchung C187, B904
MOTT (mycobacteria other than tubercle bacilli) A533, C630, **C631**
Mottenfraßalopezie A529
Mottenfraßnekrose, Hepatitis A268
Mouches volantes **C158**, B871
Moxifloxacin C457
Moxonidin C361
MPA (mikroskopische Polyangiitis) A490
MR-Angiografie A92
MR-Cholangiopankreatografie **A225**, A291
MR-Enteroklysma A225
MRSA (methicillinresistenter Staphylococcus aureus) C609, **C808**
MRT, *siehe* Magnetresonanztomografie
MS (multiple Sklerose) B946, *B946*
MSUD (maple syrup urine disease) B536
mTOR-Inhibitor C488
MTT (medizinische Trainingstherapie) C785
Mukoepidermoidkarzinom B767
Mukopolysaccharidose B534
Mukoviszidose B581

Mukozele
– Nasennebenhöhlen B795
– Speicheldrüsen B766
Müller-Gang
– Eileiterzysten B370
– Entwicklung der weiblichen Genitalorgane B330
– Sarkom B370
Müller-Lidheber B823
Müller-Mischtumor B370
Multiinfarktdemenz B940
Multimorbidität C210
– Altersphysiologie C688
Multiorganversagen B45
Multisystematrophie B934
Mumifizierung C259
Mumps B559
Mumpsvirus C674
Münchhausen-by-proxy-Syndrom **B617**, C282
Münchner Nomenklatur B339
Mund-Nasen-Schutz C797
Mund-zu-Mund-Beatmung *B31*
Mund-zu-Nase-Beatmung *B31*
Mundboden B756
Mundbodenabszess B759
Mundhöhle B756
– Entzündungen B759
– Fehlbildungen B757
– Flora C607
– Untersuchung C189
– Verletzungen B761
Mundhöhlenkarzinom B761
Mundschleimhaut B759
Mundschutz, MRSA C809
Mundtrockenheit C90
– Alter C698
Mündungsklappeninsuffizienz, Stammvarikosis A115
Mundwinkelrhagaden, Leberhautzeichen A266
Munro-Mikroabszess *B693*
Munson-Zeichen B847
Mupirocin C810
MURCS-Assoziation B518
Murein C603
Muromonab-CD3 C489
Murphy-Zeichen **C199**, A290
Muscarin C859
Muscidae C665
Muscimol C859
Musculus-latissimus-dorsi-Lappen B224, *B224*
– Mammarekonstruktion *B227*
MUSE (medicated urethral system for erection) B669
MUSE-Klassifikation A233
Musiktherapie B1022
Muskatnussleber A290, *A290*
Muskelatrophie C106
– Muskelbiopsie *B990*
– spastische, Lähmung C145
– spinale B978
Muskelbiopsie B990, *B990*
– myopathisches Grundmuster B990
– Myositis B997
– ragged red fibres B996
Muskeldystrophie B990
– Becker-Kiener B991, *B992*
– Duchenne B991
– fazioskapulohumerale B993
– Pathologie C308
– X-chromosomale B991
Muskeleigenreflex B903
Muskelentspannung, progressive C785

Sachverzeichnis

Muskelerkrankung B247
– entzündliche B997
Muskelhärte B247
Muskelhartspann B247
Muskelhypertrophie, Leitsymptom C106
Muskelkater B247
Muskelkontraktur, Leitsymptom C106
Muskelkraft, Einteilung B904
Muskelkrämpfe, Leitsymptom C147
Muskelphosphofruktokinase-Defekt B533
Muskelphosphorylase-Defekt B533
Muskelrelaxans C366
– Überhang B80
Muskelriss B115
Muskelschmerzen, Leitsymptom C175
Muskelschwäche, Differenzialdiagnosen A485
Muskeltrichinen C660
Muskelverknöcherung B247
Muskelverletzung B115
Muskelzerrung B115
Muskelzittern, postoperatives B82
Musterberufsordnung C289
Mutation B437, **B440**
– ΔF508 B581
– dynamische B440
– induzierte B441
– ionisierende Strahlen C504
– somatische B440
– Viren C668
Mutationsstimmstörung B789
Mutationssuche C544
Mutismus C140, B1015
Mutterkorn C638
Mutterkornalkaloide
– Migräne B1003
– Pilzgifte C859
Muttermal B723
Muttermilch B432
– Human-Biomonitoring C821
– Säuglingsernährung B482, **B483**
– Zusammensetzung B483
Muttermilchersatznahrung B483
Muttermilchikterus B490
Muttermundseröffnung B419
Mutterschaft C276
Mutterschaftsrichtlinie B397
Mutterschutzgesetz C226
Müttersterblichkeit C350
MVZ (medizinisches Versorgungszentrum) C732
Myalgia epidemica B997
Myalgie C175
Myasthenia gravis B603, **B998**, *B999*
– anästhesiologisches Risiko B71
– Muskelrelaxanzien C367
– Paraneoplasie A589
– Sprechstörung C140
Myasthenie, kongenitale B603
Mycobacterium
– leprae C631
– nichttuberkulöse A533
– tuberculosis C630
Mycophenolatmofetil C487
Mycosis fungoides A627, **B735**, *B735*
Mydriasis C160, *B964*, B967
Myektomie, transaortale septale A71
Myelinisierung, N. opticus B883
Myelinolyse, zentrale pontine B941
Myelinolyse, zentrale pontine **A421**
Myelitis B975
– paraneoplastisches Syndrom B912

Myeloblasten A136
Myelofibrose
– chronisch-idiopathische A611, *A611*
– primäre A611
Myelografie C514
– Lumbalkanalstenose *B983*
– Neurologie B916
Myelom, multiples A623
Myelomeningozele *B922*
Myelomniere A405, *A405*
Myelopathie, zervikale, chirurgische Therapie B221
Myeloperoxidasemangel A443
Myelose, funikuläre B977
– Ataxie C143
Myelozyten A136
Mykobakteriose, nichttuberkulöse A533
Mykologie C638
Mykolsäure *C462*
Mykoplasmen C634
Mykoplasmenpneumonie A198
Mykose
– Berufskrankheiten C242
– Haut B717
– Nägel B749
Mykotoxine C638
Myoadenylatdeaminasemangel B997
Myogelose B247
Myoglobin
– Laboranalytik C547
– Myokardinfarkt A57
Myoglobinurie, Harnverfärbung C113
Myokard, Kalziumkanalblocker C382
Myokardbiopsie, Myokarditis A73
Myokardinfarkt A54, *A55*
– Notfallmedizin B42
Myokardischämie
– Bland-White-Garland-Syndrom B576
– KHK A50
– stumme **A49**, A51
Myokarditis A73
– Kinder B577
Myokardruptur B206
Myokardszintigrafie C518
Myokardtigerung *C307*
Myoklonie B907, C148
Myokymie B907
Myom B365
Myometritis **B353**, B430
Myometrium
– Endometriose B383
– Histologie B332
– Sarkom B369
Myopathie B247, **B989**
– angeborene B602
– endokrine B998
– medikamenteninduzierte B998
– metabolische B996
– mitochondriale B996
– Muskelbiopsie *B990*
– sekundäre B997
– toxische B997
Myopie B888
Myositis B997
– Muskelbiopsie *B990*, B997
– ossificans **B247**, C338
Myotomie, Ösophagus B124
Myotonia
– congenita B993
– dystrophica, Androgenmangel C126

Myotonie B993
– hereditäre, Augenbewegungsstörung C165
– Ionenkanalerkrankung B993
– paradoxe B995
Myringitis B810
Myringoplastik B812
Myxödem
– generalisiertes, Hypothyreose C40
– prätibiales, Morbus Basedow A324, *A324*
Myxödemkoma A327
Myxom, Herz A600
Myzel C638

N

N_2O C403, B1046
N-Acetyl-p-Benzo-chinonimid C594
N-Acetylcystein. **B67**, C431, C594
N-Acetylglutamatsynthetase-Mangel B538
N-Acetyltransferase-Polymorphismus B463
N-Cholinozeptor C362, *C363*
N-Cholinozeptor-Agonist
– Muskelrelaxanzien C367
– Nikotin C368
N-Cholinozeptor-Antagonist C366
Na^+-K^+-ATPase, Herzglykoside C376
Nabelhernie B178, **B512**
Nabelkolik B584
Nabelschnurblutgasanalyse B471
Nabelschnurbruch B511
Nabelschnurvorfall B425, *B426*
Nachbarschaftshilfe C218
Nachbehandlung, orthopädische B234
Nachblutung B108
– atonische B427, C122,
Nachgeburtsperiode B419
Nachsorge
– Kolonpolypen A644
– Tumoren A599
Nachstar B858
Nachtarbeit C231
– Arbeitszeitgesetz C226
Nachtblindheit
– Retinopathia pigmentosa B880
– Vitamin-A-Mangel B845
Nachtkerze C792
Nachtrunk C286
Nachtschweiß
– B-Symptomatik C29
– Schwitzen C39
Nachtsehen, Refraktionskorrektur B890
Nackendehnungszeichen B902
Nackenreflex B472
Nackenschmerzen, Leitsymptom C175
Nackentransparenz *B399*, B400
NaCl-Lösung C389
Nadel, chirurgische B108
Nadelbiopsie C302
Naegele-Regel B396
Naegleria C647
Naevus B723
– Aderhaut B862
– coeruleus B724
– depigmentosus B739
– Differenzialdiagnose B725
– dysplastischer B725
– epidermaler B725
– flammeus B726
– fusco-coeruleus B724
– hypopigmentosus B739

– Iris B862
– Konjunktiva B846, *B846*
– melanozytärer B723, *B724*
– pigmentosus B724
– sebaceus B726
– spilus B724, *B724*
– verrucosus B725
Naevuszellnaevus B725
Nafarelin C442
NAFLD (nicht alkoholische Fettlebererkrankung) A273
Naftidrofuryl C396
Naftifin C465
Nägel B685
– Erkrankungen B749
– Sézary-Syndrom B736
– Tinea B719
Nagel-Anomaloskop B829
Nagelfalz-Kapillarmikroskopie A105
Nagelfalzmikroskopie A482
Nagelmykose B749
Nagelveränderung C49
Nahakkommodation B826, **B831**
Naheinstellungsreaktion, siehe Nahakkommodation
Nahlappen B223
Nahrungsaufnahme B757
Nahrungsbotulismus A258
Nahrungsmittelallergen A446
– Nickel C853
Nahrungsmittelallergie, Zöliakie B587
Nahrungsmittelintoleranz C104
Nahrungsverweigerung C104
Nahschuss C268
Naht, chirurgische B107
Nahtmaterial B107
Nahttechnik B107, *B107*
Nahvisus B829
Nairovirus C676
Nalbuphin B425, **C427**
Naloxon **C427**, C428
– Antidot B67
Naltrexon C428
– Alkoholentwöhnung B1042
Nanopartikel C836
Naphazolin C359
Naphthalin, Richtwerte C833
Naphthol-AS-D-Chlorazetatesterase-Reaktion C303
Napoleon-Test B267
Napoleonhut, umgekehrter B261
Naproxen C428, **C430**
Naratriptan C399
Narbe C330, B687
Narbenbildung
– Entzündung C328
– Wundheilung C330
Narbenhernie B181, *B181*
Narbenkontraktur, Wundheilung C330
Narbenkorrektur B225
Narbenneuralgie C330
Narbenpterygium B845
Narbensarkoidose B699
Narkolepsie
– Anfall C142
– Differenzialdiagnose epileptischer Anfall B962
– Schläfrigkeit C75
Narkose B77
– Aspiration B81
– Ausleitung B79
– balancierte B78
– Beatmungssysteme B77
– Komplikationen B80
– Notfallmedizin B39
– Stadien B77
– Standardeinleitung B79

Sachverzeichnis

- Überwachung B77
- Verlauf B79
- Narkosebeatmungssystem B77
- Narkoseeinleitung B79
- Narkoseüberhang B80
- Narzissmus B1057
- Nase
  - Anatomie B790
  - Entzündungen B793
  - Fehlbildungen B791
  - Formfehler B792, *B792*
  - Leitsymptome C136
  - Rekonstruktion B226
  - Tumoren B795
  - Verletzungen B796
- Näseln B789
- Nasenatmung, behinderte C70
- Nasenbluten, *siehe* Epistaxis
- Nasendermoid B792
- Nasenfremdkörper C138
- Nasenmuschel B790
- Nasennebenhöhlen B791
  - Adenokarzinom C241
  - Entwicklung B477
- Nasenpolypen B795
- Nasenpyramidenfraktur B796
- Nasenrachenfibrom, juveniles B770
- Nasenrückenfistel B792
- Nasenschleimhautentzündung B794
- Nasensekretion, abnorme C136
- Nasenseptumplastik B792
- Nasopharyngealtubus B37, *B37*
- Nasopharynx B768
- Natamycin C465
- Nateglinid C440
- Natrium A418
- Natrium-Jodid-Symporter A317
- Natrium-Stiboglukonat C469
- Natriumexkretion, fraktionelle A384
- Natriumhexafluoroaluminat C861
- Natriumhydrogenkarbonat C402
- Natriumkanalblocker
  - Antiarrhythmika C373, *C373*
  - Antiepileptika C419
  - kaliumsparendes Diuretikum C387
  - Lokalanästhetika C368
  - Myotonie B993
- Natriumkanaldefekt
  - Paramyotonia congenita B995
  - periodische Lähmung B994
- Natriumkanalmyotonie B993
- Natriumnitrit C850
- Natriumpicosulfat C402
- Natriumsulfat C402
- Natriumthiosulfat, Antidot B67
- Natriumverlustniere A407
- Natriumzyanid C851
- Natriuretikum A384
- Naturheilkunde C790
- Naturheilverfahren C215, **C790**
- Naturteleologie C910
- Near-Miss-Fall C263
- Nebenhoden B621
  - Entzündung B649
- Nebenniere A334, B182
  - Amyloidose C316
- Nebenniereninsuffizienz, Hypophyseninsuffizienz A310
- Nebennierenmark A343
  - Hormone A306
  - Laboranalytik C576
- Nebennierenrinde
  - Adenom A660
  - Erkrankungen A335
  - Hormone A306
  - Insuffizienz A338
  - Karzinom A663
  - Kortikosteroide C437

- Laboranalytik C574
- Nebenschilddrüsen A329, **B122,**
  - Adenom A660
  - Hormone A306
  - Karzinom A663
  - Laboranalytik C573
- Nebenwirkung
  - anticholinerge C398
  - Chemotherapie A594
  - muskarinerge C364
  - nikotinerge C364
  - serotonerge C414
- Nebenwirt C652
- Nebivolol C360
- Necator americana A582
- Neck Dissection B777
  - Larynxkarzinom B786
- Necrobiosis lipoidica B754
- Neer-Einteilung B278
- Neer-Test B267
- Negativismus B1015
- Negativsymptome, Schizophrenie B1032
- Neglect B913
- Neisser-Färbung
  - Bakterien C605
  - Corynebacterium diphtheriae *C626*
- Neisseria
  - gonorrhoeae C612
  - meningitidis C613
- Nekrektomie, Verbrennung B229
- Nekrolyse, toxische epidermale B702
- Nekrophilie B1061
- Nekrose C310
  - areaktive C326
  - Arten C310
  - fibrinoide C312
  - gangränöse *C311,* C312
  - granulierende Entzündung C326
  - hämorrhagische C312
  - käsige C312
  - lipolytische C312
  - retinale B881
- Nelfinavir C477
- Nelson-Syndrom A338
- Nemathelmintes C651
- Nematizide C848
- Nematoden C657
  - Anthelminthika *C471*
- Neologismen B1012
- Neomycin C454
- Neoplasie
  - intraepitheliale C336
  - – vulväre B357, *B358*
  - – zervikale **B362,** *B362,* C337
  - maligne, Strahlenfolgen C505
  - multiple endokrine A345, **A663**
- Neostigmin C364, **C366**
  - Glaukom B865
  - Muskelrelaxanzienüberhang B80
- Nephritis A403
  - Gelbfieber A560
  - interstitielle **A403,** A404
  - progressive hereditäre A395, **B526**
- Nephroblastom B606
  - Karzinogenese C334
  - Tumorsystematik C346
- Nephrokalzinose A382
- Nephrolithiasis B663
- Nephrolitholapaxie B665, *B666*
- Nephron A374
- Nephronophtise-Komplex A408, **A410**
- Nephropathia epidemica A545
- Nephropathie
  - Analgetika A404

- diabetische A350, **A398**
- Gicht A363, **A406**
- hypertensive, Hämaturie C110
- Sarkoidose A406
- tubulointerstitielle A403
- Nephroptose B630
- Nephroskleroe A411
- Nephroskopie, perkutane B627
- Nephrostomie, perkutane B628
- Nephrotoxizität
  - Adefovir C475
  - Aminoglykoside C454
  - Amphotericin B C466
  - Cidofovir C474
- Nephroureterektomie B652
- NERD (non-erosive esophageal reflux disease) A232
- Nervenaustrittspunkte *C190,* B967
- Nervenblockade B84
  - chronische Schmerzen B96
- Nervendehnungszeichen B902
- Nervenläsion B985
  - Lagerungsschäden B80
  - Sensibilitätsstörung C152
- Nervenleitgeschwindigkeit B917
- Nervennaht B221, *B222*
- Nervenplexusläsion B984
- Nervenrekonstruktion B221
- Nervenstimulation, transkutane B97
- Nervensystem
  - Amyloidose C316
  - Laboranalytik C591
  - peripheres, Erkrankungen B980
  - Strahlenempfindlichkeit C503
  - zentrales, Pharmaka C403
- Nerventransplantation B221
- Nervenverletzung, chirurgische Therapie B221
- Nervenwurzelläsion B980
- Nesidioblastose B488
- Nesselsucht C54
- Nestorianer C896
- NET (neuroendokriner Tumor) A657
- Netherton-Syndrom B705
- Netilmicin C454
- Netzhaut B824
  - Bildgebung B829
  - Degenerationen B876
  - Entzündungen B881
  - Ophthalmoskopie B828
  - Schichten B824, *B825*
  - Tumoren B882
  - Verletzungen B882
- Netzhautablösung B876
- Netzhautlöcher B876
- Netzhautnekrose B881
- Netzhautödem, Commotio retinae B882
- Netzschatten (Röntgen-Thorax) A176
- Netztransplantat B222
- Neue Deutsche Heilkunde C903
- Neugeborene B469
  - Beurteilung B471
  - Obduktion C262
  - Pharmakotherapie B468
  - Reanimation B32
  - Reflexe B472
  - Reifezeichen B471
  - Todesursachen B615
- Neugeborenen-Screening B473
  - adrenogenitales Syndrom B545
  - Galaktosämie B532
  - Hörverlust B473
  - Hüftdysplasie B292, *B292*
  - Schwerhörigkeit B805
- Neugeborenenhyperexzitabilität C131
- Neugeborenenmyasthenie B603

- Neugeborenenpemphigoid B517
- Neugeborenenprophylaxe B473
- Neugeborenensepsis B551
- Neumutation B441
- Neuner-Regel *B61,* C272
- Neuralgie B93
  - Gesicht B1005
- Neuralrohrdefekt B220
  - Wiederholungsrisiko B462
- Neuraltherapie C793
- Neuraminidase, Influenzavirus C674
- Neuraminidasehemmer C474
- Neurapraxie **B221,** B985
- Neurasthenie B1055
- Neurinom C347, B929
  - chirurgische Therapie B219
- Neuro-Behçet A497
- Neuroblastom C346, B610
- Neuroborreliose A515
- Neurochirurgie B217
- Neurodermitis B703
  - Allergie A446
  - circumscripta B705
  - psychosomatische Sicht B1077
- Neurofibrom
  - Orbita B887
  - Tumorsystematik C347
- Neurofibromatose B604
  - Karzinogenese C334
- Neuroleptika C409
  - atypische **C411,** B1034
  - Intoxikation B67
  - Kinder B468
  - perioperativ B70
  - Prämedikation B72
- Neurolyse, chronische Schmerzen B96
- Neuromyelitis optica B949
- Neuromyotonie B995
- Neuronavigation B218
- Neuronitis vestibularis B818
- Neuropathia vestibulari, *ssiehe* Neuronitis vestibularis
- Neuropathie
  - akute motorische axonale B984
  - autonome A350
  - diabetische **A350,** B988
  - multifokale motorische B989
  - paraneoplastisches Syndrom B912
  - periphere sensomotorische A350
  - vaskulitische B989
- Neuropsychologie, Geriatrie C689
- Neurose, hysterische B1052
- Neurotmesis **B221,** B985
- Neurotoxizität
  - Amantadin C474
  - Vincristin C482
- Neurotransmitter
  - Parasympathikus C362
  - Serotonin C398
  - Sympathikus C355
- Neurozystizerkose, Praziquantel C471
- Neutral-null-Methode B232, *B232*
- Neutralisationspunkt B830
- Neutralwirbel B259
- Neutronen
  - Teilchenstrahlung C494
  - Wechselwirkung mit Materie C496
- Neutronenstrahlung C494
- Neutropenie A153
  - Phagozytendefekt A443
  - zyklische A443
- Neutrophile, Leukopoese A136
- Neutrophilie A153
- Nevirapin C477
- Newcastle Disease Virus C674

Sachverzeichnis

Next generation sequencing C544
NF (Neurofibromatose) C334
NGAL (Neutrophilen-Gelatinase-assoziiertes Lipocalin) C582
NGU (nichtgonorrhoische Urethritis) B643
NHL (Non-Hodgkin-Lymphom) A619
Nicardipin C382
Nicht-Opioid-Analgetika (COX-Hemmstoffe) C428
– Schmerztherapie B94
Nichtseminom B659
Nickel C852, **C853**
– allergisches Kontaktekzem B705
– Arbeitsmedizin C240
Niclosamid C472
Nicolodani-Branham-Test A112
Nicotinsäure C433
Nidation B392
Nidationsblutung B344
Nidus, Osteoidosteom B251
Niebulowicz-Operation B213
Niederspannungsunfall B63
Niedrigdruckglaukom B867
Niemann-Pick-Zelle B544
Niere A374
– Amyloidose C315, C316
– Anatomie B182
– Biopsie A381
– Fehlbildungen B630
– Hormone A376
– Hypoxie C319
– Laboranalytik C580
– Lageanomalie B630
– Leitsymptome C107
– Sonografie B625
– Transplantation B216
– Tumoren A664
– Zellverfettung C307
Nierenabszess B646
Nierenagenesie B630
Nierenaplasie B630
Nierenarterienstenose A411, **A413**
– chirurgische Therapie B210
– Hypertonie A84
Nierenarterienverschluss
– akuter A411
– chirurgische Therapie B210
Nierenbeckenkarzinom B651
Nierenbeckenkelchsystem
– Fehlbildungen B631
– Harnleiterstenose B632
– Kelchdivertikel B635
– Megakalikose B635
Nierenbeckentumor B650
Nierendegeneration, polyzystische A409
Nierendysplasie, multizystische A409
Nierendystopie B630
Nierenerkrankung
– Osteopathien B241
– zystische A408
Nierenersatztherapie A389
Nierenfunktionsdiagnostik C582
Nierenfunktionsszintigrafie, ektoper Harnleiter B632
Nierengefäßkrankung A411
Nierenhämatom, subkapsuläres *B680*
Niereninfarkt A411
Niereninsuffizienz A382
– akute A382
– chronische A385
– diabetische Nephropathie A398
– Kinder B597
Nierenkapseltumor A665

Nierenkolik B675
Nierenonkozytom A665
Nierenschwellung B645
Nierensteine B663
Nierensubinfarkt A413
Nierentuberkulose B647
Nierenvenenthrombose A126, **A411**
Nierenverletzung B679, *B679*
Nierenversagen, *siehe* Niereninsuffizienz
Nierenzelladenom A665
Nierenzellkarzinom A664, *A666*
Nierenzyste A408
Nifedipin C382
Nifurtimox C468
Nikolski-Phänomen **C43**, B686
Nikotin C368
– Intoxikation B67
– Passivrauch C838
– Pflanzengifte C858
– Schwangerschaft **B396**, B486
Nikotinabusus B1046
Nimodipin C382
Niphavirus C674
Nisoldipin C382
Nissen-Fundoplicatio, gastroösophagealer Reflux B125
Nitrat
– organisches C380
– Schadstoffe C850
Nitrattoleranz C380
Nitrazepam C406
Nitrendipin C382
Nitrit
– Schadstoffe C850
– Urinstatus C580
– Urinstreifentest A379
Nitrobenzole, Lösungsmittel C840
Nitroblau-Tetrazolium C554
Nitroimidazole C457
– Wirkprinzip C447
Nitroprussidnatrium C381
Nitrosamine C850
Nitrosoharnstoffe C481
Nitroverbindung
– Gefäßdilatatoren C380
– Schadstoffe in Lebensmitteln C850
NMDA-Rezeptor-Antagonist C417
– Alzheimer-Demenz B940
– Morbus Parkinson B932
NNH (number needed to harm) C869
NNRTI (nichtnukleosidischer Reverse-Transkriptase-Inhibitor)
– HIV A552
– Virostatika C477
NNT (number needed to treat) C868
NO-Donator C380
NOAEL (no observed adverse effect level) C817
Nodus C48, B687
Noise C888
NOMI (non-okklusive Mesenterialischämie) A263
Non-Compliance C203
Non-Ergotamin-Derivat C417
Non-Hodgkin-Lymphom A619
Non-Malefizienz-Prinzip C920
Non-outlet-Impingement B269
Non-Q-Myokardinfarkt A55
Nondisjunction B446
Nonsense-Mutation B442
Noonan-Syndrom B520
Noradrenalin C357
– Laboranalytik C576
– Neurotransmitter C355
Nordenfelt, Lennart C916
Norethisteron C445

Norfenefrin C359
Norfloxacin C457
Norgestrel-Derivat C445
Normaldruckhydrozephalus B926
– Alter C698
Normaleffektivtemperatur C234
Normalflora C606
Normalgewicht C26
Normalinsulin C438
Normalsichtigkeit B826
Normalverteilung C876, *C876*
Normoblasten, Zählung C535
Normophorie B894
Normtyp A21
Norovirus C671
– Gastroenteritis A559
Nortilidin C427
Norton-Skala C692
Nortriptylin C412
Norwood-Operation B198
Notarzt B24
– Leichenschau C259
– leitender B26
– Verhaltenstipps B26
Notarzteinsatzfahrzeug B24
Notarztwagen B24
NOTES (natural orifice transluminal endoscopic surgery) B107
Notfall
– allgemeinmedizinischer C206
– angiologischer A96
– gynäkologischer B340
– hypertensiver **A84**, B49
– Kindesalter B612
– traumatologischer B57
– urologischer B674
Notfallmedizin B23, B44
– Basismonitoring B27
– Thoraxtrauma B57
Notfallsectio B429
Notfalltracheotomie B780
Notfalltransfusion A460
Nötigung, sexuelle C280
Noxen C316, C826
Nozizeptorschmerz, Schmerzleitung B93
NP (nosocomial pneumonia) A193
NPH-Insulin C439
NPU-System C536
NPW (negativer prädiktiver Wert) C869
NRTI (nukleosidischer Reverse-Transkriptase-Inhibitor)
– HIV A552
– Virostatika C476
NSCLC (non small cell lung cancer) A630
NSIP (nichtspezifische interstitielle Pneumonie) A202
NSMRI (nicht selektiver Monoamin-Reuptake-Inhibitor) C412
NSTEMI (non ST-segment-elevation myocardial infarction) A54
– Notfallmedizin B42
NT-proBNP A27, C547
NTM (nichttuberkulöse Mykobakteriose) A533
NtRTI (nukleotidischer Reverse-Transkriptase-Inhibitor)
– HIV A552
– Virostatika C477
Nüchternblutglukose C577
Nüchternblutzucker, Diabetes mellitus A351
Nüchternhypoglykämie A355
Nuklearmedizin C516
– Neurologie B916

Nukleinsäuren
– Laboranalytik C542
– Strahlenschäden C501
Nukleoid C605, **C665**
Nukleokapsid C665
Nuklid C494
Nullhypothese C876
– p-Wert C877
Number needed to harm C869
Number needed to treat C868
Nummernmarker C589
Nürnberger Ärzteprozess C907
Nürnberger Kodex **C907**, C930
Nürnberger Rassegesetze C903
Nussknackerösophagus A231
Nussknackerphänomen B640
Nutzenbegriff C752
Nutzstrahlung C498
Nutzungsgebühr C747
Nutzwertmessung C753
NYHA-Stadien A26
Nykturie A26, C114
Nystagmus B966
– Menière-Krankheit B819
– optokinetischer B966
– Prüfung B804, **B966**
– Vestibularisausfall B818
Nystatin C465
Nysten-Regel C258

O

O-Bein B305
O-Kette C603
OAE (otoakustische Emission) B803
oat cell carcinoma A631
Obduktion C262
– klinische **C262**, C304
Oberarmknochen, Traumatologie B277
Oberflächenanästhesie B83, **C368**
Oberflächendosis C496
Oberkörperhochlagerung B34, *B34*
– Hirndrucksteigerung B924
– Ileuseinleitung B79
– Schädel-Hirn-Trauma B59
Oberschenkel
– Diagnostik B291
– Fraktur B303
Obesitassyndrom A179
Objektivität, Studie C872
Obstipation C86
– Kinder B585
– Palliativmedizin C710, *C710*
Obstruktion, intestinale, Palliativmedizin C710, *C710*
Obstruktionsileus B139
Obturationsatelektase A181
Obturatoraufnahme B290
OCA (okulokutaner Albinismus) B738
Ochondrose, Harnverfärbung C113
Ochratoxine C638
Ochronose
– Konjunktiva B846
– Sklera B854
Octan C839
Octenidindihydrochlorid, Desinfektion B104
Odds-Ratio C868
Ödem A420, **C40**
– alveoläres, ARDS A178
– angioneurotisches B700
– – hereditäres A444
– Definition C313
– Diagnostik C41
– Differenzialdiagnose Beinschwellung A124

Sachverzeichnis

- hydrostatisches A420
- kardiales A26, C313
- Lunge, siehe Lungenödem
- Lymphgefäße A130, C313
- nephrotisches Syndrom A393
- onkotisches A420
- peritonsilläres B771
- physiologisches A420
- Präeklampsie B408
- Rechtsherzinsuffizienz A26
- renales C313
- Stimmlippen B784, B785
- traumatisches C313
Offenbarungspflicht C290
Offenbarungsrecht C290
Öffentlicher Gesundheitsdienst C729
Offenwinkelglaukom B864, **B866**
Ofloxacin C457
ÖGD (Öffentlicher Gesundheitsdienst) C729
Ogilvie-Syndrom **B109**, B139
OGTT (oraler Glukosetoleranztest) C578
Ohnmacht A85
Ohr B798
- Entzündungen B806
- Fehlbildungen B805
- Hörvorgang B800
- Leitsymptome C134
- Rekonstruktion B225
- Tumoren B808
- Verletzungen B808
Ohrenschmerzen, Leitsymptom C175
Ohrgeräusch, siehe Tinnitus
Ohrmuschel
- Dysplasie B805
- Ekzem B806
- Entzündungen B806
Ohrpropf B806
Ohrspeicheldrüse B764
Ohrtrompete B798
Okklusionsileus B139
Okklusionsstörung B758
Okulomotoriusparese B964, B964
Okzipitalhirn-Syndrom B911
Olanzapin C412
Olekranonfraktur B279
Olfaktoriusneuroblastom B796
Ölflecken C51
Ölflecknägel, Psoriasis B692
Oligämie A89
Oligo-Astheno-Teratozoospermie-Syndrom B670
Oligoarthritis B562
Oligodendrogliom B928
- chirurgische Therapie B219
Oligohydramnion B393
Oligomenorrhö B344
Oligonukleotidtechnik B438
Oligophrenie B1064
Oligozoospermie B624
Oligurie A378, , **C107**
- Nierenversagen A383
Olive, Pylorusstenose B505
Olmesartan C371
Omarthritis B271
Omarthrose B268
Omeprazol C400, C401
- Prämedikation B73
Omphalozele B511, B512
Omsk-hämorrhagisches-Fieber-Virus C678
Onchocerca volvulus C660, **C661**, C662
Onchozerkom C661
Onchozerkose A584
- Suramin C468

Ondansetron C399
- Prämedikation B73
One-incision-Technik B277
one-stop-shop-MRT A655
Onkogen B450, **C331**
Onkologie A588
- ICD-O-3 C885
- Tumoroperation B110
Onkosphären C668
Onkoviren C668
Onkozytom, Tumorsystematik C343
Onychocryptosis B749
Onychodystrophie, Leitsymptom C50
Onychogrypose C51
Onycholyse C51
Onychomykose B749
- Candidiasis A566
Onychoschisis C51
Oophoritis B354
OPCA (olivopontozerebelläre Atrophie) B934
OPCAB (off pump coronary artery bypass) B204
Open Benchmarking C747
Open-book-Fraktur B289
Operation
- ambulante C746
- Einwilligung B101
- Indikationen B101
- orthopädische B233
- palliative B111
- radikale B110
- Ziele B101
Operationstechnik B105
Ophiasis B747
Ophthalmie, sympathische B861
Ophthalmoblennorrhö A524
Ophthalmometer B828
Ophthalmoplegia, dolorosa B886
Ophthalmoplegie B964
- chronisch-progrediente externe C996
- internukleäre B965
Ophthalmoskopie B828, B828
- CMV-Retinitis B881
- Lacksprünge B879
- Morbus Eales B881
- Papille B825
- retinale Nekrose B881
Opiate
- Intoxikation B67
- Screening C595
- Straßendrogen C858
Opioidanalgetika C425
Opioide C424
- Abhängigkeit B1038, **B1042**
- akutes Koronarsyndrom B43
- Analgosedierung B91
- balancierte Narkose B78
- Dyspnoe C711, C711
- Intoxikation B1043
- Loperamid C402
- Prämedikation B73
- Schmerztherapie B94
- Schwangerschaft B486
Opioidrezeptor C424
Opioidrezeptoragonist C425
- Fentanyl-Gruppe C426
- partieller C427
Opioidrezeptorantagonist C428
Opioidüberhang B80
Opipramol C412
Opisthotonus A536, B907, **C148**
Oppenheim-Zeichen B904
Opportunist A501
OPS (Operationenschlüssel) C886
OPSI (overwhelming post splenectomy infection) **A512**, B175

Opsoklonus B966
Opsoklonus-Myoklonus-Syndrom, paraneoplastisches Syndrom B912
Optikomalazie B884
Optikusatrophie B884
- Leber'sche B941
- Methanol C842
- Ophthalmoskopie B825
- Optikusscheidenmeningeom B885
- Zentralarterienverschluss B874
Optikusgliom B885
Optikusneuritis B964
Optikusneuropathie B884
Optikusscheidenhämatom B885
Optikusscheidenmeningeom B885
Oraabriss B882
Oralstreptokokken C612
Orange-Pigment B863, B863
Orbicularis-oculi-Reflex B903
Orbita
- Blow-out-Fraktur B896
- Metastasen B887
- Phlegmone B886
- Pseudotumor B886
- Tumoren B887
Orbitabodenfraktur B796
Orbitaspitzensyndrom B886
Orbitavarizen B887
Orbitopathie, endokrine A324
Orbivirus C680
Orchidopexie B639, **B676**
Orchitis B649
Orciprenalin C358
Ordnungstherapie C791
Orfvirus C684
Organempfänger A454
Organhandel C928
Organisationsverschulden C294
Organoazidopathie B539
Organogenese, Strahlenempfindlichkeit C504
Organophosphate C847, **C848**
Organspende A454
Organspendeausweis C928
Organtransplantation
- ethische Fragen C927
- somatopsychische Folgen B1078
Organvenenthrombose A126
Orgasmusphase B350
Orientbeule A578
Orientierungsstörung B1011, C180
Ormond-Syndrom B650
Ornithin-Transcarbamylase-Mangel B538
Oropharyngealtubus B37, B37
Oropharynx B768
- Entzündungen B771
- Tumoren B775
Orthobunyavirus C676
Orthomyxoviren C674
Orthophorie B894
Orthopnoe A26, C66
- Arbeitsmedizin C238
Orthopoxvirus C684
Orthostasereaktion, Synkopen C61
Orthostasesyndrom B577
Orthostasetest, Hyperaldosteronismus A342
Orthovolttherapie C514
Ortner-Syndrom A263
Ortner-Trias A264
Ortolani-Zeichen B292
Ortscodierung C510
Ortsdosisleistung C497
Os-metatarsale-V-Fraktur B326
Oseltamivir C474
Osler-Knötchen A77

Osmolalität A416
- Harn C583
- Kalium A423
Osmolarität A416
Ösophagitis A233, A235
Ösophagogastroduodenoskopie (ÖGD) A225
Ösophagokardiomyotomie B124
Ösophagus **A229**, B123
- Achalasie A230
- Agenesie B504
- Anatomie B123
- Atresie B503
- Divertikel A236, **B125**, B125
- Fremdkörper B127
- Funktionsdiagnostik A230
- Hernien A236
- hyperkontraktiler A231
- Metaplasie C306
- Perforation B127
- Sphinkter B123
- Verätzung B128
- Verletzungen B127
Ösophagus-Langzeit-pH-Metrie A230
Ösophagusbreischluck A224
Ösophagusersatzstimme B786
Ösophaguskarzinom A636
- chirurgische Therapie B128
Ösophagusmanometrie A230
Ösophagusresektion B128
Ösophagusspasmus, idiopathischer diffuser **A231**, B124
Ösophagussphinkter **A229**, B123, B123
Ösophagusvarizen A282, A283
Ossermann-Einteilung B999
Ossifikation
- heterotope B235
- periartikuläre B299
Ossikuloplastik B812
Osteoblastom B251
Osteochondrom B251
Osteochondronekrose B242
Osteochondrose, siehe Osteonekrose
- Morbus Köhler I B321
Osteochondrosis
- deformans juvenili, dorsi, siehe Morbus Scheuermann
- deformans juvenilis
- - ossis navicularis pedis, siehe Morbus Köhler I
- - tuberositas tibiae, siehe Morbus Osgood-Schlatter
- dissecans B242
- - Kniegelenk B308
Osteodensitometrie B240
Osteodystrophia, deformans B242
Osteogenesis imperfecta B527, B527
Osteoidosteom B251
Osteoklastom B252
Osteolyse
- Chondroblastom B252
- Chondrom B252
- Ewing-Sarkom B609, B609
- Hyperparathyreoidismus A331
- Knochenmetastase B256, C161
- maligner Knochentumor B254
- Osteomyelitis B249
- Osteosarkom B607
- Plasmozytom A625
- Riesenzelltumor B252
- Spondylodiszitis B264
Osteom B251, C345
Osteomalazie A388, **B241**
- Antiepileptika C420
- Knochenschmerzen C173
- Phosphatdiabetes B596

Osteomyelitis **B249**, B600
- juvenile B600
Osteomyelofibrose A611
Osteomyelosklerose A611
Osteonekrose B242
Osteopathie
- endokrine B241
- renale B241, A385, **A388**
Osteopenie, Knochendichtemessung B240
Osteopetrose B238
Osteophyten B245
Osteoplastik B233
Osteopoikilose B238
Osteoporose B239
- Alter C698
Osteosarkom B253, **B607**, *B608*
- Tumorsystematik C345
Osteosynthese B233
Osteotomie B233
Ostitis
- deformans B242
- fibrosa cystica generalisata A330
Ostium-primum-Defekt B568
Ostium-secundum-Defekt B568
Östrogen-Gestagen-Test A345
Östrogen-Gestagen-Therapie B349
Östrogene C443
- Kontrazeption B387
- Laboranalytik C574
- Sexualhormone, Pharmaka C442
- Synthese B333
Östrogenrezeptor
- Endometrioseherde B384
- Mammakarzinom B379
- Modulatoren C444
Oszillografie, akrale A105
Ota-Naevus B724
Otalgie, Leitsymptom C175
Othämatom B808, *B808*
Otis-Urethrotomie B673
Otitis
- externa B806
- media B810
Otoliquorrhö C146
Otorrhö C134
Otosklerose B812
Otoskopie B801
Otospongiose B812
Ototoxizität, Aminoglykoside C454
Otserom B808
Ott-Zeichen B257, A472
Ottawa-Charta C760
Outlet-Impingement B269
Outlet-View B268
Ovar B333
- polyzystisches, *siehe* PCO-Syndrom
- Tumoren (Keimzelltumoren, epitheliale Tumoren, Stromatumoren) B372
- Zysten B371
Ovarialfibrom B372
Ovarialgravidität B406
Ovarialinsuffizienz, vorzeitige A347
Ovarialkarzinom B373, *B374*
Ovarialtorsion B340
overactive bladder B672
overlap-syndrome A487
Ovulation B342
Oxacillin C450
Oxaliplatin C481
Oxazepam C406
Oxazolidinone C458
- Wirkprinzip C447
Oxcarbazepin C419, **C420**
Oxford-non-kinking-Tubus B75, *B75*
Oxiconazol C463
Oxipurinol C432

Oxybutynin C364
Oxycodon C425
- Schmerztherapie B94
Oxydemeton-Methyl C847
Oxyuren A582
Oxyuriasis, Kinder B560
Oxyzephalus B601
Ozaena B793
Ozon C834

P

P-auf T-Phänomen A39
p-t-Butylphenol C846
P-Welle A20
p-Wert C877
p53, Apoptose C310
p53-Suppressorgen, Onkogen C332
Paarbildung C496
Paartherapie B1021
Paarvernichtung C496
Pachydermie B686
Pachygyrie B922
Paclitaxel C482
Pädaudiologie B805
Pädiatrie B466
Pädophilie B1061
Paget-Karzinom, *siehe* Morbus Paget
Paget-von-Schroetter-Syndrom A125
PAH (pulmonalarterielle Hypertonie) A212
Painful arc B267
PAK (polyzyklische aromatische Kohlenwasserstoffe) C850
Palisadengranulom B699
- nekrobiotisches B754
Pallanästhesie B909
Pallästhesie B904
Palliativmedizin C704
Palmarerythem, Leberhautzeichen A266
Palmarfibromatose B282, *B282*
Palmarflexion, Handgelenk B280
Palmomentalreflex B904
Palmoplantarkeratose B741
Palpation
- Abdomen C198
- Geburtshilfe B397
- gynäkologische B336
- Herz C193
- Mamma **B337**, C191
- Prostata B623
- Puls C196
- Venen C197
- Wirbelsäule B257
Palpitation A32
Paltauf-Flecken C272
Pamidronat C445
Panaritium **B114**, B712
Panarteriitis nodosa
- klassische A493
- mikroskopische A490
Panarthritis B249
Pancoast-Tumor A630
Pancreas
- anulare **B170**, B506
- divisum B170
Pancuronium C366
Pandemie C599
Panelstudie C865
Panenzephalitis, subakut sklerosierende B554
Panhypophysentest C571
Panhypopituitarismus *A310*
Panikattacke B1049
Panikstörung B1047, **B1049**
Panitumumab C487

Pankreas A297, **B170**
- endokrines, Laboranalytik C576
- exokrines, Laboranalytik C564
- Hormone A306
- Transplantation B217
- Tumoren A654
Pankreas-Elastase-1 C565
Pankreaskarzinom A654, *A656*
Pankreaslinksresektion B172
Pankreaspseudozyste B172, **A301**
Pankreassekret A297
Pankreatektomie B173
Pankreatikojejunostomie B171, *B171*
Pankreatitis
- akute A298
- chirurgische Therapie B171
- chronische A301
- Kinder B591
Pankreolauryl-Test A298
Pankreozymin, *siehe* Cholezystokinin
Panmixie B458
Panmyelopathie, hereditäre aplastische B523
Pannikulitis
- Erythema nodosum B752
- Phlegmone B712
Pannus B244
- rheumatoide Arthritis A467, A469
Panoramaeffekt B894
Pansinusitis B794
Pantherpilz C859
Pantoprazol C401
Panum'scher Raum B826
Panzerherz A75
Panzytopenie
- aplastische Anämie A150
- megaloblastäre Anämie A145
- Plasmozytom A624
PAOD (peripheral artery occlusive disease) A100
PAP-Abstrich B338
Papanicolaou-Färbung C303
Papel C50, B687
Papilla, leporina B883
Papillarmuskelinsuffizienz B205
Papille B825
- Infarkt B884
- Kolobom B883
- Tumoren B885
Papillenkarzinom A656
Papillennekrose B646
Papillenödem C159
Papillenveränderung
- angeborene B883
- Bergmeister-Papille B869
- Optikusatrophie B885
Papillitis B963
- nekrotisierende B646
- Papillenödem C159
Papillom
- Cervix uteri B361
- endophytisches C343
- exophytisches C343
- invertiertes B796
- Konjunktiva B846
- Larynx B785
- Lunge B634
- Mamma B378
- Tumorsystematik C343
- Vulva B356
Papillomatosis cutis carcinoides Gottron A131
Papillomaviren C680
- Arbeitsmedizin C238
- Infektion A556, B715
- Neugeborene B515, B785
Papulose
- bowenoide A557, **B729**

- lymphomatoide B736
Paraaminosalicylsäure C463
Paracelsus C897
- Satz von C826
Paracetamol C428, **C431**
- Intoxikation B67, **C594**
Paraffin C402
Paragangliom A344, **A602**, B777
- Mittelohr B813
Paragonimus westermani C654
Parainfluenzavirus C674
Parakeratose, Psoriasis B690
Paralyse C145
- progressive A529
- progressive supranukleäre B934
Paramethason C437
Parametrien B334
Paramnesie B1011
Paramyotonia congenita B995
Paramyxoviren C674
Paraneoplasie A589
- Haut B738
- Polymyositis A484
- Tumorstoffwechsel C334
Paraparese B900
Parapemphigus B745
Paraphasie B1067
Paraphilie B1060
Paraphimose B678, *B678*
Paraplegie, *siehe* Paraparese
Parapoxvirus C684
Parapraxie, Apraxien B913
Paraproteine
- Laboranalytik C586
- Plasmozytom A623
Parapsoriasis
- en plaque B694
- guttata B696
Paraquat, Vergiftung C278
Parasiten C642
- Arthropoden C662
- Helminthen C651
- Protozoen C642
Parasitophobie B754
Parasitose
- Kinder B560
- Lunge B192
Parasomnie C181, B1059
Parästhesie B909
Parasuizid B1072
Parasympathikus C362, *C363*
Parasympatholytika C364
- Prämedikation B72
Parasympathomimetika C364
Parasystolie A45
Parathion C848
- Vergiftung C278
Parathormon A329
Parathymie B1015, C180
Parathyreoidektomie B122
Parathyroideakarzinom A663
Paratrachom B840
Paratyphus **A531**, C615
Parazentese A284
Pärchenegel C652
Pardée-Q A56
Parecoxib C429, **C431**
Pareidolie B1014
Parese B904, C145
- Augenmuskeln B964
- N. medianus B986
- N. radialis B986
- N. tibialis B987
- N. ulnaris B987
- Prüfung B904
Parierfraktur B283
Parietalhirn-Syndrom B911
Parietalzellantikörper A238
Parinaud-Konjunktivitis B843

Sachverzeichnis

Parkbankläsion B986
Parkinson-Erkrankung, siehe Morbus Parkinson
Parkinson-Plus-Syndrom B933
Parkinson-Syndrom B933
Parkinsonoid C410
Parkland-Formel B61
Parks-Operation B156
Parodontitis B762
– Alter C698
Parodontium B756
– Erkrankungen B762
Parodontopathie B762
Paromomycin C454, **C469**
Paronychie B114, **B749**
Paroophoronzyste B370
Parosmie C138, B963
Parotidektomie B767
Parotis B764
– Mischtumor B766
Parotitis B765
– epidemica B559
Paroxetin C414
Parrot-Furchen B516
Pars-plana-Vitrektomie B872
Partialagonist, Opioid-Analgetika C425
Partialinsuffizienz, respiratorische B89, **A171**
Partnerschaftsmodell C921
Parvoviren C685
Pasqualini-Syndrom, Androgenmangel C126
Passionsblume C792
Passivrauch C250, **C838**
Paste B688
Pätau-Syndrom B449, **B518**
Patella
– Fehlentwicklungen B306
– tanzende B305
– Verletzungen B314
Patella-défilé-Aufnahme B314
Patellarsehnenreflex B903
– Nervenwurzelläsion B982
Patellasehnenruptur B315
Patellaspitzensyndrom B310
Paternalismus, medizinischer C921
Pathergie-Test A497
Pathogenese
– Psychosomatik B1074
– Umweltmedizin C817
Pathogenität A501, **C598**
Pathogenitätsplasmid C605
Pathologie C299
– Zellschädigung C306
Patient
– alter C210, **C689**
– Compliance **C203**, C212
– geriatrischer C689
– palliativmedizinischer C706
– Srahlenschutz C507
Patientenschulung
– COPD A191
– Diabetes mellitus A353
– Rehabilitation C781
Patientenüberwachung B87
Patientenverfügung C293, **C925**
Patulin C638
Paukenerguss B809
Paukenhöhle, Anatomie B798
Paul-Bunell-Test A554
Paul-Ehrlich-Institut C729
Pauwels-Einteilung B302, *B302*
pAVK (periphere arterielle Verschlusskrankheit) A100
– Alter C697
– chirurgische Therapie B209
Pavlik-Bandage B293
Pavor nocturnus B1059

Pay-for-Performance C747
Payr-Test B305
PBC (primär biliäre Zirrhose) A277
PBP2a C809
PCA (portokavale Anastomose) B165
PCB (polychlorierte Biphenyle) C844, **C845**
pCO_2, Säure-Basen-Haushalt C563
PCO-Syndrom B346
PCOG (primäres chronisches Offenwinkelglaukom) B866
PCP B1046
PCP (Pentachlorphenol) C846
PDA (persistierender Ductus arteriosus) B196, **B569**
PDCA-Zyklus C755, *C755*
Peak-Konzentration C593
Peak-to-Peak-Gradient A63
Pearl Index B386
Pearson-Korrelation **C874**, C880
Pectus, carinatum/excavatum B266
Pediculosis B722
Pediculus humanus C664
Peeling, chemisches B225
PEEP, nichtinvasive Beatmung B89
PEEP-Ventil B38
Peer Review C747
PEF (peak exspiratory flow) A172
PEG (perkutane endoskopische Gastrostomie) B136, *B136*
Pegaspargase C485
PEI (Paul-Ehrlich-Institut) C729
Peitschenwurm A582
Pektoralisaplasie B266
Pel-Ebstein-Fieber A617
Peliosis hepatis A289
Pelviskopie B337
Pemphigoid
– bullöses B745, *B745*
– gestationis B746
– okuläres B843, *B844*
– Schleimhaut B746
Pemphigus
– acutus neonatorum B712
– familiaris chronicus B741
– foliaceus B745
– vegetans B744
– vulgaris B744, *B745*
Penbutolol C360
Penciclovir C473
Pendelhoden B638
Pendelnystagmus B966
Penetranz B452
Penetration, Viren C667
Penicillamin-Test A368
Penicillin C450
Penicillium C641
Penis B621
Penisfraktur B681
Penisimplantat B669
Peniskarzinom B662
Penisverkrümmung *B672*
– kongenitale B594
Pentachlorphenol C846
– Human-Biomonitoring C822
– Richtwerte C833
Pentaerithrityltetranitrat C380
Pentamidin C468
Pentobarbital C405
Pentostatin C482
Pentoxifyllin C396
Penumbra B952, *B955*
Peptid, natriuretisches A417, C547
Perazin C409
Perchlorat C437
Perforansvarikosis A115
Perforansvenen A112
Perforation
– Appendizitis B144

– Magen B133
– Ösophagus B127
– Ulkuschirurgie B135
Perforationskatarakt B858
Perforatorlappen B224
Perfusion
– interventionelle Radiologie C520
– uteroplazentare B400
Perfusions-CT, Neurologie B914
Perfusions-Ventilations-Szintigrafie A176, **A209**
Perfusionsdruck, zerebraler B924
Perfusionsstörung, Lunge A171
Perfusionsszintigramm *A210*
Perfusionswichtung, Neurologie B915
Pergolid C417
Periarteriitis nodosa A493
Pericarditis
– constrictiva A75
– epistenocardica A74
– exsudativa A74
– sicca A74
Pericholezystitis A295
Perichondritis B806
Periduralanästhesie B86
– Geburtserleichterung B420
Perihepatitis acuta gonorrhoica A523
Perikarderguss A75
– chirurgische Therapie B205
Perikarditis A59
– akute A74
– chronische A75
– fibrinöse C324, *C324*
Perikardmesotheliom A600
Perikardreiben A74, **C195**
Perikardtamponade, chirurgische Therapie B205
Perilymphfistel B819
Perimenopause B348
Perimetrie (Isopterenperimetrie) B829
Perimyokarditis **A73**, A74
Perindopril C370
Periodenprävalenz C866
Periodsäure-Schiff-Reaktion C303
Periorchium B621
Periost, maligner Knochentumor B254
Periost-Massage C787
Periostsporn B254
Periphlebitis, retinae B881
Peristaltikstörung C91
Peritonealdialyse A390
Peritonealkarzinose **A668**, B160
Peritoneallavage, Pankreatitis B171, *B171*
Peritonealmesotheliom A668
Peritoneum B159
Peritonismus B117
Peritonitis B159
– fibrinöse C324
– spontane bakterielle A284
Peritonsillarabszess B772, *B772*
Perityphlitis, abdominelle Resistenz C100
Perkussion
– Abdomen C198
– Herz C193, *C194*
– Lunge C192
Perlschnurbild A473
Permeabilitätssteigerung, Entzündungsreaktion C323
Permetrexed C482
Perna-Krankheit C861
Pernio (Frostbeule) **B752**, C273
Perodaktylie B238

Peromelie B238
Peroneusparese B988
Peroxidase C435
Peroxisomen, Zellweger-Syndrom B524
Perphenazin C409
Perphenazinenantat C412
Perseveration B1012
persistent vegetative state B912
Personalschutz C798
Personendosis C497
Personenstandsgesetz, Offenbarungspflichten C290
Persönlichkeitsstörung B1056
– multiple B1052
– organische B1037
– spezifische B1056
Persönlichkeitsveränderung
– Alzheimer-Demenz B939
– andauernde B1052
– Demenz B937
– Morbus Pick B940
Perspiratio insensibilis/sensibilis A416
Perthes-Druckstauung C271
Perthes-Syndrom B189
Perthes-Test C197, *C197*
Pertussis B558
Pervitin C903
Perzentilenkurve B474, *B476*
Pes
– adductus B316, **B319**
– calcaneus B319
– cavus B319
– equinus B316, **B319**
– excavatus B316, **B318**
– planus B318
– transversoplanus B319
– valgus B318
– varus B316
Pest A543
Pestfloh C664
Pestizide C848
– multiple Chemikalienüberempfindlichkeit C824
Pestwurz C792
Petechien C44
– Ersticken C270, *C270*
– Purpura Schoenlein-Henoch A491
– Strangulation C270
– Thrombozytopenie A159, *A159*
– vitale Reaktionen C265
Pethidin C425, **C426**
– Prämedikation B73
Petit-Mal-Epilepsie B960
Petroapizitis B811
Petroleum C843
Petrussa-Index B472
Pettenkoferzahl C835
Peutz-Jeghers-Syndrom A642
Peyronie's Disease B671
Pfählungsverletzung B111
Pfannenstielschnitt, Sectio B429
PFC (persistierende fetale Zirkulation) B499
Pfefferminze C792
Pfeiffer-Syndrom B601
Pfeiffer-Zelle *C684*
Pfeiffer sches Drüsenfieber A553, *A553*
Pflanzengifte C858
Pflanzenschutzmittel C848
– Vergiftung C278
Pflasterokklusion B892
Pflastersteindegeneration B876
Pflastersteinrelief A251, *A251*
Pflasterzügelverband *B271*
– Klavikulafraktur B272

Pflege
- geriatrische C689
- häusliche C219
Pflegebedürftigkeit
- Geriatrie C701
- Sozialmedizin C245
Pflegedienste, ambulante C218
Pflegekasse C730
Pflegesatz C744
Pflegesektor C746
Pflegestufen
- Geriatrie C701
- Sozialmedizin C245
Pflichtuntersuchung, arbeitsmedizinische C229
Pfortaderhochdruck A281
- chirurgische Therapie B165
Pfortaderthrombose A126, **A289**
- Splenomegalie C101
Pfortadertyp (Metastasierung) C341
Pfropfpräeklampsie B408
Pfundnase B795
pH-Bestimmung C529
pH-Gradient, isoelektrische Fokussierung C528
pH-Wert
- Bestimmung C529
- Enzymdiagnostik C540
- Säure-Basen-Haushalt C562
- Urinstatus C580
Phagozytendefekt A439, **A443**
Phagozytose, Entzündungsreaktion C323
Phakodonesis B856
Phakoemulsifikation B858
Phakomatose B604
Phalen-Test B283
Phalloides-Syndrom C859
Phänokopie B442
Phantomschmerzen C175, B1007
Phäochromozytom **A344**, A660
- anästhesiologisches Risiko B71
- chirurgische Therapie B184
Pharmakodynamik C350
Pharmakogenetik C355, **B462**
Pharmakokinetik C353
Pharmakotherapie
- alte Patienten C212
- Kinder B467
- Schwangerschaft B416
Pharyngitis C772
Pharynx B768
Phaseneinteilung
- Psychoanalyse B1018
- Studie C872
Phencyclidin B1046
Phenobarbital, Antiepileptika C419, **C422**
Phenol, Richtwerte C833
Phenothiazine C409
Phenoxybenzamin C360
Phenoxycarbonsäure C847
Phenoxypenicilline C450
Phenprocoumon C393
Phenylalkylamin C383
Phenylbutazon C428, **C430**
Phenylephrin C359
Phenylketonurie B536
- Genfrequenz B459
- maternale B488
Phenytoin C419, **C421**
Philadelphia-Chromosom C331, **B450**, A608
Phimose B594, **B639**
Phlebitis, Venenkatheter C804
Phlebodynamometrie A114
Phlebografie A114
Phlebothrombose A118
- chirurgische Therapie B213

Phlebotominae C664
Phlebotomus-Fieber-Virus C676
Phlebovirus C676
Phlegmasia coerulea dolens A125, *A126*
Phlegmone **B115**, B712
- Augenlid B834
- Orbita B886
Phlyktänen B844
Phobie
- Kindesalter B1071
- soziale B1048
- spezifische B1049
Phokomelie B238
Phonation B779
Phosphat A428
Phosphatase
- alkalische C567
- saure, Tumormarker A592
- tartratresistente A626
Phosphatdiabetes B596
Phosphodiesterase-3-Hemmer C377
Phosphodiesterase-5-Hemmer C383
Phosphodiesterasehemmer C396
Phospholipase A A297
Phospholipase C C351
Phosphorverbindung, anorganische C861
Phosphorwasserstoff C847
Phosphorylasekinase-Defekt B533
Photodermatose, Porphyrie A365
Photoeffekt C495
Photonen
- Compton-Effekt C495
- Photoeffekt C495
- Wechselwirkung mit Materie C495
Photonenstrahlung C494
Photophobie C159
Photoplethysmografie A114
Photopsie C158
Photorezeptor B825
Photosensibilität C50, B686
Phototherapie B1016
- siehe auch Fototherapie
- Haut B690
Phototherapiegrenze B491
Phritis pubis C664
Phthisis bulbi, Definition B822
Phylloides-Tumor B378
Physiotherapie C784
Physostigmin C364
- Antidot B67
Phytansäure B524
Phytotherapie C791
Pica B1069
PiCCO (pulse contour cardiac output) **B74**
Pick-Körperchen B940
Pickwick-Syndrom, Schläfrigkeit C75
Picornaviren C670
Piebaldismus B739
Pierre-Marie-Bamberger-Syndrom A630
Pierre-Robin-Sequenz B528
piggy-back-Technik B215
Pigment
- Ablagerung *C308*, C309
- anthrakotisches C309
- endogenes C308
Pigmentepithelhypertrophie B882, *B882*
Pigmentnaevus B723
Pigmentstörung B738
Pigmentveränderung C50
Pigmentzylinder A380
Pigtail-Katheter A24
Pili C604

Pille B388
Pillendrehen B931
Pilocarpin C364
Pilon-tibiale-Fraktur B323
Pilonidalsinus B154, *B154*
Pilze C280, **C638**
Pilzerkrankung A563
Pilzgifte C859
Pilzvergiftung, Diarrhö C80
Pilzzüchterlunge A202
Pimozid C409
pin-point lesion A250, **A251**
Pindolol C360
Pinguecula B844
Pinselschimmel C641
Pioglitazon C441
PIP (proximales Interphalangealgelenk) B280
Pipamperon C409
Pipecolsäure B524
Piperacillin C450, **C451**
Pipkin-Typen B301
Pirenzepin C364
Piretanid C386
Piribedil C417
Piritramid C425, **C427**
Piroxicam C428, **C430**
Pityriasis
- lichenoides B696, *B697*
- rosea B694, *B694*
- versicolor B720, *B720*
Pityrosporum ovale C641
Pivot-shift-Test B304
PKV (private Krankenversicherung) C743
Placenta
- accreta B427
- adhaerens B427
- praevia B405, *B406*
Placido-Scheibe
- Astigmatismus **B828**, B889
- Keratokonus B848
Plagiozephalus B601
Plantarerythem, Leberhautzeichen A266
Plantarflexion, Sprunggelenk B316
Plaque
- atherosklerotischer A94
- Effloreszenz B687
- Mycosis fungoides B735, *B735*
- seniler B939
Plasma, Pränalytik C523
Plasmabikarbonat, Laboranalytik C562
Plasmacholinesterase
- Laboranalytik C566
- Lokalanästhetika C369
- Suxamethonium C367
Plasmaexpander C389
Plasmahalbwertszeit, Arzneimittel C354
Plasmakonzentration, Arzneimittel C355
Plasmaosmolalität A416
Plasmapherese B92
Plasmaproteine C540
Plasmasterilisation C801
Plasmathrombinzeit A158
Plasmazelle, Entzündung C323
Plasmid C605
Plasmininhibitor, Laboranalytik C561
Plasminogen, Laboranalytik C561
Plasminogenaktivator-Inhibitor-1 C562
Plasmodien A570, C648
- Antiprotozoika C469
- Blutausstrich *C650*

- Entwicklungszyklus C649, *C649*
Plasmodium falciparium/malariae/ovale/vivax C648
Plasmozytom, *siehe* Myelom, multiples
Plasmozytomniere A405, *A405*
Plateauphase B350
Plathelminthes C651
Platinverbindung C481
Plättchenthrombus, weißer A119
Plattenepithelkarzinom C343
- hochdifferenziertes *C344*
Plattenepithelmetaplasie C306
Plattenosteosynthese B234, *B284*
Plattfuß
- erworbener B318
- kongenitaler B317
Plattwirbel B240, **B258**
Platybasie B921
Platzbauch B109, *B109*
Platzwunde B111
- Forensik C265
Plausibilitätsprüfung, klinische Chemie C526
Plazenta B392, *B392*
- Insuffizienz B405
Plazentalösung, vorzeitige B426
Plazentalösungsstörung B427
Plazentaretention, Genitalblutung C122
Plegie C145, B904
Pleiotropie B453
Pleozytose, Liquor B920, *B920*
Pleura
- Anatomie A170, **B184**
- Erkrankungen A215
- Fehlbildung B500
- Tumoren A629
Pleuradrainage B187
Pleuraempyem A218, **A220**
Pleuraerguss A218
- Palliativmedizin C711
- parapneumonischer A194
Pleuramesotheliom A634
- chirurgische Therapie B188
Pleurametastasen A636
Pleurapunktion B187, *B187*
Pleuritis A59, **A217**
- fibrinöse C324
- klinische Untersuchung C194
Pleurodese B188
Pleurodynie, epidemische A59
Plexus
- brachialis
- - Blockade B84, *B84*
- - Lagerungsschaden B80
- - Läsion B984
- coeliacus, Blockade B96
- lumbosacralis
- - Blockade B84, *B85*
- - Läsion B985
- pampiniformis, Varikozele B640, *B641*
Plexusblockade, chronische Schmerzen B96
Plexusläsion B984
Plexuspapillom, chirurgische Therapie B219
Plexusparese, Neugeborene B485
Plica
- lacrimalis B823
- semilunaris B823
Plicasyndrom B310
Ploetz, Alfred C900
Plummer-Vinson-Syndrom A142
Plummerung C436
Plus-Disease B876
Plusgläser B888

Sachverzeichnis

Plussymptome, Schizophrenie B1032
PML (progressive multifokale Leukenzephalopathie) B945
PNET (primitiver neuroektodermaler Tumor) B609, **B930**
– chirurgische Therapie B219
Pneumatosis intestinalis *B503*
Pneumocystis jiroveci C642
– Pneumonie A565
Pneumokokken C611, *C611*
– Meningitis B942
– Pneumonie A198
Pneumokokkenimpfung A197
Pneumokoniose A201
– Arbeitsmedizin C239
Pneumomediastinum B186
Pneumonektomie B191
Pneumonie A193
– bakterielle A198
– beatmungsassoziierte C803
– eosinophile A206
– idiopathische interstitielle A200, **A201**
– Kinder B580
– klinische Untersuchung C194
– konnatale B496
– kryptogen organisierende A202
– nosokomiale A194, C801, **C803**
– spezielle A197
Pneumonitis, Aspiration B81
Pneumoperikard A75
Pneumothorax A59, **A215**
– chirurgische Therapie B188
– Notfallmedizin B58
Pneumovirus C674
PNF (propriozeptive neuromuskuläre Fazilitation) C784
pO$_2$, Säure-Basen-Haushalt C563
Pocken B716
Pockenviren, Hautinfektion B716
Podagra A363, *A363*
Poikilodermie B686
Poikilozytose A136
Poland-Syndrom B266
Polidocanol B689
Poliomyelitis, anterior acuta B975
Poliovirus C667
Politik, Gesundheitsförderung C760
Politzer-Luftdusche B803
Pollakisurie A378, C114
– Schwangerschaft B394
Poltern C140, **B790**, B1066
Polyangiitis, mikroskopische A490
Polyarthritis
– chronische A466
– Purpura Schoenlein-Henoch A491
– reaktive Arthritis A474
– rheumafaktorpositive B562
– SLE A478
– Still-Syndrom A468, **B562**
Polyarthrose C699
Polychemotherapie A593
Polycythaemia vera A612
Polydaktylie B238
Polydipsie C104
– psychogene A316
Polyene C465
Polyethylenglykol C402
Polyglobulie A140
– Neugeborene B487, *B487*, **B492**
– Paraneoplasie A589
Polyglykolsäurefaden B107
Polyhydramnion B393
Polymastie B335
Polymedikation, Alter C696
Polymenorrhö B344

Polymerase-Kettenreaktion C542
– DNA-Analyse B438
– Human-Biomonitoring C822
Polymorphismus B437
– balancierter B459
– genetischer, Zwillinge B459
Polymyalgia rheumatica A494, B997
Polymyositis **A484**, B997
– Autoantikörper A477
– Paraneoplasie A589
Polymyxin B C461
Polymyxine C461
– Wirkprinzip C447
Polyneuritis cranialis B984
Polyneuropathie B988, *B988*
Polyomaviren C681
Polyp
– adenomatöser *A643*
– Cervix uteri C360
– Endometrium B366, *B367*
– Kolon **A642**, B149
– Präkanzerose C337
– Magen, Präkanzerose C337
– Nase B795
– neoplastischer A643
– nicht neoplastischer A643
– Stimmlippe B784, *B784*
– Urethra B673
Polypen, *siehe* Vegetation, adenoide
Polyphagie C104
Polyphänie B453
Polyposis A642
– attenuierte adenomatöse A642
– Cronkhite-Canada-Syndrom A643
– familiäre C334
– – adenomatöse A642
– – juvenile A642
– nasi B795
Polyradikulitis B983
Polyspikes and waves B961
Polythelie B335
Polytoxikomanie B1038
Polytrauma B326
Polyurie A378, **C115**
– Neugeborene B492
Pompholyx B706
Ponsinfarkt B954
PONV (postoperative nausea and vomiting) B82
Pooling, venöses A113
Population, Genfrequenz B458
Porenzephalie B922
Porphobilinogen, Bestimmung C552
Porphyria cutanea tarda A365, *A366*
Porphyrie A364
Porphyrine
– Hämsynthesediagnostik C552
– Stoffwechsel, Blei C851
Porphyromonas C625
Portio
– Anatomie B330
– Bishop-Score B398
– Ektopie B361, *B361*
Portiokappe B387
Porzellangallenblase A295
Posaconazol C463
Positronen, Teilchenstrahlung C494
Positronenemissionstomografie C518
– Lungenerkrankung A176
Postaggressionssyndrom B108
Postcholezystektomiesyndrom B168, A294
Postdiskotomiesyndrom B263
Postenteritissyndrom B589
POSTER-Kriterien B923

Postexpositionsprophylaxe
– antiretrovirale A552
– Tollwut A559
– Varicella zoster A548
– Varizellen B558
Postfundoplikationssyndrom B125
Postinfarktangina A51
Postkoitaltest B390
Postmenopause B348
Postprimärtuberkulose A538
Poststreptokokken-Glomerulonephritis A400
Posttransfusionspurpura A463
Postzosterneuralgie **A547**, B1006
Potenz (Arzneimittel) C352, *C353*
Potenzial, evoziertes B918
Potenzierung, Homöopathie C792
Potter-Sequenz B500
Pouchanlage B147, *B148*
Poxviren C684
– Hautinfektion B716
PPRF (paramediane pontine retikuläre Formation) B965
PPW (positiver prädiktiver Wert) C869
PQ-Zeit A20
– AV-Block A36
– SA-Block A35
– WPW-Syndrom A44
Präalbumin C315
Präanalytik C522
Prader-(Labhard-)Willi-Syndrom B529
Präeklampsie B408
Präexzitationssyndrom A43
Prägicht A363
Präimplantationsdiagnostik, Ethik C923
Prajmalin C373
Präkanzerose C336
– fakultative C336
– Haut B728
– obligate C336
Prämedikation B72
Prämedikationsvisite B70
Prämenopause B348
Pramipexol C417
Pränataldiagnostik C924
Präoxygenierung
– Ileuseinleitung B39
– Narkoseeinleitung B79
Präpatenz C599
Präpatenzzeit **A578**, C652
Pratt-Symptome A97
Pratt-Warnvene A121
Prävalenz C599, **C866**
Prävalenzstudie C865
Pravastatin C433
Prävention C760
Präventionsprogramm C765
Präzession C510
Praziquantel C471
Prazosin C359
Precision C888
Prednisolon C437
Prednison C437
Pregabalin C419, **C422**
Prehn-Zeichen B676
Prellmarke, Forensik C267
Prellschuss C269
Prellung B111
Prellungskatarakt B857
PRES (posteriores reversibles Enzephalopathie-Syndrom) B941
Presbyakusis B816
Presbyopie B891
Prevotella-melanoinogenica-Gruppe C625
Prevotella-oralis-Gruppe C625

Priapismus B677
Prick-Test A448, *A449*
Priesterarzt C895
Prilocain C368
Primaquin C471
Primärfollikel B342
Primärharn A376
Primärkomplex
– Hauttuberkulose B714
– syphilitischer A529, *A529*
– Tuberkulose A538
Primärmedaillon B694
Primärprävention C762
– Infektionserkrankungen C769
– Kindesalter B615
– onkologische Erkrankungen C767
Primärprozess
– Compton-Effekt C496
– Ionisation C495
Primärtuberkulose A538
Primer, Polymerase-Kettenreaktion C542
Primidon, Antiepileptika C419, **C422**
Primitivreflex B472
Principal-Agent-Problem C740
PRIND (prolongiertes reversibles ischämisches neurologisches Defizit) B952
Pringle-Manöver B165
Prinzipienethik C920
Prinzmetal-Angina **A51**, A52
Prionen C686
Prionenerkrankung B946
Prionenmarker C592
Private Key C891
Probeexzision C302
Probenecid C432
Probenentnahme, Hausstaubmessung C820
Probengewinnung C522
– Labor C526
– Nukleinsäuren C542
Probentransport C523
Procain C368
Procain-Penicillin C450
Procarbazin C481
Proctalgia fugax, Defäkationsschmerzen C79
Prodigiosin C619
Prodromalstadium
– Alkohol B1040
– Schizophrenie B1031
Prodrug
– 5-Fluorouracil C482
– ACE-Hemmer C370
– Adefovir C475
– Biotransformation C354
– Codein C427
– Dihydrocodein C427
– Minoxidil C383
– NO-Donatoren C380
– Protonenpumpenhemmer C401
Produktionsmöglichkeitenkurve C738
Produktsymptome, Schizophrenie B1032
Profunda-Plastik B209, *B209*
Progerie B743
17-OH-Progesteron, Laboranalytik C574
Progesteron-Derivat C445
Proglottide C654
Prognose B102
Progression, Kanzerogenese C332
Proguanil C471
Projektion B1017
Prokalzitonin C585
Prokinetika, Erbrechen C84
Proktitis B154

Proktokolektomie B147
Proktologie B151
Proktoskopie A225
Prolaktin A312, C571
Prolaktinom A312
Prolaktinsekretionsstörung, Hypophyseninsuffizienz A310
Prolamine B587
Prolaps
– analer B157
– Rektum B157
– Urethra B673
– uteri B385
Proliferationsphase
– Endometrium B342
– Wundheilung C330
Promazin C409
Promethazin C398, **C409**
Promillegrenze C284
PROMM (proximale myotone Myopathie) B992
Promotion, Kanzerogenese C332
Promotor B437
Promotormutation B442
Promyelozytenleukämie A606
Pronatio dolorosa B279
Pronation, Sprunggelenk B316
Pronator-teres-Syndrom B986
Propafenon C373
Prophage C606
2-Propanol, Lösungsmittel C842
Propicillin C450
Propofol C404
– Analgosedierung B91
– balancierte Narkose B78
– TIVA B78
Propofol-Infusions-Syndrom C405
Propranolol C360
Propylthiouracil C436
Prosopagnosie B913
Prostacyclin, Gefäßtonus C380
Prostaglandin E$_1$ C396
Prostaglandin H$_2$, Gefäßtonus C380
Prostaglandine C399
Prostata B620
– Elektroresektion B655, *B655*
– Palpation B623
– Sonografie B625, *B625*
– Zonen *B621*
Prostataabszess, Palpation B623
Prostataadenom B653
Prostatadynie B1054
Prostatahyperplasie, benigne B653
Prostatakarzinom B656
– Krebsfrüherkennung C768
Prostatasekret B624
Prostatasyndrom B654
Prostatatuberkulose B647
Prostatatumor B653
Prostatektomie *B658*
Prostatitis
– bakterielle B647
– chronische B648
– granulomatöse B648
Prostatitissyndrom B647
Prostatodynie B648
Protamin C392
– Antidot B67
Protanopie B880
Proteaseinhibitor
– HIV A552
– Virostatika C477
α$_1$-Proteasen-Inhibitor-Mangel, *siehe* α1-Antitrypsin-Mangel
Protein
– C-reaktives, Laboranalytik C584
– Fällung C527
– Lipopolysaccharidbindendes C585

Protein C
– Cumarine C393
– Laboranalytik C559
– Mangel A167
Protein S
– Antigen C560
– Cumarine C393
– Laboranalytik C559
– Mangel A167
Proteinanalytik, Liquor C591
Proteine
– glykierte C578
– Herz-Kreislauf-System C546
– Kinder B482
– kolloidosmotischer Druck A417
– Laboranalytik C538
– Leber A265
– Malassimilation A245
– Tubulusnekrose A383
– Urinstatus C580
Proteinnephrose C307
Proteinquotient C581
Proteinstoffwechsel B536
Proteinurie A377, **A378**, C115
– Laboranalytik C581
– nephritisches Syndrom A392
– Schwangerschaft B394
Proteus C619
Prothese
– Amputation B235
– Gelenkersatz B234
Prothrombinkomplex A459
Prothrombinkomplexmangel A163
Prothrombinmutation 20210 C560
Prothrombinzeit A156, C557
Protionamid C463
Protonen, Teilchenstrahlung C494
Protonenkanalhemmer C474
Protonenpumpenhemmer *C400, C401*
Protonenstrahlung C494
Protoonkogen C331
Protoporphyrie, erythropoetische A365
Protoskolizes C656
Protozoen C642
– Erkrankungen A569
Protusio bulbi, Leitsymptome C156
Providencia C614
Provokationstest, organbezogener A448
Prozedurenklassifikation C886
Prozessqualität C755
Prune-belly-Syndrom B594
Prurigo
– nodularis B698
– simplex B697
Prurigo-Erkrankung B697
Pruritus, *siehe* Juckreiz
PSA (prostataspezifisches Antigen) C589
– Prostatakarzinom B657
– Tumormarker **A592**, B623
PSA-velocity B657
PSC (primär sklerosierende Cholangitis) A278
PSE (portosystemische Enzephalopathie) A286
Pseudarthrose *B237, B261*
– Klavikula B268
Pseudo-Abduzensparese B965
Pseudo-Bartter-Syndrom A407
Pseudo-Kidney-Sign B586
Pseudo-Parkinson-Erkrankung B933
Pseudo-Pseudohypoparathyreoidismus A333
Pseudoallergie A449
– Narkosekomplikationen B80
Pseudobulbärparalyse B911

Pseudocholinesterase, Laboranalytik C566
Pseudochylothorax A220
Pseudodemenz, depressive **C695**, B938, B1025
Pseudodivertikel
– Divertikulose A260
– Ösophagus A236
Pseudodominanz B453
Pseudodysphagie C89
Pseudoexophthalmus C156
Pseudogicht B246
Pseudohalluzination B1013
Pseudohermaphroditismus B548
Pseudohyperaldosteronismus A342–A343
Pseudohyperkaliämie A424
Pseudohyperproteinämie C539
Pseudohypertrophie C305
– Muskeldystrophie B991
Pseudohyphe C638
Pseudohypoaldosteronismus A342
Pseudohyponatriämie A421
Pseudohypoparathyreodismus A333
Pseudohypoproteinämie C539
Pseudoikterus C38
Pseudoinfarkt, Leber A289
Pseudokokzygodynie B288
Pseudokreatinin C582
Pseudoleukoderm B705
Pseudolymphom B737
Pseudomembran
– Clostridium difficile A519
– fibrinöse Entzündung C324
– pseudomembranöse Kolitis A257, *A258*
– pseudomembranösen Entzündung *C324*
Pseudomeningismus C147
Pseudomonadencephalosporin C452
Pseudomonas aeruginosa C619
– Badewasserhygiene C813
– Keratitis B848
– Konjunktivitis B842
– multiresistente C811
Pseudomyasthenie B1000
Pseudomyxom, Aszites C98
Pseudomyxoma peritonei B146, **A669**
Pseudoneuritis hyperopica **B883**, B888
Pseudoobstruktion, idiopathische B139
Pseudoperitonismus, Nebennierenrindeninsuffizienz A339
Pseudopolyp
– Colitis ulcerosa A254, *A254*
– Kolon A643
Pseudopresbyopie B891
Pseudopterygium B845
Pseudoptosis C160
Pseudopubertas praecox B549
– adrenogenitales Syndrom B547
Pseudospondylolisthesis B261
Pseudostauungspapille B883
Pseudostrabismus C163
Pseudostrabismus convergens B893
Pseudothrombozytopenie A159
Pseudotumor C338
– cerebri B926
– orbitae B886
Pseudoxanthoma elasticum B742
Pseudozyste, Pankreas B172
Psillakis-Klassifikation B228
Psilocybin C424, **C859**
Psoas-Kompartment-Block B84, *B85*
Psoaszeichen B144
Psoralen B690

Psoriasis B690, *B692*
Psoriasisarthritis A475, *A475*
PSS (progressive systemische Sklerose) A481
PSV (Pressure Support Ventilation) B90
PSVT (paroxysmale supraventrikuläre Tachykardie) A42
Psyche, Intensivmedizin B92
PsychKG C296
Psychoanalyse B1017
Psychodermatose B754
Psychodrama B1021
Psychoedukation B1022
– Onkologie B1078
Psychokardiologie B1076
Psychomotorik B1015
Psychoonkologie C781, **B1077**
Psychopathologie
– Befund B902
– forensische C287
Psychose B1031
– Alkoholintoxikation B1041
– schizoaffektive B1034
– Schizophrenie B1031
– Wochenbett B432
Psychosomatik B1074
– Allgemeinmedizin C206
Psychosyndrom, hirnorganisches B914
Psychotherapie B1017
– Allgemeinmedizin C207
– Onkologie B1077
– Rehabilitation C781
PTC (perkutane transhepatische Cholangiografie) A224
PTCA (perkutane transluminale Koronarangioplastie) A53
Pterygium B845, *B845*
PTH (Parathormon) A329
pTNM-Klassifikation C341
Ptomaine C259
Ptosis **C159**, *C159, B964*
PTS (postthrombotisches Syndrom) A126
Ptyalismus C90
Pubarche B478
– isolierte prämature B550
Pubertas
– praecox B189, **B549**
– tarda B550
Pubertätsentwicklung
– verzögerte, *siehe* Pubertas tarda
– vorzeitige, *siehe* Pubertas praecox
Pubertätsgynäkomastie B550
Public Health C726
Public Key C892
Pudendusblockade, Geburtserleichterung B420
Puder B688
Puerperalfieber B430
Puerperalsepsis B431
Puerperium B429
Puestow-Operation B171, *B171*
Pufferung A430
Pulikose B722
Pulmonalarterienembolie, *siehe* Lungenembolie
Pulmonalatresie, chirurgische Therapie B197
Pulmonalisangiografie
– Lungenembolie A210
– pulmonale Hypertonie A214
Pulmonaliskatheter A177, **B74** B574
Pulpahyperplasie A604
Pulpitis B762
Puls fehlender/unregelmäßiger C196

Pulsdefizit A18
– Extrasystolie A39
– Herzrhythmusstörung A32
– Vorhofflimmern A41
Pulseless Disease A496
Pulsionsdivertikel B125
Pulsmessung C196
Pulsoxymetrie **A175**, B87
Pulsqualitäten C196
Pulsstatus A18
– Palpationsstellen A90
Punktion
– arterielle *B74*
– Definition B100
– Gelenk B244, *B244*
Punktionszytologie C302
Punktmutation B440
– Strahlenschäden C501
Punktprävalenz C866
Pupillenbahnprüfung B831
Pupillendiagnostik C188
Pupillenreaktion, postmortale C256
Pupillenreflex B903
Pupillenstarre, Leitsymptom C162
Pupillenstörung B967
Pupillenweite B826
Pupillomotorik, Prüfung B831
Pupillotonie B967, C162
Puppe-Regel C266
Puppenkopf-Phänomen B903
Pure Red Cell Aplasia A152
Purin-Analoga C482
Purkinje-Zelle, Antiarrhythmikum *C373*
Purpura C44, C49
– essenzielle Kryoglobulinämie A492
– fulminans B943
– pigmentosa progressiva B703
– Schoenlein-Henoch A491
– thrombotisch-thrombozytopenische (TTP) A414
Purtilo-Syndrom A553
Purtscher-Retinopathie B883
push and pull B290
Pustel **C53**, B687
Puumalavirus C676
PUVA-Therapie B690
PVK (peripherer Venenkatheter), Anlegen C805
Pyarthros
– Arthritis B249
– Osteomyelitis B248
Pyelitis, akutes Abdomen C96
Pyelonephritis B644
– abszedierende B646, *B646*
– akute B644
– chronische B645
– xanthogranulomatöse B646
Pyloromyotomie, Pylorusstenose B505
Pyloroplastik, Ulkuschirurgie B134
Pylorusatresie B505
Pylorusstenose
– erworbene B134
– hypertrophe B505, *B505*
Pyoderma fistulans significa B155
Pyoderma gangraenosum, Hautulkus C54
Pyodermie B709
Pyonephrose B646
Pyoperikard A75
Pyozele B795
Pyramidenbahndegeneration B977
Pyramidenbahnsyndrom B909
Pyramidenbahnzeichen B904
Pyrantel C472
Pyrazinamid C461

Pyrethroide C847, **C848**
Pyridostigmin C364, **C366**
– Muskelrelaxanzienüberhang B80
Pyrimethamin C458
Pyrimidinanaloga C482
Pyrivinium C472
Pyromanie B1058
Pyruvat, Laboranalytik C563
Pyruvatkinase, Laboranalytik C550
Pyruvatkinasemangel A148

Q

Q-Fieber A198, **A535**
Q-Zacke A20
– pathologische A56
Q-Zacken-Infarkt A55
QALY C754
QEP (Qualität und Entwicklung in Praxen) C756
QRS-Komplex A20
QT-Zeit A20
– frequenzkorrigierte A48
Quaddel **C54**, B687
Quadrantenanopsie C158
Quadrigemius A45
Quadrizepssehnenruptur B315
Qualitätsmanagement **C755**, C781
Qualitätssicherung C781
– Laboranalyse C536
Qualitätszirkel, ärztliche C756
Quantenstrahlung C494
Quantil, empirisches C873
Quartalstrinker B1040
Quartärprävention C762
Quartil C873
Quarzstaub C239
– Pigmentablagerung C309
Quecksilber C852, **C854**
– Human-Biomonitoring C822
– Obduktionsbefund C279
– Richtwerte C833
Quellmittel C402
Quellage B422
Quermagnetisierung C510
Querschläger C269
Querschnittläsion, Lähmung C146
Querschnittstudie C864, **C865**
Querschnittsyndrom B909
– Palliativmedizin C712, *C712*
Querstand, tiefer B423
Quetiapin C412
Quetschung, Muskelverletzung B115
Quick-Wert A156, C557
Quinapril C370
Quincke-Ödem **A444**, B700
Quincke-Zeichen A64
Quinquagesimillesimalpotenz C792
Quinupristin C461
Quotient, therapeutischer C352

R

R-auf-T-Phänomen A45
R-Verlust A56
R-Zacke A20
R0-Resektion B110
RA (refraktäre Anämie) A615
Rabeprazol C401
Rabies, *siehe* Tollwut
Rabiesvirus C675
Racemat C350
Rachen, *siehe* Pharynx
Rachenmandel
– Adenotomie *B770*
– Waldeyer-Rachenring B769
Rachitis B601
– kalzipenische B601

– phosphopenische B596
Radialisparese B986, *B986*
Radialispuls, Untersuchung C188
Radikale
– ionisierende Strahlung C495
– Strahlenschäden C501
Radikaloperation B110
Radiochemotherapie A597
Radiodermatitis C504
Radioimmunoassay C531
Radiojodtherapie **A323**, C518
Radiokupfertest A368
Radiologie, interventionelle C519
Radiolyse C495
Radionuklid C516
Radiopharmazie C517
Radiotherapie A596
Radiusfraktur *B284*
Radiusköpfchen
– Fraktur B279
– Subluxation B279
Radiusperiostreflex B903
Radon
– radioaktive Strahlung C829
– Strahlenexposition C506
Radspeichenphänomen *A648*
RAEB (refraktäre Anämie mit Blastenexzess) A615
Raeder-Syndrom B1003
ragged red fibres B996
RAI-Klassifikation A623
Raloxifen C444
Raltegravir C478
Ramipril C370
Ramsay-Hunt-Syndrom B807
Ramsay-Skala B91
Random-pattern-Flap B222
Randomisierung C871
Rang-Korrelationskoeffizient C874
Ranitidin C400
Ranking C747
Ranula B766
Rapid Sequence Induction B79
RARS (refraktäre Anämie mit Ringsideroblasten) A615
Rasagilin C418
Rasburicase C433
Rashkind-Atrioseptostomie B198
Rashkind-Operation B198, *B199*
Rasselatmung C716
Rasselgeräusch C193
Rassenanthropologie C901
Ratanhia C792
Ratingskala
– numerische *B94*
– verbale *B94*, C873
Rationalisierung B1017
Rationalismus, kritischer C912
Ratschow-Lagerungsprobe A90, *A90*
Rattenbandwurm C657
Rattenbissnekrose A482
Rauber-Zeichen
– Gonarthrose B307
– Meniskusläsion B313
Raubwanze C663
Rauchen C249
– Bronchialkarzinom A629
– Präanalytik C524
Rauchgasintoxikation (Rauchgasinhalation) B61
Raumluftmessung C819
Rausch B1041
Rauschgift C279
Rauschpfeffer C792
Rauschtrinken C250, **B1040**
Rautek-Rettungsgriff B33, *B33*
Raynaud-Syndrom A104
RB-Gen, Onkogen C332

RBILD (respiratory bronchiolitis interstitial lung disease) A202
RCM (restriktive Kardiomyopathie) A72
RCMD (refraktäre Zytopenie mit multilineären Dysplasien) A615
RDS (Respiratory-Distress-Syndrom) B496
RDW (relative distribution width) C550
Reaktion
– allergische A445, *A447*
– anaphylaktoide, Narkose B80
– nichtlineare *C541*
– photoallergische C51, **B708**
– phototoxische C51, **B708**
– pseudoallergische A449
– supravitale C256
– vitale C264
Reaktionsbildung B1018
Reaktionstherapie C783
Real-Time-PCR C543
Reanimation, kardiopulmonale B30
– Hypothermie B63
– Kinder B32
– Neugeborene B32
– Schwangerschaft B33
Reassortment C668
Rebound-Effekt, Kokain C423
Rebound-Insomnie C407
Reboundnystagmus B966
Reboundphänomen B905
Reboxetin C414
Recall C888
Recall-Antigene A441
Recall-Bias C866
Receiver-Operation-Characteristic-Kurve C870
Rechts-links-Shunt
– Ebstein-Anomalie B573
– Fallot-Tetralogie B570, *B570*
– hypoplastisches Linksherzsyndrom B572
– komplette Transposition der großen Arterien B571
– Lungenvenenfehlmündung B572
– persistierende pulmonale Hypertonie B499
– Trikuspidalatresie B573
– Truncus arteriosus communis B573
Rechtsgrundlage, Schweigepflicht C290
Rechtsherzhypertrophie, EKG A21
Rechtsherzinsuffizienz A25, C58
Rechtsherzkatheteruntersuchung A177
Rechtsichtigkeit B888
Rechtsmedizin C255
– klinische C280
Rechtsschenkelblock A37, *A38*
Rechtstyp A21
Rechtsversorgungstyp *A50*
Recruitment B801
Red-Color-Sign A282, *A283*
Redeflussstörung B790
Redondrainage C510
5α-Reduktase-Mangel
– Androgenmangel C126
– Gynäkomastie C128
– Störung der Geschlechtsentwicklung B548
Reentry A32
– Aneurysma A106
– ventrikuläre Tachykardie A46
– Vorhofflattern A39
Reentry-Tachykardie A42
Refeeding-Syndrom B1063

726 Sachverzeichnis

Referenzintervall, klinische Chemie C525
Referenzwert C817
Reflex
– abgeschwächter, Leitsymptome C149
– gesteigerter, Leitsymptome C149
– Hirnstamm B903
– Neugeborene B472
– okulozephaler B903
– pathologischer B903
– Säuglinge B479
– Untersuchung B902
– vestibulookulärer B903
Reflexanomalie, Leitsymptom C149
Reflexblase, neurogene B667
Reflexdystrophie, sympathische B1006
Reflexinkontinenz B667, **C111**
Reflexion, Sonografie C511
Reflexstatus, orientierende Untersuchung C187
Reflextod C271
Reflexzonenmassage C787
Reflux
– gastroösophagealer A232
– – chirurgische Therapie B125
– hepatojugulärer A27, **C195**
– vesikorenaler B633
– vesikoureteraler **B593**, B633
– vesikourethraler *B634*
Refluxkrankheit, gastroösophageale A232
Refluxösophagitis A232
– chirurgische Therapie B125
Refraktion B826
Refraktionsanomalie B888
Refraktionsbestimmung B829
Refraktionskorrektur, operative B890
Refraktometer B829
Regenbogenhaut B824
Regeneration C329
– Nekrose C312
Regionalanästhesie **B83**, C368
– intravenöse B87
Regression B1018
Regressionsanalyse C880
Regulationstherapie C783
Regurgitation C86
Rehabilitation C774
– Diagnostik C777
– Kindesalter B616
– psychiatrische B1023
Rehabilitationsbedarf C701, **C777**
Rehabilitationsfähigkeit C701, **C777**
Rehabilitationskosten C745
Rehn-Naht B206
Rehydratation, Kinder B599
Reiben, pleuritisches C193
Reiber-Diagramm C592, *C592*
Reichsärztekammer C902
Reichsbürgergesetz C903, **C905**
Reichsversicherungsordnung C223
Reichweite, ionisierende Strahlung C495
Reifenabdruckspur C265
Reifezeichen, Neugeborene B471
Reinigung C799
Reinke-Ödem B784, *B785*
Reisberg-Skala C695
Reiseanamnese C186
Reisediarrhö A256
Reiseimpfung A506, **A508**
Reiskörner B839
Reiter-Syndrom A474
Reithosenanästhesie B289
Reiz-Reaktions-Prinzip C783
Reizblase **B672**, B1054

Reizdarmsyndrom A248
Reizgas C834
Reizmagensyndrom B1054
Reizmiosis B860
Reizstrom C787
Reizstromtherapie B97, **C787**
Reiztherapie, unspezifische C793
Reizüberflutung B1020
Rekanalisation
– Arterienverschluss A99
– Beinvenenthrombose A125
– interventionelle Radiologie C519
– Lungenembolie A211
Rekombination, Viren C668
Rekombinationshäufigkeit B439
Rekonstruktion
– Aortenklappe B200
– Definition B100
– Leistenhernien B179
– Lippen B225
– Mamillen B227
– Mamma B226
– Mitralklappe B200
– Nase B226
– Nerven B226
– Ohr B225
Rekrudeszenz C682
Rekrutenabszess B154
Rektoskopie A225
Rektozele B385
Rektum B146, B151
Rektumkarzinom A644
– chirurgische Therapie B150
– Krebsfrüherkennung C768
Rektumprolaps B157
Rektumresektion B147, **B150**, *B151*
Rektumvarizen, portale Hypertension A281
Rektusdiastase B181
Rektusscheide B176
Rekurrensparese B787
Rekurrenz C682
Relaxans, Gefäßmuskulatur A379
Releasing-Hormon-Test A307
Relevanzrate C888
Relevanztheorie C264
Reliabilität, Studie C872
Reliever A185
Religiosität C721
Remifentanil C425, **C426**
– balancierte Narkose B78
– TIVA B78
Remission C301, A599
Remnants A359
Remodeling A26
Renaissance C896
Renin
– Laboranalytik C575
– Niere A376
Renin-Aldosteron-Orthostase-Test C575
Renin-Angiotensin-Aldosteron-System C370
– Niere A375
– Volumenhaushalt A417
Reninhemmer C370
Renovaskulopathie A411
Rentenversicherung
– gesetzliche
– – Berufsunfähigkeit C245
– – Rehabilitation C776
– – Rehabilitationsziele C778
Reoviren C679
Repaglinid C440
Reparation, Entzündung C328
Reparationsphase, Wundheilung C330
Repeatexpansion B440
Repertorisierung C792

Replikation C667
Reposition
– Hüftdysplasie B294
– Hüftgelenkluxation B302
– Leistenbruch *B178*
– Patellaluxation B314
Reproduktionsmedizin B390
Reptilasezeit A158, **C558**
Resektion B100
– Leber B161
– Lunge B190
Reserpin C362
Reserveantibiotika C459–C460
Reservevolumen, exspiratorisches/inspiratorisches *A173*
Residualkapazität, funktionelle *A173*
Residualvolumen *A173*, A174
Residuum, schizophrenes B1033
Resilienz C761
Resistance A173
Resistenz A502
– abdominelle C100, *C100*
– Desinfektionsmittel C800
– Krankheit C301
– osmotische C550
Resistenzgen, Antibiotika C448
Resistenzplasmid C605
Resorptionsatelektase A181
Resorptionsphase, Wundheilung C330
Resorptionsstörung
– Darm A245
– Gallensäuren A246
Respiratory Syncytial Virus C675
Respirovirus C674
Response-to-injury-Hypothese A94
Ressourcenarmut C735
Ressourcenknappheit C738
Restgewebetumor, embryonaler C346
Restharn B624
Restitutio ad integrum C301, C328
Restless-legs-Syndrom B937
Restriktionsendonuklease B438
Restriktionsenzym-Verdau C543
Restriktionsfragment-Längenpolymorphismus B438
Result-based Payment C747
RET-Protoonkogen C332, C334, **B451**
Reteplase C396
Retikulozyten A138
– Laboranalytik C551
– Zählung **C535**, C553
Retikulozytenproduktionsindex A138
Retikulozytenshift A138
Retina B824
– Degenerationen B876
– Entzündungen B881
– Nekrose B881
– Tumoren B882
– Verletzungen B882
Retinitis
– AIDS *A551*
– CMV A562
– haemorrhagica B875
– pigmentosa A410, **B880**, *B880*
Retinoblastom C346, B882
– familiäres C334
Retinochoroiditis B881
Retinoide C490
– Haut B689
Retinopathia
– centralis serosa B879, *B879*
– pigmentosa B880
– praematurorum B875
Retinopathie
– AIDS B881

– arteriosklerotische B875
– diabetische A350, *B862*, **B872**, *B873*
– hypertensive B875, *B875*
– paraneoplastisches Syndrom B912
Retinoschisis
– altersbezogene B877, **B878**
– kongenitale B870
Retraktionssyndrom **B894**, B965
Retrobulbärhämatom B885
Retrobulbärneuritis B964
Retroperitonealfibrose B650
Retroperitonealtumor A668
Retroperitoneum, Anatomie B182
Retropharyngealabszess B772
Retroviren C677
– HIV C667
– Onkogene C668
Rett-Syndrom B1065
– X-chromosomal dominante Vererbung B455
Rettung B33
Rettungsassistent B24
Rettungshelfer B24
Rettungshubschrauber B24
Rettungskette B25
Rettungsleitstelle, Koordination B25
Rettungsmittel **B24**, B33
Rettungssanitäter B24
Rettungstransportwagen B24
Reverse Transkriptase C476
Reverse-Transkriptase-Inhibitor
– Adefovir C475
– Foscarnet C474
– nicht nukleosidischer C477
– nukleosidischer C476
– nukleotidischer C477
Revised Trauma Score B29
Reye-Syndrom B590
Rezeptor C350
– α-Rezeptor C355
– β-Rezeptor C355
– δ-Rezeptor C424
– κ-Rezeptor C424
– μ-Rezeptor C424
Rezeptoraktivität C351
Rezeptordichte C351
Rezeptortyrosinkinase C351
Rezidiv C301, A599
Rezidivprophylaxe, Antibiotika C449
RFLP-Analyse C543
Rhabdomyolyse B998
Rhabdomyom C345
– Herz A600
Rhabdomyosarkom C345, B611
– Herz A600
– Orbita B887, *B887*
– Weichteiltumoren B256
Rhabdoviren C675
Rhagade B687
Rhazes C896
Rheologika C396
Rhesus-D-Kompatibilität A458
Rhesus-D-Merkmal C555
Rhesusantikörper C555
Rhesusfaktor C555
Rhesusprophylaxe B399
Rhesussystem C555
Rheumafaktor
– Immunoassays C532
– juvenile idiopathische Arthritis B562
– Kollagenosen A477
– rheumatoide Arthritis A469
Rheumaknoten A468, **A469**, C327
rheumatoide Arthritis **A466**
Rhinitis B793
Rhinoconjunctivitis allergica B843

Rhinoliquorrhö C146
Rhinomanometrie B791
Rhinopathia gravidarum B794
Rhinophonie B789
Rhinophym **B751**, *B751*, B795
Rhinorrhö, Leitsymptom C136
Rhinosinusitis B794
Rhinosklerom, Borkenbildung C137
Rhinoskopie B791
Rhizarthrose B280, *B281*
Rhizopoden C645
Rhizotomie B97
Ribavirin C475
Richter-Hernie B177
Richtkonzentration, technische C816
Rickettsien C635
Rickettsiose A534
Riechstörung, Leitsymptom C138
Riedel-Thyreoiditis A327
Riegelungsimpfung **A506**, C769
Riesenfaltengastritis A240
– Präkanzerose C337
Riesenpapillenkonjunktivitis B843
Riesenpigmentnaevus B725
Riesenzellarteriitis A494
Riesenzelle C323
Riesenzelltumor B252
Rifabutin C462
Rifampicin C461, **C462**
Rift-Tal-Fieber A561
Rift-Tal(Valley)-Fieber-Virus C676
Rigor C149, B907
– mortis C258
Riluzol C418
Rinderbandwurm A578, **C654**
Ringelröteln B555
Ringer-Laktat-Lösung C389
Ringer-Lösung C389
Ringerpilz B718
Ringknorpel B778
Ringsideroblasten *A615*
Rinne-Versuch B801
Riolan-Anastomose B146
Rippenfrakturen, Schmerzen C177
Risedronat C445
Risiko
– absolutes C866
– relatives C867
– zuschreibbares C868
Risikoaufklärung C293
Risikoeinschätzung, präoperative B71
Risikogruppe, Umweltmedizin C817
Risikoreduktion C868
Risikoschwangerschaft B413
Risikostrukturausgleich C743
Risikozuschlag C747
Risperidon C412
Riss-Quetsch-Wunde, Forensik C265
Risser-Aufnahme B259
Risser-Stadien B477
Risspilz C859
Risus sardonicus A536
Ritonavir C477
Rituximab
– Immunsuppression C489
– monoklonale Antikörper C487
Ritzverletzung C267, *C267*
Riva-Rocci-Korotkow-Methode C196
Rivaroxaban C394
Rivastigmin C364
Rizatriptan C399
RNA-Polymerase B437, *B437*
RNA-Tumorviren, Karzinogenese C333
RNA-Viren C666, **C670**
Robert-Koch-Institut C729
– Dekontaminationsverfahren C799

– Präventionsempfehlungen C796
Robertson-Translokation B449, *B450*
Robinson-Drainage B105
Robustheit C874
ROC-Analyse C870, *C870*
Rockwood-Einteilung B274, *B275*
Rocuronium C366
– balancierte Narkose B78
Rodentizide C848
Roemheld-Syndrom C100
Röhrchentest C534
Röhrenspannung C499
Röhrenstrom C499
Rolando-Fraktur B286
Rolltrage B33
ROM-Kriterien, Reizdarmsyndrom A249
Romano-Ward-Syndrom A47
Romberg-Versuch B905
Röntgen-Thorax *A22*
Röntgenanlage C498, *C498*
Röntgenbild C508
– Arthrosezeichen B307
– Enchondrom *B252*
– Femurkopfnekrose B300, *B301*
– Gonarthrose *B307*
– Hüftdysplasie *B293*
– Hüftkopfnekrose B295
– Knochenmetastasen B256
– Knochennekrose B243
– Knochentumor B254, *B254*
– Morbus Paget B242
– Osteoporose B240, *B240*
– Schulter B268
– Schultergelenkluxation B273
– Skoliosemessung *B259*
– Spondylarthrose *B262*
– subakromiales Impingement B269
– Wirbelsäule B257
Röntgendiagnostik C508
– Abdominalorgane A223
– Gynäkologie B337
– Neurologie B914
– Plasmozytom A625
– Rachitis *B602*
– rheumatoide Arthritis *A469*
Röntgenfilm C498
– konventioneller C499
– optische Dichte C500
Röntgenkontrastmittel
– Nephrotoxizität A403
– Schilddrüsenautonomie A319
Röntgenröhre C498
Röntgenstrahlung C494
– Fraktionierung C501
Röntgenverordnung **C227**, C507
Ropivacain C368
Rosazea C751, *B751*
Röschenflechte B694
Rosenkranz, rachitischer B602
Roseolavirus C684
Roseolen, Typhus A531, *A532*
Ross-Operation A62, **B200**
Rosskastanie C792
Rostellum C654
Rosuvastatin C433
Rotationslappen B223
Rotatorenmanschette
– Defekt B269
– Prüfung B267
– Schultergelenkluxation B273
– Tendinosis calcarea B270
Rotavirus C680
– Arbeitsmedizin C238
– Gastroenteritis A559
Röteln B555
– Arbeitsmedizin C238
Rötelnembryopathie B555

Roth-Flecken A77
Rotigotin C417
Rotor-Syndrom **A276**, B591
Rötung, Untersuchung C189
Roux-Y-Anastomose B168, *B168*
Roux-Y-Gastroenterostomie, Ulkuschirurgie B135, *B135*
Rovsing-Zeichen B144
Roxithromycin C456
RPGN (rapid progrediente Glomerulonephritis) A401
RSI (rapid sequence induction) B39
RSV (respiratory syncytial virus) C675
rt-PA C396
RTA (renal-tubuläre Azidose) A407
rTMS (repetitive transkranielle Magnetstimulation) B1017
RU-486 C445
Rubellavirus C673
Rubeosis iridis A350, **B862**, *B862*
Rubinikterus B490
Rubivirus C673
Rubor C322
Rubulavirus C674
Rückbildungsgymnastik B429
Rückenlagerung B34
– OP B103
Rückenmark
– arterielle Gefäßversorgung *B972*
– Durchblutungsstörung B972
– Erkrankungen B971
– Tumoren B974
Rückenmarkskompression, Palliativmedizin C711
Rückenmarksverletzung, chirurgische Therapie B220
Rückenschmerzen, Leitsymptom C176
Rückfallfieber A515
Rückkoppelung, negative A306
Rucknystagmus B966
Rucksacklähmung B985
Rucksackverband *B271*
rugger jersey spine A388
Ruheangina A51
Ruhedyspnoe C67
Ruhegewebe C329
Ruhetremor C153, B936
Ruhezeit, Arbeitszeitgesetz C226
Ruhr A534
Rumination B585
Rumpfataxie, Leitsymptom C143
Rumple-Leede-Test A156
Rundherd A176
Rundrücken C105, **B260**
Rußpartikel, Pigmentablagerung C309
Rußregen B870
Russel-Körperchen C307
Rutherford-Stadien, pAVK A101

S

S-GAP-Lappen B224
– Mammarekonstruktion B227
SA-Block A35
Säbelscheidentrachea A320
Sabiavirus C676
Sacculus B799
Sachleistungsprinzip, gesetzliche Krankenversicherung C224
Sachverständigengutachten, Behandlungsfehler C295
Sachverständiger C297
Sadismus B1061
Sadomasochismus B1061

SAE (subkortikale arteriosklerotische Enzephalopathie) B940
Sägepalme C792
Sagittaltyp A21
Saint-Trias B130
Sakroiliitis A476
– Psoriasisarthritis A475
– Spondylitis ankylosans A473
Salbe B688
Salizylsäure C430
Salmonellen C614
– Enteritis A530
Salmonellose
– Arbeitsmedizin C238
– enteritische C615
– systemische C615
Salpetersäure C862
Salpingitis B354
 isthmica nodosa B384
– tuberculosa B355
Salpinx, Anatomie B332
Salter-Harris-Verletzung B237
Salter-Osteotomie B294
Salter-Thompson-Klassifikation B295, *B295*
Saluretikum C384
Salutogenese C761
– Umweltmedizin C817
Salven (Extrasystolie) A45
Salzverlustsyndrom, adrenogenitales B545
Salzverlustsyndrom, adrenogenitales **A343**
Salzwassertrinken B64
Samenbläschen B621
– Sonografie B625
Samenblasentuberkulose B647
Sammellinse B888
Sammelrohr A375
Sammelurin C523
Samsplint B35
Sanders-Einteilung B325
Sanderson-Polster A324
Sandfliege C664
Sanduhrmagen A243, *A243*
Sängerknötchen B784
SAPHO-Syndrom A476
Saquinavir C477
SAR-Wert C832
Sarcoptes scabiei C663
Sarkoidose A203
Sarkom
– Grading C342
– Haut B734
– Synovia B256
– Uterus B369
Sarkopenie C694
Sarkozystose A574
SARS (schweres akutes respiratorisches Syndrom) A199
Satelliten-DNA B436
Sattelnase A489, **B516**, *B792*
Sättigungskinetik C354
Sauerstoff, Palliativmedizin C711
Sauerstoffbindungskurve C563, *C563*
Sauerstoffparameter C563
Sauerstoffsättigung, gemischtvenöse, Pulmonaliskatheter B74
Sauerstofftherapie B89
Saugglockenentbindung B428
Saugkürettage, Schwangerschaftsabbruch B389
Säugling
– Flüssigkeitsbedarf B482
– Grundimmunisierung A507
– hämolytisch-urämisches Syndrom A414

Sachverzeichnis

- Impfempfehlung A507
- Pharmakotherapie B468
- plötzlicher Kindstod B614
- – Obduktion C263
Säuglingsbotulismus A258, **C628**
Säuglingsernährung B483
- Beikost B484
Säuglingskolik C131
Säuglingsnahrung, hypoallergene B484
Säuglingsosteomyelitis B600
Säuglingsskoliose B258
Säuglingssterblichkeit B350, **B615**
Saugreflex B472, **B904**
Saugwürmer C652
Saugwurmerkrankung A584
Säure C859
Säure-Basen-Haushalt A375, C562
- Kalium A423
- postoperative Überwachung B83
- Störungen A430
Saure-Ceramidase-Defekt B542, **B545**
Säureunfall C244
Säureverletzung B895
Savary-Miller-Klassifikation A233
SCA (spinozerebelläre Ataxie) B977
Scapula alata B271
Scapulohumeralreflex B903
- Nervenwurzelläsion B982
Scarf-Osteotomie B319
Scatterplot C875
SCC (Squamous-cell-carcinoma-Antigen), Tumormarker A592
Schachtelhalm C792
Schädel
- Geburtsverletzungen B484
- Kraniosynostose B601
- Kraniotabes B602
- Untersuchung C189
- – Schädelsonografie B493
Schädel-Hirn-Trauma B949
- chirurgische Therapie B218
- Forensik C266
- Glasgow Coma Scale B29
- Notfallmedizin B58
Schädelbasisfraktur **B218**, B797
- Forensik C266
Schädellage, regelwidrige B422
Schadstoff C816
- fester B816
- gasförmiger C832, **C834**
Schalldruckpegel C828
Schallempfindungsschwerhörigkeit C134, B801
- Tonschwellenaudiometrie B802
Schallintensität C828
Schallleitungsschwerhörigkeit C134, B801
- Tonschwellenaudiometrie B802
Schallleitungsstörung B801
Schallwahrnehmung C829
Schallwellen C828
Schamane C894
Schanker, weicher, siehe Ulcus molle
Scharlach B553
Schattenpreise C752
Schattenprobe B829
Schaufeltrage B33
Schaufensterkrankheit **C55**, A101
Schaukelatmung B80
Schaum B688
Schaumann-Körper A203
Schaumpilz C265, **C272**
Schaumzelle A94, **C307**
Scheide, siehe Vagina
Scheidewasser C862
Scheintod C256
Scheitelbeineinstellung B423

Scheitelwirbel B259
Schellong-Test A85
- Synkopen C61
Schenkelblock A37
Schenkelhalsfehlstellung B294
Schenkelhalsfraktur B302, B303
Schenkelhernie B181
Scheuklappenphänomen B885
Schichtarbeit C231
Schiefhals, muskulärer B264
Schiefnase B792
Schiefschädel B601
Schielamblyopie B892
Schieldiagnostik B830
Schielen C163, B892
- akkommodatives B894
- latentes B894
- scheinbares B893
Schielstellung, Anisometropie B889
Schielsyndrom, frühkindliches B893
Schienenphänomen A181
Schienenverband B233
Schienung B35
Schilddrüse A317
- Antikörper C573
- Autonomie A320, **A325**
- Entzündungen A327
- Erkrankungen A317
- Hyperthyreose A321
- Laborwerte A318, C572
- Physiologie A317
- Untersuchung C190
Schilddrüsenadenom A660
Schilddrüsenchirurgie B121
Schilddrüsenhormone A306, C435
Schilddrüsenkarzinom A660, A661
- chirurgische Therapie B122
Schilddrüsenstörungen, Schwangerschaft B415
Schildknorpel B778
Schildzecke C663
Schilling-Test **A145**, A247
Schimmelmykose B721
Schimmelpilze C641
Schirmer-Test B827
Schistiozyten A414
Schistosomen C652
Schistosomiasis **A584**, C653
Schistosomulum C652
Schistozyten A136
Schizont C649
Schizophrenia simplex B1032
Schizophrenie B1031
- Jugendalter B1071
Schlaf
- Altersphysiologie C695
- Elektroenzephalografie B916
Schlaf-Apnoe-Syndrom C74, A179
- obstruktives B774
Schlaf-Wach-Rhythmus, Störungen B1059
Schlafentzugstherapie B1016
Schlafkrankheit A576
- Antiprotozoika C468
Schlafmittel
- benzodiazepinähnliche Substanzen C407
- Benzodiazepine C406
- Chloralhydrat C408
Schläfrigkeit C75
Schlafstörung B1058, **C181**
Schlafwandeln B1059
Schlaganfall B951
- Alter C697
- Notfallmedizin B55
- Oberkörperhochlagerung B34
Schlangenbiss B66
Schlangengift C859

Schlangenkopfphänomen B631, B631
Schleichreaktion C541
Schleifendiuretika C384, **C386**
Schleimhaut-Kandidose A566
Schleimhautdesinfektion, Wirkstoffe C799
Schleimhautpemphigoid B746
Schleudertrauma B265
Schlinge, abführende/blinde/zuführende B138
Schluckakt B757
Schluckauf, siehe Singultus
Schluckstörung C88
Schluckuntersuchung C691
Schlundenge B756
Schlüsselblume C792
Schmalspektrumpenicilline C450
Schmauchspuren C268
Schmeckstörung, Leitsymptom C138
Schmelzkurve, Real-Time- PCR C544
Schmerzempfinden B904
Schmerzen C166
- Abdomen B50, **C95**, C95
- akute B93
- Extremitäten B50
- – Notfallmedizin B49
- – Therapie B95
- atemabhängige C177
- chronische **B93**, C212
- Defäkation C79
- Diagnostik **B93**, C212
- Gefäßverschluss A97
- kolikartige C171
- neuralgiforme C175
- organische B1055
- pAVK A100
- projizierte B93
- psychogene B1055
- radikuläre C175
- retrosternale A50
- somatische **B93**, C94
- somatoforme B1054
- Tumor A588
- Unterbauch C120
- – Schwangerschaft C122
- viszerale **B93**, C94
- zentrale B1007
Schmerzerkrankung B1001
Schmerzgedächtnis **B93**, C212
Schmerzintensität, Objektivierung B94
Schmerzleitung B93
Schmerzskala B93, B94
Schmerzstörung, anhaltende somatoforme B1054
Schmerzsyndrom B1006
- chronisches B98
- Fibromyalgie B1007
- komplexes regionales B1006
- neuropathisches B1006
- parapatellares B310
- pseudoradikuläres B980
Schmerztherapie B93
- neurochirurgische B222
- Orthopädie B233
- Osteoporose B241
- Palliativmedizin C708
- postoperative B82
- Tumoren A598
- WHO-Stufenschema B94, B94
Schmetterlingserythem A478, A478
Schmetterlingsgliom B928
Schmetterlingsmücke, Leishmaniose A577
Schmetterlingsödem
- Lungenödem A207
- Lungenstauungszeichen A23
Schmierblutung B344

Schmierinfektion A500
Schmorl-Knötchen, Morbus Scheuermann B260
Schnabelzeichen B505
Schnappatmung C69, A171
Schnarchen C75
Schneckenspuren **A250**, A251, B876
Schnell-Einsatz-Gruppe B26
Schnellschnittdiagnostik C303
Schnittbildaufnahme C508
Schnittentbindung B429
Schnittführung B105, B106
Schnittger-Gross-Koagulometer C535
Schnittwunde B111
- Forensik C267
Schnüffelstellung B76
Schnupfen B793
Schnupftabaksprostata B648
Schnürfurche, Extremitäten B489
Schober-Zeichen B257, A472
Schock B45, C60
- anaphylaktischer A447, **B48**, C60
- hypoglykämischer A356
- hypovolämischer **B47**, C60
- kardiogener A27, **B47**, C60
- neurogener **B48**, C60
- septischer A511, **B48**, C60,
- spinaler B973
Schocklagerung B34, B34
Schockleber A288
Schocklungensyndrom A178
Schockniere A411, A412
Schockphase, Sepsis A512
Schockspirale B46
Schockzeichen, vitale Reaktionen C265
Schokoladenzyste B384
Schrankenstörung, Liquoruntersuchung C592
Schraubenosteosynthese B233
Schreiknötchen B784
Schreitreflex B472
Schrittmachersyndrom B203
Schrittmachertherapie A33, B202
- elektromagnetische Strahlung C831
Schröpfen C793
Schroth-Kur C791
Schrotpatrone C269
Schrotschussschädel A625
Schrumpfgallenblase A296
Schrumpfniere **A382**, B630
Schubladentest
- Kreuzbänder B304
- Schultergelenk B267
- Sprunggelenk B316
Schüffner-Tüpfelung A572
Schuldfähigkeit C287
- Begutachtung C288
Schuldwahn B1013
Schuleingangsuntersuchung B615
Schulgesundheitspflege C765
Schulkinder B466
Schulmyopie B888
Schulter-Arm-Syndrom B98
Schulteramyotrophie, neuralgische B984
Schulterdystokie B424
Schultereckgelenk, Arthrose B268
Schultergelenk
- Chondromatose B246
- Diagnostik B267
- Empyem B271
- Fehlbildung B268
- Instabilität B271
- Luxation B272, B273
- Punktion B244
- Traumatologie B271

Sachverzeichnis

- Verband *B271*
- Vibrationsschäden C827
- Schulterschlinge *B271*
- Schultersteife B270
- Schulterzeichen B505
- Schuppe B687
- Schuppenflechte, *siehe* Psoriasis
- Schuppenkrause B694
- Schürfwunde B111
- Schussformen C269
- Schusslückenmorphologie C269
- Schussverletzung B111, C268
- Schuster-Plastik B512
- Schüttelfrost C41
- Schüttelmixtur B688
- Schütteltrauma C283
- Schutzfaktoren, Gesundheitsförderung C761
- Schutzimpfung
  - Infektionserkrankungen C769
  - Krankenhauspersonal C798
- Schutzkleidung, Krankenhaushygiene C797
- Schwachsichtigkeit, *siehe* Amblyopie
- Schwachsinn B1064
- Schwalbenschwanzform C267
- Schwanenhalsdeformität A467
- Schwangere
  - Betreuung B395
  - Strahlenschutz C507
- Schwangerschaft B392
  - Drogenabusus B486
  - ektope B406
  - Feststellung B395
  - Heparin C392
  - Impfungen A509
  - Mutterschutzgesetz C226
  - Notfälle B416
  - Pharmakotherapie B416
  - Präanalytik C524
  - Rauchen C250
  - Reanimation B33
- Schwangerschaftsabbruch B389, C297
- Schwangerschaftsanämie B394
- Schwangerschaftsanamnese B466
- Schwangerschaftshydrämie B394
- Schwangerschaftskonfliktberatung B389
- Schwangerschaftsreaktion B472
- **Schwangerschaftsvorsorge** C769
- Schwartenbildung, fibrinöse Entzündung C324
- Schwartz-Bartter-Syndrom A316
  - Paraneoplasie A589
- Schwarzlicht B687
- Schwefelkohlenstoff C843
- Schwefelwasserstoff C835
- Schweigepflicht C184, C291
- Schweigerecht C292
- Schweinebandwurm A578, **C655**
- Schweinerotlauf B711
- Schweiß, Forensik C275
- Schweißdrüsen B685
  - Abszess B113
  - Erkrankungen B752
  - Retentionszyste B835
- Schweißdrüsenreaktion C256
- Schweißtest, Mukoviszidose B582
- Schwellenwertsensitivitätsanalyse C750
- Schwellkörperautoinjektionstherapie B669
- Schwellkörperinjektionstest B669
- Schwenklappen B223
- Schwerbehinderung C225
- Schwerhörigkeit C134
  - kindliche B805
  - Prüfung B801
- Schwerpflegebedürftigkeit C245
- Schwielenabszess B113
- Schwimmbadgranulom A533, **B714**, *B714*
- Schwimmbadkonjunktivitis B840
- Schwindel B970, **C149**
  - benigner paroxysmaler Lagerungsschwindel B818
- Schwindsucht A537
- Schwirren C193
- Schwitzen C39
  - gustatorisches B752
- Schwurhand B986, *B987*
- SCID (severe combined immunodeficiency) A442
- SCLC (small cell lung cancer) A630
- Scopolamin C364
  - Intoxikation B67
  - Pflanzengifte C858
- Scoring-System, Polytrauma B326
- Scrapie C686
- Screening
  - allgemeine Kriterien C767
  - Bias C768
  - Blut im Stuhl C564
  - Diabetes mellitus A352, **C578**
  - Drogen C595
  - Epidemiologie C864
  - Gestationsdiabetes B400
  - Gütekriterien C768
  - Hautkrebs C768
  - HbA$_{1c}$ C579
  - Hör-Screening B473
  - Hüftdysplasie B292
  - Hypothyreose A326
  - Knochenmetastasen B256
  - Mammakarzinom C768
  - MRSA B113
  - Neugeborene B473
  - onkologische Erkrankungen C767
  - Pankreasinsuffizienz A302
  - Phäochromozm A344
  - Sonografie in der Schwangerschaft B399
  - Syphilis B516
  - Tuberkulose A539
- Scrofuloderm B714
- SDS-Gradientengelelektrophorese C527
- Seborrhö B749
  - Blepharitis B833
- Sebostase B749
- Sectio caesarea B429
- Sedativum C406
  - Abhängigkeit B1044
  - H$_1$-Histamin-Rezeptor-Antagonisten C408
- Sedierung
  - Notfallmedizin B38
  - palliative C717, *C717*
- Sedimentanalyse, Urin A379, **C580**
- Sedimentationsstaubmessung C820
- See-saw-Nystagmus B966
- Seele, Instanzenmodell B1017
- Seelsorge, Geriatrie B689
- Segmentresektion B191
- Segmenttherapie C793
- Sehbahn B825
  - Erkrankungen B883
  - Läsionen B885
- ^{75}SeHCAT-Test A247
- Sehleistung B826
- Sehnenerkrankung B247
- Sehnenscheidenentzündung B282
- Sehnenverletzung B115
  - Beugesehne, Hand B287
- Sehnerv, *siehe* Nervus opticus
  - Störungen B963
  - Untersuchung B963
- Sehrinde, Läsionen B886
- Sehrt'sche Magenschleimhautrisse C272
- Sehschärfe B826
- Sehstrahlung, Läsionen B886
- Sehtest B829
- Sehvermögen C187
- Seifenfehler C800
- Seitenastvarikosis A115
  - chirurgische Therapie B212
- Seitenband
  - Daumen, Ruptur B287
  - Kniegelenk B311
  - – Funktionsprüfung B304
  - – Verletzung B311
  - Sprunggelenk, Funktionsprüfung B316
- Seitenlage, stabile B34, *B34*
- Seitlagerung, OP B103
- Sekretin A222
- Sekretin-Pankreozymin-Test A298, **C565**
- Sekretintest A659
- Sekretion, Hormone A306
- Sekretionsphase, Endometrium B343
- Sekretspuren C275
- Sektion C262
- Sektionsrecht C262
- Sekundärfollikel B342
- Sekundärprävention C762
  - Kindesalter B615
  - onkologische Erkrankungen C767
- Sekundärprophylaxe, Lungenembolie A211
- Sekundärprozess, Ionisation C495
- Selbstbeschädigung C267, *C267*
- Selbsthilfeorganisationen C220
- Selbstmanagementtraining B1021
- Selbstmedikation C215
- Selbstsicherheitstraining B1020
- Selbstverwaltung, Gesundheitssystem C728
- Selbstwertgefühl, Bulimie B1063
- Selection Bias C768
- Selegilin C418
- Selektion, vorgeburtliche C924
- Sellick-Handgriff B39
- Sellink-Dünndarmuntersuchung A224
- Semidominanz B452
- Seminom B659, *B659*
  - Tumormarker B660
  - Tumorsystematik C346
- Senium B348
- Senkfuß B318
- Senkniere B630
- Senkungsabszess B646
- Sense-Mutation B441
- Sensibilität, Untersuchung B904
- Sensibilitätsstörung B907, **C151**
  - dissoziative B1052
  - dissoziierte B909
  - funikuläre Myelose B977
  - Guillain-Barré-Syndrom B983
  - kritische Ischämie A98
  - N. trigeminus B968
  - Porphyrie A365
  - Rückenmarkstumor B974
  - Tarsaltunnelsyndrom B987
- Sensitivität C869
- Sensitivitätsanalyse C750
- Sentinel-Lymphknoten B176, **C340**
- SEP (somatosensibel evoziertes Potenzial) B918
- Sepsis **A511**, C321
  - katheterassoziierte C804
  - Kinder B551
- – Neugeborene B551
- – nosokomiale **C801**, C803
- – Schockphasen B48, **A512**
- – Splenektomie B175
- – tonsillogene B772
- Septikopyämie C321
- Septotomie, Zenker-Divertikel B126
- Septum, nasi B790
- Septum nasi, Deviation B792
- Septumdefekt, atrioventrikulärer B569
- Sequenz, Definition B518
- Sequenzialtherapie C449
- Sequenzierung
  - Mutationssuche C544
  - PCR-Produkte C543
- Sequenzszintigrafie C518
- Sequester B248
  - Bandscheibenvorfall B980
  - Lunge B191
- SERM (selective estrogene receptor modulators) C444
- Serologie, forensische C274
- Serom
  - Ohr B808
  - Wundheilungsstörung B112
- Seromukotympanum B809, *B809*
- Serotonin C398
  - Antidepressiva C412
  - Gastrointestinaltrakt A222
  - Halluzinogene C424
  - Kokain C423
  - L-Tryptophan C409
  - Laboranalytik C577
  - MAO-Hemmer C415
  - Paraneoplasie A589
- Serotoninantagonisten, Erbrechen C84
- Serotoninsyndrom **C415**, B1026
- Serotympanum B809
- Serratia C614, **C619**
  - liquefasciens C619
  - marcescens C619, *C619*
- Sertoli-cell-only-Syndrom B669
- Sertoli-Leydigzell-Tumor B372
- Sertoli-Zell-Tumor B660
- Sertoli-Zelle B621
- Sertralin C414
- Serum, Pränalytik C523
- Serumamyloid A C315
- Serumcholinesterase, Laboranalytik C566
- Serumcholinesterasemangel B463
- Serumelektrophorese C527, **C539**, *C539*
- Serumkrankheit A448
- Serumkreatinin C582
- Setting
  - palliativmedizinisches C706
  - Psychotherapie B1019
- Seufzer-Atmung C69, A171
- Seveso-Gift C860
- Sevofluran C403
  - balancierte Narkose B78
  - Narkoseeinleitung B79
- Sex-Chromatin B445
- Sex-determining region of Y-Gen B444
- Sex-Pilus C606
- Sexualanamnese C186
- Sexualdelikt C280
- Sexualentwicklung B477
- Sexualhormone C442, *C442*
- Sexualität Frau/Mann B350
- – Störungen B1060
- sexuell übertragbare Erkrankung A510
- Sézary-Syndrom **A627**, *A628*, B736
- Sézary-Zelle *A628*

Sachverzeichnis

19S-FTA-IgM-Test C633
Shaken-baby-Syndrom B617
Shaldon-Katheter, ZVK B73
shared epitope A466
Sharp and slow waves B961
Sharp waves B917, **B961**
Sharp-Syndrom A487
– Autoantikörper A477
Sheehan-Syndrom A309
Shigellen C616
Shigellose A534
Shone-Komplex B575
Short-QT-Syndrom A48
Short-Segment-Barrett-
  Ösophagus A234
Short-Tandem-Repeats,
  Forensik C275
Shouldice-Operation B179
SHT, siehe Schädel-Hirn-Trauma
Shunt
– AV-Fistel A111
– Dialyse B212
– distaler splenorenaler B166
– funktioneller A171
– mesenterikokavaler B166
– Pfortaderhochdruck B165, *B166*
– proximaler splenorenaler B166
– TIPS A283
Shuntumkehr, Ventrikelseptumdefekt B567
Shwachman-Diamond-
  Syndrom A444
Shy-Drager-Syndrom B934
SI-Einheit C522
SIADH (Syndrom der inadäquaten
  ADH-Sekretion) A316
Sialadenitis A486, *A486*
Sialadenose B768
Sialografie B764
Sialolithiasis B767
Sialorrhö C90
Sicca-Syndrom A486, B836, C165
Sichelfuß B316, **B319**
Sichelzellanämie A149
– Missense-Mutation B441
Sichelzelle A136, **A150**, *A150*
Sichelzellhämoglobin A149
Sichelzellkrise A149
Sicherungsaufklärung C293
Sichtung B26
Sick-Building-Syndrom C823
Sick-Sinus-Syndrom A33, **A34**, *A34*
Siderophagen, Liquoruntersuchung C591
Siderose A366
SIDS (sudden infant death
  syndrome) B614
– Obduktion C263
Siebbeinzellen B791
Siegelringkarzinom, Tumorsystematik C343
Siegelringphänomen *A181*
Siegelringzellkarzinom A639, *A639*
Sievert C496
Sigmadivertikulitis A260
Sigmaresektion B147
Sigmatismus B790, **B1066**
Signaltransduktion, Rezeptor C350
Signatur, digitale C891, *C892*
Signaturenlehre C894
signe des cils B969
Signifikanztest C877
Signifikanzwert C877
Silberdrahtarterien B875
Sildenafil C383
silent chest A184
Silhouettenphänomen C508
Silikat, Pigmentablagerung C309

Silikonprothese B226
Silikose, Arbeitsmedizin C239
Silver-Russell-Syndrom B529
Simile-Zauber C894
Simon-Blutung C271
Simon-Spitzenherd A538
Simply-Virilizing-Form A343
Simpson-Test B999, *B999*
Sims-Huhner-Test B390
Simuliidae C665
Simultansehen B826
SIMV (synchronized intermittent
  mandatory ventilation) B90
Simvastatin C433
single bubble sign B505
Single-Port-Technik B107
Single-Shot-Anästhesie B86
Singularitätszauber C894
Singultus C74
– Palliativmedizin C714
Sinnestäuschung B1013
Sinnhaftigkeit C762
Sinnstrang B437
Sinus
– frontalis B791
– maxillaris B791
– pilonidalis B154
– sphenoidalis B791
Sinus-cavernosus-Thrombose, Orbitaphlegmone B886
Sinus-venosus-Defekt B568
Sinusarrest A34
Sinusbradykardie A34
Sinushistiozytose A604
Sinusitis B794, *B794*
Sinusknoten A33
– Kalziumkanalblocker C382
Sinusknotensyndrom A34
Sinustachyarrhythmie A38
Sinustachykardie A38
Sinusthrombose A126, B956
Sipple-Syndrom A345, **A664**
Sirolimus C488
SIRS (systemic inflammatory response syndrome) A511
Sitagliptin C440
Sitaxentan C384
Sjögren-Syndrom A486
– Autoantikörper A477
Skabies (Krätze) **B721**, *B721*, C663
Skala, quantitative C872
Skalenus-Syndrom B985
Skaphoidfraktur B284
Skaphozephalus B601
Skapulafraktur B272
Skapulalappen B224
Skelettdeformität, Leitsymptom C106
Skelettdysplasie B600
Skelettfluorose C861
Skelettierung C259
Skelettmetastase *B256*
Skelettmuskelhypertrophie C305
Skelettmuskelmarker C590
Skelettreife B477
Skelettszintigrafie C518
– Tumorsuche *A591*
Skene-Drüsen B330
Skew deviation B966
Skiaskopie B829
Skidaumen B287
skin snips C665
skip lesion A250, *A252*
SKIP-Argumente C923
Sklera B824
– Entzündungen B854
– Erkrankungen B854
– Farbveränderungen B854
– Staphylom B854

Skleren, Osteogenesis imperfecta B528
Sklerenikterus, Leberhautzeichen A266
Skleritis B855
Sklerodaktylie A482, *A482*
Sklerodermie A481
Sklerose
– fokale A397
– multiple B946, *B946*
– progressive systemische A481
– – Autoantikörper A477
– tuberöse B604
Sklerosierung B100
– Hämorrhoiden B156
– Pfortaderhochdruck B165
– subchondrale B244
– Varizen A117
Skolex C654
Skoliose B258
– Osteogenesis imperfecta B528
– rechtskonvexe *B259*
Skopophilie B1061
Skorbut A370
Skotom C156
Skrotalhernie, inkarzerierte B677
Skrotum
– akutes B676
– Hodenektopie B638
– Hodenfehllagen B639
– Hodentumor B661
SLCS (small left colon
  syndrome) B509
SLE (systemischer Lupus erythematodes) A477, *A478*
– Autoantikörper A477
Sleeve-Gastrektomie B138
SMA (spinale Muskelatrophie) B978
small vessel disease, Koronargefäße A50
Smiley-Skala B94
Smith-Fraktur B284
Smith-Lemli-Opitz-Syndrom B524
Smoothing C881
Sneddon-Klassifikation B221
SNRI (selektiver Noradrenalin-
  Wiederaufnahme-Inhibitor) C414
Sodbrennen C88
– Schwangerschaft B408
Sofortoperation B138
Sofortreaktion, allergische (Typ-I-
  Allergie) A438, **A446**
Sokolow-Lyon-Index A21
Solarkeratose B728
Solidaritätsprinzip C728
– Krankenkassenbeitrag C743
Solidarpathologie C898
Solifenacin C364
Somatisierung B1018
Somatisierungsstörung B1054
Somatogramm B474
Somatostatin A222
Somatostatinom A660
Somatotropin, Kleinwuchs B480
Sommersprossen B724
Somnambulismus B1059
Somnolenz **B1010**, C179
Somogyi-Phänomen A353
Sonnenbrand B708
Sonnenhut C792
Sonnenschutzmittel C830
Sonnenstich B62
Sonnenuntergangsphänomen C163
Sonntagsmigräne B1002
Sonografie C511
– Abdominalorgane A223
– Gynäkologie B337
– Hüftdysplasie B292, *B292*

– Kontrastmittel C513
– Niere A381
– Pleuraerguss *A219*
– Schilddrüse A318, *A318*
– Schwangerschaft B399
– Urologie B625
– Venenerkrankungen A113
Soor A566
Soorkolpitis B352, *B352*
Soorösophagitis A234
Soorstomatitis B759
Sopor C179, B1010
Sorafenib C486
Sorbit C387
SORCK-Modell B1019
Sorgfaltspflicht, Leichenschau C259
Sotalol **C360**, C374
Southern-Blot B438
Sozialanamnese C186, **C247**
– Kinder B467
Sozialausgaben C741
Sozialdarwinismus C899
Sozialdatenschutz C775
Sozialdienst, Geriatrie C689
Sozialentwicklung, Störungen B616
Sozialfragebogen C692
Sozialgeheimnis C775
Sozialgesetzbuch **C223**, C731
Sozialhilfe, Rehabilitation C777
Sozialleistung
– 2-Klassen-Medizin C735
– Sozialversicherungssystem C731
Sozialmedizin C221
Sozialpädiatrie B615
Sozialstationen C218
Sozialverhaltensstörung B1068
Sozialversicherungssystem C731
Soziotherapie B1022
Spaltfehlbildung Wirbelsäule B220
Spalthand B238
Spalthauttransplantation B222,
  B223
Spaltimpfstoff A506
Spaltlampenuntersuchung B827
Spaltungsgesetz B451
Spannungskopfschmerz B1001
Spannweite, Messwerte C874
Spasmolyse, Geburt B420
Spasmus B907
Spastik C152, B907
Spät-Dumping-Syndrom B138
Spätabort B411
Spätamniozentese B401
Spätdyskinesie C410, **B907**
Spätgestose B407
Spätpneumonie C803
Spätschielen, normosensorisches B893
Spearman-Korrelation **C874**, C880
Speckled Leukoplakia B760
Speed B1045
Speichel
– Forensik C275
– Human-Biomonitoring C821
– Nachweismethode C275
Speicheldrüse B764
Speichelfunktionen B764
Speichelgangszyste B766
Speichelstein, siehe Sialolithiasis
Speicherfolie C499
Speicherkrankheit, neurometabolische B542
Speicherungsdystrophie C308
Spektrallinienfotometrie C529
Spekulumeinstellung B336
Spencer, Herbert C899
Sperma C275
Spermatogenese, Strahlenempfindlichkeit C504

Spermatozele, Hodenschwellung C124
Spermienanfärbbarkeit, postmortale C256
Spermieninjektion, intrazytoplasmatische B391
Spermiogramm B624
Spermizide B387
Sperrung B1012
Spezialfärbung C303
Spezifität C869
Sphärophakie B856
Sphärozyten A136, **A146**, *A147*
Sphärozytose A146
Sphingolipidose B542
Sphingomyelinase-Defekt B544
Sphinkter
– Harnblase B620
– Innervation *B622*
– Überlaufsymptomatik B624
Spickdraht B233
Spickung C515
Spiculae B608
Spider-Naevi A266
Spiegelprobe B789
Spiegeltrinker B1040
Spieghel-Hernie B182
Spikes B917
– EEG **B961**
– Viren C665
Spikes and waves B961
SPIKES-Modell C720
Spin-Gitter-Relaxationszeit C510
Spin-Spin-Relaxationszeit C510
Spina bifida B220, **B921**, *B922*
Spinal Cord Stimulation B97
Spinalanästhesie B85
– Anurie B109
Spinaliom B730, *B730*
Spinalkanalstenose B981
– chirurgische Therapie B221
Spinalparalyse, spastische B977
Spindelzellnaevus B725
Spine-Test B288
Spineboard B33
Spinnentiere C663
Spiraldrahttubus B75, *B75*
Spiramycin C456
Spirapril C370
Spiritual Care C721, **C722**
Spiritualität C722
Spirochäten C632
Spiroergometrie A175
Spirometrie **A172**, B185
Spironolacton C387
Spitz-Nävus B725
Spitzenfluss, exspiratorischer A172
Spitzfuß B316, **B319**
Splenektomie B175
Splenomegalie C100
Splinter-Blutung A77
Spondylarthritis **A471**
Spondylarthrose B262, *B262*
Spondylitis B263
– ancylosans **A471**
– ankylosans *A473*
– Psoriasisarthritis A475
Spondylodese B260
Spondylodiszitis B263, *B264*
Spondylolisthese B260, *B261*
– traumatische B265
Spondylolyse B260
Spondylophyten B262
Spondyloptose B261
Spondylose, hyperostotische B263
Spontanblutung, Leitsymptom C29
Spontanmutation B441
Spontannystagmus B966
Spontanpneumothorax A215

Spontansprache, Broca-Aphasie B912
Spontanurin C523
Sporangium C638
Sporen, Bakterien C604
Sporozoen C647
Sporozoit C649
Sportlerherz A71
Sporttauglichkeitsuntersuchung C766
Sportunfall C253
Sprachaudiogramm B801
Sprache, orientierende Untersuchung C187
Sprachentwicklung B779
– Autismus B1066
– verzögerte B789
Sprachstereotypie B1015
Sprachstörung B789, **B1067**
Sprachverständnis
– Presbyakusis B816
– Wernicke-Aphasie B913
Sprechstörung B789, **B1066**
Spreizfuß B319
Sprengel-Deformität B268
Spring-Ligament B318
Sprosspilze C639
Sprue
– einheimische (Zöliakie) A249, **B587**
– tropische A249
Sprungbereitschaft B479
Sprunggelenk
– Bandverletzung B323
– oberes
– – Fraktur B323, *B324*
– – Untersuchung B316
– unteres, Untersuchung B316
Sprungschanzenphänomen B261
Spulwurm A582, **C657**
Spurenkunde C274
Sputum C66
SQTS (Short-QT-Syndrom) A48
Squalenepoxidase C465
Squama B687
Squamous-Cell-Carcinoma-Antigen, Tumormarker A592
SRY-Gen B444
SSM (superfiziell spreitendes Melanom) B733
SSNRI (selektiver Serotonin- und Noradrenalin-Wiederaufnahme-Inhibitor) C414
SSPE (subakut sklerosierende Panenzephalitis) B554
SSRI (selektiver Serotonin-Wiederaufnahme-Inhibitor) C414
ST-Hebung, Perikarditis A74
ST-Strecke A20
ST-Strecken-Hebung A56
Stäbchen B825
– gramnegative C614
– – obligat anaerobe C625
– grampositive, sporenlose C625
– sporenbildende C626
Stäbchen-Zapfen-Dystrophie B880
Stabilitätsgrad B234
Stabilitätsprüfung
– Beckenfraktur B290
– Ellenbogengelenk B275
– Kreuzbänder B304
– Schultergelenk B267
– Sprunggelenk B316
Stabsichtigkeit, *siehe* Astigmatismus
Stachelzellkarzinom B730
Stack-Schiene B287
Stadtbevölkerung, Krankheiten C246

Stadtgelbfieber A560
Stages-of-Change-Modell C763
Staging **C341**, A591
Stammbaumanalyse B451
– Heterogenität B457
Stammbaumsymbole *B451*
Stammeln B790, **B1066**
Stammfettsucht A336
Stammganglien, Morbus Wilson A367
Stammvarikosis A115
– chirurgische Therapie B212
Stammzelle A134
– Strahlenempfindlichkeit C503
Stammzelltransplantation A596
Standard Gamble C753
Standardabweichung C874
Standardbikarbonat A431
Standardheparin C391
Standardhygienemaßnahmen C796
Standardimpfung A506
Standardnormalverteilung C876
Standataxie, Leitsymptom C143
Stanford-Einteilung, Aortendissektion A109
Stangerbad C787
Stanzbiopsie C302
Stapediusreflex B802
Staphylococcal scalded skin syndrome B712
Staphylococcus
– aureus C608, *C608*
– epidermidis C609
– saprophyticus C609
Staphylococcus-aureus-Toxin, Diarrhö C80
Staphylokokken C608
– koagulasenegative C609
– koagulasepositive C608
– multiresistente Erreger C808
Staphylokokken-Penicillin C451
Staphylom B854
Stapler B108
Star
– grauer B856
– – Infrarotstrahlung C831
– grüner B864
Starbrille B859
Starter-Test B267
Startle-Reaktion B907
Statine C433
Statistik C871
Status
– asthmaticus A184
– epilepticus B959, **B960**
Staub, anorganischer/organischer C240
Staubmilbe C663
Stauchungsfraktur B236
Stauungsleber A289
Stauungsniere A411
Stauungspapille **B883**, *B884*, B964
Stavudin C476
STD (sexually transmitted diseases) B356, **A510**
Steal-Effekt, Dipyridamol C396
Steal-Phänomen A99
Steatohepatitis A274
Steatokystom B727
Steatorrhö A246
Steatosis hepatis A274
STEC (Shiga-like-Toxin produzierende Escherichia coli) C617
Stechapfelerythrozyten A136
Stechmücke C664
Steckschuss C269

Steele-Richardson-Olszewski-Syndrom B934
Steiltyp A21
Stein-Leventhal-Syndrom, *siehe* PCO-Syndrom
Steinmann-I-Zeichen B305
Steinmann-II-Zeichen B305
Steinschnittlagerung, OP B103
Steinwolle C837
Steiß-Fuß-Lage B420
Steißbeinfistel B154
Steißlage B420
Stellknorpel B778
Stellreaktionen B479
Stellung (Geburt) B418
Stellwag-Zeichen A324
STEMI (ST-segment-elevation myocardial infarction) A54
– Notfallmedizin B42
Stemmer-Zeichen *A130*, A131
Stener-Defekt B287
Stenokardie, *siehe* Angina pectoris
Stenon-Gang B764
Stenose
– Aortenisthmus B575
– Aortenklappe B575
– Nierenarterie A413
– Pulmonalklappe B574
Stenosierung, Ulkuschirurgie B135
Stentimplantation A53
– Bauchaortenaneurysma A108
– interventionelle Radiologie C520
– Komplikationen A93
Steppergang C153
Sterbeanfall B613
Sterbebegleitung, Bundesärztekammer C714
Sterbehilfe C293, C925
Sterben C301, **C715**A617
Sternenhimmelbild A629, *A629*
Sternenhimmelphänomen B556
Sternotomie B194, *B194*
Steroidhormone
– Biosynthese *A334*
– Ovar B333
Steroidmyopathie B998
Steuerungsfähigkeit C288
Stevens-Johnson-Syndrom B702, *B702*
STH (somatotropes Hormon) A313, C570
STI (sexual transmitted infections) A510
Stichwunde B111
– Forensik C267
Stickoxydul B1046
Stickstoff-Lost-Verbindung C481
Stickstoffdioxid C833, C835
Stickstoffmonoxid, Gefäßtonus C379
Stieldrehung
– Myom B365
– Ovar *B340*
Stiernacken *A337*
Stiff-person-Syndrom B994, **B995**
Stifneck B35
STIKO-Impfempfehlung A507
Still-Ikterus B490
Still-Syndrom A468
– juveniles B562
Stillen B432
– Besonderheiten B483
Stillschwierigkeiten C123
Stillzeit
– Heparin B392
– Pharmakotherapie B416
– Prolaktin C571
Stimmbruch (Mutation) B478, **B789**
Stimme, orientierende Untersuchung C187

Stimmentwicklung B779
Stimmfremitus C192
Stimmgabeltest B801
Stimmlippen
– Lähmungen B786
– Laryngitis B781, *B782*
– Papillom B785
– Phonation B779
– Reinke-Ödem B784
– Stroboskopie B780
Stimmlippenknötchen B784, *B784*
Stimmlippenpolyp B784, *B784*
Stimmstörung B788
Stimulation, bilaterale B1022
Stimmungsschwankung, Leitsymptom C181
Stimmungsstabilisator C415
Stimmventile B786
Stimulanzien, Abhängigkeit B1045
Stimulation
– antitachykarde A33
– elektrische atriale, Torsade-depointes-Tachykardie A47
Stimulationshypothese, Ovarialkarzinom B373
Stimulationstest
– Hypophyse **A307**, A310
– Hypothalamus A307
– Nebenniere A335
Stimulusdeprivations-Amblyopie B892
Stimuluskontrolle B1021
Stirnhöhle B791
Stirnlage B422
Stocker-Linie **B845**, B851
Stoffwechseldefekt B454
Stoffwechselerkrankung A346
– Kinder B530
Stoke'scher Kragen A617
Stoma
– Ileum B141
– Kolon B147
– kontinentes supravesikales B629
Stomatitis B759
– aphthosa A496, **A546**, *A546*
– Candidiasis A566
Stomatogingivitis herpetica, Halsschmerzen C172
Storage-Pool-Defekt A160
STORCH-Komplex B410
Storchenbiss B726, *B726*
Störfeldtherapie C793
Störung
– affektive B1023
– – anhaltende B1030
– – bipolare B1030, *B1030*
– – Kindesalter B1071
– anhaltende wahnhafte B1035
– der Persönlichkeit B1056
– dissoziative B1052
– emotionale
– – Kindesalter B1068, **B1070**
– – Trennungsangst B1070
– erworbene C300
– genetisch bedingte C300
– hyperaktive B1068
– hypochondrische B1054
– Impulskontrolle B1058
– katatone B1015
– kognitive B1037
– neurotische B1047
– organische B1037
– phobische B1048
– psychische, organisch bedingte B1035
– psychomotorische B1015
– psychotische B1035
– schizoaffektive B1034
– schizotype B1035

– somatoforme B1053
– somatopsychische B1077
– Sozialverhalten B1068
– vestibuläre B817
– zentral-vestibuläre B820
Stoßbelastung C826
Stoßbremsung C495
Stoßwellenlithotripsie B665
Stottern C140, B790, **B1066**
Strabismus C163, **B892**
– Retinoblastom B882
Strafgesetzbuch
– ärztliche Behandlung C264
– Drogen im Straßenverkehr C284
– Offenbarungspflichten C290
– Schuldfähigkeit C288
– Schwangerschaftsabbruch C296
Strafmündigkeit C287
Strafprozessordnung, Obduktion C262
Strafrecht C295
Strahlenbelastung
– Folgen C505
– Personendosis C497
– Streustrahlenraster C499
Strahlendermatitis A597
Strahlendosis
– Abstandsquadrat-Gesetz C506
– Fraktionierung C501
– Protrahierung C501
Strahlenempfindlichkeit C502
Strahlenenteritis C503
Strahlenenterokolitis A260
Strahlenexposition C506
Strahlenfolgen C505
Strahlenkatarakt B857
Strahlenkater A597
Strahlenkrankheit C505
Strahlenpilz A514
Strahlenpneumonitis C503
Strahlenproktitis C503
Strahlenquelle C516
Strahlenresistenz A597
Strahlenrisiko C506
Strahlenschäden A597, **C501**
– Forensik C273
Strahlenschutz C506
– Dosisbegriffe C497
Strahlenschutzverordnung **C227**, C507
Strahlensensibilität A596
Strahlensialadenitis B766
Strahlentherapie **C514**, A596
– Nebenwirkung A597
– Prostatakarzinom B657
Strahlenwirkung
– deterministische C502
– stochastische C503
Strahlung
– Berufskrankheiten C237
– Desinfektion C800
– elektromagnetische C831
– harte C499
– ionisierende C494
– – Arbeitsunfall C244
– – DNA-Mutation B441
– – Erbgut C504
– – Hautschäden B709
– – Karzinogenese C333
– – Messgrößen C496
– – Wechselwirkung C495
– Karzinogene C333
– kosmische C506
– radioaktive C829
– α-Strahlung C494, **C494**
– β-Strahlung C494, **C495**
– – nuklearmedizinische Therapie C518
– γ-Strahlung C494, **C495**

– – nuklearmedizinische Therapie C518
– Sterilisation C801
– terrestrische C506
– weiche C499
Strahlungsbelastung, Dosisbegriffe C496
Strahlungsempfänger C499
Strahlungswichtungsfaktor C496
Strangulation C270
Strangulationsileus B139
Streak-Gonaden B333
Strecksehnenverletzung, Hand B286, *B286*
Streifentest B831
Streifschuss C269
Streptococcus
– agalactiae C611
– mutans B762
– pneumoniae C611, *C611*
– pyogenes C610
Streptogramine C461
Streptokinase C396
– akutes Koronarsyndrom A59
Streptokokken C609, *C610*
– Enterokokken C612
– Hämolyseverhalten C610, *C610*
– vergrünende C612
Streptokokkenangina B771
Streptomycin C461, **C462**
Stress
– Arbeitspsychologie C232
– Gastritis A237
– Reizdarmsyndrom A248
Stress-Kardiomyopathie A69
Stressinkontinenz C111
Stressulkusprophylaxe A238
Streudiagramm C875
Streureaktion A448
Streustrahlenraster C499
Streustrahlung C498
– Vermeidung C507
Streuung, Sonografie C511
Streuungsmaße C873
Striae
– distensae B700
– rubrae C189
Strichskiaskopie B830
Stridor C76
– congenitus B781
string sign A252
Strobila C654
Stroboskopie B780
Stromatumor, Ovar B372
Strommarke C273, *C318*
Stromschäden **C273**, C318
Strömungsgeräusch, AV-Fistel A112
Strömungsgeschwindigkeitspuls A92
– pAVK *A102*
Strömungsinsuffizienz A113
Strongyloides stercoralis A582, **C659**
– Arbeitsmedizin C239
– Osteoporose B240
Strophulus adultorum/infantum B697
Strukturgleichheit, Studie C871
Strukturqualität C755
Struma A319, *A320*
– anästhesiologisches Risiko B71
– chirurgische Therapie B122
– maligna A660
Strümpell-Zeichen B904
Struvitstein B664
Strychnin C858
Studentenkrankheit A553
Studie
– doppelblinde C871

– Ethikkommission C929
– kontrollierte C864
– nichtkontrollierte C864
– Phasen C872
– prospektive C865
– Randomisierung C871
– retrospektive C865
– transversale C865
– Typen C864
– Verblindung C871
Studiendesign C871
Stuhlfettbestimmung A298
Stuhlinkontinenz C91
Stupor B1015, C181
– depressiver B1025
– dissoziativer B1052
– katatoner B1015, *B1032*
Sturge-Weber-Syndrom A601
Sturzattacke, Anfall C142
Sturzkampfbombergeräusch B994
Sturzsenkung, Arteriitis temporalis A494
Sturzsyndrom C694
Stützreaktion B479
Styrol C833, C840, **C841**
Subakromial-Syndrom B269
Subarachnoidalblock B85
Subarachnoidalblutung B957, *B958*
– Forensik C267
– spinale B973
Subclavian-Steal-Syndrom B210, **B956**, *B957*
Subduralblutung, Neugeborene B485
Subduralhämatom
– chirurgische Therapie B219
– chronisches B951, *B951*
– Forensik C267
– spinales B973
Subhämophilie A162
Subinvolutio uteri B430
Subklaviastenose B210
Subkutis, Aufbau B684
Sublimierung B1018
Subluxation
– Klavikula B274
– Linse B856
– Radiusköpfchen B279
Subokzipitalpunktion C591
Subsidiaritätsprinzip C728
Substantia nigra
– Chorea Huntington B934
– Lewy-body-Demenz B934
– Morbus Parkinson B931
Substanz P, ACE-Hemmer C370
Substitution B440
– Kalzium C445
– Kortikosteroide C438
Substitutionsbehandlung B82
Succinylcholin
– balancierte Narkose B78
– maligne Hyperthermie B81
Suchreflex B472
Sucht **B1038**, C207
– Alkohol B1040
– Entwicklung *B1039*
– Kriterien B1038
– Prävention C771
Suchtberatung, Alkoholabusus C251
Suchtkrankenhilfe, Alkoholabusus C251
Sudeck-Dystrophie B1006, *B1006*
Sufentanil C425, **C426**
Suffusion, Forensik C265
Sugammadex B80, **C366**
Suggestivfrage C184
Sugillation C44
– Forensik C265

Sachverzeichnis

SUID (sudden unexpected infant death) B614
Suizid B1072
– ärztlich assistierter C926
– Rauschgift C279
– Rechtsmedizin C264
– Schussverletzung C269
Suizidalität B1072
– Notfallmedizin B56
Suizidversuch C264, B1072
Sulcus-ulnaris-Syndrom B987
Sulfadiazin C458
Sulfamethoxazol C458
Sulfasalazin C458
Sulfonamide C458
– Kinder B468
– Schwangerschaft B486
– Wirkprinzip C447
Sulfonylharnstoff C440
Sulfonylharnstoffe, Kinder B468
Sulkus-Zeichen B267
Sulpirid C409
Sulproston C399
Sultiam, Antiepileptika C423
Sumatriptan C399
Sumpffieber A570
Sunburst-Phänomen B608
Sunitinib C486
Superantigen A502
Superinfektion B713
– atopisches Ekzem B704
Supervision, Behandlungsteam C723
Supination, Sprunggelenk B316
Supinatorlogensyndrom B986
Suppressionsszintigrafie A326
Suppressionstest
– Hyperaldosteronismus A341
– Hypophyse A307
– Hypothalamus A307
– Nebenniere A335
Suramin C468
Surfactantmangel B496
Surrogat-Parameter C817
Surveillance, nosokomiale Infektion C802
Survival of the Fittest C899
Sustentakulumfraktur B325
Süßwasserertrinken B64
Suszeptibilität C599
– Umweltmedizin C817
Suszeptibilitätsgen, Psoriasis B690
Suszeptibilitätsmonitoring C821
Sutton-Naevus B725
Suxamethonium C367
– balancierte Narkose B78
SVES (supraventrikuläre Extrasystole) A39
SVOC (Semivolatile Organic Compounds) C834
Swan-Ganz-Katheter A24, **B74**, A177
swimmer's itch A585
Swinging-Flashlight-Test B831
Swiss-Cheese-VSD B567
Switch, duodenaler B137
Switch-Operation B198, *B199*
Sydenham, Thomas C898
Sydney-Klassifikation A239
Symblepharon B822
Symboldrama B1019
Sympathikus *C356*
– Gefäßtonus C379
– Horner-Syndrom B967
– Pupillenweite B826
Sympathikusblockade B96
Sympatholytika C359
Sympathomimetika C355
– α- und β-Rezeptoren C357
– α-Sympathomimetika C359
– β$_2$-Sympathomimetikum C359

Symphysendehiszenz, postpartale B289
Symphysenruptur B432
Symphysiolysis B432
Symptom C301
Synchisis B870
Syndaktylie B238, **B280**
Syndrom C301
– adrenogenitales A343
– akutes nephritisches A392
– akutes retrovirales A550
– amnestisches, organisches B1036
– apallisches B912
– aurikulotemporales B767
– demenzielles B937
– dienzephales B924
– enzephalitisches B942
– epileptisches B959
– geriatrisches C692
– hämolytisch-urämisches A414
– hepatopulmonales A285
– hepatorenales A285
– hypereosinophiles A206
– inadäquate ADH-Sekretion A316
– iridokorneoendotheliales B848
– klimakterisches B349
– klinisch isoliertes (KIS) B947
– kostoklavikuläres B985
– malignes neuroleptisches B998, **B1033**
– meningitisches B942
– mesenzephales B924
– metabolisches **A356**, A358
– myasthenes B1000
– myelodysplastisches A143, A603, **A614**
– nephritisches A393
– – IgA-Nephropathie A394
– nephrotisches A392–A393
– – Kinder B596
– neurokutanes B604
– neurologisches B905
– neuropsychologisches B912
– paraneoplastisches **A589**, B912
– polyglanduläres A345
– pontines B924
– postkontusionelles B949
– postthrombotisches A126
– prämenstruelles **B344**, C120
– präsuizidales B1073
– psychopathologisches B912
– radikuläres B982
– septisches A511
– spinales B909
– vasospastisches A104
– vibrationsbedingtes vasospastisches C827
– zentrales anticholinerges B82
– zentromedulläres **B909**, B976
– zerebrales B910
– zerebrohepatorenales B524
Synechie B822, B860
Syneresis B870
Synkope **C60**, A85
Synoptophor B831
Synostose, radioulnare B280
Synovia B244
– Analyse **B311**, A465
– reaktive Arthritis A474
Synovialitis
– pigmentierte villonoduläre B252
– rheumatoide Arthritis A469
– sterile A474
Synovialom, benignes B252
Synzytiotrophoblast B392
Syphilis, *siehe* Lues
– angeborene, *siehe* Lues connata
Syringobulbie B976
Syringomyelie B976

Syringostomie B977
Systemerkrankung, degenerative B933
Systolikum A19
Szintigrafie C517
Szintillationsdetektor C497

T

T$_3$ A318
T$_4$ A318
T-Graft, Bypass-OP B204
T-Helferzelle A436
T-Lymphozyten A436
– Graft-versus-Host-Disease A456
– sekundärer Immundefekt A445
t-Test C879
T-Welle A20
– Myokardinfarkt A56
T-Zeichen B414, *B415*
T-Zell-Defekt A441
T-Zell-Erythrodermie B736
T-Zell-Lymphom A620
– kutanes B735
– Mycosis fungoides A627, B735, **B735**
– Sézary-Syndrom A627, **B736**
T-Zell-Pseudolymphom B737
TAA (thorakales Aortenaneurysma) A109
Tabakrauch
– Passivrauch C838
– Störungen B1046
Tabaksbeutelgesäß *B588*
Tabaksbeutelmund A482, *A482*
Tabanidae C665
Tabatière
– Kahnbeinfraktur B284
– Strecksehnenverletzung B287
Tabes dorsalis A529
Table-top-Test B282
Tabo-Schema B889
Tachyarrythmia absoluta A40
Tachykardie
– fokale atriale A44
– junktionale ektope A44
– paroxysmale supraventrikuläre A42
– pathologische A38
– pharmakologische A38
– physiologische A38
– ventrikuläre A45, *A46*
Tachykardie-Bradykardie-Syndrom *A34*
Tachyphemie B790, **B1066**
Tachyphylaxie C353
Tachypnoe C67, **C77**
Tachyzoiten A574
Tacrolimus C488
Tadalafil F383
Taenia
– saginata A578, **C654**, *C655*
– solium A578, **C655**
Tagesschläfrigkeit C75
Tahynavirus C676
Taillenumfang C770
Takayasu-Arteriitis A496
Tako-Tsubo-Kardiomyopathie A69
Talgdrüsen B685
– Erkrankungen B749
Talgdrüsenkarzinom B835
Talgdrüsennaevus B726
Talus
– Frakturen B324
– osteochondrale Läsion B320
– Osteochondrosis dissecans *B320*
– verticalis B317
Talushalsfraktur B324

Talusvorschub B316
Tamm-Horsfall-Proteine A405
Tamoxifen C444
Tamoxifentest B671
Tamponade B105
– Leber B165
– Perikard B205
Tanapockenvirus C684
Tannenbaumphänomen B239
Tanner-Stadien *B478*
Tanztherapie B1022
Tape-Verband B233
TAPVC (totale Lungenvenenfehlmündung) B199, B572
Tardieu-Flecken C270
Target-Zeichen, Divertikulitis A261
Targetzelle A136, *A149*
Tarsaltunnelsyndrom B987
Taschenmesserphänomen, Spastik C152
Tau, blutiger B693
Taubenzüchterlunge A202
Taubheit, Leitsymptom C134
Tauchunfall B64
Taurolidin, Desinfektion B104
Tausendgüldenkraut C792
TAVI (transcatheter aortic valve implantation) A64
Taxane C482
TC (totale Lungenkapazität) *A173*
TDM (therapeutisches Drug Monitoring) C593
TEA (Thrombendarteriektomie) B209
TEE (transösophageale Echokardiografie) A23
Teerstuhl C77, **C92**, A227
Tegafur C482
Teicoplanin C459
Teilbelastung B234
Teilchenbeschleuniger C516
Teilchenstrahlung C494
Teilhirntod-Definition C927
Teilkörperdosis C497
Teilmantelgeschoss C269
Telbivudin C475
Teleangiektasie **C53**, B754
– retinale B875
Telecurietherapie C515
Telefonsprechstunde C209
Telemedizin C890
Teleopsie B1014
Teleskopphänomen B125
Telithromycin C456
Telmisartan C371
Telomer B442
Temazepam C406
Temozolomid C481
Temperatur
– Enzymdiagnostik C540
– Hydrotherapie C789
– Notfallmedizin B29
– Probentransport C523
Temperaturempfinden B904
Temporalhirnsyndrom B911
TEN (toxische epidermale Nekrolyse) B702
Tendinitis, subakromiales Impingement B269
Tendinosis calcarea B270
Tendovaginitis B282
– stenosans B283
Tenecteplase C396
Tennisellenbogen B276
Tennisfraktur B325
Tenofovir C477

TENS (transkutane elektrische Nervenstimulation)
- Elektrotherapie C787
- Schmerztherapie B97
Tensacholesteatom B812
Tenside, Vergiftung C278
Tensilon-Test B999
Teratom B611
- chirurgische Therapie B219
- Hoden B659
- Ovar B372
- reifes C345, *C346*
- unreifes C346
Teratozoospermie B624
Terbinafin C465
Terfenadin C397
Terizidon C463
Terlinpressin C388
Terminalhaare B685
Terminalschlaf B960
Termingeborene, Definition B469
TERPT (transanal endorectal pull-through) B510
Terrassenfraktur C266
Territorialinfarkt C954
Terson-Syndrom B870, **B958**
Tertiärfollikel B342
Tertiärprävention C762
χ2-Test C880
Test, einseitiger/zweiseitiger C878
Testbenzin C843
Testbriefchenmethode C564
Testes, *siehe* Hoden
Testierfähigkeit C287
Testosteron C443
- erektile Dysfunktion B669
- Geschlechtsdifferenzierung B445
- HCG-Stimulationstest B639
- Infertilität B671
- Laboranalytik **C574**, B623
Testosteron-enanthat C443
Testosteron-proprionat C443
Testosteron-undecaonat C443
Testverfahren
- geeignetes C879
- statistische C870
Tetanie
- Anfall C142
- Hypoparathyreoidismus A333
- normokalzämische A180
Tetanospasmin A536, **C627**
Tetanus A535
- Neugeborene B516
Tetanusprophylaxe B112
Tethered-cord-Syndrom B921
Tetracain C368
Tetrachlor-Dibenzo-p-Dioxin C860
Tetrachlorethen C840
Tetrachlorkohlenstoff C862
Tetrachlormethan C862
Tetracyclin C455
Tetrahydrobiopterin-(BH4)-Test, Stoffwechselerkrankungen B530
Tetrahydrocannabinol C424, **C858**
Tetraparese, Erscheinungsbild B900
Tetrazepam C406
Tetrazykline C455
- Kinder B468
- Schwangerschaft B486
- Wirkprinzip C447
Teufelskralle C792
Textilpressspur C265
TG (Thyreoglobulin), Tumormarker A592
TGA (transiente globale Amnesie) B912
TGA (Transposition der großen Arterien) B198, **B571**
TH₁-Zelle A436

TH₂-Zelle A436
Thalamus, dienzephale Störungen B910
Thalamusläsion, Sensibilitätsstörung C152
Thalassämie A142, **A148**
Thalassotherapie C789
Thales von Milet C895
Thallium C852, **C856**
- Human-Biomonitoring C822
- Obduktionsbefund C279
Thanatologie C256
Thekaluteinzyste B371
Thekazelltumor B372
Thelarche B478
- isolierte prämature B550
Theophyllin C378
Theorie
- biostatistische C914
- deontologische C920
- ethische C919
- konsequentialistische C920
Therapie
- adjuvante A593
- Allgemeinmedizin C205
- alte Patienten C212
- antiemetische A598
- dermatologische B687
- kurative A593
- manuelle C786
- neoadjuvante A593
- nuklearmedizinische C518
- palliative A593, **C704**
- physikalische C216
- supportive A593, **A598**
Thermanästhesie B909
Thermästhesie B904
Thermoactinomyces C629
Thermodilutionskatheter, arterieller B74
Thermolumineszenzdetektor C498
Thermotherapie C789
Theta-Wellen B917
Thiamazol C436
Thiamin, Wernicke-Enzephalopathie B942
Thiaziddiuretika C385, **C386**
Thioamid C436
Thionin, Antidot B67
Thiopental C404
- balancierte Narkose B78
Thioridazin C409
Thiotepa C481
Thioxanthene C409
Thomas-Handgriff B291
Thomasmehl C240
Thompson-Operation B213
Thompson-Test
- Achillessehnenruptur B322
- Epicondylitis humeri radialis B276
Thomsen-Myotonie B993
Thoracic-Outlet-Syndrom **B210**, B985
Thorakoskopie B185
Thorakotomie
- Herzchirurgie *B194*
- Lungenresektion B190
Thorax B266
- Untersuchung C191
Thoraxdysplasie, asphyxierende B601
Thoraxkompression *B31*
- Atemwege freimachen B36
- Kinder *B33*
Thoraxschmerz, *siehe* Brustschmerz
Thoraxtrauma **B189**
Thoraxwand B186
Thoraxwandableitung A20, *A20*

Thrombangiitis obliterans A497, *A498*
Thrombasthenia Naegeli-Glanzmann A160
Thrombembolie
- Antikoagulation A121
- arterielle A96
- Paraneoplasie A589
- Wochenbett B431
Thrombendarteriektomie B209
Thrombininhibitor, direkter A158
Thrombinzeit C558
Thrombolyse
- akutes Koronarsyndrom A59
- Hirninfarkt B956
Thrombopathie, erworbene A160
Thrombophilie A155, **A166**
Thrombophiliediagnostik A120
Thrombophlebitis A117
- Hautbefund B753
Thromboplastinzeit A156, C557
- aktivierte (partielle) A158, C558
Thrombopoese A136
Thrombose
- arterielle A96, **A96**, A97
- Beinvenen A121
- heparininduzierte C392
- Hirnsinus B956
- Lebervenen A126
- Mesenterialvenen A126, **A264**
- Milzvenen A126
- Nierenvenen A126
- perianale B156
- Pfortader A126
Thromboseprophylaxe, chronischvenöse Insuffizienz A128
Thromboseprophylaxe A120
- chirurgische B102
Thromboserisiko, Schwangerschaft B394
Thromboxan A₂
- Gefäßtonus C380
- Thrombozytenaggregationshemmung C394
Thromboxan-Synthetase-Defekt A160
Thrombozyten A137, C554
- Antigene C556
- Defekte A160
- Zählung C535
Thrombozytenaggregationshemmer C394
- perioperativ B70
Thrombozytenfunktionstest C554
Thrombozytenkonzentrat **C389**, A459
- intraoperativ B83
Thrombozythämie, essenzielle A613
Thrombozytopathie A160
- kongenitale A160
Thrombozytopenie A159
- heparininduzierte C392
Thrombozytose
- essenzielle Thrombozythämie A613
- Polycythaemia vera A612
- reaktive A614
- Splenektomie B175
Thrombus A119
- intravasaler hyaliner C314
- weißer A155
thumb prints A259, *A259*
Thymektomie B1000
Thymian C792
Thymidinkinase C473
Thymoleptika C412
Thymom A667
Thymus, Myasthenia gravis B999

Thymushypoplasie, kongenitale A441
Thyreoglobulin A318, C573
- Antikörper C573
- Tumormarker A592
Thyreoidektomie, Schilddrüsenkarzinom B122
Thyreoiditis A327, *A328*
- chirurgische Therapie B121
Thyreoperoxidase **A317**, C436
Thyreostatika A322
- Operationstag B70
- Schwangerschaft B486
Thyroid-Peroxidase-Antikörper C573
TIA (transitorisch-ischämische Attacke) B952
- Notfallmedizin B55
Tiagabin C419, **C421**
Tibiakopffraktur B321
Tibialis-anterior-Syndrom B322
Tibialis-posterior-Reflex B903
- Nervenwurzelläsion B982
Tibialisparese B987
Ticlopidin C395
Ticstörung B1069
Tiefendosis C496
Tierfraß C259
Tietze-Syndrom, Brustschmerz C169
Tiffeneau-Index A172
Tigecyclin C455
Tilidin C425, **C427**
Time-Trade-off C753
Timed-up-and-go-Test C690
Timolol C360
Tinea B718, *B719*
- capitis B748
Tinetti-Test C690
Tinktur B688
Tinnitus C135
Tintenlöscherfuß B317
Tioguanin C482
Tiotropiumbromid C365, **C379**
Tipranavir C477
TIPS (transjugulärer intrahepatischer portosystemischer Stent-Shunt) **A283**, C520
Tirofiban C396
Tissue-Plasminogenaktivator C561
TIVA (totale intravenöse Anästhesie) B78
TLC (totale Lungenkapazität) A174
TNFα, Apoptose C310
TNM-Klassifikation C341
- Ordnungssysteme C885
Tobramycin C454
Tocainid C373
Tod **C256**, C301
toddlers' diarrhea B584
Todesart C261
Todesfeststellung, Leichenschau C259
Todesrasseln C716
Todesursache C261
- Kinder B615
Todeszeichen C256
Todeszeitbestimmung C260
Togaviren C673
- Arbeitsmedizin C239
Tokolyse
- Beckenendlage B421
- vorzeitige Wehen B412
Tolbutamid C440
- Laboranalytik C577
Tolcapon C418
Toleranz
- Arzneimittel C352
- Nitrate C380

Sachverzeichnis

Toleranzentwicklung, Abhängigkeit B1038
Tollwut A558
Tolosa-Hunt-Syndrom **B886**, B1005
Toluidinblau, Antidot B67
Toluol C840, **C841**
– Richtwerte C833
Tomografie, konventionelle C511
Tonaudiometrie B801, *B802*
Tonerpulver C837
Tonnenwirbel B258
Tonnenzähne B516
Tonotopie B800
Tonsilla
– palatina B756
– pharyngea, Hyperplasie B769
Tonsille, Untersuchung C190
Tonsillektomie B773
Tonsillitis
– akute B771
– chronische B773, *B773*
– ulzeröse B772
Tonus, Muskulatur B904
Tophus A363
Topiramat C419, **C421**
Topodiagnostik C783
Topoisomerase-Inhibitor C482
– Wirkprinzip C479
Topotecan C484
Torasemid C386
TORCHLL-Komplex B410
Toremifen C444
Torsade-de-pointes-Tachykardie A47, *A47*
Torticollis
– muscularis B264
– spasmodicus B935
TOS (Thoracic-Outlet-Syndrom) B210
Tossy-Einteilung B274
total pain C708, *C708*
total symptom C709
Totalendoprothese, Hüftgelenk B299
Totenflecke C257, *C257*
– CO-Vergiftung C277
Totenlade B248
Totenstarre C258
Totenstille C198
– Ileus B139
Totgeburt B416, B469
Totimpfstoff A506
Totraumventilation A171
Totschlag C264
Tötung C264
Toupet-Hemifundoplicatio B125
Tourette-Syndrom B1070
Tourniquet-Syndrom A97
Touton-Riesenzelle C323
Toxic-Shock-Syndrom A537
Toxikologie, forensische C277
Toxine
– Clostridium C628
– Pilze C638
– Staphylokokken A537, C609
– Streptococcus pyogenes C610
Toxizität C277, C825
Toxoidimpfstoff A507
Toxoplasma gondii C647
– Antiprotozoika C469
Toxoplasmose A574, *A575*, C648
– Fetopathie B861, *B861*
– konnatale B516
– zerebrale B946
Toynbee-Versuch B803
TP53 C334
tPA (Tissue-Plasminogenaktivator) C561
TPHA-Test C633
TPPA-Test C633

Trabekulektomie B865
Trabekulotomie B866
Träbert-Reizstromtherapie C787
Tracer C518
Tracerprinzip C517
β-Trace-Protein C592
Tracertechnik C531
Trachea B778
– Fehlbildungen B781
– Kontaktgranulom B783
– Ruptur B193
– Stenose B781
– Tumor B786
– Verletzungen B788
Tracheitis, Brustschmerz C169
Tracheotomie **B120**, B780
Trachom C637, **B840**
Trachyonychie C51
Tractus
– corticospinalis
– – ALS B979
– – Pyramidenbahnläsion B909
– opticus B825
– – Läsionen B886
– spinothalamicus, Vorderseitenstrangsyndrom B909
Tragen B33
Training, autogenes B1021
TRAK A324
Traktionsdivertikel B125, **B126**
TRALI (transfusions-assoziierte Lungeninsuffizienz) A463
TRAM-Lappen B224
– Mammarekonstruktion B226
Tramadol C425, **C427**
Trandolapril C370
Tränenapparat B823
Tränenbasissekretion B827
Tränendrüse B836
Tränenfilmaufreißzeit B827
Tränenflüssigkeit B823
Tränenpünktchen B822
Tränensack, Tumoren B838
Tränensee B823
Tränenträufeln, Leitsymptom C165
Tränenwege, ableitende, Erkrankungen B837
Tränenwegendoskopie B827
Tranexamsäure, Fibrinolytika C397
Tranquilizer C406
Transaminasen C565
Transaminasenerhöhung
– Antituberkulotika A542
– Hepatitis A268
Transduktion, Bakterien C606
Transfektion C605
Transferrin C540
– Eisenstoffwechsel A141, **A142**
β2-Transferrin C592
Transferrinsättigung, Hämochromatose A366
Transformation, Bakterien C605
Transformationszone, degenerative Veränderungen B361
Transfusion
– intraoperative B83
– Rhesussystem C556
Transfusionsimmunologie A457
Transfusionsreaktion A458
– hämolytische A461
– immunologische A461
– nicht hämolytische A462
– nicht immunologische A464
Transfusionssyndrom, fetofetales B415
Transglutaminase-Antikörper B588
Transition B440
– demografische **C734**, C900
– epidemiologische **C734**, C900

Transkriptase-Inhibitoren A552
Transkription B437
Transkriptions-Initiations-Komplex B437, *B437*
Translokation B440
Transmission C816
Transparenz, Palliativmedizin C720
Transplantation B213, **A453**
– Dünndarm B216
– ethische Fragen C927
– Gewebe B222
– Haut B222
– Herz B214
– Hornhaut B853
– Knorpel B308
– Leber B165, **B215**
– Mamille B227
– Nerv B221
– Niere B216
– Pankreas B217
– somatopsychische Folgen B1078
– Spendebereitschaft C928
Transplantationsgesetz C928
– Offenbarungspflichten C290
Transplantationsimmunologie A453
Transplantationstheorie, Endometriose B383
Transplantatvaskulopathie A456
Transport, Rettungskette B25
Transportmittel, Auswahl B25
Transposition, große Arterien B198, **B571**
Transposon C605
Transsexualität B1061
– chirurgische Therapie B229
Transsexuellengesetz B229
Transsudat A219, C313
Transversion B440
Transversumresektion B147, **B149**
Transvestitismus B1061
Tranylcypromin C415
Trastuzumab B382, C487
Traubenmole B403
Trauer, Sterbephase C719
Trauma
– akustisches B815
– Extremitäten B58
– Hoden B682
– Nieren B679
– psychisches B1051
– Rückenmark B973
– Thorax B57, **B189**
– Wirbelsäule B57, B264
– Zähne B763
Traumatologie
– Becken B289
– forensische C264
– Grundlagen B236
– Kniegelenk B311
– Notfallmedizin B57
– Oberarm B277
– Schultergelenk B271
– Unterschenkel B321
– urologische B679
Treacher-Collins-Syndrom B522
Trematoden C652
Trematodeninfestation A584
Tremor B907, B936, **C153**B34
Trendelenburg-Test **C197**, *C197*
Trendelenburg-Watschelgang **B291**, B292, C153
Trendelenburg-Zeichen B291
– Morbus Perthes B295
– Muskeldystrophie B991
Trendstudie C865
Trennungsangst B1070
Trennverfahren C527
– chromatografische C530
– Elektrophorese C527

– immunologische C530
Trennwert C870
Trepanation B100, B218
Treponema C632
– cerateum C633
– pallidum C632
– – Meldepflicht **A528**
– vincentii C633
Treponema-pallidum-Hämagglutinationstest C633
Tretinoin C491
TRH-Test, Laboranalytik C570
Triad-Syndrom B594
Triage B26
Triamcinolon C437
Triamteren C387
triangular cord sign B511
Trias, Hyperaldosteronismus A341
Triazolam C406
Triazole C463
Trichiasis *B832*, B833
Trichinella spiralis C659, *C659*
Trichinellose A582, *A583*
– Konjunktivitis B843
Trichlorethan, Lösungsmittel C839
Trichlormethan, Lösungsmittel C839
Trichobacteriosis palmellina B713
Tricholemmalzyste B727
Trichomonaden, Antiprotozoika C469
Trichomonadenkolpitis A524, **B352**, *B352*
Trichomonas vaginalis C642, *C642*
Trichomykose B718
Trichophyton C639
– Berufskrankheiten C242
Trichosporon C641
Trichotillomanie B748, **B1058**, C45
Trichromasie B880
Trichterbrust B266, *B266*
Trichuris trichiura A582
Tricolore-Phänomen A104
Trifluorchlorbromethan C857
Trifluridin C473
Trigeminus A45
Trigeminusläsion *B968*
Trigeminusneuralgie B1005
Triggerpunktinfiltration B96
Triglyzeride A359, C544
Triglyzeridsenker C434
Trigonozephalus B601
Trihexyphenidyl C364
Trikuspidalatresie B573
– chirurgische Therapie B197
Trikuspidalklappe
– Atresie B197
– Auskultation C194
– chirurgische Therapie B202
Trikuspidalklappeninsuffizienz A68
Trikuspidalöffnungston C59
Trikuspidalstenose A68
Trimalleolarfraktur B323, *B324*
Trimenonanämie, physiologische B470, **B563**
Trimethoprim C458
Trimipramin C412
Trinkwasserhygiene C813
Trinkwasserverordnung C813
triple bubble sign B507, *B508*
Triple-Osteotomie B294
Triple-Test B400
Triple-Therapie A240
Triplets A45
Tripodfraktur B796
Tripper, *siehe* Gonorrhö
Triptane C398
– Migräne B1002
Triptorelin C442
Trisektorektomie B162

Trisomie 13 B518
Trisomie 18 B518
Trisomie 21 B449, **B519**
– Wiederholungsrisiko B462, *B463*
Tritanopie B880
Trizepssehnenreflex B903
– Nervenwurzelläsion B982
TRK-Wert C816
Trochlearisparese *B965*
Trockenchemie C529
Trofosfamid C481
Trombicula autumnalis B721
Trombidiose B721
Trommelfell *B798*
– Anatomie B798
– Otoskopie B801
Trommelfelldefekt *B811*
Trommelfellverletzung B813
Trommelschlegelfinger C76, *C77*
Trömner-Zeichen B903
Tropenkrankheit, Arbeitsmedizin C238
Tröpfcheninfektion A500
Tropfen, dicker C553, **A572**
Tropheryma whipplei A250
Trophoblast B392
Trophozoit C649
Tropicamid C364
Tropisetron C399
Tropismus, Viren C668
Troponine A57, C546
Trospiumchlorid C365
Trough-Konzentration C593
Trousseau-Zeichen A333
Trümmerfraktur B236
Truncus arteriosus communis B199, **B573**
Trying-too-hard-Syndrom B1059
Trypanosoma C644, *C644*
– brucei C644, *C644*
– cruzi C644
Trypanosomenschanker A576
Trypanosomiasis A576
Trypsin A297
Tsetsefliege C665
TSH, basales A318, C572
TSH-Rezeptor-Antikörper A324, **C573**
TTM (transtheoretisches Modell) C763
TTP (thrombotisch thrombozytopenische Purpura) A414
TTS (Toxic-Shock-Syndrom) A537
Tuba
– auditiva B798
– – Funktionsstörung B809
– uterina
– – Anatomie B332
– – Fehlbildungen B333
– – geschwollene *B354*
Tubargravidität B406
Tube, klaffende B809
Tuben
– Endometriose B384
– Hypoplasie B333
– Veränderungen B370
– Zysten B370, *B370*
Tubenfunktionsprüfung B803
Tubenkarzinom B371
Tubenmittelohrkatarrh B809
Tubenventilationsstörung B809
Tuberculosis
– cutis luposa B714
– fungosa serpingiosa B714
Tuberkelbildung C630
Tuberkulinreaktion A448
Tuberkulintest A539, *A540*
Tuberkulom A538

Tuberkulose A537
– Antituberkulotika C461
– Arbeitsmedizin C238
– Haut B714
– Kinder B559
– Meldepflicht **A541**
– Urogenitalsystem B647
Tübinger-Schiene B293
Tubocurarin C366
Tubulusnekrose, akute nephrotoxische A383
Tubulussystem A374
– Funktionsstörungen A406
Tubus, Arten *B37*
Tullio-Phänomen B820
Tumor
– Alter C699
– Anämie A588
– B-Symptomatik A588
– benigner C336
– brauner A330
– Chemotherapie A593
– Dignität C335
– Dünndarm **A641**, B136
– Durchblutung C338
– dysontogenetischer C344
– embryonaler C346
– endokriner A660
– Epidemiologie A588
– epithelialer C342
– gastrointestinaler A636
– Gefäße A601
– Gehirn B606, **B926**
– Gentherapie A596
– Hals B121
– hämatologischer A603
– Herz A600
– – chirurgische Therapie B205
– Hormontherapie A595
– Hyperthermie A596
– Infektprophylaxe A598
– Karnofsky-Index A591
– Knochen B251, B607
– Laboranalytik C588
– Leber A648
– lokale Komplikationen A589
– Lunge A629
– maligner C336
– melanozytärer C347
– mesenchymaler C344
– monogen vererbbarer C333
– neuroektodermaler C347
– neuroendokriner A657
– neuroepithelialer C347
– nichtgerminaler B660
– Niere **A664**, B606
– odontogener B763
– Operation B110
– Pankreas A654
– Pathologie C331
– Pleura A629
– primitiver neuroektodermaler B930
– Prognosefaktoren A600
– Progression A599
– Remission A599
– Rezidiv A599
– Rückbildung C341
– Rückenmark B974
– Schmerztherapie C708
– semimaligner C336
– sozialmedizinische Aspekte C248
– Stadieneinteilung C341
– Stoffwechsel C334
– Strahlentherapie A596
– supportive Therapie A598
– Systematik C342
– systemische Wirkungen A588
– Therapiekonzepte A592

– Vorsorgeuntersuchung A592
– Wachstum C338
– Zytostatika C479
Tumoranämie A142, **A152**
Tumorbestrahlungsdosis A597
Tumordiagnostik C302
Tumorentstehung
– formale C332
– molekulare Grundlagen C331
– Stadien C336
Tumorimmunologie C335
Tumorkachexie A588, **C713**
Tumorlyse, Uratnephropathie A406
Tumormarker C588, A592
Tumornachsorge A599
Tumornekrose, ischämische C338
Tumornekrosefaktor, Zytokine A136
Tumorosteoid *B608*
Tumorpromotor C333
Tumorregression C338
Tumorschmerzen B98
Tumorstaging A591
Tumorsuche A590
Tumorsuppressorgen B450, **C332**
Tumorzellverschleppung, Metastasierung C339
Tüpfelnägel **B692**, *B692*, C51
TUR-Syndrom B655
Turbidimetrie C531
– Gerinnungszeit C535
– Lipase C565
Türkenbundhose B753
Turmschädel B601
Turner-Syndrom B447, **B520**
TURP (transurethrale Elektroresektion der Prostata) B655, *B655*
Turrizephalus B601
Tuschepräparat, Cryptococcus *C640*
TVOC-Wert C834
TVT (tiefe Beinvenenthrombose) A121
Tympanometrie B802, *B803*
Tympanoplastik B812
Tyndall-Effekt B724
Typ-1-Diabetes A347
Typ-2-Diabetes A348
Typ-I-Allergie A438, **A446**
Typ-II-Allergie A438, **A447**, A451
– Abstoßungsreaktion A455
Typ-III-Allergie A438, **A447**, A452
Typ-IV-Allergie A438, **A448**
Typhus **A531**, C615
Tyrosin, Katecholamine C355, *C357*
Tyrosinkinase, CML C331
Tyrosinkinaseinhibitor **C485**, A596
Tzanck-Test A546, *C43*,

U

U-Lappenplastik B223, *B223*
U-Untersuchung C765
Übelkeit
– Palliativmedizin C709
– Schwangerschaft B407
Überbein B282
Überbelastung, mechanische C826
Überdosierung, Barbiturate C408
Überdruckschaden C827
Überempfindlichkeitsreaktion C125
– Erythema exsudativum multiforme B701
– Heuschnupfen B793
– Impfungen A509
– Stevens-Johnson-Syndrom B702
– verzögerter Typ A438
Übergang, kraniozervikaler, Störungen B921

Übergangsepithelkarzinom, Tumorsystematik C344
Übergewicht, *siehe* Adipositas
Überkreuzungsphänomen A121
Überlastungshyperplasie C306
Überlaufaminoazidurie A377
Überlaufinkontinenz **C111**, B667
Überlaufproteinurie C115
Überlaufsymptomatik B624
Überlebensdaueranalyse C881
Übermüdung C231
Übernahmeverschulden C294
Übernähung, Ulkuschirurgie B134
Übersichtsfärbung C303
Überstimulationssyndrom, ovarielles B340
Übertragung
– Erreger A500
– Psychoanalyse B1018
– Schwangerschaft B413
Überwässerung C33
Überweisung C217
Überweisungsschein *C217*
UCTD (undetermined connective tissue disease) A487
UDP-Galaktose-4-Epimerase-Mangel B532
Uhrentest C690
Uhrglasnägel C51, **C76**, *C77*
Uhtoff-Phänomen B947
UICC-Einteilung B254
– Hodentumor B661
UIP (usual interstitial pneumonia) A202
Ulcus
– anogenitales A518
– cruris C54
– diabetischer Fuß A351
– duodeni A240
– durum *A529*
– Granuloma inguinale A518
– hypertonicum Martorell B754
– molle A518
– rodens B731
– serpens B849
– Syphilis A518, **A529**
– terebrans B731
– ventriculi A240
– – radiologische Zeichen A244
– – Rezidivprophylaxe A245
Ulkusblutung A242, *A242*
Ulkuschirurgie B133
Ulkuskrankheit
– gastroduodenale **A240**, B1076
– Kinder B585
Ulkuspenetration A242
Ulkusperforation A242
Ullrich-Turner-Syndrom B447, **B520**
Ulnardeviation A467
Ulnarisparese B987
Ultraschalltherapie C788
Ultrazentrifugation C546
Umbilikalarterien B392
Umbilikalkatheter C805
Umstechung, Ulkuschirurgie B134
Umstechungsligatur B105
Umstellungsosteotomie
– Gonarthrose C307
– Hüftkopfnekrose B301
– Koxarthrose *B299*
Umwelt, soziale C246
Umweltangst C824
Umwelteinfluss, Karzinogenese C334
Umweltmedizin C816
Umweltmonitoring C819
Umweltnoxen C825
Umweltwirkung, wahrnehmungsvermittelte C817

Sachverzeichnis

Unabhängigkeitsgesetz B451
Uncoating, Viren C667
Underreporting, altersspezifisches C210
Unfall
- akustischer B815
- Arbeitsmedizin C243
- Arten C253
- häuslicher C253
- Rechtsmedizin C264
- Risikofaktoren C253
- sozialmedizinische Aspekte C253
Unfallverhütung, Arbeitssicherheitsgesetz C222
Unfallverhütungsvorschrift C227
Unfallversicherung
- Alkoholabusus C252
- Berufsgenossenschaften C228
- gesetzliche
- - Arbeitsunfall C243
- - Berufsgenossenschaft C228
- - Rehabilitation C776
- - Rehabilitationsziele C778
- - Wegeunfall C243
90/10-Ungleichgewicht C735
Ungleichsichtigkeit B889
Unguis
- incarnatus B749, C51
- hippocraticus C76
unhappy triad B311
Uniformitätsgesetz B451
Universalspender A460
Unterarm B280
- Schaftfraktur B283
Unterbauchschmerzen C120
- Schwangerschaft C122
Unterberger-Tretversuch B905
Unterbringung C296
Unterdruckschaden C827
Unterdruckversuche C906
Untergewicht C26
Unterkieferfraktur B797
Unterkühlung B63
- Forensik C273
- Totenflecke C258
Unterkühlungsversuche C906
Unterlagen, ärztliche C292
Unterschenkel B321
Untersuchung
- digital-rektale C200
- gynäkologische B335
- körperliche C281
- körperliche (internistische) C187
- - alte Patienten C210
- - Anästhesie B70
- - Forensik C280
- - Kinder B467
- - Notfallmedizin B27
- - orthopädische B232
- - Sexualdelikt C281
- - Umweltmedizin C818
- neurologische B902, C187
- ophthalmologische B827
- orthopädische C200, B902
- psychiatrische B1010
- urologische B622
Upbeat-Nystagmus B966
Upside-down-Magen B131
Urachus B636
Urachusanomalie B594
Urämie A385, **A387**
Urämietoxine A387
Urapidil C362
Uratnephrolithiasis A363
Uratnephropathie A363, **A406**
Ureaplasma urealyticum C635
Urease-Schnelltest A237
Ureter
- Anatomie B620

- duplex **B593**, B631, *B634*
- ektoper B631
- fissus **B593**, B631
- retrokavaler B635
- Sonografie B625
- Steineinklemmung *B664*
- Tuberkulose B647
- Tumoren B650
- Verletzung B680
Ureterabgangsstenose, *siehe* Ureterstenose, subpelvine
Ureterersatz B629
Ureterkarzinom B651
Ureterkolik, Leistenschmerzen C175
Uretermündungsinsuffizienz, kongenitale B594
Ureterobstruktion B593
Ureterokutaneostomie B629
Ureteropyelografie B627
Ureterorenoskopie B627
Ureterosigmoidostomie B629
Ureterozele **B593**, B631, *B631*
Ureterozystoneostomie B652
Ureterstenose, subpelvine B593, B632
Urethra
- Anatomie B620
- Fehlbildungen B636
- Verletzung B681, *B681*
Urethradivertikel B673
Urethradruckprofil B625
Urethralfluor C108
Urethralkarunkel B673
Urethralklappen B593, B637
Urethralpolyp B673
Urethralprolaps B673
Urethralsekret B624
Urethralsyndrom B672
- psychovegetatives B1054
Urethramalignom B653
Urethrastenose B673
Urethritis B643
Urethrografie, retrograde B626
Urethrotomie B667
Urethrozystoskopie B627
Urge-Inkontinenz **C111**, B672
Urikostatika C432
Urikosurika C432
Urin
- Drogenscreening C595
- Elektrophorese C539
- Glukosebestimmung C578
- Human-Biomonitoring C821
- Probengewinnung C523
- schäumender C115
- spezifisches Gewicht C583
- Stoffwechselerkrankungen B531
Urinanalyse A379
Urindrainage B628
Uringeruch, abnormer C107
Urinkreatinin C582
Urinstatus C580
Urinteststreifen, *siehe* Harnteststreifen
Urintrübung C113
Urinuntersuchung, mikroskopische C580
Urinverfärbung C113
Urinzylinder A380
Urobilinogen
- Bestimmung C552
- Ikterus C36
- Laboranalytik C567
Urodynamik B624
Uroflowmetrie B624
Urogenitalmykoplasmen C635
Urogenitalsystem
- Anatomie B620
- bildgebende Diagnostik C514

Urogenitaltuberkulose B647
Urografie B625
Urokinase C396
Urolithiasis B663
- Kinder B597
Urologie, gynäkologische B672
Uroporphyrinogen-Decarboxylase A365
Urosepsis B678
Urothelkarzinom C344, B650
- Urethra B653
Urothelpapillom C343
URS (ureterorenoskopische Steintherapie) B665
Urtica B687
Urticaria
- factitia B700, *B701*
- papulosa chronica B698
- pigmentosa B737
Urtikaria *A447*, **B700**, *B701*
- Formen B700
- Leitsymptom C54
Uterus B331–B332
- duplex B595
- Fehlbildungen B332, *B332*
- Kantenschmerz B353
- Leiomyom *B366*
- myomatosus B365
- Schwangerschaft B394
- septus B595
Uterusatonie B427
Uterushalteapparat B334
Uterusruptur B426
Uterussarkom B369
Utriculus B799
UV-Index C830
UV-Strahlung B686, C830
- Karzinogenese C333
UV-Therapie, Psoriasis B693
Uvea B824
- Entzündungen B860
- Erkrankungen B859
- Fehlbildungen B859
- Melanom B863
- Verletzungen B864
Uveitis intermedia B861, *B861*
Uvula bifida *B757*

V

Vacciniavirus C684
VACTERL-Assoziation B518
Vagina
- Anatomie B330
- duplex **B331**, B595
- Fistelbildung B673
- septa **B331**, B595
Vaginalaplasie B331
Vaginalatresie **B331**, B595
Vaginalflora C607
Vaginalkarzinom B360
Vaginalring B388
Vaginalsekret
- Forensik C275
- Nachweismethode C275
Vaginismus B1060
Vaginose, bakterielle B410
Vagotomie B134
Vagotonie A58
Vagusparese B788
Vakatwucherung C305, *C305*
Vakuumextraktion B428
Vakuummatratze **B33**, B35
Vakuumschiene B35
Valaciclovir C473
Valganciclovir C473
Valgusstress
- Böhler-Zeichen B305

- Ellenbogengelenk B275
- Innenbandriss B311
- Pivot-shift-Test B304
- Seitenbandprüfung B304
- Skidaumen B287
Validierung
- klinische Chemie C525
- medizinische C526
Validität, Studie C872
Valproinsäure C419, **C420**
Valsalva-Manöver A32
- Herzrhythmusstörung B44
- Tubenfunktionsprüfung B803
- Varikosis A116
Valsalva-Versuch C188
Valsartan C371
van-Gieson-Färbung C303
Vanadium C852, **C856**
Vancomycin C459
vanishing twin B414
Vardenafil C383
Variabilität, Messwerte C873
Variable, soziodemografische C246
Varianz C876
- empirische C874
Varianzanalyse, einfache C879
Varicellavirus C682
Varikophlebitis A117
Varikosis A114
- chirurgische Therapie B212
Varikozele B640
Variola vera B716
Variolavirus C684
Varisierungsosteotomie, intertrochantäre *B294*
Varizella-Zoster-Virus C682
Varizellen B556
- Arbeitsmedizin C238
Varizellenembryopathie B556
Varizen
- Magenfundus A282
- Orbita B887
- Ösophagus A282–A283
- retikuläre A115
- Schwangerschaft B407
- untere Extremität A114
Varizenbildung, portale Hypertension A281
Varizenblutung
- Magenfundus A282
- Ösophagus A282
- Prophylaxe A283
Varizensklerosierung
- Ösophagusvarizen A282
- untere Extremität A117
Varusstress
- Außenbandriss B311
- Ellenbogengelenk B275
- Seitenbandprüfung B304
VAS (visuelle Analogskala) **B93**, C753
Vasculitis allergica *A447*
Vasculo-Behçet A497
Vasektomie B671
- Sterilisation B389
Vaskulitis
- allergica A493
- Arteriitis temporalis A494
- Aszites C98
- autoantikörpervermittelte A488, **A488**
- Hautbefund B753
- immunkomplexvermittelte A488
- Kawasaki-Syndrom A494, **B561**
- kutane A493
- Morbus Behçet A496
- nicht klassifizierte A496
- pauciimmune A488, **A488**
- Pityriasis lichenoides B696

- primäre A464, **A487**
- retinale B881
- rheumatoide A468
- Rickettsiose A534
- sekundäre A487
- Sjögren-Syndrom A486
- SLE A479
- Takayasu-Arteriitis A496
- Thrombangiitis obliterans A497

Vasodilatator
- EDHF C380
- Prostacyclin C380
- Stickstoffmonoxid C379

Vasografie, Infertilität B670

Vasokonstriktor
- Endothelin C380
- Lokalanästhetika B83
- Prostaglandin H$_2$ C380
- Thromboxan A$_2$ C380

Vasopressin A315
Vasopressinrezeptor, Typen C388

Vasospasmus
- Akrozyanose A105
- Raynaud-Syndrom A104
- Subarachnoidalblutung B958

Vaterschaft C276
Vaterschaftsabklärung C276
Vaterschaftsfragen B439
VDRL-Mikroflockungsreaktion C633
Vecuronium C366
Vegetation, adenoide C789, *B769*
Veitstanz B934
Vellushaare B685
Vena-cava-Kompressionssyndrom B410
Vena-ovarica-dextra-Syndrom B635

Venen
- Funktionstest C197
- klinische Untersuchung C197

Venen-Stripping B212, *B212*
Venendruck, zentraler
- postoperatives Monitoring B87
- Schock B46
- ZVK B73

Venenerkrankung A112, B753
Venenkatheter C804–C805

Venenthrombose
- Arm A125
- Differenzialdiagnose C200
- Lebervenen A126
- Mesenterialvenen A126
- Milzvenen A126
- Nierenvenen A126
- oberflächliche A117
- Organe A126
- Paget-von-Schroetter-Syndrom A125
- Pfortader A126
- tiefe A118

Venenverschluss
- Extremitäten B50
- Lebervenen A289

Venenverschlussplethysmografie A114
Venexhairese B212
Venlafaxin C414
Ventilation A170
Ventilations-Perfusions-Quotient A170

Ventilationsstörung
- obstruktive A171, *A174*
- restriktive A171, *A174*

Ventrikeldehnungston C59
Ventrikeldrainage, Hirndrucksteigerung B219
Ventrikelperforation B205
Ventrikelschrittmacher B202
Ventrikelseptumdefekt B567, *B567*
- chirurgische Therapie B196

Venturi-Effekt A70
VEP (visuell evoziertes Potenzial) B918, *B918*
Verapamil C375, **C383**
Verarmungswahn B1013

Verätzung
- Auge B895
- Magen B133
- Mundhöhle B761
- Notfallmedizin B65
- Ösophagus B128

Verband
- Orthopädie B233
- Schulterverletzung B271, *B271*

Verbindung, flüchtige organische C833
Verblindung C871
Verblitzung B852
Verbrauchskoagulopathie A164
- Laborparameter A165
- Paraneoplasie A589

Verbrennung B59
- Arbeitsunfall C244
- Auge B895
- chirurgische Therapie B228
- Forensik C272
- Hautulkus C54
- Schweregrade **B60**, *B60*, C317

Verbrühung
- Forensik C272
- Mundhöhle B761

Verdauungssystem
- Laboranalytik C564
- Leitsymptome C77

Verdauungstrakt
- Funktion A222
- Metaplasie C306

Verdichtung C500
Verdin-Ikterus B490
Verdopplungsdosis C504
Verdrängung B1018

Vererbung
- autosomal dominante B452
- – Syndrome B521
- – Wiederholungsrisiko B461
- autosomal rezessive B453, *B453*
- – Syndrome B522
- – Wiederholungsrisiko B460
- dominante B452
- geschlechtsbegrenzte B456
- geschlechtsgebundene, Wiederholungsrisiko B462
- kodominante B451
- mitochondriale B456, *B456*
- multifaktorielle B457
- – Wiederholungsrisiko B462
- X-chromosomal dominante B455, *B455*
- – Syndrome B524
- X-chromosomal rezessive B454, *B455*
- – Syndrome B525

Verfahren
- Laboranalytik C527
- psychometrisches B1010

Verfolgungswahn B1013
Vergewaltigung C280, **B341**
Vergiftung B66, C277
- akute C277
- alkoholische Lösungsmittel C842
- aromatische Kohlenwasserstoffe C840
- Arsen C857
- Blei C851
- Cadmium C855
- chronische C279
- Eisen C857
- Kupfer C853
- Lösungsmittel C839

- Mangan C856
- Nachweis C594
- Nikotin C368, **C859**
- Paracetamol C594
- Pilze C859
- Quecksilber C854
- Schwefelwasserstoff C835
- Thallium C856
- tierische Gifte C859
- Weichmacher C843

Vergütung
- Ambulanzkosten C745
- Belegarztwesen C746
- Krankenhauskosten C743
- privatärztliche C746
- Rehabilitationskosten C745
- vertragsärztliche C745

Verhaltensanalyse B1010, **B1019**
Verhaltensänderung C763
Verhaltensregeln, Personalschutz C798
Verhaltensstörung, Kindesalter B1068
Verhaltenstherapie B1019
- Depression B1028

Verhandlungsfähigkeit C288
Verhornungsstörung, hereditäre B740

Verkalkung
- Abdomenübersichtsaufnahme A224
- Atherosklerose A94
- Pankreatitis A302
- Röntgen-Thorax **A23**, A177

Verkehrsmedizin C283

Verkehrsunfall
- Sozialmedizin C253
- Traumatologie C268

Verkennung, illusionäre B1014
Verlangsamung, Leitsymptom C182
Verletzte, Massenanfall B26
Verleugnung B1018
Verlustrate C888
Vernachlässigung B616
Vernichtungsschmerz, Aortendissektion A109

Verruca
- plana juvenilis B715, *B715*
- plantaris B716
- seborrhoica senilis B727
- vulgaris B715, *B715*

Verrucosis, generalisata B716
Verschattung **A176**, C500
Verschiebung B1018
Verschlussazoospermie B670
Verschlussikterus A292

Verschlusskrankheit
- arterielle A99
- – chirurgische Therapie B209
- chronische, Mesenterialgefäße B210
- chronische, Mesenterialgefäße **A263**
- periphere arterielle A100
- – Alter C697
- viszerale A263

Versicherungspflicht C728
- Rehabilitation C775

Versilberung C303

Versorgung
- ärztliche C731
- sozialpsychiatrische B1022

Versorgungstyp, Koronargefäße *A50*
Versorgungszentrum, medizinisches C732
Verstehbarkeit C762
Verstopfung, *siehe* Obstipation
Versündigungswahn B1013

Vertebra plana B258
Vertebralvenentyp (Metastasierung) C341
Verteilung, empirische C873
Verteilungshypokaliämie A424
Verteilungskoeffizient, Inhalationsanästhetika C404
Verteilungsstörung, Lunge A171
Verteilungsvolumen, Arzneimittel C355
Vertigo, Leitsymptom C149
Vertikalotropie B892
Vertragsarzt C745
Vertragshaftung C294
Verwandtenehe B453
Verwandtschaftskoeffizient B454
- Zwillinge B459

Verwesung C258
Verwirrtheit C182
- Notfallmedizin B56
- Palliativmedizin C711

Verzerrtsehen, Leitsymptom C166
Vesal, Andreas C897
Vesicula seminalis B621
Vesikel C42, B687
Vesikuläratmen C193
Vesikulovirus B675
Vestibularisausfall B818
Vestibularisparoxysmie B819
Vestibularorgan B799
Vibices C258
Vibration C827
Vibrio C623
- cholerae C623, *C623*
- parahaemolyticus C624
- vulnificus C624

Videoendoskopie, Dysphagie C691
Videofluoroskopie, Dysphagie C691
Videokapselendoskopie A225
Videokeratoskopie B828
Vierer-Zeichen B291
- Morbus Perthes B295

Vierfelder-Tafel C867
Viersäftelehre C895
Vigabatrin C419, **C421**
Vildagliptin C440
VIN (vulväre intraepitheliale Neoplasie) B357, *B358*
Vinblastin C482
Vinca-Alkaloide C482
Vincristin C482
Vindesin C482
Vinorelbin C482
Vinylchlorid C844, **C845**
Vinylchlorid-Krankheit C845
VIP (vasoactive intestinal peptide) A222
VIPom A659
Virchow, Rudolf C898
Virchow-Trias A118

Viren C665
- biologische Noxen C319
- zytopathogene C319

Viridans-Streptokokken C612
Virilisierung C128
Virion C665
Virostatika C473
Virulenz **A501**, C598
Virulenzfaktor C598
Virus der lymphozytären Choriomeningitis C676
Virusgrippe A554
Virushepatitis A269
Visite, Hausbesuch C208
Viskokanalostomie B865

Visusminderung
- Amblyopie B892
- Endophthalmitis B871

Visusprüfung B829

Sachverzeichnis

Visusstörung C164, B963
Visusverlust C164
Vita
– minima **C256**, C301
– reducta C301
Vitalfunktionen, Hirntod C927
Vitalismus C898
Vitalkapazität A172, *A173*
– forcierte *A173*
Vitalstörung, Depression B1025
Vitamin A
– Mangel, Keratomalazie B845
– Retinoide C490
Vitamin B$_{12}$
– Malassimilation A246
– Mangel A144
– Schilling-Test A247
– Stoffwechsel A144
Vitamin D
– Intoxikation A371
– Laboranalytik C573
– Mangel A371
– Nebenschilddrüse A329
– Neugeborenenprophylaxe B473
– Niere A376
– Osteoporose B240
– Phosphathaushalt A429
– Rachitis B601
– Substitution C446
Vitamin K
– Gerinnungsfaktorenmangel A164
– Mangel A371
– – Neugeborene B489
– Neugeborenenprophylaxe B473
Vitamin-B$_1$-Mangel, Wernicke-Enzephalopathie B942
Vitamin-C-Mangel A370
– Blutungsneigung C30
Vitamin-K-Antagonisten (Cumarine) C393
– Schwangerschaft B486
Vitamine A370
– Knochenstoffwechsel C446
Vitiligo B739, *B739*
Vitrektomie B872
VLBW (very low birth weight infant) B469
VLDL A359
VLDL-Cholesterin, Berechnung C545
VOC (volatile organic compounds) C833
Vogelgrippe A555
Vogelhalterlunge A202
Vogt-Klassifikation B504
Vojta-Konzept C784
Volhard-Trias A394
Volkmann-Dreieck *B324*
Volkmann-Fragment B323
Volkmann-Kontraktur B278
Vollbelastung B234
Vollblut, Hämatologie C548
Vollgeschoss C269
Vollhauttransplantation B222, *B223*
Vollkeimimpfstoff A506
Vollmantelgeschoss C269
Vollmondgesicht A336, *A337*
Vollversicherung C728
Vollwerternährung C791
Volumeneffekt C388
– Kristalloide C389
Volumenersatzmittel C389
Volumenersatztherapie B36
Volumenhaushalt A417
Volumenmangelschock B47
Volumensubstitution C388
– Blutung B52
Volvulus B506
Von-Hippel-Lindau-Syndrom A601
Von-Kossa-Färbung C303

Von-Willebrand-Jürgens-Syndrom A163
Vorbeireden B1012
Vorderhauptslage B422
Vorderkammerlinse B859
Vorderseitenstrangsyndrom B909
Vorderseitenstrangsystem B908
Vorderwandinfarkt *A56*
Vorhaut, Phimose B594
Vorhofflattern A39, *A40*
Vorhofflimmern A40
– chirurgische Therapie B203
Vorhofmyxom A600, *A601*
Vorhofschrittmacher A33
Vorhofseptumdefekt B568, *B569*
– chirurgische Therapie B196
Vorhofton C59
Voriconazol C463
Vorlaufphänomen B257
Vorposten-Syndrom B1031
Vorsorgeuntersuchung
– arbeitsmedizinische C229
– Check-up 35 C766
– Gynäkologie B338
– – Schwangerschaft C769
– Kinder B475, C765
– Tumoren A592
– Zähne C766
Vorsorgevollmacht C293
Vorsteherdrüse, *siehe* Prostata
Vortexkeratopathie B851
Voussure C193
Voyeurismus B1061
VRAM-Lappen, Mammarekonstruktion B227
Vrolik-Osteogenesis B527
VRSA (vancomycinresistenter Staphylococcus aureus) C809
VTEC (verotoxinproduzierende Escherichia coli) C617
Vulnerabilitäts-Stress-Modell B1074
Vulnerabilitäts-Stress-Ressourcen-Modell B1024
Vulvakarzinom B359
Vulvitis B351
VUR (vesikoureteraler Reflux) B633
VVOC (very volatile organic compounds) C834

W

W-Plastik B223
Waardenburg-Syndrom B739
Wachkoma B912
Wachstum
– allometrisches B474
– Bakterien C604
– Kinder B474
– Tumoren C335, **C338**
Wachstumsfaktor, Zytokine A136
Wachstumshormon C570
– Glukosebelastungstest C570
– Hypophysentumor A313
– Hypophysenvorderlappeninsuffizienz A309
Wachstumsretardierung
– intrauterine B405
– Plazentainsuffizienz B405
Wachstumsstörung **B238**, B479, C131
Wachszylinder A380
Wächterlymphknoten B176, **C340**
Wahn B1012
– anhaltende wahnhafte Störung B1035
– Depression B1025
– induzierter B1035
Wahrnehmungsstörung B1013

Waldeyer-Rachenring B769
Walking-through-Angina A51
Wallace-Regel *B61*
Wallenberg-Syndrom B911
Waller-Degeneration B221, **C330**
Waller-Phagozytose C330
Wandel, sozialer C246
Wanderwelle B800
Wangensteen-Aufnahme B510
Wanze C663
Wanzen, Hauterkrankungen B723
Warfarin C393
Wärmeantikörper A150
Wärmeintoleranz C42
Wärmeregulation, Neugeborene B469
Wärmetherapie C789
Warren-Shunt B166
Warthin-Tumor B766
Warzen B715
Waschbenzin C843
Waschhaut C272
Waschmittellunge A202
Wasserhammerpuls A64, **C196**
Wassersackniere B632
Wasserspalten-Speichen-Katarakt B856
Wasserüberschuss C33
Wasserumsatz A416
Wasservergiftung B655
Wasserverteilung A416
Wasting-Syndrom A550
watchful waiting B658
Waterhouse-Friderichsen-Syndrom B942, *B942*
– Nebennierenrindeninsuffizienz A339
Watson-shift-Test B285
WDHA-Syndrom A659
Weaning B91
Weber-Cockayne-Epidermolyse B742
Weber-Fraktur B323, *B324*
Weber-Ramsted-Operation B505
Weber-Syndrom B954
Weber-Versuch B801
Wechselbelichtungstest B831
Wechselfieber A570, **C32**
Wechselgewebe C329
Wechselwirkung, elastischer C496
Wedge Druck B74
Wegener-Granulomatose A488, *A489*
Wegeunfall C243
Wehen
– vorzeitige B412
– zervixwirksame B419
Wehendystokie B424
Weichmacher C843
Weichstrahltherapie C514
Weichteiltumor, maligner B256
Weichteilverkalkung, periartikuläre B235
Weichteilverletzung B115
Weidenrinde C792
Weil-Felix-Reaktion C635
Weinbauerlunge A202
Weingarten-Syndrom A206
Weißdorn C792
Weißkittelhypertonie A82
Weißnägel, Leberhautzeichen A266
Weiss-Ring B871
Weitsichtigkeit B888
α-Wellen B917
Wellenstrahlung C494
Wells-Score **A122**, A209
Wenckebach-Typ
– AV-Block A36
– SA-Block A35

Wendl-Tubus B37, *B37*
Werdnig-Hoffmann-Muskelatrophie B979
Wermer-Syndrom A345, **A664**
Werner-Morrison-Syndrom A659
Wernicke-Aphasie B913, C139
Wernicke-Enzephalopathie B942
Wert, prädiktiver C869
Wertheim-Meigs-Operation B364
Wertschätzung, positive, Palliativmedizin C719
West-Nil-Virus C678
West-Syndrom B960
Western Blot, Autoantikörper C587
Western-Blot, AIDS A550
Westphal-Variante B934
Wet-Dry-Index C234
Wharton-Gang B764
whiplash injury B265
Whipple-Operation B172, *B173*
Whipple-Trias A658
whirlpool sign B507
Whisker
– Biometrie C875
– Schadstoffe C837
Whisky-Stimme B784
white clot syndrome C392
WHO
– Gesundheitsdefinition C300
– Ottawa-Charta C760
– Palliativmedizin C704
WHO-Stufenschema, Schmerztherapie B94, *B94*
Wickham-Streifung B695
Widerspruchslösung C928
Widerspruchsregelung A454
Widerstand, Psychoanalyse B1018
Widmark-Verfahren C285
Wiedereingliederung C780
Wiederholungsrisiko B460
Wiegenkufenfüße B518
Wieger-Ligament B824
Wiesengräserdermatitis B708
Wilcoxon-Mann-Whitney-Test C879
Wilcoxon-Test C879
Wilhelm-Operation B276
Williams-Beuren-Syndrom
– Aortenklappenstenose A63
– Mikrodeletion B521
Williams-Schweregrade B158
Wilms-Tumor B606
– Tumorsystematik C346
Wilson-Ableitung A20
Wilson-Gen A367
Wimpernzeichen B969
Windei B411, *B412*
Windeldermatitis B707
Windpocken B556
Winkelblockglaukom B864, **B867**, *B867*
Winnie-Blockade B84
Winterstein-Fraktur B286
Winzerlunge A202
Wirbelkörper, sklerosierter B258
Wirbelsäule
– degenerative Erkrankungen B262
– dysrhaphische Störung B921
– entzündliche Erkrankungen B263
– Erkrankungen B257
– Knochenmetastasen B255
– Kyphose B260
– Osteoporose B240
– Skoliose B258
– Spaltfehlbildung B220
– Untersuchung B902, **C200**
– Verletzung B264
– – Forensik C266
– – Notfallmedizin B57

Sachverzeichnis

Wirksamkeit C352
- relative biologische C500
Wirtschaftlichkeit C749
Wirtschaftlichkeitsgebot C749
Wischektropium B833
Wischnewski-Flecken C273
Wiskott-Aldrich-Syndrom **A442**, B526, C30
Wismut C857
Wissenschaft
- angewandte C909
- außerordentliche C912
- medizinische C908
- praktische C909
- routinemäßige C912
- theoretische C909
Wochenbett B429
Wochenbettpsychose B432
Wohlstandskrankheit C735
Wohlstandssyndrom A358
Wohnen
- betreutes C219
- Umweltmedizin C818
Wolff-Gänge
- Eileiterzysten B370
- Entwicklung der weiblichen Genitalorgane B330
- Geschlechtsdifferenzierung B445
Wolff-Parkinson-White-Syndrom A43
Wolfsrachen B757
Wood-Licht B687
- Erythrasma B713
- Hautmykosen B718
- Vitiligo B739
Worttaubheit B789
WT-1 C334
Wuchereria bancrofti C660
Wulst, idiomuskulärer C256
Wulstfraktur B238
Wundarzt C895
Wundbotulismus A258, **C628**
Wunddeckung, Verbrennung B229
Wunddehiszenz B109
Wunde B111
- Gefäßverletzung B208
- Kontaminationsgrad C806, **C806**
Wundheilung C329
- periphere Nerven C330
- Störfaktor C329
Wundheilungsstörung B112, *B113*
Wundinfektion B112
- nosokomiale C801
- postoperative C806
Wundstarrkrampf A535
Wundverschluss B107
Wundversorgung B112
Wunschuntersuchung, arbeitsmedizinische C230
Würgereflex B903
Wurmbefall A578
Wurmfortsatz, *siehe* Appendix
Wurstfinger A475
Wurzelkaries C698
Wurzelkompressions-Syndrom, chirurgische Therapie B220
Wurzeltod B981
Wydler-Zeichen C272

X

X-Bein B305
X-Chromosom B444
X-Inaktivierung B445
Xanthelasmen A361, *A361*, B835
Xanthin, Allopurinol C432
Xanthinoxidase, Allopurinol C432
Xanthogranulom, juveniles B737

Xanthom A361, *A361*
Xanthomzelle C323
Xantochromie B919
xDT-Standard C890
Xenon C403, **C404**
Xenopsylla cheopis C664
Xenotest C644
Xeroderma pigmentosum B743
- DNA-Reparaturgen C332
- Karzinogenese C334
- Präkanzerose C337
Xerophthalmie, Sjögren-Syndrom A486
Xerosis cutis C54
Xerosis conjunctivae B845
Xerostomie C90
- Alter C698
- Sjögren-Syndrom A486
- Sterbephase C718
Xipamid C386
XXX-Phänotyp B448
Xylol C840
Xylometazolin C359
XYY-Phänotyp B448

Y

Y-Chromosom B444
Y-Graft, Bypass-OP B204
Y-Prothese, Aortenaneurysma B211
Yale Brown Obsessive Compulsive Scale B1050
Yatapoxvirus C684
Yersinia C617
- enterocolitica C618
- pestis C617
- - Arbeitsmedizin C239
- pseudotuberculosis C618
Yersinien C617
Yersiniose A543
Youden-Index C870
Young-Mania-Rating-Skala B1029

Z

Z-Daumen A478
Z-Plastik B223
Zahnabnutzung B763
Zahnbelag B763
Zahndurchbruch **B477**, B763
Zähne
- Anatomie B756
- Erkrankungen B762
Zahnentwicklung B477
Zahnfraktur B763
Zahnhalteapparat B756
- Entzündung B762
Zahninfarkt A289, *A289*
Zahnluxation B763
Zahnradphänomen, Morbus Parkinson B931
Zahnstein B763
Zahnverfärbung B763
Zahnvorsorge C766
Zahnwechsel B477
Zahorsky-Krankheit B773
Zäkumdivertikulitis A260
Zaleplon C407
Zanamivir C474
Zanca-Zielaufnahme B268
Zangemeister-Handgriff B425, *B425*
Zangengeburt B428
Zäpfchen, *siehe* Uvula
Zapfen B825
Zapfen-Stäbchen-Dystrophie B880
Zappelphilipp-Syndrom B1068

ZAS (zentrales anticholinerges Syndrom) B82
Zaubernuss C792
Zecken, Borreliose A514
Zehen
- Exartikulation *B235*
- Fraktur B325
- Gelenkuntersuchung B316
Zeichnungsblutung **B420**, C122
Zeis-Drüse B823
Zellalterung C308
Zellatypie, Tumoren C335
Zelle, antigenpräsentierende A436
Zellersatz C329
Zellmigration, Entzündungsreaktion C323
Zellophan-Makulopathie C872
Zellproliferation, Tumorwachstum C338
Zellproliferationsrate C338
Zellschwellung, hydropische C306
Zelltod C309
- Strahlenschäden C502
Zellveränderung, neoplastische C335, *C336*
Zellverfettung C307
Zellverlust, Tumorwachstum C338
Zellverlustrate C338
Zellweger-Syndrom B524
Zellzyklus, Strahlenempfindlichkeit C503, *C503*
Zenker-Divertikel B126, *B126*
Zentralarterienverschluss B873, *B874*
Zentralnervensystem, postoperatives Monitoring B88
Zentralvenenverschluss B874, *B874*
Zentrifugalbeschleunigung, relative C526
Zentrifugation C526
- Hämatokrit C549
Zentromer B442
Zentrum-Ecken-Winkel B293
Zephalozele B792
Zerebellitis, paraneoplastisches Syndrom B912
Zerebralparese, infantile B922
Zerfahrenheit B1012
Zerfall, radioaktiver C494
Zerkariendermatitis A585
Zeroid C308
Zerstreuungslinse B888
Zerumenvorfall B806
Zervikalkanalstenose B983
Zervikalstütze B35
Zervikalsyndrom B262
Zervikobrachialgie B98
Zervix, Frühkarzinom C338
Zervixabstrich B338, *B338*
Zervixdystokie B424
Zervixinsuffizienz B412
Zervixkarzinom B363, *B363*
- Krebsfrüherkennung C768
- Schwangerschaft B416
Zervizitis B353
Zestoden C654
- humanpathogene A578
- Infestation A578
Zeuge C297
Zeugnisverweigerungsrecht C291
Zidovudin C476
Ziegenpeter B559
Ziehl-Neelsen-Färbung C303
- Bakterien C605
Zieve-Syndrom A274
Ziliarkörper B824
- Melanom B863
- Verletzungen B864

Zyste B862
Ziliarmuskelkrampf B891
Zink
- Acrodermatitis enteropathica B522
- Resorptionsstörung B522
Zinnkraut C792
Ziprasidon C412
Zirkulation
- assistierte B195
- extrakorporale B194, *B194*
- persistierende fetale B499
Zirkumzision B639
Zirrhose
- Leber A279
- primär biliäre A277
Zitronenmelisse C792
Zivilrecht
- Behandlungsfehler C295
- Fahrlässigkeit C295
- Sexualstörung C281
- Sorgfaltspflicht C294
ZNS
- Lokalanästhetika C369
- parasympatholytische Effekte C365
ZNS-Lupus A478
ZNS-Lymphom, primäres B930
Zohlen-Zeichen B305
- Chondropathia patellae B310
Zoledronat C445
Zöliakie B587, *B588*
Zollinger-Ellison-Syndrom A659
- Paraneoplasie A589
Zolmitriptan C399
Zolpidem C407
Zönasthesie B1031
Zonisamid C419, **C422**
Zoophilie B1061
Zopiclon C407
Zoster A547
- ophthalmicus **B833**, *B833*, B849, B945
- oticus B945
Zsakó-Muskelphänomen C256
Zuckeralkohol C387
Zuclopenthixol C409
Zuclopenthixoldecanoat C412
Zugang
- arterieller B74
- infraklavikulärer B84
- interskalenärer B84
- intraossärer B35, *B35*
- periphervenöser B73
- zentralvenöser B35
Zugangsweg
- Anästhesie B73
- Cholezystektomie B167, *B167*
- Herzchirurgie B194
- Leberresektion B162
- Lungenresektion B190
- OP-Techniken B105, *B106*
- Ösophagusresektion B128
- Schilddrüse B121
Züge-Felder-Profile C268
Zugehörige, Palliativmedizin C706
Zuggurtungsosteosynthese B234
- Patellafraktur B315, *B315*
Zuhören, Palliativmedizin C720
Zumbusch-Psoriasis B691
Zunge
- Abszess B759
- Anatomie B756
- belegte C93
- Erkrankungen B761
- gerötete C93
- Untersuchung C190
Zungenbrennen C92
Zungengrundstruma A320

Zungenrandkarzinom *B761*
Zungenschwellung B762
Zusammenhangshypothese C880
Zusammenhangsmaße C874
ZVD (zentraler Venendruck)
– postoperatives Monitoring B87
– Schock B46
– ZVK B73
ZVK (zentraler Venenkatheter) B35, **B73**, C804
Zwangsgedanken B1050
Zwangshandlung B1050
Zwangsimpuls B1050
Zwangsmaßnahmen C296
Zwangssterilisation C904
Zwangsstörung B1049
Zwangsunterbringung C296
Zwei-Klassen-Medizin C735
Zwei-Punkt-Kinetik C541
Zweiflügler C664
Zweikammerschrittmacher A33
Zweiphasenpräparat B388
Zweistichproben-t-Test C879
Zweistufenpräparat B388
Zwerchfell B123
– Aplasie B501
– Hernien B129
– – kongenitale B501, *B502*
– Hochstand B131, *B132*
– Lähmung B131
– Lücken B123, *B124*

– Röntgen-Thorax A177
– Ruptur B131
Zwergbandwurm C657
Zwergfadenwurm A582, **C659**
Zwiebelschalenangiopathie A483
Zwillinge B459
Zwillingsschwangerschaft B413, *B414*
Zwischenhirnsyndrom B924
Zwischenwirt C652
Zyanid C851
– Obduktionsbefund C278
– Vergiftung, Totenflecke C258
Zyankali C851
Zyanose C62
– Ersticken C269
– paradoxe B791
– Untersuchung C189
Zyanwasserstoff C851
Zygomatizitis B811
Zyklitis B861
Zyklodialyse B864
Zykloplegie B849
Zyklothymia B1030
Zyklus, menstrueller B342
Zylinder, Urinstreifentest A379
Zylindrom
– Lunge A634
– Speicheldrüsen B767

Zystadenokarzinom
– Appendix B146
– Ovarialkarzinom B373, *B374*
Zystadenolymphom B766
Zystadenom A649
– Ovarialtumor B372
Zystathionin-β-Synthase-Mangel B537
Zyste
– dysgenetische B763
– Effloreszenz B687
– Eileiter B370
– Gelenkschwellung C105
– Hals B120
– Haut B726
– Konjunktiva B846
– Leber A289
– Lunge B191
– Ovar B371
– Speicheldrüse B766
– Tube *B370*
– Urachus B636
– Ziliarkörper B862
Zystenniere A409
Zystinose B538
– Konjunktiva B846
Zystinstein B664
Zystinurie B596
– Harnverfärbung C114
– Körpergeruch C28

Zystitis B643, *B644*
– interstitielle B672
Zystizerken A579
Zystizerkose **A579**, C655
– zerebrale B946
Zystografie B626
Zystometrie B624
Zystoskopie *B644*
Zystozele B385
Zytokine A136
– proinflammatorische, Immunsuppression C489
– Sepsis A511
Zytokinshift A512
Zytokintherapie, Tumoren A595
Zytologie C302
– Gynäkologie B336
– Mamma B337
Zytomegalie A562
– konnatale B517
Zytomegalievirus C683
Zytoplasmamembran, Bakterien C604
Zytostatika C479
– Immunsystem C487
– Nebenwirkungen A594
– Nephrotoxizität A403
– Schwangerschaft B486
Zytotoxizität, antikörpervermittelte A438
Zytotrophoblast B392

Lernplaner

Tag	Fach	Themen
1	Herz-Kreislauf-System	Grundlagen
		(inkl. Allgemeine Leitsymptome und Leitsymptome Herz-Kreislauf-System)
		(inkl. Klinische Chemie Herz-Kreislauf-System)
		Herzinsuffizienz
		Herzrhythmusstörungen
2	Herz-Kreislauf-System	Koronare Herzerkrankung
		Akutes Koronarsyndrom
		Herzfehler
3	Herz-Kreislauf-System	Myokarderkrankungen
		Perikarderkrankungen
		Endokarderkrankungen
4	Herz-Kreislauf-System	arterielle Hyper- und Hypotonie
	Gefäße	arterielles Gefäßsystem
5	Gefäße	venöses Gefäßsystem
		Lymphgefäße
6	Blut und Blutbildung	Grundlagen
		(inkl. Klinische Chemie Hämatologie und Hämostaseologie)
		Veränderungen des roten Blutbildes
7	Blut und Blutbildung	Veränderungen des weißen Blutbildes
		Störungen der Blutgerinnung
8	Atmungssystem	Grundlagen
		(inkl. Leitsymptome des Atmungssystems)
		(inkl. Klinische Chemie Atmungssystem)
		Erkrankungen der Atemwege und des Lungenparenchyms (Teil 1)
9	Atmungssystem	Erkrankungen der Atemwege und des Lungenparenchyms (Teil 2)
		Erkrankungen des Lungenkreislaufs
10	Atmungssystem	Pleuraerkrankungen
	Verdauungssystem	Grundlagen
		(inkl. Leitsymptome Verdauungssystem und Abdomen)
		(inkl. Klinische Chemie Verdauungssystem)
		Ösophagus
11	Verdauungssystem	Magen und Duodenum
		Darm
12	Verdauungssystem	Leber
13	Verdauungssystem	Gallenblase und Gallenwege
		Pankreas
14	Endokrines System und Stoffwechsel	Grundlagen des endokrinen Systems
		(inkl. Leitsymptome Endokrinium)
		(inkl. Klinische Chemie Endokrines System und Stoffwechsel)
		Hypothalamus und Hypophyse
		Erkrankungen der Schilddrüse
15	Endokrines System und Stoffwechsel	Erkrankungen der Nebenschilddrüse
		Erkrankungen der Nebenniere
		Stoffwechselerkrankungen (Teil 1)
16	Endokrines System und Stoffwechsel	Stoffwechselerkrankungen (Teil 2)
		Hypo- und Hypervitaminosen
	Niere, Wasser- und Elektrolythaushalt	Grundlagen
		(inkl. Leitsymptome Niere)
		(inkl. Klinische Chemie Niere)
17	Niere, Wasser- und Elektrolythaushalt	Niereninsuffizienz
		Glomerulopathien
		tubulointerstitielle Nephropathien und Tubulusfunktionsstörungen
18	Niere, Wasser- und Elektrolythaushalt	zystische Nierenerkrankungen
		Erkrankungen der Nierengefäße
		Wasser- und Elektrolythaushalt
		Störungen des Säure- und Basenhaushaltes

Tag	Fach	Themen
19	Immunsystem und Rheumatologie	Grundlagen des Immunsystems inkl. Klinische Chemie Immunsystem
		Immundefekte
		Allergien
		Autoimmunerkrankungen
		Besondere immunologische Situationen
20	Immunsystem und Rheumatologie	Grundlagen rheumatischer Erkrankungen
		Rheumatoide Arthritis
		Spondylarthriden
		Kollagenosen
21	Immunsystem	Vaskulitiden
	Infektionserkrankungen	Grundlagen
		Sepsis
		Bakterielle Infektionserkrankungen (Teil 1)
22	Infektionserkrankungen	Bakterielle Infektionserkrankungen (Teil 2)
		Virale Infektionserkrankungen
23	Infektionserkrankungen	Pilzerkrankungen
		parasitäre Erkrankungen
24	Mikrobiologie	Allgemeine Infektionslehre
		Allgemeine Bakteriologie
		Normalflora
		Bakteriologie
		Pilze
		Parasitologie
25	Mikrobiologie	Allgemeine Virologie
		Spezielle Virologie
	Hygiene	Standardhygiene Maßnahmen
		Maßnahmen zur Reinigung, Sterilisation und Desinfektion
		Nosokomiale Infektionen
		Multiresistente Erreger
		Trink- und Badewasserhygiene
26	Pathologie	Grundlagen
		Zell- und Gewebspathologie
		exogene Noxen
		Immunpathologie
		Entzündung
		Zellersatz
		Tumoren
27	Neoplastische Erkrankungen	Grundlagen
		inkl. Klinische Chemie Tumoren
		Herz- und Gefäßtumoren
		Hämatologische Neoplasien (Teil 1)
28	Neoplastische Erkrankungen	Hämatologische Neoplasien (Teil 2)
		Tumoren von Lunge und Pleura
		Tumoren des Gastrointestinaltraktes
29	Neoplastische Erkrankungen	Tumoren der Leber und des Gallesystems
		Pankreastumoren
		neuroendokrine Tumoren
		Endokrine Tumoren
		Tumoren der Niere
		Tumoren in bestimmten Kompartimenten
30	Radiologie	Grundlagen
		Strahlenschutz
		Radiologische Verfahren
		Strahlentherapie
		Nuklearmedizin
		Bildgebende Verfahren bei interventionellen Maßnahmen
31	Chirurgie	Allgemeine Chirurgie
		Viszeralchirurgie (Teil 1)
32	Chirurgie	Viszeralchirurgie (Teil 2)
33	Chirurgie	Viszeralchirurgie (Teil 3)
34	Chirurgie	Thoraxchirurgie
		Herzchirurgie
35	Chirurgie	Gefäßchirurgie
		Transplantationschirurgie
		Neurochirurgie
		Plastische Chirurgie

Tag	Fach	Themen
36	Notfallmedizin	Organisation der Notfallmedizin
		Notfallmedizinische Maßnahmen
		Notärztliche Diagnostik und Therapie häufiger Leitsymptome und ihrer Ursachen
37	Notfallmedizin	Traumatologische Notfälle
		Intoxikationen
	Anästhesiologie	Anästhesie
38	Anästhesiologie	Intensivtherapie
		Schmerztherapie
		Leitsymptome Schmerzen
39	Orthopädie und Unfallchirurgie	Grundlagen
		(inkl. Leitsymptome Bewegungsapparat)
		(inkl. Klinische Chemie Bewegungsapparat)
		Angeborene und erworbene Wachstumsstörungen
		Knochenerkrankungen
		Gelenkerkrankungen
		Erkrankungen von Muskeln, Sehnen, Bänder und Bursen
		Infektionen von Knochen und Gelenken
		Tumoren
40	Orthopädie und Unfallchirurgie	Erkrankungen und Verletzungen der Wirbelsäule
		Erkrankungen und Verletzungen des Thorax
		Erkrankungen und Verletzungen der Schulter
		Erkrankungen und Verletzungen des Oberarms und Ellenbogens
41	Orthopädie und Unfallchirurgie	Erkrankungen und Verletzungen des Unterarms und der Hand
		Erkrankungen und Verletzungen des Beckens
		Erkrankungen und Verletzungen des Hüftgelenk und Oberschenkels
42	Orthopädie und Unfallchirurgie	Erkrankungen und Verletzungen des Kniegelenks
		Erkrankungen und Verletzungen des Unterschenkels, Sprunggelenks und Fußes
		Polytrauma und andere traumatologische Krankheitsbilder
43	Gesundheitsökonomie	Gesundheitssysteme
		Nationale und globale Herausforderungen Gesundheitsökonomie
		Evidenzbasierte Medizin
44	Prävention	Grundlagen
		Spezielle Präventionsprogramme
	Rehabilitation	Rehabilitation
		Physikalische Medizin
		Naturheilverfahren
45	Gynäkologie und Geburtshilfe	Grundlagen
		(inkl. Leitsymptome weibliche Genitalorgane)
		Gynäkologische Diagnostik
		Gynäkologische Notfälle
		Menstrueller Zyklus
46	Gynäkologie und Geburtshilfe	Menopause, Postmenopause, Senium
		Soziokulturelle und psychosoziale Aspekte in der Gynäkologie
		Entzündungen
		Benigne und maligne Veränderungen der weiblichen Genitalorgane
		Endometriose
		Descensus uteri
47	Gynäkologie und Geburtshilfe	Kontrazeption und Schwangerschaftsabbruch
		Sterilität
		Schwangerschaft (Teil 1)
		(inkl. Leitsymptome Schwangerschaft und Wochenbett)
48	Gynäkologie und Geburtshilfe	Schwangerschaft (Teil 2)
		Wochenbett